JN261010

新版増補
生命倫理事典
ENCYCLOPEDIA OF BIOETHICS

編集委員 | 酒井明夫・中里 巧・藤尾 均・
森下直貴・盛永審一郎

太陽出版

新版増補はしがき

　今回私たちは、ここに『新版増補生命倫理事典』をようやく刊行することになった。生命倫理事典編纂作業に長年携わってきて、私たち編集委員一同感慨もひとしおである。

　私たちの編纂作業は1998年に始まり、2年間におよぶ項目選定などの準備をへて、2000年春に全執筆者に対して執筆依頼を行い、校正作業などを繰り返して、2002年12月に本邦初の本格的専門事典として『生命倫理事典』初版第1刷を刊行した。だが生命倫理分野の進展は著しく、私たちは初版第1刷刊行後、加筆修正などの検討をほぼ全項目全頁にわたって行うことにした。私たちは約1年間の準備後、2003年秋に執筆者に加筆修正をお願いし、2004年2月に初版第2刷を刊行した。索引などに伴う作業上の制約から、頁数や項目数は変更しなかったが、この改訂作業は実質的には改版に等しい作業であった。

　その後、遺伝子操作・臓器移植医療・再生医学・性認識の変化・ターミナルケアの進展・学校教育における生命倫理啓蒙の推進・社会福祉諸制度の変革・自然環境の悪化・民族紛争の激化・経済状態の悪化と雇用不安の増大・うつ病患者の増大など、生命倫理をめぐる諸問題の状況は、ますます包括的かつ多様化していった。そして生命倫理をめぐる議論は、日本社会の21世紀を展望するうえで、ますます求められるようになった。日本社会において、生命倫理に関する基本的－網羅的知識が広く様々な領域や分野の学問ならびに実践の現場において必要であることは、もはや疑う余地がなかった。私たち編集委員一同は、こうした社会の必要に十分応えて、生命倫理事典を全面的に改訂しさらに完成度の高いものに仕上げて刊行すべく新版増補の計画を立てた。

　私たちが編集しここに刊行する『新版増補生命倫理事典』は、小項目を中心とした1800項目を上回る網羅的な事典である。これは、生命倫理に関連する知識を、基本的にはいかなるケースにおいても提供しうるように配慮したためである。私たち編集委員は、初版『生命倫理事典』2刷刊行後、約2年間、周到に議論を積み重ね、項目の再選定および事典全体のレイアウトを全面的に再検討した。項目の選定にあたっては、生命倫理諸問題が分野横断的であり、時々刻々と変化していくため、そうした生命倫理の動態性を十分に配慮した。また、現在は環境問題として独立して議論されている事柄なども、社会状況の変容を考慮して、生命倫理と交差すると思われる事項に関しては、項目として選定した。こうした配慮は、環境問題以外の諸事項や諸分野に関しても、同様である。執筆依頼は2005年春に行った。

新版増補はしがき

　今回読者に提供する『新版増補生命倫理事典』は初版のものと比べると、本文項目については360項目増えて1827項目、参考資料は13点増えて53点、執筆者は62名増えて235名、索引語数は7049語増えて18231語となった。さらに関連年表は、初版第2刷のものを全面的に校訂するとともに、2002年10月以降を補完して、2009年10月まで作成してさらに詳細かつ包括的なものにした。文献一覧は文献Ⅰと文献Ⅱに編集し直して充実させて、文献数が952点増えて1161点となり、事典全体の頁数は約600頁増量した。このように事典の規模が巨大化し、校正作業を含む編纂全般の作業は多岐にわたり、量質ともども多大な労力と時間を要することとなった。

　私たちが想定する読者は、医療・看護・福祉・環境分野の現場従事者、専門研究者、学生、またこれらに関心を持つ一般市民などである。各項目の記述にあたっては学術的精確さが前提になることはもちろんであるが、専門外の一般学生や一般市民にも理解できるように、できる限りの配慮をしたつもりである。

　今回の編纂作業にあたって、以下の方々に編集協力をお願いした。心から感謝申し上げる。

　　小阪康治（中村学園大学）・中根弘之（東洋大学）
　　行武宏明（東洋大学大学院文学研究科）

また今回も初版同様、編集委員の多種多様な求めに対して快諾していただき玉稿をお寄せ下さった執筆者の方々に、心から感謝申し上げる。

　さらに、膨大な量の索引作成に苛酷な条件下で協力していただいた泉雄生君・岩崎大君・大鹿勝之君・長田貴弘君・米沢一孝君ら東洋大学大学院生や卒業生の諸君に、厚く御礼申し上げる。

　本事典編纂事業の遂行は、太陽出版社主籠宮良治氏の揺るぐことのない飽くなき情熱によって支えられてきた。また、同社編集部宮本真衣さんと西田和代さんによる編集実務の努力の賜物でもある。さらに、厳しい出版事情の只中にあって営業担当の籠宮啓輔氏による陰ながらの御助言やサポートも大きいものがあった。編集委員一同、衷心から同社の皆さんに感謝申し上げる。

　巻末付録編集委員担当分担は、酒井明夫（参考資料）・中里巧（索引・文献一覧）・藤尾均（関連年表）・森下直貴（文献一覧）・盛永審一郎（参考資料）である。

　本書は、各位の御支援・御協力を得て、さらなる改訂を行っていく所存である。本事典利用者諸賢からも、さらなる改訂に向けてお気づきの点を一層御教示いただければ幸いである。

　　平成22年1月　　　　　　　　　　　　　　　　　　　編集委員一同

初版はしがき

　本書は、生命倫理（バイオエシックス）の分野では本邦初の網羅的な専門事典である。生命倫理が学際的な研究分野であることを反映して、執筆者は、哲学・倫理学関係者をはじめ、医学・保健学・看護学・歯学・薬学・生物学（生命科学）・農学・化学・社会福祉学・宗教学・教育学・法学・経済学・心理学・歴史学・社会学・文化人類学など、さまざまな領域の専門研究者からなっている。見出し項目の総数は1400を超え、執筆者総数は173名に及んでいる。

　そもそもバイオエシックス（生命倫理）は、1960年代にアメリカにおいて、インフォームドコンセントの確立などを求める医療消費者運動を大きな契機として誕生し、自然環境保護・人種差別撤廃・反戦平和・女性解放などの運動と連動しながら学問的に確立されてきた。そして70年代後半頃から、さまざまな学問分野と連動してますます多彩に展開されてきた。

　バイオエシックスが日本に本格的に紹介され始めたのも、ほぼその時期である。そして80年代後半ともなると、医学部・薬学部・文学部などのうちに、生命倫理関係の科目を設ける大学が徐々に現われ始めた。90年代になると一般市民の間にも関心が高まり、出版界も活況を呈するようになった。

　ここ数年間に日本で刊行された生命倫理関係の出版物は、オリジナル・翻訳を合わせ膨大な数にのぼる。むろん、それらは内容的に見ると深浅・硬軟・精粗さまざまである。第一線の研究者の論考のうちには、専門的すぎるため予備知識がないとまったく歯が立たないものも散見される。その一方で、生命倫理の比較的広い領域を網羅的に扱ったものだと、欧米におけるこの分野の学問的到達水準と比べ、かなり見劣りのするものも少なくないようである。

　いま生命倫理の分野で求められている出版物は、こういう両極端を排したもの、すなわち、この学問分野の全体像を網羅的に見据えていて、しかも一定の学問的レベルを備えたものであろう。なかでも、この分野で問題になっている事項のテクニカルタームの意味を冷静かつ客観的に解説した事典は、必要不可欠なツールであろう。

　しかしながら、日本の出版界の現状を見ると、生命倫理分野では、キーワード集のような小規模のものでさえほとんど皆無である。私たち五人の編集委員は、みな多かれ少なかれ大学で生命倫理関係の教育に携わってきており、この分野の専門事典の必要性を痛感していた。一般市民の関心も高まっている折なので、もし実現すれば多くの方々にとって益するところ多大であろうと思われた。そこで、非力をも顧みずあえて編集にチャレンジすることにした。幸いに

初版はしがき

して、ベテランから新進気鋭の方々まで多くの研究者諸賢の御協力を得ることができた。

各執筆者には、欧米の理論の受け売りでなく、日本における生命倫理の現状と歴史的経緯とを踏まえた叙述、しかも、特定のイデオロギーに偏しない客観的な叙述を要望した。日本の実情に見合った生命倫理の確立に向け、この事典が果たす意義はきわめて大きいと私たちは自負している。

見出し項目には、「東洋医学」「伝統医学」や「死刑制度」などといった、欧米系の同種の事典には見られないユニークなものも多数含まれている。また、狭義の生命倫理関係だけでなく、生態系全体の「いのち」に関わる環境倫理・経済倫理関係の項目なども含まれ、広い視野に立った事典に仕上がっているはずである。

膨大な編纂作業を円滑に遂行するために私たち編集委員は、以下の方々に編集協力をお願いした。衷心より厚くお礼申し上げる。

　　大塚耕太郎（岩手医科大学医学部）・倉持武（松本歯科大学）・小阪康治（中村学園大学）・鈴木崇夫（清泉女子大学文学部）・高山裕（横浜YMCA学院）・塚田敬義（岐阜大学大学院医学研究科）・丸山マサ美（九州大学医学部）・山本達（福井医科大学）

もとより、貴重な原稿をお寄せ下さったばかりか、編集委員の求めに応じて種々雑多な改稿をも快諾された執筆者の方々に、この場を借りて幾重にも感謝申し上げる。

なお、編纂作業データベース作成に協力していただいた岩崎拓也君、巻末の厖大な索引作成に協力していただいた相川美晴君・泉雄生君・丸山健一郎君ら東洋大学文学部学生諸君に、お礼申し上げる。

本事典の刊行は、太陽出版社主の籠宮良治氏の並々ならぬ熱意に支えられて実現した。また、同社編集部の藤沢祥子さんには、実にさまざまな編集実務を一手に引き受けていただいた。編集委員一同、ここに改めてお二人にお礼申し上げる。

なお、巻末付録の編集委員担当分担は、近藤均（関連年表）・酒井明夫（参考資料）・中里巧（索引）・森下直貴（文献一覧）・盛永審一郎（参考資料）である。

本書は、ただでさえ進展の著しい学問分野の、そのまた第一線の事典である。したがって、数年もしないうちに内容が実情に合わない面が多々出てくることが十分に予想される。各位の御支援・御協力を得て、不断の改訂を重ねていく

所存である。利用者諸賢からも、お気づきの点を御教示いただければ幸いである。

　平成14年11月　　　　　　　　　　　　　　　　　　編集委員一同

編集委員・編集協力者・執筆者一覧

［編集委員］

酒井明夫・中里巧・藤尾均・森下直貴・盛永審一郎

［編集協力者］

小阪康治・中根弘之・行武宏明

［執筆者］

合葉哲也	井岡達也	岩崎　大	小野敦央	蔵田伸雄
青木　清	猪飼祥夫	岩田伸人	甲斐克則	倉持　武
青野　透	五十嵐靖彦	上原秀樹	掛江直子	栗原千絵子
赤林　朗	生田　孝	宇佐美公生	樫　則章	黒澤美枝
秋葉悦子	池上将永	内富庸介	加藤隆雄	黒須三惠
明智龍男	池辺　寧	右藤文彦	加藤太喜子	小池直樹
朝倉輝一	石井誠士	遠藤次郎	加藤直克	小阪康治
朝比奈俊彦	磯貝晶子	生地　裕	金山尚裕	後藤ひとみ
浅見昇吾	磯部　哲	大井賢一	川崎信定	小沼杏坪
芦野由利子	板井孝壱郎	大崎　博	上林茂暢	古野博明
足立伊佐雄	一戸真子	大鹿勝之	木阪昌知	小松奈美子
姉歯一彦	伊藤潔志	大谷　奨	岸本良彦	小松美彦
天野マキ	伊東隆雄	大塚耕太郎	木田盈四郎	小宮山恵美
新屋重彦	伊藤幸郎	大林雅之	清塚邦彦	小山寛介
粟屋　剛	稲垣惠一	大東祥孝	串　信考	小山聡子
安西和博	井原　裕	岡村　仁	忽那敬三	小山千加代
安間　武	今井順一	尾久裕紀	久保田勝広	昆　啓之
飯田亘之	今井道夫	尾崎恭一	倉石　泰	西條泰明
家永　登	井山裕文	音喜多信博	蔵方宏昌	斉藤さや可

齋藤實男	清家彰敏	長島　隆	蛭間信彦	水谷禎憲
斎藤清二	関　修	中空壽雅	廣岡憲造	水野俊誠
酒井明夫	関根透	中谷陽二	廣川博之	三谷竜彦
坂井昭宏	高橋久一郎	中辻理子	深瀬泰旦	道又　利
阪本恭子	高橋法人	中富清和	福嶋義光	南方かよ子
坂本なほ子	高橋英男	中根弘之	藤尾　均	源　宣子
櫻井　成	高橋みや子	中原大一郎	藤尾美登世	宮越一穂
佐々木能章	高樋さち子	永山健一	藤田芳一	宮崎真矢
佐藤和夫	田上孝一	西　英久	藤野昭宏	宮地尚子
佐藤恵子	高山一夫	西山憲夫	藤本典裕	宮嶋俊一
佐藤純一	瀧澤利行	野田隆政	保坂　隆	宮脇美保子
佐藤　労	武内克也	野村豊子	細見博志	村岡　潔
佐藤直美	武内　大	野本敦子	前田義郎	村上敏史
澤田愛子	竹内徳男	箱石匡行	前野竜太郎	村瀬ひろみ
椎名規子	谷垣内美由紀	橋爪裕子	馬込武志	望月吉勝
重野豊隆	谷本光男	長谷川朝穂	馬　淑萍	森下直貴
品川信良	田村京子	旗手俊彦	桝形公也	盛永審一郎
篠原　隆	塚田敬義	服部健司	松岡悦子	山崎広光
清水恵子	塚原久美	浜田　正	松島哲久	山舘　順
下山直人	津谷喜一郎	林　隆也	松田　純	大和正博
城下裕二	出島甫信	林要喜知	松田正己	大和真理子
末岡一伯	戸田　清	原　敬	松原和夫	山本　達
末廣敏昭	冨岡譲二	久藤克子	馬渕浩二	屋良朝彦
杉岡良彦	富田義道	平尾真智子	丸本百合子	横山　清
杉田　聡	長岡成夫	平賀紘一	丸山英二	横山正美
杉山章子	長尾真理	平野　武	丸山マサ美	吉田成美
鈴木崇夫	中里　巧	平林直次	御子柴善之	米沢一孝
鈴木恒夫	中島一憲	蛭田由美	三沢伸生	渡邉久美

凡例

I．使用漢字・数字など
　1．固有名詞・学術用語以外は、常用漢字・現代仮名遣いを原則とした。
　2．数字は、術語以外はアラビア数字とした。

II．外国語・カタカナ表記
　1．項目名に対応する他言語の表記は、言語の種類を以下に従って付記した。英語（英）・フランス語（仏）・ドイツ語（独）・デンマーク語（デン）・スウェーデン語（スウェ）・ラテン語（ラ）・日本語（日）。
　2．外国語のカタカナ表記は、現在広く用いられている表記を原則とした。

III．年号の表記
　1．西暦を原則とした。元号がとくに必要な場合は、1954（昭和29）年と付記した。
　2．生没年は、人名の後に（　）内に入れて付記した。

IV．人名について
　1．原則として原語表記が漢字および平仮名の場合はその通りに、アルファベットの場合はカタカナ表記の後にそのスペリングを付記した。

V．引用
　1．引用文は「　」で囲った。

VI．書名・論文名
　1．著作・全集・著作集・論集・雑誌は『　』で囲い、著者・編者・翻訳者・出版社・刊行年を記した。論集・雑誌等所収の論文は「　」で囲い、著者・編者・翻訳者・刊行団体・出版社・刊行年・巻号等を記した。欧文書名・論文名等も上記に準拠した。その際、書名は" "、論文名は' 'で囲った。

VII．記号一覧
　　「　」　引用文・和文論文名等
　　【　】　項目中小見出し
　　『　』　和文著作・全集・著作集・論集・雑誌名
　　" "　　欧文著作・全集・著作集・論集・雑誌名
　　' '　　欧文論文名

VIII．項目の配列と構成
　1．邦語と欧語は分けて配置した。邦語配列は50音順であり、欧語配列はアルファベット順である。
　2．原則として、項目名・説明・参考文献・関連項目の順に配置した。説明の構成は、原則として定義・歴史的経緯・倫理上の問題・諸分野との関連・展望等の諸点が考慮されている。
　3．「見よ項目」については、矢印〔➡〕で指示する項目の内容を参照されたい。

あ ア

愛 love（英），Liebe（独），agape, eros（ギリシャ語）

【定義】（1）家族員の相互的慈しみの心、（2）信頼、受け入れること、与えること、（3）男女の恋愛的な感情、（4）仏教の愛欲、渇愛、（5）キリスト教の神の特性。

【諸分野との関連と倫理・社会上の問題】
家族構成員相互の慈しみは親子、兄弟姉妹、夫婦が相互に受け入れ、支え合う人間の最も基本的な関係である。利害が無視され、相手を思いやる気持ちが極めて強く、しばしば愛のゆえに生命を差し出す強度の愛が確認される。愛は家族の中で基本的信頼と深く関係しながら形成される。乳児は、母子一体の関係の中で母親から原初的な愛を受ける。乳児は授乳、安眠そして排泄の処理を受けながら、この環境を提供する母親を身体で受け入れ、愛し、信頼し、家族構成員や外の世界を信頼する基礎を学ぶ。こうした愛と信頼によって、受け入れること、与えること等の愛の基礎的要素を内面化してゆく。この愛は希望へとつなげられ、人間の奥底に潜在し、生きる力となる。異性に対して抱く恋愛的感情は自然なことである。人間は異性を愛し、慕うように本性化されたからであろう。この感情は異性を受け入れ、一つとなり、新たな世界や生命を生み出す源泉であり、人間の多様な感情の中で最も重要な感情の一つである。しかし、この感情が行き過ぎたり、歪められると倫理的に大きな問題が生じる。すなわち、強度の恋愛的感情を持ち、自己と相手の距離を失い、相手を拘束し、自由な愛の関係から逸脱してしまう。こうした事態が生じるのは、強度の自己愛の変形としての愛に陥っていることに気づかないからである。それゆえ、愛する者が自己を超えた存在（民族、社会、神仏等）のために相手を愛する時、愛の対象としての相手ではなく、相手を相手として受け入れ、愛することが可能になる。ここに自由な愛の関係が形成される。小乗仏教では、とりわけ愛欲、渇愛、強度の欲望等と理解され、人間の迷いと苦悩の最大の原因とされて否定的に捉えられがちである。生きるとは愛による苦悩、煩悩を抱えることとされる。この愛の苦悩から解き放たれ、悟りを得ることが生きることの最大の課題とされる。大乗仏教では、愛と悟りは究極において一つであるという。愛欲も相互が愛を通じて人間的・精神的に高められる時、悟りへの道が開かれるからであろう。他方、キリスト教は愛の宗教である。キリスト教では人間は原罪を背負う存在とされ、その罪の報いとして死が定められている。この罪ある人間を神が一方的・無条件的に救う行為をアガペーという。それは神が人間を限りなく愛する無償の行為であり、その象徴がイエス＝キリストの十字架である。神は神のひとり子であるイエスをこの世に派遣し、十字架の苦難の極みにおいて神の愛を示したとされる。罪はイエスの十字架において贖われ、復活によって死する人間は来世へとつなげられ、永遠の命を得るという。この教説は神と人に対する愛を説き、愛の完成を信仰の課題とする。ギリシャ神話では、エロスは恋愛の神、キューピットである。しばしば性愛を意味する言葉としても用いられる。古代ギリシャの哲学者プラトン（Plato B.C.427?-347?）は段階論に立ち、愛を性愛から始まる低次の愛から最高次の善美に至ろうとする衝動と捉えた。精神分析学者S.フロイト（Sigmund Freud 1856-1939）はこのエロスを人間の意識下に抑圧された性衝動と捉え、生の本能であるとした。

【課題】愛とは相手を自己の愛の対象としてではなく、あるがままの相手として受け入れ、自我を無化することである。成熟した愛とは自己を放念し、他を育むことである。絶望と危機の現代社会において求められるのは、人間らしい生を可能にする成熟した愛による希望、一致、支え合い、共生関係の構築である。この課題に向けて現代社会を支配する競争原理、市場原理主義を批判的に捉えながら、社会倫理学的人間論からの論議が望まれる。　　　　［新屋重彦］

【参考文献】M.ブーバー『孤独と愛』（野口啓祐訳、創文社、1956）。H.J.M.ナウウェン『心の奥の愛の声』（小野寺健訳、女子パウロ会、2002）。E.H.エリクソン『自我同一性』（小此木啓吾訳、誠信書房、1973）。宮本久雄『危機的な時代状況の中で』（サンパウロ、2005）。

【関連項目】キリスト教、仏教

アカウンタビリティ
accountability（英）

【定義】「問いかけ」と「受け答え」という人間相互の根源的な関係から導かれる応答可能性（responsibility）としての責任の一端を担う概念。それが意味しているのは、ある特定の権能（知識も含まれる）を有している人には、当該権能の所持と行使に関して、その正当性や妥当性を、当該権能を有していない人びとに対しても説明する責任があるということである。したがって「説明責任」と訳されることも多い。

【歴史的経緯・倫理上の問題】アカウンタビリティは、人間相互の基本的な関係に根ざしているために、政治・経済・教育をはじめとしていろいろな領域で取り上げられている重要かつ内容豊かな概念であるが、ここでは科学研究に関係する場面に限定して概略する。

　近代以降の科学研究では、研究者は新たな研究成果の公表に際しては、他の研究者によってもそれが再現可能であるような仕方で報告しなければならないとの方法論が基本的に共有され、例外はあったにせよ、実際にも研究成果は再現されて初めて科学的知見として承認されてきた。それゆえ研究者共同体の内部では、科学研究のシステムそのものがアカウンタビリティを担保する機構として機能していた。しかし膨大な量の研究成果が陸続と発表される現在にあっては、その再現可能性が厳格に吟味されないまま、一時的にせよ新たな知見として受容されることも少なくない。そのうえ、ほとんどの科学研究が政府や企業からの資金提供の下で行われ、さらには研究成果の多くが実用化されて社会に急速に浸透することで、科学研究は社会との結びつきをいっそう強めている。このため科学研究に対しアカウンタビリティの要求がとりわけ二つの場面で提起されてきている。つまり、一方では研究者共同体の内部で、不正行為（改竄〈かいそ〉・捏造・盗用や人権侵害・動物虐待など）を禁止する指針が明文化されることで、個々の研究者に対し倫理的な自覚が求められると同時に、他方では科学研究と社会との接点で、各分野の研究者共同体に対し、ひいては研究者共同体の全体に対し、科学研究の進展がどのような影響を社会に与えるのかを、そのつど最新の知見に基づきつつ社会に正確に伝える努力を常に怠らないことが求められている。

【展望】研究者相互の競争が公正に行われ、また研究とその成果が適切に社会に受け入れられていくには、研究者や研究者共同体が積極的にアカウンタビリティを果たすことが今後ますます必要になっていくであろう。　　　　　　　　　　　　［忽那敬三］

【参考文献】A.E.Shamoo and D.B.Resnik, "Responsible Conduct in Research"（Oxford Univ.Pr. 2003）。「特集：理系の説明責任」（『科学』2006年1月号、岩波書店、2006）。

【関連項目】責任、自己責任、倫理的責任、科学技術倫理

悪臭防止法
Offensive Odor Control Law（英）

【定義】工場やその他事業場における事業活動等に伴って発生する悪臭を規制するために制定された国内法（1971〈昭和46〉年6月1日法律第91号）。悪臭防止対策の推進等により国民の生活環境を保全し、国民の健康保護に資することを目的とする。

【歴史的経緯・倫理上の問題】1960〜70年代にかけて、いわゆる「四大公害」と同時期、悪臭は全国各地で大きな社会問題の一つとなっていた。悪臭は、当時の無秩序な全国各地への工場進出やずさんな公害防止対策などがあいまって、その発生頻度も多くなり、国民の日常生活に大きな影響を及ぼしていた。悪臭は「感覚公害」の一種であり、一般に不快感による苛立ちや安眠妨害など精神的な影響を及ぼすほか、有害化学物質による頭痛・嘔吐・鼻炎・アレルギー症状・呼吸困難・喘息発作など深刻な身体的影響を及ぼすこともある。全国各地で様々な公害による深刻な被害が次々と明らかとなる中で国もようやく本格的な公害対策に乗り出し、公害対策の総合的推進を図ることを目的として、1967（昭和42）年8月「公害対策基本法」（1993〈平成5〉年に「環境基本法」として大幅改定）が制定された。同法はその第2条において、「大気汚染」「水質汚濁」「土壌汚染」「騒音」「振動」「地盤沈下」「悪臭」を「典型7公害」と定め、その後、典型7公害について個別に対策法の制定が検討され、悪臭防止法はそのうちの一つとして1971年6月に制定された。悪臭防止法の施行により工場や農畜産物事業場等に悪臭発生の防止義務が課されたことで、ピーク時の1972（昭和47）年に2万1576件あった悪臭苦情件数も1993年には9978件にまで減少を見せたが、1993年以降再び増加傾向に転じ、2003（平成15）年現在1万3669件となっている。近年の悪臭苦情件数の推移を見ても、2000（平成12）年以降1万4000件前後でほぼ横ばい状態となっており、今日なお大気汚染・騒音などとともに典型7公害に関わる苦情件数の上位を占めている。悪臭苦情件数が再び増加した要因の一つには、規制対象物質の単体濃度測定では対応できない複合臭の発生や規制対象外物質を原因とする悪臭の発生がある。いま一つの要因としては、生活ごみや雑排水、ペットの糞尿などわれわれの日常生活に起因するいわゆる生活密着型の悪臭発生の増加が挙げられ、住民の環境意識や権利意識の高まり（2003年の苦情件数1万3669件のうち約4割に当たる5592件が住居地域で発生している）などとあいまって、悪臭苦情件数の増加につながっている。悪臭は自然的要因で発生する場合もあるが、その多くは事業活動等の人為的な要因によるものである。加えて、われわれの日常生活に起因する悪臭発生が増加しつつあり、事業者のみならずわれわれ一般市民や住民のモラルが問われている。

【展望】悪臭防止法の適用はこれまで工場や事業場等に限られていたが、近年の生活密着型の悪臭発生の増加に伴い、1995（平成7）年4月の改正では日常生活に起因する悪臭発生の防止義務や行政の悪臭防止施策への協力など「国民の責務」規定が追加されたほか、複合臭や未規制物質による悪臭発生に対処するため従来の物質濃度測定法に加えて人間の嗅覚器官を使っての「嗅覚測定法による臭気指数の規制基準」の導入が追加されるなど、新たな状況への対応が進められている。

〔久保田勝広〕

【参考文献】環境省編『環境白書』平成16年版（ぎょうせい、2004）。公害等調整委員会事務局『全国の公害苦情の実態—公害苦情調査結果報告書』

平成15年版。
【関連項目】公害

▌アジェンダ21　Agenda 21（英）
【定義】21世紀に向けて「持続可能な開発」を実現するために人類が行動すべきことを策定した計画。1992年6月3〜14日、ブラジルのリオデジャネイロで開催された「環境と開発に関する国連会議」（地球サミット）において文書合意され、採択された「環境と開発に関するリオデジャネイロ宣言」の理念を具体化したものである。
【歴史的経過・諸分野との関連】この会議には172カ国、6地域、17国連機関、33政府間機関が参加し、103カ国の元首・首脳が自ら出席するなど、史上かつてないほどハイレベルかつ大規模な国際会議となった。この会議では「気候変動枠組条約」と「生物多様性条約」の署名が開始されるとともに、「環境と開発に関するリオ宣言」「アジェンダ21」および「森林原則声明」などの文書も合意された。その中の「アジェンダ21」および「森林原則声明」の内容は、以下の4セクション、合計40項目から構成されており、外務省訳によれば次の通りである。（1）「社会・経済的側面では開発途上国の持続可能な開発を促進するための貿易の自由化、貿易と環境の相互支援化、開発途上国への適切な資金供与と国際債務の処理など国際協力と関連国内政策など8項目」、（2）「開発資源の保全と管理ではモントリオール議定書で採択されたオゾン層破壊物質の排出規制の遵守による成層圏オゾン層の破壊防止など14項目」、（3）「主たるグループの役割の強化では行動計画の効果的な実施に果たす女性の積極的な経済的政治的意思決定の重要性など10項目」、（4）「実施手段ではアジェンダ21の実施のための資金メカニズムの活用と継続的な質的改善など8項目」。

その後、各国はこの「アジェンダ21」実施のための努力を開始することとされたが、とくに先進7カ国は、地球サミット直後に開催された「第18回ミュンヘンサミット」（1992年7月6〜8日）において、気候変動条約の批准の努力、各国別の行動計画を1993年末までに策定し、公表することで合意した。わが国もこれに従って、1993（平成5）年12月に日本のアジェンダ21を策定した。さらに国連は1997年までに環境と開発に関する特別総会を開催し、地球サミットでの合意事項の実施状況などを評価するとした。また、国際連合の経済社会理事会にアジェンダ21の実施をモニターする上で「持続可能な開発委員会」が設置され、各国の実施状況が継経的に把握され、調整されることとなった。なお「アジェンダ21」の「第12章砂漠化防止」を受け、1992年の第47回国連総会では、砂漠化防止条約についての政府間条約交渉会議を設置することが決議された。この条約交渉会議は1993年5月から開始されている。　［髙樋さち子］

【参考文献】国連事務局監修『アジェンダ21』（環境庁・外務省監訳、〈社〉海外環境協力センター、1993）。
【関連項目】環境と開発に関する国連会議、生物多様性条約、開発途上国、モントリオール議定書

▌アシロマ決議　Asilomar Decision（英）
【定義・経緯】1975年2月、アメリカのカリフォルニア州アシロマで、当時まだ開発されて間もない組み換えDNA実験の安全性をめぐり初めての国際会議が開かれ、科学者が自発的に組み換え研究を一時停止するというモラトリアム決議がなされた。これは生物学研究における自主規制の最初の例として知られる。その会議報告では、将来の実施に向け、危険度に応じて、DNAを組み換えられた生物が実験設備の外に漏れ出さないようにする「物理的封じ込め」、

また外に漏れたとしても外部の環境の中では生存できないような「安全」な生物を使うという「生物学的な封じ込め」といった方策が勧告された。これを受けてアメリカでは1976年、国立衛生研究所（NIH）から「組み換えDNA実験に関するガイドライン」が出され、わが国でも1979（昭和54）年、総理大臣名で「組換えDNA実験指針」が出された。その後、遺伝子組み換え生物の使用に対して生物多様性の確保という視点から、国際的な規制を行おうとするカルタヘナ議定書が2000年に採択されたのを受け、わが国でも2003（平成15）年、「遺伝子組み換え生物等の使用等の規制による生物の多様性の確保に関する法律」（カルタヘナ法）が成立し、上記「実験指針」は廃止されることとなった。　　　　　［清塚邦彦］

【関連項目】組み換えDNA実験、組換えDNA実験指針、遺伝子工学、分子生物学

アスペルガー障害 ➡ アスペルガー症候群

アスペルガー症候群　Aspergar syndrome, Aspergar's syndrome（英）

【定義】疾病分類学上の議論はまだ途上にあるが、自閉症スペクトラム（autism spectrum disorders）あるいは広汎性発達障害（pervasive developmental disorders）の中で軽症群として位置づけられる。コミュニケーションの障害と常同的・反復的な行動様式を特徴とし、言語および認知的発達に遅れが目立たないとされている。男女差は8：1で男児に多い。「高機能広汎性発達障害」はほぼ同義と考えてよい。

【歴史的経緯・倫理上の問題】本症候群の名称は、1944年にオーストリアの小児科医H.アスペルガー（Hans Asperger 1906-80）が発表した「子どもの自閉性精神病質」（'Die 'Autistischen Psychopathen im Kindesalter'）という論文に由来している。その前年の1943年にアメリカで発表された精神科医L.カナー（Leo Kaner 1894-1981）の早期幼児自閉症（early infantile autism）に関する論文とはしばしば比較検討されており、とくに各論文中で提示された症例とその特徴についての解釈の共通点および差異については議論が多い。近年、本症候群に多大な関心が持たれるようになった契機は、イギリスの自閉症研究者L.ウィング（Lorna Wing）によって1981年に発表された「アスペルガー症候群―臨床的記述」（Aspergar's syndrome：a clinical account）という論文である。

　近年わが国において、アスペルガー症候群と診断された青少年による重大事件が毎年のように報じられ、とりわけ事件の不可解さが話題となっている。しかし、早期に診断されて継続的な支援を受けている場合に重大な犯罪を起こすリスクは低い。このことは、わが国における支援システムの不備を示唆している。

【展望】2005（平成17）年4月に施行された「発達障害者支援法」は、発達障害者への支援が国および地方公共団体の責務であることを明示し、その第1条に「発達障害者の自立及び社会参加に資するようにその生活全般にわたる支援を図り、もってその福祉の増進に寄与することを目的とする」と謳っている。的確な診断を受けずに不適切な対応を受け続け、虐待やいじめの対象となり、社会にうまく適応できないケースをつくらないために、保健、医療、保育、教育などの関係者が正しい知識と対応の方法を習得し、協力して支援にあたることが期待される。　　　　　　　　　　［昆啓之］

【参考文献】L. Wing 'Aspergar's syndrome：a clinical account'（"Psychological Medicine" 11,1981）．U.フリス編著『自閉症とアスペルガー症候群』（冨田真紀訳、東京書籍、1996）．

【関連項目】自閉症

アダルトチルドレン
adult children（英）

【定義】本来は、親のアルコール依存が主な原因で崩壊した家庭の中で育ち大人になった人（adult children of alcoholics）を意味した。そこから概念の拡大が起こり、虐待する親のもとで育ち大人になった人（adult children of abusive parents）、さらには本来の家庭としての働きが機能していない家庭に育ち大人になった人（adult children of dysfunctional family）をも包含するようになっている。

【倫理上の問題】家族機能が崩壊した環境の中で育つ子どもは、親から精神的・肉体的・性的虐待や無視（neglect）を被ることで、それに適応した不健全な対人関係を身につけてしまう。その行動パターンは成人後においても社会生活や結婚生活に引き継がれることで世代間伝達を起こし、また幼少期の家庭内におけるトラウマ（心的外傷）の後遺症（PTSD：post-traumatic stress disorder）を本人自身が被る可能性がある。しかしまたアダルトチルドレンを自認する人びとが、自分の人生がうまくいかないことを親や家庭、さらには社会のせいにすることで、本来一個人として担うべき自己責任を放棄するための弁明として、この概念を功利的かつ利己的に利用している現実もまた存在する。　　　　　［生田孝］

【関連項目】アルコール症、虐待、トラウマ、PTSD、児童虐待

アートセラピー ➡ 芸術療法

アドバンスディレクティブ
advance directives（英）

【定義】将来自らの判断能力が失われた事態を想定して、自分に行われる医療行為への意向について医師へ事前に意思表示をすること。「事前指示」（以下、AD）と訳される。

【歴史的経緯】アメリカでADの考え方が広まった背景には、植物状態に陥った2人の女性をめぐる裁判が影響している。1975年、カレン＝アン＝クインラン（Karen Ann Quinlan 1954-85）の両親は植物状態の娘の生命維持装置を取り外すことを希望したが、医師がこれを拒否したため裁判を申し立てた。ニュージャージー州の最高裁判所が「患者の治療を拒否する権利」を認めたため人工呼吸器は取り外された。一方、1983年から8年間、人工栄養による治療を受け続けたナンシー＝クルーザン（Nancy Cruzan 1957-90）の両親が延命治療に異議を唱えた裁判では逆の判決が下された。「患者の死ぬ権利」を求める裁判として注目されたが、連邦最高裁判所は「本人の明確な意思の裏づけ」がないとの理由で両親の申請を却下した。この事件を一つの契機として1990年に「患者の自己決定権法（PSDA：Federal Patient Self-Determination Act）」が成立・施行された。PSDAは「米国政府の健康保険制度に加盟している全ての医療機関は、新患が来た場合には、その医療機関が存在している州の定めた『患者の自己決定に関わるすべての法理』について患者に説明しなければならない」と定めている。法律の制定に伴いADの意義が広く認識され、アメリカのほとんどの州でADは法的効力を持つ。ADには持続的委任権法（Durable Power of Attorney for Health Care）が加えられており、これはリビングウィルの実施を実際に見届けてくれる人を前もって決めて委任しておく権利を認めるものである。

【倫理的課題・今後の展望】ADによって表明される希望は、主に延命治療を制限するものが考えられているが、疾病構造の変

化から、慢性疾患の終末期、老衰死、痴呆の終末期などにおいても患者本人の自由意思を確認することが事実上不可能であり、死の迎え方をめぐって事前指示の問題が注目されつつある。超高齢社会への急速な移行期の中で、医療における患者の自己決定の概念を浸透させることは、QOLの向上が望まれない状態で治療の決断を迫られる家族の苦悩を和らげる可能性がある。アメリカではADと医療費との関連が分析されているが、医療費抑制のための手段であってはならない。

現代における個人の権利意識は高く、治療における患者の意思決定は医療に課せられた一つの命題である。しかし、事前に表明した患者の意思が実際にその時になって変更されることもあり、また、事前指示が用意されていても、多くの場合、終末期の医療処置が変わらないことも明らかにされている。日本では、医療における自己決定権の行使が成熟しておらず、現段階では医師が状況を総合的に判断し、患者にとっての最善の治療を提供する立場にあるといえる。患者の自己決定権を普及させるための啓蒙的活動やADの医療現場での必要性、また代理決定における家族の役割などについて検討していく必要がある。　〔渡邉久美〕

【参考文献】星野一正「患者の自己決定権法（民主化の法理　医療の場合）」（『時の法令』1622号、2000）。永松真佐子「Advance Directives（事前の意思表示）の活用と実際」（『看護』50巻3号、日本看護協会出版会、1998）。

【関連項目】告知、インフォームドコンセント、キュア、QOL

アドボカシー　advocacy（英）

【定義】対象とする人間の権利や利益の擁護を意味する。最近は医療分野で、患者や家族の権利や利益を護る諸行為を指す言葉としてよく用いられるようになってきた。とくに「ナーシングアドボカシー（nursing advocasy）」とは、患者の権利や利益を擁護することに、看護職の主な責任を認めようとする考え方であり、看護師は患者の擁護者（patient advocate）であることが期待されている。

【歴史的経緯と倫理上の問題】ナーシングアドボカシーがアメリカで強調されるようになったのは1970年頃からである。看護倫理の中核概念として登場してきたのだが、概念そのものがとくに新しいわけではない。古来、看護は患者の権利や幸福を第一に考えて行動してきたのであるし、ナイチンゲール誓詞にもそのことが謳われている。だが、最近なぜアドボカシーが看護の世界で強調されるようになったのだろうか。それは時代背景と関係している。近年、医科学等の著しい進歩とともに患者を取り巻く問題状況も複雑化し、それに伴う新しい倫理問題が次々と生じてきた。こうした中で自律性と専門性を高めてきた看護職には、患者を危険から護ってその人権や利益を擁護することこそ看護職の本来の使命であるという意識が生じてきたのである。現在、ナーシングアドボカシーの概念は国際看護協会（ICN）の第15回大会の宣言文や、アメリカ看護協会（ANA）、日本看護協会等の倫理綱領にも取り入れられている。ただ、アドボカシーの実践を支える理論モデルとなると、まだ確たるものがないのが現状であるが、現在一応、4つのものが存在する。すなわち、「法的権利モデル」（アナス〈G.J.Annas〉）、「社会的擁護モデル」（フリーマン〈R.Freeman〉）、「価値基盤モデル」（コーンケ〈M.E.Kohnke〉）、「人格尊重モデル」（マーフィ〈C.P.Murphy〉）である。

【批判と展望】ナーシングアドボカシーに対しては、医師の側から痛烈な批判がある上に、時に患者の側からも批判の声が挙がっている。医師の側からは「看護師がなぜ

倫理の番人にならねばならないのか」という声がある。これらの批判は、看護職の地位が医師に比べてまだ総体的に低く、多くの面で権限がないところからきているとする分析がある。したがって、ナーシングアドボカシーの真の実践のためには、看護職が専門性をさらに高め、社会的地位を向上させる以外にはないという声もある。

[澤田愛子]

【参考文献】 澤田愛子「ナーシング・アドボカシー：新しい看護倫理を考える」（『富山医科薬科大学看護学会誌』第4号、2001）。

【関連項目】 看護師、患者の権利、ナイチンゲール誓詞

アナムネ ➡ アナムネーゼ

アナムネーゼ anamnesis, past history（英），Anamnese（独）

【語源と歴史的経緯】 既往歴または病歴のこと。明治初年に、ドイツ人医師が東京帝国大学などに招聘されて、ドイツ医学を教え始めた関係もあり、このドイツ語は以来、すっかり日本の医療現場や医学界には定着してしまった。

【医療との関連と実際】 医師の診療は、このアナムネーゼの聴取に始まる。通常は、（1）患者像の確認、つまり氏名、住所、年齢などの確認に始まり、（2）主訴、すなわち主な苦痛や訴え、（3）既往歴、すなわちこれまで患ったことのある主な病気など、（4）その他が聴取され、記録される。近年、人間社会が複雑になり、その交流が広く盛んになるにつれ、この既往歴の聴取や記載はますます複雑、多岐にわたるようになってきている。そのためもあって、その電算化なども求められ、進んでもいる。ただし同時に、もう一方では患者のプライバシーということが叫ばれ、医療担当者側には守秘義務などがますます強く求められている。病歴の取り扱いは慎重でなければならない。なお幼児、小児、意識喪失者、重症患者などの場合には、親や家族などが本人の代わりに各種事情を聴取されることはいうまでもない。

次に、聴取される事項などについて、もう少し詳しく記してみる。

（1）患者の氏名、住所、年齢等：もちろん性別や、家族構成なども聴取される。すなわち独身（single）か、既婚（married）か、配偶者と死別した（widowed）か、離別した（divorced）か、子どもの人数なども聴取される。この他、職業、現住所、本籍地（や国籍）、生活環境などのほか、（医療）保険加入の有無や種類、医療費支払いの方法などについても聴取される。また電話番号や、緊急時の連絡先などを聴取されることも、近年多くなってきている。

（2）主訴：傷み、出血、発熱、咳、嘔吐、けいれん、下痢など、いま最も困っていること、いま最も治してもらいたいことが、これに属する。ドイツ語ではハウプトクラーゲ（Hauptklage）、英語ではチーフコンプレイント（chief complaints）という。

（3）現病歴：以上の主な訴えが、いつ頃から始まり、現在に至ったかの経過の概要。最近はあちこちの診療所や病院に既にかかっている者や、市販薬、栄養剤、民間薬などを飲んでいる者が多いので、この現病歴はますます複雑になってきている。ここで（前医からの）紹介状や、これまでの病歴（カルテ）のコピーを求められることもある。ドイツ語では現病歴のことをVerlauf（oder Geschichte）der jetzigen Leidens、また英語ではhistory of illnessなどという。

（4）既往歴：これまでにかかった主な病気、たとえば麻疹、百日咳、結核などのことから、これまでに受けた主な医療、手術、予防接種、かかった医師名や病院名などが聴かれる。また女性であれば、月経に関す

ること、これまでの妊娠、分娩、授乳、育児に関することなども聴かれることがある。この他、海外渡航歴、アルコール飲料、タバコなどの嗜好品についても聴取されることがある。ドイツ語ではfrühere Anamnese、英語ではpast historyと一般にいわれている。

（5）家族歴：遺伝性疾患、極めて珍しい疾患、出生時からあった異常、血液疾患などの場合には、家族や身内に同じような者がいないかなども聴取される。ドイツ語ではfamiliäre Anamnese、英語ではfamily historyという。

（6）その他：以上の他、体質的なもの、アレルギー（Allergie〈独〉、allergy〈英〉）、出自（出生や両親にまつわること）などが問題になることもある。

　最後に、理想に近い（？）アナムネーゼの話をしておく。それは、1950年代に大いに話題になったイギリスのオーウェル（George Orwell）の架空小説『1984年』にでも出てくるような話であるが、「先祖や、母親の胎内に在るときからの情報が、すべて網羅され、コンピュータ化された病歴（カルテ＝Karte）」のことである。これに近いものを旧東ドイツではかつて行っていた。妊娠中に母親が持つ「母子手帳（Mutterpass）」の記載が、そっくり生後の「カルテ」に写し記載された後、これが国に登録されるシステムであった。「生涯一病歴」「生涯一カルテ」が全国（全東ドイツ）通用であった。これを携行し、その個人番号さえ分かれば、いつどこで、どんな事故などにあっても身体や健康に関する個人情報は、ほとんどすべてが分かる、すべてを提供できる、提供してもらえるというシステムであった。「カルテ」の電算化が進み、それにプライバシー保護の問題さえなかったら、医療担当者側にとってはどれだけ便利か分からなかった。しかし反面、膨大になりやすくもあったので、その要約（Kurzfassung〈独〉，abstract〈英〉）を必要とすることにもなりつつあった。また誰かによって、悪用される危険なしともしなかった。　　　　　　　　　　　　［品川信良］

【関連項目】カルテ

アニミズム
animism（英），Animismus（独）

【定義】あらゆる自然現象が、ラテン語の気息、さらに霊魂を意味するアニマ（anima）によって起こるという、多くの原始民族に普遍的に見られる宗教的世界観。

【歴史的経緯】アニミズムに宗教の起源と本質を見、多神教や一神教もその特殊な進化形態として捉えたのは、イギリスの文化人類学者E.B.タイラー（Edward Burnett Tylor 1832-1917）である。彼の心理主義的・合理主義的な傾向についてはその後批判がなされたが、霊的存在への信仰に宗教の本質を見る考え方そのものは今日でも認められている。

【倫理上の問題】アニミズムは原始民族だけにあるというわけではない。たとえば、霊魂が死後、肉体を離脱して他界に赴き、ある時にこの世に帰って来て、語ったり、行動したりする、という信仰は文明社会でもごく普通にある。病気の原因として生霊や死霊や動物霊などの憑依を考えるのもそうである。一つの社会集団や民族が結束する時にも、そうした霊的存在が働く。物質から独立した霊魂の存在を認めるといっても、そこに単に非合理な超自然的な実体を見るか、あるいは死即生、非合理の合理としての霊的実在（spiritual reality）を見るかによって、アニミズムの意味内容も、その科学に対する姿勢も、さらには自然観や生命観も根本的に異なってくる。

　　　　　　　　　　　　［石井誠士］

【関連項目】生命観、生気論、心身問題、人間機械論

■ アヘン系麻薬　opiates（英）

【定義】あへんはその原料植物であるソムニフェルム種、セティゲルム種の「ケシ」の未熟な果実の液汁を自然乾燥させて作った固まりで、モルヒネ、コデイン、パパベリン、テバインなどのアヘンアルカロイドが含まれ、アヘン剤の原料となる。アヘン系麻薬はアヘン類（opioids）とほぼ同義であり、「あへん法」で規制対象とされるあへんとケシがら、さらに「麻薬及び向精神薬取締法」で規制されているアヘンアルカロイド系麻薬の総称である。ヘロインはモルヒネから化学的に合成されたアヘン系麻薬であり、強い依存形成作用のため、医療用の使用は禁じられており、その乱用が世界的に社会問題となっている。

【歴史的経緯】ケシの主な原産地は小アジア、インドなどで、あへんは地域によって吸煙したり内服したりして用いられる。紀元前後から鎮痛剤・鎮静剤として医療用に使用されていた。18世紀から19世紀にかけて中国（清）に大量輸入され、あへんの喫煙が大流行してイギリスとの間に阿片戦争（1840-42年）を引き起こす原因となった。欧米ではあへんの乱用は稀であり、19世紀にはモルヒネが乱用され、その後はヘロインが乱用の主流となっている。わが国では幕末以来、あへんを厳しく禁制し、かつ禁制に成功してきた。しかし日清戦争に勝利し、あへんの吸食が蔓延している台湾を領有したことから、あへん問題に直面することとなった。さらにその後、日本が併合した朝鮮においてもあへんの吸食が盛んであった。戦前においては、日本の内地の炭鉱労働者の間にモルヒネ依存者が約20万人発生したという記録もある。戦後は1960年代前半に、横浜・神戸など大都市を中心にヘロインの乱用が流行したが、取り締まりが効を奏して1962（昭和37）年夏には横浜市街地の路上で末端乱用者がネタ切れから禁断症状を呈して苦しむ姿が報道され話題となった。1963（昭和38）年には、「麻薬及び向精神薬取締法」が大改正され、罰則の強化とともに麻薬中毒者の措置入院制度、麻薬中毒者相談員によるアフターケアなどが実施されたことにより、急速にヘロイン乱用問題は終焉を迎えた。その後は、アヘン系麻薬の流通面での規制がしっかりとしていることにより、医療領域から闇のルートに流出することは皆無といってよく、モルヒネ、ヘロインなどのアヘン系麻薬の乱用問題は、先進諸国の中では稀に見る成功を収めている。

【倫理・社会上の問題】アヘン系麻薬の中で、とくにヘロインは摂取により強い陶酔感・多幸感が得られるため容易に依存が形成され、禁断症状も激しいことから自ら回復することは非常に難しい。ヘロイン依存症では、（1）普段は濃度の低いヘロインを常用しているところで、純度の高いヘロインを使用することによって急性中毒となり、呼吸中枢の抑制により死亡する事例が多いこと、（2）欧米では、女性の依存者ではヘロインを入手するために売春婦に身を落とす例も多く見られるが、予期しない妊娠の結果、胎内の胎児は胎盤を通してヘロインが供給されるのでヘロイン依存となっている。ヘロイン依存の母親から生まれる新生児は、出生の直後に母体からのヘロインの血行性補給が絶たれるため、禁断症状を呈して苦しむこととなる。この場合、ヘロイン依存の女性は薬物摂取中心の生活に熱中しているので、母親らしい愛情を注ぐこともしないため、欧米では親権を剥奪される。その親権の回復には、きちんと治療を受けてヘロイン依存から回復することが要求される。

【諸分野との関連】欧米では、アヘン系麻薬であるヘロイン乱用が薬物乱用の主流をなす問題であるのに比べ、わが国の薬物乱用問題は特異であり、タバコ、アルコールを別にすると、有機溶剤と覚せい剤、大麻が乱用の主な対象薬物となっている。

【展望】モルヒネはがん疼痛の治療薬として有用な医薬品である。わが国では従来その依存形成を恐れる立場から、末期がん患者に対して使用される傾向があった。しかし近年、世界保健機関（WHO）を中心とした大規模な臨床研究から、がん疼痛下でのモルヒネ使用では、身体依存は見られるものの、臨床上乱用が問題となる事例はほとんど見られないことが確かめられており、早期のがんに対してもWHO方式のがん疼痛治療法が推奨され、積極的にモルヒネが使用されてきている。これががん治療の発展、5年生存率の延長に伴って、がん患者のQOLの向上に大いに役立っている。

〔小沼杏坪〕

【参考文献】依存性薬物情報研究班編『あへん系麻薬（OPIATES）』依存性薬物情報シリーズNo.3（厚生省薬務局麻薬課、1989）。江口圭一『日中アヘン戦争』（岩波書店、1988）。世界保健機関編『がんの痛みからの解放』（武田文和訳、金原出版社1987）。

【関連項目】薬物依存、麻薬、精神障害（者）、麻薬及び向精神薬取締法、幻覚剤、覚せい剤、大麻、世界保健機関（WHO）、QOL、アルコール症

あへん法　Opium Law（英）

【概要】1954（昭和29）年、法律第71号として制定された。あへん（阿片）とは、ケシ科の越年草けしの未熟な果殻に傷をつけた時に分泌される乳状液を乾燥させて得られるゴム状物質であり、鎮痛・催眠作用を呈する。この法律は、あへんの用途を医療および学術研究だけに限定し、その適正な供給を図るため許可制の下にけしの栽培を認め、あへんの輸入・輸出・買い取りおよび売り渡しを国の専属的な権能とし、けし、けしがら、およびあへんについてそれぞれ違反行為を創設し、営利性・常習性の有無等により法定刑を区別した罰則を定めている。

【倫理・社会上の問題】あへんは国内においても戦前から一部の地域でその生産が行われているが、3キログラム程度であり、毎年主にインドから100トン程度輸入され、アヘンアルカロイド系麻薬の原料となる。わが国で医療上使用されている麻薬のうちに、あへん末、塩酸アヘンアルカロイド、塩酸モルヒネ、硫酸モルヒネ、リン酸コデイン、リン酸ジヒドロコデイン等のアヘン系麻薬があり、これらで使用量の大半を占めている。近年、世界的にがん疼痛緩和のためのモルヒネ製剤の使用が大きく増加しており、原料であるあへんの安定確保が重要になっている。

〔小沼杏坪〕

【参考文献】厚生労働省医薬食品局監視指導・麻薬対策課『麻薬・覚せい剤行政の概況』（2005）。

【関連項目】アヘン系麻薬

アポトーシス ➡ 死の定義

甘え　amae（英）

【定義】親または心理的に親と等価の対象に対して、相手にされ、相手との一体感を求めたいという欲求。

【倫理上の問題】日常用語である「甘え」が日本独特の言葉であり、それに対応する言葉が欧米語にないことに着目した土居健郎（1920－2009）は、それを「日本人のパーソナリティ構造を理解するための鍵概念」と捉え、さらに「さまざまな精神病理を考える観点」として研究を進め、その理論が広く世に受け入れられるようになった。本来、「『甘え』とは、乳児の精神がある程度発達して、母親が自分とは別の存在であることを知覚した後に、その母親を求める

ことを指している言葉である」。だから「甘える」ことは、母子分離を前提としながらそれを解消しようとしつつ、また依存している状態を指している。さらにこの言葉は対人関係に拡大されて、主客合一と主客分離の葛藤をも内包している。また現実から逃れて幻想にひたる態度としても捉えられる。この意味で「甘え」の態度は、まず他者を媒介として間接的・暗示的・受動的に相手に恩恵や働きを期待して依存する態度であり、そこには自己の直接的・明示的・能動的な意志の働きは認められない。その意味で他者依存的な暗黙的態度である。この甘えが満たされない場合、それと対照的な意味を持つ「恨み」「ひがみ」「悔やみ」「すね」などの攻撃性をはらんだ屈折した心情が発生しやすい。ここから対人関係の障害や、さらに神経症や人格障害あるいはうつ病に発展することがある。

【展望】「甘え」とは日本語における日常語である。それを分析概念として用いることで、未分化ではあるが豊穣な日常言語から、緻密な考察や理論化へと連続性を持って移行することが可能となった。従来、日本において翻訳語としての専門用語の多くは、日常生活とは乖離している。その意味で土居がさらに「おもて」と「うら」などの日常語を用いて行ったような、人間精神の探求を引き継ぐことが望まれる。　　［生田孝］

【参考文献】土居健郎『「甘え」の構造』(弘文堂、1971)。熊倉伸宏・伊東正裕『「甘え」理論の研究：精神分析的精神病理学の方法論の問題』(星和書店、1984)。

【関連項目】母子癒着、退行現象、自律

アメリカ医師会
American Medical Association (英)

【定義】1847年に設立され、現在、医師約29万人を会員に持つ全米規模の医師会である。本部はシカゴにある。その使命は、医療のサイエンスとアートの推進、そして、専門職の利益保護と水準保持である。

【倫理上の問題】アメリカ医師会は、各州や各郡の医師会の連合体であるが、各専門医学会、病院、医学校の学長などのようなグループにおける政策決定についても代表者としての役割を持っている。年2回連邦議会の代表者と政策や役員の選挙などについても協議する役割を持っている。

設立当初から倫理綱領 (Code of Ethics) を持っているが、何度か改定され、現在のものは2001年に改正されたものである。その中で、医師は患者の権利を尊重するということを述べているが、患者の権利がいかなる場合でも医師の判断に優先するかについては議論があり、患者の要求がその本人の死に至るような場合にも、患者に精神的能力があるならば、医師は患者の権利を尊重することができるとしているのか否か、明確ではない。

アメリカ医師会は、会員に倫理綱領に従うことを要求しているが、アメリカのすべての医師が会員になっているわけではなく、法的に医師は加入を義務づけられていない。任意加入の団体なので、倫理綱領の浸透には限界があるとも指摘されている。

　　［大林雅之］

【関連項目】医師

アメリカ看護師協会
American Nurses Association (英)

【定義】アメリカ合衆国における登録看護師 (registered nurse) の全国的な専門職業団体。

【歴史的経緯】1897年に組織と規約が完成し、アメリカ合衆国・カナダ看護師協会として創立された。1899年、名称がアメリカ合衆国看護師協会と変更され、1901年に法人団体となった。さらに1982年に、アメリカ看護師協会 (ANA)、すなわち選挙権の

ある各州の看護師協会の連合となった。
【目的と機能】目的は、（1）ヘルスケアサービス効果と人びとの健康レベルの改善、（2）高水準看護の促進、（3）看護師の福利の向上、の3点である。主な機能は、（1）看護実践・看護教育・看護サービスの基準の確立、（2）看護師に対する倫理的規定の確立、（3）看護における資格認定システムの確保、（4）政府の計画、国家的および国際的健康政策、法律制定への提案と影響、（5）看護に関する組織的調査・評価・研究の支援、（6）看護関連情報の収集・分析および普及の主導、（7）看護師の福利の促進と保護、（8）国家的および国際的看護におけるリーダーシップの発揮、（9）看護師の専門性確立の推進、（10）決定した活動計画の管理、（11）看護師の団体交渉権の保証、（12）ヘルスケアと看護に関する人びとの権利の擁護、である。ちなみに、ANAの統計的サービスは、アメリカにおいて看護に関する最も権威あるデータとなっている。

【組織と運営】ANAは選挙権のある53の協会から構成されている。全国の年次大会は2年に1度開催。会員は、看護実践に関する5部門、すなわち、地域保健、老人看護、母子保健、内科・外科看護、精神看護・精神保健のうち、1部門以上に加入している。また、ANAは1950年に「看護師の規律」を採択した。これは、倫理上の問題に対する看護職の期待と要求を、看護職と社会の双方に知らせるものであった。患者の権利の保護や看護職の判断の責任や説明義務が強調されており、また、個人や社会に何者かによって害が及ぼされていると看護専門職として判断した場合にはその保護をしなければならないことなど、看護職の教育などに関して、看護職専門性とともに、専門職としての自律をも強調している。さらに、ANAの看護研究委員会が打ち出した「臨床及びその他の研究における看護師のための人権指針」は、研究者である有資格看護師の権利とヘルスケアの受け手や研究への参加者の権利について明示したものである。さらに1988年、ANAの倫理委員会は「倫理看護：所信声明とガイドライン」を提案し、採択の運びとなった。ANAの目的、機能、組織運営、諸規定、会員および社会に対する活動は、日本看護協会に大きな影響を与えている。　　　［高橋みや子・大林雅之］

【関連項目】看護師、日本看護協会、国際看護師協会

アメリカ国立衛生研究所（NIH）
National Institutes of Health（英）

【概要】NIHとはNational Institutes of Healthの略で、アメリカ合衆国国立の生命科学のための研究所。アメリカ厚生省（Department of Health and Human Services）所轄であり、生命科学・医学に関する世界最大規模の研究所でもある。研究所とはいっても生命科学・医学の研究・開発のみならず、研究予算の配分やそのための審査も行うため、研究機関のみならず、日本の文部科学省や厚生労働省の担当部署に当たる事務局機構も含んでいる。所員は全体で1万8000人以上おり、そのうち約3分の1が博士号取得者である。傘下には国立がん研究所（National Cancer Institute）などの19の研究所（Institute）、国立研究試料センターなどの7センター、さらに国立医学図書館などを擁している。研究所の大半はメリーランド州のベセスダ（Bethesda）市にあり、その予算はアメリカのバイオ研究・医学研究予算の相当部分を占めている。そのためNIHの方針は、アメリカ、そして世界の生命医学研究の動向を大きく左右している。母体となった組織は19世紀初頭まで遡るが、1930年に現在の名称となり、その後、種々の研究上の設

立・統廃合や研究機関の独立を経て現在の陣容になっている。予算総額は280億ドルに達する。
【倫理上の取り組み】NIHに所属する組織には多くの倫理委員会もあり、また多くの倫理教育プログラムが実施されている。生命倫理、動物倫理、研究倫理に関する研究も行われており、臨床倫理を担当する部門もあって、倫理コンサルテーションも行われている。　　　　　　　　　　　［蔵田伸雄］
【参考文献】白楽ロックビル『アメリカの研究費とNIH』（共立出版、1996）。
【関連項目】生命倫理、研究倫理、臨床倫理

アメリカ食品医薬品局 ➡ FDA

アメリカ大統領委員会　President's Commission for the Study of Ethical Problems in Medicine and Biomedical and Behavioral Research（英）

【定義】1978年、アメリカ合衆国議会は、医学と生物医学および行動科学の研究に関する数々の事項について倫理的および法律的問題を研究し、報告する継続的責任を持つ大統領の諮問委員会を設けた。委員会の活動期間は当初の予定では1982年12月31日までであったが、1983年3月31日まで延長された。委員は、生物医学および行動科学、倫理学、神学、法学、自然科学（生物医学および行動科学以外）、社会学、人文科学、保健管理学、政府、社会事業および医学の分野から選出された。委員会は計28回開催され、300名以上の証人から証言を得た。
【倫理上の問題】「総括報告書」によれば、「検討課題の共通事項」として「倫理的原則（幸福、尊重、幸福と自己決定の均衡、当事者間の利害関係の競合、公平性）」と「共通する事項とその複雑さ（資源の制約、不確実性と専門性、公的意思決定と私的意思決定）」が取り上げられた。これらの視点は現在においても引き続き検討すべき問題点であり、当委員会の水準の高さを示すものである。報告書は、「研究によって障害を受けた被験者の補償」「生命維持処置の中止決定」「死の定義」「医療における意思決定」「研究被験者の保護」「遺伝性疾患のスクリーニングとカウンセリング」「医療の受け易さの確保」「生命の操作」「総括報告書」「生物医学研究への警鐘」の11課題（計15冊）から成る。　　　　［塚田敬義］
【参考文献】厚生省医務局医事課監訳『アメリカ大統領委員会生命倫理総括レポート』（篠原出版、1984）。厚生省健康政策局総務課監訳『死の定義―アメリカ、スウェーデンからの報告』（第一法規出版、1991）。
【関連項目】バイオエシックス、生物医学、行動科学、研究倫理、インフォームドコンセント

アメリカ病院協会　American Hospital Association（英）

【定義】1898年に設立された任意加入の病院団体である。42,000を超える個人や団体が加入している。
【倫理上の問題】本協会は病院における医療の質の向上に大きな影響を及ぼしてきた。とくに、医療の質を調査する病院信用調査共同委員会（the Joint Commission on Accreditation on Hospitals）の導入に貢献した。これは、現在では、医療機関信用調査共同委員会（the Joint Commission on Accreditation of Health Care Organization）となっている。また、1973年に患者の権利章典（a Patient's Bill of Rights）を採択し、患者の満足する医療の達成に医師や病院を向かわしめた。患者の権利章典は医療の多様な面を示すとともに、医師が個人的な経営者であり、病院は施設の特別な使用を医師に認めているという医師と病院の関係を明確にしている。医師は病院の被雇用者ではなく、両者は緊張関係にあるこ

とを明らかにし、患者には自らの医療において誰が責任を持つのかを知ることを保証するものとなっている。　　　　　［大林雅之］

【関連項目】生命倫理、患者の権利章典

あらかじめの配慮の原理 ➡ 世代間倫理

アルコール依存症 ➡ アルコール症

アルコール症
alcoholism（英），Alkoholismus（独）

【定義】アルコール症はalcoholismの訳語で、アルコール中毒とも訳される。長期間のアルコール飲用によって個人の健康や社会的機能が侵された状態と定義されている。しかし、この用語の概念が極めて広く曖昧であるため、1975年以後、アルコール症はアルコール依存症（alcohol dependence）に改められ、アルコール乱用と区別された。今日、アルコール症という用語は精神疾患としての依存症や精神病のみならず、身体疾患や交通事故、犯罪等を含む、より包括的な概念としての「アルコール関連障害」とほぼ同義に用いられるのが一般的である。

【倫理上の問題】アルコールに関する最も先鋭化した倫理問題は、酩酊時の犯罪に対して責任が問えるか否かということであろう。病的酩酊による意識障害や幻覚に起因する犯行に対しては、心神喪失とされ、刑事責任を免れることがある。次に、これまで倫理問題としてあまり関心を払われてこなかったが、最近注目を集めているいくつかの問題としては、まず非飲酒者の保護の問題が挙げられる。わが国では「一気飲み」に代表される飲酒の強要など、飲めない人に対する暴力的な行動が容認される傾向にあり、急性アルコール中毒による死亡例が後を絶たない。これらの事態はセクハラをもじって「アルハラ（alcohol harassment）」と呼ばれ関心を集めている。また飲酒行動の低年齢化の問題が指摘されているが、その原因の一端にテレビコマーシャルなどマスコミの影響があるとして、何らかの規制を求める活動が広がっている。飲めない人、飲んではいけない人を守るための活動として注目される。その一方で、個人の飲酒行動や、自由な経済活動への介入の是非という問題が浮上している。

　もう一つの重要な問題は、大量飲酒を続けながら未だ事例化していない個人に対して、企業や地域の保健指導や早期介入がどの程度容認されるかという問題である。飲酒者への指導が当人の利益になることが前提ではあるが、昇進や昇給などの問題とリンクされた文脈で語られることの是非は慎重に検討されなければならない。また、疾病の自己責任論が声高に議論されている時代にあって、飲酒による疾患は「自業自得」の結果として非難されるものになるのか注目される。最後に、断酒会やＡＡ等の自助活動については、その一部には断酒しているだけでは回復したとは見なさず、スピリチュアルにより高い次元の生き方を実現することをもって初めて回復の証しとする立場がある。これはポジティブヘルスの実践に通じるもので、健康とは何かという根本的な問いにわれわれを導くであろう。

【展望】「一気飲み」などのアルハラ追放キャンペーンのような市民運動や啓発活動が、わが国のおおらかすぎる飲酒文化にどのような影響をもたらすか注目される。他方、個人の自由である飲酒行動に対する介入を正当化するとすれば、その根拠と範囲について検討が必要とされる。　　　［伊東隆雄］

【参考文献】アルコール問題全国市民協会『Ｂｅ！』59号（2000）。服部健司「根本的価値概念としての健康」『医学哲学医学倫理』第16号、1998）。
【関連項目】薬物依存、精神障害（者）、離脱症状、アルコールハラスメント

アルコールハラスメント
alcohol harassment（英）

【定義】 飲酒の強要や、酩酊状態での迷惑行為などの飲酒に関する嫌がらせ行為。通称、アルハラ。

【倫理・法律上の問題】 日本人の約45％は、アルコールの代謝産物を解毒する酵素活性が弱いため、飲酒により急性アルコール中毒を生じ、死亡する可能性もある。しかし飲酒の場には、組織の上下関係、伝統、しきたり、その場の雰囲気などが反映し、酒に弱い人であっても飲酒を断り難い状況に追い込まれやすい。また、加害者が飲酒により脱抑制状態になると、平気で迷惑行為をする危険性もある。飲酒を強要した場合には強要罪、急性アルコール中毒を生じた場合には傷害罪、さらに、死亡させた場合には傷害致死罪などの刑事責任を追及される可能性がある。しかし、加害者が複雑酩酊、病的酩酊などの異常酩酊状態にあれば、心神喪失あるいは心神耗弱による責任無能力あるいは限定責任能力の状態と見なされて刑事責任を問えなくなる場合もある。

［高橋法人・藤野昭宏］

【関連項目】 アルコール症

アルシュサミット　Arche Summit（英）

【定義・概要】 1989年7月にパリ郊外のアルシュビルで開催された第15回先進国首脳会議。南側諸国との対話、環境外交が行われ、その「経済宣言」の3分の1以上で、1989年5月のヘルシンキ宣言支持、フランスのサヘル地域砂漠化防止計画支持、環境ODA目標設定などの地球環境政策が取り上げられた。日本は、1989～91（平成元～3）年度の環境ODAにおける目標額を3000億円に設定、その後も資金援助と並行して技術協力としての環境専門家派遣、アジアなど途上国からの研修員受け入れ、途上国の公害防止対策プラン作成のための調査・環境センター設立などを実行した。

【倫理上の問題】 その後の首脳会議の環境政策と南側諸国との対話の口火を切ったことや、1992年の地球サミットにつながったことが評価できる。しかし、政府対政府レベルの環境ODAの一部が、途上国首脳の営利偏重、援助国の多国籍企業の営利偏重で、必ずしも地域の等身大の技術・文化・地形・気候等を活かした環境保全につながらなかった面は、企業倫理や企業と国家の癒着問題から反省すべきである。［齋藤實男］

【関連項目】 開発途上国、公害、環境政策、環境と開発に関する国連会議

アルツハイマー型認知症　➡ アルツハイマー病

アルツハイマー病
Alzheimer's disease（英）

【定義】 初老期、老年期に発症する変性痴呆の代表的疾患。原則として進行性であり、大脳の変性・萎縮過程に伴って記憶障害（健忘症状）で始まり、次第に言語・行為・知覚などの認知機能に障害が及び、失語症・失行症・失認症などを呈するようになる。末期に近づくにつれて、筋強剛を伴った歩行障害や、強い発動性の低下が見られるようになり（アルツハイマー化）、ついには寝たきりとなって失外套症状群を呈し、認知機能や自己意識の廃絶をきたすのが一般的である。初老期に発症するアルツハイマー型痴呆（Dementia of Alzheimer Type：DAT）と、老年期に発症する老年期アルツハイマー型痴呆（Senile Dementia of Alzheimer Type：SDAT）とを区別して記載することも少なくない。類似の変性疾患として、レヴィー小体病（Levy-Body Dementia：LBD）、皮質・基底核変性症（Cortico-Basal Degeneration：CBD）、後部皮質変性症（Posterior

Cortical Atrophy：PCA)、進行性失語症（Progressive Aphasia）などがある。確実な鑑別診断は、神経病理学的にのみ行い得る（老人斑や神経原線維変化）。従来、老年期の変性痴呆の大半はアルツハイマー病であると見なされていた時期があったが、最近では前頭葉や側頭葉の変性萎縮をきたす前方型痴呆の存在が相当な比重を占めることが明らかとなってきて、アルツハイマー病は相対的に後方型痴呆（主病変は頭頂葉や側頭葉など大脳後方領域）として位置づけられることが多くなってきている。

【歴史的経緯・倫理上の問題】1907年にアルツハイマー（A.Alzheimer）が、初老期（65歳未満）に発症してかなり急速に進行する痴呆を記載したのが最初である。当初はこれを初老期痴呆の一型として捉えていたが、その後、老年期（65歳以上）になってから発症する老年痴呆（アルツハイマー型老年痴呆）との異同が繰り返し議論され、最近では神経病理学的所見などから両者は基本的には同じ疾患であるとする見解が有力である。しかし、病像や進行の度合いなどからすると、必ずしもまったく同一の疾患としてよいか、なお疑問が残る。大脳の萎縮・変性は、側頭葉内側面の海馬近傍、頭頂・側頭・後頭葉、前頭葉に主に認められる。記憶障害と視空間認知・構成障害の目立つことが多い。病因はなお十分明らかにはなっていない。一部に家族発生が認められる。男性よりも女性の罹患率が高いという報告が多い。脳内神経伝達物質の一つであるアセチルコリンの低下が認められることから、この減少を抑制する効果のある薬物（塩酸ドネペジルなど）がアルツハイマー型痴呆の進行を抑制する可能性があり、現在、臨床的に広く使われている。しかし、原因そのものに作用するわけではなく、中等度以上になるとほとんど効果は期待できない。アルツハイマー病が一定程度進行すると、痴呆の症状である社会的自律の困難さが明瞭になり、また、治療やケアに対する自己決定能力も低下してくる。本人の資産・財産管理も自分では困難になってくる場合も多いので、家族を中心とする本人以外のサポートが必須となってくる。こうした場合の法的対応は、従来、禁治産ないし準禁治産という後見人制度の下に行われていたが、2000（平成12）年に新しい成年後見制度が発足し、本人の判断能力の程度に応じて家庭裁判所の監督の下に、後見、保佐、補助という段階に応じた後見が行われるようになっている。

【展望】高齢化社会の到来に伴って、アルツハイマー病の医学的原因解明や治療的介入に関しても多面的で精力的な研究が進められている。原因解明が進むとともに、薬物治療の可能性がさらに高まってくることも想定されるが、痴呆症状そのものに対する実際的ケアの重要性は今後ますます大きくなると思われる。とりわけアルツハイマー型痴呆は、その病相期に応じてかなり対処の仕方が異なってくる。神経心理学的・神経行動学的な知見を積み重ねることを通して、家族を含め、医療・ケア従事者が正確な病態把握を共有することが重要な課題になると考えられる。後見、保佐、補助という成年後見制度の適切な運用についても、正確な病態把握が不可欠であろう。一方、従来アルツハイマー病を中心に考えられてきた変性痴呆の原因に関しても、その多様性に対する認識が高まりつつある。変性痴呆は、痴呆症や認知症といった表現で一括りにできるほど均質な病態ではない。症状の多様性を的確に把握し、最も適切な援助を行うことができるように、医療教育や社会制度を充実させていくことが望まれる。

［大東祥孝］

【参考文献】田邊敬貴『痴呆の症候学』（医学書院、2000）。大東祥孝「意識障害と痴呆の鑑別」（『老年

精神医学』2、1985)。

【関連項目】精神障害(者)、認知症、高齢社会、高齢者、老人福祉、老人福祉施設、失語症、失行、失認、自己決定権、成年後見

アルハラ ➡ アルコールハラスメント

アレルギー
allergy(英)、Allergie(独)

【定義】元来は、ピルケー(C.P.von Pirquet 1874-1929)が「変化した反応能力」という概念を提唱した時に、この概念に与えた名称。すなわち、アレルギーは元来、生体に有利に作用する免疫と、生体にとって有害な過敏症との両者を包含する概念であった。しかし現今では過敏症のみを意味するものに変貌している。

【倫理上の問題】アレルギーが引き起こされるのはヒトの側に特異的反応を示す体質が存在するからであり、アレルギーによって惹起された疾患はアレルギー疾患として分類される。アレルギー体質を持った人はある特定の物質に接すると特定の反応を起こすので、日常生活上ある程度の制限を受けざるを得ない。この制限は、ともすると社会的な差別あるいは逆差別と受け取られかねない。たとえば、小中学生の学校給食において、アレルギー体質の児童・生徒に対して、いわゆる「特別メニュー」が供されることがある。この場合、当該児童・生徒に対しても、彼らを取り巻く、いわゆる健常者に対しても、この措置は「差別」でなく「区別」であると認識させる教育が重要となってくる。アレルギー体質は遺伝するのでこれを完全に克服することは困難である。しかし、各種の治療によって過剰反応を軽減することができるので、これによって快適な日常生活を営むことは可能になる。患者の側にもこの疾患の本質を理解して受診する態度が要求される。　　[深瀬泰旦]

アロパシー　allopathy(英)

【定義】ギリシャ語のallo-(他の、異なる)とpathos(疾患)に由来する語で、「異種療法」などと訳される。homoio-(同じ、似ている)とpathosに由来するホメオパシーの対義語。ホメオパシーが疾患の原因と同種の治療手段を用いる(たとえば熱病患者に対して体温を上昇させる薬の微少量をさらに投与する)療法であるのに対し、アロパシーは基本的に、原因とは反対の手段を用いる(熱病患者には解熱剤を投与する)療法である。

【倫理上の問題】西欧近代に端を発する現代医学をはじめ、世界中の多くの医療体系がアロパシーの考え方を暗黙の前提として成り立っているといってよい。むしろホメオパシーに立脚する医学体系の方が例外的であるといえる。だからといって、アロパシー的発想のみが有効であると考えるのは早計で、その徹底的な検証が常に望まれる。

　　　　　　　　　　　　　[藤尾均]

【関連項目】ホメオパシー

アロマセラピー　aromatherapy(英)

【定義】アロマすなわち香料を活用して精神的あるいは身体的な治療を図ること。芳香療法あるいは芳香治療と訳され、またアロマテラピーと表記されることもある。いわゆる民間療法の一種。

【概要】芳香を用いて治療効果をあげようとする方法は古代から実践され、芳香物質としては、とくに各種の植物精油(いわゆるアロマオイル)が用いられてきた。現代では、フランスの美容化学者ガテフォセ(R.-M. Gattefossé 1881-1950)がこの療法の意義を強調して以来、多くの支持者を得てきた。たとえばフトモモ科の常緑高木ユーカリの葉は流行性感冒に、シソ科の木質常緑多年草ラベンダーの花は皮膚がんに効果的であるなどとされている。しかし、

芳香が各種ストレスの解消など精神・心理上に与える効果はともかく、身体的な治療効果がどの程度のものかは、今後とも厳密に検証していく必要があろう。近年、アロマセラピスト、アロママッサージ、アロマトリートメントなどの語もすっかり定着してきている。

〔藤尾均〕

【関連項目】民間療法

安全学

【定義】安全学の提唱者の一人、村上陽一郎の造語。村上によれば、安全学とは、安全工学や安全についての科学的アプローチをベースとするものであり、それを超えたメタ科学、あるいはメタ知識論である。というのも、前者はある特定の安全を確保するための知識や技術への問いであるが、安全学はその問いの前提である「そもそも安全とは何か」というメタレベルの問いを対象にするからである。

安全学における「安全」とは、第一に「受け入れ不可能なリスクが存在しないこと」〔ISO・IECガイド51（規格に安全面を導入するためのガイド）〕である。ここでいうリスクとは、科学的・確率論的に定量化し得るものである。しかしリスクには、現時点の科学では確証できない未知のリスクのように、定量化し得ないものもある。また、安全には「不安がない」といった主観的な意味も含まれる。さらに、単に「リスク・不安がない」といった消極的な意味だけではなく、「安心感があり、満足感がある」といった積極的な意味をも含む。このように「安全」は多義的な概念であるが、さしあたり「安全－リスク」「安心－不安」「満足－不足」の3つの軸から考えることができる。

【歴史的経緯】「安全学」という術語が専門書のタイトルとして初めて用いられたのは、辛島恵美子著『安全学索引―安全の意味と組織』（1986〈昭和61〉年）である。その後、1995（平成7）年度から国際高等研究所で行われていた「安全科学プロジェクト」（研究代表者＝村上陽一郎）という安全に関する学際研究をもとに、村上が『安全学』（1998〈平成10〉年）を出版した。

【諸分野との関連】安全学が対象とする分野は、農漁業、工業、運輸・通信、原子力産業等、ほとんどすべての産業にわたり、医療、福祉、環境、行政、学術研究をも含む。安全工学は、以上の各分野で個別に展開された安全に関する知識や技術を体系化・一般化し、他の分野にも適用可能にすることを目的としている。安全工学はモノ（装置・設備）、人間（態度・訓練・教育）、システム（マネージメント・保守管理）、組織（企業・経営）、社会制度、文化（歴史・風土・国民性）等の各観点から安全を考察してきた。しかし、安全に対する考え方の多様性が見出されるに至り、「そもそも安全とは何か」という問いに直面した。その時、問題は安全工学を超え、メタレベルの問い、すなわち文明史的、哲学・倫理学的な問いへの取り組みが必要であることが認識された。つまり、問題は単なる科学的・技術的な問いを超え、人文科学や社会科学の領域に広がるのである。

【生命倫理上の問題】医療においても様々な医療事故や事件が起きている。しかし、それらの発生原因を体系的に研究し、再発防止に役立てるような取り組みがまだ不十分である。そのためには、第一に「事故に学ぶこと」である。すなわち、どんな些細な事故情報でもそれを公開し、情報の共有を進め、それを分析することによって安全に関する知識や技術を体系化し、再発防止に利用できるような情報のフィードバックシステムを構築することである。また、ホイッスルブロウ（内部告発）の制度化も重要である。第二に、安全工学の立場から

「人は誰でも間違える」という前提に立ち、システム設計という観点から安全確保に努めることである。すなわち、フールプルーフ（fool-proof＝どんな愚行にも備えができていること）、フェイルセーフ（fail-safe＝失敗や故障が重なっても安全を保てること）という考え方に基づき、ミスや不具合がいくつも重なっても事故が起きないような多重防護システムを構築するということである。

【展望】安全工学は従来、システム設計と管理というハードの側面に重点を置いてきた。しかし近年、再び教育という人的側面が注目されている。　　　　　［屋良朝彦］

【参考文献】辛島恵美子『安全学索隠―安全の意味と組織』（八千代出版、1986）。村上陽一郎『安全学』（青土社、1998）。米国医療の質委員会・医学研究所『人は誰でも間違える』（医学ジャーナリスト協会訳、日本評論社、2000）。

【関連項目】危機介入

あん摩マッサージ指圧師

【定義】手・足・体幹で物理的に治療する医療従事者。簡単な道具や潤滑剤なども使われる。疾病の予防や治療、患者の慰安を目的とする。「あん摩マッサージ指圧師、はり師、きゅう師等に関する法律」によって与えられる国家医療資格。

【倫理上の問題】あん摩術は古代に中国から日本に伝来した治療法であり、揉み療治として親しまれてきた。指圧術は手指を用いて一点に圧力を加える治療法である。マッサージは明治期に軍医学の一分野として伝来した。マッサージは体表に潤滑剤を用いて直接的に施術する。今日では、三術は総合して用いられ、生体の変調を調え、健康を保ち、老化を防止するなどの効果が認められている。物理的操作によって人間の自然治癒力を回復させ健康を保持することを意図しているために、過度の刺激により傷害などの危険も及ぶ場合があることに注意しなければならない。施術の前には、その目的・効果なども説明し、患者の理解を得なければならない。また体表に直接施術する場合には、性的な面に対しても倫理的な配慮が求められる。エステティック、整体、カイロプラクティック、リフレクソロジーなど類似行為者がいるが、これらは国家医療資格者ではない。無資格者が三術と同様の行為を行うことは法的にも倫理的にも問題があろう。あん摩マッサージ指圧師には、国家医療資格者として権利を守ると同時に、患者への対応にあたって一層の倫理的な見識が求められてきている。

［猪飼祥夫］

【関連項目】はり師、きゅう師

安楽死

euthanasia（英），Sterbenhilfe（独）

【定義と分類】安楽死の定義は多様であるが、「苦痛からの解放を目的に、意図的に死に至ること、または死に至らしめること」といえる。その上で、安楽死には様々な分類がある。第一に、肉体的苦痛を理由とする安楽死、精神的苦痛を理由とする安楽死、意味のない生からの解放を理由とする安楽死に分類できる。第二に、治療を施さずに死なせる消極的安楽死、苦痛緩和の措置を行うことで死期が早まる間接的安楽死、意図的に死に至らしめる積極的安楽死に分類できる。第三に、本人の意思に基づく任意安楽死、本人の意思を確認しないまま行う非任意安楽死、患者の意思に反して行う不任意安楽死（強制安楽死）に分類できる。この他、患者本人の手による安楽死、医師の手による安楽死、患者の家族の手による安楽死、その他の人間の手による安楽死に分類できる。もちろん、これらすべてが安楽死として容認されているわけではなく、それぞれについて賛否がある。

【歴史的経緯】安楽死という考え方は、古代ギリシャにまで遡ることができるが、1516年にはトマス＝モア（Thomas More 1478-1535）が『ユートピア』の中で安楽死を肯定的に取り上げており、日本でも森鴎外（1862-1922）が安楽死を主題とした『高瀬舟』（1916〈大正5〉年）を著わしている。この安楽死が、延命技術の進歩、延命に主眼を置く医療のあり方、高齢社会の到来を背景に、近年話題になっている。そのほとんどは安楽死事件という形で取り上げられ、1961（昭和36）年の山内事件、1991（平成3）年の東海大学安楽死事件、1996（平成8）年の京北病院安楽死事件、2004（平成16）年の川崎筋弛緩剤事件、2006（平成18）年の射水市民病院延命措置中止問題などがある。

【倫理上の問題】不任意安楽死を否定することについて異論が出ることはほとんどない。安楽死は、まず任意安楽死の是非が問題となる。任意安楽死に反対する立場は安楽死そのものに反対する立場であり、自己決定権は制限し得るとする立場である。これに対して任意安楽死に賛成する立場は、自己決定権（あるいはインフォームドコンセント）の原則に基づいて安楽死を容認する。この立場は肉体的苦痛を理由とする安楽死のみを認める立場、精神的苦痛を理由とする安楽死をも認める立場、そもそも自殺権を認める立場、に分けられる。第一の立場には、肉体的苦痛を理由として認めるが精神的苦痛は理由として認めない根拠を示すことが求められる。第二の立場には、精神的苦痛を理由とする安楽死と自殺との違いを示すことが求められる。両者とも、安楽死に反対する立場と同様、自己決定権に制限を加え得るとしていることになる。次に非任意安楽死の是非であるが、これは自己決定権の原則に反するとして否定されることが多い。しかし新生児安楽死の問題など、そもそも本人の意思が確認し得ない場合はどうするのかという問題もある。

【法律上の問題】安楽死には常に、殺人・同意殺人（嘱託殺人・承諾殺人）・自殺関与（自殺幇助・自殺教唆）など法的な問題がつきまとう。このような問題を回避するため、法的な基準を明確にしておく必要がある。現在、欧米ではオランダ、ベルギー、アメリカオレゴン州で安楽死法が制定されている。日本では法制化されていないが、判例として1995（平成7）年の横浜地方裁判所の四条件が示されており、耐え難い肉体的苦痛があること、死期が迫っていること、苦痛を除去する方法を尽くしたこと、本人の明示的な意思表示があること、が挙げられている。ただし、法律や判例の内容が倫理的に正しいと限らないということは、いうまでもない。

【展望】安楽死に対する立場がどうであれ、安楽死が事件として話題になる状況は好ましくない。そのような事件が起きないよう、緩和医療へのアクセスをさらに容易にし、患者のQOLを重視することによって無用な安楽死事件を回避することが求められる。そのためには、医療従事者と患者や患者の家族との緊密なコミュニケーションの構築、医療スタッフ内の合議体制の確立、病院内でのガイドラインの作成などが必要となる。また、安楽死に関する法整備が進んでいないことによって、事実上、医師の裁量に委ねられているのが現状である。これは医療現場にとっては大きな負担である。早急に明確なルールを作ることが求められる。

［伊藤潔志］

【参考文献】保阪正康『安楽死と尊厳死』（講談社、1993）。箱石匡行・内田詔夫編著『ホスピスの思想』（金港堂、1997）。難波紘二『覚悟としての死生学』（文春新書、2004）。

【関連項目】自殺幇助、自殺装置、日本尊厳死協会、人間の尊厳、安楽死法

安楽死法　euthanasia act（英）

【定義】安楽死を合法的に行うことを可能にする法律の総称であり、この法に基づくことによって、終末期的な苦痛に苛まれる患者は自らの生命を終わらせる法的権利を有し、その手段として他者の手を借りることが合法的に可能になる。この場合、患者の委託を受けた安楽死の実行者が既存の刑法に照らすと「自殺幇助罪」「嘱託殺人罪」等に妥当するという先行状況に対し、安楽死法は、患者の自己決定に従い、専門医や弁護士等を介した種々の手続きを経る限りにおいて実行者の刑法上の譴責を問わないことを目的としている。

【歴史的経緯・倫理上の問題】安楽死法は、アメリカで20世紀初頭、州法という仕方で初めて提示したが、連邦裁判所によって差し止め命令が出されてきた。安楽死法は、耐え難い苦痛から人間を解放する目的で導入を検討されてきた法律と見なすことができる。しかし、死にゆく当該者の願望や周囲の人間の慈悲心を根拠にしたとしても、安楽死は一種の殺人行為と見なすことができる。それゆえ安楽死法は、多くの国と地域で成立し難かったが、今日、いくつかの国と地域で安楽死が合法化され始めている。

歴史上最初の安楽死法は、オーストラリア北部準州で1995年に成立し、1996年に施行された「終末期患者の権利法（Rights of The Terminally Ill Act）」である。1994年にアメリカで「オレゴン州尊厳死法（The Oregon Death with Dignity Act）」の法制化をめぐる住民投票が行われ、過半数の住民が安楽死の合法化に賛成を表明したが、「オレゴン州尊厳死法」は、反対派住民等による差し止め訴訟によって1997年まで施行されなかった。しかし、オーストラリアの「終末期患者の権利法」は、議員立法によって1995年5月に成立した後、1996年6月に北部準州の医師会や牧師による施行差し止め請求を北部準州最高裁が退けて、1996年7月1日に施行された。「終末期患者の権利法」によって1996年9月22日、自分の体内に薬物を注入する安楽死装置を用いて安楽死が行われた。この一連の北部準州の動きに抗して、オーストラリア連邦議会は「安楽死法律法（The Euthanasia Law Act）」を成立させ、1997年3月24日をもって世界初の安楽死法であるオーストラリア北部準州の安楽死法を無効化した。

このほかに安楽死を合法化した法律は、先述の「オレゴン州尊厳死法」（1997年）に加え、2002年に施行されたオランダの「要請に基づく生命の終焉ならびに自殺幇助法（Termination of Life on Request and Assisted Suicide〈Review Procedures〉Act）」と、同じく2002年に施行されたベルギーの「安楽死に関する5月28日の法律（28 MAI 2002. Loi relative à l'euthanasie）」があり、2007年現在、これらはすべて効力を持っている。日本においては、1995（平成7）年の東海大学付属病院安楽死事件の判決において、1962（昭和37）年名古屋高裁の提示した6要件が改められ、（1）耐え難い肉体的苦痛、（2）死の不可避性と切迫性、（3）代替手段の不在、（4）患者の意思表示の確認、という4つの要件が認められれば、医師の手によって緊急避難的に安楽死が合法と認められるのではないかという提言がなされた。

安楽死法は死に関する自己決定権を保障し、苦痛ある生を他者の手を借りて終息させることを合法化する法律である。しかし、そもそも自己の生命を絶つ自己決定権を法的に認めることの是非という根本的な問題の他にも、安楽死法は種々の問題をわれわれに投げかける。とりわけ、肉体の生命維持機能が脅かされていない状態でも、精神的な苦痛が認められるだけで安楽死の権利

を患者に与えるという安楽死法は、人間の尊厳とはそもそも何かという問題を改めてわれわれに突きつける。したがって、われわれは安楽死の合法化を安易に求める姿勢や既に成立した安楽死法の適用範囲を拡大する試みに対して、十分注意して見守る必要がある。

［中根弘之］

【参考文献】町野朔他編『安楽死・尊厳死・末期医療―資料・生命倫理と法Ⅱ』（信山社、1997）。甲斐克則『安楽死と刑法―医事刑法研究〈第1巻〉』（成文堂、2003）。

【関連項目】安楽死、自己決定権、死ぬ権利、東海大学附属病院安楽死事件、山内事件、オレゴン州尊厳死法

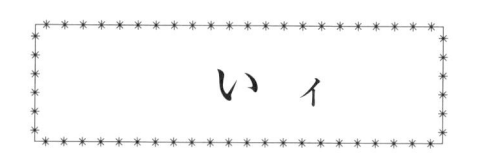

い イ

‖ 医院 ➡ 診療所

‖ 医学　medicine, medical sciences, medical theory（英）

【定義】病気を認知し、原因を同定・追究し、対処方法を提示する理論体系。狭い意味では、物理学、化学、数学などの自然科学的方法に基づいた、人の生命や病気の機構を解明することを目的とした科学として使われている。英語のmedical sciencesがこれに当たる。

　しかしこの定義だと、「漢方医学」や「アラビア医学」などは（近代自然科学の方法に基づいていないので）用語として存在しないことになる。また、medicineという言葉が「医学」「医療」の両方に訳されるように、「医学＝医療」として医療と同じ意味で使われることもあるが、この定義ではあえて医学という言葉を定義して使う意味がないことになる。医学を学問的に検討していくためには、それを医療の必須構成要素とし、「医療は幅広い治療実践」であり、医学は「その（医療）実践を遂行するために組織化された知識体系」とする必要がある。つまり、医学はどのような医療にも必ず内包されている「（病人を治療するという）目的・価値判断を持つ知識体系」であり、「科学」と呼ぶよりはむしろ「技術」と呼べるものである。もちろん、どの医療もそれぞれの医学理論を持っており、その医学理論がどのような方法に依拠し、どのような方法の援用によって成立しているかはそれぞれの医療によって異なる。一方で、その時代・社会・集団において「支配的」な価値・思想・論理がそこでの

医学理論の構成に強く反映し、また医学理論に援用されることは一般的にいえることである。

【近代医学の歴史的経緯】現在の社会で最も支配的な医療は制度的医療となっている「(西欧)近代医療」であり、その近代医療に内包されている実践のための知識体系が「近代医学」である。西欧近代社会の初期においても、複数の医療とそれら医学が存在していた。それらの複数の医学の中で興隆してきた近代科学の方法論に依拠しながら、医療実践を通して社会への影響力を強めていったのが近代医学であった。近代医学は自らの理論(方法論)に近代科学の方法を取り入れ、近代科学になぞらえて理論の精緻化と適用の拡大化を行い、今日の「科学的医学」となってきた。この科学的医学の方法論は、病気の概念・原因・メカニズムを生物学的(物理学的化学的)理論を用いて説明することから、「生物医学的アプローチ」とも呼ばれる。この近代医学の理論構成の基底にある支配的方法としては、「人間機械論」と「特定病因論(またその修正としての確率論的病因論)」が指摘されている。

【近代医学の倫理的問題】このような近代医学の方法である人間機械論に対しては、近年では「生命現象は物理化学の法則に還元できない」とする(新しい)生気論的立場からの批判、また人間機械論の持つ心身二元論への心身相関論からの批判、そして特定病因論の要素還元主義への全体論からの批判などが出てきている。これらの批判は、「近代医学は、科学的になることにより、病気だけ見て病人を見なくなった」、また「人間・病人を、モノ(対象物)として扱う科学的思想が、人体実験や医療被害を生み出している」という倫理的視点からの批判にもつながってきている。

【展望】今日の近代医学を構成する理論とその基底にある支配的思想と方法の歴史的・社会的・論理的検討は、未だ十全にはなされていない。近代医学への問題提起・批判には、そのような近代医学理論の根底からの検討作業(研究)が必要であると思われる。　　　　　　　　　　[佐藤純一]

【参考文献】川喜田愛郎『近代医学の史的基盤』上・下(岩波書店、1977)。H.R.ウルフ／S.A.ペデルセン／R.ローゼンベルク『人間と医学』(梶田昭訳、博品社、1996)。

【関連項目】医療、生物医学、人間機械論、科学主義、心身問題、生気論、全人的医療

医学系大学倫理委員会連絡会議 ➡ 大学医学部医科大学倫理委員会連絡懇談会

医学研究　medical research(英)

【定義】病気に関するすべてのことを扱う科学である医学に関して、普遍的な知識を得るための体系的な試み。

【倫理上の問題】ナチスの医師や日本軍七三一部隊による残虐な人体実験、梅毒に感染した約400名のアフリカ系アメリカ人に対して、梅毒の有効な治療薬であるペニシリンが開発された後も無治療で経過観察を行ったアメリカのタスキギー事件等、非倫理的な研究が行われてきた。それらに対する反省から、研究倫理の必要性が認識され、アメリカ軍事法廷のニュールンベルグ綱領、世界医師会のヘルシンキ宣言、アメリカ『生物医学・行動研究における被験者保護のための国家委員会報告書』(ベルモントレポート)、CIOMS(国際医科学評議会)の研究ガイドライン等の倫理指針が出された。近年、わが国でも「ヒトゲノム・遺伝子解析研究に関する倫理指針」「疫学研究に関する倫理指針」「遺伝子治療臨床研究に関する指針」およびそれらを統括する「臨床研究に関する倫理指針」等の行政指針が制定された。

人を対象とする医学研究の一般的な倫理原則は、「個人は自律的な主体として扱われるべきである」こと、および「自律の減弱した個人は保護を受ける権利がある」ことから成る「人格の尊重」、当人の福利を確保するように努力することを指す「善行」、研究の利益と負担を公正に配分することを要求する「正義」である。

研究に関する倫理的な考慮事項として、研究参加者に対するインフォームドコンセント、個人情報保護、リスク・利益の評価、研究参加者の公平な選択、研究の科学的妥当性、利益相反つまり研究参加者の保護する研究者の義務と研究者の利益の対立等がある。倫理委員会の目的はこれらの事項を審議して非倫理的な研究を防ぐことである。

【展望】HIV患者に対するプラセボ（偽薬）投与を含む研究等、先進国では許容されない研究を先進国の企業や研究者が開発途上国で行うことがある。そのような研究を規制するために研究倫理に関する国際的な合意形成がますます必要になろう。［水野俊誠］

【参考文献】額賀淑郎・赤林朗「研究倫理」（赤林朗編『入門・医療倫理』Ⅰ、勁草書房、2005）。

【関連項目】医学、七三一部隊、ニュールンベルグ綱領、プラセボ、ヘルシンキ宣言、研究倫理、ベルモントレポート

医学哲学　philosophy of medicine（英）, Philosophie der Medizin（独）

【定義】日本において医学哲学の確立に寄与した澤瀉久敬（おもだか ひさゆき 1904-95）によれば、医学哲学（澤瀉にあっては医学概論ともいわれる）は「医学とは何であるかを明らかにする学問」である。より具体的には、医学の原理、概念を明らかにする学問と言い換えてもよい。これは新カント派流の枠組みに沿った見方であるが、とりあえず医学哲学をこのようなものとして捉えておくことができる。

【歴史的経緯】西洋医学の祖といわれるヒポクラテス（Hippocrates B.C.460?-375?）の著作として『ヒポクラテス集典』が残されている。これはヒポクラテスを祖と仰ぐ人たちによって書き継がれたものと考えられる。その中には「古い医術について」のように、当時の哲学を批判し、思弁を排して経験の立場に就くことを主張したものもあるものの、それを含めてこの集典には、単なる実用的知識を超えた哲学的思索が含まれているといってよい。このことは、ヨーロッパ中世に流布したガレノスの医学書についてもいえる。またインドのアーユルヴェーダや中国の漢方医学も独自の世界観に支えられており、そこにおのずと医学哲学的考察が見られる。

しかし今日、医学哲学を構想する時、近代医学との関わりの中で考えざるを得ない。近代哲学の祖デカルト（René Descartes 1596-1650）は、心身二元論の立場から身体を単なる物体として見る視点を確立した。そして身体を物体として要素論的・機械論的に把握することが近代医学の形成を促したとされる。そこに近代医学を支える哲学、ないしは近代の医学哲学を見ることができる。とはいえ、近代医学が科学的医学として圧倒的な成果に結びつくのは19世紀も後半を待たなければならなかった。それまでの解剖学に加え、生理学・細菌学・生化学・衛生学といった基礎医学の分化・発展が実現し、それらを医療に応用していく道が開けた。そうした科学的医学の方法的自己理解を示しているのがC.ベルナール（Claude Bernard 1813-78）の『実験医学序説』（1865年）である。それはそのまま一つの医学哲学の営みといい得る。しかしその後の医学哲学では、V.v.ヴァイツゼッカー（Viktor von Weizsäcker 1886-1957）、G.カンギレム（Georges Canguilhem 1904-95）、澤瀉らに見られるように、そ

うした科学的医学の肯定的自己認識よりも、その威力・成果を認めながらその限界をも見つめ、人間の側に取り戻すという意図が強くなってきている。ヴァイツゼッカーは神経生理学、精神分析学などを踏まえながら独自の医学的人間学を構想した。カンギレムは歴史的研究を踏まえた医学の基礎概念の分析に優れている。澤瀉久敬は『医学概論』全3巻（第1部「科学について」、第2部「生命について」、第3部「医学について」）により医学哲学を体系的に展開した。

医学内部での理論構築が医学哲学に関わってくることも多い。とくに精神医学の場合がそうであり、たとえばフロイト（Sigmund Freud 1856－1939）の精神分析学は、身体中心の近代医学を認めつつも精神の独自の位置を確保しその構造を論じていて、医学哲学を構築する上で重要な手がかりとなり得る。病気は医学の根本的課題であり医学は多面的にこれを検討している。しかし、それと対になる健康となると、医学の内部では必ずしも十分に検討されない。こうした概念の検討が改めて医学哲学の課題として登場してきている。

【倫理との接点】近代の医学哲学は多くの場合、科学的医学を評価しつつもそれを人間の側に取り戻すという動機が働いていたので、おのずと倫理との接点を持っていた。しかし、医師や医学研究者の倫理といった個別的なところに重点を置く、伝統的な医の倫理にとどまりがちであった。それゆえ医学・医療の急速な展開を背景にしたバイオエシックスの興隆とともに、倫理的側面への取り組みの弱さが目立ってきた。他方、バイオエシックスにあっては医学研究や実験的治療の倫理問題が一つの出発点となっていたため、医学の実験・研究についても考察されている。したがって医学哲学には、生命倫理の成果を十分に取り込みながら、倫理的・法的・社会的視点をも確立することが要請される。

【展望】医学の本質や原理について、その諸概念について、さらに追究すべきである。従来の医学哲学の枠の中でも、生殖技術、遺伝子技術その他の科学技術的発展の検討がなされ得る。その際、近代の科学的医学を主な対象とするにしても、西洋医学の歴史的脈絡を押さえる必要がある。また独自の哲学的背景を持つ東洋医学についても参照すべきである。生命倫理の諸成果を取り入れ視野を広げるのはもちろんであるが、さらにそれを越え出た環境問題・環境倫理への視点も持つことが望まれる。われわれの健康と病気にとって後者の持つ意味がますます大きくなってきているからである。

［今井道夫］

【参考文献】澤瀉久敬『医学概論』1〜3（誠信書房、1965）。H.R.ウルフ／S.A.ペデルゼン／S.A.ローゼンベルク『人間と医学』（梶田昭訳、博品社、1996）。石渡隆司『医学哲学はなぜ必要なのか』（時空出版、2000）。

【関連項目】医学、医療、ヒポクラテスの誓い、東洋医学、心身問題、医の倫理、バイオエシックス、科学主義

医学に関する国際的倫理綱領　international ethics code in medicine（英）

【定義】生命科学や医療に関連する倫理的・社会的諸問題を広く学際的に研究する生命倫理学（バイオエシックス）において、とくに医師を中心とした医療従事者の行為規範すなわち医の倫理について提示される職業倫理的な基準のこと。聖職者や法曹と並び、高度の専門職としての医療職には卓越した資質や高潔な人格性が求められる必要から、古来よりこうした特別の職業倫理的な基準が提示されてきた。

【歴史的経緯】最古の規定としては古代ギリシャの「ヒポクラテスの誓い」（B.C.5世紀）が名高い。医療知識の独占や患者へ

の不正行為（安楽死や中絶を含む）、また患者の差別的取り扱い、患者との私的交際等が厳しく戒められるとともに、守秘義務も説かれている。近代医療となってからは「ナイチンゲール誓詞」が看護師のバイブルとして重要である。これは1892年、アメリカのフェラン看護学校のL.E.グレッター（Lystra E.Gretter）が作成したもので、短いが、任務への忠実、無危害、守秘等が厳かに誓われている。とはいえ、これらは国際的規定とはいい難い。

　国際的倫理コードとして様々な規定が公布されるようになったのは20世紀半ばナチスの非人道的な人体実験の犯罪性を裁いたニュールンベルグ裁判の結果示された「ニュールンベルグ綱領」（1947年）からである。ここでは、人体実験の倫理的・法的正当性を満たす基本原則として、被験者の自発的同意、安全性、有益性、十分な設備、実施者の有資格性など10項目の要件が指摘されている。その後「ジュネーブ宣言」（1948年第2回世界医師会〈WMA〉総会採択）、「医の倫理に関する国際規定」（1949年第3回WMA総会）、「ヘルシンキ宣言」、「看護婦の規律」（1973年国際看護婦協会ICN）、「障害者の権利宣言」（1975年国連総会決議）、「リスボン宣言」（1981年第34回WMA総会）など一連の国際的な倫理規定が出されている。これらのうち、1964年ヘルシンキで開催された第18回WMA総会で採択されたヘルシンキ宣言は、医療においては実験にしろ臨床にしろ、従来のパターナリズム的な医師－患者関係を改め、インフォームドコンセントに立脚して行われねばならないことを打ち出した宣言として画期的な意義を持っている。前文で、医学の進歩は最終的には人体実験の成果に依存する以上実験は行わないわけにはいかないが、それには被験者の利益と福祉を擁護する立場から以下のような原則に立って行うべきであることを勧告するとして、基本原則12条、臨床・非臨床研究上の実験に関わる規定10条が盛り込まれている。この宣言は被験者個人の利益と福祉を学問や社会に対する貢献よりも優先させることを明示し、さらに実験にはインフォームドコンセントが不可欠であるとの原則を述べている。この宣言はその後幾度も部分修正され（1975年東京、1983年ベニス、1989年九龍、1996年サマーセットウエスト、2000年エディンバラ）、また、補足説明（2002年ワシントン、2004年東京、2008年ソウル）も追加された。5回の改正後の現在の形は前文9条、本体部分23条となっている。倫理委員会の意義、未成年者同意、プラシーボ使用等、当初なかった条項が付加されている。

【倫理上の問題】このような医の倫理の国際規定、およびその後の度重なる改訂がどうして必要なのであろうか。高度のプロフェッションとしての医療職には格別の倫理性が要請されることは先に触れた。その他にも、医科学やテクノロジーの急激な進歩とそれらの世界規模での急速な普及ということがある。科学は一瞬の停滞もなく進展するが、20世紀後半以後にはとくに生命科学の分野で著しく、臓器移植、生殖医療、遺伝子診断、再生医療など従来の常識を超えた技術が開発され、しかもそれらが国際化社会の今日、国境の垣根を超えどんどん世界的規模で実用化されていく趨勢にある。こうした選択可能性の急激な拡大と従来の価値観との調整のために、どうしてもグローバルな医の倫理規定が必要となる。さらに20世紀後半の人権意識の高揚も見逃すことができない。人種差別撤廃、女性解放運動、児童や障害者の権利、消費者運動、国民の知る権利、プライバシーの擁護等々、諸分野での基本的人権の保障が進んできた。従来、家父長的な性格が濃厚であった医療

界といえども、こうした潮流に超然としていることは許されず、患者の価値観や自己決定権を尊重した医療を進める必要に迫られている。
【展望】今後も医科学上の新しいテクノロジーの開発が進むであろう。たとえば、脳移植やES細胞を用いた再生医療、デザイナーチャイルド、介護ロボット等が近未来に可能になるかもしれない。これらの科学上の進歩と社会や倫理とを調整するものとして、生命倫理や医の倫理はますます重要になっていくであろう。　　　　［五十嵐靖彦］
【参考文献】星野一正『医療の倫理』（岩波書店、1991）。杉田勇・平山正実編著『インフォームド・コンセント』（北樹出版、1994）。曽我英彦・棚橋實・長島隆編『生命倫理のキーワード』（理想社、1999）。
【関連項目】医の倫理、バイオエシックス、ヒポクラテスの誓い、ナイチンゲール誓詞、ニュールンベルグ綱領、ジュネーブ宣言、ヘルシンキ宣言、リスボン宣言、インフォームドコンセント

医学部　school of medicine, medical college, faculty of medicine（英）

【歴史的経緯】その誕生の経緯や歴史はともかく、医学部が大学の各学部の中で最も古いものの一つであることは間違いない。欧州の多くの古い大学では、神学部や法学部とともに、医学部は最も早くから発達してきた学部の一つである。東京帝国大学をはじめとする日本の多くの旧帝国大学などにおいても、医学部は農学部、工学部、理学部、人文系各学部（たとえば法学部）などと相前後して、最も早くから発足した。この他、医学部だけの大学、すなわち単科医科大学も一部には発足した。順天堂、京都府立、慈恵会などがそれである。これらの単科医科大学に比較的共通な特徴の一つは、多くの（総合大学）医学部が、いわば「初めに医学ありき」に近かったのに対し、欧米に見習ってか「初めに患者ありき、病院ありき」を標榜してきたことであろう。

明治・大正時代に日本の教育制度が整備されるにつれ、医師になるためには2つのコースのどれかに学ぶことが必要になった。1つは旧制の高等学校で3年間、ドイツ語をはじめとする関連基礎学科を学んでから、旧帝国大学などの医学部や旧単科医科大学で4年間学ぶコース。もう1つは、旧制中等学校から直接入る医学専門学校の5年間コース。実はこの他、日中戦争が始まり、1930年代後半に、より多くの軍医などを必要とするようになってからは、上記各医科系大学には付属医学専門部が設けられた。これも5年コースであった。

戦後、学制が全面改革され、いわゆる「6－3－3制」になってからは、高校卒後の6年間、（新制度の）大学医学部に学んだ後、1年間インターン生生活を経て、医師国家試験を課せられることになった。しかしその後、インターン制は廃止され、現在は研修医制度が行われている。

【構成と機構と問題点】医学部は基礎医学系諸講座と臨床系諸講座とから構成されている。基礎系には、解剖学、生理学、病理学、生化学などの諸講座が、臨床系には、内科学、外科学、小児科学、産科婦人科学などの諸講座が含まれている。近年、医学の発達や社会側のニーズの変化に伴い、講座の細分化や新しい講座の新設などがますます進んでいるが、一部には統合の機運もある。その結果、講座名は昔ほど簡単ではなくなり、戒名まがいの長たらしいものまでが多くなってきている。たとえば「人体発生・構造学」「腎・高血圧・内分泌学」「移植・再建・内視鏡学」等がその一部である。

医学部の各講座は、教授を頂点として、准教授（助教授）、講師、助手などのほか、多くの研修医、大学院学生などを擁する大所帯であることが多い。その人数が多い上

に、関連する他の学部、とくに理学部、農学部などとの交流は盛んになる一方である。また臨床の場合には、医療保険事務など、対社会的な事務がますます多く複雑になってきている。このため、1講座だけで他の学部1つにも近い人員や事務量を抱えているところもあるとさえいわれている。また教授などには、学外からの公的な兼業依頼も多い。このため「白い巨塔」などとも非難されているが、それにはそれなりの理由や歴史的な背景もある。その最大の理由は、国や社会が長年、最先端の医療や医学研究のほかに、医学生の教育や医師の養成などまで、非常に多くのことを大学の医学部（や旧文部省だけ）に押しつけすぎてきたことである。同時に反面、国民の衛生や健康、医療、医学などに関連する他の組織や機構の育成と、それらへの投資を国や社会が長年、怠ってきたからである。

厚生（労働）省が誕生して、医療や医学の対社会的側面を主に担当するようになってからも、その厚生（労働）省と文部（科学）省との間はしっくりしてはいない。その結果、医学部、とくにいわゆる御用大学的ないくつかの大学医学部には、どちらの省からも誠に様々な依頼が届く。その結果、医学部、とくにその有力教授などの兼務や、責任、守備範囲はますます広がり、複雑になってきている。そして現在見るような状態や、いわれるような弊害も生まれてきたのである。したがって、医学部を非難するだけでは問題は決して解決しない。

これを是正するためには、国民医療確立のための専門・調査機関、研修病院、公正で非営利的な医師などの配置機構、高度の先端的な専門病院、コメディカルスタッフの養成機構などの整備が、ますます図られなければならない。またこれらの機関や機構は、大学の医学部と緊密な連携をとり、協調し、また大学間では人事交流などをもっと行うことである。　　　　　〔品川信良〕

【関連項目】医局、医局講座制

医学倫理 ➡ 医療倫理

医局　doctor's office（英）

【定義】大学病院や大規模病院に在籍する医師たちのいるオフィス、およびそこで築かれてきた医師たちの関係性のシステム。1893（明治26）年に帝国大学の医科、法科、文科および工科の4大学に創設された講座制に始まる。講座は1教科を1教授およびその下の准教授、講師、助教によって行う教育、研究の単位。医学部では講座制の縦割りの下に、医科大学で教育と研究を、附属病院で診療を行っている。講座には主にその教授が選ぶ研究上の専門分野があり、その専門分野の医学技術を習得し、研究を学び進めようとする医師たち（医局員）が集まり医局が形成される。医局講座制とも称される。

【倫理・法・社会上の問題】教授は（1）研究テーマの選択権、（2）学位論文の指導、博士号取得の指導・決定権、（3）医局の予算配分権、（4）医局員の人事権、（5）関連病院（その医局出身の医師が出向常駐し、医師派遣を要請するなど入学との契約を結んでいる病院）での人事権など、医局員や関連病院にも及ぶ絶大な権力を有していると考えられている。医局の持つ研究上の専門性や、医局出身者の広がりは、同じ医局出身者という学閥を形成することにもなる。専門性には、専門以外の患者を診ないとか、研究を優先する医師の出現という負の側面がある。さらに医局が閉鎖的になり、同じ大学・病院の中にいても1人の患者の訴えや疾患について他の医局や医師に相談せず、1つの医局内で診察治療することが行われたこともある。また医局の専門性は、その分野の薬剤や器具の開発・

販売を目指す製薬メーカーなどにとっては格好の条件となり、教授から医局員までが製薬メーカーのMR（薬剤情報提供員）たちと緊密な関係を結び、そこに薬剤開発費という名目の金銭が、研究費として医局にもたらされてきた。一方、平成16（2004）年度から新医師臨床研修制度が始まり、大学医局を継続するため、関連病院からの出向医師の引き揚げが行われた。全国各地の市中病院では医師不足が生じ、とくに小児科・産婦人科・麻酔科、救急科などの医療継続の困難、残った少ない医師のみで行われる医療によって医療事故の多発など、地域医療の崩壊が現実化している。

【展望】医局講座制の弊害を改善するため、大講座制の改組、診療科の再編が行われ、教授の持つこれまでのような絶大な権力の分散が図られている。また製薬メーカーから医局へ支払われていた研究費は、大学当局が管理するようになってきた。市中病院での医師不足問題では、医局が有していた医師派遣システムが改めて評価されている。大学を頂点とした医局制度によらない市中病院の医師派遣と確保のシステムが模索されている。　　　　　　　　　　［宮越一穂］

【参考文献】毎日新聞科学部『大学病院ってなんだ』（新潮社、1994）。笠原英彦『日本の医療行政―その歴史と課題』（慶應義塾大学出版会、1999）。
【関連項目】医局講座制、医師、医学部、大学医学部・医科大学、大学病院

医局講座制

【歴史的経緯と問題点】いわゆる「医局講座制」は、半ばわが国に独特のものである。さればこそ医局講座制は、1970年前後の大学紛争の時にはインターン制度の廃止や医師国家試験ボイコット運動などとともに、古い体制側の象徴の一つとして攻撃や批判の対象ともなった。これに対し、先進欧米諸国では、診療や臨床を中心にした「〇〇科」（department of ○○）が主体である。病院側が、研究も併せて行おうという場合には、「付属研究所」（institute）的なものが創設され、研究所として発展してきた。

また日本では、医学部の臨床講座については、診療・教育・研究の「三位一体」ということが広くいわれているが、多くの欧米の大学病院や医科大学はそうではない。臨床と教育がまず発足し、これに必要とあれば、研究が後から伴うという形をとってきた。この違いが生じたのは、歴史の違いにもよる。欧米の有名大学病院は伝染病対策や貧民救済対策などのための、慈善病院的な患者の収容施設や、臨床の現場として発足した。そして、その診療効果などをもっと向上させるために、基礎的な研究を必要とする場合には、そのための研究施設を創り、そのためのエキスパートを養成してもきた。日本でよくいわれる、いわゆる「三位一体」とは、歴史を異にしている。これに対し日本では、いわば医学がまず輸入された。そしてその応用や実践の場として「附属病院」が創設された。それゆえ、病院の規模も小さい。順序が逆だったのである。さればこそ、「××大学医学部附属病院」と称して、それをあまり疑いもしなかったわけである。Berlin Charité、Mayo Clinic、Johns Hopkins Hospitalなどとは、歴史や生い立ちが違うのである。明治時代になって、医学を導入し、その実践の場としての病院を創るまではよかったが、その先が日本ではまた独特の展開を遂げた。病院の仕事と多くの官庁などの仕事との違いが、日本でははっきりしなかった。病院には夜も昼もなければ、お盆や正月の休みもない。夜間や休日といえども多くの診療要員を必要とする。とくに内科、外科、産婦人科などがそうである。しかし政府は長い間、それに必要十分な人員を配さなかった。何しろ1講座について教授1名、助教授

（現在は准教授）1名、講師1名、助手（現在は助教）2名程度の予算定員しか長年配されなかったのである。

戦後、アメリカにまねてインターン制度を発足させたまではよかったが、そのインターン生は無給な上に、病院内またはその構内に宿舎も与えられなかった。それでもエキスターン（extern）生とは呼ばれずインターン（intern）生であった。同じインターン生でも、司法関係は最初から有給であった。そこで医学部の講座側や医師たちは、半ば自衛的にこれに対応しなければならなかった。とくに工面しなければならなかったのが、医師たちの休息の場や仮眠室、夜間の食事、無給医の問題などであった。またこの問題が、急に表面化したのは敗戦直後、復員軍医の多くが母校の大学での研修を求めた時であった。入院患者数よりも、医師の数の方が遥かに多い「医局講座」もあった。その復員医師の大半に、臨床研修や学位論文作成の機会は与えられたが、ほとんどが無給であった。この不満を解消すべく、1947～48（昭和22～23）年には、かなり大幅な定員増が行われはしたが、それでも十分ではなかった。

そこで大学の各講座では、それまでは憩いの場か、一緒に昼食や夕食をとる程度の場であった「医局」、つまり「医師たちの溜まり場や憩いの場」が、次第に肥大化していった。そして飲食物のほかに、生活費の一部を面倒見るところも出るようになった。有給者の給料を皆で分けたところもあれば、院外当直料などを積み立てて、それを皆で分けたところもある。そのまとめ役はたいてい、医局長と呼ばれる古参の助手か講師級の医師であった。

この種の機構が、案外円滑に行われてきたのには、いろいろな理由もある。もともと日本の社会には、「同じ釜の飯を食った仲」という同族意識が強い。また「従弟時代は、苦労するのが当たり前」「修業は寝泊まりしてまでも、不眠不休でもしなければならぬ」「師や先輩の手や技を盗め」式の、伝統的な考え方がある。これらが、いわゆる「医局講座制」を育て育んできたことは否めない。しかし政府、とくに文部（科学）省や厚生（労働）省の長年にわたる無為無策や、医療や医師に対する偏見や謬見が禍いしたことも、もう一方では否めない。　　　　　　　　　　〔品川信良〕

【関連項目】医局、医学部、大学医学部・医科大学、大学病院

生きる義務　duty to live（英）

【歴史的経緯と倫理上の問題】旧約聖書によれば、人間の生命は神の創造によるものであり、神の主権に属するものである。生と死を決定するのは神であり、人間は神の賜物である自己の生命を勝手に処分する権利を有してはいない。5世紀のアウグスティヌス（Aurelius Augustinus 354-430）は『神の国』（413～426年）の中で、自殺を「汝殺すなかれ」という十戒の中の律法に背くものとした。このように、とくにキリスト教社会においては伝統的に自殺や安楽死は神や共同体への義務に背く行為として否定されてきた。哲学的な文脈でも、カント（Immanuel Kant 1724-1804）は『人倫の形而上学』（1797年）の中で、自殺は、目的それ自体であるところの「人格のうちなる人間性」を否定する行為であり、自己保存という「自分自身に対する完全義務」に背く行為である、と述べている。このようないわば「生きる義務」を説く伝統は、今日では「SOL（生命の尊厳）」の主張となって現れている。これに対して、今日、安楽死の問題に関連して患者の「死ぬ権利」が主張されることがあり、伝統的な道徳観とどう折り合いをつけるのかが倫理学上の問題となっている。　〔音喜多信博〕

【関連項目】SOL、生命の尊厳、死ぬ権利

育成医療

【定義】身体に障害がある小児に生活能力を得させるために必要な医療を給付する制度。もともと1947（昭和22）年に制定された児童福祉法に基づく制度であったが、2006（平成18）年には障害者自立支援法の自立支援医療に再編された。

【歴史的経緯】この制度は、現在の疾患を放置すれば将来さらに障害を残すと認められる疾患を対象としており、脳性小児麻痺や先天性股関節脱臼などの肢体不自由、瞳孔閉鎖症や眼瞼欠損などの視覚障害、耳硬化症や感音系難聴などの聴覚・平衡感覚障害、口蓋裂や構音障害などの音声・言語機能障害などが含まれる。1964（昭和39）年には対象疾患に先天性心疾患が加えられ、1968（昭和43）年には肛門閉鎖、食道閉鎖などの先天性臓器障害が、さらに1972（昭和47）年からは腎不全に対する人工透析、後天性心機能障害の医療も加えられるようになった。保健所経由で申請書を提出し、それに基づいて厚生労働大臣が指定する医療機関において治療を受ける。2006（平成18）年度の給付の状況は、総数5万7253件、内臓障害による入院が2万493件（うち心臓機能障害による入院が9342件）で最も多く、次いで音声・言語・咀嚼機能障害による通院が1万7514件である。同年度における育成医療の費用総額は約608億円である。

【倫理上の問題】育成医療の窓口である保健所においては、定期的に整形外科医や耳鼻科医、眼科医などの専門医による療育相談事業が行われており、診断、施設の紹介、育成医療の給付などについての助言や身体障害者手帳の交付についての助言、補装具交付についての指導助言などを行っている。育成医療においては原疾患の治療もさることながら、これらによって生ずる障害をいかに低く抑えることができるかがポイントである。そのためにはこの制度の早期の利用が不可欠であり、長期にわたる治療が望まれるが、発足当初から比較的短期間で治癒が見込めるもの、あるいは確実な治療効果が期待できるものを重点的に選ぶように厚生労働省から指導されている。［深瀬泰旦］

【参考文献】山崎久美子編『21世紀の医療への招待』（誠信書房、1991）。厚生統計協会編『国民衛生の動向』（厚生統計協会、1999）。

【関連項目】児童福祉法、養育医療

医原病

医原症 iatrogenic disorders（英）, iatrogene Erkrankungen（独）, maladie iatrogénique（仏）

医原性疾患 iatrogenic disease（英）, iatrogene Krankheit（独）, maladie iatrogéne（仏）

【定義】医原病の概念はハースト（A. Hurst）により1932年、「医師の検査、態度、あるいは説明などに起因する、患者の自己暗示によって惹起された病気」と規定されている。また、シプコヴェンスキー（N. Schipkowensky）は著書『医原症』の中で、医原症を医師が自らの行為または不作為によって引き起こす疾病またはその増悪を広義の医原症とし、それを身体医学的・身体因性のものと、精神医学的・心因性のものとに区別した。前者を医原身体病もしくは医原症（iatropathie）、後者を医原心因症もしくは狭義の医原症（iatrogenis）とした。

【倫理上の問題】医原病の成立には不安、心気的傾向、被暗示性などの患者側の因子と治療者側の因子が関連し、治療者側の因子としては医師だけでなく看護スタッフ等、その他のコメディカルの言動も大きな影響力を持っている。これらから自己暗示的に様々な心気症状、抑うつ気分、不安が引き

起こされたものが医原性神経症（iatrogenic neurosis）とされ、近年ではテレビ、ラジオ、新聞などのメディアにより紹介される情報が、その成立に大きく関与するという問題がある。治療者からの情報提供の場面では、患者に伝える情報の程度、同意をとる方法などの問題があり、インフォームドコンセントの要件を厳密に追求していくと、臨床の場面ではその詳細な手続きが逆に患者に不安を与えたり、医療関係を損なわせてしまう可能性もある。

【展望】近年、医原病は薬物療法、外科手術、放射線療法などを含む医療行為一般によって起こる病的な状態全体と考えられるようになっている。これには薬剤の副作用、手術、診断手技によって起こる心身の障害すべてが含まれるようになり、精神的因子が強く関連した身体的侵襲や身体疾患の関連する症状精神病との混乱も危惧される。現在では医療過誤・過失の有無にかかわらず、患者への意図せぬ傷害や合併症で一時的または恒久的な障害が生じ、そこに医療との因果関係が認められるものすべてが医原病とされることが多い。情報公開が推進される状況においては、患者に誤解や不安を与えることがないよう配慮して正確な情報を開示することが重要である。〔武内克也〕

【参考文献】池見酉次郎他『心理医学の実地診療』（医学書院、1978）。

【関連項目】精神障害（者）、精神病・神経症、インフォームドコンセント、情報開示、カルテ開示、スティグマ

医師　doctor（英）

【定義】臨床上必要な医学および公衆衛生に関する、医師として具有すべき知識および技能を問う医師国家試験に合格し、厚生労働大臣から医師免許証を与えられた者。

【歴史的経緯】歴史的には、文明未開地や西洋や日本を問わず、古代、中世のどの時代においても、現代アメリカインディアンのメディシンマンのように呪術や悪魔払いの祈祷を業とする者が医師でもあったと考えられる。現代の医学につながりを持つ初期の医師は、現代医学の父ヒポクラテスであろう。「ヒポクラテスの誓い」は今でも医師の良心を喚起している。

日本では明治初期までは医師の資格や医業に対する規制はなかった。それまでの日本の医療は漢方医学が主流で、薬を調剤する者が薬師と呼ばれ医師であった。その頃は既存の漢方医の下で医術を学んだり、儒学書から医学を学んで漢方医となっていた。一方、1543（天文12）年のポルトガル人の種子島来邦以来、西洋医学が伝わり、長崎出島にオランダ商館ができるに及んで、同所に滞在した外国人医師に学んだ蘭方医や、その蘭方医に習った弟子が自由勝手に医師として開業していた。

1874（明治7）年に制定された医制では、医師の質的向上を図るため、西洋医学教育の課程を修め臨床経験を有する者に開業の免許を与えた。1879（明治12）年に医師試験規則、1883（明治16）年に医師免許規則が制定された。1906（明治39）年に旧医師法が制定され、医科大学あるいは医学専門学校を卒業しなければ医師免許が与えられなくなり、それまでの開業免許制から身分免許制に改められた。

現在の医師法は1948（昭和23）年に制定され、「医師は、高度な専門的知識および技能を有して、医療および保健指導を行うことによって公衆衛生の向上と増進に寄与し、もって国民の健康な生活を確保するという公共的な任務を有する」ものとされた。医師には応召の義務、無診察治療等の禁止、異状死体等の届出義務、処方箋の交付義務、保健指導を行う義務、診療録の記載・保存義務、守秘義務などが課せられている。2004（平成16）年度より新医師臨床研修制

度が導入され、2年間の臨床研修を修了していなければ開業できないなどの規定が設けられた。
【諸分野との関連】医師は医業の一環として看護、放射線業務、臨床検査、調剤、栄養指導などを行うことも可能である。それらの専門職に指示を出すことも医師の仕事であるが、それぞれの専門職がその専門性を発揮し、医師も一専門職として対等に業務することが望まれる。しかし医療現場が混乱した時は医師の指導性が求められる。医師が薬剤業務をも行うことによって医薬分業が遅れていることには、医師の診察行為への評価不足、薬価差益、医師から直接薬をもらうことへの患者の期待などが関わっている。
【倫理・法・社会上の問題】医師の業務対象の中心は患者やクライアントである。患者に対して医師は専門職としてその要請に応えなければならない。一般的な医療現場ではその時の標準的な医学で対応可能であろう。しかし、いわゆる難病などでは現代医学に限界を感じることも多い。医師が個々の患者の診断治療において最終的にさじを投げたら、患者には頼るものがなくなる。その疾患・病態に対する現状の治療法がない場合、それでも患者は治癒・治療に希望を持つ。目の前の患者の苦痛に応えるために努力するのは医師の務めである。その意味でプロフェッショナルフリーダムとしての医師の裁量権が認められるべき余地がある。しかし、そのような工夫や新規の治療、常用量以上の薬物投与などは予測不能な危険をもたらす可能性がある。そのような状況下では治療法がない旨を、正直に、かつ思いやりと勇気をもって患者に伝えるのも医師の任務であろう。
【展望】これまでの医師の業務は、患者やクライアントを前にして、診断と治療、衛生、疾病の予防、健康増進、リハビリテーションなどが主であった。社会的には人間の誕生に際し出生証明書の作成が、死に際しては死亡の診断と、死亡診断書や死体検案書の作成が医師に求められてきた。今日、世界的に生命誕生への各種操作、様々な病態における先端医療、死に臨んでの自殺幇助や安楽死の執行を医師に求める傾向や事件が出現して医療界が混乱している。社会的な議論とコンセンサスの形成、さらに医学医療に対する日常的なサーベイランスが望まれる。　　　　　　　　　〔宮越一穂〕

【参考文献】基本医療六法編纂委員会編『基本医療六法』(中央法規出版、2000)。R.コールダー『物語 人間の医学史』(佐久間昭訳、平凡社、1996)。H.R.ウルフ／S.A.ペデルセン／R.ローゼンベルク『人間と医学』(梶田昭訳、博品社、1996)。

【関連項目】医師法、ヒポクラテスの誓い、医の倫理、医療倫理、応召義務、無資格診療、カルテ、診察、診断、正当行為

医師－患者関係　doctor-patient relationship, physician-patient relationship (英)

【定義】医療行為は基本的に、医療従事者、とくに医師と患者との間で繰り広げられる対面的な行為である。医療のあり方は医師と患者の人間関係に大きく左右される。そこで、この関係は医師－患者関係と言い表わされ、論議の対象となっている。

【倫理上の問題】疾病構造が変化し、慢性疾患・生活習慣病が主流となっている今日、価値観や人生観が治療法の選択の根拠となる場合が多くなった。意思決定を行う際、医師の専門家としての見解と患者の自己決定権をどう捉えるかによって、医師－患者関係の様々なモデルがこれまで提示されてきた。医師のパターナリズムを認めるモデルは、医師の価値観の押しつけとして否定されることが多い。患者の自己決定権を重視したモデルに対しても、素人である患者に決定を全面的に委ねるのは無理であり、

医師の責任逃れである、等々の批判がなされている。一般に推奨されているのは、医療を医師と患者の共同作業と見なし、患者の自己決定権を尊重しつつも、医師も決定に関わっていくモデルである。ヴィーチ（Robert M. Veatch）の契約モデル、エマニュエル（Ezekiel J. Emanuel）らの審議モデルなどがその例である。むろん医師と患者は専門家と素人の関係である以上、対等であることをいくら標榜したところで非対称的な関係であり続ける。だが、共同作業としての医療という捉え方は、医師と患者が互いに相手を一人の人間として尊重しながら、主体的に医療に参加することを促す。その際、欠かせないのは医師と患者の相互信頼である。医師の側には、さらに患者に対する共感なども求められる。

【展望】近年、わが国においても患者とのコミュニケーション能力が医師に求められるようになり、医学教育に医療面接実習が取り入れられるようになった。一方、患者の方もインフォームドコンセントの普及などにより、権利意識を持って医療に臨む人たちが増えてきた。医師、患者双方に見られる変化の兆しが今後、より良い医師－患者関係の構築に結実していくことが望まれる。　　　　　　　　　　　［池辺寧］

【参考文献】大西基喜他「一般診療科における医師－患者関係」（三好功峰他編『総合診療における精神医学』中山書店、2000）。吉松和哉『医者と患者』（岩波書店、2001）。

【関連項目】医師、患者、パターナリズム、医療従事者－患者関係、医療面接

意識混濁 ➡ 意識障害

意識障害　disturbance of consciousness（英）、Bewußtseinsstörung（独）

【定義】意識の定義の代表的なものとしては、ヤスパース（Karl Jaspers 1883-1969）の「現在の瞬間における精神生活の全体を意識という」という定義がある。学派によって意識および意識障害の定義は様々であるが、ドイツ学派は一般的に意識障害を混濁、狭縮、変容に分ける。意識混濁とは意識の清明度が障害されたものであり、わが国では意識混濁の程度を、明識困難、昏蒙、傾眠、嗜眠、昏睡とする分類が利用されている。意識狭縮とは、意識の広がりが狭くなった状態である。心因性に起こることが多く、狭縮が高度となると催眠状態やヒステリー状態となる可能性がある。意識変容とは、意識混濁と、幻覚や興奮、不安などの刺激症状が加わった状態であり、せん妄などを含むとされる。遷延性意識障害とは、日本脳神経外科学会（1976〈昭和51〉年）によると、（1）自力移動が不可能、（2）自力摂取が不可能、（3）糞・尿失禁、（4）意味のある発語が不可能、（5）簡単な命令には応じることもあるが、ほとんど意思の疎通は不可能、（6）眼球は動いていても認識不可、以上の6項目が治療を継続しても3カ月以上続くと定義される。脳死とは生命維持は最低限保たれている点で区別される。なお、意識障害の判定に際してJapan coma scale（三・三・九度方式）やGlasgow coma scale（GCS）が広く用いられている。

【倫理上の問題】意識障害時における同意能力、および自己決定権が主な問題である。この問題は、遷延性意識障害において議論されることが多い。時には議論の題材が尊厳死や安楽死となることもあるが、これらについては別項を参照されたい。医療の発展および高齢化社会がますます進む中で、遷延性意識障害の問題はさらに大きくなっていくことが予想される。　　　［野田隆政］

【参考文献】加藤正明他『精神医学事典』（弘文堂、2001）。大熊輝雄『現代臨床精神医学』（金原出版、2005）。

【関連項目】遷延性意識障害

▌意識変容 ➡ 意識障害

▌意識レベル assessment of coma and impaired consciousness（英）
【定義】意識障害の程度を意味する用語。意識障害は様々な原因で生じるが、主として無酸素症や脳の虚血等から生じる代謝性のものと、外傷や薬物等による器質性のものとに分かれる。意識清明とは周囲との対応や会話の内容に混乱がなく、手足を合目的的に動かせる状態であるが、それらに混乱が生じる程度に従って、意識レベルの評価がランクづけされている。最も一般的な指標は、JCS（ジャパンコーマスケール）と呼ばれる分類法で、三－三－九度方式とも呼ばれている。これによれば、意識レベルは大きく3段階に分けられ、刺激がなくても開眼していれば1桁、刺激で開眼すれば2桁、刺激しても開眼しなければ3桁とする。さらにそれぞれを3段階に分け、1－300まで表現する。脳死の診断基準の一つに挙げられる深昏睡は300である。他にGCS（グラスゴーコーマスケール）もある。これは開眼、言語反応、運動反応の3つを点数化して表わしたもので、点数が低いほど意識障害が重いことを示す。最低点は3点で深昏睡を意味する。
【倫理上の問題】倫理的には、意識レベルは本人の判断能力としばしば関連し、インフォームドコンセント等で問題として挙げられる。たとえば意識レベルが落ちている時、判断能力の有無をどう査定すればよいのか、十分な論議が必要である。［澤田愛子］
【参考文献】小長谷正明『脳と神経内科』（岩波書店、1995）。戸谷重雄編『TEXT脳神経外科学』（南山堂、1996）。
【関連項目】脳死判定基準、遷延性意識障害、脳死、植物状態、判断能力

▌意思決定能力 ➡ 判断能力

▌医事裁判 ➡ 医療訴訟

▌医事訴訟 ➡ 医療訴訟

▌医師への事前の指示文書 ➡ アドバンスディレクティブ

▌医師法
Medical Practitioners' Law（英）
【定義・概要】1948（昭和23）年法律第201号。医師の身分と業務を律する法律。医師の任務、欠格事由、医師になるための試験（国家試験）、免許の制度について定め、臨床研修、業務上の義務、罰則等を規定する。医師法はまた、医師免許の取り消し、業務停止および再免許の処分、医道の向上に関する重要な事項の調査・審議にあたらせるため医道審議会を設置することを定めている。
　医師法は、医師の任務を「医療及び保健指導を掌ることによって公衆衛生の向上及び増進に寄与し、もって国民の健康な生活を確保するもの」と規定するとともに、医師になろうとする者は医師国家試験に合格し、厚生労働大臣の免許を受けなければならないとする。免許に関しては未成年者、成年被後見人、被保佐人には与えないとし、また、心身の障害により医師の業務を適正に行うことができない者（心身の障害の範囲は厚生労働省令の定めるところによるとする）、麻薬の中毒者、罰金以上の刑に処せられた者または医事に関して犯罪もしくは不正の行為があった者については免許を与えないことがあるとしている。医師法は、免許取り消しおよび業務停止についても同様の趣旨の規定を置いている。医師としての品位を損する行為があった時も免許取り消し、業務停止処分が可能である。免許取り消しまたは業務停止については医道審議

会の意見を徴して厚生労働大臣が行うこととなっているが、実際にこのような処分がなされることは数少なく、この点が問題とされていた。最近、軽度の処分として「戒告」制度が導入されたが、このことによって処分件数が増えることが予想される。医師法は、医師の診療義務（応召義務）について規定し、「正当な理由」がなければ診療・治療を拒めないとする。医師法はさらに、医師の業務独占（医師のみが医業をなし得る）、名称独占（医師でなければ医師またはこれに紛らわしい名称を用いることができない）、無診療治療の禁止（自ら診療しないで治療等をしてはならない）について定め、診断書・検案書等の交付義務、異状死体等の届出義務、処方箋の交付義務、診療録の記載・保存（5年間）についても規定している。

【歴史的経緯と展望】近代日本の医師に関する法制は、1874（明治7）年の「医制」に始まるが、当時は医師と歯科医師を区別せず、医師は医学教育の課程を修め、臨床経験を有することを条件として免許を与える開業免許制がとられた。その後、1906（明治39）年に医師に関する法律として、旧医師法（法律第47号）が制定され、これにより医師は歯科医師と分離された。1938（昭和13）年に旧医師法に代わり国民医療法が制定され、他の医療関係者に関する法制と一本化された。戦後、医師の資質向上のための国家試験制度等についても定める現行医師法が制定された（同時に歯科医師法も制定された）。その後、医師法の改正は十数回に及んでいる。1968（昭和43）年の改正では、インターン制度が廃止され、臨床研修医制度が設けられた。そこでは医師免許取得後の臨床研修について行うように努めるものとされていたが、2004（平成16）年から臨床研修は義務化された。2006（平成18）年の改正では、医師に対する処分類型として新たに「戒告」を設けるとともに医業停止処分の上限を3年とした。一方、免許取り消し処分を受けた医師については、5年を経過しないうちは再免許が与えられないことも明記され、さらに処分を受けた医師等に対し、医師としての倫理の保持または医師として具有すべき知識および技能に関する研修（再教育研修）を受けさせる制度も導入された。医師法のたびたびの改正は時代の要請に従ったものであり、今後も医療の高度化に即した知識・技能の確保のための研修制度の充実や、医療倫理の向上を図るための改正が重ねられるであろう。→巻末参考資料30　　　　［平野武］

【関連項目】医師、応召義務、医の倫理、医療倫理、正当行為

医事法学　medical law studies（英），Medizinrecht（独）

【定義】患者の人権の保障を目的とし、そのために医療事故の防止、生命倫理の尊重を定めた、主に医療従事者の行為規範を対象とする学問。医療における法的問題を立法論を含めてどう解決すべきかを問う、1970年代に生まれた法学の新しい一分野である。

【歴史的経緯・倫理上の問題】第二次世界大戦終結時、ナチスの犯したユダヤ人への医学人体実験などの戦争犯罪が裁かれ、人体実験においては被験者の同意が必要であるとする原則がニュールンベルグ綱領として国際的に確認された。こうして始まった、患者の人権保障のための法的取り組みはその後、各国で主に判例を通して発展してきたインフォームドコンセントという考え方を通じて患者の地位を大きく変えてきている。だが日本では、カルテ開示の法制化に医師会が激しく抵抗したように、医療従事者が法的規制を回避しようとする傾向が強い。人工生殖技術の臨床応用などで、学会

レベルでのガイドラインによる自主規制が実効性を確保できない事態も生じている。法が医療従事者に名称と職務を独占させて保護している以上、人権保障の観点から少なくとも最低限の生命倫理を遵守させるために、強制力を伴った法規制が必要である。

【展望】医学・医療の進歩と人権意識の向上に伴って、医事法の範囲も拡大してきた。20世紀末に、日本では臓器移植法やヒトクローン規制法などの新しい法律が制定された。オランダでは安楽死法が成立した。生命倫理という語には医療従事者が遵守すべき規則という意味合いがあり、遺伝子治療やクローン技術などは医事法の主要問題となる。フランスの生命倫理法のように、生命倫理の分野での個別の訴訟がなくても、情報開示による透明性の確保や手続き保障の徹底を通して、法学は人権保障の実現に資することができる。　　　　　　　　［青野透］

【参考文献】前田達明・稲垣喬・手嶋豊他『医事法』（有斐閣、2000）。大野真義編『現代医療と医事法制』（世界思想社、1995）。

【関連項目】法と倫理、人権、医療過誤、インフォームドコンセント、ニュールンベルグ綱領

▌**医事法制**　healthcare legislation（英）

【定義】医療制度について定めた法規の総称。法体系上は、社会法の中の衛生法規に分類される。

【仕組み・諸分野との関連】国会で制定される法律（制定法、実定法）は、大きく公法、私法そして社会・経済法の3つに分類される。公法とは国家や公的組織と国民との関係を規定した法のことであり、憲法、行政法がこれに分類される。私法とは、私人と私人との関係を規定した法であり、民法、商法がその代表例である。社会・経済法とは、調和のとれた社会・経済の発展という目的に照らし、私人と私人との関係に介入する法律をいう。医療は本来、医療従事者・医療提供者と患者との私人間関係であるが、国民の健康増進や患者の人権保障という公共性、あるいは医療の専門性という、医療の持つ特殊な事情のために、法律に従って制度構築がなされている。医事法制は、医療従事者資格に関する法律（医師法等）、医療供給体制に関する法律（医療法等）、公衆衛生に関する法律（感染症法等）、医療保険制度を規定する健康保険法規（健康保険法等）をその固有の領域としているが、広い意味では薬事法規や福祉法規（精神保健福祉法等）も含まれる。

医療と法との関わりは、この医事法制にのみ限定されるわけではない。医療はあらゆる法律と関連を有している。たとえば、患者の自己決定権は憲法第13条の幸福追求権に由来していると一般に理解されている。また医療者と患者の関係は民法上の医療契約関係とされ、これに基づいて医療者は説明義務を負うと理解されている。医療者側がこの医療契約に違反したり、過失により患者に損害を与えたりした場合には、患者は医療者を相手に損害賠償請求を民事訴訟として提訴することになる（いわゆる医療訴訟）。過失の程度によっては、医療者は刑法上の業務上過失致死傷罪等の刑事責任も追及されることになる。

「医事法制」とよく似た名称として、「医事法学」がよく用いられる。「医事法学」は、医療訴訟等、主として広義における医療と法との関わりを主たるテーマとして取り上げている。教科科目としては、「医事法制」は医療関係者が医療に従事する上で必要とされる制度知識であるため、医学部などの医療従事者養成過程で開設されている。これに対して「医事法学」は法律学の一分野であり、主として法学研究者によって研究がなされ、教科科目としては法学部で開設されている。

【歴史的経緯】明治維新以後、西洋の医療

制度や薬事制度の導入を進めた明治政府は、1874（明治7）年に、医術開業試験制度や医師免許制度を定めた「医制」という文部省通達を制定した。これは全部で76条から成るが、日本の実情にそぐわない点もあったため、東京、大阪、京都の三府のみに施行することとなった。その後、数度の規則制定を経て1906（明治39）年に、初めて法律として医師法と歯科医師法が制定された。さらに医療提供体制に関する法制度も整備され始め、やがて、医師・歯科医師資格と医療供給体制とに関する法律は、1942（昭和17）年の国民医療法に統合される。これは、医療が戦時体制に組み込まれたものであり、戦争を遂行する上で必要な国民の体力・健康の増進を目的とするものであった。終戦後、GHQ（連合国軍最高司令官総司令部）は、医療も含めた日本の後進性・封建制が戦争遂行の大きな要因になったとして戦後改革を進める。その一環として医療制度も近代化が図られ、国民医療法から、医療従事者資格に関する医師法、歯科医師法、保健婦助産婦看護婦法（現、保健師助産師看護師法）や、医療供給体制に関する医療法が分離して個別的に1948（昭和23）年に制定され、国民皆保険の理念の下に各種健康保険法規も整備されるなどして、今日の医事法制は形づくられてきた。

【展望】医事法制は医療に関わる公共性・専門性の見地から法制度化されたものであるが、医療の高度化・専門化のスピードは増すばかりである。これに伴って医事法制も頻繁に改正されている。医療法は5度にわたって改正され、1991（平成3）年に救急救命士法、同年に言語聴覚士法が制定されるなど、新しい医療職が国家資格化されている。1997（平成9）年には精神保健福祉士法が制定され、精神保健福祉士（PSW）という新たな医療従事者資格が法制化・国家資格化された。また同年には、臓器の移植に関する法律も制定されている。現在は、体外受精・人工授精などの生殖医療や代理出産に関わる法制度整備の必要性、ヒトの胚や組織を用いた研究・医療に関する法的規制の必要性などが大きな論点となっている。

［旗手俊彦］

【関連項目】法と倫理、医療従事者、医療従事者－患者関係、医療法、医療契約、医療契約モデル

いじめ　bullying（英）

【定義】一般的に肉体的・社会的・精神的に優位の者がその弱者に対して肉体的・精神的な苦痛を加えることをいじめと表現するが、ここでは教育病理としてのいじめに限定して記述を進める。従来、文部科学省は、「いじめ」とは「自分より弱い者に対して一方的に、身体的・心理的な攻撃を継続的に加え、相手が深刻な苦痛を感じているものであり、起こった場所は学校の内外を問わない」と定義してきた。しかし、近年のいじめは積極的な加害に加え、無視といった排除行為にも確認され、またネット上でのいじめ行為も無視できなくなったことから、新たに「当該児童生徒が、一定の人間関係のある者から、心理的・物理的な攻撃を受けたことにより、精神的な苦痛を感じているもの」という新しい定義を提案しつつある。いじめの問題を困難かつ深刻にしている理由として、いじめの感覚が個人により、またいじめる側といじめられる側でまったく異なるということが挙げられる。ちょっとしたいたずらや、からかいの気持ちで加えたいじめによって、いじめを受けた子どもが死を選択しようとする事例は決して少なくない。そのため、文科省の従来からの定義でも「個々の行為がいじめに当たるか否かの判断を表面的・形式的に行うことなく、いじめられた児童生徒の立場に立って行うこと」という留意がなされている。

【いじめの拡散】いじめによる自殺が後を絶たないことから、いじめを絶対悪と見なし、いじめを許容しない学校風土づくりが重要であるとされている。しかし、いじめの場は学校内→学校外→ネット上というように広がっており、大人や教師からより見え難くなっている。文科省による定義の変更はその拡散に対応するためでもあった。しかし、いじめという現象の根絶も重要であるが、子どもが自分が抱える嗜虐心を成長とともにどのように統制し抑制するか、という発達論からのアプローチも必要であろう。
［大谷奨］

【関連項目】自殺

慰謝料　consolation money（英）

【定義】不法行為で他人の生命を害したものが、財産的被害がない場合でも、被害者の父母、配偶者および子に対して、その人たちが受けた精神的損害について賠償される金銭のことをいう（民法第711条）。

【歴史的経緯・倫理上の問題】慰謝料は本来、交通事故のように契約関係にない不法行為に対する損害賠償として位置づけられてきた（民法第711条参照）。しかし、財産的損害の立証が難しい場合や、契約関係から発生した事故の場合でも、遺族の側にしてみれば精神的苦痛は同様である場合が多く、近年は明文規定がなくても慰謝料を認める傾向にある。慰謝料請求権者の範囲も、祖父母、孫、兄弟姉妹、さらには内縁の妻（夫）にも拡大されている。また、かつては慰謝料請求権は一身専属的であるとして相続の対象にならなかったが、現在では相続の対象になると理解されている。なお算定額は、総じて損害賠償責任の場合に比較すると低額である。算定は被害の程度や行為態様、加害者・被害者の社会的地位などを総合的に考慮して、裁判官の裁量で決定されるところが大きい。

医療過誤で患者が死亡した場合も同様であるが、この場合も因果関係や過失の立証等、債務不履行による損害賠償責任を勝ち取ることが難しく、生命を奪われた遺族などの被害者側救済を考えると、悪質な事件については慰謝料を広く認めていく方向も考えられる。なお、説明義務違反のケースで慰謝料請求が認められつつある点に注目する必要がある。

【展望】算定額もある程度類型化して、公平性を確保していく必要もあろう。さらに将来的展望からすれば、裁判で何年もかかって争うよりも、被害者側に対して一定の救済的補償をしていく制度を考えていくべきであろう。
［甲斐克則］

【関連項目】医療過誤、損害賠償、医療訴訟、医療裁判

慰藉料　➡　慰謝料

異種移植　xenotransplantation（英）

【定義】動物の臓器を人間に移植すること。広義では、一つの種の個体の臓器や組織などを別の種の個体に移植すること。これまでは主にアメリカにおいて、ヒヒ、チンパンジー、猿、豚などからその腎臓・心臓・肝臓などが人間に移植されている（ただし、長期生存例はない）。

【倫理上の問題】現在、異種移植の直後に起こる超急性拒絶反応を克服するためにヒト補体制御蛋白遺伝子を導入したトランスジェニック豚が開発され、人間への臨床応用の段階に入っている。欧米のいくつかの国では、このような異種移植の倫理的な問題について政府レベルで既に検討が加えられている（イギリスの異種移植倫理諮問委員会報告書、アメリカの科学アカデミー医学協議会〈連邦政府の諮問委員会の役割を果たす〉報告書等）。これらによれば、異種移植は臓器不足の解消のために必要であ

り、適切な安全対策（動物ウイルスの人間への感染の危険の除去他）が講じられれば、その実施に倫理的な問題はないとしている。ここには一般論として、ある技術が有用性・安全性・経済性などの条件をクリアすれば、そのことによって「倫理性」の条件は自動的・必然的にクリアされたことになるのか、という問題がある。なお、現在のところ異種移植には人体実験の要素があるので患者（被験者）へのインフォームドコンセントの手続きなども重要な問題である。異種移植は、究極的には動物と人間の境界の曖昧化に寄与するものである。そのことが引き起こすであろう倫理的・社会的問題（たとえば「人間の尊厳」との関係）にも注意が向けられなければならない。また、動物の視点（動物権利論や動物福祉論など）からの問題もある。たとえば、人間の命を救うためとはいえ動物を移植のために用いたり、さらには改造までしてよいのかという疑問がある。これには（とくに後者の疑問には）、そもそも人間は古来、動物や植物を徹底的に改造（改変）してきており、食べられるためにのみ生まれてくる豚をつくることが許されるのに、移植用ヒト豚（トランスジェニック豚）をつくることが許されないのはおかしいという反論もなされる。

【展望】異種移植技術が完成され、たとえば拒絶反応が少なく、ウイルス感染の危険もない移植用ヒト豚が開発されるならば、そこに様々な倫理問題があろうと、異種移植は広く普及していくであろう。既に人類は「人間の尊厳」などという抽象的価値よりも、臓器や組織を必要とする目の前の患者の救命・延命や、生活の質の改善が優先するという価値判断を下している。しかしわれわれは少なくとも、経済学が環境コストをゼロと計算し、その結果、環境破壊が起きた（環境破壊の原因の一端となった）ように、医学や生命科学が「道徳コスト」をゼロと計算して進んでいくならば、その結果として道徳破壊が起きる（道徳破壊の原因の一端となる）であろうことを自覚しなければならない。ビルの崩壊や環境の破壊は見えやすいが、価値や道徳の崩壊は見え難い。それらは深く、静かに進行する。

[粟屋剛]

【参考文献】山内一也『異種移植—21世紀の驚異の医療』（河出書房新社、1999）。
【関連項目】移植医療、再生医学、臓器不足、全能細胞、自然の権利、人間の尊厳

遺書　will（英）

【定義】自分の死後、生きている人が読むように書き残した文書、生前の意思表示。「遺言（ゆいごん）書」ともいわれる。自殺する人が個人的に示したメッセージと解される場合もある。「遺書」には、自分の死後の財産分与などの相続に関わる法律上の問題を示している公的な遺書と、遺族に伝えたい希望や感謝などの遺書とがある。

【法・倫理上の問題】「遺書」は、死後においても故人の意思を尊重するために、被相続人の意思を反映させる文書である。法律上の問題として対処する場合には、「いごん」と呼ばれる。金銭的な問題に関わる遺贈・相続・認知などは、遺書の書式が法的に決められている。一般的に「自筆証書遺言書」（民法第968条）、「公正証書遺言書」（民法第969条）、「秘密証書遺言書」（民法第970条）の3種がある。各々定められた書式に従っていない時は無効になる。しかし金銭に関係のない遺書、たとえば「お母さんを大切にしなさい」「葬式は無宗教でして下さい」などは、残された人の倫理観に依存せざるを得ない。遺書の開封は家庭裁判所の検認が必要である。

【展望】現在、基本的人権として本人の自己決定権が尊重されているので、今後「遺

書」のニーズが高まってくると思われる。かつて遺書は資産家の問題であったが、今や財産の相続などで、愛する親族に骨肉の争いを生じさせないよう相続人を明確にする被相続人が多くなっている。死後、確実に遺言が執行されるためには「遺言執行者」を指定しておくことが必要である。［関根透］

【関連項目】自己決定権、リビングウィル、遺族、家庭裁判所

異状死体　unexpected death, unnatural death（英）

【定義・概要】法医学用語。「異状」とは法医学的異状であって、病理学的「異常」とは異なる。異状死体とは、死因が外因か、あるいは外因に関係する疑いのある場合、または外因死か病死か不明な場合、さらには病死と見られてもその死因が不明な場合、医療を受けずに死亡した場合、死因が分かっても初診の患者が急死した場合、初診時に既に死亡している場合などの死体の総称であり、医師は異状死体を見たら警察に届け出る義務がある。このうち犯罪に起因するか、あるいはその疑いのある死体を「変死体」といい、警察官立ち会いの下に検視を行わなければならない。この用語が生命倫理学上の意義を持つとすれば、臓器提供の意思表示カードを所持した人が交通事故等、警察の検視を要する原因によって脳死に陥った場合であろう。　　　　　［伊藤幸郎］

【参考文献】船尾忠孝他『臨床のための法医学』第2版（朝倉書店、1990）。

【関連項目】法医学、司法解剖、正常と異常

異常心理学　➡　精神病理学

移植医療
transplantation medicine（英）

【定義】生体または死体の組織ないし臓器をいったん生体または死体から切り離して、同一または他の個体の同じ部位あるいは別の部位に移し植えることを移植という。組織または臓器を提供する者を提供者（ドナー＝donor）、これを受ける者を被移植者（レシピエント＝recipient）という。移植する組織・臓器を誰に移植するかにより、自家移植（autotransplantaion）、同種同系移植（isotransplantation）、同種異系移植（allotransplantation）、異種移植（xeno-transplantation）に分けられる。自家移植とは同一個体の組織・臓器を他の部位に移植すること。同種同系移植は遺伝子構成が同じ純系の動物同士で行われる移植で、ヒトでは一卵性双生児間の移植がこれに当たる。同種異系移植は同じ種に属するものの間で行われる移植で、ヒト－ヒト間で行われる移植は通常これを指す。異種移植は種の異なる動物間で行われる移植で、ヒト－ヒヒ間のように種差が近い場合（concordant）とヒト－ブタ間のように種差が離れている（discordant）場合とがある。

【歴史的経緯】皮膚移植は2500年前にインドで行われていたが、1871年にレベルディ（J.L.Reverdin）により自家皮膚移植法が確立された。皮膚は拒絶反応が他の臓器より強いため、同種移植は一時的な被覆による効果を目的として行われる。同種腎移植は1936年にボロノイ（Voronoy）によって初めて行われたが、拒絶反応のメカニズムの解明や免疫抑制剤の開発がされておらず、その後は散発的にしか行われなかった。1963年に免疫抑制剤アザチオプリンがマーレー（J.E.Murray）によって初めて腎臓移植に臨床使用され、良好な結果が得られた。さらに同年スターズル（T.E.Starzl）らにより肝臓移植が、1966年にリレハイ（C.W.Lillehei）らにより膵臓移植が、1967年にバーナード（C.N.Barnard）により心臓移植が行われ、臓器移植の幕開けとなった。しかし、アザチオプリンでは免疫抑制

効果が弱く副作用が強いことなどにより、1970年代には移植医療は低迷した。1980年にシクロスポリンが登場し、移植医療は黄金期を迎えた。さらにその後、タクロリムス、ミコフェノール酸モフェチル、バシリキシマブといった新しい免疫抑制剤が次々に開発され、臓器生着率は飛躍的に伸びた。現在ではＡＢＯ不適合移植、多臓器移植、生体移植、組織移植、細胞移植、異種移植と多岐にわたる。

【倫理・法・社会上の問題】移植医療は確立された医療となった。臓器移植法施行により脳死下での移植が可能となったが、ドナー不足の現状は限られた患者にしか恩恵を与えていない。わが国で最も一般的な移植である腎臓移植でも、献腎移植は2004（平成16）年の統計で待機患者のわずか1.4％にしか移植が行われていない。わが国では脳死は臓器移植を前提とした場合にのみ人の死と認めているため、死の定義についての混乱がある。2009年7月17日に公示された臓器移植法の改正により、死体（脳死した者の身体を含む）からの臓器提供には必ずしも生前の書面による意思表示（ドナーカードなど）が必要でなくなり、遺族の承諾のみで行うことができるようになる。また、15歳以下の小児の臓器提供や親族への優先提供も可能となる。今後臓器提供数の増加が期待される一方、提供施設の体制整備不足や遺族間の意見の対立、臓器提供への周囲からのプレッシャーなどの問題が生じることが懸念される。わが国での移植数は年々増加しているが、提供臓器の不足が深刻なため生体移植に頼る傾向にある。

【諸分野との関連】移植医療は新たな治療法というだけでなく、臓器提供を目的として死の定義そのものを変えた。1968年にハーバード大学から出された不可逆性昏睡の概念は、今日における脳死の概念を初めて提案したものである。1981年にアメリカ大統領倫理問題検討委員会が脳死を個体死と認めたことにより、脳死は科学的な死の定義としてだけでなく、個人・社会の死の概念、生命観に大きな影響を与え、宗教的にも議論を呼んだ。前ローマ法王ヨハネ＝パウロ2世は2000年第18回国際移植学世界会議で脳死をヒトの死と認める演説を行った。

【展望】新たな免疫抑制剤の登場による生着率の向上が期待される。強力な免疫抑制効果により出現してきた合併症（日和見感染）に対する治療薬が開発されている。医学的・社会的な変化に伴って臓器移植ネットワークにおける臓器分配システムの修正を行い、公平化を保っていく必要がある。提供臓器を増やすためにはドナーアクションプログラムの整備・活性化が必要である。また遺伝子操作などによる異種移植によるドナー不足解消が期待される。他方、再生医療、遺伝子治療など移植治療に取って代わる治療法についても研究・開発されている。

[磯貝晶子]

【参考文献】R.フォックス／J.スウェイジー『臓器交換社会』（森下直貴他訳、青木書店、1999）。倉持武『脳死移植のあしもと』（松本歯科大学出版会、2001）。

【関連項目】臓器移植、組織移植、異種移植、提供意思表示カード、臓器不足

移植関連告訴事件

【はじめに】日本の臓器移植は、そのスタートから刑事告発というリアクションを浴び続けてきた。以下はその概要である。

【事件】（1）札幌医科大学心臓移植事件（1968〈昭和43〉年8月〈手術実施年月、以下同じ〉）。（2）筑波大学膵腎同時移植事件（1984〈昭和59〉年9月）。（3）都立広尾病院腎臓摘出事件（1986〈昭和61〉年3月）。（4）新潟県信楽園病院腎臓摘出事件（1988〈昭和63〉年5月）。（5）新潟県

水原郷病院腎臓摘出事件（1989〈平成元〉年1月）。（6）大阪大学腎臓移植事件（1990〈平成2〉年9月）。（7）岡山県岡山協立病院腎臓摘出事件（1990年11月）。（8）大阪府立千里救命救急センター肝臓摘出準備事件（1991〈平成3〉年7月）。（9）栃木県普門院診療所腎臓摘出事件（1992〈平成4〉年10月）。（10）大阪府立千里救命救急センター肝臓摘出事件（1993〈平成5〉年10月）。（11）沖縄県立那覇病院腎臓摘出事件（1998〈平成10〉年3月〈ドナー家族からの初めての告発〉）。（12）（民事）関西医科大学カテーテル挿入損害賠償事件（1993年11月〈不法行為責任により20万円の損害賠償命令、大阪地裁〉）。（13）人権救済申立：①高知赤十字病院ドナーに関し、高知弁護士会人権擁護委員会へ（1999〈平成11〉年7月〈法施行後第1例。救済申立日、以下同じ〉）、②古川市立病院ドナーに関し、仙台弁護士会人権擁護委員会へ（1999年12月〈法施行後第3例〉）、③千里救命救急センタードナーに関し、大阪弁護士会人権擁護委員会へ（1999年9月〈法施行後第4例〉）、④福岡県徳州会病院ドナーに関し、福岡県弁護士会人権擁護委員会へ（2000〈平成12〉年9月〈法施行後第8例〉）。

【結果】（1）不起訴処分（1970〈昭和45〉年9月）。（6）被告発人死亡につき不起訴処分（1996〈平成8〉年）。（2）、（3）、（4）、（5）、（7）、（8）、（9）、（10）「臓器の移植に関する法律」施行後、一括不起訴処分（1998年3月31日）。

【一括不起訴】検察：臓器を提供した本人の同意など「臓器の移植に関する法律」の定める要件が実質的に揃っていれば脳死移植は殺人ではないという見解の下に、臓器提供と脳死判定両者についての同意の有無を捜査の焦点の一つとした。被告発人：嫌疑不十分ということには不満。手術当時の角腎法（1980〈昭和55〉年3月15日施行）では家族の同意で足りたのであり、十何年前のことに現在の法律を遡らせて適用し、同意が必要と言われても釈然としない。告発人：告発した事件は、現行法を基準に考えても基本的要件を満たしておらず、明らかな殺人行為である。

【関西医大事件】被告側は、移植のための諸検査、カテーテル挿入など臓器利用を目的として生存中の患者に施される一連の医療行為は基本的には家族の臓器提供の承諾の中に含まれると主張した。これに対し地裁は、これら検査、処置による患者への侵襲が軽微なものであることを認めつつも、家族の承諾の範囲を厳しく患者への死亡後の処置に限定し、また、生存中の患者の身体を傷つける治療行為とはいえない行為につき、その患者の家族が承認することのできる法的根拠を見出すことはできない、とした。

【告発の意義】検察は早々に不起訴を決定することなく、水戸地検が（2）に関する傷害致死罪の時効（7年）が成立した1992年9月18日以降も「殺人罪という可能性について捜査を続ける」方針であることを明らかにするなど、捜査中との姿勢を崩すことがなかった。このため、移植医は心理的抑圧を強く感じることとなり、また、移植法制定を強く求めることにもなった。一連の告訴がわが国の移植医療の歴史に大きな影響を与えたことは否定できない。［倉持武］

【参考文献】中島みち『新々・見えない死—脳死と臓器移植』（文芸春秋、1994）。町野朔・秋葉悦子編『脳死と臓器移植』第3版（信山社出版、1999）。
【関連項目】和田心臓移植事件、移植医療、臓器移植法

移植コーディネーター
transplant coordinator（英）
【定義】移植医療の現場で、臓器提供者

（ドナー）と移植を受ける患者（レシピエント）との橋渡しを行う専門家。

【業務・倫理上の問題】医師ではない第三者の立場で遺族や脳死患者の家族に臓器移植や臓器提供について説明をし、提供となれば臓器搬送の手配も行い、移植終了まで対応する。移植希望者の登録とデータ整備、移植実施後の経過報告なども行う。その他に、一般市民に対して臓器の提供意思表示カードの配布など、移植医療の普及啓発の活動も行う。臓器斡旋をする日本臓器移植ネットワークには全国3支部合計で1000人のコーディネーターがいる。各都道府県にもコーディネーターがいる。国家資格はないが、ネットワークで養成や研修の教育を行っている。移植医療の適正な実施（臓器移植法第1条）を円滑に行い国民から信頼されるためには、脳死の概念・判定方法・提供臓器の生着率・移植患者の生存率・移植後の生活などに関する情報提供における公正性や、提供者や遺族等のプライバシーや個人情報の保護など高い倫理性も求められる。移植医療を推進する立場にあるとしても、臓器提供や移植を誘導してはならず、公正に正確な情報を提供することで、移植患者および家族・遺族の主体的な自己決定を支援するべく努めることが求められている。
［黒須三惠］

【関連項目】移植医療、ドナー、レシピエント、移植ネットワーク、臓器移植法

移植術後管理
postoperative management after organ／tissue transplantation（英）

【定義】移植手術後のレシピエントの周術期管理および長期フォローをいう。移植手術直後から始まり、移植臓器・組織がレシピエントの体内にある限り続く。移植術後管理が通常の外科周術期管理と大きく違う点は、拒絶反応のコントロール、免疫抑制剤投与に伴う副作用、免疫不全による感染症、精神的問題などである。移植成績は拒絶反応をいかにコントロールするかに大きく左右される。

【実際】拒絶反応は臨床的には発生時期により（1）超急性拒絶反応（移植直後24時間以内）、（2）促進型急性拒絶反応（移植後7日以内）、（3）急性拒絶反応（早期：移植後3カ月以内、晩期：移植後3カ月以降）、（4）慢性拒絶反応、に分類され、移植術後管理もこれに準じて行われる。免疫抑制剤は手術前から投与が開始され、最近では維持免疫療法としてステロイド剤など3～4種類の併用療法が行われることが多い。通常、移植手術直後には高容量の免疫抑制剤が使用される。拒絶反応の臨床症状としては発熱・全身倦怠感・浮腫など非特異的なものや、肝移植では黄疸、腎移植では血尿・乏尿・無尿など臓器機能低下に伴うものなどが見られる。血液検査・尿検査などにより臓器機能評価を行う。また、急性拒絶反応時にはグラフトへの血流が減少・途絶するため、超音波ドップラー検査などによる血流評価も有効である。免疫抑制剤の投与量については副作用（感染症、腎毒性、肝毒性、骨髄抑制など）の有無、薬物血中濃度のモニタリングなどを参考に投与量を決定していく。急性拒絶反応の際にはステロイドパルス療法、OKT-3投与、抗リンパ球グロブリン投与（ALG）、デオキシスパーガリン投与、血漿交換などが行われる。移植後感染症はウイルス（サイトメガロ、帯状疱疹、EB、BK、肝炎ウイルスなど）・細菌・真菌・原虫などによる感染が挙げられる。近年ではこれらに対する有効な薬剤の開発により治療が可能となってきているが、早期発見・早期治療が致死率を下げるためには重要である。また、移植臓器の長期機能維持には降圧療法、高脂血症治療、血糖コントロールなどが必要で

ある。精神的な問題としてはドナーへの負い目、周囲環境の変化・長期内服継続に対するストレスなどに留意する必要がある。
【倫理上の問題】新しい免疫抑制剤の開発により生着率の改善が期待される一方、十分なデータが揃わないうちに臨床応用・実験的投与が行われる危険がある。また、急性・慢性拒絶反応による移植臓器の機能低下の際には再移植の必要性が生じ、人工心臓などによる橋渡し治療、優先順位などの問題が生じる。
【展望】拒絶反応抑制効果が強く、しかも副作用の少ない免疫抑制剤の開発や免疫学的慣用状態の導入できる薬剤の開発が期待される。　　　　　　　　　　［磯貝晶子］
【関連項目】拒絶反応、移植免疫、移植医療、シクロスポリン

移植成績評価　clinical／social evaluations after organ／tissue transplantation（英）

【定義】以下の3つの評価のこと。（1）生命予後（生存率）、臓器の長期予後（生着率）、副作用などの医学的評価。（2）移植後変化するレシピエントの身体的・精神的状況に関する評価。（3）社会復帰、生活の質（QOL）などに関する評価。心臓移植や肝臓移植のように救命を目的とする移植では生存率が大きなウェイトを占める。腎臓移植などQOLを主とする移植では社会復帰率や満足度、二次性合併症の消失などが主となる。小児では身体、いわゆる二次性徴の向上度、精神発達なども評価する。
【倫理・社会上の問題】心臓移植では5年生存率62％、10年生存率60％である。身の回りの世話も自分でできる割合が術前の20％から移植後1年で90％という成績はQOLに大きく貢献している。しかし、47.2％は社会での活動がなされていない。さらに術後5年までに慢性閉塞性動脈疾患が50％発生することにより、生存率62％であっても社会復帰率は非常に低いものと推定される。一方、QOL向上を目的とする糖尿病に対する膵臓移植の5年生存率67％は、非移植患者の47％に比べて良好である。また微小血管障害をはじめとする合併症改善率は高く、食事の自由と容易な健康管理による満足度は高く、出産も可能である。わが国での小児肝・腎移植では成長、発育および骨障害などが改善され、社会（学校）生活も可能であり満足すべきものである。しかし小児待機患者に対して絶対的ドナー不足の現況にあっては、親に「障害児を生んだ」という精神的な負担に加えて、生体移植ドナーになるという肉体的な負担を負わせることとなっている。
【展望】現在のところ生存率・生着率が主として移植成績評価基準となっているが、今後はQOLや社会復帰率、二次性合併症消失度を数量化した総合評価が望まれる。この総合評価（効果）対費用比によってレシピエントの優先順位が決定されることになろう。　　　　　　　　　　［磯貝晶子］
【関連項目】レシピエント、移植医療、糖尿病、QOL

移植適応症　indication for organ／tissue transplantation（英）

【定義】各種移植治療において認められているレシピエントの疾患臓器・組織の機能が失われて内科的治療や代替治療で生命の維持ができなくなった末期心・肝・肺疾患、あるいは生活の質が著しく損なわれ日常生活が営めない末期腎不全や糖尿病、角膜疾患など。さらに、大量の抗がん剤投与や放射線照射後に正常の造血幹細胞を移植する難治性血液疾患も含まれる。救命を要する臓器移植では6〜12カ月後に死が予想される患者もそうである。その際の条件として、一般的に年齢は60歳以下で、感染症や悪性

腫瘍などを伴わず、提供予定者に対する既存抗体を持たず、全身麻酔を実施し得る身体的条件を備えていること、精神的に安定しており、家族の理解や援助が得られていることなどが挙げられる。

【倫理・社会上の問題】救命を要する移植適応患者は6～12カ月以内の死亡が予想されるが、移植適応の告知は余命告知と同じ意味を持つことになる。また、告知を受けても日本では慢性的に提供臓器が不足しており、移植を決意してもすぐには受けられない状況にある。移植を受けるまでの期間、緊急的に人工臓器をブリッジングとして使用するが、移植を受けられずに死亡する患者も多数存在する。また国内での移植を待てない状況にあり、海外で移植を受ける患者も増加しているが、身体的・精神的・金銭的負担が大きい。現在、移植ネットワークではドナー候補が出た場合、レシピエントの選択基準によるスコアをもって待機患者からレシピエントを決定している。医学的・社会的にはどのような優先順位にするのか今後も検討を行い、公平システムを確立することが要求されている。

【展望】移植適応疾患の拡大および高齢化により適応年齢の引き上げが必要となろう。今後、(1) 特異的な遺伝子を見つけ、その機能を解析して発症を抑え、進行を阻止する治療法の開発、(2) 遺伝子解析による新しい治療薬の開発、(3) 再生医療での臓器・組織再生、などによる移植適応疾患の減少が期待される。　　　　　　［磯貝晶子］

【関連項目】移植医療、臓器移植、QOL、臓器不足

移植ネットワーク
transplant network（英）

【定義】脳死者などから提供された臓器を、移植待機患者に公平・公正に配分するための機関。具体的には、医学的条件（赤血球ABO型や白血球HLA型、重症度）や待機期間、運搬距離などのデータをコンピューターに入力し、それらを考慮した優先順位に基づいて適正に移植患者を選定し配分することを行う。

【経緯・倫理上の問題】わが国には1997（平成9）年に日本腎臓移植ネットワークから移行した社団法人日本臓器移植ネットワークがある。厚生労働大臣から臓器斡旋業の認可を受けた唯一の機関である。本部を東京に置き全国を3支部に分け、移植コーディネーターが各都道府県に1名以上常駐している。移植医療は、臓器提供施設・各都道府県移植普及組織（腎バンクや臓器バンクなど）・HLAなどの検査施設・移植施設・厚生労働省と関係するため、ネットワークはそれらと連携をとりながら移植を円滑に実施する任務を負っている。提供された臓器の適正な配分は困難な課題であり、待機期間を重視すべきか、重症度や搬送距離を重視すべきか、それとも生着率を考慮して軽症患者に提供すべきかなど、様々な論点がある。国民の信頼を得るためには、移植医療が公正・公平に最善を尽くして実施されたかを第三者機関が検証し、明らかにすることが必要である。患者のプライバシーに配慮した上で移植医療に関する情報を最大限に公開することが求められている。　　　　　　［黒須三惠］

【関連項目】移植医療、移植免疫、移植コーディネーター、ドナー、レシピエント

移植費用　cost of transplantation（英）

【実態】日本では心臓移植で1000万円（ワシントン大学では8000万円）、肺移植で900万円、肝移植で800万円（ピッツバーグ大学で1100万円、1993〈平成5〉年10月の九州大学の場合〈レシピエントは73日目に死亡〉約9000万円）といわれているが、これらの数字の試算根拠は薄弱であり、精確なところは不明である。移植費用には、(1)

ドナーに係わるもの：①脳死判定費、②移植適性検査費、③組織適合性検査費、④臓器保護技術費、⑤臓器摘出費、⑥摘出病院諸経費（法施行後第3例の病院では615万4268円）、（2）摘出医・コーディネーター派遣費、（3）臓器移送費：①通信費、②保存液等薬品費、③移送容器等物品費、④搬送交通費（肝移植第1例では請求額約114万円）、（4）レシピエントに係わるもの：①移植前管理費、②移植適応判定費、③ネットワーク登録費、④術前検査・処置・入院費、⑤移植手術費、⑥術後入院回復費、⑦（退院後）術後検査・管理費、⑧免疫抑制剤等薬品費、（5）社会的費用：①臓器移植ネットワーク運営費（厚生省〈当時〉1999〈平成11〉年度補助金予算　日本腎臓移植ネットワーク運営費約5億円、都道府県臓器移植コーディネーター設置費約2億円）、②臓器移植対策事業費（提供意思表示カード配布など2000〈平成12〉年度予算約6億5000万円）、③検証機関設置運営費等がある。このうち、どの部分までを移植費用と考えるかについての合意はない。また、移植費用の起算日をいつとするのか、決算日をいつとするのか、退院日か、手術1年後か、死亡時までとするのかについての合意もない。生体肝移植の場合、手術日から退院日までの1日当たりの費用は平均すれば京都大学でも信州大学でも12～3万円である。ただ入院期間は最短約50日、最長530日と非常に幅が大きい。移植費用がすべて保険適用となれば、高額療養費制度が適用され、本人自己負担分は高額所得者でなければ1カ月6万3600円＋αとなるが、健康保険組合には大きな負担となる。

［倉持武］

【参考文献】日本胸部外科学会臓器移植問題特別委員会編『心臓移植・肺移植』第2版（金芳堂、1992）。須藤正親・池田良彦・高月義照『なぜ日本では臓器移植がむずかしいのか』（東海大学出版会、1999）。

【関連項目】移植医療、移植術後管理、臓器移植、臓器移植法

移植免疫
transplantation immunity（英）

【定義】移植により宿主に起こるグラフト（移植された臓器・組織・細胞）に対する生体反応（免疫反応）をいう。免疫反応はまだ不明な点も多いが、Tリンパ球関連型細胞性免疫機構と抗ドナー抗体（抗HLA抗体、抗ABO血液型抗体、その他の抗ドナー抗体）関連型液性免疫機構が関与している。免疫反応がグラフトを攻撃し排除しようとする反応が拒絶反応である。また、何らかの機構によりグラフトに対して特異的に免疫反応が起こらない状態になることを免疫寛容という。

【歴史的経緯】機能喪失した臓器や組織の代わりに第三者からの正常な臓器や組織をもらい、その失われた機能を補うか完全に置換するいわゆる移植外科は、人類の長い夢であった。臓器移植とくに腎移植は実験的には1902年から行われていた。自家移植ではほぼ永久生着するのに対し同種移植では数日間しか生着せず、大きな差があることが認められていた。同種移植で長期生着できないのは何らかの生物学的因子によると考えられていた。当時は血液型がランドシュタイナー（K.Landsteiner 1868-1943）により発見されたばかりの時代であり、免疫反応という考えには至らなかった。

第二次世界大戦中、火傷や外傷の患者に対して皮膚移植を行っていたメダワー（P.Medawar 1915-87）は、同一のドナーとレシピエントの間での皮膚移植において、2度目の皮膚移植片は最初の生着期間よりも短くなる事実に気づいた。これは第1回目の皮膚移植により感作された反応であり、拒絶反応が細菌・ウイルス感染に対する防

御と同じ機序に基づく免疫反応であることを実験的に確かめ、移植免疫学を確立した。

どの免疫応答も出発点は応答の原因となる抗原である。ヒト臓器移植における移植抗原としては、（1）赤血球抗原系のABO型、（2）白血球抗原（HLA）系、（3）マイナー抗原系がある。このうち、HLA系はドーセ（J.Dausset 1916-2009）らにより1958年に発見され、第6染色体にあるヒト主要組織適合遺伝子複合体（MHC）が作り出す組織適合抗原として重要な位置を占めている。血清学的にHLA-A,-B,-C,-E,-F,-G,-DR,-DA,-DPなどが確認されている。臓器移植においてHLA-A,-B,-DRの適合度と生着率がよく相関することが知られている。MHCの各遺伝子によって作られるHLA系は臓器移植のみならず、難病といわれる疾患の感受性とも関連している。

【倫理上の問題】免疫抑制剤は基本的には一生服用し続けなくてはならないものとされていた。ところが、肝移植後長期生存例の患者を追跡調査したところ、5～13年間まったく免疫抑制剤をしなくても、拒絶反応が起こらない免疫寛容状態の患者がいることが判明した。現在、計画的に免疫抑制剤を減量・中止する試みがなされている。このように投薬を中止して拒絶反応が起こるかどうかを見るという判定法（欧米ではtolerance assayと称している）が用いられている。

【展望】新しい免疫抑制剤の開発によって拒絶反応の頻度・程度は近年改善傾向にあり、移植成績もアップしている。また、臓器移植の拒絶反応を抑制する新しい方法として遺伝子導入療法が開発されている。これには、レシピエントへの遺伝子導入により免疫寛容状態を誘導するものと、ドナーから取り出した臓器に遺伝子導入を行うことによって拒絶反応を抑制するものがある。実現すれば患者は移植医療における最も厄介な拒絶反応から解放される。　　［磯貝晶子］

【関連項目】拒絶反応、免疫抑制剤、移植医療、5年生着率、遺伝子治療

イスラム教　Islam（英）

【定義】7世紀にアラビア半島において預言者ムハンマド（Muhammad 570?-632?）によって開かれた宗教。「イスラム」とはアラビア語で「絶対帰依」を意味し、唯一神であるアッラーと最大にして最後の預言者たるムハンマドを信じ、聖典である『コーラン（Al-Quran）』の教えに従って生を全うしていくことを是とする。

【倫理上の問題】2001年9月11日のアメリカにおける連続自爆テロ以降、イスラム教は殉教を是とする特異な生命倫理を有する宗教であるとの誤解が世界的に広まり、果ては「イスラム脅威論」まで流布するに至っている。しかし、本来的にイスラム教は宗教学的には「セム的一神教」の一翼を担い、ユダヤ教・キリスト教に連なる宗教としての性格を有する。教義の細部においてはユダヤ教やキリスト教と異なるものの、基本的性格は一致している。それゆえに生命倫理の根幹として、生命は神からの最大の恩寵と目され、自殺は最大の禁忌と規定される。そのため自殺者は来世において火獄で永遠の責め苦を負うとされる。すなわち生命を左右する運命は神だけが決定できるのであり、キリスト教と同じく殉教は例外とするものの、自殺は神への最大の挑戦なのである。生命を放棄することは神への背信行為であり、そのため生命を維持するための医学的行為は古くから賞賛・承認されており、イスラム世界の医学はアヴィセンナ（イブン＝スィーナー〈Ibm Sina 980-1037〉）の『医学典範』のように、ルネサンス以降においてヨーロッパに吸収され、近代医学の発展に大きく寄与した。

またイスラム教において死とは、肉体全

体から生命反応が消えた時とされるため、古くは堕胎、献血・輸血に始まって、現代的脳死問題、生体移植手術、遺伝子操作、代理母出産、クローン技術などの是非をめぐって、ユダヤ教・キリスト教と同様に様々な解釈・議論が展開されているが、必ずしも意見の一致を見ていない。［三沢伸生］
【関連項目】宗教、キリスト教、信教の自由

∥ **異性愛** ➡ ヘテロセクシャル

∥ **異性装** ➡ トランスヴェスタイト

∥ **遺族** survivor（英）
【定義】死亡した後に残された二親等以内の家族をいうが、一般には、親戚を含めて生計を共にしている親族をいう場合が多い。親が死亡した主として18歳以下の者を「遺児」という。
【歴史的経緯・倫理上の問題】遺族は多くの場合、死別悲嘆（グリーフ）が大きいので、物理的・精神的な援助が重要である。江戸時代には、殉死者の遺族には特別な優遇措置が各藩でとられていた。戦争を体験した日本では、遺族には「軍人恩給」のような保護がとられている。その恩給を受けられる遺族として、生計を共にしている配偶者、父母、祖父母、兄弟、子、孫などがいる。また、遺族を保護する目的で、社会では年金を与える制度がある。「遺族年金」については「国民年金法」（第37条2）や、「厚生年金保険法」（第59条）の規程によって決められている。
【展望】日本では戦争を体験しているために、戦死した遺族に対する保護は進んでおり、恩給や年金などによって扶助が支給されている。そのため、事故などによって残された遺族に対する保護の考え方も進んでいるが、その補償は金額の多寡による問題もある。　　　　　　　　　　［関根透］

【関連項目】家族制度、相互扶助、年金

∥ **遺体** corpse（英）
【定義】ヒトの死体を指すが、親族にとっては神聖なものとして「遺体」と尊称して呼んでいる。「遺体」とは、生命が亡くなった後も故人の人格を尊重した尊敬語である。元来は「父母から遺し与えられた身体」という意味の漢語であり、自分の身体を指した。『礼記』には「身なるものは父母の遺体なり（身也者父母之遺体也）」とある。
【倫理上の問題】社会的な意味を持った尊敬語で、即物的な死体とは区別され、死者に未だ人格が存しているように扱われている。こうした理解があるため、日本での臓器移植が進まない原因になっているとも考えられる。報道機関は身元不明の場合には「死体」と報道し、身元が判明すると「遺体」と述べている。「死」とは忌み嫌われる言葉なので、それを避けて「遺」を当てて尊称する。他人が死体と対面する際には、悲嘆している遺族の心を傷つけないよう遺体として関わる配慮が求められる。医学部や歯学部の学生が教育で用いる死体は、専ら自己決定権を尊重した献体であるが、「遺体」と呼んでいる。看護学生が遺体を処理する実習では、日本の儀礼に基づく死後の処置を「エンゼルケア」と呼んでいる。仏教では遺体には戒名が付けられるが、キリスト教では遺体に対するこだわりが少ない。

　日本人は死体に付加的な価値を与えて「遺体」と考え、死亡した人の霊魂が死亡した身体に併存するという死生観を抱いた。そのため、死体を生前と同じように捉えたのであろう。かつては喪屋を作り、生前と同じようにして「遺骸」と過ごし、別れ難い気持ちで死者に敬意を払うようにした。
【展望】戦後の日本人は宗教観が薄れ、「死」を唯物論的に捉える傾向があり、遺体に関

する考え方も変化している。しかし悲嘆している遺族の気持ちを考えると、故意に遺体に傷をつける臓器移植は、たとえ他人の命を救う善行であっても、進まないと思われる。　　　　　　　　　　　　[関根透]

【関連項目】墓地埋葬法、脳死身体の各種利用、死体損壊、死生観、生体、死体

イタイイタイ病　Itai-itai-disease（英）

【定義】大正時代より神通川中域の富山県婦中町（現富山市）において多発したカドミウム中毒症。日本四大公害病の一つ。岐阜県神岡町（現飛騨市）神岡鉱山より神通川に亜鉛精製の際排出されたカドミウムが住民に摂取され発生した。「痛い痛い」と苦しみながら衰弱し死に至ることから「イタイイタイ病」と呼ばれる。

【歴史的経緯】イタイイタイ病（以下イ病）が文献に登場するのは萩野昇（1915－90）・河野稔（1919－2007）両氏による1955（昭和30）年の報告「イタイイタイ病（富山県風土病）」が初。イ病が発症すると腎障害となり、さらに骨が萎縮・軟化し（骨軟化症）、筋肉を支えられずに骨膜（筋肉が付着し骨を包んでいるもの）が引っ張られて痛みが生じる。この痛みが全身に広がり、やがてはささいな運動で骨折するようになる。河野は栄養失調等がイ病の原因としたが、1957（昭和32）年に萩野は亜鉛鉱毒説を唱えた。さらに吉岡金市（1902－86）も小林純（1909－2001）と共に、神通川水系の用水にカドミウムが多く、この用水を使用する地域でイ病が発生したことや、患者の発生の増加と神岡鉱山の生産量の増加が比例すること等を確認し、同鉱山より流出したカドミウムにイ病の原因があるとした。1963（昭和38）年、厚生省（当時）等はイ病研究班を組織し、1968（昭和43）年にイ病を公害病と認定した。地元住民の団体「イタイイタイ病対策協議会」は公害認定直後、三井金属鉱業に対して裁判を開始、1972（昭和47）年8月9日に名古屋高裁金沢支部は原告の賠償請求全額を認め、翌10日、同社が農業被害の補償費や土壌復元費を負担し、イ病の原因が神岡鉱山の排水にあることや鉱山への立入調査を認めること等で両者は合意した。

【展望】2005年に中国広東省の精錬工場がカドミウムを排出したように、現在もイ病のような公害病発生の危険性はある。われわれはイ病を過去の事件と見なすのではなく、この病をめぐる一連の闘争を現代への警句として熟慮せねばならない。[米沢一孝]

【参考文献】倉知三夫他編『三井資本とイタイイタイ病』（大月書店、1979）。松波淳一『イタイイタイ病の記憶　カドミウム中毒の過去・現在・未来』（桂書房、2003）。

【関連項目】公害、公害病、公害健康被害補償法

遺体損壊 ➡ 死体遺棄

痛みと苦しみ　pain（英）, Schmerz（独）, peine（仏）；suffering（英）, Leiden（独）, souffrance, passion（仏）

【定義】「痛み」ないしは苦痛は、五感（視・聴・嗅・味・蝕の感覚）と並ぶ一つの不快な（刺すような、疼くような）感覚（sensation）である。「痛み」は身体的で局所的な感覚であり、多くは怪我や病気により生じるが、時に失恋や失意、死別などによることもある。「苦しみ」は、喜・怒・哀・楽などと並ぶ一つの非局所的な情動（emotion）であり、ある刺激が苦しみとなるかどうかは、主観的な受容の仕方に左右される。苦しみにも身体に発する場合（痒みや船酔い、二日酔い）と精神に発する場合（良心の呵責や子を思う親の心労）とがあり、前者は非局所的であるということでかろうじて「痛み」と区別される。

【「痛み」と「苦しみ」の関係】感覚として

の「痛み」と情動としての「苦しみ」の区別は、「痛み」がしばしば「苦しみ」を惹起することから曖昧である。ドイツ語では「分かち合えば喜びは二倍、苦しみは半減」という諺がある。この場合の「苦しみ」には普通 Schmerz（痛み）を用いるが、Leiden（苦しみ）を当てる時もある。また日本語でも「心痛のあまり」という時の「心痛」は、「痛み」なのか「苦しみ」なのか判然としない（ちなみに、中国語の「痛」と「苦」には必ずしも感覚と情動の区別がないようである）。しかし厳密にいえば、痛みがあっても必ずしも苦しまない場合として、正常な分娩（もっとも、これも日本語では「産みの苦しみ」というが）やロボトミー手術をされて「苦しむ」能力を喪失した患者を考えることができる。痛みが快楽となるのは被虐趣味（マゾヒズム）の場合である。他方、痛みを伴わない苦しみがあり得ることは、船酔い（身体に発する苦しみ）や良心の呵責（精神に発する苦しみ）に見てとることができる。

【倫理上の問題】身体的な痛みは普通、望ましからざるものと見なされているが、痛覚にも効用がある。先天的または後天的に痛覚を失った人が切り傷や火傷に気がつかないでいると大事に至る。この意味で痛みは生体の自衛反応である。しかし末期がんのような場合では痛みは徒らに人を苦しめる。疼痛緩和には鎮痛剤、とくにモルヒネが用いられる。だが人には密接な心身相互関係があり、極度の精神的緊張下にある戦場の兵士が怪我を負っても痛みに気がつかないことがあるように、身体的な痛みも心理的な要素によって左右される。孤独のうちに放置された患者が痛みを増大させ、寂しさを癒された患者がそれだけで痛みを軽減させ得る。「苦しみ」では「痛み」以上に精神的要素が重要である。そもそも宗教は苦しみの「意味」を人びとに明らかにするために生まれたとさえいえる。ユダヤ教やイスラム教では、苦しみは「罪」に対する神の「罰」である（「痛み〈pain〉」も punish や penalty とともにラテン語の「罰〈poena〉」に由来する）。『ヨブ記』のヨブの友人たちも、ヨブの苦しみは彼の罪に由来すると考えた（英語でヨブの友人＝Job's comforter とは、慰めようとして煩いをもたらすありがた迷惑な人を意味する〈『ヨブ記』16：2〉）。キリスト教ではさらに、悔い改め・贖いの契機として「苦しみ」に新たな積極的な意味が与えられた。ヒンズー教で「苦」は前世の悪しき「業（karma）」の結果である。仏教は、無常を悟り（諸行無常）、我執を捨て（諸法無我）、現世の「苦」（一切皆苦）からの解脱を求めた（涅槃寂静、これを四法印という）。人は無意味な苦しみに耐えることはできない。様々な宗教は苦しみに様々な意味を与え、人びとはその意味に支えられて生きてきたのである。

［細見博志］

【参考文献】H.S.クシュナー『なぜ私だけが苦しむのか―現代のヨブ記』（斎藤武訳『同時代ライブラリー』349、岩波書店、1998）。D.B.モリス『痛みの文化史』（渡邉勉・鈴木牧彦訳、紀伊國屋書店、1998）。

【関連項目】疼痛緩和、医療、ターミナルケア

一人称の死

【歴史的経緯と定義】人間の死のあり方を、人称という観点から「一人称の死」「二人称の死」「三人称の死」の3つに分類し、最初に術語として定式化したのはフランスの哲学者ジャンケレヴィッチ（Vladimir Jankélévitch 1903-85）である。以降、これらの術語は生命倫理の場面で応用され、おおよそ以下のような意味で使用されている。

まず「三人称の死」というのは、人格的側面が捨象され、客観的な科学的観察対象

としての代替可能な他人の死を意味している。ここでは死の客観的事実が問題なのであって、その意味は問われていない。これに対して「二人称の死」というのは、たとえば家族、親友、恋人など、かけがえのない他人の死を意味し、人格レベルでの死の意味が問題となる。しかし二人称の死が代替不可能ではあっても、三人称の死と同様、体験可能であるのに対して、「一人称の死」は代替不可能であるばかりでなく、体験することも不可能である。というのも、私自身の死は意識体験の内容ではなく、意識体験そのものの消滅を意味するからである。したがって、意識体験の内容の理解に関しては、私の自己了解から他人のそれを推論するという順序をたどるのに対して、死に関してはまったく正反対となる。体験できるのは他人の死のみであり、「一人称の死」はそこからの推論によって了解するしかない。とはいえ、アクセントを変えれば、まさに二人称の死を介してこそ私は自らの死の意味をいくらか実感することができる。

【倫理上の問題】医学の進歩に伴い死を迎える場所の大半は病院となり、生死の判定ももっぱら医者の手に委ねられるようになった現代において、死の意味は基本的に「三人称の死」として扱われているといってよい。こうした現況において、臓器移植の問題や尊厳死の問題が浮上し、改めて死の人称性が問われるようになってきた。そこで、たとえば病院の中でも、できる限り人間らしい死を迎えられるように看護する「ホスピス」という措置が考案され、その普及と同時に「死への準備教育（death education）」も盛んになってきた。しかしそれは、介護する側が介護される側に対して一方的に「一人称の死」を教えるというものではなく、二人称的に接することで介護される側の不安を取り除き、彼らの死を二人称的に受け止めることで自らの「一人称的な死」をも学び、次の介護活動に生かしていくといったような循環的なプロセスを踏むことになる。ただし、介護する側とされる側との間には深い溝があり、他人の「一人称の死」の了解は原理的に媒介性が存するという点も忘れてはならないであろう。　　　　　　　　　　　［武内大］

【参考文献】V.ジャンケレヴィッチ『死』（仲沢紀雄訳、みすず書房、1978）。曽我英彦・棚橋實・長島隆編『生命倫理のキーワード』（理想社、1999）。
【関連項目】ターミナルケア、家族制度、ホスピス、聖クリストファー病院

■ 一病息災 ⇒ 無病息災

■ **一卵性双生児**　Monozygotic［enzygotic／identical／monochorial／monovular／uniovular］twins（英），eineiige Zwillinge（独）

【定義】1個の受精卵から生まれた双生児。卵割の初期の段階に何らかの原因で2つの細胞集合に分離した受精卵が、同一の遺伝構造と性を持つ2つの個体に発達したもの。相同染色体間の交叉によって、異なる遺伝子組成の卵子を持つ場合もある。

【倫理上の問題】一卵性双生児と二卵性双生児との相関および双生児間の近似を考察する双生児研究は、1960年代、アメリカで始まった。その研究データをもとに、身長やIQといった量的な形質の遺伝を解明する量的遺伝学や、遺伝が行動に与える影響を調べる行動遺伝学が成立する。一卵性双生児の特徴は、遺伝子型と子宮内環境の同一性、生後環境の類似性である。とくに遺伝子型の同一性によって、骨髄移植など組織の再生化において相互に完璧なドナーとなる。そうして一方が他方のクローンと見なされることもある。ただし、細胞内小器官のミトコンドリア遺伝子を一卵性双生児は母親の卵細胞のみから受け継ぐのに対し

て、クローンは卵細胞を提供する女性からも譲り受けるという点で、両者はまったく同じわけではない。また一卵性双生児同士にしても、後天的に組み換えが行われる免疫細胞など、すべて同じ細胞を共有しているわけではない。つまり同一の遺伝情報コピーを持っていても、一卵性双生児はそれぞれ独立した個体であり、環境をはじめ多様な要素に基づいて自由な意志と責任を持つ人間に成育し、一方が他方のコピーにとどまることはない。約240分の1の割合で起こる一卵性双生児の出産は、脆弱な細胞の結合に対する生化学的妨害によって通常の発達が混乱したためであるが、それは同時に補正的な修正を伴い、2つの異なる発生学的発達の全体性を回復させる。こうした自然の妨害を誘発する体外受精で、自然分娩の2倍から10倍の確率で双生児が生まれるという問題は、一卵性双生児の個の生成の問題とも深く関わっている。

[阪本恭子]

【関連項目】クローン技術、遺伝子、自由

遺伝　heredity（英），Vererbung（独），hérédité（仏）

【定義】核やミトコンドリアにあるDNAが持つ情報を親から子へ伝達する現象をいう。遺伝する物質の本体は染色体DNAとミトコンドリアDNAである。染色体は常染色体と性染色体から成る。父と母の生殖細胞である卵子と精子は形成過程で減数分裂を起こし、相同染色体の2本1組の23組で、計46本の二倍体染色体から各組ごとに任意の1本の染色体をとり、半数体である23本の染色体を持つ細胞ができる。23本のうち1つは性染色体X、Yの一方である。常染色体は22組あるので、半数体配偶子を作る常染色体の組み合わせは222種に及ぶ。同一の染色体の組み合わせを持つ兄弟や姉妹はほとんどいないことになる。受精卵は双方の親から半数体染色体を引き継ぎ、二倍体に戻り、個体発生へ進む。子へ受け継がれたDNAが持つ遺伝子がコードする1つまたは複数のタンパク質の機能により、個体で現われる性質である遺伝形質が決められる。単一の形質が単一の遺伝子により決められているとは必ずしもいえない。

【メンデルの法則に従う遺伝形式】遺伝子の変異は、正常と変異遺伝子とそれらが作るタンパク質の関係に見ることができる。単一種遺伝子は互いに対をなす相同染色体の同じ場所に対立遺伝子として局在する。したがって、体細胞の常染色体に遺伝子座があれば、1つの細胞は同一遺伝子を2個持つ。これらの同一遺伝子は同質同種のmRNAをそれぞれ転写により同量作るといわれる。一方に変異が導入されれば、正常および変異mRNAと、したがって、正常および変異タンパク質が同量作られ、正常タンパク質は半分になる。常染色体性劣性遺伝の遺伝形式をとる変異はこの状態では変異形質を表わさず、この遺伝子の組み合わせを持つものをヘテロ接合体といい、また疾病の原因遺伝子のヘテロ接合体をキャリアという。常染色体性優性遺伝では正常と異常タンパク質が半量になれば、つまり対立遺伝子の一方に変異があれば正常形質は失われ、変異形質を表わす。この遺伝形式はがん抑制遺伝子の変異の際に観察され、遺伝子の同定に役立った。劣性遺伝の変異形質は2つの遺伝子に変異が導入され、正常タンパク質がなくなると正常形質が失われ、変異形質が観察される。伴性遺伝はX染色体連鎖性あるいはY染色体連鎖性形質変化を意味し、異常形質を指標に家系を追跡すると分かる。遺伝子の変異が複数の遺伝子座で起こると、それぞれの遺伝子座がある染色体の異同、同一染色体上でも遺伝子座間の距離に応じて異常形質の出現様式が変わってよい。これらはメンデル

（Gregor Johann Mendel 1822-84）の観察に基づき命名されたメンデルの法則に従う。

【非メンデル型遺伝形式】たとえば、ミトコンドリアDNAにある遺伝子の変異による眼疾患や、遺伝子内でCTGやCGGの三塩基単位の配列が伸長するために変異タンパク質が生じるトリプレットリピート病（たとえば先天性筋緊張性ジストロフィーや脆弱性X症候群など）はメンデルの法則に従わない遺伝形式を示す。この理由として、前者についてはミトコンドリアは不均一な集団であること、後者についてはDNAの修復機構の障害を伴う可能性があるため、変異が多段階で起こることが推定されている。

【遺伝的素因の決定と管理】人種・家系・個人など、人類社会で容易にまた日常的に接する集団と個人の関係の背景にあり、遺伝的素因として曖昧に表現されていた情報がDNAの塩基配列の異同として物質的に示されるようになった。その解析法は今後ますます簡易化され、また解析結果は正確になる。遺伝的素因の解明は、情報管理の方法も同時に進歩すれば人類社会に役立つ。　　　　　　　　　　　［平賀紘一］

【参考文献】平賀紘一・山本博・伊達孝保・野口民夫編『医学のための基礎分子細胞生物学』第2版（南山堂、1999）。山村研一『考える遺伝学』（南山堂、1997）。

【関連項目】DNA、遺伝子、遺伝病、ヘテロ接合体、遺伝カウンセリング

遺伝カウンセリング　genetic counseling（英），Genetische Beratung（独）

【定義】遺伝カウンセリングとは、「生活や生殖において、遺伝的に不利な立場にある人たちをできるだけ普通にかつ責任を持って支援すること」（世界保健機関）を目標として、医療従事者と患者ないし来談者（クライアント）の間で、遺伝情報をめぐってなされるコミュニケーションによる遺伝サービスのこと。検査前カウンセリングと、病的所見が明らかになった後での検査後カウンセリングとに分かれる。

【歴史的経緯】遺伝カウンセリングは従来から、先天異常を持つ患者やその家族の恐れや悩みに応えるために遺伝医学の臨床応用として行われてきた。その手法は主として、病気の人における観察された特徴すべてを把握し、記述することと、家系図を綿密にとるというものであった。病気が遺伝されたかどうかは、系統図あるいは染色体分析上で確かめられた。近年、ヒトゲノム解析研究が進み、ヒトの遺伝子が生命情報として捉えられるとともに、また検査技術が進歩し、異常染色体や特定の変異遺伝子を検出したり、さらに遺伝子による個人識別などが可能になった。この結果、遺伝子診断の技術と予防医学とが結びつき、受精卵や胎児において変異遺伝子を見つけ出し、生まれる際の異常だけでなく将来の病気の発症を診断・予測したり、さらには成人においても発症前の検査で病気の発症のリスクを知ることが可能となった。これにより、いわゆる単一因子遺伝子病のみならず、がんをはじめ多くの病気が検査の対象となった。しかしいずれの病気にせよ、まだ診断と治療の間には大きな乖離があり、そこに遺伝カウンセリングの必要性が増大した。2001（平成13）年制定の「ヒトゲノム・遺伝子解析研究に関する倫理指針」（厚生労働省・文部科学省・経済産業省共通）でも、遺伝子解析研究を行うにあたり遺伝カウンセリングの重要性が指摘されている。

【倫理的・社会的問題】こうして得られた新知見が、新たにいくつかの倫理的問題を引き起こしている。たとえば、「予防」が遺伝病の患者を排除するという事態が生じている。しかし予防と優生学とは本来異な

るし、遺伝医学は個人あるいは家族の生活の質の向上を目的とするものである。したがって遺伝医学の精神は、当事者の生殖、生活に関する目標にとって最適な決断を当事者自身が下すことを援助するということにある。また、現在治療法がない病気が将来発症するかどうかのリスクを知ることが、本当に良いのかどうかが問われている。そして「知らないでいる権利」の確立の必要性もまた論ぜられている。

性別、年齢、相談内容により種々のケースがあり、また相談の程度も異なるが、いずれにせよカウンセリングは、（1）自発的意思での相談、（2）非指示的相談、（3）患者や夫婦が自らの考えで決める自発的意思決定、（4）医師の守秘義務の4大原則から構成されている。また、検査の結果が陽性である場合のみならず陰性であっても、来談者はその家族も含めて長期的・継続的支援の対象であることを認識しなければならない。しかもカウンセリングは、来談者とその家族に情報だけを与えて何の援助も与えずに、彼らの自己決定に責任を押しつけるというものであってはならない。彼ら自身の価値観に気づくように導き、意思決定に至るプロセスを支える「援助的カウンセリング」でなければならない。

また、カウンセリング制度の必要性とともに、カウンセリングを社会システムに組み込む形で整備することは、ともすれば障害者排除のための出生前診断と選択的中絶を正当化することにつながらないかという根本的懸念があるということも忘れてはならない。

【展望】信州大学病院では1996（平成8）年に院内処置で遺伝子診療部を立ち上げ、これが2000（平成12）年4月にわが国で初めて正式な症例部門として認められた。ここでは専門医が基礎医学研究者、臨床検査技師、臨床心理士および看護師とチームを組んで遺伝子診療を行っている。臨床心理士や看護師は来談者の心理面でのサポート、面談後のフォローアップを担当する。ここに明らかなように、遺伝カウンセリングは単に臨床遺伝学診断に基づく情報提供だけではなく、対話を通して来談者が自ら納得する判断を行い、意思を実現できるよう支援する過程である。欧米には修士レベルの教育を受けた遺伝カウンセラーという専門職が存在している。日本でも2008（平成20）年7月現在、認定遺伝カウンセラー養成の専門課程が8大学に開設され、徐々に修了者が出ている。また2008年4月より遺伝カウンセリングは、保険診療となった。

［盛永審一郎］

【参考文献・URL】世界保健機関『遺伝医学と遺伝サービスにおける倫理的諸問題に関して提案された国際的ガイドライン』（松田一郎監修、福嶋義光編、松田一郎・友枝かえで訳、遺伝医学セミナー実行委員会、1998）。福嶋義光『遺伝医学の基礎知識』（http://genetopia.md.shinshu-u.ac.jp/）。玉井真理子「出生前診断とカウンセリング」（『生命倫理』10号、1999）。

【関連項目】カウンセリング、遺伝、遺伝病、遺伝子診断、遺伝子治療、優生学、知らないでいる権利

遺伝学　genetics（英）, Genetik（独）, génétique（仏）

【定義】生物の種間の差異、種内集団間の差異、個体間の差異を研究する学問。これらの差異を決定しているのは主として遺伝子であり、遺伝子の働きが最終的に個体の形態と機能に影響を与えていることから、遺伝学は遺伝子そのものの性質・働きを扱うと同時に、遺伝子の働き（遺伝子発現）と環境による変更によって現われた性質の特徴（遺伝形質、表現型）についても研究対象としている。

【倫理上の問題】遺伝学の理論的基盤は、（1）メンデルの遺伝法則、（2）ダーウィ

ンの進化論、(3) ワトソンとクリックのDNA二重らせんモデルと中心教義の三大原理から成り立っている。遺伝学とくに近年の分子遺伝学の発展により、生物の細胞・組織・器官の形態やその機能は受精卵にプログラムされた遺伝子の働きによるとする生命観、すなわち生命の営みはすべて遺伝子発現の結果だとする機械論的生命観を生み出すことになった。従来、遺伝学はヒト以外の生物で研究が行われていたが、遺伝現象の原理はヒトも例外ではないことが明らかにされ、ヒトの正常形質(民族の由来など)および異常形質(病気)についても研究が行われている。とくに医学との関連において、種々の疾患の分子遺伝学的発症機構の解明とそれに基づく治療法が開発されるのみならず、予防法・治療法のない疾患の発症前診断や出生前診断の技術が開発され、その診断技術をどのように用いるかについての倫理的問題が引き起こされている。さらには生殖補助技術の発達とも相まって、着床前診断とそれに引き続くデザイナーベビーも技術的には実現可能な時代に突入しつつあり、遺伝学の発展に関係する倫理上の問題は急増することが予想される。

【展望】個体差に基づく医療、すなわちオーダーメイド医療が現実のものとなろうとしている。その際には個人の遺伝情報を適切に扱う必要性が生じるとともに、一般社会における遺伝に関する誤解・偏見・差別を取り除かなければならない。そのためには、遺伝カウンセリングをはじめとする遺伝医療体制を構築しておく必要がある。

[福嶋義光]

【参考文献】新川詔夫・阿部京子『遺伝学への招待』改定第3版(南江堂、2003)。

【関連項目】遺伝、遺伝子、遺伝カウンセリング、着床前診断、デザイナーベビー、オーダーメイド医療

遺伝学上の両親
genetic parentage (英)

【定義】通常、父親の精子と母親の卵子が母親の体内で受精し受精卵となり、母親の子宮内に着床し、胎児は母親の子宮内で育ち、分娩により子が誕生する。この場合、当然のことながら子の遺伝学上の両親はその父親と母親である。一方、最近の生殖補助医療技術の進歩により、精子の提供、卵子の提供、試験管内での受精、借り腹、代理母などが技術的には可能となり、それぞれの生殖補助医療技術を用いて子が誕生した場合、遺伝学上の両親の同定が単純なものばかりではなくなってきた。親子関係を証明することを親子鑑定というが、近年の分子遺伝学の発展により、DNAマーカーを用いて親子鑑定を正確に行うことが可能となった。

【倫理上の問題】生殖補助医療技術の使用の是非とともに、遺伝学上の両親を明らかにすること、すなわち親子鑑定の実施方法をめぐっては、種々の倫理的問題が指摘されている。DNAマーカーを用いた親子鑑定はDNAの含まれる組織、すなわち爪、髪の毛、綿棒でこすり取った口腔粘膜などでも実施可能であることから、医療機関を通さず行われる可能性があり、実際、インターネットを通じてこれらの親子鑑定を請け負う企業も現われている。

【展望】親子鑑定を含め、DNAサンプルを用いた遺伝子解析は医療機関を通さず実施可能であるが、わが国にはまだこれらの技術を適正に実施するための法律・ルールが定められていない。早急な対応が必要である。

[福嶋義光]

【参考文献】松田一郎『生命医学倫理ノート』(日本評論社、2004)。

【関連項目】親子鑑定、DNA、代理母

遺伝学的検査　genetic testing（英）

【定義】医療の現場で臨床検査として用いられる生殖細胞系列の遺伝情報を明らかにするために実施される検査をいう。遺伝学的検査は、遺伝子検査と同意語として扱われていることも多いと思われるが、ヒトが生まれながらに有していて病気や体質と関連のある遺伝子や染色体などの遺伝情報の変化を明らかにしようとする検査であり、「ヒトの遺伝情報を含む染色体・DNA・RNA・タンパク質（ペプチド）・代謝産物等を解析もしくは測定することにより結果が得られる検査」と定義される。遺伝学的検査の目的には確定診断のための検査、保因者検査、発症前検査、易罹患性検査、薬理遺伝学的検査、出生前検査、新生児スクリーニングなどが含まれる。通常、純粋に研究目的で行われるヒトゲノム・遺伝子解析や生化学的解析、細胞病理学的解析、および法医学的検査は含まない。

遺伝学的検査に類似した検査として「遺伝子検査（gene-based testing）」（がん細胞のDNA検査、遺伝子発現解析など、病状とともに変化する一時的な遺伝学的情報を明らかにする検査〈体細胞遺伝子解析、遺伝子発現解析〉で、体の中にがん細胞があるかどうかを調べたり、採取した腫瘍細胞の悪性度を明らかにするなどの目的で行われる検査）、および「核酸検査（nucleic acid-based testing）」（感染症のDNA検査、RNA検査などヒト以外の遺伝学的情報を明らかにする検査。培養困難な病原微生物の同定検査、抗物質加療中や感染初期の病原微生物の検出、移行抗体が疑われた際の抗原検出、病原微生物の感染源調査などを目的として行われる検査）がある。

【倫理上の問題】遺伝学的検査の最も重要な特殊性は、被検者の生涯変わることのない個人遺伝情報を調べるということにある。しかも、その個人遺伝情報は個人のものでありながら血縁者と一部共有しているために、時に個人の問題にとどまらなくなる。通常の臨床検査は、新生児スクリーニングや人間ドックなどのスクリーニング的に行われる検査を除けば、通常、被検者に何らかの症状がある人を対象として行われるのが一般的である。病気になった患者を対象に、病気になった時の状態が正常であった時とどう違うかを把握するために行われるものであり、病気が治ったら正常な値に戻る。しかしこれに対して遺伝学的検査は、ある患者の確定診断が目的であった場合でも、受精卵の時点で決まっていた、原則としてすべての細胞に共通の遺伝情報を調べるものなので、従来、筋生検や肝生検などの侵襲的な検査を含む数多くの検査を総合して診断されていた疾患に対しても、ほとんどは血液を採取するだけで確定診断が可能である点が逆に利点ともなり得る。また、原則として生涯変化しない遺伝情報を調べるので、人生のあらゆる時期に検査が可能であり、遺伝疾患を発症している発端者と、遺伝的背景を共有していて検査時点では健常な血縁者に対しても、将来の発症の有無を予想し得る可能性のある発症前検査や易罹患性検査として、また、発端者の血縁者の保因者検査として、さらには出生前の胎児に対して出生前検査として行うことも技術的には可能となる。

【展望】ある疾患に関係する遺伝子が同定されたからといって、それが直ちに遺伝学的検査として利用されるというわけではない。遺伝性疾患の関連遺伝子探索は研究として行われているもので、臨床検査ではない。ある遺伝子がある疾患の遺伝要因であることの関連性が研究として明らかになっても、ACCE（Analytical validity＝分析的妥当性、Clinical validity＝臨床的妥当性、Clinical utility＝臨床的有用性、Ethical legal and social implications＝倫理的・法

的・社会的問題の解決）について検討を重ね、医師の判断で診療の参考のために実施される研究段階等を経て、臨床検査としての有用性が確立するまでは、生殖細胞系列の変異の検索目的であっても厳密には遺伝学的検査とは呼ばない。遺伝学的検査の実施は、遺伝学的検査についての特殊性等を含めた遺伝医学・遺伝医療についての専門的知識を有する責任者を配置した施設でのみ実施されるべきである。　　［福嶋義光］

【参考文献】福嶋義光他『日本臨床増刊号　遺伝子診療学―遺伝子の診断の進歩と遺伝子治療の展望』（日本臨床社、2005）。新川詔夫・福嶋義光『遺伝カウンセリングマニュアル』改訂第2版（南江堂、2003）。
【関連項目】遺伝、遺伝学的情報、遺伝子

▎遺伝学的情報　genetic data（英）

【定義】遺伝学的検査等により明らかにされる個人の遺伝的特性に関する情報、すなわち生殖細胞系列の遺伝情報を意味する。
【倫理上の問題】UNESCO「ヒト遺伝情報に関する国際宣言」（2003年）によれば、遺伝学的情報は以下の理由により特別な地位を有しており、遺伝学的情報は適切な水準での保護を確立すべきであるとしている。（1）個人に関する遺伝学的疾病体質を予見し得ること。（2）世代を超えて、子孫を含めた家族に対して、そしてある場合には関係者が属する集団全体に対して、重大な影響力を有し得ること。（3）生物学的試料の収集の時点では必ずしも知られていない情報を含み得ること。（4）個人または集団に対する文化的な重要性を有し得ること。
【展望】わが国においては、個人情報保護法が2005（平成17）年4月に全面施行されたことに伴い、（1）研究、（2）診療、（3）産業、のそれぞれの分野における適切な個人情報の取り扱いに関するガイドラインが作成され、その中にUNESCOの「ヒト遺伝情報に関する国際宣言」の趣旨が盛り込まれている。今後、これらガイドラインを遵守するための遺伝子医療部門などの診療体制の充実が求められる。各ガイドラインは以下の通りである。（1）研究におけるガイドライン：文部科学省、厚生労働省、経済産業省「ヒトゲノム・遺伝子解析研究に関する倫理指針」（2004〈平成16〉年12月28日告示）。（2）診療におけるガイドライン：厚生労働省「医療・介護関係事業者における個人情報の適切な取扱いのためのガイドライン」〈http://www.mhlw.go.jp/shingi/2004/12/s1224-11.html〉。（3）産業分野におけるガイドライン：経済産業省「経済産業分野のうち個人遺伝情報を用いた事業分野における個人情報保護ガイドライン」（2004年12月28日告示）〈http://www.meti.go.jp/press/20041217010/041217iden.pdf〉。　　［福嶋義光］

【参考文献】福嶋義光・玉井真理子『遺伝医療と倫理・法・社会』（メディカルドゥ、2007）。
【関連項目】遺伝、遺伝学的検査

▎遺伝型 ➡ 遺伝

▎遺伝決定論　genetic determinism（英）

【定義】明確な定義を伴って用いられる言葉ではないが、おおよそ、人間（あるいは生物）の行動や性格、ひいては個人（生物個体）のたどり得る経歴があらかじめ遺伝子のレベルで決定されているとする考え方を指す。「生まれ」か「育ち」かという対比に即して大掴みにいえば、「育ち」の重要性を限りなく小さく見積もろうとする発想が遺伝決定論である。哲学的には、人間の自由意志を否定し、人間の行動や性格には必ずそれを決定する原因が存在するとする因果的な決定論の一形態に当たると考えられる。

【歴史的経緯】人間の行動や性格がある程度まで「遺伝」によって決まるという考え方自体は古来の俗信にも広く見られるが、それが重要な哲学的問題として受け止められるようになったのはさほど古くはない。決定論と自由意志の対立をめぐる近代の論議は、因果的決定ということについて明確なモデルを提供するガリレイ（Galileo Galilei 1564-1642）やニュートン（Isaac Newton 1642-1727）による近代科学の成立によって強く動機づけられている。だが、因果的な決定論がより特定的に「遺伝」決定論の形を帯びるのは、生命現象が遺伝によって決定されることについて明確なモデルを提供する科学的な遺伝研究が確立されて以後のことである。それは、早く見積もれば、20世紀初頭にメンデル（Gregor Johann Mendel 1822-84）の業績を再発見し科学的な遺伝研究が軌道に乗った時点から、あるいはさらに遡れば、ダーウィン（Charles Robert Darwin 1809-82）の進化論が提唱された19世紀中葉からということになろう。また、遺伝の問題をDNAという分子の問題として捉えるというより今日的な形での遺伝決定論ということになれば、その端緒は1953年にワトソン（James Dewey Watson 1928- ）とクリック（Francis Harry Compton Crick 1916-2004）によってDNAの二重らせん構造モデルが提唱され、遺伝子の本体を分子レベルで特定できる見通しが立った時点に求めることができる。もちろん、これら一連の科学的業績は、遺伝決定論に一定の動機を与えるものとはいえても、その裏付けになるものでは決してない。遺伝決定論それ自体は科学的な研究の成果ではなく、それとは独立に主張される哲学的な見解（もしくは将来の成果を見越した上での作業仮説）と見る方が正確である。

【倫理上の問題および諸分野との関連】人間の性格や行動が遺伝によって決まっているという考え方を文字通りに受け入れるならば、人間の性格や才能をめぐって従来ならば人文・社会科学の諸分野、あるいは倫理学の中で扱われてきた問題は、実は自然科学的な遺伝研究の領分に属することになりそうである。そのような含意が現に成り立つことを力説しているのが、「社会生物学」を提唱するウィルソン（Edward Osborne Wilson 1929- ）である。彼は、人文・社会科学と生物学の結合を唱え、またわれわれの道徳的決定に影響を与える諸条件を特定する「倫理の生物学」の可能性を示唆している。人間の性格や行動が遺伝によって決まっているとする決定論はまた、やや逆説的ながら、遺伝のメカニズムさえ解明できれば人間の性格や行動が人為的に操作あるいは改変可能であることを示唆するものでもある。事実、過去において遺伝決定論はしばしば優生学という形を取ってきた。近年では、診断技術や生殖技術の急速な普及に伴い、生命の選別あるいは改良という問題がにわかに現実味を帯びてきたことを受けて、改良を志向する形での遺伝決定論の是非が改めて問われることとなった。しかも、そのような検討が、一般の人びとにも身近なところで、しかも多様な局面で求められていることが、この問題をめぐる近年の動向の大きな特色である。

【展望】遺伝の仕組みについての科学的研究が道徳の自然的基盤について貴重な洞察を与えてくれるであろうことは疑いないが、それが具体的にどのようなものであり、また倫理学全体の中でどのような位置を与えられるべきかについては、今後の検討に待つところが大きい。遺伝的な素質の選別・改良をめぐる論議に関しては、近年の動向として顕著なのは、選別や改良が必ずしも外部からの強制によるものではなく、当事者の自発的な意志決定によって推進さ

れているかのように見えるという点である。こうした、「リベラルな優生学」とも呼ばれる動向の是非については、過去における優生学の是非の問題とは別に、冷静な検討が求められている。

[清塚邦彦]

【参考文献】E. O. ウィルソン『人間の本性について』（岸由二訳、ちくま学芸文庫、1997）。J.ハーバーマス『人間の将来とバイオエシックス』（法政大学出版局、2004）。金森修『遺伝子改造』（勁草書房、2005）。

【関連項目】遺伝、遺伝子、DNA、優生学、優生学的医療、優生思想、社会生物学、心身問題、自律、自由意思

遺伝子　gene（英）, Gen（独）

【定義】タンパク質の種類を決める唯一の条件としてのアミノ酸配列が、塩基配列中に保存されているDNA中の、特殊な領域のこと。

【構造】人に限らず、生物は多種のタンパク質を個体の構成成分とする。タンパク質は個体の形態や機能を表わすために不可欠である。人のタンパク質は人に固有の構造を持つので、食物中のタンパク質を消化吸収して得られたアミノ酸を材料として自身のタンパク質を作る。生物は20種類のアミノ酸を使いタンパク質を作る。1種類のアミノ酸を何度でも使えるので、アミノ酸の配列順序、つまりタンパク質の種類は理論上無限大である。個々のタンパク質は肉眼で観察できるほどではないが、線状、球状など、それぞれ独自の構造をとり存在する。このアナログ構造がアミノ酸配列に依存して出来あがり、機能を表わす。タンパク質は永久に個体にとどまるわけではなく、早ければ10数分、遅くても数カ月で新しい同種タンパク質と置き換えられる。つまり、古くなって傷んだタンパク質は正常機能を失うから、個体は正しい機能を表わすタンパク質を常に必要とすると考えればよい。同種タンパク質の正しい再生には、個々のタンパク質の正しい設計図、つまり正しいアミノ酸配列順序の情報が必要であり、遺伝子にはこれがいわばデジタル情報として保存されている。

【応用】遺伝子の情報はmRNAに変換されるとタンパク質生合成に利用可能な情報になる。生物が持つ正常タンパク質や病因タンパク質の構造決定には、遺伝子自身の塩基配列やmRNA由来のcDNAの塩基配列を決める方法が通常用いられる。遺伝子の構造を決めれば、遺伝子改変生物や有用変異タンパク質の産出法も推定できるようになる。

【展望】現在、既に遺伝子の種類やそれらの構造の概要が決まった。次の時代の探求主題の一つとして、生物が日常使うタンパク質や特殊条件下で使うタンパク質の種類や個々の機能を知り、それらを総合的に理解して、生物が固有の機能を表わす機構を明らかにする試みが既に始まっている。このために、遺伝子の基本情報が役立つ。このような科学領域の動向を反映し、「ポストゲノムサイエンス」という新造語が現われた。

[平賀紘一]

【関連項目】遺伝、DNA、遺伝子改変生物

遺伝子改変食品 ➡ 遺伝子組み換え食品

遺伝子改変生物

transgenic organism（英）

【定義】動物個体は自らが持つ遺伝子の種類（数）に従いタンパク質を作る。タンパク質には固有の機能があり、生物種により必要な遺伝子種が決まっているから、作ることができるタンパク質の種類も決まっている。適した抗生物質、たとえばペニシリンの一種を培地中に加えれば、抗生物質を分解できない大腸菌は毒性のために生育できないか死ぬ。しかし、βラクタマーゼという抗生物質を分解するタンパク質を作る

遺伝子を人工的に導入された大腸菌は、抗生物質があっても生存、増殖できる。このような大腸菌は遺伝子改変生物または形質転換生物（recombinant organism）と呼ばれ、個体が本来持たない外来遺伝子を導入して外来タンパク質を産生可能にした例である。逆に、生物固有の遺伝子を破壊し、その遺伝子がコードするタンパク質を作れなくした変異種生物がある。タンパク質の機能を調べるための遺伝子破壊動物であるノックアウトマウスなどがその例である。

［平賀紘一］

【関連項目】遺伝子、動物実験、遺伝子工学

遺伝子型　genotype（英），Genotyp（独），génotype（仏）

【定義】個体における遺伝子の構成を遺伝子型（genotype）、その遺伝子の情報および環境因子の相互作用の結果、個体において観察される形質を表現型（phenotype）という。ABO血液型を例にとってみると、ABO血液型の遺伝子は9番染色体上にあり、父由来の染色体上に1カ所、母由来の染色体上に1カ所の計2カ所存在する。したがって、遺伝子型を表わす場合には、それぞれの染色体上の遺伝子（正確にはアレル）を記載する。遺伝子型がAAおよびAOの人はともに表現型はA型となる。同様に、遺伝子型がBBおよびBOの人はともに表現型はB型、遺伝子型がABの人は表現型はAB型、遺伝子型がOOの人は表現型はO型となる。もう一つの例としてフェニルケトン尿症を挙げると、フェニルケトン尿症では無治療の場合、知的障害を発症する。この場合、遺伝子型はフェニルケトン尿症の責任遺伝子であるフェニルアラニン水酸化酵素（フェニルアラニンを代謝する酵素）遺伝子の変異アレルのホモ接合であり、表現型は知的障害を含む種々の症状ということになる。

【倫理上の問題】遺伝子至上主義、すなわち遺伝子型が決まると表現型のすべてが決まってしまうという誤解がある。多くの表現型（病気を含む）は遺伝子型だけではなく環境の影響も受けている。たとえば上記のフェニルケトン尿症では、出生後、早期に発見し、フェニルアラニンを除去した治療乳を与えることにより、知的障害の発症を防ぐことができる。遺伝子型を正常化させることができなくても、環境要因を変化させることにより疾病の予防、すなわち表現型を変化させることは可能なのである。

【展望】遺伝子型の意義を正しく理解するために、すべての国民は適切な遺伝学教育を受ける必要がある。

［福嶋義光］

【参考文献】新川詔夫・阿部京子『遺伝医学への招待』改定第3版（南江堂、2003）。

【関連項目】遺伝、遺伝子、ホモ接合体、遺伝決定論

遺伝子還元主義 ➡ 遺伝決定論

遺伝子技術 ➡ 遺伝子工学

遺伝子組み換え ➡ 遺伝子工学

遺伝子組み換え食品　genetically modified foods（英）

【定義】遺伝子組み換え技術によって新形質を獲得するに至った農作物のこと。遺伝子組み換え技術は、1973年のコーエン（Stanley Cohen）とボイヤー（Herbert Boyer）による大腸菌の形質転換に端を発する。現在開発済みの遺伝子組み換え農作物として、（1）除草剤耐性品種（作物自体を枯死させる非選択性除草剤に対して耐性を持たせた作物）、（2）害虫抵抗性品種（土壌細菌バチルスチューリンゲンシスのタンパク質毒素を組み込んだ作物）、（3）アミノ酸含有量や油糧分等を調整した機能

性品種などを挙げることができる。

【倫理上の問題】遺伝子組み換え食品に関する倫理的な問題は、遺伝子組み換え食品が健康や生態系に対して及ぼす長期的かつ複合的な影響の評価が困難であることに由来する。具体的には、人間の健康に及ぼす影響に関わって、表示義務化を通じた「知る権利」「選択する権利」をめぐる議論が各国で盛んになされており、国際食品企画委員会・バイオテクノロジー応用食品特別部会（CTFBT）を通じた国際規格づくりも進んでいる。また、自然生態系に及ぼす影響に関して、「種の多様性の保存」など環境倫理の視点からも活発な議論が交わされており、2003年には生物多様性条約に基づき遺伝子組み換え生物の輸出入を制限するカルタヘナ議定書が発効している。

【展望】遺伝子組み換え食品をめぐっては、世界の食糧生産・流通システムの観点からする議論もなされている。すなわち、遺伝子組み換え作物が食糧増産を通じて先進国と発展途上国の経済格差の縮小に寄与するのか、それとも遺伝子組み換え作物の生産・販売を独占する多国籍アグリビジネスの支配強化に帰結することで経済格差をいっそう助長するかといった論争である。今後は、遺伝子組み換え食品に対する経済倫理学的な取り扱いも求められる。［髙山一夫］

【参考文献】中村靖彦『遺伝子組み換え食品を検証する』（NHKブックス、1999）。久野秀二『アグリビジネスと遺伝子組換え作物』（日本経済評論社、2002）。

【関連項目】遺伝子工学、経済倫理、知る権利、種の多様性

遺伝子検査（テスト） ➡ 遺伝子診断

遺伝子工学　genetic engineering（英）、Gentechnik（独）

【定義】ある遺伝子のDNAを「制限酵素」と呼ばれる酵素を用いて切断して、それを「ベクター」と呼ばれる自己増殖できるDNA分子に組み込んだもの（「組み換えDNA」）をつくり、それを大腸菌等の宿主となる生細胞内に移入して増殖させる技術のこと。遺伝子操作ともいう。

【歴史的経緯】1973年に、大腸菌を用いて、大腸菌の特定の遺伝子を増やす遺伝子組み換え実験が成功した。その後1978年に大腸菌細胞を用いたヒトのインシュリンの合成が成功したのに続いて、成長ホルモン、インターフェロン等の合成も成功した。1980年には、最初のトランスジェニックマウスが作製された。そして1990年には、アメリカで世界初の遺伝子治療がADA欠損症の女児に対して行われた。また1994年には、遺伝子組み換え技術を利用した日持ちのするトマトが商品化されている。遺伝子組み換え農作物は1990年代後半から栽培量が増え始め、現在、遺伝子組み換え大豆・トウモロコシ等がアメリカ、ブラジル等で栽培されている。1975年にはアメリカのアシロマで遺伝子工学実験の安全性と対策を討議する国際会議（アシロマ会議）が開かれ、その後、世界各国で遺伝子組み換え実験のための実験指針が作られている。2000年にモントリオールで開催された生物多様性条約特別締約国会合では、「バイオセーフティに関するカルタヘナ議定書」が採択されている。それを受けて、日本でも2004（平成16）年には「遺伝子組換え生物等の使用等の規制による生物の多様性の確保に関する法律」が施行されている。また遺伝子治療については、「遺伝子治療臨床研究に関する倫理指針」（2002〈平成14〉年）がある。

【安全性の問題】遺伝子治療については、がんやエイズの遺伝子治療の臨床実験も行われているが、今のところはあまり普及していない。また遺伝子組み換え農作物に関

する問題の多くは、人体に対する安全性の評価や環境に対する影響との関連で議論されている。生物に何らかの遺伝子操作を加えることによってその生物に生じる影響を、確実に予測することはできない。たとえば、植物に何らかの遺伝子操作を施すことによって抵抗力が弱くなる、といった事態が起こることを否定することはできない。また遺伝子組み換えによって生み出された菌やウイルスが人体に与える影響や、遺伝子組み換え生物が自然環境中に放たれた場合に他の生物や生態系に与える影響を確実に予測することも困難である。遺伝子操作を加えられた生物と既存の生物とが接触することによって、既存の生物のDNAが影響を受ける可能性があるともいわれている。さらに遺伝子組み換え農作物には、何らかの毒性や発がん性等があるのではないかと懸念されることも少なくない。このように遺伝子工学の安全性およびリスクの厳密な評価は容易なことではない。遺伝子組み換え技術によってつくられた生物や物質が人体や環境に与える影響は、当初予想されていたよりも小さいといわれているが、安全性に対する懸念は今でも強い。そのため実験室中で遺伝子操作によって生み出された危険な生物は、自然環境に出ることのないよう厳重に管理する必要がある。また遺伝子組み換え農作物については厳密な安全性の評価が試みられている。

【倫理・社会・経済的問題】遺伝子工学に関する問題の多くは安全性の問題である以上に、倫理的・社会的・経済的な問題である。たとえば遺伝子組み換え大豆は加工食品の形で既に日本にも入ってきているが、こういったことが一般の消費者には知らされておらず、それによって消費者の選択権は損なわれている。また遺伝子組み換え農作物に関する問題の多くは、農業経済に関する問題でもある。たとえば遺伝子組み換えされた種を他国のバイオ企業から購入した農家は、毎年、種を購入しなければならなくなり、途上国の農家は経済的に大きな負担を強いられることになる。

そして遺伝子工学には、自然では超えることのできない「種の壁」を超えるという性格もある。また遺伝子工学に関する倫理的・社会的問題は、「神を演じる」という語に示されるような、ある種の宗教的・形而上的な懸念とも結びついている。つまり生物はある種の独特な価値を持つので、生物に遺伝子操作を加えることは本質的に悪なのではないか、ということである。さらに単なる医学的治療のみならず、能力や容姿の向上のための人間の遺伝子操作（エンハンスメント）が行われるようになり、ある種の優生主義的な社会が到来することを懸念する声もある。

【展望】遺伝子組み換え技術そのものは既に広く用いられており、多くの大学や企業の研究室では当たり前の技術になっている。しかし遺伝子組み換えを日常的に行っている研究者と、それ以外の市民との遺伝子組み換え技術に対するイメージの差は大きい。一方、遺伝子工学技術は、農業、水産業、医学・薬学、食品関連産業のみならず、食糧問題や環境問題の解決にも大きく貢献するともいわれている。だが、遺伝子組み換え技術はコストの問題等のため、必ずしも予想されたようなペースで普及してはいない。遺伝子治療も安全性の問題があるため、今後、大規模に使われる可能性は高くはないと思われる。今後も遺伝子操作技術の種々の安全性の評価を続けていく一方で、社会的・倫理的・法的・経済的・政治的観点からの検討も進めていく必要がある。

［蔵田伸雄］

【参考文献】M.J.ライス／R.ストローハン『生物改造時代がくる』（白楽ロックビル訳、共立出版、1999）。大塚善樹『遺伝子組換え作物』（明石書店、

2001)。菱山豊『生命倫理ハンドブック』(築地書館、2003)。
【関連項目】DNA、宿主、アシロマ決議、遺伝子、遺伝子組み換え食品、組み換えDNA実験、遺伝子治療、優生思想

遺伝子コード　genetic code（英）、genetische Code（独）

【基本構造】遺伝子はタンパク質の一次構造、すなわちアミノ酸の配列順序を遺伝情報として収納している。カビの仲間である真菌やそれより高等な生物を総称する真核細胞の単一の遺伝子は通常、1種類のタンパク質を作るための情報をmRNAとして読み取られるエクソンと呼ばれる領域に持つ。エクソンとエクソンの間にイントロンという介在配列があるが、普通は結果的にすべてのエクソンの塩基配列を順に繋ぎ合わせ、単一種のタンパク質のアミノ酸配列（一次構造）を含む単一種のmRNAを作る。しかし、タンパク質を生合成する過程で、エクソンの使い分けにより、単一遺伝子は複数種のmRNAを例外的に作ることがあり、これらのmRNAを使い単一遺伝子から複数のタンパク質が作られることがある。これらのタンパク質のアミノ酸配列は一部が異なるだけで、全体の構造は当然よく似ている。遺伝子の構造は、エクソンとイントロンが交互に出現する遺伝子本体と、遺伝子が持つ情報を必要に応じmRNAに置き換えるための転写反応を調節する領域との2つに大別される。mRNAの塩基配列を読み取りアミノ酸をペプチド結合で順に繋ぎポリペプチドを作る反応は、塩基配列をアミノ酸配列に置き換えていくので翻訳と呼ばれる。エクソンはタンパク質に翻訳されるタンパク質コード領域と、その両側の非翻訳領域を持つ。

【コドン】遺伝子のタンパク質コード領域に相当する塩基配列は、20種のアミノ酸に対応し、3種の塩基の組み合わせより成るコドンが連続して配置され、アミノ酸配列を規定することにより形成されている。この領域の開始部位に当たる翻訳開始部位は翻訳開始コドンと呼ばれるATG配列が必ず存在し、次に続く塩基配列をATGの次の3塩基ずつで区切れば、コドンと対応するアミノ酸の種類が分かる。この区切り方を読み枠（reading frame）という。読み枠の最後に翻訳終止コドンがあり、タンパク質コード領域はそこで終わる。［平賀紘一］
【関連項目】遺伝子

遺伝子指紋　genetic fingerprint（英）Genetischer Fingerabdruck（独）

【定義】DNA中の特定の塩基配列が繰り返される回数の違いを調べることによって、個人を識別するDNA鑑定の手法。繰り返し部分のパターンは一卵性双生児などの例外を除けば、指紋と同様、個人固有のものと考えられるため、遺伝子指紋とかDNA指紋と呼ばれる。

【倫理上の問題】遺伝子指紋法は1985年、イギリスのジェフリーズ（Alec J.Jeffreys）によって開発された。発表当時、話題になった遺伝子指紋法だが、現在では親子鑑定以外には用いられていない。微量ないし古い試料の分析の場合には再現性や正確さの面で難点があり、犯罪捜査では使えないからである。その後、微量の試料でも増幅して分析できるPCR（Polymerase Chain Reaction）法が導入され、犯罪捜査で利用されている。いずれの手法も技術的にはほぼ確立され、信頼性は高いが限界もあることを認識しておく必要がある。今日、多くの先進国では犯罪者DNAデータベースに関する法律が整備されている。わが国でも法律面では立ち遅れているものの、データベース化が始められつつある。遺伝子指紋による個人識別や親子鑑定は遺伝情報とい

う究極の個人情報を扱う以上、本人の同意のない鑑定や目的外の使用は原則として容認すべきではない。プライバシーの保護は徹底されなければならない。　　　　［池辺寧］

【関連項目】個体（個人）識別、親子鑑定、情報倫理、PCR法

遺伝子診断　genetic diagnosis（英），Genetische Diagnostik（独）

【定義】臨床症状および遺伝学的検査の所見によって遺伝性疾患を特定し、発症可能性などを診断すること。診断対象の時期に応じて発症前診断、出生前診断、子どもの遺伝子診断の3つに分類することがある。2003（平成15）年に発表された「遺伝学的検査に関するガイドライン」（遺伝医学関連学会）によると、遺伝学的検査とは染色体検査、遺伝生化学的検査、DNA検査など、ヒト生殖細胞系列における遺伝子変異もしくは染色体異常に関する検査のことである。遺伝学的検査の目的はおよそ6つある。（1）発症者の確定、（2）保因者の判定、（3）発症の予測、（4）薬物に対する反応性の個体差の判定、（5）出生前検査（体質診断を含む）、（6）新生児スクリーニング。ただし、これらの目的は前出のガイドラインが遺伝医学関連学会の会員内の規定として定めたものであって、会員外の者による遺伝学的検査については規制も防止も行われていない。

【歴史的経緯】1961年アメリカで、遺伝病（フェニルケトン尿症）の発症前診断が世界で初めて行われた。1969年にはテイザックス病と鎌状赤血球症の診断法が発見され、1972年に連邦鎌状赤血球症管理法が成立して、遺伝病のスクリーニングが本格的に始まった。1976年の連邦遺伝病法の施行以後、ほとんどの遺伝病の診断と発生予防が可能となり、これまでに約60の遺伝性疾患の発症前診断が成功している。日本で初めて遺伝病スクリーニングが実施されたのは1977（昭和52）年で、対象はフェニルケトン尿症、ヒスチジン血症、ホモシスチン血症であった。日本における死因の第1位であるがんは、環境要因と遺伝的素因の両方を併せ持ち、原因遺伝子の遺伝学的検査は20を超える。がんの遺伝子診断を臨床に活用して、がんの早期診断と治療のための予防医学研究も進められている。また血液を直接用いて検査ができて操作も簡単なCAS-SOH法など、ヒトゲノム研究の成果による診断法も開発中である。遺伝子診断は今後、臨床の場に広く普及していくであろう。

【倫理上の問題】遺伝子診断は本来、疾患の原因解明と治療法の開発を目指すものである。ところが、現時点で治療法のない疾患でも確定診断が可能であるため、不必要な情報提供によって当該者を不安と恐怖に陥れてしまう恐れがある。したがって診断は、発症リスクを負う者の自発性と要請に基づいて初めて実施されるべきである。また遺伝性神経疾患のように治療困難な疾患の発症前診断や出生前診断に際しても、十分なインフォームドコンセントによって遺伝性疾患に関する見識を得た上で実施されなければならない。さらに、有効な対症療法を通じて良好なQOLが保てるように、診断の前と後の遺伝カウンセリングは欠かせないであろう。それでもなお問題は残る。発症前遺伝子診断における「知らないでいる権利」の問題、子どもの遺伝子診断における「親の代理同意」の問題、診断全般における「遺伝情報の保護」の問題、そして遺伝学的検査の公的機関による評価および監視の体制整備の問題である。これらの問題は、医療の場において主権者であると同時にあくまでも受動的な立場にある被検者の人権保護と、現実的かつ実効的な法律の確立を視野に入れて早急に解決されるべきである。

【諸分野との関連】1960年代からの細胞遺伝学の発展によって1970年代以降、染色体異常や遺伝性の代謝障害などの診断技術が飛躍的に前進した。そうして医学研究は、人間の健康状態の改善と病気の予防を目指す実践的な医療と協同で革新を遂げてきた。しかし遺伝性疾患に関しては、疾病の病体的理解よりも、人間の臨床的理解を伴って、あくまでも患者志向の繊細で確実な診断が求められる。またその際には、子どもの福祉や社会保険および雇用に関わる個人情報の管理問題など、診断後のケアも併せて考慮、実践する学問分野と社会との連携は不可欠である。

【展望】確かに個人の特質は、病気をはじめとして大半は遺伝子に決定づけられるのであろう。しかし日々の現実に対処して生活する人間は、そのつど各自の判断と価値観に基づいて決断、実行して、未来へ向かって生き続ける。そうした全体的な観点から人間を捉えてこそ、遺伝子診断は有効なものになる。遺伝子診断の技術がいかに進歩しようとも、またそれに伴って遺伝子治療の可能性がいっそう拡大しようとも、疾病は根絶できない。疾病構造の変化によって遺伝要因関連の疾患が増大することすら予測される。いずれの状況においても、遺伝カウンセリングや公的機関の整備など、患者自ら問題に対応する姿勢を支援できる体制と、遺伝医学的知識の啓発活動といった環境づくりが重要であろう。　　[阪本恭子]

【参考文献】中村佑輔『遺伝子で診断する』(PHP研究所、2000)。奥田孝之・荒勝俊・山野浩『先端技術の個人情報保護―生命科学・情報科学・技術倫理の考え方』(地人書館、2003)。A.ウェクスラー『ウェクスラー家の選択―遺伝子診断と向き合った家族』(武藤香織・額賀淑郎訳、新潮社、2003)。

【関連項目】遺伝子、遺伝、遺伝病、遺伝カウンセリング、遺伝子治療、出生前診断、着床前診断、染色体異常

‖ 遺伝子操作 ➡ 遺伝子工学

‖ 遺 伝 子 地 図　　genetic maps(英), Genetische Karte(独)

【定義】生物の設計図ともいうべき遺伝子の文字配列を地図にたとえ、生物の各特徴に対応した遺伝子(多型マーカー)が何番染色体のどの位置にあるかを相対的位置として示したもので、染色体地図(chromosome map)ないし連鎖地図(genetic linkage maps)とも呼ばれる。これに対して、DNA分子の中での遺伝子の絶対的距離を塩基数で直接記述したものを物理地図(physical map)という。

【歴史的経緯・倫理上の問題】病気と直結する遺伝子の発見・解析には、たくさんの多型マーカー(目印)の位置関係を割り出した遺伝子地図を作ることが重要である。ヒト遺伝子の配列の中で個体間でわずかに異なり、メンデルの法則に従って遺伝する部分のことを「多型(ポリモルフィズム)」というが、これを遺伝的な目印にすると、ある2つの性質(遺伝子)が親から子に伝わる時にどの程度の頻度で伝わるか(組み換えが起こるか)に応じて、染色体上の遺伝子の相対的位置を割り出すことが可能になる。100回の遺伝子の受け渡しに対して1回の組み換えが起こる場合、1センチモルガンと定義し、組み換えの確率が高いものほど2つの遺伝子間の距離が長いことになる。このようにして割り出された染色体上の相対位置を示したものが染色体地図である。ヒト遺伝子の場合には昆虫のように人為的に交配を行って確かめるわけにはいかないが、たとえばハンチントン病の遺伝子などは、その形質を有する大家系の協力を得ることで割り出されている。

1987年以降、イタリア、アメリカ、イギリス、フランス等で各々発足したヒトゲノム計画の基本的な目標は、約30億組の塩基

対から成るヒトゲノムの全体の地図を作ることにあった。とくに生命や発症のメカニズムを明らかにしようとして目指された、3300センチモルガンあるヒトゲノム全体に関し平均1センチモルガンあたり1個の多型マーカーを持つ遺伝子地図を作成しようという目標は、1994年にほぼ完成を見ることになる。その後1996年以降、ヒトゲノムの全塩基配列を解読するプロジェクトが進められ、当初の予想よりも早く2001年にはヒトゲノムの塩基配列の解読が終わった。ただし、これらの遺伝子地図の作成は、いわば遺伝子の構造解析であって、遺伝子の機能や生命体の発現調整機構が完全に解析されたわけではない。今後進められるゲノム情報の解析によって、個人の体質や個性の違いをもたらす塩基1個だけの変異（Single Nucleotide Polymorphism＝SNPs）が明らかになり、それに応じて個々人の体質に合わせた薬剤の開発など、より細やかなテーラーメイド医療の可能性も広がるものと考えられる。しかし他方で、ゲノム解析は将来の発症可能性などを含む個人情報に関わるだけに、プライバシーの権利と情報の営利的利用（特許問題）や公共的価値との間で、様々な倫理的問題をはらんでいる。

[宇佐美公生]

【参考文献】榊佳之『ヒトゲノム』（岩波新書、2001）。

【関連項目】遺伝子、DNA、ヒトゲノム計画

∎ 遺伝子チップ　DNA Chip（英）

【定義】数センチ画のガラス基盤に数千から数万のcDNAないし合成DNAを整列化（アレイ化）して張り付けた素子で、DNAマイクロアレイとも呼ばれる。遺伝子の働き方や異変の有無を測定するために用いられる。

【用途と倫理上の問題】DNAチップに目的とする組織部分から取り出したメッセンジャーRNA（mRNA）を蛍光色素で標識して振りかけると、塩基対の法則によりRNAは自分を作り出す元になった鋳型DNAにトラップされる。これを検出装置でスキャンし、コンピューターで読み取ると、蛍光強度により、元の試料を作るのにどの遺伝子がどれだけ働いていたかが分かるというものであり、数千種以上の遺伝子の働きをチップによって一度に捉えられるのもメリットの一つである。たとえば、がん細胞からmRNAを取り出し、それをがんの性質を調べる目的で構成されたDNAチップに振りかけると、がんで働く遺伝子とそうでない遺伝子とが識別できる。その結果、発症や転移の可能性、制がん剤の有効性について判別できるというものである。このようなDNAチップは、医療だけでなく、農業科学など広く生命科学の分野で利用されている。なおGene chipは、Affymetrix社の登録商標で、独自の方法で基盤上にオリゴヌクレオチドDNAを合成することによって作製された高密度DNAアレイのことである。

DNAチップは、遺伝子の膨大な塩基配列を決定したり、遺伝子多型（SNPs）を解析して、様々な病気の遺伝的素因や個々人の薬剤感受性の違いなどの解明に寄与するものと期待されている。予想される市場規模の大きさから、生命科学関係の企業は独自のチップの開発と情報の特許化に力を注いでいるが、このようにして解明される個人情報のどこまでが特許の対象になるか、あるいは予防法・治療法のない病気の可能性に関する資料提供者への情報開示の可否や、発症前診断による健康保険・就職等での差別の可能性、個人情報の国家管理の問題など、残された倫理的問題も多い。

[宇佐美公生]

【参考文献】中村祐輔編『SNP遺伝子多型の戦略』（中山書店、2000）。金子隆一『ゲノム解読がもた

らす未来』(洋泉社、2001)。
【関連項目】DNA、ヒトゲノム多様性計画、遺伝子特許、情報倫理

遺伝子治療
gene therapy (英), Gentherapie (独)

【定義】外来遺伝子を種々の方法により生体内に導入し、生体細胞内で発現させることにより、遺伝病やがんなどを治療する、もしくは治療効果を高めることを目的とした医療技術。

【歴史的経緯】1970年、コロンボ(J.P. Colombo)らはアルギニン血症の患者へ兎パピローマウイルスを感染させて、患者でのウイルスアルギナーゼの発現を試みた。1980年、クライン(M.J.Cline)らはβサラセミアの患者の骨髄細胞にβグロビン遺伝子を導入した。しかし、いずれの試みも失敗に終わった。1985年、アメリカ国立衛生研究所(NIH)は遺伝子治療申請の審査を開始した。1990年、ブリーズ(R.Michael Blaese)らはADA欠損症の5歳女児にレトロウイルスベクターを用いた遺伝子導入治療を行い、これが世界初の遺伝子治療となった。その後、アメリカの他にオランダ、イタリア、イギリス、スイス、フランス、中国などで遺伝子治療が試みられ、対象疾患も遺伝病の他にがん、エイズなどに拡大されている。わが国では1995(平成7)年に、ADA欠損症に対する治療がブリーズらの方法を用いて初めて行われた。その後、肺がんや腎臓がんなどの悪性腫瘍に対する遺伝子治療が試みられている。さらに近年は、動脈硬化性疾患などの生活習慣病に対する遺伝子治療が臨床研究レベルで行われるようになった。

【遺伝子治療の原理・方法・問題】遺伝病に対する遺伝子治療の基本的な考え方は、ある特定の遺伝子変異によって機能を失っている細胞や臓器に野生型(正常)の遺伝子を導入して発現させ、失った機能を回復させることである。遺伝子を導入する際に用いるのがベクターである。ベクターにはウイルスベクターと非ウイルスベクターがある。一般にはウイルスベクターの方が遺伝子導入効率は高い。ウイルスベクターとしてはレトロウイルスベクター、アデノウイルスベクターが高頻度に用いられており、それぞれ利点と欠点を有している。非ウイルスベクターとしては、リポソームなどの脂質を用いる方法、ベクターを用いず直接DNA断片(アンチセンスやリボザイムなど)を導入する方法などがある。またこれらの方法によらず、遺伝子修復のための特殊な技術(亜鉛の指など)を用いる方法も開発されているが、現在のところ実験室レベルである。がんやエイズに対する遺伝子治療は、遺伝子導入により免疫能を強化したり、薬剤の抗腫瘍効果を高めるなど、遺伝病に対する遺伝子治療とはその原理が異なる。実際に臨床応用されている遺伝疾患としては、ADA欠損症、高コレステロール血症(LDL受容体欠損症)、囊胞性線維症、ゴーシェ病、重症複合免疫不全症(SCIDS)、各種の悪性腫瘍などであるが、研究対象となっている単一遺伝子病は多岐にわたる。問題点として、目的とする臓器・細胞に効率よく選択的に遺伝子を導入する方法の開発、導入遺伝子の発現制御、遺伝子導入の安全対策などが挙げられ、これらは現在においても完全には解決されていない。とくにウイルスベクターには、発がんの危険性、遺伝子を担ったウイルスの野生化、ウイルス自体による細胞障害や免疫の誘発などの解決すべき問題点があることが指摘されていたが、フランスで重症複合免疫不全症に対して行われた遺伝子治療により患児が白血病を発症したことから、この危険性が現実のものとなった。

【倫理・法律・社会上の問題】遺伝子治療

は未だ実験治療の段階にあり、その実施には慎重な姿勢が求められる。遺伝子治療は既存の治療法の欠点を補い、かつそれを超えるもので、適切な代替治療法が存在せず、治療困難な現状を打破するものでなければならない。わが国では2002（平成14）年に文部科学省・厚生労働省が遺伝子治療の臨床研究のためのガイドラインを提示し（2004〈平成16〉年に一部改訂された）、対象疾患を致死性の遺伝子疾患、がん、エイズなどの生命を脅かす疾患または身体の機能を著しく損なう疾患に限っている。閉塞性動脈硬化症などの非致死性の疾患が果たしてこの基準に合致するのかに対しては疑問があるし、生活習慣病一般への遺伝子治療の適応拡大という方向が、倫理的に許されるのかについては慎重な議論が必要であろう。治療の対象は、生殖細胞を避け、体細胞に限ることが明言されているが、体細胞への遺伝子治療が本当に生殖細胞に影響を与えないのか、という問題は必ずしも解決されていない。遺伝子治療の方法選択には、科学的な根拠が立証されていること、治療法の有効性と安全性が確認されることが必要である。もし危険性があるならば、有効性が危険性を十分に上回っている必要がある。このような評価はそのために設けられた倫理審査委員会に委ねられ、社会的・法的・倫理的な視点から討議される必要がある。実施にあたってはインフォームドコンセントをとることが必須である。遺伝子治療に用いるベクターは、薬剤として安全性が検証されている必要がある。生殖細胞の遺伝的改善を目的としたもの、あるいはその恐れのあるものは、遺伝子治療の実施はもちろん、研究も禁止されているが、近年の再生医療の研究などとの関係で、再度、方針が明確にされる必要があろう。遺伝子治療が成功し、患者が生殖年齢に達した場合、人類全体の遺伝子プールにどのような影響を及ぼすかが問題となるが、結論は出ていない。

【展望】遺伝子治療の研究は既に三十数年の歴史を持っているが、近年はむしろその限界が明らかになってきたともいえる。とくに、体細胞への遺伝子治療が生殖細胞に影響を与えないのか、ひいては人類の遺伝子プールにどのような影響を与えるのかという問題は解決されておらず、遺伝子治療そのものの意義が問い直されている状況にあると思われる。　　　　　［斎藤清二］

【参考文献】松田一郎監修・新川詔夫他編『医科遺伝学』改訂第2版（南江堂、1999）。新津洋司郎他編『遺伝子治療』（共立出版、1997）。『遺伝子治療臨床研究に関する指針』2004年改定（文部科学省・厚生労働省、2002）。

【関連項目】遺伝病、遺伝子診断、遺伝カウンセリング、遺伝、DNA、遺伝子、インフォームドコンセント

遺伝子特許　gene patent（英），Genpatent（独），brevet de géne（仏）

【定義と歴史的経緯】1980年に遺伝子操作されたバクテリアがアメリカで初めて特許の対象になったのが、遺伝子特許の端緒である。その後、1988年には受精卵にヒトのがん遺伝子を組み込んだマウスに特許が認められた。遺伝子特許では1997年、アメリカのオンコルメド社が遺伝子「BRCA1」の塩基配列に関する特許を取得したが、これは乳がんと卵巣がんに関連する遺伝子で、以後、アメリカではこのBRCA1遺伝子を利用する診断・治療などの医学研究に特許の網がかけられることになった。現在はミリアド社がこの特許を持っている。そして、ついに1998年10月に人間の「遺伝子の断片（EST）」に関する特許、いわゆる「ステルス特許」がアメリカのインサイトファーマシューティカルズ社に与えられた。それまでは「遺伝子特許」は、解読されたゲノムの遺伝子解析によってその機能を明らか

にし、その特許としての有用性が認められた場合に初めて与えられたのに対して、遺伝子の一部が解析されたのみで、その機能も明らかでなく、単に「DNAの塩基配列」を44文字解読したものに対しても特許が与えられることになった。その後、2000年にアメリカ特許商標庁は、このような「ステルス特許」は科学研究の妨げになるとして禁止するガイドラインを策定した。また2006年3月、特許乱用に制限をかけようとしているOECD（経済開発機構）は、「遺伝子特許活用に関する国際指針」を採択した。

【倫理上の問題】解読された遺伝子情報は医療上の予防・診断・治療に有用であり、また「ゲノム創薬」の開発という大きな可能性を持っている。これらに各企業が競争で特許の網をかけるとすれば、人の生命に関わる医学研究の進展が大きく阻害される恐れが強い。それを防ぐためにヒトゲノムの解読情報を人類共有の財産として相互利用できる方策が急がれる。また倫理上の大問題として、ヒトの遺伝子の特許化が人間の生命およびその身体の一部の特許化、その市場化という発想につながり、人間の尊厳を侵害する恐れがある。また遺伝子特許利用が一部の企業、研究所、医療機関に集中したり、遺伝子情報の独占によって個人のプライバシーが侵害されたりすることなどに関して様々な危惧が予想され、遺伝子情報利用に関する国際標準ルールの確立が強く要請される。

【展望】アメリカを中心として1989年に始まった「ヒトゲノム計画」は2003年に終結した。今後、遺伝情報の知的所有権の国際化などが予想され、ゲノム情報をもとにした医薬品開発、遺伝子治療、テーラーメイド医療技術の国際的特許競争が激しくなり、巨大なゲノム市場を形成すると予測される。　　　　　　　　　　　［松島哲久］

【参考文献】中原英臣監修『DNA・遺伝子の不思議にせまる本』（成美文庫、2000）。金子隆一『ゲノム解読がもたらす未来』（洋泉社、2001）。岡田正彦『暴走する遺伝子』（平凡社、2002）。

【関連項目】チャクラバティ判決、知的所有権、ヒトゲノム計画、情報倫理、パーソナルメディシン

遺伝子配列 ➡ 遺伝子コード

遺伝子プール　gene pool（英），Gen-Pool（独），pool de gène（仏）

【定義】遺伝子供給源であり、遺伝子の集合として交配可能な集団を指す。同じ種の集まりで、メンデル集団を構成する遺伝子の集合である。遺伝子プールの要素は「交配」により生じ、生物「種」の定義となっている。ジーンプールともいう。

【倫理上の問題】遺伝子プールを向上させ「良い子」を持つ願いは否定できないという主張が、新たな優生学に結びつくことは明らかである。遺伝子治療によって、人間の遺伝子プールを恣意的に変更する危険性が指摘されており、次世代に影響を及ぼす可能性がある生殖細胞系列を対象とした遺伝子治療は、現在のところ禁止されている。遺伝子操作が膨大なヒトの遺伝子プールに影響を与えることは少ない、という楽観論もある。それゆえ遺伝子治療が可能であるという観点よりも、人為的遺伝子操作がいかなる結果をもたらすか予測不可能という状況から、すべての問題を検討すべきであろう。　　　　　　　　　　　　　　　［林隆也］

【関連項目】遺伝子、優生学、遺伝子治療

遺伝相談 ➡ 遺伝カウンセリング

遺伝の法則 ➡ 遺伝

遺伝病　genetic disease（英）

【定義】疾患の発症に遺伝子が関わっているものを総称して遺伝病、または遺伝性疾

患と呼ぶ。以下のように分類される。（1）単一遺伝子病（メンデル遺伝病とも呼ばれ、①常染色体優性遺伝、②常染色体劣性遺伝、③X連鎖優性遺伝、④X連鎖劣性遺伝、⑤Y連鎖遺伝、の5種の遺伝形式に分類される）、（2）ミトコンドリア遺伝病、（3）多遺伝子（多因子）遺伝病、（4）染色体異常症、（5）後成的疾患。

【歴史的経緯】1902年のギャロット（Archibald E.Garrod）によるアルカプトン尿症（常染色体劣性遺伝）および1903年の短指症（常染色体優性遺伝）の発見により、メンデルの法則に従う遺伝病がヒトに存在することが証明された。1949年にはポーリング（Linus C.Pauling）により、鎌状赤血球貧血における異常ヘモグロビンが証明され、遺伝病の分子生物学的基盤が明らかにされた。1956年にヒト染色体数が確定され、その後、ダウン症候群をはじめとする種々の染色体異常症が明らかにされた。1960年代後半には染色体分染法が開発され、先天性代謝異常症の酵素学的研究が進められ、染色体異常症と先天性代謝異常症の出生前診断が可能となった。1970年以降、分子遺伝学における技術革新はめざましく、主なものとして制限酵素、逆転写酵素の発見（1970年）、遺伝子組み換えとDNAクローニング法の確立（1973年）、ポリメラーゼ連鎖反応の発明（1987年）などがある。その結果、遺伝病の診断はDNAレベルで行われるようになり、さらに遺伝子治療の開発による遺伝病の治療へと進んでいる。2003年にはヒトゲノムプロジェクトの解析結果が公開され、ヒトの遺伝子配列のほとんどが判明した。この情報を利用し、DNAマイクロアレイやSNP解析などの方法を用いて、特定疾患の罹患のしやすさや、薬剤感受性などの個別解析が可能になり、オーダーメイド医療への貢献が考えられている。しかし、実際の応用はこれからの課題であろう。

【諸分野との関連】分子遺伝学の進歩に伴い、多くの遺伝病について確実な診断法（遺伝子診断）が開発され、出生前診断・発症前診断・保因者診断なども可能となった。しかし、このような発展は遺伝的な問題について何らかの決断を迫られたり、不安を覚えたりする人を増加させることにもつながっている。このような人に対して正しい遺伝医学的情報を与え、適切な意思決定・行動を援助する行為としての遺伝カウンセリングが非常に重要になってきている。わが国における遺伝カウンセリングは、アメリカから導入された、支持的な雰囲気の中での正確な情報提供という側面と、より幅広い意味でのカウンセリング的な心理社会的サポートという二つの側面が重要とされている。

【倫理・法律・社会上の問題】遺伝医学の進歩により遺伝病に関する情報は格段に多くなったが、その運用に関しては倫理的にデリケートな問題が多い。当事者である患者や家族が十分な情報を与えられた上での自己決定権を発揮するためには、専門家による継続的な援助が必要である。遺伝カウンセラーは来談者の秘密を守り、パターナリズムを排し、自己決定権を尊重した、非指示的なカウンセリングを実行する必要がある。出生前診断・発症前診断、保因者診断を行うか否かの決定には、十分な遺伝カウンセリングを行うこと、インフォームドコンセントを得ることが必須である。とくに出生前診断には妊娠中絶の是非という倫理的な問題が絡む。適切な治療法が開発されていない遺伝病の発症前診断は、十分なサポートが行われない限り倫理的な問題を生ずる。また、遺伝子診断が安易に行われるようになると、解析結果の解釈と取り扱いをめぐる問題が生ずる。今後、遺伝子を用いた個人情報が雇用や生命保険加入の際

に要求される可能性があり、個人の遺伝情報が、企業、生命保険会社などの第三者機関に対して保護されることが必要となる。また、遺伝子検査に用いられた生体試料、DNAなどの検体が、他の目的（研究など）に使用されるという危険性がある。本来、遺伝病のスクリーニングは本人の自由意思によって行われるものであり、新生児の遺伝病マススクリーニングにおいても倫理的側面は十分に考慮されなければならない。現在、出生後早期に発見・治療することによって、新生児に著しい利益がもたらされることが明白な、先天性代謝異常症のみがその対象となっている。

【展望】遺伝病の早期発見・早期診断は、発症予防や治療法の開発が伴わなければその価値は半減する。今後、遺伝子治療を含む新しい対処法の進歩が期待される。しかしどのような状況においても、遺伝カウンセリングに代表される、患者・家族への系統的な援助システムの充実は、今後ますます必要とされるであろう。　　　［斎藤清二］

【参考文献】松田一郎監修・新川詔夫他編『医科遺伝学』改訂第2版（南江堂、1999）。千代豪昭『遺伝カウンセリング―面接の理論と技術』（医学書院、2000）。伊藤良子監修・玉井真理子編『遺伝相談と心理臨床』（金剛出版、2005）。

【関連項目】遺伝子、遺伝、染色体異常、出生前診断、DNA、遺伝子治療、遺伝子診断、遺伝カウンセリング

遺伝病スクリーニング ➡ 遺伝子診断

医道審議会

【定義】医師または歯科医師が、医師法上または歯科医師法上の欠格事由（医師法第3条および歯科医師法第3条の絶対的欠格事由と医師法第4条および歯科医師法第4条の相対的欠格事由）に該当するとして免許取消、業務停止または再免許といった行政処分（医師法第7条1－3項、歯科医師法第7条1－3項）を受ける場合、または診療科名に関する政令の制定・改廃の立案、診療科名の許可の際に、厚生労働大臣が必ず意見を聴かなければならない審議会のことをいう（医師法第7条4項、歯科医師法第7条4項、医療法第70条）。その構成の詳細は医道審議会令に規定されている。

【倫理上の問題点】職務に反する行為とはいえ、医師または歯科医師の処分が免許取消、業務停止となると、かなり重大な処分である。したがって、重大な刑法犯に触れる場合はともかく単なる不正行為の場合には、程度に幅があるだけに慎重さが要求される。罰金刑以上の明確な犯罪を行った場合でも、実刑でない場合には諸般の事情（違法性の程度ないし過失の程度）を考慮して判断することが求められよう。とりわけ近年、医療事故との関係で、医道審議会による医師の処分が注目を集めている。しかし、何よりも疑念を招かないよう医の倫理ないし法に則って業務に専念することが肝要である。　　　　　　　［甲斐克則］

【関連項目】医師法、医の倫理、医療倫理

委任契約 ➡ 医療契約

命の贈りもの　gift of life（英）

【定義】移植のために提供される臓器のこと。臓器移植を望む患者・家族など移植を推進する立場の人びとなどが、提供臓器のことをこう呼ぶ。日本臓器移植ネットワークは市民向けに『命の贈りもの　あなたの意思で助かる命』というパンフレットを発行している。類似した表現に「愛と健康の贈りもの」（厚生省発行、1995〈平成7〉年作成）があり、現在でも地方公共団体の腎・アイバンクセンターが献腎・献眼を呼びかける際に使用している。また「伝わるこころ　つながる命」と表現している臓器移植ネットワークのチラシもある。

【経緯・倫理上の問題】心臓移植が一向に実現されない状況で、心臓などの移植を願う患者やその家族などが、脳死患者からの臓器提供による移植を実現させるための運動中に使い始めた。「命の贈りもの」という表現は、一面では臓器提供行為に対して患者に生命を与える崇高な尊い行いとしての意味を持たせる。しかし、他面では提供行為に絶対的な善行であるかのような響きを持たせることで、移植医療の陰の側面（救命治療や脳死判定が適切かつ十分に実施されるかといった不安）を覆い隠す表現だとの意見もある。　　　　　　　［黒須三恵］

【関連項目】移植医療、ドナー、臓器移植

いのちの値段

【概要】「生命は尊貴である。一人の生命は、全地球よりも重い」とは1948（昭和23）年の最高裁判決の中で用いられた言葉である。確かに人命はかけがえのないものであって決して値段など付けられない。まして市場価格などない。しかし、様々な事故、とりわけ交通事故で被害者が死亡した場合、加害者側が被害者側に損害賠償としていくら払うべきか、一応の目安はある。この目安は裁判所の判例によってほぼ確定しているといってよい。それがいわゆる「いのちの値段」である。

「いのちの値段」は通例、葬儀費用＋慰謝料＋逸失利益＋弁護士費用－過失相殺額として算定される。このうち慰謝料は、被害者が一家の支柱である場合、それに準ずる場合、その他の場合によって異なる。また、逸失利益は、被害者が生きていれば残りの人生で得られたであろうと想定される利益のことで、（事故前1年間の年収）×（1－生活費控除率）×（就労可能年数に対応する中間利息控除係数）という式で算定される。

年収といってもむろん、死亡した者が給与所得者か、事業所得者か、家事従事者（主婦）か、幼児など年少者や学生か、無職者か、プロスポーツ選手・芸能人などか、外国人か、などによって大きく異なる。年収の算出にあたっては厚生労働省政策調査部編『賃金センサス』各年版が用いられる。生活費、つまり生きるための必要経費の控除率は、被害者が一家の支柱である場合、女子（女児・主婦を含む）の場合、男子単身者（男児を含む）の場合で異なる。就労可能年数は、「67歳－死亡時年齢の年数」か、死亡時の年齢に対応する平均余命数の2分の1か、いずれか長期の方を使用する。中間利息控除係数は、被害者が生きていれば将来得たであろう利益を現在の金額に計算し直すための係数である。それには単利によるホフマン式係数と複利によるライプニッツ式係数があり、現在の裁判所では後者が用いられている。

【倫理との関連】こうして算定される「いのちの値段」には、いろいろ疑問も指摘されている。たとえば、（1）損害賠償の請求権は被害者の相続人にあることから、被害者に扶養されていた者でなくても（たとえ高額所得者でも）賠償金を受け取れる、（2）加害者側にも生活困窮者などは少なくないのに、その経済的状況がまったく無視されている、（3）逸失利益の算定にあたっては、被害者が将来払うはずであった所得税・地方税などの税金は一切控除されない、（4）いわゆる有職主婦が行う家政一般の仕事は、専業主婦の場合とは異なり、単一の独立した財産上の利益とは評価されない、（5）犯罪被害者等給付金支給法などに基づいて補償される殺人などの犯罪被害者の場合と比べると、事故被害者の場合の補償は著しく高額である、などである。このように、「いのちの値段」の算定方法は一般国民の生活感覚から著しく乖離していることは否めないであろう。国民の大多

数が納得できる「いのちの値段」を新たに模索していく必要があるのかもしれない。

［藤尾均］

【参考文献】山本善明『命の値段』（講談社、2001）。
【関連項目】平均寿命、ホフマン方式、ライプニッツ方式

医の倫理　medical ethics（英）、medizinische Ethik（独）

【定義】専門職（profession）としての医師に求められる義務、責任、そして徳のこと。広義には医学研究、診療、保健、疾病の予防、患者のケアなど、広く医療行為、医療システムに関わる倫理的規範も含めて「医の倫理」という場合もある。

【歴史的変遷】病を罪や汚れと見る古代文明社会の医術は宗教的・魔術的であったが、「医の倫理」の最初の典型は古代ギリシャの「ヒポクラテスの誓い」にある。『ヒポクラテス集典』はギリシャ医術が合理的技術の道を歩み出すのに画期的役割を果たした。そこに含まれた「誓い」では、（1）病人に最善を尽くし害を加えないこと、（2）安楽死と堕胎の禁止、（3）秘匿性、（4）恩師を敬い、（5）知識・技術を仲間にだけ伝授すべき義務、などが明記された。これらの規定は、患者に対しパターナリスティックな関係にある医師のための行動規範である。中世になり、この「誓い」はキリスト教道徳と融合する。ヒポクラテス的な義務を果たすべき医の行為は同時に、憐れみや慈愛というキリスト教的な徳の実践（無報酬の、愛の業としての貧者への治療）である。13世紀頃、大学医学部やギルドによる医師のライセンス化、医療の専門職化への新しい動きが特記される。近世初頭、聖職者と医師との分離（医療の世俗化）が進み、医師（physician）、外科医、薬剤師、似非医師（quack）、療術師（healer）など多彩な医療人（practitioner）が現われる。

そこでは、ヒポクラテスの誓いへの関心は衰えず、善き医人像が求められた。産業革命による社会変革（18世紀後半から19世紀前半）は、病院医療という新しい医療形態を生み出す。公衆衛生への医師の関与、各国での医師専門職の組織化（医師会の設立）、専門家による自己統制、そのための倫理綱領の作成——アメリカ医師会の倫理綱領（1847年）に代表される——へと続く。この綱領に思想的影響を与えたのはT.パーシヴァル（Thomas Percival 1740-1804）である。彼は医師の義務として、専門家同士の協調性、礼儀正しさ、医師専門職の伝統的なヒエラルキーの堅持、医師の徳としては、従順な患者に対する優しさ・謙遜などを列挙し、ジェントルマンとしての医師のパターナリズム的理想を説いた。だが、近代医学の急速な発展と病院医療の急成長を見る19世紀後半になると、天然痘ワクチン接種や人体実験など、社会の関心を引く医療問題が起こり始める。19世紀、医師は自然科学的実証主義の決定的な影響下にあるとともに、他方では、伝染病、貧困、戦争の時代の下にあった。近代医学の発達、医療領域の拡大は、ヒポクラテス・パーシヴァル流の見方では対処できない医療問題を投げかける。この傾向は20世紀に入り一段と高まる。たとえばドイツでは、20世紀初頭から社会的ダーウィン主義の影響で「安楽死」論争が起き、やがてナチ政権下で、医師は障害者・精神病者への人体実験・安楽死に深く関与する。第二次世界大戦後、ナチ政権に荷担したドイツ医師団を非人道的犯罪者として裁いたニュールンベルグ裁判は、新しい医の倫理綱領を世界規模で成立させる重要な契機となった。

わが国の場合、中国医術が漢方医として日本に定着するのは、奈良・平安時代の宗教活動の一環としてである。日本最古の医術百科全書『医心方』（984〈永観2〉年）

で、医術は大慈悲と惻隠の心を具現すべきであるとあるように、「医の倫理」は古くは神道・儒教・仏教的伝統を折衷する形をとった。江戸時代となり、医術は仏教から離れた新儒教（朱子学）を精神的支柱とするようになる。「医は仁術なり。仁愛の心を本とし、人を救うを以て、志とすべし」（貝原益軒『養生訓』〈1713《正徳3》年〉）に凝縮される。儒教的エトスと一体化した医のパターナリズムの伝統が成立する。この伝統は、明治期以降の日本医学の近代化の経過にあっても、ドイツ医学と結びついたドイツ的権威主義を受容することにより現代に至るまで長く日本の医療実践を支配した。

【諸分野との関連・展望】1960年代のアメリカで、高度な医学知識・医療技術による医療の専門分化や病院医療への集約により医療の構造変化が生じたが、これに促されて始まった「バイオエシックス」の運動は、ベトナム戦争を契機とする大がかりな市民運動（人種・性差別への抗議、消費者・患者の権利運動）を背景に持つ。現在、グローバル化した「バイオエシックス」の影響下では、「医療倫理」の中核に「患者の自律（自己決定権）」や「インフォームドコンセント」を据えた議論が有力である。これは、脳死、臓器移植、生殖補助医療、遺伝子医療、終末期医療などが突きつける難問への対処に限られたことでなく、日常的な医療行為のための倫理原則でもある。時代に即応した「医の倫理」の構築には、医療の実践の中で自律原則の意義と限界を見定めながら、とりわけ「インフォームドコンセント」の理論と実践を整備・強化することが必要である。同時に、伝統的な医の権威主義的パターナリズムの克服に向けて、医の専門職の意義と役割について、医療に強い関心を寄せる共同社会での議論を背景に改めて問い直すよう求められている。

［山本達］

【参考文献】川喜田愛郎「歴史の中の医の倫理」（唄孝一編『講座21世紀へ向けての医学と医療』第1巻、日本評論社、1987）．'History of Medical Ethics'（"Encyclopedia of Bioethics" Vol.3, Simon & Schuster Macmillan, 1995）．'Medizinische Ethik'（"Lexikon der Bioethik" Bd. 2, Gütersloh, 1998）．

【関連項目】医療倫理、バイオエシックス、生命倫理、臨床倫理、ヒポクラテスの誓い、インフォームドコンセント、パターナリズム、慈恵（善行・仁恵）原則

違法性阻却事由　Rechtswidrigkeitsausschließungsgründ（独）

【定義】一応違法とされる行為について、特別な事由がある場合には違法ではないとする事由。民法では、正当防衛・緊急避難（第720条）、正当業務行為、被害者の同意などがある。刑法では、正当行為（第35条）、正当防衛（第36条）、緊急避難（第37条）がそれに相当する。

【倫理上の問題】医療行為は傷害罪に該当するが、医学的適応性、医療技術の正当性、患者の同意（3要件）が違法性阻却事由に当たる。脳死・安楽死・尊厳死が違法性阻却事由となるかが問題となる。事由となり得るには、社会的相当性を有し、正当行為として認められる必要がある。社会的相当性が認められるには、社会通念の形成がなされなければならない。脳死下からの臓器提供は法律により認められた。安楽死も一定の要件により認める判決がある。尊厳死に関しても、終末期で延命処置を控えることについては一定の社会通念の形成が見られる。とすれば、今後は自分の問題として突き詰めた議論が必要となろう。［塚田敬義］

【関連項目】医事法学、医事法制、医療、臓器移植法

医薬情報担当者 ➡ MR

医薬品

medicines, medicinal supplies（英）

【定義】一般的には、人の疾病の治療や診断、予防のために用いられる化学物質をいう。「薬事法」第2条では、医薬品を「日本薬局方に収められている物、人又は動物の疾病の診断、治療又は予防に使用されることが目的とされている物、人又は動物の身体の構造又は機能に影響を及ぼすことが目的とされている物（機械器具、歯科材料、医療用品及び衛生用品は除外）」と定義されている。

【倫理上の問題】医薬品は、人（あるいは動物）の生命と健康の目的に使用される化学物質であり、開発・製造・使用においては高い倫理性が求められる。一方で、経済性が求められる商品でもあり、この側面が重視されると、薬害などの健康被害が引き起こされる。動物実験で安全性が確認された化合物は、人を対象にした臨床試験で有効性と安全性が試験される。新薬開発は多くの歳月と膨大な費用を要することから、経済性が優先される可能性が常に存在するが、臨床試験は被験者の立場に立って試験を行うことが重要である。このため、治験を実施する医療機関に治験審査委員会が設置され、治験の妥当性やインフォームドコンセントの実施法などが審査される。臨床試験による有効性と安全性の確認は限られた例数によるものであり、市販後に新たな副作用が明らかになることも多い。したがって、医薬品の市販後調査は極めて重要であり、この情報収集では、医師・薬剤師に加え医療情報担当者の果たす役割が大きい。

対象患者の少ない疾患は医薬品を開発しても利益を上げることが難しく、製薬企業の倫理観や慈善心による開発は期待されない。そこで、薬事法で希少疾病用医薬品の承認や再審査等での優遇が規定されている。

【展望】新医薬品はここ数年、世界的に減少傾向にあるが、バイオ薬やゲノム創薬によるものが登場してきている。これらは医薬品としての使用の歴史が浅いため、安全性や医薬品倫理に関して注意を払う必要があろう。　　　　　　　　　　［倉石泰］

【参考文献】奥田潤・川村和美『薬剤師とくすりと倫理』改訂5版（じほう、2004）。

【関連項目】薬、薬害、医薬分業、MR、GCP、臨床試験、ゲノム創薬

医薬品等の製造管理及び品質管理規則

（GMP）　Good Manufacturing Practice（英），Gute Herstellungspraxis（独）

【定義】医薬品や医薬品部外品等の安全と品質の確保を目的に、製造および品質にかかる管理体制の整備と管理手順の明文化、製造と検査および管理実施記録の作成とその保存を定める規則。わが国では現在、2005（平成17）年の薬事法の改正に伴って公布された「医薬品及び医薬部外品の製造管理及び品質管理の基準に関する省令」および「医療機器及び体外診断用医薬品の製造管理及び品質管理の基準に関する省令」がGMPと呼ばれている。

【歴史的経緯・倫理上の問題】1962年にアメリカは、医薬品の大きさや重量および主成分含量等の規格試験のみによるそれまでの品質管理方法に代えて、製造工程ごとに設けた厳しい基準により医薬品の品質を逐一管理する方法を採用し、これを医薬品製造業者に義務づけた。これがGMPの最初の実施例である。次いで1969年に、WHOもGMPの作成と採択を行い、加盟各国へGMPに基づく品質証明の実施を勧告している。このような動きを受けてわが国は、1974（昭和49）年に厚生省（現、厚生労働省）薬務局長通知としてGMPを作成し、1980（昭和55）年に省令として公布した。わが国のGMPは当初、遵守事項としての自主管理項目であったが、1994（平成6）

年の省令改正を経て現在では、製造所のGMP基準の適合が医薬品の製造許可取得の必要要件となっている。GMPによる品質管理手法が採用された背景には、医薬品の製造設備に関する基準整備の遅れに加え、大量生産の過程で薬の品質が軽視され粗悪品が流通するという、薬に対する信頼性の低下が懸念される社会状況があった。GMPという厳格な品質管理基準が設けられたことは、医薬品の製造に関わる人びとに、自己の利潤よりも薬の安全と品質が優先することを強く認識させ、薬（やく）の倫理を再考させる一つの契機となった。

【展望】医薬品等の安全は、製造や品質管理の厳格化のみで確保されるものではない。流通過程での品質劣化や予期せぬ汚染事故に加え、販売承認後に初めて明らかとなった副作用や相互作用に、迅速かつ適切に対応する体制の整備も併せて必要である。わが国では2005年の薬事法改正に伴い、「医薬品等の品質管理の基準に関する省令（GQP）」および「医薬品等の製造販売後安全管理の基準に関する省令（GVP）」が新たに制定され、この両基準をGMPに加えて満たすことが、医薬品等の製造および販売を行う際の許可要件となった。GMPが医薬品等の製造工程の管理と品質を規定するのに対し、GQPとGVPはそれぞれ医薬品の市場への出荷や医薬品の適正使用にかかる情報の収集など、医薬品等の安全確保措置の実施と市販後安全対策に関する種々の基準と、これに関する責任の所在を明確に規定している。こうした法律の整備と遵守は、薬業に携わる人びとの倫理水準の向上に資すると考えられる。　［合葉哲也］

【参考文献・URL】天野宏『薬の倫理』（花野学監修、南山堂、1998）。東京都福祉保険局薬事監視課（http://www.fukushihoken.metro.tokyo.jp/yakuji）
【関連項目】医薬品、薬事法、世界保健機関（WHO）、薬（やく）の倫理

医薬品の臨床試験の実施の基準 ➡ GCP

医薬分業

【定義】「医薬分業」という語は、法令または行政上の用語として、医師が医療上、患者に薬剤を投与する必要があると認めた場合に、「医師が患者に処方せんを交付し、患者は薬局にその処方せんを持参し、薬局はその処方せんに基づいて調剤し、その調剤された薬剤を患者に交付する一連の行為」の総称として用いられてきた。しかし、この言葉は日本においてのみ通用する用語であり、欧米諸国にはない。諸外国では初めから「医業」と「薬」は分業されていたからである。

【歴史的経緯】今から約770年前の1240年、神聖ローマ帝国（現在のドイツ）のフリードリッヒⅡ世が制定した「医師が薬室（今日の薬局）を持つことを禁じた5箇条の法令」が、今日の医薬分業の起源といわれている。一方、わが国の医薬分業の歴史は、1874（明治7）年の「医制」発布に遡る。その第41条に「医師タル者ハ、自ラ薬ヲヒサグコトヲ禁ズ。医師ハ、処方書ヲ病家ニ付与シ、診察料ヲ受クベシ」とある。1889（明治22）年の薬律では薬剤師の誕生と医薬分業体系が法制化された。しかし当時は薬剤師も薬局の数も少なく、医薬分業を実施する環境は整っておらず、大きな進展は見られなかった。第二次世界大戦後、GHQによる勧告の下、1951（昭和26）年に医薬分業3法が成立したが（医師の処方せん発行を原則として義務づける、いわゆる強制分業法）、一度も実施されることはなかった。1956（昭和31）年に医薬分業法（医師法、歯科医師法および薬剤師法の改正）が公布され、調剤権は原則として薬剤師に限定されるが、例外事項（患者が安静を要する場合やとくに患者が希望する場合

など）があり、任意分業に改定された。これが現行法の基盤となっている。その後、薬局の受け入れ体制の不備や国民の長い慣習などから、1974（昭和49）年までは「分業」に大きな進展は見られなかった。その年10月に、処方せん料が100円から500円に引き上げられたのを契機に、経済的メリットを追求した医薬分業が進み、この年が分業元年といわれている。しかし、真に国民から望まれる医薬分業の姿ではなく、経営者を事実上等しくする第二薬局やマンツーマン薬局などと呼ばれるものが生まれた。医療の中に医薬分業が具体的に組み込まれたのは、1987（昭和62）年の国民医療総合対策本部の中間報告からである。翌1988（昭和63）年には医薬分業基盤整備事業がスタートし、1989（平成元）年には国立病院37カ所で院外処方せんの発行へと動き出し、進展が加速した。1992（平成4）年には保険点数の改定により処方せん料が再度引き上げられ、医薬分業の動きに活発化の傾向が見られた。また、翌年に発生したソリブジン薬害事件も分業進展へのステップとなり、2004（平成16）年6月時点で分業率（院外処方せん発行率）の全国平均は52.0％となっている。全国的に着実な進展を見せている分業率ではあるが、都道府県別で医薬分業率が最も高いのは秋田県の71.6％、次いで佐賀県の68.4％であり、一方、最下位は福井県の17.9％と、未だ地域格差は大きい。

【倫理上の問題】しかし、ここでいう医薬分業とは医療機関の院外処方せん発行率に過ぎない。医薬分業の本来の意味は薬物療法における二重チェックシステムであり、医師と薬剤師が独立してその専門性を発揮することによって、より安全で有効な薬物療法を患者に提供することにある。その意味で、医薬分業に形態などということは本来ないはずである。しかしわが国の場合、

経緯が特殊なこともあり、種々特異な形態が存在する。通常、2つに大別される。1つは「面分業」と呼ばれ、一般の保険薬局を中心とするもので、かかりつけ薬局の構想が基本になっている。つまり、不特定多数の診療所・病院から発行された処方せんを不特定多数の薬局が応需するものである。厚生労働省では、この面分業体制を推進し支援するため、医薬品の備蓄等を行う医薬分業推進支援センターを整備したり「薬局業務運営ガイドライン」を定めたりと、医薬分業計画の策定事業などを展開している。また、日本薬剤師会においては「基準薬局制度」を制定し、患者の利便性と質の向上に努めている。もう一方の形態は「点分業」で、1診療所・病院に対して1保険薬局での対応である。この形態は、さらに2つに分けることができる。1つは、大病院の前に開設された門前薬局による分業である。もう1つは、マンツーマン分業といわれるもので、診療所・病院と保険薬局の間で完全に1対1で処方せんを受ける形態である。主に診療所での事例によく見られる。

国民医療の質の向上を図ろうとする医薬分業制度は、医師と薬剤師がそれぞれの専門分野で業務を分担することにより、患者が医薬品をより安全かつ有効に使用できることを目的としている。具体的には、（1）処方の公開（薬物療法のインフォームドコンセントとして位置づけられる）、（2）物と技術の分離（経済的要因による薬剤の使用が抑制される）、（3）医師と薬剤師間での相互チェックシステム機能（薬剤師法第24条にある疑義照会業務は、重複投与の回避、相互作用チェック、誤薬等のリスクマネージメント機能を果たす）、（4）薬剤適正使用の推進（薬剤師法第25条の2にある情報提供の励行による）などである。また、意義・使命については様々な見解があるが、代表的な意見として、日本薬剤師会は「地

域において、医師の処方せんに基づき、薬の専門家である薬剤師が、処方内容を確認した上で、適正に管理されて品質が保証された医薬品を用い、正確に調製した薬剤を、適切な指導を加えて患者に交付することによって、医師と薬剤師が専門的な機能で協力し合い、よりよい医療を患者に提供すること」と意義づけている。実際に医薬分業を行うことによるメリット・デメリットは、患者あるいは医療機関の立場によって異なる。患者に対するメリットは、（1）待ち時間の短縮、（2）処方内容の開示、（3）複数診療科受診による同種薬剤の重複投与や併用薬の相互作用のチェック、（4）過剰投薬の減少や副作用防止、（5）服薬指導や薬の十分な説明などが挙げられる。医療機関に対しては、（1）待ち時間の短縮、（2）医薬品在庫の減少と管理の省力化、（3）処方医薬品の選択の自由、（4）レセプト請求事務の軽減や薬価改定の経営に対する影響の減少、（5）薬剤師による薬剤指導管理業務に伴う病棟への参加、（6）在宅患者訪問指導の実施などである。デメリットとしては、患者に対して、（1）経済的負担増（一部負担金の割高による院内との格差）、（2）病院・医院から薬局へ行く二度手間、（3）薬局から受け取る薬に対しての不安、（4）機密保持に対する不安、（5）休日・夜間体制への不安などがある。診療所・病院に対しては、（1）処方せん通りに調剤されているか不安、（2）薬の説明がしっかりとなされているか不安、（3）患者離れの可能性、（4）総収入の減少などが考えられる。　　　　〔松原和夫〕

【関連項目】医師、薬剤師、薬剤師法、患者、薬局、処方せん

癒し　healing（英）

【定義】病気や傷を治したり、苦痛や飢渇を除去あるいは緩和すること。さらにそれによって精神的安定をもたらすこと。

【語義の分析】癒しは直接的には治療行為と重なるものだが、それに尽きない。治療行為がほぼ完全になされても、患者にとって精神的に不満足感が残る場合には癒されたとはいい難い。逆に傷病が完治せず治療行為が中断されたとしても、精神的な満足感が与えられた場合には患者は癒されたと実感することもある。さらに、医学的な傷病状態になく治療行為がもともと存在しない場合でも、不安、絶望、焦燥、不満足の状態にある人が求める精神的な平安は癒しと言い換えることができる。ここから、癒しとは、多くの場合身体的不調から発する人間存在の不安が求める全体性の回復に向けられる行為だと再定義できよう。

【倫理上の問題】元来、癒しは治療行為とほぼ一致していたはずだが、やがて近代医学が病気を身体の特定部位の病変に局限し、その修復をもって治療行為のすべてとするような姿勢が医療の中心を占めるようになってから、癒しと治療行為とが乖離してきた。そのため、治療行為の技術が進歩する一方で、取り残された精神的な満足感への願望が強まってきた。その意味で、癒しへの願望は現代の医学のあり方への暗黙の告発をさえ含む。語源を同じくする「キュア」と「ケア」とをあえて区別し後者の重要性を唱えるのも同じ方向にある。

【展望】医療現場以外にも「癒し」の技法はある。色・香り・音など感覚に直接訴えるもの、工芸・旅・スポーツなど身体を伴うもの、人・動物・自然との接触を求めるものなど様々だが、いずれも病み、疲れた人間が存在の全体性を回復しようとする営みであるという点では、癒しの核心に触れている。いくつかの医療施設や福祉ケアの場で音楽療法や動物療法などが取り入れられていることもこうした流れの上にある。また、自然災害・凶悪事件・重大事故・戦

争内乱などで傷ついた被害者やその家族へは、医療や生活物資の支援のみならず、精神的ケアの重要さも自覚され、組織的な対応も進んでいるが、こうした動きもまた、人間性の全体的回復が求められていることの証しだといえよう。しかし商業主義と結びついた近年の「癒しグッズ」の流行は、癒しへの願望が強力な文明告発を含んでいることを見え難くし、医療の持つ精神的役割を矮小化してもいる。癒しの原点である医療の技法、制度、思想を根本から問い直すことが必要である。　　　〔佐々木能章〕

【関連項目】尊厳死、キュア、ケア

医療　medicine（英），Medizin（独）

【定義】最も広義には、ある社会の〈病い・治療・健康〉などをめぐる社会的・文化的事象（行為）の中で、何らかの形で社会的に形式化（慣習化・制度化）された営為を指す。これに対して、医療を「近代社会において、国家により制度的に規定された構造・関係の中で、資格を持った医師により近代医学の知識・技術に基づき行われる治療（行為）」とする狭義の定義もある。後者の定義からは、現在の制度的医療以外の様々な治療的営為、たとえば漢方や伝統医療や民間医療などはすべて医療ではないことになり、社会的・文化的事象としての医療を把握するには不適切な定義といえる。狭義の定義が指すものは「医療一般」ではなく、「制度化された近代医療」と考えるべきである。広義の定義では、漢方や伝統医療や民間医療や、また宗教的治療（行為）などの様々な（近代医療以外の）治療法も、近代医療と同じ医療の1つとして捉えることになる。そこから、どの時代・社会にも医療は存在し、また1つの社会の中にも様々な医療が複数存在する可能性を認めることになる。

【近代医療の歴史的経緯】どの社会・時代でもそうであったが、西欧近代の初期においても複数の医療が存在していた。それらの複数の医療の中で、17世紀に興隆してきた近代科学の方法論に依拠しながら社会への影響力を強めていったのが近代医療である。近代医療はその理論すなわち近代医学を近代科学になぞらえて精緻化・拡大化していくと同時に、18世紀後半から19世紀前半にかけて近代国家によって制度化され、西欧諸国家においての唯一の「制度的医療」となっていく。

制度的医療とは、国家によって認定された医師のみが医療における独占的地位を与えられ、仕事（医療）の内容・条件・評価に関する自律性が保障され、同時に医師の教育や資格認定や開業、医療の施設・技術の内容、報酬や医療保険などが制度的（法的）に規制されるような「制度的に構成された医療」を指す。このような制度的枠組みの下では、制度的医療のみが国家によって医療と認められ、その他の医療は「非医療」、または「偽医者による医療」として排斥されることになる。西欧近代社会において制度的医療として成立した（西欧）近代医療が、19世紀から非西欧社会（国家）に近代的社会システムの1つとして「移植」され、その社会に存在した様々な医療を排斥して「制度的医療」として定着する現象が世界中の国々において見られ、現在ではほとんどの国家において制度的医療は近代（西欧）医療である。

【近代医療の倫理上の問題】「制度的医療としての近代医療」が持つ問題には、まず様々な非近代医療を非合法的行為としてその医療行為を排除し、同時に人びとがそれらの非近代医療を受ける機会（選択権）をも奪っていることがある。次に、資格を有する専門家（医師）のみが医療行為を行えるものとすることにより、人びとの病気・健康に関しての近代医療（医師）への依存

が強められ、人びとの病気・健康や身体に関する自己管理能力が奪われていくことである。最大の問題点は、近代医学理論（とくに疫学研究やヒトゲノム研究など）が発展することにより、「制度的医療としての近代医療」の社会統制システムとしての面が強化され、個々人をトータルに管理するシステムとなっていく可能性があることである。

【展望】現在、多くの社会（先進国でも発展途上国でも）で、「制度的医療としての近代医療」が発展・普及するにつれ、非近代医療が、数でも活動領域でも支持者数でも以前より増加・興隆してきている現象が見られている。この現象の持つ意味を考えながら、上記の問題点を哲学的・倫理学的視点から議論していくことが望まれている。　　　　　　　　　　　〔佐藤純一〕

【参考文献】E.G.ミシュラー他『医学モデルを超えて』（尾崎新他訳、星和書店、1988）。佐藤純一「医学」（黒田浩一郎編『現代医療の社会学』世界思想社、1995）。

【関連項目】医学、医療社会学、代替医療・代替医学、伝統医学、民間療法、医療化、医療人類学

医療化　medicalization（英）

【定義】医療制度の確立ならびに医療技術の高度化に伴い、従来は医療の領域外にあった様々な事象が医療の対象と見なされていくことを指す。したがって医療化概念には現代医療のあり方を相対化し、また批判的に再検討しようとする視座が含まれている。

【倫理上の問題】今日の医療現場では、高度な先端技術を駆使することにより様々な生殖技術が開発されている。またヒトゲノム研究の進展に伴う遺伝子診断や遺伝子治療、さらには脳死者からの臓器移植といった先端医療技術の発達によって、生命の誕生から死に至るまでを医療技術の下にコントロールするための研究が続けられている。こうした特殊なケースだけにとどまらず、今日では妊娠や出産、加齢や死といった以前は人間のライフコースにおいて自然に受け止められてきた出来事までもが医療の対象と見なされるようになった。このように医療化の傾向は、現代人の過剰な健康志向や疾病予防への関心を背景として、日常生活のあらゆる側面へと及んでいる。実際に現代社会における医療化の役割は多様であるが、他方では医療化が医療産業の利潤追求といった医療経済的な機能を果たしている点にも注意する必要があろう。しかし、従来から医療化をめぐる最も重要な問題として指摘されているのは、「逸脱の医療化」と呼ばれる側面である。たとえば薬物の乱用や飲酒癖、盗癖、虐待行為等、あるいは子どもや青少年の非行や不登校、摂食障害や「多動」といった、かつては犯罪として社会的な処罰の対象とされたり、あるいは教育や家庭のしつけと見なされてきた諸問題が、精神医学や脳神経科学の発達に伴い特定の「疾患」として医療の領域に組み込まれつつある。その結果、かつては社会的な「逸脱」と見なされてきた行為が、特定の個人の「特殊性」や「気質」の問題へとすり替えられることにより、結果的に「逸脱」自体の背後にある社会的・文化的要因を捉え損なう可能性が生じてきた。さらに、個人に対して医学的見地から「責任能力」の欠如といった判断が下された場合には、「逸脱」に対する当事者の責任は免除されるものの、他方では当事者の「市民」としての地位や権利は著しく制限されざるを得ない。このように、科学技術の「中立性」と医療専門職の特権的な地位や権威を正当性の根拠として、個人に対する社会統制の機能を果たし得るところに、現代社会における医療化の特質と問題点とを認めることができる。これに対して現代の過剰な医療

化を批判し、「脱医療化」を掲げて本来人間が備えている自律性の回復を目指す様々な運動も展開されている。　　　［長尾真理］

【参考文献】I.イリイチ『脱病院化社会』（金子嗣郎訳、晶文社、1979）。P.コンラッド／J.W.シュナイダー『逸脱と医療化』（進藤雄三監訳、ミネルヴァ書房、2003）。
【関連項目】医療、医療社会学、医療政策

医療過誤　medical malpractice（英）

【定義】前田正一は、医療事故と医療過誤を峻別している。医療事故とは、「医療従事者の業務上の行為に伴い発生したすべての有害結果」であり、医療過誤とは、「医療事故のうち、医療従事者の『過失のある』行為が原因となって生じた有害結果」であるという。

【倫理上の問題】2005（平成17）年4月に個人情報保護法が施行され、医療過誤なのかどうかという判断に重要な位置を占めるカルテの開示が義務づけられてはいるが、患者の治療に重大な影響を及ぼすと判断される場合には非開示を認められている。

　医療者の過失が疑われても、医療者が過失を認めなかった場合や刑事事件として立件できなかった場合に、有害な結果が医療者の過失によるものであることをはっきりさせるには民事裁判を起こすしかない。しかしその際、立証責任は原告である患者・家族にある。非専門家が専門家を相手に立証責任を負うというのは大変厳しい。

【展望】医療事故を起こさないということは重要なことである。2001（平成13）年4月に厚生労働省に医療安全推進室が設置された。同年10月には、ヒヤリ・ハット事例等収集事業が開始され、医療事故の防止には、官民一体となって力を入れている。

　それだけではなく、患者と医療者との信頼関係の構築に寄与するため、患者の苦情や相談を受け付ける「医療安全支援センター」が2003（平成15）年から各都道府県、保健所設置政令市などに置かれている。

　起こってしまった医療事故に対して、どのような対応をとるべきなのかという研究は、医療事故の原因の究明等に比して遅れているといわざるを得ない。事故を防ぐことと事故が起こってしまった場合の補償等の制度を整えることは両方ともに大切なことである。医療過誤が医療関係者と患者の両方にとっての問題と考えられていないというところに問題があるのではないだろうか。　　　［馬込武志］

【参考文献】和田仁孝・前田正一『医療紛争　メディカル・コンフリクト・マネジメントの提案』（医学書院、2001）。
【関連項目】慰謝料、損害賠償、診療契約、医療倫理、注意義務、医療裁判、医療訴訟、刑法、医師法、医師、医療事故

医療監視員 ➡ オンブズマン制度

医療機関　medical institution（英）

【定義】医師または歯科医師による医療処置を受けることのできる施設の総称。日本の法律上は、病床が20床以上の施設を「病院」、病床が無いかまたは20床未満の施設を「診療所」として区別している。

【分類と倫理上の問題】病院は、高度医療の提供、開発・評価、研修を行い大学病院と国立がんセンター、国立循環器病センターが該当する「特定機能病院」、地域で必要な医療を確保し、地域の医療機関の連携等を図るため2次医療圏の中核となる「地域医療支援病院」、その他のいわゆる「一般病院」から成る。病床については「一般病床」と「療養型病床」があり、後者は以前のいわゆる社会的入院といわれた、入院医療の必要度が低い患者が多くを占めていると考えられる。そのため、より医療の必要性の低い「介護型療養病床」は2011（平

成23）年度末までに全廃が決定し、「医療型療養病床」も削減が決まった。それに伴い、在宅介護・療養や、老人保健施設等の介護施設への移行による医療費の削減が目指されている。しかし、24時間介護体制・在宅医療体制や医療に十分対応できている介護施設の整備が不十分な場合、いわゆる「医療・介護難民」が生じてそれが社会問題化する恐れがある。

また、人口と面積を考慮した医療圏を設定して、日常生活圏に一次医療機関、それをいくつか含む位置に二次医療機関、二次医療機関をいくつか含む地域に最も高度な医療を行う三次医療機関が配置・整備されてきた。しかし、日本では患者のフリーアクセスが認められているため、本来は重症患者が集中すべき三次医療機関に一次医療機関の受診で十分な患者が多数訪れて、三次医療機関としての本来業務を阻害するという問題が起こっている。さらに、2004（平成16）年から必修化された医師臨床研修制度により、大学医局の医師派遣システムが崩壊し、地方病院の医師引き上げが問題となって、一部地域医療の崩壊が起きている。また、時間外・休日も休むことができない過酷な労働を強いられていること、民事訴訟が多いこと、さらに刑事訴追まであったことなどにより、産科や小児科といった特定の科の専門を選択する医師が減少し、その領域の医師不足が深刻化しているという問題もある。　　　　　［西條泰明］

【関連項目】病院、医療、入退院、地域医療

医療計画 ➡ 医療政策

医療経済学　health economics, economics of medical care（英）

【定義】医療問題に関する経済学的な考察は経済学史を通じて散見することができるが、今日一般に医療経済学といえば、先進諸国における医療費の増大と対応する形で1960年代後半より急速な発展を遂げた、応用経済学（applied economics）の一分科を指す。

【諸分野との関連】医療経済学は、主として新古典派経済学、なかでも厚生経済学を理論的および方法論的な土台としており、金融論・保険論・産業組織論・財政学・労働経済学との関係も深い。人的資本、供給者誘発需要、情報の非対称性、モラルハザード、プリンシパル－エージェント関係といった経済学上の諸概念の彫琢において、医療経済学が果たした役割は大きい。また医療経済学は、応用経済学として現実の医療政策とも密接な関わりを有する。ランド研究所が実施した医療サービス需要の大規模な実証分析や、欧米各国の医療保険制度改革論議に今なお影響を与えているマネージドコンペティションの理論がその代表例である。これら実証的ないし政策志向的な医療経済研究は、医学・公衆衛生学・看護学等との共同研究として実施されることが通例であり、研究成果が医学系雑誌に掲載されることも稀ではない。医療経済学の対象領域は広範囲にわたるが、以下のように大別される。（1）健康経済学（健康の概念・評価・計測法、健康に影響を及ぼす諸要因）、（2）医療需要分析（人的資本論、保険経済学）、（3）医療供給分析（産業組織論、労働経済学、非営利組織論）、（4）医療行為の経済評価（臨床経済学、医薬品経済学、看護経済学）、（5）医療費分析（計量医療経済学、医療財政論）、（6）医療システムの国際比較。

【倫理上の問題】応用経済学としての医療経済学は、医療行為の選択から医療制度の設計に至る多くの領域で意思決定に寄与している。しかし、医療経済学の研究対象は、形式的には経済学の問題であっても、最終的には倫理問題として扱わねばならない。

終末期医療や先天性障害児治療などで典型的に見られる通り、医療資源の配分に関わる規範的問題を取り扱う場合には、ひとり医療経済学的手法のみを適用するのではなく、医学・看護学・生命倫理学といった関連領域との連携の下に、慎重な議論を行うべきである。　　　　　　　　［髙山一夫］

【参考文献】Anthony J.Culyer and Joseph P.Newhouse eds., "Handbook of Health Economics"(Elsevier, 2000). B.マックペイク／L.クマラナヤケ／C.ノルマンド『国際的視点から学ぶ医療経済学入門』(大日康史・近藤正英訳、東京大学出版会、2004)。

【関連項目】臨床経済学、経済倫理、医療政策、医療保険、医療、モラルハザード

医療刑務所　medical prison（英）

【定義】長期の治療あるいは専門的治療を必要とする受刑者を収容する刑務所。

【制度の概要】医療刑務所は法務省矯正局管轄の矯正施設に分類される施設である。同局管轄の矯正施設には、刑務所、少年刑務所、拘置所、少年院、少年鑑別所、そして婦人補導院がある。このうち、刑務所、少年刑務所および拘置所は刑事施設と呼ばれている。拘置所は勾留中の被疑者・被告人が逃亡したり罪証隠滅したりすることを防止するために収容する施設であり、刑務所と少年刑務所は、刑事裁判の結果、刑が確定した受刑者（現行法上「刑事施設被収容者」〈以下、「被収容者」〉）を収容し、刑を執行し、受刑者の更生を図る施設である。

被収容者が刑務所内において疾病に罹患した場合の対応は、「刑事収容施設及び被収容者等の処遇に関する法律」第62条に規定されている。それによると、基本的には、刑事施設の職員である医師等による診療を受けることになる。また、刑事施設の長は、必要に応じて、被収容者を刑事施設外の病院または診療所での診療を受けさせることができる。さらに、精神疾患等長期あるいは専門的な被収容者を収容するのが医療刑務所である。医療刑務所では、常勤する医師・看護師による治療と作業療法等の被収容者の病状を考慮した矯正方法がとられる。現在、日本には八王子、大阪、岡崎、北九州（旧城野）の4カ所に医療刑務所が設置されている。　　　　　　　　［旗手俊彦］

【関連項目】医療少年院、婦人補導院

医療契約　medical contract（英）

【定義】患者と医師あるいは医療施設との間で締結される疾病の診断、治療等に関する民事法上の契約。診療契約と呼ばれる場合もある。

【内容】患者と医師あるいは医療施設（以下、医療者）との関係は、法律上は私人間関係であり、両者間で締結される医療契約は民事法上の契約である。その契約の性質は、民法第656条に定められている準委任契約であると一般に理解されている。委任契約とは法律行為を委託する契約である（民法第643条）のに対して、準委任契約とは法律行為以外の事務、いわゆる事実行為を委託する契約のことである（民法第656条）。この医療契約とは、患者が疾病の診断・治療を医療者側に委託し、医療者側がこれを受諾することによって成立する。医療契約の成立により、医療者側は疾病の完治という結果に対して法的責任を負う（結果債務）のではなく、最善の治療を施すという手段に対して法的責任を負う（手段債務）こととなる。

【諸分野との関連】インフォームドコンセントについては、医療法第1条の4第2項に医療者の努力義務として規定されているが、インフォームドコンセントに関して医療者が一切法的責任を問われないわけでは決してない。準委任契約の成立により、医療者は患者に対して善管注意義務（民法第644条）と治療内容等に関する説明義務

（民法第645条）という2つの法律上の義務を負う。したがって、医療者による説明義務違反には債務不履行責任（民法第415条）が発生し、医療者側に賠償義務が発生し得るのである。注意義務違反に関しても、同様に債務不履行責任が発生し得る。患者側が医療者側に対して追求し得る民事法上の責任としては、不法行為責任（民法第709条以下）と債務不履行責任とがある。時効が不法行為責任では3年である（民法第724条）のに対して、債務不履行責任は10年であること（民法第167条第1項）、立証責任は、不法行為責任では原告患者側が負うのに対して、債務不履行責任では被告医療者側が負うことを理由として、債務不履行責任の方が不法行為責任よりも患者側に有利な法的責任の追及方法であると説明されることが多い。しかし、実際の医療訴訟では両責任をともに主張する場合が多い。また判決においても、医療水準が過失および注意義務違反の認定基準として用いられており、両責任を厳密に区別する実益は乏しい。注意義務違反と損害との因果関係が認定された場合には、不法行為責任と同様に、患者の逸失利益等、比較的高額な賠償額の支払いが認容されるのに対して、説明義務違反に基づく慰謝料は、数十万円から数百万円という比較的低額にとどまる。

[旗手俊彦]

【参考文献】日本医事法学会編『年報医事法学』21（日本評論社、2006）。

【関連項目】医師、医療従事者－患者関係、インフォームドコンセント、医療過誤、医療契約モデル、医療裁判、医療訴訟

医療契約モデル
medical contract model（英）

【定義】医事訴訟では医療従事者と患者との法的関係と理解されるが、生命倫理で用いる場合は、医師－患者関係の契約モデル（contract model）のことを指す。

【倫理上の問題】契約モデルとは、医師－患者関係を信頼に基づく契約の関係と規定する議論であり、インフォームドコンセントをその核心的部分とする。具体的には次の3点で特徴づけられる。（1）患者は、自らの価値基準に則って治療がなされるとの信頼があって初めて、医師の価値判断を承認しまたそれに従う義務を負う、（2）医師の側でも、患者の価値基準を尊重することに同意している限りにおいて、患者の価値基準の権威を認めそれに従う義務を負う、（3）患者と医師との間で価値判断に違いがある場合は、それはより広い社会的討議の中で調停される。医師が道徳判断から解放される技術者モデルや、逆に患者に道徳判断の放棄を迫る聖職者モデル（パターナリズム）との比較においては、契約モデルは倫理的に好ましい関係である。しかし、「契約（contract）」ではなく「盟約（covenant）」と規定すべきだとする有力な議論もある。盟約モデルとは、誠実性（faithfulness）を医師－患者関係の根本道徳に据える議論であり、契約モデルに対しては、（1）もっぱら個人の自律的行為のみに基づく点、（2）医師－患者間の道徳を最小限に制限する点、（3）当事者の外面的な行動を重視する点、（4）法律主義的である点の4点にわたり批判している。ただし盟約モデルに対しても、（1）誠実性は契約における誠実性の特殊形態に過ぎない、（2）医師と患者とで価値判断が相違する場合には社会－医療従事者－患者という広い契約関係を考慮すべきである、との反批判がなされている。

[高山一夫]

【参考文献】R.M.Veatch, 'Models for Ethical Medicine in a Revolutionary Age'（"Hastings Center Report" 2, 1972）。

【関連項目】医療契約、インフォームドコンセント、パターナリズム、医療従事者－患者関係

■ **医療裁判** medical trial（英）

【定義】医療をめぐる紛争（医事紛争）解決を、民事事件であれ刑事事件であれ、裁判で争うことをいう。狭義には医療事故ないし医療過誤をめぐる裁判を指すことが多いが、広義には、たとえば、ハンセン氏病国家賠償訴訟のような医療制度をめぐる裁判全体をも含む。

【歴史的経緯】医療裁判の母国ともいうべきアメリカでは、1970年頃、いわゆる患者の権利運動が高まって、医療裁判がその10年前と比べて4倍に増加したといわれた。その背景には、患者を医療の客体にしてしまっている医療システムへの告発の意味もあった。また他方で、弁護士が収益を上げるために医事紛争を掘り起こすという「医療裁判の商業主義化傾向」が強まり、その影響から賠償額や保険料の高騰を招いたりした。だが、そうした中で、インフォームドコンセントの法理が確立していったことを忘れてはならない。

　日本でも、1970年代半ば頃からアメリカの影響を受けて、医療裁判（とりわけ民事裁判）が増加した。背景には、やはり患者の人権意識の高揚がある。とりわけ医療過誤における注意義務違反をめぐる裁判が増加した。その中で医療水準ないし医学水準をめぐる議論（未熟児網膜症に関する一連の判例）やチーム医療における「信頼の原則」の適用による責任の分配（北大電気メス事件判決等）がクローズアップされ、さらに1990年代になると、インフォームドコンセントの必要性も自覚されていった。また、一定の疾患についての集団訴訟という訴訟形態も増加した。略式命令が多いとはいえ、刑事事件も注目を浴びるようになり、とりわけ横浜市大病院の患者取り違え事件（1999〈平成11〉年）は社会に大きなインパクトを与えた（上告中の1名の医師を除き、3名の医師と2名の看護師の有罪が確定）。また、都立広尾病院事件では、医療事故の届出義務（医師法第21条）をめぐり、最高裁まで争われて注目された（届出をしなかった院長は有罪）。さらに、薬害エイズ刑事事件では、ミドリ十字ルートにおいて製薬会社の幹部が業務上過失致死罪で有罪となり、帝京大ルートにおいては内科医長兼厚生省（当時）エイズ研究班班長である医師が起訴されたが、無罪となり（控訴審段階で被告人である医師が死亡したことにより無罪が確定）、そして厚生省ルートにおいては厚生省薬務局生物製剤課長が業務上過失致死罪で起訴され、ミドリ十字ルートに関する部分については二審段階まで有罪とされ、現在上告中である（帝京大ルートに関する部分については二審で無罪が確定）。これらは、医療裁判の質的広がりを意味するものといえよう。医療裁判が医療制度ないし医療従事者－患者関係を是正してきた側面は否定できない。最近では、生命倫理ないし医療倫理というものの重要性が認識される中で、医療裁判は医療事故防止のための教訓としても捉えられており、医療者側の受け止め方にも変化が見られ、医と法の適度の緊張関係の中から適正な医療とルールを模索する動きもある。

【諸分野との関連】これまでの医療裁判により、いくつかの点で諸分野との関連が明らかになっている。まず、医師と看護師の役割分担とそれに伴う責任の分配が医療関係者内部においてかなり自覚されるようになったことは重要である。これは、医師と薬剤師その他のコメディカルとの関係にも当てはまる。航空機事故や船舶事故（タイタニック号事件〈1912年〉を想起されたい）の場合と同様に、医療でも医師が周りのスタッフに権威を振り回すと、軌道修正がきかず、かえって安全が脅かされる場合（権威の急勾配）がある。医療事故防止のためには、法学のみならず、倫理学、社会学、

心理学等の分野の専門家との連携や、安全学という学問分野の構築も必要であろう。また医療関係法規も患者の人権や医療制度に適するものかを絶えずチェックし、医と法と倫理と行政の対話の中から絶えず新たなものを模索する姿勢が必要である。さもなくば、旧「らい予防法」のような悪法が長年にわたり国民を苦しめることになりかねない。

【倫理・法律・社会上の問題】患者側はなぜ医療裁判に訴えるのかについては、三つの点が考えられる。第一は、原因解明である。医療事故に遭遇した人は、「なぜ自分がこのような目に遭ったのか」、その原因を知りたい。可能な限り原因を説明しておけば、ある程度納得が得られるが、これを完全に隠蔽したり説明をはぐらかしたりすると、被害者側は裁判に持ち込んででも真相を解明しようとする。事後の説明責任（アカウンタビリティ）は極めて重要といえる。第二に、責任の所在を明確化することである。早期に医療者側から謝罪がなされると、被害者の被害感情もある程度緩和されるが、原因も説明せず謝罪も一切ないとなると、裁判に訴えて責任を明確にしようとする。民事事件の場合であれ、刑事事件であれ、責任観念は医療問題においても法的・倫理的に極めて重要な要素といえる。第三に、医療裁判は過去の行為に対する責任追及のみならず、将来の医療事故防止ないし医療制度の改善への願いも込められていることが多い。とりわけ近年では、リスクマネージメントの一環として、裁判例から教訓を学び取ろうという姿勢が医療者側に見られるようになった。

とはいえ、医療裁判には多くの困難が伴う。第一に、医療の専門分野だけに立証の困難がつきまとい、裁判が長期化する傾向がある。第二に、勝訴してもその時は高齢になっていたり、十分な賠償が確保される保証もない。それに費やす費用とエネルギーは大変である。第三に、有能な弁護士や鑑定人を見つけるのも大変で、勝訴する保証はないので不公正感が持たれやすい。

【展望】現在、いくつかの注目すべき動きがある。第一に、医療過誤裁判の迅速化の途が司法制度改革の一環として模索されている。医師を参審員のように裁判の中に組み入れようとする動きがそれで、これを肯定的に評価する見解もある一方で、鑑定の先取りだとして批判的な見解もある。第二に、通常の裁判による損害賠償システムに代わる新たな補償システムを模索する動きである。たとえば、ニュージーランドやスウェーデンなどで見られるノーフォールトシステム（医療者側の過失の有無を問わない被害者救済のための補償制度）などがそのモデルとして考えられる。あるいは医事審判という制度も提唱されている。第三に、医療側がインシデントレポートを義務づける等、医療事故防止のために様々なチェックシステムを稼働させつつある点も重要である。　　　　　　　　　　　　［甲斐克則］

【参考文献】米田泰邦『医事紛争と医療裁判－その病理と法理』（成文堂、1986）。C.ヴィンセント他編『医療事故』（安全学研究会訳、ナカニシヤ出版、1998）。大谷藤郎『らい予防法廃止の歴史』（勁草書房、1996）。伊藤文夫・押田茂実編『医療事故紛争の予防・対応の実務』（新日本法規、2005）。甲斐克則『医事刑法への旅Ⅰ〔新版〕』（イウス出版、2006）。宇都木伸・町野朔・平林勝政・甲斐克則『医事法判例百選』（有斐閣、2006）。

【関連項目】医療訴訟、医療過誤、医事法学、患者の権利、インフォームドコンセント、医療従事者－患者関係、リスボン宣言、ヘルシンキ宣言、アカウンタビリティ

医療サービス　medical service（英）

【定義】医学の知識や技術を用いて病気の治療を行う業務。通常の財・サービスと異なり、公的システムを中心に供給される。

【歴史的経緯と倫理上の問題】近代社会において、人間の生命や健康に関わる医療サービスは、国家の医療政策に基づいて供給されてきた。それぞれの国の政治・経済体制によって供給システムは異なり、時代とともに変遷が見られる。国立の医療機関が国民の医療を担い税金によって医療費を賄うシステムをとる国もあれば、一定の制約を設けながらも医療サービスを基本的に市場メカニズムに委ねている国もある。わが国では明治期以来、自由開業医制を原則としつつ、公的医療保険の整備や診療報酬の調整などを通して、政府が医療サービスの供給に大きく関与してきた。1961（昭和36）年には、すべての国民に加入を義務づけた国民皆保険制度が成立し、ほとんどの医療サービスは医療保険制度の下で供給されるようになった。1980年代に入ると、保険医療として一般に適用されるに至らない高度先進医療について、治療費は自己負担とするが診察・検査・投薬・入院料などは保険で支払うという特定療養費制度が創設された。その後、差額ベッド、予約診療、金属床による総義歯など、保険と組み合わせて徴収される自由料金の導入が進み、これは患者の負担増大につながっている。

　保険診療と自由診療を組み合わせる混合医療が拡大し、未承認の治療が増えていくと、高い費用を負担できる人だけが希望する医療サービスを受けられることになり、皆保険制度の下で保障されてきた医療の平等性が危ぶまれる。また、高度先進医療の実施にあたっては、有効性や安全性が十分に確認されない医療技術が適用され事故を招いた例もあり、その非倫理性が問題化した。医療技術の高度化が進む中で、情報の非対称性は以前にも増して高まっており、医療サービスに関する知識を持ち合わせない患者は医療者に意思決定を委ねざるを得ない。不確実性やリスクを伴う医療サービスを行う際には、医療技術の厳格な審査制度を整備するとともに、サービスを提供する医療者と受給する患者との間に十分な対話を保障する環境づくりが欠かせない。

【展望】現在進行中の医療制度改革では、技術進歩と高齢化による医療費の伸びに対応するにあたって、必要な医療をすべて保険でカバーすることは困難であるとして、自由診療を含む選択肢の拡大が検討されている。こうした状況の中、安全で良質な医療を確保するためには、医療サービスの導入と適用に関する厳格な倫理的判断基準の確立こそが強く望まれる。　　　　［杉山章子］

【参考文献】村上陽一郎編『21世紀の「医」はどこに向かうか』（NTT出版、2000）。川渕孝一『医療改革』（東洋経済新報社、2002）。

【関連項目】国民皆保険、医療保険、医療政策

医療資源の配分　allocation of health care resources（英）

【定義】「配分（allocation）」を「分配（distribution）」も含む広義の意味で理解するならば、ある目的のための手段である資源が限られている場合、複数の目的の間で資源を分け合うことを一般に資源配分という。医療資源の配分は、（1）医療部門全体に対する配分および医療部門内部での配分というマクロな配分と、（2）各患者への配分ないし割当というミクロな配分とに大別されるが、両者ともに、資源の配分効率に関する経済問題としてよりも、むしろ分配的正義をめぐる倫理問題として扱われてきた。

【倫理上の問題】医療資源のマクロ的配分に関する倫理問題は、配分に際してどのような実質的基準を採用すべきかとの問題に帰着する。たとえば、誰がどれだけ医療費を負担するのか、あるいはどの医療ニーズに対して優先的に資金提供すべきなのかといった問題は、経済学でいう効率の基準

(efficiency) よりも、むしろ公平（equity）や権利といった、それ自身が論争的性格を有する概念によって制約される。また自由至上主義の立場から、医療資源のマクロ的配分はもっぱら市場に委ねるべきとして、市場ルールの公正（fairness）をより重視する議論もある。他方、医療資源のミクロ的配分とは、どの患者の治療が優先されるべきかとの問題を含むため、選別の実質的基準と並んで、意思決定上の手続的規則も論点となる。患者選別に際しては、通常は各患者にとっての医療的効用を考慮した上で、先着順やくじなどの偶然性が基準として用いられるが、戦場や被災地、救急室等においては、患者の社会的貢献の可能性に基づく社会的効用が基準に採用される事態もあり得る。ただし社会的効用基準に対しても、高齢者人口の増大や医療費高騰を背景に、年齢による差別が公平であるか否かとの論点が提起されている。

【展望】医療の倫理学上の議論と並んで、効率の観点から費用と結果を比較考量する臨床経済学も急激な発展を見せており、医療資源の配分問題に対する功利主義的な取り扱いも次第に有力になると思われる。

〔髙山一夫〕

【参考文献】T.L.ビーチャム／J.F.チルドレス『生命医学倫理』（永安幸正・立木教夫監訳、成文堂、1997）。

【関連項目】配分的正義、社会的公正、手続き的正義、トリアージ、医療経済学、正義

医療事故　medical practice failure, malpractice（英），Kunstfehler（独）

【定義と社会的問題点】医療現場での事故、予期しない、好ましからざる事態の発生や突発事故、患者側と医療担当者や医療機関側との紛争やトラブルなどを、総括的に指している言葉で、戦後、問題化することがとみに多くなってきた。患者側は一命を落としたり、以後著しく健康を損ねたりすることもあるため、その結果、損害賠償請求をしたり、医療訴訟に持ち込んだりすることが多い。賠償金額などは年々高騰の傾向にある。これに対し、医療担当者側は医療事故防止のための研修や関係者教育、ガイドラインの作成、いわゆるインフォームドコンセント（informed consent）やインフォームドチョイス（informed choice）などに努めてはいるが、それにも限度がある。明らかに医療担当者側に落ち度や失敗があった時には、損害賠償を払わせられたり、医業停止処分にあったり、医師等の免許を剥奪されたりもする。このため、事故発生や紛争を恐れて診療行為が萎縮したり、責任回避の方向に走りがちであることなども、最近は問題となっている。

医療事故は、昔は内科と外科に最も多かったが、最近では産婦人科、小児科、外科、整形外科などにとくに増加傾向が強い。このため、医療事故（紛争）の多い診療科は、新卒の若手医師からは敬遠され、ひいてはその科の医師不足にもつながり、これがまた医療事故多発の一因になるという「悪循環」ももたらしている。この傾向は、同じ国内での地域間にも見られる。ある科の医師がある地域で不足すると、その科の地域の医師不足にはますます拍車がかかる。逆に、ある科の医師が多い地域には、その科の医師も患者もますます集まる。経済の一般の原則では説明できないような事態が、医療の世界では昔から常識のようになっている。

【その発生および増加原因】医療事故（紛争）の原因は極めて複雑である。その増加理由としては、次のようなものが一般に挙げられている。(1) 医学教育や医師養成課程における欠陥：とくに新技術や新知見の開発や教育にばかり力が注がれ、それらのメリットばかりが重視され、リスクやコ

ストは軽視されてきた。（２）患者側には人権意識が目覚め、医療に対する感謝の念などは薄れ、また消費者意識までもが生まれ、強くなってきた。（３）医師、看護師などの業務は今やあまりに多岐にわたり、煩雑すぎ、複雑すぎる。今や人間の能力の限界を超えつつある。類似の医薬品（名）などにしても、統合、簡素化の必要がある。このことは医師不足、看護師不足、患者過剰ということでもある。医療現場はいわば社会主義体制、製薬会社、医療用機器会社などは自由資本主義体制、というところにも問題がある。（４）医療体制そのものにも欠陥がある：とくに一次医療、二次医療、三次医療の区別がはっきりしていない。（５）医師に対する生涯教育の遅れ：製薬会社に主に依存している現行の生涯教育講演会や講習会、形式には、限度がある。（６）無責任なマスコミの跳梁（ちょうりょう）：健康、医学、医療などに関する、怪しげな医学関係の新知見の紹介のほかに、健康用器具、栄養剤などのコマーシャルが、どれだけ新聞、雑誌、テレビなどを賑わし、人心を惑わしていることか。またそのマスコミは、社会正義のために闘うことも多いが、徒らに被害者同盟や患者同盟などを支援していることもある。そうかと思うと逆に、真に尊敬や報道に値する医師、看護師、助産師、保健師などの人道的、献身的な行動などについての報道は、あまりにも少ない。（７）悪徳弁護士と、一部の医師などによるいかがわしい鑑定など：今や医療事故裁判を食い物にしている弁護士は少なくない。それにしても不思議でならないことは、弁護士の中には同じような事件に対して、ある時は原告側に回り、またある時は被告側に回る者が多いことである。その器用さや無定見さには、驚くはかはない。もちろん大半の弁護士諸侯は、法の番人にふさわしい立派な方々ではあるが。［品川信良］

【関連項目】医療過誤、医療裁判、医療訴訟、医療倫理

医療社会学　medical sociology（英）

【定義】健康の維持や疾病の予防・緩和・治療活動等の保健・医療問題一般を社会学の理論や技法をもって分析する、社会学の専門分野。

【歴史的経緯】第二次世界大戦後、とりわけ1950年代以降、アメリカでは、地域医療の発達とともに障害者や高齢者をめぐる保健や医療ケアの問題等を背景として、医療問題に関する調査・研究が活発化していった。これを受けて1959年に社会学の専門領域の１つとして医療社会学部会が設立された。ここに、組織的・制度的な意味での医療社会学成立の端緒を見ることができる。その後ヨーロッパ諸国でも医療社会学が導入され、学問的にも国際的な発展を遂げることとなるが、それでもアメリカの医療社会学は、先端医療をめぐる諸問題や患者の人権擁護問題、さらには医療従事者－患者関係の変化を含む医療環境の変化に関する分析等において、今日なお主導的な役割を果たしている。しかし広義で捉えるならば、医療社会学の歴史はさらに19世紀初頭にまで遡ることができる。19世紀のヨーロッパでは産業革命以降の都市部への急激な人口流入の結果、劣悪な労働環境に加え、労働者の生活環境もさらに悪化していった。当時流行した疫病や様々な疾病の原因がこうした労働条件や社会的な貧困にあると考えた医師らは、その後、社会医学や公衆衛生の活動を幅広く展開していくことになる。このように資本主義の成立期にある市民社会において、健康や疾病を社会構造の問題として、すなわち社会的な要因との関連で捉えて改善を試みたこれらの活動も、また広義での医療社会学の一環として位置づけることができる。

【諸分野との関連】成立過程からも明らかな通り、医療社会学の対象領域は公衆衛生や医療従事者による医療行為に関する問題から、医療現場での権力構造の分析や医療経済的な問題に至るまで、極めて広範囲にわたり、したがってそれらに対する研究もまた多彩な手法を取らざるを得ない。こうした医療社会学の多様性は、研究者の問題関心の相違から大きく2つのタイプに分類することができる。一方は、医療側の要請によって、保健・医療上の問題解決のために有効と見られる社会学理論や社会調査法を援用することによって成立するいわば「医療における社会学」と呼ばれる一連の研究である。そして他方は、社会学者自身の問題関心に則して特定の理論や調査方法を保健医療領域に適用することによって成立する「医療を対象とする社会学」と呼ばれる一連の研究である。前者の場合には、社会学の一領域としての医療社会学というよりも、広く保健・医療を対象とする社会科学あるいは行動科学といった傾向が強く、また後者においても多くの場合、社会学のみならず社会心理学や文化人類学等、行動諸科学からの理論が援用されている。このように医療社会学は、極めて学際的な傾向の強い学問領域でもある。また最近では、社会学の調査方法の1つである参与観察法を保健医療現場に適用することによって、患者等の医療行為を受ける側の視点に立って臨床現場からの問題解決を目指す、「臨床社会学（clinical sociology）」といった学際的な分野への関心も高まりつつある。

【倫理上の問題・展望】1970年代後半に入ると、医療を取り巻く状況は大きな転換期を迎える。そこには大きく2つの要因が関わっている。一方は人権擁護の動きとそれに伴う「自己決定権」の確立へ向けた社会的動向であり、他方は先端医療技術の発展に伴う倫理的諸問題の発生であった。前者に関しては、既にナチスの優生政策に基づいて実行された人体実験を集中的に審議した「ニュールンベルグ裁判」（1945〜46年）において、被験者の人権擁護を旨とした研究指針が定められていたが、新たにこれが医療領域における患者の権利一般へと拡大され、患者の「自己決定権」の確立を目指す動きとして現われた。これらは「インフォームドコンセント」や「インフォームドチョイス」あるいは「セカンドオピニオン」といった診療上の指針として結実し、病状の把握や治療法の選択等を含め、患者と医療従事者との協力の下でより良い医療行為の実現が目指されることとなった。このように患者の権利が明確化されることによって医療現場での医師の特権的な地位も次第に変化し、また医療行為に主体的に関わろうとする方向へと患者の意識を高めるきっかけともなった。これに対して後者の問題は、倫理面での実質的な討議や法制上の整備が不十分なまま次々と実施される先端医療のあり方に対する批判として現われたものであった。生殖技術の発達や脳死者からの臓器移植、ヒトゲノム研究の進展に伴う遺伝子診断や遺伝子治療の問題等、また遺伝情報といった高度な個人情報の取り扱い、さらには直接個人の身体や精神に介入する現代医療のあり方等が、議論の俎上に乗せられるようになった。その背景には、人間の誕生や死、そして諸個人の身体や精神に関する問題は科学技術的に一律に規定されるべきものではなく、社会関係や文化的環境との関連において論じられ決定されるべきである、という共通認識がある。このように、医療を取り巻く社会状況の変化とともに、医療社会学もその対象領域を大きく広げていくことになった。また、これら医療環境の変化や医療技術の発達に伴う諸問題に加え、過度の医療化や医原性疾患の問題、また保険制度の見直しや高齢社会にお

ける医療資源の効果的な分配に関する医療経済的問題など、現代の医療問題は極めて多岐にわたっている。今後も、これら医療問題全般を捉え分析・検討する専門分野として医療社会学に求められている課題は多い。　　　　　　　　　　　［長尾真理］

【参考文献】進藤雄三『医療の社会学』（世界思想社、1990）。園田恭一編『講座人間と医療を考える』第5巻（弘文堂、1992）。『病と医療の社会学』岩波講座現代社会学第14巻（岩波書店、1996）。黒田浩一郎編『現代医療の社会学』（世界思想社、1995）。
【関連項目】医療、医療化

医療従事者　medical staff, hospital employee, health professional, co-medical／paramedical staff（英）

【定義】医学・医療に従事している者。医師、歯科医師、薬剤師、保健師、助産師、看護師、准看護師、管理栄養士、診療放射線技師、臨床検査技師、臨床工学技師、理学療法士、作業療法士、視能訓練士、言語聴覚士、義肢装具士、心理療法士、メディカルソーシャルワーカー、歯科衛生士、歯科技工士、あん摩師、はり師、きゅう師、看護補助・事務職員・清掃作業員など病院や診療所に勤務する者全員さらには救急救命士、臨床試験コーディネーター、移植コーディネーターなども患者から見れば医療従事者と見なされる。コメディカル、パラメディカルといわれる時は医師以外を指す。

【歴史的経緯】W.オスラー（William Osler 1849-1919）は、医師の資質として平静の心をはじめ、徹する性質、超然の術、系統的方法の徳、謙遜の徳などを挙げた。しかし患者の側から見ると、看護師の方が古くからある職業であり、現代においても患者の傍らで患者を看護（みまも）り、慰めとなる祈りを捧げ、自然の法則を教える天職に就いていると励ましている。かつて医師が医学・医療の中心あるいは頂点に位置し、そのヒエラルキーの下に他のパラメディカルがそれぞれの分野の仕事を受け持っていたが、看護師や薬剤師などが国家資格を取得し専門職として独立してきた。現代では医師も含め、個々の専門職がチームとして患者やクライアントの医療に与ることが要請されている。

【諸分野との関連】医学・医療の進歩によって医療のカバーする範囲が広がり、また医療内部が細分化し、それぞれの分野に専門家が生まれてきた。それによって多くの専門職がそれぞれの立場でその患者に関わり、チームとして一人の患者を全人的にケアする体制がとられるようになってきた。医学的な診断と治療については医師の指示する処方に負うところが大きいが、ケアについては病院・診療所における看護師やその他多くのパラメディカルスタッフ、地域においては保健師やヘルパーなどに依存する場合が多く、医師は一専門職として彼らと対等に業務することが望まれる。しかしチーム医療として一人の患者に関わる場合、互いの連絡・連携が疎かになったり、責任の所在が曖昧になったり、守秘義務が守り難くなったりなどの問題も生じやすい。合同カンファレンスの開催や、統一チャート、リーダーやコーディネーターの設定や指名などの解決策が考えられる。

【倫理・法・社会上の問題】専門職の多くは、医師法、歯科医師法、薬剤師法、保健師助産師看護師法、栄養士法、診療放射線技師法、救急救命士法など、それぞれ法律によって資格や業務の内容が定められている。また医師、薬剤師、看護師等々、個々の専門職集団においては自ら倫理規定を設け、自分たち専門集団に向けてだけではなく、患者・クライアント・市民・国民・人類に向かっても、その専門職としての責任と役割を宣言している。

【展望】医療専門職の業務対象は患者やク

ライアントである。その場合、目の前の患者一人だけを対象とする場合と、患者全体を考慮しなければならない場合とがある。一人の患者に対するチーム医療であれ、病院内の一機能についての委員会、たとえば施設内倫理委員会などであれ、地域住民の健康や衛生に関する委員会であれ、個々の専門職がそれぞれ独自の立場で対等に関わり、しかも全体としてまとまって、患者やクライアントに対応していくことが望まれる。　　　　　　　　　　　　［宮越一穂］

【参考文献】W.オスラー『平静の心』（日野原重明・仁木久恵訳、医学書院、1983）。基本医療六法編纂委員会『基本医療六法』（中央法規出版、2000）。国際看護婦協会「ICN基本文書—看護の理念と指針」（日本看護協会編訳、日本看護協会出版、1988）。
【関連項目】医師、歯科医師、薬剤師、看護師、助産師、保健師、理学療法士、作業療法士、視能訓練士、言語聴覚士、義肢装具士、衛生検査技師、臨床検査技師、臨床工学技師、コメディカルスタッフ、心理療法士、歯科衛生士、ソーシャルワーカー、守秘義務、救急救命士、医師法、保健師助産師看護師法、チーム医療、倫理委員会

医療従事者－患者関係
professional-patient relationship（英）

【定義】医師と患者の関係が代表的なものであるが、チーム医療の重要性が叫ばれる現在、看護職などのコメディカルも含めた関係を考える必要がある。

【歴史的経緯】従来の医療従事者と患者との関係は、親と子どもの関係にたとえることができるようなパターナリスティックな関係であった。専門的な医学の知識を持っているのは医師であり、素人である患者は治療方針の決定を医師に委ね、それに従うことが良しとされてきた。

しかし今日、そのような医師主導型の治療関係は否定され、互いの人格を尊重した、対等な成人同士の関係が理想とされるようになった。その医学的背景としては、疾病構造が急性疾患中心から慢性疾患中心に移行するに従って、患者のQOL観に基づいた長期の治療が必要になったこと、医療の高度化により複数の治療法が可能になり、患者の選択の余地が増えたことなどが挙げられる。また、社会的・歴史的背景を見るならば、アメリカでは1960年代後半に始まる患者の権利運動と、様々な医療訴訟を通して患者の自己決定権を中心に据えた治療関係が確立されてきた。1973年にアメリカ病院協会によって採択された「患者の権利章典」は、このような患者の地位向上を象徴している。現在の日本では、依然として医師主導型医療の体質が残っているものの、十分な情報を提供された上での決定、「インフォームドコンセント」の考えが定着しつつあるといえる。

【倫理上の問題】倫理学的あるいは社会学的観点から医師－患者関係をモデル化する試みはいくつかあるが、たとえば、R.M.ヴィーチ（Robert M.Veatch）は次のような4つのモデルを提示している。（1）技術者モデル：医師は価値判断には関与せず、科学的事実のみを提示し患者の決定に従う。（2）聖職者モデル：医師は患者のためを考えて様々な価値判断を行い、一方的に治療方針を決定する。（3）仲間モデル：医師は患者と共通の目的を持った仲間として、親しみのある対等の関係の中で治療を行う。（4）契約モデル：医師、患者の双方が価値判断や決定の主体であり、利益や責任について双方の理解があり、信頼に基づく契約関係の下に治療が行われる。

今日、理想とされるのは「契約モデル」であるが、そこでは医師は単に法的な義務を機械的に遂行するのではなく、患者の理解度に応じた説明をし、患者の価値観に照らして最善と考えられる治療へ向けて患者を援助する必要がある。さらに患者の側も、一つの価値観の担い手として意思決定にお

いて積極的な責任を担っていくことが求められる。　　　　　　　　　　［音喜多信博］

【参考文献】田中伸司「患者－医療者関係」（今井道夫・香川知晶編『バイオエシックス入門』第3版、東信堂、2001）．R.M.Veatch, 'Models for Ethical Medicine in a Revolutionary Age'（"Hastings Center Report" 2, 1972）．

【関連項目】インフォームドコンセント、医療契約モデル、医療契約、患者の権利章典、パターナリズム、QOL

医療少年院　medical reformatory（英）

【定義】家庭裁判所から送致された少年のうち、心身に著しい障害を有する14歳以上26歳未満の者を収容する施設。

【制度の概要】少年院とは、家庭裁判所により保護処分として送致された少年を収容し、強制教育を授ける施設のことである（少年院法第1条）。少年院には、14歳以上、概ね16歳未満の者を収容する初等少年院、概ね16歳以上23歳未満の者を収容する中等少年院、心身に著しい故障はないが犯罪的傾向の進んだ概ね16歳以上23歳未満の者を収容する特別少年院、そして医療少年院とがある（同法第2条）。日本には、医療少年院としては関東医療少年院と京都医療少年院とがあり、この他に知的障害児のための医療機能を併せ持った少年院が神奈川県と三重県にある。医療少年院では養護学校その他の特別支援教育を行う学校で必要とする科目の教育を施すこととされており（同法第4条）、漢字学習などの教科教育の他、陶芸や園芸を用いた作業療法や生活指導が行われている。また、クラブ活動や自由時間も保障されており、少年の矯正に最大限の配慮がなされている。医療少年院は、医療法上の病院に該当し、市中の病院との相違はまったくない。医療少年院の収容期間は平均1年程度であるが、少年院の長の申請に基づいて裁判所が決定した場合には、26歳を超えない期間まで収容を継続することができることとなっている（同法第11条）。退院後は、社会復帰、同院以外の少年院への移送、精神病院等他の医療施設への入院のいずれかをたどることとなっている。近年の、医療少年院に入院となった少年事件としては、1997（平成9）年5月に起きた神戸の小学生連続殺傷事件や、2000（平成12）年5月に起きた愛知県での夫婦殺傷事件、同じく2000年5月に起きた西鉄バスジャック事件が有名。　　　　　　　　［旗手俊彦］

【関連項目】医療刑務所

医療消費者運動

【定義】医療をサービスの市場で展開される消費活動の一形態として捉え、医療消費者としての患者の権利と主体性を主張する運動。

【歴史的経緯と倫理上の問題】アメリカでは1950年代から黒人が人種差別撤廃を訴えて公民権運動を展開し、1960年代に入ると、女性解放運動や消費者運動など様々な社会運動が生起した。こうした流れの中から生まれた医療消費者運動は、従来の医療従事者－患者関係の見直しを迫り、医療のあり方を決定するのは公正なより良いサービスを求める患者の要求であると主張した。運動を推進した人びとは、医療は与えられるものではなく選択するものであるという考え方に基づいて、医療の質を吟味するための情報を集め、医療者まかせではなく、患者が自分で判断し同意する医療を求めた。1970年代に入ると、患者の自主的判断を尊重する生命倫理をめぐる研究が進み、1972年にはアメリカ病院協会（AHA：American Hospital Association）によって「患者の権利章典」（A Patient's Bill of Rights）が発表され、患者が意思決定の主体であることを前提に、インフォームドコンセントの必要性が明記された。アメリカの医療消費者運動では、病気の「治療」か

ら医療費の負担や医療財源の配分など政策に関する問題まで、幅広い取り組みが見られる。

[杉山章子]

【関連項目】アメリカ病院協会、患者の権利、患者の権利章典、インフォームドコンセント、おまかせ医療、医療従事者－患者関係

|| 医療情報　medical information（英）
【定義】医療に関する様々な情報。狭義には患者個人に関する診療情報を指すが、広義には遺伝情報、医学的知識や医療機関に関する情報も含む。
【倫理上の問題】診療情報とは、診療を通じて得られた患者に関する様々な情報のことである。今日、患者への診療情報の提供・開示はインフォームドコンセントの理念、ならびに自己情報コントロール権に基づき、当然のことと見なされている。患者と医療従事者が診療情報を共有することは、両者の信頼関係の強化、医療の質の向上につながる。チーム医療を行う上では医療従事者の間での診療情報の共有も欠かせない。だが、診療情報には患者にとっては秘匿しておきたい個人情報が含まれており、取り扱いにとくに配慮が必要である。守秘義務が課せられている医療従事者は、知る必要性の基準と範囲を明確に定め、診療情報の保護を厳格に行わなければならない。一方、診療情報や遺伝情報は、医学研究、医学教育、公衆衛生の向上などの面で社会的に有用な情報でもある。これらの情報は保護と利用という相反する側面を有する。情報を利用する研究者等は、研究対象者から同意を得るとともに必要に応じて匿名化を行い、個人情報の保護を徹底しなければならない。
【展望】わが国では、個人情報保護法が2005（平成17）年に全面的に施行され、カルテ等の診療情報の原則開示が実質上法制化された。インターネットの普及により、患者は医学的知識や医療機関に関する情報を容易に入手できるようになった一方、医療機関においては電子カルテ化などの医療情報システムの整備が進められている。このように医療情報をめぐる昨今の変化は、歴史的な転換といってよい様相を呈している。もはや医療情報をめぐる問題を抜きにして医療のあり方を論じることはできない。医療情報の有効な活用は患者本位の医療の実現につながっていくと期待される。

[池辺寧]

【参考文献】稲葉一人「医療情報」（伏木信次他編『生命倫理と医療倫理』金芳堂、2004）。開原成允・樋口範雄編『医療の個人情報保護とセキュリティ』第2版（有斐閣、2005）。
【関連項目】インフォームドコンセント、守秘義務、電子カルテ、情報倫理

|| 医療審議会　Council on Medical Service Facilities（英）
【定義】国家行政組織法第8条に基づいて設置されている、医療法に関する政策・運営方法についての厚生労働大臣の諮問機関。主に医療の提供体制について答申を行う厚生労働省に置かれている審議会の一つであった。1995（平成7）年の審議会見直しの際に廃止対象の審議会として名前が挙げられ、1999（平成11）年に閣議決定された「審議会等の整理合理化」によって、社会保障審議会の下部機関としての医療分科会や医療部会となった。
【倫理上の問題】医療分科会、医療部会とも医療関係者が委員の過半数を占めており、公益代表や患者の代表委員が数少ない。医療の提供体制などについて検討を行うのであれば、医療サービスの供給者だけでなく、利用者の意見も反映できる仕組みにしなければ、医療者－患者間の不平等を存したままの制度を具申しかねない。利用者・供給者・公益代表のバランスのとれた委員の人選が望まれる。

[馬込武志]

【関連項目】厚生労働省、日本医師会、カルテ開示

医療人類学　medical anthropology（英）

【定義】医療人類学とは「医療に関しての人類学的研究、またその領域」と大まかに定義できる。この医療人類学の研究対象の「医療」とは、「制度化された近代西欧医療」だけではなく、伝統医療・民族医療・民間医療などの非近代医療をも外延に含み、その内包には直接的な治療行為だけでなく疾病と健康維持に対する観念と行動の全体を含む。

【起源と研究経緯】1970年代にアメリカにおいて成立した医療人類学には、互いに異なる4つの起源があるという（フォスター／アンダーソン、1987年）。この4つの起源が、今日でも医療人類学の重要な下位領域と指向性を（そしてそれらの多様性を）形成していると考えられる。それらは、（1）人類の進化・適応・生態・形質などへの自然人類学者の関心と研究、（2）非西欧医療（システム）に対する「民族医学」研究、（3）人類学者と精神医学者と行動科学者たちの共有研究領域であった「文化とパーソナリティ」研究、（4）アメリカから「発展途上国」への医療援助の実践とともに発展してきた「国際公衆衛生運動（計画）」である。この起源が示唆するように、医療人類学においては病気や健康を自然環境や生物学的状態との関係から見ていこうとする（形質人類学・生物学的文化人類学の方法による）研究領域も、また病気や健康を文化的事象として疾病観念・認識体系などとの関係から見ていこうとする（文化人類学・社会人類学の方法による）研究領域もある。またそれぞれの領域で、理論的研究の指向性の強い研究や、応用的研究の指向性の強い研究があり、これらの方法・指向性の違いにより今日の医療人類学研究は多様なものになっている。

【展望】近年では、近代医療の病院の臨床で医療人類学的知識を応用させていく試み「臨床人類学」が、また病気と保健の政治経済と文化との関連などの批判的な理論研究「批判的医療人類学」などが出現し、様々な成果を作り出している。　［佐藤純一］

【参考文献】G.M.フォスター／B.G.アンダーソン『医療人類学』（中川米造監訳、リブロポート、1987）。A.マッケロイ／P.タウンゼント『医療人類学』（丸井英二監訳、大修館書店、1995）。

【関連項目】医療、医療化、医療社会学、伝統医学、民間療法

医療水準　medical standards（英）

【定義】医療訴訟において、診断や治療法といった医師の医療行為に過失が認められるかどうかを判断する基準。ある医療行為が医療水準として認められるためには、学界レベルで一応正当なものとして承認された後、臨床医にほぼ定着していることが必要である。

【倫理上の問題】医療水準が問題とされるのは、ある医療者のある患者に対して行われたある医療行為という個別的なものについてであり、そこでの過失も個別的なものとして立ち現われる。ところが、医療行為が過失であったかどうかを判断するためには、個別性を捨象した一元的な医療水準が適用されるため、一元的には収斂しない個別性をどの程度考慮に入れるのかが問題となってくる。また、定着しているとはどの程度定着していればよいのかという「程度問題」を引き起こしてしまう。さらに、医療行為が行われた当時の医療水準を遡及的に確定し得るのかも問題である。［馬込武志］

【関連項目】慰謝料、損害賠償、診療契約、医療倫理、注意義務、医療裁判、医療訴訟、医療過誤、医師法、刑法

イリヨウ

▍**医療政策**　health care policy（英）
【定義】社会的要請に基づいて、健康と医療に関する財とサービスを提供するシステムを定め、その運営について調整する政策。
【歴史的経緯】医療政策は政治や経済と強い関連を持つ。日本では近代国家形成の過程で、明治期の伝染病対策に見られるように、治安維持や社会防衛を目的とした医療政策がとられることも少なくなかった。1938（昭和13）年には、徴兵検査における壮丁の体位低下を問題視した軍部の強い要請を背景に厚生省が設置された。1942（昭和17）年に成立した国民医療法の下で、全国の医療機関は「日本医療団」に組織化され、戦時体制を支える「人的資源」の確保を主眼にした「健兵健民政策」が実施された。

戦後は、「民主化」と「非軍事化」を掲げる占領軍によって医療政策が推進され、現行の医療システムの基礎が形成された。1950年代までは敗戦後の混乱終息と復興へ向けての基盤づくりの期間であり、急性伝染病への対応や衛生環境整備等の公衆衛生対策や困窮者への医療扶助などに政策の重点が置かれていた。1961（昭和36）年には、国民皆保険の実現によって医療へのアクセスが改善され、高度成長期にかけては医療機関の整備が進んだ。

1980年代に入ると医療費抑制策が打ち出され、1983（昭和58）年に制定された老人保健法では、保険者に老人医療への拠出が義務づけられ、患者からは自己負担金が徴収されることになった。1990年代後半に入ると、本格的な少子高齢社会を目前にして社会保障構造改革が始まった。2000（平成12）年の公的介護保険創設を契機に、国は医療・年金・社会福祉各分野の制度改革を国民の合意形成を図りながら実施するとし、医療分野においても改革が進んでいる。人の生命や生活に関わる医療制度を検討するにあたっては、医療費抑制策としての医療の需給調整や医療費の管理にとどまらない、福祉分野と有機的に結びついた医療政策が求められている。

【政策の諸分野】医療供給を担う医療機関の形態は、大学病院・自治体立などの公的病院、私的病院、そして診療所など様々である。これらの医療機関は、設置母体や規模によって分類されているものの、それぞれの機能は明確に分化しておらず重複が見られる。外来の専門性が確立されていないため、大学病院の外来にも地域の診療所と同じような患者が訪れ、入院部門では短期の治療中心の患者と長期療養の患者が混在していることが珍しくない。このような状況は、医療の効率・効果・患者の満足度の低下をもたらすことから、医療機関の機能分化と相互の連携体制づくりが重要な課題となっている。

日本の医療保障は、医療保険による社会保険方式を中心に構成されている。国民は、就労者であれば職場単位の被用者保険に、自営業者や年金生活者であれば市町村単位の国民健康保険に加入している。保険証1枚で日本中どの医療機関でも受診可能で、基本的に同じレベルの医療が保障されている。保険料を支払う経済力がない者には、本人の自己負担なしに公費で医療の現物給付を行う医療扶助が適用される。国民医療費は、医療保険の保険料、国や地方自治体の一般財源および患者の自己負担によって賄われている。医療サービスの点数（単価）は、診療側・払い側・公益側それぞれの立場の委員から成る中央社会保険医療協議会で決定され、およそ2年おきに改定されている。医療費が増大すると、保険料率や患者の自己負担率の引き上げが検討され、また、財政の苦しい保険者に公費による助成が行われることもある。

2000年4月には、高齢者に医療をも含め

た介護サービスを保障する公的介護保険制度がスタートし、同時に医療制度改革も開始された。「出来高払い」を基本とした診療報酬制度体系の見直し、医療保険制度の再編・統合、高齢者医療保険制度の新設などについて検討が進められている。患者の自己負担率を引き上げる一方で、全額自己負担の未承認治療を取り入れた混合診療の導入が提示されるなど、医療の平等性に関わる問題も浮上し、公的医療保険制度の存続を危ぶむ声も聞かれる。医療技術の進歩や高齢患者の増加など医療費増大の要因が重なっている現在、その費用を誰がどのように負担するのかという財政的な仕組みの見直しが求められている。

【倫理上の問題】医療政策では、ともすれば医療費の問題が先行しがちであるが、医療の質も見逃せない重要課題である。長い待ち時間と短い診療、対等でない患者と医療者との関係、医療機関の施設やサービスの不備など、改善すべき点は少なくない。

アメリカでは、1960年代から患者の権利の確立を目指して、医療者のパターナリズムを排しインフォームドコンセントを求める運動が始まった。現在、日本においてもこうした動きは広がりを見せている。患者が医療者から十分な説明を受け理解した上で診療の方針を自己決定していくためには、当事者の意識改革だけでは不十分であり、それを可能にする時間の確保や環境の整備が必要となる。すなわち、問題を医療システム全体の中で把握し対策を講じなくてはならないのである。

医療機関の機能分化が不明確であるために一部の病院に患者が集中し、診療報酬が低いために医師が多くの患者を診ようとして診療時間が短くなるといった状況の下では、医療者の努力だけで十分な説明を行うことは難しい。患者と医療者が相互理解を深め、患者の自己決定を実現していくためには、医療供給や医療財政に関する有効な政策が求められている。

高度先進医療の導入が進む中で患者の人権をどのように守っていくのかも課題である。実験的段階の医療技術を用いる際には厳格な審査が必須となる。日本では、適用する医療者の技術を適正に評価する仕組みが未整備で、患者に対して十分な説明がないままに高度先進医療が施行される例も見られる。自由診療や混合診療を進めるにあたっては、対象となる患者への説明や同意文書の医学的妥当性や倫理性を厳正に審査するシステムが必要不可欠である。

【展望】医学研究・医療技術の進展に伴って、アメリカでは1970年代から医療における生命倫理の問題について、国が調査研究および提言を行う組織を設置して政策検討を行ってきた。ヒトゲノムプロジェクトのようなヒト遺伝子研究が進む現在、生物・医学研究と同時にそれがもたらす倫理・社会的問題を明らかにし、対策を講じることが求められている。　　　　　　　［杉山章子］

【参考文献】広井良典『アメリカの医療政策と日本』（勁草書房、1992）。池上直己・J.C.キャンベル『日本の医療』（中央公論社、1996）。

【関連項目】医療、健康、厚生労働省、国民皆保険、医療保険、患者の権利、パターナリズム、インフォームドコンセント、診療報酬、ヒトゲノム計画

医療ソーシャルワーカー
medical social worker：MSW（英）

【定義】保健・医療の場やその関連領域で、生活問題を抱える患者や家族に対して相談を中心とした援助活動を担う実践家。

【歴史的経緯・倫理上の問題】産業社会の進展に伴って発生した医療社会問題に対応するために登場した職種であり、1800年代末から1900年代初頭にかけてイギリスやアメリカの施療機関で生まれた。日本でも一部の医療機関に設置されたが、戦前は広く

普及するには至らなかった。戦後、アメリカによる占領政策の下で保健所や結核療養所などを中心に配置されるようになり、専門職としての教育も始まった。現在、医療ソーシャルワーカーは、病院をはじめとする様々な保健・医療機関で活躍している。

1989（平成元）年、厚生省健康政策局長通知「医療ソーシャルワーカー業務指針」に基づいて「医療ソーシャルワーカー業務基準」が提示された。業務には、施設内で行われる受診・受療援助、心理的・社会的・経済的問題への援助、退院（社会復帰）援助などに加えて、社会資源の開発や自助組織の育成など地域活動も含まれる。保健・医療の場において生活全体を視野に入れた活動を行う医療ソーシャルワーカーには、患者や家族の権利を擁護する役割が期待されているが、国家資格を持つ医療職に比べて立場が弱く、十分に力を発揮できない場合も少なくない。　　　　　［杉山章子］

【関連項目】医療従事者、コメディカルスタッフ

医療訴訟　medical lawsuit（英）

【定義】広義では医療行為、医療制度、医療政策等をめぐる種々の訴訟をいうが、狭義では医療事故における法的責任の有無を争う訴訟をいう。医療紛争という場合は、医療者側と患者側の間で生じたすべての紛争を含むものと考えられ、医療事故に関するもののほか、医療費をめぐるトラブル、診断内容や検査の方法についての不満、医師や看護師の患者に接する態度や施設の利便性への不満等、実に様々なものがあり得る。このうち、医療事故とは医療行為（診察・治療・検査・看護等）に関連して生じた事故をいうが、その中で医療側の過失等が問われ法的責任を伴うものを医療過誤ということができる。狭義の医療訴訟は、裁判制度上、刑事責任を伴う刑事裁判と民事責任を伴う民事裁判に分かれる。民事裁判では不法行為、債務不履行の成立の有無が争われることが多い。刑事では傷害罪や業務上過失致死傷罪等の成立が問われる。法的責任が問われるのは医療の担い手としての医師・歯科医師・薬剤師・看護師・助産師等であるが、これらの者を雇用する医療施設の使用者責任が問われる場合もある。さらには医療類似行為者（柔道整復師、鍼灸師等）の責任が問われるケースもあり得る。

【特徴】医療訴訟（民事）の特徴としては、原告（患者）側が医療側の過失を立証することが簡単ではないことから原告側の勝訴率が低いこと（最近は次第に高くなりつつある）、和解率が高いことのほか、裁判が長期化すること等が挙げられる。裁判が長期化するのは医療側と患者側に感情的な対立が生じることが多いことも一因になっている。医療訴訟の件数は最近増加の傾向にあるが、医療が高度化・複雑化する一方、患者側の権利意識が向上していることが原因となっている。医療側の過失の認定は医師の裁量とも関係する困難な問題であるが、インフォームドコンセントの観念が定着する中で、裁判では患者への説明義務違反を違法性の根拠として判断する手法が採られることも多い。医療訴訟に関してはカルテ等の診療記録の開示が問題になる。医療側の抵抗もあるが、患者の知る権利拡大の流れを否定できないであろう。　　　　［平野武］

【参考文献】莇立明・中井美雄編『医療過誤法』（青林書院、1994）。大野真義編『現代医療と医事法制』（世界思想社、1995）。

【関連項目】医療事故、医療過誤、医療裁判、慰謝料、損害賠償、医師法、医の倫理、医療倫理、応召義務、正当行為、インフォームドコンセント、患者の権利、情報開示、カルテ開示

医療哲学　philosophy of medicine（英）

【定義】自然科学の一学科としての「医学」

と、より包括的な概念として、実践としての「医療」とを区別することができるとすれば、「医学哲学」と区別して「医療哲学」を想定することができよう。ここでは、概念の批判や認識論を主な課題とする「医学哲学」に対して、医療の現場に即して医療的実践のあるべき姿を追求したり、医療の問題を通して人間観を形成していこうとする哲学を「医療哲学」と呼んでおく。

【歴史的経緯と現代の展望】古代ギリシャの医学者ヒポクラテス（Hippocrates B.C.460?‐375?）は、医術においては自然哲学的な思弁よりも一人ひとりの患者の病状についての観察と臨床的経験が重要であることを説いた。彼は、病める人、悩みを負った人に対する癒しの「テクネー（技術＝アート）」として医術を捉えていた。しかし、普遍性・客観性の獲得を旨とする自然科学としての近代医学の成立とともに、医療の「テクネー」としての側面は二次的なものと見なされていく。確かに近代医学は多くの成果を上げてきたが、疾病の除去に専心するあまり、病める存在としての人間そのものに対する眼をおろそかにし、非人間的な医療の状況を生み出してきた。その反省から、現代の「医療哲学」においては、近代的な機械論的・心身二元論的発想から心身統合的・全人的発想への転換が、また、治療（cure）重視の発想からケア（care）重視の発想への転換が求められている。さらに、生命倫理学において理想とされる主体は、自律的に自己決定を行う近代的主体であるが、臨床の場面においては、身体的存在である人間が持つ根源的な受動性、受苦的存在としての人間（homo patiens）という側面に光を当てる必要がある。医師と患者の関係も、苦しみを受け得る人間同士の共感的関係の上に打ち立てられるべきである。

医師と患者の共感的交流を重視する立場は、従来から、H.ベルクソン（Henri Bergson 1859‐1941）、M.ブーバー（Martin Buber 1878‐1965）、E.ミンコフスキー（Eugène Minkowski 1885‐1972）などの思想に基づいた実存的あるいは人間学的アプローチによって打ち出されてきた。また、V.v.ヴァイツゼッカー（Viktor von Weizsäcker 1886‐1957）は、精神医学的事象から出発して独自の心身統合的人間観を打ち出した。さらに、生命倫理学と関連するところでは、フェミニズムをも巻き込んで展開されている「ケア論」や、病についての患者の主観的・構成的「物語」に定位する「ナラティブアプローチ」などが、原則主義的アプローチに対抗する流れとして登場してきたが、これらも新たな医療哲学の試みに数えることができよう。

［音喜多信博］

【参考文献】池辺義教『医学を哲学する―医学、この問題なるもの』（世界思想社、1991）。中村雄二郎『臨床の知とは何か』（岩波新書、1992）。
【関連項目】医学哲学、医療、臨床倫理、全人的医療、ケア、ナラティブ

医療廃棄物　medical waste（英）

【定義】病院、診療所、保健所、研究機関など医療関係機関における医療行為、研究活動によって排出される廃棄物。廃棄物にはダンボール、包装紙、塵芥など特別の管理を要しない一般廃棄物と、特別な管理をすることが定められている感染性廃棄物がある。

【倫理上の問題】医療廃棄物の処理で重要なものは感染性廃棄物である。医療行為に伴って排出されるものであっても、非感染性のものや通常の廃棄物は特別の管理を要さないが、血液、体液、それらの付着物や鋭利なもの、病理廃棄物、病原微生物の付着物、試験・検査用具、その他の感染の恐れのあるものなどの感染性廃棄物は、毒性、

爆発性、感染性から見て特別管理一般廃棄物と特別管理産業廃棄物にさらに大分され、いずれも政令によって慎重な取り扱いと廃棄者責任が課せられている。感染性一般廃棄物としては、臓器、実験動物の死体、血液などが付着したガーゼ・包帯・紙類などがある。感染性産業廃棄物としては注射器、メス、シャーレ、試験管、血液などが付着した手術用手袋、汚染されたプラスチックなどがある。現在では多くの場合、処理業者に委託して最終処分されている。医療関係機関での分別・保管と中間処理、処理場までの運搬、最終処分としての処分形態に至るまで、それぞれに慎重な管理が要求される。既にこれまで不法投棄や海外への不法輸出、医療関係機関内でのずさんな管理による事故、運搬中の事故など多くの事故例が報告されている。これらの事故は、直接人びとの健康と生活環境に深刻な影響を与える恐れを持っているが、関係者を別にすればその危険性は一般に察知され難いという問題点をはらんでいる。

【展望】事故例を検討すると、管理責任体制の甘さからくる場合や、運搬業者や清掃業者、処理業者への周知徹底の不十分さに由来する場合がほとんどである。医療廃棄物の専門教育の充実を図ることが求められる。また処理費用の負担問題の解決や廃棄物処理法の例外規定の再検討が必要である。近年の傾向として在宅医療が増加しているが、家庭ゴミと混ざらないようにするための体制構築と管理の徹底化を考えることも必要である。　　　　　　　　［大崎博］

【参考文献】日本環境感染学会『病院感染防止指針』(南山堂、1995)。シーエムシー出版編集部『医療廃棄物処理の実態と展望』(シーエムシー、2001)。

【関連項目】院内感染、伝染病

医療費　medical expenses（英）

【定義】一般に、診療・治療費、薬代、入院費などの総称。とくに国民医療費とは、国民が単年度内の医療機関等で傷病の治療に要した費用の全体、すなわち診療費、調剤費、入院時食事療養費、訪問看護療養費のほかに、健康保険等で支給される移送費等を指す。

【現状と倫理上の問題】厚生労働省によれば、2003（平成15）年度の国民医療費は31.5兆円余、国民医療費の国民所得に対する割合は8.6％で、過去15年間で約2.5％上昇した。直近の数年間では、医療費増加のカーブは平坦化しており、老人医療費も増えていない。国際比較をすると、日本の総医療費の対GDPに対する割合は7.9％で、アメリカの15％、OECD加盟国平均8.4％、OECD加盟先進7カ国平均11.5％と比較して低い。また、日本の国民医療費の負担の割合は患者本人15％、本人保険料30％、事業主22％、国庫負担25％、地方自治体8％である。アメリカが（社会保障を除く）医療に国家予算の約35％の6300億ドルを負担するのに対し、日本は国家予算の約1割8兆円に過ぎない。医療費および国の負担分の何が非効率的に運用されているのかを明確にし、改善する必要がある。　［朝倉輝一］

【関連項目】医療、医療経済学、医療政策、医療保障

医療費控除

deduction for medical expense（英）

【定義】所得税法および地方税法に定められた所得控除の一種。納税者が自己または自己と生計を共にする配偶者その他の親族にかかる医療費を支払った場合に、その費用の控除を認めるものであり、1950（昭和25）年度から実施されている。現行制度においては、200万円を限度として、年間に支払った医療費の総額から保険金などで補填される金額を差し引いた金額のうち、その年の総所得金額の5％と10万円とのいず

れか低い金額を超過する金額が控除額となる。ただし、主に実際の治療に要した費用のみが医療費として認められており、美容整形手術費用、健康増進や病気予防を目的とする医薬品の購入費や人間ドック費は医療費として認められていない。
【倫理上の問題と展望】1年間に多額の医療費を支出した場合、担税力への相当程度の影響が考えられるため、納税者の生活の安定を配慮して設けられた制度であるが、金額の妥当性や種目については検討の余地がある。国民医療費が増大の一途をたどる中、この医療費控除の適用を受ける納税者も増加傾向にあり、控除のあり方についての抜本的な見直しが必要となっている。

[小宮山恵美]

【参考文献】岩下忠吾『確定申告の手引き―平成12年申告用』(中央経済社、1999)。
【関連項目】公費負担医療、国民健康保険法、国民皆保険、健康保険法

医療扶助　Medicaid（英）

【定義】生活保護法によって定められる扶助の一部であり、困窮のため最低限度の生活をも維持することのできない者の健康を保護することを目的とした諸事業を指す。具体的には、(1)診察、(2)薬剤または治療材料、(3)医学的処置・手術およびその他の治療ならびに施術、(4)居宅における療養上の管理およびその療養に伴う世話その他の看護、(5)病院または診療所への入院およびその療養に伴う世話その他の看護、(6)移送、の6項目について扶助を行う。また医療扶助は、その費用のうち国が4分の3、地方自治体が4分の1を負担して行われるが、現物給付を原則とする。つまり、医療扶助を受ける者はあらかじめ市町村の発行した「医療券・調剤券」「治療材料券」「施術券（針・灸にあっては施術費給付承認書）」等を用いて、指定医療機関において医療を受ける。したがって、原則的に医療扶助は、事前に当該地域の福祉事務所長や自治体の健康福祉事務所長が当該者に対して扶助を認定することで開始されるが、急迫した場合、指定医療機関等から福祉事務所長へ扶助の必要を申請することができる。

【倫理上の問題】厚生労働省は、2000（平成12）年度から3年度連続で生活保護の被保護者約80％が医療扶助を受けていると発表している。このことから、生活保護を受ける者の中で医療扶助の必要性は極めて高いと見なすべきであるが、その一方で扶助を受けている者の通院回数の増加や入院治療の長期化に伴う医療機関の住居化が社会問題化している。また、精神障害による受診と入院治療が増加しており、生活保護を受ける者の健康を守る取り組みそのものの再検討が必要になる。生活保護法はあくまで国民の自立を支援する法律であること、しかし一方で国民の最低限度の生活を守る究極の法律であることに留意した上で、医療のより適切な支援が検討されなければならない。

【展望】今日、医療扶助は、生活保護費負担金に関する国と地方自治体の歳出割合の見直しや国民保険医療への移行が検討され、そのあり方に変化を加えられようとしている。しかし、財政基盤において格差のある地方自治体に今以上の医療扶助の負担を課したり、生活保護されるべき国民の医療を保険医療に移行させたりすれば、医療支援の地域格差を生じさせるだけでなく、保険医療体制に新たな問題を生じさせることにもなるであろう。医療扶助をめぐる財源の検討が不可避である。

[中根弘之]

【参考文献】厚生労働統計協会『国民の福祉の動向―厚生の指標　臨時増刊号』Vol.52, No.12 (2005)。
【関連項目】社会保障（制度）、生活保護法、生存権、相互扶助

医療法　Medical Service Law（英）

【定義・概要】1948（昭和23）年法律第205号。病院、診療所、介護老人保健施設、助産所の開設・管理について規定し、これらの施設等の基準を定める。医療法の目的はこれらの施設等の監督・整備を推進するために必要な事項を規定し、医療提供体制の確保を図り、国民の健康保持に寄与することである。医療計画、公的医療機関の設置・補助、医師等の責務、医療提供施設の責務、営利目的の禁止（剰余金配当の禁止）、医業等の広告の規制を内容とする。医療法は第二次世界大戦中の国民医療法（昭和17年法律第70号）のうち、医師、歯科医師等の免許、試験等に関する部分を除いて、医療に関する基本的法律として戦後、新たに制定されたものである。1950（昭和25）年には医療機関の法人化を容易にするため医療法人に関する規定を設けた。

【改正の経緯】医療法は制定後、高齢化社会の進展、慢性疾患の増加等を背景に数次の大幅な改正がなされている。1985（昭和60）年の第一次改正では、医療計画を立て地域ごとに必要病床数を設定する権限を知事に与え、病床の新設に歯止めをかけ、過剰病床を老人保健施設に転換し、医療から福祉へシフトする方向を打ち出した。1992（平成4）年の第二次改正により、医療は生命の尊重、個人の尊厳の保持を旨とするもので、医療に携わる者と医療を受ける者（患者）との間の信頼関係、それに基づく良質かつ適切な医療が行われることを理想とすること、との理念が新たに設けられ、また医療施設の中に特定機能病院と長期療養型病床群が設けられた。1997～1998（平成9～10）年の第三次改正では、診療所に療養型病床が認められ、医療を患者の身近な地域で提供するため地域医療支援病院の制度が設けられた。また、患者への説明・理解を求める努力義務が規定され、インフォームドコンセントを定着させる姿勢が示された。第四次改正（2001〈平成13〉年）では、医療法人の業務の範囲の拡大がなされ、いわゆるショートステイや老人居宅介護事業等に参入し得るようになった。また、患者への情報提供の増大、広告規制の緩和がなされ、患者の選択の可能性の拡大が図られたが、これには広告による不適切な誘導の危険があるとの指摘もある。2006（平成18）年の第五次改正では医療計画制度の拡充・強化を図るとともに医療法人制度を見直し、医療法人に有料老人ホームの設置を認め、また救急医療等確保事業に係る業務を行っていること等の要件に該当する医療法人を社会医療法人とし、収益業務を行うことを認めた。医療法人の業務について一層の規制緩和を求める意見もあるが、これについては公平性・平等性の確保からする異論もある。　　　　　　　　　　[平野武]

【関連項目】インフォームドコンセント、老人保健施設

医療保険　health insurance（英），assurance medicale（仏）

【定義】社会保険の一種。被保険者があらかじめ支払う保険料によって、怪我や病気の際、医療費の一部またはすべてを保険者が支給する保険。疾病、傷害によって必要となる医療費の補助を目的とする。

【歴史的経緯】日本の医療保険は1927（昭和2）年に施行された健康保険法より始まるが、1961（昭和36）年の国民皆保険達成によってようやく整備された。日本の医療保険は、患者は医療費の一部を医療機関で支払い、保険が残りをその機関に支払う仕組みであり、特徴として（1）強制加入である、（2）被保険者の所属する団体が国によって決められている、（3）保険金給付の種類や金額が疾病や傷害に応じてパターン化（日本は現物給付方式）されている、

（4）国や地方団体、あるいはそれに次ぐ機関が保険を運営する、（5）被保険者の一部負担金がある、（6）老人や子どもの医療費を現役サラリーマンらの保険料で賄う所得移転的な性格を持つ等がある。また、その類型は「職域保険」と「地域保険」に分類される。職域保険とは同じ職種内で保険集団を作る保険のことで、この保険はさらに「被用者保険（事業者に使用されているものが対象、健康保険）」と「自営業者保険（国民健康保険組合）」に分類される。一方、地域保険とは同じ地域内で集団を作る保険のことで、市区町村が保険を運営する市町村「国民健康保険」が相当する。以前は各保険制度で給付率が異なっていたが、2003（平成15）年4月より7割（被保険者は3割負担）に統一された。医療保険には以上の公的医療保険の他に民間保険会社を保険者とする民間医療保険もある。

【倫理上の問題・展望】厚生労働省による医療保険制度構造改革は医療費給付率の地域格差是正や透明性確保等を目的とするが、実際は医療費補助増による保険破綻の阻止を課題としている。その反面、改革の過程で被保険者である患者の負担増や補助率減により経営難に陥って企業の支援が欠かせぬ医師の増人を招いており、国や各保険者、被保険者間の利害対立がより深刻になった。また、1990年代後半には被用者保険の被保険者数が減少に転じるなど保険の財源確保はますます厳しい。今後、強制加入でありながら医療費補助に限定されている医療保険それ自体のあり方が積極的に議論される必要がある。　　　　　　　　　［米沢一孝］

【参考文献】吉原健二・和田勝『日本医療保険制度史』（東洋経済新報社、1999）。医療保険制度研究会編『目で見る医療保険白書―医療保障の現状と課題』平成17年度版（ぎょうせい、2005）。
【関連項目】医療費控除、公費負担医療、医療法、国民健康保険法

医療保護入院

【定義】医療保護入院は精神保健指定医の診察の結果、精神障害者であり医療および保護のため入院の必要性があるが、任意入院が行える状態にないと判断され、保護者（本条第2項の場合は扶養義務者）の同意を要件として、本人の同意を得ることなく精神病院へ入院させる制度である。医療保護入院は、精神保健及び精神障害者福祉に関する法律第33条に規定されている。

【倫理上の問題】精神障害者の人権に配慮した適正な医療および保護の確保が目的である医療保護入院は、本人の同意を得ることなく精神病院へ入院させる制度であるため、その適用は慎重に判断する必要がある。適切な運営を図るため、2000（平成12）年、本人の同意が得られる状態にないものとして規定され、任意入院との区別が明確化した。人権擁護の観点から、入院時および入院後も精神保健指定医による定期的な報告が義務づけられ、精神医療審査会による公正かつ専門的な審査が行われている。

［野田隆政］

【関連項目】強制入院

医療保障　healthcare（英）

【定義】社会保障の一種。医療あるいは介護保険の提供者（保険者）が被保険者（患者）に医療費を補助すること、またはその制度。その最大の目的は病気が貧困の原因とならぬよう誰もが医療を受けられるようになることである。

【歴史的経緯・倫理上の問題】1961（昭和36）年に国民がいずれかの社会保険に加入する「国民皆保険」が達成され、かつその後の高度経済成長と国債に依存しない健全な国家財政を支えにして国民健康保険が強固なものとなり、それと比例して国が補助する医療費も上昇し医療保障制度は著しく発展した。この制度は医師の報酬を保障す

る役割も担ったので、医師や医療機関数も増大し医療供給不足をほぼ解消した。しかし、医療費給付の上昇によって医療供給水準の需要（医療ニーズ）との逆転（医療転換）が明確になったことと、その上昇傾向が国家財政を圧迫する危険性とを案じた各先進国には医療費の適正化が迫られた。そこで各国は1980年代より（1）患者負担の引き上げ、（2）患者への情報提供、（3）ベッド・医師数の抑制、（4）診療報酬の出来高支給から包括的支給への移行、（5）予算制度、などを採用し、総医療費の上昇傾向に歯止めをかけた。厚生省（当時）は患者負担の引き上げの他に国民健康保険における老人医療費を軽減するため、1983（昭和58）年「老人保健制度」（他の保険制度で老人医療費を分担する制度）を導入したものの、経済環境の悪化に加えて様々な要因による老人医療費の増加が各保険の財政を圧迫した。さらに1990年代後半には、男子常勤正規労働者の増大を前提とした「健康保険」の被保険者数が減少に転じて事業者の保険財源確保はより困難となり、医療保障は国庫依存の度合いをいっそう深めることとなった。

【展望】 日本の医療保障は破綻の危機にあるとはいえ、患者の医療費負担を引き上げるのは安易な政策であるばかりか、その目的の否定につながりかねない。男子常勤正規労働者依存の保険財政や子育ての支援の保障など様々な問題を抱えており、日本の医療保障は抜本的な改革を求められている。　　　　　　　　　　　［米沢一孝］

【参考文献】 一圓光彌編『医療保障論　現状・課題・展望』（光生館、2003）。医療保険制度研究会編『目で見る医療保険白書―医療保障の現状と課題』平成17年度版（ぎょうせい、2005）。
【関連項目】 医療、医療経済学、社会保障（制度）、国民健康保険法、医療費

‖医療補助者 ➡ 医療従事者

‖医療ミス ➡ 医療過誤

‖医療面接　medical interview（英）
【定義】 医療現場において、医療従事者－患者間の関係性の構築、患者からの情報聴取、患者への教育や情報提供等を目的とした、一定の構造を持ったコミュニケーションの過程、あるいはそのための技法群を指す。

【歴史的経緯・諸分野との関連・倫理上の問題】 医療従事者と患者とのコミュニケーションは、かつてはいわゆるアナムネ（Anamnese）、ムンテラ（Mundtherapie）といった、医師から患者への一方的な情報聴取あるいは情報提供の技術として捉えられてきた。しかし近年、医療面接は良好な医療従事者－患者関係の構築を最大の目的とする、技法に裏付けられた双方向的なコミュニケーションであり、それを実行できることは医療従事者にとって必須の臨床能力であると認識されるようになった。アメリカにおいては1980年代から医療面接法の教育カリキュラムが実施されてきたが、わが国では1990年代までは医学教育の中ではとんど注目されてこなかった。1990（平成2）年頃から一部の大学において医療面接教育がカリキュラム化されるようになり、さらに客観的臨床能力試験（OSCE）が医学教育に導入されるに伴って、1990年代後半から急速に全国的な広がりを見せている。さらに医学教育のコアカリキュラムにおいて、医療コミュニケーションの教育が明確に位置づけられ、2005（平成17）年度からは全国共通のOSCEが施行されるに至り、わが国における医療面接教育のスタンダードはほぼ確立したといえる。医療従事者が適切な医療面接の能力を身につけ、医療現場でそれが適切に遂行されることにより良

好な医療従事者－患者関係が構築され、医療の有効性・効率が改善し、患者の医療に対する満足度が高められ、副次的効果として医療事故や医療訴訟が減少することなどが期待される。がんの告知（bad news telling）、インフォームドコンセント、遺伝カウンセリング、エイズカウンセリング、治療関係の構築が難しい患者（difficult patient）のケアなどの、とくに注意深い倫理的対応が要求される領域において、さらに高度な医療面接の教育が行われる。近年、医療における紛争処理の方法論としてメディカルコンフリクトマネージメントの概念と方法論が導入されているが、これも医療面接の技法論と密接な関係を持つものである。また薬学、看護学、作業療法や理学療法、鍼灸医療などの幅広い医療の領域においても、医療面接の教育が一般化するようになった。さらに、医療における「対話」を最も重要なものと考える、物語と対話に基づく医療（NBM：Narrative Based Medicine）のムーブメントも、医療面接と密接に関連したものである。

【展望】ある意味で非人間化された現代の医療現場において、適切な医療面接能力の教育とその推進は、医療の再人間化に著しく貢献するものであろう。　　　［斎藤清二］

【参考文献】斎藤清二『はじめての医療面接—コミュニケーション技法とその学び方』（医学書院、2000）。斎藤清二・岸本寛史『ナラティブ・ベイスト・メディスンの実践』（金剛出版、2003）。和田仁孝・中西淑美『医療コンフリクト・マネジメント—メディエーションの理論と技法』（シーニュ、2006）。

【関連項目】医療従事者－患者関係、コミュニケーション、ムンテラ、インフォームドコンセント、遺伝カウンセリング、リスクマネージメント、ナラティブ

医療薬学　medical pharmacy（英）

【定義】医療薬学とは、広く医療に関連する薬学の学問領域をいい、それ以外の衛生薬学や基礎薬学などの分野と区別する時に使われる用語。

【歴史的経緯】「医療薬学」の用語は、1980（昭和55）年、大学基準協会理事会で決定された薬学教育基準の中に初めて登場するが、それによると「薬学」の専門教育科目は「基礎薬学」と「応用薬学」の2つの分野の授業科目をもって構成されるものとし、「基礎薬学」分野は「有機化学」「物理化学」「生物学」の3つの系、「応用薬学」分野は「製薬学」「医療薬学」「衛生薬学」「応用共通」の4つの系に分けられた。続いて、1996（平成8）年3月より実施されている新しい出題基準による薬剤師国家試験では、4つの試験分野すなわち「基礎薬学」「衛生薬学」「薬事関連法・制度」「医療薬学」から240問が出題されるとともに、そのうち半数が「医療薬学」からの出題となった。これを契機として「医療薬学」への関心が非常に高まり、各薬科大学あるいは薬学部は大学院を含めその充実に努力している。

【倫理上の問題・展望】本来、医療系の大学である薬科大学（薬学部）が「医療薬学」という用語を使用する必要があるかどうかは非常に重要な問題であり、医学部では「基礎医学」と「臨床医学」があり、「医療医学」という語句はない。したがって、「医療薬学」という用語は「臨床薬学（clinical pharmacy）」と置き換えた方がよいかもしれない。それを裏付けるように「臨床薬学」の用語が盛んに使用されているのが現状である。従来からの薬学の流れが、「医療薬学」という語句を使用しなければならないほど医療からかけ離れてしまっていたことへの警告をも意味していると考えられる。　　　　　　　　　［藤田芳一］

【関連項目】薬、医療、薬局、薬剤師

医療倫理 medical ethics（英），medizinische Ethik（独）

【定義】医師など医療従事者と患者との関係を中軸に、医学研究、医療技術、診療、保健、疾病予防、ケアなど広範囲の医療領域に関わる実践倫理・社会規範。

【歴史的経緯】医術・医療の誕生以来、医療は「倫理」と切り離すことができない。だが、専門職としての医師に求められるべき徳や義務を規定する狭義の「医の倫理」と区別して、「医療倫理」が唱えられるようになったのは最近のことである。これは、医学・医療技術の急成長、医療への人権思想の浸透、医療制度の変化などにより、1970年代以降の現代医療に構造変化が生じたことによる。

【諸分野との関連】現代の医学・医療技術の発展は、診断、治療、予防などあらゆる面で医療行為を向上させ、疾病・健康の認識の仕方も変えた。生殖・胚や生体・脳機能の研究は、生命の誕生と終息についての理解を変え、「ゲノム解析」や細胞生物学の知見は、疾病の条件因子とその複合的な作用メカニズムの認識を深めた。それに伴い様々な倫理問題が噴出する（脳死、臓器移植、終末期医療、生殖補助医療、遺伝子医療にまつわる倫理問題など）。また、科学的・技術的合理性に基づく医療では、専門分化の促進、複雑な医療社会システムの形成が不可避で、医療システムには経済学的合理性も求められるため、医療の倫理を医師と患者という単純な関係を基軸とする倫理に還元することはできない。医療社会システムを包括した医療全体の目的を見据えた視点が必要となる（医療政策の意思決定、医療資源の配分に関わる倫理問題など）。価値観の多元化が進む現代では、医療行為の技術能力の飛躍・向上に比例して、医療サービスへのニーズが高まり多様になる。医療はこれにどう応えるべきか。指針となる倫理原則を提示し規範を規定することができるのか。「医療倫理」に課せられる課題である。この課題への取り組みは、伝統的な倫理・価値観への反省を踏まえつつ、「バイオエシックス」の学際的な研究を土台にした公開の議論が不可欠となる。「医療倫理」が医療現場で実効力を持つには、倫理規範の一部は法制化されねばならない。だが、法的規制がどの程度に及ぶべきなのか。それ自身、倫理の問題である。「医療倫理」の極端な法制化は「防御的医療」につながる。それは医療の望ましい姿とはいえない。

【倫理学上の問題・展望】「医療倫理」の基底となるべき倫理原則や規範は、医療の問題状況を理解・分析するための理論的枠組みとして働くが、逆に、その原則や規範の妥当性・有効性は医療の具体的な問題事例の中で不断に検証されなければならない。（1）「バイオエシックス」研究に根ざした「医療倫理」の展開は、従来、概ね「自律」原則（患者の自己決定権の尊重）を基軸としてきたが、「自律」原則の偏重には種々の批判がある。ビーチャム（T.L. Beauchamp）とチルドレス（J.F. Childress）は『生命医学倫理』で、医療の具体的な倫理問題を分析するのに、①自律、②無危害、③慈恵、④正義という4つの倫理原則を基本に置く方法を採る。①自律は、患者が自分の身体について自分で決定するという権利で、パターナリズム的倫理を拒否する原理である。②無危害原則（「他人に危害を加えるな」）は、古来「医の倫理」の第一命令である。③慈恵（「他人に善をなせ」）は一切の医療行為への道徳的動機で、慈悲の心で他人を助けるという宗教的徳とも結びつく。④正義は、患者を公平に扱うこと、また稀少な医療資源の分配の公正をいう。これら原則の間には優先付けの関係は成り立たないし、どの原則

や規則にも絶対的拘束力はなく、具体的事例に関係した暫定的な拘束しか認められないとされる。（2）こうした原則主義（principlism）に対しては「フェミニズム倫理」からの批判がある。1970年代初めアメリカで始まったフェミニズムは、患者の権利運動と連動し、権利や原則に代わって気遣い、信頼、愛情など「女性特有の徳」に頼るケア倫理を唱える。一種の「徳」倫理の復権である。（3）原則主義では臨床に役立つ「医療倫理」は生まれないという問題意識から、抽象的な理論的枠組みの提供でなく、モデル的なケースに依拠して倫理問題の分析・解決を試みるという新しい考え方が出てくる。この「臨床倫理」と呼ばれる立場では、医療のための倫理原則や基準を個別ケースで具体化することが肝心で、それぞれのケースにあたって分析・検討・熟慮を重ね適切な倫理的判断を下すことに「医療倫理」の課題がある。アメリカなどの「臨床倫理」の主唱者には、医療現場で倫理的難問を抱えた具体的ケースに関わって、そこでの倫理的意思決定の相談に参加する研究者も少なくない。（4）医療システム自体の目標や規範も「医療倫理」に組み込まれる。医療技術の不断の開発が私たちの生活と文化に及ぼす影響、稀少な医療資源の配分、個人の健康追求と行政の役割、医療サービスに対する消費者（患者）の発言権などが主な問題となろう。［山本達］

【参考文献】T.L.ビーチャム／J.F.チルドレス『生命医学倫理』（永安幸正・立木教夫監訳、成文堂、1997）。'History of Medical Ethics'（"Encyclopedia of Bioethics" Vol.3, Simon & Schuster Macmillan, 1995）。'Medizinische Ethik'（"Lexikon der Bioethik" Bd. 2, Gütersloh, 1998）。

【関連項目】バイオエシックス、医の倫理、臨床倫理、自律、無害原則、慈恵（善行・仁恵）原則、ケア、四原則

インクルージョン教育
inclusive education（英）

【定義】健常児と障害児の区別を大前提とはせず、前者が後者をいわば包み込む（include）ような形で共に学び遊ぶことを促す教育形態。包括的教育、包含教育などと訳される。これは、普通教育・障害児教育という分離教育を前提とせず、一人ひとりの子どもにその教育ニーズに応じて教育の場を提供し、連続体としての学校教育システムをとるものである。

【歴史的経緯】1946（昭和21）年公布の日本国憲法により国民主権・基本的人権が確立されると、教育面でもそれに対応した抜本改革が推進された。1948（昭和23）年には盲学校と聾（聾唖）学校が義務教育化され視覚・聴覚障害児の就学が一応、保証されるようになった。憲法第26条には、すべて国民は「その能力に応じて、ひとしく教育を受ける権利を有する」と規定され、1947（昭和22）年公布の教育基本法もこの理念に貫かれている。さらに1951（昭和26）年の児童憲章には、「すべての児童は、身体が不自由な場合、または精神の機能が不十分な場合に、適切な治療と教育と保護が与えられる」とある。

しかし、1947年公布の学校教育法には、「病弱、発育不完全その他やむを得ない事由のため、就学困難と認められる者」に関してその保護者に就学を猶予または免除する規定があったために、とりわけ肢体不自由児や知的障害児から教育を受ける権利が奪われ、彼らの就学率は停滞し続けた。また、就学に支障なしとされる場合でも、就学先の選定（普通学校か特殊学校か、普通学級か特殊学級か）にあたっては、1958（昭和33）年公布の学校保健法が、就学時健診による就学指導を教育委員会に義務づけてきた。

1979年は国際連合が定めた国際児童年に

当たり、この年、養護学校が義務教育化され、ようやくすべての障害児に対して就学が保証されるようになった。その結果、肢体不自由児や知的障害児の就学率も向上した。しかし、この措置はかえって、障害児は養護学校に行くべきものとして、いわゆる健常児との分離・分断を固定化し、両者の相互理解の機会を奪う結果につながった。

1989年、国連で子どもの権利条約が採択され、日本では1994（平成6）年に批准されたが、この条約では、子どもへの差別禁止が大きな柱として強調されている。

【現状と展望】子どもの権利条約の採択以前から既に、世界の主要先進国の障害児教育の流れは、障害の種類や程度で就学先を分ける分離教育（segregation）ではなく、一部の時間を除き共に学び遊ぶという統合教育（integration）へと向かってきており、さらに同条約採択後は、インクルージョン教育への流れも加速してきた。しかし、日本の文部省（現文部科学省）はその間、分離教育の原則そのものを改めようとはしなかった。それでも、国連の「障害者の10年」（1983～92年）を契機に、障害児が地域の普通学級に通う機会は年々着実に増えてきていた。

文部科学省は2005（平成17）年から旧来の特殊教育（特殊学校・学級）という呼称に代えて特別支援教育（特別支援学校・学級）の呼称を正式に使用するようになったが、それと軌を一にして2006（平成18）年には、学校教育法施行規則の一部改正により、いわゆる通級制の弾力化が行われ、ようやく統合教育の推進が大きく図られるようになった。

日本国民の間には、教育の効率化ないしは費用対効果という観点から、分離教育に固執する意見が多く、それをさらに強化すべきであるとする意見さえ少なくない。しかし、分離教育はもちろん、分離教育を前提とする統合教育も、子どもの権利条約の理念に反している。日本の初等・中等教育はこの点で国際感覚とは大きなずれが生じている。統合教育からさらに進んで、健常児が障害児をいわば包み込むインクルージョン教育の考え方が日本でもようやく理解を広げ始め、神奈川県をはじめ一部の地域で既に実践され始めているが、その普及にはまだ時間がかかるであろう。　　　　［藤尾均］

【関連項目】子どもの権利条約、特別支援学校、教育基本法、憲法

飲酒強要 ⇒ アルコールハラスメント

インシュリン　insulin（英）

【定義とその生理作用】膵臓のランゲルハンス島の細胞から分泌されるポリペプタイドホルモンの一つで、その合成も既に可能である。血糖値を下げるなどの働きがあり、糖尿病の治療に極めて広く用いられている。ブドウ糖の利用、タンパク質の合成、中性脂肪の形成や貯蔵など、極めて多岐にわたる作用が知られている。カナダのフレデリック・バンティング（F.G.Banting）とチャールズ・ベスト（C.H.Best）が、1921～1922年に初めて抽出し、その生理作用などを明らかにした。

【医療との関連】種々のインシュリン（作用物質）があるが、現在最も広く使われているのは、遺伝子工学的に作られるヒトインシュリンである。インシュリン投与によって、糖尿病患者が呈する諸症状のうちの多くは抑えられる。ただし、すべての場合ではない。

インシュリンには注射投与という煩わしさがある。それを避けるために、トルブタマイド（Torbutamide）など様々な経口血糖降下剤（oral hypoglycemic agents）も開発されてきている。軽症の場合や、インシュリン非依存型・成人発症型の、第二型

の糖尿病（Type 2, non-insulin-dependent or adult-onset diabetes）の場合は、これでも十分といわれている。インシュリンは糖尿病患者のほか、精神病患者、とくに統合失調症患者の治療に、インシュリンショック療法（薬）として用いられたこともあった。低血糖状態が、一部の精神病患者には好結果をもたらすと考えられたからであるが、現在は行われていない。なおインシュリン投与の結果、患者が低血糖や昏睡状態に陥った時には、グルカゴン（glucagon）が用いられる。グルカゴンは膵臓の細胞から分泌されるホルモンであるが、インシュリンとは逆に、グリコーゲンの分解を促し、血糖値も高める。［品川信良］

【関連項目】糖尿病

|| インスリン ➡ インシュリン

|| インターセクシャル　intersexual（英）
【定義】「半陰陽」「ふたなり」などと訳される。男／女のどちらに属するとも断定できない、いわば中間の性。医学的にインターセクシャルは7つに分類されるが、それらを一括して「インターセクシャルとはこのような人」ということはできない。たとえば、子宮・卵管・クリトリスを持つが生理を迎えない人や、ペニスを持つが第二次性徴期に女性化の兆候（胸が大きくなるなど）を示す人、精巣と卵巣を持ち、かつ外性器はどちらともいえない人など、特徴は様々である。
【倫理上の問題】インターセクシャルの場合、幼児期に本人の意志を問わず外科手術を施されることが多いが、この手術とは一貫して女性化させるものである（小さすぎるペニスは取ってしまったり、大きすぎるクリトリスはそれ自体を切除してしまうなど）。しかもこの女性化は、コラピント（John Colapinto）の著書『ブレンダと呼ばれた少年』（村井智之訳、無名舎、2000年）でも明らかなように、包茎の手術ミスでペニスを失った8カ月の男子にさえ性転換手術を受けさせ、女性として育てるよう性科学者らによって過去30年間にわたって指導されてきた。この徹底した女性化についてはその根拠を問い、批判すべきである。また、本人の承諾を得ないで手術を行うことは医療過誤に相当する。したがって、インターセクシャルに対しては、ジェンダーアイデンティティが決定される第二次性徴期に初めて、ホルモン療法を含めた治療を受けるか、受けないかを本人に決定させるべきという意見が出てきた。学会でも1997年に、女性化推進派と反対派の論争が起こり、動向が注目される。

【展望】インターセクシャルの人権を訴える「日本半陰陽者協会」（PESFIS）の主宰者橋本秀雄は、アイデンティティの自己決定権はもちろんのこと、男／女のどちらかに性を振り分けねばならないという考え方自体を見直すべきだと主張している。インターセックスは「両性具有（アンドロジニー）」という神話的思考とは異なる。したがって、「男でも女でもある」のではなく、「男でも女でもない」性の可能性が問われていることになる。しかし戸籍上の問題があり、男／女以外の性別が認められるかは困難を極めるであろう。女性化の手術が推進されたのも、どちらかの性に振り分けざるを得ず、その際女性に仕立て上げる方が容易でリスクが少ないからである。ホモセクシャルなどに比べると、生物学的要因により深く起因しているがゆえに、心理的・社会的な受け入れ方にはいっそう柔軟で寛容な思考の転換が必要とされるであろう。　　　　　　　　　　　　　［関修］

【参考文献】橋本秀雄『男でも女でもない性』（青弓社、1998）。Herculine Barbin, "Herculine Barbin dite Alexina B"（Gallimard, 1978）．

【関連項目】セクシャリティ、性、性同一性障害

院内学級　medical care class, bed-side lesson class（英）

【定義】学校教育法75条の「小学校、中学校および高等学校に通学して教育を受けることが困難または不可能な児童・生徒（疾病により療養中）に対して、特別支援学級を設け、または教員を派遣して、教育を行うことができる」という規定に基づいて、医療機関である病院内に設置される学級。

【歴史的経緯と倫理上の問題】院内学級は、1965（昭和40）年に国立国府台病院に設置されたのが最初といわれている。現在では、対象者は1カ月以上の入院を要する小・中学生と高校生であり、特別支援学校の学籍になる。クラスの児童・生徒数は病弱特別支援学級ということで8名、担任教諭は1名で、学年を超えての複式指導である。訪問教育の1クラス3名、マンツーマンの指導体制に比べると不利な面がうかがえる。また、院内学級で指導を受けるためには通常の学校から特別支援学校へ学籍を移さなければならない点も課題である。さらに、年間の授業時数が210時間と少ないため、音楽、理科、社会科等の時間がほとんどとれず、主要教科の国語、算数・数学、英語を中心とした指導になりがちであるという調査報告もある。近年、病弱とされる児童・生徒の疾病の種類にも変化が見られ、とりわけ神経疾患、悪性新生物（がん）等、児童・生徒の心理的不適応への教育的対応が求められている。

［末岡一伯］

【関連項目】学校教育法、特別支援学校、訪問学級

院内感染　nosocomial infection（英）

【定義】病院内で微生物に接触し、発症した感染症の総称。入院中の患者が入院の原因となった疾患とは別に新たに感染症に罹患した場合や、医療従事者が病院内で感染した場合など、医療機関内で生じたすべての感染のことである。

【倫理上の問題】病院などの医療機関を受診する患者は、疾患に対する適切な診断と治療を求めているのであって、決して他の病気の併発などは望んでいない。したがって、院内感染に罹患した患者はまさに被害者であり、医療訴訟の問題にも直結することになる。院内感染が生じるのは、免疫能力が低下している易感染者（compromised host）が主体であり、超未熟児や重症の高齢患者あるいはエイズや末期がん患者といったデリケートな対応が必要な患者である場合が多い。最近の医療技術の進歩によって、カテーテル類や様々な医療器具を体内に挿入する機会が増えていることが、院内感染が増加する原因になっていることは否定できない。発症頻度の増加だけではなく、最近の院内感染の起炎菌としてMRSAやVREを代表とする耐性菌が増加していることが治療を困難にしており、院内感染問題をより深刻化させている。

【展望】院内感染防止には病院全体で取り組む必要があり、多くの病院で院内感染防止委員会が設置されている。その上で、職員教育と消毒や予防着着用の実践、抗菌剤の適切な使用による耐性菌発生の防止等の徹底した対策が望まれる。

［藤野昭宏・井岡達也］

【参考文献】R.バーコウ編『メルクマニュアル医学情報』（福島雅典監修、日経BP社、1999）。

【関連項目】医療訴訟、医原病、エイズ、耐性菌、日和見感染

インファンティサイド　infanticide（英），Kindermord（独），infanticide（仏）

【定義】新生児を遺棄すること、あるいは殺すこと。広義には胎児の中絶から思春期前の子どもを殺すことまで含まれる。

【歴史的経緯・倫理上の問題】新生児殺し

は、原始的な社会から近代社会に至るまで、どこでも人口調整の手段として、あるいは異常を持つ新生児を社会から除去する手段として慣習的に行われていたと解釈されてきた。しかし慣習的にではなく、あくまでも特殊な条件下で例外的に行われたとする解釈もある。厳しい生存環境下で子どもを育てることが困難な場合、また、庶子など社会規範にそぐわない関わりの中で生まれた児であるなどの文化的理由で行われる場合や、神をなだめるために第一子を捧げるという宗教的犠牲として行われる場合もあった。新生児殺しを容認するか禁止するかは、社会的・経済的・政治的要因によっても大きく左右された。近代社会では避妊と中絶によって人口規制が図られた結果、子殺しは減少した。だが、ナチスによる障害新生児の「安楽死」は最も悪名高い一例である。今日では重度障害新生児の延命治療が可能になったため、その是非をめぐって新たな形で新生児殺しが倫理的問題となっている。胎児診断による選択的中絶をめぐる倫理問題とも重なる。また、臓器移植のためのドナーとして無脳症児を殺すことの是非が議論されている。　　　　［田村京子］

【関連項目】間引き、奇形、障害新生児

インフォームドコンセント
informed consent（英）

【定義】インフォームドコンセント（以下ICと略記）とは、医療や医学研究において患者・被験者が医療従事者・研究者より十分な説明を受け、それを理解した上で、自らになされる検査や治療、研究について選択、同意、拒否することをいう。医療従事者からは、病名・病状・検査や治療の目的・内容・危険性・予想される副作用・成功の確率、代替治療法の存在、治療拒否の場合の予後、費用などが説明される。ICの訳語として「説明と同意」などが提案されたが定着せず、今日ではカタカナのまま用いられることが多い。

【歴史的経緯】ICが生まれた歴史的経緯には通常、二つの流れがあるといわれる。一つの流れは、ナチスの非人道的な人体実験への反省に端を発する。1947年、「ニュールンベルグ綱領」が出され、医学実験には十分な説明に基づく被験者の自発的同意が必要であることが明記された。続いて世界医師会も1964年に「ヘルシンキ宣言」を出し、医学研究における被験者の権利を保障した。さらに1975年には同宣言を改訂し、ICという語を取り入れた。もう一つの流れは、とくにアメリカにおける医療過誤をめぐる裁判である。1914年の裁判で、判断能力のある成人患者は自己決定権を有するゆえ、患者の同意が身体への医学的侵襲に対する違法性阻却の要件であることが明確にされた。1957年の裁判では、同意するために必要な情報が与えられなかったことが問題となり、ICという語が初めて使用された。アメリカでは、これら二つの流れと患者の権利意識の高まりを受けて、「患者の権利章典」（1973年、アメリカ病院協会）、「医療における意思決定」（1983年、アメリカ大統領委員会報告書）などが公表され、ICの内容の充実が図られた。わが国においても、日本医師会生命倫理懇談会（1990〈平成2〉年）、旧厚生省が設置した検討会（1995〈平成7〉年）が報告書を発表した。1997（平成9）年、医療法が改正され、ICは努力義務として法的に位置づけられた。さらに日本医師会（1999〈平成11〉年、2002〈平成14〉年第2版）、厚生労働省（2003〈平成15〉年）がそれぞれ診療情報の提供に関する指針を作成し、ICの制度化を進めている。

【倫理上の問題】以下では医療におけるICの問題を取り上げる。ICが生まれてきた背景として、上記の二つの流れのほかに、

疾病構造の変化が挙げられる。今日、主流となっている慢性疾患・生活習慣病の場合、患者は様々な治療方針の中から、自らの価値観と人生観に基づいて治療内容を選択できる。患者には現在の病状や今後の生活の変化などについて知る権利があり、医療従事者には説明義務がある。むろん、医療における意思決定の主体は患者である。患者の自己決定権の尊重はICの根幹である。医療従事者はこの点を踏まえ、医学的知識を持たない患者にも理解できるように平易な言葉で説明し、患者の自発的な同意を支援しなければならない。患者の判断能力、医療従事者の十分な説明、患者の理解と自発的な同意がICの成立要件である。ICに対して、イベントモデルとプロセスモデル、自己決定モデルと共同決定モデルという対比がなされることがあるが、一般にはプロセスモデル、共同決定モデルが支持されている。この立場ではICを、素人である患者と専門家である医療従事者の間でのコミュニケーションの手段、意思決定のプロセスと見なす。つまり、患者と医療従事者が危険性や不確実性などの情報を共有し、患者の自己決定を尊重しつつも意思決定を共同で行うことを重視する。なお、患者が意思決定の主体であることを強調して、インフォームドチョイス、インフォームドディシジョンという語が使われることもある。

【諸分野との関連】アメリカでは患者の権利運動を通じて、ICは法的な概念として確立された。もっとも、医療過誤訴訟での敗訴を恐れて、医師の自己防衛としてICが定着したことも否定できない。種々の訴訟を経て患者の権利が獲得された経緯を見落とすことはできないが、これではICは患者と医師の間にある相互不信の反映といわざるを得ない。ICの基本的な法理として医療従事者には説明義務があり、危険性などの説明を怠ると過失責任を問われる。

しかし、医療従事者に一律に説明を強要してしまうと、責任回避のために行う形式的な説明になりかねない。説明義務の基準には、合理的医師基準、合理的患者基準、具体的患者基準などがある。このうち、患者の自己決定を尊重した具体的患者基準が最も望ましいといえるが、医療従事者が個々の患者の内面まで深く知ることは容易ではない。いずれの基準に基づくにせよ、医療従事者に求められることは、患者の病状や人生観などを考慮しながら患者との共同意思決定に努めることである。なお、患者に判断能力がない場合、緊急時、患者が希望しない場合、情報開示が患者にとって有害であると考えられる場合、強制措置が必要な場合には、医療従事者は患者からICを得ることが免除されるが、代諾者から代理決定を得ること等が必要である。

【展望】三分間診療などと揶揄される現状を改善し、患者と医療従事者の間に確固とした信頼関係を構築していくためにも、ICは医療行為の中核に据えられるべきである。近年、わが国においても各医療機関が独自に患者の権利を尊重する宣言を出すようになり、ICが急速に普及しつつある。ICの普及は診療報酬体系の見直し、カルテ・レセプト等の診療情報の開示、セカンドオピニオンの定着などと相まって、患者本位の医療へと、医療のあり方を大きく変えていくと期待される。
〔池辺寧〕

【参考文献】R.R.フェイドン／T.L.ビーチャム『インフォームド・コンセント』（酒井忠昭・秦洋一訳、みすず書房、1994）。宮本恒彦編『実践インフォームド・コンセント』（永井書店、2003）。前田正一編『インフォームド・コンセント』（医学書院、2005）。

【関連項目】ヘルシンキ宣言、判断能力、自己決定権、代理決定、研究倫理、バイオエシックス、医の倫理、知らないでいる権利、セカンドオピニオン、インフォームドチョイス

インフォームドチョイス
informed choice（英）

【定義】患者が医療従事者より複数の治療法について説明を受けた上で、治療法を選択すること。

【倫理上の問題】治療を受けるか否か、どの治療法を選ぶかは、患者が自らの価値観や人生観に基づいて決定することである。今日、こうした考え方に立脚して、医療における意思決定の主体は患者であると見なされ、インフォームドコンセントが重視されている。だが、インフォームドコンセントだと、患者は医療従事者より説明された治療法に同意するだけ、といった側面がどうしても残ってしまう。そこで、患者による積極的・自主的な選択を強調した、インフォームドチョイスという語が使われるようになった。患者は治療法を自ら選択することにより、医療への参加意欲を高めることができる。もっとも、患者は十分な医学的知識を持ち合わせていない。それゆえ、医療従事者は専門家としての見解を述べ、患者による選択を支援していく必要がある。治療法を最終的に決定するのは患者であるにしても、意思決定の過程は患者と医療従事者との共同作業という側面を持つ。なお、患者が決定ないし拒否する主体であることを重視した、インフォームドディシジョン、インフォームドリフューザルという語も用いられる。

【展望】近年、患者本位の医療、患者参加型の医療が叫ばれるようになり、医療のあり方が大きく変わりつつある。インフォームドチョイスもそうした流れの中で支持されている。インフォームドチョイスはインフォームドコンセントに取って代わると主張する人もいる。だが、治療法の選択はインフォームドコンセントの原理にも含まれている。医療従事者が法的に求められているのは、インフォームドコンセントを受けることである。したがって一般的には、インフォームドチョイスはインフォームドコンセントの中でもとくに患者の自己決定が重視される場面で用いられる語であると捉えられている。

［池辺寧］

【参考文献】星野一正『インフォームド・コンセント』（丸善、2003）。古川俊治『患者さん参加型医療のすすめ』（かんき出版、2005）。

【関連項目】インフォームドコンセント、医療従事者、医師－患者関係、患者の権利

インフォームドディシジョン ➡ インフォームドコンセント

う ウ

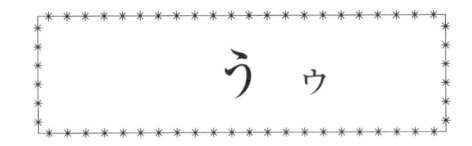

ウイルス virus（英），Virus（独）

【語源】 パストゥール（Louis Pasteur）やコッホ（Robert Koch）などによって、（病原性）細菌が続々発見された頃（19世紀末～20世紀の初め）から、細菌よりも小さな病原性微生物、つまりウイルスの存在は知られていた。当初、ウイルスは濾過性病原体（filtrable agent）などと呼ばれていた。ウイルスという言葉の語源は、古代ギリシャに遡るともいわれる。ある種の病気の原因として、眼に見えていない、ウイルスのようなものの存在や関与は、既にヒポクラテスなどによっても想定されていたという。

【研究などの歴史】 細菌学の黎明期には、細菌濾過器という装置が盛んに使用されていたが、イワノフスキー（Dmitri Ivanovsky 1864–1920）は1892年に、タバコモザイク病の病原体はその細菌濾過器を通過することを初めて発見した。これが現代ウイルス学の始まりである。以後、ウイルス関係の発見は目白押しに続き、とどまることを知らない有様であるが、20世紀末までの主なものは、次のごとくである。なお21世紀のウイルス界は、鳥インフルエンザで幕開けしたといってもよい。

- 1901年　黄熱ウイルスの発見
- 1908年　ニワトリ白血病ウイルスの発見
- 1911年　ニワトリ肉腫ウイルスの発見
- 1915年　バクテリオファージ（現象）の発見
- 1931年　発育鶏卵摂取によるウイルス増殖技術の発見
- 1935年　タバコモザイクウイルスの結晶化に成功
- 1937年　ニワトリ組織継代による黄熱ウイルスの弱毒化と生ワクチンの開発
- 1939年　電子顕微鏡によるウイルス粒子の可視化
- 1949年　培養細胞を用いてのポリオウイルスの培養成功
- 1957年　インターフェロンの発見
- 1950–69年　アデノウイルス、麻疹ウイルス、EBウイルス、B型肝炎ウイルス等の分離・同定成功
- 1977年　抗ヘルペスウイルス薬アシクロビルの開発
- 1979年　エボラウイルスの発見
- 1979年　WHOによる天然痘根絶宣言
- 1983年　HIVの発見
- 1989年　C型肝炎ウイルスの発見
- 1993年　抗インフルエンザウイルス薬（ザナミビル）の開発

（以上は主として、吉倉廣・豊田哲也『ワンポイントウイルス学』、南山堂、2001年から引用）

【現代社会における位置づけなど】 これらからも分かるように、ウイルスは種々の感染症や腫瘍など、人類の健康や生活を脅かす、いわば「負」の要因として従来捉えられてきた。しかし、ウイルスと人類などとの関係は「負」の面だけではなさそうでもある。最近では、ウイルスとの共生ということもいわれ始めている。たとえば、胎盤の一部（合胞体栄養細胞＝syncytiotrophoblasts）の形成には、ヒト内在性レトロウイルスと呼ばれるウイルスの蛋白成分（シンシティン＝syncytin）が関与しているという。つまり胎児は、既に子宮内でウイルスとはいわば不可分、不離不即の関係にあるというのである。

ウイルスについては、その起源、地球上や生物界での位置づけ、宿主との関係などの他に、その組成、構造、分類なども日に日に明らかにされつつある。そして様々な

ことが分かれば分かるほど、その全体像の把握は困難になってきている。現状においては、ウイルスは次のように捉えることが比較的、妥当かと思われる。すなわち、ウイルスとは「DNAかRNAのいずれか一方の核酸を遺伝子として有し、その周囲をタンパク質の殻で被われた感染性の粒子で、それ自体やそれ自身では増殖できないが、宿主の特定細胞に依存して増殖する(偏性)細胞内寄生体」と。つまりは、「(他の生物に) 感染して増殖する遺伝子(の一種)」とでも解釈することが妥当かと思われる。「コンピューターウイルス」などという言葉が最近流行しているが、これは医学や生物学でいうウイルスとは何の関係もない。「核アレルギー」などの言葉が流行したのにも似ている。　　　　　　　　［品川信良］

【参考文献】吉倉廣・豊田哲也『ワンポイントウイルス学』(南山堂、2001)。山内一也『ウイルスと人間』(岩波書店、2005)。
【関連項目】感染症

ウィルソン病　Wilson's disease（英）
【定義】常染色体劣性遺伝性疾患の一つで、銅の過剰な蓄積により、肝障害、錐体外路症状、カイザーフライシャー角膜輪、精神症状、精神発達遅滞などの発現によって特徴づけられる。銅移送P型ATPase遺伝子の変異によりその機能異常をきたし、腸管から吸収され、肝細胞に取り込まれた銅が胆汁へ分泌されなくなって肝組織に沈着し、セルロプラスミンの合成が低下し、中枢神経(基底核や小脳)、腎臓、眼、骨、造血器などの全身に銅が沈着して、細胞障害、機能障害をきたす。神経症状としては、不随意運動(振戦、ヒョレア、アテトーゼ、ジストニー)、筋硬直、動作緩慢、構音障害などが見られ、同時にうつ状態、易刺激性、易興奮性、性格変化などの精神症状が見られることも稀ではない。銅のキレート剤であるD-ペニシラミンを早期から投与することで、疾患の進行を相当に抑制することが可能である。
【倫理上の問題】思春期前後に発症することが多く、不明の錐体外路症状や肝障害、うつ状態などの精神症状を示す症例の中に潜在する可能性があり、早期に発見されて治療が開始されるか否かが予後を決定する大きな要因となるため、血清トランスアミナーゼ(AST, ALT)の上昇、血清セルロプラスミン低値、尿中銅排泄量の増加、カイザーフライシャー角膜輪の有無、頭部CT、MRIによる両側基底核の異常、DNA検査による遺伝子変異などの診断技術を駆使して、早期発見の機会を逸することのないようにしなければならない。治療法が確立してくるとともに、次第に長期生存例が増加しつつあるが、それとともに精神科的に無視し得ない行動異常を示す症例も見られるようになってきている。小児科・神経内科・精神科など複数の診療科にまたがって治療を必要とする症例も少なくないので、相互の緊密な情報交換、協力治療体制が重要なポイントとなる。　　　　　　［大東祥孝］

ウィーン条約　Vienna Convention for the Protection of the Ozone Layer（英）
【定義】1985年3月、UNEP(国連環境計画)の主導によりウィーンで採択された、オゾン層保護対策のための国際的な枠組みを取り決めた条約。正式名称は「オゾン層保護のためのウィーン条約」。締約国各国が適切なオゾン層保護対策を推進する規定のほか、国際的に協調してオゾン層保護対策の研究等を推進する規定などを定める。2005年5月現在の締約国数はわが国を含め世界189カ国および欧州連合(EU)。
【歴史的経緯・倫理上の問題】1974年6月、カリフォルニア大学のローランド(F. Sherwood Rowland 1927-)とモリーナ

(Mario J. Molina 1943－)が、CFCs（クロロフルオロカーボン類）すなわちフロンによるオゾン層の破壊を警告する論文を発表。この警告はアメリカの環境保護運動や消費者運動と結びつき、1978年10月には全米でエアゾール用フロンの製造が禁止され、同様の動きはカナダ、ノルウェー、スウェーデンなどでも見られた。こうした国々を中心に国際的なCFCs規制の気運が高まる中、1985年3月、UNEPの積極的な働きかけでオゾン層保護対策のための国際的な枠組みが検討されウィーン条約の採択に至る。しかし当時は依然、多くの国々がオゾン層の問題を深刻に受け止めておらず、フロンが原因物質であることも明確でなかったことなどから、フロン等の具体的な生産・使用制限を取り決める「議定書」の採択は見送られた。同年5月、イギリスのファーマン（J. C. Farman）らの研究によりオゾンホールの存在が『ネイチャー』誌（Nature Vol. 315 May 1985）に発表されたことで、オゾン層破壊の問題は科学者を中心に世界中から注目を集めた。NASA（アメリカ航空宇宙局）を中心とするプロジェクトチームの調査によりフロンが原因物質であることを裏付ける調査報告が正式に公表されたのは1988年3月であったが、UNEPの交渉努力の結果、調査報告の公表を待つことなく1987年9月には「オゾン層を破壊する物質に関するモントリオール議定書（Montreal Protocol on Substances that Deplete the Ozone Layer）」が採択され、フロン等のオゾン層破壊物質（ODS：Ozone Depleting Substances）の全廃スケジュールの設定（第2条）、規制物質の輸出入の禁止又は制限等による非締約国との貿易規制（第4条）、最新の科学、環境、技術及び経済に関する情報に基づく規制措置の評価及び再検討（第6条）等の規制措置が定められた。モントリオール議定書の発効により、オゾン層破壊物質の生産・使用を1999年までに50％削減する具体的措置が進められた。その後、当初の予想を上回るオゾン層破壊が判明したことで、議定書締約国会合による見直しがなされ、1999年までに5回にわたる規制物質の追加と規制措置の強化がなされている。ウィーン条約は「環境の危機を破滅に至る前に処置しようと正式に国際共同体が行った最初の努力」であり、本条約および議定書の採択は、国際的な環境保護対策の立案において国際機関が大きな役割を果たし得ること、また予測の段階でも環境保護対策を立案し得ることを示した点で、国際的な環境保護対策の合意形成プロセスに与えた影響は大きい。

【展望】わが国においても、1988（昭和63）年5月に国内法として「特定物質の規制等によるオゾン層の保護に関する法律」（1988年5月20日法律第53号）を制定し、1988年9月、ウィーン条約と併せてモントリオール議定書を締結。さらに、2000（平成12）年6月には規制以前に製造されたエアコンディショナー、冷蔵・冷凍機器、カーエアコン内の残存フロン等の適切な回収・破壊処理を確保するために「特定製品に係るフロン類の回収及び破壊の実施の確保等に関する法律」（2000年6月22日法律第64号）を制定するなど、ウィーン条約および議定書の実効性を担保する国内法の整備を進めている。また、国際的なオゾン層破壊物質の規制対策を本格的に進めるためには、先進国はもとより途上国での取り組みが欠かせない。そこで、1990年6月の議定書第2回締約国会合（ロンドン会合）では途上国援助のための資金供与制度の設立合意がなされ、1992年11月の議定書第4回締約国会合（コペンハーゲン会合）の正式合意に基づいて1991年1月より「オゾン層保護基金」が正式に発足した。わが国は、

アメリカとともに同基金の執行委員会の常任国であり、また基金発足以来、アメリカに次ぐ資金拠出国となっている。今後、途上国における規制措置が本格化するのに併せて基金の重要性がいっそう高まるとともに、技術支援や基金の効率的運用等の面でわが国の大きな役割が期待されている。

[久保田勝広]

【参考文献】R.E.ベネディック『環境外交の攻防——オゾン層保護条約の誕生と展開』(小田切力訳、工業調査会、1999)。

【関連項目】オゾンホール、環境保護、モントリオール議定書、環境政策

ウェブスター判決　Webster v. Reproductive Health Services（英）

【定義】アメリカ、ミズーリ州の妊娠中絶規制法の違憲性と差し止めをめぐる訴訟が提起され、連邦最高裁が1989年7月3日、5対4で合憲判断を示した判決のこと。

【倫理上の問題】アメリカにおいて人工妊娠中絶の問題は、即座に政治問題になるほど議論が拮抗する。総じて共和党はプロライフ（pro-life）派（生命尊重に至上の価値を置く立場）であり、これに対して民主党はプロチョイス（pro-choice）派（一定の範囲で女性の自己決定権を尊重する立場）である。その前提には、とりわけ胎児の生命と女性の「産む権利」「産まない権利」をどのように評価すべきか、という大きな倫理的・法的な葛藤問題がある。本件でも争点の一つとして、妊娠20週以上と思われる女性に人工妊娠中絶を行う前に、通常の技量を有する注意深く賢明な医師の合理的判断に基づいて胎児の生存可能性のテストを行うべきだとする規定の合憲性が争われたが、連邦最高裁は合憲判決を下した。女性の権利を優先した先例である1973年のロウ対ウェイド事件判決（Roe v. Wade）より人工妊娠中絶に対して消極的であるが、これを覆すものではない。

[甲斐克則]

【参考文献】石井美智子『人工生殖の法律学』(有斐閣、1994)。

【関連項目】人工妊娠中絶、リプロダクティブヘルス／ライツ、プロライフ、プロチョイス、ロウ対ウェイド事件

うつ ➡ うつ病

宇都宮病院事件

【定義】1984（昭和59）年に報徳会宇都宮病院で起こった一連の事件。同院において、精神科入院患者2名が看護士の暴行により死亡した事実が明らかとなった。さらにその後、同院では精神科入院患者に対して長年にわたり虐待が行われてきたことが判明した事件。また、精神神経学会によって設置された研究と人権問題委員会の調査により、同院では直接の患者の利益に結びつかない非治療的人体実験が説明と同意なしに行われていたことも明らかとなった。

【倫理上の問題】この事件を契機に精神衛生法の下に行われていたわが国の精神医療の問題、とくに精神障害者の人権抑圧に関する問題の存在が明らかとなった。また、わが国における精神障害者の人権問題は国連でも議論された。このような国外からの圧力も加わり、1988（昭和63）年には精神衛生法が改正され、精神保健法が施行された。同法においては、精神障害者の人権保護、社会復帰が謳われた。精神病院への入院は、本人の意思に基づく任意入院、指定医の判断と保護者の同意による医療保護入院、2名の指定医の診察によって決定される措置入院の、主として3つの入院形態が決定された。同時に、信書の発受の制限、行政機関の職員などとの面会の制限は禁じられた。また、入院患者本人または保護者は、都道府県知事に対して退院および処遇の改善を請求することが可能となり、その

退院請求および処遇については、精神医療審査会が審査することが決定された。これによって、入院患者の通信の権利、退院および入院処遇の改善の請求を行う権利が保障されることになった。
〔平林直次〕

【参考文献】相沢宏邦「報徳会宇都宮病院調査報告」（『病院地域精神医学』75、1984）。日本精神神経学会研究と人権委員会報告「『宇都宮病院における研究』に対する見解」（『精神経誌』第93巻第10号、1991）。

【関連項目】精神障害（者）、精神保健福祉法、患者の権利、強制入院、精神保健指定医

うつ病
depression（英），Depression（独）

【歴史と定義】気分障害は、うつ病と躁うつ病に分類される。歴史を紐解くと、その記載は古代ギリシャ時代にまで遡り、ヒポクラテス（Hippocrates B.C.460?-375?）は、うつ状態をメランコリー（黒胆汁症＝melancholia〈英〉, Melancholia〈独〉）と記載した。疾患概念として気分障害が確立したのは、現代精神医学の基礎を築いた一人であるドイツのクレペリン（Emil Kraepelin 1856-1926）が提唱してからである。その後、スイスのブロイラー（Eugen Bleuler 1857-1939）が躁うつ病の概念をつくり上げていった。その特徴は、躁うつ病をaffect（感情）の障害とした点である。これらの疾患概念は現在、広く用いられている操作的診断基準であるDSM（Diagnostic and Statistical Manual of Mental Disorders）やICD（International Classification of Diseases）に引き継がれている。なお、クレペリンの疾患概念は、呉秀三（1865-1932）により本邦へ紹介され、わが国における精神科臨床に普及した。

従来、うつ病および躁うつ病は、affective disorder（感情障害）に含まれてきたが、持続的な感情の変化を指す用語としてはmood（気分）がより相応しいとして、mood disorder（気分障害）へ呼称が変更された。

生物学的には、未だ気分障害の原因は解明されていないため、疾患を確定できる生物学的マーカーは存在しない。そのため、DSMやICDによる操作的診断基準では、抑うつ気分や、興味または喜びの喪失などの臨床症状や症状の持続した期間、経過により判断される。

【疫学】疫学研究によると、DSMに則ったうつ病の生涯有病率は約15％であり、男性に比べて、女性が約2倍の有病率となっている。

【予後】うつ病は、薬物療法や精神療法などの治療により寛解することが多い。しかし、いったん寛解するものの、高い再燃、再発率が問題となる。そのため、うつ病は慢性疾患と考えて対応していく必要がある。うつ病に、気分変調性障害、アルコールや他の物質の乱用、依存症などが合併すると、良好な予後が期待され難くなる。

【倫理上の問題】最初に問題点として挙げられるのは、自己決定権の尊重の問題である。たとえば、「自殺したく、治療は受けたくない」という、うつ病患者を診察する際には、患者の自己決定権と医療者の救命義務という問題が生じる。最近は、自殺の増加が社会問題化しており、警察庁の統計によると1998（平成10）年より年間自殺者は3万人強で推移している。とくに40～50代の自殺者は約40％と深刻である。うつ病の自殺は深刻な問題であり、3分の2は自殺について考え（希死念慮）、約15％が自殺するといわれる。とくに、過疎化の影響で単身高齢者が増加したが、その中にはうつ病に罹患し、希死念慮を持つ高齢者が多い。また、社会問題化したことで改善の兆しがあるが、うつ病者の社会復帰に対して、会社が慎重になることが多いなど、うつ病

の回復期におけるリハビリテーションが問題である。

【今後の展望】前述のように、近年増加傾向にある自殺予防が発展することが期待される。そのためには、うつ病の啓発活動を推進することで、うつ病の早期発見や、うつ病そのものの予防を促進していく必要がある。また、うつ病のリハビリテーションが確立し、急性期および回復期治療から、継ぎ目のない社会復帰が促進されることも今後の課題である。　　　　　［野田隆政］

【参考文献】B.J.サドック／V.A.サドック『カプラン臨床精神医学テキスト』第2版（井上令一・四宮滋子訳、メディカルサイエンスインターナショナル、2004）。加藤正明他『精神医学事典』（弘文堂、2001）。

【関連項目】精神病・神経症、自殺

姥捨て伝説 ➡ 棄老

産む権利 ➡ リプロダクティブヘルス／ライツ

ウァット対スティックニー事件
Wyatt v. Stickney（英）

【定義】アメリカ、アラバマ州立精神病院の患者ウァットらが1972年、同州の精神保健委員会委員スティックニーらを相手取り、州立精神病院での治療が憲法上の基準を満たしていないのでこれを充足するような包括的な治療プランを提出するよう命じることを求め、さらに精神遅滞者用施設についても違憲的運営がなされていて、「適切な機能訓練」の権利が侵害されているので、施設運営上の最低限の医療および憲法上の基準の明確化とその実践のための予算増額を求め、アラバマ州裁判所がこの主張を認めた事件である。

【倫理上の問題】本件で倫理的・法的に問題となったのは、非任意的に施設に収容された精神遅延者にも「個人的に機能訓練を受ける」憲法上の権利が認められるか、という点である。本件で裁判所が基準の具体的内容を示し、かつ常設の人権委員会設置を認めたことには大きな意義がある。精神疾患を有する患者の権利の制約は、特段の合理的根拠がない以上できないものと思われる。　　　　　　　　　　［甲斐克則］

【関連項目】精神保健福祉法、人権、患者の権利

え エ

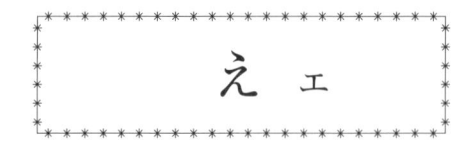

エアランゲン事件　Erlanger Fall（独）

【定義】ドイツのエアランゲン大学附属病院に1992年10月5日、交通事故で重い脳挫傷を負って意識を喪失した18歳の未婚の妊婦が運び込まれ、数日後に脳死と判定されたが、胎児に損傷はなかったので、胎児の生命を救助するために母胎の作用を維持すべきかが問題となった事件。

【倫理上の問題】この事件は、多くの法的・倫理的問題を投げかけた。まず、ドイツでは当時も医学的立場を尊重して脳死が人の死であるとされており、本件のような場合、もし子どもが生まれれば脳死体＝死体から出生したことになるが、子どもの母親が死者でよいかが問題となる。ドイツでは、本件を契機に脳死が人の死といえるのかについて議論が起こり、消極説も出されたが、1997年に改めて脳死＝人の死を前提とする臓器移植法が制定された。また、胎児の生命救助のためとはいえ、脳死体の妊婦の母胎作用をこのような形で人為的に引き延ばすことは女性の蔑視、ひいては「人間の尊厳」の侵害になるのではないかということも生命倫理上の問題となる。さらに、仮にこのような方法で子どもが生まれた場合、子どもの母親は誰か、という法的問題も生じる。

〔甲斐克則〕

【参考文献】齊藤誠二『医事刑法の基礎理論』（多賀出版、1997）。

【関連項目】脳死、脳死体、リプロダクティブヘルス／ライツ、人間の尊厳

嬰児殺し　infanticide, infant-killing, baby-killing（英）

【定義】1歳未満の赤ん坊を殺すこと。新生児殺し（neonaticide）は出産当日に行われるものを指し、マビキ（間引き）もその一つ。慣例上、発話開始後の幼児が被害者の場合は、子殺し（felicide）として区別される。

【歴史的経緯・倫理上の問題】嬰児殺しは、生児自身の病苦や障害、出自の問題の他、親や社会の貧困や人口調節、慣習等のため、人類の歴史を通じて世界中で行われてきたが、現代社会では稀である。歴史的に、嬰児殺しは他の殺人とは区別されてきた。16～17世紀の欧州では、姦通による不義の子を隠す手段と見なされ、厳罰をもって禁じられた。1830年のイギリス法は嬰児を殺した母を死刑に処したが、19世紀末頃から嬰児殺しは産後の精神不安定に起因するとの説が広まり、1922年のイギリス嬰児殺法と1938年の改正法では妊娠と出産が母親の精神状態に及ぼす影響を考慮して、嬰児殺を他の殺人と明確に区別した。

　嬰児殺しの頻度も周囲の対応も、時代と社会によって大きく変動する。日本では江戸期まで人口調節のためのマビキが盛んであったが、明治期以降は国の人口増加策で厳重に取り締まられた。1970年代の日本ではコインロッカーベビー事件等のため「母性喪失」が叫ばれたが、現実には嬰児殺しばかりか、子捨てや中絶も減少傾向にある。

　世界的に見れば、嬰児殺しが行われる最大の理由は今も昔も女に生まれたことであり、嬰児殺しの歴史と性差別の歴史は切り離せないとされる。最近は、重度の障害等を持つ嬰児に対し、保護や治療を停止して死なせることの是非が問題となっている。

【展望】過重な母性強調はむしろ母親を追い詰め犯意を誘う。防止のためには妊娠中および出産後の周囲の支援が重要である。

治療停止等の問題も、障害者差別や子育て負担等の社会問題と密接に結びついており、総合的な議論を要する。　　　［塚原久美］

【参考文献】Margaret G. Spinelli ed., "Infanticide: Psychosocial and Legal Perspectives on Mothers Who Kill," (American Psychiatric Press, 2002).
【関連項目】間引き、堕胎罪、水子供養

||**エイズ**　AIDS：acquired immune deficiency syndrome（英）、SIDA：syndrome d'immuno-déficience acquise（仏）、後天性免疫不全症候群（日）

【定義】レトロウイルスの一種であるヒト免疫不全ウイルス（HIV）の感染を受けて比較的長い潜伏期の後に細胞性免疫機能（CD4陽性リンパ球数）が大きく低下した結果、通常は発症しないような比較的感染力の弱い病原体（たとえばニューモシスチスカリニ）による感染症に罹患（日和見感染）したり、稀なタイプの腫瘍（たとえばカポジ肉腫）や脳症、HIV消耗性症候群などが発症した状態。

【歴史的経緯】エイズ症例に関する初の報告は1981年6月、アメリカ疾病防疫センター（CDC）発行の『疫学週報（MMWR）』誌上においてである。初期報道で男性同性愛者に特有の疾病とされたことによって（当初はゲイ関連免疫異常"GRID"症候群と呼ばれた）、同性愛者および感染者への差別と異性愛者への対策の遅れが結果した。感染経路が不明であった当初、診療拒否はもちろん、住居からの退去や解雇、退学、葬儀の拒否までもがなされた。世界的規模で見ると、初期には同性間性的接触、薬物静注用注射針共用を主たるHIV感染経路とする地域があった。が、現在では異性間性的接触による感染が主流となっている。日本では国の対策の遅れから、アメリカでの売血を原料とした非加熱血液凝固因子製剤の処方によって、とりわけ多くの血友病患者をはじめ、出血性の疾患の患者がHIV感染を受けた。

【倫理上の問題】エイズに固有の倫理問題はとりたてて何もないといわれる。もちろん、エイズにまつわる倫理問題が存在しないという意味では決してない。その逆で、エイズにはありとあらゆる医療倫理問題が含まれているという意味である。まず、感染者に対する差別や偏見が現実の問題としてあることを強調しておかなければならない。医療の場では、HIV抗体の無断検査、強制検査、陽性時の診療拒否がなおも後を絶たない。陽性時の告知についても十分な配慮がなされていないことが多い。このことは診療体制の整備が十分でないにもかかわらず、検査が先行して行われていることを表わしている。生活の場や職場、学校での差別や偏見も根強い。こうした社会背景にあって、スクリーニング検査を普及させようという公衆衛生的見地と個人の自由とのトレードオフ関係も問題である。また、いかなる条件下で医療者は守秘義務を解除し、感染者のパートナーに感染の事実を通知することが許されるのかという問題もある。患者には抗体検査を勧めながら、医療者の多くが検査を受けていないことはどのように考えたらよいのか。日本には外国籍の感染者も少なくなく、言葉や経済的な問題を抱えがちなこれらの人びとの医療へのアクセスをどのように保障できるか。治療薬やワクチンの開発が専ら発展途上国をフィールドとして行われている今のあり方は反省されるべきではないかなど、グローバルな視点が求められる問題も多数ある。

【展望】治療技術の進歩によって、先進国においてはもはやエイズはかつていわれたような死の病ではない。むしろ慢性疾患の一つである。しかし発展途上国においては依然として死の病であり、また母子感染率も低くない。社会構造や文化と密接な関わ

りを持つエイズをめぐる倫理問題はまさに重層的である。　　　　　　　［服部健司］

【参考文献】E. Cohen and M. Davis eds., "AIDS : Crisis in Professional Ethics" (Temple UP, 1994). R. Benneett and Ch. Erin eds., "HIV and AIDS" (Oxford UP, 1999).
【関連項目】エイズ予防法、血液製剤、感染症の予防及び感染症の患者に対する医療に関する法律

∥エイズ予防法

【定義】「後天性免疫不全症候群（以下「エイズ」）の予防に関し必要な措置を定めることにより、エイズの蔓延の防止を図り、もって公衆衛生の向上及び増進に寄与することを目的」とした「後天性免疫不全症候群の予防に関する法律」の通称。
【歴史的経緯】1987（昭和62）年初めに日本初の女性患者症例が報告されると、個人のプライバシーを侵し誤報を含むマスコミ報道がなされ、いわゆる神戸エイズパニックが発生した。これを契機に厚生省（当時）が法案づくりに着手したが、当初は医師の知事への通報義務、感染の疑いのある者への検査強制（いずれも違反すると罰金）、他者へ感染させる行為をした感染者へ懲役・罰金刑を盛るなど、社会防衛的・刑法的色合いの極めて濃いものであり、日弁連や血友病患者団体などからの批判を受けた。その後、法案は人権への配慮と社会防衛色の緩和を強調する形でまとめ直された。本法は1989（平成元）年に公布され、1998（平成10）年の「感染症の予防及び感染症の患者に対する医療に関する法律」（感染症新法）公布に伴って廃止された。
【倫理上の問題】まず何より、一つの感染症に特化した法規を制定したこと自体において、エイズという感染症そのものや感染者に対する偏見・差別の固定化を助長したとの批判がある。また、伝染防止上の指示に従わず多数の者（厚生省通達によると2名以上）に感染させる恐れのある者について、医師はその氏名・住所などを居住地の知事に報告するように求められている。この際、知事には当人に関わる者に対して健康診断を受けるよう命令したり、自治体職員をさし向けて質問をさせる、感染者とその保護者に感染防止上の指示を下せるといった大きな権限が持たされている。その範囲と正当性についての疑義が各方面から提出されていた。人権に配慮すると謳われながら、感染者には伝染予防上の義務が説かれるばかりで、治療へのアクセスの権利の保証などについてはまったく触れられていない。
【展望】感染症新法を受けて策定され、少なくとも5年ごとに再検討される予定の「後天性免疫不全症候群に関する特定感染症予防指針」の見直しの行方を見守る必要がある。　　　　　　　　　　　　［服部健司］

【参考文献】山田卓生・大井玄・根岸昌功編『エイズに学ぶ』（日本評論社、1991）。
【関連項目】感染症の予防及び感染症の患者に対する医療に関する法律、患者の権利、エイズ

∥衛生　hygiene（英）

【定義】疾病の予防により健康の保持・増進を図ること。「衛生」は個人に主眼を置き、「公衆衛生」は集団に主眼を置いた語句であるが、実際には「衛生行政」「衛生統計」などの語句は衛生・公衆衛生の両方に関わって用いられている。類似の語句に「保健」があり、「保健衛生」と重ねて用いられることもある。community healthには地域保健の語が充てられているが、public healthには公衆衛生の語が充てられている。「衛生＝生命を衛（まも）る」は「保健＝健康を保つ」をも包括する大きな概念と見なせる。public healthが対象とする範囲は広く、健康のみならず、生（生命、生活）全般に関わるという観点からすると、

公衆衛生の語を充てたことは妥当であったと思われる。衛生・公衆衛生の各領域の名称はかつて「○○衛生」であったが、近年は「○○保健」に変える傾向にある。だが両者が混用されている現状を考慮に入れると、母子保健、成人保健などのように対人サービスは「保健」、また環境衛生、食品衛生などのように対物サービスは「衛生」と使い分けるのが適切と思われる。

【歴史的経緯】個人の健康に関する考え方や方法については、古代中国から「養生」の語句が用いられ、わが国でも貝原益軒(1630-1714)の『養生訓』などが知られている。明治になると、これとは別に長与専斎(1838-1902)が、ドイツ語のGesundheitspflegeや英語のsanitaryの意味に当てはまる訳語を求めて中国の古典『荘子』の中から「衛生」の語句を採用したといわれている。長与は岩倉具視らの視察団に同行し、欧米諸国の衛生対策を視察、帰国後は衛生事務の管理体系を定めた「医制」の起草にあたった。医事行政を担当する政府の部局は後に衛生局と改称され、長与は初代の局長となった。

【社会・倫理上の問題】医療が病気の治療を目的とするのに対し、衛生・公衆衛生は病気の予防を目的としている。したがって、医療で問題となることは同様に衛生・公衆衛生でも問題となる。　　　　　[望月吉勝]

【参考文献】瀧澤利行『健康文化論』(大修館書店、1998)。岩田弘敏『新しいパラダイムに向けての公衆衛生』(新企画出版社、2000)。

【関連項目】公衆衛生、健康、養生

衛生検査技師

medical laboratory technologist, Public Health laboratory technologist(英), technologue de laboratoire médical, technologue de laboratoire de la santé publique(仏), medizinischer Laboratoriumstechnologe, öffentliche Gesundheitswesen laboratoriumstechnologe(独)

【定義】医師の指導・監督の下、人体から採取した検査材料(検体)を取り扱い、微生物学的検査・血清学的検査・病理学的検査・寄生虫学的検査・血液学的検査・生化学的検査を行う者。医学・歯学・獣医学・薬学の正規の課程を修業した者が申請し、それにより免許が与えられた。1958(昭和33)年に衛生検査技師法の公布によって設けられたものであり、上記6種類の検査は実施できるが採血や生理学的検査はできないものとされた。しかし1970(昭和45)年に同法が改正され、「臨床検査技師、衛生検査技師等に関する法律」により、採血と生理学的検査も行える臨床検査技師が新設され、二本立てとなった。しかし、臨床検査技師と重なる業務が多かったために、2006(平成18)年の法改正で新規の衛生検査技師免許は廃止されることになった。

[浜田正]

【関連項目】臨床検査技師、医療従事者、コメディカルスタッフ

栄養補助食品 ➡ サプリメント

疫学　epidemiology(英)

【定義・語源】疫学は英語のepidemiologyを邦訳したものである。epidemiologyはepi-demos-logosのギリシャ語からの造語である。epiは「表面」、demosは「人びと」、logosは「学問」を意味するので、統合すると「人びとの表面(に現われたもの)の学問」という意味になる。なお疫学は医学

領域で発達した学問なので、人びとに現われたものとは「医学的な現象」、または、より包括的に「健康現象」ということになる。以上を踏まえて、現在では「疫学とは、明確に規定された人間集団の中で出現する健康関連のいろいろな事象の頻度と分布およびそれらに影響を与える要因を明らかにして、健康関連の諸問題に対する有効な対策樹立に役立てるための科学」（日本疫学会）と定義されるであろう。

【歴史的経緯】疫学の始まりはスノー（John Snow 1813-58）のコレラ研究にあるといわれている。1854年のコレラ流行の際に、ロンドンのブロード街周辺のコレラ患者および死者の発生状況を地図によって空間的に、日ごとの集計によって時間的に把握した。その結果に基づき予防のための行動を起こし、感染症流行を終息させたことは偉業とされている。

初期の疫学は、急性感染症の流行に関する理論を明らかにすることを目的として発達した学問であった。しかし、先進諸国では急性感染症が著しく減少したのに伴って、疫学研究の対象は急性感染症から非感染性慢性疾患、環境汚染に基づく健康障害、および精神疾患などの幅広い健康異常へと変化した。近年はさらに対象が広がり、長寿、体力の向上、健康増進、QOLなど積極的に健康水準を増進させるための要因追究にも関心が向けられている。分野別疫学としては、古典疫学、分子疫学、遺伝疫学、血清疫学、臨床疫学、環境疫学、薬剤疫学、理論疫学などがある。　　　　〔坂本なほ子〕

【関連項目】QOL、健康、疫学研究指針

疫学研究指針　Guidelines for Epidemiological Studies（英）

【定義】わが国において疫学研究を規制する倫理指針としては、厚生労働省と文部科学省が共同にて策定した「疫学研究に関する倫理指針」が挙げられる。本指針は、2001（平成13）年3月にヒトゲノム・遺伝子解析研究に対する倫理指針が策定されたことを受けたものであるが、この頃、東北大学（大迫研究）や九州大学（久山町研究）、国立循環器病センター等の複数の研究機関において、健康診断等で採取した血液検体等を無断で遺伝子解析したことが相次いで明るみに出たことから、疫学的手法を用いた研究領域における同意のあり方や個人情報保護に関する指針の策定が急務と判断されたといわれている。

2001年9月から厚生科学審議会科学技術部会「疫学的手法を用いた研究等の適正な推進の在り方に関する専門委員会」と科学技術・学術審議会生命倫理・安全部会「疫学的手法を用いた研究の在り方に関する小委員会」の合同会議が重ねられ、翌2002（平成14）年6月17日に告示（7月1日施行）となった。

【語源・歴史的経緯・倫理上の問題】本指針の原案は、国際医科学評議会（CIOMS）が世界保健機関（WHO）と共同して作成した「疫学研究の倫理審査のための国際的指針（International Guidelines for Ethical Review of Epidemiological Studies, CIOMS Geneva 1991）」を参考にしつつ、発展途上国への配慮項目等を削除し、国内情勢に合わせてまとめられたものであった。主な内容は、（第1）基本的考え方、（第2）倫理審査委員会等、（第3）インフォームドコンセント等、（第4）個人情報保護等から成っており、疫学研究を介入研究と観察研究とに分類し、さらに人体から採取された試料を用いる場合と用いない場合に分類し、同意取得の免除も含め同意取得のあり方に差異を設けている。

2004（平成16）年12月に「個人情報の保護に関する法律」の施行に合わせて、具体的な個人情報の保護に関する措置を追加し

全部改正を行い、その後、公益性の高い疫学研究ならびに公衆衛生研究の適正実施等に関連して再び合同委員会による見直し会議が重ねられ、2007（平成19）年8月に再度全部改正（11月1日施行）がなされた。

[掛江直子]

【関連項目】疫学、インフォームドコンセント、ヒトゲノム、プライバシー

疫学調査　epidemiological study（英）、epidemiologische Untersuchung（独）

【定義】疫学は、人間集団における医学的データ（健康に関するもの、たとえば環境汚染と人体への影響、薬と副作用、食中毒等）をまとめ、それらの因果関係について根拠を示す方法。疫学調査はその根拠を示すために行われる諸々の手法の総称。

【語義・歴史的経緯・倫理上の問題】疫学（epidemiology）はギリシャ語の合成（epi=upon, demos=people, logos=doctrine）による造語で「人々の中で起きている諸事象に関する学問」という意味である。疫学的手法の起源は古代ギリシャにあるが、1854年ロンドンのコレラ流行の原因となった共同井戸の水道栓を閉めたスノー（John Snow 1813-58）らによって、健康の異常の頻度や分布を記載することでその特性を明示し、疾病の発生原因についての仮説を設定する「記述疫学」の基礎が出来た。現在、疫学調査の対象は伝染病から慢性疾病や環境汚染による健康被害、精神疾患等に拡大しており、このことに対応して調査・研究の方法には研究者が集団に介入せずにデータをまとめ因果関係を明示する「観察的疫学調査（observational study）」と、研究者が意図的に集団に介入し治療や予防（規定要因の変容）等を企てる「介入調査（intervention study）」がある。「観察的疫学調査」には「記述疫学」や規定要因を追求する「分析疫学」があり、「分析疫学」は（1）生態学的、（2）横断的、（3）症例対照、（4）コホートの各調査、に分類される。また「介入調査」には（1）臨床試験、（2）野外研究、（3）地域研究があるが、要するに人体実験である。介入調査はプライバシーに抵触するためインフォームドコンセントが求められる。

【展望】疫学調査は医学・公衆衛生学に応用可能で、食中毒や公害の原因特定に役立つ手法である。しかし人間集団を対象とする以上、様々な学問分野からのアクセスが求められるが一般の認知度は低い。また疫学における専門用語の訳語が一定でない（たとえば共にstudyの翻訳である「調査」と「研究」が併用される）のを解消するためにも、日本国内の研究水準と認知度の向上が強く望まれる分野である。　[米沢一孝]

【参考文献】日本疫学会編『疫学　基礎から学ぶために』（南江堂、1996）。津田敏秀『市民のための疫学入門　医学ニュースから環境裁判まで』（緑風出版、2003）。

【関連項目】衛生、公衆衛生、情報倫理

疫学的因果関係 ➡ 疫学調査

疫病 ➡ 伝染病

エクソン＝バルディーズ号事件
Exxon Valdez Oil Spill（英）

【事件の経過】1989年3月24日、アメリカのアラスカ州バルディーズ港で126万バレルの原油を満載した、アメリカエクソン社のスーパータンカーVALDEZ（バルディーズ）号がアラスカ州の南西40km沖合で流氷を避けようとして航路を外れ座礁、25万7000バレル（約1090ガロン）の原油が海上に流出した。防除対応の遅れからプリンス＝ウィリアム湾一帯に拡大し、約350マイルの沿岸を汚染し、このため10万羽の海鳥と推定100万頭の海洋動物の命が奪われ、

海洋生態系は極めて大きな影響を受けた。エクソン社は原油を除去するために1500隻の船を出動させ、1万2000人が手作業で除去作業を行った。エクソン社はこの除去作業にかかった費用20億ドル以上を全額負担した。流出した原油のうち、回収されたのは約13％で、30％が蒸発したと指摘された。アラスカ州上級裁判所のジョンストン判事は、ヘイゼルウッド元船長に対して「過失罪で90日の拘禁と罰金1000ドル、刑の執行を猶予した上で、代わりに汚染された海岸で1000時間にわたって原油除去作業に従事し、州に5万ドルの賠償金を支払う」ことを命じた。

【倫理上の問題】この原油流出事故によって失われた生態系の損害については評価が困難であった。アメリカではこの事故を契機として企業に環境倫理を要求する声が高まり、1989年「環境に責任を持つ経済のための連合（CERES）」によって「バルディーズ原則」（現セリーズ原則）が公表され、1990年2月「第16回国際海事機関」の総会（本部ロンドン）でこの大規模原油流出事故に対するための国際協力体制を目的とした「原油による汚染に関わる準備、対応及び協力に関する国際条約（OPRC：International Convention on Oil Pollution Prepa-redness, Response and Cooperation)」が採択された。発効は1995年である。企業自体が環境問題について判断基準を持つべきである環境倫理を求めた10項目の内容は、（1）生物圏の保護のため、汚染物質の放出をなくす努力をすること、（2）天然資源の有効利用と野生動物を保護すること、（3）廃棄物処理とその量を削減すること、（4）安全で持続的なエネルギー源の利用に努力すること、（5）安全な技術やシステムを採用して、緊急事態に対する準備を怠らないこと、（6）安全な商品やサービスを提供し、それらが環境に与える影響を消費者に知らせること、（7）環境破壊のすべての損害賠償責任を負うこと、（8）情報を公開すること、（9）環境問題担当の専門取締役を置くこと、（10）環境問題の取り組み具合を評価する独自の年次監査報告書を公表すること、などである。

2000年には、「危険物質及び有害物質による汚染事件に対する準備、対応及び協力に関する議定書（HNS：Hazardous and Noxious Substances）」に拡大しOPRC-HNS議定書が採択された。　　［髙樋さち子］

【関連項目】生態系、環境倫理、バルディーズ原則、動物保護、海洋汚染

エコシステム ➡ エコロジー

エコロジー
ecology（英），Ökologie（独）

【定義】元来、生物学の一分野として、生物相互の関係や生物と周辺環境との関係を研究する生態学（バイオロジカルエコロジー）のことを意味したが、カタカナで表記された場合、生態学を継いだ社会的・政治的な思想運動（ソーシャル／ポリティカルエコロジー、ないしエコロジズム）を指すことが多い。

【歴史的経緯】エコロジー（生態学）は、ダーウィンの進化論をきっかけとして、ドイツの生物学者エルンスト＝ヘッケル（Ernst Heinrich Philipp August Haeckel 1834-1919）が命名したものとされる。まず、生物学の一分科として、広義の生理学の中の関係生理学（生物と環境、生物と生物の間の）として位置づけられた。19世紀後半には目的論的生物学の影響を受けたが、アメリカでは1910年代に意識的にそれからの脱却が図られ、その後は、生物学の中の野外生物学として発展を遂げつつ今日に至る。生態学は環境の科学のようにいわれ、

その中に占める人間の位置づけは決して大きなものとはいえなかったが（タンズリー〈Arthur Tansley 1871-1955〉のエコシステム［生態系］、クレメンツ〈Frederic Clements 1874-1945〉のバイオゾーム、スカチェフの生物複合環境など）、環境問題が盛んに論じられる中で環境を「人間環境」として捉える見方も生まれている。

一方、「エコロジー」を生物学の生態学ではなく、社会的・政治的なエコロジー概念として提唱した先駆者として、家庭経済学を創始し、人びとの生活環境の改善に生涯を捧げたエレン＝スワロー（Ellen Swallow 1842-1911）と『沈黙の春』によって農薬や殺虫剤など化学物質の大量使用に警鐘を鳴らしたレイチェル＝カーソン（Rachel Louise Carson 1907-64）がおり、彼女らの思想はその後エコフェミニズムとして展開した。また、マルクス主義など反資本主義的な思想に影響を受けつつ、人間と自然の単純な二分法を排して、人間社会のヒエラルキー構造を問題にする「ソーシャルエコロジー」の流れも存在し、ジェイムズ＝オコンナー（James O'Connor）の社会主義的なエコロジーやアナキズム的傾向を持つマレイ＝ブクチン（Murray Bookchin 1921-2006）の思想がそこに含まれる。

さらに、ネス（Arne Næss 1912-2009）は、今までの環境保護の考え方が環境悪化の問題をただ環境の汚染と資源の枯渇の問題として捉え、最終的には先進国に住む人たちの健康や繁栄を意図しているだけの「シャロウ（浅い）エコロジー」であったことを批判し、それに代わる「ディープ（深い）エコロジー」を提唱した。これは、自然を人間の利用と搾取の対象として見る人間中心主義的な自然観に対し、生態系中心主義的な自然観に立って、自然と人間の関係における意識の変革を求める思想・運動である。　　　　　　　　　　［宮嶋俊一］

【参考文献】沼田真『自然保護という思想』（岩波書店、1994）。佐倉統『現代思想としての環境問題　脳と遺伝子の共生』（中央公論社、1992）。
【関連項目】生態系、人間中心主義、自然保護、環境倫理

エディプスコンプレックス
Oedipus complex（英），Ödipus-komplex（独），complexe d'Oedipe（仏）

【定義】コンプレックス（観念複合体）の一つで、子どもが親に対して感じる愛と憎しみ、恐怖を中心にして発展する強い感情を伴った観念。精神分析の理論化においてフロイト（Sigmund Freud 1856-1939）によって1910年、古代ギリシャのオイディプス神話から取り出された。早期幼児期の親との関係において、異性の親に愛と近親相姦の願望が生じ、他方、同性の親には憎悪と嫉妬の感情が生じることをいう（ただし両者が逆転したり、しばしば交じり合うこともある）。

【倫理上の問題】早期幼児期に抱かれたこのコンプレックスは、通常は同性の親との同一化によって先の願望とそれに付随する不安が抑圧されて、児童期には潜伏期に入る。しかし、思春期においてこの問題が再登場し、対象選択に重要な役割を演じることになる。それへの対処とその解消の仕方によって様々な親子関係が生じ、人格や自我の形成あるいは性同一性の問題とも関係してくる。さらにその挫折が対人関係の困難や、神経症や人格障害さらには性同一性の障害をも準備することがある。　［生田孝］

【参考文献】小此木啓吾編『精神分析事典』（岩崎学術出版、2002）。G.ドゥルーズ・F.ガタリ『アンチ・オイディプス』（市倉宏祐訳、筑摩書房、1986）。
【関連項目】自我同一性障害、性同一性障害、エロス、精神分析

エホバの証人
Jehovah's Witnesses（英）

【概要】ラッセル（C.T. Russell 1852-1916）が1872年にピッツバーグで設立した「ものみの塔聖書冊子刊行協会（the Watch Tower Bible and Tract Society of Pennsylvania）」を中心とするキリスト教カルト。「エホバの証人」という名称は「イザヤ書」43：10「主は言われる、『あなた方はわが証人、わたしが選んだわがしもべである』」の句から取られ、同協会によれば「神」「主」の名は「エホバ」のことである。機関紙『ものみの塔』『目覚めよ！』を発行。2005年現在、信者数は230の国と地域で約580万人、日本には約22万人がいるとされる。

【教義】教義の中心は、『新約聖書』「マタイ福音書」24：45-47の「忠実で思慮深い奴隷」の喩え話を、ものみの塔協会の最高機関である「統治体」と解釈すること。神エホバの僕（しもべ）キリストの再臨と千年王国の出現を信じ、絶対的平和主義を奉じ、教義に反するなら政府・既成教会の権威さえも認めないとされる。

【生命倫理上の問題】『旧約聖書』「創世記」9：4、「レビ記」3：17、7：26、17：10-11、19-26、「使徒行伝」15：19-20、28-29の聖句が血を食べることを禁ずる「血の掟」であると解釈し、それを血液や血液成分を使った治療行為にそのまま当てはめ、輸血等を拒否する点が生命倫理上の問題とされる。禁止されているのは、血液の細胞成分や血漿の輸注、輸血あるいは自己血液を保存して後日使うこと。逆に禁止されていないのは、牛などの赤血球から採ったヘモグロビンにより作られた代用血液。血清や血液凝固因子の使用、あるいは人工心肺を通った血液が再度入ってくることや手術時に出血した血液を集めて体に戻す等も禁止されていない。1952年以来、輸血に関する細則は増え続けている。

わが国では、輸血拒否は患者の人格権によって擁護される傾向にある。最近では、エホバの証人の信者が信仰に基づいて手術の際の輸血を拒否する旨、事前にかつ書面をもって明確に通知していたにもかかわらず、医師側が患者の意思に反しても輸血する治療方針を患者に伝えず、また実際に輸血したことの当否が争われた裁判で、2000（平成12）年2月29日、最高裁は国と病院側に患者側へ賠償するよう命じる判決を下した。判決理由は、輸血拒否は人格権として尊重されなければならないこと、患者側の固い意思表示に反する医師側の輸血方針を伝えなかったのは人格権の侵害に当たるというものである。これ以前にも、1985（昭和60）年6月に川崎市で交通事故の少年が両親の信仰に基づく輸血拒否の申し出から輸血できずに出血性ショック死に至った事例、また同年12月に信者の息子に輸血するよう両親が訴えた裁判で、輸血の強制は信仰の自由の侵害であると大阪地裁が棄却した事例がある。

しかし、本人の意思が確認できない場合もある救命救急に際しての医師の免責、インフォームドコンセントの基本にある自己決定権を認める基準や最低年齢、その基準を満たさない人の場合の代理決定者の選択、輸血の可否の基準など、解決すべき問題点は多い。　　　　　　　　　　　［朝倉輝一］

【関連項目】輸血、人格、救急医療、インフォームドコンセント、自己決定権

エロス　eros（英）

【原義】元来はギリシャ神話における愛の神の名前であり、ラテン語ではクピードー（キューピッド）と呼ばれる。この神については様々な神話があるが、すべてのものを征服してあらゆるものを結びつける恐るべき力として登場した。

【歴史的経緯】古代ギリシャ神話で愛の神として存在したエロスは、哲学者プラトン（Plato B.C.427?-347?）において永遠の美を求める神的なものへの愛として描かれる。アリストファネスの寓話として、人間はもともと手足それぞれ4本で、顔が2つで、背中合わせに合体していた球体のものだったのだという考えが述べられる。それがあまりに強すぎたために切断され、その切られた半身が元の片割れを求めて完全な一体になろうとするのだが、そこに働くのがエロスなのである。そうした寓意の上で、永遠な美のイデアを求めて、欠如するものを求めて探るエロスの営みが論じられる。

キリスト教の時代になると、エロスはアガペーに対比して論じられる。イエス＝キリストが人間の苦しみを背負って十字架にかかる中に示される絶対的な愛としてのアガペーに比べて、人間の地上的な愛、男女の性愛などはエロスとして、より低いものとして位置づけられてきた。

現代でエロスが論じられる上で大きな役割を果たしたのはフロイト（Sigmund Freud 1856-1939）である。フロイトは、様々な人間の意識の根底に働く性衝動を、人間を無意識のうちに働くものとして位置づけ、その抑圧が人間関係とそれに係わる心理的ストレスや抑圧の根元をなしていると考えた。この際のエロスとは、基本的には外界の対象と一体になろうとする欲求だといってよいが、それが幼児期に母親への一体化の要求や父親との葛藤などを通じて抑圧されてくるという過程を、フロイトは「性の理論に関する三つの論文」などで展開した。幼児期の潜在的な性的欲望の抑圧が親子間等の親密な関係で経験されてくる過程で、様々な文化的活動や人間関係が形成されるという考えは、無意識の発見として現代精神分析に巨大な衝撃を与えた。この性欲と自己保存のための衝動としてのエロスが個々人のみならず、文化全体にも大きく影響するものだとするフロイトの考えは、今日に至るまで様々な影響を与えている。

【倫理上の問題】フロイトの考えはその後、E.フロム（Erich Fromm 1900-80）、H.マルクーゼ（Herbert Marcuse 1898-1979）、J.ラカン（Jacques Lacan 1901-81）、A.ミラー（Alice Miller 1923-）などの様々な理論家が社会や文化現象を解釈する際に強い影響を与えた。この意味では無視することのできない功績を現代に残している。しかし、それらの多くは文化的抑圧の理論的解明のための理論であり、エロスそのものが主題的に論じられることはあまり多くなかった。この点に課題が残されている。

［佐藤和夫］

【参考文献】S.フロイト『快感原則の彼岸』選集第4巻（井村恒郎訳、日本教文社、1922）。G.R.テイラー『歴史におけるエロス』（岸田秀訳、河出書房新社、1984）。H.マルクーゼ『エロス的文明』（南博訳、紀伊国屋書店、1958）。

【関連項目】性本能、エロティシズム、精神分析、快楽主義、性、性差

∎ エロティシズム　eroticism（英）

【定義】人間の性的活動に係わって生まれる感情やイメージの喚起を意味する。人間の日常生活においては、他者と自分との超え難い、侵してはならない違いを相互に尊重することが求められるが、エロティックな感情は時にはこの壁を乗り越えて他者と合一しようとする欲望と結びつくので、反道徳的で卑猥な感情とも結びつく。

【倫理上の問題】エロティシズムは単なる生殖活動に伴う感情ではなく、したがって生殖出産の営みと直接つながるものではない心理的な営みと係わっている。G.バタイユ（Georges Bataille 1897-1962）によれば、人間は一人ひとりが他の存在から引き

離された非連続的な存在だが、生殖行為にはその非連続性、孤独を乗り越える営みが含まれている。性的結合はこうしたバラバラの非連続な存在が結合によって連続的なつながりになる行為であるが、それは同時に日常生活では侵入してはならない他者の存在への侵犯であり、それゆえに反社会的である。最愛の者の中に結合を望むという欲求は、「非連続な2人の連続性をこの世において実現する」欲求であるがゆえに、ある意味では死への欲望ともつながる側面がある。こうした意味で、エロティシズムは、互いの存在の独立と人権の尊重を前提とする他の日常的な営みと根本的に対立する側面を持つので、反倫理的である可能性を持つ。したがって、法治国家の内部での労働生産性の上昇を至上目的とする近代社会では、エロティシズムはしばしば歪んだ「病的なもの」とさえ特徴づけられる。そして、禁制の空間においてのみ出現することが認められ、映画・写真・テレビなどのマスメディアの空間や性産業の中でのみ存在を許され、抑圧され、管理された形態を取る結果、エロティシズムそのものの衰退という危険さえも生まれつつある。

[佐藤和夫]

【参考文献】G.バタイユ『エロティシズム』(澁澤龍彦訳、二見書房、1973)。F.アルベローニ『エロティシズム』(泉典子訳、中央公論社、1997)。
【関連項目】エロス、生殖、性本能、性、性差、セクソロジー、セクシャリティ、猥褻(わいせつ)

▎遠隔医療　telemedicine（英）

【定義】映像を有する患者情報を遠隔地に伝送し、それに基づいて受信側から診断支援などの医療行為、および医療に関連した行為を行うこと。映像を含まない患者情報を伝送した場合であっても遠隔医療とすべきであるとの意見もある。また、患者を対象とした場合を狭義の遠隔医療、医療関係者間で情報交換を行う場合を広義の遠隔医療と分けることもある。

【歴史的経緯と倫理上の問題】遠隔医療は、1959年にアメリカのオマハにあるネブラスカ精神医学研究所とノーフォーク州立病院とを、双方向送受信が可能なテレビを用いて精神医療相談を行ったのが最初とされている。同年に遠隔放射線診断も行われた。また1960年代初頭、アメリカ航空宇宙局（NASA）では宇宙飛行士の生体情報を地上基地でモニターすることのできる宇宙飛行士体調管理システムを構築した。わが国では1971（昭和46）年、和歌山県での心電図伝送実験を行ったのが最初である。その後、1970年代にいくつかの施設で遠隔放射線診断や心電図伝送実験が行われた。1980年代に入り、テレビ電話を用いた在宅医療の可能性が試された。1990年代には、映像技術や圧縮技術の向上により多くの施設で遠隔放射線診断や遠隔病理診断の実験が開始され、その他、内視鏡手術、眼科画像、皮膚科画像などの伝送実験も行われるようになり、一部実用化されている。

　遠隔医療は「医療の地域格差の解消」「医療の効率化、医療費の抑制」「患者サービスの向上」などの意義を有する。しかし、いくつかの問題点も指摘されている。まず、医師法第20条の「自ら診察しないで治療をし（中略）てはならない」との条文が遠隔医療を禁止することになるのか、といった問題である。この点に関し、1997（平成9）年、厚生省（当時）は「遠隔医療を行うことは直ちに医師法第20条に抵触するものではない」との見解を初めて示した。その他、「医師間遠隔医療を行った際の、責任の所在」「患者情報伝送時におけるセキュリティ」「病院や医師への負担、すなわち高額な通信機器、通信費」「人員」などの問題がある。

【展望】遠隔医療における法令上の問題が

ひとまず解決し、さらに2000（平成12）年4月から迅速病理診断の診療報酬請求ができるようになった。また、2003（平成15）年3月には遠隔医療について情報通信機器を用いた診療の解釈通知の一部改正が行われ、この中で在宅遠隔医療について具体的な例示がなされた。これらは遠隔医療が一つの医療形態として徐々に認識されるようになったことを示す。しかし、遠隔医療はまだ多くの問題を抱えており、遠隔医療のさらなる普及には、これら問題点の解決が不可欠である。　　　　　　　　［廣川博之］

【参考文献】開原成允他「遠隔医療に関する研究」（『平成8年度厚生省情報技術開発研究事業研究成果報告書』、1997）。吉田晃敏『格差なき医療』（講談社、2007）。

【関連項目】地域医療、僻地医療

冤罪　false charge（英）

【定義】ある犯罪事実に関して、実際には犯人ではないにもかかわらず犯人として扱われること。犯人ではない者が犯人として嫌疑をかけられ、逮捕・起訴され、公判で審理され、そして誤った有罪判決を受けるといったように、刑事司法過程の各段階を通じて生じ得る。「ぬれぎぬ」「無実の罪」ともいう。

【倫理・法・社会上の問題】冤罪を負わせることは国家の重大な違法行為であり、冤罪の被害者が受ける精神的・社会的・財産的損害の大きさは計り知れない。現行の刑事司法制度は「疑わしきは被告人の利益に」の大原則の下に運用されているはずであるが、それでも冤罪は生じている。その主要な直接的原因として、（1）捜査段階では、捜査機関が、被疑者に対して無理な取り調べを行って虚偽の自白を得たり、また客観的な証拠や科学的捜査を重視せず、主観的な見込みに頼って捜査を進めようとする手法が採られたこと、（2）起訴段階では、捜査の誤りをチェックする体制が十分ではなく、また被告人に有利な証拠の保全が義務づけられていないこと、（3）公判段階では、そうした手法で収集された自白、第三者の供述、証拠物をはじめとする有罪証拠について、収集の過程や手続きの適正さを吟味せず、有罪の心証を前提に評価しようとしたことなどが従来から指摘されてきた。冤罪に対する事後的な救済手段としては、再審制度および刑事補償・国家補償制度があるが、再審は実際には「狭き門」であり、補償制度も十分に機能しているとはいえない。

【展望】最近では、冤罪を防止するための諸制度が検討され、立法化されているものもある。司法制度改革の一環として2004（平成16）年に導入された、被疑者に対する国選弁護人制度（刑事訴訟法第37条の2）もその一つである。もっとも、必ずしも立法によることなく、現行制度の運用によって実現できるものも少なくない。［城下裕二］

【参考文献】小田中聰樹『冤罪はこうして作られる』（講談社、1993）。渡部保夫『刑事裁判を見る眼』（岩波書店、2002）。

【関連項目】刑法、法と倫理

援助交際

【定義】男性と女子中高生との買売春。中高生をも大規模に巻き込んだ買春行為（時に中高生に対する強姦）をオブラートにくるむために、1980年代末頃から使われ始めた。

【社会的背景】あたかも中高生が心の癒しのためにこれを行っているかのように説く学者もいるが、結局は現在の過剰消費社会において「近代的貧困」の回路に巻き込まれた少女の金銭欲に、男たちがつけ入る形で成立した現象である。問われるべきは、中高生をも性的欲望の対象として何ら痛痒を感じない男性たちの倫理観・女性観であ

り、また中高生さえ売春へと水路づける現代の買春容認社会の風潮、そして女性を性的欲望の対象として見るよう誘導するメディアの力学であろう。

【展望】少女の性的自己決定能力が未熟である以上、「援助交際」への関与男性を法的に処罰することが求められる。現在でも各地の青少年保護条例に基づく買春男性の処罰は可能だが、これを法律の水準に高める必要がある。より広く成人女性に対する買春を問題化することも不可欠である。これなしには中高生を狙った買春やレイプは根絶できない。両者は本質的な部分では完全に地続きだからである。また、少女の性的自己決定能力を高めるための努力が社会的に求められている。その点では最近の「性教育バッシング」がもたらすものはまったく逆効果であるといわざるを得ない。

［杉田聡］

【参考文献】大治朋子『少女売春供述調書』（リヨン社、1998）。村瀬幸治他『"援助交際"の少女たち—どうする大人？ どうする学校？』（東研出版、1998）。

【関連項目】買売春、性教育、性的虐待

エンハンスメント
Enhancement（英，独），Verbesserung（独），amélioration（仏）

【定義】病気の治療を超えて、能力の向上などを目的として医学やバイオテクノロジーを用いることをいう。その目的に応じて、（1）肉体的能力の増強（physical enhancement）（たとえば遺伝子操作による筋力の増強）、（2）知的能力の増強（intellectual enhancement）（たとえば記憶などの認知力の強化）、（3）性質の「矯正」（moral enhancement）（たとえば攻撃性などの行動特性の矯正）に分けられる。

【歴史的経緯】阿片や大麻などは古代から、医療のためだけではなく、宗教上の儀式や、多幸感や陶酔を得るために用いられてきた。近年ではバイオテクノロジーによって製造されたヒト成長ホルモン剤を「身長の伸長」や「若返り」のために用いたり、抗鬱剤を鬱でもないのに気分明朗剤として使用したりする例などが広がっている。遺伝子技術や再生医工学やサイボーグ技術などが今後人体改造などに利用されるにつれて、エンハンスメントをめぐる問題はますます多様化し、より高次のレベルで問われていくことだろう。

【倫理的問題】まず、医の変容という問題がある。医療とは本来、病気の治療や予防、症状緩和や健康維持のためのものであるが、それを健康以上の能力アップのために用いるようになると、医学の性格は大きく変わってくる。たとえば、記憶増強剤を飲んで記憶力の衰えを阻止し、現状以上に記憶力を向上させるとすれば、そのような処置を医学的適応とし、健康保険を適用するには、記憶力の衰えを「病気」と認定しなければならない。その場合には「老い」そのものが「病気」とされ、「健康」概念も大きくレベルアップすることになる。エンハンスメントの普及は「病気」「健康」「医療」といった観念の変更・拡大を伴う限り、医のあり様を根本的に変える可能性をはらんでいる。

次に、人間観や価値観に関わる問題がある。古来、ひとは与えられた才能を学習や訓練によってさらに磨きをかけ、試験の合格や試合での優勝といった栄光を手にしてきた。また、周囲もその才能に感嘆するとともに、そこに至るまでのたゆまぬ努力を称賛してきた。ところが、バイオテクノロジーを用いた近道（biomedical shortcut）がそうした努力に取って代わるとしたら、人生において自己鍛錬や努力を「価値あるもの」と評価する態度が消えてしまい、公正な競争という社会的ルールも不要になっ

てしまう可能性がある。

　最後に、社会観をめぐる問題がある。エンハンスメントが高度な先端技術として提供された場合、かかる技術を利用できる人とそうでない人との間で格差が広がり、固定するという見方がある。それとは逆に、初めは高額の先端技術であっても普及するにつれコストが低下するため、障害を負ったり困窮したりしている人びとでも利用できるようになり、結果として平等社会が実現するという期待もある。エンハンスメントとは結局、「私たちがどのような社会に生きることを望むのか」という問いかけでもある。

【展望】医療行為や保険適用を規定するために、「治療」と「エンハンスメント」の間で線引きすることはさしあたり可能であっても、その境界はやがてなし崩し的に乗り越えられていくだろう。他者に危害を加えないような自己改良としてのエンハンスメントは、そもそも倫理的な非難に値するのだろうか、もし値するとしたら、それを法的に規制する必要があるのだろうか、いや果たして規制などできるのだろうか。そのような問題が今後大きな議論を巻き起こしていくことは間違いない。　　　　［松田純］

【参考文献】生命環境倫理ドイツ情報センター編『エンハンスメント――バイオテクノロジーによる人間改造をめぐる倫理』（松田純他訳、知泉書館、2007）。レオンR.カス編著『治療を超えて――バイオテクノロジーと幸福の追求　大統領生命倫理評議会報告書』（倉持武監訳、青木書店、2005）。上田昌文・渡部麻衣子編『エンハンスメント論争――身体・精神の増強と先端科学技術』（社会評論社、2008）。

【関連項目】医療、医療保険、健康、再生医学、病気

延命治療　life-sustaining treatment（英）

【定義】ただひたすらに人間の生命活動の維持、促進を図る治療。医療は患者の病気を癒し、人間らしい生活の回復を図ることを目指すものであるが、患者の良好な「生活の質（QOL）」の回復が期待されない場合であっても、たとえば終末期の患者であっても、ただひたすらに患者の生命活動を維持し、生命活動の停止の時期つまり死ぬ時期を人為的に引き延ばそうとする治療をいう。

【倫理上の問題】医療の使命は、人間の健康を維持し、向上させ、生命活動の維持・促進を図ることであろう。医療従事者はこうした医療の使命を果たすよう努めてきたが、従来は多くの場合、生命活動の維持も救命もできない、ましてや延命は不可能ということが少なくなかった。しかし、いわゆる先端医療技術の発達に伴って、延命治療が問題となってきた。たとえば終末期の患者の治療において、身体に多くのチューブを挿入し、「徒らに死期を引き延ばす」ような「無意味な」治療も行われるようになった。いわゆるスパゲッティー症候群である。これは患者の利益にも、その家族の利益にもならない。こうした延命治療は、従来の生命至上主義の倫理思想に基づく医療の立場からすれば当然の治療ともいえるかもしれない。しかし、このような「治療」のあり方が、人間らしい死の迎え方・死の看取り方という観点から「延命治療」として批判されるようになってきた。ホスピス運動を、こうした延命治療への批判と理解することもできよう。終末期医療における緩和ケアは延命を図る治療の放棄とも解されるが、緩和ケアを行い患者の苦痛を除去することは、むしろ延命効果をもたらすともいわれる。

【展望】終末期においては、徒らに死期を引き延ばすだけの延命治療や延命措置を拒否する考えもある。とくに人間としての尊厳を持った死を迎えたいと考える人びとの中には、延命治療や延命措置を拒否すると

いう自分の意思を明確にするために、リビングウィルを文書として作成している人たちもいる。また延命治療は、重度の障害を持って生まれてきた新生児や無脳児の治療をどこまで行うべきかという問題にも関わってくる。レーガン政権下のアメリカでは、障害を持ったすべての新生児の治療を義務づける、いわゆる「ベビードゥ規則」が作られ、様々な議論を引き起こした。

［箱石匡行］

【参考文献】山崎章郎『病院で死ぬということ』『病院で死ぬということ続』（文春文庫、1996）。G.E.ペンス『医療倫理』1（宮坂道夫・長岡成夫訳、みすず書房、2000）。

【関連項目】SOL、QOL、生命中心主義、ターミナルケア、ホスピス、緩和ケア、ベビードゥ事件、リビングウィル

お ォ

▌老い　old age（英）

【定義】「老い」とは、人間および擬人化や感情移入可能な動植物などのライフサイクルにおける不可逆性を表わす言葉である。人間に限らないのは、たとえば老犬・老松といった表現が実際にあり、場合によっては海や山・家・日常品・国家・宗教・文化といった生物以外の存在物のうち自然のカテゴリーに属するものや人間によって作られた物、抽象的事象にさえ、「老い」という言葉を形容することがあるからである。「老い」という概念のうち、内包（特徴）がライフサイクルにおける不可逆性であるのに対して、この概念の外延（類似する概念）は、高齢や老年、老化などである。

　「老い」という概念は、社会福祉概念としての「高齢」とは異なって、65歳以上を限定的に指示する狭い意味しか持たないわけではない。老年学（gerontology）における「老年」とも異なっている。老年学は、人間のライフサイクルにおける老化について生物学的・心理学的・医学的・社会学的観点から考察する学問であり、老年学における老化は、身体的・心理的生命現象であるとともに、社会福祉的対策を立案して施行すべき対象である。「老い」という概念は、高齢や老化と比べると際立って広義の概念であり、真善美の広範にわたる極めて広い領域を有している。

【両義性】「老い」概念は、両義的である。新村拓が指摘しているように、「老い」概念には、肯定的意味と否定的意味が併存している。「老い」の日常表現のうち肯定的表現には、たとえば好好爺・老師・宿老・老境・長老・年輩・隠居などがあり、否定

的表現には、たとえば老いぼれ・死に損い・鬼婆・山姥などがある。性差で比べると、肯定的表現は男性性を帯びている場合が多く、否定的表現は女性性を帯びている場合が多い。また、東西文化で比べると、東アジア文化圏においてはたとえば道教・儒教・茶道・俳句などに、肯定的意味合いを多く見出すことができるが、西ヨーロッパ文化圏においてはとりわけ近代以降、否定的意味合いの比重が圧倒的に増大する。

【倫理上の問題】西ヨーロッパ文化圏由来の近代化モデルが、地球上のいかなる地域においても現代社会を構成する唯一の範型であるかのように、画一的に拡散している。これに伴って、「老い」概念における肯定的意味が退潮するのに反して、否定的意味がいっそう肥大化している。老人性うつ病や高齢者の自殺などは単に身体的・心理的・社会的原因にあるのではなく、「老い」すなわちライフサイクルにおける不可逆性に対して、何ら積極的意味を見出させないという現代固有の文化的要因が伏在している。壊れた茶碗は有用性がないと判断して捨ててしまうのか、壊れた茶碗に侘び寂びの美しさを感じたり、長年使用してきたことに対する感謝の念をもってして丁重に扱ったりするのかという判断や行動は、生活文化に根差した価値観に拠っている。また長生きを美徳と思うかどうかということは、有限な自然資源に対する態度決定の内実とも関連していくし、健康理解と密接に関連するだけではなく、国家レベルの社会福祉医療政策や中長期的展望にも影響を及ぼしていく。

【展望】「老い」を肯定的に理解するということと、老いてもなお若者のように振る舞うということは相異する。老いてもなお若者のように振る舞うということは、一見すると「老い」を肯定的に捉えているかのようであるが、「老い」に伴う事象を忌避して隠蔽することにもなりかねない。人は老いて死ぬ。老いや死は、狭義の若さや生命とは対立するが、広義の若さや生命とは対立しない。なぜなら、老いや死もまた、一つの生命現象だからである。自然を一つの大きな生命と考えるなら、個々の老いや死もまた、一つの生命のあらわれである。自分の老いや自分の死によって、家族や子孫などに若さや生命が継承されていくのである。西ヨーロッパ文化圏由来の近代社会モデルを超脱する核心に、たとえばこのような「老い」をめぐる肯定的理解を据えることができよう。　　　　　　　［中里巧］

【参考文献】新村拓『老いと看取りの社会史』（法政大学出版局、1991）、『ホスピスと老人介護の歴史』（同、1992）。中里巧「老いの美学」（棚橋實編著『いのちの哲学』、北樹出版、1997）。

【関連項目】高齢化、高齢社会、老化、老人福祉

応急入院 ➡ 精神保健福祉法

応召義務

【定義】「診療に従事する医師は、診察治療の求めがあった場合には、正当な事由がなければ、これを拒んではならない」という医師法第19条1項に規定された義務のこと。

【倫理・法律上の問題】医師には基本的にいかなる患者に対しても応召義務があり、自己の私的感情から患者の選別をしてはならない。これは、倫理上の原理としての「公平性の原理」に起因する。もし、この義務に違反して患者に健康上の被害が発生すれば、法的には不法行為責任（民法第709条）が発生する可能性がある。しかし、倫理的葛藤場面であるだけにその限界は微妙で、法的・倫理的に難しい問題が生じることもある。たとえば、宗教上の理由から輸血拒否の意思を明確にしている患者が受診に来た場合、生命を尊重する立場の医師が自己の良心からこの患者の診療を拒否し

たとすれば、応召義務違反になるか。あるいは人工延命治療を一切拒否する患者が病院に搬送されて来た時に、その患者の入院・診療を拒否することが応召義務違反になるか。法的には、技術的に不可能な場合を除けば、おそらく応召義務違反となるであろう。　　　　　　　　　　　［甲斐克則］

【関連項目】医の倫理、医療倫理

往生思想 ➡ 死後の世界

応用倫理学　applied ethics（英）、Angewandte Ethik（独）

【定義】現代社会が直面する重要かつ緊急の諸問題に倫理学的考察が「応用される（applied）倫理学」。これは倫理学の原理部門（メタ倫理学や規範倫理学）とは異なり、現代社会が提出する実践的な諸問題に対して、倫理学が鍛え上げてきた道具（たとえば概念の分析や推論など）を用いて答えようとするものである。シンガー（Peter Singer）の「実践倫理学（practical ethics）」も内容的には同じもの。

【20世紀における背景】「応用倫理学」が登場した背景としては、第一に、20世紀前半の「メタ倫理学」への反省・批判を挙げることができる。「メタ倫理学」は倫理的判断のうちに用いられる「善」や「べき」などの倫理的用語の分析を倫理学の主たる仕事としたが、これはおのずと倫理学者を現実の問題から遠ざけることになった。第二に、とくにアメリカにおける1960年代のいくつかの社会運動（たとえば人種差別反対運動、女性解放運動、ベトナム戦争に対する反戦運動、環境保護運動など）に倫理学者が関心を向けざるを得なくなったことがある。第三に、科学技術の急速な発展の結果、従来の倫理学の原理や枠組みでは十分に対応できない問題が次から次へと出てきたことも挙げられよう。たとえば臓器移植、植物状態患者の出現、体外受精など、「人のいのちを尊重しなければならない」という一般的原則によって対応することは不可能である。また、われわれ人類が引き起こしている自然環境の悪化のせいで多くの動植物が絶滅したり、絶滅の危機に瀕しているが、この問題に対して「人間中心の倫理」で対応することには限界がある。こうしたいくつかの背景の下に、1980年代半ばから「応用倫理学」は一般化し、アンソロジーもたくさん出版され、現在、多くの国の大学の課程で教えられている。

【主要分野】主要な分野としては、医療現場の倫理的問題を扱う「生命倫理学」、自然環境への人間の対応を問題とする「環境倫理学」、企業の社会的責任を明らかにしようとする「経済倫理学」の3つである。最近、コンピューターの普及に伴って、コンピューターをめぐる倫理的問題を論じる「情報倫理学」に関心が集まっている。これ以外にも、差別、性、戦争・平和などもテーマとして取り上げられている。

【展望】このように「応用倫理学」には「何でもあり」のところがあり、「場当たり」的であるとか、「ご都合主義」であるとか、学問としての風格がないとかという批判もある。しかし、倫理学者が社会の現実の問題に取り組もうとするのは当然であり、また、その取り組みの中から従来の倫理学の諸原理の問い直しという事態も起こっている。さらにもっと積極的に評価する意見もある。曰く「現代では、哲学の中の局部領域のように思われていた応用倫理学こそが、人間が、この時代に、新しい技術を前にしたときの指針として役立つ知として登場している。21世紀にすべての哲学的な知見はいったん応用倫理学という湖に流れ込むだろう」（加藤尚武、2002〈平成14〉年）。

［谷本光男］

【参考文献】"Encyclopedia of Ethics," 2nd, Vol.1 (Routledge, 2001). 川本隆史『現代倫理学の冒険』(創文社、1995)。加藤尚武『応用倫理学のすすめ』(丸善ライブラリー、1994)；「現代哲学への誘い・新しい技術の時代の指針」(『AERA Mook 現代哲学がわかる』朝日新聞社、2002)。
【関連項目】生命倫理、環境倫理、経済倫理、情報倫理、バイオエシックス

オーストラリア安楽死法 ➡ 安楽死法

オスロ・パリ条約
OSPAR Convention for the Protection of the Marine Environment of the North-East Atlantic（英）

【定義】1992年9月、パリで採択された北東大西洋の海洋環境の保護を目的とする条約。正式名称は「北東大西洋の海洋環境保護のためのオスロ・パリ条約」。産業廃棄物の海洋投棄などを規制する条項のほか、河川などを通じた陸上起源の汚染物質による海洋汚染を規制する条項などを定める。北東大西洋の海域周辺国15カ国および欧州連合が締約国となり、1998年3月に発効。

【歴史的経緯・倫理上の問題】1967年のトーリー＝キャニオン号の座礁・原油流出事故は、国際協調による海洋汚染の防止が重要であるとの認識を喚起させ、1969年「ボン合意」が署名された。海洋汚染の危険性に対する人びとの認識が高まる中、1971年オランダ船舶ステラ＝メイリス号による北海への塩素系廃棄物の海洋投棄は国際的世論の反発によって中止を余儀なくされ、1972年、船舶および航空機による汚染物質の海洋投棄を規制する「オスロ条約」が署名された。また、海洋投棄のみならずパイプラインや水路など陸上起源の汚染物質による海洋汚染を防止する必要性が叫ばれ、1974年「パリ条約」が署名された。1992年、オスロ条約を管理・運営するためのオスロ委員会およびパリ条約を管理・運営するためのパリ委員会の閣僚級会合がパリで開催され、「オスロ・パリ条約」を採択、本条約に基づいてオスロ・パリ委員会が設立された。オスロ・パリ条約は、法的拘束力を有する締約国の一般義務として「予防原則」の考え方を取り入れた最初の枠組みであり、「汚染者負担の原則」や「NGOを含むオブザーバーの参加規定」「情報提供のためのアクセス権の規定」など広範な一連の条項から構成されている。また、本条約の採択の際には「陸上起源の原因物質による汚染の防止及び除去」「投棄あるいは焼却による汚染の防止及び除去」「沖合起源の原因物質による汚染の防止及び除去」「海洋環境の質に対するアセスメント」など特定事項に対処する一連の付属文書も採択されている。あらゆる海は世界につながっており、広範な海洋環境を保護するためには「ロンドン条約」や「国連海洋法条約」などのように世界共通のルールを取り決め、各国が協力して取り組むことが重要であることはいうまでもない。一方、より狭い範囲の海域に着目すると、それぞれの海域特有の環境問題が生じているなど、周辺諸国が協力して独自の対策を進めていくことが有効な場合もある。

このような考え方の下、UNEP（国連環境計画）は1974年に閉鎖性の高い国際海域の海洋環境の保全を目的とした「地域海計画」を提唱し、「地域海行動計画」の策定を世界の各地域で進めている。UNEPの策定要請により、2005年現在までに13の地域で140を超える沿岸諸国と地域が地域海行動計画を策定している。このほか、北極海域のPAME（Protection Arctic Marine Environment）、バルト海域のHELCOM（Helsinki Commission - Baltic Marine Environment Protection Commission）など、UNEP主導の地域海行動計画とは異なる独自の地域海行動計画も策定されており、

オスロ・パリ条約もその一つである。オスロ・パリ条約は、地域海の周辺各国が問題意識を共有し責任を自覚することで、地域海周辺国の主導により拘束力のある国際的な合意形成がなされた一例といえる。

【展望】1998年のオスロ・パリ委員会の閣僚級会合では「生態系及び生物多様性の保護及び保全」に関する条項を含む新たな付属文書が採択されるなど、北東大西洋領域における海洋環境保護対策のさらなる進展が期待されている。　　　　〔久保田勝広〕

【関連項目】海洋汚染、汚染者負担の原則、ロンドン条約、環境アセスメント、環境保護

汚染 ➡ 環境汚染

汚染者負担の原則
polluter-pays principle（英）

【定義】環境汚染の防止費用は汚染者が負担すべきという原則。略してPPPと呼ばれることが多い。現在では、「受益者負担の原則」などとともに、環境政策のコスト負担に関する基本原則の一つとして広く普及しており、適用対象も多岐に及んでいる。日本の公害健康被害補償法（1973〈昭和48〉年）やアメリカの包括的環境対策・補償・責任法（通称スーパーファンド法、1980年）はこの考え方を取り入れたものである。

【歴史的経緯・倫理上の問題】戦後の急速な経済発展に伴う環境汚染の問題は、各国の環境規制を強化させるとともに、汚染防止と規制措置に伴うコストを誰が負担すべきかという問題を提起した。OECD（経済協力開発機構）の環境委員会はこの問題を取り上げ、1972年5月の「環境政策の国際経済面に関する指導原理」の中でPPPが提唱された。1974年11月のOECD「汚染者負担の原則の実施に関する理事会勧告」によれば、PPPとは「希少な環境資源の合理的利用を促進し、かつ国際貿易及び投資における歪みを回避するための汚染防止と規制措置に伴う費用の配分について用いられるべき原則」である。その意味するところは、環境保全のために各国が規制強化する場合、政府は自国企業の国際競争力を低下させないために補助金を出すと、国際貿易上の競争条件を歪めることとなるため、汚染者（polluter）がコスト負担（pays）するという原則（principle）による公正な自由競争の枠組み作りである。また、コスト負担については「汚染者が、受容可能な状態に環境を保つために公的機関により定められた上記の措置を実施するに伴う費用を、負担すべき」であり、「生産ないし消費の過程において汚染を引き起こす財及びサービスのコストに反映されるべき」としている。このようにPPPは、環境汚染や自然破壊の事前防止に役立つ（予防原則）といった環境上の利点、外部費用の内部化によって最適な資源配分が得られる、適正な価格がつけられる（製品価格から公害防止費用を省くダンピングを防げる）ので企業間および国際間の公正な競争が維持できる、といった経済上の利点とともに、汚染責任者が費用を負担するので分配の公正が確保される、汚染者の費用負担は道徳的にも当然であるといった倫理的意義がある。しかし一方では、誰が汚染者でどのようなコストをどの程度負担するかなどの点で課題も多い。たとえばPPPにおける汚染者とは、厳密には汚染をもたらす活動によって利益を得たすべての主体であり、生産者のみならず流通業者や小売業者、消費者も含まれる。この場合、汚染に伴う社会的コストの負担は得られた利益に応じて負担されるべきであるが、現状ではその範囲が明確でない。また希少資源を保護し、真に持続可能なレベルにまで汚染を減少させるためには、希少資源の価値や汚染防止・除去のための社会的コストをどのようにして算出するかという

技術的側面の問題とともに、生産者、最終的にはわれわれ消費者が社会的コストをどの程度負担するかという社会的合意の問題が残される。とりわけ後者については、われわれの豊かな消費生活のあり方と密接に関わる問題であり、われわれが自然環境にどのくらい価値を見出し、その保全に対する責任を自覚するかという倫理的側面の問題に帰結する。

【展望】PPPに関連して、より適正に社会的コストを算定するための手法の開発、社会的コスト負担を制度化させるための環境税制の導入や検討が進められている。また、資源・廃棄物政策の分野で導入や検討が進められているEPR（拡大生産者責任）は、製品の環境配慮設計等において最も制御可能な生産者の責任を拡大することで、PPPのより効率的な運用が期待されている。しかし、アメリカのスーパーファンド法で企業から徴収した基金が訴訟費用に多く費やされるといった運営上の困難や、法の遡及がどのような場合にどこまで許されるか（罪刑法定主義とのバランス）など倫理上の課題がある。また、世代間倫理の観点からいえば、環境を汚染し、自然を破壊し、資源を浪費した現在世代は、なるべく健全な地球環境を将来世代に継承すべきことがPPPの観点に適うであろう。

［久保田勝広・戸田清］

【参考文献】K.W.Kapp, "The Social Costs of Private Enterprise"(Harvard UP, Cambridge Massachusetts, 1950). OECD編『OECD：貿易と環境』（環境庁地球環境部監訳、中央法規、1995）。宮本憲一『環境経済学』（岩波書店、1989）。坂口洋一『循環共存型社会の環境法』（青木書店、2002）。
【関連項目】環境汚染、環境政策、公害、環境税

オゾン層の破壊 ➡ オゾンホール

オゾンホール　ozone hall（英）

【定義】成層圏（地上約10〜50km）の20〜25kmの範囲を中心に地球を薄く被うように分布するオゾン層のうち、オゾンの濃度が極端に減少した領域。春先の南極上空で顕著に発生することが確認されており、オゾン分布図で穴（hall）のように観察されることからオゾンホールの名がある。オゾン層は、DU（ドブソンユニット：観測地点のオゾン全量＝地表から成層圏までの全量を0℃、1気圧の条件で換算して厚みを測る単位。1DU＝1m atm-cm＝0.01mm）単位で測定される。通常、オゾン全量は熱帯地方で250〜300DU、温帯地方で300〜475DUの間にあり、気象庁では220DU以下をオゾンホールの目安としている。オゾン層は、太陽から放射される人体や生物に有害な紫外線を吸収する役割を果たしている。オゾンホールの出現はオゾン層の危機的状況を知らしめるとともに、白内障や皮膚がんの増加、免疫力の低下など人体への深刻な健康被害のほか、農産物収穫量の減少、プランクトンの減少に伴う漁獲量の減少など人類の生存に不可欠な生態系への影響が懸念されている。

【歴史的経緯・倫理上の問題】オゾンホールは1982年にファーマン（J. C. Farman）らイギリス南極調査所チームにより南極上空で確認され、1985年5月、『ネイチャー』誌（Nature Vol.315 May 1985）に発表されたことで科学者を中心に人びとの注目を集めた。既に1974年6月には、カリフォルニア大学のローランド（F. Sherwood Rowland 1927-）とモリーナ（Mario J. Molina 1943-）がフロンによるオゾン層の破壊を警告していたが、NASAを中心とするプロジェクトチームの調査によってフロンが原因物質であることを裏付ける調査報告が正式に公表されたのは1988年3月のことである。大気中に放出されたCFCsは

化学的安定性を持つ物質であるため、対流圏で分解されることなく数十年もの長い歳月をかけて成層圏に達する。成層圏に達したフロンは紫外線により分解され反応性の高い塩素を遊離し、この遊離塩素が触媒作用により連鎖的にオゾン層を破壊する（塩素1原子の破壊力はオゾン分子1万個以上）。オゾンホールが春先の南極上空に発生する要因の一つには、極成層圏雲の中で塩素を化合物の形で封じ込める役割を果たす窒素化合物などが、極寒の気候条件の中で氷粒となって落下してしまうことで遊離塩素量が増加することが考えられている。フロンの誕生は、1928年アメリカの技師トマス＝ミッジリー（Thomas Midgley）がアンモニアに代わる安全な電気冷蔵庫用冷媒ガスを開発し、これをデュポン社の協力で商品名「フレオン」として工業的に量産化されたことに始まる。不燃性で人体毒性もなく、化学的安定性に優れていたことから、冷媒ガスのほかウレタンフォームの発泡剤や精密部品の洗浄剤として用途範囲を広げるとともに、需要の拡大に伴い膨大な量が使用された。オゾンホールの出現には、冷蔵庫やエアコンなどのほか、ヘアスプレーなどのエアゾール製品、クッションや断熱材などの発泡ウレタンフォーム、テレビやパソコンなどの家電・精密電子機器等、われわれのごく身近にある製品の製造・使用・廃棄の過程で放出されるフロンが大きく関与している。われわれが日常生活の便利さや快適さを追求し豊かな消費生活を享受してきたことが、大きな要因となっていることに倫理上注目すべきである。

【展望】1985年3月にはUNEP（国連環境計画）の主導によりオゾン層保護対策のための国際的な枠組みを取り決めた「ウィーン条約」が採択され、1987年9月にはフロン等のオゾン層破壊物質（ODS：Ozone Depleting Substances）の具体的な規制措置を取り決める「モントリオール議定書」が採択されるなど、国際的なオゾン層保護対策が進められている。　　　［久保田勝広］

【参考文献・URL】S.ローン『オゾン・クライシス』（加藤珪他訳、地人書館、1991）。UNEP, "The Montreal Protocol on Substances that deplete the Ozone Layer"（UNEP, http://www.unep.org/ozone/pdfs/Montreal-protocol/2000.pdf, 2000）.

【関連項目】ウィーン条約、モントリオール議定書

オーダーメイド医療　order-made medicine, tailor-made medicine（英）

【概要】これまでは、患者の性別、年齢、体重、腎機能、肝機能、社会的背景等により治療が決められてきた。しかし近年、個々のゲノム情報により、1塩基多型（single nucleotide polymorphism：SNP）やハプロタイプによる疾患感受性や薬剤代謝の相違が明らかになり、エビデンスとして情報が蓄積されつつある。オーダーメイド医療とは、その個々のゲノム情報に合わせて予防介入・治療等の医療を行うことを指す。これにより、個人に合わせた効果的な予防介入の策定や、治療方針の決定、さらには最適投薬量の推定による副作用の防止などを行うことができるようになると考えられる。テーラーメイド医療ともいわれる。

【倫理上の問題】個人のゲノム情報による社会的差別、医療保険・生命保険加入時の選別への利用などが考えられ、守秘義務の徹底や保険加入時のルール作りが必要である。また、不治の病が将来発症することを知ったり自分が望む治療法が制限されたりする場合も考えられるところから、遺伝カウンセリング体制の整備も必要である。

［西條泰明］

【関連項目】ゲノム、医療保険、生命保険

オナイダコミュニティ
Oneida Community（英）

【定義】19世紀後半、宗教家ジョン＝ハンフリー＝ノイズ（John Humphrey Noyes 1811-86）によってニューヨーク州中部オナイダに建設された宗教的・共産主義的共同生活体。オナイダコロニーとも呼ばれている。

【歴史的経緯】17世紀にアメリカ大陸に入植してきたイギリスのピューリタン諸派は、自分たちの信仰に基づいて理想郷を建設することを試みていたが、18世紀後半からはさらにユートピア主義的（現世逃避的）なセクトがいくつも作られるようになった。そのほとんどはシェーカーズやピエティストなどドイツやイギリスで異端視され、迫害されていたセクトである。また、このような宗教的ユートピア建設に少し遅れて、いわゆる空想主義的社会主義による世俗的ユートピア建設も進められた。オナイダコミュニティはこのような時代背景の中から生まれた。

1811年ヴァーモント州ブラットバラでピューリタンの家系に生まれたジョン＝ハンフリー＝ノイズは、20歳の時リバイバル運動に触れ回心、牧師になることを志すが既存の教会に不満を抱き同志とともに自由教会運動に参加、その中で独自の「完全主義神学」を形成した。その神学は、両性具有者である神と悪魔が対峙、闘争するという善悪二元論であり、またキリストは紀元後70年に二度目の再臨をしたとする。また、リバイバル運動に触れて回心した人びとが「霊的に思春期にある者」であるのに対して、第二の回心を遂げた者を「霊の人」「神の息子たち」と呼んだ。

ノイズは自らの思想に共感した者（「完全主義者」）をオナイダに集め、1847年に共同体を形成した。1848年の構成員は87名だが、その後増加し、1878年には約300人となった。コミュニティ内では相互批判の制度が導入され、共産主義的な生活が営まれていた。コミュニティでは農作物や工業製品が生産されていたが、当初は赤字が続いた。だが、スプリング付の罠の大量生産によって、コミュニティの資産は増加した。

オナイダコミュニティでとりわけ特徴的なことは、性の管理である。ノイズは性交を愛の機能と生殖機能に分け、前者のために射精しない性交（「メイル＝コンティネンス」）を推奨した。そして、このメイル＝コンティネンスに基づいて、複合婚（固定されたパートナー関係に基づかない性交）が実践され、それを妨げる特定の恋愛（｜スペシャル＝ラヴ」）は禁じられた。パートナーを組み合わせる際に、霊的に上位にある者が下位にある者を引き上げるための「アッセンティブ＝フェローシップ」が導入された。さらに、ダーウィンの進化論の影響を受けたノイズは、1868年末から優生学的生殖実験を始め、選別されたカップルだけが子どもをつくることを認めた。性に関するこのような独自の制度は、コミュニティ外部から異常視され、批判を受けた。

その後、ノイズの高齢化に伴い、コミュニティは凝集力を失う。カリスマ性を失ったノイズは、息子シオードアを後継者に指名するものの反対派の結集を生み1879年6月カナダに亡命、ノイズ亡き後のコミュニティはノイズを支持する忠誠派と反対派（ターナー派）に分裂し、結局は複合婚を廃止、一夫一婦制を復帰させ、さらに1881年から共産主義を廃止して株式会社へと移行する。ノイズは1886年逝去した。その後ノイズの教えはコミュニティ内で衰退し、降霊術信仰などは存在したものの、宗教的・思想的支柱は失われ、1880年代末にはメンバーも半減した。しかし、株式会社としてはその後も銀器製造などで堅実な活動

を継続、第二次世界大戦中は軍需品の生産を、また戦後は再び銀器生産などを続け現在に至る。関係者によってコミュニティに関する資料編纂、出版が進められたが、失われた資料や未公開資料も多い。

【倫理上の問題・展望】ユートピアを求める共同体の運動は当時も、また現在でも数多く存在しているが、外部社会との軋轢を生む場合もある。たとえば、かつてのオウム真理教もユートピアを建設しようと試みていたが、外部との軋轢によって共同体が閉鎖化し、暴力的な集団へと変貌していった。オナイダコミュニティの場合、外部との交渉が閉ざされておらず、また創始者の高齢化により組織そのものが変容・解体したため、暴力的・反社会的な行動は起こさなかったものの、その優生学的な思想は問題を含んでいたといわざるを得ない。

［宮嶋俊一］

【参考文献】倉塚平『ユートピアと性―オナイダ・コミュニティの複合婚実験』（中央公論社、1990）。B.ウィルソン『宗教セクト』（池田昭訳、恒星社厚生閣、1991）。

【関連項目】エコロジー、信教の自由

オプトアウト ➡ コントラクトイン

オプトイン ➡ コントラクトアウト

オープンクエスチョンとクローズドクエスチョン

open question and closed question （英）

【定義】元来はカウンセリングの用語。オープンクエスチョンとは、「はい／いいえ」では答えられず、自由な言葉で答えることのできる質問。クローズドクエスチョンとは、「はい／いいえ」か、あるいはごく短い限定された言葉でしか答えられない質問。

【歴史的経緯・諸分野との関連・倫理上の問題】A.E.アイビイ（Allen E. Ivey）は、カウンセリングの技法をマイクロスキルと呼ばれる基本的技法に分解し、一つひとつ教育した上で統合するというカウンセリング教育法を開発し、それをマイクロカウンセリングトレーニング法と名付けた。マイクロスキルの1つとしての質問には機能の異なる2種類があり、オープンクエスチョン（OQ＝開かれた質問）とクローズドクエスチョン（CQ＝閉ざされた質問）と呼ばれる。この考え方は、純粋なカウンセリング以外の分野でも取り入れられ、とくに医療面接において、OQとCQの使い分けは基本的な面接技法の1つとして重視されている。医療面接におけるOQの代表的な例は「どうしましたか？」というようなもので、患者の答えの内容を限定せず、患者が自分自身の表現で自由に答えることができるということが大きな特徴である。CQの代表的な例は「食欲はありますか？」というようなものである。ほとんどについて「はい／いいえ」でしか答えることができない。CQは、欲しい情報が能率良く手に入るので、医療現場における診断面接には好んで使われてきたが、この場合、患者は自由に話すことができないので、「十分に話を聴いてもらえなかった」という不満が残ることも多かった。OQとCQの機能の違いを十分に理解して、うまく使い分けることに習熟することにより、患者に満足感を与えつつ、効率的で有効な医療面接を遂行することができる。

【展望】医療従事者の養成過程において医療面接技法の教育は、今後ますます重要性を増すものと思われる。

［斎藤清二］

【参考文献】A.E.アイビイ『マイクロカウンセリング』（福原真知子他訳編、川島書店、1985）。斎藤清二『はじめての医療面接―コミュニケーション技法とその学び方』（医学書院、2000）。

【関連項目】医療面接、カウンセリング、コミュニケーション

▎オープントライアル ➡ 臨床試験

▎オペ ➡ 手術

▎おまかせ医療
【定義】わが国の「医師側のパターナリズムに基づく医療従事者−患者関係による医療」を指す言葉で、1980年代後半から「患者による『自己決定医療』」の対立概念として使われ始めた。語源としては、わが国の料理店などで客への物品・サービスの提供の内容・方法を、客側が専門家である提供側に全面的に「おまかせ」する慣習からきている。
【倫理上の問題】インフォームドコンセントに基づく「自己決定医療」をわが国の臨床現場に導入しようとした医師たちが、わが国の患者のある程度の部分が自己決定しないで（できないで）医師に「任せてしまおうとする」態度を、わが国の歴史的・文化的風土に規定されてきたものとしてこの言葉を使った。しかしこの言葉は、わが国のパターナリズム医療を「医師の強権によってのみ成立しているのでなく、患者側が専門家である医師を信頼して、主体的に医療の決定権を〈任せている〉のだ」とする議論にもつながるという問題点を持っている。 〔佐藤純一〕

【関連項目】パターナリズム、インフォームドコンセント、自己決定権

▎親子関係　parentage（英）
【定義】現行民法の親子には自然血族である実親子と決定血族である養親子(嫡出子)がある。実子には婚姻により生まれた嫡出子と婚姻によらない非嫡出子とがあり、非嫡出子は認知により嫡出子となるが、認知の訴えは擬父の死後3年以内に提起されなければならない。遺伝多型形質（血液型・DNA型）を標識とした生物学的親子関係の存否決定を親子鑑定という。
【血縁関係】血縁関係の中では父子関係（paternity）が問題となることが最も多いが、子の取り違えや養子縁組の解消では両親と子の関係が問題となる。また母子関係やその他の血縁関係（たとえば両親が同一な同胞、片親が同一な半同胞、叔父と甥、一卵性双生児か否か）が問題となることもある。当事者の中で何らかの生体物質を提供できない者（死者）が含まれている場合では、その者の血縁者の遺伝形質を調べる。
【倫理上の問題】父子鑑定を例にとると、擬父と子の間に共通の遺伝子が存在しない形質があっても、突然変異や検査ミスの可能性がある。それを排除するために、1形質の否定では結論は出さず、2形質以上で否定された場合に、父子関係は否と結論される。否定されなかった場合には、当事者の遺伝子頻度を用い、排除率と父権肯定確率の計算をする。排除率とは訴えている母子に関して、無関係な一般男性が父として否定される確率を示す。この値が高いにもかかわらず擬父が否定されなかったならば、擬父は真の父の可能性が大である。父権肯定確率とは擬父と子の間の遺伝子類似性を一般男性と子の間の遺伝子類似性を基準として示したものである。したがって、真の父であっても父権肯定確率は100％とはならない。フンメル（Konrad Hummel）によれば、この値が99.8％以上となれば「父として判定される」と結論される。

〔南方かよ子〕

【参考文献】山本郁男編『法医裁判化学』（廣川書店、1998）。
【関連項目】血液鑑定、親子鑑定

▎親子鑑定　scientific test of parent-child relation（英）
【定義】法的な親子関係の存否を判断する前提として、生物学上の親子関係の有無を

専門知識によって判断する作業。法律上の親子関係をめぐる紛争としては、嫡出親子関係を否定するためになされる嫡出否認の訴え（嫡出否認の調停・審判を含む。以下同じ）、戸籍に虚偽の親子関係が記載されている場合などに戸籍訂正の前提としてなされる親子関係不存在確認の訴え、非嫡出親子関係の成立を求める認知の訴え、いったんなされた認知が事実に反する場合になされる認知無効の訴えなどがある。

【倫理上の問題】生物学的な親子関係を直接に証明する知見がなかった時代には、これらの親子関係訴訟において親子関係の存否を証明するためには、当事者の供述や人相の類似など状況証拠によるしかなかった。しかし、民法が制定された直後の1900（明治33）年に血液の凝集反応が、次いで血液型の遺伝による親子関係の証明法が明らかにされ、次第に訴訟における親子鑑定にも利用されるようになった。血液型に矛盾がある場合には親子関係不存在の証明は100％可能となり、親子関係存在の証明も30種類を超える血液型検査の併用によりかなり高い確率で可能となっている。さらに最近ではDNA型を利用した親子鑑定も行われるようになり、裁判所における親子鑑定はほぼすべてDNA鑑定によって行われている。そして、DNA鑑定の結果を援用して父子関係の存在を認めた判決も登場している（広島高裁平成7〈1995〉年6月29日判決など）。血液型やDNA型などの科学的証拠による親子関係の証明は、供述証拠による証明と異なって男女の性交渉の有無などを詮索することなしに生物学的な親子関係の存否を証明できる利点を持っているが、わが国の訴訟法では当事者にこれらの鑑定への協力義務を課していないばかりか、鑑定に協力しなかったことを非協力者に不利な証拠と見なすこともできない。このため血縁を重視する立場からは、親子関係訴訟において科学的鑑定への協力義務を課すことが主張されている。　　　　［家永登］

【関連項目】嫡出子、DNA、血縁主義、家族制度

親子心中　parent-child double suicide（英），Selbstmord von Eltern mit Tötung der Kinder（独）

【定義】親が子どもを殺した直後に自殺をすること（逆の場合も稀だがあり得る）。

【倫理上の問題】心中とは本来、複数の者がそれぞれ自分の意志で共に死ぬことに同意し、一緒に自死する共同自殺のことをいう。この意味で、死に同意するだけの判断能力や意志能力を持たない子どもを道連れにする「親子心中」は、厳密な意味で心中の範疇には入らず、自殺に同意しない者を巻き込んだいわゆる無理心中の一種である。当然のこととして未遂に終わった場合、嬰児殺しや子殺し、つまりは殺人（未遂）の罪に問われることになる。このような形態は欧米でも存在するが、親が子を殺害した後の自殺であるとされ、「心中」とは見なされない。このような事態に接する時、多くの日本人は親に同情的な態度をとり、その親を殺人者とは見なさず、「心中」と捉える傾向が強い。この背景には、子を親の所有物と捉え、子どもだけ残すことに不憫を感じる日本独特の親子一体感ともいうべき精神風土あるいは価値観が存在している。このような態度は子どもが一個の独立した人格を持つ存在であることを否定しており、精神的な意味で親子分離ができていない未熟な発達段階にある親の存在を示している。また高齢化社会に伴い、心身の衰えた老親の介護に消耗した成人の子どもによる老親殺害後の自殺もまた親子心中と見ることができる。この場合もまた親子分離の不全がそこに存在している。

【展望】親子心中、とりわけ母子心中は日本に特異的に多い現象であるといわれてお

り、その背景には個の自立が成立し難い、日本人独特の母子一体化への願望がある。しかしこのような場合、加害者は感情障害（うつ病）や神経症など何らかの精神障害を発現している可能性が大きく、その意味で本人を支える社会的資源の充実と早期の精神医学的危機介入が望まれる。　［生田孝］

【参考文献】稲村博『自殺学―その治療と予防のために』（東京大学出版会、1977）。高橋祥友『自殺の危険―臨床的評価と危機介入』（金剛出版、1992）。

【関連項目】母子癒着、甘え

∥ オランダ遺体埋葬法 ➡ 安楽死法

∥ オレゴン州安楽死法 ➡ 安楽死法；オレゴン州尊厳死法

∥ オレゴン州尊厳死法　The Oregon Death with Dignity Act（英）

【定義】アメリカのオレゴン州で実施された住民投票に基づき成立した州法。オレゴン州尊厳死法は、その第2条「人間らしく威厳を持った方法で生命を終結させる投薬を求める患者作成の文書による要求」の内容から、尊厳死ではなく安楽死を合法化する法律と見なすことができる。オレゴン州尊厳死法に従えば、オレゴン州在住の18歳以上の者は、主治医と顧問医によって末期疾患に罹患している等の諸条件を満たした場合、致死薬剤の処方を医師に要請する権利を持つ。そして、患者からの要請を受けた医師は、致死薬剤を患者に直接投与または譲渡することこそ禁じられているが、患者に致死薬剤の処方せんを与えることが許され、患者が合法的に致死薬剤を服用する援助を行う。以上から、オレゴン州尊厳死法は致死薬剤の処方せんを用意する医師の自殺幇助を合法化することを目的とした法律である。

【歴史的経緯】1994年11月8日、法案第16（Mesure16）として住民投票にかけられたオレゴン州尊厳死法は、住民の51.3％の賛意に基づいて法制化されることになった。しかし、15日間設けられた法制化猶予期間内の1994年11月23日、オレゴン州尊厳死法は、反対派住民による差し止め訴訟を連邦地方裁判所で起こされ、審議中の暫定的な法制化の差し止めに続いて1995年8月3日には法制化の差し止め判決が下されてしまう。しかし、差し止め判決の控訴を受けた第9回巡回区控訴裁判所が下した1997年2月27日の差し戻し判決によって、オレゴン州尊厳死法は法制化されることになった。一方、オレゴン州議会は1997年9月2日にオレゴン州尊厳死法の廃止法案を可決するが、この廃止法案を1997年11月14日に行われた住民投票で60％の住民が否決したことでオレゴン州尊厳死法の施行が決定し、1998年3月29日に最初のオレゴン州尊厳死法の適用者が出るに至った。しかし、2001年11月6日、当時のアメリカ司法長官ジョン＝D.アシュクロフト（John David Ashcroft 1942－）は、オレゴン州尊厳死法の下での致死薬剤の処方が、連邦法の定める規制薬物を使用した医療行為に当たらないとの判断から、致死薬物の処方禁止命令を出し、再びオレゴン州尊厳死法の無効化が図られる。この司法長官の命令に抗して、オレゴン州政府は違法性のある命令を下したとして司法長官らを被告とする裁判を起こし、2002年4月17日の一審判決と2004年5月26日の二審判決に続き、2006年1月17日の連邦最高裁判所でも連邦法の解釈を用いて州法を制限する命令を違法とする判決を得ている。したがって、2008年現在、オレゴン州尊厳死法は無効化されていない。

【倫理上の問題】オレゴン州尊厳死法の歴史的意義は、世界に先駆けオレゴン州の過半数の住民が医師の幇助する安楽死の合法

化を支持した点にある。1993年2月9日にオランダで成立した遺体処理法（Law on the Disposal of the Dead）は、合法的な安楽死を実質的に可能としていながら、安楽死を実施することが犯罪であり、所定の条件を満たす限りで起訴を差し控えるという立場を守っていた。しかしオレゴン州尊厳死法は、法に守られた権利として安楽死の要請が認められている点で、最も早く安楽死の合法化を目指した法律と見なすことができる。それゆえ、オーストラリア北部準州の終末期患者の権利法（Rights of The Terminal Ill Act、1995年成立、1996年施行、1997年失効）が歴史上、初めて安楽死を合法化した法律となったが、終末期の権利法に先んじて法制化運動を行い、議会と法廷の長い討議を経て今日も有効と認められ続けているオレゴン州尊厳死法の倫理的意義を小さく見積もることはできない。なぜなら、オレゴン州尊厳死法は限定された条件下とはいえ、社会的に形成された人間の尊厳と人間の尊厳の土台である生命そのものの尊厳との関係に変更を加えた法律だからである。今日の医療技術発展の裏側で、従来保持されてきた生命に関する価値観に重大な変更が加えられていることにわれわれは注意する必要がある。

【展望】現在、安楽死の合法化は多くの国と地域で実施に至っていないが、終末期医療における患者の自己決定権を確立した法律の整備状況と高齢者の増加に対応しなければならない国と地域の拡大に留意すれば、安楽死の合法化を求める諸運動が今後もさらに展開されるものと思われる。その際、オレゴン州尊厳死法の成立と維持をめぐって行われてきた諸議論は、安楽死の合法化を求める人びとの運動において重要な指針となるであろう。しかし、われわれは現在も進む種々の疼痛緩和治療の発展にも目を配る必要がある。　　　　　　［中根弘之］

【参考文献】中山研一『安楽死と尊厳死―その展開状況を追って　刑事法研究〈第8巻〉』（成文堂、2000）。町野朔他編『安楽死・尊厳死・末期医療―資料・生命倫理と法Ⅱ』（信山社、1997）。甲斐克則『安楽死と刑法―医事刑法研究〈第1巻〉』（成文堂、2003）。
【関連項目】安楽死、安楽死法、自己決定権、死ぬ権利、尊厳死

音楽療法　music therapy（英）

【概要】音楽鑑賞による受動的音楽療法と、声楽や楽器を用いた能動的音楽療法とが伝統的に対比される。前者のモデルは医学的観察と条件付け療法であり、後者は教育的および精神分析的アプローチと結びついている。音楽療法は身体像を段階的に再獲得することを可能にする。

【倫理上の問題】日本においては、「アダージョ・カラヤン」の癒しや自己免疫系を活性化するモーツァルトなど、受動的音楽療法が一般化している。したがって、能動的音楽療法の発展が期待されるが、これは受動的音楽療法に比べ内部と外部、個人と集団との間に不定形のラポール（親和関係）を容易につくり出せるだけに、集団心理的操作に陥ることなく各個人に適した療法を提示することが必要であろう。また、発声を用いた療法は、創造的息吹だけでなく、聖なるものの記憶を喚起するエネルギーの内的運動にも関心を向けさせるので、解放と同時に本源への回帰をももたらす可能性がある。とはいえ、人格の深層に大きな影響を与えるものなので慎重な適用が必要となろう。　　　　　　　　　　［関修］

温室効果ガス
greenhouse gases（GHGs）（英）

【定義】太陽の日射で暖められた地表や海面から放射される熱（赤外線）を吸収・再放射することで温室のガラスのように下層大気温度を上昇させる効果を持つ、大気中

の微量気体の総称。主な温室効果ガスのうち、もともと自然界に存在するものとしては、水蒸気（H_2O）、オゾン（O_3）、二酸化炭素（CO_2）、メタン（CH_4）、一酸化二窒素（N_2O）等があり、人間活動に起因するものとしては、二酸化炭素（CO_2）、メタン（CH_4）、一酸化二窒素（N_2O）、フロンおよび代替フロン（CFC-11、HFC-23）等がある。

【歴史的経緯・倫理上の問題】地球の大気は主に窒素と酸素から構成されているが、大気中に微量に含まれる温室効果ガスは、太陽からの日射エネルギーをほぼ通過させる一方、地表や海面から放射される赤外線を吸収・再放射することによって熱が宇宙空間に逃げるのを妨げる効果を持つ。これまで安定的に保たれてきた生態系にとって快適な気候は、日射エネルギーと宇宙空間に放射される熱の、自然界の温室効果ガスによる微妙な収支バランスの上に成り立ってきた。しかし、温室効果ガスの大気中濃度は産業革命以降の人間活動の拡大とともに確実に高まっており、IPCC（気候変動に関する政府間パネル）の2005年報告書によれば、1750-1998年の比較で二酸化炭素が280ppmから365ppm、メタンが700ppbから1745ppb、一酸化二窒素が270ppbから314ppbへと急増している。主な温室効果ガスの1990-99年の年間増加量は二酸化炭素1.5ppm/yr、メタン7.0ppb/yr、一酸化二窒素0.8ppb/yr、代替フロン（HFC-23）0.55ppt/yrとなっており、とりわけ最近20〜30年間の増加が著しく、地球の熱収支バランスを急速に変えつつある。その結果生じる下層大気温度の追加的上昇現象が地球規模の気候変動をもたらすことで、異常気象による猛暑や干ばつ、洪水の多発、海水面の上昇による陸地の水没など、人類の生存基盤に回復不可能なダメージを及ぼす影響が懸念されている。地球温暖化の原因となる温室効果ガスを大量に排出してきた責任は、主に大量のエネルギーを消費し、便利で快適な生活を享受してきた先進諸国にあるのだから、先進諸国の人びとはライフスタイルの見直しを含め、発生抑制に向けた責任ある行動が求められる。一方、途上国に見られる、二酸化炭素の重要な吸収源である熱帯林の大量伐採等の背景には、人口の急増による食糧確保のための開墾や燃料用薪炭材の採取、数少ない現金収入源としての輸出用木材生産など、深刻な人口問題や貧困問題を抱える途上国の事情があり、先進諸国による積極的な支援が求められる。また中国やインドなど、経済成長の著しい途上国からの温室効果ガスの排出量が急増しており、省エネ技術などの分野での先進諸国の積極的支援が求められている。

【展望】「気候変動に関する国際連合枠組条約」に基づき、1997（平成9）年12月に京都で開催された第3回締約国会議（COP3）で採択された「京都議定書」が、2004（平成16）年11月ロシアの批准により発効要件が整い、2005（平成17）年2月に発効した。京都議定書は、法的拘束力を有する温室効果ガス削減の具体的数値目標を定めた唯一の国際的な取り決めであり、議定書の発効に伴い先進諸国等（付属書I国）全体で、2008-12年の温室効果ガス排出量を1990年比で5％以上削減することが義務づけられた。今回の議定書発効にあたっては、世界第1位の温室効果ガス排出国であるアメリカが国内経済への影響等を理由に離脱、また経済発展に伴い排出量の増加が著しい途上国の中国やインドに排出削減義務が課されていないなど、議定書の実効性を疑問視する意見もあり、今後はアメリカの復帰や途上国の参加が大きな課題となる。しかし、アメリカという超大国の離脱にもかかわらず地球温暖化という人類共通の脅威に対して多国間主義で国際的なルールをスタート

させたことは、一国主義からの脱却という点で国際社会にとって画期的な出来事であり、歴史上の重要な転換点として大いに注目される。　　　　　　　　　［久保田勝広］

【参考文献】朝倉正他編『気象ハンドブック』新版（朝倉書店、1995）。IPCC, "Climate Change 2001: The Scientific Basis, Contribution of Working Group I to the Third Assessment Report of the Intergovernmental Panel on Climate Change" [Houghton, J. T., et al. (eds.)] (Cambridge UP, Cambridge, UK and New York, USA 2001).

【関連項目】地球温暖化、開発途上国

オンブズマン制度
ombudsman（スウェ）

【定義】市民の行政に対するニーズが高度化・複雑化する中で、市民からの苦情処理、行政に対する制度改善要求、行政の監視などを行い、中立・公正に市民の権利や利益を擁護する制度。

【歴史的経緯と倫理上の問題】語源はスウェーデン語で、一般に代理人、弁護人、護民官などと訳される。スウェーデンでは、1809年の民主憲法制定時に議会の任命によるオンブズマンの設置が定められ、翌年、オンブズマンが誕生した。その後、この制度は欧米を中心に多くの国で導入されてきた。日本では国レベルの本格的な導入に至っていないが、1990年代からオンブズマンを制度化する地方自治体が現われ、自治体ごとに独自の活動を展開している。医療の分野においても、患者の苦情を処理したり権利を擁護する制度が求められるようになり、1994年、世界保健機関（WHO）は「ヨーロッパにおける患者の権利の促進に関する宣言」の中で、裁判外の苦情処理機構の必要性を提示した。その後、欧米では患者の苦情処理や権利擁護に取り組むオンブズマン制度の設立が進み、1999（平成11）年になると、日本でも福岡の市民運動の中から初の「患者の権利オンブズマン」が誕生した。その後、東京や関西にも同様の団体が組織され、患者本位の開かれた医療を目指して活動している。　　　　［杉山章子］

【関連項目】患者の権利

か　カ

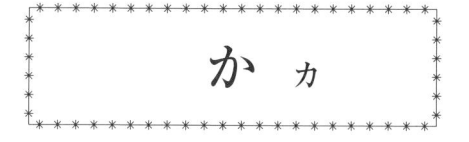

絵画療法 ➡ 芸術療法

介護　care（英），omsorg, omvårdnad（スウェ）

【定義】とりわけ障害者との関係で、誰かを思いやるという意味である、と考えられる。ところで、日本における介護概念の始まりは、1875（明治8）年の陸軍恩給制度からである。現在の意味で使用される「介護」は1970年代からである。

【語源・歴史的経緯・倫理上の問題】スウェーデン語のomsorgという用語を英訳すれば、careという言葉になる。「ケアということは、結局、誰か他の人を思いやることである」と、スウェーデンのブリット－ルイーズ＝アブラハムソン（Britt-Louise Abrahamsson）は、その著『スウェーデンの認知症高齢者と介護』の中で述べている。WHOは、介護の概念を以下のように定義づけている。「病気であれ健康であれ、一人の人間が継続して健康でいられるように、また、病気から回復するか、平和な死を迎えることができるよう対応することである。しかも、このような対応は、当人が体力や気力、専門知識があれば自分自身でできるようなものである。したがって対応は要介護者が速やかに以前のように自立した生活に戻ることが可能なようにおこなわなければならない」。介護は、介護者の人間的な愛情、思いやりや熱意などを基礎に成立している。「介護とは、介護者が安心感や親近感を与え、また、被介護者のニーズを満たすことにある。さらに、被介護者自身の持つ能力の活用を誘発できるような援助をすることにより、被介護者がよい人間関係を築くことも含まれる」と、アブラハムソンは述べている。井上千津子は、介護について以下のように述べている。「介護は、歴史的にみれば看護の領域に含まれ源を同一にしていた。しかし、看護は、医療技術の発達に伴い高度に専門性の分化した医療にひきずられ、高度医療を支えるマンパワーとしての機能が増大していった。一方で勢い看護師不足のあおりを受けて看護業務として規定されている療養上の世話という部分まで手が回らなくなったという現実がある。同時に高齢社会の到来に伴って、老化による身体的機能低下を原因とする生活障害への対応も増大していった。この部分が医療から切り離されて、介護という領域が創り出されたという経緯が一般的認識であろう。看護と介護の関係であるが、看護は輸入概念であり、介護は、看護から分化したわが国独自の概念である」。したがって井上によれば、論理的にも技術的にも体系づけられた看護に比較すると、介護は歴史的にも未発達の領域であるということになり、日本における介護については、この点に関わる倫理上の問題が残されていると考えられる。

日本の「介護」概念の特質は、従来家族が家族の面倒を見るという理解に基づいていたが、少子高齢化に伴い、社会福祉事業として介護が公的保障制度に取り入れられたことにある。実質的運用は1980（昭和55）年以降である。　　　　　　　　　　［天野マキ］

【参考文献】B.L.アブラハムソン『スウェーデンの認知症高齢者と介護』（ハンソン友子訳、ノルディック出版、2006）。井上千津子「看護と介護の連携」（『老年社会科学』第28巻第1号、2006）。
【関連項目】介護サービス、介護福祉士、介護保険法、社会保障（制度）、老人福祉

介護サービス　care service（英）
【概要】日本における介護サービスという

用語は、介護保険法に基づく介護給付という保険給付の支給が行われるサービスについて用いられ、介護保険法第40条に規定されている。介護給付の種類は以下の通りである。（1）居宅介護サービス費の支給、（2）特例居宅介護サービス費の支給、（3）地域密着型介護サービス費の支給、（4）特例地域密着型介護サービス費の支給、（5）居宅介護福祉用具購入費の支給、（6）居宅介護住宅改修費の支給、（7）居宅介護サービス計画費の支給、（8）特例居宅介護サービス計画費の支給、（9）施設介護サービス費の支給、（10）特例施設介護サービス費の支給、（11）高額介護サービス費の支給、（12）特例入所者介護サービス費の支給、（13）特例特定入所者介護サービス費の支給。

【歴史的経緯】1997（平成9）年に介護保険法が成立し、2000（平成12）年度から実施された。介護サービスという用語も介護保険法成立後、介護給付との関係で用いられるようになり、保険給付の種類も要介護サービス受給者の状態によって二分された。第一は、被保険者の要介護状態に関する保険給付である。第二は、予防給付と呼ばれ、被保険者が要支援状態に関する保険給付であるとされている。要介護状態にあるか、要支援状態にあるかのアセスメントについては、当該法律に規定された介護支援専門員がその職務に携わる。

【倫理上の問題】要介護および要支援高齢者の増加に伴い、保険給付の財源が緊迫しつつあるため、予防給付に重点が置かれつつある。予防給付は介護予防という視点で実施されるため、介護サービスが受給し難くなる傾向が否めない。また、保険給付対象外の自己負担が増加しつつあることも危惧される。　　　　　　　　　　〔天野マキ〕

【参考文献】社会福祉法規研究会『社会福祉六法』平成18年版（新日本法規、2006）。

【関連項目】介護、介護保険法、老人福祉

介護福祉士　certified care worker（英）

【定義】1987（昭和62）年に制定された社会福祉士および介護福祉士法に基づく国家資格。介護福祉士の登録を受け、介護福祉士の名称を用い、専門的知識および技術をもって、身体上または精神上の障害により日常生活を営むのに支障がある者に入浴・排泄・食事その他の介護を行い、ならびに介護サービス利用者および介護者に指導を行うことを業とする者をいう。2000（平成12）年4月からの介護保険制度により、介護職としての専門性が必要となるに伴い、その重要性が高まりつつある。

【資格の内容】介護福祉士の資格を得るためには主に2つのコースがある。第1は、介護福祉士養成学校へ通い、卒業と同時に資格を取得する方法である。この場合、大学・短大・専門学校などは最低2年間、夜間学校では3年間を要し、その上で養成施設での1年の実務経験が必要となる。なお2005（平成17）年度から、介護福祉士養成施設において行う介護等の専門技術についての講習を修了した者に対して、実技試験を免除する制度を導入した。第2は、特別養護老人ホームの寮母、ホームヘルパーなど一定の介護等の業務に3年以上従事し、その上で毎年1回筆記および実技により実施される試験に合格することである。そして、合格後も厚生労働省の定める国家機関に登録して、ようやく介護福祉士として名乗ることができると規定されている。

【倫理上の問題】困難な問題を抱える要支援者への介護は、介護福祉士の知識と技術が必要であり、障害に対する高度な知識や他者理解をめぐる価値観・倫理観が求められている。2005（平成17）年4月末現在の登録者数は46万人を超えており、活躍の場は指定介護老人福祉施設、介護老人保健施

設、身体障害者療護施設などの介護職員や在宅の高齢者や障害者に対する訪問介護業務などとなっている。　　　　［小宮山恵美］

【参考文献】大橋謙策編著『社会福祉士・介護福祉士になるには』（ぺりかん社、1997）。厚生統計協会編『国民の福祉の動向』第52巻第12号（2005）。

【関連項目】介護保険法、老人福祉、ホームヘルパー

▌介護扶助　care aid, care support（英）

【定義】生活保護法第11条に規定されている保護の種類の一つ。困窮のため最低限度の生活を維持することのできない要介護者および困窮のため最低限度の生活を維持することのできない要支援者に対して、当該法で定めた規定の範囲内において行われる。介護扶助は、1997（平成9）年法律123号として成立した介護保険法の制定に伴って生活保護法に規定された。ちなみに要介護者とは、介護保険法第7条第3項に規定されており、要介護状態にある65歳以上の者および要介護状態にある40歳以上65歳未満の者であって、身体上または精神上の障害が加齢に伴って生じる心身の変化に起因する疾病を有する者である。要支援者とは、要支援状態にある65歳以上の者であって、特定疾病によって生じた者である。特定疾病とは、政令で定められた以下の疾病である。（1）筋萎縮性側索硬化症、（2）後縦靱帯骨化症、（3）骨折を伴う骨粗鬆症、（4）シャイ＝ドレーガー症候群（5）初老期における認知症、（6）脊髄小脳変性症、（7）脊柱管狭窄症、（8）早老症、（9）糖尿病性神経障害・糖尿病性腎症および糖尿病性網膜症、（10）脳血管疾患、（11）パーキンソン病、（12）閉塞性動脈硬化症、（13）慢性関節リウマチ、（14）慢性閉塞性肺疾患、（15）両足の膝関節または股関節に著しい変形を伴う変形性関節症。

【倫理上の問題】介護扶助は、生活保護法の適応対象者として申請が受理されない限り受給できないため、受給までの資産調査過程においても、また受給後においても、多くの人権上の課題が残されている。

［天野マキ］

【参考文献】社会福祉法規研究会『社会福祉六法』平成18年版（新日本法規、2006）。

【関連項目】介護、社会保障（制度）、生活保護法、老人福祉

▌介護保険法　Care Insurance Act（英）

【定義】1997（平成9）年12月に制定、2000（平成12）年4月に施行され、介護サービスを主とし、保険福祉制度の中心となる法律。2005（平成17）年10月には一部改正施行された。

【内容】1997年以前には老人福祉と老人保健という異なる制度による介護が行われ、手続きに不均衡があったのを再編成し、40歳以上のすべての国民が介護保険に加入して保険料を支払い、65歳以上の申請者が自宅や施設での介護サービスを受けられることとした。

サービス内容は（1）訪問介護、（2）訪問入浴、（3）訪問看護、（4）リハビリテーション、（5）医師、薬剤師等の訪問、（6）デイサービス（通所介護）施設での入浴・食事、（7）ショートステイ（短期の施設預かり）、（8）グループホームでの介護、（9）有料ホームでの生活介護、(10)福祉器具の貸し出し、(11)手すり取り付けなど住宅補修、(12)重度要介護者のための在宅介護計画（ケアプラン）作成等である。2005年の一部改正では軽度要介護者の増加に歯止めをかけ、将来の給付費用を抑制するため、希望者への筋力トレーニング、栄養改善を取り入れている。介護保険の保険者は市町村、特別区の自治体であり、保険実施全般を指導監督、また費用負担は被保険者の払う保険料と税収とで折半して

いる。一方で、同法施行以前に無料だった住民税非課税者へのホームヘルプサービスや応能負担の原則で運営されていた特養ホームが、施行後一率一割負担となったため、低所得層の負担増と高所得層の負担減、さらに結果としてのサービス利用率低下も指摘されている。　　　　　　　　[山舘順]

【参考文献】西原道雄編『社会保障法』第5版（有斐閣、2002）。事典刊行委員会編『社会保障・社会福祉大事典』（旬報社、2004）。

【関連項目】老人福祉法、社会保障（制度）、国民健康保険法、厚生労働省

ガイドライン
guidelines（英）、Richtlinien（独）

【意義】医療者や研究者らが一定の業務を遂行するにあたり、判断・評価・行為をする際の拠るべき基準を示す指針のこと。法律やこれに基づく命令（行政機関が定める法規）をもってしては、生命科学技術の急速な進展に対する必要な規制を施すことは容易でなく、策定主体（行政機関、学会、業界団体、研究機関、医療機関等）、名称（ガイドライン、指針、倫理指針、○○に関する見解等）、規定内容等は様々であるが、わが国では多くのガイドラインが策定されている。

【具体例】行政の定めるガイドラインとしては、「ヒトゲノム・遺伝子解析研究に関する倫理指針」「ヒトES細胞の樹立及び使用に関する指針」「疫学研究に関する倫理指針」「臨床研究に関する倫理指針」「遺伝子治療臨床研究に関する指針」などがあり、研究参加者からのインフォームドコンセントの取得、研究者等の責務、倫理審査委員会の審査等が規定されている。

【特徴】法令には拘束力があり、その違反に対し何らかの公的権力を背景とした制裁を定めることができるが、ガイドラインは一般に行政指導の指針ないし各団体内部のルールにとどまり、これに違背しても違法とはならない（指針違反事実の公表、補助金の不支給、学会からの除名等の措置が講じられることはある）。ガイドラインという規制手法には、法令による規制と比べて学問の自由の尊重、専門家の自律性への配慮、事態の変化に応じて柔軟な制定・改廃が可能であること等のメリットがある。他方、規制の相手方の権利保護、行政活動における公正性・透明性、個々の指針間の整合性等で欠ける面があるとも指摘される。

【留意点】（1）クローン技術規制法を受けて定められた「特定胚の取扱いに関する指針」は法律に基づく命令（委任命令）であり、指針違反者に対しては行政処分等の措置をとれることから、行政指導の指針とは性格を異にしている。（2）ガイドラインが詳細かつ具体的に規定されているとしても、それがマニュアルに化してしまってはならず、その趣旨・目的や遵守事項の持つ意味を十分に理解することが肝要である。

[磯部哲]

【関連項目】インフォームドコンセント、倫理委員会

開発途上国　developing country（英）

【定義】農業や林業、鉱業など一次産品生産に依存した産業構造を持ち、経済発展の遅れた国民所得の低い国々の総称。「先進（工業）国」に対比する概念で、「途上国」と同義語。

【歴史的経緯・倫理上の問題】開発途上国の歴史は15世紀、スペイン・ポルトガルの海外進出に遡る。その後19世紀頃までに、欧米諸国などヨーロッパ列強が先進（工業）国としての地位を確立。一方、植民地支配下に置かれたアジア、アフリカ、南米等の地域・国々は、不平等な国際分業体制を強いられ収奪の対象とされた。宗主国である先進国の圧倒的軍事力を背景に植民地の独

立闘争はなかなか進まなかったが、第二次世界大戦後、宗主国の支配力の低下とともに1960年頃までには多くの国々が独立を果たした。先進国側もODA（政府開発援助）などを通じて技術援助や資金協力など開発途上国の自立支援を開始し、開発途上国の中にはNIES（新興工業地域）などのように経済発展に成功した国々もある。しかし、多くの開発途上国にとって植民地時代に形成されたいびつなモノカルチャー的経済からの脱却は容易ではなく、先進国資本による多国籍企業等を通じた、先進国のための安価な資源・エネルギー・食料等の供給先かつ付加価値の高い工業製品の市場という不平等な国際分業体制が続いている。累積対外債務の増加に加えて、民族対立の表面化による紛争・内戦の勃発と難民問題、爆発的な人口増加などにより、慢性的な貧困の悪循環に陥っている国々も多い。また、開発途上国では、社会資本整備が追いつかない状況の中で経済発展を急ぐあまり深刻な環境破壊が進んでおり、開発か環境かという二者択一的な問題が、先進国との対立という形で生じていることも見逃せない。地球の北に多く位置する先進国と南に多い開発途上国の経済格差は「南北問題」と呼ばれるが、その一因は今日なおこうした不平等を永続させる国際分業体制にある。わが国もまた、先進国の中で最も国際分業体制の恩恵を享受してきた国の一つであり、現代のわれわれの豊かさが開発途上国との不平等・不公正な貿易の上に成り立っている一面を見逃してはならない。

【展望】ODA等の援助のあり方が見直される中で、開発途上国の伝統的工芸品や農産物等を公正な価格で購入することで経済的自立支援と貧困問題の改善を目指す、啓発された先進国の消費者による「フェアトレード（公正貿易）」運動が注目される。フェアトレード運動は1960年代に欧州諸国を中心に広がり、1997年には国際的なネットワーク組織FLOが設立されている。こうした、単に「与えられる」援助では得られない現地の人びとの自尊心から生み出される活力こそが、真に持続可能な自立の原動力となるものと期待される。　　　〔久保田勝広〕

【参考文献】川田侃・徐照彦『現代国際社会と経済』（御茶ノ水書房、1983）。

【関連項目】ODA、南北問題

解剖　autopsy（英）

【概要】本来、遺体は敬意を持って扱うべきであり、不当に傷つけることは、死体損壊罪（刑法第190条）に問われる。しかし例外的に、医学上特定の目的のために遺体を解剖することが許されており、そのような人体解剖には主に大きく分けて3つの場合がある。（1）系統解剖、（2）病理解剖、（3）法医解剖である。その他に、（4）人類学・考古学上の解剖などもある。

【法律・倫理上の問題】（1）系統解剖とは、死体解剖保存法第2条に基づき、教育・研究上の目的で人体の正常な構造を知るために行われるもので、医学部・歯学部の解剖学教室で行われる人体解剖学実習のことである。献体によって提供された遺体は、数カ月かけてホルマリンなどの固定液の注入と、アルコールの浸透などによる保存処置を受ける。その後さらに数カ月という長時間をかけて、人体の構造を理解するために全身くまなく解剖する。献体者数は年々増加傾向にある。（2）病理解剖とは、死体解剖保存法第2条に基づき、病院で診断・治療を受けた末に死亡した患者の死因や病状を明らかにし、疾病および治療に対する検証のみならず、後に続く患者の治療への指針を求める意味合いが強い。その結果は症例解析の教育・研究にも反映される。医学部・歯学部の病理学教室および一般病院の病理医によって行われる。病理解剖の数

は画像診断の普及などにより、年々減少している。病理解剖は遺族の承諾による承諾解剖である。（3）法医解剖とは、「司法解剖」と「行政解剖」とに分けられる。司法解剖は刑事訴訟法に基づき、事件性のある異状死体、またはその疑いのある異状死体について、死因や死後経過時間などを究明することを目的としている。裁判所の発行する鑑定処分許可状に基づき、司法警察官または検察官の発行する鑑定嘱託書に解答する形で解剖を施行する。司法解剖を行う資格は鑑定処分許可状にて許可された医師であれば誰でもよく、一般には学識経験者ということになっている。主に大学の法医学教室、稀に監察医務院においてなされる。行政解剖は犯罪に関係のないと思われる異状死体について、その死因を明らかにするために行われる。死因の不明な病死者、自殺者、伝染病死者、食中毒死者などがこれに含まれる。行政解剖の途中で犯罪と関係する所見が得られた時には解剖を中止し、警察に届けねばならず、司法解剖に切り替わる。司法解剖・行政解剖とも法律に基づいて施行されるため、遺族の承諾とは無関係に施行される。最近は法医解剖においても、事件性はないものの死因を明らかにする目的で異状死体に対して承諾解剖が施行される機会が増加している。　　　［清水惠子］

【参考文献】塩野寛『臨床医のための最新法医学マニュアル』（新興医学出版社、1995）。菊池浩吉・吉木敬編『新病理学総論』（南山堂、1998）。
【関連項目】死体解剖保存法、病理解剖、司法解剖、行政解剖、死体損壊、法医学、献体、生体、死体、異状死体

▌海洋汚染　marine pollution（英）

【定義】環境汚染の一形態で、有害な物質やエネルギーによって海洋環境が汚染されること。広義には、有害物質による海水の汚染や有害堆積物による海底の汚染等のほか、赤潮や青潮などによる海水の変化、冷却用温水の排出等に伴う追加的な海水温の上昇現象、海辺景観の悪化なども含む。

【歴史的経緯・倫理上の問題】地球表面積の約7割を占める広大な海洋はあらゆるものを希釈する。その浄化能力の高さゆえに、有史以来、人類は様々な形で汚染物質を海洋に流し続けてきた。しかし、海洋の浄化能力は無限ではなく、人口の増加および人間活動の飛躍的増大に伴い浄化能力を遥かに超える膨大な汚染が生じたことによって、各地で様々な問題が生じている。海洋汚染の原因は多様であるが、わが国も批准している「国連海洋法条約」（1996年7月12日条約第6号）は、汚染原因を「陸にある発生源からの汚染」、「国の管轄の下で行う海底における活動からの汚染」「深海底における活動からの汚染」「投棄による汚染」「船舶からの汚染」「大気からの又は大気を通ずる汚染」の6種類（第5節第207～212条）に分類するとともに、海洋汚染の防止策として、「世界的又は地域的な協力」（第2節第197～201条）、「開発途上国への技術援助」（第3節第202～203条）、「監視及び環境評価」（第4節第204～206条）の重要性を掲げている。海上保安庁のデータによれば、わが国の周辺海域で2004（平成16）年1月～12月の1年間に確認された海洋汚染の発生件数は425件となっており、うち油による汚染が270件（63.5%）、廃棄物67件（15.8%）、有害液体物質8件（1.9%）、赤潮51件（12.0%）、青潮4件（0.9%）、工場廃水等25件（5.9%）となっている。また、排出源別に見ると、油による汚染270件のうち65.5%（177件）が船舶によるものであり、陸上からの汚染が10.0%（27件）となっている。一方、赤潮・青潮を除く油以外（廃棄物等）の汚染では、99件のうち69.7%（69件）が陸上からの汚染、船舶による汚染が18.2%（18件）となっており、

油による汚染と廃棄物等による汚染とでは排出源の割合が逆転している。海洋汚染といえば座礁タンカーからの原油流出事故がイメージされやすいが、倫理上注目すべき点は、一つには大気汚染を含むあらゆる陸上起源の汚染が雨水・地下水・河川等を通じてすべて海洋汚染につながっており、その要因としてわれわれの豊かな消費生活が直接的・間接的に大きく関与していること。いま一つは、海洋の有害汚染物質は広い海の中では拡散・希釈されるが、やがて食物連鎖を通じて魚介類に生物濃縮され高濃度の有害汚染物質を摂取する可能性が生じることにある。つまり人間による海洋汚染は、魚介類の摂取等による極めて高い健康被害のリスクを人間自ら作り出しているのである。近年、有害汚染物質の中でも残留性の高いDDT、BHC、PCB等による魚介類の汚染の問題が指摘されており、また極微量でも重大な健康被害を及ぼすダイオキシン類、内分泌攪乱物質（環境ホルモン）等による海洋汚染への不安が広がっている。

【展望】海洋汚染の防止に向けた全世界的な条約としては、「国連海洋法条約」のほか、船舶等からの廃棄物等の海洋投棄を規制する「ロンドン条約」、船舶からの漏出汚染等の防止のための包括的な規制を定める「MARPOL 73/78条約」などがあり、締約国による国内法の整備・規制が進められている。また閉鎖性の高い国際海域の海洋汚染の防止に向けた取り組みとしては、UNEP（国連環境計画）の主導による「地域海行動計画」があり、UNEPの策定要請により、2005年現在までに13の地域で140を超える沿岸諸国と地域が地域海行動計画を策定しているほか、オスロ・パリ条約など地域海周辺国の主導による独自の地域海行動計画の策定も進められている。

［久保田勝広］

【参考URL】海上保安庁『海洋汚染の現状』(http://www.kaiho.mlit.go.jp/info/tokei/env/2005con.pdf)。

【関連項目】環境汚染、オスロ・パリ条約、ロンドン条約、生物濃縮

外来　outpatient clinic（英）

【定義】患者が病院・診療所へ受診に訪れ診察する場所、およびそこで行われる診療。患者が初めて何らかの苦痛を訴えて医師のもとを受診する時（初診外来）、それに対し医師が行う医療はプライマリーケアといわれる。同一の疾患で2回目以降に受診するのは再診外来である。循環器疾患だけ、不妊症患者だけ、禁煙希望者だけなど、系統・疾患・症状・訴えを限定して受診を受け付ける外来を専門外来という。一方、どのような訴え・疾患でも診るのは総合外来という。また緊急を要する患者の診察は救急外来、さらに夜の時間帯あるいは休日と時間を限定して行われる診察をそれぞれ夜間外来、休日外来という。

【倫理・法・社会上の問題】日本の病院・医院における外来診察はその構造上、患者と医師、看護師だけで診察できる環境に必ずしもなっておらず、待合室から他の患者と医師の会話が聞こえてくるなど、患者のプライバシーが十分に守られていない。また内科診察などでは患者が裸になって診察可能なような診察様式になっておらず、冷暖房、広さ、診察時間（三時間待ちの三分間診療）などアメニティ面でも不十分な診察室もまだ多い。さらに医師は立派な椅子で患者は丸椅子といわれるように、サービス業としての主客転倒も指摘されている。また、日本の医療においては、診療所と病院の診療上の機能分担が明確になされておらず、一部の施設の外来が混雑するということにもなっている。

【展望】外来診察室の構造の変更が望まれ

る。患者が自分の訴えを十分に医師に伝えることができるだけの時間と、医師との会話や診察現場が他に漏れないプライバシーと、裸になっても快適な空調設備と、医師だけでなく看護師が横にいてくれるような安心とを備えた外来にすべきであろう。診療所と病院の分担については、診療所の医師はかかりつけ医としてプライマリーケアにあたり、専門性が要求される時や検査が必要な時には病院を紹介するというシステムが求められる。　　　　　　　［宮越一穂］

【参考文献】日本経済新聞社編『病める医療—現場から問う危機の実態』（日本経済新聞社、1997）。

【関連項目】診察、医師、看護師、プライバシー、医療面接、三時間待ちの三分間診療

∥外来患者 ➡ 外来

∥外来診療 ➡ 外来

∥快楽主義　hedonism（英）, Hedonismus（独）, hédonisme（仏）

【定義】快楽を行為の唯一の目的、善と見なし、快を求め苦痛を避けることを道徳の原理とする立場。求められる目的の内容は心理的快楽、倫理的快楽など様々であり、それによって利己主義、利他主義、功利主義の立場に分かれる。歴史的には、古代ギリシャのキュレネ学派のアリスティッポスから始まり、エピクロス学派、ホッブズ（Thomas Hobbes 1588–1679）、ベンサム（Jeremy Bentham 1748–1832）、ミル父子（James Mill 1773–1836, John Stuart Mill 1806–73）などイギリスの功利主義等にその特徴が見られる。

【倫理上の問題】ベンサムは快楽が量的に計算可能であると考え、最大多数の最大幸福を善であると主張するが、J.S.ミルは「満足した豚より不満足な人間」「満足な愚か者より不満足なソクラテス」の方が良いとして快楽に質的な差異を認めている。このように、快楽の概念自体があまりに不安定であり、また快楽を求めない時にかえって快楽が得られるということから、快楽主義の放棄こそが快楽への道という「快楽主義のパラドクス」が生じ、ここに快楽主義に内在する問題がある。フロイト（Sigmund Freud 1856–1939）は精神分析の立場から快感原則を唱えたが、後に快楽を無視した傾向（「死の本能」）を認めざるを得ず、理論的に一貫して維持することはできなかった。現代の功利主義もまた、快楽主義をその根底に持つと考えられる。

【展望】快楽のみを行為の、さらには道徳の原理として捉えることには無理があるが、人間の幸福が、物質的豊かさのみならず、心理的充足感・満足感にもまた多大に関係することを考えると、目的の一部に快楽が混在する事実は無視することはできない。人間中心主義を排して動植物の快楽を考える立場もあるが、これには議論の余地があり、個人的快楽の場合も、社会的幸福の場合も、そこにおいて追求されるべき内容はすべて人間の生存に関わっていることを確認すべきである。　　　　　　　［林隆也］

【参考文献】関嘉彦編『世界の名著49・ベンサム／J.S.ミル』（中央公論社、1979）。

【関連項目】功利主義（行為―、規則―、選好―）、倫理

∥カウンセリング　counseling（英）

【定義】一般的に多用される言葉でありながら、学際的な領域においてコンセンサスが得られた明確な定義は存在しない。しかし元来の意味としては、主として個人の私的な問題に関して相談を望む者に対して、そのニーズに応じて行われる非指示的精神療法や心理学的教育法を指すのが一般的である。

【歴史的経緯】カウンセリングという言葉

が科学的な意味合いを持つようになった端緒は、1930年代にアメリカで学生相談を行っていたウィリアムソン（E.G.Williamson）が、カウンセリングの技術としてラポールの確立、自己理解の啓発などの技術を論じたことによる。1940年代になり、同じアメリカのロジャース（C.R.Rogers）がカウンセリングにおける非指示性（non-directive）を強調し、明確化、受容といった治療技法を重視するに至り、学生相談・結婚相談・児童相談など様々な領域に取り入れられることになった。わが国では、1950年代になり初めて教育界に「カウンセリング」が紹介され、学生相談を中心にロジャースの治療技法が導入された。

【諸分野との関連】カウンセリングの一般的な定義は上述したが、その中心的役割は、何らかのニーズを持つ来談者との直接的な面接・面談による心理的相互作用により、来談者自身が問題を解決できるように援助することにある。この意味合いにおいて、カウンセリングは教育や医療を中心に幅広い領域と関連を有している。いわゆる様々な悩みに対する心理的援助を目的としたカウンセリングは現在も広く行われているが、近年では科学技術の進歩によりカウンセリングとしての新たなニーズも生じている。たとえば、医学研究における発症前遺伝子診断など最先端の高度医療技術が開発され発展することにより、社会に与える影響（偏見・差別など）やその情報がもたらす新たな問題点が生じ得るが、このような固有の問題点を理解した上での来談者のニーズに応えるためのカウンセリングの必要性が生じているのがその一例である。

【倫理・社会上の問題】たとえば、分子生物学的な研究の進歩により、ある種の疾患の原因遺伝子が同定されるようになったことがある。遺伝性のがん（たとえば家族性・遺伝性乳がん）を例にとると、現在、原因遺伝子が同定され発症前診断も可能になっているが、一方では、原因遺伝子を保有していても将来確実にがんになることを意味するわけではないこと、現時点では確実にその後の発がんを予防する方法が確立されていないこと、保険加入上の差別が生じ得ることなどが問題点として挙げられている。アメリカでは、このような遺伝性疾患や検査の意味を説明し十分理解した上で、検査や治療を受けることができるように援助することを専門とする遺伝カウンセラーが誕生した。この遺伝カウンセラーの担う役割を倫理・社会上の問題点からまとめると、検査を受け結果を知ることのメリット・デメリットを医学的見地からのみならず、社会的影響の見地からも適切な情報として提供し、来談者の自律的な意思決定を援助することにあるということができる。一方、世界で唯一医師による自殺幇助を法制化しているアメリカのオレゴン州では、自殺幇助を要請する患者の意思決定能力に疑問が持たれた際には、精神保健の専門家のカウンセリングを受けることが義務づけられている。したがってカウンセリングは、来談者の持つ問題点の背景に存在する様々な固有の問題点を扱うものとして常に倫理や社会との接点を持つことになる。

【展望】上述したように、現代においては様々な領域において目を見張る技術の発展が見られている。しかし、医学領域の先端技術の発展を例にとってみると、多くの場合、人びとに様々なメリットのみならずデメリットをもたらし得る。この際に人の自律的意思決定が極めて重要な意味を持ってくるが、この自律的意思決定を支える人と人との相互作用という意味においてカウンセリングの重要性は今後ますます増大するであろう。

[明智龍男]

【参考文献】畑下一男「カウンセリング」（新福尚武編『精神医学大事典』講談社、1984）。川上範夫

「カウンセリング」(岩崎徹也・小出浩之編『臨床精神医学講座15』中山書店、1999)。
【関連項目】精神療法、精神分析

科学技術倫理
science and technology ethics（英）

【定義】科学技術が驚異的に進展・普及しつつある現代にあって、科学技術の研究や開発の現場においてのみならず、科学技術の所産を最終的に受け入れるかどうかの決定権を有すべき社会の側においても考慮され遵守されねばならない行動規範。

【歴史的経緯・倫理上の問題】「真理」を探究する科学と「効用」を社会に提供する技術とに対し、個々の企業や各国政府がこぞって多額の資金を投入することによって、科学技術という独特な接合形態が一般的になったのは20世紀も中期以降のことである。現在では、多くの専門家を擁するいろいろなチームが科学研究や技術開発の主たる担い手となっているだけでなく、より良い成果と資金のさらなる調達とを目指して互いに激しい競争を繰り広げており、新しい科学技術もその多くがこうした競争の中で生み出されている。そうした中にあっても科学技術に携わる人びとは、専門家として相互に適切な信頼関係を保持しつつ科学技術の発展に寄与するよう期待されており、研究成果の改竄・捏造・盗用などが不正行為とされるのはいうまでもない。また人間や動物が研究開発の過程で被験対象として欠かせない場合には、それらの「権利」が侵害されないよう格段の配慮が求められてもいる。さらに彼らは専門家として科学技術の所産が社会に及ぼす種々の影響にも多大の関心を払い、とくに人びとの安全の確保には万全を期すべきである。しかし科学技術と社会との関係を今後いかに発展させていくべきかといった問題は、科学技術の専門家だけに課せられているわけではない。個々の科学技術について未知なる部分も含めて正確な情報を提供できるのは科学技術の専門家だけであるにしても、そうした情報に基づきながら、どのような科学技術をどのような仕方で実際に社会の中に取り入れていくのかを主体的に決定しなければならないのは、むしろ社会の側なのである。

【展望】いろいろな分野の科学技術の今後のあり方をめぐっては、当該分野の専門家や関連企業や各国政府だけでなく、影響を受ける各地域の人びと、ひいては全世界の人びとが、将来の世代にも十分に配慮しつつ、その決定に効果的に関与できるような仕組みを構築することが欠かせないであろう。

［忽那敬三］

【参考文献】新田孝彦・蔵田伸雄・石原孝二編『科学技術倫理を学ぶ人のために』(世界思想社、2005)。小林傳司『誰が科学技術について考えるのか』(名古屋大学出版会、2004)。
【関連項目】アカウンタビリティ、研究倫理、倫理、応用倫理学、技術倫理

科学主義 scientism（英）

【定義】ガリレイ(Galileo Galilei 1564-1642)、ニュートン(Isaac Newton 1642-1727)らによって確立された近代的な物理学を科学のモデルとし、それを化学、生物学など他の自然科学にも及ぼし、さらには社会科学や哲学的・日常的思考にも適用しようとする立場。しばしばその立場を批判する側からの蔑称として用いられる。

【歴史的経緯】ここで考えられている科学の方法は、対象を要素に分け、その要素の機械的結合関係を捉える要素論的・機械論的方法として特徴づけられる。西洋哲学史でいえば近世の大陸合理論、イギリス経験論のいずれもが科学主義の立場の基礎となり得る。もっとも科学主義という場合、科学的方法の優位を主張し、これこそが技術とも結びついて現実の課題を解決するとい

う19世紀以降に一般に浸透した立場といってよい。

こうした科学、ないし科学的方法の適用範囲については2通りの考え方がある。極端な科学主義の場合、すべてに、あるいはできる限り多くの領域に科学的方法を適用していこうとする。そこでは宗教や形而上学は疎んじられる。また文学・芸術についてはその創造の際はともかく、その鑑賞や検討にあたっては科学の態度が求められる。緩やかな科学主義では、自然、物質を相手にした場合は科学によるが、それとは別に宗教や形而上学、文学・芸術の世界があることを認め、そこにまで科学を適用すべきだとは考えない。もっとも、後の領域にあっても科学で旨とされる合理的思考や討論が推奨されることが多い。

【倫理上の問題】19世紀以降になると、医学の世界でも急速に科学的方法が浸透していった。科学的医学の成立である。C.ベルナール（Claude Bernard 1813-78）はこれを『実験医学序説』（1865年）において基礎づけており、その中で人体実験と動物実験の倫理的問題に触れているのが注目される。科学的医学がそのまま科学主義につながるわけではないにしても、そうなることへの警戒が必要である。科学の成果を十分に踏まえ、科学的思考法を十分に活用して医学・医療を実践することは大事であるけれども、医学がそのまま科学であるかのような見方は、科学主義に堕しているといわざるを得ない。最近では人間をゲノムに還元し、人間の精神を脳という物質に還元するような科学主義が力を持っている。

［今井道夫］

【参考文献】F.A.ハイエク『科学による反革命』（佐藤茂行訳、木鐸社、1979）。K.R.ポパー『推測と反駁』（藤本隆志他訳、法政大学出版局、1980）。
【関連項目】生命科学、医学哲学、人間機械論、遺伝決定論、生命、ゲノム

化学物質過敏症

multiple chemical sensitivity（英）

【定義】呼吸ないし食物摂取を通して微量の有害化学物質が体内に取り込まれることによって発症する。耳鼻咽喉や目の過敏症状、呼吸器や循環器の過敏症状、皮膚湿疹など様々な身体器官に化学物質による苦痛を伴う諸症状が現われる。こうした症状は誰にでも現われる可能性があり、いったん発症するとなかなか治癒することが難しい。発症のメカニズムは完全には分かっていない。個体差があり、どの化学物質に対してどの程度、どのような症状が出るかは一定していない。軽度のものから重度のものまで幅広い。

【倫理上の問題】これらの原因となる物質は、建造物に使用される接着剤から放出されるホルムアルデヒド、揮発性有機化合物、有機リン系農薬、殺虫剤、防虫剤、有機溶剤、合成洗剤など数百種類に上るとされるが、いずれも住居、学校、職場など日常の身の回りの環境にあるものばかりである。適応の限界を超えると突然発症すると考えられるが、涙、目の痒み、鼻水、めまい、耳鳴り、口の乾き、喉の痛み、味覚の鈍麻、胸焼け、性欲の低下、腎機能障害、腸炎、喘息、呼吸障害、湿疹、頭痛、のぼせ、首や肩の筋肉のこりなど多様な症状に悩まされる。原因物質の除去が根本的な対策であるが、膨大な数の化学物質が微量で生体にどのような影響を与えるのかを解明することは容易ではない。しかし、有害だと推測される化学物質の安全性検査と検査結果の情報公開は、最低限必要なことである。また医学的な面でも、多種の微量物質が引き起こす諸症状を過敏症として的確に診断する技術や設備は未だ十分だとはいえない。罹患した患者は、こうした症状に苦しみ続けることになり、周囲の人びとに理解してもらえないケースが多い。

【展望】食物の安全性をいかに確保するかは今日大きな問題となっているが、空気中の微量な有害化学物質を吸い込んだり、触れたりすることによっても発症する上記の症例は極めて現代的な、しかも広汎に見られる大きな問題である。しかしその重要性についてはそれほど深刻には受け止められていない。住居などの建造物や職場などで放出される有害化学物質の除去、大気汚染などの防止対策は真剣に取り組まなければならない重要な課題である。　　　　［大崎博］

【参考文献】宮田幹雄『化学物質過敏症』(保健同人社、2001)。化学物質過敏症患者の会編『私の化学物質過敏症、患者たちの記録』(実践社、2003)。
【関連項目】アレルギー、公害、環境ホルモン

化学療法　chemotherapy（英）

【定義および概念】本来は化学物質としての医薬品を用いて感染症や悪性腫瘍などの病気の治療を行うことであり、薬物療法と同義であった。しかし今日では、この語は抗がん剤による治療、すなわちがんに対する薬物療法のみを指すことが多い。この場合、化学療法はがんに対する全身療法として位置づけられ、外科的治療や放射線治療などの局所療法と並んでがん治療における重要な選択肢の一つとなる。ある程度以上に進行したがんでは、化学療法に外科手術や放射線治療を併用する集学的治療が行われる。

【概要と歴史的経緯】化学療法（chemotherapy）という語はP.エールリッヒ（P.Ehrlich）の造語といわれ、彼が1909年にアルスフェナミン（サルバル酸606号）を梅毒の治療に用いたのが最初の化学療法とされている（『最新医学大辞典』）。

がん化学療法に用いられる薬剤には、大きく分けてアルキル化剤、代謝拮抗剤、植物アルカロイド、抗腫瘍剤などの種類がある。これらはいずれも、DNA合成やDNAの機能に影響を与え、細胞分裂を阻害する効果を持つ。「抗がん剤」という名称で呼ばれてはいるが、これらの薬剤は悪性腫瘍にのみ特異的に作用するわけではない。短時間で分裂する細胞に対して細胞毒性を持ち、それがゆえに活発な増殖を繰り返すがん細胞に効果を有するのである。

抗がん剤の投与法は、内服による場合もあるが、ほとんどが静脈内投与である。単剤による場合、複数の抗がん剤を併用する場合などがある。副作用としては、脱毛、色素沈着、吐き気、食欲不振、下痢や便秘、口内炎、出血、免疫抑制、骨髄抑制（貧血、白血球減少）、心筋障害や調律異常などの心毒性、尿毒症、黄疸などがある。

【倫理上の問題】抗がん剤はがん細胞ばかりでなく、身体を構成する正常な細胞に対しても毒性を持ち、その副作用は激烈である。なかには生命を危うくする副作用も含まれるため、化学療法では患者の負うリスクと得るメリットのバランス、すなわち「代償／利益比」の算定が極めて重要かつ深刻な問題となる。したがって化学療法を行う場合には、あらかじめ投薬計画を作成し、腫瘍に効果を持ちつつ患者が受容できる投与量と投与期間が決定される。

副作用発現の度合いや腫瘍に対する効果は各症例によって異なるが、主治医は先行文献に記載された知見や臨床経験をもとに、予想される効果と副作用、副作用対策としての支持療法、他の薬剤への切り替えの可能性などについて患者に十分に説明し、同意を得なければならない。

がん化学療法では、患者のQOLを常に考慮する必要がある。近年、臨床に取り入れられてきた外来化学療法は、患者の拘束を少なくするという点でより良いQOLの維持に有用である。また、治癒可能性の大小とQOLの維持とのバランスも考えなければならない。治癒可能性の乏しい状態に

おいて化学療法を継続するか否かという問題については、患者の希望とQOLを重視しつつ、末期医療における倫理的対処を考えるべきである。
【展望】化学療法はおよそ50年の歴史を持ち、その有用性も増してきているが、まだなお発展途上の治療法である。分子生物学的知見の進展とともに、将来はがん細胞に特異的に効果を有する化学療法の開発が期待されている。　　　　　　　　　［酒井明夫］
【参考文献】有吉寛「がん薬物療法に対する薬剤師への期待－ファーマシューティカルケアの実践を」（『薬事』46(13)、2004）。最新医学大辞典編集委員会編『最新医学大辞典』第3版（医歯薬出版、2005）。
【関連項目】がん

科学倫理 ➡ 研究倫理

かかりつけ医　family doctor（英）
【定義】日常的に受診をしている医師を指す。大道久によれば、その医師の役割は、住民の身近にあって、日常的に頻度の高い傷病に継続的・全人的に対応するとともに、家庭や地域の状況を総合的に考慮しながら、必要に応じて高度医療や福祉サービスとの連携・調整を行うことが期待されている役割であるという。近年の大病院志向の反省から、かかりつけ医としての開業医の役割が注目されている。
【倫理上の問題】現在、かかりつけ医を持つことが推奨されている。厚生労働省が進めている「かかりつけ医推進試行事業」では、かかりつけ医を持つための広報や情報提供、かかりつけカードの交付などを行っている。かかりつけ医を持つことによって、たとえば、かえって診療への疑義があった時に質し難い、あるいはセカンドオピニオンが取り難いといったことが考えられ得る。開かれたかかりつけ医の仕組みを築くことが、今後重要になると思われる。

　　　　　　　　　　　　　　　［馬込武志］
【関連項目】医師、地域医療、厚生労働省

核移植 ➡ クローン技術

学習障害　learning disabilities, learning disorders（英）
【定義】学習障害に関する文部科学省の調査研究協力者会議は1999（平成11）年の「学習障害児に対する指導について（報告）」において、「学習障害とは、基本的には全般的な知的発達に遅れはないが、聞く、話す、読む、書く、計算するまたは推論する能力のうち特定のものの習得と使用に著しい困難を示す様々な状態を指す」と定義した。同会議は「その原因として、中枢神経系に何らかの機能障害があると推定」しているが、まだ医学的には十分に解明されていない部分が多い。
【課題】一般的に知的学習活動は易から難、単純から複雑という方向で累積的に進められる。そのため当然ながら、知的活動を一定時間維持する姿勢（努力と呼び替えてもよい）が必要であるが、学習障害にあってはそれがままならない。この障害については早期発見の重要性が指摘されているが、それは、学習課題がある程度進んだ段階で障害が発見された際、つまずいた地点まで戻って再学習することが学年制を基礎とする学校教育制度では困難を伴うことが多いからである。このことは、現代において子どもの学習の多くは学校によって担われており、また学校は標準的な子ども（およびその知的発達）を想定してカリキュラムを編成する、という現在の学びの体制と密接に関連している。
　また、この障害については指導する側の理解不足も問題として指摘されている。たとえば繰り上がりのある足し算などは、数的処理に学習障害を抱えていない子どもで

もしばしばつまずく。しかし多くの子どもはある程度の練習を積むことで達成できるため、現象としての学習障害は子どもの努力不足や怠業と誤認されやすい。学習に際し努力を求め、また学習結果を子どもの努力によって説明しようという風潮の強い社会において、学習障害は誤って位置づけされる恐れもある。学習障害が問題となる状況については、このように社会文化的な観点から考察することも必要であろう。

［大谷奬］

【関連項目】障害、知的障害

覚せい剤　amphetamines（英）

【定義】わが国では1951（昭和26）年制定の「覚せい剤取締法」により、覚せい剤とは「①アンフェタミン（法律名＝フェニルアミノプロパン）、メタンフェタミン（法律名＝フェニルメチルアミノプロパン、商品名＝ヒロポン）及び各その塩類、②これらの物質と同種の覚醒作用を有する物質であって、政令で指定するもの、③前記に該当するいずれかを含有する物をいう」と定められている。覚せい剤は中枢神経系の興奮作用を有するのに加えて、依存形成作用と精神病惹起作用が強力であり、その乱用による保健衛生上の危害を防止することを目的として、覚せい剤および覚せい剤原料の輸入・輸出・所持・製造・譲渡・譲受および使用に関して必要な規制がなされている。

【倫理・社会上の問題】第二次世界大戦後、人心の不安を背景として、市中の薬店で販売されていた覚せい剤は当初、受験生や多忙なジャーナリストなどに広く使用された。危険な薬理作用に気づかれ出したが、1949（昭和24）年暮れ頃から闇のルートで注射液として密造・密売されるようになり、社会的底辺の非行少年、無職者、工具、風俗営業関係者などによって静脈内注射が大流行した。1954（昭和29）年には覚せい剤乱用青年により小学生が校内で暴行を受け殺害される「京子ちゃん殺し」事件が発生し、覚せい剤乱用の恐ろしさが一般国民に印象づけられた。官民一体の覚せい剤禍撲滅運動などの結果、国内で密造されていたこともあり、1957（昭和32）年には第一次覚せい剤乱用期は終焉を迎えた。1970（昭和45）年頃からは享楽的世相を背景に外国で密造され、組織暴力団によって密輸入され、粉末や結晶状で密売され、静脈内注射による乱用を特徴とする第二次覚せい剤乱用期に入り、年を追って一般化していった。1981（昭和56）年には「東京深川通り魔殺人籠城事件」が発生するなど、覚せい剤乱用者による薬理作用下の凶悪事件が多発し、重大な社会問題となった。各種の対策にもかかわらず、1995（平成7）年以降は不法滞在外国人による携帯電話を介した密売、有機溶剤乱用などの非行問題を経験しない現役の中学生・高校生によるファッション感覚での過熱吸入型乱用などを特徴とする第三次乱用期に入っているが、文部科学省を中心に展開されている喫煙・飲酒・薬物乱用防止教育などが効を奏して、最近ではかなりの程度、覚せい剤乱用は制圧されつつあるが、なお予断を許さない状況である。

【展望】薬物乱用・依存の最大の犠牲者である青少年に対しては、学校教育において、疲労回復や痩身美容に有効などという巧みな売り言葉を見破るソーシャルスキルなどを養う薬物教育が浸透しつつある。ところで、覚せい剤事犯者への罰則は、1981年頃に頻発した覚せい剤影響下での凶悪な事件を背景として、それ以後、毎年のように罰則が強化され、最近では1年未満の判決はほとんどなく、初犯の覚せい剤使用犯でも定式的に懲役1年6カ月、執行猶予3年の判決がなされている。薬物依存は「薬物使用コントロールの喪失」が診断基準である

ので、どんなに反省していても目の前に見せられれば手を出してしまう病気である。したがって、70〜80％は執行猶予期間中に再使用の経験がある。不幸なケースでは再び逮捕・拘留となるが、先の使用犯と合わせて最低でも3年間の実刑となる。現在までのところ刑務所においては、単純な覚せい剤使用犯と営利目的の密売犯とは分類処遇がなされておらず、服役中に新しい密売人と接触する機会を与えられるため、再犯率が50％を超えている状況である。アメリカにおけるドラッグコートの運動、スウェーデンの薬物刑務所などを参考に、薬物事犯者に対する刑事司法のあり方を再考すべき時期に来ていると思われる。 〔小沼杏坪〕

【参考文献】依存性情報研究班編『覚せい剤 (AMPHETAMINES)』依存性薬物情報シリーズ No.2（厚生省薬務局麻薬課、1988）. K. Cho・D. S. Segal eds.,"Amphetamine and its Analogs"(Academic Press, 1994). ジェームズ＝L.ノーラン『ドラッグ・コート―アメリカ刑事司法の再編―』（小森榮・妹尾栄一訳、丸善プラネット、2006）.

【関連項目】薬物依存、フラッシュバック現象、ドラッグ

拡張型心筋症 ➡ バチスタ手術

核兵器　nuclear weapon（英）

【定義】核反応によるエネルギーを利用した大量破壊兵器の総称。核爆弾と、それを運搬するミサイルなどの兵器をも含めて核兵器と呼ぶ。核兵器は核反応の別（核分裂・核融合）によって核分裂兵器と核融合兵器の2種に大別される。前者にはウランやプルトニウムの核分裂エネルギーを用いる原子爆弾があり、後者には重水素などの核融合エネルギーを利用する水素爆弾や中性子爆弾などがある。

【歴史的経緯】核分裂の本格的研究は1938年にドイツのハーン (O.Hahn 1879-1968) らによって始まる。この研究自体は核兵器開発を直接目指すものではなかったが、翌年の第二次世界大戦勃発と前後して、ドイツ・アメリカ・イギリス・カナダ・ソ連・日本などで核兵器（原子爆弾）の開発・製造が始まった。このうち、第二次世界大戦終了までに原子爆弾を完成させたのは、イギリスの協力の下にアメリカ国内で行われた開発計画である。1939年、アメリカは大統領ルーズヴェルト (F.D.Roosevelt 1882-1945) の下で「ウラニウム諮問委員会」を設置した。これを母体としていわゆる「マンハッタン計画」が進行し、原子爆弾の開発・製造が行われた。次いで1945年には原子爆弾を広島市（8月6日：濃縮ウラン型）と長崎市（同9日：プルトニウム型）に投下し、これによって、同年末の段階で広島では約14万人が、長崎では約7万4000人が死亡したと推定される。日本では第二次世界大戦中に陸軍と海軍が各々独自に核兵器の開発に着手したが、いずれも終戦前に中断した。その後、わが国では非核三原則の下に、平和利用に限定して原子力開発を行っている。

【倫理上の問題・展望】第二次世界大戦後、アメリカーソ連（当時）間の緊張が高まるにつれ、各国で核兵器の開発・製造が活発になる。これに歯止めをかけるために、1963年「核兵器の不拡散に関する条約：核拡散防止条約（NPT）」が国連で採択された。締約国は2005年時点で189カ国に達し（日本は1976〈昭和51〉年に批准）、核兵器国（アメリカ・ロシア・イギリス・フランス・中国）と非核兵器国との双方に核軍縮への積極的な取り組みを要請している。また1991年以来、アメリカとソ連（ロシア）は「戦略兵器削減条約」（START）の下に核兵器の削減を行っている。その一方で、戦略的な見地や防衛上の必要性から核保有を強化すべきであるという意見（核武装論）や、核保有こそが平和維持の有効な手段で

あるとする意見（核抑止論）も、アメリカ・ロシアをはじめとする各国で根強い。このような現状において、世界で唯一の被爆国とされている日本が、核兵器の問題に対してどのような役割を果たすかが問われるところであろう。湾岸戦争（1991年）、ボスニア＝ヘルツェゴビナ紛争（1992年）、コソボ紛争（1997年）、イラク戦争（2003年）においては劣化ウラン弾が使用されており、被爆した人びとや環境を含め被害は拡大の一途をたどっている。ちなみに現在、劣化ウラン弾を保有・実戦配備している主な国は、アメリカ、イギリス、フランス、ロシア、中国、台湾、韓国、カナダ、スウェーデン、ギリシャ、トルコ、イスラエル、サウジアラビア、ヨルダン、バーレーン、エジプト、クウェート、パキスタン、タイなどである。　　　　　　　　［源宣子］

【参考文献】小都元『核兵器事典』（新紀元社、2005）。

【関連項目】原子力、原爆症、放射線障害、生物化学兵器

‖ 角膜移植　corneal transplantation（英）
【定義】非可逆性混濁をきたした角膜に死体からの正常な角膜を移植する治療法。全層角膜移植と表層角膜移植とがある。前者は角膜内皮の機能障害を認める疾患（水疱性角膜症）に対し、視力回復を目的とするものから単に美容的目的で行うものまである。後者は表層性の角膜混濁例、再発性の角膜変性症、アルカリ角膜腐食などが適応疾患である。全層移植と比べ視力回復度は悪いが、手術侵襲が少ないこと、内皮型拒絶反応を生じないことなどの特徴がある。現在では患者本人の組織を用いた角膜上皮再生技術が開発され、実際に臨床応用され始めている。

【倫理上の問題】わが国では年間約2万件の角膜移植手術が必要といわれているが、角膜提供の不足により年間の移植件数は1500眼程度にとどまっている。社会での角膜移植の認知度は高いが、提供施設の体制整備が十分ではないのが現状である。再生医療が臨床応用され始めているが、不足する角膜を海外から輸入して治療するケースが増えている。　　　　　　　［磯貝晶子］

【関連項目】移植医療、組織移植、臓器移植法

‖ 核融合 ➡ 原子力

‖ 学用患者　patient for medical research, patient for medical education（英）
【定義】医学の教育や研究に資する目的で、その患者の協力を得た上で、その患者に要する費用を大学ないし病院、国立の場合は国が負担するような患者。

【倫理上の問題】明治初期より日本の病院では公的病院が貧民の施療目的に設立された経緯もあって、患者の治療費免除の代わりに、医学の実験や研究目的に患者をマテリアルとして扱う傾向があった。現代では公然とした学用患者制度はない。しかし、現状の医学で診断・治療が困難な疾患や病態を有する患者は、それでも診断・治療を求めることがある。そのような場合の診断法や治療法の開発は研究として行われる。他方、健康保険では研究段階の医療に対しての適応を認めていないので、患者への費用負担が莫大となる。このような研究が一つの大学内で行われる場合、大学当局がその費用を負担してきた。最近では保険適応前の臓器移植がその例である。また、医学教育の臨床講義において、珍しい疾患を有する患者が教授とともに臨床講堂に並び、学生教育のための文字通り生きた教材になっていた。教育、研究、いずれの場合でも、当該患者への説明が正しく行われ、患者の人権とプライバシーが守られ、患者自身の自発的な同意の下に行われることが要請さ

れる。　　　　　　　　　　［宮越一穂］
【関連項目】プライバシー、大学病院、大学医学部・医科大学

隔離　seclusion（英），isolement（仏）

【定義】元来は治療目的で用いられる、周囲環境からの人工的切断。身体医療を含めたすべての入院治療に多少ともこの様相はつきまとう。精神医療においては、日本では精神保健福祉法第36条に関する告示で隔離の法的定義が行われており、内側から自己意思によって出られない部屋に1人だけ入室させる行動制限で、12時間を超えるものを指す。特異的には「隔離室」「保護室」等の個室環境に施錠して閉じ込めることをいう。精神保健指定医の専決事項。
【倫理上の問題】通常の生活環境が病原的なので、入院治療を行うという、ピネル（P.Pinel）の医学哲学の基本理念は、環境の言説から患者を切断し「自由の病」である精神障害に物理的制限たる垉を設ける意味を持つ。緊張病性昏迷・興奮、躁性興奮、大ヒステリー等、隔絶自体が治療的である病理は存在するが、隔離室の使用はこれらに対するパワーゲーム的上下関係志向の中で患者の倒錯状態を引き起こしやすく、制裁と変わらない「治療」となることがある。これを減弱するため医学的秩序による乱用防止が設定されているが、実用上、法律に反する手続きがなされることもあり、形式的にのみ法に適った乱用が行われることも止め得ない。　　　　　　　　［姉歯一彦］
【関連項目】精神病・神経症、精神保健福祉法、知的障害、インフォームドコンセント、自己決定権、強制入院、コンプライアンス、処遇困難例、治療拒否権、治療選択権、精神保健指定医、拘束

過失傷害 ➡ 医療過誤

過失相殺　copensatio culpae（ラ），Culpakompensation（独）

【定義】債務不履行または不法行為を原因として損害賠償を請求した場合に、損害を受けた者（債権者または被害者）の側にも過失がある時、裁判所がこの点を考慮して賠償額を減額すること。民法の規定上は、債務不履行については裁判所は必ず債権者の過失を斟酌して賠償額を定めなければならず、場合によっては債務者の責任を免除できるのに対して、不法行為については、裁判所は被害者の過失を斟酌することはできるが、加害者の責任を免除することはできないとされている（民法第418条、第722条2項）。しかし、このような差異を否定する学説も有力である。
【留意点】「相殺」という語が用いられているが、ここでは「考慮する」ということであり、本来の意味の相殺（同種の対立する債権が双方にある場合に、意思表示によって債務を対等額で消滅させること。民法第505条1項）とは異なる。また、ここでの「過失」が、損害賠償責任の要件となる「過失」（民法第709条）と同じものかどうかについても争いがある。　　［城下裕二］
【関連項目】医療過誤、損害賠償

過失致死 ➡ 医療過誤

寡処教育 ➡ デスエデュケーション

過食症 ➡ 摂食障害

家族　family（英），famille（仏）

【定義】夫婦や親子を中心とする近親者の住居・生計・情緒的つながり等によってまとまった集団。家族は家族員から成っており、共同生活の場が家庭である。家族員数や家族構成から、大家族、小家族、核家族、直系家族、複合家族などと分類される。

【歴史的経緯・倫理上・社会上の問題】家族は、時代や社会によってその形態の変化や、オグバーン（W.F.Ogburn）の家族機能縮小論に代表されるような機能の変化を見せてきている。わが国における伝統的な家族は「家」制度に特徴づけられ、直系家族の形態を持ち、生産機能をはじめとする多くの機能を有していた。明治後期以降の社会の産業化・都市化に伴い、「外で働く夫、家を守り家事・育児を担う妻、そこで守られ育まれる子ども」といういわゆる近代的な核家族（の一形態）が現代家族のイメージを代表するものとなった。しかし近年、高齢化に伴って、単身世帯と夫婦のみの世帯の増加や、離婚・子連れの再婚による血縁を伴わない家族関係、未だ少数ではあるが法的婚姻関係を伴わない事実婚による家族の形成、同性同士のカップル形成など、多様な家族形態が見られている。さらに、パーソンズ（T.Parsons）が（象徴的）核家族の本来的機能と指摘していた「子どもの社会化と成人のパーソナリティの安定化」の意義を疑問視されるような、家族にまつわる問題が昨今噴出している。少子化、育児ノイローゼ、子どもへの虐待、少年犯罪、ドメスティックバイオレンス（家庭内暴力）、熟年離婚、中高年者の自殺の増加、老親の介護問題と虐待などが日々取り上げられ、それらが家族の危機につながると叫ばれている。

【展望】以上のような家族をめぐる問題群には、これまでわれわれが家族に対して持っていた規範や概念の脆弱さが露呈した結果だと見るような、謙虚さや冷静さを併せ持った議論が必要であろう。　　［佐藤直美］

【参考文献】増子勝義『新世紀の家族さがし』（学文社、2000）。岡堂哲雄『家族論・家族関係論』（医学書院、2004）。

【関連項目】婚姻、虐待、家庭内暴力、自殺、介護

加速型生物機能構築技術　evolutionary molecular engineering（英）

【定義・概要】生物の分子進化を、タンパク質における機能構築によって促進・誘導する技術。タイムマシンバイオともいう。生物が示す多様な機能はすべてタンパク質の機能に基づき表わされる。一方、タンパク質の機能はタンパク質の構造に依存して表わされる。現代の生物が持つ進化したタンパク質の機能の起源を構造類似性を指標にたどれば、分子進化の過程を逆に追跡することになる。タンパク質の分子進化は、環境に応じて有用である新しい機能を獲得し、不利な機能を捨てることにより起こると想像すると、現代のタンパク質に現代向きの性質を付与できれば、新しい有用変異タンパク質の出現を期待できる。事実、細菌個体に化学物質・X線・紫外線などで突然変異を起こし、野生種が持つ物質産生や分解機能の一つを指標にして、その機能が増強された変異種を選択することができる。物質の産生や分解は複数のタンパク質が連続した系として働く場合が多いから、機能増強変異に必要な生物の分子進化を人為的に促進すれば、最終的に合目的的に効率よく働く系を保持した細菌や生物個体が完成される。このような生物機能の利用の原型は昔からあったが、この語は生物科学の進歩による効率化を背景に短時間で生物の模擬的進化を誘導する試みを指す新造語である。　　［平賀紘一］

【関連項目】遺伝子工学、生命科学

家族計画　family planning, planned parenthood（英）

【定義】本来の意味は「すべての子どもが望まれて生まれてくるために、家族の状況にとって適切な子どもの産み方を計画的に行うこと」であるが、一般には避妊・産児制限の同義語として使われている。1930年

代の欧米では、子どもの数を増やすことが社会的な要請となったため、出生抑制の手段である産児制限や産児調節という言葉は、批判の矢面に立たされることになった。それに代わって、イギリスで1939年にfamily planning、アメリカで1942年にplanned parenthoodという、あからさまに出生抑制をイメージさせない言葉が登場した。わが国では戦後の出生抑制政策の中で母子保健事業の一環として取り入れられた。1952(昭和27)年には、家族計画を国際的に普及させるNGOとして国際家族計画連盟が設立されている。
【倫理上の問題】出産計画を家族単位で捉えた概念なので、個人とくに非婚者の避妊や健康管理とは結びつき難い。他方、開発途上国では本来ミクロ的概念であった「家族計画」が、マクロ的な人口抑制政策に取り入れられてしまい、個の健康や生き方を無視した強制・半強制的な避妊薬の投与や不妊手術の実施などの家族計画プロジェクトが、リプロダクティブヘルス／ライツに反するとの批判を受けたケースもある。

[丸本百合子]

【関連項目】避妊、産児制限、人口政策、母子保健法、リプロダクティブヘルス／ライツ

家族制度　family institution（英）

【定義】家族の構成や機能に関して、国家や地域社会や宗教団体などの諸集団が規律している制度。家族生活をめぐる法律・道徳・慣習などの諸規範の総体をいう。
【歴史的経緯】家族とは、夫婦を中核にその近親の血縁者が住居を共にして生活する小集団である。それは人類の誕生とともに古く、人間にとって普遍的な社会集団であったし、今なおそうである。家族制度は家族が存在する限りあらゆる家族形態に存在する。ところが日本社会での一般的用法では、少なくとも戦前においてこの語は極めて狭く限定されて用いられた。すなわち、超世代的に連続する家族集団の連鎖が重視され、その意味での「家」の存続と発展のために家族員が家長の強い統制下に置かれるような制度を指した。婚姻も「家」の存続・発展のための手段という面が強かった。戦後になると一転して、日本国憲法に体現されたアメリカ型民主主義によっていわゆる近代的家族が前面に押し出され、その結果「家」観念は希薄になり、家族関係も個人の関係に解消し、家族生活をめぐる制度の社会的重要性は急速に減退していった。
【倫理上の問題】戦後、超世代的に連続する「家」という観念が希薄になり、それと軌を一にして核家族化が進行したことにより、家族の絆は薄れていった。経済発展の過程を通して自由な個人が豊かな消費生活を得る社会の中で、結婚して子をもうけることに必ずしもこだわらない若者も増え、「いのち」の継代的連続性への畏敬、換言すれば先祖に対する感謝の念は急激に希薄となった。このことが、家族内での配偶者に対するドメスティックバイオレンス(DV)や児童・乳幼児・老人虐待といった「いのち」の軽視という風潮につながっていると指摘する向きもある。とはいえ、個人の多様な生き方を尊重する現代日本にあっては、いまさら戦前への回帰を目指すのは甚だしい時代錯誤であろうし、倫理的にも許されないであろう。

[藤尾均]

【参考文献】川島武宜『日本社会の家族的構成』(日本評論社、1950)。原ひろ子編『家族の文化誌』(弘文堂、1986)。
【関連項目】婚姻、民法、個人主義、虐待

家族療法

family therapy（英），Familientherapie（独），thérapie familiale（仏）

【定義】家族を一つのシステムとして捉え、治療の対象とする精神療法。システム論に

基づいて、家族の構造・機能・病理について明らかにし、変化をもたらすよう介入する治療法。

【倫理上の問題】家族療法では参加者の守秘が問題になる。あらかじめ参加者全員に守秘の義務があることを確認しなければならない。ビデオ撮影をする場合、参加者の承諾が必要である。家族療法の目的は変化を生じさせることであり、そのために様々な技法を用いる。「逆説療法」は症状を出すように指示したり、変化することを禁止することで症状を克服する技法だが、恣意的あるいは安易に用いられることがある。「リフレーミング」はクライアントの否定的感情を肯定的に捉え直す方法であるが、操作的になる場合もある。治療者はこのような技法を用いることの倫理性を常に考えながら治療を行うべきである。　　［尾久裕紀］

【関連項目】精神療法、精神分析、カウンセリング

課題解決型医療 ➡ POS

価値観　sense of value（英）、Wertsauffassung（独）

【定義】われわれには、衣食住などの直接の生活必需品をはじめ、学問や芸術・宗教など精神の要求を満たすものも必要である。さらには、「単に生きるのではなく、善く生きよ」というソクラテスの呼びかけにもあるように、道徳性もわれわれに深く関わっている。これら有形・無形の「よいもの（goods）」の「よさ（goodness）」を一般に価値（value〈英〉、Wert〈独〉、valeur〈仏〉）といい、価値観とはそうした価値を価値として識別したり、2つ以上の価値の優劣を比較したり、また何かを最高価値と見なしたりする評価意識一般を指す。

【歴史的経緯】価値についての考察を価値論（theory of value〈英〉、Wertlehre〈独〉）というが、価値論は国民経済学やマルクス経済学に見るように、主として経済学で扱われてきた。資本主義社会にあって普遍的現象である財貨の交換が価値を量化しないことには成り立たない以上、その根拠を示す理論が必要であるから当然であろう。しかし19世紀後半になって価値観は、様々な社会問題や宗教上の問題をきっかけとして、単に経済学的問題としてのみならず、世界観や人生観に関わる哲学的中心問題として受けとめられるようになった。直接の発端はロッツェ（Rudolf Hermann Lotze 1817-81）であろう。彼はカントをプラトンと結合させ、「妥当性」概念を提起した人として記憶される。これを機に心理主義（ブレンターノ〈Franz Brentano 1838-1917〉、マイノング、エーレンフェルスら）、論理主義（ヴィンデルバント〈Wilhelm Windelband 1848-1915〉、リッケルトらの西南学派）の立場からの哲学的価値論が起こったが、この分野で何といっても特筆されるのは、現象学派のM.シェーラー（Max Scheler 1874-1928）であろう。彼はフッサール現象学、パスカル（Blaise Pascal 1623-62）やアウグスティヌス（Aurelius Augustinus 354-430）の情緒主義、カント的なアプリオリスムス等に立脚しつつ、情緒主義的価値人格主義と呼ぶべき独創的な価値倫理学を構想した。この思想の骨子は、（1）価値はその担い手を通じて看取されるけれども、財からは独立した理念的客体である（価値客観主義）、（2）価値は認識とは別種の独特の類の志向的体験である価値感情によって感得され、この感得が認識や意欲を導く先導者である（価値情緒主義）、（3）愛が最高価値を開示する発見的機能を持つ（愛の秩序）、（4）価値には多様な質差とアプリオリな序列が存在する（価値序列）、（5）善悪という道徳的価値は、積極的価値やより高い（最高）価値を先取しようとする意欲に伴う人格価

値であり、その意味で他の一般的な価値に「背負われて」現出する特殊な価値である（価値人格主義）、等から成り立っている。
【倫理上の問題】シェーラーの価値論、とくにその序列論（快適価値－生命価値－精神価値－聖価値）は、彼がその根拠とした永続性、非分割性、満足度等の５つの公理がそれ自身としては否定し難いものがある以上、原則論としては十分示唆に富んでいる。とはいえ、この理論はいわば「あらゆる価値が余すことなく発見され、実現する機会が与えられ、かつ、あらゆる国の国民がキリスト教的愛の感化力に満ちてでもいれば」という前提の上に成り立っていることは否定できない。その意味では理念論である。それが弱点だとは必ずしもいえないが、これを現実の歴史的社会、文化伝統、生活環境の相違の中で生じてくる様々な価値観の対立や道徳的葛藤の問題に対してどう適用するかとなると、まったく別の話になる。

　今日、先進国と発展途上国間には豊かさの違いから生命の価値や人権をめぐって決定的な対立がある。衣食（快適価値や生命価値）が足りなければなかなか栄辱（精神価値）を知ることができない。また根強い人種的・民族的対立から世界各地で紛争が起きている。これにしばしば宗教的対立も絡んでいる。多民族を包含する国家内には文化伝統の相違から様々な意見の衝突がある。個人においても人生観の違いから種々の異なる生活スタイルが選択される。あるサブカルチャー内で通用している常識や慣習が別のサブカルチャーでは通じないことがある。生命倫理においても、脳死は人の死か否か、重度障害胎児の中絶は是か非か、QOLの名の下に安楽死や尊厳死を選択することは是認されるか等、高度の生命操作技術の発達という背景抜きには起こり得ない問題状況が生じている。

【展望】要するに今日われわれは、エンゲルハート（Hugo Tristram Engelhardt, Jr.）も指摘するように、世俗社会にあって絶対的な価値の不透明と道徳的価値観の多様性に直面している。そうした価値多元社会で道徳的異邦人同士をつなぎとめているのが自由主義の倫理原則であり、寛容がその不可欠の徳目である。生命倫理学の課題は、価値多元性を前提としつつもできるだけ共通的な普遍的基準を見出そうとするベーコン的な帰納法といえるのではないか。そしてそれが極点に達したならば、場合によってはシェーラー的理念論との調和も期待できるかもしれない。
〔五十嵐靖彦〕

【参考文献】飯島宗享他編『シェーラー著作集』１～３巻（白水社、1976～80）。H.T.Engelhardt, Jr., "The Foundation of Bioethics," (1986, Oxford UP, 1996). S.メンダス『寛容と自由主義の限界』（谷本光男他訳、ナカニシヤ出版、1997）。
【関連項目】倫理、バイオエシックス、哲学的人間学、生命、生命観、人権、リベラリズム

学校
school（英），Schule（独），école（仏）
【定義】組織的、計画的に教育を施す機関。人類史上古くから親や年長者は子どもに対して生きていくための知識、技能、慣習、考え方などをそのつど必要に応じて伝えてきたが、人類が科学技術面でも文化面でも進歩を遂げるにつれ、その伝授すべき事項は文化財として蓄積、増大していく。そのため次第に一定の時間、一定の場所に学習者を集めてその文化財を伝達する、という教授方法が一般化していくことになる。この過程の中で教えるという行為が職業となり、教える順序や内容がカリキュラムとして定まり、また一度に多人数を教授する場合は同じ能力の学習者を集約した方が効率的であることから、クラスや学年という考え方が定着していく。さらに高度な教育内

容を施している学校で学習するために必要な基礎知識を事前に施すような教育をする学校がその下に接続したり、逆に基礎的な教育を施す学校の上に接続して、その基礎的教育を前提に各種の専門教育を行うような学校もできるようになる。このように学校同士が一定の関係の下に繋がり合うことで学校体系が成立する（たとえば日本の六・三・三制など）。

【学校の歴史】学校の語源は、ギリシャ語の$\sigma \chi o \lambda \acute{\eta}$（スコレー）であり、もともとは「暇・閑暇」を意味していた。古代ギリシャで労働から解放されていた一部の特権階級がその閑暇を議論や教養の修得に充てていたことに由来する。しかし近世の絶対主義国家を経て近代に至り国民国家が成立すると、国民の教育水準に国家が強い関心を持つようになり、義務教育が普及する。近代以降、学校は極めて一般的な教育機関として認知されるようになるのである。日本に近代学校が制度的に成立するのは1872（明治5）年の学制制定によってであるが、国民国家の成立と近代的制度の導入が同時に進められたわが国においては、国家レベルでの殖産興業政策、個人・家族レベルでの立身出世志向の文脈の中で、近代学校は急速に普及・定着した。

【学校の機能】学校は、国家社会を維持する国民市民の育成という保守的機能と、その社会を進歩、変革していく人材の輩出という革新的機能を同時に持っている。また身分制から開放された近代社会では、教育機会の均等が大原則であり、能力に応じた教育を受ける権利があるとされていることから、高い学歴を獲得することで誰もが社会移動が可能となったため、学校での競争が展開されることになる。その結果、学校は人材選抜と配分の機能も担う。しかし上述のように次世代への知識の伝授は、もともと近親者や地域社会固有の活動であったことから、近代学校は家庭や地域から教育機能を奪ってしまったという見方もできる。そのため学校は確定している知識や技能の伝達といった知育に限定し、体育や徳育については関与するべきではない、という考え方もある。一人が一度に多数の者に教授するという一斉授業という方法も近代学校の発達と密接に関わっており、学校は特定のイデオロギーと強く結びつくことで、たとえば戦前の日本のように、教化の装置として機能することもあるということについては注意が必要であろう。学校は知識や技術、思想の普及を志向しているが、反面それは極めて容易に特定の思想や政治的態度などを学習者に浸透させることも可能である。また学校教育への無自覚な依存により、われわれは知識や技術は学校教育（のみ）を介して伝えられる、という誤った知識観、学習観に陥りやすくなっている。脱学校論を唱えるイリイチ（Ivan Illich 1926-2002）などは、このような学校や学校制度が、人びとが自主的に学習する機会を阻害しているとして批判している。脱学校論は学校に変わる学びのあり方を具体的に示してはいないが、学校に行くことが当たり前（自明性）である、というわれわれの日常的な感覚を問い直す機会を与えてくれるといえる。　　　　　　　　　　　　［大谷奨］

【参考文献】TEES研究会『学校と教師』新版（学術図書出版社、1999）。J．クラベル『23分間の奇跡』（青島幸男訳、集英社、1988）。I．イリイチ『脱学校の社会』（小澤周三訳、東京創元社、1977）。
【関連項目】教育、文部科学省

学校教育法　School Education Law（英）

【概要】わが国の学校体系をはじめとする学校制度的な諸事項の根幹を定めた、学校教育に関する大本の法律。1947（昭和22）年3月31日旧教育基本法と同時に公布されたが、2006（平成18）年12月の教育基本法

全部改正の趣旨に沿って、2007（平成19）年6月大改正された。

【倫理・社会上の問題】本法は由来いわゆる六・三・三・四制と前期中等教育を含めた9年制義務教育の実現、中等教育以下の教育行政分権化、私学監督行政の緩和等々を通じて戦後公教育の安定に貢献してきたのであったが、近年一方ではいじめ・不登校・学級崩壊など子どもたちの大きな揺れに直面するとともに、他方学校5日制、中高一貫教育の選択的導入、学校選択の自由化、国立大学法人化等々の直撃を受けて変動を重ねてきた。さらに2007年の大改正により本法は初等・中等教育の各学校の目的規定の用語をそれぞれ「義務教育として行なわれる普通教育のうち基礎的なもの」（第29条）、「義務教育として行なわれる普通教育」（第45条）、「高度な普通教育及び専門教育」（第50条）と改定するとともに、2006年教育基本法の第2条、5条2項に沿って義務教育の目標規定を新設して（第21条）、従来の小中の教育目標規定を削除改変するなど、教育の構造を一般大衆向け型の教育と特権的な少数者向けのもう一つの型の教育に分けた帝国憲法下に類似の構想を志向しはじめたとみられよう。〔古野博明〕

【参考文献】鈴木勲編著『逐条学校教育法』第6次改訂版（学陽書房、2006）。

【関連項目】教育基本法、いじめ、不登校

学校保健法　School Health Law（英）

【概要】学校教育法（1947〈昭和22〉年制定）第12条には、「学校においては、別に法律に定めるところにより、学生、生徒、児童及び幼児並びに職員の健康の保持増進を図るため、健康診断を行い、その他その保健に必要な措置を講じなければならない」とあり、別に定める法律に当たるのが学校保健法（1958〈昭和33〉年制定）である。つまり、学校保健法は学校教育法を基本法とする特別法といえる。また、学校保健法は学校における保健管理法ともいわれるほど、学校保健の中でも保健管理に関する基本を示すものである。

【倫理上の問題】学校保健法制定の背景には、戦後の新憲法下で学校教育に関する諸法令が整備される中、学校における保健管理面の法的整備を進めるという狙いがあった。1978（昭和53）年の改正では、第1条（目的）の条文に「及び安全管理」が加えられ、「この法律は、学校における保健管理及び安全管理に関し必要な事項を定め、児童、生徒、学生及び幼児並びに職員の健康の保持増進を図り、もって学校教育の円滑な実施とその成果の確保に資することを目的とする」に改められた。各条の項目には、学校保健安全計画、学校環境衛生、健康診断、健康相談、出席停止、臨時休業などが挙げられており、それぞれの運用に関わる重要事項や技術的事項の詳細は同法施行令（政令）・同法施行規則（省令）に述べられている。しかし、学校保健の中のもう一つの領域である保健教育面に関しては、学習指導要領や幼稚園教育要領の記載に委ねられている。〔後藤ひとみ〕

【関連項目】学校教育法、健康診断

合併症　complication（英）

【定義】ある疾患にかかっている間に、その疾患に続いて発症した別の疾患のこと。併発症（comorbidity）や、余病が同様の意味を持つ。合併症という用語には様々な場面が想定される。頻度の高いものを分類すると、以下のような合併症が挙げられる。（1）うつ病とパニック障害を併発した症例のように、2つ以上の精神疾患にかかった併存症の場合。（2）精神疾患の経過中に、たとえばイレウスやがんなどのように身体疾患を併発した場合。そして、（3）パーキンソン病の経過中にうつ病を併発す

るなど、身体疾患の経過中に精神疾患を併発した場合である。
【疫学】合併症ごとに併存率は異なり、たとえばうつ病とパニック障害の合併は10～15％、パーキンソン病とうつ病の合併は約40％といわれている。
【予後】精神疾患の併存症は、良好な予後が期待できない指標となる。とくに、アルコールや他の物質の乱用や依存症など、物質使用関連障害を合併する場合に顕著である。
【倫理上の問題】精神疾患の経過中に身体合併症が生じた場合に、精神疾患へのスティグマから、整備された合併症治療の環境は限られるという問題がある。この問題に対しては、総合病院を中心に、コンサルテーション・リエゾンサービス（consultation-liaison service; CLS）を活発に行うことで対応している。その結果、精神科と各科との連携が強化され、合併症治療の環境が整備される。またCLSなどは、患者中心の医療サービスモデルの推進に貢献していると考えられる。　　　　　　　　［野田隆政］
【参考文献】B.J.サドック／V.A.サドック『カプラン臨床精神医学テキスト』第2版（井上令一・四宮滋子訳、メディカルサイエンスインターナショナル、2004）。加藤正明他『精神医学事典』（弘文堂、2001）。
【関連項目】コンサルテーションリエゾン精神医学

割礼　circumcision（英）
【定義】性器の一部を切開あるいは切除する慣行的儀礼的施術。男性の場合は包皮を切開するか切除するのが一般的であるが、尿道を切開するものもある。女性の場合は陰核の一部または全部を切除するのが一般的である。大陰唇、小陰唇を切除して外陰部の両側を癒着させるものもある。民族学的には一般に宗教的儀礼ないし通過儀礼として行われている。ただし、アメリカなどでは必ずしもそのような意味を持たない。
【分布】ユダヤ教圏、イスラム教圏、キリスト教圏の一部、アフリカおよびオーストラリアの一部民族で行われており、現在、全世界の割礼人口は10億、女性で割礼を受けているのは1億2千万人といわれている。
【歴史的経緯】割礼の慣習は非常に古いものである。とくにユダヤ教では割礼はアブラハム以来、人間と神との契約の徴として最も重要な宗教儀礼となっている（「創世記」第17章）。キリスト教ではパウロが霊による「心の割礼」を強調したために（「ロマ書」第2章）、この儀礼は重要なものではなくなった。しかし、ローマカトリックではイエスの生誕から8日目に当たる1月1日を主の割礼の祭典として祝い、割礼の意味は重要視されてきた。イスラム教ではコーランに割礼の記述はないが、アブラハムの故事に倣って割礼を守っている。ただし、その位置づけや方法等に関しては各宗派によって相違がある。エジプトでは女子の割礼が法律的に禁止されたが、現実にはかなりの家族が割礼を受け入れている。とくに女子割礼の問題は文化的伝統に則るものなのか、他者危害原則に違反し女性の権利侵害と見なすのかをめぐって論争が引き起こされている。　　　　　　　　［桝形公也］
【関連項目】リプロダクティブヘルス／ライツ、通過儀礼

家庭裁判所　family court（英）
【定義】家族生活における個人の尊厳と両性の本質的平等を定めた日本国憲法第24条の制定を受けて、民法の家族法に関する規定は、「家」制度の廃止を中心として全面的な改正が行われた。これに伴って家族関係をめぐる紛争の処理についても、権利義務の存否によって一般の裁判所で解決を図るのではなく、「家庭の平和と健全な親族共同生活の維持を図ることを目的」（家事

審判法第1条)とした特別な手続きによる解決を目指すことになり、1949(昭和24)年に家事審判所が設置され、翌1950(昭和25)年に従来からあった少年審判所と合併して、家庭裁判所と改称された。家庭裁判所は、家事審判法に基づいて家庭に関する事件について家事調停および家事審判を行う家事部と、少年法に基づいて少年の保護事件を扱う少年部とに分かれる。2003(平成15)年の人事訴訟法によって人事訴訟事件も家庭裁判所の管轄となった。

【倫理上の問題】上記の目的を達成するため、夫婦間の婚姻費用の分担、子の監護や養育費、遺産分割などの家庭に関する事件(家事審判事件)については、単に紛争当事者間の権利義務を確定する法律判断を行うのでなく、当事者たちの人間関係の調整を行う必要がある。そのため、最終的には人事訴訟法によって家庭裁判所で裁判が行われる夫婦関係の存否や親子関係の存否などの基本的な身分事項に関する事件(人事訴訟事件)も含めて、家庭に関する事件は原則としてまず家庭裁判所に家事調停を申し立てることになっている(調停前置主義)。家事調停を行う調停委員会には、家事審判官(裁判官)に加えて非法律家である2名の調停委員が参加する。また旧来の人情などに依存した人間関係の調整ではなく、科学的な人間関係調整を可能とするために家庭裁判所調査官が配置されている。家庭裁判所の調停、審判は一般の訴訟と異なり非公開で行われる。家事調停は当事者間の合意形成を目指す方向で進められるが、審判に際しては当事者の申し立てに拘束されることなく職権による証拠調べを行ったり(父子関係の存否など)、婚姻費用の分担額などにつき裁量的な審判を下すことができる。

【少年非行】少年の保護事件については、少年の健全な育成という少年法の目的を達成するために、20歳未満で罪を犯した少年については、原則として家庭裁判所が非行事実を認定し、少年院収容や保護観察などの保護処分を決定するものとされている。近年の少年非行の凶悪化などに対応するため、厳罰化(14歳以上の少年に刑罰を科すことを可能にし、一定の重罪については通常の刑事手続によることを原則として、無期刑を科すこともできるなど)、事実認定の適正化(検察官の関与や裁判官の合議による審判など)、被害者への配慮(記録閲覧、意見聴取など)を旨とする改正が2001(平成13)年に、2007(平成19)年には12歳以上の少年を少年院に収容できるとするなどの改止が行われた。　　　　[家永登]

【関連項目】憲法、人権、家族制度、親権

||家庭内虐待 ➡ 虐待

||家庭内暴力

family violence, domestic violence(英)
【定義】家庭内で発生するすべての暴力をいう。内容としては、(1) 子から親へ、(2) 親から子へ、(3) 夫(男性)から妻(女性パートナー)へ、(4) 子から祖父母へ、(5) 介護者から高齢の被介護者へ、(6) 義(養)父母から子への暴力、(7) 同胞間の暴力などがある。日本ではとりわけ(4)と(7)を含む(1)の意味で使用されることが多かった。これは、児童期から青年期に至る子どもによる、両親やその他の家族構成員あるいは器物を対象とした家庭内における直接的ないし間接的暴力行為をいう。疾患単位を意味しているのではなく、一つの行動類型を示しているに過ぎない。(3)はドメスティックバイオレンス(DV:domestic violence)として別に取り出されることも多い。(2)と(6)は児童虐待(child abuse)、(4)と(5)は高齢者虐待である。

【倫理上の問題】思春期を前後に顕在化する子から親への暴力という意味で、（1）は日本独特のものである。欧米で家庭内暴力といわれる場合、（2）、（3）、（5）、（6）、（7）などの暴力を意味しており、（1）は通常考えられていない。その背景には、欧米では（さらに韓国や中国でも）子から親への暴行は、わずかな事例報告はあるにせよ極めて稀な現象であるという事実がある。日本において被暴力対象者は主に母親であり、その次に父親や祖父母、同胞がくる。いわゆる「内弁慶」な性格の子どもに多く、何らかの挫折体験が発症契機となっている。不登校と並んで1960年代以降に顕在化した、今のところ日本に特異的な精神病理現象である。本来、家族内では弱者であるはずの子どもが、親に対して強者に逆転し得るような家族内力動の布置と、自己の挫折体験を内的葛藤として処理しきれずに、攻撃性を外的に最も身近な家族へ向けることよって家庭内で解消しようとする本人の人格の未熟さが問題である。家族間に大きなストレスをもたらし家庭崩壊に至ることもあるが、またこれを契機として新たな家族構造が再建されることもあり得る。近年では（1）の意味よりも、DV防止法の成立（2001〈平成13〉年）とともに男性から女性へのDVとして（3）の意味で用いられることが多くなってきた。これも時代とともに変化する家族関係を反映しているが、いずれにせよ家庭内という閉じた人間関係の中で起きる出来事であり、外部からはうかがい知ることが難しく、事例化・症例化・事件化し難いことが多い。

【展望】本現象の発生には本人・家庭および社会的要因が重なり合っている。その背景には、経済的破綻、飲酒、薬物乱用、失業、引きこもり、非行、高齢者介護による疲弊などの様々な要因がある。状態像とその推移や頻度は、社会における家族の位置価を反映した時代の関数である。現状把握と対応機関の整備、適切な対処法（被害者の保護と加害者の矯正）そして予後の研究が待たれる。

［生田孝］

【参考文献】草柳和之『ドメスティック・バイオレンス』（岩波書店、2004）。日本DV防止・情報センター『ドメスティック・バイオレンスへの視点』（朱鷺書房、2005）。

【関連項目】虐待、児童虐待、親子心中、思春期、フェミニズム、甘え

カネミ油症事件
Kanemi oil poisoning case（英）

【概要】1968（昭和43）年、西日本を中心に起こった健康被害。カネミ倉庫発売の食用の米ぬか油に冷媒として使われたPCB（ポリ塩化ビフェニール）が混入し、それを摂取した人にひどい吹き出物などの皮膚症状、肝機能障害などが認められた。また生まれてきた子どもの皮膚の色が黒く、衝撃を与えた。

【倫理上の問題】この事件は水俣病裁判に続く大きな裁判闘争になった。全国で約1万4000人が被害届けを出したが、国の認定患者は約1900人であった。事件の少し前、この油の絞りかすの飼料を食べた鶏が死ぬというダーク油事件が起きていた。一、二審で原告の訴えが認められたが、国から原告が受け取った仮払金の返還をめぐって自殺者も出た。2002（平成14）年、厚生労働省の全国油症治療研究班により、PCBが熱変性して生じる猛毒のダイオキシンの一種PCDF（ポリ塩化ジベンゾフラン）が患者血液中から高濃度に検出され、再び注目を集めた。PCB、PCDFはいずれも内分泌かく乱物質であり、生殖能への影響を含めた次世代への被害の解明も不可欠となっている。

［杉岡良彦］

【関連項目】厚生労働省、水俣病

鎌状赤血球症／鎌型血球病
sickle cell disease（英）

【定義】異常ヘモグロビン症（hemoglobinopathy）の一種。本症は先天性溶血性貧血をきたす疾患であり、βグロビン鎖6番目のグルタミン酸からバリンへの置換であるHbS変異によって起こる。HbSは低酸素の状態で分子間疎水結合が増加し、らせん状のポリマーを形成し、溶解度の低下を起こす。このため赤血球が変形して鎌状化し、溶血性の急性発症（crisis）を引き起こすことによって患者は死に至ることがある。

【医療・倫理上の問題】本症はヒト遺伝病の中で、その変異が分子レベルで明らかにされた初めての疾患である。かつてアメリカでは本症に対するマススクリーニングを施行しようとしたが、患者や保因者に対する社会的な差別や心理的困難を助長するなどの倫理上の問題から大きな反対が起こり、中止したという歴史がある。本症の患者では、マラリア感染に対する抵抗性が指摘されており、マラリアの流行地域において生命保持に有利な生物学的要因となっているという側面も指摘されている。単一遺伝子の変異による疾患であることから、遺伝子治療の対象疾患として研究が進められている。　　　　　　　　　　　　　［斎藤清二］

【関連項目】遺伝病、遺伝子治療、遺伝子診断

神　god（英），theos（ギリシャ語）

【定義】「神」の概念を一義的かつ普遍的に定義し得るような、絶対的定義は存在しない。生命倫理学領域に限定して定義づけるならば、「生」「死」「尊厳」「善悪」「正義」など生命倫理の主要概念の拠り所となっている世界観や価値観の中心に位置するのが「神」である。精神史的観点からすれば、自然科学や無神論をも含むいかなる学問いかなる真理も、一つの神話に過ぎない。精神史的には「神」という概念は、世界を統括する中心に位置する根本である。したがって無神論であっても、無神論という観念それ自体が世界の中心に位置しているのであれば、無神論もまた神としての意義を持ち得るのである。神は、狭義の宗教に制限されない。

【神の多様性】神のイメージは神の理解によって相異する。量という観点からは一神や多神、質という観点からは絶対神もしくは悪魔や他の神々との関係で成立する相対神、関係という観点からは自然の姿を持つ神・人間の姿を持つ神・法則としての神、様相という観点からは宇宙の始まりと終わりを超えた超越神・宇宙や世界の必然的法則には抗うことのできない運命神・気まぐれであり自らの意思を自由に変更する変転的神・自ら死ぬこともあり得る有限なる神などがある。また、神のイメージは発生的に変異すると考えるなら、アニミズムの神・シャーマニズムの神・部族民族神・国家の神・理性それ自体を司る神といったように、具象度の高い神イメージから抽象度の高い神イメージへの発展として理解することができる。神の一般名称としての英語godは、本来古代ゲルマンの一部族の神を表わす言葉であった。ギリシャ語theosは、ギリシャ語動詞theoreō（観照する）から派生した名詞であり、観照とは真理を見抜く能力を意味する。「神」という漢字は、雷という自然現象の音と威厳を表わしている。

【倫理上の問題】生命倫理学的議論の主要事項としては、（1）人間存在の尊厳を導き出す端緒としてのキリスト教、（2）人間の生命や本質を普遍的に論ずることを可能とする理神論、（3）『野性のうたが聞こえる（A sand county almanac）』の著者レオポルド（Aldo Leopold 1887-1948）などが主張する土地倫理と親近性を持つ自然崇拝やアニミズム、（4）伝統的死生観

を担う神観、（5）人間理解を担う神観、（6）世俗化進行と神観の軋轢、（7）諸宗教相互の齟齬などが挙げられる。

また、これらの持つ問題性としては、（1）旧約聖書「創世記」における神の似姿として人間が創造されたことにのみ人間の尊厳を見出すことの狭隘さ、（2）西欧思想における理性の過大評価や唯一神教特有の抽象的志向への傾斜が産み出す画一化や排他性、（3）自然や生命の崇高性に対する崇敬の念を、現代社会においていかに定着させるのかという困難さ、（4）・（5）誕生前や死後の魂の実在を肯定する伝統的人間理解や死生観は現代においてなお意義を持ち得るか否か、（6）いわゆる無宗教的発想としての世俗的理解が利己主義のみを助長させていないか否か、利己主義に対して無力であるどころか利己主義を助長させえているのが伝統的神観となっていないか否か、資本主義・拝金主義・自然破壊・戦争の暴走をキリスト教や理神論や一神教由来の価値観などが助長していないか否か、（7）世界観や価値観相互の矛盾相克をいかに解決すべきか、といった課題があり、どれも解消困難なアポリアに近い現状である。

【展望】これらの抜本的困難さを、一挙に解消する手だては存在しない。しかし一つの有力な打開策として、異なる文明圏の棲み分けという考えがある。また、マーギュリス（Lynn Margulis 1938－）は、その著作『細胞の共生進化（Symbiosis in cell evolution）』において、異質な者が相互に存在を認め合うことによって生物は進化してきたと主張して、生物進化における適者生存や強者生存の発想を退けている。

［中里巧］

【参考文献】L.マーギュリス『細胞の共生進化－初期の地球上における生命とその環境－』上・下（永井進監訳、学会出版センター、1985）。

【関連項目】イスラム教、キリスト教、仏教、シャーマニズム、霊、宗教

カミングアウト　coming out（英）

【定義】基本的には、ホモセクシャルあるいはバイセクシャルが自らのセクシャリティを認め、それを公にすること。暗くて奥まったものを象徴するクローゼットから出る（coming out of closet）に由来する。

【倫理上の問題】元来、この概念はアメリカのゲイアクティヴィズムの戦略の一つを表わしている。そのメリットは以下の2点。（1）周囲の偏見や無理解によってストレスを感じているセクシャルマイノリティが、自分のセクシャリティを積極的に肯定し、周囲に公表することで精神的な緊張状態から解放される。（2）カミングアウトする人数が増え、ゲイが目に見える存在になる（ヴィジビリティを獲得する）ことで、ゲイの社会的地位が向上する。一方でこの概念は極めて政治的であり、自己責任の名の下にカミングアウトすることが日本という文化的・言語的共同体にとって現実的に有効な手段なのかは疑問である。また、ゲイとしての自己証明のためにアウティングを他者に強要するような行為は、アクティヴィズムが集団化した際、危険視されよう。今後はアウト／インといった二者択一的選択肢とは異なったスタイルでの公共化が模索される必要があろう。たとえば、親密圏を鍵概念とし、あくまで性的指向を全人格の一部として受容できる方向で、友人などから徐々に関係性を構築していくことが考えられる。

［関修］

【関連項目】ホモセクシャル、バイセクシャル、レズビアン

借り腹　➡　代理母

借り卵　borrowed egg（英）

【定義】卵子の提供により体外受精し、受精卵を移植することを意味する。提供精子による人工授精（非配偶者間人工授精）や提供精子による体外受精などと同様の生殖補助医療の一方法である。日本不妊学会によれば、「提供者から得られた卵子と夫精子の媒精により受精した胚を妻（受給者）の子宮内に胚移植する方法」と定義されている。

【規制の経緯・内容】最近まとめられた厚生省（旧称）厚生科学審議会先端医療技術評価部会・生殖補助医療技術に関する専門委員会の「精子・卵子・胚の提供等による生殖補助医療のあり方についての報告書」によると、提供卵子による体外受精は、卵子の提供を受けなければ妊娠できない夫婦に限って認めるとしている。さらに同報告書では、他の夫婦が自己の体外受精のために採取した卵子の一部の提供を当該卵子の採卵の周期に要した医療費等の経費の半分以下を負担して受け、当該卵子を用いて提供卵子による体外受精を受けることも認めるとしている。これまで日本産科婦人科学会では非配偶者間人工授精（AID）のみを事実上黙認してきたが、卵巣の病気などで卵子がつくれない女性などから卵子提供を認める要求が高まっている。また、卵子のみではなく、別の夫婦間で臨床実施された体外受精移植法治療により生じた余剰胚の提供を受け、これを妻（受給者）の子宮内に胚移植する方法もあり、同報告書ではこの提供胚の移植について、卵子の提供を受けなければ妊娠できない夫婦も卵子の提供を受けることが困難な場合には、提供された余剰胚の移植を受けることができるとしている。

体外受精に対する考え方は文化や宗教観なども影響し各国に違いが見られるが、借り卵についてはドイツが厳しい立場をとっているのに対し、卵子提供が認められているアメリカではインターネット上などで卵子を競売する業者も現われ、卵子提供時の対価の上限制限についての倫理的規制も行われ始めている。

【倫理上の問題】借り卵についての倫理上の問題として最も重要な点は、本来医学的治療の必要のない第三者である提供者に卵子採取に伴うリスクを負わせるという点である。具体的には、排卵誘発剤の投与、経膣採卵法等の方法による採卵針を用いた卵子の採取などを行う必要から、提供卵子による体外受精を希望する当事者以外の第三者である卵子提供者に対して、排卵誘発剤の投与による卵巣過剰刺激症候群等の副作用、採卵の際の卵巣、子宮等の損傷の危険性等の身体的リスクを必然的に負わせるものであるため、当然、対価という考え方が影響してくる。前述のように、アメリカでは既にビジネスとして成り立ってきている経緯があり、問題となっている。このように倫理上大きな問題があるため、これまで日本においても慎重な立場をとらざるを得なかったが、医療技術が存在しており、かつ不妊症に悩む夫婦にとっては切実なニーズであるので、報告書では「卵子の提供を受けなければ妊娠できない夫婦」に限定した上で認めている。

［一戸真子］

【関連項目】非配偶者間人工授精、人工授精、卵子バンク、排卵誘発剤

カルテ　chart（英），Karte（独）

【定義】医療行為の記録である「診療録」、またはそれに「診療記録」を加味した概念をドイツ語由来の言葉で呼び習わしたもの。

【倫理上の問題】医師法によると診療録には、診療を受けた当該患者の氏名、年齢、性別、住所、病名と主要症状、治療方法（処方および処置）と診療の年月日を記載し、病院等医療施設の管理者や医師自身が

5年間保存する義務が規定されている。また、診療記録とは診療を通じて得られた患者の状態やその評価などの診療情報（医療情報）を記録したもので、2年の保存義務がある。診療記録には、血液検査やレントゲン検査の結果、看護記録などが含まれる。このように、カルテには現病歴、既往歴、家族歴、身体所見や検査結果等が記録されるが、それらのバラバラな記録だけでは不十分である。医療者の診断・治療の計画と実践、さらにその予後（帰結）など、一連の診療経過における医療者の思考の流れが、他の医療スタッフにも正確に理解され伝えられる記述内容でなければならない。

また、忘れてならないのが、カルテは医療従事者－患者関係（医師－患者関係）の記録であるということである。とくに、インフォームドコンセントなど患者の自己決定権が重視される近年では、医療情報の発信者である患者側に、医療情報を分かりやすく正確に返そうとする姿勢が重要である。この精神はアメリカ病院協会の「患者の権利章典」（1973年）にも謳われている。患者・家族と医療スタッフの間で医療情報を共有し、それを介して両者の対話や議論が進展するならば、医療従事者－患者関係の問題点（パターナリズムによる情報の非開示や、データ中心主義による患者との対人関係の希薄化など）を改善する手助けになろう。一方、開示に際しては患者の（遺伝子診断では、家族・血縁者も含めた）プライバシー保護も保障される必要がある。今後は、医事訴訟に限らず、医療従事者－患者間の意思疎通のためには、カルテの「医学言語」と日常言語とを通訳する役割を担う、非医療者のコーディネーターの存在も不可欠となろう。　　　　　　［村岡潔］

【関連項目】電子カルテ、診察、情報開示、既住歴、守秘義務、チーム医療、インフォームドコンセント、診断、治療、処方せん、パターナリズム、プライバシー、アメリカ病院協会、患者の権利章典、医療訴訟、遺伝子診断

カルテ開示
access to health record（英）

【定義】カルテ開示は、医療改革の重点項目である情報提供の中核をなし、診療録を含む医療記録の公開を意味する。

【倫理上の問題】カルテ開示の正当性は以下の2つの根拠を持つ。（1）医療従事者と患者との信頼関係を築くためには双方が情報を共有し、合意に基づいて疾病を克服するべきで、カルテ開示はインフォームドコンセント（IC）の一環である。（2）カルテ開示は、個人情報コントロール権から導かれる当然の帰結である。カルテの内容はたとえ医療従事者がその特殊技術によって集めた情報であっても、患者個人に関するものである限り患者に属する。患者は、カルテを閲覧し内容の正当性を検討したうえ、訂正を求める権利すら有する。この中でも（2）の問題は、医師の診療活動の重要な一部をなすカルテ記載法の抜本的改革を要する。従来、カルテは医師の備忘録的性格のもので、それゆえ医療機関に属すると見られていた。しかし今後は、カルテを患者に情報提供するための基礎資料として記述しなければならない。和文と欧文との混在、略語の多用、客観的所見と評価との混在等、そして何よりも悪名高く「つける薬なし」とすらいわれる「医者の乱筆」が、今後克服すべき課題となる。医療情報開示を基礎づけるICの理論では、医療は患者と医師との相互尊重および参加に基づく「共同意思決定」過程と見なされる。したがって、カルテ開示は現代医療にとって必須であり、開示が是か非かの議論は終了している。ただし、例外と思われるのは、精神科臨床における強制治療で、患者の合意を前提としない医療においては、カルテ開

示の条件となる「患者の健全な判断力」が期待できない以上、ICの理論は無条件には適用できない。とりわけ、精神科強制入院治療を受ける重篤な精神障害患者の場合、患者の倫理的判断力や意思決定能力、道義的責任を負う能力は十全でない。思慮を欠いた情報開示は、医療者、患者双方に不利益がもたらされかねないため、カルテ開示には方法上の慎重な配慮が必要と思われる。

【展望】2005（平成17）年4月に施行された個人情報保護法は、単に情報取扱者の守秘義務に関わるのみならず、その実態は個人情報の「開示請求権」を認めるものである。カルテ開示法制化については、日本医師会などが一貫して反対してきたため見送られていたが、個人情報保護法が対象にカルテを含むため、事実上カルテ開示は法制化された。今後、医療側のカルテの扱いが患者の主体的治療参加を促す方向に向かうか、逆に法的リスクを恐れるあまりの萎縮した記載に堕するか、その動向が注目される。　　　　　　　　　　　〔井原裕〕

【参考文献】松下正明・高柳功・中根允文・斎藤正彦編『インフォームド・コンセントガイダンス─精神科治療編』（先端医学社、1999）。堀部政男編『情報公開・プライバシーの比較法』（日本評論社、1996）。

【関連項目】カルテ、インフォームドコンセント、精神障害（者）、精神保健福祉法、情報開示、医療過誤

カルテと診療情報公開に関する報告 ➡ カルテ開示

カルバート対ジョンソン事件
Calvert v. Johnson（英）

【定義】体外受精型代理母にかかわるケース。出産した代理母が「不妊の夫婦と結んだ代理母契約は無効で、子どもは自分のもの」として、子どもの親権を求めた訴訟である。カリフォルニア最高裁は、契約は有効で代理母はサービスを提供する援助者に過ぎず、したがって代理母に親権はないとする二審判決を支持し、女性の訴えを棄却した。このケースにより母の定義が「出産の母」から「遺伝上の母」や「意思の母」へと変わっていったといわれている。

【概要】不妊に悩む妻クリスピーナと夫マークのカルバート夫妻は、クリスピーナの同僚の看護師アンナ＝ジョンソンに1万ドルで自分たちの卵子と精子の受精卵を移植して妊娠・出産することを依頼した。ところが、代理母となったアンナは契約金の支払いが遅れたこと、夫妻から精神面で十分援助が期待できないことを理由に、妊娠7カ月になって契約違反を唱え、生まれてくる子どもを自分の手で育てる決意をし、独占的親権および養育費を請求した。1993年のカリフォルニア州最高裁判所判決では、遺伝上はカルバート夫妻の子どもであり、アンナは子どもを宿したホスト役であり、遺伝上も他人であるため、自然の両親であるカルバート夫妻により独占的に育てられるべきであると同時に、アンナには親権はなく、訪問や面接も禁止する判決を出した。裁判官の多数意見は、誰が母親かを決める際の決定的な要素は自分の子どもとして育てる意思をもって子どもの出生に関わったかどうかであるとした。アンナに子どもを産み育てたいという気持ちは初めから存在しなかったことから、親権はカルバート夫妻にあることになった。

【倫理上の問題】あくまでも遺伝上の母が母親とするならば、サービスとしての代理出産は女性にとってはあまりにも重いことのように思える。単にお腹を貸すといっても、胎児は母体の環境次第で成長する。しかし判決で述べられているように、新たな命の誕生を望み育てたいと思い立ったのは代理母ではない。もう一つ問題なのは、単にホストつまりお腹を貸すだけで契約とい

う関係が成立するならば、障害児や未熟児などの場合はどうであろうか。遺伝上の影響のみではなく、妊婦の喫煙や飲酒、薬物の服用などにより胎児に影響を及ぼすことがあれば、契約は不履行ということも十分に考えられる。その場合、既に子どもが生まれてしまったらどうであろうか。不幸な子どもになってしまうことは明らかである。
【展望】本ケースは友人の看護師に代理母を依頼したのであるが、依頼人の子どもを欲しい気持ちをもっと理解し、何とかしてあげたいという気持ちが強く働く代理母でなければならないと思われる。認めるのであれば、具体的には姉妹や親子関係など血縁関係にある者の方が問題点が少ないと思われる。　　　　　　　　　　　[一戸真子]

【参考文献】一戸真子「代理出産」（曽我英彦他編『生命倫理のキーワード』理想社、1999）。
【関連項目】体外受精・胚移植（IVF-ET）、代理母、親権

カルメット・ゲラン桿菌 ➡ BCG

加齢　aging（英）

【定義】誕生してからの時間経過とともに生物個体の状態が変化していく現象。とくにヒトや高等動物では、年齢を重ねていく過程で起こる様々な変化（成長、成熟、老化・衰退）を広く意味する。
【倫理上の問題】加齢の最終段階が老化であると考えるのが一般的であるが、最近、加齢と老化が同義語として使用されることも多くなっている。これは、老化という言葉が生物の老衰や死という暗いイメージを連想させるからであろう。これを避ける意味で、あるいは老化を生物の自然変化の一つであると受け止めるために、加齢という言葉が、老化に関わる病名や医学用語などの説明に使われてきている。高齢社会における人びとの興味や関心が老化現象に向け

られていることも背景にあると考えられる。ただ、医学や生命科学の領域では、加齢のどの段階からも実は老化現象は始まっているのだ、と考える研究者もいる。[林要喜知]

【関連項目】老化、高齢化

カレン事件
the matter of Karen Ann Quinlan（英）

【事件の経緯】回復の見込みのない植物状態患者の延命措置の停止に関する代表例。1975年4月15日の夜、アメリカのニュージャージー州に住むカレン＝アン＝クインラン（当時21歳）は少なくとも2回の15分間にわたる呼吸停止状態に陥り、人工呼吸器の装着等の延命措置がなされることになった。彼女は、遷延性植物状態（chronic persistent vegitative state）であり、回復の見込みはなく人工呼吸器を外せば生存は困難であると診断された。

　約3カ月後に彼女の父ジョゼフ＝クインランは、主治医に対して人工呼吸器を含む医療措置の停止を申し出たが、拒否されたため、彼女の後見人となって裁判所に医療措置の打ち切りを申し立てた。第一審のニュージャージー上級裁判所は、意思表示のできない子どもに代わって親が主張し得る死ぬ権利、およびカレン＝アン＝クインランの持っている最高の価値としての生命を奪うことは認められない、として申し立てを却下した。

　その後、裁判は同州最高裁判所に持ち越されたが、最高裁判決（1976年3月31日）では、回復の見込みがなく肉体的な侵襲が増大するだけの場合は、生命の尊重よりもプライバシーの権利が優先されるとし、ジョゼフ＝クインランをカレンの後見人として認めた。そして、彼女が入院している病院の倫理委員会もしくはそれに相当する機関での同意に基づき現在の生命維持装置を撤去しても民事上および刑事上の責任を問

わない、とした。この判決の約2カ月後、カレンは人工呼吸器を外されることになったが、その後も生命を維持し続け、9年後の1985年6月11日に肺炎のため死亡した。
【倫理上の問題】この事件での問題は、意識不明の患者の意思を父親が代行することが認められたことである。こうした代行決定について、ニュージャージー州最高裁判所の判決では、社会の構成員の圧倒的多数が同様の状況の下に置かれたならば、自己自身あるいは最近親の者に同じ方法でこうした選択をすると考えられることが条件であると述べられている。しかし圧倒的多数の構成員が首肯する決定にも、少数の反対意見に対する留保の余地を考慮しなければならない。
【展望】この事件は生命維持治療の停止を求める先例のない裁判となり、世界中の注目の的となった。またこの判例は以後の生命維持治療の停止に関する司法判断に大きな影響を及ぼし、その後、カリフォルニア州の自然死法をはじめとするリビングウィルに従っての生命維持治療の停止を認める法律が成立していく。だが今日、筋萎縮性側索硬化症(ALS)患者の人工呼吸器装着と取り外しの問題、周囲に迷惑をかけまいと医療措置の打ち切りをあらかじめ自己決定するあり方の問題を踏まえ、生命維持治療の停止については、生命の尊厳、意思表示のあり方、および回復の見込みについて十分に検討する必要がある。　　[大鹿勝之]

【参考文献】New Jersey Supreme Court, 'In the Matter of Karen Quinlan, An Alleged Incompetent' (reprinted in T.L. Beauchamp and L. Walters eds., "Contemporary Issues in Bioethics," Dickenson, 1978). P.バッテル『カレン・アンの永い眠り』(講談社, 1979)。
【関連項目】山内事件、医療裁判、患者の自己決定権法、リビングウィル

カーレンダー判決　Curlender v. Bioscience Laboratories（英）

【定義】不都合な出生(ロングフルライフ)を理由とする子どもの請求を認容した1980年のアメリカにおける下級審判決。
【経緯】両親が被告の研究所に、自分たちが「黒内障性白痴(テイザックス病)」であるかどうかの検査依頼をしたが、医師の誤った診断によりキャリアでないと判断されたため、妊娠・出産に至ったところ、生まれた子どもは「黒内障性白痴」に罹患していたというケース。損害賠償額の算定不可能および生命の尊厳を強調する公序から請求を否定してきた先例に対し、当該裁判所は「本件の侵害とは、他人の過失で原告が苦しんでいることであり、被告の過失がなかったならば原告は全く存在しなかったということを考える必要はない」旨判示して、子どもの精神的苦痛および障害による看護費用につき賠償を認めた。同様に子どもの請求を認容したものとして、タービン判決（Turpin v. Sortini）が挙げられるが、精神的苦痛に対する慰謝料をも認めている点で、本判決の方が損害賠償の範囲が広いといえる。　　　　　　　　[小池直樹]
【関連項目】ロングフルライフ訴訟、テイザックス病、損害賠償

過労死　death from overwork（英）

【定義】疲労により人間の生体リズムが崩壊し、生命維持機能が破綻をきたした致命的な極限状態とそのための死。
【社会的背景と医学的側面】現代日本社会は、諸外国から「働き中毒(ワーカホリック)」と呼ばれているほど、人間の生理的限界を超えて働く人びとによって支えられている。過労によるストレスが原因で生じる過労死という現象は、現代日本社会の病理的社会現象の象徴といえるであろう。過労死を引き起こす疾患としては、脳出血、

クモ膜下出血、脳梗塞等の脳血管疾患、心筋梗塞等の虚血性心疾患が多い。しかし、こういった脳・心臓疾患は血管病変等が加齢や一般生活等における諸種の要因によって増悪し発症に至るものがほとんどであり、この血管病変等の形成にあたって業務が直接の要因とはならないことも指摘されている。また、脳・心臓疾患の発症と医学的因果関係が明確にされた特定の業務は認められていない。業務上の諸種の要因による精神的・身体的負荷が時として血圧変動や血管収縮に関与するであろうことは、医学的に考えられることであるが、労働者が日常業務に従事する上で受ける負荷による影響は、その労働者の血管病変等の自然経過の範囲にとどまるものである。

【倫理・法律上の問題】したがって、過労死と診断するためには、業務が急激な血圧変動や血管収縮を引き起こし、血管病変等をその自然経過を超えて急激に著しく増悪させ発症に至ったことを証明し、業務に起因することが明らかな疾病とする判断が必要である。このため過労死の認定は極めて困難な作業となり、過労死による労災補償を求める遺族と、否定する事業者や行政当局との間での訴訟が相次いで起きている。こうした事態に対して旧厚生省（厚生労働省）は、1987（昭和62）年に過重負荷の概念を導入した「脳血管疾患及び虚血性心疾患等の認定基準について」の通達を出し、以下の基準を示した。(1) 原則として発症前1週間以内に、(2) 当該労働者の日常業務に比較し、(3) 業務による明らかな過重負荷を受け、(4) 過重負荷を受けてからの症状の出現までの時間的経過が医学上妥当なものであり、(5) 基礎疾患がある場合には、過重負荷が基礎疾病の自然的経過を超えて急激に著しく憎悪させ得ること。これらの条件を満たすものが該当疾患であるとした。ところが、「過労死」の労災認定への社会的関心が高まり始めた1990年代になると、裁判例において1987年通達そのものが真正面から批判されるようになり、その基準を緩和する傾向が顕著となった。とくに、業務外認定を争う行政訴訟において当局側が敗訴するケースが増加するに至って、1995（平成7）年にその一部が改正された。しかし、(1) 業務の過重負荷を判断する際の対象者の基準、(2) 過重負荷を評価する期間、(3) 過重負荷を比較する「日常業務」の概念の問題など、依然として解決すべき課題は残されている。

【展望】厚生労働省による統計によると、日本人の労働時間は欧米各国に比べて年間400～700時間多いことが指摘されている。日本人の国民性の特徴とされる勤勉性や和を尊ぶ姿勢といった伝統的な精神を大切にしつつ、労働者個人への心身の負荷が過度にかからずに自己実現が十分発揮されるよう、産業医等による医学専門家の助言を受けながら、事業者ならびに労働者自身が労働環境の改善や健康管理に積極的に参加する姿勢をよりいっそう徹底していくことが望まれる。

［藤野昭宏・井岡達也］

【参考文献】岡村親宣『過労死と労災補償』（労働旬報社、1990）。日本労働法学会編『健康・安全と家庭生活』（有斐閣、2000）。

【関連項目】労働、労働者災害補償保険法

がん　cancer, malignant tumor, malignant neoplasm（英）

【定義】現在、最も一般的に用いられる言葉は「がん（cancer）」である。「癌」という場合には、上皮組織以外の骨・神経などに発生する肉腫や白血病は含まれない。「がん」は病理学的には主に「悪性新生物（malignant neoplasm）」もしくは「悪性腫瘍（malignant tumor）」と呼ばれている。「悪性腫瘍」という場合には、肉腫、悪性リンパ腫、血液がんである白血病など

すべてを含めることができる。悪性腫瘍は、がん細胞が異常増殖し周囲の生体正常組織に決定的な影響を与えていく病気であり、放置しておけば死に至る。がん細胞は無制限に増殖し、周囲の組織を圧迫したり破壊したりする。その過程でホルモン異常が生じたり、血管やリンパ管を通してがん細胞が他の生体正常組織へ転移して、そこでも無制限に増殖を始めたりする。

【原因】原因は細胞内の遺伝子損傷や突然変異である。身体の新陳代謝において死すべき細胞が、がん遺伝子活性化やがん抑制遺伝子異常により死なずに増殖し始めることを通して、悪性腫瘍が発生すると考えられる。先天的遺伝子異常による悪性腫瘍発生よりも、後天的遺伝子異常による方が多い。遺伝子異常を引き起こすのは、主としてウイルスや細菌・化学物質・放射線などによると考えられる。ウイルスによる悪性腫瘍として、たとえば肝臓がんがあり、ヘリコバクターピロリ細菌による悪性腫瘍として胃がんがある。化学物質による場合、イニシエーターとして働く化学物質とプロモーターとして働く化学物質がある。タバコを喫煙すると、その煙の中にイニシエーターとプロモーター双方の化学物質があり、肺がんの原因となる。プロモーター化学物質単独によっては悪性腫瘍は発生しない。悪性腫瘍発生を引き起こす化学物質を発がん物質と呼ぶ。アスベスト、DDT、サッカリン、ベンゼン誘導体を含む香料、食品医薬品化粧品用色素の青色1号、ダイオキシン、トリハロメタンなどはその一部である。また、免疫不全によっても悪性腫瘍は発生する。後天性免疫不全症候群（エイズ）、先天性免疫不全、免疫抑制剤投与などによる。さらに、放射線や環境も悪性腫瘍発生の原因と考えられている。

悪性腫瘍は、腫瘍の発生・浸潤・転移の経過をたどって死に至る。悪性腫瘍の進行は初期から末期へ向けてⅠ・Ⅱ・Ⅲ・Ⅳ期と区別する。

【発見や治療の現状】悪性腫瘍治療に必要なことは早期発見である。発見は、主として学校や職場における集団検診もしくは個人の自発的検診による。悪性腫瘍の進行や種類によって集団検診によっては手遅れになる場合や発見困難な場合がある。個人の自発的検診の目安としては、痛み、がんこな咳、声の変化、しこり、排便排尿異常、消化器官の異常、皮膚の異常、疲れ、執拗なこり、出血、分泌異常などが挙げられよう。診断は問診、触診、血液検査、X線検査、MRI検査、CTスキャン検査、超音波診断、細胞診、内視鏡検査などを通して、総合的に行われる。治療には、（1）抗がん剤投与などによる化学療法、（2）放射線照射による放射線療法、（3）患部摘出を行う手術（内視鏡による内科的手術と開腹による外科的手術）、（4）ホルモン剤投与によるホルモン療法、（5）鍼灸や気功、ハーブや健康食品などを伴う食事療法、アロマセラピー、ビタミン療法、心理療法、温泉温熱療法などによる代替療法がある。予後不良告知を当人もしくは家族が治療者から伝えられた場合には、施設ホスピス入院や在宅ホスピス看護および一般病棟における治療を通して、ターミナルケアを受けることになる。ターミナルケアの眼目は、全人的な疼痛緩和である。目下、病死のうちおよそ3人に1人、大都市圏では2人に1人ががん死である。がん治療によって治癒したか否かの判定は、5年生存率が目安である。胃がんや大腸がんとりわけ乳がんは、治療開始が早期発見時であった場合、5年生存率はほぼ100％である。がん死亡のうち男性は1位肺がん、2位胃がん、3位肝がんであり、女性は1位胃がん、2位肺がん、3位結腸がんである。

【倫理上の問題】悪性腫瘍治療効果は、早

期発見が大きな鍵を握っている。早期発見は、集団検診もしくは個人検診に拠っている。職種や雇用形態が多様になって久しいが、被雇用者の雇用環境は劣化しつつあり、雇用をめぐる法規上の名目と実際の間はどんどん開く一方であって、検診を受けない人びとが増大している。また超高齢社会となって、高齢者にも検診を受けやすくする環境が必要であるが、高齢者にとっても医療に関わる費用負担は増大する一方である。こうした現状は、早期発見を逃す大きな要因となりつつある。悪性腫瘍の発見には、大規模な検査機器が必要であり、小規模クリニック単独では発見困難であって、機器の揃った病院とのネットワーク化が不可欠である。離島や寒村やへき地に居住する人びとは、検査を受けるだけでも負担が増大する。通院治療・入院・看護などについて概して費用や家族の負担は大きい。独居老人の入院の場合、事態はさらに深刻である。

また放射線療法・化学療法・手術療法のうち、どの方法を選択するべきか、ないしはいかにそれらの方法を併用していくべきか、インフォームドコンセントを適切に受けてもなお判断は難しいし、患者や家族の不安は増大するであろう。とりわけ末期がん患者の中には様々な代替医療を補完的に選択する人びとが存在するが、補完代替医療は保険適用外の場合がほとんどであり、効果も確定していない。放射線療法・化学療法・手術療法に伴うつらさや効果に対する疑問、および再発などによって、そうした治療を中止して、代替医療単独治療に固執したあげく、逆に期待した延命が得られず、患者や家族が禍根を残すといった例もある。また、がん治療の急速な技術的進展によって十分に治療可能であるにもかかわらず、延命を望まず、早々にターミナルケアに切り替えてしまおうとする例も多々ある。

悪性腫瘍は死に至る病であり、発病後の進行速度は患者が考えているよりも概して速い。この病気は、患者や家族に大きな不安を抱かせるものである。とりわけ小泉政権以後規制緩和や金融緩和によって、日本社会はますます競争社会となって弱肉強食化している。税制は実質的に増税化しており、社会保険や年金といった社会保障も実質的負担増となっている。そうした実情の中で雇用は不安定化しており、また超高齢社会でもあるのが日本の現実である。検診の実質的な義務化、悪性腫瘍をめぐる情報普及、治療費用をめぐる貯蓄とサポート体制、不安や絶望に対処するための友人・知人や公的相談業務の充実、死を含めた人生を考える余裕などが真に必要である。自分や家族がいずれ臨終に至る事実を直視して、必要なことは備えておく気持ちの非情さも必要であろう。

【展望】財団法人がん研究振興財団は、「がんをふせぐための12カ条」を提唱している。（1）バランスのとれた栄養摂取、（2）変化のある食生活、（3）腹八分目、脂肪摂取は少なめ、（4）飲酒の節制、（5）禁煙もしくは断煙、（6）ビタミンや繊維質の摂取、（7）塩分や熱いものは控えめ、（8）焦げたものは食べない、（9）かびの生えたものは食べない、（10）直射日光を避ける、（11）適度なスポーツ、（12）清潔を保つ。

またストレスを避けて、睡眠や休息を十分に取ることも必要である。心理的精神的な不安も免疫を低下させるために好ましくない。定期検診は毎年必ず受診することも重要である。悪性腫瘍の原因となる化学物質は、食品添加物や農薬にも多く含まれている。危険と思われる食品や野菜を見極めることも大事である。苛酷化を増す一方の社会の中で、心理的－精神的潤いを希求して、身体の免疫体制を低下させないような

感情生活を送ることが目安ともなろう。外資系民間医療保険などが新聞やマスメディアを通して業務を活発化しているが、契約する際には契約書を十分に吟味して誤解のないように熟考することも忘れてはならない。

[中里巧]

【関連項目】医療契約、インフォームドコンセント、延命治療、ターミナルケア、ホスピス、臨終

環境　environment（英），Umwelt（独）

【定義】ある中心主体を取り囲む、その周辺の集合的客体世界の総称。主として人間などの自己意識が捉える対象としての集合的世界・存在を指す。この対象としての世界は、企業・行政・市民、私的財・公共財なども含み、地球環境、内部環境、社会環境など、「環境」という語の前に接頭語を付けて限定される。

【諸分野との関連】人間主体の形成に対する影響や関連づけの強弱・長短・大小の相違は哲学・思想上の相違と関わるが、その哲学・思想上の相違は自然科学・社会科学などすべての知の体系の相違に結びつき、また個々の国々・社会においてそれらの総合的実践となる政治・経済・文化活動の相違に結びついている。存在と意識の関連については、たとえば、マルクス主義の性善説的な「存在が意識を規定する」「生産力が生産関係を規定する」という唯物論と、サルトルの実存主義における「自由であるべく呪われた主体」による存在への「投企」という参画論との相違も例として挙げられよう。他方、西洋のキリスト教やヒューマニズムなどのように、主体と客体を対立関係に置き、神が自然もしくは天地を創造し、そのエリートとして人間を創ったと考え、人間と動物・自然を歴然と区分し、人間社会の間の愛の深さをもっぱら問題にする思想もある。

地球環境問題が重視される現在において
は、主体と「環境」の対立を超える思想・倫理が主流になってきた。ボールディング（Kenneth Ewart Boulding 1910-93）は1966年にワシントンで、フラー（Richard Buckminster Fuller 1895-1983）が1962年に「宇宙船地球号（Spaceship Earth）」なる表現を使った論題に関して、地球の有限性を訴えた。この動きを受けて1970年にアメリカでEPA（環境保護庁）が、1972年にUNEP（国連環境計画）が設立され、同年にローマクラブ『成長の限界』が出版される。その後、種々の地球環境問題が世界中に喧伝されるにつれて、われわれの「環境」は地球にまで拡張してきており、かつその地球環境との共生を目指す環境神学・倫理学等が重要視されるに至っている。

【倫理上の問題・展望】われわれ人間の自己・主体と、「環境」である他者・親族・地域・集団等の人間社会の環境および動物・植物・土等の自然環境とが、いかに相互承認し合い協調・共生するかについては、これを課題とする環境倫理学が重要になる。また、自己と環境との緊張関係に関わる学問では、地球環境・自然についての環境倫理学・環境科学・環境化学の他に、経済社会についてその共生を理念とする環境経済学・環境社会学・環境政治学等の進化が求められる。ITを駆使した情報の受発信を通して、人間主体を囲む環境は拡大するとともに、より身近なものになっていくことが予想されるが、同時に地域の環境と地球環境、あるいは公害と地球環境問題の相互連関がますます重要になるであろう。

[齋藤實男]

【参考文献】廣松渉『存在と意味』（岩波書店、1982）。L.R.ブラウン編著『地球白書』（松下和夫監訳、ダイヤモンド社、1989）。D.H.メドウズ他『成長の限界』（大来佐武郎監訳、ダイヤモンド社、1972）。

【関連項目】地球の有限性、ローマクラブ、環境倫

理、環境経済学、環境政治学、公害

環境アセスメント

environmental impact assessment（英）

【定義】開発事業を行う際、環境悪化を未然に防止するため、その事業が環境に与える影響について事前に調査・予測・評価を行うこと。環境影響評価法第2条は、国が実施する道路、ダム、鉄道、空港、発電所、埋立・干拓、土地区画整理事業などについて、規模が大きく、環境への影響が著しいものとなる恐れがあるものを第1種事業とし、環境影響評価を実施することを義務づけている。第1種事業に準ずる規模（第1種事業の概ね75％の規模）については第2種事業として、環境影響評価を実施する必要があるかどうか判定（スクリーニング）が行われる。環境影響評価（環境アセスメント）の一連の作業は対象事業を行う事業者自らが行い、事業者が環境影響評価を行う項目や調査方法を自ら選定することをスコーピングという。環境影響評価のプロセスとしては、住民や地方公共団体の意見を考慮しつつ、環境影響評価方法書を作成し、その後に調査、予測、評価を実施する。その結果を受けて環境影響評価準備書を作成し、関係する県や市町村に送付し、公告・縦覧を行う。寄せられた住民や都道府県知事の意見を反映させ、準備書を修正して環境影響評価書を作り、許認可権限を持つ者へ送付し、最後に評価書の補正となる。環境影響評価の作業後、対象事業に着手し、さらに、アセスメントの段階で行った予測を事後的に検証することをフォローアップという。

【歴史的経緯】日本で公害防止のため事前調査などの必要性が認識され始めたのは、コンビナート公害が問題になっていた1970年代に入ってからである。1972（昭和47）年7月、四日市ぜん息障害賠償事件に対する津地方裁判所判決は、被告企業が「事前の調査研究、観測を怠り、漫然立地した」と立地上の過失を認定した。政府が環境アセスメントを施策として実施するようになったのも、1972年6月の「各種公共事業に係る環境保全対策について」という閣議了解からである。その後、法制化の動きが出て、政府は1981（昭和56）年に法案を国会に提出したが、与野党の調整がつかず、1983（昭和58）年11月、衆議院解散により廃案になった。結局、1984（昭和59）年に閣議決定された「環境影響評価実施要綱」を中心に、個別の法や行政指導、地方公共団体の条例、要綱などに基づいてアセスメントが実施された。1993（平成5）年の環境基本法の制定を契機に制度見直しの検討が始まり、1997（平成9）年、「環境影響評価法」が成立したが、OECD（経済協力開発機構）加盟国の中では最後発の立法だった。この法律は1999（平成11）年6月から全面施行されている。

【法・社会上の問題と展望】日本で行われてきた環境アセスメントの多くは「開発事業の実施計画策定後、その実施前の段階で行われている。そのため開発行為の実施を前提として、個々の環境影響についてどのような対策を取るのかを検討するだけの場合が多い」（『環境法の新たな展開』第3版）という指摘がある。つまり、環境保全の観点から開発計画を見直すことは期待できなかったということである。このため、個々の事業計画に枠組みを与える、政府のより上位の計画や政策に対しても、環境への影響を評価し得る「戦略的アセスメント」の導入が求められている。

政府は2000（平成12）年12月に閣議決定した第2次環境基本計画の中で、個別の事業の計画・実施に枠組みを与えることになる計画（上位計画）や環境配慮のあり方について、内容・手法などの具体的な検討を

行うとともに、国や地方公共団体の取り組みの実例を積み重ね、その有効性や実効性を検証しつつ、戦略的環境アセスメントのガイドラインの作成を図ることを定めた。環境影響評価法に基づき、2005（平成17）年3月末までに102件の事業が環境影響評価の手続きを開始した。2004（平成16）年度においては、筑後川水系小石川原ダム、中央環状品川線、百里飛行場民間共用化事業など10件が同法第27条による公告・縦覧の手続きが終了している。　　　　［串信考］

【参考文献】富井利安・伊藤護也・片岡直樹『環境法の新たな展開』第3版（法律文化社、1999）。環境省編『環境白書』平成17年版（ぎょうせい、2005）。

【関連項目】公害、環境基本法

環境汚染　environment pollution（英）

【定義】有害な物質や資源エネルギーによって自然環境や生活環境が汚染されること。発生原因や状況、対象など幅広い内容を含む概念。

【倫理上の問題】環境汚染は稀に自然的に発生する場合もあるが、多くは人間活動によるものである。環境汚染は18世紀の産業革命頃から本格的に進行し始めたが、それは人間活動の増大に伴い自然の浄化能力を遥かに超えた汚染物質が発生したためであり、当初は局地的な公害現象による健康被害、自然環境の荒廃として現われた。とりわけ戦後の重化学工業を中心とする経済活動の飛躍的拡大は、わが国の「四大公害」に象徴されるように、経済優先の国策と相まって環境汚染の問題を深刻化させた。今日、先進諸国では環境規制の強化、公害防止装置の普及等により、かつてのような産業公害型の環境汚染は見られなくなった一方で、乗用車やトラックの普及に伴う幹線道路沿いの大気汚染、雑排水の増加に伴う湖沼や海洋の富栄養化、生活ごみやペットの糞尿による悪臭の発生など、豊かな消費生活に起因する都市生活公害型の環境汚染の増加が問題となっている。また途上国では社会資本の不足から環境政策を欠いたまま工業化が進められ、かつての先進諸国と同様の産業公害型の環境汚染の発生が見られたり、先進諸国の公害輸出による深刻な環境汚染の発生例も指摘されている。さらに近年ではダイオキシン類や有機スズ化合物など極微量でも重大な健康被害が指摘される危険物質による環境汚染、オゾン層破壊原因物質や温室効果ガスなど地球規模の環境汚染が問題となっている。［久保田勝広］

【関連項目】公害輸出、温室効果ガス、海洋汚染、公害、環境ホルモン

環境基本法
Basic Environment Law（英）

【理念と構成】環境保全に関する種々の施策を総合的かつ計画的に推進するため、1993（平成5）年11月に制定された。わが国の環境法体系の頂点に位置する。3章46条から成る環境基本法は、第1章に3つの基本理念、すなわち「環境の恵沢の享受と継承等」（第3条）、「環境への負荷の少ない持続的発展が可能な社会の構築等」（第4条）、「国際的協調による地球環境保全の積極的推進」（第5条）を盛り込んだ。その理念に則り、国・地方公共団体・事業者・国民のそれぞれの責務を定めている。第2章は、環境基本計画の策定、環境影響評価の推進、環境保全上の支障を防止するための国による事業者や地方公共団体への助成、地球環境保全のための国際協力などについて規定した。第3章は、中央環境審議会や公害対策会議の役割・組織などについて定めている。

【歴史的経緯】わが国では、1967（昭和42）年に制定された公害対策基本法と、1972（昭和47）年制定の自然環境保全法を基本

とした環境政策により、激甚な産業型公害の克服や自然環境の保護に努めてきた。しかし、経済成長により大量生産・大量消費・大量廃棄型の社会経済システムが定着し、都市・生活型公害が新たな問題になった。さらに1980年代からはオゾン層の破壊や気候温暖化など地球環境の悪化が現われ始め、従来の法的枠組みでは対応できなくなった。1992年にブラジルのリオデジャネイロで開催された「環境と開発に関する国連会議（地球サミット）」で採択されたリオ宣言に、「各国は効果的な環境法を制定すべきである」と謳われたこともあって、新法制定の動きが加速され、1993年、環境基本法が制定された。それまでの公害対策基本法と大きく異なる点として、環境基本法は第15条に、政府に環境基本計画を定めることを義務づけている。これは「環境保全に関する総合的かつ長期的な施策の大綱」などを定めるものであり、国の他の計画との間では、環境保全に関しては環境基本計画との調和が保たれることが重要であるとされている。1994（平成6）年に閣議決定された最初の環境基本計画は「循環」「共生」「参加」「国際的取組」の4つの長期的目標を掲げ、その達成に向けた21世紀初頭までの施策の方向を明らかにしている。環境基本計画は、策定後5年程度で見直しが行われる。

2000（平成12）年12月に閣議決定された第2次環境基本計画では、産業公害に象徴される著しい公害を「第一の環境の危機」とするならば、大量生産・大量消費・大量廃棄を前提とした社会のあり方を変えない限り解決できない「第二の環境の危機」に直面している時代になったこと、これまでの生産と消費のパターンを見直し、これを持続可能なものに変えていく道を選択することなどが盛り込まれた。環境保全施策の具体的な展開のため、地球温暖化対策の推進、物質循環の確保と循環型社会の形成に向けた取り組み、化学物質対策の推進、環境教育・環境学習の推進など11の戦略的プログラムを示した。2006（平成18）年4月、第3次環境基本計画が閣議決定された。この計画では、今後の環境政策の展開の方向として、「環境的側面、経済的側面、社会的側面の統合的な向上」「環境保全上の観点からの持続可能な国土・自然の形成」「技術開発・研究の充実と不確実性を踏まえた取組」「国、地方公共団体、国民の新たな役割と参画・協働の推進」「国際的な戦略を持った取組の強化」「長期的な視野からの政策形成」といった6つの方向性が掲げられた。　　　　　　　　　　［串信考］

【参考文献】阿部泰隆・淡路剛久編『環境法』第2版（有斐閣ブックス、1998）。山村恒年『検証しながら学ぶ　環境法入門』改訂2版（昭和堂、1999）。
【関連項目】公害、自然環境保全法、環境政策、地球温暖化、環境と開発に関する国連会議

環境教育
environmental education（英）

【定義】自然環境や環境問題への知識・関心を高め、環境保全に対する各自の責任や役割を理解し、問題解決のための能力および自ら主体的に環境保全に参加する態度を養う教育活動。

【歴史的経緯・倫理上の問題】19世紀後半に欧米諸国で展開された「自然保護教育」に端を発する環境教育は、戦後の急速な経済発展に伴う深刻な環境問題を契機にその重要性が改めて認識されるようになった。とりわけ1972年にストックホルムで開催された「国連人間環境会議」は、環境教育の国際的合意形成の大きな契機となった。同会議で採択された「行動計画」を受けて設立されたUNEP（国連環境計画）は、ユネスコ（国連教育科学文化機関）の協力を得て、1975年ベオグラードで「国際環境教育

会議」を開催した。同会議で採択された「ベオグラード憲章」に示される「関心」「知識」「態度」「技能」「評価能力」「参加」の6項目は、各国が準拠すべき環境教育の目標を示したものとして注目される。環境教育が重視される背景の一つには、生活者の日々の活動に起因する都市生活型の環境破壊の進行がある。近年、環境問題の解決策としては、法的規制あるいは経済的インセンティブもさることながら意識改革、すなわちあらゆる生活者が環境に配慮するライフスタイルへの転換が求められている。しかし、個々の生活者にとって自らの行動が環境問題に結びついていくプロセスは間接的なものであり、時間的・空間的・心理的にも乖離しているため、その影響を実感することは容易ではない。また、意識や関心はあってもなかなか環境保全活動への参加・実践に結びついていないという現状がある。そこで、継続的な環境学習を通じた知識の習得や意識改革、さらには主体的な参加・実践を促すための施策としての環境教育の重要性がクローズアップされている。

わが国においても、環境教育の重要性や各経済主体の役割などについては、既に1994（平成6）年に策定された「環境基本計画」の中でも明記されているが、2003（平成15）年7月18日、「持続可能な社会を構築するため、環境保全の意欲の増進及び環境教育の推進に必要な事項を定め、もって現在及び将来の国民の健康で文化的な生活の確保に寄与すること」を目的として、「環境教育法」（環境保全のための意欲の増進及び環境教育の推進に関する法律）が成立し、同年7月25日に公布された。環境教育法の制定については、環境教育に対する社会的関心の高まりとともに、環境保護団体やNPO、教育関係者などからの強い要望があったことや、2002（平成14）年12月の第57回国連総会において、わが国が提案した「持続可能な開発のための教育の10年」に関する決議案が採択されたことなどが、法律制定の大きな契機となっている。環境教育は生涯学習と位置づけられており、学校教育のみならず社会教育として家庭や地域社会、職場などで展開される必要がある。環境教育法では、こうした様々な場における環境教育の推進等に加え、環境保全活動への意欲を増進させるための体験や情報の提供等に関する措置が盛り込まれている。環境教育において重要なことは、単に環境問題を学ぶだけではなく、主体的に問題を発見し解決する能力を育み、自ら責任ある行動ができるレベルまで導く「人づくり」教育という視点である。また、学校教育の中で次世代を担う児童や生徒たちに環境問題に対する正しい知識や態度、参加意欲を身につけさせることも大切であるが、同時に、こうした子どもたちへの模範として、家庭や地域社会さらには職場における日常生活の中で、現世代を担う大人たちの行動やモラルが常に問われていることも忘れてはならない。

【展望】環境教育法第7条第1項に基づいて、2004（平成16）年9月に「環境保全の意欲の増進及び環境教育の推進に関する基本的な方針（基本方針）」が閣議決定され、環境教育法に盛り込まれた措置を推進するにあたっての基本的な考え方や具体的施策が定められた。また、同年10月には、環境教育の現場での指導者不足への対応や教育現場と指導者とのミスマッチング等の課題に対応するための「人材認定等事業についての事業登録制度」が施行されるなど、より充実した教育体制の整備が進められている。　　　　　　　　　　　　〔久保田勝広〕

【参考文献】環境省総合環境政策局環境教育推進室『環境保全のための意欲の増進及び環境教育の推進に関する法律－法令・基本方針・関係資料』（環境省、2004）。文部省『環境教育指導資料―事例編』

（大蔵省印刷局、1995）。
【関連項目】自然保護、国連人間環境会議、公害、環境省

環境経済学　environmental economics（英），Umwelt Wirtschaftwissenschaft（独）

【定義】自然との共生を目指し、既存の自然環境と人間の経済活動との間の相互作用、さらに自然の破壊・修復と人間の富の増減との間の相互作用について、経済的に分析する社会科学。従来の市民社会の論理に根ざした自然収奪型の経済学に対して、それが見落としていた自然環境や人間の健康を、人類の経済活動が囲む外部経済として見直し、その相対的損失や病禍・損傷を外部不経済として認識する。さらにこれらの損失を修復すべき「社会的費用」「拡大生産者責任費用」等を人類社会が負担すべきと考える。

【倫理上の問題】自然環境や人間の健康の経済化は、人類によるモノの自然的物質代謝、つまり自然資源の投入・産出過程と、社会的物質代謝、つまり生産・流通（分配）・消費・廃棄・浄化・再生の、すべての過程から生まれる環境負荷をコスト化するものである。この経済化については、「何（自然・動植物等）を」「誰（公か私か、企業か使用者か）が」「どのように（計量化技法）」「いつ（ライフサイクルコスティング）」行うかが問題となる。また、自然破壊の比較基準について、自然の豊かで保全されていた過去、豊かな他の地域、もっと貧しく破壊され尽くしている地域、このまま破壊され続けた場合に予測できる状態等とどのように比較するかも問題となる。この「何を」については種・生態系と関わる景観や植物動物種などの復活・修復対象が、「誰が」については修復費用負担を国家・自治体など公的セクターと私的な民間企業・消費者のいずれが負担すべきか、拡大生産者責任か消費者責任かが問題になる。また、「どのように」については、それらの負担・修復コストの算定方法、つまり経済活動と相互に作用し合う自然破壊・修復・保全活動のコスト算定、定性的な外部経済の仮想評価法・代替法・費用便益分析法・ヘドニック法等による計量化方法をどうするかが、「いつ」については第一次産業（鉱・農業）から第三次産業（流通）を介して第二次産業（工業）で加工され、それがさらに第三次産業を介して家庭にもたらされ「消費」されて静脈産業へと連なる、産業連関上・ライフサイクル上のどの段階で補償されるべきか、が問題になる。

また、環境経済学を基礎・基準に展開される環境政策は、環境権利についての南北・貧富・人種・民族・地域間格差に関連する。その義務については、誰がコストを負担するかという問題において、企業倫理・国家倫理・市民倫理が問われる。国家倫理については、圧倒的に排出責任・公害輸出責任等を負うべき北側先進諸国の南側への補償・環境技術援助等が課題になるが、この環境保全技術等の援助は無償たるべきであり、市場経済的妥協案としてのCO_2の南北間の排出権取引についても理想・倫理上は問題がある。

【歴史的経緯】自然環境や人間の健康の経済化について、1920年にピグー（Arthur Cecil Pigou 1877-1959）は、そのための賦課を提唱した。1950年代にカップ（Karl William Kapp 1910-76）は、公害を明確に「社会的費用」と捉え、「社会的価値の制度化」が必要とした。ミルズ（Edwin Smith Mills 1928-）は、1970年代に、行政介入による「汚染賦課」が必要と主張した。1970年代初頭にはミシャン（Edward Joshua Mishan 1917-）が、階級意識・企業国家論からこの賦課および経済的誘因の

不十分性を指摘し、コスト負担について、貧者たる公害被害者側の運動を通してその公平性を保証する「アメニティ権」を確立せねばならない、と説いた。
【諸分野との関連】生物学や環境社会学等を練り直した経済哲学を分析視点に持ち、環境科学・環境化学等を分析手法とした総合的な地球環境内経済学として発展しようとしている。
【展望】経済化における負荷現象の現在・未来等、時間問題については、情報技術活用の科学やモニター観察・分析技術等の発展と蓄積被害の現象報告等によって、今まで環境負荷と認識されなかったもの、たとえばフロンガス・CO_2・環境ホルモン等の負荷が認識されてきており、未来世代への膨大な借金が計算されている。また現在、この自然生態系を経済社会に内部化するドイツ型を超えて、逆に経済社会を生態系内部に取り組むファクター10等、スウェーデン・デンマーク型の環境政策も展開されている。　　　　　　　　　　　［齋藤實男］

【参考文献】K.W.カップ『環境破壊と社会的費用』(柴田徳衛・鈴木正俊訳、岩波書店、1975)。E.J.ミシャン『経済成長の代価』(都留重人監訳、岩波書店、1971)。宮本憲一『環境経済学』(岩波書店、1989)。
【関連項目】ライフサイクル、生態系、環境政策、南北問題、公害輸出、環境ホルモン

環境権　environmental right（英）

【定義】環境権とは、ふさわしい環境の中で人として十全に暮らすことを求めるための基本的権利のことである。環境権の詳細な解釈については、環境概念の広域とあいまって様々に存する。環境権と関連する事項はとりわけ、日本において1993（平成5）年に制定された環境基本法や日本国憲法に定められている生存権や幸福追求権ならびに基本的人権一般などである。

【歴史的経緯と倫理上の問題】1972年ストックホルムで開催された国連人間環境会議（ストックホルム会議）において提唱された人間環境宣言（Declaration of the United Nations Conference on the Human Environment、ストックホルム宣言〈Stockholm Declaration〉とも呼ばれる）の中で明記されて、注目されるようになった。7項目の前文と26項目の原則から成る人間環境宣言のうち、原則第1項目は、「人は、尊厳と福祉を維持するにふさわしい環境のなかで、自由と平等と充分な生活水準を享受する基本的権利を有するとともに、現在および将来の世代のため環境を保護するとともに改善する厳粛な責任を負う」と記されている。ふさわしい環境の中で十全に暮らすことのできる基本的権利としての環境権が、ここに明確に主張されている。ただし、ここに主張されている環境権は、環境の維持・保護・改善に対する責務や義務と一体となっていることに留意しなければならない。すなわち、環境権は、人権と環境保全義務の相異なる2つの要素から成っているのである。

現在日本の司法判例を考察する限り、環境権は認められていない。しかしながら日本の司法においては環境基本法という枠組みの中で環境保全と関わる生存権・幸福追求権などが認められている。環境基本法は、その前提に公害問題があり、環境条件を個別かつ詳細に定義しているのが一つの特徴である。一方、環境権は人間を中心軸として抽象的－普遍的－理念的に環境を捉えており、これが環境権の特徴である。こうした環境権を憲法に新たに組み入れるべきであるという憲法改正論議がある。環境権は、人権と環境保全義務の相異なる2つの要素から成っていることを鑑みて、憲法改正論議に際しても、環境保全義務のさらなる厳格化や産業構造に対する抜本的反省のさら

なる試行が追求されるべきであろう。

[中里巧]

【参考文献】金子熊夫編『人間環境宣言』改訂版（日本総合出版機構、1972）。

【関連項目】環境、環境基本法、環境倫理、リオデジャネイロ宣言

環境省
Ministry of the Environment（英）

【組織】2001（平成13）年1月の中央省庁再編により、環境庁が環境省に昇格した。同省は、環境庁時代からの大気汚染・水質汚濁・土壌汚染など公害の防止、国立公園や野生生物などの自然環境の保全という役割に加え、旧厚生省から移管された廃棄物対策などを担当することになった。環境大臣の下、大臣官房・総合環境政策局・地球環境局・環境管理局・自然環境局があり、環境庁の地球環境部が地球環境局に格上げされた。このほか環境庁とは異なり、廃棄物・リサイクル部やダイオキシン対策官が新設されている。環境省の2005（平成17）年度の一般職の職員定数は1134人。

本省の環境管理局で大気関係を、水環境部で水関係を、それぞれ区分けして取り扱ってきたが、汚染の未然防止や水環境についての取り組みをさらに強化するため、2005年10月1日、環境管理局と水環境部を「水・大気環境局」に改組した。また、自然保護事務所と地方環境対策調査官事務所を統合し、法令権限や予算執行権限を委任できる地方支分部局として、同日より全国7カ所に地方環境事務所を設置した。

【歴史的経緯】第二次世界大戦に敗れたわが国は、復興を最優先し高度経済成長政策を進めたが、環境対策が十分でなかったため、深刻な公害問題を引き起こした。その対策として1967（昭和42）年に「公害対策基本法」が施行され、1970（昭和45）年には内閣に「公害対策本部」が設けられた。同本部は臨時的な機関であったため、常設の機関が必要になり、1971（昭和46）年、環境庁が創設され、産業型公害の解消、都市・生活型公害、地球環境問題などに取り組んだ。そして「中央省庁等改革基本法」により環境省に移行することになった。

[串信考]

【関連項目】公害

環境人種差別　environmental racism, ecological racism（英）

【定義・経緯】白人が多く住む地域や先進国から、有色人種が多く住む地域や発展途上国に有害廃棄物等が輸送・公害輸出される、またそのような地域に企業が危険な施設を好んで立地する、有色人種が有害物質に晒されやすい労働への従事を余儀なくされるなど、環境汚染の被害を有色人種や低所得層が受けやすい状況および、そのような現状を正当化する言説をいう。アメリカでは、有害廃棄物の処分場がアフリカ系、ヒスパニック系、先住民の低所得層が多い地域に立地されやすいこと、ウラン開発による労働環境や生活環境の汚染がとくに先住民に影響を与えること、農薬汚染がとくにヒスパニック系農業労働者に影響すること、鉛汚染がとくにアフリカ系低所得層の子どもに影響することなどが問題となってきた。中東においては、劣化ウラン弾の使用によると推測される白血病、がん、先天奇形がイラクの子どもたちなどに増えていることも、環境人種差別の一例であろう。また、1991年に世界銀行のローレンス＝ヘンリー＝サマーズ（Lawrence Henry Summers 1954-）副総裁（後にアメリカの財務長官）がアフリカへの公害輸出を容認すると受け取られかねない覚書を作成したことが問題となった。環境人種差別という言葉は、公民権運動に取り組むアフリカ系アメリカ人牧師（後にイスラムに改宗）

ベンジャミン＝チェイビス（Benjamin Chavis 1948－）が1982年に造語したものである。

【倫理上の意義・展望】日本のフィリピンなどへの公害輸出問題に、NGOが取り組み始めたのは1970年代である。欧米では環境NGOとマイノリティの人権運動の双方の取り組みが1980年代から本格化する。1991年には「全米有色人種環境運動指導者サミット」で、「自然・民族・文化・意思決定・労働・先住民」などに関わる「環境正義の原則」17項目が採択された。〔戸田清〕

【参考文献】戸田清『環境的公正を求めて』（新曜社、1994）。本田雅和他『環境レイシズム』（解放出版社、2000）。

【関連項目】有害廃棄物、環境倫理、公害輸出、環境正義、南北問題

環境税

environmental tax, green tax（英）

【定義】環境政策上の経済的手段の一つで、環境負荷の抑制を目的とする税の総称。現在のところ明確な基準はなく、対象や範囲において幅広い概念。代表的なものとしては、地球温暖化対策として北欧諸国を中心に導入されている炭素税がある。

【歴史的経緯・倫理上の問題】人間活動が飛躍的に拡大し環境問題が顕在化するにつれて、「市場の失敗」が明らかとなった。市場メカニズムの前提である完全自由競争市場では、需要曲線と生産費として企業等が負担する私的限界費用曲線の交点が均衡価格となり、最も望ましい資源配分が実現される。しかし、生産に伴い環境汚染等が発生すると地域住民など他の経済主体が負担する外部不経済費用が生じる。企業等が負担する私的限界費用に外部不経済費用を加えたものが社会的限界費用となるが、水や空気のように市場を介さない自由財の利用は費用として認識されないことから、市場メカニズムに任せておくと価格は社会的限界費用ではなく私的限界費用によって決定され、その再生能力を超えた過剰利用により環境破壊つまり市場の失敗が生じる。ピグー（Arthur Cecil Pigou 1877-1959）は、外部不経済費用を内部化し私的限界費用と社会的限界費用の乖離を補正する手段の一つとして、課税による解決を提唱したが、これが今日の環境税の理論的基礎となっている。環境税は、環境汚染物質の排出削減や枯渇性資源への対処、廃棄物の発生抑制など応用範囲も広く、課税により環境負荷の大きい製品等の価格を上昇させることで需要を抑制し、生産－消費プロセスの環境調和型への転換を促すインセンティブとなる。また、税収を環境保全活動の補助金に充てるほか、年金や福祉事業の財源として利用するなど広範な公共政策への貢献も期待されている。わが国においても、既に1993（平成5）年の「環境基本法」第22条において「環境の保全上の支障を防止するための経済的措置」として、環境税の検討が示唆されている。しかし、課税に伴う追加コストは最終的に国民一人ひとりが負担することとなるため、導入には反対意見も多い。したがって環境税導入の成否は、コスト負担の合意を含め環境問題の一因となっている大量消費型のライフスタイルの見直しなど、われわれ国民一人ひとりの価値観の変革に負うところが大きいことに倫理上、注目すべきである。

【展望】わが国でも、「地方分権一括法」の施行（2000〈平成12〉年4月）による自主課税権の強化に伴い、高知県の「森林環境税」（2003〈平成15〉年4月導入）など、既に地方自治体レベルで様々な環境税の導入・検討が進められている。また、国レベルでも「京都議定書」の発効（2005〈平成17〉年2月）などを契機として環境税導入の気運が高まりつつあり、現在、環境省を

中心に化石燃料に対する環境税導入の検討が進められている。　　　　　［久保田勝広］

【参考文献】Pigou, A. C., "Economics of Welfare, 4th ed"（Macmillan and Co.Ltd, 1954）．
【関連項目】枯渇性資源

環境正義　environmental justice, eco-justice（英）

【定義】水俣病などの激甚な公害を経験した日本では、1960年代から公害の被害が生物的弱者（子ども、高齢者など）と社会的弱者（低所得層など）に偏ることが指摘されてきたが、欧米では1980年代に公害被害の不平等が強く意識されるようになってきた。アメリカの環境人種差別をめぐる議論はその典型である。また、1人当たりの資源消費の巨大な南北格差がエネルギーや紙資源などに見られるように、環境利用の便益も不平等に配分される。世界人口の5分の1を占める先進国が世界の資源の5分の4を消費するという、世界中がアメリカ並みの消費をしたら5個の地球が必要になる、といった状況である。そのアメリカも「ブラジル化」といわれ、健康保険のない人が4000万人を超えることから分かるように、先進国の中では貧富の格差が大きい社会である。ところで環境破壊の受苦、環境利用の受益の平等な配分を求めるのが環境正義の思想であるが、単に平等に配分するだけでは解決しない。人類全体として既に地球環境に過大な負荷を与えており、これは将来世代の環境権を侵害している。したがって、人類活動全体の負荷を軽減しつつ平等化を図ることが課題となる。以上が狭義の環境正義（とくに公害被害の不平等を焦点とする取り組みが強調されることが多い）であるが、広義には地球を共有する人類とその他の生物との「分配の公正」も課題となる。農地の拡大は野生生物の生息地を圧迫する。動物に過大な苦痛が与えられている。人間中心主義を修正して、人間と他の生物との共生を図っていくことが求められている。

【倫理上の意義・展望】1994年にクリントン（William Jefferson Clinton 1946-）大統領は「環境正義に関する大統領命令」を出したが、マイノリティによる活動への支援が中心内容である。環境破壊の受苦と環境利用の便益の平等化を求める運動が「環境正義運動」と呼ばれ、これは新自由主義的なグローバル化や軍国主義に反対して「もうひとつの世界」を求める「グローバル正義運動」とも密接な関係を持っている。人類と地球生態系の適切な関係も大きな課題である。　　　　　　　　　　　　　　［戸田清］

【参考文献】M.ダウィ『草の根環境主義』（戸田清訳、日本経済評論社、1998）。尾関周二他編『環境思想キーワード』（青木書店、2005）。
【関連項目】有害廃棄物、開発途上国、公害輸出、環境人種差別、人間中心主義、環境倫理、南北問題

環境政策　environmental policy（英）

【定義】環境の状態に影響を及ぼす人間活動や自然そのものの働きを、何らかの政策手段を用いて制御し、人間社会にとって最も望ましい環境の水準を達成するための総合的な公共政策。

【歴史的経過】1972年にローマクラブ（Club of Rome）は報告書『成長の限界（The Limits to Growth）』において、地球が有限であること、文明の経済的成長に限界があるということを史上初めて科学的に検証し警鐘を鳴らした。ここで報告されている内容は、「世界人口、工業化、汚染、食糧生産、および資源の使用が現在の成長率で不変のまま続くならば、来るべき100年以内に地球上の成長は限界点に到達するであろう。もっとも起こる見込みの強い結末は人口と工業力のかなり突然の、制御不

可能な減少であろう」という一文に集約できる。この悲劇的結論は、世界モデルに基づいて行われたシミュレーションから生み出されたものである。しかし報告書はさらに、そのような破局を回避するために、資源や環境の制約から無限の経済成長を諦め、経済および人口の世界的均衡を創造していくことを提案している。また、1972年6月にストックホルムで「かけがえのない地球」を合言葉に開催された国連人間環境会議で採択された「人間環境宣言」および「環境国際行動計画」を実施に移すための機関として、1972年国連総会決議に基づき、環境政策の一分野である国連環境計画（UNEP）が設立された。この機関は、既存の国連諸機関が行っている、環境に関する諸活動を総合的に調整・管理するとともに、国連諸機関が未着手の環境問題に関して今後、国際協力を推進していくことを目的としている。このように、環境政策は良好な環境の保全と管理を行うことを目的として進められてきている。

【倫理上の問題】環境政策の内容は、(1)環境汚染に関わる規制政策（汚染規制政策）、(2)環境汚染に関わる保全政策（アメニティ政策）、(3)アメニティに関わる保全政策（自然保護政策）である。この3つの政策分野は相互に関連しつつ、独自の政策領域を持っている。現代の環境政策は、総合的な環境保全計画の中に位置づけられることで最適な環境保全と管理を目指すものである。また環境政策の手段を選択する基準の一つは「効率性」であり、これには静学的効率性と動学的効率性がある。静学的効率性は、ある環境負荷に伴う損害費用と環境負荷を削減するための費用の合計、つまり環境負荷に付随する総費用が最小になることに求められる。このような環境負荷の水準は経済的に最適である最適汚染水準とされるが、この達成は環境対策が過不足ない水準にまで実施されることを意味する。他方、「公正・正義」という、効率性とは別の判断基準に基づいて、政策目標として独自に設定された環境基準を最小の社会的費用で達成する方法もある。効率性と「公正・正義」を同時に達成する環境政策手段もあれば、一方のみ達成するものもある環境政策の主体は中央政府と地方政府が中心であるが、公共部門だけでなく、NGOや市民、企業、行政の三者によるパートナーシップにより政策自体を現実的にしていくことが可能となろう。　　　　［髙樋さち子］

【参考文献】E.U.v.ワイツゼッカー『地球環境政策 地球サミットから環境の21世紀へ』（宮本憲一・楠田貢典・佐々木健監訳、有斐閣、1994）。
【関連項目】ローマクラブ、地球の有限性、国連人間環境会議、環境汚染、自然保護、UNEP

環境政治学　environmental politics（英）

【定義】地球環境保全を目的として、国連・国家同盟・国家・自治体主体の資金と、司法・国家権力・行政力などが持つ現実の権力とを主な背景とする諸活動のこと。
【諸分野との関連】国家の環境政治学は、それと利害の関わる企業の環境経営学、市村民の環境市民運動と関係を持ち、環境社会学・環境経済学・公共経済学を基礎理論にする。また、環境政治学についてはとくに以下の3つの側面においてその分化の過程を探ることができよう。
（1）生物と環境：ソーソン（Thomas Landon Thorson）の『バイオポリティクス』（1970年）は、マスターズ（R. Masters）が『種・言語・進化』で提起した「構造（存在）・機能（行動）・進化（生成）」の概念における、生物としての人間の自然環境・社会環境への文化遺伝子進化論的適応の理論を政治学に適用している。これは1990年代以降の自然環境の保全を政策目標にする環境政治学とは次元を異にす

（2）公害問題と地球環境問題：公害政治学は、日本でも宇井純（1932-2006）の『公害の政治学』に見られるように、国家・自治体による地域内の公害発生源・工場・公害被害・公害現象に対する利害調整・公害対策立案などの政治を考察対象にしていた。それは、その政治過程が権力なき住民側からの政治運動によってどのように影響を受けるかを考察する社会科学であった。これに対して、環境政治学は、ポーター（Gareth Porter 1942-）の『入門地球環境政治』（1991年）に見られるように、公害よりも時間軸・種軸・空間軸という3軸から見た長く大きい地球環境問題を重視し、主として国家間の利害調節と共同行政を課題とする国際政治学に軸足を置いている。この傾向は、1992年にリオデジャネイロで開かれた地球サミット以降、とくに地球温暖化防止行動計画実施におけるアメリカ・日本・EU・アジア諸国・太平洋諸島国の間でその利害調整などが重大になるとともに強くなっている。

（3）環境政治経済学と環境政治学：環境政治経済学が国家の経済政策とその経済学的根拠を純粋理論的に考察しているのに対して、環境政治学は地球環境保全を公共的利益とする。このため、その達成を政治目的とする国連・国家・自治体主体による、国家間、国内自治体間、企業間、国内市民間などの協調・利害調整と、それに基づく環境政策立案の過程を考察している。

【倫理上の問題】現在、人口問題、南北問題、国内の農漁村問題などに関わる発展段階格差や貧富格差、情報インフラに関わる情報格差、地形的条件に関わる環境破壊の被害格差、衣食住生活に関わる文化的差異、一国内の圧力団体・支持政党の有無などに関わる利益誘導力格差などといった種々の格差が、地球環境をめぐる国内外の社会的摩擦に発展している。とくに、国際的・国内的に貧しく発言力の弱いマイノリティの国市村民が、開発・公害輸出・排出規制などによって一方的な不利益を被ったり、一部の国や集団の環境政策の強制や人口削減につながるエコファシズムの犠牲になったりしないように、国連・国家同盟・国家・自治体の政治が、公正な環境警察の力などを背景に行われるべきである。そのためにはNPOや国際司法裁判所などがそれらをチェックすることが必要となる。

【展望】21世紀において、環境政治学は、環境に関わる利害が血なまぐさい暴力的衝突に至らないよう、利害調節・理想と現実のギャップを補完する平和外交の技術として、国の内外で重要になる。たとえば、アメリカが「予防（平和時）・抑止（緊急時）・勝利（戦時）」という姿勢によって環境軍事戦略を補完するように、日本は環境NPO主導で、とくに21世紀に環境難民が生まれるであろうアジア諸国に対して環境平和憲法を遵守しつつ、「価値自由」の環境破壊についての現状認識、環境ODAを通じた背後の南北間貧富格差の是正、および環境技術提携等の平和外交の技術を提唱することになるであろう。　　　［齋藤實男］

【参考文献】松下和夫『環境政治入門』（平凡社、2000）．G.ポーター／J.B.ウェルシュ『入門地球環境政治』（細田衛士監訳、有斐閣、1998）．Timothy Doyle and Doug McEachern, "Environment and Politics"（Routledge, 1998）．A.ドブソン編『環境思想入門』（松尾真他訳、ミネルヴァ書房、1999）．宇井純『公害の政治学』（三省堂、1968）．

【関連項目】適応、環境と開発に関する国連会議、地球温暖化、環境政策、南北問題、公害輸出、環境倫理、環境経済学

環境組織

environmental organization（英）

【定義】一般的に環境組織とは、環境保護や環境負荷削減を目指して、情報提供や

PR活動・環境保全維持活動を行い、失われた環境の修復作業等を行う環境NGOや環境生協などの民間の非営利・非政府組織のことである。また、行政主体である国家・官公庁・自治体・第三セクター・大学等の教育機関や企業の内部において、上記の活動を行う環境省・環境課・環境事業課・リサイクル部署等も含む。

【倫理上の問題】資金募集面や資金提供企業・国家の倫理面で中立性を保証するための制度や、世論・マスコミ・インターネットメディアのチェック機構は、ある程度は機能しているが、環境NPOの資金源が特定企業や先進国国家等である場合、本来の活動が自主規制されたり、歪曲されたりする恐れがあるため、今後一層の公正さが求められる。21世紀は、「個別・安価・速度」と「情報共有」を可能にする情報技術により、国家あるいは大企業などといった巨大組織よりも、環境NPOの役割が重要となる。環境NPOは、バーチャルネットワーク（Line）と現実世界で一同に会する生の場（Live）を通じて、率先して相互国際交流を行うことが必要となる。また、地球上の生命やモノの循環をライフサイクル（Life）として相互に協力しながら保全し、これら3Lを重視する運動を主導すべきであろう。

〔齋藤實男〕

【関連項目】環境保護、環境省、ライフサイクル

環境と開発に関する国連会議　United Nations Conference on Environment and Development　（英）

【概要】別名「地球サミット」とも称する。1992年6月3〜14日までブラジルのリオデジャネイロで開催され、172カ国、6地域、17国連機関、33政府間機関が参加し、103カ国の国家元首・首脳らが自ら出席するなど、歴史上かつてない大規模な国際会議となった。この会議の目的は、ストックホルム宣言を再確認し、「国際社会が開発を行う過程で生じた環境問題に正しく対処する戦略あるいは処方箋について協議する」ことであり、その理念は「持続可能な開発」の推進にある。ブトロス＝ブトロス－ガーリ（Boutros Boutros-Ghali 1922－）国連事務総長は会議で、「地球は開発途上国と過剰開発の双方に苦しんでいる。今、必要なのは地球環境を損なわない〈持続可能な開発〉である。南北、東西の共通の関心事となるべき〈惑星＝地球としての開発〉を提唱したい」と述べた。

この会議の目的を達成するために、本会議では地球憲章、行動計画、条約、財源、技術移転、制度の6つのテーマが設定された。この6テーマについては、1990年8月から4回開催された本会議の準備会合で事前の調整・協議が行われたが、各国の利害が対立する中、意見の統一がされないまま開催の運びとなった。結果として、「リオデジャネイロ宣言」の採択、「気候変動枠組条約」および「生物多様性条約」の調印、「アジェンダ21」の採択、「森林原則声明」の採択がそれぞれ行われた。また、資金や技術移転問題についても討論され、会議の内容は前進した。

【倫理上の問題】しかし、現在の地球環境の危機をつくった責任は先進国にあるとする開発途上国の主張について、宣言の内容の決定には困難を極めた。この行動原則を実施するための具体的方策をとりまとめたものが「アジェンダ21」である。資金・財源問題は、「アジェンダ21」で実施される行動に必要とされる支援のための財源を確保するところにある。他方、技術移転については、国々が公平の原則に従って、環境上健全な技術と有効な技術効果を利用していくための能力を獲得していく方法が検討された。これは、開発途上国において知的所有権が技術移転を阻害しているという点

を問題視している。この制約を解除して特恵的な条件での技術移転を要求するという問題では、開発途上国と先進国との間で対立があった。他にも、「森林原則声明」で、森林消滅に対する責任と補償、遺伝子資源の利用、現地住民の権利などの問題が指摘され、開発途上国の意見が大半を占めることになった。この声明は、すべての森林に適用されるものである。　　　　［髙樋さち子］

【参考文献】国連事務局監修『アジェンダ21』(環境庁・外務省監訳、海外環境協力センター、1993)。
【関連項目】生物多様性条約、アジェンダ21、開発途上国

環境の権利　right of environment（英）

【定義】自然環境（動物・植物・土地）にも、人間に認められる人権と同様の存在価値と法的権利を認めようとする考え方。自然の権利（right of nature）ともいう。ただし、自然環境の意味が前面に出される。

【歴史的経緯】環境倫理学の歴史をたどると、人間中心主義的自然観から自然と人間との共生を基本とした思想へ変化してきたことが指摘できる。そして、すべての生物の間の平等性という考え方が形成されてきた。そこで人間が権利を持つ以上、生物も権利を持つという考え方が主張されるようになった（ロデリック＝F.ナッシュ〈Roderick F.Nash〉『自然の権利〈the right of nature〉』）。

1949年に出版された、アメリカのウィスコンシン大学教授アルド＝レオポルド（Aldo Leopold 1887-1948）は、『野性のうたが聞こえる（A Sand County Almanac）』所収の「土地倫理（Land Ethics）」という論文で、人間と自然を共同体と捉え、「土地倫理は、ヒトという種の役割を土地という共同体の征服者から、単なる一構成員、一市民へと変える」と述べ、人間中心主義を強く批判した。

このレオポルドの考えを引き継ぎ、1972年に、アメリカの法哲学者クリストファー＝ストーン（Christopher Stone）は「樹木の当事者適格（Should Tree Have Standing?）」という論文を発表。この中でストーンは、社会の進化に従い植物状態の人間や胎児など今まで法的権利を与えられなかった人へと権利は拡大されてきたのだから、その延長線上で森や海、河川など自然物にも法的権利を与えることができるのではないかと議論した。

ストーンの論文発表と平行して、1965年に提訴された自然保護裁判である「シエラクラブ対モートン事件」（Sierra Club v. Morton）において自然保護団体シエラクラブの原告適格が問題となった。この裁判は、シエラクラブがウォルト＝ディズニー社によるミネラルキング渓谷の開発計画について、開発許可の無効性を求めて当時のモートン内務長官を訴えたものである。1972年に出された判決で開発許可の無効性そのものは却下されたが、判決文中、ダグラス判事（William O. Douglas）は、先のストーンの論文を引用しつつ、反対意見として、訴訟の真の当事者が開発の対象となった渓谷そのものであり、シエラクラブはその代弁者として訴訟を遂行できるとし、ここで自然保護訴訟における人間以外の要素が大きくクローズアップされた。

1973年には「絶滅の危機にある種の法」（Endangered Species Act）が制定され、市民が誰でも訴訟できる条項が規定された。「誰でも」ということは、原告適格について争わないということであり、その後の自然保護訴訟ではダグラス判事の助言を受ける形で、訴訟対象の開発計画によって最も被害を受ける自然物を原告とする流れが生まれた。1978年に、ハワイにおいてパリーラ（鳥の一種）の名の下に自然保護訴訟が提起されたものが最初の事例となり、この

訴訟でパリーラは勝訴した。

【倫理・法・社会上の問題】開発などをめぐる利害対立の調整機能を果たす場として裁判所があるが、「原告適格」という考え方により裁判所は議論を行うことを拒否できる。自然物に法的権利を実質的に与えていくことによってそれを避け、裁判所を利害調整のための場として広く機能させるという意味で、この考え方にはメリットがあるといえよう。だが、これはあくまで法操作主義的な観点からのものであり、自然そのものに内在的な価値を見出そうとする環境倫理思想の立場とは相容れず、議論が重ねられている。

【展望】日本でも、1995（平成7）年提訴の「奄美自然の権利訴訟」（原告はアマミノクロウサギ）を皮切りに、茨城県のオオヒシクイ、長崎県の諫早湾のムツゴロウ、川崎市のホンドギツネなどを原告とした「自然の権利訴訟」が行われてきた。日本にも「絶滅のおそれのある野生動植物の種の保存に関する法律」はあるが、アメリカのように市民の誰もが原告になれるという規定がないため、裁判では自然物の原告適格が認められ難く、今後の課題とされる。

［宮嶋俊一］

【参考文献】C.D.ストーン「樹木の当事者適格　自然物の法的権利について」（『現代思想』11月号、岡崎修・山田敏雄訳、青土社、1990）。R.F.ナッシュ『自然の権利』（松野弘訳、筑摩書房、1999）。
【関連項目】自然保護

環境犯罪
environmental crime and sin（英）

【定義】国際間や国家内部の環境法や環境に関わる刑法等の法律、もしくは国際条約および加盟している国連の取り決めに、法的判断能力を有し一定年齢に達している国・組織・個人が違反し、またその責任をとって何らかの刑罰・民事罰などの抑圧的制裁・処罰を受けなければならない場合の違法行為および法益侵害行為（crime）のこと。

また環境倫理に関わる道徳的側面を取り入れた概念では、ある国家・集団・組織において、環境に関わる法律に抵触してはいなくても、その内部において将来、制定・施行・取決め・規定がなされていると見られる法律、規則、コモンセンス、および環境保護先進国の保護法や他国の一部国際条約・国連の取り決めなどに反し、警告・忠告を受ける行為（sin）が考えられる。また、その集団・組織の内外の環境倫理・規定・常識等に反する罪（sin）や、特定の国内環境保護優先の環境NGO・消費者運動グループ・労働組合・協同組合など外部から見て、環境倫理・規定・常識等に反する罪などがある。さらに、未遂であり行動にまで至らないとしても、国家・組織・個人が環境破壊思想を社会・集団・個人に向かって扇動・PRしたり、思索する観念的行動・営為も道徳的な罪となる。

【歴史的経緯】はじめは、環境NGO等が自然主義などに立脚した環境倫理の立場から、人間中心主義に立脚していると見なした環境破壊・動物虐待などによる開発・企業行動等を指した言葉であった。もともと、世界中の社会主義者・レーニン主義者等の左翼が自分の党派内の日和見行為などを批判する際に、道義的な意味で自己の教条主義的思想や「革命に対する犯罪」と称していた表現が、社会主義運動の挫折後、その左翼運動と出自的にあるいは間接的に影響を受けた地球環境革命を目指す者を通じて伝染し、「環境に対する犯罪」という意味で使われるようになったと思われる。日本でも、六〇年安保や1960年代末期の全共闘運動を体験した世代の環境保護の市民運動家から、「環境犯罪企業」等の表現がなされている。

1992年の地球サミット以降、原因・発生源が明瞭な公害問題に比べ、相対的に不明瞭な地球環境問題が国際的社会的に重要視されるようになった。これにつれて、かつて罪でなかった環境破壊につながる観念的営為までもが、「生命共同体に対する道徳的責任」等と結びつけられて「環境犯罪」と呼ばれ、環境法が雁行形態的に環境後進国にも整備・施行されると、環境グループ内から見て「犯罪」に過ぎなかった内容のものが、一国内の法律違反「環境犯罪（crime）」と見なされる処罰対象になってきた。最近では、その国内犯罪を取り締まる警察の一部署は「環境警察」と呼ばれている。また、1972年の国連人間環境会議において、環境テロなどの国際的犯罪に対決する「環境国連軍」「国際環境法廷」の創設が環境NGOによって求められ、さらに一部ではあるが、環境多国籍軍「環境軍」「環境連合軍」等の創設も提唱されている。

地球環境問題について、その発生源や原因者の特定には時間的な現象までの長期化・慢性化・複合化問題等があり、国際的立法標準等については困難な面が多い。国際的な法律整備にあたってはアメリカスーパーファンド法の「過失の有無を問わない厳格責任主義」「当事者の概念が広い連帯責任」「法律施行以前の過去にまで遡って犯罪を追及する遡及性」などの理念による標準化が望ましい。

【倫理上の問題】絶滅危惧種保護の倫理がワシントン条約において結実・機能しているように、環境倫理や汚染者負担の原則等の基準を国際政治的に考慮・協調した上で国際条約に結実させ、その条約が早急に同意・決定・遵守され、違法行為が国際的に「環境犯罪」として罰せられるシステムを確立する必要がある。

【諸分野との関連】物事を「環境犯罪」と見なす基準は、人文科学系の環境倫理学・法学・経済学・政治学・社会学のみならず、地球環境破壊の有無を判定する生態学・生物学・物理学・地学等自然科学に関連してくる。それが法律になるためには学際的なアプローチが必要となる。

【展望】国際条約についての同意・決定のためには、環境政治学のみならず、各国の同意の素地のための環境教育や発展途上国の人口爆発・貧困ゆえの環境破壊に関わる正しい環境ODA等が必要になり、21世紀には、その条約の遵守・機能のため各国内の環境三権分立体制整備とUNEP（国連環境計画）の充実、環境国際法廷・環境国連警察の整備などが必要となる。　　［齋藤實男］

【関連項目】環境倫理、人間中心主義、公害、国連人間環境会議、ワシントン条約、汚染者負担の原則、環境政治学、環境教育

環境ファシズム ➡ 環境倫理

環境保護
environmental protection（英）

【定義】人間を取り巻く環境を、人間の諸活動から守ること、また開発による破壊から保全・保護すること。

【歴史的経緯】環境とは一般に、周囲を取り巻く外界の状況や条件という意味で用いられるが、生態学的には生物を取り巻くすべての外界の条件（Umgebung）ではなく、外界の条件のうち生物の生活に関与するもの（Umwelt）と考えられる。今西錦司（1902-92）が「生物の認識しうる世界がその生物にとっての環境だ」と述べたのもその意味である。また環境という概念は、自然とは異なり、ある主体を前提とする。多くの場合、その主体は人間である。よって保護されるべきは、人間の生活に関与し、また人間が健康に生存できる環境ということになる。そのため、環境保護の語は、自然保護と同様の意味で用いられる場合もあ

るが、公害問題や地球環境問題等、環境破壊を念頭に置いて用いられるケースが多い。

これまでの環境保護の歴史を第一の時代と第二の時代に分けるなら、第一の「環境の時代」は1960年代から1970年代にかけてである。1962年にレイチェル＝カーソン（Rachel Louise Carson 1907-64）が『沈黙の春』を発表し、当時のケネディ大統領（John Fitzgerald Kennedy 1917-63）はこの警告に沿いDDTやBHCの製造禁止を打ち出した。1968年には国連人間環境会議の準備会議がスタートしたが、当時の日本では水俣病、イタイイタイ病、四日市ぜん息など公害病が大きな社会問題となっており、それへの対応が求められていた。また1960年代後半から、北米ではエコロジー運動が盛んになった。その運動の要望に応えて1970年には環境問題に関する大統領教書が出され、「環境保護庁」（EPA）が設置された。日本でも1971（昭和46）年に環境庁が新設され、地方自治体にも同様の部署が置かれた。1972年にはストックホルムで第1回の国連人間環境会議が開かれ、同年のユネスコ総会では「人間と生物圏計画」（MBA）が発足、また「世界の文化遺産及び自然遺産の保護に関する条約」が提案された。

このような1970年前後の動きに続き、1980年代から1990年にかけて第二の環境の時代が訪れた。第一の時代が主として公害問題に対する環境保護が問題とされていたのに対して、1990年代は地球温暖化など、地球環境問題がクローズアップされ、それに呼応するように様々な概念が打ち出されてきた。

「国際自然保護連合」（IUCN）が1980年に発表した「世界保全戦略」という文章で初めて提唱した「持続可能な開発」という概念は、その後「環境と開発に関する世界委員会（ブルントラント委員会）」が1987年に発表した報告書の中で中心概念として提唱、さらに1992年に開催された「環境と開発に関する国連会議」（UNCED、通称「地球サミット」）以降、幅広く流布した。また1988年のIUCN第17回総会では「生物の多様性」が、1990年の第18回総会では「生態系の持続性」がスローガンであった。1990年前後にはサミットでも環境問題が取り上げられ、地球温暖化、酸性雨、オゾンホール、熱帯林の破壊、湿地の保全などが話題となった。また、アラスカにおけるバルディーズ号の原油流出事故や、湾岸戦争による自然破壊があり、「地球環境」が改めて注目を浴び、官庁や企業にも地球環境に関する部署が設けられるようになった。

【展望】自然環境を保護するために、環境に配慮した新たな技術の開発や、リサイクルなどを促進するための社会システム、また法整備などの取り組みがなされている。また、その取り組みには、行政、企業、NGO、NPO、消費者など多くの主体が関わっている。地球環境問題に取り組むためには、さらに様々なレベルでの国際的な連携が求められる。

［宮嶋俊一］

【参考文献】沼田真『自然保護という思想』（岩波書店、1994）。小坂国継『環境倫理学ノート　比較思想的考察』（ミネルヴァ書房、2003）。加藤尚武編『環境と倫理　自然と人間の共生を求めて』新版（有斐閣、2005）。

【関連項目】人間中心主義、自然保護、エコロジー、生命中心主義、開発途上国

環境ホルモン
Endocrine Disrupting Chemicals（environmental hormone）（英）

【定義】外因性内分泌攪乱化学物質（EDC）、つまり外因性内分泌障害性化学物質の通称。EDCは、生体の外の環境にppb、ppt単位で潜むが、本物の生体内部から分泌される女性ホルモンのエンドクリン等と化学物質

としての類似性を持つことにより、口・鼻・皮膚等を経て吸収され、偽物のホルモンとして体液・血中濃度ppt単位で受容体(レセプター)にはまり込み、強く持続的に鍵結合する。生成、とくに胎生臨界期の細胞に必要でない情報を与え、分裂時に誤作動を起こし、本来の頭脳・生殖器・内臓生成に必要なホルモン結合体の指令を攪乱することから、井口泰泉(1951-)教授がこのEDCを「環境ホルモン」と翻訳し、1997(平成9)年5月、NHK教育テレビ「サイエンスアイ」において公表した。

【歴史的経緯】1962年には、カーソン(Rachel Carson 1907-64)の『沈黙の春』において、ppm単位の農薬や化学薬品により神経系や内臓に急性・慢性中毒が引き起こされること、自然環境に生体濃縮・生態系破壊が起こっていることが報告され、その後の研究は、化学物質の発がん性・遺伝毒性・催奇形性に重点が置かれてきた。これに対し1996年にコルボーン(Theo Colborn 1927-)が発表した『奪われし未来』は、超微量のppt単位のEDCによる疑似ホルモン作用、生殖機能障害、脳の発育障害等を報告し、従来の発がん性に偏重した研究の陥穽を埋めることになった。環境ホルモン作用のあるPCBは1930年に、ダイオキシンは1944年に製造が開始された。ダイオキシンの体外への排出は、腸肝循環・汗・毛髪などの新陳代謝を通して行われるが、その体内半減期は7年である。

1936年、ファイファー(C.A.Pfeiffer)は、出生直後の臨界期に精巣を皮下に移植された雌のラットが「連続発情現象」を起こすことを発見した。1950～60年代に、竹脇潔(1905-1988)東京大学教授が精巣の代わりにアンドロゲンを与え、横浜市立大学高杉暹(1927-)教授がエストロゲンを与え、同一現象を立証した。1963年にダン(T. Dunn)とグリーン(R. Green)が、1964年に高杉とバーン(H. Bern)が、DES(合成エストロゲン)による生殖系異常と発がんについての論文を発表した。

他方、1977年にはハント夫妻(George L. Hunt Jr., Molly Warner Hunt)が、"Femail-Femail Pairing in Western Gulls (Larus occidentalis) in Southern Calfornia"で、南カリフォルニアでの鴎のメス同士の同居の発見とその進化論的説明を行った。フライ(D. M. Fry)はこれをDDTのエストロゲン類似作用による性発達障害と考え、フォックス(G. Fox)の協力により実証、1981年に"DDT-induced feminization of gull embryos"を発表した。これに注目したコルボーンは、『臨床内分泌生理学』(1987年)を指南として、EDCと性発達障害・内分泌系攪乱の因果関係について、五大湖の捕食される魚類などの脂肪に蓄積されるPCB(ポリ塩化ビフェニール)などの「有毒の遺産」による汚染と食物連鎖の頂点にいる鴎・ミンク・カワウソの脂肪に蓄積されるそれらの生物濃縮のデータおよび科学文献を分析し、その因果関係を裏づけた。コルボーン、マイヤーズ(John Peterson Myers)、ダマノスキー(Dianne Dumanoski)らは1991年、「ウィングスプレッド宣言」を発表し、EDC作用に対して警告を発した。日本では、『奪われし未来』が1997年に和訳され、生活協同組合等が脱環境ホルモンに向け、食品包装の脱塩化ビニル、脱ノニルフェノール、脱ビスフェノールAに取り組み、またEDC含有食品を作らせないため生産に関与し、「消費」者と生産者の共創運動にまで発展させている。国際的にも、POPs(残留性有機汚染物質)に対するIPEN(POPs廃絶国際ネットワーク)による廃絶運動が広がりUNEP(国連環境計画)のPOPs国際会議でも規制が議決された。

【倫理上の問題】化学企業は、塩化ビニー

ル等の製造を中止し、既に製造・流通・消費され、環境に排出されたものについても拡大生産者責任を負うべきである。国家・自治体は、循環型社会形成を目指して、その法的規制を強め、日本にある膨大な数の小型焼却炉および焼却灰・PCBなどに対する対策をとる必要がある。消費者も上のように拡大消費者責任を負い、脱環境ホルモンを図りつつある。個人生活や未来世代直接的子孫と他者の子孫および他の多種への同様の影響など考え、対策をとるべきであろう。

【諸分野との関連】溶出・放出する環境ホルモンは衣食住の生活物質すべてに関連しているため、自然科学の生物学・医学・内分泌学・化学・農学・薬学・食物栄養学・建築学等のみならず、社会科学の産業連関分析・経済学・社会学等にも関連し、その規制もまた両科学にまたがる。

【展望】過去・未来にわたり、情報伝達に関する広範囲な対策が必要になってくる。既に地球上に製造・放出されてしまったPCB・ダイオキシン等の環境ホルモンの国際的な調査・保管・除去対策と情報公開に加え、危険性についての教育のみならず、POPs規制や塩化ビニールなどの発生原因となるプラスチック・農薬・化学薬品の代替技術の開発と製造・使用中止が必要である。ピコ単位で性的・知的に人類の子孫に悪影響を及ぼすものだけに、国家の規制すなわち環境行政が重要であり、企業側と市民側の理解のギャップを埋める必要がある。　　　　　　　　　　　　［齋藤實男］

【参考文献】『化学』編集部編『環境ホルモン&ダイオキシン』（化学同人、1999）。T.コルボーン他『奪われし未来』（長尾力訳、翔泳社、1997）。立花隆『環境ホルモン入門』（新潮社、1998）。

【関連項目】生物濃縮、生態系、食物連鎖、循環型社会

環境倫理　environmental ethics（英）

【定義】近代文明批判を経て登場した、特定の人間集団内の自他の自然環境についての善悪の価値基準をもとに、自然環境を保護することを目的にした倫理を指す。自然環境の保護基準は、（1）自然中心主義と人間中心主義、（2）時空間についての種の現在と未来、（3）国家・人類史上の発展段階格差に関わる南北間対立、地域国家間対立、および環境先進後進グループ組織・個人間対立、という3つの対立の間を揺れ動いている。

【歴史的経緯】西洋の人間中心主義・勤労精神に関わるキリスト教と近代合理主義や市場原理が地球環境破壊につながったことが、欧米の哲学者・社会学者の間でも、とくに1960年代から反省され、その結果、東洋の自然との共生につながるアニミズムも再評価され、「環境倫理」が唱えられ始めた。R.F.ナッシュ（Roderick F. Nash 1939－）も『自然の権利』（1990年）においてそのように理解し、「環境倫理」が、過去・現在から未来へ向かって、自己→家族→部族→地域→国家→人種→人類→動物→植物→生命→岩石→生態系→惑星（地球）→宇宙の順に進化・拡張する、という理念型を提示し、その過去から現在までの進化を自然権の法令に拡張しながら、奴隷解放→女性解放→先住民解放→黒人解放→絶滅危惧種保護という図を展開した。この理念型が基礎理論となって、人類と自然と観察者の区別・連関という視座に立つ「環境倫理学」という語が、人間中心・功利主義の近代文明批判を根拠に1960年代の初めから使われるようになった。また、その倫理学の直観的内容は、「〈生態学〉登場以前の生態学者」と呼ばれるソロー（Henry David Thoreau 1817－62）が1852年の植物にまで拡大した「共同体意識」に既に垣間見られ、彼を英雄と崇めたソルト（Henry Salt

1851―1939)の1892年の『動物の権利』にも見られ、それと共通する意識が、ダーウィン(Charles Robert Darwin 1809-82)が進化の所産と見た生き物への「同情」や、「動物＝人間」と考える「同胞」論にも見られる。さらに、エヴァンス(E.P.Evans)の東洋の生命中心主義宗教の評価や人間中心主義のキリスト教批判、1894年の「人間と獣類との倫理的関係」における人間中心主義批判、1897年の『進化論的倫理学と動物心理学』における人間と動物の共通論にも同じ内容が見られる。ムーア(J.H. Moore)が1906年に発表した『宇宙的な親族関係』や1907年の『新しい倫理学』における「倫理的共同体」、あるいは19世紀後半以降のアメリカの自然保護運動・動物虐待禁止運動の理念にも見られる。上に挙げた環境倫理に対する視座は未だ不明瞭ではあるが、レオポルド(Aldo Leopold 1887-1948)が1923年に唱えた地球を「生命ある存在」と見なす地球有機体説にも、より理性的な形で垣間見られ、また彼が1930年代以降より確かなものにし1949年に提唱した「土地倫理」観、つまり「〈人間〉をランドコミュニティの一員に変えていく」倫理概念に見られる。一方、最初の「環境倫理」を表題にしたものは、1973年のバーバー(Ian Barbour)編の詩集"Western Man and Environmental Ethics"であり、この詩集がエヴァンスと同様のキリスト教批判の見られる、1967年のホワイト(Lynn White)の環境神学に関する論争を活発にした。

日本では、1992(平成4)年の地球サミットへの国際的視野に立った準備や、アマミノクロウサギ・ツシマヤマネコなどの動物保護運動および環境アセスメントなどを通して1990年代以後「環境倫理」という語が自然保護運動を中心に浸透してきている。

【倫理上の問題】環境倫理をめぐって問題となるのは、判断主体の設定や基準の設定である。たとえば妊娠中絶をめぐる論争について、ヨーロッパを中心に広がるキリスト教(プロテスタント)的な観念を基準にし、自然の権利や精子を生命と見なせばプロライフ派となるが、人口爆発や自然破壊の問題抜きに、現在の人間の幸福や性愛に対して胎児の生命・未来を対立させることには問題がある。逆に、地球全体主義から人口爆発を阻止するという立場からのみプロチョイス派を是とすると、南側諸国に避妊を勧めたり強制したりすることにつながる恐れがある。どちらにしても、時空間的な長短・大小、つまり現世代と未来世代、南北問題などに関わる判断基準を人間と自然のどちらに設定するか、人権・生命と自然環境の保護のどちらを優先させるか、という問題に行き着くわけだが、この2つははじめから対立する概念ではない。

【展望】環境倫理における基準設定は、上のような対立を最適な共生関係に向かわせるよう配慮されたものになるべきであり、それは環境保全技術や循環型社会システム・日常生活などの方策・制度・文化によって逆規定されるものである。また、この基準は世間の身近な生活からも逆規定され得る。理性的倫理が日常生活実践の感性的な基準になりコモンセンスとして定着した時、大きな倫理的効用が生まれるであろう。企業倫理・行政倫理に加えて、観察者であり当事者である市村民たる人間が、衣食住の生活物資に供される大地・植物・家畜などの自然の権利を考えてみることが必要である。近代文明における所有論を背景とする飽食・使い捨て・エネルギー浪費などといった一時的で過度の欲望充足を抑えて、使用権重視の生活やプロシューマー(自給的生産＝消費者)の生活を楽しみ、かつ企業に対して大量生産を適正生産に変えさせるよう生産活動に参加しながら、国家・自

治体に環境行政を促すことが求められる。

　また21世紀には、環境倫理基準の相違が環境保護運動をめぐる対立に発展している事態を重視し、自然中心主義に立脚する環境NGOや国家・企業・市村民が環境倫理基準をめぐってプラス思考の対話を行い、ガンジーイズム・環境正義を胸にITを活かしながら、提案型の議論を繰り広げていくべきである。

【諸分野との関連】環境哲学が倫理基準の裁定に関連し、自然中心主義には環境神学など宗教学と生態学・生物学・地学・博物学が関連し、未来世代・南側諸国配慮については、人口学や環境社会学・環境政治学・環境経済学・環境行政学・環境経営学・消費者運動論・環境家政学が関連する。　　　　　　　　　　　　　〔齋藤實男〕

【参考文献】加藤尚武『環境倫理学のすすめ』（丸善ライブラリー、1991）。K.S.シュレーダー＝フレチェット編『環境の倫理』上・下、（京都生命倫理研究会訳、晃洋書房、1993）。R.F.ナッシュ『自然の権利：環境倫理の文明史』（松野弘訳、ちくま学芸文庫、1999）。A.ネス『ディープ・エコロジーとは何か』（斎藤直輔他訳、文化書房博文社、1997）。M.E. Zimmerman, "Environmental Philosophy：From Animal Rights to Radical Ecology", 2nd ed. (Prentice-Hall, 1998).

【関連項目】生命中心主義、人間中心主義、南北問題、自然の権利、土地倫理、動物保護、環境アセスメント、地球全体主義

∥**看護**　nursing（英），Pflege（独）
【概要】ヘンダーソン（Virginia Henderson 1897-1996）が「看護の独自の機能は、病人であれ健康人であれ各人が、健康あるいは健康の回復（あるいは平和な死）に資するような行動をすることを援助することである。その人が必要なだけの体力と意思と知識をもっていれば、これらの行動は他者の援助を得なくても可能であろう」（『看護の基本となるもの』）と述べているように、看護の対象は病院のベッドに寝ている患者だけではなく、幼児から高齢者まで人生のあらゆる段階に位置している様々な健康レベルにある人びとも含まれる。したがって看護の目的は、それらの人びとの健康の保持・促進や健康の回復のための援助をすること、また終末期においては、本人および関係者が納得のいくような安らかな死のために必要な援助を行うことである。そして最終的には、対象となる人びとが自分自身の力で自らの健康生活を整えていくことができるよう、自己管理能力を高めていけるように支援することが看護の任務である。

【歴史的経緯】本来、看護は慈善事業的色彩の濃い分野であったが、19世紀になると、世界的に現在のような職業看護師が現われ始め、その時期は「近代看護の祖」と呼ばれているナイチンゲール（Florence Nightingale 1820-1910）の活動時期とほぼ一致している。その後、社会情勢の変化に呼応するように看護内容自体も変化した。具体的な節目の時期としては、（1）第二次世界大戦前後における感染症患者に対する援助の時代（1945年前後）、（2）生活習慣病、がん、脳血管障害、心疾患などの疾病の治療・自己コントロールに関する援助の時代（1960年代以降）、（3）急激な医療技術の発達に伴って生じてきた新しい諸問題（医療機器を駆使した延命の是非、患者のQOL、尊厳死問題）への対応の時代（1980年代以降）が挙げられる。そして、現在では看護に対する社会的要請はより広範になり、多方面・多地域にわたる看護独自の視点からの援助が求められる時代になってきている。

【倫理上の問題】1970年代前後に世界的に高まりを見せた反戦運動・女性解放運動・学生運動・消費者運動は、やがて医療消費者運動にまで発展し、「患者はお客様であ

る」という理念の下に患者の権利運動が盛んになった。そして、それと連動するように、1973年に国際看護協会は「看護倫理綱領」を改定したが、最大の改定点は「看護師は、医師の命令を明確かつ忠実に遂行する義務を帯びている」から「看護師の主な責任は、看護ケアを必要としている人物の上にある」とされた点である。すなわち、それまでの看護倫理においては「医師への従順さ」が要求されていたが、これ以後は「患者への責任」が第一とされ、看護倫理においても患者擁護（advocacy）の重要性が増していった。そして臓器移植、安楽死、さらには遺伝子治療や再生医療等の今日的課題に対しても、患者擁護の立場からの態度決定が必要とされる時代になった。

【諸分野との関連】医学は、人体の構造や機能の解明、疾病の発生機序や生体の変化などを研究した上での疾病治療に重点が置かれている。薬学も医学とほぼ同様の視点を共有している。そのため、両者は身体的側面から患者を見る傾向が強い。また、心理学者やカウンセラーは精神的側面から個々人に接し、社会学者は社会的存在としての人間に焦点を当てて研究している。このように、諸科学が人間の特定の側面に照準を絞っているのに対し、看護はこれらの側面を併せ持った人間存在全体を念頭に置いた上で看護の対象となる人びとを援助していかなければならない。したがって、実際のケアにおいては上記の諸職種以外にも臨床検査技師・理学療法士・作業療法士や医療ボランティア、さらに地域の公共機関とも緊密な連携関係を維持する必要がある。

【展望】これまでの看護は身体的ケアに偏りがちであったが、これからの看護においては精神的・社会的ケアに加えてスピリチュアルケア（霊的ケア）も必要となるであろう。スピリチュアルケアは欧米諸国においてはキリスト教と緊密に結びついているが、独特の宗教的風土を持つ日本におけるスピリチュアルケアの実践に際しては様々な困難が存在するであろう。しかし、患者を全体的存在として見る視点においては欠くことのできないケアの一つである。その意味では、今後は看護職としての専門性を活かしつつ、看護師自身も医学・生理学・薬学・心理学・社会学以外にも哲学・宗教に関する知識を吸収する必要性が生じてくるであろう。そして、そのような看護師の努力が、結果的には患者理解や患者擁護につながっていくと考えられる。〔小松奈美子〕

【参考文献】S.T.フライ『看護実践の倫理』（片田範子他訳、日本看護協会出版会、1998）。V.ヘンダーソン『看護の基本となるもの』（湯槇ます他訳、日本看護協会出版会、1973）。F.ナイチンゲール『看護覚え書』（小玉香津子訳、現代社、1968）。

【関連項目】看護師、看護基準、国際看護師協会、日本看護協会、ケア、スピリチュアルケア

看護基準
standard of nursing practice（英）

【定義】看護サービスの質を一定水準以上に保つために標準化された基準。

【歴史的経緯】1984（昭和59）年、厚生省（当時）は看護体制の改善に関する報告書を作成し、その中に「病院看護管理指針」を含めた。これは、施設として提供できる疾患別・症状別の看護内容や退院後の在宅ケア等についての基準を示したものであり、患者個々の看護計画を立案する上で基本となるものとされた。

1987（昭和62）年、日本看護協会は、看護職が提供するサービスの質を自ら評価することによって保証することは国民に対する義務であり、専門職として発展する上でも重要な責務であるという観点に立って、64項目から成る「病院看護機能評価マニュアル」を作成した。さらに1993（平成5）年には、看護サービスの組織（21項目）、

看護職員の活用（20項目）、看護サービス（38項目）、看護サービスの運営（25項目）、看護サービスの質（25項目）、患者個人への看護に関する機能（18項目）の計147項目から成る3段階評価の「新・病院看護機能評価表」を作成した。

アメリカ看護師協会は1991年に臨床看護実践の基準と実践指針を作成した。それを受けて日本看護協会でも、1995（平成7）年、すべての看護職に共通する看護実践の要求レベルを示す「看護業務基準」を作成、続いて1998（平成10）年には訪問看護業務基準、精神科看護領域の看護業務基準、1999（平成11）年には小児看護領域の看護業務基準、2000（平成12）年には母性看護領域における周産期看護の看護業務基準を作成した。その後、看護の様々な現場で協会基準を基に独自の看護基準が策定され、実践の指針と評価の枠組みとして活用されるなど、基準の普及と活用が進行している。

【展望】1984（昭和59）年の厚生省による報告書に既に記されているように、看護基準は、不断に見直し・修正を加えて、看護水準の向上に努めるものでなければならない。　　　　　　　　　　　［髙橋みや子］

【関連項目】看護師、日本看護協会、アメリカ看護師協会

監獄　prison（英）

【定義】監獄とは、監獄法を根拠とする死刑・自由刑の受刑者、被告人・被疑者たる未決拘禁者、労役場留置者を収容する法務省管轄の施設。その後監獄法が改廃され、これらの者を収容する施設は、「刑事施設」と称されることとなった。

【歴史的経緯】旧監獄法は、1908（明治41）年に制定された。その後、現行の日本国憲法が施行されると、明治時代に制定された監獄法には、憲法の基本的人権尊重の理念に合致しない点が多く指摘されるようになってきた。とくに、2000（平成12）年以降、刑務所内での受刑者に対する人権侵害あるいは不適切な対応が大きな社会問題となった。また、警察署に附属する留置場を監獄に代用する、いわゆる代用監獄は、自白強要を迫る効果をもたらすなど、冤罪の温床として批判され続けてきた。このような時代背景の下に、刑事施設収容者の人権保障や処遇の改善を目的として、二段階の改正により、2005（平成17）年に「刑事収容施設及び被収容者等の処遇に関する法律」（略称「刑事収容施設法」）が制定され、2006（平成18）年5月24日より施行された。これに伴い、監獄法は2007（平成19）年6月1日をもって廃止された。

【制度の概要】旧監獄法の監獄に代わり、刑事施設（旧来の刑務所、少年刑務所、拘置所）、留置施設および海上保安留置施設を、刑事収容施設（criminal admission institute）と称することとなった（刑事収容施設法第1条）。このうち、留置施設とは、旧来のいわゆる代用監獄と呼ばれた警察署内に附属する留置場のことであり、同法第14条に規定を置くことで、法的根拠を明確化した。刑事収容施設法の目的は、刑事収容施設内の規律の維持と被収容者の人権保障との兼ね合いの整理・明確化、作業以外の改善指導・教科指導の導入や外部交通の保障等被収容者の処遇の改善、そして、職員の暴行や刑事施設職員による処遇全般についての不服申し立て制度や民間人からなる刑事施設視察委員会の刑事施設内での設置等第三者による監視制度の導入にある。

【倫理上の問題点】冤罪の温床として批判されてきた旧来代用監獄は、法律上の根拠を明確化され、監査・巡察制度を導入した上で留置施設として存続することとなった。これからは、取り調べ過程の可視化（録画・録音）の導入により、自白の強要をどれだけ防ぐことができるかが問題とされて

いる。　　　　　　　　　　　　［旗手俊彦］

【関連項目】懲役刑、禁錮、死刑制度

看護師　nurse（英），Pflegerin／Krankenpflegerin, Pfleger, Wächterin, Wächter（独），infirmière, infirmier（仏）

【定義および成立背景】傷病者の療養上の世話および診療の補助を行う労働者。近代社会において戦争の大規模化、都市化・工業化に伴う新たな貧困層の出現、社会の医療化といった変化に伴い、旧来の私的看護や宗教的看護とは異なる集団規模のニーズを基盤とする看護への需要が増大した。そうした状況下に、19世紀半ば、イギリスのF. ナイチンゲール（Florence Nightingale 1820-1910）がクリミア戦争での従軍看護活動において、看護専門職による合理的な近代的看護の基盤を築いた。

【倫理上の問題および展望】ナイチンゲールの思想は経験論的・実践的でありながら、キリスト教的価値観や当時の上流階級の道徳観、あらゆる女性に備わるとされた「母性」への無根拠な信頼といった伝統的価値観に根ざしていた。彼女は看護師の教育上、知識・技術面とともに、医師への軍隊式の服従と淑女としての礼節とを重視した。新聞メディアを通じて彼女は「白衣の天使」という象徴的イメージを担い、看護職を新中間層である「ホワイトブラウス層」として確立した。これらの点に関して主にフェミニズムの観点から批判がなされている現在においても、看護師（看護婦と呼ばれてきた女性の場合）はしばしば患者やその家族、あるいは一般大衆から「聖性」や「母性」を期待される。

倫理的・文化的多様性が増大し続ける現代社会において、伝統的価値観は十分に機能しない。フライ（S.T.Fry）は、価値の対立する状況において唯一倫理的に正しい解決法はほとんど存在せず、そこでなされる決断は「とても個人的なものである場合が多いが、道徳的に責任がある」と述べ、その結果および選択過程に関するアセスメントの重要性を論じている。各国間での比較上、看護の倫理規定として合意が見られる領域としては、看護の実践能力を維持する責任、共に働く人たちとの良好な関係を持つ必要性、患者の尊厳と生命の尊重、患者の秘密保持、患者に関して差別をしない道徳的立場などが挙げられる。また国際看護師協会（ICN）の「看護師の規律－看護に適用される倫理的概念」（1973年）には「正当な社会的経済的労働条件の確立と維持」が明記されている。多くの規定には安楽死や災害時の看護師の役割と同時に、法律に従う義務が述べられている。一方、患者の能動的支援者・代弁者（advocacy）としての役割、患者の自立を保証する義務などについては、あまり多くは述べられていない。

日本においては、たとえば2000ページを超える『看護学大辞典』（メヂカルフレンド社、1994年）にさえ、「倫理規定」「守秘義務」「同意能力」といった項目は記載されていない。日本の看護師の倫理観は、現在もなお「ナイチンゲール精神」や実務上の暗黙の経験則といった旧来の職業倫理に依拠する面が大きい。様々な領域で価値観の多様性が急速に増大する現代社会では、看護の領域においても他領域との関わりの中で生命倫理に関する議論がさらに活発になされることが必要であろう。　　［道又利］

【参考文献】S.T.フライ『看護実践の倫理―倫理的意思決定のためのガイドライン』（片田範子・山本あい子訳、日本看護協会出版会、1998）。中島憲子「看護婦」（黒田浩一郎編『現代医療の社会学―日本の現状と課題』世界思想社、1995）。B.エーレンライク／D.イングリッシュ『魔女・産婆・看護婦―女性医療家の歴史』（長瀬久子訳、法政大学出版局、1996）。

【関連項目】医療従事者、医療倫理、医の倫理、守秘義務、自己決定権、助産師、保健師助産師看護師法

監察医
inspector, medical examiner（英）

【定義】東京都区部、大阪市、横浜市、名古屋市、神戸市に所属して、その所轄内における異状死体の検案ならびに剖検の任務を受け持った医師。

【倫理上の問題】日本国内で死亡する場合、死因が病死および自然死によると診断された場合に限って、それを24時間以内に診断した医師が死亡診断書を作成することができる。それ以外の場合、不慮の事故、たとえば交通事故、転倒・転落、溺水、煙・火災・火焔による傷害、窒息、中毒、さらに自殺、他殺、および死因の断定できない不詳の死などについては、病院・診療所内での死亡であっても、すべて所轄警察署に届け出るべく法律で定められている。都道府県にあっては知事の管轄下にある警察医が異状死体の検案および剖検を行うが、上記指定の地区においては監察医がその任にあたっている。法医解剖のうち、犯罪に関係する解剖は司法解剖として行われる。他方、死亡診断書作成のための死因の決定は行政解剖として行われる。この場合の死亡診断書は死体検案書と呼ばれる。この検案あるいは剖検によって、人間の死亡を医学的・法律的に証明することになり、わが国の死因統計作成の資料になっている。　〔宮越一穂〕

【関連項目】行政解剖、司法解剖

患者　patient（英）

【定義・語源】肉体的・精神的に健康を損ない、医療提供者から何らかの治療を受けている者。英語のpatient（患者）はラテン語のpatiensを語源とし、もともと「耐える、我慢する」の意味である。

【倫理上の問題】patientがbe patient（我慢しなさい）と使われることに象徴されているように、患者は苦痛に耐える者、そこからして医療の主要目的は苦痛の除去である。疾患を有していても医師から治療を受けていなければ患者ではなく、生涯にわたって患者にならない人もいることになる。患者を疾病（disease）・病気（illness）・病（sickness）で捉えることもできる。「疾病（disease）」はremoved from ease、すなわちくつろぎを奪われた状態であり、生物学的・生理学的に定義された医学的な実体である。「病気」は社会学的実体を、「病」は感覚としてのその当人の反応や病気に対する他人の反応を意味する。しかし、患者は急性疾患から慢性疾患、先天性疾患から後天性疾患、さらには末期の患者までをも含み、その変容からしても、一義的に定義することは難しい。　〔木阪昌知〕

【関連項目】病気、健常者（児）

患者の権利　patients' rights（英）、Patientenrechte（独）

【定義および内容】患者の権利は、人権の核心にある生命を守る権利の一つとして、第一に社会権としては国家などに良質な医療の保障を求める健康権、第二に自由権としては受診判断への干渉を排した自己決定権であり、さらに第三に診療契約によって生ずる権利、第四にこれら全体に関わる人権を含む。

具体的には、「新しい人権」は自由権か社会権かの分類が困難であるが、第一の健康権には、安全で最善の医療を平等に保障される権利、医療アクセス権、健康教育を受ける権利、ヘルスケアの立案と実践に参加する権利などが属している。第二の自己決定権に属するのは、インフォームドコンセントの権利、診療選択／拒否権、事前指示権、知る権利（診療情報開示請求権、診療の説明を受ける権利、医療情報アクセス

権、セカンドオピニオンを得る権利)、知らされない権利、プライバシー権(秘密保持権、自己情報コントロール権、私生活の自由)、転医転院の自由、尊厳性を維持し尊重される権利、思想信条を尊重される権利、宗教的支援を受ける／拒絶する権利、実験的医療への参加／不参加の自由、代理人選任権、意識喪失患者や法的無能力患者の代理人の権利などである。第三に、実際の診療契約内容の遵守を義務づける権利がある。第四に、病気や障害で差別されない平等権、これらの権利の侵害に対する原状回復や損害賠償などの請求権などがある。ただし、以上の権利の保障は国や地域、時期により差がある。

【歴史的経緯】 古来、医療は、患者の権利ではなく福利(welfare)の問題であるにとどまり、医療者が温情(Cf.仁術、隣人愛、慈悲など)によって患者に最善の治療を与えるというパターナリズム(paternalism＝父権的温情主義)に基づくものであった。もちろん、王侯貴族自身の場合、医療者を雇い特別な治療を命ずることができたが、それは権力などに伴う身分的な特権(privilege)ゆえであり、端的に患者であるがゆえの普遍的な権利による権限ではなかった。また、何が最善の医療であるかの判断は、王侯貴族でも素人ならやはり不可能であり、医療者の温情に基づく専門的判断に依存せざるを得なかった。17世紀以降の近代市民革命によって、王侯貴族の特権は否定され心身を核心とする所有(property＝固有)に対する自己決定は普遍的な人権の概念として確立された。しかし、近代の医療も市場経済を基盤とする以上、実際には経済力のある市民のみが良質の医療を選択し獲得できるようになったに過ぎない。素人患者が医療専門家に依存する点は変わりなかった。

一方で、患者の自己決定については、やっと19世紀末に患者の権利(right＝正当さ)の問題であると見なす司法判断が出るようになった。つまり、患者の意思に反する専断的医療行為は、人権侵害として刑法上の問題であるとともに、診療契約に関わる民事上の問題であると見なされるようになったのである。1894年、ドイツ帝国大審院は骨癌判決で患者の同意のない手術を違法で傷害罪に当たるとした。アメリカでも、1905年には患者の同意なき手術は脅迫暴行であり民事上の不法行為責任を発生させるという判決が下された。1914年のシュレンドルフ事件判決では、自らの身体に何がなされるべきかを決定する権利が明文化された。そして、1957年のサルゴ事件判決で、インフォームドコンセント(informed consent, IC)という用語が用いられるに至った。1950年代以降、公民権運動やフェミニズム運動、消費者の権利運動などの人権運動と相俟って、患者を医療消費者として医療事故には事故防止を、さらに医療過誤には原状回復や損害賠償を求める運動が活発に行われた。

また、人を対象とする臨床研究については、アメリカがすでにナチスの強制実験に関する裁判基準として作成したニュールンベルグ綱領(1947年)において、実験参加が自己決定を第一条件とすることを規定していた。しかし、被験者の意思を無視した人体実験はアメリカでもかなり行われていた。そして、アメリカ公衆衛生局が約40年間も患者数百名に治療と称し経過観察しかしなかったタスキギー梅毒事件では、「国家研究規制法」(1974年)による国家委員会のベルモント報告(1979年)が、人体実験における三つの倫理原則の筆頭に自律的な人格の尊重を、それらを適用する三基準の筆頭にICを掲げることになった。これらは、研究に限定されない生命医学倫理四原則(自律尊重、無危害、善行仁恵、公正

へと発展させられた。こうして、自己決定権を中心におく患者の権利という概念が確立し、アメリカ病院協会は「患者の権利章典」（1973年）を打ち出し、連邦政府は「患者の自己決定権法」（1991年）を制定するに至った。また、こうした医療倫理の考え方は、世界医師会の人体実験に関するヘルシンキ宣言の東京改定（1975年）、患者の権利に関するリスボン宣言（1981年）など、国際的な宣言や指針に盛り込まれることとなった。

他方、生存や健康が貧者にも等しく保障されるべき権利（right＝正当さ）の問題であるという考え方は、やっと20世紀になって憲法に盛り込まれることになった（1918年＝ロシア社会主義共和国、1919年＝ドイツ共和国）。すでに1883年に、ドイツでは疾病保険制度が発足していたが、生存権理念の実現ではなく社会主義対策であり、また公費負担はなかったのである。イギリスでは1948年、ベヴァリッジ報告（1942年）に基づいて所得再分配によって国民の生存権を保障するため、全額税負担による無料の国民保健サービス（NHS）が発足した。こうした中で、同年発足した世界保健機関（WHO）の憲章前文には「健康は人間の基本的権利」と記された。また同年採択され人間の尊厳を基礎とする、世界人権宣言を具体化した国際人権A規約（1966年採択）に、「到達可能な最高水準の身体及び精神の健康を享受する権利」が明記された。そして1978年には、WHOは「アルマ・アタ宣言」で積極的かつ社会連帯的に「ヘルスケアの立案と実践に参加する権利」をも謳うに至っている。

さらに1994年、WHO患者の権利に関する欧州会議は「患者の権利宣言」の中で、患者の自己決定権とともに「尊厳をもって扱われる権利」や「保健医療を受ける権利」を参加国が保障するよう主張した。1998年には、アメリカの個人的自己決定中心の生物医学倫理四原則に対して、欧州の生物医学第二プロジェクトが、様々なレベルの自律（autonomy）と尊厳（dignity）、個人史や社会史の物語的統合（integrity）、社会連帯を要する傷つきやすさ（vulnerability）を重んずる、生命倫理・法の諸原則に関するバルセロナ宣言を採択した。これは、米国では患者の権利として自己決定権を偏重し、例外的にしか公的医療保険を持たず、少なからぬ州で性選択出産や配偶子売買、代理母などをも容認するのに対して、欧州の多くの国では医療は国民皆保険で、生殖補助医療を制限することにつながっている。この欧州の四原則は、アメリカの四原則を踏まえつつも、患者の権利として自由権的自己決定権と社会権的健康権のバランスを配慮するものになっている。さらに2005年にはユネスコ総会で、両四原則を統合するだけでなく欧米以外の文化をも尊重しつつ環境倫理をも含むものとして、「生命倫理と人権に関する世界宣言」が採択されるに至ったのである。

日本においては、患者の自己決定権は確立が遅れ、やっと1990（平成2）年に日本医師会の生命倫理懇談会が「説明と同意についての報告」を提出した。しかし、これは医師主導の説明をただ分かりやすく工夫するという考え方にとどまって治療の選択肢などを患者に示さず、またICの原意にふさわしいわけでもないと批判も受けた。日本弁護士連合会の「患者の権利の確立に関する宣言」（1992〈平成4〉年）などを受けて、ようやく日本医師会も第Ⅳ次生命倫理懇談会「医師に求められる社会的責任」についての報告（1996〈平成8〉年）で、医師と患者の信頼関係を重視しつつICを会員に向けて詳解し推奨するに至った。法的には、1997（平成9）年の医療法第1条などの改正で適切な説明と理解、患者の意

向の尊重が規定され、患者の自己決定権やICがほぼ認められるようになった。また2005（平成17）年、個人情報保護法によって、患者は5千件以上の情報を管理する医療機関から診療情報を入手する権利を得た。

他方、健康保障については、健康保険制度が戦前に労働運動対策や戦争遂行対策として一部に実施されていた。これが、戦後は日本国憲法の社会権的生存権規定に基づいて患者の健康権を保障する制度として充実が図られ、1961（昭和36）年には国民皆保険が実現した。1984（昭和59）年、患者の権利宣言全国起草委員会が個人の尊厳に基づいて自己決定権や最善の医療を受ける権利などを内容とする「患者の権利宣言案」を発表し、その後、様々な医療組織が同種の宣言を公にするようになった。

【倫理上の問題】患者の健康権や自己決定権の概念は確立されたが、その範囲や保障の問題がある。

健康権では、自由診療導入、難病治療補助対象者の削減、保険料滞納者の保険証取り上げ、各健康保険間の格差、財政や企業の保険料分担削減、医療過疎化を招く公的病院統廃などの社会保障の最低限度問題がある。

自己決定権では、死ぬ権利、エンハンスメント、移植用臓器提供先の指定、未承認薬の使用、代理母、デザイナーベビー、治療困難な疾病の出生前や着床前の診断、精子提供による女性同性婚出産、中絶など、自己決定の自由の上限問題がある。また、自己決定能力が十分でない患者の診療選択の保障として、事前指示、リビングウィル（living will）、代理人の指定、代理決定などの是非やそのあり方の問題がある。さらに医療者の裁量権との関係で、医療者のパターナリズムと患者の非合理な判断の克服という問題がある。

【課題と展望】理論的には、健康権保障の下限や自己決定権保障の上限を明確にするために、その担い手である人格や国家などの概念や欧米の四原則、ユネスコ宣言の諸原則などとの関係で再検討するという課題がある。

実践面では、健康権の保障は後退し危機に瀕している。国家および自治体の財政悪化や少子高齢化に加え、国民健康保険は低賃金で多数の非正規雇用者の加入で保険料未納率が約1割に上り、値上げを招く悪循環に陥り、健康保険は1980年代から窓口払いが3度の引き上げで無料から3割にまで上昇した。このため受診率は低下し続けている。しかし医療需要は困難だった治療を可能にする技術進歩や高齢化のため、拡大している。そもそも医療は生死に関わる重大事であり、日本の対GDP比総医療費支出がOECD加盟国30国中21位（2004〈平成16〉年）である以上、医療への財政支出の削減を止め、引き上げることが課題となろう。

患者の自己決定権の最低限保障は、日本はまだ十分ではない。それは診療録の開示やセカンドオピニオン取得の保障が不十分なためであり、医療法改正や自己決定権法制定などによって明確にする必要がある。また、インフォームドコンセントに必要な時間の確保のため、診療費支払いの充実も重要である。　　　　　　　　　　［尾崎恭一］

【参考文献】ジョージ J.アナス『患者の権利―患者本位で安全な医療の実現のために』（谷田憲俊監訳、明石書店、2007）。

【関連項目】人権、自己決定権、健康権、インフォームドコンセント、セカンドオピニオン、プライバシー、パターナリズム、ニュールンベルグ綱領、ヘルシンキ宣言、リスボン宣言、公民権、フェミニズム、ナチズム、タスキギー梅毒事件、患者の権利章典、患者の自己決定権法、医療法、死ぬ権利、デザイナーベビー、代理母、リビングウィル

患者の権利章典
Patient's Bill of Rights（英）

【概要】1973年、アメリカ病院協会（AHA）が採択した、患者の権利に関する章典。あらゆる疾病を対象とし、医療者の側から医療の主体は患者であることを初めて宣言した、歴史的意義を持つ文書である。1960年代にアメリカで盛んになった患者の人権運動・消費者運動を社会的背景とし、医師のパターナリズムに対する非難に医療者の側から応えている。インフォームドコンセントを受ける権利、ケアや治療について拒否を含めて自己決定する権利、医師の守秘義務および患者のプライバシーの権利などが明文化されている。より良い医療従事者－患者関係が成立することで、治療効果も上がる、という期待を込めて発表された。

→巻末参考資料22　　　　　　［重野豊隆］

【関連項目】アメリカ病院協会、患者の権利、パターナリズム、インフォームドコンセント、プライバシー、ケア、医療従事者－患者関係、人権、医療消費者運動

患者の自己決定権法
Patient Self-Determination Act（英）

【定義】州の法律や判例で認められている患者の諸権利を、新しく来院した成人患者に書面で説明するように、公的医療保険制度（メディケアとメディケイド）に参加しているすべての医療機関に義務づけたアメリカの法律。

【倫理上の問題】アメリカでは、リビングウィルや医療に関する持続的委任権といったアドバンスディレクティブ（以下ADと略記）の効力を認める法律が州ごとに制定されている。しかし、患者はそのような法律に精通しておらず、ADを作成する人も少なかった。そこで、アメリカ連邦政府は1990年、クルーザン裁判を契機にして「患者の自己決定権法」を制定し、各医療機関に対して患者の権利、とりわけ医療行為を承諾または拒否する権利やADを作成する権利を、患者に書面で説明すること、および、ADの作成の有無を患者の医療記録に記載することなどを義務づけた。翌1991年より施行。この法律は、患者が希望通りの末期医療を受けられるよう、患者の自己決定を促進することを意図して作られた。だが、必要な治療までも拒否するように患者に仕向ける可能性がある、といった批判もなされている。

［池辺寧］

【関連項目】患者の権利、インフォームドコンセント、リビングウィル、アドバンスディレクティブ、自己決定権、クルーザン裁判

感情労働　emotional labor（英）

【定義】対人サービス業において、労働者が顧客に対して適切に感情を管理することを職務として要求され、それに商品価値が伴うこと。

【倫理上の問題】この概念は1970年代半ば、アメリカの社会学者であるホックシールド（A.R.Hochschild）によって使われるようになった。その特徴として労働者は、（1）対面や声による顧客との接触があり、（2）顧客に何らかの感情の変化（感謝や安心など）を起こすことが求められ、（3）研修や管理体制によって感情を雇用者に管理されるという。感情労働とされる職種では、職務遂行上の「感情規則」が決められている。これは、特定の職業に就く人の感情に対する社会（他者）の期待であり、この期待に沿うように労働者は感情を表出し、コントロールする。この感情労働についての裁量は雇用者（権力者）が持っており、感情が商品化されると、労働者である個々人は本来持っている私的な感情から切り離される。そのため、市場原理によって組織された感情規則により労働者の感情は危険に晒され、ストレスが負荷されていくことに

なる。その結果、燃え尽き症候群や共感疲労といった問題が生じる。また、感情労働の受け取られ方は、ジェンダーや地位によっても違いがある。歴史的に、女性あるいは低い地位の者は不利な立場に立たされてきた。

【展望】現代の感情管理化社会は資本主義の進展とともに徐々に高度化してきた。すなわち、資本主義は感情労働に商品価値を見出し、組織化して会社の利益を生むことで大きな成果をあげてきた。今後はさらにサービスのスピード化が進む中で、労働者にかかるストレスは増大し、本当の自己と演じられた自己との狭間でアイデンティティの混乱をきたすことが予測される。

[宮脇美保子]

【参考文献】A.R.ホックシールド『管理される心』（石川准・室伏亜希訳、世界思想社、2000）。

【関連項目】燃え尽き症候群、共感

間接反証責任論 ➡ 環境倫理

感染症　infectious diseases（英）

【定義】病原体を有する微生物や小動物が、人体または動物の体内に入って細胞や組織や臓器の中で増殖することを感染（infection）といい、その結果起こる疾患（や病状）を感染症という。インフルエンザ、結核、エイズ、麻疹、百日咳、赤痢、腸チフス、ハンセン病、ジフテリア、梅毒などはみな感染症である。

【医学や医療との関連】ただし、微生物や小動物が人体などの中に入っても必ず発病するとは限らない。免疫など複雑な機構があるからである。人体など、すなわち宿主の体内でとくに「悪さ」を働くこともなく、平和的に共存する場合も少なくない。しかし、宿主の体力や免疫機能が衰えたりすると、にわかに発病してくることもある。感染から発病までの経過の早く短いものは「急性（acute）」と考えられ、遅く長いものは一般に「亜急性（subacute）」や「慢性（chronic）」などと呼ばれている。その病原体としては、ウイルス、細菌、クラミジア、リケッチア、真菌（かび）、スピロヘータ、原虫、寄生虫などが知られている。ただし、細菌などの中には人間（など宿主）の誕生後、間もなくから、いや出生前からその体内に入り、その宿主と共生し、宿主にとっては不可欠な生理的機能を果しているものもある。腸内細菌、口内細菌、膣内細菌などにそれが多い。人間はいくら清潔にしても無菌状態に生きられるわけではないし、またそれは不可能でもある。ほどよく細菌などの微生物と共生していく工夫も必要であるらしい。少し暴論めくが、最近の若者たちが（体形は大きく立派になったが）色々な感染症に弱く脆いのは、清潔すぎたり、さらには、寄生虫が体内にいなくなったからだという説も一部では囁かれている。

なお、感染症という言葉と伝染病という言葉は非常に近いが、まったく同義ではない。ある種の細菌は、普段は自然界にあって、いわばおとなしくしているが、これがいったん人間に入ると、たちまち発病させる。しかし、その人から他の人に伝染することはない。破傷風（tetanus）がその例である。

医学や医療の歴史のかなりの部分は、この感染症対策で占められてきた。人類は種々の感染症対策、とくに抗生剤の開発に成功してきた。しかし、病原体の方も変わってきているので、この戦いはいつ終わるとも分からない。おそらくは、永遠に続くことであろう。

[品川信良]

【関連項目】伝染病、感染症の予防及び感染症の患者に対する医療に関する法律

感染症の予防及び感染症の患者に対する医療に関する法律

【定義】感染症の発生の予防とその蔓延の防止を図るために、感染症の予防と感染症の患者に対する医療に関して必要な措置を定めた法律。

【制定の背景・経緯・内容】この法律は、1998（平成10）年に伝染病予防法を全面的に改正し、性病予防法とエイズ予防法を廃止・統合して制定された。伝染病予防法は1897（明治30）年に制定され、制定から100年以上経過していること、感染症を取り巻く状況も新興感染症の出現や再興感染症の問題等により大きく変化してきていることにより、感染症施策の再構築が必要との認識から改正が行われた。この改正により、感染症対策の基本的考え方が、従来の集団の感染症予防に重点を置いた考え方から、個々の国民の予防と良質かつ適切な医療の積み重ねによる社会全体の感染症予防の推進という考え方に転換していくこととされた。また、事前対応型行政の構築、感染症類型と医療体制の再構築、患者等の人権に配慮した入院手続の整備、感染症蔓延防止措置の再整理等が図られた。［久藤克子］

【関連項目】エイズ、エイズ予防法、結核予防法、伝染病

感染症法 ➡ 結核予防法

肝臓移植　liver transplantation（英）

【定義】機能不全に陥った肝臓を、他者からの正常な肝臓の一部（部分肝移植、分割肝移植）、または全部（全肝移植）と置換する治療法。提供者（ドナー）の違いによって生体肝移植と脳死肝移植がある。生体肝移植では肝臓の左葉、外側区域、または右葉の部分肝移植が行われる。脳死肝移植では全肝移植、またはドナー不足を解消する手段としての分割肝移植が行われる。肝臓移植の適応対象は、進行性の肝疾患のため末期状態にあり従来の治療法では余命1年以内と推定される者（先天性肝・胆道疾患、先天性代謝異常症などの場合は余命1年にはこだわらない）で、その適応疾患は劇症肝炎、先天性肝・胆道疾患、先天性代謝異常症、原発性胆汁性肝硬変症、原発性硬化性胆管炎、肝硬変、肝細胞がんなどである。肝臓移植成績は生体肝移植と脳死肝移植でほとんど差はなく、5年生存率は約80％である。

【倫理上の問題】高齢者やアルコール性肝硬変の患者、重症患者では、治療費が25〜40％増であることから優先順位が下げられる。脳死肝移植では移植後2週間以内に発症する原因不明の移植肝不全が5〜7％見られ、再移植が唯一の治療法である。このため同一患者が二度移植を受け、公平性が損なわれることになる。劇症肝炎では治療できる期間が短いため、患者家族のみならず医療機関への精神的負担が大きい。また、移植後の慢性肝炎の発生頻度が高率で、再移植率も10％になる。　［磯貝晶子］

【関連項目】生体肝移植、臓器移植、ドナー

がん治療 ➡ 化学療法

姦通　adultery, illicit intercourse（英）

【定義】旧刑法で有夫の女性のならびに有夫の女性との婚外交渉を指す。旧刑法は姦通を犯した者に2年以下の懲役を科していたが、男性には相手が有夫の場合を除き姦通罪は適用されなかった。

【歴史的経緯】江戸期において同上の婚外交渉は「不義密通」と呼ばれ極刑の対象となったが、旧刑法はそれを名前を代えて引き継いだ（もっとも「不義」はかなり遅くまで使われた）。姦通罪の発想のもとには、女性は男性の所有物であるとの観念がある。姦通罪は性の二重基準を制度化した最もあ

からさまな例である。これが男女平等に反するすると公然と述べることは1945（昭和20）年以前は難しかった。京都帝国大学教授瀧川幸辰（1891-1962）による同指摘に対し、政府は弾圧で望んでいる（「瀧川事件」）。

【現代の問題】姦通罪は男女平等に反するとして戦後廃止されたが、姦通罪を許した観念・意識は今でも生き残っている。女性の婚外交渉は非としても、男性のそれを許容する風土は根強い。男性の買春行為（国内のそれはもちろん第三世界への買春ツアー、少女を対象にした「援助交際」等を含め）や性関係強要タイプのセクシャルハラスメントの横行は、こうした観念・意識と無関係ではない。　　　　　　　［杉田聡］

【関連項目】貞操、男性優位社会、セクシャルハラスメント、買売春、不倫

観念複合体 ➡ コンプレックス

漢方医学
Chinese traditional medicine（英）

【定義】広義には、中国ならびに中国由来の伝統医学を指し、「湯液」「鍼灸」「導引・行気」「本草」などの諸分野を包含する。ただし、中国では自国の伝統医学を「中医学」と呼ぶ。また、日本に導入され日本化した中国伝統医学（Sino-Japanese traditional medicine）が狭義の漢方医学である。

【歴史的経緯】起原は古く、約3000年の歴史を持つ。中国では現在でも西洋医学と平行して行われている。日本では、ことに江戸時代中期に独自の医学が展開された。明治時代の近代化政策の中で漢方医学は排除され、民間医療に近い形で行われてきたが、1981（昭和56）年、漢方エキス剤が薬価基準に収載され、一般の医療機関でも使われるようになった。

【倫理との接点】生命倫理を考える上で役立つ疾病観・生命観などを分野別に示す。

本草：最初に編纂された『神農本草経』（500年頃）では、薬物を大きく次のように分類している。「上薬は命を養い、中薬は性を養い、下薬は病を治す」。「神農曰く、百病癒えずんば、いずくんぞ長生を得んや」という言葉からも理解されるように、ここでは病を治すことだけが目標ではない。病を治す段階から、養性の段階、養命の段階へと高い水準の健康を目指している。とくに上薬に属する薬物に関して見られる「軽身、延年、不老」などの記述は、高齢社会を迎えた日本にとって再検討されるべき観点であろう。

導引・行気・鍼灸：導引は狭義には関節を中心とした運動を意味するが、広義には文字通り外界の天地の気を体内に導いて引き込む術である。行気は、意識的な呼吸によって自然界の気を体内に導入し、体外の気の律動に合わせて体内の精気を動かす術である。ちなみに鍼灸医学の基本的な概念である「経脈」は、本来、自然界の気を手や足の指先から導入し、そのリズムに合わせて手首や足首の関節に溜まっている精を身体全体に巡らせる時の気の通路である。導引・行気・鍼灸ばかりでなく、全般的に漢方医学では人間と自然とを対応させ、小宇宙たる人間が大宇宙たる自然と一体化することを目標にしている。

湯液：煎じ薬を投与するという治療法が漢方医学の最も中心的な分野である。一般に医療行為においては、診察や処方を組む段階で治療者側の疾病観や生命観が反映されるが、中国伝統医学の基盤をなす考え方は陰陽五行説という一種の自然哲学である。ここでも、自然と人間、精神と肉体とは不分離のものとして扱われ、相互にバランスのとれた状態が目指されている。漢方薬は多種類の成分を含む生薬を巧妙に組み合わせて処方化したものであり、これらによっ

て複雑極まりない生命体のバランスを保つことが目標とされている。

【諸分野との対照】近代医学は細胞病理学説に基づき、分析的・科学的な手法によって疾病を扱い、また病原体に対して単一の成分から成る合成医薬品を用いる方法をとっている。一般に、多成分系の生薬で生命体全体を総括的に扱う伝統医学とは対照的である。とはいえ、同じ伝統医学であってもギリシャ医学と漢方医学とでは様相が異なる。たとえば、ギリシャ医学では「自然治癒力」すなわち生命体に本質的に備わっている病を治そうとする力が重視されており、自然治癒力の助けを借りて、あるいは自然治癒力を助長するように治療が行われる。一方、漢方医学では「自然に治る」という見方はあっても、「病気は自然が癒してくれる」(ヒポクラテス)といった前向きの自然治癒力の見方は乏しい。両伝統医学の生命観・疾病観の差異がうかがわれる。

漢方薬と健康食品とは天然物を材料にしている点で共通しているが、次のように区別する必要がある。前者は漢方医学特有の理論に則って構成された処方であり、後者は「体に良い」とされる非医薬品を製剤化したものである。前者は個々の病人の病証にぴったり合った処方である点で優位性があるが、ぴったり合った処方をつくれるか否かは治療者の力量に依存する。一方、後者では、一般に良いといわれているものでも、その人に有効であるとは限らず、使用者に合ったものを選択する必要がある。

【展望】一般に伝統医学は、近年注目されている「全人医療」の見方と同質であり、「全人医療」を構築するのに大いに役立つ。近代医学以前の歴史的遺産としての側面が強い西洋の伝統医学に対して、漢方医学は今日まで根強く生き続けており、現実的である。ことに日本漢方では、鎌倉時代以来、仏教医学との融合が進み、その結果、漢方医学の理論に加えて仏教医学の生死観とも合体した日本特有の医学観が発達した。生命倫理は万国共通のものではない。日本の漢方医学の中には日本に合った生命倫理を考える上で有効な病の見方や生死観などがうかがわれよう。　　　　　　　　〔遠藤次郎〕

【参考文献】『月刊シニカ―特集・漢方入門小事典』8巻11号(大修館書店、1997)。

【関連項目】伝統医学、東洋医学、全人的医療、自然治癒力

■ 肝レンズ核変性症 ➡ ウィルソン病

■ 緩和ケア　palliative care（英）

【定義】生命を脅かすような状況に置かれた家族や患者の生活の質を向上させる働きかけ。それは狭義には痛みやその他の症状からの開放を行うことであり、広義には精神的なサポートや心理的なサポートを診断の最初の時から最期の時、さらには遺族の悲嘆に対しても行うことを含める（WHO, 1990年）。

【倫理上の課題】緩和ケアとして提供されるサービスは、(1)痛みをはじめとして様々な症状を軽減する、(2)人生の自然な経過としての死につながる生を支持する、(3)死に至るまで患者ができるだけ積極的に生きていけるようにサポート体制を提供する、(4)患者が病気の間、家族がそれに対処できるように、また家族の悲嘆に対してサポートする体制を提供する、(5)チームアプローチを用いて、必要時、悲嘆に対するカウンセリングなど患者家族の必要に応えるようにする、(6)緩和ケアによって生活の質が向上し、また病気の経過に良い影響をもたらす、とWHOは定義している(1990年)。ここまではホスピスやターミナルケアと同様である。しかし緩和ケアではこれらに加え、(1)終末期に限定されずより早い段階でも提供される、

（2）治療目的の医療とも共存できる、という2つの特徴もケアに加えており、ターミナルケアやホスピスケアとは一線を画している。緩和ケアは病気の初期から適用され、延命のために行われる治療、すなわち化学療法、放射線治療などの治療と連結して用いることも可能である。それらは不快な合併症をよく理解し緩和するための検査も含まれている。

【展望】日本における緩和ケアは元来がんの痛みを緩和する治療を起源とするため、悪性疾患を中心にケアが行われてきた。だが欧米、とくにイギリスのホスピスでは、神経難病など運動神経系疾患への緩和ケアも行われてきた。その詳細は、シシリー＝ソンダース（Cicely Saunders 1918-2005）の『ホスピスケアハンドブック』にも「第6章 運動神経系疾患に対するホスピスケア―ホスピスにおける運動神経系疾患の100例の概説」として記述されている。しかし日本においては、ターミナルケアが叫ばれ始めた1980年代、国立療養所など重篤な運動神経系疾患病棟を有する病院では、ターミナルケアの理念は運動神経系疾患に関する日本の医療の実態になじまないとされていた。未だに日本の医療における緩和ケアは悪性疾患に偏っている現状にあるが、近年、重度の認知症患者や神経難病のALS（筋萎縮性側索硬化症＝Amyotrophic Lateral Sclerosis）患者に対しての緩和ケアが試みられるようになった。日本における、非悪性疾患患者への緩和ケアの充実が待たれる。　　　　　　　　　［前野竜太郎］

【参考文献】C.ソンダース他編『ホスピスケアハンドブック―この運動の反省と未来』（岡村昭彦監訳、家の光協会、1984）。ターミナルケア編集委員会「非悪性疾患の緩和ケア」（『ターミナルケア』11月増刊号、青海社、2004）。

【関連項目】ターミナルケア、尊厳死、疼痛緩和

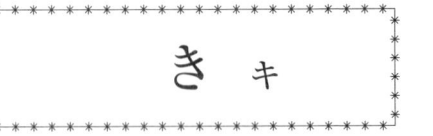

き　キ

既往歴　anamnesis, past history（英）

【定義】既往歴とは、患者の過去の健康状態、罹患した疾病などに関する情報であり、この情報を得ることを「既往歴をとる」という。

「病歴をとる」とは、診察時に患者の持っている異常について、患者からその内容を聞くことであり、その内容は（1）現病歴、（2）既往歴、（3）家族歴の3つに分けられるが、これらをまとめて広義の既往歴と呼ぶこともある。現在の疾病の発病が幼時であった場合など、現病歴と既往歴との区別がはっきりしない場合もある。

【倫理上の問題】既往歴をとることは患者の全身状態を確認する目的もあり、その際には本人が意識していないことでも現在の病的状態との関連性を考え、詳細に問診し記録する必要がある。しかし、患者自身は現在の病的状態と直接関係しないと捉えている過去や家族関係についての詳細な問診は、患者に不満や不信を抱かせることがあり、その後の治療関係を悪化させる危険性もある。このため、既往歴をとる場合にはその必要性を十分に説明する必要がある。さらに、近年では個人情報保護の観点から患者のプライバシー保護に十分配慮し、その情報管理を厳重に行うことが重要である。　　　　　　　　　　　［武内克也］

【関連項目】カルテ、診察、インフォームドコンセント、プライバシー

機械論　mechanism（英）

【定義】すべての事物は物質的なものから成り立っており、その生成変化は機械仕掛けで説明できるとする考え方。説明のモデ

ルとなる「機械」は、時代に応じて発条時計からコンピューターへと変化してきたが、その前提をなすのは、事物の根本的規定性は質的差異ではなく量的差異にあり、それらは外見上の質的な差異にもかかわらず、すべて斉一的な因果法則の支配下にあるとする考え方である。

【歴史的経緯】デカルト（René Descartes 1596-1650）のように、物体の本質を「延長」にのみ認め、「運動」を物体に外部から与えられるものと見る立場は機械論的唯物論と呼ばれる。他方、運動を物質に内在的な本質と見る立場は弁証法的唯物論と呼ばれてきた。また、17世紀フランスのヤンセン派の修道士たちは、デカルトの「動物機械論」を受け入れて、動物に一切の感覚を認めなかったが、これは動物にも快苦の感情を認める功利主義と対立する。また、機械論は事物にいかなる合目的性も認めないという点で目的論（teleology）に対立し、全体の機能はそれを構成する諸部分の機能の総和でしかないとする点で全体論（holism）に対立する。しかし、この種の要素（還元）主義は、知覚のレベルではゲシュタルト理論によって論駁された。また、人間の身体行動も習慣的に形成された身体図式に基づくのであって、四肢の単なる機械的な運動の所産ではない。

【倫理上の問題】近代医学の輝かしい進歩は、機械論の「生気論（vitarism）」に対する勝利の歴史として語られることが多い。実際、人間身体の機能はそれを構成する諸部分に因果的に依存し、発生学的にはそれらに対応する遺伝子に依存する。しかし、それらの機能は遺伝子の化学的性質に還元できない。それは、言葉の意味がそれに対応する記号（文字や音声）の物理的特徴に還元できないのと同様である。したがって、人間身体の機能を機械論的に説明することはできない。　　　　　　　　［坂井昭宏］

【参考文献】R.デカルト『哲学原理』（桂壽一訳、岩波文庫、1964）。ド＝ラ＝メトリ『人間機械論』（杉捷夫訳、岩波文庫、1970）。
【関連項目】人間機械論、功利主義（行為―、規則―、選好―）、目的論、生気論

危機介入　crisis intervention（英）

【定義】日常の社会生活において危機状態に陥っている個人（家族）、集団、地域社会を、危機以前の元の状態に回復するように援助していく活動をいう。

【歴史的経緯・倫理上の諸問題】危機介入技法は、第一次世界大戦期、戦争神経症者の治療方法・心理療法の開発・自殺予防運動による電話相談活動の展開の中で徐々に形づくられてきたが、1940年代から1950年代にかけてE.C.リンデマン（Eduard Christian Lindemann 1885-1953）が行った身内の者との死別の研究、G.キャプラン（Gerald Caplan 1938-）の地域精神保健分野における研究と実践が、その後の体系的発展の契機となる。わが国では、電話相談活動として1971（昭和46）年「いのちの電話」が発足したが、危機介入やクライシスインターベンションという用語は一般に知られておらず、阪神・淡路大震災に際し用いられるようになって初めて、一般に広く知られるようになった。

キャプランは危機状態を「人生上の重要目標が達成されるのを妨げられる事態に直面した時、習慣的な課題解決法をまず初めに用いて、その事態を解決しようとするが、それでも克服できない結果発生する状態である。危機状態になると混乱と動揺の時期がしばらく続き、その間、打開するためのさまざまな試みがなされる。しかし結果的にある順応が、その人自身やまわりの人にとって最もよい結果をもたらすか、またはそうでないかもしれない結果で形成される」と定義している。危機には、身体の発

達段階、ライフサイクルの中で直面する入学・卒業、結婚・出産など、人生の節目となる出来事の中にあらかじめ予測されない場合がある。日常の生活問題に対応するのに習慣的な問題解決技術を用いることができない時には、情緒的均衡が崩れ、内面的な緊張が高まり、不安が示され、機能できなくなり、その結果、長期にわたる情緒的混乱がもたらされる。危機介入が最小限狙っている治療目標は、個人の直面している危機を心理的に解消する、少なくとも個人が危機に陥る以前に保持していた機能遂行の水準にまで回復させていくことにある。最大限狙っている目標は、危機以前の水準を上回るように機能の遂行を改善していくことである。

【展望】科学技術と産業の発達により都市化が進み、個人・家族が孤立化する環境が危機を増大させている。新しい生理的・心理的・社会的問題が絶えず生じる中で、危機状態に直面した人びとには、援助者が初期段階から積極的に介入していくこと、また迅速で効果的な対応をしていくことが重要である。精神保健関連領域の専門家、行政職員や学校の教員、ボランティア等の連携や支援組織づくりも望まれる。

［斉藤さや可］

【参考文献】G.キャプラン『地域精神衛生の理論と実際』（山本和郎訳、医学書院、1968）。D.C.アギュララ『危機介入の理論と実際』（小松源助・荒川義子訳、川島書店、1997）。

【関連項目】ライフサイクル、婦人補導院、ソーシャルワーカー、心理療法士

企業倫理　corporate ethics（英）

【定義】企業における倫理、具体的には労使関係、法令遵守、とりわけ社会的責任（CSR：corporate social responsibility）といった事柄に関わる倫理。

【歴史的経緯・倫理上の問題】アメリカでは概ね1970年代以降、日本では概ね1990年代以降、基本的に営利を目的として活動する企業は社会全体の利益（公共の利益）をも配慮の対象とし、社会的責任を負うべきだと一般に考えられるようになってきた。この背景には、一般の人びとの権利意識の高まり等もあるが、何よりも企業活動の社会全体に対する影響力が極めて大きなものとなってきたということがある。それは、とりわけ企業活動の大規模化や、製作・使用される科学技術製品の大型化・量的増加・質的高度化に伴って、事件・事故の被害が大規模化・深刻化したり、また多くの環境問題に見られるように、予測できなかった（あるいは予測を超えた）害悪がしばしば発生するようになってきたことに顕著に見て取れる。その結果、単に法令を守っていればよいだけでなく、社会全体への影響に関して細心の注意を払いつつ、自ら自律的に倫理的に活動することが企業に要請されるようになってきた。

【展望】日本では欧米に比べ、企業活動と倫理とは結びついたものとして認識される傾向が依然として低い。日本で企業倫理への意識をいっそう高めるためには、企業内での、さらには大学等の教育機関での企業倫理教育の導入・充実化が何より重要であろう。

［三谷竜彦］

【参考文献】R.T.ディジョージ『ビジネス・エシックス』（麗澤大学ビジネス・エシックス研究会訳、明石書店、1995）。宮坂純一『企業は倫理的になれるのか』（晃洋書房、2003）。

【関連項目】環境税、経済倫理、公害輸出、製造物責任法、南北問題

奇形　malformation, congenital malformation（syndrome）（英）

【定義】胎生期の発生異常に基づく、肉眼的に認識できる形態異常のこと。

【分類】奇形とは、普通と異なった珍しい

姿・形のことで、原因としては「遺伝」と「環境」の2つが挙げられる。遺伝では、従来は「メンデル遺伝」、最近は「遺伝子病」「突然変異」（遺伝子・ゲノム・染色体）、「SNPs、一塩基多形」が注目されている。環境では、発生の初期、胎芽期（妊娠3カ月まで。胎芽病〈embryopathy〉）、胎児期（妊娠3カ月以後。胎児病〈fetopathy〉）、生下時（出産、分娩〈birth〉、周生期・周産期障害〈perinatal defect〉）、新生児（新生児障害〈neonatal defect〉）に区分されている。一卵性多胎児に見られる奇形を重複奇形（双生児が多いので二重体ともいう）、単胎児に見られる奇形を単胎奇形という。単胎奇形は、存在部位が体表か臓器かにより外表奇形と内臓奇形に、さらに奇形が単数か複数かにより単独奇形と合併奇形（多発奇形）に分類される。さらに、無脳児・単眼症・心臓中隔欠損症・アザラシ肢症・内臓逆位などが挙げられる。臨床的には、身体への影響の程度により、大奇形と小奇形に分けられる。催奇因子としては、放射線（原爆小頭症）、ウイルス（TORCH症候群）、化学物質（アルコールFAS、サリドマイド、有機水銀）がある。周生期に起こるものに、先天梅毒がある。突然変異（mutation）には、（1）遺伝子突然変異、（2）ゲノム突然変異（染色体数異常）、（3）染色体突然変異（染色体構造異常）の3つがある。

【展望】（1）差別用語を是正する必要がある。たとえば、メンデルの優性（顕性）、劣性（潜性）など。（2）障害は個人差（個性）の一種であるということを認識する必要がある。（3）公開の原則（障害を隠さない）、秘匿の原則（個人情報の秘匿）という、個人の2つのプライバシーの権利を認める必要がある。（4）障害者の立場で見る社会の構築が必要であり、健常者と障害者の共存を図る必要がある。

［木田盈四郎］

【参考文献】木田盈四郎『先天異常の医学』（中公新書、1982）。木田盈四郎『遺伝子と生命』（紀伊国屋書店、1998）。
【関連項目】健常者（児）、正常と異常、障害新生児、先天的、後天的

気候変動枠組条約 ➡ 地球温暖化

義肢装具士
prosthetist and orthotist（英）
【定義】身体機能が失われた障害者の日常生活をより快適にするために、厚生労働大臣の免許を受けて、義肢装具士の名称を用いて、医師の指示の下に義肢および装具の装着部位の採型、ならびに義肢および装具の製作および身体への適合を行うことを業とする者のこと。
【倫理上の問題】外科手術直後の患者に義肢や装具を装着して早期に訓練を行い、社会復帰を促す超早期リハビリテーションが普及しつつある。義肢装具士は義肢装具を単に製作するだけでなく、適合させることを業務とする。つまり、生体（患者、障害者）と器械（義肢装具）のインターフェイスの部分を担う専門職であり、QOL向上という観点から臨床の場で今後ますます重要になっていくことが予想される。

［大井賢一］

【関連項目】厚生労働省、QOL

器質死　organic death（英）
【定義】目に見える形の破壊ないし消失をもって、生物個体あるいは生物の部分（器官、組織、細胞）の「死」とする考え方。細胞の「壊死」はその一例である。形は保たれていても働きが失われた時をもって死とする「機能死」と対をなす言葉。生物学用語ではないが、脳死をもって人の死とすることの可否をめぐる議論の中で、立花隆

（1940－）が「器質死」と「機能死」を区別して用いたので有名になった。
【倫理上の問題】脳死が人の死であることを否定する論者の中には、全脳の機能が失われても脳の形が保たれているため外部からうかがうことのできない「内的意識」が残存している可能性を想定して、器質死に固執する人がいる。おそらく、脳死状態で長期間人工呼吸器を装着した際に起こる脳全体の壊死を想定してのことであろう。しかし、心臓死の場合でも心臓全体の壊死が起こるわけではない。人間の死の判定は形態学・病理学から医学的に定義されるよりは、人間社会の慣習に影響されるところが大きい。
【展望】立花によると、器質死とは必ずしも脳がどろどろに溶けていることを指すわけではない。（旧）厚生省基準によって「全脳の機能の不可逆的喪失」を診断し、それに加えて聴性脳幹反応の消失と脳血流の停止を証明すればそれが器質死であり、立花もその場合は脳死を人の死と認めると述べている。「器質死」という言葉は20世紀末の日本における脳死論議の途中の産物である。1997（平成9）年に施行された臓器移植法に基づく脳死判定が定着してからは次第に死語となりつつある。　［伊藤幸郎］
【参考文献】立花隆『脳死』（中央公論社、1986）。
【関連項目】機能死、脳死、死の定義

▌技術倫理　ethics of technology（英）、Ethik der Technik（独）
【定義】現代の科学技術は著しい進歩を遂げたが、核兵器の開発と軍拡競争は人類の存続そのものを危険に晒すことになり、遺伝子操作技術は生物種の改変さえも可能とした。さらに、科学技術は人びとに大きな利益をもたらす一方で、多くの公害や原発事故、そして気候変動の事実によって、時として大きな被害をもたらすことも明らかになった。技術倫理とは、そのような科学技術のあり方に関する倫理であり、国家・社会政策レベル、組織レベル、個人レベルのそれぞれで科学技術をコントロールすることを求めている。なお技術者の専門職倫理である「技術者倫理」とほぼ同じ意味で用いられることもある。
【倫理上の諸問題】巨大科学事故の多くの原因は、技術的なものというよりは倫理的なものでもある。技術倫理の問題はリスク評価との関連で語られることが多いが、技術倫理の問題のすべてがリスク評価の問題に還元できるわけではない。科学技術に関する倫理的諸問題は、社会体制、政治、経済、軍事、宗教との関連からも考える必要があるためである。またリスクの分配には何らかの社会的不平等が反映されていることも多い。さらに、技術倫理の問題の多くは企業や組織における集団責任に関する問題でもある。また科学者には、ある特定の科学技術を使用することから生じるリスクを社会に説明する義務（アカウンタビリティ）もある。技術倫理には人類の存続そのものを問題にする「世代間倫理」「サスティナビリティ」を問うという側面もある。
【展望】まず個々の技術の安全性を着実に評価していくことが求められる。さらに組織の倫理という観点から、技術倫理に関わる個々の問題に対処する必要もある。また必要な情報を得た市民が、倫理的・社会的観点から科学技術を評価することも求められている。その一方で、しばしば「縛られたプロメテウス」の神話に仮託して語られるように、現代の科学技術と人間との関係を形而上学的な次元で問題にする必要もある。技術倫理を技術者という職業に特有の専門職倫理として理解するだけでは不十分であり、現代の技術のあり方そのものに関する根本的な問いかけが必要であろう。

［蔵田伸雄］

【参考文献】H.ヨナス『責任という原理』(加藤尚武監訳、東信堂、2000)。新田孝彦他編『科学技術倫理を学ぶ人のために』(世界思想社、2005)。
【関連項目】応用倫理学、世間間倫理、生命科学、責任、科学技術倫理、アカウンタビリティ

基準看護 ➡ 看護基準

寄生 ➡ 共生

喫煙権　right to smoke（英）
【定義】嗜好品としてタバコの喫煙を享受する権利。嫌煙権に対立する権利。
【歴史的経緯・倫理上の問題】タバコ喫煙は、スペイン、ポルトガルが新大陸から持ち帰った嗜好文化である。日本の慶長年間(1596〜1615年)の絵画にタバコ喫煙をする市井の人びとが描かれていることから、極めて短期間で世界中に伝播した文化と見なすことができる。新大陸からの流入後、日本やいくつかの国と地域でタバコ葉の栽培や喫煙を禁じる法律が誕生したが、喫煙文化を必ずしも払拭し得なかったことに見るように、喫煙は生活に根差した文化として多くの人びとに受け入れられてきた。しかし今日、大量生産紙巻タバコの流通により飛躍的に喫煙の機会が広がったことで、喫煙は喫煙を望まない人びとの権利を種々の場面で侵害している。一般に喫煙を望まない人びとの健康に関する権利の侵害が最も注目されているが、その他にも喫煙によって生じる匂い・汚れ、火を利用することから生じる危険、喫煙後のポイ捨てによる吸殻ゴミ等は、多くの人びとにとって生活環境を悪化させるものでしかない。したがって、日本において喫煙は、2002(平成14)年に成立した「健康増進法」をはじめ様々な方途で制限されている。公的な場所と見なされる施設の敷地内禁煙化、これまで制限付きで喫煙であった列車・タクシー等移動機関内の全面禁煙化、多くの自治体で導入されている歩きタバコ禁止条例、アパートなどの賃貸契約の契約条項、名古屋女子大学の入学誓約書、2008(平成20)年度から導入された愛知きわみ看護短期大学の入学資格等(禁煙義務化)がその具体例となろう。また、WHOが2007年5月29日には屋内施設の全面禁煙を勧告したことを受け、今後も多くの国と地域で喫煙機会の制限は拡大される見通しである。しかしこうした状況においてさえ、世界人権宣言において謳われているように、人間が自由の主体であることは保障されるべきであり、個人に幸福の追求の権利や文化的な生活の享受の権利が属していることは無視すべきではない。したがって、生活嗜好品として認められている限りで、タバコ喫煙権は、機会を制限されたとしても、権利までもが全面的に否定されるべきではない。つまり、喫煙を望まない者の権利要求のみによって一方的に他人の喫煙を制限することは望ましいことではない。日本国憲法第14条に謳われる平等の精神に従い、喫煙者の権利と喫煙を望まない者の権利は、喫煙の機会の適切な制限下で互いに保護されるべきであろう。
【展望】公的な場所での禁煙は、「タバコ規制枠組条約」において定められており、遵守されるべき事項である。しかし、急激な禁煙を強いられた喫煙者がうつ病や神経症を発症する可能性があるという研究結果が現在、注目されている。喫煙機会の制限は、禁煙治療の成果も取り組みつつ、適切かつ慎重に行われなければならないであろう。

［中根弘之］

【参考文献】たばこ総合研究センター編『紫煙のゆくえ―喫煙の社会環境』(山愛書院、2005)。E.ローソン編『人権百科事典』(宮崎繁樹監訳、明石書店、2002)。
【関連項目】嫌煙権、健康増進法、人権、世界保健機関(WHO)

機能死　functional death（英）

【定義】臓器の機能が不可逆的に失われたが、形態は保たれていること。立花隆（1940-）の著書で、脳死の場合に竹内基準は機能死の診断であるとして「器質死」と対比して用いられた。この定義によると、心臓死でも心臓の動きが止まるだけだから機能死である。脳の他にも慢性腎不全で働きを失った腎臓は機能死に陥ったといえるかもしれない。

【倫理上の問題】立花は脳死診断への不安をこの言葉に託したのであるが、これに対比される「器質死」が必ずしも形態が消滅したことを表わしていないのでやや分かり難い。立花は、竹内基準に加えて聴性脳幹反応と脳血流検査を行い、いずれも陰性なら器質死としてよいといっている。器質死、機能死という言葉は脳死論争の過程で生まれた一時的な用語であって、「臓器移植法」（1997〈平成9〉年）による脳死判定が定着した現在、歴史的意味を持つのみとなった。　　　　　　　　　　　　　［伊藤幸郎］

【参考文献】立花隆『脳死』（中央公論社、1986）。
【関連項目】器質死、脳死、死の定義

機能障害
impairment, functional disorder（英）

【定義】機能障害とは障害の一次的レベルであり、疾病から直接生じてくる心理的・生理的または解剖学的な構造や機能の欠損あるいは異常。一時的なものと永続的なものとがあり、能力低下や社会的不利の原因となる可能性がある。

【倫理上の問題】機能障害は、現在も医学的モデルと社会学的モデルで論じられることが多い。医学的モデルの立場に立つならば、障害者が抱える問題の根本原因はインペアメントであり、インペアメントの結果として日常生活が制限されるディスアビリティ（能力低下）にあるとする。リハビリテーションを通じたインペアメントあるいはディスアビリティの克服・改善が不可欠である。一方、社会学的モデルの立場をとるならば、障害者が直面する問題の根本的原因は社会の仕組みにあり、インペアメントやディスアビリティは二次的なものである。したがって、社会の構造から受けるハンディキャップ（社会的不利）の克服こそが重要であり、そのためにはノーマライゼーションなど社会の変革が必要であるという立場をとる。

この2つの学問的立場は、従来の障害の3分類（機能障害、能力障害、社会的不利）に則って相互に重複した形で論ぜられることが常であり、論点は整理されることなく相互に重なることでかろうじて論理的な調和を保っているに過ぎない。インペアメントの有無を正常・異常で評価する医学的モデルと、社会変革のために社会的不利の政治的克服に目が向きインペアメントやディスアビリティが疎かになりがちな社会学的モデルと、双方に克服すべき課題があることは明確である。

【展望】これがインペアメントを抱えた当事者不在の障害論の本質である。インペアメントが永続する状況から逃れられない障害当事者をその喪失感から救い出し、喪失感までいかずとも、常に負の感覚、単純にいえば、生きていく上でのしんどさの訴えを軽減できるように、障害は今こそ「生活世界」に立ち返った障害当事者自身によってありのままに語られるべきである。エスノメソドロジカルに語られることこそが有効な手段であり、そのナラティブにこそ社会を変革させる鍵がある。障害当事者が個人の身体的状況とそれを取り巻く生活環境を語ることによって、環境と個人との相互作用性を「環境因子」として分類に付加したWHOの新分類に整合した議論が展開されることになるであろう。　　［前野竜太郎］

【参考文献】石川准・倉本智明編著『障害学の主張』（明石書店、2002）。上田敏・大川弥生編『リハビリテーション医学大辞典』（医歯薬出版、1996）。
【関連項目】障害、障害者（児）、ノーマライゼーション、リハビリテーション

気分障害 ➡ うつ病

基本的人権 ➡ 人権

義務論　deontology（英）, Deontologie（独）, déontologie（仏）
【定義】行為の正・不正は、行為を通して実現される目的もしくは行為によって生み出された結果によらずに、行為そのものの持つ性質によって直接判定されるとする説。目的論あるいは結果主義に対立する。
【倫理上の問題】義務論には様々な種類がある。行為義務論によれば、基本的な道徳判断は純粋に個別的な判断であり、「この状況において、しかじかのことをすべきである」のような形をとる。極端な行為義務論は規則や原理に訴えることをまったく許さないが、穏健な行為義務論は、規則や原理が個別的判断に基づいて確立されたものである限りそれらの有用性を認める。極端な形であれ、穏健な形であれ、行為義務論は直観のようなものか決断のようなものかを含む。すなわち、行為義務論は直覚主義的であるか実存主義的であるかのいずれかである。しかし行為義務論は、個別的状況において何が正・不正かを決定する基準を何も示さない。

　規則義務論は規則や原理を道徳において基本的なものととる。問題となる規則や原理が唯一つしかないと考えるならば、規則義務論は一元論的であり、複数個の規則や原理があると考えるならば、それは多元論的である。多元論的規則義務論の適例はロス（William David Ross 1877-1971）の所説に求められる。ロスは、ある種の行為が正しいのは、それが最大可能な善を生み出すからではないとし、約束を守る誠実の義務、不正な行為を償う補償の義務、奉仕を受けたことに対する感謝の義務、功績に対応しない幸福の配分を阻止する公正の義務、他人の状態を改善してやる善行の義務、自分の状態を改善する自己改善の義務、他人に害を与えない義務の7つを「一応の義務」として挙げた。カント（Immanuel Kant 1724-1804）は一元論的規則義務論者の典型である。カントは根本的な道徳原理を唯一の定言命法と呼び、これを「普遍的法則となることを同時に欲しうるような格率に従ってのみ行為せよ」と定式化し、具体的状況における特殊な義務を、結果を考慮することなくこの定言命法からのみ導出しようとした。
【展望】義務論は目的論と違って、正や義務を道徳外の価値に依存させず、かくして道徳の自律性を保証するが、善や幸福の促進を直接には考慮しない。最近では同時に両方向を目指す理論も提示されている。

［西山憲夫］

【参考文献】I.カント『道徳形而上学の基礎づけ』（宇都宮芳明訳、以文社、1989）。William David Ross, "The Right and The Good" (Oxford at the Clarendon Press, 1930).
【関連項目】結果主義、倫理、自律、目的論

キメラ　chimera（英）, Chimäre（独）
【定義】2種類以上の異なった遺伝子型を持つ細胞からつくられた生物個体、つまり2個以上の受精卵に基づく体細胞から形成される生物個体のこと。ギリシャ神話に出てくる頭部はライオン、胴体はヒツジ、尾は蛇という怪物の名に由来する。キメラには、異種の生物からつくられるキメラと、同種の別の個体からつくられるキメラとがある。最近では哺乳類の胚を使ってキメラ

個体をつくることも可能になっている。たとえば黒毛のマウスの胚と白毛のマウスの胚を融合させて子宮内に戻すと、まだら毛のマウスがキメラマウスとして生まれてくる。またヤギとヒツジのキメラ動物も生まれている。何らかの先天的な疾患のある胚に健康な細胞を組み込んで治療するというように、治療目的でこの技術を人に用いることも検討されている。

【倫理上の問題】生命倫理上の問題としては、自然には生まれない種間雑種が生まれること、ヒトの胚を用いたキメラが生まれることなどがある。複数のヒト胚から作製されるキメラや、ヒト胚と動物の胚からのキメラ個体を生み出すことについては各国で法的に規制される方向にあり、日本でも「ヒトに関するクローン技術等の規制に関する法律」(2001〈平成13〉年施行)において禁止されている。なおキメラ胚を含めた「特定胚」の扱いについては、「特定胚の取扱いに関する指針」(2001年)で規制されている。　　　　　　　　　　〔蔵田伸雄〕

【関連項目】特定胚、胚、クローン技術、ヒトに関するクローン技術等の規制に関する法律

偽薬 ➡ プラセボ

虐待　abuse（英），Mißhandlung（独）

【定義】人間が自分以外の人間や生き物を残酷に取り扱うこと。虐待される対象に応じて、児童虐待、配偶者虐待、捕虜虐待、動物虐待などという。

【歴史的経緯】人間に対する虐待は古来より存在していた。その典型的事例は、有史以前より近代にまで存在していた奴隷制度である。また子どもへの虐待も、伝説や民話の中で語られながらどの時代をとっても存在してきたと考えられており、ましてや動物への虐待は未だに認められる。人間に対する虐待の観念は、人権概念の成立とその普及によって顕在化したが、その背景には、人権という価値の普遍性を擁護する立場が優勢となりつつある国際社会の趨勢がある。それに伴って法整備が行われるようになってきた。捕虜虐待はジュネーブ条約(1929年)によって国際的に禁止された。児童虐待は、小児科医ケンプ(C.Kempe)が1961年に被虐待児症候群(battered child syndrome)として初めて報告したことがきっかけとなって広く認識されるようになり、日本では近年の児童虐待の増加とその社会問題化によって「児童虐待防止法」(2000〈平成12〉年)が施行されるに至った。夫やパートナーから女性に向けられる暴力であるドメスティックバイオレンス(domestic violence)も虐待に含まれるが、たとえ傷害罪や暴行罪などに該当する行為であっても「法は家庭に入らず」を理由に、国連が1993年に「女性に対する暴力撤廃宣言」を採択したにもかかわらず、法的処罰の対象にはなり難い現状があった。このため「配偶者からの暴力の防止及び被害者の保護に関する法律」(2001〈平成13〉年)として新たに立法化が行われた。これは、配偶者からの暴力に係わる通報、相談、保護、自立支援などの体制を整備し、配偶者からの暴力の防止および被害者の保護を図ることを目的とする法律であり、2004(平成16)年からは保護命令の対象範囲の拡大などを中心とした法改正が行われた。略してDV防止法と呼ばれている。なお愛護動物に対して日本では「動物愛護管理法」(1973〈昭和48〉年)によって動物虐待行為への規制が行われている。

【倫理上の問題】虐待の中でもとりわけ深刻なのが児童（子ども、小児）虐待(child abuse)であり、これは親などの養育者によって引き起こされる。この中には、身体的虐待（暴行、打撲、骨折、外傷、火傷など）、性的虐待（近親姦、性的暴行、

売春やポルノ撮影の強要など)、心理的虐待(脅迫、差別的取り扱い、暴言、無視などで不安や恐怖・怯えを引き起こすこと)、ネグレクト(養育や保護の怠慢ないしは拒否、たとえば放置、食事を与えない、病気の治療を行わないなど)が含まれる。このような虐待は、親のみならず里親によっても、あるいは児童擁護施設での職員による「施設内虐待」としても発生し得る。このような体験をした乳幼児は心身の不可逆な障害を後に残したり、大幅な成長や発達の遅れが認められる。ものごころがついてからの虐待は、それがトラウマ(心的外傷)となってPTSD(心的外傷後ストレス障害)を以後の人生に引き起こすことがある。近年アメリカで多発している解離性障害の中でも、とくに多重人格は幼少期の心的外傷に多くは由来するといわれている。また子どもを虐待する人は人格的に多くの問題を抱えており、その人自身も幼少期において被虐待児であったことが多い。このように、加害者が自分の養育者との間で体験したことを子どもとの間で繰り返すことを世代間伝達(intergenerational transmission)といい、場合によっては医療の介入が行われなければ虐待の連鎖が続く危険性がある。DVで被害者が加害者に対して毅然とした対応ができ難い背景としては、経済的自立が困難である場合や、両者が共依存(codependency)の関係に陥っている場合もある。被害者の救済・保護・治療が優先されるが、加害者が矯正されない限り、新たな被害者が再生産され続けることとなる。しかも、被害者自身が同時に加害者以外の他者に対して加害者であることもあり、虐待防止の試みはまだ発展途上にある。

【諸分野との関連】虐待の問題は、精神医学、心理学、社会学、犯罪学、被害者学、司法や社会福祉、戦争犯罪や動物保護などと幅広く関連し合っており、極めて学際的分野をなしている。また何を虐待と捉えるのかについては、地域や時代・階級・個人によって異なっており、歴史的に見ても心性史の興味深い対象でもある。

【展望】虐待は、それを被った個人にとって独力で修復することが極めて困難な課題となる。このため(1)発生予防、(2)早期発見・早期対応、(3)保護・支援の観点から、それに関わる医師、臨床心理士、ソーシャルワーカー、保健師、施設職員、行政担当者などの連携したチーム支援体制ならびに社会的資源の充実、およびその活用が望まれる。　　　　　　　　　　［生田孝］

【参考文献】斎藤学編『児童虐待』〔危機介入編〕(金剛出版、1994)、同〔臨床編〕(金剛出版、1998)。上野加代子『児童虐待の社会学』(世界思想社、1996)。三島亜紀子『児童虐待と動物虐待』(青弓社、2005)。

【関連項目】人権、自然の権利、家庭内暴力、児童虐待、トラウマ、PTSD、自我同一性障害

▍キャリア ➡ 保因者

▍キュア　cure(英)

【定義】傷病を有効な方法によって元の健康な状態に回復させること。

【歴史的経緯】キュアは、科学的・客観的な手順によって得られる、できる限り多くのデータに基づく対象認識を基礎とする。その方法的原点は、村田久行によると、デカルト(René Descartes 1596-1650)の思考法、とくにデカルトの思考の4原則にある。デカルトは、真理の探求にあたっては、(1)明晰・判明、(2)問題の分割、(3)単純から複雑へ、(4)全体の通覧という4つの規則を守ればよいとした。このデカルトの思考手順は、近代自然科学と科学技術を成り立たせた方法論的大前提である。キュア概念には治癒に有効なこの思考手順が取り入れられている。同時にデカル

トの心身二元論も暗黙の前提の下に使用されている。キュアは傷害や疾病の除去、つまり傷病を治すことを目標としており、医療はキュアの局面で大きな飛躍を遂げた。
【倫理上の問題】キュアにおいては、医師の言う通りにしていれば傷病は治るとされ、したがって患者は医師の命令に服従するということになりがちである。またキュア偏重の医療は人間よりも傷病を重視する。この病気にはこの薬というような画一化が促進され、患者の個別性は軽視されることになるわけである。傷病を治すことを目標とするキュアは、健康から逸脱した患者を正常に戻そうとする。このことは、健康者に対する傷病者、正常者対異常者、強者対弱者という分断された対比関係を形成する。また、キュアを構成する科学的な研究や技術・経験の集積には専門家が必要であるが、情報や技術が専門家に独占されるという特色を持つことが、キュアを教示的・指導的・命令的なものにし、治療者を強者に、患者を弱者に置く傾向を生み出す要因となっている。キュア偏重の医療からキュアとケアのバランスのとれた医学へのシフトが要請されるゆえんである。

また、キュアを実施するにあたり、身体に侵襲を伴う医療技術の安全管理が問題となり、医療の分野にリスクマネージメント（危機管理）が重要視されるようになってきている。さらに、倫理的医療を実践するには（1）医学知識をもとにした考え方、（2）患者の考え方、（3）人生への影響についての考え方、（4）法律や家族・社会などをもとにした考え方など、多くの要素のバランスをとる必要があると考えられるようになってきている。　　　　［平尾真智子］

【参考文献】村田久行『ケアの思想と対人援助—終末期医療と社会福祉の現場から』（川島書店、1984）。栗原敏監修『医療入門—よりよいコラボレーションのために』（医学書院、2006）

【関連項目】ケア、正常と異常、治療

救急医学　emergency medicine（英）、Notmedizin（独）

【定義】人体に対し、急激かつ緊急な身体的・精神的負担を強いるような内的・外的要因について、その予防・診断・治療を研究する医学の一分野。主に急性疾患や外傷・熱傷・急性中毒などを扱う。医療機関内だけでなく、救急搬送システムや事故の予防といった、病院前（プレホスピタル）の要素をも含むのが特徴であり、また、災害医学や、集中治療医学などとも深い関連を持つ。救急医学を臨床に応用したのが救急医療である。

【倫理上の問題】救急医学が対象とする病態は、急に発生し、緊急に診断・治療を要することが多い。このため、治療や臨床研究にあたり、患者本人や家族に十分なインフォームドコンセント（IC）を行う時間的余裕がなかったり、あるいは、IC自体が不可能であったりする場合が少なくない。また、患者自身が意思表示できないような状態の場合、家族・親族・友人といった本人以外にICを求めてよいかどうかは、守秘義務との関わりもあり、難しい問題をはらんでいる。類似する問題として、宗教上輸血を拒否する患者が大量出血に陥った場合、救命を優先し、本人の意思に反して輸血を行うかも議論されてきた。最近の司法の判断では、患者が成人であれば、本人の意思に従うべきであるとの意見が多いが、未成年の場合、親権者の意見に従うべきか、救命を優先させるかについては議論が分かれている。

【展望】最近では、上記のような問題に加え、様々な傷病の末期状態にある患者の容態が悪化した場合、救急処置に着手するのか、着手するとすればどこまで延命処置を行うかも大きな問題になっている。これに

ついては、日本救急医学会が、「救急医療における終末期医療のあり方に関する提言（ガイドライン）」を公表しているが、まだ全国民のコンセンサスを得たものとはいえない段階である。　　　　　　［冨岡讓二］

【参考文献】日本救急医学会『救急医療における終末期医療のあり方に関する提言（ガイドライン）』（2007年10月に日本救急医学会総会にて承認）。

【関連項目】救急医療、救急病院、救急救命士

救急医療

emergency medical service（英）

【定義】事故や急病等により、緊急に医療行為を求める患者を医療機関に搬送し、診察や治療を行うための医療サービス。地域医療の重要な構成要素である。救急医療は、（1）現場に居合わせた人による応急処置、（2）救急隊による処置と医療機関までの搬送、（3）医師や看護師等による医療行為、（4）受診できる医療機関に関する情報を提供する救急情報システム、などで構成されている。

【歴史的経緯】救急医療は医療の原点ともいえるが、国としてのシステムとして考えられるようになったのは、20世紀に入ってからのことである。イギリスでは、第二次世界大戦中空襲による負傷者のため、地域ごとに中核的な病院を指定するなどして救急医療システムを開始した。わが国では、増加する交通事故者へ対応すべく、1963（昭和38）年に救急隊員による傷病者の医療機関への搬送を義務化、翌1964（昭和39）年厚生省（当時）は救急病院等を定める省令を発し、全国的な救急体制が作られた。1977（昭和52）年には都道府県単位での救急情報システムを含む救急医療体制の整備が行われ、1988（昭和63）年にはそれまで事故による傷病者を対象とした救急病院を、内科や小児科等の急病にも対応できるものとするよう体制を改善した。しかし、近年人的資源の不足、財政的問題等から救急医療に消極的となる医療施設が増加している。このため、現時点では救急医療に地域差があったり、収容するまでの時間や搬送距離が長すぎるなど種々の問題が拡大しつつある。

【倫理上の問題】患者らの意向の尊重、有限な社会資源の分配などが倫理上の問題として挙げられる。

（1）患者・家族の意向：救急医療に際して、生命や身体の危機により一刻を争う状態にあっては、患者や家族の意向を確認するより、患者のため最善と判断したことを迅速に行うのが医療者の義務となる。よって、患者らの意向より搬送や診療の緊急性が優先され、搬送先医療機関の決定、治療法の選択等が、救急隊員・医療機関・救急情報システム等によってなされることが多い。そのような場合、事後になっても、状況を説明し患者の意向を確認する作業は必要だが、実際のところ医療側は多忙さを理由にそれも十分に行わないこともしばしばである。

自殺企図によって搬送された患者に対しては、「死なせて」という意向があったとしても救命のための医療が行われるが、その根拠は、自殺行為の多くが確固たる意志によってなされるのではなく、一時的な病的心理状態あるいは生活上の問題によって短絡的になされるところにある。多くの場合、自殺企図の患者の真の意向は「死にたい」というより「死ぬほど苦しい状況から何とか逃れたい」というものであるということを理解し、適切な危機介入や精神科的な治療を行う必要がある。

常識的でない信仰や信念に基づいて、医療行為の一部またはすべてを拒否する患者・家族への医療側の対応も問題となる。患者またはその代理人としての家族の判断能力が妥当なもので、他者を傷つけたり社

会へ明らかな不利益をもたらすものでない限り、その意向に反した医療行為はできない。ただし、患者に判断能力がなく、その意向が明らかでない場合、家族の主張が社会的規範から外れていると医療側が判断すれば、患者の生命・身体の安全を優先させる場合もある。このような場合であっても、医療側は患者や家族の話をよく聞き、意を尽くして説明を繰り返す必要がある。

（2）有限な社会資源の分配：救急患者は緊急の入院を必要とすることが多く、そのために医療施設は病床を確保しておく必要がある。救急用の空床確保のため、患者の希望によらず病棟を移したり、さらには他の病院への転出を余儀なくされることがある。

　医療機関に救急搬送されるケースの中には、医療費の支払いが困難なものも稀ならず含まれており、救急病院ではいわゆる未収金の問題が起きやすい。医師は、支払い能力がないことを理由に、搬送された救急患者の診療を拒否することはできず、まずは必要な診療を行い、後刻、医療費の問題に対処しなければならない。未収金のみならず、マンパワーや多岐にわたる医療機器、空床の常時確保などの点から、医療機関にとって救急医療は非採算部門となりやすく、経済性と必要な医療水準の軋轢も倫理的な問題となり得る。また、十分な受け入れ態勢を取れないことを理由に、救急事例の受け入れを断り治療開始に遅れが生じる、いわゆる「たらいまわし」の問題は、個々の医療機関のみならず、救急医療制度にとっての課題と考えられる。

　大規模な事故や災害に際し、重症者が多数となり、救急医療システムの対応できる範囲を超えるような場合には、どの患者から優先して診療を行うかという順位を決めるトリアージ（triage〈英〉）が必要となる。誰がどのような判断基準でトリアージを行うかは、時に高度な倫理的問題である。

【展望】近年、人的資源の不足や財政的理由等から救急医療から撤退する医療機関が増加しつつあり、いざという時に必要な医療を受けられない恐れが大きくなっている。有限である医療資源をどのように利用するかという問題には、個々の医療機関や行政における救急システムのみならず、医療の利用者たる住民も関わっていく必要がある。また、救急医療において、緊急性を理由に医療側が恣意的に医療を行うことを正当化せず、既になされた医療行為およびこれからの診療に関して患者やその家族に説明し、その意向を汲む機会を保証すべきである。

　さらに、救急医療の分野では、患者の生命や身体を救うことをのみ重視する傾向に陥りやすいが、患者の死に接することも少なくはない。今後は死を回避するのみならず、患者や家族の人間性を尊重して医療を行う倫理性が救急医療でも重視されよう。

［長谷川朝穂］

【関連項目】救急医学、救急救命士、厚生労働省、精神障害（者）、インフォームドコンセント、自己決定権、医の倫理、裁量権

|| 救急救命 ➡ 救急医療

|| 救急救命士
emergency medical technician〈英〉
【定義】救急搬送の途上、患者に特定の救命処置を行うことのできる救急隊員。1991（平成3）年より施行された国家資格の一つであり、一定の医学教育を受けることが必須条件である。この制度によって、救急救命士にも医療行為の一部が可能となり、救急搬送中に行うことのできる応急手当の範囲が拡大された。これにより、心肺停止をきたした患者の予後改善が期待される。救急救命士に許可されている医療行為は、医師の指示の下での所定の器具による気道

確保、静脈路の確保等に限定されている。

【倫理上の問題】医療行為は、通常患者またはその家族が、医療を受ける意志を示すことを前提とする。心肺停止をきたすなどのため意識のない患者には、当然そのような意志表示は不可能だが、生命に関わる緊急避難行為として、救急救命士の医療行為は正当化される。患者が前もって心肺蘇生その他の医療行為を拒否する旨の意志表示をしていた場合、あるいは現場にいた家族が医療行為を拒否する場合等に、その判断は複雑なものとなる。救急車を要請された状況下では、家族に説明のうえ医師の指示を受けるなどして、最低限必要な医療的処置を行いつつ医療機関への搬送を行うのが妥当とされよう。

なお救急救命士は、行える医療行為が限定され、なおかつ救急司令室などにいる医師の指示に従わなければならないという制約があり、患者の状態に応じて自らの裁量で行動することは困難であるため、医学的知識や経験のある者ほどその制約にジレンマを感じる可能性がある。　　[長谷川朝穂]

【関連項目】救急医療、正当行為

救急指定病院 ➡ 救急病院

救急病院　emergency hospital（英）、Dringlichkeitskrankenhaus, Ambulanzklinik（独）

【定義】1964（昭和39）年の「救急病院等を定める省令」は、「救急指定病院の要件」として（1）救急医療について、相当の知識及び経験を有する医師が常時診療に従事していること、（2）X線装置、心電計、輸血及び輸液のための設備・その他救急医療を行うために必要な施設及び設備を有すること、（3）救急隊による傷病者の搬送に容易な場所に所在し、かつ、傷病者の搬入に適した構造設備を有すること、（4）救急医療を要する傷病者のための専用病床又は当該傷病者のために、優先的に使用される病床を有すること、と定めており、都道府県知事は、これらの条件を満たすと考えられる医療機関を「救急指定病院」として告示している。このため救急指定病院が「救急告示病院」と呼称されることもある。

【倫理上の問題】「救急指定病院の要件」にいう「救急医療について、相当の知識及び経験」については具体的な定めはなく、救急病院で行われている医療の質は必ずしも一定であるとはいえない。また、救急医療を担当する医師や、救急患者を収容する病床などの医療資源の不足を理由とする、救急患者受け入れ拒否（いわゆる「たらいまわし」）も大きな社会問題化している。

[冨岡譲二]

【関連項目】救急医学、救急医療、救急救命士

救護法 ➡ 生活保護法

きゅう師　acupuncturist（英）

【定義】もぐさを使って疾病の治療・予防をする医療従事者。「あん摩マッサージ指圧師、はり師、きゅう師等に関する法律」によって与えられる国家医療資格。灸は「やいと」ともいわれる。

【倫理上の問題】灸治療は2000年以上も前に中国で始まった。中国では一時期、灸治療は廃れたが、日本では庶民に愛され民間でも常用されてきた。さらに名家灸と呼ばれる家伝灸も多く、各地のきゅう師によって伝えられている。灸点を下ろしてもらって家でもできるので、民間医療の一つとしても確立している。今日では簡便な方法も発明され、再び灸治療が見直されている。灸治療の現代医学的研究は遅れているが、現代医学がますます専門家主導のものになっていくのに対し、灸治療は自らが自らを治療する医療の方法の一つであり、きゅう

師の指導的立場は重要である。今日では、灸痕を膿ませる打膿灸は廃れつつあるものの、一応の命脈は保っている。しかし、現代医学的には誤解も生じやすいので、患者によく説明をして同意を得て行うべきである。当然、きゅう師には、患者の権利や衛生環境の確保、現代医学への理解などが求められている。さらに診療記録や患者の個人情報の扱いなど、患者対応にあたっていっそう高い倫理的な見識が求められてきている。　　　　　　　　　　［猪飼祥夫］

【関連項目】はり師、あん摩マッサージ指圧師

∥急性アルコール中毒 ➡ アルコール症

∥救命救急医学 ➡ 救急医学

∥教育　education（英），Bildung（独）
【定義】教育とは極めて広い概念であるが、ここでは、人間が成長していく過程における様々な知的・精神的・身体的発達に対する働きかけ、とまず定めておく。educateにはもともと「引き出す」「導き出す」という意味がある。それゆえ理想としては、教育は、それを施す側による教え込みや一定の型へのはめ込みではなく、教育を受ける者の発達の可能性に対する支援行為と考えられるべきであろう。発達とは、受胎から死に至るまでの人間の心身における形態や機能の変容であるから、教育もまた生涯にわたるものである。また何のために教育を受けるのか、という目的の視点から捉えると、教育とは生きる力の増強作用ということができよう。

このように、教育を受ける側があえて強調されなければならないゆえんは、国家的・社会的観点から捉えると、教育は容易にそのシステムの維持やそのメンバーの統制手段として用いられる可能性が高くなるからである。実際、教育はその社会の文化（言語、慣習、考え方など）を伝達することで社会の安定を図るという保守的機能も有する。

また教育は他者への介入行為であり、説得や強制も他者の行動の変容を促すことを企図している点では教育の同様の機能を果たすことになる。したがって、学校のような意図的な働きかけの場面以外でも、たとえば療養指導や投薬指導といった医療行為にも教育的側面を見出すことは可能である。

【類義語との関連】教育はそれに類する（モノの）製作、（植物の）栽培、（動物の）調教といった行為と比較される場合もある。人間の可塑性に注目すると製作との類似を看取することができ、能力の開花を促すという点では栽培と通底する側面もある。また特定の行動を身につけさせるという点では調教も教育に近い部分もあろう。しかし、人はモノではないし、開花させるべき個性は植物とは違い人によって様々である。また調教を支えているのは報酬による条件付けであるが、動物と違い人によって強化子は多様である。つまり製作、栽培、調教も教育の一側面と重なる部分があるが、教育される側の主体性について無関心であるという点で教育と完全には一致しない。また人間が人間に対して行う行動変容の試みという点では、教化（indoctrination）と教育は類似しているといえる。しかし（たとえば政治的）教化とは、特定の（政治）体制において人心を掌握することを目的として（政治的）思想を一方的に注入することであり、教化する側の利益が何よりも重視されており、ここでも教育される側の主体性は看過されている。たとえば日本では、教育基本法によって、学校では特定の政党を支持したりそれに反対したりするような政治教育は禁じられており、国公立学校では加えて特定の宗教のための宗教教育も禁じられているが、これは教育機関の一つで

ある学校が教化の場に転じてしまうことを防ぐ措置であるといえる。
【課題】「一定の社会に生まれた個人が、その社会の規範に従って、適応的に生活できるようパーソナリティの諸資質を獲得する過程」を社会化というが、営為論として割り切ってしまうと、どのような社会に生まれてもその社会で適応的に生活できるためのこの社会化こそが教育そのものである、という考え方も成り立つ。その一方で、ソクラテス以来の、「善く」生きようとする者への援助が教育であるという当為論の魅力も捨て難い。しかしその善の普遍性をめぐっては今なお論議は収束しておらず、さしあたって教育する側には、その教育内容を含め、他者に介入しているという自覚の下に、自らの行為を常に謙虚に省察し、上記のように教育を受ける側の主体性に配慮する姿勢が重要だといえよう。　　〔大谷奨〕
【参考文献】佐藤三郎・桑原敏明編『学校教育の基盤—教育の本質と社会の中の学校』(協同出版、1992)。
【関連項目】学校、文部科学省

教育基本法
Basic Act on Education（英）
【概要】1947（昭和22）年に制定された教育基本法を全部改正して2006（平成18）年12月22日に公布された、旧法に同名の法律で、前文、全文4章18条から成り、教育の目的、教育の目標、生涯教育の理念、教育の機会均等、義務教育、学校教育、大学、私立学校、教員、家庭教育、幼児期の教育、社会教育、学校家庭および地域住民等の相互の連携協力、政治教育、宗教教育、教育行政および教育振興基本計画等の諸事項を定めている。

1947年の教育基本法の各条文がいずれも日本国憲法の精神に則り憲法の関連諸条項を敷衍する形で規定されているという特色を持っていたのに対し、本法は第一に、前文に「日本国憲法の精神にのっとり」(この法律を制定する。)とはいっているものの、憲法と無関連に登場した新条文も少なくなく、全体として現行憲法との関連を断ち切ろうとする傾向にあることを指摘し得る。第二に、「基本法にあっては、直接に国民の権利義務に影響を及ぼすような規定は設けられず、通常、その大半は、訓示規定か、いわゆるプログラム規定で構成される」(『法令用語辞典【第8次改訂版】』学陽書房、2001)と見られている他の「○○基本法」群と同様に、訓示規定やプログラム規定を濫用する傾向が目立つ。第三に、以上を手段・通路として本法は、教育国策の枠組みを限りなく統治機構に白紙委任する指向をはらむとの指摘を免れ得ないだろう。

【理念】新しい時代、社会構造の変化にふさわしい教育理念を規定したとされる本法であるが、その諸規定を通覧するだけでも慎重に吟味を要すると思われる論点は枚挙にいとまがない。たとえば第一に、第1条において「人格の完成」と「国民の育成」という二つのタームが、前者を第一義とした旧法と異なって同列に置かれたことによって、教育目的の国民主義化への傾きが出てきていること、第二に、教育の手段・方法の文化的性質を規定した旧法第2条が削除されて、第2条に、具体的な日々の教育活動が達成すべき目標をあえて訓示的に規定するという特色を持つ教育目標規定が新たに登場していること、第三に、第6条2項が、幼稚園から大学までの各学校において、第2条の「教育の目標が達成されるよう」「体系的な教育が組織的に行われなければならない」とし、「この場合において、教育を受ける者が、学校生活を営む上で必要な規律を重んずる」ことを重視して行うよう求めることによって、学校の「公の性質」(第6条1項)の向きを国家目的実現

へと方向づけていること、第四に、第5条1項が普通教育義務制の年限規定を法律に委任し、同2項が義務教育として行われる普通教育の目的規定を新設して、「各個人の能力を伸ばしつつ社会において自立的に生きる基礎を培い、また国家及び社会の形成者として必要とされる基本的資質を養うこと」としていること、第五に、旧法に存した学校教員の全体の奉仕者性規定や教員の職務権限の独立性を定めた旧法第10条2項の全部を削除していること、第六に、第9条が新たに学校教員は「絶えず研究と修養に励まなければならない」こと（1項）、教員の「養成と研修の充実が図られなければならない」こと（2項）と規定するに至っていること、第七に、第10条1項がわざわざ父母その他の保護者の第一義的教育責任を法規化していること、第八に、第13条が「学校・家庭・地域住民等」の役割・責任の自覚と相互の連携協力をわざわざ法規化し、学校スリム化と国家目的実現の両方をにらんだ規定を登場させていること、第九に、旧法の国民全体に対する直接責任（教育の公共性）原則を削除した上で、第16条1項が、「教育はこの法律及び他の法律の定めるところにより」行われるべきことを規定していること、等々である。

総じて憲法が保障する個人人格本位主義の教育原則、強い国家の出現による精神生活における諸自由との緊張関係や福祉国家の撤退・小さな政府による教育を受ける権利の限りないプログラム化が問題となってこよう。

【歴史的経緯と展望】1947年教育基本法がアジア太平洋戦争の敗戦に伴う連合国軍の軍事占領下で制定されたことから、その自主制定性や規定のあり方に疑問を挟む向きもないではなかったが、憲法との関連において法律学的な見地から見てのみ有意義な教育の根本理念・根本原則を精選して制定された教育法の中の中心法律としての意義を持つものであった。加えて、これらを「教育基本法」として制定しようという独創的なアイディアを発案し、これを頂点にして教育改革立法の体系化を構想したのは、当時文部省の教育改革立法立案作業を実務的に主導していた当代第一線の行政法学者（のちに最高裁判事）の田中二郎であった事実もまた注目されるべきである。

そこで2006年教育基本法が1947年教育基本法を全部改正して制定された事実を踏まえると、これからは、旧法が持つこのようなそもそもの由来については憲法論として生かす努力がなされてよく、憲法が保障する教育人権論の発展的探究が期待されていよう。

と同時に、上述したように新法は吟味を要する論点を多分に含んでおり、一方で2007（平成19）年6月の学校教育法大改正や教員免許状10年更新制等々のごとく、今後の教育立法政策との関連に留意する必要があろうし、他方では旧法の改正＝新法の制定の過程で十分でなかった現行教育基本法の検討を旧法との比較という初歩的な方法を用いて行ってみるのも有意義であろう。

［古野博明］

【参考文献】田中二郎「教育改革立法の動向」『法律時報』第19巻4～6号、1947）。鈴木英一・平原春好編『資料教育基本法の50年史』（勁草書房、1998）。市川昭午『教育基本法を考える』（教育開発研究所、2003）。坂田仰『新教育基本法〈全文と解説〉』（教育開発研究所、2007）。

【関連項目】憲法、学校教育法、人格、自由

強オピオイド鎮痛剤
strong opioid analgesic（英）

【定義】オピオイド鎮痛剤のうち中等度から強い痛みに対して用いられるオピオイドが当てはまる。中枢神経系（脳、脊髄）には、痛覚伝導に対して抑制的に働くオピオ

イド受容体が存在する。そのオピオイド受容体に作用する薬剤を総称してオピオイド鎮痛剤と呼ぶ。オピオイド鎮痛薬は、効果の強さによって弱オピオイドと強オピオイドに分類される。日本で使用可能な強オピオイド鎮痛剤の代表的な薬剤はモルヒネであり、その他、フェンタニル、オキシコドン、ブプレノルフィン等がある。弱オピオイドとしてはコデインが使用できる。強オピオイドではブプレノルフィンが麻薬指定とはなっていない。ブプレノルフィンは部分的な作動薬といわれ、大量になると他のオピオイドが併用された場合にはオピオイドの作用をむしろ減弱させると考えられている。

【倫理上の問題】オピオイドの大部分は麻薬指定となっており、一般には医療用の麻薬であっても中毒になるという偏見がある。痛みに対して使用している限り、中毒（精神的な依存）になることはない。

〔小山寛介・下山直人〕

【関連項目】緩和ケア、疼痛

共感

compassion（英・仏），Mitleid（独）

【定義】ラテン語のcompati（「共に苦しむ」の意）を語源とするcompassionは、「共感・共苦」と訳されることもあるように、他者の窮状への能動的応答を意味する。それは他者の苦痛・苦悩への同一化による理解であるとともに、それを取り除こうとする仕方での、他者の幸福への関与である。この点で共感は、empathy（感情移入・共感）を含み、またsympathy（同情）と類似する。

【倫理上の問題】共感あるいは同情は倫理学一般の少なからず重要なテーマであり、また、対人理解・世代間の理解・民族間の理解といった実践的課題においてもその役割が注目される。しかし生命倫理に関していえば、共感は医療者の倫理に含まれるものとして、また医療者と患者との相互人格的関係の要素として重要な意義を持つ。第一に、「患者の立場に立って」「人間の尊厳に対する共感と尊敬をもって」医療を行うことが、医師の一般的義務とされる（「医の倫理の国際綱領」〈1949年〉）。第二に、患者を「疾病」のある場所としてだけでなく、「病い」に苦悩する者として捉えるならば、患者の苦悩に対応した共感は、医療行為を客観的医学知識の個人への適用としてでなく、医療者－患者の相互人格的関係として成り立たせるものである。ライク（W.T. Reich）によれば、患者の苦悩はまず沈黙、次にその表明、そして新たな自己同一性の発見へと進み、その過程に対応して共感も、まず尊敬の念をもっての沈黙、次に共感の表明による患者への支え、そして共感的な者としての医療者自身の自己の気づきへと展開する。他方、患者の苦悩への共感は医療者の側に「傷つきやすさ（vulnerability）」を開く。それは患者の「傷つきやすさ」に応答する者として豊かな意味を持ち得るが、また「燃え尽き症候群」のような、看護者の心理的疲労である「共感疲労（compassion fatigue）」にもつながり得る。

【展望】慢性症や終末期医療への対応が課題となる今日、看護や介護を含め医療の本質を改めて問う営みの中で、共感も注目される必要がある。また、近代以降の倫理学の「原則主義（principlism）」に対するオルタナティブとして提唱される「ケアの倫理学」の中で、共感は重要な位置を占めており、医療の倫理的諸原則との関係について議論がいっそう深化される必要がある。

〔山崎広光〕

【参考文献】武井麻子『感情と看護』（医学書院、2001）。

【関連項目】同情、感情労働、燃え尽き症候群

供血 blood donation（英），Blutschenkung（独）

【定義】医療資源である血液（血液細胞、血漿）が他人（時には自ら）に非連続的に与えるために採血されること。供血には献血と売血の2種類があるが、日本では無償の献血を意味し、血液事業の一環として行われている。

【歴史的経緯と倫理上の問題】今日の日本では売血は倫理的に否定されている。しかし、献血推進の閣議決定がなされた1964（昭和39）年から、日本赤十字血液センターによる完全な献血一本化に成功する1974（昭和49）年までの10年間は、急激な減少傾向をとりながらも全血製剤の売血は続いていた。一方、1964年の時点で、企業的処理を要する血漿分画製剤は私企業に委ねられ、1990（平成2）年に分画製剤製造のための売血全廃が閣議決定されるまで、売血貿易が続いた。1980年代後半、売血貿易血より製造された第8因子製剤の輸血により、血友病患者にHIV感染、後天性免疫不全症候群（エイズ）が多発し、売血貿易への批判が高まった。その後、血液製剤を薬品と見なし品質改善を図る方向性がとられ、1995（平成7）年、血液製剤に対しても製造物責任法（PL法）が適応された。

供血者（以下献血者）に対する道義的配慮として、（1）献血に対する自発的意思の尊重、（2）献血者の健康と安全の2点が挙げられる。医療行為の一環として行われる献血の際には、血液事業者は、採取した血液が献血となり得るか否かを決める適切な検査を実施しなければならない。また、年齢、性別、体重によって採血量や献血頻度を決定し、とくにフェレーシスにより同一成分のみを大量に採血する場合は、危険性に対する特別な規制を適応すべきである。一方、献血者は正直な自己申告者でなければならず、彼らには受血者への他者危害に対する配慮が必要である。とくに、エイズ、クロイツフェルトヤコブ病（vCJD）に関する正直な自己申告は、客観的検査上の限界から重要な意味を持っている。献血者は輸血後情報の遡及調査にも可能な限り協力すべきであるが、血液事業者は献血者に対して守秘義務があることを忘れてはならない。献血より製造された血液製剤は医薬品であり、製造管理と品質管理に関する規則（GMP）を厳守したものでなければならない。したがって、製造した血液製剤の安全性は献血者自身の安全性と同次元ではない。混入白血球除去、放射線照射、混入ウイルスの不活化、原料血漿の6カ月間貯留保管（quarantine）等の処理・改善策により、製剤の安全性をさらに高める責任が血液事業者には課せられている。

【展望】少子高齢化の急速な進行は献血にも多大な影響を及ぼし、今後、健全な若い献血者の減少が懸念される。また、献血者への過度の安全性要求は、無償献血への関心を薄れさせる可能性がある。しかし一方で、血液事業者は採血後製造した製剤の安全性をさらに高める技術の開発に成功する可能性がある。さらに、バイオサイエンスにおける医療倫理上の問題はやがて克服され、より純化、より成分化された血液中の特定物質の遺伝子組み換え製剤が、生物由来薬品として多く製造されるようになると考えられる。　　　　　　　　　　　　［中辻理子］

【関連項目】輸血

共生 symbiosis, conviviality（英）

【定義】生態学的な用語での共生（symbiosis）とは、文字通り異種の生物が共に棲むことであり、「共棲」とも書く。ここでいう共生は、クマノミとイソギンチャクのように住処を共有するような関係、あるいは異種の生物が互いに利益を与え合うような双利共生関係（mutualism）のみならず、

ある生物が他の生物を捕食する搾取関係や、ある生物が他の生物に寄生する寄生関係も含める。一方、convivialityとしての共生について、イリイチ（Ivan Illich 1926-2002）は「人間的な相互依存のうちに実現された個的自由であり、またそのようなものとして倫理的価値をなすものである」（『コンヴィヴィアリティのための道具』渡辺京二・渡辺梨佐訳、日本エディタースクール出版部、1989年）と考えている。イリイチは、科学技術が社会生活を支配する現代の危機的状況に際し、convivialityという言葉に各人の間での自立的で創造的な交わりと、各人の環境との同様の交わりを意味させている。そしてconvivialityのための道具としての科学技術社会の転換を訴える。convivialityはラテン語のconvivium（「宴会」）に由来するが、conviviumはconvivere（「一緒に生活する」）に由来する。井上達夫は、所属や利害関心の異なった者たちが集い合い、異なった生が語られる宴というconvivialityとしての共生を説く。「環境との共生」「異なった人種間の共生」という場合は、一方が他方を搾取するような関係としての共生ではなく、相互に対立をはらみながらも創造的な交わりを可能にする、上記のconvivialityとしての共生を指しているといえよう。

【倫理上の問題】ある種の生物が他の種の生物を搾取する関係も共生の関係であるならば、搾取された生物が絶滅に瀕し、搾取した生物が生活の困難を余儀なくされようとも、一方が他方を絶滅させない限り、共生の関係は維持されている。結局両方の種が絶滅するにせよ、生態系が変化するだけの話である。このような状況を問題視するからこそ、あるべき共生が考察される。また権利の侵害を是としない正義の観点からすれば、搾取関係にある共生は否定される。そして、ホモサピエンスという種が生きやすい環境を持続させる共生のあり方は、権利を侵害しない共生のあり方と相互に絡み合っている。ある場所の環境を住み難くすることは、その環境に密接に関わりながら生活している存在の生存権やアイデンティティを脅かすからである。

椎尾弁匡（1876-1971）は、昭和4（1929）年から昭和5（1930）年にかけて「共生」誌に執筆した「共生の原理及び組織」（『椎尾辨匡選集』第7巻、椎尾辨匡選集刊行会、1972年所収）において、共生の原理を「生きる」こととし、「生きる」とは一切の世界を通じて現われる事実であると捉えている。そして社会的生命として生きる理想的現実を国体の極楽化に見て、分をわきまえ業務に励むことを説き、「社会組織の上に業務生命を明瞭に見いだし得るのは日本の国体である」といい、「共生の組織が社会組織として国体の上に眺められ、これがそのまま国際的共生となってゆく」という。しかしながら、椎尾は「共生国家は個々を完うして全体を生かさねばならない」と述べているが、その後の戦争において多数の犠牲者が出てしまった。そこにおいて、理想的とされる共生社会が、それを搾取の対象とする共生社会に組み入れられるという事態を見据える必要がある。

そこで、各存在者が否定されることなく創造的な生を営むことができるような共生のあり方のためには、ある特定の信条や見解などに従わせることなくして、異なった者たちが対立に直面しても互いに語り合うことを永続的に可能にする会話の余地を残すこと、様々な問題に直面し、苦しんでいる存在のリアリティに迫ることが必要となる。　　　　　　　　　　　　　　　〔大鹿勝之〕

【参考文献】松田裕之『「共生」とは何か──搾取と競争をこえた生物どうしの第三の関係』（現代書館、1995）。井上達夫『共生の作法』（創文社、1986）。

【関連項目】環境教育、種の保存、土地倫理

▌矯正　correction（英）

【定義】犯罪者または犯罪を犯す恐れのある者を施設に収容して、改善・更正のための処遇を行うこと。受刑者に対する行刑と少年院在院者に対する処遇とを併せた総称。

【歴史的経緯】矯正は、広義には犯罪制御手段の一つといえるが、社会の近代化に伴ってそのあり方も変化・多様化してきた。矯正は刑罰、機械的改善法、臨床的改善法、集団関係改善法、教育・訓練、ソーシャルワークに大別できるが、この類型はほぼそのまま矯正の歴史的変化に相当する。すなわち、一般に矯正は画一的なものから個別的なものへ、強制的・懲罰的なものから援助的・人道主義的なものへ、そして機械的なものから合理的な教育・治療へと転換してきている。こうした変化は、矯正の中でも援助的・人道的性格と教育・治療的性格が強く求められる青少年に対する矯正教育に端的に見て取ることができる。

矯正教育とは、刑務所、少年刑務所、少年院、少年鑑別所、婦人補導院などに収容されている犯罪者や非行少年に対して、その犯罪性や非行性を排除し、社会生活に適応させることを目的として行われる教育のことであるが、より狭義には少年院で行われている教育のことを意味する。矯正教育は、教科、職業補導、適当な訓練、医療の４つの領域から成る（少年院法第４条）。矯正教育は少年犯罪者を成人犯罪者から区別して処遇することによって成人犯罪者からの悪影響を除去しようとするところから始まったといえるが、少年は社会的に未成熟であるため、積極的に保護・教育しなければならないという考え方へ移行してきた。懲治監（1872〈明治５〉年）、感化法（1900〈明治33〉年）、幼年監（1902〈明治35〉年）、少年法・矯正院法（1922〈大正11〉年）、少年救護法（1933〈昭和８〉年）、児童福祉法（1947〈昭和22〉年）、少年院法（1948〈昭和23〉年）という法制定・改正の歴史はこの間の事情を物語るものである。なお、矯正教育には教育を受ける者の社会適応という意味の他に、社会を犯罪から防衛するという役割も期待されてきた。しかし、少年院出院者の再犯率が高いことなどから、矯正教育の有効性を疑問視する声もある。

【展望】2000（平成12）年11月、刑事処罰の適用年齢を従来の16歳以上から14歳以上に引き下げ、「厳罰化」を図る少年法の改正が行われた。少年法はその第１条に述べられているように「少年の健全な育成を期し、非行のある少年に対して性格の矯正及び環境の調整に関する保護処分を行うとともに、少年及び少年の福祉を害する成人の刑事事件について特別の措置を講ずることを目的」としている。ここに見られるように、少年法は本来、非行のある少年に対して成人犯罪者とは異なる原理に従い異なる処遇を行うことによって、罰することではなく、少年を保護することをその目的としている。今回の改正が法の趣旨に沿ったものであるかどうかを検討することは重要であるが、それ以上に少年非行に対する社会的処遇のあり方を根本的に吟味することが必要である。

［藤本典裕］

【参考文献】葛野尋之『少年司法の再構築』（日本評論社、2003）。

【関連項目】婦人補導院、公序良俗、危機介入、児童福祉法

▌行政解剖　autopsy due to administrative law（英）

【定義】犯罪に関係のないと思われる異状死体（確実に診断された内因性疾患で死亡したことが明らかである死体以外のすべての死体と定義「腎移植医療の社会システムに関する研究班、平成３年度」）について、その死因を明らかにするために行われる解

剖。

【倫理上の問題】法律で定められているため、遺族の承諾の有無にかかわらず施行される。死体解剖保存法第8条による監察医の行う解剖として、死因の不明な病死者、自殺者、災害死者の解剖、および検疫法第13条に基づく伝染病死者の解剖があり、食品衛生法第28条に基づく食中毒者の解剖などがこれに含まれる。行政解剖の途中で犯罪と関係する所見が得られた時には、「死体を解剖した者は、その死体について犯罪と関係のある異状があると認めたときは、24時間以内に、解剖した地の警察署長に届け出なければならない」（死体解剖保存法第11条）という法の規定により行政解剖から司法解剖の手続きをとって解剖を継続する。行政解剖を行うことができるのは、厚生労働大臣が死体解剖資格審査会の議を経て認定する死体解剖資格認定者か、医科系大学の解剖学、病理学、法医学の教授または准教授であるが、監察医制度が施行されている地域（東京23区、大阪、横浜、名古屋、神戸）では監察医もこれに該当する。

[清水惠子]

【関連項目】法医学、解剖、司法解剖、厚生労働省

強制退院　compulsory discharge（英）

【定義】「強制退院」は専門用語としては存在せず、「入院治療契約の病院および医師側からの一方的終結」を意味する概念として慣用的に使用されているに過ぎない。しかし、常に患者の意思を尊重した治療を行えるとは限らない精神科臨床においては、実務上発生しかねない難問である。

【倫理上の問題】起訴前鑑定を受けた事例の中から「強制退院」を経験した25名を検討した稲田らの研究（1993〈平成5〉年）によると、退院の理由は暴行・傷害、脅し、盗み、看護師（婦）への猥褻行為、病院内規則違反、病院内飲酒などであり、多くは触法行為であった。逸脱行動は状態の悪化に伴う症状の一部であり本来、勧善懲悪の対象ではないが、このような「逸脱の許容」も度を越すと反復を助長する。しかし、強制退院は医師法第19条（応需義務）に抵触する可能性があり、臨床医は患者の希望しない退院を回避し、患者側に治療上の自由な選択の余地を残すためのあらゆる努力をしなければならない。

【患者側の診療拒否】治療契約の患者側からの一方的終結に関しては、交通事故を起こし、救急病院での診療を拒否した患者がその後死亡した事件で、病院の診療・経過観察義務はないとした札幌地裁判決（平成13年4月19日）がある。

[井原裕]

【関連項目】医師法、精神鑑定、患者の権利、患者の権利章典

強制入院　compulsory admission（英）

【定義】患者本人の自発的意思によらない入院として、感染症予防法第19条による入院（対象はペスト、エボラ出血熱などの一類感染症、腸チフス、コレラなどの二類感染症および新感染症）、結核予防法第29条による入院、および精神保健福祉法における精神障害者を対象とする医療保護入院・応急入院（第33条）と措置入院（第29条）がある。

【法的側面】このうち医療保護および応急入院は、決定が医師の裁量範囲内にある医療上の入院だが、他はすべて知事の命令による行政処分である。医療保護入院においては、精神保健指定医の診察と要入院の判断および保護者の同意が必要で、管理者には入院に関する患者本人への書面での告知、入院・退院の際の知事への届出、定期的な病状報告が義務づけられる。措置入院は、まずそのための診察が一般人の申請、警察官・検察官・保護観察所・矯正施設長の通報、精神病院管理者の届出などを受けて行

われ、2人以上の指定医が一致して「精神障害のために自傷他害の恐れあり」と判断した場合に決定する。管理者には入院に関する患者本人への書面での告知、定期的な病状報告、措置症状消失の際の知事への届出などが義務づけられる。精神保健福祉法下の強制入院においては患者の人権の擁護が必要で、そのために独立した第三者機関としての精神医療審査会が設置され、患者からの退院請求および入院延長に関する審査を行う。

【倫理上の問題】措置入院制度は他害が要件とされる場合、その入退院の判断において、管理者には「近未来の暴力の予測」という純粋に医療的な決定を超えた責任が不可避的に課せられる。従来、精神科医は、保安政策が医療に持ち込まれることへの危惧から、刑事裁判を経ない行政処分としての措置入院を許容してきた。しかし、結果としてはむしろ精神保健の専門家に過ぎない精神科医が、本来の職務を超えて社会防衛の領域に不本意にも足を踏み入れ、刑事司法が担うべき責任を長年にわたり代行する状況に陥ることになった。

【展望】2003（平成13）年に発生した大教大附属池田小学校児童殺傷事件後、事態は一変した。長年の懸案であった心神喪失者医療観察法は2003（平成15）年に交付され、2005（平成17）年7月15日施行された。心神喪失・耗弱で重大な他害行為を行った者が不起訴もしくは無罪となった場合、裁判官と精神科医の合議体が精神鑑定を実施した上で審判を開き、強制入院を含む治療を決定することとなった。

[井原裕]

【参考文献】厚生省精神保健福祉法規研究会監修『精神保健福祉法詳解』（中央法規、1998）。厚生省保健医療局結核感染症課監修『速報感染症の予防及び感染症の患者に対する医療に関する法律』（中央法規、1998）。

【関連項目】感染症の予防及び感染症の患者に対する医療に関する法律、結核予防法、精神保健福祉法、精神保健指定医、精神障害（者）

|| 強迫性障害 ➡ 精神病・神経症

|| 業務上過失致死
【定義】業務上必要な注意を怠った結果、人を死亡させる場合をいい、わが国の刑法では、5年以下の懲役あるいは禁錮、または50万円以下の罰金で処罰される（刑法第211条）。業務上過失致死罪にいう「業務」とは、「本来人が社会生活上の地位に基づき反復継続して行う行為であって、かつその行為は他人の生命身体等に危害を加える虞のあるもの」（最判昭33年4月18日刑集12巻6号1090頁）を意味するとされており、職務性までは要求されない。

【倫理上の問題点】刑法第210条の過失致死罪と比較して刑が加重される根拠について、判例・通説は、一定の危険な業務に従事する者には通常人よりもとくに重い注意義務が課せられているからとする立場を採用する。これに対しては、具体的に結果の予見可能性のなかった業務者にまで結果予見義務を認め業務上過失を認定することになり、責任主義に違反するという批判がある。

[中空壽雅]

【関連項目】刑法、懲役刑、禁固

|| 業務上疾病 ➡ 職業病

|| 業務上堕胎　abortion by medical professionals（英）
【定義】医師、助産師、薬剤師または医薬品販売業者による堕胎。1907（明治40）年に制定された現行刑法第214条は、女性の嘱託を受けた場合や承諾を得て行われる堕胎についても基本的に犯罪として禁じている。ただし、母体保護法（旧優生保護法）に基づいて医師会の指定医師が行う人工妊娠中絶は、刑法第35条の正当業務行為とし

て違法性が阻却される。母体の生命の危険などにより緊急避難に該当する場合も違法ではない。

【語源・歴史的経緯・倫理上の問題】1882（明治15）年に制定された旧刑法第332条は、妊婦の同意に基づく第三者による堕胎のうち、とくに医師、穏婆（産婆）または薬商への加重規定として業務上堕胎罪を定めており、現行刑法も基本的にこれを継承している。業務上堕胎が法的および倫理的問題を呈するのは、母体保護法等の違法性阻却事由に該当しない人工妊娠中絶が行われる場合である。戦後は業務上堕胎罪の事例は稀だが、1988（昭和63）年の最高裁判決に、妊娠26週目の堕胎に関して業務上堕胎罪に併せて保護責任者遺棄致死の成立を認めた例がある。

戦後日本の合法的人工妊娠中絶の99％以上はいわゆる「経済的理由」として合法的に行われてきたが、1953（昭和28）年厚生省通達に示された「経済的理由」の目安は「生活保護の適用」程度であり、厳密にいえば現在行われている中絶の大半について、業務上堕胎罪が成立し得る。また、不妊治療による多胎妊娠の減数中絶について堕胎罪に抵触する等の理由に反対してきた日本産科婦人科学会は、2004（平成16）年の会告で減数手術の合法化を支持する姿勢に転じたが、この件に関する法的・倫理的な決着はついていない。

【展望】現実には、先進諸国の大多数が許容している母体の精神的健康上の理由や社会的理由による人工妊娠中絶が行われていると考えられる。事実確認と実態に照らした法の見直しが必要である。　　［塚原久美］

【参考文献】加藤久雄『ポストゲノム時代における医事刑法入門』新改訂版（東京法令出版、2004）。中山研一『口述刑法各論』新版（成文堂、2004）。

【関連項目】人工妊娠中絶、堕胎罪、優生保護法

共有地の悲劇
tragedy of the commons（英）

【定義】共有地である牧草地で牛を放牧する場合、共有者であるそれぞれの牧夫が自分の放牧する牛の頭数を自由に決定すると、各人が自己の利益を求めて放牧頭数を漸次増大させていき、ついには共有地としての牧草地そのものが荒廃してすべての牧夫が破局を迎えてしまうという、生物学者ギャレット＝ハーディン（Garrett Hardin 1915-2003）の仮説。

【倫理上の問題】ハーディンによって発表されたこの主張は大きな波紋を投じた。共有地とはこの場合、必ずしも牧草地だけに限定される必要はない。人口、海洋、湖沼、河川、大気、漁場、狩猟場、公園、無料駐車場、山林および各種の資源などに対して計画的な規制や制限を加えることによって全体がしっかりと統御されていない共同の所有になるものすべてに適用可能である。さらに地域環境、地球環境そのものにまで拡大され得る。むろん、すべての「共有地問題」がハーディンの類型に収まるとは言い切れないが、共有地そのものの存立がシステムによって規定されているにもかかわらず、それを利用する各人が自己利益の追求を唯一の合理的な目的として行動すれば、不可避的にシステムそのものの破壊に至るというハーディンの主張は、現代の環境問題の本質を鋭くえぐり出す。現代の環境問題における牧夫は個々人であったり、企業であったり、場合によっては国家であったりするわけであるが、環境をめぐる利害得失、アセスメントの合致は容易なことではなく、アセスメント過程が彼のいう悲劇へのプロセスでないと誰も言い切れないであろう。

【展望】ハーディンによれば、悲劇を避けるためには各人の自制や良心だけでは不十分であり、自由な判断によって悲劇の回避

を求めることは望むべくもない。この場合は「見えざる手」による調和は考えられないのである。問題解決に有効な手段として、相互的強制（mutual coercion）、つまり法令による強制や税制の導入などによる全体的な見地からする統制と規制策が必須であるとされている。　　　　　　　　　　［大崎博］

【参考文献】K.S.シュレーダー－フレチェット編『環境の倫理』上・下（京都生命倫理研究会訳、晃洋書房、1993）。

【関連項目】環境汚染、人口爆発

享楽主義 ➡ 快楽主義

虚偽性障害 ➡ ミュンヒハウゼン症候群

極体診断　polar body diagnosis（英）、Polkörperdiagnostik（独）

【定義】体外受精と顕微授精とを結びつけた手法。卵細胞は成熟する過程で二度減数分裂するが、その際に放出される小型の細胞のことを極体という。精子が卵子に進入する時、放出される第二の極体を検査することで卵子の染色体構成や遺伝情報を調べるのが極体診断。この卵子の間接的診断を媒介として誕生率をできるだけ高めたり、女性の遺伝病を診断する手法。

【倫理的問題】日本では1998（平成10）に、産科婦人科学会が重度の遺伝病に限り学会に申請し認可を得ることを条件に、着床前診断の臨床応用を認めた。その後2006（平成18）年に一部の習慣流産についても適応を認めた。ドイツでは、1990年に成立した「胚保護法」により、現在着床前診断は許容されていない。それは、受精以後は人間であるとするドイツでは、生殖目的以外での胚の作製および使用は一切禁止されているからである。そこで遺伝病のリスクや染色体異常で起こる習慣流産を避けるために考えられたのがこの手法であり、2006年に

ドイツ連邦医師会が作成した「生殖補助医療実施のためのガイドライン」には、着床前診断は許容できないが、極体診断（PKD）は許容できると書かれている。しかしこのように、核が融合する直前の段階は、診断しても冷凍しても構わないという考えに対しては、「もの」と「人間」の境界はどこにあるのだろうかと疑問を覚える。　　　　　　　　　　［盛永審一郎］

【関連項目】着床前診断、受精卵診断、胚、出生前診断

虚言癖 ➡ ミュンヒハウゼン症候群

拒食症 ➡ 摂食障害

去勢　castration（英）、Kastration（独）、castration（仏）

【定義】狭義には男性から精巣（睾丸）を除去することをいうが、広義には女性における卵巣除去も含める。生殖腺除去ともいう。

【医学的作用】去勢されると、男性ではテストステロン、女性ではエストロゲンなどの性腺ホルモンの血中濃度が低下する。第二次性徴が発現する前に去勢を受けると性器の発育不全を起こし、中性的な体型となる。男性では前立腺がんの抗アンドロゲン療法の一つとして施行されている。閉経前の女性では進行性乳がんに対する、いわゆる内分泌療法の一つとして卵巣摘除術が行われる。外科的に生殖腺を除去する方法以外にも、局所に放射線を照射する方法もある。

【歴史的経緯】男性に対する去勢は古い歴史を持ち、中間的存在として文化的象徴的意味を持つ。宦官（去勢された男性、とくに宮廷に奉仕する場合を指すことが多い）に関しては、エジプト・ギリシャ・ローマ・トルコから朝鮮まで、地中海からアジ

アの全域にわたって存在していたが、とくに中国では清朝まで続き、陰の政治権力を持ち、刑罰としても用いられた。日本では家畜に対する去勢も宦官の制度も採用されなかった。　　　　　　　　　〔田村京子〕

【関連項目】性、不妊手術、性差

拒絶反応　rejection reaction（英）

【定義】ヒトを含む脊椎動物において、同種あるいは異種移植後、レシピエント個体内で移植されたグラフト（臓器・組織）が非自己と認識されることに始まり、一連の移植免疫機構により排除（拒絶）され、機能喪失する現象。

【臨床上の対応】この拒絶反応を抑制するため、レシピエントに免疫抑制剤を投与する維持免疫抑制療法が行われる。臨床的には発生時期により（1）超急性拒絶反応（移植直後24時間以内）、（2）促進型急性拒絶反応（移植後7日以内）、（3）急性拒絶反応（早期：移植後3カ月以内、晩期：移植後3カ月以降）、（4）慢性拒絶反応、に分類される。拒絶反応の病態は①Tリンパ球関連型細胞性免疫機構、②抗ドナー抗体（抗HLA抗体、抗ABO血液型抗体、その他の抗ドナー抗体）関連型液性免疫機構、③両者の混在または不明、の3つによる。このうち移植早期に重要なのは抗ドナー抗体関連型液性拒絶反応で、抗ドナーHLA抗体存在下の移植では超急性拒絶反応を惹起し、極めて短時間でグラフトへの血流が途絶する。そのため移植前にHLA型、混合リンパ球反応（MLR）、リンパ球直接交差試験、PRA（panel reactive antibodies）、抗ABO血液型抗体などの検査を行う。拒絶反応の治療としてステロイドパルス療法、OKT-3投与、抗リンパ球グロブリン投与（ALG）、デオキシスパーガリン投与、血漿交換などが行われる。腎臓移植、肝臓移植においては拒絶反応の国際的な病理診断基準としてBanff分類が使用されている。Banff分類は拒絶反応の病態に関する病理診断の進歩に合わせ改定が加えられている。

【倫理上の問題】急性拒絶反応を抑えることにより移植臓器の生着率を高めることが期待されるが、その半面、免疫不全による感染症の発症が増加している。生命維持を目的とした心臓移植や肝臓移植などでは、拒絶反応などにより移植臓器不全が回復不能な場合、待機リスト順位が上位となる。そうすると二次移植・三次移植が行われることになり、同一患者が臓器提供を受けることについての公平性の問題が出てくる。また二次移植が絶望的な場合、実験的・開発段階の新薬や手術法（異種移植）が準緊急的に施行されるという懸念もある。

【展望】宿主の非特異的な免疫反応は保たれたまま、移植された臓器があたかも自己の臓器であるかのようにレシピエントの免疫系による拒絶反応を受けなくなる状態を免疫寛容という。この免疫寛容を誘導できる方法が開発されつつある。　　〔磯貝晶子〕

【関連項目】移植免疫、免疫抑制剤、臓器移植、宿主

拒薬　➡　コンプライアンス

キリシタン医療

【定義】16世紀後半から17世紀初め、日本でスペイン人やポルトガル人の司祭がキリスト教布教時に伝えた西洋医学・薬学・植物学・社会救済事業の精神とその実践をめぐる総称。キリシタン医療は日本における西洋医学とその実践の端緒に位置している。

【歴史的経緯】キリシタン社会救済事業は1553（天文21）年、周防山口に建てた大道寺と呼ばれた日本最初の天主堂で、貧窮民に毎月1回米を配給することから始まった。繰り返される戦乱で、荒れた社会が渇望するのはとりわけ医療であった。当時、民間

に広く流布していたのは山伏修験者らによる加持祈祷であった。

しかし、そうした加持祈祷からも多くの貧窮民は見捨てられた状態にあった。キリスト教布教当初は、施設・薬品等がなかったため、祈祷・聖水・クルスなどによる精神的呪術的治療がもっぱらであった。本格的西洋医学はアルメイダ（Luis de Almeida 1523-83）によって伝えられた。リスボン生まれのポルトガル人で医学を学んでいた貿易商アルメイダは、一信徒としてイエズス会士と同行し、1555（弘治元）年豊後府内に私財を献じて育児院を開設した。当時、日本社会で横行していた堕胎・棄児・間引きから眼前の子どもらを救済するのがアルメイダの動機であった。1556（弘治2）年アルメイダはイエズス会士として献身し、その献身や育児院における診療の有様がうわさとなり、多くの人びとが押し寄せた。1557（弘治3）年イエズス会は豊後府内に総合病院を開設して、そこでアルメイダと日本人イエズス会士多武峰パウロは、西洋医学による内科的治療や外科手術を行った。

また同年、総合病院開設とともに慈悲の組（ミゼリコルデア）と呼ばれるキリシタン信徒互助組織が結成され、京都や長崎にも波及して、様々な社会福祉事業を展開した。さらに京都では1577（天正5）年、南蛮寺と呼ばれる教会堂が建立され、大規模ならい病者救済事業が展開された。江戸でも1602（慶長7）年にフランシスコ会が、浅草らい施療院を開設した。

【倫理上の特質】精神修行と隣人愛の実践として、積極的かつ組織的かつ多岐な仕方で貧窮民やらい病者を救済していくところにキリシタン医療の特質がある。キリシタン医療においては医療行為と社会福祉事業は切り離し難い。その思想的特徴は、キリシタン教義文書『どちりいな・きりしたん』の中の「慈悲の所作」や、末期患者の魂の救済などを説いた『病者を扶くる心得』に明らかである。　　　　　　　　［中里巧］

【参考文献】海老沢有道『切支丹の社会活動及南蛮医学』（冨山房、1944）。L.パジェス他『日本切支丹宗門史』上・中・下（吉田小五郎訳、岩波文庫、1938～40）。海老沢有道他『キリシタン書・耶蘇書』（岩波書店、1970）。

【関連項目】キリスト教奉仕女会、福祉、相互扶助、自助

キリスト教

Christianity（英），Christentum（独）

【定義】イエスをキリストすなわちメシア（救い主）として信じ、新約聖書に記されているイエスと彼の弟子の言行に従う宗教。旧約聖書、新約聖書を経典とする。

【教義】キリスト教の神は、父なる神、子なる神（イエス＝キリスト）、聖霊なる神の異なる3つの位格を有しているが本質において同一（三位一体）とされる。人間は、罪（原罪）を持つ存在とされ、罪の報いは死とされる。神は人間の罪からの救いと和解のために、イエスを世に遣わした。イエスは、貧しい農民、差別された人びとと共に愛の関係を生き、当時の権力者、ユダヤ教の立法の専門家と激しく対立し、捕らえられ、ローマ帝国領内の政治犯として十字架にはりつけられた。しかし、イエスは3日目に復活し、弟子の眼前に現われ、生前に語った救いの出来事の秘儀を明らかにした。このイエスを救い主として受け入れ、父、子、聖霊の名によって洗礼を受ける者には永遠の命が与えられるとされる。

【儀式】イエスの死と復活を記念して行われる儀式が最も重要な儀式の一つとされる。イエスの十字架による救いを記念して聖体祭儀（カトリック）を、パンとぶどう酒によって行っている。パンとぶどう酒は聖なる変化をしてキリストの体と血になるとカ

トリックでは理解される。プロテスタントでは聖なる変化を受け入れないが、聖餐式を類似儀式として行っている。

【キリスト教人口】カトリック10億人、プロテスタント5億人、東方正教会2.5億人、その他の教派を合計して21億人の世界最大の宗教である。日本ではカトリック、プロテスタント合わせて100万人弱であるが、アジア、ラテンアメリカからのカトリック移住、移民労働者50万人を加えると、教勢は増加傾向にある。

【展望】EUは事実上キリスト教文化を背景にした政治的・経済的・社会的共同体である。将来トルコをはじめとするイスラムの国家が参加した場合、キリスト教文化、イスラム文化を背景にした共同体構築が新たな問題となろう。　　　　　　［新屋重彦］

【参考文献】荒井献『イエスとその時代』（岩波書店、1974）。P.ネメシェギ『キリスト教とは何か』改訂版（女子パウロ会、1992）。新約聖書翻訳委員会『新約聖書』（岩波書店、2004）。

【関連項目】宗教

キリスト教奉仕女会
Diakonissenverein（独）

【定義】1836年、ドイツのカイザースヴェルトで、牧師であったT.フリードナー（Theodor Fliedner 1800-64）は看護技術向上のための看護婦養成所を併設した病院を当地に設立したが、それとともに奉仕労働を促進するために「ライン－ヴェストファーレン州キリスト教奉仕女会」を設立した。キリスト教奉仕女（ディアコニッセ＝Diakonisse）はイエスに仕える者、貧窮者に仕える者、相互に仕える者と規定されているように、その活動理念は新約聖書の愛の倫理に基づいている。

【倫理上の問題】近代化に伴う家族形態の変動もあって、多くの独身女性がキリスト教奉仕女になることを希望してきた。キリスト教奉仕女会の存在は彼女たちに公的領域における活動の場を提供するものとなった。キリスト教奉仕女たちは無給ではあったが、生活を保証する「母の家」を拠点として病院や訪問看護に派遣されることで、医師や病院当局に従属しないことや召使いとして扱われないことを要求していった（『看護・医療の歴史』）。そのことは近代の女性運動に道備えをすることにもなった。彼女たちの働きはその後ドイツ国内はもとより、アメリカや北欧にまで広がっていき、各地でキリスト教奉仕女会が設立された。その背景には、「19世紀後半における医学の急速な発展、医療制度と設備の近代化に呼応して、病院が看護技術を求めていた」（『福祉人間学序説』）という事情があった。それは、社会がキリスト教奉仕女会の活動理念よりも看護技術の方を必要としたということであり、それ以後の看護教育の流れはキリスト教奉仕女会に見られる宗教的理念を排除し、看護技術を専門化させる方向へと進むことになった。他方、キリスト教奉仕女会はその活動理念を見失うことなく、看護分野を超えて孤児救済、貧窮者の援助など多方面にその活動を広げていった。しかし、キリスト教奉仕女会はキリスト教的理念を根底に据えるがゆえに、一般市民の自発的意志を組み入れたり、「政府に福祉諸法の立法化とその運用を働きかける」（前掲書）などといった点で、その閉鎖性や限界性を抱えている。

【展望】キリスト教奉仕女会がその限界性を超えていくには「イエスに仕える者」という理念を時代との関わりの中でそのつど新たに捉え直し、深化させていくことが求められる。フリードナーがキリスト教奉仕女活動の拠点とした「母の家」の働きは日本にも流れ込んでおり、女性虐待問題が顕在化しているわが国の時代状況との関わりでは、暴力被害女性のためのシェルター機

能を担うことも求められてくるであろう。

[横山正美]

【参考文献】J.A.ドラン『看護・医療の歴史』（小野泰博・内尾貞子訳、誠信書房、1978）。中里巧『福祉人間学序説』（未知谷、2000）。H. von Wagner, 'Diakonie'；R. von Frick, 'Fliedner'（"Die Religion in Geschichte und Gegenwart" Band2, J.C.B.Mohr, 1958）。

【関連項目】ボランティア、看護師、ケア

棄老　abandoning of the aged（英）

【定義】老人を遺棄すること。とくに、病気・障害などを理由に、あるいは単に高齢に達したというだけの理由で、社会的な存在意義を失った無用な者として遺棄すること。

【歴史的経緯および倫理上の問題】棄老は古くは姥捨てといわれ、その伝説は各地に残っている。一定の年齢に達した老人が共同体から排除され、人里離れた山中まで子どもに背負われ、また場合によっては自力で赴いた。これはいわば、老人に対する社会的死の宣告であり、現代人の目には老人虐待の典型とも映る。しかし、生産力の極めて低い時代にあっては、共同体の存続のためには避けて通れない儀礼でもあった。むしろ、身内の側に介護する十分な時間的・経済的余裕がありながら養護施設その他へ遺棄される現代の老人こそ痛ましい。

[藤尾均]

【関連項目】虐待

緊急避難　emergency evacuation（英）

【定義】自己または他人の生命、身体、自由または財産を守るためにやむを得ずとった行為については法的責任を問わない、とする法律上の制度。

【制度の仕組み】刑法と民法とでは仕組みがやや異なっている。刑法では、第37条第1項において、「自己又は他人の生命、身体、自由又は財産に対する現在の危難を避けるため、やむを得ずにした行為は、これによって生じた害が避けようとした害の程度を超えなかった場合に限り、罰しない。ただし、その程度を超えた行為は、情状により、その刑を減軽し、又は免除することができる」としている。刑法上の罪が成立するためには、刑法上の犯罪類型である構成要件該当性と、違法性、有責性という3要件がいずれも充たされる必要がある。したがって、これら3つの条件が整わなければ罪は成立せず、とくに違法性の成立を妨げる条件を、違法性阻却事由という。現行刑法上はこの違法性阻却事由として、正当行為（刑法第35条）、正当防衛（刑法第36条）、そして緊急避難（刑法第37条）を規定している。

これに対して民法第720条では、他人の物より生じた急迫の危難を避けるためそのものを毀損しても、違法性がなく、損害賠償責任は生じないと規定され、他人の物から生じた危難の回避に限定され、また法益の権衡を不要としている点が刑法と異なる。

【倫理上の問題】臓器移植法が成立する以前、脳死からの臓器摘出を法的に可能とする理論としてこの緊急避難が用いられたことがあった。すなわち、致死的な病気を抱えた患者を救うために脳死状態の患者から臓器を摘出することは緊急避難に当たり、違法性が阻却されると主張されたことがあったが、この問題は立法化によって解決された。また、刑法第37条第2項では、第1項の規定は業務上の義務がある者には適用しないと規定されているため、診療にあたる医療従事者には原則として適用されないこととなる。しかし、一般に一切適用されないという趣旨には解釈されておらず、例外的に抑制は厳しい要件の下で可能と解釈されている。

[旗手俊彦]

【関連項目】違法性阻却事由、正当行為、損害賠償

禁錮
imprisonment（英），Gefängnis（独）

【定義】刑法が規定する主刑の一つで、懲役・拘留とともに自由刑の一種である。監獄に拘置するが、刑務作業（定役）を義務的に科さないという点が懲役との違いである。ただし、請願により作業に従事することが可能であり、実際にも多くの禁錮受刑者が請願作業に従事している。それゆえに、事実上は懲役との区別は失われて形骸化している。しかし、刑の軽重を比較する場合には、刑期が同一であれば懲役よりも軽く扱われる。

【倫理上の問題点】禁錮は、現行刑法典において非破廉恥犯や過失犯に法定刑として規定されており、制度上は懲役と比べて名誉拘禁的性格を有するものと評価されてきた。しかし、監獄に拘置すること自体は、応報としての意義ないし一般予防ならびに犯罪回避に寄与するに過ぎないのであるから、受刑者の人権尊重という観点からは、社会復帰のための処遇行刑による補充が重要である。　　　　　　　　　　　　〔中空壽雅〕

【関連項目】懲役刑

筋ジストロフィー　muscular dystrophy（英），Muskeldystrophie（独）

【定義】進行性の筋力低下と筋萎縮を示す遺伝性筋疾患であり、デュシャヌ型筋ジストロフィーがその代表である。デュシャヌ型筋ジストロフィーはX連鎖劣性遺伝形式を呈し、あらゆる民族の男児に発症する。しかし、発症者の約30％は母からの遺伝ではなく、新しい突然変異によるものである。進行は早く、10歳前後で歩行不能となる。1987年、デュシャヌ型筋ジストロフィーの責任遺伝子が同定され、その遺伝子産物である分子量427KDaの巨大分子はジストロフィンと命名された。ジストロフィン遺伝子はX染色体短腕（Xp21.2）に存在する。ベッカー型筋ジストロフィーは同じ遺伝子異常によって起こるが、より進行が遅く軽症である。

【医療・倫理上の問題】本症の責任遺伝子が同定されたことから、PCR法やサザン解析により遺伝子診断が可能となった。現在のところ本症の根本的な治療法はなく、発症を遅らせることも進行を緩めることもできない。倫理上の問題は、とくに出生前診断を行おうとする時に生ずる。出世前診断を受けるか否か、妊娠を中絶するか否か、障害があっても生んで育てるか否かなどの決定権は両親にあり、それは最大限に尊重されなければならない。また、このような自己決定を援助するためには、専門家による遺伝カウンセリングを欠かすことができない。　　　　　　　　　　　　〔斎藤清二〕

【関連項目】遺伝病、遺伝子診断、遺伝カウンセリング

禁断症状 ➡ 離脱症状

禁治産・準禁治産　incompetence, diminished competence（英）

【定義】民法は「心神喪失の常況にある者」を禁治産者、「心神耗弱者および浪費者」を準禁治産者と定めた。心神喪失・耗弱は意思能力（自分の行為の結果についての合理的判断能力）が失われているか著しく低下していること、また「常況」は大体において持続的であることを意味する。家庭裁判所は本人、配偶者などの請求によって禁治産を宣告できる。また家事審判規則は、禁治産を宣告するには心神の状態について医師その他の適当な者に鑑定をさせなければならないと定めた。

【倫理・法・社会上の問題】1980年代半ばから、痴呆性老人の増加やバブル経済を反

映して禁治産宣告件数が急増した。その中で、この制度が本人の利益を保護する反面で、宣告が取り消されない限り法律行為を全般的に無効にすること、審判が非公開で、結果が本人に告知されないこと、などの問題点や濫用の恐れが関係者に認識された。これらを受け、本制度に代わり、成年後見制度が2000（平成12）年4月から施行された。

[中谷陽二]

【関連項目】心神喪失、自己決定権、認知症、成年後見

禁欲主義　asceticism（英），Asketismus（独），ascéticisme（仏）

【定義】快楽や苦痛をまったく考慮に入れず、動物的自然性を悪と見なし、肉体的欲望・世俗的欲望を抑制することにより魂の安らぎを得ようとする道徳的立場。代表的な倫理説としてピュタゴラス学派、キュニク派、ストア派などがあり、いずれも宗教色が強い。仏教、キリスト教、イスラム教などほとんどの宗教には禁欲主義の思想がその根底に流れ、僧団・修道院での戒律を守り修行することによって実践されている。

【倫理上の問題】人間が罪あるものであるという思想はどの宗教にも見られるが、ヨーロッパではとりわけキリスト教の「原罪」観を基盤としており、中世まで禁欲主義は絶対的善の一つと考えられてきた。それを否定し始めたのがルネサンスのヒューマニストたちであり、このキリスト教的禁欲主義の道徳を生への徹底的な敵対であると批判したのがニーチェ（Friedrich Wilhelm Nietzsche 1844-1900）である。M.ウェーバー（Max Weber 1864-1920）は、禁欲的プロテスタンティズムが浪費・快楽を抑制し、勤勉に励む生活態度を要求し、資本の蓄積とともに近代的資本主義の精神を生み出した、と考えた。しかしニーチェもウェーバーも、絶対的な神の世界の中で考察していたことは否定できず、現代ヨーロッパ、現代アメリカの思想（生命倫理も含めて）が相変わらずその土壌で展開されていることもまた否定できないであろう。

【展望】禁欲主義が宗教と深く関係することには間違いはないが、「禁欲的」であることは、宗教を離れた世俗的日常生活においても何ら否定されるべき性質のものではない。科学においても、技術的に可能であることを人間として「禁欲的に」抑制する判断は、遺伝子操作のように将来の危険予測が極めて困難な状況にあっては、おそらく重要な良心の内容として捉えられよう。

[林隆也]

【参考文献】F.W.ニーチェ『道徳の系譜』（木場深定訳、岩波文庫、1964）。M.ウェーバー『プロテスタンティズムの倫理と資本主義の精神』上・下（大塚久雄他訳、岩波文庫、1955～62）。

【関連項目】快楽主義、倫理

く　ク

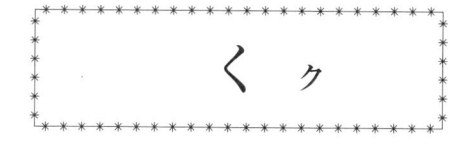

クインラン裁判 ➡ カレン事件

薬　medicine, medicament（英）, Arzneimittel（独）

【定義】薬（藥）は〈艹と樂〉の形声文字で、樂は「櫟（くぬぎ）の木」を意味し、丸い実が粒状になっている様子から、粒状にひき潰して飲む薬草あるいは薬石、または病気のもとをすり潰す薬の意となる。薬に対応する英語としては、medicine, medicament, medication（これらは共にラテン語medeor＝to care, heal〈治す、癒す〉に由来）、pharmaceutical, pharmaceutic（ギリシャ語pharmakon＝drugに由来）、drug, remedyなどがある。医薬品はその原料による区別から、天然物由来の生薬（植物性および動物性）と化学合成物質（無機および有機）とに分かれる。また、「医薬品」の定義は薬事法第2条第1項によれば、(1) 日本薬局方に収められているもの、(2) 人又は動物の疾病の診断、治療又は予防に使用されることが目的とされているものであって、器具機械でないもの、(3) 人又は動物の身体の構造又は機能に影響を及ぼすことが目的とされているものであって、器具機械でないもの、である。「日本薬局方」とは医薬品の性状および品質の適正を図るために国によって定められた医薬品の品質基準書の一つで、約1200品目の医薬品が収載されている。またセルフメディケーションの視点から、医療用医薬品と区別された一般用医薬品（OTC薬）の患者自身による活用が注目されてきている。

【歴史的経緯・倫理上の問題】医薬品の製造、使用に関する倫理、およびそれに密接に関連する職種である薬剤師の倫理が世界的に本格的に問われるきっかけとなった薬害が「サリドマイド事件」である。サリドマイドは当時西ドイツのグリュネンタール化学会社が開発し、1957年に販売された睡眠薬で、1959年頃から重症四肢奇形児が多発するようになった。1961年に西ドイツのレンツ博士（W.Lenz）がサリドマイドの催奇形性の警告を発し、この年、世界各国におけるサリドマイド製剤の販売は停止された。アメリカではFDA（食品医薬品局）の審査官F.O.ケルシー（Frances Oldham Kelsey 1914－）によって販売が認可されていなかったことは特筆に値する。この事件を契機として、動物実験などで安全とされた新薬の発売後も副作用の報告義務を課すなどの医薬品の安全対策が推進されることになった。

　サリドマイド事件以後、医薬品の安全性の問題は同時に危険性の問題でもあることが認識されるようになった。疾病の治療効果という利益対リスクの判断が医療におけるEBM（根拠に基づいた医療）原則の一環として科学的根拠をもってなされなければならなくなってきている。また治療を受ける患者自身がどこまでのリスクを引き受けて、治療効果を求めることが可能かという判断を最終決定しなければならないという意味では、患者自身のインフォームドコンセントの原則が不可欠となる。しかし、利益とリスクの判断決定に際し、患者だけで判断可能かという点を考慮すれば、その決定のプロセスの中に当事者である患者は当然として、同時に医療専門家も共同参加して医薬品の使用の倫理綱領を策定すべきであろう。

【倫理綱領】現在成立している医薬品の製造と使用に関する法令および倫理綱領としては次のようなものがある。

（1）「医薬品の製造管理および品質管理規制」としては1980（昭和55）年に厚生省令（現、厚生労働省令）として定められたGMP（Good Manufacturing Practice）がある。
（2）新薬の開発研究に関する基準としては、実験動物を使用した非臨床試験の段階における「医薬品の安全性試験実施に関する基準」を定めたGLP（Good Laboratory Practice）と、「医薬品の臨床試験の実施に関する基準」のGCP（Good Clinical Practice）とがある。後者に関しては、治験におけるデータの隠蔽、捏造事件、被験者の同意なしの治験の実施など医師、製薬企業の倫理が厳しく問われる中で、厚生省（現、厚生労働省）は1989（平成元）年にGCPを定め、翌年施行した。これによって治験を実施する医療機関内に「治験審査員会（Institutional Review Board：IRB）」を設置すること、被験者の人権の保護とインフォームドコンセントの重視などが打ち出された。しかしその後も、ソリブジン事件、クロイツフェルトヤコブ病事件などに見られるように、GCPが遵守されない実態を踏まえて、厚生省は1997（平成9）年に法的強制力を持つ省令として新GCPを施行し、とりわけインフォームドコンセントが文書によるものに限定されたことは画期的であった。
（3）認可された医薬品の市販後の有効性と安全性の調査PMS（Post Marketing Surveillance）としては、副作用報告、再審査、再評価の制度があり、1993（平成5）年には「医薬品の市販後調査の基準に関する省令」GPMSP（Good Post Marketing Surveillance Practice）がすべての医療用医薬品を対象として施行された。これに伴い、製薬企業を代表して医薬品の適正使用情報を収集し情報提供を行う「医薬品情報担当者＝MR（Medical Representative）」の役割が重要となってきた。2005（平成17）年4月には「医薬品、医薬部外品、化粧品および医療機器の器質管理の基準」GQP（Good Quality Practice）が新設され、GPMSPに代わるものとして「医薬品の製造販売後安全管理の基準」GVP（Good Vigilance Practice）、「医薬品の製造販売後の調査および試験の実施の基準」GPSP（Good Post-marketing Study Practice）が施行されている。
（4）1995（平成7）年にはPL法（Product Liability＝製造物責任法）が施行され、医薬品製造業者、薬剤師の製剤、調剤とPL法との関係が問われるようになってきている。
（5）薬剤師の倫理規定としては、1997年に日本薬剤師会が新たな「薬剤師倫理規定」を制定した。また国際薬剤師・薬学連合＝FIP（Federation Internationale de Pharmaceutique）は、1993年にはGPP（Good Pharmacy Practice＝地域薬局および病院薬局における薬局業務規範）を理事会決定し、1997年には「薬剤師倫理規定」を採択し、国際的取り組みの努力がなされている。医薬品に関する国際的倫理規定は、ニュールンベルグ綱領（1947年）、ヘルシンキ宣言などで展開されている。

【展望】薬と倫理についての今後の展開としては、高齢者と小児に対する医薬品の適正使用の厳密化の問題、医師の薬の処方に対するクライアントの信頼過剰と投薬過剰の現状に対して、医薬分業の推進と不必要な薬の処方を差し控えることの重要性の認識などが課題とされる。また、ゲノム創薬の可能性が高くなり、パーソナルメディシンを視野に入れた取り組みが現実性を帯びてきつつある。　　　　　　　　　［松島哲久］

【参考文献】森茂他編著『新・薬と社会と法』（法律文化社、2001）。花野学監修『薬の倫理』（南山堂、1998）。寺田勝英・福島紀子編『医療薬学総論』

(朝倉書店、1999)。
【関連項目】IRB、インフォームドコンセント、製造物責任法、GCP、GLP、GPMSP、GPP、パーソナルメディシン、薬害、FDA

薬づけ医療　polypharmacy（英）

【定義】実際の薬物治療の上で、必要以上に薬を処方すること。

【倫理上の問題】医療機関が薬を購入する際、実際の購入価格と公定価格（薬価）の差を薬価差という。薬づけ医療の背景は、この差益が医療機関の手元に残るので、薬を使った分だけ保険から支払われる出来高払い制と相まって、医師が過剰に薬を出せば出すほど儲かるから、と説明されてきた。実際、1990年代前半頃までは、この薬価差が医療機関の大きな収入となっていた。しかしこの問題が大きく取り上げられるようになり、薬価は2年ごとに改定され現場での購入価格に合わせて下がっている。実際、15年前には薬価差益が15％も存在し、総医療費に占める薬剤費は30％以上にも達していたが、2000（平成12）年には薬価差益は2％程度まで縮小され、薬剤費比率も20％まで減少している。また、規模の大きな病院からDPC（診断群分類による包括評価）という新たな診療報酬制度が数年前より導入されつつあり、医療費に占める薬剤費はさらに減少するものと思われる。したがって、現在では「薬づけ医療」という言葉は死語に近い。しかし、欧米に比べると日本の総医療費に占める薬剤比率は未だに高水準である。これは、日本では欧米に比べて同一の薬剤の薬価そのものが高く、逆に医師の技術料が低いことに大きく起因するが、患者1人当たりに処方される薬剤数で見てもまだ多めであるためといえる。［松原和夫］

【関連項目】薬

組み換えDNA実験　recombinant DNA experiment（英），Rekombinantes DNA Experiment（独）

【定義】ある遺伝子のDNA（たとえばヒトのDNA）を「制限酵素」と呼ばれる酵素等を用いて切断し、それを「ベクター」（遺伝子の運び手）と呼ばれる自己増殖できるDNA分子に組み込んだもの（「組み換えDNA」）をつくり、さらにそれを大腸菌等の「宿主」となる生細胞内に移入して「組み換え体」をつくり、それを増殖させる実験のこと。簡単にいえば、ある生物（たとえばヒト）のDNAの一部を別の生物（たとえば大腸菌）に移す実験のことである。この技術を用いることによって、大腸菌等を用いて人間の体内でつくられる化合物（人間の成長ホルモン等）を人工的につくることができる。また組み換え体である大腸菌細胞等を大量に培養することによって、目的とする遺伝子や、その遺伝子の産物を多量に得ることができる。ベクターとして用いられることが多いのは、プラスミドやある種のウイルス等である。

【安全性の問題】組み換えDNA実験によって未知の危険な生物が出来たり、未知の有害物質が生産される危険性がある。アメリカの分子遺伝学者P.バーグ（Paul Berg 1926－）はこのような危険性を指摘し、1974年に「安全性の問題が決着を見るまで、遺伝子組み換え実験は中止すべきだ」というモラトリアム（実験の一時停止）宣言をアメリカおよびイギリスの科学誌に発表した。1975年にはカリフォルニア州のアシロマで遺伝子工学実験の安全性と対策を討議する国際会議（アシロマ会議）が開かれ、遺伝子組み換えの研究は安全性を十分に考慮した上で行われるべきであるという内容の協定が締結された。この会議での合意を受けて翌年、アメリカで遺伝子組み換えに関する実験指針（ガイドライン）が発表さ

れ、日本をはじめ世界各国で同様の実験指針が作られた。これらの指針によると、組み換えDNA実験は「物理的封じ込め」と「生物学的封じ込め」によって安全性が確保されなければならない。「物理的封じ込め」とは、組み換えDNA実験施設に組み換え体を閉じ込めて外界へ拡散しないようにすることである。規制方式にはP1から最も厳しいP4まで4レベルがあり、それぞれで必要な設備や実験室の設計、実験操作法等が定められている。とくにP4レベルでは危険性が最も高いとされる実験を行うので、密封された実験室内で厳重な安全キャビネットを用いることになっている。P1レベルでも汚染物質は必ず消毒してから廃棄しなければならない。P1、P2、P3、P4の順で基準は厳重になるが、現在では規制基準が緩和され、P4レベルの実験施設はほとんど使われていない。一方「生物学的封じ込め」とは、宿主細胞には特殊な培養条件下でないと生存できないものを用い、さらにベクターも宿主となる細胞以外の細胞には移らないようなものを用いて、組み換え体が外部環境に拡散することを防止することである。　　　　　　〔蔵田伸雄〕

【参考文献】市川定夫『環境学』第2版（藤原書店、1994）。
【関連項目】アシロマ決議、組換えDNA実験指針、DNA、宿主

■ **組換えDNA実験指針**
guidelines for recombinant DNA experiments（英）、Richtlinie für rekombinante DNA Experimente（独）

【概要】1975年にアメリカのカリフォルニア州アシロマで、遺伝子工学実験の安全性と対策について討議する国際会議「アシロマ会議」が開催された。この会議での合意を受けて、アメリカ国立衛生研究所（NIH）は翌1976年にバイオハザードを防止するための「遺伝子組換えについての実験指針（ガイドライン）」を発表した。この実験指針は、遺伝子工学実験を安全に実施するための、関連分野の研究者の自主規制を意図したものであり、遺伝子工学実験を行う際にはその指針を厳守することが各研究者に義務づけられた。その後、各国で同様の実験指針が作られ、日本でも1979（昭和54）年に文部省（当時）によって「大学等の研究機関等における組換えDNA実験指針」が定められた。この指針は数度にわたって改正され、現在の遺伝子工学実験はこれに従って行われている。同様の指針は文部科学省、農林水産省、経済産業省によっても定められている。これらの指針は、組み換えDNA実験の安全性は「物理的封じ込め」（組み換え体が施設や設備中に閉じ込めて外界へ拡散しないようにすること）と「生物学的封じ込め」（特殊な培養条件下でないと生存できない宿主細胞と、それ以外の細胞には移らないベクターを用いること）によって確保しなければならないことを定めている。なお、文部科学省は最近の技術動向を踏まえ、2002（平成14）年2月28日に従来の実験指針を廃止し、3月1日より新しい実験指針を施行した。　〔蔵田伸雄〕

【関連項目】DNA、組み換えDNA実験、アシロマ決議

■ **クライアント**　　client（英）
【定義】広義では、顧客、依頼人、福祉受給者、患者（とくに神経科における場合）などを指すが、とくに法律用語としては訴訟依頼人、すなわち弁護士に事件を委任する人を意味する。
【倫理・法・社会上の問題】クライアントは、弁護士への依頼・委任を前提として生じる立場であるから、クライアントに関する問題は、「クライアントと弁護士との関係」についての問題でもある。クライアン

トによる相談・受任から始まり、調査・事件処理を経て依頼された任務の終了（弁護士の解任・辞任を含む）に至るまで、クライアントと弁護士の関係をいかに構築・調整すべきかについては、近時、いわゆる「法曹倫理」の主要問題の一つとして議論が活発化している。一般的には、これらの問題を解決する際に依拠すべき法令等としては、弁護士法（1949〈昭和24〉年制定）、あるいは日本弁護士連合会による弁護士職務倫理規程（2004〈平成16〉年制定）などが存在するが、より広い視野に立った、弁護士としての専門職責任およびクライアントの権利・地位の検討が必要である。

［城下裕二］

【関連項目】医療裁判、医療訴訟

クラスター移植 ➡ 多臓器移植

グリスウォルド判決
Griswold v. Connecticut（英）

【定義】アメリカにおいて、今日的意味でのプライバシー権の確立に第一歩を示した1965年の判決。
【歴史的経緯】避妊薬・避妊具の使用、避妊方法についての助言・指導を禁止し、違反者に刑罰を科す法律が制定されていたコネティカット州で、婚姻関係にある者に避妊に関する指導・助言を行った医師らが、この法律に違反したとして有罪判決を受けた。医師らからの上告を受けた合衆国最高裁は、ダグラス判事執筆の法廷意見において、いわゆる半影（penumbra）理論に基づいてプライバシー権を憲法上保障される権利として位置づけた。すなわち、合衆国憲法にはプライバシー権を保障する明文規定はないが、憲法中の明文の人権保障規定には半影部分が伴っており、それらが合わさってプライバシーの領域が形づくられ、それがプライバシー権保障の根拠になると

した。そして、夫婦関係にある者について、避妊薬・避妊具の使用等を禁止することはこの権利に照らして許されない、と判示された。
【その後の展開】この判決で確立されたプライバシー権が自己決定権としての性格を持つことを明確化した判決がロウ判決である。テキサス州の刑法には、母体の救命を目的とする場合を除いて中絶を禁止する規定が設けられていた。中絶を求める独身妊婦が、この規定はプライバシー権を侵害するもので違憲であると主張して提訴した。合衆国最高裁は、基本的権利としてのプライバシー権に中絶に関する決定権が含まれることを認める一方で、その権利は絶対的ではなく、妊婦の健康の維持・保護と、胎児の潜在的生命の保護という、重要な州の利益と衡量されるべきものであるとした。そして、妊娠前期においては、州による干渉を受けることなく、主治医と妊婦の判断で中絶を実施することができるが、妊娠中期以降、州は妊婦の健康の維持・保護のための規制を加えることができ、胎児が母体外で生存可能になる妊娠後期には、州は中絶を禁止することも許される、と述べ、これに適合しない上記刑法規定を違憲無効と判示した。

［丸山英二］

【関連項目】プライバシー、ロウ対ウェイド事件、避妊

クリニカルパス（パス）
Clinical Path（CP）（英）

【定義】クリニカルパス（クリニカルパスウェイ、クリティカルパスともいう）は、医療の質と効率を確保し、ケアチームが協働するためのツールで、「医療チームが共同で作り上げた患者の最良の管理だと信ずるところを示した仮説」。クリニカルパスの開発者、アメリカの看護師ザンダー（Karen Zander）は、「一定の疾患や疾病

を持つ患者に対して、入院指導、患者へのオリエンテーション、ケア処置、検査項目、退院指導などを、スケジュール表のようにまとめたもの」と定義している。各個別疾患に対して、あらかじめ検査・看護・治療等のクリニカルパスを作成し、これに沿った入院医療を行うことで、迅速で合理的、最適な医療を患者に提供しようというものである。

【倫理上の問題・展望】もともと1950年代に生産工程の標準化や効率化と費用最小化効果を組み合わせた生産工学の手法であるPTRTの「Clitical Path法」として見出された概念で、医療界では1985年、アメリカで医療費の抑制のために診断群別包括支払制度が正式に導入され、質の向上、在院日数の短縮、ケアの標準化、医療資源の効率化等の必要が生じた背景の下に導入された。クリニカルパスを導入することにより、患者の入院から退院までのケアの内容等が示されるため、患者の安心感と信頼感が高まり、満足感が向上する。医療スタッフの効果としては、医療スタッフが専門職の立場から協働して、チームとして統合された患者のケアを行い、それぞれの専門職が最も必要とされる時機に最適のタイミングで関わり、チームが目標とした治療の成果を実現していくためのプロトコルであり、医療の質の向上、チーム医療の推進などが期待される。　　　　　　　　　　［藤田芳一］

【関連項目】パーソナルメディシン、医療過誤、EBM

‖クリニック ➡ 診療所

‖グリーフエデュケーション ➡ グリーフケア

‖グリーフケア　grief care（英）
【定義】愛情の対象を喪失することにより悲嘆の状態にある人を援助することであり、その人が喪失体験を乗り越え、喪失後の日常生活に適応していく過程を援助すること。
【歴史的経緯】愛情の対象を失った際に生じる様々な心理的・身体的症状を含んだ正常な情動的反応が悲嘆（grief）である。悲嘆は激しく重い悲しみの情動であり、小島操子（1936-）は「喪失に伴う独特の共有出来ない感情および喪失の際に感じる非常に多くの組み合わせ」と定義した。グリーフケアは、一般に死別悲嘆へのケア、遺族ケア（bereavement care）と同義的に用いられるが、小此木啓吾（1930-2003）は「対象喪失には近親者や自己の死だけでなく、失恋、親離れ、子離れ、転勤等やアイデンティティ、自信の喪失、所有物の喪失、身体的喪失などを含む」としており、広義にはこのような対象喪失による悲嘆へのケアを含む。ボウルビイ（John Bowlby 1907-90）は、愛情対象の喪失に始まり通常その放棄に導かれる心理的過程を悲哀（mourning）と呼び、喪失と悲哀に随伴する一連の主観的状態を悲嘆とした。また、入院のため母親から引き離された幼児の観察から、悲哀の過程は麻痺（numbing）、抗議（protest）、絶望（despair）、離脱（detachment）の4段階をたどることを発見し、成人が死別後にたどる過程が実質上、同じであることを明らかにした。フロイト（Sigmund Freud 1856-1939）は、「悲哀の仕事（Trauerarbeit）」という概念を示し、知的には愛する対象が存在しないことを分かっていても、人間はリビドー（libido）の向きを変えたがらず、悲哀の仕事が完了した時に自我は再び自由になって現実に戻るものとした。対象喪失をあるがままに体験し、知的ではなく情緒的に断念することを受け入れるという究極的な精神的課題の遂行を、グリーフワーク（grief work）と呼ぶ。喪失者自身により着手・

達成される必要のある心の作業であり、これにより新たな自己が築かれる。乗り越えられず心身の障害をきたす場合もあるため、いずれの観点からもグリーフケアは重要である。

【倫理上の問題】人は悲しみを共有してくれる人に心を開くものであり、悲しみが受け入れられた時にその感情は癒されるが、悲嘆にある人は自己の悲しみは他者に理解できないという思いから、排他的態度をとることも多い。援助者が良かれと思う行為が相手の一生の心の傷となることもあるため、助言や指導的関わりを避け、心の痛みを共感し、受けとめられる自己を養う姿勢が肝要である。

【展望】グリーフケアの用語は一般に浸透しているものの、概念の共通理解は得られていない。欧米で発達した心理学の影響から、悲嘆と悲哀が同義に扱われる傾向があるが、悲嘆を情動反応とし、悲哀を心理過程とすると、両者は相違する用語である。また、グリーフケアを悲嘆へのケアと狭義に捉えた場合はその時々の情緒的支援を示すが、グリーフケアの対象は「愛情の対象を失った状態を生きる人」であることから、その対象がバランスを取り戻していく過程全般を支援する必要がある。人生最大の別離である死別悲嘆のケアにおいては、「悲哀」を美しい情感として着目した研究の発展が待たれる。別離を乗り越え、人生の悲哀を深く自分のものとすることは、死者と共に今を強く生きる人間へと成長させる。一方、災害や事故など突然の悲惨な死別も存在し、遺族の死別体験が病的な悲哀に変わらないようなケアのあり方も課題である。死別研究では欧米の知見が蓄積されているが、7割以上が仏教や伝統的諸宗派を信仰するわが国の宗教的特性から、安易な導入は避けるべきであり、居間に仏壇などを設け、日々死者と対話するなどの日本的慣習を考慮したケアの探求が望まれる。

〔渡邉久美〕

【参考文献】松井豊編『悲嘆の心理』（サイエンス社、1997）。坂口幸弘「グリーフケアの考え方をめぐって」（『緩和ケア』15巻4号、青海社、2005）
【関連項目】ケア、死生学、ターミナルケア、死生観

‖ クリーンエネルギー　clean energy（英）
【定義】化石燃料（石油・石炭・天然ガス）や原子力エネルギーなど枯渇性（再生不能）で環境汚染をもたらすエネルギーに対して、クリーンエネルギーは太陽熱・太陽光・風力・小規模水力・バイオマス・畜力・燃料電池・潮汐・地熱など資源として再生可能（生物は再生するし、太陽エネルギーは半永久的である）で環境汚染の少ないエネルギーをいう。自然エネルギーやエコエネルギーとほぼ同義である。化石燃料の中では天然ガスが相対的にクリーンである。電気自動車は排ガスを出さないのでクリーンだといわれることがあるが、その環境負荷は発電方法に依存する。原子力発電所は地球温暖化の原因になる炭酸ガスを出さないのでクリーンだといわれることがあるが、放射能汚染や核廃棄物管理を考慮すれば疑問である。地熱発電も時に地中の有害物質を地上へ移送することがあるので注意が必要であろう。大規模水力（大型ダム）は自然破壊（森林などの水没）や環境汚染（淡水赤潮など）を起こすことがある。廃棄物発電も有害物質管理の観点からいえば、たいていの場合、クリーンとはいい難い。

【倫理上の問題】クリーンエネルギーの普及は、環境破壊と人口増加の時代において、また将来世代に健全な環境を継承するために不可欠である。「地球温暖化防止のために原発の推進を」という議論が見られるが、再考が必要であろう。家庭用のクリーンエネルギーは普及の当初において割高であり、

低所得層には届き難いので、政策的配慮が必要である。発展途上国への支援についても同様のことがいえよう。　　　　　［戸田清］

【参考文献】飯田哲也『自然エネルギー市場』（築地書館、2005）。井田均『主役に育つエコ・エネルギー』（緑風出版、2005）。

【関連項目】環境汚染、環境保護、循環型社会

クルーザン裁判
law suite for Cruzan （英）

【事件の概要】意思決定能力を欠いた患者に対する生命維持治療拒否の代理行使の要件について争われた事案。1983年、ナンシー＝クルーザン（Nancy Cruzan 1957-90）は交通事故によって回復の見込みのない持続的植物状態となった。共同後見人である両親はナンシーの尊厳死を決意し、チューブによる栄養・水分補給の中止を求めてミズーリ州巡回裁判所に提訴。巡回裁判所は、ナンシーがかつて元気であった頃、同居人に対して「植物状態で生きることは望まない」と語ったとする証言などを証拠として認定し、収容先である州立病院に対して栄養・水分補給の中止を命じた。しかし州は「そのような証言は本人の意思を証明する証拠に当たらない」として上訴。さらにミズーリ州最高裁判所は、患者に意思決定能力があれば「合衆国憲法の適正手続条項に基づいて生命維持治療を拒否する権利が認められ得ると仮定する」けれども、本件のように意思決定能力を欠く者については「生命に対する州の強い利益に照らすと、本人の意思が州の自然死法の要件を満たしているか、それを証明する明確で説得的な証拠がなければ代理行使による生命維持治療の中止は認められない」として、両親の請求を却下した。ナンシーの両親は本判決を不服とし連邦最高裁判所に上訴したが、「州の要件は合衆国憲法に違反するものではない」として原判決が支持された（連邦最高裁判所1990年6月25日判決）。その後、友人3人の証言が証拠として認められたことで、チューブによる栄養・水分補給が中止され、ナンシーは1990年12月26日に死亡した。

【倫理上の問題】延命医療の進歩によって、持続的植物状態にある患者が長期間にわたり存命することが可能となったが、延命至上主義医療に疑問を持ち、延命医療を中止して尊厳ある自然死、すなわち尊厳死を選択する権利を求める主張がなされるようになった。しかしながら、尊厳死をめぐる議論では、「死を選ぶ権利」以前に、より人間的に本質的な「生を選ぶ権利」が存在することを忘れてはならない。「死を選ぶ権利」が主張される一方で、たとえ持続的植物状態でも生きたいと願う人びと、あるいは生きていて欲しいと望む家族も少なからず存在するのであり、「死を選ぶ権利」の主張が「生を選ぶ権利」の社会的プレッシャーとなることは絶対に避けなければならない。また、「死を選ぶ権利」もある意味において終末医療の一つの選択肢であり、末期がん等の場合、緩和ケアの充実等により「生を選ぶ権利」と「人間の尊厳」の両立がかなり可能になっているように思われる。いずれにせよ、その選択は本人の意思であり「人の死という取り返しのつかない重大な結果」に照らして、極めて慎重に本人の意思を確定すべきことはいうまでもない。意思決定能力を欠く患者に対する生命維持治療拒否の代理行使については、カレン事件（ニュージャージー州最高裁判所1976年3月31日判決）以降、これを承認する判決が続いたが、その要件は、「本人の明確な意思」の証明である。本件は、連邦裁判所レベルにおいて「明確で説得的な証拠の要件」が確認されたという点で、倫理上注目される。

【展望】アメリカでは既に、カレン事件判

決の直後1976年9月にカリフォルニア州において、世界で初めて「死ぬ権利（right to die）」を法制化した「自然死法」（Natural Death Act）が成立し、本件合衆国最高裁判所判決の直後の1990年10月には連邦議会によって「患者の自己決定権法」（Patient Self-Determination Act）が制定されるなど、患者が事前に本人の明確な意思を書面に作成する等の手続きを経ることによって「書面に一定の法的効力」が認められる等の法整備が進められている。しかし、突然の事故などによってこのような手続きを経る以前に意思決定能力を欠く状態に陥った患者に対する生命維持治療の代理行使については、依然として問題が残されており、今後とも慎重かつ賢明な判断が望まれる。　　　　　　　　　　〔久保田勝広〕

【参考文献】丸山英二「最近の判例」（日米法学会編『アメリカ法』1号、東京大学出版会、1991）。
【関連項目】尊厳死、カレン事件、自然死

▍**クローニング ➡ クローン技術**

▍**クローン ➡ クローン技術**

▍**クローン技術**　cloning technology（英）、Klonieren（独）
【定義】同一のゲノムを持つ生物個体をつくる技術のこと。受精卵を分割して、遺伝的に同一の生物個体を複数つくる「受精卵クローン技術」と、成体または胎児の体細胞を卵子または受精卵に「核移植」することによって、その細胞を採取した生物個体と遺伝的に同一の個体をつくる「体細胞核移植クローン技術」とがある。また体細胞核移植クローン技術を用いて何らかの生物個体を生み出す技術のことを「生殖クローン」、体細胞核移植技術とES細胞（胚性幹細胞＝Embryonic Stem Cell）技術とを組み合わせて、拒絶反応を生じない体組織をつくることを意図する技術は「治療用クローン」等と呼んで区別している。

【歴史的経過】1966年には既にオタマジャクシの体細胞からクローン個体をつくることに成功していた。同年6月には、イギリスのロスリン研究所でウィルムット（Ian Wilmut）博士らがクローン羊ドリーの産生に成功したが、これが哺乳類における成体の体細胞からのクローン個体産生の初の成功例である。その後、マウス、牛、豚、ヤギ、ネコ、ウサギ等で体細胞核移植クローン個体の産生が成功している。日本では体細胞核移植クローン牛は食べても安全であるという報告がなされ、アメリカでは死んだペットのネコのクローンをつくるビジネスも始まっている。しかしいずれの動物でも成功率は極めて低く、産まれてくる仔に異常が多いことが報告されている。ドリーの誕生は、人間の成体のクローンも技術的に不可能ではないことを意味していたため、各国で人クローン個体作製の規制が図られた。日本でも2000（平成12）年12月には「ヒトに関するクローン技術等の規制に関する法律」が公布されている。なお、この法律は人クローンの個体産生のみを禁じており、動物のクローンや人ES細胞の作製などは規制していない。

【倫理的問題】生殖クローンについては、「優秀な科学者のクローンがつくられる」などといわれたが、人クローンはいわば年の離れた双子のようなものであり、体細胞提供者と同様の能力を発揮するという保証はない。体細胞核移植クローン技術の人間への使用に関して議論の対象とされたのは、「死んだ家族の〈身代り〉としてのクローン」「不妊の夫婦によって、自分たちの子どもとしてつくられる、夫婦いずれかのクローン」等であった。生殖目的での体細胞核移植クローン技術は「人間の尊厳」を損なうという批判もあるが、それ以上に安全

性や成功率の点で大きな問題がある。仮に人間のクローンを生み出す場合の成功率が、動物でのクローン個体を生み出す際の成功率と同程度だとすると、1人のクローン児を生み出すためには、100個以上の卵子と数十人の代理母が必要である。

【治療用クローン】クローン技術の人への使用に関して、現実的な問題となったのは「治療用クローン」技術である。1998年11月にはアメリカでヒトES細胞の樹立に成功したが、ES細胞からは種々の体組織を得ることができるといわれている。そして患者の体細胞を卵子に核移植することによってつくられた「クローン胚」から得られたES細胞から分化された体組織は、患者に移植しても拒絶反応を起こさない。そのため、この技術はパーキンソン病、脊椎損傷等の治療のために用いることができるといわれている。だがES細胞研究は、体外受精のためにつくられて子宮に移植されることのなかった「余剰胚」を用いて行われており、その研究の倫理性に関する批判もある。また治療用クローン技術は動物では成功しているが、人間に用いるには安全面での問題が大きすぎるともいわれている。クローン胚作製のためにはやはり数十個の卵子が必要とされ、この技術も人間の尊厳に反するという批判も多い。

【展望】2005年5月には韓国ソウル大学のファン教授らのチームによって、難治患者の体細胞からつくられたクローン胚からES細胞株を得ることに成功したという内容の論文がサイエンス誌に発表された。しかし同年12月から翌年にかけて実験データが捏造されていたことや、女性共同研究者が卵子を提供していたことなどが明らかになり、論文は撤回され、一大スキャンダルに発展した。治療用クローン技術はその実現可能性について疑問が持たれているだけではなく、卵子入手の倫理性の問題などもある。そのため人を対象としたクローン技術が普及する可能性は現時点では極めて低いといってよい。なお畜産目的で家畜に対して用いられるクローン技術についても、その安全性を懸念する声がある。〔蔵田伸雄〕

【参考文献】M.C.ナスバウム／C.R.サンスタイン『クローン、是か非か』（中村桂子・度会圭子訳、産業図書、1999）。L.B.アンドルーズ『ヒト・クローン無法地帯』（望月弘子訳、紀伊国屋書店、2000）。加藤尚武『脳死・クローン・遺伝子治療―バイオエシックスの練習問題』（PHP新書、1999）。

【関連項目】ゲノム、人間の尊厳、胚性幹細胞（ES細胞）、余剰胚、受精卵、一卵性双生児、ヒトに関するクローン技術等の規制に関する法律

け ケ

▍ケア　care（英）

【語源・概要】 ケアには「気にかかること」「心配」「不安」という意味と、「気にかけること」「注意」「配慮」「世話」「保護」という2つの意味がある。哲学者ハイデガー（Martin Heidegger 1889–1976）は『存在と時間』の中で、ケアの持つ後者の意味について、「現存在の存在は気遣いとして露呈する」とし、人間存在を「気遣い（care）」として規定している。またメイヤロフ（Milton Mayeroff）は著書『ケアの本質』の中で、「一人の人格をケアするとは、最も深い意味で、その人が成長すること・自己実現することを助けること」、そして「私が自分自身を実現するために相手の成長をたすけようと試みるのではなく、相手の成長をたすけること、そのことによってこそ私が自分自身を実現することである」と捉えている。ケアする人とケアされる人との相互性を強調することがケアの基本的態度であり、ケア関係は相互的なものである。

【倫理上の問題】 倫理学でケアが論じられるようになったのは、心理学者のギリガン（Carol Gilligan）の著書『もうひとつの声』（1982年）が契機となっている。道徳的な判断をする時、男性と女性では違った考え方をする傾向にある。男性が正義の観点から対処しようとするのに対し、女性は人間関係を保持し強化する方向で対処しようとする。ギリガンは道徳に対する女性のこのような態度を「ケアの倫理」と呼ぶ。そこには「すべての人が他人から応えてもらえ、仲間として数えられ、誰もひとり取り残されたり傷つけられたりしてはならない」という思想がある。ケアの倫理は徳の倫理や女性倫理との関係で注目されるようになってきている。

ギリガンに代表される女性の優れた特質を強調する「差異のフェミニズム」によるケアリング概念は、ケアを自らの実践の中心概念とする看護学の領域にも大きな影響を与えた。1980年代の看護理論の大きな潮流はケアであった。この、ケアこそが看護の中心概念であるとするケア／ケアリング理論に対し、近年では、女性の優れた特質を強調する根深いジェンダーバイアスが存在し看護師の専門性を否定する危険性が包含されている、との指摘もなされるようになってきている。

【諸分野との関連】 ケアの持つ意味は多義的であり、ケアを研究する学問領域も医学、看護学、心理学、教育学、宗教学、哲学、倫理学、社会福祉学などと多様で広範囲にわたるため、近年ではケア学が提唱されるようになってきている。　　　　［平尾真智子］

【参考文献】 森村修『ケアの倫理』（大修館書店、2000）。

【関連項目】 キュア

▍ケアマネージャー
　care manager, case manager（英）

【定義】 介護保険法で定められた公的な資格であり、正式名称は介護支援専門員である。通称として「ケアマネージャー」が用いられる。介護保険制度下で、利用者である要介護者らが個々に応じた保健福祉サービスを最適に享受できるよう、支援・コーディネートする役割を果たす。

【歴史的経緯】 介護支援専門員は、介護保険制度において「要介護者等からの相談やその心身の状況に応じ、適切な居宅サービス又は施設サービスを利用できるよう、市町村、居宅サービス事業を行う者、介護保険施設等との連絡調整を行う者であって、

要介護者等が自立した日常生活を営むのに必要な援助に関する専門的知識及び技術を有する者」として政令で定められている。介護保険法が施行される以前は、居宅・施設サービスともに多くが措置であり、行政判断に基づく給付であったため利用者の主体的選択はできなかったが、介護保険制度により利用者の意思に基づく選択が原則として可能となった。しかし、要介護者の状況によっては種々の居宅サービスに関する情報収集や適切な選択が困難で、認知障害など的確な判断能力を持たない場合が想定されることから、個々人が自分のニーズに沿った効果的なサービス利用をしていくための援助者として、介護支援専門員が登場した。

【倫理上の問題】介護支援専門員が介護保険制度に位置づけられたのは、介護保険の給付が対象のニーズに沿って有効かつ適切に利用されるようにとの期待からである。つまり、利用者の「自立援助」と「権利擁護」を図る専門家として制度化されている。しかし介護支援専門員が対象とする人は、認知症や寝たきり老人に代表されるように、介護者を含む他者から被害を受けても訴える能力を持たない社会的弱者である。このような対象に関わる多くの専門職に共通して求められる姿勢であるが、対象の尊厳を守り、情報を守秘し、公平性のある対応をとることが求められる。これには高い倫理観が基盤になければならない。現実には、施設に所属する介護支援専門員が、所属関連施設のサービスをケアプランに組み込む傾向にあることが知られており、営利事業で被雇用者の身分であることでの対応の難しさがある。また、2001（平成13）年5月には和歌山県で介護支援専門員による殺人事件が起きた。業務上に発生した本件を個人の資質の問題にとどめず、事業所や行政が評価機関として体制の改善に着手するこ

とが必要である。

【諸分野との関連】ケアマネジメントは「個人」と「社会資源」を結びつけることを意味し、欧米で発展した。モクスレイ（D.P.Moxley）は「多様なニーズをもった人々が、自分の機能を最大限に発揮して健康に過ごすことを目的として、フォーマルおよびインフォーマルな支援と活動のネットワークを組織し、調整し、維持することを計画する人（もしくはチーム）の活動」と定義した。野中猛（1951 - ）は、アメリカやイギリスでは、マネージドケアやコミュニティケアのような「体制」に対して、ケースマネジメントやケアマネジメントという「技術」が適用されているが、わが国では介護保険という「経済的な仕組み」に対して、ケアマネジメントという「対人援助技術」が適用されているとし、体制整備が先行して技術が追いついていない現状を指摘している。

【展望】介護保険制度の見直しでは「地域包括ケア」の考えが基本方針として提起されており、従来より高いケアマネジメント能力を有する保健師との役割分担について整備される方向にある。ケアマネジメントに携わる者は、自立支援という目的の下に、対象のプライバシーを含むすべてを知り得る立場にある。介護保険制度の発足時においては、人員確保のために保健・医療・福祉関係者に広く介護支援専門員の受験資格が認められた経緯があるが、本来、ケアマネジメントは高度な技術を要するものであり、各人が実地を積み、学習を継続することによって高い技術力と倫理観を養い、専門職意識を高めることが肝要である。

〔渡邉久美〕

【参考文献】野中猛『ケアマネジメント実践のコツ』（筒井書房、2001）。「Spesial Issue-1和歌山ケアマネ殺人事件を超えて」（『別冊　総合ケア　CARELOOK介護支援専門員No.9』医歯薬出版、

2002)。
【関連項目】介護、介護保険法、ケア、老人福祉

ゲイ ➡ ホモセクシャル

経口避妊薬 ➡ ピル

経済格差　economic disparity（英）
【定義】所得格差・消費格差・資産格差などの貧富の差をいう。一国内の階層間格差や地域間格差、さらには南北問題などに見られる国家間格差などの問題と密接に結びついている。
【概要】人類史において格差は様々な形で存在したが、貨幣の流通に伴って経済的側面における格差は世界規模で展開する現象となった。経済格差が生じる背景には個人的理由と社会的理由がある。経済活動を通じてより大きな利益を上げて富を蓄積するのは、個人の能力に負うところが大きい。一方、個人の能力とは無関係に戦争や暴力、疫病の流行、国際金融為替市場変動などの社会変動によって貧富の差が生じることもある。経済活動とは本来、流動的なものであるが、個人的・社会的な事情によって生じた貧富の差は相続などを通じて固定化する場合も少なくはない。
【倫理上の問題・課題】自由主義経済下にある先進諸国では、個々人がその努力に応じて報われることは当然であり、ある程度の格差は社会の活性化のために必要であるという意見が有力である。しかし近年の傾向として、先進国内における個人間の格差の増大は著しく、社会の極端な二極化が進んでいる。とりわけ貧困層の増加が急激に目立ち、相対的貧困率（所得中央値の50％以下の所得しか持たない人の割合）の第1位がアメリカ、第2位は日本となっている。日本では年収200万円未満のワーキングプアが約550万人に上ると推定されており（2007〈平成19〉年）、とくに30～40代男性の増加が激しい。また20代の若者を中心にフリーター（約400万人、2007年）やニート（約80万人、2007年）も増加している。この背景には企業が人件費の安価な非正社員をより多く求めるという事情もある。経済格差は単に生活程度の差や雇用形態の差をもたらすのみならず、個人レベルにおいては社会参加の意義や生きることの意味・気力を根源から奪い取る危険性をはらんでいる。また、国家レベルにおいては、富裕国による貧困国の伝統的習俗や文化への蔑視・無関心や、人身売買などの問題をも惹起する可能性もある。経済効率至上主義に偏することなく、今後は人道的視点に基づいた格差是正への適切な試みが求められる。昨今、新自由主義政策の名の下に、極端な規制緩和や民間企業の競争形式の導入を進める施策がわが国においても進んでいるが、現実には貧困の格差が増大する一方であり、大企業支配の一人勝ちである現状は十分反省すべきである。
　　　　　　　　　　　　　　　［源宣子］
【参考文献】J.シーブルック『世界の貧困』（渡辺景子訳、青土社、2006）。門倉貴史『ワーキングプア』（宝島社、2006）。
【関連項目】差別、貧困、失業、リベラリズム

経済倫理　business ethics（英）
【定義】経済行為における財やサービスの取得・分配・占有の仕方について社会的な承認が基礎になる時、その基礎に社会規範として関わる倫理をとくに経済倫理と呼ぶ。
【倫理上の問題】道徳性や倫理性の問題を無視した経済活動は、地球環境・社会生活を破壊しかねない。とくに経済がグローバル化・巨大化する現在においては、地球環境・社会生活に与える影響も大きくなる一方である。この認識に立ち、企業家の過剰な競争、利己的な活動は政治的・社会的に認められなくなるとして、経済活動におけ

る世界共通のルールづくり、とりわけ企業の活動倫理の基準を確立しようという考え方がある。財貨の獲得術が道徳的秩序の中で行われるべきことや、道徳的秩序に立たない財貨の取得・分配・占有が共同体内部で直接倫理によって制御されるべきことはアリストテレスだけでなく、古今東西を問わずに論じられてきた。

　モラルエコノミーと呼ばれる考え方は、経済のグローバル化によって世界的普遍性を持つものであることを求められるようになってきている。これが経済倫理として、世界の企業家の行動を社会的に承認されるものとして規制しようとする考え方の基礎となっている。また、公害の発生、非人道的な解雇、採用における差別、投機的行動の多発による社会道徳への悪影響等の歴史も、経済倫理の考え方の重要性を社会に強く認識させている。

【展望】1991（平成3）年にはビジネスエシックス東京国際会議（主催＝モラロジー研究所、後援＝外務省・通産省）、1996（平成8）年には「第1回経済倫理世界会議」（共催＝経済ビジネス倫理国際学会、後援＝外務省・文部省・通産省・経団連・日経連）が開催され、日本でも経済倫理の重要性と現状、今後が論じられた。今後、グローバル化に加え、情報化によるインターネット上でのビジネス活動、その場でのモラルハザードといった経済の変化が見られるであろう。企業統治（コーポレートガバナンス）が問われる中で経済倫理の重要性はますます高くなっている。　　［清家彰敏］

【参考文献】佐和隆光『成熟化社会の経済倫理』（岩波書店、1993）。

【関連項目】環境倫理、公害、環境経済学、環境税

刑事責任　criminal res-ponsibility（英）、Schuld（独）

【定義】責任とは、犯罪行為を行ったことを理由として行為者に刑罰を加えるための主観的要件をいう。刑法学上、犯罪とは「構成要件に該当し、違法で、責任のある行為」と定義され、犯罪行為を行ったことについて行為者を非難可能である場合にのみ刑罰が加えられるという法システムが採用されている。この意味で、責任は刑罰権の発動を限定する要件である。このことは、（刑）法システムが、国民を個人として尊重し、個人の意思決定を通じて法益保護を図ろうとしていることの証左でもある。「責任がなければ刑罰なし」という原則を責任主義というが、憲法第13条、第31条によって要請される原理である。

【歴史的経緯と倫理上の問題点】かつては、人の意思決定は素質と環境によって決定されるとするハードな意思決定論を前提に、責任を「性格の危険性」と理解する立場もあったが、それは社会防衛的な処分論とリンクし、むしろ人権侵害的側面を持ち得るという点から支持を失った。また他方で、ハードな意思自由論を前提とし刑法上の責任を倫理的責任と同視する立場も否定されている。人の意思が100パーセント自由であるとすると、刑罰による犯罪防止効果がおよそ考えられず絶対的応報刑論を前提とせざるを得ないが、刑罰は応報という側面だけではなく犯罪防止という側面を持つものであると考えるべきであり、国家刑罰権を一定の倫理的価値を強制するものと理解するのは妥当でないからである。責任とは、あくまでも刑罰を加える前提条件としての法的な責任でなければならない。それは、行為者に適法行為への意思決定の可能性が存在したことを前提とする。そして、行為者に、故意・過失、責任能力、違法性の意識の可能性、適法行為の期待可能性が存在する場合に、この意味での責任が認められることになる。　　［中空壽雅］

【関連項目】刑法

刑事訴訟法　law of criminal procedure（英），Strafprozessrecht（独）
【概要】刑法に規定された刑罰権発動のための要件の存否を認定し、刑罰の種類・量を決定する手続きに関する法律をいう。形式的な意味での刑事訴訟法は刑事訴訟法典（昭和23年法律第131号）をいうが、実質的な意味では裁判所法、少年法、刑事補償法等もこれに含まれる。

　旧刑事訴訟法は西欧法の継受により、ドイツ法・フランス法の強い影響下に編纂されたが、現行刑事訴訟法は日本国憲法の制定に伴い、アメリカ法の強い影響下で当事者主義を著しく強化するとともに、黙秘権、令状主義、弁護人選任権などの被告人の人権を保護しつつ真実を究明するための基本原理を導入した。

【倫理上の問題点と展望】最近の改正により、証人保護のためのビデオリンク方式の証人尋問等々の導入や、迅速な裁判を図るための公判前整理手続きの導入が実施された。また、裁判員法（平成16年法律第63号）により、2009（平成21）年から死刑や無期懲役・禁錮に当たる罪や法定合議事件については、裁判員による裁判が導入された。犯罪被害者の救済を刑事事件や刑事訴訟の中に取り込み、その人権を保護することが今後も重要な課題である。　　　［中空壽雅］

【関連項目】刑法、懲役刑、禁錮、死刑制度

形質 ➡ **遺伝**

形質改変生物 ➡ **遺伝子改変生物**

ケイシー判決
Planned Parenthood v. Casey（英）
【定義】アメリカにおいて、妊娠中絶に対する州の規制の許容性について、妊娠期間を三分するロウ対ウェイド判決の枠組みを否定した1992年の判決。

【歴史的経緯】ペンシルベニア州の妊娠中絶規制法について、中絶クリニックなどが違憲性を主張して提訴した。合衆国最高裁は、事前に、中絶を受けることをその夫に知らせた旨を記した書面に妊婦が署名して医師に提出しない限り、中絶の実施を禁じる規定を違憲無効とし、それ以外の規定を合憲とした。しかし、最高裁の9名の裁判官の過半数が賛同する判決理由をまとめることができなかった。中絶に関する決定権を基本的権利とするとともに、妊娠期間を三分して許容される規制を規定するロウ判決の趣旨に賛成する裁判官は2名に減り、他方、4名の裁判官はロウ判決を不当なものとした。その間に立つ残り3名の裁判官が合同意見を書いたが、その趣旨は、胎児が母体外で生存可能となるまでは妊婦に中絶を選択する権利が認められ、その選択に対して不当な負担を加えることを目的とするか、または、そのような効果を持つ法律は違憲になるとするものであった。

［丸山英二］

【関連項目】人工妊娠中絶、ロウ対ウェイド事件、グリスウォルド判決

芸術療法　art therapy（英），Kunsttherapie（独），art-thérapie（仏）
【定義】音楽、絵画、詩歌、ダンスなど芸術活動に特徴的な、非言語的な性質を用いた心理療法。

【倫理上の問題】芸術療法が心理療法の一つと位置づけられる以上、クライアントと治療者の関係が発生する。治療者には守秘の義務があり、情報の扱いに慎重でなければならない。すなわち症例検討や研究発表などにおいてクライアントのプライバシーを守る必要がある。また、言語的アプローチを主とする心理療法に比べ、芸術療法一般にクライアントとの身体的接触が生じたり、心的距離が近くなることが多く、クラ

イアントと治療者の関係という構造を守ることが必要である。さらに治療者が専門職としての能力を備えているかについても問われるべきであろう。　　　　　［尾久裕紀］

【関連項目】精神療法、精神分析、カウンセリング、プライバシー

▍刑法　criminal law（英）

【定義】犯罪と刑罰について定めた法律。日本では、狭義では1907（明治40）年法律第45号の刑法典を指し、広義ではこれ以外に特別刑法と行政刑法が加えられる。特別刑法とは、刑法典の付属法的・補充的性格を有する法律であり、暴力行為等処罰に関する法律や爆発物取締法がその例として挙げられる。行政刑法とは、行政目的を達成するために罰則規定を設けた行政取締法規のことであり、道路交通法、大気汚染防止法などがその例として挙げられる。

【構成・内容】日本の刑法典は、第一編総則、第二編罪から構成される。第一編では、刑法の適用範囲や刑の種類、刑を科する方法などについて定めている。そのうち、第9条では刑の種類を、死刑、懲役、禁錮、罰金、拘留および科料としている。第7章では、正当行為（第35条）、正当防衛（第36条）、緊急避難（第37条）という違法性阻却事由について規定している。また、有責性については第39条で心神喪失者の行為は罰せず、心神耗弱者の行為は刑を減軽すると定めている。この第39条により、刑罰を科すことができない心神喪失者が犯罪を犯した場合には、心神喪失者医療観察法による。第二編では、殺人罪（第199条）や業務上過失致死傷罪（第210条）など刑罰を科すべき犯罪の要件とそれぞれの刑罰やその量刑について定めている。

【歴史的経緯】現行の刑法典は、1908（明治40）年に制定された。その後、時代の変化に応じた改正が必要との観点から、1974（昭和49）年に当時の法制審議会総会により改正刑法草案が決定された。しかし、全体として厳罰化の傾向にあり、またその第15章で治療処分と禁絶処分とから成る保安処分を設けている点に関して、日本弁護士連合会などから人権保障上の問題が指摘され、これまで国会では議論されていない。他方、時代の変化に応じた細かい改廃はそのつどなされてきている。

　主たる改廃は、次の通りである。刑法第200条に規定されていた尊属殺人罪は、1973（昭和48）年の最高裁判所による違憲判決の後、1995（平成7）年に削除された。1995年改正では、文語体から口語体に改められた。悪質な飲酒運転等に対処するため、2001（平成13）年に危険運転致死傷罪（第208条の2）が新設された。2005（平成17）年改正では、全体として刑罰が重罰化され、単独の罪の有期刑の上限が15年から20年へ、併合罪と再犯加重の有期刑の上限が20年から30年に延長され、集団強姦罪（第178条の2）、人身売買罪（第226条の2）などが新設された。同年改正に、合わせて時効の期間が延長され、死刑に当たる罪が15年から25年に、無期の懲役・禁錮に当たる罪が10年から15年に延長され、新設された15年以上の懲役・禁錮に当たる罪に関して10年の時効が導入された（刑事訴訟法第250条）。

【倫理上の問題】刑法に関する倫理上の最大の問題点は死刑制度である。日本の刑法では第9条で死刑を刑罰の一つとしているが、死刑に関しては、憲法第36条の禁ずる残虐な刑に該当し違憲であるとの死刑廃止論と、被害者感情を重んじた死刑存置論とが対立している。近年、日本では凶悪犯罪が顕著に増加しており、また犯罪被害者の権利について次第に社会の理解が行き届くようになっており、近い将来に死刑が廃止される見込みはない。

【諸分野との関連・展望】刑法は国家権力

が個人を罰する法制度であるため、近代的自由主義の下、刑法の謙抑主義、適正手続の保障、無罪の推定など被疑者・被告人の人権を保障する諸理念の徹底が何よりも求められてきた。しかし近年、日本でも犯罪被害者の人権保障の重要性に関する認識が社会全体に浸透し、2000（平成12）年に犯罪被害者保護法が、2004（平成16）年には犯罪被害者等基本法が成立し、被害者あるいはその家族の刑事手続きへの参加などが可能となった。また従来、少年法には、少年の矯正・福祉の観点を重視するあまり、刑事罰を問えるケースが少ないなどの問題が指摘されてきたことを受け、2001年に16歳以上の少年は原則として検察官送致され刑罰を問うなどの改正がなされた。やはり被害者感情への配慮が、この少年法改正の大きな契機となった。　　　　　［旗手俊彦］

【参考文献】前田雅英『刑法総論講義』第4版（東京大学出版会、2006）。
【関連項目】法と倫理、死刑制度、懲役刑、禁錮、憲法

京北病院事件

【概要】1996（平成8）年4月27日、京都府京北町の国保京北病院において起きた事件。病院長の医師が知人の末期がんの患者（48歳）に筋弛緩剤を投与し、その結果患者が死に至った。当初、同医師は「安楽死」の認識はあったという旨の発言を行うが、後に患者の苦悶の表情を取り除くための医療行為だったという主張を展開する。殺人罪等の成立する可能性もあるとされたが、京都地検は最終的には嫌疑不十分で不起訴処分にした。

【倫理上の問題】同医師の行為が安楽死許容の要件を満たしていたかが問題となる。患者の明確な意思表示がなかった点で、1995（平成7）年に横浜地裁が示した安楽死許容のための要件に反している。その他にも、最後の処置について家族と話し合っていなかった点、緩和医療についての知識が不十分だった可能性が高い点、家族や看護師や他の医師と十分な話し合いを持たず独断で振る舞った点などは、倫理的に大きな問題だといえる。　　　　　　［浅見昇吾］

【関連項目】安楽死

穢（けが）れ　pollution（英）

【定義】人間の安定した社会生活の秩序を乱す不浄な状態を意味する宗教的な観念。

【歴史的経緯】日本では、とりわけ10世紀以降の貴族の日記や寺社の記録類に、死穢や産穢、血穢の穢れについての記事が頻繁に見られるようになる。興味深いことに、穢れは甲乙丙丁の順に伝染する特質を持つと認識されていたようである。最初に穢れに触れてしまった人は最も重い穢れである甲穢となる。穢れは、甲穢の人に接触したら乙穢に、乙穢の人に接触したら丙穢に、丙穢から丁穢に、といった具合に伝染していく。丁穢の人間からは、それ以上伝染することはない。『延喜式』（927年成立）には個々の穢れについての忌みの期間が詳細に規定されている。具体的に述べると、人間の死に触れた場合は30日、人間の産は7日、6畜の死は5日、6畜の産は3日の穢れになる。穢れに触れた者は決められた日数の間、家に籠り人に会わないようにして忌まなければならず、その後は潔斎のために川で流水に身を晒さなければならない。いったん穢れに触れた人間はそうして初めて穢れを完全に祓うことができ、もとの日常生活を送ることが可能になる。

　穢れがとくに神や天皇に伝染すれば、深刻な問題を引き起こすと恐れられていた。神や天皇に伝染すると天変地異が起こり、天皇が病気になると考えられていたからである。そのため、神社や内裏はとりわけ穢れの伝染がないように厳重な警戒を要する

場として認識されていた。中世当時の社会では、童子形（童子の姿）をした大人である大童子や検非違使庁の下級役人である放免などによって、公の場で穢れが発生しないように警備がなされていた。彼らは道に捨てられた死体を片づける役割を担い、祭礼行列の折にあらかじめ道の穢れを祓い清浄にする仕事もしていた。大童子や放免は成人男性とは見なされず、子どもの身分を持つ大人とされていたため、人間の秩序を超越した存在と見なされていた。それゆえ、彼らは穢れに触れても問題のない者とされ、そのような仕事を任せられるようになった。室町時代になると、穢れの観念は死体処理に携わる人びとや病人、女性に対する強い差別意識を生み出すことになる。近年においても、祇園祭の鉾に女性を乗せるか乗せないかということが議論を呼んだり、相撲協会が女性の大阪府知事による土俵上での府知事杯授与を拒否するという出来事があり、世間の注目を集めた。また、現在の社会には未だに部落差別問題なども残っている。　　　　　　　　　　　　［小山聡子］

【参考文献】山本幸司『穢と大祓』（平凡社、1992）。小山聡子『護法童子信仰の研究』（自照社出版、2003）。

【関連項目】人権、宗教、差別

ケースワーカー ➡ ソーシャルワーカー

血液鑑定

diagnosis based on blood types（英）

【定義】遺伝多型（人によって異なる型）を標識として、個人識別、親子鑑定、卵性診断（疾患発症予知のため）、臓器移植の可否等を判定すること。

【遺伝子多型の種類】1900年、ランドシュタイナー（K.Landsteiner 1868–1943）によるABO血液型発見以来、種々の検査法の発達により、非常に多くの遺伝形質の多型が報告された。大きく血液型とDNA型に分かれる。（1）血液型には3種ある。まず、赤血球型は赤血球膜の抗原構造の違いによる多型で、ABO、Rh、MNSs、P等があり、輸血、妊娠時に注意が必要である。次に、血清型や赤血球酵素型は血清蛋白や酵素の電気泳動の差による多型で、Hp、Gc、GPT、AcP等がある。さらに、HLA型は白血球膜の抗原構造の違いによる多型で、A、B、C、DR、DQ等があり、移植の可否判定に用いられる。他方、（2）DNA型には、（a）塩基が置換・欠失・挿入によって多型を示す種類（ABO、HLA等の血液型多型はこの分類に含まれる）と、（b）塩基配列の反復回数の違いによって多型を示す種類（VNTR、STR等）とがある。DNAには核由来のものとミトコンドリア由来のものとがある。

【倫理上の問題】検査には当事者の生体物質（血液、唾液、口腔粘膜、臍帯、爪、骨、毛髪、臓器等）を用いる。これらが入手できない者（死者等）では、その者の血縁者の遺伝形質を調べる。ミトコンドリア由来DNAは母から子へ同一の型が遺伝し、核由来DNA中、Y染色体DNAは父から男子に同一の型が遺伝するので死者の型決定に寄与する。血液型が検出できない変性した試料でも、DNA型は判定できる場合も多い。DNAはPCR（ポリメラーゼ連鎖反応）法により増幅することが可能であるため、試料がごく微量ですむ。そのためHLAやその他の血液型をDNAによって型判定することもある。　　　　　　　　　　［南方かよ子］

【参考文献】山本郁男編『法医裁判科学』（廣川書店、1998）。

【関連項目】親子関係、親子鑑定、ゲノム、PCR法、臓器移植

血液検査　blood examination, blood test（英），Blutprobe（独）

【定義】狭義には、血球成分（赤血球や白血球、血小板）の数や形態、血液凝固や線溶などの出血性素因に関する検査を指す。これらによって貧血や多血症、白血球減少・増多、白血病、出血性疾患についての診断の大きな手がかりを得ることができる。広義には、採血された血液を検体に用いて生体情報を知るために行われる検査一般をも指す。それには各種逸脱酵素や血中脂質などを測る血液生化学検査、各種ホルモンを定量する内分泌学的検査、自己抗体やウイルスを検出する免疫学的検査、そして腫瘍マーカー検査が含まれる。

【倫理上の問題】血液は体中に張り巡らされた血管内を循環し続けている。そのためそこには微量ながら各組織に由来する物質が溶け込んでおり、さらに栄養素、時には摂取した薬物や微生物も含まれており、大きな生体情報源である。裏返せば、血液検体があれば当人についての、本人も気づいていない多くの医学的情報を引き出すことができる。しかし日常診療上、血液検査を行うにあたってインフォームドコンセントの手続きがどれだけ取られているかは施設や状況によってまちまちであろう。好例がルーチン検査である。ルーチン検査とは、診療目的そのものに直接かかわらないものの、受診者の全体的状態像を把握するために一律に課す検査のことである。ルーチン検査は十分な説明のないまま、拒まれる可能性をほとんど顧慮することなく実施されている。しかし血液型検査で戸籍上の両親の実子でないことが判明したりもする。そうした場合に本人にどこまで説明するかが問題となる。似た問題は、たとえば献血時にウイルス抗体が陽性であった場合に献血者に通知することの是非をめぐって生じる。通知することが周知のものとなることによって検査目的で献血をするケースが増え、血液製剤の質に大きく影響が出るからである。また、健康診断のために採血された血液検体を研究目的で用い遺伝子検査まで行った研究グループがあり、この場合にもインフォームドコンセントにそうした検査内容がきちんと盛られていたかどうかが問われた。　　　　　　　　　　　　　　　　　　　［服部健司］

【関連項目】インフォームドコンセント、ルーチン検査

血液製剤　blood derivatives（英）

【定義】ヒトの血液を原料とする製剤。全血製剤（人全血液など）、血液成分製剤（人赤血球濃厚液、人濃厚血小板など）、血漿分画製剤（人血清アルブミン、血液凝固因子など）に区分される。

【歴史的経緯】1963（昭和38）年には全国で55の民間商業血液銀行が存在し、血液製剤原料の98％が売血に依っていた。当時の駐日アメリカ大使が外傷を受け輸血後肝炎に罹患したのを契機として、1964（昭和39）年の閣議決定で日本赤十字社および地方公共団体を中心に献血体制を確立する方針が出され、1969（昭和44）年以降はすべて献血によって賄われるようになった。全血液製剤および血液成分製剤については、その原料は1974（昭和49）年以降、国内献血のみに依っている。しかし血漿分画製剤に関しては、原料の90％以上を外国（主にアメリカ合衆国）の売血に依存してきた。いわゆる薬害エイズを契機に、血液凝固因子製剤に限っては1993（平成5）年以降、国内自給を達成している。

【倫理上の問題】採血および供血あっせん業取締法（1956〈昭和31〉年）の存在にもかかわらず、売血によって原料を賄っていた時代には、供血者の健康、受血者の安全は護られなかった。献血制度が確立した後も、輸入非加熱製剤から血友病患者がHIV

に感染し、薬事行政および専門医療職の責任が今なお問われ続けている。漸次、梅毒反応やHBVおよびHCV、HIV、HTLV-I型抗体検査が追加され、また移植片対宿主病（GVHD）予防のための放射線照射が行われるようになってきた。しかし一切のリスク因子を排除する万全の策は存在しない。ある感染症に罹患していてもその抗体が血中にあらわれ、計測可能になるまでにはウィンドウ期と呼ばれる期間があり、その間は当の病原体の存在をチェックできない。献血者が検査目的でする献血行為の問題性がここにある。受血者の安全確保が第一である。他面、男性と性的接触を持ったかどうかを採血前に男性に尋ねるなど現在の問診のあり方に対して、偏見・差別を助長するとして疑義が寄せられてもいる。1950〜60年代には手術に際しての輸血が血液製剤の主な用途であったが、近年は内科領域でがんや貧血などの慢性疾患に対して用いられることが多くなり、需要量も増してきた。また、とくに必要とされる成分とそうでないものとの間にアンバランスがある。ここに限られた医療資源の適正配分のあり方をめぐる問題がある。また血液製剤の安全な原料を確保するためにはどうしたらよいのかについて、国民自らも考えなければならない。　　　　　　　　　　　　[服部健司]

【参考文献】厚生省薬務局企画課血液事業対策室監修『血液ハンドブック』（薬業時報社、1995）。D.スター『血液の物語』（山下篤子訳、河出書房新社、1999）。

【関連項目】エイズ、エイズ予防法、副作用

血縁主義
principle of blood relation（英）

【定義】法律上の親子関係は、血縁（生物学的な親子のつながり）、親となり子となろうとする意思、親子としての生活の事実の3つの要素の組み合わせによって成立するが、このうち血縁の要素を重視して、可能な限り生物学的な親子関係と法的な親子関係を一致させる方向で解釈する見解。真実主義ともいう。

【倫理上の問題】法律上の親子関係のうち、実親子関係は血縁を最も重要な要素として成立する。わが民法では妻が出産した子は夫の嫡出子と推定されるが、夫と子との間に生物学上の父子関係（血縁）が存在しなかった場合に嫡出否認の訴えを提起するかどうか、すなわち嫡出父子関係を切断するかどうかは夫の意思にかかっている。このような制度は、父子関係の確定に関する生物学上の知見が乏しかった時代に、第三者の介入を回避して法的な父子関係を早期に安定させることを目的とするものと説明されてきた。しかしその後、血液型やDNA型による親子鑑定の知見と技術が普及するに従って、嫡出否認の訴えの要件を緩和して、嫡出推定の基礎となる夫婦関係の破綻が明白な場合には夫以外の者からの嫡出父子関係の否定も認めるなど、可能な限り血縁と法的な親子関係を一致させる傾向が強まっている。非嫡出父子関係は父からの認知（任意認知）もしくは裁判所による認知（裁判認知）によって成立する（非嫡出子を分娩した者が母となる）。生物学的な親子関係のない子を任意認知してもその認知は無効とされるし、裁判認知の場合には、母の懐胎可能時期に性交渉があった男性と出生子との間に血液型等の矛盾がなければ、原則としてその男性と子との間に非嫡出父子関係が成立する（判例）。このように血縁を基礎として法律上の実親子関係を成立させる民法の規定は血縁を重視するわが国の法意識に適合しているが、他方でわが国には「藁の上からの貰い子」として、他人の生んだ子を自分の子として虚偽の出生届をする風潮も存在してきた。さらに今日では提供精子・卵子を用いた人工授精や体外

受精、代理母などの補助生殖技術の利用によって生まれた子の法的地位をどのように考えるべきかという問題が生じている。このうちAID（非配偶者間人工授精）に関しては、AIDの実施に同意した夫は後に嫡出否認の訴えを提起することは許されないとされ（東京高裁平成10年9月18日決定）、代理母については、代理母による出産の場合も分娩した代理母を法的な母とし、たとえ依頼者の卵子による場合でも依頼者は法的な母とはなれないとされている（最高裁平成19年3月23日判決）。　　　　〔家永登〕

【関連項目】親子鑑定、嫡出子、家庭裁判所、不妊治療

結核　tuberculosis（英）

【定義】結核菌（mycobacterium tuberculosis）によって起こる感染症で、ヒドラジッド、レハンシピン、エタンブトールなどの抗結核（菌）剤が開発されるまでは、人類最大の感染症とされ、恐れられてきた。結核は通常、肺を最初に冒し、それからほとんど全臓器、全身を冒す難疾患であった。ドイツ語ではTuberkuloseというので、病院内などでは、その最初の2字をとって、ドイツ語の発音で、TB「テーベー」とも呼ばれている。

【歴史的経緯】古代エジプト時代などから結核は人類を侵していたらしいが、結核がとくに蔓延し始めたのは産業革命以後、人口密集地帯においてとされている。すなわち、まずイギリスの工業都市において蔓延し始め、次いで西ヨーロッパ各地、アメリカ、香港、上海、日本などに蔓延してきた。日本では明治維新以後、とくに大正時代以後に爆発的に多発し、蔓延した。このため、結核は長らく国民病、亡国病などともいわれ、戦後、抗結核剤が出回るまでは、日本の医学および保健衛生行政上の最大の課題であった。最も多い時には、結核による死亡者数は年間10万人を超えた。もちろん、長らく死亡原因の第1位であった。それに、これからという青少年が結核死亡者の大部分であった。幸い1970年頃から激減し、今では結核患者を診たこともない若い医師や看護師も珍しくないほどである。そして今や多くの日本人の感染症に対する眼や関心は、肝炎、エイズ、鳥インフルエンザなどにばかり注がれがちである。

【現代社会におけるその意義】結核は、既に過去の歴史的病気の一つとも考えられがちであるが、世界の現状はまだまだである。アフリカ、インド、東南アジアなどでは今なお、毎年1千万人もの新規結核患者が発生しているし、300万人もの死亡者が出ている。　　　　　　　　　　　　〔品川信良〕

【関連項目】結核予防法

結核予防法
Tuberculosis Prevention Act（英）

【概要】1951（昭和26）年法律第96号。結核の予防および結核患者に対する適正な医療の普及を図ることにより、結核の個人的・社会的被害を防止し、もって公共の福祉を増進することを目的とする法律であり、公衆衛生法の性格を持つ。現行結核予防法は旧結核予防法（1919〈大正8〉年法律第26号）に代わり制定されたが、その後たびたび改正されている。現行結核予防法は、「国および地方公共団体は結核に関する正しい知識の普及、情報の収集、整理、分析、提供および結核に関する研究の推進とともに結核の予防および結核患者の適正な医療に努めなければならず、医師その他の医療関係者はそれらの業務に協力する義務がある」としており、同時に結核患者の人権の保護に対する配慮についても規定している。同法によると、医師は結核患者であると診断した時は2日以内に最寄りの保健所長に届け出なければならず（保健所長はこれに

基づいて結核登録票を作成する)、病院管理者は結核患者の入院・退院に際して7日以内に最寄りの保健所長に届け出なければならない。同法はまた、健康診断、予防接種、伝染防止、医療、公費負担等について定めており、都道府県知事に対して伝染を避けるため患者に一定の業務の従業を禁止し、入所命令処分等の命令を発する権限を与えている。

検査・診断に関して医師その他の医療関係者に守秘義務があるのは、医師法等が定めるところであるが、結核予防法はさらに、「健康診断、予防接種若しくは精密検査実施の事務に従事した者、結核審査協議会の委員若しくはその職にあった者がその実施、職務執行に関して知りえた医師の業務上の秘密又は個人の心身の障害その他の秘密を正当な理由なしに漏らしたときは罰則が科せられる」旨の規定を置いている。

【課題と展望】現行結核予防法は、戦後の結核患者数減少に寄与したと評価されているが、なお年間5万人以上の新規患者が発生し、かつ近年は結核罹病率の減少速度が鈍化しているという事実がある。「結核は過去の病気」という国民意識や医師の結核についての診断技術の低下が問題とされており、その対策が必要である。一方、人権意識の高まりの中で公共の福祉と患者の自由、プライバシーの保護との関係も問われよう。なお、結核予防法は多剤耐性結核菌への対応等の必要性から感染症法に吸収される予定であり、法案も提出されているが、これに反対する意見もある。　　　〔平野武〕

【関連項目】プライバシー、予防接種、予防接種法、感染症の予防及び感染症の患者に対する医療に関する法律、結核

結果主義　consequentialism（英）, Konsequentismus（独）

【定義】行為は結果によってのみ評価されるという道徳的見解。動機主義に対立する。

【倫理上の問題】結果主義という語は通常、行為結果主義を指す。行為結果主義とは、ある行為の結果が他の可能な行為の結果と少なくとも同じくらい善い場合にのみ、その行為は正しいとする見解である。行為功利主義は行為結果主義の代表的な形態であり、幸福を、結果の善さを構成する唯一の要因と考える。しかし快や幸福以外のもの、たとえば真理の獲得、美的対象の享受、友情のような人間関係を内在的な善とする行為結果主義もある。

規則結果主義は、ある規則の遵守の結果が他の可能な規則の遵守の結果と少なくとも同じくらい善い場合にのみ、その規則を正しいと評価し、特定の行為はそのようにして正当化された規則に合致する場合にのみ正しいとする。規則功利主義は規則結果主義の一形態であり、快や幸福を規則が遵守された場合の善さを構成する唯一の要因と考える。

結果主義の代表的形態である行為結果主義は、作為と不作為の区別を否定する。道徳的に重要なのは結果であるから、行為によってある種の結果を生み出すことと、不作為によって同じ結果を生み出すこととの間に道徳的に重大な相違はない。救助しなかったためにある人が死亡した場合、これは行為による殺人と同じと見なされる。さらに非結果主義的見解においては、行為の道徳性の判定に際して結果が意図されたかどうかが重要視されるが、結果主義においては、意図されなくても予見されていれば、行為者は結果に対して責任を負うものとされる。

【展望】結果主義にはいくつかの長所がある。それは、幸福のような、ほとんどすべての人が現実に求めているものを尊重し、かつ、ある種の行為をそれ自体において不正であるとする義務論的見解に内在する神

秘的要素を排除する。しかし結果だけが重要であるというその中心的主張には納得のいく証明が欠けており、時には普通の人に反感を抱かせる道徳的要求を提示するなど問題点もある。結果主義は他の道徳理論と併せて考慮されなければならない。

〔西山憲夫〕

【参考文献】関嘉彦編『世界の名著38・ベンサム／J.S.ミル』(中央公論社、1967)。Samuel Scheffler ed., "Consequentialism and its Critics"(Oxford UP, 1988)。
【関連項目】義務論、功利主義(行為ー、規則ー、選好ー)、倫理、作為義務、二重結果理論

血漿分画製剤 ➡ 血液製剤

血統主義 ➡ 血縁主義

血友病 hemophilia (英)

【定義】先天性の血液凝固機能異常症である。凝固因子のうち第Ⅷ因子が欠乏または低下するものを血友病A、第Ⅸ因子が欠乏または低下するものを血友病Bと呼ぶ。本症はX連鎖劣性の遺伝形式をとり、男性約1万人に1人が発症する。第Ⅷ因子の遺伝子はXq28に存在し、第Ⅸ因子遺伝子はXq27.1に存在する。遺伝子の異常には欠失・点突然変異・挿入などがある。通常、幼児期に始まる関節や筋肉内などへの自然出血、抜歯・手術・外傷などに伴う遷延性の出血などが主な症状であり、時に致命的な出血をきたすことがある。治療は、必要に応じて凝固因子の補充療法が行われる。
【医療・倫理上の問題点】血友病の治療法の転機は1964(昭和39)年に、血液由来の凝固因子製剤の実用化によりもたらされた。しかし非加熱製剤の投与に伴って、HIVや、B型、C型肝炎ウイルスの感染が本症の患者に高率に生じ、社会的にも大きな問題となった。1985(昭和60)年以降の加熱製剤、遺伝子組み換え製剤への切り替えにより新しい感染は激減したが、依然として比較的高齢の本症患者は高率に感染を受けたままであり、継続的なサポートが必要とされる。また、投与された凝固因子に対する免疫反応による、インヒビター(同種抗体)の発生も治療上の問題となっている。〔斎藤清二〕
【関連項目】遺伝病、薬害エイズ、ピーター＝シンガー事件

ケネディ倫理研究所
Kennedy Institute of Ethics (英)

【定義】1971年に、アメリカ、ワシントンDCのジョージタウン大学内にケネディ財団の援助でバイオエシックスの研究所として設立された。当初は「人間の生殖とバイオエシックスの研究のためのジョセフ・アンド・ローズ・ケネディ研究所」と呼ばれていたが、後に現在の名称になった。初代所長はカトリックの医師ヘレガース(André Hellegers)で、ワルターズ(LeRoy Walters)を経て、現在はパワーズ(Madison Powers)が所長を務める。
【歴史的経緯と功績】ヘイスティングスセンターとともに二大バイオエシックス研究センターの一つとして知られているが、とくにバイオエシックスが学問分野として成立するにあたっての記念碑的著作『生命倫理百科事典』を刊行した貢献は重要である。所員であったライク(Warren Reich)を主任編集者として1972年に開始された出版計画は、研究所内外の研究者を総動員して1978年に本事典を出版した。その後1995年に改訂第2版が出されている。本研究所の文献センターはアメリカ国立医学図書館のデータベースの一部をなすバイオエシックスライン(Bio-ethicsline)の整備の責任を担っており、インターネットでの利用を可能にしている。日本人研究者との関わりでは、アジアバイオエシックス部長を木村利

人（現恵泉女学園大学学長）が長く務め、日本へのバイオエシックスの導入に多大な影響力を持った。また、研究所へ留学したり、研究所主催の集中セミナーに参加する日本人研究者も見られるようになった。

［大林雅之］

【関連項目】ヘイスティングスセンター

ゲノム　genome（英），Genom（独）

【定義】一定の生物種に固有に備わっている遺伝情報の保持・発現の機能の源となるDNAの全体構造を意味する。

【解説】DNAは細胞内での所在により核DNAやミトコンドリアDNAに分けられる。染色体を構成するDNAは染色体DNA、またRNAを鋳型としてつくられるDNAは相補的DNAと呼ばれる。DNA上には遺伝子とその転写調節領域があり、また高等動物では発生の初期の受精直後に、父方や母方のX染色体の不活化のために特殊なRNAやタンパク質が結合する領域など多様な機能領域がある。核の中で、核基質と形態学的に命名されているタンパク質群とDNAの特異的結合が起こり、核中の染色体の安定した局在環境をつくる。これらの特殊な機能を持つDNA領域はすべて特異な塩基配列を持ち、それらを基につくられる構造体として染色体が形成される。必要な数の染色体が揃えばそれらの集団をゲノムと理解できる。細胞核から取り出したDNA標品をゲノムDNAと呼ぶ。

【構造異常】二本鎖DNAが切断され、修復されなければ染色体はその部位で切断される。また2本の染色体がよく似た塩基配列の部分で交叉し、その結果、異なる染色体の一部と互いに入れ換えられることもあり、これを相同的組み換えと呼ぶ。このような染色体は正常染色体と形態が異なり、顕微鏡下で染色体異常として識別できる。SKY法は顕微鏡により観察できる形態画像をコンピューターを利用し正確に染色体異常を判定できる方法として開発され、ヒトの染色体異常のスクリーニングに応用されている。遺伝子の異常は塩基配列の変異により起こるが、これは染色体異常を伴う場合もあるし、形態的には正常と識別できない染色体が遺伝子異常を包含することもある。つまり、染色体異常と遺伝子異常は異常構造の物理的大きさが異なるといえる。

［平賀紘一］

【関連項目】DNA、染色体異常、ヒトゲノム、遺伝子、ヒトゲノム計画、ゲノム創薬

ゲノム創薬
Genomic Drug Discovery（英）

【定義】人の遺伝子情報（ゲノム）をもとに、疾患に関連して発現が変化する遺伝子を見出し、その遺伝子産物（タンパク質）の働きを抑制あるいは増強する化合物を医薬品として開発するプロセスをゲノム創薬と呼ぶ。また、患者個々人の遺伝子差（1塩基多型またはスニップスと呼ばれる）に基づいて、個人ごとに薬の適合性と副作用の大きさを予測し、副作用を極力減らして薬効を発揮できる医薬品を投与すること（テーラーメイド医療あるいはオーダーメイド医療と呼ぶ）もゲノム創薬の範疇に含まれることがある。

【倫理上の問題】偶然的発見や開発経験によるところが多かった従来の医薬品開発と比較して、ゲノム情報に基づいた医薬品開発は効率的で、時間と労力・費用を大幅に軽減できると期待されている。しかし、ゲノム創薬は医薬品の安全性を保証するものではない。従来の医薬品開発と同様に、実験動物を用いた前臨床試験では実験動物に対する倫理的配慮が、人を対象とした臨床試験では被験者の立場に立って試験を行うことが求められる。また、医療および生命との関連性が強く、高い倫理性が求められ

る商品であることも従来の医薬品と同様である。

患者個々人の遺伝子差に基づいて薬物治療を行うためには、患者個人の遺伝子情報を得るためのDNA診断を実施することになる。薬物代謝酵素に関わる遺伝子情報に関しては比較的、倫理上の問題は少ないと考えられるが、「病気になる可能性」に関わる遺伝子情報に関しては個人の選別や差別に利用される危険性がある。

【展望】医学研究におけるインフォームドコンセントの重要性はヘルシンキ宣言で謳われているが、テーラーメイド医療の登場により、医療あるいは告知を受けるに際してもインフォームドコンセントの必要性が高められた。テーラーメイド医療における医療倫理については、医学研究とは異なった指針が必要となるかもしれない。〔倉石泰〕

【参考文献】奥田潤・川村和美『薬剤師とくすりと倫理』改訂5版（じほう、2003）。

【関連項目】ゲノム、遺伝子、オーダーメイド医療、臨床試験、DNA

原因者倫理　causer ethic（英）

【定義】環境犯罪現象や公害現象および事故等の諸結果と、それらの人的被害状況を発生させたり、発生させつつある組織・個人等に対して、その責任を問う環境倫理上の道徳規範。

【概要・経緯】発生源の所有者あるいは放出者に対して法律的な経済的損害賠償責任、物理的・化学的修復責任、現状回復責任、未然防止責任、管理責任等の責任を社会がとらせたり、また、組織・個人自らが自主的に心理的道義的責任、法律的規定や判決以上の損害賠償等の責任をとる場合がある。既に定着した概念に汚染者負担の原則および拡大生産者責任などがある。また、この倫理は各国の循環型経済社会形成の基本理念となっている。

都留重人（1912-2006）が1972（昭和47）年に公害を機能論的に「発生源・現象形態・被害状況」に分類・分析した時代には、原因者を発生源の所有・放出・生産者等に特定しやすかった。しかし、1980年代以降の地球環境破壊については特定し難い。そこで、関連する素材産業や加工産業等、物流上の集中分散の結節点にある管理責任組織・企業に特定する動きも出ている。たとえば家電リサイクル法では、費用的負担を最終受益者に課したり、業務を回収業者に委託したりする形をとっているが、回収責任についてはその家電廃棄の原因者たる家電メーカーに負わせたものである。

〔齋藤貴男〕

【関連項目】環境犯罪、汚染者負担の原則、循環型社会

検疫　quarantine（英）

【定義】国内に常在しない感染症の病原体が船舶・航空機を介して国内に侵入することを防止するとともに、船舶・航空機を介して発生する恐れのあるその他の感染症の予防に必要な措置を講ずること。ちなみに英語ではquarantineであるが、この語は、40を意味するラテン語のquadragintaから派生したquarantena（40日の期間）に由来する。防疫期間、隔離期間、検疫停泊期間として40日が基本とされていたからである。

【概要】現在の検疫は、2006（平成18）年に改正された「検疫法」（1951〈昭和26〉年制定）に基づいて実施されている。この法律にいう検疫感染症の主なものは、1998（平成10）年に制定され、それ以降、実情に応じてたびたび改正されてきた「感染症の予防及び感染症の患者に対する医療に関する法律」（いわゆる感染症予防法）において、「一類感染症」として規定されているものである。2006（平成18）年改正の同

法によると、それに該当するのは、エボラ出血熱、クリミア・コンゴ出血熱、痘そう、南米出血熱、ペスト、マールブルグ病、ラッサ熱である。検疫所長および検疫官は、当該感染症の有無について診察・検査し、患者、疑似患者、無症状病原体保有者、死体などが見つかったら、船舶・航空機の消毒および当該個人の指定医療機関への隔離などを行わなければならない。

【倫理との関連】国際化の進展に伴い、日本人の海外渡航者も海外からの渡航者も急速に増えている現在、国民の生命および健康に重大な恐れのある感染症を予防する上で、検疫の重要性はますます高まっている。検疫所長および検疫官の責務の重大性はいうまでもないが、検疫を受ける側のモラルも大切である。検疫感染症の流行地域(東南アジア・アフリカ諸国)からの帰国便では、過去2週間の健康状態を尋ねる質問票が配られる。下痢・嘔吐・腹痛・発熱・頭痛・発疹などの症状があれば、該当欄にチェックして係官に提示し、検便など必要な検査を受けなければならない。症状があるのに秘匿して検疫を通過し、後に感染症であることが分かった場合には、各方面に迷惑が及ぶ。診察した医師から保健所に届けがなされ、強制入院隔離はもちろん、帰国後に接したすべての人に対する感染の有無の検査、本人が立ち寄ったすべての場所(家庭・会社・飲食店など)の消毒などを行うことになる。　　　　　　　［藤尾均］

【関連項目】感染症の予防及び感染症の患者に対する医療に関する法律

‖ 嫌煙権　non-smokers' right（英）
【定義】受動喫煙の害(他人のタバコの煙で健康を害すること)から非喫煙者を守る権利。WHOは1975年に非喫煙者(とくに子どもと妊婦)の保護を勧告している。わが国では2003(平成15)年施行の健康増進法により、受動喫煙の防止が規定されている。

【社会・倫理上の問題】「嫌煙権」という語は1976(昭和51)年に東京のデザイン会社の女性社員が考案し、様々な場での受動喫煙に苦しんでいた人たちの共感を得て広まった。この言葉が意図しているところは、受動喫煙の害から非喫煙者の健康を守ることであり、具体策としては分煙(喫煙可と不可の場を分離すること)である。ところが、「嫌」の字に過剰に反応して、反論を唱える人がいる。それは、いわば足を踏まれて「痛いから、踏まないで」と言っている人に対して、「その言い方が気に入らない」と難癖をつけているようなものである。マスコミ等が用いている「喫煙権」「愛煙権」が「タバコの煙で他者の健康を害してもよい」ということを意味するなら、倫理的に問題である。
　　　　　　　　　　　　　　［望月吉勝］

【参考文献】伊佐山芳郎『現代たばこ戦争』(岩波新書、1999)。
【関連項目】喫煙権、健康権

‖ 幻覚剤　hallucinogens（英）
【定義】幻覚を引き起こす作用を有する薬物の総称で、植物由来の幻覚剤にはLSD、メスカリン、プシロシビン、DMTなどがある。LSDはライ麦に寄生する麦角菌に含まれるリセルグ酸を化学処理し合成したものである。メスカリンはサボテンの一種に含まれ、プシロシビンはシビレタケ属のきのこ(マジックマッシュルーム)に含まれる。DMTはジメチルトリプタミンともいい、南米産の植物に含まれる。化学合成される幻覚剤には、MDMA、MDA、MDE、2C-Bなどがあり、これらの多くは麻薬に指定されている。これらの薬物は幻覚作用と興奮作用を有し、精神毒性と精神依存性はあるが、身体依存性はない。有機溶剤や大麻にも弱い幻覚作用がある。

【歴史的経緯】LSDは1950年代の終わり頃からアメリカを中心に乱用されるようになり、サイケデリック芸術活動にも利用され、またヒッピー運動の発生とも呼応し、世界中に乱用が拡大した。MDMAはエクスタシーの別名があり、興奮作用と幻覚作用を有し、多幸感や自我意識の高揚をもたらす。1980年代にアメリカの大学生の間で乱用され、その後ヨーロッパにも乱用が拡大し問題となった。わが国でも1998(平成10)年以降、急速にMDMA等錠剤型麻薬の押収量が増加しており問題となっている。PCPはエンジェルダストの別名があり、麻酔薬のケタミンと類似の化学構造を有する幻覚剤であり、陶酔感・知覚変容感などを楽しむ目的で、1970年代にアメリカで乱用が流行した。

【倫理・社会上の問題】わが国に比較的以前から多く密輸入されている幻覚剤はLSDであり、錠剤やカプセル、濾紙に染み込ませたものなどが密売されている。LSDはマイクログラム単位の極微量で効果があり、感覚の混乱、色彩幻覚、幻聴が起こり、時間・空間の感覚が狂い、言動は支離滅裂となる。また、血圧上昇・瞳孔散大など交感神経系の刺激作用も有する。最近になって欧州から密輸入され押収されるようになったMDMAは、欧米ではロックコンサートやダンスパーティの際に乱用され、踊っている最中、頻脈・高血圧・高体温などを呈して急死の原因となることが知られている。わが国でも1998(平成10)年以降、MDMA等錠剤型麻薬は主に北欧から密輸入され、種々のロゴが刻印された色彩豊かな錠剤のため、比較的抵抗感なく乱用が一般化する傾向にあり問題となっている。密売・押収される錠剤中には、MDMAのほか、ケタミンなどの麻酔薬など種々の薬物の混入が証明されており、非常に危険である。PCPはとくに精神毒性が強く、PCP精神病を発病した場合には、痛覚を感じないことに原因する予測不能な激しい暴力行為や、剃刀の刃やガラスを飲み込んだり、さらにその異物を摘出するために自分で開腹するなどの自己破壊的行動が見られる。また、幻覚妄想等の陽性症状が主体の覚せい剤精神病やコカイン精神病とは異なり、陽性症状を呈するとともに感情・意欲の鈍麻などの陰性症状を呈するため、統合失調症との鑑別がとくに困難とされる。

【諸分野との関連】LSDを開発したサンド社は当初、LSD(リセルグ酸ジエチルアミド)-25をモデル精神病発現薬として発売し、統合失調症の病因の解明に役立てようと世界各国で実験研究が進められた。しかし、染色体異常を生じるという報告がなされたり、幻覚剤として乱用する者が増えたため、国際的にも規制対象となり製造が中止された。

【展望】化学合成される幻覚剤の多くは、法規制を逃れる目的で規制薬物の化学構造を少し変えて合成される、いわゆるデザイナードラッグである。従来、わが国で規制される麻薬は国際的に規制対象となった後に、国内でも規制対象に加えられるのが常であったが、最近密輸入されるようになり外国で乱用された事実のある2C-Bは、わが国が先駆けて麻薬に指定した、幻覚作用と興奮作用を有する物質である。[小沼杏坪]

【参考文献】石川哲也編著『薬物乱用防止の知識とその教育』(薬事日報社、2000)。大原健士郎・宮里勝政編『アルコール・薬物の依存症』(医学書院、1997)。佐藤光源・洲脇寛編『薬物・アルコール関連障害』臨床精神医学第8巻(中山書店、1999)。
【関連項目】薬物依存、麻薬及び向精神薬取締法、妄想、精神障害(者)

研究倫理 research ethics (英), Forschungsethik (独)
【定義】種々の研究・実験を行う際に研究

者が遵守し尊重すべき倫理。ここでは、医学研究に関わる面を取り上げる。これには、患者の診断・治療に関わる面（臨床研究）と、直接関わらない面（非臨床研究）とが含まれる。

【歴史的経緯】まず問題となったのは、研究の対象となる被験者の人権の保護である。19世紀以来、研究者が被験者を騙して実験に参加させたとか不当に拘束したとかの事例が散発的に話題を呼んでいた。しかし、この問題が国際的な関心を呼んだのは第二次世界大戦中、ナチスドイツの医師たちによりなされた各種の人体実験である。戦後、この内容が公にされたことを契機として、世界医師会による「ヘルシンキ宣言」などの文書が発表され、患者の人権への配慮が重視されるようになった。次に1990年頃から、利害の衝突（conflict of interest）の問題が注目されるようになった。研究者は、患者の健康や研究の客観的妥当性を最も重視しており、それが自分の一次的利害であると標榜するのが常である。しかし研究者の判断は、経済的利益のような二次的利害によって影響される可能性も持っている。利害の衝突は、実際に二次的利害が一次的利害に影響を与えたかどうかではなく、与えかねない状況を指す。また研究者がデータを捏造したり改竄して成果を発表するという事件は昔からしばしば見られたことであった。従来は研究者の世界内部の問題にとどまりがちだったが、近年、科学研究の成果が一般社会にも大きな影響を与えることから、一般のメディアでも大きく取り上げられるようになった。世界的に見て最近の最大の事件は、韓国ソウル大学の黄禹錫（ファン＝ウソク）教授チームによる「ヒトクローン胚からのES細胞樹立」に関わるものである。2004年の論文発表以来、韓国はES細胞研究における世界の最先端と見なされていたが、2005年末に疑惑が出さ れ、約半年後にこのチームの成果はすべて捏造によるものと結論づけられた。

【倫理・法・社会上の問題】（１）被験者の保護：被験者が研究に参加する場合、その研究内容（目的・計画・予想される利益やリスク等）を十分に理解した上でのその人の自由な同意が必須とされている。この場合の「自由な」には、単に外面的な強制がないことだけではなく、患者が医師に頼らざるを得ない状況での一種の上下関係に基づいた暗黙の強制の排除も含まれる。この考え方は、研究から生じ得る危害を受けるのは被験者だけであるとの想定に基づいていた。しかし、遺伝子研究等が発達した現在、研究の結果は単に被験者だけでなくその近親者にも影響を及ぼす可能性が生まれてきた。この場合、単に被験者の同意だけでは不十分である。ではどのような形の同意を求めるべきなのか、これが現在の課題である。（２）患者である被験者への治療：たとえば、現在行われている新薬治療では、その有効性を確認するために、対照群を設定し、その人びとにはプラセボ（偽薬）を与えるのが通例である。研究終了後には、最善の治療を受けられるにしても、治験期間中にはその機会を与えられない人が出てくる。それに対し、「ヘルシンキ宣言」C29（2000年修正版）によれば、新薬の治験に際しての対照群は現在最善と認められている薬を服用するグループであり、プラセボの使用が認められるのは有効な薬が存在しない場合だけである。この関連で最近論争となったのは、HIV感染者の母親から新生児へのHIV感染を防ぐためアフリカで行われた、AZT投与期間についての治験である。1人当たり年間の医療費が非常に低い地域では、西洋世界で基準とされている期間投与し続けることは実際上不可能である。そこで短期間の投与という方法が考えられ、投与なしのグループとの比較

研究が行われた。これは、西洋の基準からすれば、不当な治験と考えられる。そこから、治験も含めて各種の研究の妥当性を判断する際に、世界統一基準によるのか、地域ごとに異なる基準を認めるのかという問題が生じてくる。(3) 利害の衝突：この状況を生む要素には、経済的なもののほかに、個人的なもの、政治的なもの、学派的なものなどがあり、全体像を把握することは困難である。しかも、二次的利害が実際にどのような影響を及ぼしているかは、各研究者の動機のレベルまで問題にしなければならず、解決策を提示することは困難である。そこで、現在広く採用されている方法は、学術論文の筆者が自発的に自分の経済的利害衝突の状況（たとえば、製薬会社の顧問をしているとか、たばこ会社からの研究費を使用したとか）を書き記すことである。ただ、筆者の自発的申告に待つという状況から、経済面だけに限っても完全に報告されているという保証はない。(4) データの捏造や改竄：現在、世界的な問題となっている。このような事件が発生する原因としては、第一に、競争的資金の獲得や研究者としての高い評価を得る必要から成果主義が激化している点が挙げられる。このような状況では必ずしも悪意からではなく見込みだけで成果をあげたと考え、発表してしまうこともしばしば起こる。第二に、研究者養成の過程で、研究活動の本来の目的の明確化や研究プロセスについての訓練が疎かにされてきたため、研究者個々人や研究組織が簡単に成果主義に巻き込まれてしまいがちだとの指摘もある。

このような傾向を受け、世界各国は新たな対応策を打ち出している。日本でも文部科学省が2006（平成18）年、科学技術・学術審議会の中に「研究活動の不正行為に関する特別委員会」を設け、かなり詳細なガイドラインを発表した。これらの対応がどの程度の効果をもたらすかは、今後の動向によって評価されることになるであろう。

［長岡成夫］

【参考文献およびURL】D.ロスマン『医療倫理の夜明け』(酒井忠昭監訳、晶文社、2000)。世界医師会「ヘルシンキ宣言」(World Medical Association、http://www. med.or.jp)。R. G. Spece, Jr. et al. eds., "Conflicts of Interest in Clinical Practice and Research" (Oxford UP, 1996). 「研究活動の不正行為に関する特別委員会報告書」(文部科学省ホームページ、http://www.mext.go.jp/、2006)。
【関連項目】ヘルシンキ宣言

献血 ➡ 供血

健康　health（英）, santé（仏）, Gesundhait（独）, salud（スペイン語）

【定義】健康の定義はそれ自体で優に哲学的・思想的課題となり得る。世界保健機関（WHO）が、世界保健憲章の第1条で「健康とは身体的、精神的、および社会的に完全に良好な状態であって、単に疾病がないとか虚弱でないということではない」と定義したことはあまりにも有名で、頻繁に引用されるが、この定義が第二次世界大戦直後の楽観的世界観に基づく理想主義と画一主義の産物であることはつとに指摘されている。反面、この定義を思想的に批判する勢力が提起している様々な健康の定義がこの定義ほどの普及性を持ち得ていないことは、実はWHOの定義が問題をはらみつつも一定の積極的意義を現実に果たしてきたことを物語っている。唯一、デュボス（René Dubos）の『健康という幻想』において提起した、「人間がいちばん望む種類の健康は、必ずしも身体的活力と健康感にあふれた状態ではないし、長寿をあたえるものでもない。じっさい各個人が自分のためにつくった目標に到達するのに一番適した状態である」とする個人の多様な解釈を許容する定義が、対抗原理として知られる

ようになり、多くの反WHO的健康観の諸定義がこの亜流として論じられてきた。しかし、多義性を認めることは厳密にいえば哲学的には定義たり得ないから、現下の思想的水準では、健康はイメージ（表象）の段階で議論することが妥当であり、性急かつ安易な言語的定義による立論がかえって論議を浅薄にすることが常であることを本件に関わる人びとは銘記すべきである。

【歴史的経緯】健康の語源は各種言語において複数説がある。漢語での「健康」の起源は定かではないが、「康建」（安寧を確立するの意）の語が金代に見られ、「建康」は都府名として用いられた。一方、「健」は鍵に通意し、堅固であることを意味する。英語のhealthはheal（癒す）に接尾語thを付した語であり、古代英語のhealen, halに由来し、whole（全体）と義を同じくする。中世英語ではhχlthと記した。フランス語のsantéはラテン語のsanusに由来し、完全であること・正しいことに通じる。ドイツ語のGesundheitはgesund（完全である）の名詞化であり、完全であることを意味し、ヨーロッパ諸語においてはいずれも完全性を意味する点で共通している。文献上、「健康」の初出を確定することは至難であるが、1811（文化8）年から編纂された江戸幕府の蕃書和解御用掛による『厚生新編』に「健康」の語が見られる。また、緒方洪庵はその著『病学通論』において「十全健康」「帯患健康」の概念を用いている。これらの点から見て、日本において健康の語が一部で用いられた時期は19世紀に入ってからであり、とりわけ幕末から明治初期にかけて従来の「養生」に代わって「衛生」とともに急速に普及したと見られる。

大正時代に入ると、1922（大正11）年の「健康保険法」の成立など、法律にも健康の用語が用いられるようになり、一般国民の間でも、「衛生」概念から「健康」概念へと、使用する概念に広がりが出てくるようになった。ことに、学校教育や子どもに関する領域では、1930（昭和5）年に朝日新聞社によって開始された健康優良児表彰事業や昭和10年代から盛んになった「健康教育」運動などによって積極的に健康の概念が用いられるようになった。第二次世界大戦後、日本国憲法の第25条において「すべて国民は、健康で文化的な最低限度の生活を営む権利を有する」と規定された以降、健康は単なる概念的水準の問題ではなく、実体的に規定されるべきものと考えられるようになり、様々な健康の定義が試みられるようになった。

【倫理上の問題および展望】「健康」に関する倫理上の最重要課題は、「健康」の判定によりそれ以外の範疇と判定された人びとに対する差別・排除の作用が生じる点である。これは、「正常」と「異常」を截然と区別することを求める近代医学の産物とされがちであるが、医療人類学的に見ても、未開社会や伝統社会が健康でないとされる状態に対して必ずしも一様に寛容ではない。すなわち、「健康」の概念を用いるか否かにかかわらず、健康とされる状態が集団の中では必然的に差異化の作用を持つことを広く認識することが必要である。障害者問題や様々なスティグマ（社会的烙印）を論じる時、常に「健康」概念の隠喩（メタファー）としての正統性、正義、無瑕疵性などが問題となる点は、多様化し、多様化を許容する社会に移行する時期において、もはや健康の概念上の有効性すら問われていることを意味している。しかしその一方で、健康が日本国憲法の第25条における「健康で文化的な最低限度の生活」に象徴される医療や福祉の統合的目標として指定されていることに見られるように、事実としての差別や不平等を均衡化する実体的作用の根拠になっている点を考えると、その有用性

をまったく否定できないことも事実である。　　　　　　　　　　　［瀧澤利行］

【参考文献】R.デュボス『健康という幻想』(田多井吉之介訳、紀伊國屋書店、1977)。G.カンギレム『正常と病理』(滝沢武久訳、法政大学出版局、1987)。佐藤純一他『健康論の誘惑』(文化書房博文社、2000)。鹿野政直『健康観にみる近代』(朝日新聞社、2001)。

【関連項目】養生法、衛生、正常と異常、健康法

健康管理　health management　(英)

【定義と概要】この語は、狭義には特定の対象者について法律で規定されている一方で、広義には日常語として使用されているので、混同を防ぐために整理を試みる。その際に、よく知られる古典的な3つの予防レベルの考え方が有用である。つまり一次予防は健康を増進させ病気を予防することを指し、二次予防は病気を早期に発見し治療することを指し、三次予防は慢性疾患を持っている人や脳卒中の後遺症を持っている人の病状悪化防止とリハビリテーションを指している。生涯にわたる健康管理としては、一次予防対策を基本として年齢や状況に応じて二次・三次予防対策を加えることとなる。学校における幼児・児童・生徒・学生および教職員については、学校保健法に基づく保健管理として健康管理(健康診断、健康相談、疾病予防など)、環境管理(環境衛生検査、清掃・美化など)および生活管理(通学関係、時間割編成、精神衛生など)が行われている。職域における労働者については、労働安全衛生法に基づく労働衛生管理として作業環境管理(作業環境測定、有害物質発生の抑制など)、作業管理(有害物質への曝露や作業態様に起因する健康障害の防止のための作業改善など)および健康管理(健康診断とその事後措置、トータルヘルスプロモーションなど)が行われている。

【社会・倫理上の問題】わが国では、母子保健・成人保健・老人保健のように人生段階別に、あるいは学校保健・労働衛生のように、活動場所別に国民全員が何らかの健康管理を受けられるよう仕組みや法規が整備されてきた。だが、二次予防(早期発見、早期治療)が偏重されていた反省から国民健康づくりの施策が進められ、現在の「健康日本21」では一次予防と住民参加がよりいっそう強調されるようになった。

　　　　　　　　　　　　　　　　　［望月吉勝］

【参考文献】大野良之『TEXT公衆衛生・予防医学』(南山堂、1996)。

【関連項目】健康、母子保健法、老人保健法、学校保健法、労働安全衛生法、ヘルスプロモーション、健康診断

健康権　right to health　(英)

【定義】すべての人びとが有しているとされる、自己および家族の健康および福祉に関して十分な生活水準を保持し、到達可能な最高水準の身体および精神の健康を享受する権利(世界人権宣言第25条、経済的、社会的及び文化的権利に関する国際条約第12条第1項)。日本では、憲法第13条の幸福追求権、第14条の平等権、第25条の生存権にその根拠を有すると解釈されている。

【歴史的経緯】日本における健康権に関する先駆的研究としては、1973(昭和48)年に唄孝一による論文が挙げられる。日本において健康権概念が社会的に主張され始めたのは、1980年代に入ってからである。その背景としては、医療事故被害と医療保険制度改正における患者自己負担の増大傾向が挙げられる。日本弁護士連合会は、1980(昭和55)年の人権擁護大会において、「『健康権』の確立に関する宣言」を採択した。この宣言では、「誰でも、何処でも、予防・治療・リハビリテーションの包括的医療給付を得ることができる原則に即した

医療制度の改革」が必要であるとし、その憲法上の根拠として健康権を提唱した。その後、患者の権利概念としては、健康権よりも自己決定権が中心的位置を占めるようになってきた。1992（平成4）年の日本弁護士連合会による「患者の権利の確立に関する宣言」では、「すべての人間は生命に対する固有の権利、到達可能な最高水準の身体・精神の健康を享受する権利を有する」とし、その実現のためには患者の自己決定権の保障が不可欠であるとする。また、患者の権利法をつくる会が1991（平成3）年に発表し、その後、数度改定している「権利法要綱案」では、健康権の概念が前文で謳われているが、各則では、患者の自己決定権や知る権利、安全な医療を受ける権利などの規定が設けられている一方、健康権という表現は用いられていない。健康権が法律上の根拠を得ない中、2002（平成14）年に制定された健康増進法は、その第2条で、努力規定ながら健康増進を国民の責務であるとする規定を設けた。

【倫理上の問題・諸分野との関連】何をもって健康権の内容としての「到達可能な最高水準の身体および精神の健康」とするかについては、医学・医療の発展とコミュニケーション手段の発達によって極めて多様になってきた。進行がんの場合、侵襲性の高い外科手術による根治治療と侵襲性の低い化学療法のどちらを「最高水準の健康」とするかは、患者の価値観によるところが多い。しかし近年、健康保険の掛金や自己負担分の増加に伴い、患者が受診を手控える、いわゆる受診抑制が大きな社会問題となりつつあり、再び「健康権」の重要性が認識されている。　　　　　　　［旗手俊彦］

【参考文献・URL】唄孝一「『健康権』についての一試論」(『公衆衛生』第37巻第1号、1973)。日本弁護士連合会（http://www.nichibenren.or.jp/）。

【関連項目】健康、自己決定権

健康雑誌　health magazine（英）

【定義】健康法など、健康に関する記事で誌面の大部分が構成された実用雑誌。健康をテーマにした単行本や、一部に健康記事を掲載した雑誌一般は除く。

【倫理上の問題】健康雑誌では、健康の定義や健康法に関する情報は多様であり、内容は健康維持・増進を謳う健康法と、病気全般（風邪などよくある病気、成人病・生活習慣病、慢性疾患、難病など）に対する治療方法とに大別され、健康食品（保健機能食品やサプリメント〈栄養補助食品〉）、養生法、ダイエット、フィットネス、温泉療法、アロマセラピー、動物療法、健康ツアー等、各々の目的や関心に応じた食事療法、運動療法、介護その他の生活指導が紹介されている。その理論的裏付けや正当化の説明には自然科学、現代医学、心理学、代替医療、民間療法等の知識が合理的・非合理的に援用されている。健康雑誌は、日本の医療文化を構成する重要な要素で、人びとに多様な健康観や医療知識を提供する役割を果たしている。しかし、極度の健康願望が強迫観念化し、読者をヘルシズム（健康至上主義）に陥らせることもある。健康雑誌は、病院等から非営利的に発信される場合を除けば、大部分が営利目的の雑誌で、紹介する記事内容も購買力強化の販売戦略に基づいている。なお、健康食品は医薬品のように具体的な効能を謳うと違法なので、自ずと「健康に良い」といった表現にとどまり、何にどのように良いのかの記述は曖昧ですむ。さらに、薬事法や食品衛生法違反の薬物使用の健康食品や、情報をうのみにして特定の健康食品のみ偏食または忌避するアンバランスな食生活（フードファディズム）、病院治療の放棄から健康被害を起こすこともある。健康雑誌にはこうした特質があり、読者は、掲載された健康法の採用・健康食品の使用に際しては、

他者の経験談や健康被害情報、有識者の意見など、様々な情報を知り、その是非について総合的に見極める必要がある。[村岡潔]
【関連項目】健康、ヘルシズム、健康食品

健康至上主義 ➡ ヘルシズム

健康寿命　health life（英）
【定義】平均健康寿命（average health life）とも健康調整寿命（health adjusted life expectancy：HALE）とも呼ばれる。国連世界保健機関（WHO）が2000年度から「世界保健白書」（world health report）の中で提唱し始めた新たな指標である。健康寿命とは、健康体で生きられる期間・健やかに過ごせる人生の期間・社会的に自立して過ごせる人生の期間、などとして一般には説明されている。健康寿命の計算式の基本的考え方は、平均寿命から要介護状態を差し引いた人生の期間ないしは平均寿命から非自立期間を差し引いた人生の期間ということである。WHOの算定方法はHALEであり、平均寿命から健康が損なわれた期間を差し引くものである。
【現状と倫理上の問題】WHOによれば2002（平成14）年度の日本人の健康寿命は73.6歳（男性71.4歳、女性75.8歳）であり、平均寿命は81.4歳（男性77.9歳、女性84.7歳）であった。先進諸国の中でもとりわけ長寿国と一般に呼ばれている国々は、健康寿命と平均寿命の差が大きくなるといわれている。すなわち、最晩年を寝たきりなど要介護状態で暮らす場合が多いと考えられる。日本は、平均寿命の値と健康寿命の値の双方において、世界有数の長寿国と見なされている。健康寿命の期間は、日常生活動作能力（ADL）に問題のない期間であるともいえるため、介護に関わる予算措置などが割合としては低くおさえられてきた国である、と理屈の上ではいうことになろう。

しかし現在の日本で生活していると、平均寿命や健康寿命が世界有数であるという実感がわき難いのが現状である。食生活の改善によって先進諸国においては5歳程度、発展途上国においては10歳程度、健康寿命をのばすことができるといわれている。

日本政府の国家施策である健康日本21（21世紀における国民健康づくり運動）は厚生労働省を所管として、第3次国民健康づくり対策の中で2000（平成12）年度から始まり、2010（平成22）年度までに限って、具体的な数値目標を盛り込んだ。この官庁主導の国民運動の実施と時を同じくして、2000年4月から介護保険制度が施行された。この国民運動は、全国民に対して健康意識を普及し浸透させることによって、介護保険制度の対象となる要介護認定者数を実質的に減らすという役割がある。すなわちこの国民運動は、超高齢社会である日本における社会福祉予算の軽減を目指してもいる。健康日本21は、アメリカ政府の施策であるアメリカヘルシーピープル計画を模したものである。

倫理上の問題としては、たとえば健康寿命概念の成立の背後に、先進諸国に共通する高齢社会対策としての高齢者に対する予算圧縮措置があるのではないかということがある。また、健康寿命と連動する健康意識増進運動が、過大に個人へ健康責任を転嫁させはしないかということも挙げられる。
[中里巧]
【関連項目】健康、平均寿命、介護保険法

健康食品　diet food, healthy food（英）
【定義】広義には、広く健康の維持・増進に関係する食品、つまり、栄養成分を補給し、特別の保健の用途に適するものとして販売の用に供する食品。狭義には、健康増進の目的に用いるために開発または改良さ

れた食品を指し、特殊栄養食品のうち、特別用途食品の中で、生体防御機能や体調の調節などの機能を発現させることが期待される「特定保健用食品」などの食品群を指す。

【歴史的経緯および倫理上の問題】健康食品の摂取は、伝統的には「薬食」「薬食い」などの呼称で広く民間で行われていた慣行である。やがて多くの文化圏で西洋近代医学が正統性を認められるようになると、西洋近代医学に対抗ないしはそれを補完する目的で様々な食品が健康を目的として摂取されるようになった。多くは美容・痩身、体力増強などを目的として、原料の自然性を強調して普及したが、次第に難治性疾患（悪性腫瘍、慢性疾患など）の治療効果を謳う健康食品が大量に出回るようになる。とくに日本では高度経済成長期（1960年代）からオイルショック期（1970年代中葉）、バブル経済期（1980年代後半から1990年代）など、経済景況の節目で多くの健康食品が世論を賑わせた。なかでも「紅茶キノコ」に象徴されるような万能性を強調した大衆健康食品は、健康雑誌の普及とともに爆発的に流行した。

1984（昭和59）年7月、厚生省生活衛生局食品保健課に「健康食品対策室」が設置され、健康食品を「栄養成分を補給し、特別の保健の用途に適するものとして販売の用に供する食品」と規定した。2000年代に入って、2001（平成13）年に保健機能食品制度が創設され、栄養機能食品、特定保健用食品（いわゆる「特保」）あるいは健康補助食品などの概念が生み出された。とくに特定保健用食品には、血中脂質の抑制や整腸作用などを有する食品が指定され、生活習慣病の効果が期待されている。

一方で、健康食品には有効性の検証における不確定性、誇大広告、販売手法の不当性など、大衆の健康不安につけ込む側面が常に生起し、ここに大衆健康食品の不透明性が認められる。とはいえ、常に流行する健康食品が存在することは、セルフケアの一環としてこれらの開発商品の試行を望む精神が、大衆の中に強固に働いていることを示している。

［瀧澤利行］

【関連項目】健康、健康法

健康診断　health examination, health check-up（英）

【定義】健康上の何らかの異常を早期に発見するために、医学的検査により対象者の健康状態を調べること。法律によっては「健康診査」という表記を用いるが、同じ意味であり、いずれも「健診（けんしん）」と略称される。調べる項目は、身長・体重・栄養状態から特定の疾患まで広範囲にわたる。特定の疾患に限って調べる場合は通常「検診（けんしん）」の語を充て、たとえば「がん検診」「結核検診」のように用いる。

【社会・倫理上の問題】わが国では国民全員が生涯の間に何らかの健診・検診を受けられるように、法規や制度が整備されてきた。母子保健関係では、妊産婦健康診査、乳幼児健康診査、1歳6カ月児健康診査および3歳児健康診査で、妊娠中と出生後の子どもの成長と健康状態を把握している。先天性代謝異常の早期発見と早期治療開始により、精神発達障害の防止・軽減が可能となった。学校保健関係では、就学時健康診断により小学校入学予定の子どもを対象とし、定期健康診断により就学後の子どもを対象として発育や健康状態を把握し、必要に応じた措置をとっている。成人・老人保健関係では、老人保健法に基づき、基本健康診査やがん検診（胃がん、子宮がん、肺がん、乳がん、大腸がん）などが行われている。労働衛生関係では、一般健康診断と、定められた有害業務に従事する労働者

を対象とした特殊健康診断がある。感染症対策関係では、結核予防法に基づく健康診断（ツベルクリン反応検査、X線検査）や、B型肝炎母子感染防止事業に基づく妊婦のHBs抗原検査などがある。健診・検診に用いる医学的検査方法には、安全性が高く苦痛が少ないことが求められる。観血的検査や高線量のX線検査のように副作用や後遺症の危険性があるものは避けるべきである。　　　　　　　　　　　　［望月吉勝］

【参考文献】大野良之編『TEXT公衆衛生・予防医学』（南山堂、1996）。
【関連項目】健康、検診、健康管理

健康増進施設

【定義】「健康増進施設認定規程」によって認定される、健康を保持増進するための一定の基準を満たした施設。「健康増進のための有酸素運動（休養効果を高めることを目的とした活動を含む）を安全かつ適切に行うことのできる施設であって適切な生活指導を提供する場を有する」ところの「運動型健康増進施設（アスレヘルスタイプ）」と、「健康増進のための温泉利用及び運動を安全かつ適切に行うことのできる施設であって適切な生活指導を提供する場を有する」ところの「温泉利用型健康増進施設（クアハウスタイプ）」の2類型がある。備えるべき要件は、人的要件として、（1）緊急時の医療の確保、（2）健康運動指導士の配置、（3）健康相談・栄養相談に従事する者の確保（栄養士・保健師等）、物的要件として、（1）有酸素運動・補助運動を実践するための施設設備（トレーニングジム・ランニングトラック・多目的フロア・プール・トレッドミル・自転車エルゴメーター・筋力トレーニング機器等）、（2）体力測定機器、（3）最大酸素摂取量測定機器、（4）緊急時の応急処置設備、（5）健康・栄養相談の施設設備がそれぞれ定められている。

【歴史的経緯と展望】健康増進施設の設置には、国民の健康づくり政策の一環としての性格とともに、国民の健康への経済投資を促すことによって新たな市場を形成することが意図されていた。1980年代後半のバブル経済の下で、国民の健康志向を推進力として、両タイプの健康増進施設が次々と開業していった。しかし、バブル経済の収束とともに、法人会員などの引き上げや投資企業の事業からの撤退などによって経営環境は悪化し、民間経営の施設は廃業を余儀なくされ、第三セクター経営の施設も大幅な業務縮小や合理化を推し進められてきた。　　　　　　　　　　　　　［瀧澤利行］

【関連項目】健康、健康法、国民健康づくり運動

健康増進法

Health Promotion Law／Act（英）

【定義】「健康日本21」の一環として、国民の栄養改善や健康増進の基本的事項の策定とそれによる措置を講じて国民保健の向上を図る目的で2002（平成14）年8月に制定された（翌年5月施行）。旧栄養改善法に代わるもの。

【倫理・法律・社会上の問題】近年、健康増進（health promotion）という医療思想は、（1）個々人の健康の自己管理能力の高揚と、（2）それを支援する様々な環境整備を柱として展開する世界的な公衆衛生戦略となった。この法律はそれを受け、第2条で「国民は健康な生活習慣の重要性に対する関心と理解を深め、生涯にわたって自らの健康状態を自覚するとともに健康の増進に努めなければならない」と定め、次いで第3条以降、国および地方公共団体、医療機関等にも健康増進事業（国民健康・栄養調査を実施、生活習慣相談などの保健指導、施設での受動喫煙防止措置、食品の検査基準の設定など）の推進への協力責務

を課している。本法は、第一に健康維持・健康増進を「国民の責務」と位置づけ、国民の健康を国家的に統制しようとする点に特徴があり、運用次第では国が国民の私生活に介入する度合いを高めよう。裏返すと、法律に反した者（患者、「ハイリスク・不健康者」）には自己責任が問われ（犠牲者非難イデオロギーの発露）、国や地方公共団体が本来担うべき福祉の資源と環境の整備不足が不問に付される危険性がある。たとえば、「生活習慣病」や「肥満（メタボリック症候群）」は、個人の生活習慣に容易に責任転嫁できる。これでは、第25条で国民に等しく健康権を認め、国はすべての生活部面について社会福祉、社会保障、公衆衛生の向上・増進に努めるとしている日本国憲法の精神とはズレがある。また、国民健康調査の一環でもある「地域がん登録事業」でも、登録に際して患者本人の同意（プライバシー権）と公益（公衆衛生上の集団の利益）のバランスをどうとるかが問題である。　　　　　　　　　　［村岡潔］

【参考文献】島内憲夫編訳『21世紀の健康戦略』2・3（垣内出版、1990、1992）。
【関連項目】健康日本21、健康

健康日本21　Healthy Japan 21（英）

【定義】少子・高齢社会の到来に対処できる健康で活力ある社会を構築するために、わが国が2000（平成12）年より10年後を目標年度として実施している「21世紀における国民健康づくり運動」の略称。これは、国民の「健康増進」を目指した1978（昭和53）年からの「第一次国民健康づくり対策」と1988（昭和63）年からの「第二次国民健康づくり対策」に続くものである。
【概要】厚労省は、「成人病（生活習慣病）の予防」に焦点を合わせ、健康増進のための3大要素（栄養・運動・休養）のバランスを重視した「国民健康づくり」を進めてきた。「健康日本21」では、さらに壮年期死亡の減少、「健康寿命」（認知症や寝たきりではなく明るく元気に生活できる期間）の延伸を主たる目標にする国民の健康づくりの総合的な推進を基本理念としている。「健康日本21」では、従来の二次予防（病気の早期発見、早期治療）でなく、発病を防ぐ対策（一次予防）に重点を置き、10年後をめどに、栄養と食生活、身体活動と運動、休養と心の健康づくり、たばこ、アルコール、歯の健康（8020運動など）、がん、循環器病、糖尿病の9分野120項目について、成人病・生活習慣病およびその原因となるライフスタイルの管理課題として具体的な数値目標を設定した。その目標達成のため、自己管理能力の向上、医療専門家等による支援と定期的管理、保健所などによる健康情報管理と普及啓発の推進の3テーマを柱とする対策が行われている。
【倫理上の問題】疾病予防は確かに大事であるが、人びとのライフスタイルの改善は容易ではない。たとえば、「メタボリック症候群」の取り組みに見られるように、職場の保健指導や援助も個々の職員・社員のニーズに合ったものでないと、精神的負担やストレスという逆効果・不健康をもたらしかねない。国民一人ひとりの自律性が尊重されない自己管理となるなら、健康日本21もパターナリスティックな国の施策にとどまる危険性が大である。　　　［村岡潔］

【関連項目】健康増進法、健康、健康法

健康被害

health damage, harm to health（英）

【定義】健康状態に関与する「環境」「行動」「遺伝」および「医療」の4大要因が健康に悪い影響を与えることを一般に健康被害（あるいは健康障害、健康影響）という。
【倫理・法律・社会上の問題】まず、環境要因による地域住民への健康被害の代表的

なものが公害病で、水俣病、イタイイタイ病、四日市ぜん息などがある。環境基本法では、大気汚染・水質汚濁・土壌汚染・騒音・振動・地盤沈下・悪臭の七つに限り「公害健康被害補償法」の対象とする。職業病も職場環境（職場・職種や労働条件）による健康被害であり、物理的因子（熱中症、騒音性難聴、振動障害、放射線障害、電磁波障害など）、化学的因子（有機溶剤中毒、金属中毒、じん肺、ぜん息）、ならびに労働条件（頸肩腕障害、腰痛、VDT作業、過労死）によるものがある。たとえば、石綿（アスベスト）による健康被害（肺がん、中皮腫など）ではその救済に関する法律が制定されている。また、ハイテクノロジーによる事務作業の機械化・OA化に伴ってVDT（視覚表示端末機）症候群やテクノストレス等の健康被害も出現している。食・家庭環境でも、残留農薬、食品添加物、建材等の化学物質由来の健康影響（中毒、食品アレルギー、シックハウス症候群など）が問題化している。次に、行動要因による健康障害とは、主に食習慣や喫煙・飲酒などの嗜好、睡眠時間、労働時間などの生活習慣・態度からくるものを指す。近年、健康食品やサプリメントによる栄養障害も指摘されている。また、遺伝要因は主に先天的疾患に関わるものだが、生活習慣と染色体異常との相関も指摘されており、変異原（発がん）物質や胎児毒性がある薬等の環境因子との相互作用による健康影響が注目されている。さらに、「医療」は人類に役立つ一方、薬害・医療過誤・医原病（院内感染）・胎児障害などの健康被害の要因ともなる。代表的な薬害には、サリドマイド、薬害エイズ、人乾燥硬膜によるプリオン感染（ヤコブ病）がある。こうした健康被害を救済するために「生物由来製品感染等被害救済業務」も定められている。以上の健康被害のほとんどは人為的であり、その原因となる条件や物質（health hazard）を除去することで予防や終息・拡大防止が可能である。ゆえに当該の企業・生産者・行政には、健康被害の回避や解決（被害者救済など）の義務がある。行政と企業には、健康被害の情報共有のために、市民を交えたリスクコミュニケーションの推進が求められている。

〔村岡潔〕

【関連項目】健康、健康権、健康管理、公害

健康法　health care practice（英）

【定義】主として、個人が自らの健康の維持増進あるいは疾病治療の目的のために選択する非専門的な方法をいう。しかし、一般に健康法の概念で総括される実体は、「よく寝る」「よく食べる」「野菜ジュースを飲む」といった日常生活上の注意・工夫などのレベルから、ジョギングやテニス、水泳といったスポーツや武道、さらにはヨガや太極拳、気功など、非西洋起源ではあるが西洋社会にも受容され一定の専門的水準にある技法体系まで、様々な内容を含んでいる。広義の健康法は、個人が健康のためにセルフケアとして実践している生活様式の総体である。このうち、健康の維持増進や疾病の治癒軽減、長寿を目的として固有に創造され普及した方法を、狭義の健康法と呼ぶことができる。

【歴史的経緯】狭義の健康法の起源は人類社会の形成とほぼ時を同じくすると思われる。今日、隆盛を極める専門的医学技術も、個人ないしは極めて小さな集団の中での健康を維持するわざに遡源し得る。専門的医療技術と健康法とが厳密に区分されるようになったのは、近代医学の制度化によって、医学教育や病院制度において採用された医学体系のみが正統性を得、それ以外の医学的諸技法を体制外に位置づけた後のことである。その正統性の外に置かれた諸技法は、個人や小集団あるいは地域的・民族的な範

囲において伝承された。したがって、健康法の多くの部分は、医療人類学によって「代替補完医療（alternative and complementary medicine）」「民族医学（ethno medicine）」「伝統医学（traditional medicine）」と呼ばれる体系と重複する内容を持つ。

　東洋では導引・気功、ヨガ、あん摩、鍼灸など、西洋ではホメオパシー、カイロプラクティック、オステオパシー、アレクサンダーテクニック、アロマセラピー、ピラミッドヒーリング、水治療法などが歴史的にも現状としても広く普及している健康法として知られている。わが国では明治以降、食養法（石塚左玄）、岡田式静坐法（岡田虎二郎）、自彊術（中井房五郎）、西式医学（西勝造）、真向法（長井津）、野口式整体（野口晴哉）、肥田式強健術（肥田春充）、調和道丹田呼吸法（藤田霊斎）など多くの健康法が創始され普及した。日本における健康法は、創始者の個人的な経験の蓄積や神秘的啓示などの体験と密接に関連しており、単に健康の獲得や疾病の治療といった側面にその目的が限定されず、より総体的な生活改善や生活創造、人間形成などの機能を併せ持っているという側面を有する。

【倫理上の問題】健康法の普及に際しては、制度的に認可された医師免許があるか否かによってその施術行為が大きく制限される。鍼灸、あん摩・マッサージ・指圧など現代医療を補完する体系として法的資格制度が確立している場合を除き、医療行為として健康法を治療目的で普及させることは日本では医師法違反の疑いが持たれる。諸外国では、より多様な医療体系を認めている国もあるため、健康法のうちのいくつかについて資格制度を定め、普及を認めている場合もあり、今後の議論が待たれる。一方で、歴史を超えて、常に正統的医療への対抗文化として健康法が存在してきたことは、人間の生の全体を正統的医学がなお対象化し得ていないこと、さらに、健康法に象徴される対抗的な健康の文化様式がその空隙を充填する役割を担ってきたことをも示している。

　　　　　　　　　　　　　　　　［瀧澤利行］

【参考文献】田中聡『健康法と癒しの社会史』（青弓社、1996）。瀧澤利行『健康文化論』（大修館書店、1998）。島薗進『〈癒す知〉の系譜―科学と宗教のはざま』（吉川弘文館、2003）。

【関連項目】健康、養生法、伝統医学、代替療法・代替医学、はり師、きゅう師、ホメオパシー、アロマセラピー、あん摩マッサージ指圧師

健康保険法　Health Insurance Act（英）

【定義】国民皆保険の下で被用者の医療保険制度を整備した法律。1922（大正11）年に公布。

【制度の仕組み】現行の医療保険制度は、被用者保険、被用者以外の者を対象とする国民健康保険、そして、2008（平成20）年に新たに導入された後期高齢者医療保険の３つの保険制度により、国民皆保険制度が達成されている。このうち被用者保険は、健康保険、政府管掌健康保険、日雇労働者健康保険、船員保険、国家公務員共済組合、地方公務員共済組合、そして私立学校教職員組合とから成る。現行健康保険法の仕組みは次の通りである。まず給付内容としては、被保険者およびその扶養家族に対する現物給付が中心となっている。保険料は被保険者の給与から天引きされることとなっており、その保険料は、被保険者の報酬月額を47等級に区分し、各々に保険料率を乗じて保険額が決まる（第40条）。2003（平成15）年からは総報酬制度が導入され、毎年の賞与からも月額同等保険率を乗じた保険料が徴収されることとなった（第45条）。保険診療を行うためには、医師・薬剤師と医療機関・薬局の双方がそれぞれ保険医・保険薬剤師、保険医療機関・保険薬局の指

定を厚生労働大臣から受けなければならない（第64条、第65条、二重指定制）。保険の取り扱いに関して不正があった場合には、厚生労働大臣はその指定を取り消すことができる（第80条、第81条）。なお、保険医療を行う際の医療費は、診療報酬に定められている。診療報酬は、厚生労働省が設置する中央社会保険医療協議会の決定を受けて厚生労働大臣が告示し（第76条）、2年に1度（西暦の偶数年）改定されている。健康保険を取り扱うに際しては、厚生労働省令である「保険医療機関及び保険医療養担当規則」（療担則との略称で使用されることが多い）を遵守しなければならない（第70条、第72条）。保険診療と自由診療との混合診療の禁止やその例外としての保険外併用療養費制度は、この療担則で定められている。

【歴史的経緯と展望】健康保険法はドイツの疾病保険法などヨーロッパの医療保険制度に倣い1922年に公布、1926（大正15）年に一部施行、1927（昭和2）年に全面施行された。その後、たび重なる改正を経ており、1970年代までは給付範囲を拡大する傾向にあったのに対して、1980年代以降は医療費抑制政策の下に給付範囲が縮小される傾向にある。診療報酬の改定内容は、健康保険法等医療保険関連法規と同等以上の影響を医療現場に与えている。効率的な医療資源の配分による医療費抑制を目的として、診療報酬には従来の医科に加え、特定機能病院・民間急性期病院を対象とした「診断群分類点数表」（DPC；Diagnosis Procedure Combination）が2002（平成14）年に導入された。　　　　　　　　［旗手俊彦］

【参考文献】厚生省医務局編『医制百年史』（ぎょうせい、1976）。厚生統計協会編『保険と年金の動向』第53巻第14号（2006）。

【関連項目】保険、社会保険、国民皆保険、医療保険、国民健康保険法、後期高齢者医療制度

‖健康補助食品 ➡ サプリメント

‖言語聴覚士　speech therapist（英）

【定義】脳卒中などによる言語機能障害や先天的聴覚障害のある人に対し、音声機能、言語機能または聴覚機能の維持向上を図るため、厚生労働大臣の免許を受けて、言語聴覚士の名称を用いて、音声機能・言語機能または聴覚に障害のある者についてその機能の維持向上を図るため、言語訓練その他の訓練、これに必要な検査および助言、指導その他の援助を行うことを業とする者のこと。

【倫理上の問題】言語聴覚士は、従来、言語療法士（ST：speech therapist）と総称され、「臨床言語士」「医療言語聴覚士」などの名称でいくつかの業界団体が認定していた資格であった。しかし日本で現在、言語や聴覚に障害を持つ人は100万人以上といわれており、こうした事情から1997（平成9）年12月、「言語聴覚士法」が制定され、国家資格に位置づけられた。この言語聴覚士の働く職場としては、リハビリテーション科・耳鼻咽喉科を中心とした病院・診療所、難聴幼児通園施設・聴覚言語障害者更生施設を中心とした社会福祉施設、保健所などが挙げられる。難聴学級など教育機関でも今後活躍することが期待されている。　　　　　　　　　　　　［大井賢一］

【関連項目】厚生労働省、QOL、コミュニケーション、老人福祉施設、リハビリテーション

‖健常者（児）
‖normal person, normal child（英）

【定義】障害者に対して心や体に障害を持たない人・児童を指す言葉。

【語源・歴史的経緯・倫理上の問題】健常者とは、障害がなく健康な人のことで、障害とは、生理的・機能的レベルで何らかの障りがあって機能を果たせないことである。

最近の医学的解釈では、障害は「人の体に起こったすべての異常な現象」が含まれ、先天異常と後天異常とに分けられる。また、身体器官に何らかの障りが起こったものを「病気・疾患」と呼ぶ。しかし、すべての病人が病院に行くのではない。そのうち、不安を持った者だけが受診する。そこで初めて病人が誕生する。しかし、病気のあるなしにかかわらず、「体の主体者たるもの」は自分の体の当事者としての自覚を持たねばならないのは当然である。

【展望】医学的検査では、健常者でも基準範囲外の値となる場合があり、病者でも基準範囲内の値となる場合があるため、従来用いられていた「正常範囲」は誤解を招くので、基準範囲（reference interval）を決めた方がよい。臨床検査では人種・性・年齢・生活習慣が同じ健康人集団を対象に行った測定結果の値分布のうち、中央の95％が含まれる範囲を正常という。

〔木田盈四郎〕

【参考文献】木田盈四郎『先天異常の医学』（中公新書、1982）。
【関連項目】正常と異常、健康、障害、奇形、障害新生児、先天的、後天的

原子力　nuclear（英）

【概要】原子力は、これまで人間が発見したエネルギーの中で最も単位当たりのエネルギー放出が大きい。重い原子の核が２つに分かれ（核分裂）、莫大なエネルギーが放出されるが、その際多くの放射性物質が放出され、廃棄物は生物に悪影響を及ぼす。反応が一瞬のうちに起こるのが原子爆弾である。またゆっくり反応させ、そのエネルギーを蒸気に変えてタービンを回転させ電気をつくるのが原子力発電所である。天然ウランを濃縮し核燃料を作り、長くて薄い金属製のチューブの中に入れ、水・ガスがその回りを通り蒸気が発生する。また、原子を融合させエネルギーを放出させる核融合では核分裂より大きなエネルギーが放出されるが、水素爆弾以外では実用化はされていない。

【倫理上の問題】現在の原子力発電所（軽水炉）では電気出力のほぼ２倍に相当する熱が周囲環境に放出されており、環境破壊の原因の一つになっている。原子力災害とは、原子力施設の事故等で一般公衆やその財産にまで大きな放射線被害を生じるような事態をいう。これまでの最大の原子力災害は、原子炉が爆発し放射性物質が広範囲に飛散したチェルノブイリ原発事故（1986年４月）によるものである。放射性物質はソヴィエト国境（当時）を越えて広く拡散し、国際的な災害となった。内部被曝を伴う人体への影響についての長期的な調査は現在も続けられている。このような大事故が起こると、汚染が広範囲に及ぶことと長期にわたって継続することが原子力災害の特徴である。日本では国が原子力利用の目的・方針などの基本を定めており、核燃料物質および原子炉の規制、放射線障害の防止に関する各種法律が整備されている。なお、2007（平成19）年新潟県中越地震に伴う柏崎原子力発電所の被害が著しく、報道で取り上げられた。

【展望】原子力発電所による放射性廃棄物の地層処分の技術開発は世界各国で行われている。たとえばフランスでは、高レベル廃液をガラス固化し貯蔵した後、地層処分する計画がある。スウェーデンでは、使用済み燃料を地下式集中貯蔵施設において40年間程度貯蔵の後、直接地層処分する計画がある。

〔清家彰敏〕

【関連項目】放射線障害、原爆症、環境倫理、公害

検診　screening（英）

【定義・概要】結核検診・がん検診のように、ある病気の発見のために行われる医療

検査のこと。全般的な検査を行う健康診断（健診）とは異なる。とくにがん検診など、日本で行われている、レントゲン撮影装置や検査機器をバスに搭載して巡回をするといった方法は、世界的にも例を見ない。また、結核の集団検診が結核を沈静化させるのに有効であったことを参考にして、がんにおいても集団検診が行われている。

【倫理上の問題】健診データの漏洩事件などが多発する中、個人情報でもある検診データがどのように保存・管理されるか、あるいは利用されるかが問題となる。検診データは検診の受診者が自らの身体に関する情報について管理を行えないだけでなく、その保存管理・利用についての監視を行う仕組みもない。集団検診の実施は、ややもすれば、検診を受けることが義務とされかねず、価値観を押しつけることになる可能性も含んでいる。　　　　　　［馬込武志］

【関連項目】結核予防法、健康診断

■ 健診 ➡ 巡回診療

■ 減数手術　fetal reduction, multifetal pregnancy reduction（英）

【定義】多胎妊娠に際して、一部の胎児を子宮内において死滅させる手術を指し、減胎手術ともいう。胎児の心臓に塩化カリウムを注入するなどの方法がとられる。この方法で減胎された児は、生児または母体に吸収され、直ちに母体外に排出されることはない。

【歴史的経緯・倫理上の問題】日本では1986（昭和61）年に、長野県の根津八紘医師が4胎妊娠を2胎にし、無事出産させた事例を発表した。これに対して日本母性保護産婦人科医会（優生保護法指定医の団体。現日本産婦人科医会）は、優生保護法（現母体保護法）第2条第2項において「人工妊娠中絶とは、胎児及びその附属物を母体外に排出すること」とされていることを理由に、「その附属物」を母体外に排出しない減数手術は優生保護法違反であるとの見解を示し、減数手術を行わないように伝達した。しかし、母児双方の危険を考慮して減数手術は実施され続けた。日本母性保護産婦人科医会は、2000（平成12）年に提言「女性の権利を配慮した母体保護法改正の問題点―多胎減数手術を含む」を出し、母体保護法における人工妊娠中絶の定義を変更し、減数手術を実施できるよう法改正を求めて立言した。また、厚生科学審議会の専門委員会は、2000年末に出した「精子・卵子・胚の提供等による生殖補助医療のあり方についての報告書」において、体外受精時に戻す受精卵の数を原則として2個以内とし、母子生命に危険がある場合に限って減数手術を認めるとの見解を示した。さらに日本受精着床学会も、2004（平成16）年に「減数（胎）手術に関する見解」において、減数手術を合法化するようにとの結論を示した。

減数手術の報告例は少ないが、実施者の一人である根津医師は、原則として物理的に手術しやすい位置にいる胎児から手術を実施すると述べている。しかし海外では先天異常児のみを死亡させる方法として減数手術が用いられた事例もある。倫理面での問題としては、胎児適応が認められていない現行法下で、父母から「異常のない児を残して欲しい」、さらには「男女一人ずつ残して欲しい」といった希望が示された場合に、そのような事由による胎児の選別が許されるのかという論点が挙げられる。また、母児の安全を理由として減数手術を許容するのであれば、あえて減数手術を行わなくとも妊娠の継続が可能と考えられる事例において、生きる可能性のある児までもが減数の対象となることの是非という問題も浮上すると考えられる。　［加藤太喜子］

【参考文献】 日本受精着床学会「減数（胎）手術に関する見解」（2004）。
【関連項目】 多胎妊娠、母体保護法、不妊治療、優生思想

▍献体　cadaver donation（英）

【定義】 自らの自発的な意志により、医学部・歯学部で行われる人体解剖学実習の教材として、自分の遺体を提供する篤志行為。

【概要・歴史】 献体の意志を持つ人は、家族の了解を得て、大学または関連団体に登録する。献体登録者が死亡すると、遺族からの連絡により、大学が遺体を引き取り献体が実行される。遺体は数カ月かけて保存処理され、さらに数カ月をかけて解剖され、その後納棺・火葬され、遺骨となって遺族のもとに返還される。遺体は大学に提供された順に実習に供されるため、大学への提供から遺族のもとへの遺骨返還に数年を要する場合もある。わが国における最初の献体は1869（明治2）年に大学東校（現東大医学部）で解剖されたミキという女性によるものである。1983（昭和58）年に「医学および歯学の教育のための献体に関する法律」（献体法）が成立・施行され、医学教育のための献体が法律的にも認知された。献体は精神的な充実以外の実利の見返りはなく、自らのかけがえのない身体を提供する真のボランティアである。　　　　［清水惠子］

【関連項目】 解剖、生体、死体

▍減胎手術　➡　減数手術

▍原爆症　atomic bomb disease（英）

【定義】 太平洋戦争の末期1945（昭和20）年8月、広島・長崎に投下された原子爆弾によって生じた疾病を一般に原爆症という。原爆は通常兵器とは異なり比類ない破壊威力を発揮し、強烈な爆風、高温の熱風、大量の放射線によって多数が死亡（当時、広島市で約14万人、長崎市で約7万人、なお厳密な死亡者数は不明）するとともに、非人間的な原爆は被爆した生存者の身体に被害を与え、後遺障害と生涯癒すことができない傷跡をもたらした。

【社会・倫理上の問題】 被爆後50年を迎えるにあたり、高齢化の進行している被爆者に対する保健・医療・福祉にわたる総合的な援護対策を講じるため、原爆二法（1957〈昭和32〉年の「原子爆弾被爆者の医療等に関する法律」および1968〈昭和43〉年の「原子爆弾被爆者に対する特別措置に関する法律」）を一本化し、1994（平成6）年12月「原子爆弾被爆者の援護に関する法律」（被爆者援護法）を制定した。被爆者援護法では、被爆者に健康管理・医療・手当の支給等を実施している。被爆者とは（1）直接被爆者（一世）、（2）入市者、（3）死体処理者や救護者、（4）胎児で、被爆者健康手帳の交付を受けた者である。2003（平成15）年末で27万3918人おり、被爆後60年近くになり漸減傾向にある。被爆者援護法に基づく被爆者援護対策は、健康診断、医療給付（認定医療給付、一般疾病医療）、手当支給、福祉事業、被爆地域の拡大指定（長崎市）などである。今なお原爆訴訟が続き、在外被爆者の健康管理手当が在外公館でも申請可能になった。

【展望】 原爆症により、被爆者とその家族は長年にわたり身体的・精神的・社会的に苦しみ、今も新たな原爆症認定者がある。2006（平成18）年5月と8月に国の原爆症認定却下処分取消の地裁判決があった。2008（平成20）年4月、原爆症認定の新基準が導入された。被爆者の高齢化が一段と進み、原爆症が顕在化する中、国の被爆者の原爆症認定審査が長期化し、死後認定が増えているのが現状である。被爆二世・三世に対する援護の実施を要望する社会運動もある。　　　　　　　　　　　　　［横山清］

【参考文献】厚生統計協会編『国民衛生の動向』第51巻第9号（2004）。
【関連項目】放射線障害、公衆衛生、障害、エコロジー、染色体異常、核兵器

顕微授精法
techniques of micromanipulation（英）
【定義】IVF-ETの一環として行われる生殖補助医療法で、受精障害例に顕微鏡下操作を加え受精させるもの。卵の透明帯を機械的または化学的に開口させる方法すなわち透明帯開窓法（PZDやZona Drilling）、卵細胞質と透明帯との間の腔（囲卵腔）に精子を数匹注入する方法すなわち囲卵腔内精子注入法（SUZI）、卵細胞質内に1匹の精子を注入する方法すなわち卵細胞質内精子注入法（ICSI）がある。このうち現在、実質的に行われているのはほとんどICSIであり、通常、顕微授精法といえばICSIを意味する。
【倫理上の問題】以下の点等で未解明の課題を抱えており、従来のIVF-ETで妊娠可能な症例に安易に施行されることが最も懸念される。（1）受精過程の一部省略の影響：精子は通常、受精能獲得、先体反応、透明帯貫通、卵細胞質膜との融合という諸過程を経て卵と受精する。しかしPZDやSUZIでは先体反応と透明帯貫通過程が、ICSIではそれに加えさらに卵細胞質膜との融合過程までもが省略される。今のところ個体発生的には問題はないようであるが、遺伝的な影響は不明である。（2）形質保存の問題：従来であれば形質保存不可能な変異や遺伝子を、不自然に次世代に継承してしまう可能性がある。（3）人為的精子選択の問題：SUZIとICSIでは人為的に精子の選択が行われるが、その選択は形態学的な基準にのみ頼っており不完全であることは否めない。
安易な施行の防止のため、日本産科婦人科学会により「顕微授精法の臨床実施に関する見解」（1992〈平成4〉年）が会告され、実施施設は厳密な登録・報告制度により監視されている。
【展望】1998（平成10）年度における登録実施施設は181施設、年間における患者総数は1万2823人、治療周期総数は1万8657周期、出生児数は3701人であった。ところが8年後の2006（平成18）年度における登録実施施設は約389施設、年間における患者総数は3万4231人、治療周期総数は5万2539周期、出生児数は5401人と倍近くに上っている。最近5年間での技術革新により手技が確立されつつあるため、その数はさらに増加中である。　　　　　　［朝比奈俊彦］
【参考文献】「平成19年度倫理委員会　登録・調査小委員会報告（2006年分の体外受精・胚移植等の臨床実施成績および2008年3月における登録施設名）」（『日本産科婦人科学会雑誌』60巻6号、2008）。「会告」（『日本産科婦人科学会雑誌』52巻8号、2000）。
【関連項目】体外受精・胚移植（IVF-ET）、不妊症、不妊治療

健兵健民政策 ➡ 厚生労働省

憲法
constitution（英），Vertassung（独）
【概要】国家の基本法。すなわち国家の根本的な組織・作用を定め、国家機関の権限・権力の限界を定める法規範。憲法という言葉には国家の最高法規としての意味もあり、憲法は国家の法体系の中で最高の地位にあるものと位置づけられる。日本国憲法も「この憲法は、国の最高法規であって、その条項に反する法律、命令、詔勅及び国務に関するその他の行為の全部又は一部は、その効力を有しない」（第98条）とする。憲法が最高法規であることを維持し、憲法秩序を保障するために、日本国憲法では司法権による違憲審査制が採用されている。

憲法という語は特別の価値が込められ使用されることが多く、その場合には憲法に人権保障とそのための国家の機構、統治の原理が含まれていなければならないとされる。このような主張における憲法は「近代的意味での憲法」といわれるが、それは多くの場合、憲法典という形で成文法化されている。このような形で存在する法規範を一般に形式的意味の憲法といい、現在のわが国では日本国憲法（1946〈昭和21〉年11月3日公布、翌年5月3日施行）がそれに当たる。これに対して、形式の如何を問わず国家の根本的な組織・作用を定める法規範を「憲法」という場合がある。実質的意味における憲法であり、国会法、内閣法、裁判所法等をもその中に含めることができる。

【歴史的展開】近代的意味での憲法は、西洋ではイギリスの名誉革命（1688〜89年）以降形成された（ただし、イギリスでは憲法典は存在せず不文法）。そのような意味でのconstitutionの訳語としての憲法という用語は、わが国では明治時代初頭に使用されるようになったが、当初は政府周辺ではむしろ政体、政典、政憲、国憲等の言葉が用いられることが多かった。自由民権運動の中で作られた民間の憲法草案においても事情は同様である。1880年頃（明治10年代半ば頃）から、憲法という語が定着していったと思われる。近代的意味での憲法は人権保障を内包するが、人権という観念の成立には、すべて人間は本来的に自由であり、このような自由は不可侵であり譲り渡すことのできない永久のものであるとする自然権思想が大きな力を持った。近代憲法は、個人を封建的身分制の拘束から解放し、市民革命によって獲得された権利（それらは国家権力からの自由を意味するので自由権と呼ばれる）を保障し、社会の発展に寄与したが、20世紀になると「人間に値する生存」を権利として認め、社会保障の権利や労働者の団体交渉権・争議権等（これらは社会権といわれる）を認め、所有の自由や営業の自由を制限することを求める主張への対応を迫られるようになった。

【課題と展望】近代憲法は20世紀以降、以上のような変容を遂げるが、第二次世界大戦後はファシズム、全体主義の体験を経て個人の尊重、個人の尊厳を回復し、人権の普遍的価値を再確認するという課題を担うことになった。近年、人権に関しては社会構造の大きな変化に対応して「新しい人権」が主張されるようになっている。たとえば、マスメディアの発達、コンピューターの革新、IT革命の進展する中で「知る権利」（それは情報公開請求権や自己情報コントロール権へと展開する）が主張される一方、深刻なプライバシー侵害などの問題に対応して「プライバシー権」の確立が重要になった。また、公害被害から国民の健康や生命をいかに守るか、地球規模での環境破壊から人類の未来をどのように守ることができるかが問題になり、「環境権」という新しい人権の主張もされている。科学技術の進歩は、その他にも新しい問題を次々と生じさせた。医療技術の発達による生命操作（遺伝子診断・治療やクローン技術、生殖医療、尊厳死等）や脳死、臓器移植の問題等は、憲法第13条にいう個人の尊重と幸福追求権に根拠づけられる自己決定権に関わると同時に学問の自由（第23条）に関わる問題でもある。現代憲法はこれらの問題に対しても応えていかなければならない。

〔平野武〕

【参考文献】芦部信喜『憲法』（岩波書店、1999）。前田達明・稲垣喬・手嶋豊『医事法』（有斐閣、2000）。

【関連項目】人権、自然権、生存権、社会保障（制度）、知る権利、環境、自由、自己決定権

こ コ

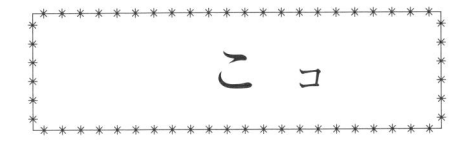

後遺症
sequela, secondary disease（英）

【定義および概念】 病気や傷害の結果として生じる持続的な病的状態で、病気もしくは外傷などがほぼ治癒した後も、何らかの機能障害や愁訴が続くこと。

【概要】 後遺症と呼ばれるものの中には、病気が治りきらず、一定の症状が残存してしまう場合や、病気が新たな病的状態を惹起してしまう場合などがある。事故で上肢や下肢を失った結果生じる物理的な運動障害、胎児期や乳幼児期の脳の運動神経損傷によって生じる脳性麻痺、脳卒中や脳梗塞による麻痺、分娩後長期にわたって高血圧や蛋白尿が続く妊娠中毒症後遺症、神経障害によって生じる不快な自覚症状や感情・意欲の障害、頭部外傷後の性格変化など、身体的・心理的な意味での様々な障害が含まれる。こうした後遺症は労務や日常生活に制限をもたらすこととなり、社会的・経済的な不利益を生じさせる。

【倫埋上の問題】 一般に後遺症という概念には、治療を行っても回復が困難であり、それを取り除くことはあまり期待できないという事態が含意されている。したがって、後遺症は症状そのものが与える苦痛に加え、将来にわたって症状が続くであろうという精神的苦痛を患者にもたらすことになる。こうした点から、後遺症に関する倫理的な問題の中核は、いかにして良好な「生活の質（QOL）」を保証できるかということになる。

後遺症の中には、事故や脳卒中の後に生じてくる高次脳機能障害（思考、記憶、学習、注意などの障害）が含まれている。こうした障害に対しては周囲の理解が得られ難いことに加え、医療や福祉の領域での対応の整備が未だなされていないという社会的な問題がある。

【展望】 後遺症を持つ人びとに対しては、機能回復のためのリハビリテーションへのアクセスを高めること、日常生活を円滑に行うための社会施策、外見の変化や能力の低下が惹起する社会的偏見の払拭などに加え、精神的な面でのサポートが必要である。　　　　　　　　　　　　　［酒井明夫］

【参考文献】 H-J.Stiker, corps infirmes et sociétiés,（"A History of Disability" trans. by Sayers, W., The University of Michigan Press, 2002).

【関連項目】 リハビリテーション

公害　public nuisance（英）

【定義】 わが国で公害という言葉自体はかなり古くから存在し、1896（明治29）年制定の旧「河川法」で用いられているが、初めて法的に規定されたのは1967（昭和42）年制定の公害対策基本法においてである。同法第2条は「事業活動その他の人の活動」によって生じる相当範囲にわたる大気汚染・水質汚濁・土壌汚染・騒音・振動・地盤沈下および悪臭の7種類を限定的に公害と規定した。こうした概念は1993（平成5）年制定の環境基本法に受け継がれている。環境基本法では、公害の概念規定に加えて「環境への負荷」という概念が盛り込まれた。これは、人の活動により環境に加えられる影響であって、環境の保全上の支障の原因となる恐れのあるものをいう。日常的に公害とほぼ同じような意味で用いられる言葉に「環境破壊」があるが、これは人の健康や生活環境への影響だけでなく、生態系を損傷し、回復不可能な状態に至るまで環境を悪化させることを含んでいる。環境破壊は公害に比べ、より包括的な意味合いがあるといえよう。

【歴史的経緯】第二次世界大戦前、わが国最大の公害問題といえる「足尾銅山（栃木県）鉱毒事件」は、1877（明治10）年に古河財閥が足尾銅山を買収したのが発端といわれ、黄銅鉱を溶鉱炉で溶かした際に出る亜硫酸ガスにより、山林や農作物に壊滅的な被害を与えた。

大戦後、急速な経済復興の中で、1956（昭和31）年5月、熊本県水俣保健所に脳症状を主とする原因不明患者の入院が報告された。水俣病の公式発見である。水俣病は工場排水によって汚染された海域の魚介類を食すことにより、魚介類に蓄積された有機水銀が人体に取り込まれて起こる中枢神経系疾患である。その悲惨さゆえに世界的に知られることになった。水俣病は新潟県阿賀野川流域でも生じた。また、富山県神通川流域では、身体各部に耐え難い痛みが起こるイタイイタイ病が起こり、1955（昭和30）年、学会に報告された。この病気は、工場排水に含まれていたカドミウムが神通川の水とともに水田に流れ込んで蓄積され、それが飲料水や農作物・魚介類などを通して人に摂取され、発症した。

「全国総合開発計画」が策定された1962（昭和37）年以降、各地で石油コンビナートが形成され、硫黄酸化物による広域的な大気汚染、悪臭、水質汚濁などを引き起こし、「公害列島」の汚名を生んだ。1970（昭和45）年頃から毎年夏になると光化学スモッグが発生し、目やのどの傷み、頭痛、吐き気などを訴える被害者が多数出た。この年、被害届は約1万8000件に上った。瀬戸内海の赤潮も1970年にはほぼ全域で発生するようになった。このため、1970年は「公害メーデー」など全国規模の公害反対運動が起こり、「公害国会」が開催され、公害問題の対策に明け暮れる1年になった。大気汚染を引き起こした自動車の排出ガスについては、窒素酸化物を低減させる技術の開発がメーカーによって進められ、1978（昭和53）年当時、世界で最も厳しいといわれた「昭和53年度規制」、いわゆる日本版マスキー法が実施された。1980年代に入ると、経済成長は減速したものの環境の悪化は姿を変えて進行し、「忍び寄る公害」という言葉が現われた。

【化学物質との関連および展望】鉱毒被害・水俣病・イタイイタイ病などは、環境中に排出された化学物質が長期間にわたって人体に摂取され蓄積されることによって健康被害が生じた例である。化学物質についていえば、第二次世界大戦後、シラミ駆除のために大量に使われたDDTが生態系に入り込むと、食物連鎖を通して上位の動物ほど体内に高濃度で蓄積されていくことが知られるようになり、日本では1971（昭和46）年に使用が禁止された。また1968（昭和43）年カネミ油症事件をきっかけにPCBによる環境汚染が問題になり、こうした難分解性で蓄積性のある化学物質によって人の健康が損なわれることを防ぐため、1973（昭和48）年、「化学物質の審査及び製造等の規制に関する法律」が制定され、事前審査制度や製造・輸入・使用を規制する措置が取られた。アメリカの動物学者シーア＝コルボーン（Theo Colborn 1927－）らによって著わされた『奪われし未来』によって、それまでに知られていた野生生物の生殖異常は環境ホルモン（内分泌攪乱化学物質）が原因ではないか、とする指摘がなされた。環境ホルモンとは、人間が広範囲に使用し環境に蓄積させた合成化学物質のうち、人をはじめとする動物の内分泌系を狂わせる物質のことであり、DDTやPCBのほか、ダイオキシン、流産防止などの目的で医療面で多用されたDESなどがある。人への影響については精子数の減少傾向を指摘する報告もあり、影響が発現するメカニズムを解明するための科学的知見を積み

上げるとともに、これから市場に出ようとする化学物質に環境ホルモン性がないかどうかのチェックを行う仕組みや規制が必要であろう。俗に「最強の猛毒」と呼ばれるダイオキシン類は、わが国では廃棄物焼却施設から9割以上が排出されており、総排出量を抑制する行政機関のさらなる取り組みが必要である。

天然に産出する鉱物資源であるアスベスト（石綿）は、一度その繊維が体内に取り込まれると排出されにくく、不断に細胞に対する悪影響を及ぼす。最初の被曝より20〜40年の長い潜伏期を置いて肺がんや悪性中皮腫を発病させる可能性があることから、体内のアスベストは時限爆弾になぞらえられることがある。耐火性の向上や断熱、防音などの目的で、建築物の壁面や鉄骨部分へのアスベストの吹きつけが日本では1958（昭和33）年頃から始まった。建築後、時間の経過とともに吹きつけ材が劣化し、剥離すると浮遊アスベストが増加する恐れが強まる。1975（昭和50）年、労働安全衛生法および特定化学物質障害予防規則が施行され、吹きつけは禁止された。経済産業省は2005（平成17）年7月、アスベストを含有する製品を製造していた企業における従業員等の健康被害を把握するため、89社に情報提供を求めた結果、中皮腫やじん肺（肺繊維症）などアスベストによる健康被害で死亡した従業員等は374人、調査の時点で療養中の従業員等88人で、健康被害は462人だった。また、教育施設や医療・福祉施設などへの使用状況が全国的に調査され、飛散の恐れがある施設があることが分かり、施設名が公表された。アスベストの大気環境への飛散防止措置を拡充・強化するため、2005（平成17）年12月に大気汚染防止法施行令・施行規則が改正された。2006（平成18）年3月からは、規制対象となる建築材料の範囲が拡大され、建築物の規模要件等が撤廃された。また、2006年2月には、大気汚染防止法が改正され、解体等の作業に伴う規制対象が建築物のみから工作物に拡大された。　　　　［串信孝］

【参考文献】神岡浪子『日本の公害史』（世界書院、1987）。立花隆・東京大学教養学部立花隆ゼミ『環境ホルモン入門』（新潮社、1998）。広瀬弘忠『静かな時限爆弾　アスベスト災害』（新曜社、2005）。

【関連項目】環境基本法、生態系、公害病、食物連鎖、環境汚染、環境ホルモン

公害健康被害補償法　Law concerning Compensation and Prevention of Pollution-related Health Damage（英）

【定義および理念と構成】大気汚染や水質汚濁の影響により健康被害が生じた人に対して、汚染物質の排出原因者の費用負担により補償給付などを行うための法律。1974（昭和49）年から施行された「公害健康被害補償法」がその後、制度改正され、1988（昭和63）年から「公害健康被害の補償等に関する法律」として施行されている。健康被害者に対する補償給付には、療養の給付および療養費・障害補償費・遺族補償費・遺族補償一時金・児童補償手当・療養手当・葬祭料がある。このほか、指定疾病によって損なわれた健康を回復し、福祉を増進するための公害健康福祉事業、1988年の法施行から新たに実施されている大気汚染の影響による健康被害を予防するための事業の実施などがある。

【歴史的経緯】この制度では、相当な範囲にわたって大気汚染が生じ、そのために気管支ぜん息などが多発している地域を第1種地域として指定し、水俣病やイタイイタイ病などのように原因物質と疾病との間に特異的関係がある疾病が多発した地域を第2種地域（水俣病が起きた熊本県・鹿児島県の水俣湾沿岸、新潟県阿賀野川下流域、

イタイイタイ病が発生した富山県神通川下流域、慢性砒素中毒症が起きた宮崎県高千穂町土呂久地区、島根県津和野町笹ケ谷地区）として指定している。このうち第1種地域については、産業界からの要請や大気汚染の様態の変化などを踏まえて見直しが行われ、中央公害対策審議会の答申に基づいて、1988年3月1日をもって第1種地域の指定が解除されたため、新たな患者の認定は行われていない。2007（平成19）年12月末現在の大気汚染系疾病の現存の被認定者数は4万6113人おり、このうち東京都が39％の1万8123人。被認定者に対しては、公害健康被害の補償等に関する法律に基づき補償給付等が実施されている。補償給付等に要する費用については、煤煙発生施設等の固定発生源と自動車とに分けて負担させることになっており、負担割合は8対2と定められている。

［串信考］

【関連項目】公害、公害病

公害病　pollution-related illness（英）

【定義】事業活動その他の人の活動に伴い、相当範囲にわたり汚染された大気・水質・土壌などの影響により生じる健康被害や、それらの汚染を引き起こした物質を原因とする疾病のこと。代表的な事例として水俣病やイタイイタイ病、気管支ぜん息、慢性砒素中毒症などがある。1969（昭和44）年に公布された「公害に係る健康被害の救済に関する特別措置法」により、それぞれの関係地域が指定され、法に基づく患者の認定が行われることとなった。同法を引き継いだ「公害健康被害補償法」（1974〈昭和49〉年施行）、さらに改正された「公害健康被害の補償等に関する法律」（1988〈昭和63〉年施行）に、地域指定および認定業務が引き継がれている。

【原因と症状】水俣病は、熊本県水俣湾周辺において1956（昭和31）年5月に、新潟県阿賀野川流域において1965（昭和40）年5月に確認された。熊本水俣病はチッソ株式会社の工場から、新潟水俣病は昭和電工株式会社の工場から排出されたメチル水銀化合物が魚介類に蓄積し、それを人が食することによって起こった中毒性中枢神経系疾患である。四肢末端の感覚障害、運動失調、求心性視野狭さく、中枢性聴力障害を主要症状とする。汚染された魚を食べた母親の体内でメチル水銀に侵され、障害を持って生まれた胎児性水俣病患者も発生した。水俣病の被認定者は、2008（平成20）年3月末で2960人（熊本県1778人、鹿児島県490人、新潟県692人）である。このうち生存者は855人（熊本県448人、鹿児島県172人、新潟県235人）。被認定者は、補償協定に基づき原因企業から直接補償を受けている。原因企業のチッソの経営状況の悪化等により、2000（平成12）年、国による新たなチッソ金融支援措置が決定され、実施に移された。熊本・鹿児島両県の不知火海沿岸から関西に移り住んだ水俣病の未認定患者45人（このうち15人は死亡）が、国と熊本県に損害賠償を求めた「水俣病関西訴訟」（1982〈昭和57〉年10月提訴）で、最高裁は2004（平成16）年10月、国と熊本県の責任を認定し、37人について総額7150万円の賠償を命じた。その判決は、国が1959（昭和34）年12月末にはチッソの工場排水について水質2法による規制制限を行使すべきで、行使すれば被害拡大を防ぐことができたが、その権限を行使しなかった、とした。また、1959年12月以前に転居した残りの8人については、国・県の不作為と損害の因果関係を認められない、として請求を退けた。水俣病では、1995（平成7）年から1996（平成8）年にかけて政府が未認定患者に医療費を支給するなどの解決案をまとめたことを受けて、多くの患者が訴訟を取り下げていたが、関西訴訟は政治解決に応

じず継続された唯一の訴訟であった。
　富山県神通川流域におけるイタイイタイ病は大正時代には現われていたと見られ、1955（昭和30）年10月に原因不明の奇病として学会に報告された。患者は手足や腰、背中に激しい痛みを生じ、ひどくなると骨にひび割れが見られ、ちょっとつまずいても骨折するようになり、「痛い、痛い」と泣き叫びながら死んでいったことから、イタイイタイ病という病名が付いた。工場排水に含まれていたカドミウムが土壌や河川水などに蓄積し、飲料水、農作物、魚介類などを通して人に摂取され、発症した。1968（昭和43）年、厚生省（当時）は「慢性中毒の原因物質としてのカドミウムは、三井金属鉱業株式会社神岡鉱業所の排水以外には見当たらない」とする見解を発表している。2007（平成19）年12月末現在の被認定者数は5人（認定された者の総数192人）。
　宮崎県高千穂町土呂久地区の慢性砒素中毒症は、土呂久鉱山からの亜砒酸を含む鉱煙の排出、砒素を含む捨て石などの堆積、坑内水の放流により、住民が砒素に曝露したために生じた。島根県津和野町笹ケ谷鉱山でも慢性砒素中毒症が発生し、被認定患者は2007年12月末現在、土呂久地区で52人（認定された者の総数175人）、笹ケ谷地区で3人（認定された者の総数21人）。
　コンビナートや火力発電所、製鉄工場などから排出された硫黄酸化物・窒素酸化物・粉塵などによって大気が汚染され、気管支ぜん息などが多発している地域（公害健康被害補償法に基づく第1種地域）として41地域が指定されていたが、1988年の「公害健康被害の補償等に関する法律」から、そのすべてが指定を解除された。2007年12月末現在、大気汚染系疾病の被認定患者は4万6113人。1988年3月1日をもって第1種地域が解除されたため、新たな患者

の認定は行われていない。　　　　　［串信考］
【参考文献】環境省編『環境白書』平成17年版（ぎょうせい、2005）。森島昭夫・淡路剛久編『公害・環境判例百選』（『別冊ジュリスト』No.126、有斐閣、1994）。
【関連項目】イタイイタイ病、公害、公害健康被害補償法、水俣病

公害問題 ➡ 公害

公害輸出　pollution export（英）
【定義】自国の環境規制を強化された先進諸国の公害発生型企業が、規制の比較的緩やかな途上国に生産工程を移転させ、公害や環境破壊を生じさせること。広義には、規制強化により先進国で使用・販売が禁止された有害物質を含む製品の輸出、有害廃棄物の越境移転処理などを含む。
【歴史的経緯・倫理上の問題】わが国の「四大公害」に象徴されるように、1960年代から1970年代の初頭にかけて、先進諸国の企業は自国内で公害や環境破壊を発生させ、当時の大きな社会問題となっていた。その後、先進諸国では次々に公害・環境規制が強化されるに至り、公害・環境対策に伴う膨大なコスト増や工場の立地難等の理由から、自国内での操業が困難な状態に追い込まれる企業が出てきた。そこで公害発生型企業は規制の緩やかな途上国に「汚染回避地」を求めて生産工程を移転し、その結果、かつて自国内で発生させたのと同等あるいはそれ以上に深刻な公害・環境破壊を発生させている。また、規制強化により自国内で販売中止を余儀なくされた農薬・食品添加剤等のメーカーは、途上国に販路を求め、さらに有害な廃棄物処理の規制強化に伴う処理費用の上昇は先進国企業による途上国への移転処理を助長させ、公害輸出を推し進める結果となった。企業進出による公害輸出の例としては、マレーシアで

日本企業出資の現地法人ARE社（1980〈昭和55〉年設立）が工場敷地内に放射性廃棄物を放置し、付近住民が白血病などの健康被害を受けた「ARE事件」（1992〈平成4〉年イポー高等裁判所により操業停止判決）、1984年にインド中部都市ボパールのアメリカユニオンカーバイド社の農薬工場で死者数千人という史上最悪の有毒ガス漏れ事故となった「ボパール事件」などがよく知られている。ARE社が製造していたのはイットリウムなどの希土類元素であり、これは古くは冶金や石油分解用の触媒として、近年ではハイテク分野など新素材の原料にまで用途範囲が広がることで需要が急速に拡大したものである。希土類元素は、かつて日本国内でも生産されていたが、製造工程からは濃縮された天然放射性トリウムが廃棄物として発生するため、1968（昭和43）年「原子炉等規制法」の改正により発電所の原子炉と同等の規制強化がなされ、製造工程は1971（昭和46）年以降、わが国から姿を消したという経緯がある。また、アメリカユニオンカーバイド社のボパール工場が保管していたのは、先進諸国では貯蔵が禁止されているMIC（イソシアン酸メチル）という有毒物質であった。今日、わが国を含め先進諸国ではかつてのような産業型公害はほとんど姿を消してしまっている。しかし、このことは公害がこの地球上からなくなったことを意味するのではなく、規制強化に伴う先進国企業の生産工程の移転に付随して公害が途上国に移転されたという一面を見逃してはならない。また、民間の海外投資や本来は途上国の経済援助のためのODAが、環境的配慮を欠いた大規模プロジェクトを展開し、結果として公害輸出を助長させていることなども指摘されている。今日の途上国に見られる公害・環境破壊の一側面は、豊かな先進諸国の影の部分であり、まさにわれわれ先進諸国の企業倫理や国の倫理観が大きく問われている。

【展望】先進諸国の海外投資や開発援助については、たとえばOECDが「多国籍企業の行動指針」や「開発援助プロジェクト等における環境アセスメントの実施に関する理事会勧告」の中で事前の環境配慮を求めるなど、途上国の環境破壊や公害輸出の助長とならないようマニュアルづくりの整備が進められている。また、有害廃棄物の越境移転処理については1989年に「有害廃棄物の国境を越える移動及びその処分の規制に関するバーゼル条約」が採択されたことで、締約国による国内法の整備や規制強化が進められている。さらに、啓発された消費者による公害輸出企業の製品不買運動の動きも、国際的な環境保護意識の高揚とともに企業の行動に大きな影響を与えている。　　　　　　　　　　　　［久保田勝広］

【参考文献】鷲見一夫『ODA援助の現実』（岩波新書、1989）。船橋晴俊・飯島伸子編『環境（講座社会学12）』（東京大学出版会、1998）。
【関連項目】ODA、有害廃棄物

強姦 ➡ レイプ

後期高齢者医療制度
medical insurance for the elderly aged over 75／medical insurance for the second-half elderly people（英）

【定義】通称は長寿医療保険制度。後期高齢者すなわち75歳以上の成人および65歳から74歳までの障害者認定1級から3級の者を対象とする、独自の独立した医療制度であり、2008（平成20）年4月から開始された。後期高齢者に該当する者は従来、国民健康保険・被用者保険等による老人保健制度に拠っていたが、同年4月からはこれらの保険制度から独立した独自の医療制度に移行することとなった。後期高齢者医療制

度の主な目的は、（1）世代間の負担の公平化、（2）後期高齢者増大に伴う予算の圧縮化、（3）後期高齢者に対してより合理的かつより適切な医療を提供する、（4）予算の一元的管理化、（5）保険料徴収の安定化、などである。

保険料の徴収は年金からの天引きを原則とする。保険料の算定は、後期高齢者医療制度に強制的に加入される者全員が負担する均等割（応益負担）とそれぞれの所得に従って負担する所得割（応能負担）の合計である。保険料の算定基準は、後期高齢者医療保険広域連合ごとに異なり、2年ごとに見直される。2008年度現在の保険料は全国平均では、一人年間7万2000円である。

診察料については二者択一式であり、後期高齢者診察料あるいは従来の出来高式診察料のどちらかを患者自身が選択する。後期高齢者診察料は、患者の主病を一つに制限して医療を提供する仕方であり、診察料は毎月6000円である。従来の出来高式診察料の場合は、1割負担であるが、収入が多い場合は3割負担となる。また、後期高齢者終末期相談支援料（医師と歯科医師）・後期高齢者終末期相談支援療養費（看護師）・後期高齢者終末期相談支援加算（看護師）が新設される。これらは、予後や回復の思わしくない後期高齢患者やその家族に対して、終末期医療の診療方針を医師や看護師が1回に限って1時間以上相談することを義務づけるとともに、その相談に際してそれぞれ2000円を徴収するという仕組みである。

【歴史的経緯】後期高齢者医療制度導入の背景には、国連世界保健機関（WHO）が2000年度から提唱している健康寿命という発想があるだろう。健康寿命という発想は概して後期高齢者を除く成人までを健康年齢と定義する方向にあり、社会的価値や余命生存年数などから換算して、後期高齢者に対する医療サービスを軽減させようという意図がある。その理由は、先進諸国に共通する高齢社会対策としての高齢者に対する予算圧縮措置である。日本においては、2006（平成18）年小泉内閣の主導によって後期高齢者医療制度が提案され、強行採決により本法案を成立させた。これにより、従来の「老人保健法」は「高齢者の医療の確保に関する法律」に変更となった。

【倫理上の問題】後期高齢者医療制度が開始された2008年4月前後、保険証が届かないといった事態が多々発生するとともに、本制度の詳細について患者も医療現場も理解が十分でなく、様々なトラブルが起こった。たとえば、子供の被扶養者として保険料を子供が払っていた者であっても、後期高齢者医療制度に移行後は、一律に年金から天引きされることや保険料の算定の分かりにくさや医療内容の変化などから、様々な不安が後期高齢者を襲った。本制度開始直後、山形県山形市では保険料負担増大による生活苦から58歳の息子が87歳の母親を殺して無理心中する事件が起こっている。また、本制度の保険料算出方法に従えば、団塊の世代が後期高齢者になった時の保険料は現在の2倍以上になるという指摘もされている（2008年4月22日参議院厚生労働委員会における小池晃共産党議員の試算）。また、同年5月時点において27都道府県医師会が後期高齢者医療制度に対して異議を表明して、とりわけ後期高齢者診察料の算定について反対を主張している。その理由は、後期高齢者診察料が主病を一つの疾病にのみ制限するとともに、一人の患者を一つの医療機関が診るように制限することは実態に合わず、かえって医療機関の負担や混乱が増大するためである。このように患者側にとっても医療者側にとっても、後期高齢者医療制度は極めて不都合なものであり、姥捨て山のようなものであるという声

が上がっている。後期高齢者終末期相談支援料の導入などは、姥捨てのシンボルのように見られかねない状況である。

　福田内閣は2008年8月現在、後期高齢者医療制度に対して起こっている激しい反発を考慮して、保険料などの減免措置や本制度の見直しを指示しており、その作業中である。なお本制度開始初日の閣議（2008年4月1日）において、福田首相は後期高齢者という名称に伴うマイナスイメージを払拭するために、長寿という言葉を使って「長寿医療保険制度」を通称とするように指示した。

　本制度の問題性は、（1）小泉内閣による唐突で強硬な導入、（2）国民全般の理解のあまりの不十分さ、（3）保険料や診察料算定に関する患者の不安の大きさ、（4）医療機関の反発など、極めて多岐にわたる。目下、狭視的かつ経済効率一辺倒の政策を医療制度に強行した典型となっている。

〔中里巧〕

【関連項目】健康寿命、老人保健法、健康保険法

公共の福祉　public welfare（英）

【定義】人権相互の矛盾・衝突を調整するための実質的公平の原理。一般的には社会全体の利益。

【歴史的経緯】「公共の福祉」という語は日本国憲法第12条、第13条、第22条第1項、第29条に現われて普及した。国民は「公共の福祉」により憲法が保障する自由や権利を使う責任があり（同憲法第12条）、国民の権利は「公共の福祉に反しない限り」最大限に尊重される（同憲法第13条）。これらの条文により「公共の福祉」は憲法施行当初、日本国憲法の定めた基本的人権を「制約」する規定および原理（一元的外在制約説）とされていた。しかし、こうした解釈が憲法の示す人権尊重原理に釣り合わないという批判から、「公共の福祉」における国民の自律性が強調されるようになり、一時期、第12条や第13条は「公共の福祉」に反しない限り基本的人権を最大限に尊重すべきとの「訓示」であり、かつ憲法が保障する国民の諸権利（居住、移住、職業選択、財産）（同憲法第22条第1項及び第29条）の制約を示す（二元的内在制約説）と解釈されるようになった。今日では、第12条や第13条の「公共の福祉」と第22条第1項や第29条のそれが、ともに人権に内在する制約とする見方（一元的内在制約説）が有力である。こうした解釈上で「公共の福祉」は上記の定義を指すと考えられるようになった。近年は「公共の福祉」の定義よりもそれと憲法上の権利とを調整することに関心が向けられ、諸々の事件において対立する諸利益を比較する比較衡量論や、精神的自由（たとえば、表現の自由など）を制限する基準を経済的自由の制限基準より厳しい基準としなければならないとする「二重の基準」論などが示されている。

【倫理上の問題・展望】日本国憲法で最大限に尊重される基本的人権を制約するという「公共の福祉」であるが、憲法制定後60年を過ぎた現代においてさえ、その具体的内容は明確でない。この不明瞭さが、とくに「表現の自由」を巡る議論における混乱を招いているだけに、様々な問題をはらむ日本国憲法を論じる上で、より慎重かつ活発な議論が求められる箇所である。

〔米沢一孝〕

【参考文献】芦部信喜『憲法学Ⅱ人権総論』（有斐閣、1994）。辻村みよ子『憲法』第2版（日本評論社、2004）。

【関連項目】幸福追求権、社会保障（制度）、人権、福祉

後見人　guardian（英）

【定義】親が親権を適切に行使できない場合の未成年および判断能力の低下した成年

を保護する民法上の制度。民法第四編第5章（第838条～第876条の10）および任意後見契約に関する法律に規定されている。

【仕組み】未成年後見人は、最後に親権を行う者が遺言で指定した場合および親権を行う父母の一方が管理権を有しない場合に他の一方から指定された場合や、父または母が親権を濫用し、または著しく不行跡であり家庭裁判所から親権喪失の宣告がなされたことにより親権者がいなくなった場合に、未成年被後見人の親族またはその他の利害関係人の申し立てにより家庭裁判所が選任する。成年後見人とは、従来の無能力者制度を改正した制度であり、家庭裁判所の審判によって開始する法定後見人および、成年被後見人と成年後見人との間の委任契約により成立する任意後見人という2つの類型がある。法定後見人（広義）には、判断能力の低下の程度に応じて、補助人、保佐人、後見人（狭義）の3類型がある。

【倫理上の問題点】未成年後見制度は、親権を補充する制度として位置づけられており、利用頻度は極めて少ない。しかし近年、児童虐待が深刻化しており、未成年後見制度は積極的に活用されることが期待される。未成年後見人は、監護教育等未成年被後見人の身上についての業務を担うが、生活を共にした上での直接の養育義務までも負ってはいないと理解されている。このため、未成年の健全な発育のためには、未成年後見制度と児童福祉制度とを統合して運用することも課題として挙げられる。［旗手俊彦］

【参考文献】遠藤浩他編『民法（8）親族』第4版（有斐閣、2004）．

【関連項目】未成年，成年，成年後見

講座 ➡ 医局講座制

公衆衛生　public health（英）

【定義】地域共同社会の組織的努力により、住民集団の健康とQOL（quality of life）の向上を目指す科学であり技術。ウィンズロー（Charles E. A. Winslow）による古典的な定義では、疾病予防、健康増進および寿命延長を目標に掲げているが、これらは最終目標達成のための中間目標と見なす方が妥当である。「衛生」は個人に主眼を置き、「公衆衛生」は集団に主眼を置いた語句であるが、実際には「衛生行政」「衛生統計」などの語句は衛生・公衆衛生の両方に関わって使用されている。

【歴史的経緯】多人数が密集して生活することにより、様々な健康問題が起きると、それを解決する必要が生ずる。たとえば安全な飲み水の確保のために、既に古代ローマにおいて上水道の整備が図られていた。だが、近代的な意味での公衆衛生活動の始まりは18～19世紀のイギリスにおいてであった。産業革命の頃から工場の周りに人びとが密集して生活するようになり、不衛生な状況が生じ、病気が蔓延しやすくなった。病気により人びとは貧困となり、貧困は不衛生を生むという悪循環が生じた。この問題に関連して、貧民法の改正（1834年）、チャドウィック（Edwin Chadwick）による『大英帝国労働人口集団の衛生状態に関する報告』の公表（1842年）などがあり、1848年には公衆衛生法（Public Health Act）が制定された。ここに、法規に基づく公衆衛生活動の仕組みの原型が作られた。またこの頃、公衆衛生の診断学といわれる疫学（epidemiology）の発展に大きく貢献する事柄があった。19世紀には、インドに端を発したコレラの世界的流行が6回起こったが、1854年のロンドンでの流行の際、スノー（John Snow）は調査研究により共同ポンプの水に病因が潜んでいることを推測した。その後、その共同ポンプは使用停止となり、新たな患者発生が防止された。これはコレラ菌が発見される30年も前のこ

とであり真犯人（コレラ菌）が分からなくてもそれが潜んでいるところ（共同ポンプの水）が分かれば防止策を講じることができるという疫学の利点を示す好事例である。

わが国では明治時代に長与専斎（1838-1902）がドイツ語のGesundheitspflegeや英語のsanitaryの意味に当てはまる訳語を求めて、中国の古典『荘子』の中から「衛生」の語句を採用したといわれている（「衛生」の項参照）。長与は岩倉具視らの視察団に同行し、欧米諸国の衛生対策を目の当たりにして帰国後、「医制」の起草にあたった。これは衛生事務の管理体系を定めたものであり、チャドウィックの示した公衆衛生の体系を大いに参考にしたと思われる。戦後のわが国では、1947（昭和22）年に施行された日本国憲法第25条「すべて国民は、健康で文化的な最低限度の生活を営む権利を有する」および同第2項「国は、すべての生活部面について、社会福祉、社会保障及び公衆衛生の向上及び増進に努めなければならない」によって、公衆衛生に関する国の責任が定められている。

【社会・倫理上の問題】医療が病気の治療を目的とするのに対し、衛生・公衆衛生は病気の予防を目的としている。したがって、医療で問題となることは同様に衛生・公衆衛生でも問題となる。そして、公衆衛生は集団の便益を目指すがゆえに、個人の便益とのバランスが常に問題となる。たとえば、予防接種は個人が感染症に罹ることを防ぐとともに感染症が流行することを防ぐ有効な手段である。これまでに、世界から痘瘡が根絶され、日本からポリオが一掃されるなど、予防接種は大きな成果を挙げてきた。だが一方で、ワクチンの種類によっては副作用による健康被害が起こることもあった。そのために予防接種健康被害救済制度が作られ、さらに1994（平成6）年には予防接種法が改正され、義務接種であったものが勧奨接種に改められた。予防接種は個人の自由意思による選択が原則であるとはいえ、予防接種率が低下すれば、いずれその感染症が流行することが懸念される。

【諸分野との関連】公衆衛生の対象となる範囲は広く、社会福祉や社会保障とも強く関連する。　　　　　　　　［望月吉勝］

【参考文献】多田羅浩三『公衆衛生の思想 歴史からの教訓』（医学書院、1999）。岩田弘敏『新しいパラダイムに向けての公衆衛生』（新企画出版社、2000）。日野秀逸『保健活動の歩み』（医学書院、1995）。

【関連項目】衛生、健康、社会保障（制度）

公序良俗
public and standards of decendy（英）

【定義】公の秩序と善良の風俗という2語を併せた用語。本来、両者は異なる概念であり、前者は国家や社会の利益を、後者は社会道徳を示すがまとめて用いる。

【倫理上の問題点】現行民法第90条には「公の秩序又は善良の風俗に反する事項を目的とする法律行為は無効」と規定されるが、その内容が極めて多岐にわたるため、学説では（1）不倫相手に対し配偶者との離婚を約束したり、離婚までの扶養を約束するなど家族道徳に反する行為、（2）親の借金返済のため子を売るなど人格の尊厳や自由を妨げる行為、（3）殺人への報酬約束など社会的倫理に反する行為、（4）他人の無思慮、窮迫に乗じて不当な利益を得る行為、違法賭博など著しく射倖的な行為、の4つに大別する。

判例では人身の自由、営業・職業の自由、財産権保護から経済秩序、社会や家族秩序へも範囲を広げ、現実の法行為を無効とする必要がある際、そのための特別法がない場合のため、一般条項である公序良俗が受け皿の役割を持つ。1990年代以降では外国人を取締役としない旨の株主総会決議やゴ

ルフクラブ会員の邦人限定の是非を問う判例にも公序良俗が適用され、後者を違法とする判決も出ている。　　　　　　〔山舘順〕

【参考文献】我妻栄『新訂　民法総則』（岩波書店、1965）。山本敬三『公序良俗論の再構成』（有斐閣、2000）。

【関連項目】葬制、買売春、医事法制、法と倫理

更新性資源　renewable resources, non-exhaustible resources（英）

【定義】短期間に自然環境が再生可能、または人為的に再生産可能で、かつ持続可能な「月給型」のエネルギー・食糧・水・加工製品等の資源および原料のこと。エネルギー源としては、太陽光・太陽熱・風・波・潮・水等の自然資源や光合成で再生される木材・木炭・植物等、それに第二次消費者たる動植物畜糞尿・細菌、家畜類、食糧としては農畜水林産物・菌糸類・野生植物等、加工用資源としては木材・動植物等が含まれる。対語は、不可逆の非更新性資源・枯渇性資源・「遺産型」資源であり、化石燃料や加工用鉱物等の地下資源、更新に長い年月を要す地下水脈、熱帯雨林などが含まれる。

【歴史的経緯】1972年にローマクラブは、『成長の限界』第3章で、従来の経済成長は、完全な環境保全技術等の開発に成功しない限り、浄化力を超えた環境汚染の拡大、食糧不足、埋蔵資源の枯渇によって限界に突き当たる、と説いた。1980年にはアメリカのカーター政権も『西暦2000年の地球』で同一内容の報告を行っている。この環境汚染の浄化と資源の持続性に注目したダスグプタ（Partha Sarathi Dasgupta 1942-）は、1982年に更新性資源とその枯渇の危険性に言及し、自然と自然現象に備わった「環境資源」を生態系・「自然浄化能力（復元力）」などの良い環境が維持される条件下で再生でき、濫用で枯渇する再生資源と定義づけた。北畠佳房（1944-）と仲上健一（1948-）は、「環境資源」の特性・機能を「生態的・活動拡大発展・都市的・活動劣化・生活快適」機能に分類している。更新性資源は、このような自然環境が再生する自然界の資源である「環境資源」のみならず、人為的な手を加えて再生産することのできる産業財も含む。日本では、経済学者の柴田敬（1902-86）が、1970年代に地下資源と化石燃料の枯渇性・有限性に注目した。一方、ガルブレイス（John Kenneth Galbraith 1908-2006）は逆説的に、1990年代において人類の危機はゴミ・汚染問題にあり、その物質的投入を可能にする埋蔵資源などの枯渇の時期が遅れ、循環型社会の構築が遅れていることにこそある、と説いた。確かに、石油一つとってみても、資源の枯渇性よりも、開発による自然破壊やその製品による非分解性のゴミ・環境ホルモン・温暖化・酸性雨等の方が問題である。

【倫理上の問題】私利私欲のための過放牧が共有牧草地を荒廃させ更新不可能にさせるような「共有地の悲劇」を招いて、更新性資源を枯渇させないようにするためには、国家・企業・市民・NPO等が資源収奪を避けるべき資源管理体制を、その保護者・倫理責務達成者に経済的・名誉的利点がもたらされるように考慮しながら構築すべきである。

【展望】今後、枯渇性資源の限定的利用と、生産・流通等のライフサイクル上の経済活動における環境保全技術や資源利用効率の向上、制度的な生態系準拠型経済社会の構築、人間のライフスタイルにおける消費制限（節減・再使用）と再生補充、自然の復元力等を配慮した更新性資源の活用が主流になるであろう。　　　　　　〔齋藤實男〕

【参考文献】D.H.メドウズ他『成長の限界』（大来佐武郎監訳、ダイヤモンド社、1972）。アメリカ合衆

国政府『西暦2000年の地球1』(逸見謙三・立花一雄監訳、家の光協会、1980)。
【関連項目】枯渇性資源、環境汚染、循環型社会、環境ホルモン、地球温暖化、酸性雨、共有地の悲劇

公正 ➡ 社会的公正

更生医療
【定義】障害等につき、その心身の障害の状態の軽減を図り、自立した日常生活または社会生活を営むために必要な医療。
【仕組み】更生医療とは、国によって整えられた身体障害者に対する福祉制度の一環であり、障害者自立支援法第52～76条、同法施行規則第35条～65条に根拠を有する。同法は、国および地方公共団体が行うべき援護として、在宅福祉、施設福祉、そして医療援護を規定している。この医療援護に、更生医療と、医療または保健指導を必要とする身体障害者に対する診査、更生相談、さらに補装具の費用の一部または全部負担とがある。更生医療は、身体障害者に対する医療の援護の中でも、治療医学によって疾病それ自体は一応の治癒を見た後の障害の程度の軽減を対象としている。具体的には職業能力・生活能力の獲得を目標としたリハビリテーション医療、心臓手術、人工透析療法や中心静脈栄養のように身体機能を代償する医療も対象としている。更生医療にあたるには都道府県知事による指定が必要であり(同法第59条)、現在、全国で約1万カ所の医療機関が指定されている。更生医療の給付が認められると、所得に応じて自己負担はあるが、医療費は基本的に公的負担となる。同法施行規則第36条により、自立支援医療には、18歳以上の障害者を対象とする更生医療のほか、18歳未満の障害児を対象とする育成医療、精神科の外来通院費を補助する精神通院医療とが定められている。

【歴史的経緯】更生医療の根拠となっている身体障害者福祉法は1950(昭和25)年に施行され、更生医療そのものは1954(昭和29)年に支給が開始された。1967(昭和42)年に身体障害者福祉法が改正され、障害の中に心臓または呼吸器の障害が含まれ、その範囲が拡大された。1972(昭和47)年、障害に腎臓病が含まれ、1979(昭和54)年には更生医療に腎臓移植が含まれた。その後も内部障害の範囲は拡大され、1984(昭和59)年には、膀胱または直腸の機能障害が、1986(昭和61)年からは小腸機能障害が、そして1988(平成10)年にはヒト免疫不全ウイルス(HIV)による免疫障害が身体障害の範囲に取り込まれた。2005(平成17)年度の支給件数は20万7066件となっている。
[旗手俊彦]

【参考文献】厚生統計協会編『国民の福祉の動向』第54巻第12号(2007)。
【関連項目】育成医療、身体障害者福祉法、リハビリテーション

厚生科学審議会
【定義・概要】国家行政組織法に基づく審議会の一つで、厚生労働省設置法第8条に基づき設置、厚生労働大臣の諮問に応じて疾病予防・治療に関する研究・科学技術、公衆衛生、その他厚生行政に関する重要事項を調査審議し、大臣または関係行政機関に意見を述べる委員会。組織、所掌事務、委員、職員等は厚生科学審議会令、厚生科学審議会運営規程に定められる。委員は厚生労働大臣が任命、任期は2年、再任可能。必要に応じて臨時委員、専門委員、分科会・部会などが置かれる。各委員会の長は委員の互選、上位の委員会の長が下位の委員会を設置する。
【歴史的経緯】最初の設置は1997(平成9)年の厚生科学審議会令であるが、1999(平

成11）年の閣議決定で、審議会等が行政の隠れみのとなり縦割り行政を助長するなど弊害を指摘されたことを受け、省庁再編に伴い整理合理化され、厚生科学審議会はそれまでの10審議会の機能を担うこととなった。下位の部会・専門委員会等により、ヒトゲノム・遺伝子解析研究、遺伝子治療、生殖補助医療、ヒト組織研究利用、疫学研究、臨床研究、中絶胎児細胞利用の是非を含むヒト幹細胞臨床研究、クローン胚研究などの実施基準が策定されてきた。

【倫理的問題】合理化計画では、政策審議・基準作成機能を廃し、法令による必要事項や基本政策を審議するものとされたが、実際には会長・部会長・分科会長の名の下に厚生労働省担当課の事務局裁量で下位委員会が多数設置され、諸外国では国会審議を経て立法化の是非を国民的に議論している生命倫理上の重要課題のほとんどは下位委員会で決定されている。傍聴、議事録のホームページ公開、決定事項についての意見聴取など公開性は高められているものの、審議過程の不透明性については平成18（2006）年国会の厚生労働委員会でも指摘され、日米規制改革および競争政策イニシアチブに基づく日本政府へのアメリカ政府要望書でも委員の公募制、利害関係者の参加機会拡大が求められながら、実現されない点が疑問視された。　　　　［栗原千絵子］

【関連項目】厚生労働省、総合科学技術会議、減数手術、生殖医学、生殖技術、母体保護法

抗生剤 ➡ 抗生物質

厚生省基準

【定義】（旧）厚生省の科学研究費による「脳死に関する研究班」の昭和60（1985）年度研究報告書に記された脳死判定基準。研究班の班長竹内一夫杏林大学教授（当時）の名を冠して「竹内基準」とも呼ばれる。全脳死をもって脳死とし、イギリスの脳幹死の判定法に平坦脳波を加えた世界一厳密な基準といわれている。

【内容】脳死とは「脳幹を含めた全脳の機能の不可逆的な喪失」と定義された状態で、個々の症例がこの定義に当てはまるかどうかの臨床的テストの項目が脳死判定基準である。脳死の判定にあたっては次の3段階を確認する。（1）前提条件：①器質的脳障害により深昏睡および無呼吸をきたしていること、②原疾患が分かっていて、回復の見込みがないこと、（2）除外例：①6歳未満の小児、②脳死と類似した状態（急性薬物中毒、低体温、代謝・内分泌障害）、（3）判定基準：①深昏睡、②自発呼吸の消失、③瞳孔散大・固定、④脳幹反射の消失、⑤平坦脳波、⑥時間経過（①～⑤の条件が満たされた後6時間以上変化がないこと）。

【倫理上の問題】（1）脳死の定義とその判定基準を混同してはならない。（2）脳死という状態は臨床的に診断できるが、それが人の死であるか否かは医学だけからは決められない。それは社会全体のコンセンサスの問題である。（3）俗にドナーカードと呼ばれる意思表示カードは、脳死判定・臓器摘出を拒否する意思表示にも使うことができ、ドナーカードという呼称は不適当である。（4）1997（平成9）年に制定された臓器移植法では、患者が臓器提供の意思を示すカードを所有し、家族がその意思を尊重する場合、移植のための臓器摘出を前提とした脳死判定が行われるが、その際は厚生省基準を厳密に守って行われることになっている。

【展望】脳死判定基準は時代とともに変わり得る。2009年7月、小児移植の機会を開くために臓器移植法が改正された。これに伴い、1年後の施行に向けて、6歳未満の小児の脳死判定基準が定められることになっている。　　　　　　　　　　　　　［伊藤幸郎］

【参考文献】「厚生科学研究費特別研究事業　脳死に関する研究報告書」(厚生省、1985)。
【関連項目】脳死、全脳死、脳幹死、大脳死、脳死判定基準

■ **向精神薬**　psychotropic drugs, psychotropics（英）、psychotrope Pharmaka, Psychopharmaka, psychotrope Stoffe（独）、psychotrope, medicaments psychotropes（仏）

【定義】中枢神経に作用して、とくに精神機能に何らかの影響を及ぼす薬物の総称。現在、向精神薬は精神科のみならず各科において心身症的疾患を対象として使用されている。薬剤の種類も多く、治療効果、化学構造、作用機序などにより分類される。わが国における一般的分類では、(1)抗精神病薬、(2)抗不安薬、(3)抗うつ薬、(4)精神刺激薬などがあり、広義の向精神薬としては(5)睡眠薬、(6)鎮静薬、(7)抗痙攣薬、(8)精神異常惹起薬などが含まれる。

【歴史的経過】19世紀初頭には抗コリン作動性アルカロイドを含むDatura stramoniumの使用、硫酸キニーネによるうつ病の治療が行われていた。1845年、ド=トゥール（Moreau de Tours）はカンナビス（マリファナ）を用いて精神疾患を治療し、1899年には最初のフェノチアジンであるメチレンブルーの鎮静作用が報告された。1944年、シャルパンティエ（Paul Charpentier）がフェノチアジンの最初のアミノ誘導体をつくり、1952年にフランスでドレー（J. Delay）とドニケル（P. Deniker）によりクロルプロマジンの抗精神病作用が報告され、数年のうちに世界各地で使用されるようになった。1955年にはレセルピンがアメリカで使用されるようになり、1958年にヤンセン（P. Janssen）はハロペリドールの著明な神経遮断効果を報告した。この1950年台における抗精神病薬の出現は精神医療に大きな変化をもたらし、抗精神病薬を服用する患者の増加とともに、入院患者と拘束患者の減少が見られた。抗幻覚妄想作用、抗うつ作用に関する薬理学的研究の進歩は、精神疾患に関する生物学的精神医学領域の研究を発展させることとなった。1960年には新たな抗精神病薬の開発からカテコールアミン遮断説（1963年）、ドーパミン拮抗説と統合失調症のドーパミン亢進説（1967年）が示され、うつ病に関してはノルアドレナリン（1964年）とセロトニン（1969年）の再取り込み阻害作用から、モノアミン代謝仮説が示唆された。1977年、フルボキサミンの選択的セロトニン再取り込み阻害作用が明らかにされた。1984年には中枢5-HT2受容体とDA D2受容体の遮断を期待されるベンズイソキサゾール誘導体の中からリスペリドンが開発された。現在、薬物「治療抵抗性」統合失調症に対するクロザピンの有用性が評価され、世界各国で普及している。

抗精神病薬は従来型（定型）抗精神病薬、新規（非定型）抗精神病薬に分類される。従来型抗精神病薬に比して、新規抗精神病薬は同等以上の治療効果が期待でき、有害事象出現の危険性が少ない。また、新規抗精神病薬による神経保護作用の可能性を示す報告もある。統合失調症治療ガイドラインでは新規抗精神病薬が第一選択薬になっている。

抗不安薬では、1930年代にステルンバッハ（L. Strenbach）が最初のベンゾジアゼピンであるクロルジアゼポキシドを合成し、1957年にその抗不安、筋弛緩、抗けいれん作用が確認された。1977年に脳内のベンゾジアゼピン受容体が確認され、抗不安薬、睡眠薬の作用機序が明らかとなった。このクラスの薬剤も世界中で用いられている。

【倫理上の問題】向精神薬の開発では、原

型となる薬剤は偶然発見されたものが多く、その後に薬理作用の検討が行われてきた経緯がある。現在知られている向精神薬の生体内での薬理作用は十分明らかにされておらず、神経伝達系や受容体などとの関連を検討していく必要がある。わが国での抗精神病薬による治療では以前から多剤併用療法が問題となっており、とくに入院患者に対する複数の抗精神病薬の併用による薬剤総量の増加が見られる。鎮静目的での薬剤の安易な使用や、多剤併用による重篤な副作用が惹起される危険性などの問題が生じやすい状況にある。抗うつ薬、抗不安薬においては精神科外来における漫然とした長期投与の問題がある。抗不安薬の長期服薬継続による薬物耐性の問題、離脱症状出現の問題が指摘されている。

【諸分野との関連】近年、一般マスコミなどでの安易な報道は、「精神科の薬でボケる」等の風説や、向精神薬による快感の強調などと相まって、薬物に関する誤解やマイナスイメージを生み、服薬中断による症状再燃や悪性症候群等の副作用をもたらし、あるいは逆に過剰な期待を植え付ける可能性がある。

【展望】「ピネルが病者の鎖を外し、クロールプロマジンが病棟の鍵を開けた」との言葉があるように、薬物療法の進歩は患者の退院を促進し、地域精神保健活動の発展の基盤となった。薬物療法による病状安定がもたらされ、心理社会的介入が可能になったという側面にも注目すべきである。精神医療における開放化、患者の自己決定権の尊重といった倫理上の進歩は、今後も向精神薬の進歩から切り離しては考えられないだろう。　　　　　　　　　　［武内克人］

【参考文献】樋口輝彦「新しい向精神薬の開発に求められるもの」（『精神医学レビュー』No.25、ライフサイエンス、1997）。八木剛平他「精神病の治療史―疾病観と治療法―」（『精神神経誌』98、1996）。八木剛平他「精神科薬物療法の歴史と展望」（『精神科薬物療法』臨床精神医学講座14、中山書店、1999）。

【関連項目】麻薬及び向精神薬取締法、精神障害(者)、精神病・神経症、妄想、薬物依存、自己決定権、コンプライアンス

後成説 ➡ 前成説

抗生物質　antibiotics（英）

【定義】カビなどの微生物が産生する化学物質で、細菌を死滅させたり増殖を抑える作用のある物質の総称。現在ではほとんどが化学的に合成されている。

【種類と作用機序】化学構造により、β-ラクタム環系、アミノグリコシド系、その他（テトラサイクリン系、マクロライド系、ポリペプタイド系、クロラムフェニコール系など）に分類される。また作用機序により、細胞壁合成阻害薬（β-ラクタム剤、バンコマイシンなど）、細胞質膜破壊薬（ポリミキシンなど）、核酸合成阻害薬（リファンピシンなど）、タンパク合成阻害薬（ストレプトマイシンなど）に分類される。ペニシリンをはじめとするβ-ラクタム剤は、細菌の細胞壁の合成を阻害して細菌を死滅させる。動物の細胞には細胞壁がないため、人間にはほとんど毒性を示さない。

【使用】β-ラクタム剤は、ペニシリン系やセフェム系など多くの製剤があり、有効菌種も多いので、感染症に広く使用されている。抗生物質による治療は一般に短期間で行い、病原菌が耐性を持っている場合は、他系統の薬剤に切り替える必要がある。有害作用は、アナフィラキシーショックや発疹などのアレルギー反応や、腸内細菌に影響することによる下痢などである。

【歴史的経緯と社会上の問題】ペニシリンは、1928年にフレミング（A.Fleming）がアオカビの生えた培養皿にブドウ球菌が生育していないことから発見したものである。

これ以降、抗生物質は結核や赤痢、ペスト、コレラなどの感染症に対し、飛躍的な治療効果をもたらした。しかし、抗生物質を大量に使用することにより、耐性を獲得した菌（耐性菌）が出現し、それに効果がある新たな抗生物質の開発と、さらに耐性を持った菌の出現が繰り返されている。代表的な耐性菌は院内感染の原因の一つとして問題になっているMRSA（メチシリン耐性黄色ブドウ球菌）であり、これに対する抗生物質として1956年にバンコマイシンが開発された。しかし、バンコマイシンが効かないVRE（バンコマイシン耐性腸球菌）やVRSA（バンコマイシン耐性黄色ブドウ球菌）が出現し、リネゾリドが開発された。一方、制圧されたように見えた結核などの感染症も、発展途上国だけでなく、先進国においても復活の兆しがあり（再興感染症）、この原因の一部も耐性菌の出現といわれている。

【展望】大きな治療効果をもたらす抗生物質も、適正に使用しなければ十分な効果が得られず、耐性菌の発現を引き起こす。耐性菌対策には、より強力な抗生物質を開発するだけでなく、安易な予防的投与や無批判な濫用を控えることで使用量を減らすことなどが必要である。　　　　　［佐藤恵子］

【関連項目】薬、薬害、副作用、薬事法、医原病、耐性菌、日見見感染、院内感染

|| 更生保護 ➡ 保護観察

|| 厚生労働省　Ministry of Health, Labor and Welfare（英）

【概要】2001（平成13）年4月、中央省庁の大規模な再編統廃合を機に当時の厚生省（Ministry of Health and Welfare）と労働省（Ministry of Labor）とが合併して誕生した省。旧厚生省は1938（昭和13）年に創設され、戦中はいわゆる健兵健民政策の推進を主な任務としていたが、戦後は公衆衛生・社会保障・社会福祉を司る機関となった。旧労働省は労働者の福祉と職業の確保を司る機関で、戦後まもなくの1947（昭和22）年に当時の厚生省から分離・独立した。

【歴史的経緯】明治新政府によって内政を広く管轄する中央官庁として1873（明治6）年に設置された内務省には、1885（明治18）年の内閣制度確立後、衛生局が設けられ、ここが強権をもって伝染病隔離対策などをはじめとする医療保健行政を遂行した。

しかし、昭和に入って、満州事変に始まる戦時体制下、結核が増加の一途をたどり、とくに1935（昭和10）年以降は国民の死亡原因の1位を占めてきたため、戦争遂行に危惧を抱いた陸軍省は、内務省から衛生局などを独立させ衛生省とする案をまとめた。これをきっかけに、1937（昭和12）年、第一次近衛内閣は保健社会省（仮称）設置要綱を閣議決定した。しかし、枢密院を中心に、社会主義さえ連想させる社会という語に対する反発があり、中国の古典『書経』などにある「正徳利用厚生」云々から人びとの生活を豊かにする意の厚生をとって厚生省とした。

厚生省は「国民保健、社会事業及労働ニ関スル事務ヲ管理」する機関として発足し、戦時中は、外地で戦う健康な兵士と銃後を守る健康な国民を育成する、いわゆる健兵健民政策の遂行にあたった。具体的には、結核の早期発見のための集団検診、当時日本と同盟関係にあったナチスドイツの優生政策を取り入れた国民優生法の制定、船員保険・国民健康保険・労働者年金保険など医療保険・年金保険の拡充強化などである。

戦後は、劣悪な食糧事情や衛生事情の中で国民の体位向上や各種伝染病対策に意を用い、日本の復興を支えた。また、生活保護受給者・児童・身体障害者・知的障害者・老人・母子家庭に対する福祉や国民皆

保険および皆年金を推進する原動力ともなった。1960年代後半には全国各地で公害問題が深刻化してきたが、それに対処することを目的として1971（昭和46）年には環境庁を独立させた。その後も、高齢化社会への対応など時代のニーズに即して部局を拡充してきた。

一方、1947年に厚生省から分離・独立した労働省の主要な任務は、同時期に制定された労働基準法をはじめとする労働3法に謳われた事項、すなわち、労使対等、均等待遇と男女同一賃金、強制労働の禁止、公民権の保障などの実現に向け、指導・監督に努めることであった。また、職業安定法関係では、労働者の募集、職業紹介、職業指導などに尽力し、さらには職業能力開発などにも取り組み、こうして日本の高度経済成長とそれに続く時期の労働界を支え続けてきた。

2007（平成19）年4月現在、厚生労働省の主な組織は以下の通りである。いわゆる内局として、大臣官房、医政局、健康局、医薬食品局、労働基準局、職業安定局、職業能力開発局、雇用均等・児童家庭局、社会・援護局、老健局、保険局、年金局、政策統括官がある。また、外局として社会保険庁、中央労働委員会があり、施設等機関として、検疫所、国立医療施設、研究所、社会福祉施設などがある。さらに、社会保障審議会、厚生科学審議会等の審議会、地方支分部局なども擁している。

【倫理上の諸問題】現在の日本は国民の平均寿命が実質的に世界第1位の水準にあるが、これは戦後日本の旧厚生省主導による医療保健福祉行政の成果に負うところが極めて大きい。しかし、反面、水俣病をはじめとする公害病や、サリドマイド、スモン、薬害エイズ、薬害C型肝炎など各種薬害に対する対策の遅れによる被害者の拡大、ハンセン病患者に対する隔離政策の惰性的な継続など、その後手に回りがちな対策は、人命軽視とたびたび批判されてきた。また、たび重なる国民の大幅な医療費負担増に際しては、そのつど弱者の切り捨てとの批判も重ねられてきた。さらに、2007年には、国民皆年金推進の原動力であったはずの社会保険庁による、年金記録のずさんな管理や掛金のずさんな運用が明るみに出て、国民の間に年金不安が急速に広まり、怒りが込み上げている。

一方、旧労働省関係では、日本国憲法で保障された男女平等の労働現場における実質化が引き続き重要な課題となるであろう。国連で採択された女子差別撤廃条約が1985（昭和60）年に批准され、翌1986（昭和61）年には男女雇用機会均等法、さらに1999（平成11）年には男女共同参画社会基本法が施行されたとはいえ、労働現場においては、まだ男女差別が様々な形で温存されている。また、正規雇用の減少と非正規雇用の増加も深刻な問題である。このことが所得格差を拡大し、ワーキングプアの増加は社会不安を醸成している。さらに、近年の産業構造の変化は外国人労働者の進出を加速させているが、彼らの中には劣悪な環境に置かれている者や不法就労者も少なくない。日本国民だけでなく在留外国人のいのちと暮らしを守る責務も同省には課せられているといえよう。

旧労働省がいわば「お里帰り」して数年、今こそ厚生労働省には、国民のいのちと暮らしを守る先鋒として、いっそう広い視野に立ち、迅速かつ効率的できめ細かい行政の強力な推進が望まれる。　　［藤尾均］

【参考文献】厚生省医務局編『医制百年史』（記述編・資料編、ぎょうせい、1976）。藤野豊『厚生省の誕生』（かもがわ出版、2003）。

【関連項目】医療政策、国民優生法、水俣病、公害病、薬害、ハンセン病、国民皆保険、労働、労働基準法

拘束 constraint, restraint（英）, contrainte（仏）, Beschränkung, Einschränkung（独）

【定義】広義には患者に入院・治療・摂食・行動制限を課すために用いられる方法すべてを指す。精神医療での法律用語として、精神保健福祉法での措置入院等の移送や入院患者の処遇に関する告示では、通信・面会・電話・隔離・身体的拘束および任意入院患者の開放処遇（夜間を除いて本人の求めに応じ病院の出入りが自由であること）の制限として示されている。通常の用語法では直接的身体拘束のみ、すなわち患者の生命保護と重大な身体損傷の予防を重点とし、その目的のために作られた衣類（拘束衣）または綿入り帯等により、物理的に身体運動を制限することがその意味である。精神保健指定医の専決事項。

【倫理上の問題】一般医療でも治療自体の受諾が不可能な意識障害等で拘束が行われるが、これについては法的規制がない。身体医療を行う精神科病棟では拘束の必要な事態が多くなるが、精神保健福祉法ではこのような場合も含めて、拘束を隔離よりも重大な人権侵害と捉えている。拘束が重篤な精神症状に対抗する治療手段と想定される場合もある一方、同条件下での強制的薬物治療が事実上「薬理学的拘束衣」となる場合でさえその乱用は看過される傾向にある。　　　　　　　　　　　　［姉歯一彦］

【関連項目】精神病・神経症、精神保健福祉法、知的障害、インフォームドコンセント、自己決定権、強制入院、コンプライアンス、処遇困難例、治療拒否権、治療選択権、精神保健指定医、隔離

交替勤務 ➡ 三交替制

後天性免疫不全症候群 ➡ エイズ

後天性免疫不全症候群の予防に関する法律 ➡ エイズ予防法

後天的 aquired, a posteriori（英）

【定義】「後天」（天に後れる意）とは、生まれてから後に知ること、生まれてから後に身に備わること。「からだ」と「こころ」の２つの側面において起こる。この言葉は「AIDS」で使用され人びとの目を引いた。

【語源・歴史的経過・医学倫理上の問題】ヒトでは、周生期（小児科）、周産期（産科）以後の「環境」や「教育」のすべてが関連している。「氏か育ちか」の問題。

　からだの３つの要因は「遺伝的体質」と「環境因子」および「その相互作用」である。環境としては、感染源、外傷（物理的）、化学物質（環境化学物質）の他、体質と関係が深い免疫（自己免疫）、老化（加齢）など多彩。また、死因の1/3を占める悪性腫瘍も含む。

　こころについては、エリクソン（Erik Homburger Erikson 1902-94）は、出産（分娩）「親子の出会い」、新生児期（出産から２〜６週）、乳児期（１年）「信頼：愛着」、幼児期（１歳半〜６歳）前半「反抗期」後半「自発性：友達」、学童期（小、中、高校）（６〜12歳）「誇り：劣等感」、思春期（12〜17歳）「同一性：障害」、若い成年期「親密性」、成年期「生殖性」、老人期の「自我の統一：叡智」などの「発達課題」を経過すると考えた。

【展望】親子関係の歪みによる「母子分離不安」「愛着形成障害」や、被害者の自立（自律）に「非指示的療法」が有効である。　　　　　　　　　　　　　　　［木田盈四郎］

【参考文献】H.E.エリクソン『幼児期と社会』（仁科弥生訳、みすず書房、1880）。木田盈四郎『先天異常の医学』（中公新書、1982）。

【関連項目】先天的、エイズ、環境、奇形、健常者（児）、障害新生児

行動科学 behavioral science（英），Verhaltenslehre（独），études du comportement（仏）

【定義】社会における人間の行動をいろいろな学問領域にわたって実証科学的方法を用いて理解していく学問。

【歴史的経緯】行動科学の中心テーマである行動に関する理論は、パブロフ（I. P. Pavlov）の条件反射の概念に遡る。この概念は学習理論や習慣形成理論の基本になるとともに、刺激と反応の関係を客観的に捉える方法論を確立した点で重要である。行動理論はワトソン（J. B. Watson）の行動主義、トルマン（E. C. Tolman）やハル（C. L. Hull）の新行動主義へと発展する。一方、独自の発展をしていた行動主義の基礎をなす統計学、心理検査、社会調査、社会的実践などの分野は第二次世界大戦後、互いに急速に結びついた。またコンピューターの導入に支えられ、新たにゲーム理論、情報理論、サイバネティクスなどの新しい概念も加わり、単一の学問領域では解決が困難であった行動という概念を様々な側面から検討できるようになった。行動科学という言葉はミラー（J. G. Miller）を中心とするグループにより1946年頃使われ始めた。

【諸分野との関連】最近の科学技術の進歩や社会の急速な変化を捉えていくためには、従来の細分化された学問の中だけでは困難になりつつある。そこで各学問に共通する問題を取り上げ、個別の学問を超えたネットワークの中で考えていくという新しい形が生まれた。行動科学、生命科学、情報科学などが代表的な新しい学問である。行動科学は人間の行動をテーマとして取り上げ、集団行動、個人行動、社会行動、政治行動、健康行動などについて多次元的に考えていく学問である。関連する分野としては社会学、心理学、人類学が中心となるが、行動の問題を広げていくと政治学、医学、遺伝学、生物学、経済学など、ありとあらゆる分野と関連を持っているといえる。

【倫理上の問題】行動科学では人間を対象とした研究を行うため、倫理的な配慮を必要とする。まず、研究の目的と方法が明確に示され、さらにその目的と方法は科学的・倫理的に妥当でなければならない。さらに行動科学の研究で用いられる研究資料の収集に際して倫理的な配慮が必要となる。統計調査方法における面接、電話調査では、回答者のプライバシーを保護すること、また調査の目的や調査内容をどのような形で公表するか、研究目的以外には得られた情報を用いないことなどを伝えなければならない。観察法ではテープ、ビデオ、写真、その他個人的な記録は本人の承諾がなければ研究に使用することはできない。観察者が入り込むことによって被観察者が構え、自然な状態を保てないことを防ぐ目的で、隠しカメラ・望遠レンズなどによる撮影、外からは観察できるが内からは気づかれないマジックミラーの用意された部屋の使用が行われることがあるが、これらについて観察者と被観察者の間で倫理的問題を解決していなければならない。

【展望】今後ますます社会が複雑になるにつれ行動科学が扱う範囲も広がり、関連する学問領域も多岐にわたると考えられる。問題が多様化するに従って研究方法上、倫理的問題も必ず生じることになるであろう。　　　　　　　　　　　　　［尾久裕紀］

【参考文献】池田央『行動科学の方法』（東京大学出版会、1971）．
【関連項目】行動療法

行動障害 ➡ 注意欠陥多動性障害

行動療法 behavior therapy（英），Verhaltenstherapie（独）

【定義】人間の問題を精神的概念ではなく、

実際の行動として認識し、学習理論をはじめとする様々な理論を用いて、問題となる行動をより適応的に変化させる治療法。

【歴史的経緯】行動療法という言葉が初めて使われたのは1953年、リンズレイ（O. R. Lindsley）とスキナー（B. F. Skinner）の、統合失調症患者にオペラント条件付けを適用した文献の中である。その後、1958年にラザラス（A. A. Lazarus）が、ウォルピ（J. Wolpe）の「逆制止療法」を行動療法と称した。1959年、アイゼンク（H. J. Eysenck）が『行動療法と神経症』を編集し、神経症に現代学習理論を用いた治療法を行動療法と示してから一般的に広まった。その後、系統的脱感作に発展した新行動SR仲介理論、オペラント条件付けを応用した応用行動分析理論、バンデュラ（A. Bandura）による社会学習理論、認知的な側面に注目した認知行動療法へと発展した。技法としては恐怖を喚起する状況に徐々に慣らしていく系統的脱感作、不安を生じるような状況に直接向かい合うフラッディング法、好ましい行動に対して報酬を与える代用報酬の使用、好ましくない行動の直後に有害な刺激を与える嫌悪療法、他の患者から新しい行動を模倣する参加者モデリングなどがある。

【倫理上の問題】行動療法の治療方針についてクライアントとその保護者が十分理解し、契約が結ばれていることが重要である。報酬、強化システムといった言葉の意味が理解されていなければ、単に治療者からの懐柔、罰と認識される。またクライアントの説明なしで治療者側から何らかの行動アプローチがなされ、結果的にクライアントの行動が変容したとしても、治療者は倫理的には契約に違反していることになる。クライアントが治療方針について判断する能力が不十分な時は、保護者も治療に参加し代わりに判断する。　　　　　　　［尾久裕紀］

【参考文献】飯倉康郎・山上敏子「行動療法」（岩崎徹也・小出浩之編『精神療法』臨床精神医学講座15、中山書店、1999）。

【関連項目】行動科学

||公費負担医療　public expenditure burden of medicine（英）

【定義】医療保障の一分野であり、国や地方自治体が一般財源で医療費の負担を行う制度。公費負担医療は大別すると、（1）生活保護法による医療扶助、身体障害者福祉法による更生医療、児童福祉法による育成医療等福祉的なもの、（2）戦傷病者特別援護法による療養の給付・更生医療、原子爆弾被爆者に対する援護に関する法律による医療等国家補償的なもの、（3）精神保健福祉法による措置入院・通院医療、結核予防法による適正医療・命令入所等、社会防衛的なものに分けられる。この他、小児および成人の特定疾患に対する難病対策や地方自治体の障害者医療助成制度がある。現在、公費医療制度には法律によって行われているものと、予算措置によって行われているものがあり、その負担方法については、全額公費負担によるもの、対象者の負担能力に応じて費用の一部または全部を徴収するもの、対象者の負担能力に関わらず一定割合を負担するもの、医療保険による給付を優先しこれにより給付されない部分について負担するものがある。すべての人に適正な医療を受ける権利を保障する社会保障の一環として設けられた制度である。

【歴史的経緯】社会保障の一環としての公費医療は、1946（昭和21）年の旧生活保護法の制定に始まる。これは貧困者に対する無差別平等の保護の原則を持つ近代的保障の形式を持ち、1950（昭和25）年の現行生活保護法へと発展していくことになる。また、1951（昭和26）年の結核予防法の制定により医療費に国庫負担制度が導入され、

精神保健法（1950年）や原子爆弾被爆者の医療に関する法律（1957〈昭和32〉年）などが制定された。福祉分野では、1947（昭和22）年に児童福祉法が、1949（昭和24）年には身体障害者福祉法がそれぞれ制定された。そして、1973（昭和48）年の老人福祉法の制定に伴う老人医療費の無料化により公費負担医療制度は大きく拡充されることになる。老人医療費の無料化は、1983（昭和58）年の老人保健法施行に伴い廃止されて現在に至っている。2002（平成14）年から定額制は廃止され、定率1割負担として始まり、現在は所得に応じて3割まで負担。

【展望】公費負担医療は、公費負担医療の原則の明確化、医療保険との調整等、医療保障制度上の問題の他に財政上の課題などを残している。

［小宮山恵美］

【参考文献】厚生統計協会編『国民衛生の動向』第52巻第9号（2005）。

【関連項目】生活保護法、身体障害者福祉法、放射線障害、障害者基本法

幸福　well-being（英），bien-être／bonheur（仏），Wohl（独）

【定義】一般的には人に安楽な状況が続いていること、また個人の望みや願いの満たされた状態。喜び、快活、健康、富、名誉等はこれらに含まれるが、幸福の内容は個人・集団・社会の目指す目的や理想によって異なり、個人から社会へと相関的で段階的に広がっている。

【語源・歴史的経緯】well-beingのwellの語源は、望みや願い通りになることを意味するwelであり、そこからwealth（富）、welfare（福祉）等の語が派生している。仏教は、生、老、病、死、愛別離、怨憎会、求不得といった苦が心身の構成要素・五蘊から生ずるとし、これらへの執着から離れることで涅槃と呼ばれる幸福に至るとした。古代ギリシャでは正義を愛して生きることが幸福であり、アリストテレス（Aristotele B.C.384-B.C.322）は幸福を序列化し、知恵を愛する活動（哲学・観想）を最高善とした。この活動は人間の努力目標であり、快楽や富、健康等の充足が最高善を支える二次的な善である。キリスト教では、アダムとエバの堕罪以降人間は罪を負い、苦悩、争い、傲慢、病気、死等の不幸を被るとされ、神とこの罪を贖ったイエス（Jesus of Nathareth B.C.4頃-30頃）への信仰によって人は罪から放免され永遠の生という幸福を得られる。近代では、カント（Immanuel Kant 1724-1804）が、道徳を理性による自己立法によって説明し道徳と幸福の一致である最高善は来世で実現するとして、道徳から幸福を切り離した。しかし、カントは道徳を妨害しないようにするための手段として災禍、苦痛、窮乏のない現世での幸福を義務としている。それに対して、ベンサム（Jeremy Bentham 1748-1832）は、快苦を善悪と結びつけ最大多数の最大幸福を道徳的な善だとした。

【諸分野との連関】快苦を基礎とする幸福は科学技術によって支えられている。科学技術を生み出したのは男性健常者を幸福のモデルとする、労働し富を増やす自由な者であるが、こうした人間を支えているのも科学技術であるという循環がある。この循環システムは、個人の欲望を調整しながら社会全体の快を増幅する社会システムである。これは個人、法や政治、科学技術、文化によって構築されたのであり、そこには近代的な幸福の理念が影を落としている。この中で医療技術も発展を遂げたが、現代では治療だけでなく、健康や技能の向上（エンハンスメント）や不老不死という幸福をも目的とする医療技術が使用されようとしている。

【倫理・法・社会上の問題】医療技術は、

富や人口の増加、健康、延命といった幸福の実現に貢献したが、QOLの低い延命治療や臓器や精子売買、技術の安全性への危惧、人間の尊厳の毀損といった不幸や、新たな快の追求の継続による慢性的な欲求不満も生じており、医療技術は人間を必ずしも幸福にしてはいない。身体的快を基礎とする幸福の目標そのものが曖昧であるため、幸福を理性や社会的利害の調整によって制限することが不可能だからである。

【展望】特定の学問や文化に偏らずに包括的かつ縦横断的に身体感覚の様々なあり方を分析・検討することによって幸福の目標や基準を見出し、それを中心にして生命、公共性、文化を位置づけ、命の大切さの実感を取り戻す必要があろう。　　［稲垣惠一］

【参考文献】森下直貴『健康への欲望と〈安らぎ〉―ウェルビカミングの哲学―』（青木書店、2003）。L.R.カス編著『治療を超えて―バイオテクノロジーと幸福の追求』（倉持武監訳、青木書店、2005）。

【関連項目】快楽主義、仏教、キリスト教、再生医学

幸福追求権
right to pursuit of happiness（英）

【定義】あらゆる自由を包括した権利、それらの基礎にある一般的原理であると同時に、プライバシー権のような具体的権利の根拠規定ともなる。幸福概念の一義的な規定は不可能であるが、具体的権利としての内容は判例・学説を通して拡充されてきており、名誉やプライバシーなどの人格権に加えて、近年では、私的事項に関して権力による干渉を受けずに自ら決定することができる権利、すなわち自己決定権が強調されている。

【歴史的経緯・倫理上の問題】近代の社会契約説では、国家は社会の成員の同意に立脚する以上、人びとを幸福にすることを主たる目標とする。アメリカ独立宣言（1776年）は譲り渡すことのできない人権の一つとして幸福追求権を挙げており、日本国憲法も同様の規定（第13条）を置いている。

自己決定権が医療の場においてインフォームドコンセントの法理を基礎づけていることは、アメリカでの人工妊娠中絶の自由や生命維持治療拒否に関する判例で確認できる。日本では、（旧）らい予防法による強制隔離など、感染症患者等に対する根拠のない恐怖心や偏見のために、これらの人びとから幸福追求権を奪い去るような事態が最近まで続いてきた。現在、第三者の配偶子を用いた体外受精、代理出産、選択的人工妊娠中絶、尊厳死などについて、幸福追求権として個人の自由な選択に委ねるべきかどうかが問われている。

【展望】プライバシー権にせよ自己決定権にせよ、それが問題にされざるを得ない状況を背景に、人権として主張され確立されてきた。幸福を意識して追求しなければならない社会状況こそが問題である。たとえば、高度情報化社会の進展とともに自己情報コントロール権の必要性が指摘されており、医療の場でも、個人の遺伝情報をどう保護するか、法的問題での対応が求められている。幸福追求権を、生きがいのある生活、より豊かな生活を求める権利として具体化していかなければならない。　　［青野透］

【参考文献】岩村正彦他『岩波講座現代の法14　自己決定権と法』（岩波書店、1998）。山田卓生『私事と自己決定』（日本評論社、1987）。

【関連項目】自由、プライバシー、自己決定権、人権、社会契約説

公民
citizen（英），Staatsbürger（独），citoyen（仏）

【定義】研究者により、あるいは歴史的・地域的な特質により多義的に用いられるが、基本的には近代国家において国政に参与する資格を持つ国民を指す。

【歴史的経緯・倫理上の問題】近代国家における政治の基本原則は、成年に達したすべての国民に対して、選挙権ならびに被選挙権という形で国や地方の政治に参与する権利が与えられているところにある。議会政治と呼ばれるこの政治形態は、西欧における中世後期の身分制議会に端を発するが、当時の議会は聖職者や貴族、そして一部の市民に参加が限られていた。その後、市民革命を経て19世紀には徐々に近代議会としての原型が形づくられていく。議会政治の母国といわれるイギリスにおいては、当初は一部の土地所有者に限られていた選挙資格も次第に拡大され、19世紀後半には財産や性別による選挙資格の制限が撤廃され、都市の労働者や農民も共に選挙権を持つ公民として認知されるようになった。こうして20世紀初頭には、イギリスにおいて完全な男女平等の普通選挙が実施されるに至る。他の西欧諸国もイギリスに倣い、次々に議会制度を確立していった。このように、市民が公民として認知される過程は、産業革命を経て様々な近代化が推進される中で、古い市民社会の身分的な制限から人間が次第に開放され、自由な市民として同等の権利と義務とを獲得する過程として位置づけることができる。一方、日本においては、国民に平等に参政権が与えられるのは、20世紀半ば、第二次世界大戦後の日本国憲法の成立を待たなければならなかった。天皇が国家の統治権を独占していた大日本帝国憲法（明治憲法）に代わって、国家の主権者を国民とした日本国憲法は、平和・人権・民主主義の基本理念によって貫かれ、とくに国民平等の原則により成年者による普通選挙を保障するに至った。こうして選挙権と被選挙権とは信条や性別、社会的身分や家柄、教育、財産や収入等によって差別されてはならないことが定められ、すべての日本国民に対して公民として国政へ参与する道が拓かれた。

【展望】以上の経緯からも明らかな通り、公民という概念は本来、近代国家体制の成立に伴って発展してきた。しかし、人種や民族の問題が錯綜する現代の複雑な国家においては、居住者間の政治的・経済的な不平等は依然として残り、それが新たな紛争の原因ともなっている。また日本においても、外国籍者の参政権や就労問題等、解決すべき課題はなお多く残されている。このようにグローバル化する現代社会では、移民や難民、外国人労働者といった様々な「身分」において人びとが国境を越えて移動する状況はもはや不可避的であるといえよう。こうした現実を踏まえて公民概念もまた、従来の領域性を前提とした国家という枠組みを超えて、より普遍的な「人間であること」に基づく実効的概念として、その解釈を拡大し変容させていくことが求められている。

[長尾真理]

【参考文献】M.リーデル『市民社会の概念史』（河上倫逸・常俊宗三郎編訳、以文社、1990）。
【関連項目】公民権、市民

公民権　civil rights（英）

【定義】国民が国会や地方自治体の議会に関する選挙権・被選挙権を通して政治に参与する権利の総称。

【倫理上の問題】公民権については、アメリカでの黒人に対する人種差別問題を発端とした公民権運動が有名である。同国では南北戦争の後に奴隷制度が廃止されたが、その後も様々な形で差別が合法的に続けられていた。こうした状況を打開し人種差別の撤廃を求める運動が1950年代から1960年代にかけてアメリカ全土に広がり、その結果、1960年代半ばに制定された公民権法によってようやく投票権や雇用上の平等が保障されるに至った。こうして法的な差別はひとまず解消されたが、今日においても実

質的な社会的・経済的不平等は続いており、なお多くの課題が残されている。しかし公民権運動が与えた影響はアメリカにおける人種問題一つにとどまるものではない。社会的な「弱者」の救済を目指して選挙や教育、福祉、雇用といった市民生活のあらゆる面での差別の禁止や解消を求め、また人権の擁護と社会参加の拡大を目指すなど、その後世界各国で起こった様々な社会運動の原動力となったところにもその大きな意義が認められる。　　　　　　　［長尾真理］

【関連項目】公民、市民権

功利主義（行為―、規則―、選好―）

utilitarianism（act-, rule-, preference-）（英），Utilitarismus（Handlungs-, Regel-, Präferenz-）（独），utilitarisme（acte-, regle-, préféence-）（仏）

【定義】行為、行為規則、および社会制度の正・不正の基準として、主として英語圏で展開されている規範的倫理学の一つ。結果主義に立つ理論の代表で、義務論に対立する。ヘッフェ（Otfried Höffe 1943-）は様々な形態の功利主義に共通する要素として次の4つを挙げる。（1）行為はそれ自体の性質に基づいてではなく、その結果によって判定される（結果原理）、（2）結果を判定する基準はそれ自体において善なるものに対する効用にある（効用原理）、（3）それ自体において善なるものとは、人間の要求や利益の充足、すなわち幸福であり、したがって行為の結果を判定する基準は行為が生み出す快や不快の程度にある（快楽主義的原理）、（4）ここでの幸福とは特定の個人や集団の福祉ではなく、行為の影響を受けるすべての人びとの福祉である（普遍主義的原理）。功利主義はこれら4つを構成要素とし、その原理は次のように定式化できる。「行為や行為規則は、その結果があらゆる関係者の幸福に最適である場合に道徳的に正しい」。

【歴史的経緯・倫理上の問題】功利主義はまず行為功利主義と規則功利主義の2種類に区別される。この呼び方はブラント（Richard B. Brandt 1910-97）による。行為功利主義は伝統的な形態の功利主義であり、様々な形態の中で最も古い。ベンサム（Jeremy Bentham 1748-1832）、シジウィック（Henry Sidgwick 1838-1900）、ムーア（George Edward Moore 1873-1958）はこれに属する。行為功利主義は特定の行為の評価にのみ関係し、行為はその結果が関係者の幸福を最大化する場合にのみ正しいとする。この考えは、われわれが通常不正と考える破約・虚言などの行為を時として正しいと判定するとか、行為の評価に際して道徳法則を引き合いに出すわれわれの普通の道徳的な推理様式に合致しないといった欠点を持つ。

行為功利主義の持つこの種の欠点を克服するために登場したのが規則功利主義であり、最近ではアームソン（James O. Urmson 1915-）がミル（John Stuart Mill 1806-73）の功利主義理論に対する正しい解釈として提案したことによって浮上してきた。規則功利主義は行為功利主義と違って、直接行為に関係しない。これはまず一般的な行為規則を功利原理に基づいて正当化し、次に、このようにして正当化された一般的規則に合致するかどうかによって各行為を正当化する。行為は一般的規則によって、一般的規則は功利原理によって正当化される。規則功利主義には、そこでの規則が現実の社会において承認されている場合（現実的規則功利主義）と、現実に受け入れられているかどうかに関わりなく、規則が採用されるならば社会全体の福祉が促進されるような場合（理想的規則功利主義）とがある。初期のロールズ（John Rawls 1921-2002）は前者に、ブラ

ントは後者に属する。現実的規則功利主義に対しては、一般的規則が何であるか知らないにもかかわらず、われわれはある種の行為を義務と考えるということなどが、理想的規則功利主義に対しては、義務と功績ある行為との区別が解消されてしまうということなどが、それぞれ批判点として挙げられる。

功利主義においては個人間の効用比較が不可欠であるが、この比較が難しいとされる心的状態としての幸福・快楽を基礎とするのではなく、行動によって決定される個人の選好を単位とする最も新しい型の功利主義が選好功利主義である。ヘア（Richard Mervyn Hare 1919-2002）、シンガー（Peter Singer 1946-）はこの立場に属する。ヘアによれば、行為者は各当事者の立場に次々と自分を置き、関係者全員の選好を自分自身の選好のように想像し、それらの選好を平等に比較考量することによって、全体として選好を最大限満足させるような方向を発見しなければならないとされる。

【展望】功利主義はどのような形態をとるにせよ、功利のために個人の権利を踏みにじり不公平な配分を許すとして、功利主義に代わる理論が提案される。それに対して、功利主義でない理論はどれも、共通利益の合理的追求という道徳の本質からの逸脱を含むとして、功利主義的理論の一層の洗練化が試みられている。　　　　　［西山憲夫］

【参考文献】Amartya Sen and Bernard Williams ed., "Utilitarianism and beyond" (Cambridge UP, 1982). Otfried Höffe hrsg., "Einführing in die utilitaristische Ethik" (Verlag C. H. Beck, 1975). Richard Mervyn Hare, " Moral Thinking" (Oxford UP, 1981).

【関連項目】結果主義、義務論、ピーター＝シンガー事件、快楽主義、倫理

高齢化　aging（英）

【定義】総人口に占める65歳以上の者の割合（高齢化率）が上昇することを指す場合が多い。高齢化率の公式は次の通り。高齢化率＝高齢者数÷総人口×100。高齢化の要因は死亡率の低下、平均寿命の伸長、少子化の進行などが挙げられる。平均寿命は1947（昭和22）年には男性が50.06歳、女性が53.96歳であったものが、2008（平成20）年には男性が79.29歳、女性は86.05歳と大幅にのびている。今後、平均寿命は引き続きのびて、2050年には男性が80.95歳、女性が89.22歳に達するものと見込まれている。これに対して出生率は1975（昭和50）年に1.91、1993（平成5）年には1.46、2005（平成17）年には1.26という過去最低水準を記録した。今後も急速な高齢化は進んでいくと予想される。

【倫理上の問題】高齢化は個人・家族・地域社会・国家のあり方などに大きな影響を与える。全体レベルでは社会保障財政の危機、労働力人口の減少による労働力不足、被扶養人口の増大などが挙げられる。集団レベルでは要介護老人の増大、若年人口の減少による職場・組織の高齢化、高齢者のみの世帯の増大、要介護老人のいる世帯の増大などであり、個人レベルでは心身の加齢による身体・精神的自立の喪失、高齢期の長期化、死別者の増大などによる孤立化などの問題が挙げられる。

【展望】日本の総人口は2004（平成16）年10月1日現在、1億2769万人で、1年間で0.1％増加したが、増加率は戦後最低となった。一方、65歳以上の高齢者人口は過去最高で、その高齢化率は19.5％に上昇している（前年19.0％）。全国の100歳以上の高齢者数は2004年9月末現在で2万3000人を超え、1971（昭和46）年から34年連続で過去最高を記録した。また90歳以上の高齢者数は101万6000人と初めて100万人を超えた。

高齢化率は1994（平成6）年には14%を超えており、2015年には26.0%、2050年には35.7%に達し、国民の約3人に1人が65歳以上の高齢者という超高齢社会の到来は必至である。また、高齢者人口のうち前期高齢者（65〜74歳）人口は2016年をピークにその後は減少に転ずる一方、後期高齢者（75歳以上）人口は増加を続け、2018年には前期高齢者人口を上回るものと見込まれている。増加する高齢者数の中で、とくに後期高齢者の占める割合が膨らみ、深刻な高齢化が今後懸念される。　　　［野本敦子］

【参考文献】 内閣府『高齢社会白書』（ぎょうせい、2005）。日本老年行動科学会監修『高齢者の「こころ」事典』（中央法規出版、2000）。金子勇『高齢化と少子社会』（ミネルヴァ書房、2002）。

【関連項目】 平均寿命、生存率、高齢者、南北問題

高齢者　the aged（英）

【定義】 行政上の概念として、一般に65歳以上を「高齢者」という。1982年には国連によると60歳以上の人を高齢者としていた。しかし、現在では世界的に高齢化が進んでおり、65歳以上の人を一括して高齢者とするのではなく、65〜74歳を前期高齢者、75歳以上を後期高齢者と通常呼んでいる。アメリカでは、65歳以上をさらに細かく分けて、65〜74歳を"younger aged"75〜84歳を"older aged"そして85歳以上を"geriatric"というように3つに区分している例がある。高齢者の特徴としては、身体機能の低下に伴い行動が制約されていくということが挙げられる。そのため周りの環境と調整しようという働きかけが乏しくなり、内面的世界へと関心が向かう傾向が見られる。

【倫理上の問題】 今後、超高齢社会（国民全体のうち高齢者が21%を超える社会）を迎えるにあたり、高齢者における個人差がいっそう顕著なものとなるであろう。たとえば、心身ともに健康状態である高齢者とそうでない高齢者とでは、生きがいについても大きな差が生じよう。前者にはその希望と能力に応じた社会参加の機会が与えられるべきであり、後者には健康状態に合わせた適切な医療および介護が必要となろう。多様化する高齢者の個人差に即した高齢者の人権を、今後は考えていかねばならない。

【展望】 日本の高齢者は、地域社会からも家庭内でも孤立しやすい危険性を抱えているといわれ、日本は高齢者の自殺率が高い国でもある。国連によって1999年に「国際高齢者年」が定められた時、目標として掲げられたのが（1）自立、（2）社会参加、（3）ケア、（4）尊厳、（5）自己実現の5原則であった。同年12月、日本では2004（平成16）年までの高齢者福祉のための基盤整備目標を掲げた「ゴールドプラン21」が策定された。また2003（平成15）年の『厚生労働白書』では「活力ある高齢者像と世代間の新たな関係の構築」が謳われ、2005（平成17）年6月22日には介護保険法の一部改正案が可決・成立した。その主な内容としては、「明るく活力ある超高齢社会」を目指し、「総合的な介護予防システム」を確立することなどが挙げられている。しかし今後、超高齢社会を迎えるにあたり、多様化する高齢者の個人差に対応した、さらなるきめ細やかな取り組みが求められよう。　　　［野本敦子］

【参考文献】 内閣府『高齢社会白書』（ぎょうせい、2005）。日本老年行動科学会監修『高齢者の「こころ」事典』（中央法規出版、2000）。金子勇『高齢化と少子社会』（ミネルヴァ書房、2002）。

【関連項目】 高齢化、平均寿命、世界保健機関（WHO）、老人保健法

高齢社会　aged society（英）

【定義】 一般に、高齢化率（全人口における高齢者の割合）が7%を超えた社会を

「高齢化社会」、14％を超えた社会を「高齢社会」と呼んでいる。また、概して21％を超えた社会を「超高齢社会」と呼ぶ。これらは国連が定めたとする定義が多く見受けられるが、それは間違いである。「高齢化社会」という用語は1956年の国連の報告書において、当時の欧米先進国の水準をもとにしつつ、仮に7％以上を「高齢化した（aged）」人口と呼んでいた事実があるだけで、それ以上の定義はされていない。また「高齢社会」については、高齢化率が7％から14％に到達するまでの期間が高齢化進展のスピードを示す指標として国際比較などでよく使われていることから、高齢化率14％を一つの基準として、これを超えたものを「高齢社会」と呼んでいる、という説がある。今後到来が確実な高齢化率の一段と高い社会を「超高齢社会」と一般に呼ぶが、前述のように国際的・普遍的に定義がなされているわけではない。

【倫理上の問題】内閣府が2003（平成15）年に行った全国調査によると、来たるべき「超高齢社会」に関心のある人は8割以上と高い割合を示した。また7割の人が経済的・肉体的・精神的負担の不安を挙げた。これには高齢者による高齢者の介護の問題、少子化などに伴う国家財政の危機からくる医療・福祉サービスの機会の不均等、高齢者の再雇用の問題、生活環境の整備、住宅改造・生計維持の問題、高齢期の社会参加の問題など様々な問題が含められよう。また、医療保険制度改革や年金問題で高齢者層の社会的格差の増大が懸念される。

【展望】国際的な動向としては、世界総人口に占める65歳以上の者の割合（高齢化率）は、1950（昭和25）年の5.2％から2005（平成17）年には7.4％に上昇しているが、さらに2050年には16.1％にまで上昇するものと見込まれており、「高齢社会」は世界的規模で避けられないものとなっている。

先進諸国の高齢化率を比較してみると、日本は1980年代までは下位、1990年代には中位であったが、21世紀初頭に最も高い水準となり、未曾有の超高齢社会が到来するものと見込まれている。対策としては、1995（平成7）年12月に高齢社会対策基本法が施行され、基本的施策として就業および所得、健康および福祉、学習および社会参加、生活環境などの対策を盛り込んでいる。

[野本敦子]

【参考文献】内閣府『高齢社会白書』（ぎょうせい、2005）。日本老年行動科学会監修『高齢者の「こころ」事典』（中央法規出版、2000）。金子勇『高齢化と少子化社会』（ミネルヴァ書房、2002）。
【関連項目】高齢化、人口、高齢者

コカイン　cocaine（英）

【定義】南米に自生するコカの葉から抽出される褐色糊状のコカペーストを化学処理して塩酸コカインが製造される。中枢神経系に対する興奮作用を有し、依存形成作用が強く、わが国では麻薬に指定されている。平均的なコカの葉は0.5％のコカインを含有する。

【倫理・社会上の問題】南米のインディオの一部には、コカの葉を噛みながら空腹をしのぎ仕事に精を出す習慣がある。アメリカではコカインは当初、社交界で経鼻的に吸入された経緯があり、上流社会のイメージから1980年代に乱用が大流行した。乱用女性から生まれたコカインベビーは心臓や腎臓の奇形や発達障害が問題とされた。コカインの静脈内注射による乱用は、血中濃度を一気に上昇させるので依存が形成されやすい。また、クラックコカインは過熱吸入型の乱用に適したコカインの遊離塩基（フリーベース）であり、安価であるが血中濃度の上昇は早い。同じく中枢神経系の興奮作用を有する依存性薬物である覚せい剤と比較すると、コカインの方が作用時間

は短いため、依存に基づく借金や売春など、薬物探索行動による社会的問題が大きく、けいれん発作を起こしやすい。一方、覚せい剤は精神毒性が強いため、幻覚・妄想を主とする中毒性精神病を呈する比率が高い傾向がある。　　　　　　　　［小沼杏坪］

【参考文献】R. ワイス／S. ミリン『コカイン』（和田清他訳、星和書店、1991）．
【関連項目】薬物依存、麻薬、麻薬及び向精神薬取締法

枯渇性資源　exhaustible resources, non-renewable resources（英）

【定義】開発・利用とともに非可逆的に減少・枯渇する資源の総称。太陽光・風力・水力など再生可能な「更新性資源（renewable resources）」に対比する概念。狭義には、石油や石炭のように実質的に再生が不可能な資源のほか、レアメタルなど埋蔵量の希少かつ有用な資源を指し、広義には、廃棄物の最終処分場なども含まれる。

【歴史的経緯・倫理上の問題】人間活動の飛躍的拡大の契機となった産業革命が「エネルギー革命」と呼ばれるように、近代文明はエネルギー資源をはじめ様々な資源の大量消費によって支えられてきた。世界の資源消費量は、20世紀初頭から急速に増加していたが、とりわけ第二次世界大戦以降の急激な経済発展に伴う資源消費量の増加はめざましく、人類は限りある資源について真剣に考えなくてはならない時期を迎えている。枯渇性資源といえば石油などの化石燃料がまず想像される。とりわけ、エネルギー資源のほとんどを海外からの輸入に依存し、過去2度にわたる「オイルショック」を経験したわが国にとって、エネルギー資源の安定的な調達・供給は重要な政策課題となっている。また最近では、中国など膨大な人口を抱える途上国のめざましい経済発展に伴うエネルギー資源需要の急増が危惧されており、世界的な資源獲得競争が国際紛争を招きかねない様相を呈している。しかし、枯渇性資源をめぐる21世紀の課題としてより注目すべきは、資源供給つまり「ソース」（供給能力）の問題よりはむしろ、資源の大量消費に伴う廃棄物の受け皿としての「シンク」（浄化能力）の問題にあるといえる。たとえば地球温暖化の原因物質であるCO_2の受け皿としての地球大気の許容量は限界に達しており、「気候変動に関する国際連合枠組条約」の実効性を担保する「京都議定書」の発効が急がれた背景には、CO_2のシンクが既に枯渇状態にあるという現実がある。

【展望】枯渇性資源の問題をめぐっては、消費量の抑制とともに、再生可能な更新性資源利用への転換を促すインセンティブが有効策となる。わが国でも1997（平成9）年4月、「新エネルギー利用等の促進に関する特別措置法」が制定され、石油代替エネルギー設備の設置補助等が進められている。また現在、環境省を中心に化石燃料等に対する国レベルでの環境税の導入が検討されている。　　　　　　　　［久保田勝広］

【参考文献】OECD環境局『OECD世界環境白書―2020年の展望』（環境省地球環境局監訳、中央経済社、2002）．
【関連項目】環境税

国際医科学機構協議会　➡ CIOMS

国際看護師協会
International Council of Nurses（英）

【概要】各国の看護師協会の連合体である国際組織。1899年創立。本部はジュネーブにある。1904年の、第1回ベルリン大会以後、定期的に大会を開催している。日本は、1909（明治42）年第2回ロンドン大会の時に初めて参加した。第二次世界大戦中は自然脱退となったが、占領下の1949（昭和24）

年、GHQ（連合国最高司令官総司令部）の看護課長が日本代表として第9回ストックホルム大会に参加し、再加盟が認められた。1977（昭和52）年には第16回東京大会が開催された。1999年現在、加盟国は122カ国。活動目標には、看護師の質的水準や看護師の社会的地位の向上を図ること、国際的に権威のある提言を行うこと等々がある。また、看護師倫理の国際的綱領を1953年に採択した。2000年には「ICN看護師の倫理綱領」を採択し、「看護師と人々」「看護師と実践」「看護師と看護専門職」「看護師と共同者」という4つの基本領域を設けて、各々に倫理的行為の基準を示した。
【倫理上の問題】日本看護協会も国際看護師協会に加盟している以上、その成員は国際看護師協会の各種の規約や綱領の類を厳格に遵守する責務がある。　　　［髙橋みや子］
【関連項目】看護師、日本看護協会

国際疾病分類第10版
the tenth revision of the international classification of diseases：ICD-10（英）

【定義】疾病及び関連保健問題の国際統計分類（International Statistical Classification of Diseases and Related Health Problems〈以下ICD〉とは、異なる国や地域から、異なる時点で集計された死亡や疾病のデータの体系的な記録、分析、解釈および比較を行うため、世界保健機関憲章に基づき、世界保健機関（WHO）が作成した分類である。最新の分類は、ICDの第10回目の修正版として、1990年の第43回世界保健総会において採択されたものであり、ICD-10と呼ばれている。わが国では、ICD-10に準拠した「疾病、傷害及び死因分類」を作成し、統計法に基づく統計調査に使用されるほか、医学的分類として医療機関における診療録の管理等にも活用されている。

民族によって異なる疾患に罹患したり、同じ疾患でも有病率が異なるが、疾患としては共通である。国際的に共通の分類を用いることによって、相互の比較や統計が容易になるので、国際疾病分類ICDが作成されている。ICD-10は、医学的に同様として差し支えない病態に対して同様のコードを割り当てる。いわゆる病名集との相違はここにある。なるべく少ないコード数に集約することで、データの管理・処理・解析が可能かつ容易になるメリットがあるほか、同じルールに従った分類を使うことで、病院間、施設間のデータ比較や国際比較も容易になる。

【倫理上の問題】診断が医師の判断に依存している疾患群においては、診療する医師によって診断が異ならないような基準が必要である。その意味で、ICD-10の有用性が認められる。「客観的診断根拠に乏しく、診断が主として医師の見立てによる精神障害の場合、国際的な疾病分類および疾病の定義・診断基準の持つ意味は大きくなってくる」と宮本は述べている（2005〈平成17〉年）。一方、厚生統計や疾病動向の把握などに有用なICD-10は、特定機能病院に導入された包括払い制度に基づく診療報酬請求明細書（レセプト）の記載要件として、保険請求事務における利用が拡大してきており、医療業務への今後のさらなる拡大導入が予想されている。しかし、保険病名、臨床病名そしてICD-10の間の整合性が不十分なため、コーディングが不適切になることがあり、結果として国レベルでの医療統計に歪みをもたらす可能性がある。［原敬］

【参考文献】菅野健太郎「ICD-10とその利用の問題点」（『日消誌』100、2003）。宮本信也「ICD-10（国際疾病分類第10版）」（『小児科臨床』58（2）、2005）。

国際薬剤師・薬学連合（FIP）

International Pharmaceutical Federation（英），Fédération internationale pharmaceutique（仏），Internationalen Apothekerverbandes（独）

【定義】医薬品の普及や適正使用の推進、ならびに科学技術や医療の進歩と健康・生活環境の普遍的な改善を目的として組織された、各国の薬剤師および薬学研究者団体の国際連合。略称はFIP。日本からは日本薬学会、日本薬剤学会、日本薬剤師会が参加している。本部はオランダ、ハーグ。1912年設立。

【概要・倫理上の問題・諸分野との関連】FIPは最高意思決定機関である評議会の下に、薬剤業務委員会ならびに薬学委員会の2つの委員会を持つ。薬剤業務委員会は、薬剤師の学問的・技術的専門性の維持向上と発展を支援する組織であり、傘下に設けられた9つの部会が、それぞれ薬剤師教育、管理・行政、薬局、病院、製薬企業等を担当し、多種多様な業務に携わるすべての薬剤師を対象に支援活動を展開している。薬学委員会はFIPが行うすべての科学技術活動を担当する組織であり、新薬開発、薬物療法、医薬品の品質管理、治療の経済性など、広範な分野の様々な学問の発展を支援するため、各種学術会議の開催や学術専門誌の発行など多岐にわたる活動を行っている。加えてFIPは、世界保健機関（WHO）の各種委員会や会議に非政府組織（NGO）の立場で参加し、人びとの健康の維持と増進を目的とした薬学的活動や適切な薬物療法の普及と啓蒙活動を積極的に支援している。FIPはまた、薬剤師が遵守すべき規範を明示する目的で、薬剤師業務や行為、あるいは科学技術に関するガイドラインの策定を行うほか、種々の社会問題や論争に対するFIPの方針および考え方を、しばしば声明文または宣言として公示している。

1997年にFIPは、医療を取り巻く環境の変化に応じて薬剤師が果たすべき役割が大きく変わりつつあることを鑑み、薬剤師倫理規定の全面的な改正を行った。そして、薬剤師職務の遂行に際し、従うべき9つの原則と果たすべき15の義務を明示した新しい薬剤師倫理規定を定め、採択した。この倫理規定では、安全で効率的な治療を選択する患者の権利を尊重することや個人情報の保護に加え、薬剤師の社会奉仕や自己研鑽に触れている。さらに2004年には、患者の宗教・信条的相違の容認と科学的根拠に基づく薬剤師業務に関する項目をこの倫理規定に加筆する改訂を行っている。FIPは各国の薬剤師関連団体に対し、この薬剤師倫理規定に沿った倫理規定の制定を、声明文の形で求めている。

【展望】FIPが示した薬剤師倫理規定は、薬剤師が患者や他の医療従事者そして地域社会と密接に関わり合う際に従うべき規範であるとされている。FIPが基準となる薬剤師倫理規定を示し、全世界の薬剤師団体に倫理規定の制定を求めたことで、未だ倫理規定のない各国・各地域においても、それぞれの文化的・宗教的背景を尊重した倫理規定が順次制定され、薬剤師倫理の醸成と倫理水準の向上がもたらされると期待される。

［合葉哲也］

【参考URL】"FIP – International Pharmaceutical Federation"（http://www.fip.org）
【関連項目】医薬品、薬剤師、薬物療法、薬剤師倫理規定、世界保健機関（WHO）

国籍　nationality（英）

【定義】一国の国民であるという身分や資格。国籍は、出生や帰化あるいは養子縁組等に基づいて取得される。また国際法に基づき、国家間の領土併合や領土の割譲の際にも、国籍の喪失や新たな国籍の取得が行われる。

【倫理上の問題】グローバル化が進む現代社会において「国籍」問題は現在、新たな課題に直面している。とりわけ西欧先進諸国では、ヨーロッパ共同体（EU）の成立に伴いヨーロッパ国籍条項によって「重国籍」が認められるなど、経済的な共同性を目指して従来の国家という領域性を超えた国籍の新たな可能性が模索されている。わが国においても、近年外国人労働者が急増しそれに伴い国際家族が増加するなど、グローバル化の影響は様々な形で現われている。しかし他方では、不法滞在者の子どもたちが無国籍児として放置されるなど、多くの人権問題が引き起こされている。こうした問題の背景には、外国籍者に対して様々な権利を制限してきた日本の基本的姿勢が存在する。日本では現在においてもまだ多くの自治体が外国籍の住民に対して選挙権・被選挙権を含む地方参政権を認めておらず、また国家公務員や地方公務員の採用に際しても、国籍条項に基づき外国籍者に対する様々な制限措置が採られている。永住外国人に対する人権保障改善への動きはあるものの、急速なグローバル化への対応は今なお遅れがちである。国際社会からも人権保護といった観点から早期の改善が求められているゆえんである。　　［長尾真理］

【関連項目】人権

▍告知　telling the truth（英）

【定義】医療においては「がん告知（病名告知）」や「余命告知」という言葉が使われており、病気について「真実を伝えること」を意味する。また、breaking bad news（悪いニュースを伝える）と表現されることもある。

【倫理上の問題】病名告知も余命告知も、インフォームドコンセント（医療者側からの十分な説明と患者側の理解・同意・選択）という概念と根本的に関わっている。すなわち告知がなされなければ、病気に対する治療の説明も、患者が納得した上での治療の選択も、治療の実施もできないのである。従来は、患者に真実が伝えられないまま医師主導で治療が進められることが日常的に行われていたが、現在では、医療は患者と医療者との対等な立場を前提として成り立つものであるという考え方が広まってきた。患者は自分の病名や治療について知る権利を持っており、たとえ悪性で治療方法のない病気であっても、患者が病名や余命を知りたいと意思表示すれば医療者はそれについて「説明する義務」がある。国立がんセンター病院の「がん告知マニュアル」には告知を行うことが原則として挙げられており、現今で「告知するかしないか」を議論する段階ではなく、「いかに事実を伝え、患者を援助していくか」を考える段階にきている。緩和ケア病棟（ホスピス）においても「告知」を原則としているところが少なくない。

社会一般の人びとの間では、がんはなお死と結びつけて捉えられることが多い。また、余命まで告げられて平常心で生きられるほど人間は強くはなく、がん告知後に多くの患者が苦悩している現状が伝えられている。患者の中には、病名や余命に関してありのままには知らせて欲しくないという人も少なくない。加えて、説明と同意という名の下で、実際には「治療やケアがしやすい」とか「患者との信頼関係を築きやすい」という医療者側の都合から「告知」が行われる可能性も指摘されている。したがって、患者が病名や余命の告知を望んでいるかどうか、いつ、どのように告げるか、告知後の患者の精神的動揺を少なくするためにはいかに援助すべきかについて考慮することが医療者には求められている。

【展望】今後、がん患者との関連では告知は増えていくであろう。同時に、告知が単

に治療を受けるための事務的な手続きの一過程に終わらないよう、医療者の説明の知識や知恵や、患者を精神的に支えるためのケアの術も深化することが望まれる。

〔小山千加代〕

【関連項目】ターミナルケア、ホスピス、ムンテラ、医療従事者－患者関係、パターナリズム

国民皆保険　universal coverage of health insurance（英）

【定義】国民すべてを社会保険、とくに医療保険に加入させて、健康で文化的な最低限度の生活を脅かすような事態に対処する制度。日本では、国民健康保険法の改定によって1961（昭和36）年に実現した医療保険への全員加入に関していわれる。

【歴史的経緯】日本の社会保障の歴史の中で画期的な出来事の一つは、第一次世界大戦後の労働運動の高揚を背景に、1922（大正11）年に健康保険法が成立し、1927（昭和2）年から施行されたことである。これは保険給付の対象として労働災害（労災）も含み、保険料負担は労使折半であった。しかし、家族給付はなく、より根本的な欠陥として、最も保険を必要とするはずの零細事業所の労働者や臨時工には被保険者の資格が与えられていなかった。やがて、戦時体制への移行につれ、いわゆる健兵健民政策の下に医療保険全体が拡充強化されていった。1938（昭和13）年には零細事業所労働者や農山漁村民を対象とする国民健康保険法、その翌年には海上労働者を対象とする船員保険法と事務系労働者を対象とする職員健康保険法が成立した。国民健康保険法は当初、強制加入の方針がとられ、国策として国民皆保険が目指された時期もあったが、これは戦局悪化で実現しなかった。そして、日本経済が敗戦後の混乱からすっかり立ち直った1958（昭和33）年、国民健康保険法の改正によって、日本国民であれば何らかの医療保険に強制加入させられることになり、3年後に国民皆保険が実現した。その後、各保険は幾多の手直しを経て今日に至っている。

【倫理上の問題と展望】現在、医療費の値上がりと景気の長期的な低迷を背景に、どの医療保険でも財政基盤の危機的状況が深刻な問題となっている。しかも、被用者保険（政府管掌健康保険、組合管掌健康保険、共済組合、船員保険）の場合はともかく、加入者に高齢者・低所得者の割合が高い国民健康保険の場合、増え続ける保険料滞納者の扱いをどうするかも深刻な問題である。また、保険によって患者の自己負担比率が大きく異なる点も問題なので、制度の一本化も取沙汰されているが、遅々として進んでいない。

国民皆保険の制度的危機の背景には、診療報酬制度そのものの問題もあると指摘される。この制度の下では、初診料・手術代・検査代など個々の医療行為に診療保険点数（公定価格）が決められていて、その合計額から患者負担分を差し引いた額が診療報酬として保険から医療機関に支払われる。しかも、1世帯の月額医療費の合計が一定額を超えるとその超過分が全額戻ってくるという、高額医療費制度が適用されている。さらに、出来高払い制であるため、その一定額を超えた分は、必ず保険から医療者側に支払われる。この出来高払い制の下では、診察・検査・投薬などの回数が多いほど医療者側の収入は増えるので、ともすると、検査や投薬が過剰になりやすい。そこで政府は、近年、薬剤費軽減のために定額払い制を導入すること、薬価基準を引き下げること、医薬分業の徹底を図ることなどに意を用いてきた。国民皆保険制度の維持・存続には困難がつきまとうであろうが、もともと社会的弱者を守るための皆保険制度であるから、国民的合意に配慮しつ

つ今後とも維持・存続させていくことが望まれよう。　　　　　　　　　　［藤尾均］

【参考文献】吉原健二・和田勝『日本医療保険制度史』（東洋経済新報社、1999）。柴田嘉彦『日本の社会保障』（新日本出版社、1998）。
【関連項目】保険、医療保険、社会保険、医療政策、医療費

国民健康づくり運動

【概要】厚生省（現厚生労働省）によって推進されてきた、国民に対して自主的な健康づくりを促すための啓発と、そのための基盤整備を内容とする政策および各種事業ならびにそれに伴う活動。

【歴史的経緯】国民健康づくり運動は、1978（昭和53）年からの国民健康づくり対策（第1次国民健康づくり運動とも呼ばれる）、1988（昭和63）年からの第2次国民健康づくり対策、2000（平成12）年からの第3次国民健康づくり対策の3期にわたって展開されている。第1次では老人保健法の制定に連動した健康診査・健康教育とその実施体制の整備が進められた。第2次では「アクティブ80ヘルスプラン」と呼ばれた生涯を通じた健康づくりの徹底と、栄養・運動・休養についての指針づくり、温泉利用型および運動型の健康増進認定施設の設置が推進された。第3次では、アメリカの「ヘルシーピープル2000」を参考とした「健康日本21」と呼ばれる運動が展開されている。これは、生活習慣病予防を目的とした9領域（栄養・食生活、身体活動・運動、休養・こころの健康づくり、喫煙対策、アルコール対策、歯科保健、糖尿病対策、循環器病対策、がん対策）にわたる70目標を設定し、数値目標を掲げる市町村主導の健康づくりを骨格としている。

【倫理上の問題】この運動が国民の主体的な健康づくりの意識形成について一定の積極的役割を果たしていることは疑いのないことであろうが、他方、健康の定義の多様化や障害・疾病との共生が重要視される価値意識の転換という現状をも踏まえた時、果たしてこの運動が真の国民的運動たり得るか否か、疑問もなしとしない。［瀧澤利行］

【関連項目】健康、老人保健法

国民健康保険法
National Health Insurance Act（英）

【定義】被用者保険制度とともに、国民皆保険制度について規定した法律。被保険者は、被用者を除く自営業者・農業者等であり、保険者は市町村である。このため、地域保険と呼ばれることもある。

【歴史的経緯】第一次世界大戦後の大正末期から昭和初期にかけての経済恐慌は、とりわけ農村において深刻であった。このため、医療過疎に加えて医療費負担という重荷によって、農村地域での貧困と疾病は大きな社会問題となった。一方で医療保険制度を整備するとともに、他方で保険主体が自ら医療施設を運営することが必要と認識された。このような背景の下に1938（昭和13）年に国民健康保険法は成立した。当初、保険主体は組合方式かつ任意加入制であったが、1948（昭和23）年改正により、市町村公営かつ強制加入方式に改められた。また終戦後は、徐々に受診率が向上したことにより保険財政は悪化し、これを補うために1953（昭和28）年改正により国庫補助制度が導入された。また1958（昭和33）年改正により、市町村および特別区に国民健康保険の設立が義務づけられ、既に整備されていた被用者保険と相まって1961（昭和36）年に国民皆保険制度が実現した。

【諸分野との関連・展望】制度導入当初より、保険負担割合では国民健康保険の方が被用者保険より小さいなど、被用者保険との間には格差が存在してきたが、2002（平成14）年に健康保険法が改正され、被用者

保険の保険負担割合が縮小し、保険負担割合は両者ともに7割（患者自己負担3割）となり、両者間の格差は是正された。旧老人保健法上の75歳以上（および65歳以上75歳未満で一定の障害にある者）を対象とする老人医療費には、国民健康保険をはじめとする各保険からの拠出金でその約半分が賄われていた。2008（平成20）年より、75歳以上の高齢者を対象とした後期高齢者医療保険制度が導入されている。

【倫理上の問題】国民健康保険は、制度発足当初は農業者・自営業者という就労者を対象としていた。しかし、いわゆるバブル経済崩壊後に多数の失業者や離職者が被用者保険から国民健康保険に加入替えしてきたことによって、非就労者が多くの割合を占めるようになり、保険掛金の滞納者も増大してきた。この問題への対応策として、2000（平成12）年の法改正により、特別な事情がないにもかかわらず保険料を1年以上滞納した場合には、健康保険証を返納させ、被保険者資格証明書を発行している。保険料未払いを防止する目的での改正であるが、実際には資格証明書交付者の受診抑制をもたらしており、国民皆保険制度を揺るがす事態を迎えている。　　　　［旗手俊彦］

【参考文献】厚生省保険局国民健康保険課・国民健康保険中央会編『国民健康保険四十年史』（ぎょうせい、1979）。厚生統計協会編『保険と年金の動向』第54巻第14号（2007）。
【関連項目】保険、国民皆保険、健康保険法、老人保健法、医療保険

国民優生法

【概要】第二次世界大戦直前の1940（昭和15）年に、日本と同盟関係にあったナチスドイツの優生政策を取り入れて制定され、翌年から施行された法律。

【歴史的経緯】明治時代初期、新政府は、富国強兵・殖産興業政策の遂行に見合う兵力・労働力を確保するためには人口増加が急務と判断した。そして1874（明治7）年制定の「医制」の中で産婆教育を充実させ、1880（明治13）年制定の刑法に堕胎罪を盛り込むなど、人口増加政策を推進していった。昭和初期、戦時体制が強化されてくると、「生めよ増やせよ」のスローガンの下に出生児数の更なる増加が図られた。しかも、いわゆる健兵健民政策の一環として、出生児の「素質」の良否が問われるようになり、国民優生法の制定となった。

【倫理的な問題】この法律の狙いは、（1）堕胎禁止の強化と受胎調節の弾圧とによって「健全なる素質を有する者」を増やし、（2）優生手術を施して「悪質なる遺伝性疾患の素質を有する者」を減らすことにあった。しかし、その後の日本は、第二次世界大戦で敗北を喫した後、深刻な食糧不足や住宅難から早急に立ち直るために、産児制限を推進する必要が生じた。また、生活苦の中で生命や健康を損なっていく妊産婦を救うことも急務であった。そこで、1948（昭和23）年、この法律は廃止され、堕胎罪の存在の下で人工妊娠中絶を合法化する優生保護法が制定された。この優生保護法には、遺伝的素因を持つ者に対して優生手術を強制できるという国民優生法の規定がそのまま残り、優生政策は温存された。1996（平成8）年の母体保護法によりこの政策は消滅したが、優生思想そのものは国民の間に根強く残っている。　　　［藤尾均］

【関連項目】優生学、優生思想、優生手術、優生政策、優生保護法、母体保護法、ナチズム、人口政策、堕胎罪、人工妊娠中絶

国立感染症研究所　➡　国立予防衛生研究所

国立予防衛生研究所

【定義】第二次世界大戦後、日本では結核

や性病などの感染症が多発したため、厚生省（当時）が感染症の予防・治療などに関し、厚生行政に直結する総合的医学研究を行うため設置された機関のことをいう。1997（平成9）年に、国立予防衛生研究所から国立感染症研究所に改名されている。
【倫理上の問題】「国立感染症研究所」のホームページによれば、その業務の目的は「感染症を制圧し、国民の保健医療の向上を図る予防医学の立場から、広く感染症に関する研究を先導的・独創的かつ総合的に行い、国の保健医療行政の科学的根拠を明らかにし、また、これを支援することにある」。予防医学は今日、感染症との関係で重要度を増しているので、感染症に関する迅速な情報収集とその適正利用等、この研究所の役割は増加するものと思われる。ただ、倫理上の問題として、感染症患者の医療情報の保護に配慮し、とりわけ遺伝性疾患については遺伝情報の保護に万全を期す必要がある。また、一定の検査をする場合に、インフォームドコンセントを確保すること、検査結果についての患者の「知る権利」と「知らないでいる権利」を保障することが重要である。　　　　　　　［甲斐克則］
【関連項目】厚生労働省、インフォームドコンセント、知る権利、知らないでいる権利、感染症の予防及び感染症の患者に対する医療に関する法律

国連環境計画　⇒ UNEP

国連人間環境会議　United Nations Conference on the Human Environment, Stockholm Conference on the Human Environment（英）

【定義】通称ストックホルム会議。1972年6月にストックホルムで開催された、環境分野の国際協力を話し合う初めての大規模な国際会議。
南北の114ヵ国の政府代表や専門機関、NGO代表などが参加した。「宇宙船地球号」の認識が高まり、「かけがえのない地球（Only One Earth）」がスローガンとなった。「ストックホルム声明」の「第21原則」で、南北の発展段階格差に配慮した、経済発展・環境保全のための国家的責務や国際環境法の遵法が決議された。旧ソ連・東欧圏の主要国は参加していない。この会議の決議に基づき国連環境計画が設立された。これに続く大規模な国際会議は、1992年6月に開かれた国連環境開発会議（リオデジャネイロ会議ないし地球サミットと呼ばれる）、2002年8～9月にヨハネスブルクで開かれた「持続可能な開発に関する世界サミット」がある。
【倫理上の課題】人類全体としては地球環境に過大な負荷を与えているが、その中で先進国の浪費と発展途上国の貧困が併存し、浪費による環境破壊と「貧困と環境破壊の悪循環」が併存している。いくつかの分野で南北格差はむしろ拡大しており、エイズなどの健康危機や「暴力の連鎖」（戦争など）も深刻である。　　　　　　　［戸田清］
【参考文献】B.ウォード／R.デュボス『かけがえのない地球：人類が生き残るための戦い』（人間環境ワーキング＝グループ・環境科学研究所共訳、日本総合出版機構、1972）。
【関連項目】NGO、南北問題

こころづけ　⇒ 医療従事者－患者関係

孤食　eating alone（英）
【定義】個食とも書く。家族があるのに、成員それぞれが別々の時間に一人で食事を摂ること、あるいは独居のために一人だけで食べることも含む。孤立して食べることから孤食、個別に食べることから個食。
【倫理上の問題】現代社会では核家族化の進行とともに、各家族構成員の生活スタイル（たとえば仕事、夜勤、学校、塾など）

の違いから家族団欒の時間が持ち難く、一家全員で食卓を囲むことが困難な状況が出現している。共に食事を摂るということは、単に栄養補給の意味のみならず人間関係成立の基盤としても意義深い。実際、「同じ釜の飯を食った」仲は心が通い合うし、男性が女性を「一緒にお食事」に誘うことは交際開始の提案でもある。その意味で一緒に食事を摂るということは深い精神的な意味をも有している。その点で孤食は孤独・孤立を象徴している。孤食をしないですむ家庭環境にありながら、あえて孤食を選択している（たとえば「引きこもり」のため自室でしか食事を摂らない）場合には、家族関係の歪みを表わしているともいえよう。その意味で、家族の食卓状況の分析は家族内力動の解明にあたって大きな力となり得る。社会文化的文脈で捉えると、孤食は食事や会食のマナーあるいは対人関係能力の伝達、さらには食事文化の継承をも阻害する要因となる。　　　　　　　　［生田孝］

【関連項目】ライフスタイル

‖**誤診**　misdiagnosis（英）

【定義】診断とは、医療者が医学知識・医療経験と診断用補助検査（臨床検査、画像診断、病理検査等）に従って、患者が示す訴えや病的現象に対し適切な治療を行うための根拠を得るプロセスである。誤診とは、検査で異常所見を見逃すなどしてこのプロセスを誤り、患者の病的徴候から通常下されるべき典型的判断と異なる不適切な結論を導き出すことをいう。

【倫理上の問題】誤診が早期に正されないと医療過誤につながって患者に重大な不利益をもたらす危険性が高い。誤診は多くの場合、診断の過程で判断材料とする医療情報とその解釈に由来する。第1種の原因としては、情報の質や量の不足が挙げられる（外的条件）。たとえば、（1）多忙な外来診療や入院治療による時間不足に起因するもので、患者の診療や経過観察が不十分な場合に起こる。救命第一の救急外来の診療時もこれに相当する。また、（2）診療時に検査機器が利用できずに必要な診断補助手段となる検査ができない場合もある。不正確なデータしか入手できない場合も同様である。さらに、（3）医師－患者間の意思疎通の不足や患者の意識的な虚偽の申し立て、隠し立て等による情報伝達の制限からくる情報不足もある。第2種の原因は、医療情報が十分にあるのに医療者が妥当な判断を下せないことである（内的条件）。1つは、（4）医療者の経験不足・知識不足から、患者の身体所見を見落としたり、検査データを過大評価（疑陽性）や過小評価（偽陰性）して診断を誤る場合である。1人の患者が多数の疾患を持つ場合に、専門外の疾患を見逃す場合もある。また、（5）経験や知識技術が十分でも、慣れや思い込み、あるいは（過労や騒音による集中力低下による）うっかりなどのような先入観から間違った推論や判断を行うこともある。誤診を避けるには、病院設備・労働条件の改善と複数の医療者によるチェック機構等の診療環境の整備と、誤診の経験を医学教育の教材として学生や現場の医療者間で共有することが必要である。　［村岡潔］

【関連項目】診断、医療過誤、医療訴訟、医療裁判、インフォームドコンセント

‖**個人主義**　individualisme（仏），individualism（英），Individualismus（独）

【語源・定義】原義はin（否定の接頭辞）＋dividuum（分割）＋ism（主義）。individuumとはこれ以上分割できない個体という意味で、宇宙の究極の構成要素であるアトムのいわば社会版である。それがismと結びつき、集団主義（collectivisme）や社会主義（socialisme）に対して、社会関

係の中で個人を中心に置く考え方・立場を指すイデオロギーとして広まったのは、フランス革命後の近代社会に至ってからである。なお、通俗的には自己利益のみを考慮して行動する利己主義（egoism）と混同されることが多いが、これは誤解である。人と人との結びつき方に関して独立した個人を中心に置くからといって、そのこととボランティアなどを通じて社会連帯を支えることとは矛盾しない。

【人類学的背景】個人主義か集団主義かという思想の対立も、生態系や風土、暮らしぶりや生活文化の違いを背景にして生じている。一般的には、厳しい自然条件の中の移動性の高い社会ほど、個々人が独力で生きていかざるを得ない場面が多々あることから、個人中心の社会関係になる。たとえば、砂漠地帯のベドウィンや、極北のヘアー・インディアン、ノルマン系の海洋民族がそうである。それに対して農耕・牧畜を生業とする定住社会では、人びとの緊密な協力関係が発達し、守るべき財産もあることから、結びつきや集団性をより強調する傾向にある。

【近代個人主義の起源と類型】思想史学や社会科学の世界では、近代個人主義の起源をめぐって従来、淵源としての古典文化とキリスト教、これに中世の神秘思想を重ねつつ、大きな転換期をルネサンス・宗教改革・啓蒙主義・市場社会に求める見方が主流であった（マルクス＝ウェーバーパラダイム）。しかし最近では、綿密な社会史の観点から見直しが始まっている。それらを踏まえる限り、個人主義は異なる３つの類型に分けられる。それらは自然や他者との関わりの点での能動性・積極性を共通の特徴に持ちながらも、「個人」の捉え方が微妙に異なる。まず、南欧のラテン・フランス型の個人主義（合理主義）では、個人は普遍的な理性（ラティオ）を分有している。普遍的な法や「人権」という考え方はこの型から生じてくる。次に、海洋性の移動社会を背景にするイギリス型の個人主義（自由主義）では、個人はプライベートな私だけの世界を持ち、他者の介入を拒否する傾向が強い。この点は家族関係や相続の慣習に顕著に現われている。最後に、中欧のドイツ型の個人主義（ロマン主義）では、個人は共通・共同の出自や結合を負い、共同体や民族などの特定の集団への帰属意識を強く持つ。なお、道徳的人格の「自律」を強調するカント（Immanuel Kant 1724－1804）の場合、ドイツ型を基盤にしつつもラテン・フランス的な影響を濃厚に受けているといえる。

【生命倫理との関連】1960年代から70年代にかけて北米でバイオエシックスが誕生したが、この北米型の生命倫理学とこれを支える運動で拠りどころとなったのは、「自己決定権」に象徴される個人主義の考え方である。ただし、この場合の個人主義は独自にアメリカ型というべきものであって、フランス型の個人主義とイギリス型のそれとの混合である。自己決定権に支えられた患者中心の考え方は、様々な分野で差別されていた集団による対等性への要求（公民権運動やフェミニズムなど）という大きな流れの一支流であり、権威主義的な社会を突き崩す一翼を担った。その面での意義を認めた上で、しかし一方では異質な文化の多様性（マルチカルチュラリズム）との関係で、また他方では特殊な医療現場との関係で、個人主義の持つ強度の普遍性志向が摩擦を引き起こすことにもなった。両面を十分に考慮した上で、日本社会の医療現場と生命倫理の中に個人主義の考え方や生き方を活用していく必要があろう。〔森下直貴〕

【参考文献】S.M.ルークス『個人主義』（間宏監訳、御茶の水書房、1981）。A.マックファーレン『イギリス個人主義の起源』（酒田利夫訳、リブロポート、

1990)。E.トッド『新ヨーロッパ大全』I・II（石崎晴己・東松秀雄訳、藤原書店、1992～93）。ルイ・デュモン『個人主義論考』（渡辺公三・浅野房一訳、言叢社、1993）。
【関連項目】人権、バイオエシックス、自律、自由、自己決定権、フェミニズム、リベラリズム、コミュニタリアニズム

▌個人情報 ➡ プライバシー

▌個人の尊厳　dignity of individual（英）
【定義】「人間の尊厳（human dignity）」は戦後、世界人権宣言（1948年）をはじめ、人権に関する国際規約や条約に導入された国際法上最高の絶対的な価値であり、人間である限り誰にでも平等に認められるべき基本的人権の前提および基礎をなす概念である。人間の尊厳概念は医学研究の被験者保護に関してとくに中心的な役割を果たしてきたが、今日では国際的な生命倫理の基本原則としても採用されている。人間の尊厳の不可侵性と国家権力による保護義務を基本法（憲法）の冒頭で規定しているドイツとは異なり、日本国憲法は人間の尊厳について何も規定していないが、第13条は「個人の尊重」を謳い、生命、自由、幸福追求の権利を認めている。「個人の尊重」は「公共の福祉に反しない限り」尊重されるに過ぎず、不可侵で例外を許さない人間の尊厳原則とは異なるが、憲法学説の中には第13条を「人間の尊厳」を保障するドイツの憲法と同旨のものとして理解するものも見られる。家族生活における両性の平等を規定した憲法第24条には「個人の尊厳」という表現が見られるが、人間本来の価値は「個（人）（individual）である」ことからは引き出されない。「個人の尊厳」は「個人の人間としての尊厳」の意味に解されるべきであろう。
【倫理上の問題】国際的な医倫理や生命倫理の受容や国内法化が遅れている日本では、人間の尊厳原則（すべての人の基本的人権の保障）よりも個人的自由主義原理に基づく医学研究の発展が優先されてきた。もし「個人の尊厳」が個人の自由を無制約に絶対化しようとするものであれば、それは、科学や医学の発展よりも常に一人の人間の人権に高い価値を置く人間の尊厳原則を否定するものであると言わざるを得ない。
【展望】日本の生命倫理・生命法の領域では、尊厳概念にいっそうの混乱が見られる。クローン技術規制法は「人の尊厳」という言葉を初めて採用したが、「人」は出生後の人だけを指す。したがって、これは出生後の人の自由権が出生前の人の生命権を凌駕することを認めたものにほかならない。「人の尊厳」はその本来の意義と広さを取り戻さなければならない。　　　　　［秋葉悦子］
【参考文献】ホセ・ヨンパルト・秋葉悦子『人間の尊厳と生命倫理・生命法』（成文堂、2006）。
【関連項目】人間の尊厳、ヒトに関するクローン技術等の規制に関する法律、憲法

▌個人レベルの優生学（内なる優生学、ネオ優生学）➡ 優生学

▌コスグローブ判決　Gleitman v. Cosgrove（英）、49 N.J.22;227 A.2d 689（1967）
【定義・事件の経過】医師の過失による不法な出生、あるいは不都合な出生（ロングフルバース）のリーディングケースとなった1967年の判例である。懐胎中に風疹に罹患し視覚・聴覚・言語障害を負った子どもを出産した女性（Gleitman）が、妊娠初期の風疹が胎児に障害を与える可能性があることを知っていれば出産しなかったであろうとして、その可能性について説明しなかった医師（Cosgrove）に対して損害賠償を請求し、この訴えに対して裁判所は、人工妊娠中絶は（当時のニュージャージー州の法解釈では）違法であり、医師には、

その中絶の選択を導くような情報を妊婦に提供する必要はないとの判断を下した。
【倫理との接点】医学・医療の発展、とくに出生前診断技術の発展により、新生児の先天異常については出生前に診断や危険性の判断がつくようになってきた。これにより、もしその診断あるいは危険性を知っていたなら出産しなかったであろうが、医師から知らされていなかったためにしてしまった（出産したカップルあるいは女性にとって）不本意な出産につき、医師の過失を争う訴訟が行われるようになった。これをロングフルバース訴訟という。また、同様の危険性を医師から知らされていなかったために障害・疾病とともに歩むことになった人生につき、産まれた本人の後見人として親が医師の過失を問う訴訟をロングフルライフ訴訟という。コスグローブ判決以後今日に至るまで、多数のロングフルバース訴訟、ロングフルライフ訴訟が争われてきたが、判決の内容はケースにより、原告患者側勝訴と被告医師側勝訴の判決に二分されている。　　　　　　　　　　　　［旗手俊彦］

【関連項目】ロングフルバース訴訟、ロングフルライフ訴訟、出生前診断

戸籍　family register（英）

【定義】人の家族法上の身分関係を公的に記録し、公証するわが国独自の制度。市町村の区域内に本籍を有する日本国籍者につき、夫婦およびこれと氏を同じくする子ごとに編製される。選挙人名簿や社会保障などの給付に関わり、居住市町村において世帯ごとに編製される住民票（住民基本台帳法）とは異なり、本籍は実際に居住している地域とは関係なしに設定できる。人の出生・婚姻・死亡などの事項はかつての欧米においては教会によって管理されていたが、近代国家の成立とともに国家の管理に移されることになった。わが国でも1871（明治4）年にいわゆる壬申戸籍が編製された後、主として国家の側の徴兵や徴税の便宜のために戸籍制度が整備され、民法上の「家」が戸籍上に反映されることになった。

【倫理上の問題】第二次世界大戦後の民法改正による「家」制度の廃止に伴って戸籍法も改正され、戸籍は「家」を単位とするのではなく、夫婦および氏を同じくする子ごとに編製されることになった。子が未婚のまま子を出産した場合、子が養子を迎えた場合、子が結婚した場合などには新たな戸籍が編製され、1つの戸籍に2組の夫婦が記載されることや、3世代にわたる祖父母と孫が記載されることはなくなった。しかし、今日でも戸籍検索の便宜のために「氏」を単位とし、かつての「戸主」に当たる「戸籍筆頭者」の欄が設けられており、夫婦の場合は婚姻によって氏を改めなかった配偶者（ほとんどの場合は夫）が戸籍筆頭者となるため、かつての「家」意識が残存する一因になっているとの批判がある。身分関係を公証するという制度の趣旨から以前は戸籍は自由に閲覧することができたが、プライバシーを侵害し差別を助長することから昭和51（1976）年の改正によって閲覧制度は廃止された。また、かつては禁治産者であることも戸籍に記載されたが、戸籍に記載されることを嫌って禁治産宣告の申し立てをしない例が多かったため、新しい成年後見制度では後見開始の審判があったことは戸籍でなく、法務局に置かれる後見登記等ファイルに登録されている。

［家永登］

【関連項目】家族制度、フェミニズム

個体（個人）識別

【定義】生態学・動物行動学などで集団の中の個体をその固有性をもって識別すること。一般には、ある動物の種の群を観察する際に、その群の中の一個体一個体がそれ

それ独立した固有の個体であると識別することを指す。

【方法・倫理上の問題】肉眼的観察により可能な場合もあるし、人為的に標識をつけて初めて可能になることもある。医療の分野では、法医学関連（具体的には犯罪捜査や親子鑑定など）でその人間の固有性を識別する「個人識別」として、指紋や血液型そしてDNAの鑑定が行われているが、これらは基本的には「蓋然性」に基づく個体識別であることが問題となる。最近では、ヒトゲノム・遺伝子解析研究の倫理問題の議論の中で、研究対象となる個人の資料・遺伝情報を匿名化するために、そこから取り除かれる個人情報を「個人識別情報」と呼び、どのようなものをそれに入れ、どのように管理するかが論議されてきている。

［佐藤純一］

【関連項目】ヒトゲノム計画、親子鑑定、情報倫理

五体満足 ➡ 健康

国家研究規制法 ➡ タスキギー梅毒事件；IRB

骨髄移植
bone marrow transplantation（英）

【定義】造血幹細胞移植の一つ。白血病（急性白血病・慢性骨髄性白血病・骨髄異型性症候群）や悪性リンパ腫、多発性骨髄腫、重症再生不良性貧血などの難治性血液疾患患者が適応となる。あらかじめ放射線照射や高濃度の抗がん剤投与により体内の腫瘍細胞や機能不全の骨髄を徹底的に攻撃する前処置療法後に、骨髄細胞液を静脈内投与し骨髄の再構築を図る治療法。HLA適合者（血縁者、骨髄バンクドナー）からの同種骨髄移植と、患者本人の凍結保存骨髄を用いる自家移植とがある。前者は合併症として移植片対宿主病（GVHD）が多いが再発率は少ない。後者では合併症は少ないが再発率が高い。骨髄移植は前処置療法が強力なため高齢者や臓器障害を持つ患者は適応外になっていたが、最近では前処置に使用する薬剤を減量したミニ移植が行われるようになり、適応が広がってきている。

【倫理上の問題】全身麻酔下で健常人の骨髄細胞採取が行われるが、時として生命の危機につながる合併症が発生することもあり、ドナーへの負担が大きい。病名告知、化学療法や放射線療法とそれに続く移植による過酷な治療、そして移植後の長期にわたる無菌室での隔離が必要なため精神的なケアが必要である。

［磯貝晶子］

【関連項目】移植医療

子ども　Child（英）

【定義】わが国も批准している子どもの権利条約では、18歳未満を子どもと定義している（第1条）。しかしわが国の民法では、20歳未満を未成年者としている（民法第4条）。

【子ども観の歴史的変遷】子どもと大人の違いは、子どもは未だ発達成長段階にあり、自立して生きて行くことができない点である。この違いについての認識が、子どもをどのように捉えるかの子ども観に影響を与えている。かつては、子どもは親や大人により庇護されるだけの存在とされ、子どもの自主性は認められなかった。しかし大人が子を父権的・支配的に庇護するというパターナリズムの考え方は、子の自主性や自立性を保障する子どもの権利条約により否定されることとなった。しかし子の自主性を尊重しながら、子の健全な成長のために、大人がどのように子を保護するかについては、具体的には問題も多い。

【親権】民法上は、未成年者は、親の親権に服することとなる。しかし親権という語は、支配権を意味するかつてのパターナリ

ズムの考え方に基づいており、この語の存在が、親が子に対する支配権を有すると一般に誤解させ、子への虐待の一因となっているとの指摘もある。そのため、欧米諸国のように、支配権の意味を払拭した用語に改めるべきだという意見も多い。

【子どもの臓器移植】親権と子どもの生命に関する問題として、脳死の子どもからの臓器移植についての問題がある。わが国では、1997（平成9）年に臓器移植法が制定・施行されたが、制定時の規定では、15歳未満の子どもの臓器移植は認められていなかった。そこで、臓器提供を推進する立場から、15歳未満の脳死の子どもについても臓器移植を可能にするような同法の改正が求められていた。こうした意見を受けて、2009年に同法が改正され、家族の同意により、15歳未満の子についての臓器移植が可能となった。しかし、家族の同意による子の臓器移植は、児童虐待の事実が見逃されてしまう危険があり、その対応が求められている。　　　　　　　　　　　　［椎名規子］

【関連項目】子どもの権利条約、臓器移植、脳死

子どもの権利条約　Convention on the Rights of the Child（英）

【定義】18歳未満の子どもの人権を保障した国連の条約。1989年11月に国連で採択されたが、日本政府は1994（平成6）年4月22日に条約を批准し、同年5月22日に国内でも発効した。

【歴史的経緯】子どもを保護・救済する対象としてのみ捉えるのではなく、権利を行使し享受する主体として積極的に捉える新しい子ども観に立脚している点に意義がある。前文と54条から成っており、子どもへの差別禁止、意見表明権、思想・良心の自由、プライバシーの保護が盛り込まれている。単なる宣言や道義的責任を規定したものではなく、国内において適切な立法措置を採ることを締約国に求めている。条約批准後、わが国でも子どもの権利保護の機運が高まり、1999（平成11）年11月には、「子ども買春・子どもポルノ禁止法」が制定された。

【法的問題】わが国では、学校教育における子どもの人権侵害が問題となっている。学校における体罰が、子どもの権利条約第28条2項が求める「子どもの尊厳と一致する方法での学校懲戒」に反するのではないか、髪型・制服を定める校則が子どもの自己決定権を侵害しているのではないか、という問題点が指摘されている。　［椎名規子］

【関連項目】児童憲章、虐待、買売春

5年生存率　5-year survival（英）

【定義・実際】臓器移植の手術成績は手術後の一定期間の生存率と生着率（移植臓器の機能している期間）をもって評価される。前者はもとは悪性腫瘍の手術成績として用いられていたものを移植手術に応用したものである。悪性腫瘍の場合、術後5年以内に死亡するものが多いことから、手術後満5年を経過している時点で生存している患者を一応治癒したものと見なし、この割合を手術成績の指標としている。移植医療が既に確立された腎臓、肝臓、心臓移植では5年あるいは10年生存率を用いるが、まだ十分確立されていない膵臓、小腸移植などでは1年生存率をもって評価される。最近のデータでは、わが国での5年生存率は、移植臓器の機能が喪失しても人工腎による代替療法がある腎臓移植では89%と高いが、再移植しかない心臓移植では83%、肝臓移植では78%にとどまる。

【倫理上の問題】救命を目的とする心臓移植では待機患者の1年生存率は50%と低いが、移植患者のそれは96%、5年生存率83%であり、移植が倫理的に受け入れられる数値である。しかしその反面、待機期間

は約600日と極めて長いという問題がある。　　　　　　　　　　［磯貝晶子］
【関連項目】5年生着率、臓器移植、移植医療、待機者リスト

5年生着率　5-year graft survival（英）

【定義・実際】移植後5年経過した時点で移植臓器が機能している割合。移植手術成績は一定期間の生存率と生着率で評価されるが、腎臓や膵臓の移植では、それらの臓器が機能しなければ透析療法やインシュリン療法への代替治療があるため、生存率と生着率は乖離する。最近のデータでは、腎臓移植での5年生存率は90％、5年生着率は生体腎移植83.4％、献腎移植69.2％である。一方、心臓移植では人工心臓による一時的な治療があるものの、再移植をしなければ死亡するため、また再移植後の死亡率が高いため生存率との乖離は小さい。

【倫理上の問題】腎臓、膵臓のように機能喪失しても代替療法がある移植と、心臓、肝臓のように再移植しかない臓器とでは、同じ成績であっても意味するところは大きく異なる。新しい免疫抑制剤の登場によって拒絶反応が以前よりコントロールされるようになり、生着率は近年飛躍的に伸びてきてはいる。しかし、移植成績の向上にもかかわらず、ドナー不足のためわが国の移植医療は伸び悩んでいる。　　［磯貝晶子］
【関連項目】5年生存率、拒絶反応、シクロスポリン

コミュニケーション　communication（英）

【定義】コミュニケーションという言葉は多義的に使用されているが、一般的には情報の送り手と受け手の間に生じる、情報、感情・情緒、態度、思考、行動などの伝達を指す。一般的に、言語を介して行われる言語的コミュニケーションと、言語を介さない非言語的コミュニケーションとに大別される。また送り手と受け手の属性、媒体から、個人的コミュニケーションと社会的コミュニケーション、マスコミュニケーションに分けられる。マスコミュニケーションは新聞、テレビ、図書などの手段を通して情報が伝達されるが、個人と個人が対面している際に行われるコミュニケーションには、言語、仕草、臭い、接触、観察、位置（空間様式）という大きく6つの伝達方法があるとされる。

【歴史的経緯】コミュニケーション研究は各々の学問領域により異なった発展を遂げているが、コミュニケーションを基本的社会過程として人間の社会関係と結びつけた代表的な定義は、20世紀初頭のクーリー（C.H.Cooley）に遡ることができる。彼は、「コミュニケーションとは、それによって人間関係が成立し、発展するメカニズムを意味する」とした。今日見られる送り手と受け手との間に生じる相互作用あるいは変容作用という点では、個人間のコミュニケーションに比べ、マスコミュニケーションの影響力の方が強くなっているが、個人間のコミュニケーションは論理の伝達およびカウンセリング、面接など、感情・情緒のコミュニケーションとして重要な役割を果たしている。

【諸分野との関連】人間の行うコミュニケーションにおいては、受け手と送り手の間に様々な相互作用が生じるため、コミュニケーション自体が様々な性質を有し、複雑な過程と効果をもたらす。したがってコミュニケーションは、社会学、心理学、精神医学、哲学、言語学、文化人類学、生物学、さらには情報科学など様々な領域と関連を有するため、それ自体が独立した研究分野であるのみならず、学際的な研究領域ということができる。たとえば、コミュニケーションがもたらす人間の心理的側面への影

響を重視する場合、心理学との関連が深く、また コミュニケーションのもたらす治療的側面を検討する場合には、心理学のみならず精神医学との関連も深くなる。一方では、マスコミュニケーションの場合、社会学的な関連が深くなる。

【倫理・法・社会上の問題】生命倫理学に関連する領域で、コミュニケーションが重要な位置を占めるものとして、インフォームドコンセントと医療者と患者の治療的関係が挙げられる。インフォームドコンセントというのはもともとアメリカの法的概念から生まれてきた言葉であるが、重要な構成要素に医師の説明義務、患者の真実を知る権利および自己決定権が含まれている。患者の自己決定（自律的な意思決定）を援助する上で医療者と患者の間で行われるコミュニケーションの役割は極めて大きい。患者が自律性を保ちながら、かつ満足のいく意思決定を行っていく過程で、医療者からの適切な情報提供をはじめとする両者間のコミュニケーションは重要であり、このような意味でインフォームドコンセントは医療スタッフと患者間のコミュニケーションを介して行われる相互的意思決定に近い意味合いを有している。

【展望】現在、医療の現場も大きな変革の時期を迎えており、わが国においても、より一層の情報開示が望まれるようになってきている。たとえば、以前はタブー視されてきたきらいのあるがんの診断病名の説明（いわゆるがん告知）に関しても、その割合は緩やかながら年々上昇しており、このような「悪い知らせ」をも含めた情報開示を前提とした医療の普及は時代の要請といっても過言ではない状況にある。そういった意味で医療者と患者間でのコミュニケーションに関しては、方向性や量のみならず、その質が問われる時代が間近に迫っているともいえよう。　　　　　　　［明智龍男］

【参考文献】加藤正明「コミュニケーション」（新福尚武編『精神医学大事典』講談社、1984）。J.McBath and R.Jefery, 'Defining speech communication' ("Communication Education" No.27, 1978)．林進編『コミュニケーション論』（有斐閣、1999）。
【関連項目】インフォームドコンセント

コミュニタリアニズム　communitarianism（英），Kommunitarianismus（独），communautarisme（仏）

【定義】共同体主義。個人は共同体に先立って孤立して存在することはなく、むしろそれは共同体の価値や文化によって形成されていると主張する道徳理論、政治理論。

【基本的主張】A.マッキンタイア（Alasdair MacIntyre 1929−）、M.ウォルツァー（Michael Walzer 1935−）、C.テイラー（Charles Taylor 1931−）、M.J.サンデル（Michael J. Sandel 1953−）らに代表されるコミュニタリアニズムは、1980年代以降、ロールズ（John Rawls 1921−2002）やR.ノージック（Robert Nozick 1938−2002）の人間観を批判する中で展開された。サンデルに即して、コミュニタリアニズムの特徴を以下のようにまとめることができる。（1）原子論的個人主義の批判．ロールズらが要請している人間観（共同体から独立して選択する個人、他者からの干渉を排除して活動する個人）を批判して、コミュニタリアニズムは個人のアイデンティティが共同体の文化的・社会的・歴史的な文脈の中で構成されると考える。それゆえ、「負荷なき自我」から「状況の中に位置づけられた自我」への自我像の転換が提起される。（2）道具主義的共同体観の批判：ロールズにおいては、共同体は諸個人が自らの生活を営むために選択される手段であって、その共同体像は道具主義的なものに過ぎない。しかし、個人の様々な選択は共同体の内部での経験的な裏付けが

あって初めて可能である。個人にとって共同体は構成的なのであって、共同体は構成的概念として了解されるべきである。（3）共同体の善に対して個人の権利を優位視することへの批判：ロールズ的な正義論は、共同体の善の実現を理由として個人の権利が犠牲になることを避けようとし、そのために共同体の善に対する個人の権利の優位を説く。しかし、上記のように共同体を把握するなら、個人の生に先立ち、それを可能にしている共同体にとっての共通の価値、善を軽視することはできない。

【倫理上の問題】コミュニタリアニズムに関していくつかの問題が指摘されている。まず、個人が所属する複数の共同体間で価値や善の葛藤が生じた場合、どれを優先すべきか基準を決めることができるだろうか。さらに、共同体が個人にとって構成的であることを強調することは、共同体の権力を無批判に肯定することにつながるかもしれない。そもそも、異なる共同体に所属するものと、どのように関わるべきなのだろうか。

[馬渕浩二]

【参考文献】A.マッキンタイア『美徳なき時代』（篠崎栄訳、みすず書房、1993）。M. J.サンデル『自由主義と正義の限界』（菊池理夫訳、三嶺書房、1992）。

【関連項目】リベラリズム、個人主義、自由、自律、社会的公正

コメディカルスタッフ
comedical staff（英）

【定義】一定の資格をもって医師とともに医療行為を推進する要員。普通は、看護師・薬剤師・理学療法士・作業療法士・診療放射線技師・臨床検査技師などをいい、これらの資格はそれぞれ法律に規定されている。しかし、法的資格ではない臨床心理士やMSW（メディカルソーシャルワーカー）なども含めていうこともある。

【概要】コメディカルの接頭辞「コ（co-）」すなわち「コン（con-）」は「～と共に」の意で、コメディカルスタッフという語は文字通り医師と共に医療行為を行うスタッフという意味で用いられている。近年、一般向けの雑誌などで頻繁に使われてきているが、英語では通例パラメディカルスタッフ（paramedical staff）と表現されてきた。接頭辞「パラ（para-）」は「～の傍に」の意であり、医師の傍らで働くスタッフというニュアンスの語である。

【医療上の問題および展望】現行の医療法第1条の2には、「医療は、生命の尊重と個人の尊厳の保持を旨とし、医師、歯科医師、薬剤師、看護師その他の医療の担い手と医療を受ける者との信頼関係に基づ」いて行われなければならず、その医療は「良質かつ適切な」ものでなければならないと謳われている。コメディカルスタッフにも「医療の担い手」であることの十分な自覚が要請される。

[藤尾均]

【関連項目】医療従事者、医療従事者－患者関係

ゴールドプラン　Gold Plan；Ten-Year Strategy to Promote Health Care and Welfare for the Elderly（英）

【定義】高齢者保健福祉推進十か年戦略の愛称。1989（平成元）年12月に消費税を財源として、当時の大蔵省・厚生省・自治省が共同で策定した高齢者社会福祉総合基盤整備施策。

【展開】とくにゴールドプランと呼ばれるのは、1990（平成2）～1999（平成11）年に6兆1500億円をかけて策定された整備推進政策であり、寝たきり老人ゼロ作戦・長寿社会福祉基金・施設対策推進十か年事業・高齢者生きがい対策・高齢者向け総合福祉施設・長寿科学研究推進十か年事業・在宅福祉推進十か年事業の7項目から成る。ホームヘルパー10万人・特別養護老人ホー

ム受入数24万人が策定された。

一方、新ゴールドプランは、予想を上回る勢いで進む社会の超高齢化に合わせて、1994（平成6）年にゴールドプランを策定し直した施策であり、ホームヘルパー17万人・特別養護老人ホーム受入数29万人など上方修正して、1999年に終了した。

またゴールドプラン21は、2000（平成12）年4月の介護保険制度導入に伴い、2000〜2004（平成16）年に策定される施策。基本目標は、（1）活力ある高齢者像の構築、（2）高齢者の尊厳の確保と自立支援、（3）支え合う地域社会の形成、（4）利用者から信頼される介護サービスの確立である。2004年度までにホームヘルパー35万人・訪問看護ステーション9900カ所・特別養護老人ホーム受入数36万人を目指している。

〔中里巧〕

【関連項目】老人福祉

婚姻　marriage（英）

【定義】ごく一般的な定義としては、結婚すること、夫婦になること。一対の男女の、少なくとも当初の動機においては永続的であることを目指す社会的に承認された性的結合で、この結合には特定の規範に基づく経済的協力と同棲関係とが伴う。しかしながら、世界には、一夫多妻あるいは一妻多夫、さらには同性同士の婚姻を認める国・地域もある。日本では多くの国と並んで一夫一婦制が定められていて、違反すると重婚罪（刑法第184条）となる。婚姻が有効に成立するために必要な手続きが婚姻届である。戸籍法に従い、当事者の本籍地または所在地の市区町村長に対し、通常は、当事者双方および成年の証人2人が署名・押印した書面によって行う。

【法的・倫理上の問題】日本国憲法第24条は、「婚姻は、両性の合意のみに基いて成立し、夫婦が同等の権利を有することを基本として、相互の協力により、維持されなければならない」と両性の平等を謳い、婚姻関係の事項についての法律は「個人の尊厳と両性の本質的平等に立脚して、制定されなければならない」としている。

しかし民法第750条には、「夫婦は、婚姻の際に定めるところに従い、夫又は妻の氏を称する」と夫婦同姓が規定されている。夫婦同姓は主観的には夫婦の一体感を高めるのに役立つし、客観的には利害関係を有する第三者に対し夫婦であることを示すのを容易にするというのが大方の国民感情であろう。夫婦同姓は社会的慣習を根拠に法制化されたものでもある。しかし近年、どちらかの姓の選択を強要されることに抵抗を感じ、婚姻後も旧姓を名乗り続ける人や、そのことを認める職場も増えてきた。

また、婚姻適齢といって、法律上有効に婚姻をなし得る年齢を、男性は満18歳以上、女性は満16歳以上としている（民法第731条）ことも、男女平等の原則に反するという意見がある。さらに、女性は前婚の解消または取消の日から6カ月を経過した後でなければ再婚することができない（民法第733条）として、女性だけに再婚禁止に絡む規定があることにも、疑問を投げかける向きがある。この規定は元来、父性の推定の重複を回避し父子関係をめぐる紛争を予防することを目的として定められたものであり、憲法第14条には抵触しない（1995〈平成7〉年最高裁判例）とされているが、納得がいかないと考える人も少なくない。

別の問題としては、従来、婚姻関係にある男女の間に生まれた子を嫡出子、そうでない子を非嫡出子として区別し、非嫡出子は就職や財産分与をはじめ人生の様々な局面で差別されてきたことが挙げられる。しかし、戸籍でその区別がなされなくなった近年ではその傾向も薄まりつつある。

【現状と展望】日本における結婚件数は、

いわゆる家族制度の崩壊に伴って「家」の存続にこだわらない人の増加や、女性の社会進出の増加、束縛される生活を嫌がるいわゆる「独身貴族」の増加などがあって、1972（昭和47）年の110万件をピークに減少傾向が続いた。2006（平成18）年は約73万1000件である。現在20代の人の２割は一生結婚しないと推計される。もはや「結婚適齢期」は死語となり、独身者や非嫡出子に対する社会の差別・偏見も薄れてきている現在、戸籍にはこだわらず、いわゆる事実婚を選択するカップルも増えてきている。　　　　　　　　　　　　　　　［藤尾均］

【参考文献】和田正平『性と結婚の民族学』（同朋舎、1988）。

【関連項目】離婚、家族制度、民法、性差別、男性優位社会

根拠に基づく医療 ➡ EBM

コンサルテーションリエゾン精神医学
consultation-liaison psychiatry（英）

【定義】精神科医が、内科や外科等他科からの要請により患者の診察を行ったり助言をする相談（consultation）機能と、患者あるいは患者の家族と医療チームの関係に関する評価や調整を行ったり、医療チームの一員として回診やケースカンファレンスに参加するなどの連携（liaison）機能とを総称した精神医学の一分野。医療従事者に対して精神医学の観点から教育的な活動を行い、患者に対するメンタルケアの質を向上させ、医療スタッフのメンタルヘルスに関してのマネージメントを行うなどの役割も持つ。

【倫理上の問題】腎不全の患者が人工透析を拒否するなど、医療を受ける必要があるにもかかわらず患者がそれを拒む場合、自殺企図などの問題がある場合などには、本人を精神医学的に評価する必要があり、コンサルテーションリエゾン（以下C-L）精神医学がその役割を果たす。通常、患者あるいはその代理人としての家族が診療に先立ち一定の医療を受ける意志を明らかにし、医療側がそれを了解することによって診療契約は成立する。しかしC-Lでは、患者側よりむしろ医療スタッフの要請によって、精神科医が患者に何らかの介入を行う場合が多い。精神科医の介入の度合いは事例によって様々であるが、精神科医療を受けることに関して患者の意志をどう把握し、どう対応するかが倫理上の問題となる。

【展望】近年、ターミナルケアや臓器移植などの先端医療におけるメンタルヘルスが重視されつつあり、C-L精神医学の重要性も認知されつつある。また、インフォームドコンセントに関連し、意識障害や精神症状のある患者の同意能力や判断能力を評価する役割もC-L精神医学に期待される。医療全般にわたり、患者・家族と医療従事者等の間で意志疎通を適切に行えるよう、教育・啓発的役割を担うのは、C-L精神医学の重要な機能である。しかし現在までこの役割は十分果たされておらず、今後の課題となっている。　　　　　　　　　［長谷川朝穂］

【関連項目】精神障害（者）、スティグマ、インフォームドコンセント、医療従事者、メンタルヘルス、自己決定権、チーム医療

コントラクトアウト
contract out, contracting out（英）

【定義】本人（故人）が生前に臓器の提供を拒否することを明らかにしていなければ、臓器の提供を承諾していると見なすこと。オプトアウト（opt out, opting out）という言い方もある。反対意思表示方式、異議方式、同意推定、沈黙の同意などと訳される。

【倫理上の問題】本方式の代表的な国とされるのがフランスである。フランスの生命

倫理三法の基礎となるブレバン報告「生命科学—倫理から法へ」によれば、「迅速な臓器摘出を容易にして、生者の治療利益に役立てることを目的にしている。同原則のおかげで、死者が人類のためにしたと推定される提供（贈与）を死体についてあらためて行うよう要求して遺族をさいなむことが避けられるようになった」（青木人志訳『國學院法學』37巻2号、1999年）。慢性的なドナー不足の解決策とされるが、死後の身体は「公」のものとし、これを役立たせるのは人道に適うものであるとの認識が社会の底辺にある。本方式の実際の運用としては、近親者が臓器の提供に反対すれば、臓器の摘出は行われない。さらに、本人の生前の意思を登録するシステムを構築する例もある。フランス以外にベルギー、スペイン、ポルトガル、ルクセンブルク、オーストリア、ポーランド、スイス（19州中15州）、ギリシャ、さらに近年にはオランダ、イタリアが採用し、ヨーロッパを中心に広がる動きがあり、注目される。　　［塚田敬義］

【関連項目】提供意思表示カード、臓器移植法、コントラクトイン

コントラクトイン
contract in, contracting in（英）

【定義】本人（故人）が生前に臓器の提供に同意（または承諾）することを表示している場合、または生前に同意を表示していないが、近親者の同意がある場合、臓器の提供を可能とすること。オプトイン（opt in, opting in）とも呼ばれる。承諾意思表示方式（同意方式）と和訳される。

【倫理上の問題】「せまい承諾意思表示方式」と「ひろい承諾意思表示方式」に大別される（齊藤誠二『脳死・臓器移植の論議の展開』多賀出版、2000年）。「せまい承諾意思表示方式」は、本人が生前に提供の意思表示をしている場合のみ摘出が認められる。日本では、本人以外に遺族の承諾が要件とされ、「特別にせまい承諾意思表示方式」といえる。「ひろい承諾意思表示方式」は、本人が生前に臓器の提供に同意している場合、または本人が生前に提供の意思表示をしていない時には、近親者の承諾を得て摘出が行われる場合である。アメリカ、イギリス、オーストラリア、カナダ、デンマーク、スイス（19州中4州）、ドイツなどがある。なお、1997年にドイツは、本人の意思表示がない場合には、近親者に通知し承諾を得なければならないとする「通知方式」を取り入れた。　　［塚田敬義］

【関連項目】提供意思表示カード、コントラクトアウト、臓器移植法

コンピューター断層撮影 ➡ CT

コンプライアンス
compliance（英, 仏）, Compliance（独）

【定義】保健医療従事者の指示・助言に対して、患者がそれを守り従うこと。遵守性。その内容によって、服薬コンプライアンスとか通院コンプライアンスと表現される。たとえば、毎食後3回処方された薬をその通り服用すれば服薬コンプライアンスは良好であり、1回だけとか日によってまちまちの服用であれば不良であることになる。コンプライアンスが不良である場合をノンコンプライアンス（non-compliance）という。

【倫理上の問題】コンプライアンスの重要性は1970年代から指摘されてきており、現代医療の成否を左右する意義を有するといっても過言ではない。コンプライアンス行動の良否が疾患の治療や予防に与える影響は様々であり、その程度は医療行為の代償／利益比に拠る。たとえば、風邪薬の服用に際してコンプライアンスが不良であったとしてもそれほどの健康被害をもたらさ

ないが、透析治療に対してノンコンプライアンスであれば、それは生命予後に直結する深刻な事態を招いてしまう。したがって、コンプライアンス行動が患者の保健信念や治療動機に直接左右されるとしても、疾患の性質や治療法、予後に対する理解程度、患者－医療従事者間の信頼関係の良否や患者教育の効果、家族をはじめとした周囲の人びとの保健信念や援助体制などの様々な影響要因を医療者側が常に念頭に置いておく必要がある。

【展望】生活習慣病に見られるように、治療医学から予防医学へ、急性疾患から慢性疾患へ、治療法の選択肢の拡大といった医療モデルの変化に伴って、コンプライアンス行動の意義は今後ますます高まるものと思われる。そうした意味でもインフォームドコンセントに象徴される患者－医療者関係、そしてそれにより育まれた患者の主体的取り組みがよりいっそう重要となることは間違いないであろう。　　　　［中島一憲］

【参考文献】松下正明・高柳功・中根允文・斎藤正彦監修『インフォームド・コンセント　ガイダンス　精神科治療編』(先端医学社、1999)。日本保健医療行動科学会監修『保健医療行動科学事典』(メヂカルフレンド社、1999)。

【関連項目】治療、インフォームドコンセント、治療選択権

┃**コンプレックス**　complex（英），Komplex（独），complexe（仏）

【定義】ブロイアー (J. Breuer 1842-1925) およびユング (Carl Gustav Jung 1875-1961) によって導入された「観念複合体」と翻訳される精神分析的概念であり、ある情動を中心として、個人の情動、行為、人格を特徴づける潜在力を持つ無意識的な観念や記憶、表象の総体を意味する。幼児期の対人関係を通じて形成され、恐怖や劣等感、羞恥心など不快な内容を持つため、多くは抑圧され無意識化されており、その結果、自我の統制に従わない自動性を持つ。

【倫理上の問題】コンプレックスは精神分析理論において中核的な概念といえるが、ユングとフロイト (Sigmund Freud 1856-1939) との間でも既に立場の相違がある。前者が個人心理の枠内にとどまらず一定の共通性を持った情動反応や葛藤の型を意味する概念として、さらには普遍的無意識の概念にまで考察を拡大したのに対して、後者はいわゆるエディプスコンプレックスに関連する考察などの限られた場合を除けば、個人心理の枠を超えてそれを論じることはほとんどなかった。個人の行為に本人自身にも制御できない無意識の力動を重視する精神分析の観点は、個人の理性や主体性、自律性に信頼を置く欧米近代の人間観を根底から疑う革新性を持ち、個人の意思決定をはじめとする倫理上の問題に関しても極めて重大な疑問を投げかけている。こうした点から、コンプレックスを限定して捉えたフロイトは、精神分析理論の社会思想としての反近代性と革新的危険性に関して、ある程度自覚的であったとも考えられる。

【展望】心理学が大衆化し、その用語が日常に浸透するにつれてコンプレックスという語が適用される文脈はさらに拡大し、それに伴い意味も拡散して劣等感や葛藤を曖昧に言い換える日常語として定着しつつある。しかし、劣等感や葛藤、疎外感といった危機的心理は本来、自己洞察とともに既成の用語には置き換えようのない自らの言葉で表現されるべきである。専門用語によってそれらが安易に言い換えられるならばむしろ判断停止と疎外が助長され、曖昧に看過された葛藤がさらに複雑に無意識化されて原義通りのコンプレックスとして機能し、新たな心理社会的問題に結びつく可能性がある。

日常語としてのこの語の用法から無意識という本質が脱落しやすいことから考えると、現代社会は未だ近代の主体的・自律的人間像を相対化し得ないのかもしれない。しかし社会的価値と個人の欲望との間で軋轢や混乱が生じやすい現状において、個人の行動や意思決定における無意識の介在をも視野に入れた、いわばフロイト以後の倫理に関する議論が大衆レベルで必要とされている。　　　　　　　　　　　　[道又利]

【参考文献】C. G. ユング『分析心理学』(小川捷之訳、みすず書房、1976)。R. シェママ『精神分析事典』(小出浩之他訳、弘文堂、1995)。
【関連項目】精神分析、精神病・神経症

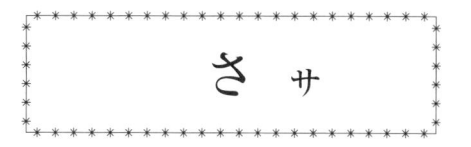

さ　サ

サイエンスゲーム
game of science（英）

【定義・概要】科学技術・理論が商品化していく様子をゲームに喩えた表現。このゲームは次のように進行する。遺伝子組み換え解析や化学製品・医薬品研究開発、宇宙航空、情報技術等に関わる自然科学（ビッグサイエンス）の技術・純粋理論などが、まず学会で主導権争奪ゲームに勝ち残る。次に政府に認められ、科学政策や科学教育に取り入れられ、軍部や企業等を通して積極的に知的財産・中間財として商品化される。さらにそれを採用するクライアントとしての行政・教育研究機関・企業向けのサービスマーケティングの対象となるという経過をたどる。あたかも科学商品という役者が国際的・社会的競争関係に置かれ、高度な競技・試合・演技をしているかのように見えることからこう呼ばれるようになった。

【歴史的経過】1990年代、このゲームにおけるマイナスの力のイメージは、極論すれば「サイエンスウォーズ」という表現に発展した。この表現のような、「科学」の中立性・応用技術化に関わる文化系の科学論者らからの揶揄も含めた「科学叩き」に対しては、理科系の科学者側が科学の客観性・累積性に無知な「高次の迷信」に基づく理念的批判だとして反発した。批判を受けた科学論者側はさらに『ソーシャル・テキスト』誌の特集"Science Wars"（1996年）で反批判したが、同誌が理科系の科学者側にある物理学者ソーカル（Alan Sokal）の書いたポストモダン科学評論家を装ったパロディー風の論文を掲載してしまい、当

のソーカルが科学評論家を笑うという「ソーカル事件」も起こった。

【倫理上の問題】 宇宙戦争や核戦争等用の軍事関連技術・宇宙開発技術や、石油・原子力エネルギー使用に関連する巨大技術等を扱う国家プロジェクトおよび寡占巨大多国籍企業が、大学・研究所等と予算・技術面で癒着し、必ずしも健康・環境面で人類全体の幸福をもたらさない技術が応用・製品化される危険性がある。科学技術生成の過程を情報公開し、意見交換することによって、開かれた科学にしなければならない。　　　　　　　　　　　　［齋藤實男］

【参考文献】 金森修『サイエンスウォーズ』（東京大学出版会、2000）。藤島一満・矢野英明編著『サイエンスゲーム120』（小学館、1996）。

【関連項目】 科学主義、経済倫理、技術倫理

災害救助法

【定義】 災害に際して、国が地方公共団体、日本赤十字社その他の団体および国民の協力の下に、応急的に必要な救助を行い、災害に罹った者の保護と社会の秩序の保全を図ることを目的とする法律。1947（昭和22）年に制定された。この法律による救助は、都道府県知事が、政令で定める程度の災害が発生した市町村の区域内で災害に罹り、救助を必要とする者に対して行われる。収容施設（避難所、応急仮設住宅等）の供与、炊き出しその他の食料品の供与、飲料水の供給、被服・寝具その他生活必需品の給与または貸与、医療、助産、災害に罹った者の救出、災害に罹った住宅の応急修理、生業に必要な資金、器具または資料の給与または貸与、学用品の給与、埋葬等を内容とする。

【倫理上の問題】 1965（昭和40）年都道府県知事宛の厚生省（当時）社会局長通知、「災害救助法による救助の実施について」（最終改正2000〈平成12〉年）によると、住家が滅失したもの（以下「全壊、全焼又は流失」）とは具体的に、住家の損壊、焼失もしくは流失した部分の床面積が延床面積の70％以上に達したものをいう。または住家の主要構造部の被害額がその住家の時価の50％以上に達した程度のものとする等の基準もある。全壊から床上浸水等までの基準は必ずしも被害住民の被害感覚と一致せず、より手厚い援助が必要な場合が多いことが指摘される。現在建設している2Kの仮設住宅は2年間で280万円（建設費、リース代、下水工事、解体費込み）とされており、阪神・淡路大地震の際は、夏に向けて、高齢者のいる世帯、障害者手帳1・2級所持者、母子家庭などに厚生省（当時）の負担でクーラーが設置されたため、最終的には5万戸弱の建設数になった。

日本では災害時の救助活動のための自衛隊出動については憲法論議等で微妙な問題がある。自衛隊法施行令によれば、自衛隊の派遣要請は都道府県知事が権限を有し、防衛、治安出動の場合には、陸海空三自衛隊の指揮を統合幕僚会議議長が執ることになっている。ただし、災害出動の場合はこれに該当せず、出動要請は三隊に個別に出すことになっており、とくに急を要し、要請を待つといとまがないと認められる時は防衛大臣の判断で自主出動できる。

【展望】 災害が発生した場合は、発生情報、通信連絡体制の確保が重要であることはいうまでもない。阪神・淡路大震災に際しては電話・ファクシミリ・非常無線・警察無線といった情報通信手段と公的支援体制に加えて、コンピューターやインターネットおよびボランティアネットワークの活躍が注目された。情報が生死を分けるケースは多く、デジタル災害情報通信システムの整備が求められる。　　　　　　［清家彰敏］

【関連項目】 社会福祉六法、社会保障（制度）、ボランティア

┃サイクロスポリン ➡ シクロスポリン

┃サイケヴィッチ裁判 ➡ サイケヴィッチ事件

┃サイケヴィッチ事件
Saikewicz Case（英）

【事件の概要】知的障害、とりわけ重度精神障害（精神遅滞）のため意思決定能力のない末期患者が持つ延命治療拒否権の代理行使について、アメリカのマサチューセッツ州最高裁判所がこれを肯定する判決を下した事案（マサチューセッツ州最高裁1977年11月28日判決）。1976年4月、重度精神障害（当時67歳、知能指数10、推定精神年齢2歳8カ月）により50年以上も州立施設に収容されてきたジョゼフ＝サイケヴィッチ（Joseph Saikewicz）は、急性骨髄芽球性単球性白血病を患い、治療を施さなければ数週間ないし数カ月の間に死亡すると診断された。唯一の治療方法は化学療法であったが、治療に際しては、病状の進行状態に加え高齢であることなどから治癒する見込みはなく、わずか2～3カ月の延命が可能になる程度であり、強い副作用により激しい苦痛を伴うこと、重度精神障害のため治療の意味を理解できないことなどから、強制的な身体の拘束が必要であることが予想された。ジョゼフを収容する施設は、化学療法をすべきか否かを決定するため、検認裁判所（Probate Court）に対して治療に関して決定権限を有する訴訟上の後見人を即時、任命するよう申し立て、後見人が任命された。後見人は検認裁判所に対して「化学療法を実施しないほうが最善の利益になる」との報告書を提出し、ジョゼフの担当医も証人として「治療の実施に反対」する意見を述べた。1976年5月、検認裁判所はジョゼフへの化学療法を実施しないよう命令を下したが、その直後、控訴裁判所（Appeals Court）に対して「検認裁判所自体には延命治療を実施しないよう命じる権限があるか」「本事案において延命治療を実施しないよう命じたことは正当であるか」の2件について質問を提出した。マサチューセッツ州最高裁判所（Supreme Judicial Court）により直接の上告審査が認められ、同年7月、両事項につき検認裁判所の命令を肯定する判断が下されたが、肯定の理由について後日公表することを約束して留保した。ジョゼフは肺炎を併発して1976年9月に死亡、それから1年以上経過した1977年11月に留保されていた理由が公表された。その中で州最高裁判所は、まず、末期患者が持つ延命治療に対する拒否権は、「インフォームド・コンセントの法理」と「憲法上のプライバシーの不文の法理」によって法的擁護を得ているとし、「人間の尊厳」という点において延命治療拒否権は「能力者のみならず無能力者にも等しく認められる」とした。次に、検認裁判所が無能力者に代わって治療拒否権の代理行使を決定する際には、あくまで「無能力者にもし能力があれば彼自身がなすであろう判断・決定を、裁判所が無能力者に代わって行う」というsubstituted judgementの法理に従わなければならない」とし、それは「無能力者本人の欲求・必要などを重視した主観的なものでなければならず、また無能力者の現実の利益と選好とを確かめる努力の結果得られたものでなければならない」とした。さらに、司法が意思決定能力のない末期患者に対して延命治療をすべきか否かについて判断を下すことは、医師の専門領域への侵害とは考えられないとした上で、「裁判所こそがそのような決定をなしうる唯一の機関である」とした。

【倫理上の問題】本件と類似の事案としては、持続的植物状態となった患者が持つ延命治療拒否権の代理行使について争われた

カレン事件（ニュージャージー州最高裁判所1976年3月31日判決）がある。カレン事件判決では、本件と同様に「主観的」な基準を掲げつつも、社会の圧倒的多数の構成員の判断という「客観的」な基準をも採用しているという点で、本件判決の方がより慎重な判断であるように思われる。しかし、本件における「本人の欲求・必要などを重視した主観的」な基準も、ジョゼフが生来の重度精神障害者であることを考慮すると、「よく考えれば、無能力者の立場に立たされた合理人が下した判断」であり、「悪くすると、裁判官が自らの価値体系に従って下した恣意的な判断に過ぎない」ことは否めない。しかも、「死を選ぶ権利」については「判断能力を有する一般人においても価値体系の不一致」が見られ、「主観的」な基準とはいえ「裁判官の誤った、あるいは恣意的な判断によって、無能力者が公権的に死に追いやられる危険」が残されているという点に倫理上注目すべきである。

【展望】アメリカでは、意思決定能力のない患者が持つ延命治療拒否の代理決定では、「本人の明確な意思」の証明が要件であることがクルーザン裁判（連邦最高裁判所1990年6月25日判決）により連邦においても確認されている。しかし、生来の重度精神障害等によりそもそも判断能力のない患者が持つ延命治療拒否の代理決定では、厳密に「本人の明確な意思」が確認できない。したがって、「生を選ぶ権利」を優先させ「死に追いやられる危険」を避けることが、現状における社会の最善の判断ではなかろうか。いずれにせよ、極めて難しい問題であり、その解決に向けた今後の活発な議論に期待したい。　　　　　　〔久保田勝広〕

【参考文献】丸山英二「サイケヴィッチ事件」（『ジュリスト』第673号、1978）。丸山英二「臓器移植および死を選ぶ権利におけるSubstituted Judgementの法理」（日米法学会編『アメリカ法』1号、東京大学出版会、1979）。

【関連項目】代理決定、延命治療、インフォームドコンセント、治療拒否権、人間の尊厳、カレン事件、クルーザン裁判

サイコオンコロジー
psycho-oncology（英）

【定義】がんの心理学的・社会学的・行動学的・倫理学的側面を扱う腫瘍学（oncology）の一分野。その目的は、がんが心に与える影響と心や行動ががんに与える影響を調べることにより効果的介入法を開発し、QOL（Quality of life）を向上させ、がんの罹患を減らし、生存期間の延長を計ることにある。

【歴史的経緯・倫理上の問題】サイコオンコロジーは、がんの診断技術や治療成績の向上、知る権利の台頭、ヘルシンキ宣言の導入など、がんを取り巻く社会状況の変化に伴って、欧米において1960～70年代に誕生した。代表的研究を振り返ると、乳房切除・ストマの心理社会学的影響、がんの情報開示による心理学的衝撃、がんへの心理学的適応、患者・家族・スタッフの精神疾患有病率調査、がんの精査や治療導入が遅れる心理行動学的問題、がんの罹患や生存に関連する心理社会学的要因（タバコ、ソーシャルサポート、前向きな態度など）、がん患者への精神療法や薬物療法、治療選択における意思決定、最近では遺伝カウンセリングの心理学的影響、緩和ケアにおける精神医学的問題（医師による自殺幇助、安楽死、死ぬ権利とうつ病）などが挙げられる。

初めに情報をすべて開示し同意を得るという自律性を尊重するがん医療を、1970年代後半の西洋社会（北米、北欧、西欧）はまたたく間に受け入れたが、医師のパターナリズムに依存したがん医療が行われてきた社会（アジア、南米、アフリカ、東欧、

南欧）においても少しずつ受け入れられてきている。そこでは「患者に何を告げるか」から「患者にいかに告げるか」が医療技術として求められている。1996年以降、英米では「悪い知らせを伝える」コミュニケーション技術訓練の報告がようやく始まり、最近のアメリカではマイノリティ社会への配慮から、「患者はどのように知りたいか」という患者の意向にも関心を寄せ、集団もしくは家族で重要な決定をしていく日本の意思決定モデルのようなあり方もコミュニケーション技術訓練に組み入れている。わが国でも患者のQOLや自己決定権を尊重する風潮がようやく高まり、医師と患者がコミュニケーションなしにがん治療を進めることは困難になってきている。現在のところ、がんの情報開示は推奨されているが法制化されていないため、地域差、施設間格差は少なくないと推測されるが、1995（平成7）年の厚生省（当時）調査の20.2％からは大幅に増加していると推測される。わが国のがん専門医研修に、患者・家族の意向に配慮したコミュニケーション技術訓練の導入が期待される。

　緩和ケアにおける精神医学的問題とは、終末期患者が、がんや将来死にゆくことなどよりもむしろ自立性を失うこと（食事、排泄、入浴、着衣など）や家族との別れを気がかりとして挙げることが多く、そこでは自立性を失った自分に価値がないからと死を早める行為（安楽死や医師による自殺幇助）を望む人が存在することにある。現在、オランダ、ベルギーでは安楽死法が成立し、アメリカのオレゴン州では1998年より医師による自殺幇助が患者の権利として法制化された。オレゴン州では、患者にうつ病が疑われた場合、精神科医が診断する条項が盛り込まれており、精神科医が死の番人としての役割を負うことや終末期のうつ病治療が果たして改善するのかが大きな問題となっている。また、死を望む終末期患者にはうつ病だけでなく絶望感も独立して関連することから、絶望感に対する新規治療開発が行われている。一方では、オランダでは難治性うつ病患者にも安楽死法が適用されることが特徴である。安楽死に対する医療者の考えには、医療者の症状緩和に対する知識の程度やモルヒネに対する懸念、燃え尽き症候群、宗教的背景などの要因が関与することが明らかになっている。わが国では安楽死の概念が医療者、患者、一般ともに未だ関心も低く理解されていない状況であり、現時点では痛みやうつに対する積極的な症状緩和の普及が急務と考えられる。

[内富庸介]

【関連項目】治療、疼痛緩和、緩和ケア、日本緩和医療学会、延命治療、QOL、ヘルシンキ宣言、パターナリズム、コミュニケーション、安楽死、安楽死法

▌サイコロジー　➡　心理学

▌再生医学　regenerative medicine（英）

【定義】疾病あるいは外傷などにより失われた生体組織の形態的・機能的損傷部を細胞の利用によって再生あるいは代替する医療。組織の自己再生および同種・異種細胞を用いた組織の代替も再生医学と総称される。したがって、従来のハイブリッド型人工臓器・人工組織も含まれる。関連した言葉に組織工学（tissue engineering）があるが、これは組織の再生・構築を試験管内（in vitro）で人工細胞外マトリックスや支持体に細胞を播種して行う技術で、これも再生医学に含まれる。たとえば、切手大の自己の表皮を広範囲熱傷患者に使用できる大きさにまで増殖できる培養皮膚治療が確立されている。現在最も注目されているのは胚性幹細胞（ES細胞）と体性幹細胞（stem cell）である。ES細胞は環境に応じ

てどのような細胞にもなり得るので万能細胞とも称される。受精卵が分裂した胚の段階で未分化細胞を取り出して得られる。後者の体性幹細胞は成長した動物組織内にあって特定の細胞だけをつくり出す機能しかないとされていたが、最近、幅広く他の性質の細胞になる可能性を持つことが知られた。

【倫理上の問題】ES細胞は受精卵を用いて取り出されるので、生命の萌芽である受精卵を用いることをめぐる問題がある。わが国では国と研究機関の二重審査によりヒトでのES細胞をつくる研究が認められている。

【展望】現在はES細胞あるいは体性肝細胞を、たとえば心臓や肝臓など希望する分化細胞に誘導することはできない。しかし、これらの細胞を思いのまま希望する分化細胞、そして組織や臓器へと構築することができれば、拒絶反応がまったく起こらない移植が可能となるであろう。　　　〔磯貝晶子〕

【関連項目】ハイブリッド、人工組織、人工臓器、胚性幹細胞（ES細胞）

臍帯血移植　cord-blood stem cell transplantation（英）

【定義】造血幹細胞移植の一つ。新生児の臍帯と胎盤に含まれる臍帯血には、顆粒球／単球系・赤血球系・巨核球系などの多能性のある造血前駆細胞や、全能性幹細胞により近いと考えられている未熟幹細胞などが骨髄よりも多く含まれている。出生時に臍帯と胎盤の中にある血液をシリンジで採取し、凍結保存する。臍帯血バンクで管理し、必要時に解凍してレシピエントに静脈内投与を行う。適応疾患は骨髄移植に準じ、白血病、再生不良性貧血などをはじめとする難治性血液疾患や先天性免疫不全症、先天性代謝異常疾患などである。ドナーに侵襲を与えないこと、凍結保存するため患者の状況に合わせて移植の日程が組めること、移植片対宿主病（GVHD）の発生頻度や重症度が低いこと、ヒト白血球型抗原（HLA）不一致移植も可能であること、などの利点がある。しかし骨髄移植に比べて移植細胞の生着が遅く、その間、感染や出血などに対する管理を慎重に行う必要がある。

【倫理上の問題点】採取後、24時間以内に－196℃の液体窒素中に凍結保存し、6カ月たって新生児が障害なく生長していることが確認されるまでは、移植に用いられない。臍帯血バンクでは感染症や遺伝的疾患などのドナー情報を臍帯血とともに保存する。自家移植を目的とした臍帯血バンキングも必要であろう。　　　〔磯貝晶子〕

【関連項目】組織移植、全能細胞、骨髄移植

最大多数の最大幸福 ➡ 功利主義（行為―、規則―、選好―）

在宅医療
medical treatment at home（英）

【歴史的経緯】医療技術の未発達の段階では、入院のメリットは少なく、外科的処置でさえ在宅で行われた。病院は往診を頼めない貧困層、面倒を見てもらえる身寄りのない高齢者・障害者などの収容の場、社会防衛上伝染病患者を隔離する場に過ぎなかった。技術の進歩は、病院を治療の場に変え、人間の生および死も在宅から施設へと推移してきた。検査など往診で技術的にできることは限られ、医療機関も外来診療の方が経営的効率がよく、自動車の普及で搬送しやすくなったことなどが相まって、往診は日常診療の中で減少してきた。ところが、高齢化が進み脳卒中後遺症をはじめ病状は安定しても障害が残るケースが増え、神経難病や終末期医療などに直面する中で、在宅医療の意味が再び問われ始めた。

【倫理上の問題】患者側の訴えで出かける臨時往診から、慢性期の病状フォローアップ、生活上の諸問題に対処する定期往診が中心となり、訪問看護、介護と結合した在宅ケアが重要になってきた。住み慣れた家・地域での生活を尊重する在宅ケアの先駆的な経験は、病棟治療中心に作られてきた医療技術から生活を重視したものに再構築する好機会といえる。そのためには、ヘルパー、訪問看護などケアの体制、福祉機器の活用、居住環境の整備、増悪時に気軽に入院できる体制(重症ではないが重介護に対応できる人的体制)、介護者が休養できるショートステイの拡充などが欠かせない。病状、障害、患者の状況により在宅生活の難しい場合に備えての個室化・グループホームなど施設面での整備も平行して進められなければならない。2000(平成12)年に在宅ケアの推進を謳った介護保険が実施されるかたわら、逆に施設待機者が増えているのは、いかに在宅医療の基盤が不備であるかを物語るものといえよう。根底にある老人入院費削減から高齢者のQOL向上へと在宅医療の本来の目的に即した政策の転換が図られない限り、その定着・前進は難しいであろう。　　　　　　〔上林茂暢〕

【関連項目】ケア、在宅介護

在宅介護　care at home（英）

【定義】傷病者や障害者を彼らが住み慣れている自宅で介護すること。介護の概念が初めて明確にされたのは1974(昭和49)年刊の『社会福祉事典』(仲村優一他編、誠信書房)においてである。そこでは「『寝たきり老人』など一人で動作ができない人に対する食事、排泄、寝起きなど、起居動作の手助けを『介助』といい、疾病や障害などで日常生活に支障がある場合、介助や身の回りの世話(炊事、買い物、洗濯、掃除などを含む)をすることを『介護』とい

う」と規定された。

【歴史的経緯】近年、コミュニティケア、脱施設化、ノーマライゼーションの理念から、障害者や介護を要する高齢者が住み慣れた自宅で生活できるよう維持し、さらにより豊かな生活をも実現できるようにすることが求められるようになってきた。政策として施設から在宅の方向を示したのは、中央社会福祉審議会の提言「コミュニティ形成と社会福祉」(1971〈昭和46〉年)である。この中では、収容施設の隔離・閉鎖性の問題が指摘され、施設の地域への解放と在宅での保護・援助の充実が求められている。1979(昭和54)年には「新経済社会7か年計画」の中で「日本型福祉社会」政策が打ち出されたが、これは生活問題を個人の自助と家族、近隣、地域社会の互助に置くという内容で、在宅介護は家族・女性が担うという政策であった。1980年代になると、福祉の有料化が実施される一方、高齢化の急速な進展により、介護を家族・女性に担わせることの限界も明らかになってきた。1980年代後半には高齢者を中心に在宅介護支援が本格化し始め、1989(平成元)年に在宅介護・在宅福祉を拡充させることを目的とした「高齢者保健福祉推進十か年戦略(ゴールドプラン)」が出された。これは、ホームヘルパー、ショートステイ、デイサービスを増大させるというものであり、1990(平成2)年にはこの戦略に沿って社会福祉関係八法の改正が行われた。1994(平成6)年にはゴールドプランを手直しした新ゴールドプランが発表された。さらに、新介護システムの中で社会連帯による支え合いを具現化したとされるのが介護保険法で、2000(平成12)年4月に施行された。現在、在宅介護には、ホームヘルプサービスをはじめ、給食サービス、訪問看護、在宅医療、訪問リハビリテーション、入浴サービスなどの訪問サービスや、デイ

サービス、ショートステイなどの通所サービスがある。
【倫理上の問題】在宅介護の場合には、介護行為が介護者個人の判断で行われることが多い。いきおい、介護者である家族の介護疲れなどから虐待の問題が起きることがある。また、在宅介護サービスでは家族以外に多職種が関わり、患者のプライバシーを保つことも難しくなる。

　在宅で家族の介護を担当しているのは統計から見ても女性が多く、介護は女性に負荷の多いジェンダー関与的領域となっている。厚生労働省は、2000年時点で200万人の要介護高齢者が、2020年には520万人に達するだろうと予測している。少子高齢社会が急速に進む中で家族の介護負担を軽減するような人的・経済的対策が必要とされる。　　　　　　　　　　　　　　[平尾真智子]

【参考文献】朝倉美江『在宅介護支援の今日と明日』(一橋出版、1998)。
【関連項目】介護保険法、ノーマライゼーション、高齢化、ホームヘルパー、デイサービス、ゴールドプラン

■ 在宅死 ➡ 病院死

■ 裁量権　discretion（英）
【定義】一般には自分の自由な判断で裁断し、処理することをいう。法律学では主に行政機関の行政行為に関して論じられてきたが、行政分野に限らず専門技術的な領域では一定程度認めざるを得ないものと解せられる。医療も高度の専門性を有する技術であり、現行の医療関係法規の上ではとくに明文の規定はないが、医療行為には専門家としての医師等の裁量を排除できないと考えられる。医師の裁量権とは、ある症状ないし病気に対する検査・診断・治療・処置に関して、その時点での医療水準から考え、合理的と思われるいくつかの方法のうちどれを選択し実施するかは専門家である医師の判断に任されるという意味である。裁量権は法律の範囲内で認められるものであり、公序良俗に反することは許されない。医師に裁量権が認められるとしても診療は患者の利益に沿った合理的なものでなければならず、これに反する恣意的な診療は、裁量権の踰越、濫用として違法と判断される。また法律上、医師の裁量権に制限が加えられる場合がある。医師法第24条の2は、「厚生労働大臣は公衆衛生上重大な危害を生ずる恐れのある場合においては、その危害を防止するためにとくに必要があると認めた時は、あらかじめ医道審議会の意見を聞いて、医師に対して医療または保健指導に関して必要な指示をすることができる」としているから、その限りにおいて医師の裁量権は制限されるといえる。裁量権は、国の医薬品の許可等をめぐっても議論になり得るが、その場合は国家賠償法によって国の責任を問うことの可否の問題になる。
【法的問題と判例】患者の自己決定権の主張やパターナリズム批判が強まる中で医師の専断的治療を否定し、その裁量権について限定する見解が有力になりつつある。生命・身体は本来的に患者自身のものであり、どのような治療・検査を受けるかは患者自らが決定し得るとするならば、医師の裁量権は限定されたものになる。具体的には、説明に基づく同意（インフォームドコンセント）なしの治療等は違法であるとする立場から、医師の裁量権の成立する余地を狭めようとする。判例においても説明と同意の原則は定着しつつあり、とくに手術については説明と同意は不可欠とされているが、しかし、がんの告知について裁判所は、医師には患者に病気の内容を説明する義務はあるが、告知の時期や内容は原則として医師の裁量権の範囲内にあるとしている。

　裁量権の問題は、医療行為が訴訟になっ

た場合、裁判所が当該行為について違法性を判断し得るか否かの問題になる。医療が侵襲性を伴う以上、通常インフォームドコンセントがない医療行為は違法であり、民事法上は債務不履行ないし不法行為責任が問われ、刑事法上は暴行・障害の罪に問われる可能性がある。しかし、緊急状態の場合においては患者の同意がなくても医的侵襲の違法性が阻却されることがあり、法的には緊急事務管理または緊急避難の法理が適用される。すなわち、ためらえば患者の生命・身体に危険がある状態では医師の裁量権が広く認められ、医師の裁量に基づく処置が正当化される。具体的には、患者が意識不明ないし同意能力を欠いている状態であり、かつ法定代理人・保護者等の代諾者に問い合わせる時間的余裕がない場合、手術中に手術計画の拡大・変更が必要になった場合、他に方法がなく侵襲を加えることが放置しておくより患者にとって有益であることが明白である場合等が考えられる。これらの場合は、医療行為の選択・実施については当該行為時点における医療水準を基準とした医師の専門技術的裁量を認めざるを得ないと解される。

　患者の自己決定権の拡大にもかかわらず、一定の場合、医師の裁量権を認めざるを得ないが、それは医療水準から自由ではないから医師は常にそのような医療水準から見て適切な診療をなし得るように研鑽する義務があるといえよう。　　　　　　［平野武］

【参考文献】植木哲他『判例医療ガイド』(有斐閣、1996)。前田達明・稲垣喬・手嶋豊他『医事法』(有斐閣、2000)。

【関連項目】医師法、自己決定権、患者の権利、インフォームドコンセント、正当行為、救急医療

作業関連疾患
work related diseases (英)

【定義】もともとの原因は労働作業そのもののうちにはないが、作業環境や業務に起因するストレスなどの因子によって、通常の経過に比べ急速に増悪進行する可能性のある疾患群。

【倫理上の問題】労働衛生管理上の視点から1982年に世界保健機関（WHO）の専門家グループによって初めて提唱された疾患群概念であるが、具体的には高血圧症、虚血性心疾患、脳血管疾患、糖尿病等いわゆる生活習慣病と呼ばれているものと重なる。適正配置や夜勤、時間外労働などの業務負荷の調整を行うなど、これら作業関連疾患の進行増悪を防ぐ職域健康管理上の対策を講じることが事業者に求められるという点は、ある面では労働者に有益であるように見える。そのためには労働者がまず自分の健康状況や家族歴、生活習慣などについての情報を事業者側に提供し、また生活全般にわたる保健指導介入を受けることが要件とされる。しかしこれが本当に望ましいことであるか、ますます事業者側に都合のよい管理制度が整備されていくのではないかという疑念が提出されている。　［服部健司］

【関連項目】労働、労働安全衛生法、労働基準法、職業病

作業療法士　occupational theraplst (英)

【定義】身体障害者あるいは精神障害者に対して行われる身体的・精神的・社会的・職業的・経済的な回復、社会復帰を目的として行われる作業療法を専門とする職種。厚生労働大臣認定資格。2005 (平成17) 年4月現在、2万9484人。

【倫理上の問題】作業療法は治療法の一つであるから、その導入、内容、終了などは十分な情報の提示が行われた上で、患者の意思決定に基づいて行われなければならない。しかし、作業療法を受けることに消極的な患者も存在し、作業療法士などによる治療導入への積極的な働きかけが必要とな

ることもある。この場合、患者の自己決定権を侵す可能性があることを念頭に置かなければならない。

　作業療法の内容については、レクリエーション療法、生活指導などとの適切な組み合わせにより「遊び」や「休息」が確保される必要がある。また、病院美化など本来病院が行うべき業務を作業療法とすることについては慎重な判断が求められる。現在、作業療法は保険診療の中で点数化されており、収益性の立場から慢性に作業療法が継続される危険性を含んでいる。このため、作業療法士には客観的評価に基づいて作業療法の導入と終了を判断することが求められている。また、作業療法による収益は患者に還元されなければならない。［平林直樹］

【関連項目】リハビリテーション、医療従事者、自己決定権、インフォームドコンセント、精神障害(者)、障害者(児)

作為義務
obligation／duty of commission（英）

【定義】ある種の行為を積極的にしなければならない義務。不作為義務の反対。

【倫理上の問題】人を殺してはならない、傷つけてはならない、虚言を弄してはならないといった、ある種の行為を慎む不作為義務（obligation of omission）とは対照的に、われわれは社会の中で引き受けた役割や職責に応じて、積極的な義務を負う。親である人は子どもを養育し普通教育を与える義務を負う。警察官は容疑者を特定して検察官に引き渡す義務を、消防士は現場で消火活動や人命救助にあたる義務をそれぞれ負う。人を殺せばたいていの場合、不作為義務に反して殺人者として非難の対象となるように、作為義務を負う場合には何もしないことが義務違反となる。そのためには、(1) 義務として課されていながら、なされることのなかったその行為をその時点ですることができた、(2) それをしないことの結果を予想することができた、という条件が最低限必要となる。この義務に反したと疑われた際に、「結果を予想できなかった」「不注意であった」という弁明が出されても、職責や状況によっては、「当然知っていなければならなかった（知ろうと努力していなければならなかった）」「注意していなければならなかった」として、これまた作為義務に反するとされ、免責を却下される場合がある。医師が薬の副作用や患者の体質を知らずに投薬する場合もこれに該当する。この種の義務は、延命手段の発達とともに生命倫理の分野でも次第に問題になってきている。致死量の薬剤を注射すれば患者を殺すことになり、時に積極的安楽死と呼ばれる。これに対し、栄養補給や人工呼吸装置の装着その他の延命手段があるにもかかわらず、患者の要請に応じて、あるいは自分の判断で何もしない場合には、患者を死なせる行為をしたと見なされ、時に消極的安楽死とされる。一般に、誰がどのような作為義務をどこまで負い、どのような場合にこれに反するかは、一人ひとりの役割や職責の内容による。そこで、延命が仮に医師の至上の職責であるなら、苦痛の緩和のためであれ、それと知って薬剤を投与して死期を早めれば不作為義務に反することになり、反対に、患者の死を予想しながら延命に効果的な手段をあえてしなければ、作為義務に反したことになる。延命ではなく、患者の意向、たとえば蘇生術回避の取り決め（DNR）に沿った治療が仮に最優先の職責となると、作為義務と不作為義務の内容も当然変わってくる。

【展望】何もしないことがすべて不作為になるわけではない。しかし、不作為と見なされる限り、何もしないことも作為、行為となる。したがって、どのような場合に作

為義務の違反となるのか、それは不作為義務の違反と同程度に悪いことなのかといった問題は、何をもって行為とするか、何かを行為と記述するということはどのようなことかという、20世紀後半以来盛んに論議されるようになってきた哲学上の問題の一環である。同時に、何をどこまで作為ないし不作為義務とするかは、医師の職責とは何か、つまり医療の目的はどこにあるかにもかかっている。　　　　　　　［安西和博］

【関連項目】倫理、無危害原則、安楽死、心肺蘇生、DNR

▍**殺人罪**　Mord（独），murder（英）
【定義】殺人とは故意に他人を殺害する行為であり、その点で過失致死や傷害致死と区別される。わが国の刑法は、殺人罪（第199条）と同意殺人罪（第202条）とを置き、未遂だけでなく殺人罪については予備をも処罰の対象としている。謀殺や故殺を区別する立法例や嬰児殺しを規定する立法例もあるが、わが国の刑法はすべての殺人事例を第199条のみで処理し、個別ケースの量刑で対応するものとしている。
【倫理上の問題点】殺人の客体である「人」について、堕胎罪と殺人罪の区別の点で「人の死期」が、殺人罪と死体損壊罪の区別の点で「人の終期」が問題となる。刑法上の「人の始期」に関連しては、「ヒト」の生命の保護の仕方の差異がクローズアップされる。胎児については堕胎罪が存在するが（刑法第212条～第216条）、母体保護法により違法性が広く阻却されているからである。また、「人の終期」では、とりわけ臓器移植術との関係で脳死を人の死として受容するかが問題とされている。

　　　　　　　　　　　　　　［中空壽雅］

【関連項目】刑法、同意殺人、堕胎罪、死体損壊

▍**サディズム** ➡ **マゾヒズム**

▍**サナトロジー** ➡ **死生学**

▍**サプリ** ➡ **サプリメント**

▍**サプリメント**　supplement（英）
【定義】日本において、サプリメントの法令上の明確な定義はない。アメリカでは、1994年に制定された法律（Dietary Supplement Health and Education Act：DSHEA）により、サプリメントは食品や医薬品と区別・分類された。それに従うならば、サプリメントは栄養成分を補給し、または特別の保健の用途に資するものとして販売の用に供する食品のうち、錠剤・カプセル剤など通常の食品の形態でないもの、ということができる。現在、日本で販売されているサプリメントは（1）特定保健用食品：体調を整える特定の効果が科学的に証明された食品で、保健の用途を表示でき、厚生労働大臣による個別審査を受けたもの、（2）栄養機能食品：ビタミンやミネラルなどの生体内での働きが明らかな栄養素が一定量以上含まれた食品、（3）「いわゆる健康食品」：通常の食品であるため、栄養成分機能を表示する義務はなく、一般食品の中の食品で製造業者や販売業者などが独自の判断で健康食品などと称して販売しているもの、の3つに分けられる。（1）および（2）を保健機能食品と呼ぶ。2001（平成13）年に創設された保健機能食品制度の基準により規制される。保健機能食品と一般食品の違いは、栄養成分機能表示が可能かどうかである。
【倫理上の問題】日本で流通しているサプリメントには保健上の用途をそのまま表示できないので、宣伝や広告を巧みに利用し消費者に効能効果を連想させるように商業活動を行っている企業もある。そのようなサプリメントには、広告を裏づけるような科学的根拠（エビデンス）が希薄なものも

多い。副作用の発症率が高いといわれる海外のダイエット用サプリメントの場合のように、副作用そのものに関する情報が乏しいばかりでなく、長期利用される多くのサプリメントの長期的な安全性が確立していないことにも問題が残されている。また、医薬品との相互作用に対する医療現場の意識が必ずしも高くないことによる健康被害も報告されている。品質が担保できる大規模メーカーのサプリメント市場への参入が、以前のような「危険なサプリメント」の流通を結果的に抑制してきたために、患者のサプリメント利用実態に対する医療現場の意識がかえって低下しているともいわれ、医薬品との相互作用に伴う健康被害の危険性を増大させている。2005（平成17）年に行われた三菱総合研究所によるアンケート調査によれば、受診時にサプリメント利用の有無について確認されたことのない通院・入院患者は75％に及ぶという。　　［原敬］

【参考文献】橋詰直孝「サプリメントの現状とその意義」（『日病薬誌』40（2）、2004）。小内亨「サプリメントの使い方―利点と弊害―」（『治療』85（11）、2003）。

差別
discrimination（英），Diskriminierung（独），Discrimination（仏）

【定義】本来、ある基準に基づく物の特殊相、差異性、もしくはある基準によって行われる区別・特殊化・差異化を表わすが、とくに不当な、あるいは無関係な理由、偏見や先入観によって、もしくは理由なくして、意識的あるいは無意識的に、特定の人に対して不利益や不平等な扱いをすることを意味する。

【歴史的経緯】差別は、宗教や民俗によって供給された聖－穢れ、清浄－不浄、秩序－混沌、正－負、内部－外部のような二項的な差異の区分によって産出された人間関係が、身分制度のような社会的制度によって固定・強化されてきた歴史を持つ。古代ギリシャ語の「聖なる（hagios）」は同時に「汚れた」を意味していたように、対立項は互いに侵犯し、反転し得る表裏一体のものであった。これらの境界線上に位置する人びとは、聖なるものとして畏怖されると同時に穢（けが）れた存在として見られていた。日本では、平安時代に死、出産や月経、皮革や肉食という穢れの観念が仏教とともに入り込み、中世には神道による天皇の神聖視とともに、浄めに携わる職能民はその対極に位置するものとして不浄視と結びつけられた。近世以降、それまでは流動的であった身分・職業・居住地が制度として固定され、差別を利用することで政治的に秩序の安定化が図られてきた。近代になり、国民国家が形成され、国民の名の下に、非人の平民化が差別を温存した形で行われたが、差別が差別として社会総体の問題となったのは、誰もが均質で豊かな社会の到来を夢見た高度経済成長期の1960〜70年代にかけてである。

【倫理上の問題】人は差異の区分の原理である価値体系に基づいて、自他のアイデンティティ、帰属を決定する。区別・差異は、その差異のカテゴリーがより上位のカテゴリーに包摂されるべきだという告発が共有され、またそうした社会的文脈が存在する時、差別となる。下位の差異はその時、相対化されて高位のカテゴリーに吸収される。国民は基本的人権を有する平等な個人から成るという理念の下では、平等性というカテゴリーの下に、すべての差異は吸収・同化されることになる。しかし、差異の中にはアイデンティティの核となってしまい容易に上位のカテゴリーに同化・吸収されることを拒むものもある。また、単一の属性で自他のアイデンティティを決定することは人間の均質化・平等化の裏面でもあるが、

人間の全体性を喪失・否定することにもつながる。これらは高位のカテゴリーへの包摂を阻害している。さらに差別の再生産を産み出すものに、「悪意の差別」以外に、他者の生産・排除がある。アイデンティティが帰属意識である限り、差別者と被差別者の関係だけでなく、差別者の帰属する集団、つまり社会を含めた「三項関係」が問題となる。集団への帰属意識は、集団にとっての他者を決定・生産し、それを排除することによって強化される。社会は社会の外部にいる不在の他者を産み出している。帰属する集団に向けて喚起された他者に対する否定的イメージは集団に広く共有され、再生産され、それとともに他者は集団の外部として認知されてカテゴリー化され、差別される。それは排除された、したがって不在の他者であると同時に、それに対する集合的差別意識は、個々の実在する被差別者に向けられたものではないために、容易に個々の成員の被差別者に対する表面的同情と共存し得る。したがって、差別意識の自覚や他者として存在を奪われた者の痛みの現実的共感を欠いているため、差別の存在の指摘は不在の他者からの糾弾を必要とする。高度経済成長期に社会問題化した差別は、均質で半等な「国民」という空間と絶えず外部を生産し続ける「社会」とのずれの表出と見ることができよう。

【展望】実体的な差別の検討・制度的な解消とともに、差別を産み出すプロセス（差別意識、他者意識）の検討が望まれる。

［篠原隆］

【参考文献】江原由美子『女性解放という思想』（勁草書房、1985）。栗原彬編『講座差別の社会学』（弘文堂、1996）。八木晃介『排除と包摂の社会学的研究』（批評社、2000）。

【関連項目】社会的弱者、人種、平等権、マイノリティ

サリドマイド事件
thalidomide case（英）

【概要】日本では1958（昭和33）年1月に発売された睡眠薬サリドマイドは当初、副作用も少なく安全な薬と宣伝されたが、その後、服用した妊婦から「あざらし肢症（フォコメリア）」の奇形児が多く生まれることが分かり、1962（昭和37）年9月に回収措置がとられた。戦後の薬害の原点となる事件である。国内の認定被害者は309名。

【倫理上の問題】この事件以降、薬剤の副作用、妊婦・胎児への影響調査が強化された。日本での製造・販売元の大日本製薬と厚生省（当時）は、1961（昭和36）年11月の西ドイツ（当時）での回収措置を知りながら販売を続けた。1962年9月の回収措置も徹底せず、一部市販され続けた。回収が遅れた間に被害児の半分が出生したと推定されている。1974（昭和49）年11月までに全国サリドマイド訴訟統一原告団と国および大日本製薬との間で地裁での和解が順次成立した。近年、サリドマイドの抗がん作用が確認されており、サリドマイド被害者団体は、承認する際は十分な審査と規制を設けるよう要請している。　　　［杉岡良彦］

【関連項目】薬害、厚生労働省

サリン等による人身被害の防止に関する法律

【概要】サリン（メチルホスホノフルオリド酸イソプロピル）等の「製造、所持等を禁止するとともに、これを発散させる行為についての罰則及びその発散による被害が発生した場合の措置等を定め、もってサリン等による人の生命及び身体の被害の防止並びに公共の安全の確保を図ること」を目的とする法律。松本サリン事件（1994〈平成6〉年6月）および地下鉄サリン事件（1995〈平成7〉年3月）を契機として1995年4月21日に制定された。

【倫理上の問題】通常、毒性の強い物質について何らかの規制を行う場合でも、当該物質の有用性に鑑み、それらが適正な目的に使用されることを前提として必要な範囲で禁止事項等を定める方向が採られる。サリンについては、化学兵器に用いられるほどに殺傷能力が強く、しかも人の殺傷以外にその用途が認められない物質で流通も予定されていないことから、広範な規制がなされている点に留意が必要である。

［城下裕二］

【関連項目】毒物及び劇物取締法

サロゲートマザー　surrogate mother（英），Leihmutter（独）

【定義】人工授精型代理母と訳される。不妊の妻とその夫が子どもを引き取って育てたいと希望し、夫の精子をサロゲートマザーに人工授精させ、妊娠・出産する。サロゲートマザーと生まれてくる子どもとの関係は、出産の母であるとともに遺伝上の母でもある。依頼した夫婦においては父親とのみ遺伝的なつながりがあることになる。

【倫理上の問題】ホストマザーと異なり、遺伝上の母でもあるため、サロゲートマザーが抱く依頼人の夫への精神的なつながり、夫が抱くサロゲートマザーへの感情がしばしば問題になる。時には愛情に発展する場合もある。このことにより依頼人の妻には複雑な感情が芽生え、夫婦関係に変化をきたす場合がある。不妊という問題を抱えながら、夫の子どもを持ちたい気持ちに押され、サロゲートマザーを依頼したにもかかわらず、夫とサロゲートマザーとの関係により妻は心を痛め、そのことが生まれてきた子どもの養育上にも影響を及ぼす可能性がある。

［一戸真子］

【関連項目】ホストマザー、人工授精、代理母、家族制度

産業廃棄物　industrial wastes（英）

【定義・概要】広義には、すべての事業活動に伴って排出される廃棄物の総称である。日本では、「廃棄物の処理及び清掃に関する法律：廃棄物処理法＝廃掃法」（1970〈昭和45〉年成立、1992〈平成4〉年・1997〈平成9〉年、2000〈平成12〉年改正）に基づいて定められた20種類（燃殻、汚泥、廃油、廃酸、廃アルカリ、廃プラスチック、紙屑、木屑、繊維屑、動植物性残渣、動物系固形不要物、ゴム屑、金属屑、ガラス屑やコンクリート屑及び陶器屑、鉱砕、工作物の新築改築又は除去によって生じたコンクリートの破片その他これに類する不要物、動物の糞尿、動物の死体、煤塵、政令第2条第13号廃棄物）が産業廃棄物として規定されている。このうち、とくに爆発性・毒性・感染性など人体の健康や生物環境に被害を及ぼす恐れのある6種類（廃油、廃酸、廃アルカリ、感染性産業廃棄物、特定有害産業廃棄物）を「特別管理産業廃棄物」と呼ぶ。家庭等から排出される一般廃棄物の処理は各市町村等に責任があるが、産業廃棄物に関しては、それを発生させる当事者である企業等の排出事業者に処理責任がある。実際には排出事業者が産廃事業者（収集運搬事業者および処理業者）に処理を委託する場合が大半であるが、この場合にも、排出事業者にはその全工程を把握すべき義務と責任がある。なお産廃事業者には、廃棄物の積降現場や処理現場に該当する都道府県知事または保健所設置市長の許可証取得が義務づけられている。

【倫理上の問題・課題】1992年発効の「廃棄物の国境を越える移動及びその処理に関するバーゼル条約（バーゼル条約）」を受け、日本でも1993（平成5）年に「特定有害廃棄物等の輸出入等の規制に関する法律（バーゼル法）」が施行された。この「バーゼル法」と「廃掃法」によって産業廃棄物

の日本国内における適正処理の原則がより徹底されたが、現実には国内外で不法投棄の問題が後を絶たない。1999（平成11）年には日本の産廃処理業者が大量の医療系廃棄物等をフィリピンへ不法輸出した事件が発覚した。また国内においても、排出事業者や産廃事業者はもとより、近年はリサイクル業者による不法投棄が増加している。国内外を問わず、産業廃棄物の不法投棄は一地域のみの問題にとどまるものではない。堆積した大量の産業廃棄物からはダイオキシンや重金属などの有害物質による汚染が広範囲に生じ、人体はもとより地球環境全体に悪影響を及ぼす危険性が大である。今後は罰則などのさらなる強化と併せて、事業者側の自発的な意識改革が必須であるといえよう。　　　　　　　　　　［源宣子］

【参考文献】㈱ジェネス『産業廃棄物がわかる本』（日本実業出版社、2006）。小林辰男・青木慎一『環境問題入門』（日本経済新聞社、2006）。
【関連項目】公害、バーゼル条約、セベソ事件、有害廃棄物、公害輸出

三交替制　three shift system（英）

【定義】24時間を「日勤」「準夜勤」「夜勤」に区分して交替で勤務する制度。入院設備を有する施設の医療従事者、とりわけ看護師に多く見られる勤務体制である。8時間ごとに均等に交替する均等割三交替制と業務の密度を考慮して勤務時間を設定した変則三交替制（労災方式）がある。
【歴史的経緯】1947（昭和22）年、GHQ（連合国最高司令官総司令部）の指導下に労働基準法が制定され、その第32条1項で、使用者は労働者を1日について8時間を超えて労働させてはならないと規定された。それに準拠して1950（昭和25）年、完全看護制度の承認条件として「看護師の勤務形態はなるべく三交替制であること」とされた。1958（昭和33）年の基準看護制度の改正以降も三交替制は継続された。1988（昭和63）年、労働基準法の改正により、1カ月から1年以内の変形労働時間制の採用が可能となった。1992（平成4）年の厚生省（当時）による「看護師等の確保を促進するための措置に関する基本的な指針」では、夜勤看護師について、月8日以内の夜勤体制の構築に向けて積極的に努力することが謳われた。こうして、三交替制以外の勤務形態を積極的に模索することにも道が開かれた。しかし、当時はまだ当該施設の約半数が三交替制を採用していた。1993（平成5年）年の厚生省健康政策局長私的懇談会による看護業務検討会報告書の「交替制勤務の現状と問題点」および「働きやすい勤務体制の検討」を契機に、各施設ごとに勤務体制を見直す機運がようやく高まった。
【倫理上の問題】均等割三交替制、同二交替制、変則三交替制、同二交替制など、様々な勤務形態が考えられるが、それぞれ一長一短があろう。勤務者の疲労やストレスが過重にならず、しかも患者に無用な不安を与えないような形態を、各施設の特殊事情をも考慮しつつ構築することが望まれる。　　　　　　　　　　　　［高橋みや子］
【関連項目】労働、労働基準法、看護師

散骨 ➡ 葬制

三時間待ちの三分間診療
three minutes consultation after waiting for three hours（英）

【定義】患者が病院・診療所を受診し、自分の診察までの待ち時間が3時間と長く、かつ医師が実際に自分を診察してくれる時間が3分間と短いこと、またその外来診療形態。
【倫理・法・社会上の問題】1961（昭和36）年、日本の医療保険制度に国民皆保険制が導入された。これによって日本国民は、そ

の収入に応じて一定額の健康保険料を徴収され、代わりに疾病に罹った場合には、（健康保険被保険者証を有していれば）誰でも、（日本国内であれば）どの医療機関ででも、（夜間・休日を問わず）いつでも、（健康保険法および療養担当規則に基づいた）一定レベルの医療を受けられるようになった。そのために患者は病気のより早い時期から、無料ないし少額の自己負担で病院・診療所を受診することが可能になった。また、感染症を主体とする急性病の時代から、成人病・生活習慣病という慢性疾患の時代へと疾病構造が変化してきたことによって、毎月定期的に受療する患者が増加した。さらに、加齢とともにより多くの疾病を重複して有する高齢者が増加するという受療構造の変化が生じた。これらの要因などによって、日本人全体の有病者数が増加した。さらに、ある特定の医師へ、ある一定の日（曜日）の診察時間内に多くの患者が集中するという現象も重なり、また医師には応召の義務があって受診された患者は拒めないことから、三時間待ちの三分間診療という診療形態が生まれた。短い診察時間では患者は医師に訴えたいことが言えず、聞きたいことが聞けず、医師も診療内容が疎かになりがちで、患者と医師との意志疎通が不十分になる傾向にあった。

【展望】待ち時間が長いということへの対策として、予約診療が行われている病院・診療所もある。三時間待ちの三分間診療は大規模の病院で行われていることが多く、患者が大病院に集中することを回避する目的もあり、日本医師会は個々の患者に診療所の医師をかかりつけ医として持つよう勧めている。　　　　　　　　　　［宮越一穂］

【参考文献】星野一正『医療の倫理』（岩波新書、1991）。池上直巳・J. C. キャンベル『日本の医療』（中公新書、1996）。

【関連項目】外来、日本医師会

産児制限　birth control（英）

【定義】産児調節ともいう。1910年代にアメリカで活動を開始したサンガー（Margaret Sanger 1879-1966）が運動のスローガンとして掲げた言葉。邦訳語では「出産数を減らすこと＝避妊」の意味が強調されるが、本来はより広義に、女性が自らの妊娠機能を自らの手でコントロールすることを目指すといった意味がある。わが国の産児制限運動は、1922（大正11）年のサンガー来日を契機として広まったが、戦時中の「産めよ殖やせよ」の国策の下で激しい弾圧を受けた。

【倫理上の問題】産児制限の運動は、産めない状況下で妊娠した女性が非合法堕胎の失敗や自殺で命を失ったり、多産で体を消耗させ心身の健康を害したりするなど、歓迎されない妊娠をした女性の悲惨な状況を救うために、女性自らが使える避妊法を普及させる運動であった。しかし大戦中、人口増加が国策とされる社会状況下で産児制限は様々な弾圧を受けた。このため当初の女性解放的な色彩は次第に後退し、保守的な家族を単位とした人口管理の「家族計画」や「悪質遺伝的素因」の排除を目指す優生政策を推進する方向へと変貌していった歴史がある。　　　　　　　　　［丸本百合子］

【関連項目】避妊、人口政策、家族計画、優生政策、リプロダクティブヘルス／ライツ

酸性雨　acid rain（英）

【定義】化石（石油・石炭等）を燃焼させる火力発電所・ボイラー・工場の煙突等固定発生源と車・船・飛行機等移動体発生源、それに活火山等の発生源から排出されて、酸性化作用を持つSOx・NOx等が空中に舞い上がり、気流に流され、長距離移動・越境するうちに、酸性イオン（アニオン）化し、雲粒の凝結核となったり（rainout）、雨滴付着吸収・溶融（washout）したりし

て降り落ちる、pH5.65以下の降雨。広義には、酸性度の異常に高い酸性霧・酸性雪を含み、またガス・エアロゾル等の直接的な降下粒状物質も含む。雨滴が小さいほどpHが小さく酸性度が高い。水素イオン濃度を示す指数pHは、蒸留水等の中性を7とし、雨は日本も含めて世界中で通常5.65、地域によっては通常5.0であり、アメリカでは、その通常の5.0以下を酸性雨としている。長距離越境汚染の典型。

【歴史的経緯】1872年、イギリスの化学者スミス（Robert Angus Smith 1817－84）が、工業用石炭の排煙の強い都市マンチェスターの腐食性のある降雨をacid rainと表現（"Air and rain"）。1950年代には、本格的に「石油文明」が開花し、人為的酸性雨の発生源が拡大して被害を起こし始めた。とくに1950年代後半、アメリカ、カナダ、スウェーデン、フィンランド、ノルウェー等において松やトウヒの森林が枯死、pH4の雨によって北欧のバイキング遺跡が腐食し始め、1960年代には酸性化によってこれらの諸国の湖沼の魚類が死滅。1968年にスウェーデンの「酸性雨解明の父」オーデン（Svante Odén 1924－86）博士が、スカンジナビア半島の森林の枯死の原因となるSOx・NOxの発生源をイギリスとヨーロッパ中部の煙突に特定し、1969年のOECD（経済協力開発機構）での問題提起につながった。同国代表がその「長距離越境汚染」を1972年のストックホルム国連人間環境会議で指摘したことを受けて、OECDがその監視に合意、「大気汚染物質長距離移動計測共同技術計画」が発足した。1979年のジュネーブ会議では、長距離越境大気汚染条約が議決され、1983年に発効。現在、40以上の国家・機関が批准している。また、1985年のヘルシンキ議定書でSOxの削減、1987年のソフィア議定書でNOxの削減が議決された。ドリゼック（J. S. Dryzek）も指摘する「高煙突方式」による地理的・時間的「転位効果（displacement effect）」の克服のため、西ドイツ等では日本の脱硫・脱窒装置が輸入されるようになる。その後、広く北アメリカやヨーロッパ、遅れてアジアでも雨水・陸水・土壌等の酸性化とその拡大が検証され、1992年リオデジャネイロでの地球サミットにおける文書合意をもとに規定された「アジェンダ21」でも、この対策の世界的協調の重要性が指摘された。現在も、毎年炭素換算で60億トンの化石燃料が使用されており、その対策が重要視されている。2000（平成12）年には、酸性雨被害の未然防止のための情報交換を目的として、環境省に事務局を置く「東アジア酸性雨モニタリングネットワーク」が立ち上がった。参加国は、中国、インドネシア、日本、マレーシア、モンゴル、フィリピン、韓国、ロシア、タイ、ベトナムである。日本にも、足尾や別子のばい煙・酸性雨による森の枯死はあったが、酸性雨被害は主として1960年代から現われている。最近では広島大学等の研究によって、松食い虫の被害の根本原因が、酸性雨による松林の土壌菌の死滅と木材腐朽菌の繁殖を原因とする、松の木の病弱化やマツノザイセンチュウ侵入にあることも突き止められてきた。

【諸分野との関連】酸性雨による現象は、森林・湖沼・湾（海水）・土壌・地下水・建物・社会インフラ（建造物）における被害・影響、たとえば土中の重金属の漏出による地下水の汚染、芸術作品の破損、眼や皮膚などの人体汚染に見られる。したがってその対策としては、生物学・物理学・工学・医学等の広範囲な分野における現象・被害の調査研究を踏まえた上で、国際的協調の下に国家・自治体が法規制および監視を行うこと、あるいは企業の脱硫・脱窒対策および環境技術援助等を進めることが求

められる。また昨今、中国の経済発展に呼応して、中国を源とする酸性雨被害が日本でも目立つ。　　　　　　［齋藤實男］

【参考文献】谷山鉄郎『地球環境保全概論』（東京大学出版会、1991）。

【関連項目】長距離越境汚染、国連人間環境会議、環境と開発に関する国連会議、アジェンダ21、環境省

┃**三徴候死**　triple signs of death（英）
【定義】呼吸停止、心停止、瞳孔散大の三つの徴候で、20世紀前半に普及した医師による死の診断基準である。欧米ではこの三徴候から瞳孔散大を除いた心肺停止が従来の死の判定基準だった。瞳孔散大（および対光反射の消失）は脳幹機能の消失の一部で、脳死判定基準と共通したところがある。一方、深昏睡は三徴候に含まれていない。三徴候死は最近まで臨床医学の教科書には記されておらず、慣習として臨床修練の過程でこの三徴候が揃えば「ご臨終です」と言ってよいと先輩から教えられてきた。
【現状】1960年代以降の人工呼吸器の発達によって、三徴候のうちの呼吸停止は機械が作動する限り永久に起こらなくなった。代わりに「脳死」という状態が見られるようになり、脳死をもって人の死としない場合は心停止のみが死の判定基準となる。しかし、脳死はごく一部の人だけに起こるので、大部分の死は従来通りの三徴候で診断されている。　　　　　　　［伊藤幸郎］

【関連項目】死の定義、心臓死、脳死

┃**三人称の死　➡ 一人称の死**

┃**産婆　➡ 助産師**

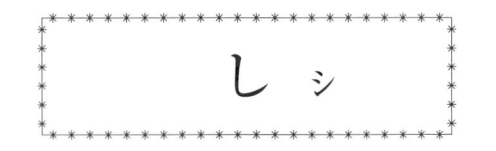

し　シ

┃**死**　death（英），Tod（独），mort（仏）
【定義】死とはいのちの終わること、生命の終焉である。避けられない（不可避性＝inevitability）、誰にも訪れる（普遍性＝universality）、二度と生き返らない（究極性＝finality）が死の特徴である。ただし、そのことを知っているのは人間だけであり、死の恐怖や不安は人間に特有の問題である。なお、「死ぬ」はdie（英），sterben（独），mourir（仏）。
【歴史的経緯】現代において死を考える時、1960年代後半が一つの分水嶺となっていたことに気づく。1967年12月に南アフリカの医師バーナード（C.N.Barnard）が世界で最初の心臓移植を行った。心臓移植は生命の機械化、臓器の部品（パーツ）化の象徴である。世界中が医療技術の「進歩」に幻惑されていた同じ1967年、その裏面に進行する死の非人間化を直視して、看護師で医師のソンダース（Cicely Saunders）はロンドン郊外に近代的なホスピスを開設し、その後世界中で展開されるホスピス運動の先駆けとなった。そして1969年に医師のキューブラー＝ロス（Elisabeth Kübler-Ross）は『死ぬ瞬間』を著わし、これまで孤独の中に放置されていたがん末期患者との対話を通して、死の受容が現代においても平安で尊厳な死を迎えるために重要であることを示唆した。彼女らの営みによって、近代的な病院で迎える死がいかに孤独で寂寞（じゃくまく）たるものであるかが赤裸となった（日本では1990〈平成2〉年に山崎章郎が『病院で死ぬということ』の中で病院死の実態を描いた）。医療社会学者のグレーザーとストラウスは、死を受容して治

療を拒否した老婦人を翻意させるために、合衆国東海岸より息子を呼び寄せたカリフォルニアの病院の話を紹介し、死の受容が医療の敗北であるという当時の牢固とした見方を指摘した（『死のアウェアネス』〈原著1965年〉）。しかしこのことは、単なる病院と医療の問題であるというよりは、時代と文化そのものの病弊であった。イギリスの文化人類学者ジェフリー゠ゴーラーは、『死と悲しみの社会学』（原著1965年）で、葬送と服喪の儀礼が機能不全に陥っていることを明らかにし、現代社会に蔓延する死のタブー視を「死のポルノグラフィー化」と呼んだ。フランスの歴史学者アリエス（P.Ariès）は『死と歴史』（原著1975年）で、墓碑銘の調査を通じてヨーロッパ中世以来の死の観念の歴史的変遷を明らかにし、典型的に中世的な「飼い慣らされた死（la mort apprivoisée; the tame death）」と対比しながら、現代の不吉で禍々しくかつ荒々しい死の観念が、たかだか数十年の歴史の産物でしかないことを示した。

【倫理上の問題】死の不可避性・普遍性・究極性に由来する恐怖や不安はあらゆる人に絶対的に妥当する。7万年前の旧人類ネアンデルタール人ですら、既に死者に花を手向けていたと推定されている（イラクのシャニダール遺跡で発掘された人骨の周囲に花の化石が多量に発見された）。人はすべて死に、遺された者は死者に哀悼の涙を注ぐ——このことは、悠久の昔より変わることのない真実であるかのように見える。しかし子細に眺めれば、自然と文化（nature／culture）の産物である人間は、人類（homo sapiens sapiens）として先天的・遺伝的・生物学的に決定されていると同時に、後天的につまり歴史的・文化的・社会的に規定されている。それゆえ、歴史・文化・社会は一面では人間が主体的に形成したものであるが、他面ではそれらによって人間は客体的に形成されるのである。このことから人間にとって死は、生物学的意味とは別に文化的意味を持ち、人間は動物と異なり死の恐怖に怯えることとなる。そして死の恐怖を鎮めるために、宗教や哲学は様々な死の観念や服喪の儀礼を作り出してきたのである。

死の観念は「壁」であるか「扉」であるかによって、類型化される。「壁としての死」は、来世を信じない現代人の多くにとって馴染みのものであり、古代ギリシャではエピクロスに代表される。彼は「死が訪れる時にはもはや（恐怖や苦痛の）感覚はなく、感覚がある限りは（生きているのだから）死は訪れない」と手紙に記して、死の恐怖を退けた。これに対して、大半の哲学と宗教は伝統的に、死を死後の世界に至る「扉」として思い描いてきた。プラトンは『パイドン』で、毒人参を仰ぐ直前のソクラテスに、「肉体は（魂を閉じこめている）墓」（soma＝sema）であり、魂は死後の世界でこそ肉体を離脱して自由に飛翔する、人は生きている内から魂の飛翔のために、愛智（＝哲学）という「死の練習」を行うべきである、と語らせた。プラトンの「心身二元論」は教父らによってキリスト教に取り入れられに「霊肉二元論」となり、神を信ずるものは死後、最後の審判を経て復活し、永遠の生に与かる、とされた。また、インドの輪廻転生説では、前世の業（カルマ）に応じて現世に生を受け、現世の業に応じて来世の生が定まるとされた（六道輪廻）。この説によれば、死はもとより「壁」ではないが、しかし「扉」でもない。人は死して再び生まれ、生と死は永遠に循環する。古代ギリシャでこの循環説に立ったのは、万物流転を説いたヘラクレイトスであった。

【展望】「壁としての死」を迎える現代の多数の人間にとって、死の恐怖は死後の世界

のおぞましさや待ち受けている裁きの恐ろしさではない。むしろ死にゆく過程での孤独と寂寞であり、そして何よりも死に直面して突きつけられる「生の意味」の問題である。孤独と寂寞を慰めるべく、現代のホスピス運動は展開してきた。より本質的な次なる問題は、「彼岸」なき時代においても、「生に満足して死を迎える」ことはいかにして可能かということであろう（「創世記」25，8；35，29、「歴代誌上」29，28参照）。　　　　　　　　　　　［細見博志］

【参考文献】A.Hügli, Tod：Sterben lernen in：Historisches Wörterbuch der Philosophie, Bd. 10（Schwabe Verlag, 1998）．細見博志編『生と死を考える—「死生学入門」金沢大学講義集』（北國新聞社、2004）．
【関連項目】死生観、死生学、宗教、生命

自慰 ➡ マスターベーション

ジェネリック医薬品　generic drug（英）

【概要】英語のジェネリック（generic）は一般名を意味し、ブランド（brand）すなわち商標・銘柄と対照的に用いられる語である。ジェネリック医薬品とは、新薬の特許権が消滅した後に、その新薬と成分・規格等がほとんど同一であるとして、臨床試験等のかなりの部分を省略して厚生労働省が製造販売を承認した医薬品のことをいい、その多くが商標・銘柄でなく有効成分名を指す一般名に企業名を付けて商品名としていることから、このように呼ばれている。新薬すなわち先発医薬品との対照で後発医薬品とも呼ばれ、また、先発医薬品の特許権が消滅した後にゾロゾロとたくさん出現するので、かつては俗にゾロ品・ゾロ薬などとも呼ばれた。ちなみに新薬の特許権は20～25年で切れる。

　一般に新薬が厚生労働省の認可を得られるまでには、研究・開発や安全性・有効性等の確認に莫大な経費がかかる。これに対しジェネリック医薬品の場合はそれらの経費をあまり要しないので、厚生労働省は、その価格を新薬の2～8割に設定している。ジェネリック医薬品の普及率は2006（平成18）年現在、アメリカ・イギリス・カナダ・ドイツなどでは数量ベースで4割を超えているが、わが国ではまだその半分にも満たない。しかし、ここ数年、当該メーカーの技術力・生産力の向上や厚生労働省の政策的誘導、さらには患者側の要請、とりわけ長期にわたって薬剤投与を余儀なくされている慢性病患者の要請などが相まって、シェアを広げる兆しが見えてきている。

【倫理との関連】わが国の国民医療費総額は1999（平成11）年度以降、毎年30兆円を超えているが、そのうち2割強を占めるのが薬剤費である。この薬剤費を抑制するために、近年、価格が安く成分や効き目は同等とされるジェネリック医薬品の普及が厚生労働省の主導で図られてきた。同省は2012年度までにシェアを30％以上にする方針を打ち出しており、ジェネリックを処方すれば医療機関に診療報酬加算が付くようにして誘導を図っている。

　しかし、長年使われ高い薬効と少ない副作用とが証明されている先発品をあえて後発品に変更することに対しては、心理的な抵抗感を抱く医師も少なくないとされる。新薬の承認申請には数多くの試験を必要とする。それに比べ、ジェネリックの場合は、生物学的同等性試験、すなわち主成分の血中濃度の推移などが先発医薬品と同等かどうかを調べる試験を始め、若干の試験を実施すればよく、他の多くの試験は省略される。このことを、とくに安全性の面から疑問視する向きがある。先発医薬品と主成分が同一だからといってまったく同一の薬剤というわけではないからである。

【展望】2006（平成18）年、処方せんの様

式が一部変更になり、「後発医薬品への変更可」欄に医師のサインがあれば、薬剤師はジェネリックに変更して調剤することが可能になった。また、既に2005（平成17）年には、一般名処方も可能になっている。一般名処方とは、処方せんにおける処方薬の名称が、商標・銘柄でなく一般名、すなわち共通に使用できる医薬品名で記載された処方をいう。この一般名処方は、医師の了解を得ることなく、薬剤師が患者と相談の上、先発品でもジェネリックでも自由に選択し調剤することができる処方とされている。医療費の削減が至上命題とされる日本において、ジェネリック医薬品は今後ますます普及していくであろうが、普及は安全性に対する十分な配慮の下になされる必要があるのはいうまでもない。　　［藤尾均］

【関連項目】薬、医療経済学、処方せん、GCP

▍ジェンダー　gender（英）

【定義】男女の生物学的な性差ではなく社会・文化的に形成された性差。社会的・文化的・心理的な性差をジェンダーと呼び、生物学的な性差をセックスと呼んで区別することで、性差を生物学的次元に還元することなく社会・文化・心理的次元で捉えることを可能にしたもの。

【歴史的経緯】ジェンダーという言葉が現在のような意味で使われるようになったのは1970年代からである。ジェンダーという言葉が産み出される以前には、性とは生物学的に女か男かであり、それに応じて女らしさや男らしさ、女や男という意識、女性・男性にふさわしい役割が決まるものとされていた。しかしこのような生物学的一元論に対して、ジェンダーという語の誕生は、性を社会・文化・時代によって形作られるもの、つまり後天的に変えられるものにした。ジェンダーの言葉を1970年代に用いたJ.マネー（John Money）は、半陰陽などの性に関する診療の経験から、セックスがジェンダーを決定するのではなく、人間にとって大きな意味を持つのはむしろジェンダーだと述べて、性を多角的に捉える視点を提供した。1960年代に欧米で女性解放運動、第二派のフェミニズムが起こり、そして1970年代にジェンダーの言葉が登場することで、女性学やフェミニズムは新たな展開を迎えた。なぜなら、ジェンダーという概念は女性と男性の両性を含意するために、女性学はそれまでの女性が女性の問題を扱う学問から、男女の研究者が男女の問題を扱うジェンダー研究へと射程を広げることになったからである。その背景には、研究の担い手や対象が女性だけでなく男性にも広がったこと、また、女性であるということであたかも共通の利害を有するかのように思われていた女性の内部に、年齢、階級、民族、セクシャリティなどの差が見出されるようになったことで、女性を明示する語よりもジェンダーの語が好まれるようになったことがある。

【諸分野との関連】ジェンダーの視点は人文・社会科学はもちろんのこと、科学や医学のような性差とは無関係に思われる分野にも大きな影響を与えている。ここでは、ジェンダーの概念によって明らかになる現実を、江原由美子に従って3つに分類する。1つは、性別を生物学的決定論ではなく社会的・文化的・歴史的なものと見る視点で、これによって、男女にふさわしいとされる性役割が社会的に学習されたもので、変化し得るものであることが明らかにされた。2つ目は、哲学、歴史学、文学、医学などの従来の学問や営みが「人間」の探求を掲げながら人間イコール男性と見なして女性の経験を無視してきたこと、つまり従来の学問が男性を念頭に置いた男性中心の学問であることが明らかにされた。ジェンダー概念の浸透が普遍的な人間像を解体してい

くにつれて、ジェンダーの視点はあらゆる学問分野に男性中心主義を見出し批判することになった。たとえば生命倫理との関連でいえば、医療における患者は無性でなく男性や女性であるのに、治験の多くが男性患者を標準として、あるいは性の違いを考慮せずに薬の承認審査を行っているために、女性に対する安全性が十分に審査されない可能性などが指摘されるようになっている。3つ目に、女性という性別による分類は様々に人を分類する軸の一つにしか過ぎず、性別以外にも民族、年齢、セクシャリティ、障害の有無などの様々な分類軸があるという認識は、分類し秩序づける一つのカテゴリーとしてジェンダーを見なす視点をもたらした。この見方によれば、これまでの学問や認識はいずれも社会的に優位な位置を占める一部の人びとの見方が反映されたものであり、世界の多くの人びとの視点が反映されていないことになる。たとえば生命倫理においては、現在重視されているオートノミーや自己決定の考え方は北米の白人中産階級の見方を重視したものであり、普遍性を持つとはいえないことが指摘されるようになっている。このようにジェンダー概念の登場によって、人間の中にある多様な差異が取り出され、既存の学問分野の成り立ちや偏りに目が向けられるようになった。今後、生命倫理がより普遍性を獲得していくためには、地球上の多様な価値観を考慮に入れることが必要になるが、ジェンダー概念は、人間の多様な差異をつくり上げている一つの軸として、重要な視点を提供することになる。　　　　　［松岡悦子］

【参考文献】江原由美子『フェミニズムのパラドックス』（勁草書房、2000）。J.マネー／P.タッカー『性の署名―問い直される男と女の意味』（朝山新一訳、人文書院、1979）。

【関連項目】フェミニズム、性差、性差別、性自認、セクシャリティ

■自我　ego（英）

【定義】知覚・思考・感情・行為などの心理的・精神的機能を司る主体のことで、主にフロイトによる精神分析学や、その後の自我心理学によって定義された。

【倫理上の問題】自我と倫理との関係性で最初に想起されるのが、自我を監視する超自我の存在である。超自我も精神機能の一つであるが、主に乳幼児期からの両親などからのしつけによって芽生え、育成される。その後は、幼稚園や学校などの教育や集団生活から、社会的規範につながっていくものである。自我と倫理との関係性の第二は、いくつかの自我機能に関係した倫理上の問題である。自我には本能的な欲動を調整するという重要な機能がある。衝動性や攻撃性が抑制・抑圧されたり、他の方向性に置き換えられたり、最終的には職業的・社会的な活動に昇華されるといった機能のことである。

【展望】政治家の汚職や様々な職種の脱税などは古くから倫理観の欠如として指摘されている。しかし近年は少し次元の異なる倫理観の欠如が見られるようになった。小学生が被害者になる残酷な事件が後を絶たず、その背景には小児への異常性愛があり、自我機能としての抑圧や抑制の脆弱がそれに拍車をかけている。インターネット社会では、以前ならば社会的マイナーであり抑制されていた異常性が、マイノリティとして市民権を得るようになり、社会からの抑制という抑止力を免れるようになってきた。今の20代や30代で問題になる引きこもりやニートにとっては、働いて税金を納めるという社会的な規範は既に過去のものになってしまった感もある。団塊の世代以降の親たちの家庭内の力は減弱し、子どもたちの心の中に超自我を形成させる原動力になっていないのかもしれない。家庭や社会こそが自我機能を育成する場であり、そこが希

薄になっている今、将来が不安である。

[保坂隆]

【参考文献】小此木啓吾「自我」（加藤正明他編『精神医学事典』、弘文堂、2001）。
【関連項目】自己

歯科医師　dentist, dental surgeon（英）

【定義】歯・顎・口の疾患、奇形、外傷を予防・診断・治療し、または失われた歯や関連組織を代わりのもので補う学と術を持つ者。わが国では、厚生労働大臣の免許（歯科医師免許）を取得してこの業を営む者をいう。

【歴史的経緯・倫理上の問題】歯科医師に関わる法律は、1874（明治7）年3月、わが国における医事制度を統一した最初の法規として公布された医制に始まっている。医制は、現行医師法、歯科医師法、医療法の母体となったものである。この頃までは歯科医師の名称はなく、第三の医師に関する規定の中に「口中科」として、産科、眼科などと併記されていた。その後1906（明治39）年5月2日、法律第48号で歯科医師法が公布され、同年9月31日、内務省令第28号で歯科医師法施行規則が制定された。わが国で初めて歯科医師という身分と業務が銘記された法律である。

第二次世界大戦後、社会情勢の激変により、医事行政も根本的な改革が占領軍により余儀なくされ、新憲法において基本的人権の享有、個人の尊重と公共の福祉、生活権および国の社会的使命などが定められ、国民の基本的人権、国民の権利、国の社会保障の義務について法的な規定がなされた。これを受けて、全面的改正が要望されていた国民医療法の改廃が第2回国会に上程され、1948（昭和23）年7月30日に医師法、歯科医師法、保健婦助産婦看護婦法および医療法がそれぞれ独立した法律として公布されることになった。

国民の命と健康を守るため生涯にわたって研鑽に励む歯科医師には、まず明確な目的意識と使命感、倫理観が必要なことはいうまでもない。とくに今日の医療においては、患者の持つ様々な背景に留意しつつ、診療の内容や方針を患者に十分に説明し、その理解を得る（インフォームドコンセント）とともに、患者の人権や意思を尊重し、相互の信頼関係の下に責任をもって全人的な医療にあたることが要請されている。その際、歯科衛生士、歯科技工士や薬剤師、看護師などの他の医療人との密接な連携によるチーム医療やチームケアの果たす役割が大きくなっている。このため、歯科医師に求められる資質として、幅広い教養や体験に裏付けられた豊かな人間性と、それに基づく判断力、コミュニケーション能力やマネジメント能力がますます重要になってきている。

【展望】歯科医過剰時代を迎えた今、インフォームドコンセントを軸としたサービス業としての資質と医学の研鑽を兼ね揃えた歯科医師が、淘汰の中、患者側から選ばれる時勢となったといっても過言ではない。

[蛭間信彦]

【参考文献】関根弘編『歯科医学大事典』（医歯薬出版、1987〜1988）。『21世紀に向けた医師・歯科医師の育成体制の在り方について—21世紀医学・医療懇談会第4次報告』（21世紀医学・医療懇談会、1999）。
【関連項目】インフォームドコンセント、医師法、憲法、福祉

歯科衛生士　dental hygienist（英）

【定義】厚生労働大臣の免許を受けて、歯科医師（歯科医業をなすことのできる医師を含む。以下同じ）の直接の指導の下に、歯牙および口腔の疾患の予防処置として、歯石除去、フッ化物塗布、歯磨きの方法などの歯科保健指導、診療・治療の補助など

を行うことを業とする者のこと。以前は、歯科衛生士法により女子のみ従事できる資格であったが、現在は男子にも資格付与できることになっている。

【倫理上の問題】歯科治療はどんな時代も必須の診療ジャンルで、とくに歯が不可逆的な組織であることから今日では歯科疾患の予防に対する関心が高まっている。アメリカにおいて歯科衛生士は予防医療を専門とする資格であり、多くの歯科衛生士が局所麻酔を行うことが許されている。口腔清掃、レントゲン撮影、シーラント、スケーリング、ルートプレーニングを規則に基づき行うことができる。しかし日本においては、歯科衛生士は歯科医師の直接の指導の下でしか歯牙および口腔の疾患の予防処置を行うことができない。こうした現状について、歯科治療よりも重要といわれる予防歯科を担う歯科衛生士の地位・収入が歯科医師よりも著しく低いのは問題であるとする意見もある。　　　　　　　　［大井賢一］

【関連項目】厚生労働省、歯科医師、歯科技工士、QOL、予防医学

▌歯科技工士　dental technician（英）

【定義】厚生労働大臣の免許を受けて、歯科医師の作成した歯型・指示書を下に、特定人に対する歯科医療の用に供する補てつ物、充てん物または矯正装置を作成し、修理し、または加工すること（歯科技工）を業とする者のこと。英称は、dental technicianだが、アメリカとイギリスでは若干、表記が違う。アメリカでは、certificated dental technician（CDT）だが、イギリスではregistered dental technician（RDT）である。

【倫理上の問題】歯科治療はどんな時代も必須の診療ジャンルで、とくに日本では社会の高齢化に伴って義歯の需要も見込まれる。また、今後は義歯による咀嚼機能の回復という側面にとどまらず、審美的要求の充足という側面から、ますます歯科技工士の必要性は増すと予想される。　［大井賢一］

【関連項目】厚生労働省、歯科医師、QOL、歯科衛生士

▌自我同一性障害

【自我同一性の定義と障害】自我は知覚、思考、感情、行為などの各精神機能を司る中枢機構であり、精神分析的には意識の座であると同時に無意識の表出の場である。自我同一性（ego identity）とはエリクソン（E.H.Erikson 1902-94）によって1956年に定義された精神分析的自我心理学の基本概念であり、個人が社会化されながら成長する過程において形成される様々な社会的自己（役割）と複数の同一性を統合する、個人の成長における人格の継時的な統合機能を意味する。

自我同一性は社会的モラトリアム（猶予期間）を通じて試みられた複数の役割同一性を秩序づけ、社会的自己を確立する青年期後期においてとくに重要な問題となる。この過程での障害を当初、エリクソンは臨床上の症候群として記載したが、後により広く現代青年心理に共通の特性を意味する社会心理学的概念として「同一性拡散（identity diffusion）」という術語を用いた（1968年）。同一性の解体を予測させるような状況を同一性危機（identity crisis）といい、いわゆる思春期危機を典型として、他にも価値観が大きく動揺するような状況に生じる。それは危機であると同時に、より発展した自我同一性を獲得する契機とも捉えられる。

一方、ヤスパース（K.Jaspers）やシュナイダー（K.Schneider）に代表される臨床精神病理学の領域において、自我意識における同一性の障害は、現在と過去との連続性が失われ、過去の自分が別人として意

識されたり、自分が複数の様態で存在するといった状態であり、来歴否認、多重人格、憑依、解離性健忘および遁走といった精神症候に関連する。
【倫理上の問題】モラトリアムの延長とともに同一性拡散がさらに一般化した状況においては、個人の主体性、自律性、選択や拒否といった課題を統一的に論ずることが困難となる。これはポストモダン社会の必然である価値の多様性と不確実性の増大、倫理・道徳上の統一原則の設定不可能性と当事者間のコンセンサスの重要性といった問題と関連する。病的な自我同一性障害の場合においてはその責任能力の有無・程度が問題となり得るが、議論は錯綜している。
【展望】自我同一性が確立する前提として、個人の社会化の過程でまず複数の同一性が形成されるモラトリアム状況が十分豊かに体験されることが必要である。同時にそうした過程は必然的に背景にある社会状況に強く影響される。現代日本社会においては、価値の多様化が進行する一方で、二次集団化を強めた学校や家庭、地域社会はむしろ均質性を高め硬直化しており、また一方では性急な進路選択やカルトへの心酔も見られる。すなわちモラトリアム期における硬直化した延長と現状否定を伴う性急な回避といった両極化ないしは乖離が認められ、青年期における同一性拡散はその肯定的・創造的な側面を急速に弱めつつあると見られる。エリクソンのライフサイクル概念において、人間の心理社会的成長は死ぬ瞬間まで続くと考えられており、それは常に世界観における柔軟性・未確定性を保留しつつ新たな自我同一性へと止揚し続けていく過程といえよう。ここではむしろ自我同一性という概念を、完成した単一の同一性の獲得と読み誤らぬことが強調されるべきである。それは教育の場においてとくに重要である。　　　　　　　　　　　　　［道又利］

【参考文献】E.H.エリクソン『自我同一性—アイディンティティとライフ・サイクル』(小此木啓吾編訳、誠信書房、1973)。H.T.エンゲルハート「普遍的な世俗道徳理論の不可能性について—世俗的生命倫理に関する一考察—」(酒井明夫訳『医学哲学医学倫理』第10巻、1994)。中谷真樹「解離性同一性障害（多重人格）と刑事責任能力」(松下正明・斎藤正彦編『精神医学と法』臨床精神医学講座22、中山書店、1997)。
【関連項目】精神分析、精神障害（者）、精神病・神経症

┃ 色覚異常 ➡ 色盲

┃ 色覚障害 ➡ 色盲

┃ 磁気共鳴映像法 ➡ MRI

┃ 色弱 ➡ 色盲

┃ 色盲　color blindness（英），Farbenblindheit（独）
【定義】色覚正常者には異なった色として映る色同士を識別できずに同じ色と感じる色覚異常。
【医学上の補足】網膜上の錐体の欠如ないし機能異常によるが、その原因は先天性の場合と後天性の場合とがある。全色盲の場合には色の区別がなく、外界は白黒に映る。最も多いのは赤緑色盲で、青黄色盲がこれに次ぐ。一般的には石原式色覚検査表が用いられるが、精確にはアノマロスコープを用いることですべてのタイプの色盲が診断される。
【倫理上の問題】日本人男性の約5％、女性は0.5％以下が何らかの形の色盲である。色の識別そのものを本務とする仕事に就くことには困難さがあるが、日常生活上さほどの不自由はない。しかしかつては大学の特定学部への進学や就労に際して、色盲は欠格事項の一つとして定められており、人

生の選択肢を狭めるものとして作用した。

［服部健司］

【関連項目】視能訓練士

シクロスポリン
Ciclosporine, Cyclosporine A（英）

【定義】ノルウェー南部の土壌から分離された土壌菌の代謝産物で、強い免疫抑制作用を有する。1983年にアメリカで一般市場に開放されて以来、臓器移植成績の向上に大きな役割を果たし、今も広く使用されている。サイクロスポリンとも呼ばれる。

【機序・使用】シクロスポリンはカルシニュリン阻害剤の一つで、その免疫抑制作用はT細胞増殖因子であるインターロイキン－2（IL-2）の産生および遊離を阻害することによる。使用に際しては薬物血中濃度をモニタリングする必要がある。最近のマイクロエマルジョン化した製剤ではC2モニタリング（内服後2時間値）およびAUC0－4h（内服後4時間までの暴露量）が提唱されている。副作用としては腎毒性が最大のものであり、腎移植では拒絶反応との鑑別に注意を要する。その他、多毛、肝毒性、手指の振戦、糖尿・高血糖、高血圧、歯肉増生、下痢などが挙げられる。最近ではC型肝炎ウイルスのゲノム複製を阻害する作用が明らかになり、C型肝炎治療に使用され始めている。

【倫理上の問題】本剤の登場により移植成績が著しく向上した結果、移植数の増加や適応の拡大による提供臓器の不足が生じた。そのため、従来のドナー適応基準より適応を拡大した、いわゆるマージナルドナーからの臓器移植が行われるようになった。

［磯貝晶子］

【関連項目】免疫抑制剤、移植免疫、拒絶反応

死刑制度　death penalty（英）
【定義】生命を絶つ刑罰のことで、現在の日本では刑法に刑罰の一種として規定されている。歴史的に見て、死刑には斬首・絞首・火あぶり・銃殺など様々な方法があるが、日本の現行刑法では監獄内での絞首を採用している（第11条）。死刑は、生命を奪う刑罰という意味で生命刑ともいわれ、また、この上なく重い刑罰という意味の極刑という語も、実質的には死刑を指している。さらに、死罪という語も死刑と同じ意味で用いられることがあるが、死罪は、死刑に処せられるべき重い犯罪という意味で使われることも少なくない。

【歴史的経緯】現在、日本では、刑法その他の法律で、殺人、強盗致死傷、現住建造物等放火、内乱など、計17種の犯罪について、最高刑として死刑に処することを定めている。執行は法務大臣の命令によって行われる。この命令は判決確定の日から6カ月以内になされなければならないとされている（刑事訴訟法第475条）が、法務大臣の個人的な信条などで執行の有無が左右されることも少なくなく、この点は「法の支配」の観点から問題視されてきている。

1977（昭和52）年当時、死刑を廃止している国は16に過ぎなかった。しかし、その後30年を経た2007（平成19）年12月現在、世界には、死刑を全面的に廃止している国が、ドイツ、フランス、スウェーデン、オランダ、スイス、オーストラリアなど90カ国あり、トルコ、フィリピン、スリランカ、韓国、ロシアなど、死刑制度はあるが長期にわたって執行されていない国も含めると133カ国に達する。日本を含め死刑が存続しているのは、アメリカ、中国、北朝鮮、サウジアラビア、イランなど64カ国であり、そのうち2006（平成18）年に執行された国は25カ国に過ぎない。死刑制度を維持し実際に執行も続ける国は日本も含め世界の少数派になった。州によって対応が異なるアメリカでは、ニュージャージー州で2007年

に死刑廃止法が成立し、廃止は14州になった。ほかに凍結している州が21ある。

1989年12月には、いわゆる死刑廃止条約が国連総会で採択されており、その後、世界の立法は死刑廃止の方向に向かい、近年ではその勢いが加速している。戦後の日本でも1990年代までは死刑は長期的視野で見ると減少傾向にあるとされてきた。しかし、近年の日本では死刑執行のペースが上がってきており、2007年には年間で1977年以降最多となる9人に執行された。同年12月、国連総会は死刑執行の停止を求める決議案を賛成多数で採択した。この決議に法的拘束力はないが、世界の潮流とは逆行している日本が国際的に孤立を深めつつあることは確かである。

【倫理上の問題点】死刑は古代から続いている刑罰であるが、これについてはかねてから廃止論が唱えられてきた。歴史上、死刑廃止が思想家を動かし始めたのは18世紀中盤のことで、最初の理論家はイタリアのベッカリーア（C. B. Beccaria 1738-94）であるとされる。

死刑廃止論の主な論拠は次の3点である。（1）重罪を犯せば死刑に処せられるということが、果たして、死刑容認派がいうように犯罪の心理的な抑止力になっているのかどうか、疑わしい。（2）神ならぬ人間がくだす裁判所の判決であるから、誤っている危険性がまったくないとはいえず、誤っていた場合には取り返しがつかない。（3）ヒューマニズム（人道主義）の観点から見ると、犯罪者といえども生命まで奪ってしまうのは極めて野蛮な行為である。

（1）に関連しては、実際、死刑を廃止したために凶悪犯罪が増加したという明確なデータは存在しない、つまり死刑に犯罪抑止効果があるとは証明されていない、ということがよく指摘される。統計的に見て、死刑には抑止効果よりもむしろ人命を軽んじる風潮を強める効果の方が高い、と指摘する向きもあり、殺人を助長する効果さえあるとする声もある。（2）に関連しては、現行の刑事訴訟法が定着してから誤判による死刑囚が4名も見つかって生還している（免田事件、財田川事件の被告人など）し、さらに、誤判のまま既に死刑を執行された者もいる可能性がある、と指摘されている。（3）に関連しては、そもそも重罪は長い生涯をかけて償うべきものであり、そのため死刑の代わりに終身刑を設けるべきである、とする意見も強い。

しかし、このように死刑廃止論が古くからあるにもかかわらず、日本では、国民の多数が依然として死刑を容認している。たとえば1999（平成11）年の総理府世論調査によると、死刑容認派が79.3％に対して、死刑反対派はわずか8.8％という具合に、両者の間には圧倒的な数の差が存在する。しかも、死刑を容認する人の割合は、1975（昭和50）年に56.9％であったのが、20数年を経て20ポイント以上も増えている。これは、増加傾向にあるとされる凶悪事件に対して不安を覚えたり、その被害者や遺族の心情に同情・共感したり、といった現在の日本国民の心理を如実に反映したものと考えられる。こうした心理を無視してまで死刑廃止を声高に唱えることには問題があるであろう。とはいえ、一方では、被害者や遺族の心情の宥和は犯罪被害者補償制度の充実によってこそ実現すべきである、とする意見もある。

また、死刑容認派の中には、死刑こそが特別予防、すなわち同一犯による再犯の防止という点で究極の対策であると考える人も少なくない。これに対しては反対派から、いわゆる凶悪事件の犯人を更生不能の人たちと決め付けてよいのか、彼らが改悛の情を深め遺族に心から詫びる気持ちを持ち合わせることはないのか、といった反論も寄

せられる。

　なお、死刑は残虐な刑罰であるから日本国憲法第36条（「公務員による拷問及び残虐な刑罰は、絶対にこれを禁ずる」）の精神に反している、という意見も古くからある。これに対して、1948（昭和23）年における最高裁判所の判決は、「その執行の方法などがその時代と環境とにおいて人道上の見地から一般に残虐性を有するものと認められる場合には勿論これを残虐な刑罰といわねばならぬ」が、絞首刑は「火あぶり、はりつけ、さらし首、釜ゆで」などとは違うから残虐ではない、と結論づけている。また、1959（昭和34）年の法医学者古畑種基（1891-1975）による鑑定では、絞首刑では首を絞められたとき直ちに意識を失い苦痛は感じないであろう、と推定し、したがってこれは残虐な刑罰ではない、という結論が導かれている。

　今こそ、死刑制度の存廃について多様な観点からの真剣な議論が必要な時である。

［藤尾均］

【参考文献】J.M.カルバス『死刑制度の歴史』新版（吉原達也他訳、白水社、2006）。井上薫『裁判資料　死刑の理由』（作品社、1999）。菊田幸一『死刑廃止に向けて－代替刑の提唱－』（明石書店、2005）。

【関連項目】懲役刑、禁錮、憲法、刑法、人権

慈恵（善行・仁恵）原則

principle of beneficence（英），Das Prinzip der Wohltätigkeit（独）

【定義】行為の対象となる生物（患者など）の幸福に貢献することを目的に、行為を選択することを促す原則。「仁恵原則」や「善行の原則」と訳されることもある。

【倫理上の意義】ビーチャム（Tom L. Beauchamp）とチルドレス（James F. Childress）は、生命倫理の根本原則として「自律尊重原則」「無危害原則」「慈恵（善行・仁恵）原則」「正義原則」の４つを挙げている。このうち慈恵原則では、他人にとって正当な利益の範囲を超えて他人の利益（善）を促進することが重要であり、そこには、積極的に危害を予防したり除去したりする義務も含まれている。その点で、単に危害を加えないことを要請する「無危害原則」からは区別される一方で、施す側の主観的親切心・同情心を超えて、相手にとっての善を実際にもたらすことを要請するものでもある。ビーチャムとチルドレスによれば、慈恵原則には、善（利益）の提供を要請する第一原則と、それに加えて利益と危害の釣り合いを要請する第二原則とがあるとされる。前者は「積極的慈恵原則」と呼べるのに対して、後者は「功利原理」の一形態である。ただし後者は総和としての利益の最大化を優先する功利原理に還元されるものではない。たとえ被験者にリスクが伴っても、医学研究によって社会全体の利益が増進されればよいわけではなく、釣り合いとして配慮すべきものには個人の権利や配分の正義も含まれるからである。

　では慈恵は、どの程度、どのような範囲で、道徳的要請（もしくは義務）なのか。ヘルスケアとしての医療の目的が患者の幸福を増進することにあるとすれば、医療そのものが慈恵の義務を負っているということもできよう。確かに、治癒の可能性があったり、害を予防や回避できることを知りながらそれをなさないとすれば、それは慈恵の義務に反することになろう。また依存的患者への環境整備も含めたケアも、慈恵に基づくものといえよう。それでは、幸福を増進する行為であれば、必ずなすべきということになるのだろうか。移植のために自らの臓器（の一部）を提供するといった、多大な犠牲を伴う「義務を超えた善行（works of supererogation）」の意味に慈恵行為を解するなら、それをなさなくても

非難はされないが、なせば賞賛される道徳的理想を促すものということになる。

これに対してM.シンガー（Marcus Singer 1926－）やP.シンガー（Peter Singer 1946－）は、慈恵原則を「善い結果を生み出すべき」という要請ではなく、「望ましくない結果は避けるべきだ」という要請ないし「援助する義務」から帰結するものとしている。問題は、他人の危害を防止するために犠牲を払わざるを得ない場合、（1）どの程度の負担や犠牲を払えばよいか、そして（2）患者の価値観にどの程度配慮すべきか、ということである。さしあたり援助される側の危害防止（善）が、援助する側への過大な犠牲を払わずに達成される場合には、援助を行うことは慈恵の義務の範囲に含めることができる。しかし、それ以上の犠牲については意見が分かれるところである。また、エホバの証人信者への輸血問題のように、危害防止が患者の価値観に反する場合には、患者の意思を無視しても構わないか、という問題もある。

従来の医療倫理綱領では、医療行為を経済的に自立した医師の博愛に基づくもの（パターナリズム）としてきたが、現代では、医療専門家も社会や患者の恩恵を受けており、慈恵義務の根拠を一方的な博愛に還元することはできず、むしろそれは互恵性の慣習に基づくと考える人もいる。ただし勤務中の救助員や患者に対する医師、子どもに対する父親、配偶者の間には、それぞれ役割に応じた特別な慈恵義務があるとされ、他の一般的義務との衝突が生じた場合でも、役割に基づく特別な慈恵義務の方が優先し得るとされている。

【展望】伝統的な医療倫理では、患者の利益の増大を目的とする慈恵原則（パターナリズム）が義務の柱となってきた。ところが現在では、慈恵的行為と患者の自己決定とが対立すると捉える考え方も見られる。しかし慈恵原則は、患者の自己決定権と対立的な位置に立つものとしてではなく、むしろ患者の自己決定を支えるケアの原理として、医療技術の進歩とともにその内容を新たにしていくべきものであろう。

[宇佐美公生]

【参考文献】T.L.ビーチャム／J.F.チルドレス『生命医学倫理』（永安幸正他訳、成文堂、1997）。W.K.フランケナ『倫理学』改訂版（杖下隆英訳、培風館、1975）。
【関連項目】四原則、無危害原則、医療倫理、バイオエシックス、自律、同情、パターナリズム、ケア、エホバの証人

試験管ベビー ➡ 体外受精・胚移植（IVF-ET）

自己　self（英）

【定義】ユング（Carl Gustav Jung 1875－1961）の分析的心理学によれば、意識の統合体である自我と無意識の部分を包括したものが全体として自己と呼ばれている。しかし一般的には、自己は自我が社会的役割を持った時に使われることが多い。この考えの中心はエリクソン（Erik Homburger Erikson 1902－94）の同一性（identity）という概念である。つまり、社会との関わりの中で、価値観の達成を通して獲得された自己価値と結びついたものという考えである。

【倫理上の問題】自己と倫理との関わりでは、まず「自己中心性」ということがある。自己中心性とは一般的な意味と同様であるが、自己中心的な人格は近年多くなっている。幼児期からの対人関係の不十分さや、集団生活・社会生活の希薄化、コミュニケーション手段の大きな変化など、様々な要因が考えられる。自己中心性では、他人のため・社会のため、という考え方がなくなってしまうために、社会的規範としての倫

理とは矛盾する言動が生じてくることになる。第二に、社会の中での同一性の欠如という側面での問題がある。フリーターはまさに自己同一性が定まらない状況であり、引きこもりやニートなどは、それがほぼ固定化した状況であるということもできる。
【展望】1970年代には「モラトリアム人間」という言葉が当時の若者を象徴していたが、その際には大学院に進学したり、卒業しても就職浪人したりという社会人の予備軍としての距離感の中で社会にはまだ入っていけない、というスタンスであった。何になったらいいのか分からないという意味で、同一性拡散ともいわれていた。しかし、フリーター・引きこもり・ニートは、より社会と離れたスタンスであり、その意味ではより重症であるといえる。　　　［保坂隆］

【参考文献】小此木啓吾「自我」（加藤正明他編『精神医学事典』、弘文堂、2001）。
【関連項目】自我

自己愛 ➡ ナルシシズム

自己決定権
self-determination, right of autonomy（英）, Selbstbestimmungsrecht（独）

【定義】責任能力があれば、自己の私事については、愚行でも他人に危害を及ぼさない範囲で自由に決定してよいとされる権利。
【歴史的経緯】古代・中世では、個人に対する共同体の優位ゆえに自己決定の許される範囲は狭く、制約は下位身分に著しかった。それは、身分差が外的刺激からの欲望に対する自律能力の差異に基づき、教育もその素質を発現させるに過ぎない、とする先天説から正当化された。プラトンは魂の三部分説により、欲望に翻弄される身分の自己決定は危うく、理知や気概に優れた身分が管理支配してやるべきだとした。これはパターナリズム（paternalism＝父権的慈愛主義）の典型であり、また自己決定概念を恣意の自由でなく理性の自律に限定するものである。中世キリスト教社会でも、アウグスティヌスの『自由意志論』などでは原罪が自由意志を誤らせるという理由で信仰が重視され、聖職者や貴族の身分支配が弁護された。

近代では、商品経済等によって共同体からの個人の自立が可能になり、この権利は狭義の義務論では17世紀にJ.ロック（John Locke 1632-1704）の『統治二論』で精神・身体・労働生産物等に対する自己所有概念として打ち出された。ただし自殺などの自己決定は、自己所有の目的に反し造物神に逆らうものとして否認された。20世紀後半、R.ノージック（Robert Nozick 1938-）はリバタリアニズムからこの理由を認めず自殺する権利までも承認した。他方の目的論では、19世紀にJ.S.ミル（John Stuart Mill 1806-73）が『自由論』で功利主義から、試行錯誤しつつ進歩する人類の最大幸福にとって自発的で多様な意見や行動が有用だと、この権利を擁護した。

現行法上は、この権利は上記2つの思想に基づきつつ、アメリカ合衆国憲法ではプライバシー権に、日本国憲法では幸福追求権に由来する権利とされる。その私事内容には、自己の身体生命や生殖に関する事柄とライフスタイルに関わる事柄が含まれる。ただし、自殺など公序良俗に反する事柄への援助は、わが国の刑法などでは禁止や制限がなされている。とはいえ、自殺幇助罪自体を認めない刑法を持つ国（ドイツなど）やアメリカの州もあり、何を公序良俗違反と見なすかは時代や文化によって異なる。ここに、私事一般の自己決定を認める一般的自由説と、愚行権を否定し趣味の自由を制限する人格的利益説の対立がある。他方、自己決定権は自由権の諸権利すべてを基礎づける根源的で抽象的な権利であるとする

説もある。

【倫理上の問題】医療倫理では「ヒポクラテスの誓い」以来、生命至上主義による医師の裁量権が患者の医学知識の乏しさゆえに絶対視されてきた。しかし、成功率に限度があり深刻なリスクを伴う手術や根治できない生活習慣病の治療などが大きな位置を占め、必ずしも本人の利益にならない人体実験が医学進歩のため広く求められるようになると、このパターナリズムは患者本人の判断を軽視する専断行為として批判された。患者側から、生命至上主義にとらわれない価値観に基づく治療に関する自己決定権が要求された。この権利は、患者の同意のない手術を暴行としたシュレンドルフ判決（1914年アメリカ）や医師に説明を義務づけたサルゴ判決（1957年アメリカ）、被験者の同意を人体実験の要件とした「ニュールンベルグ綱領」（1947年）、インフォームドコンセントを強調したアメリカ病院協会の「患者の権利の章典」（1972年）を経て、世界医師会の人体実験等に関する「ヘルシンキ宣言」（1975年東京改定）や患者の権利に関する「リスボン宣言」（1981年）でも承認されるようになった。

【諸分野の問題】自己決定権の枠内では、民族自決と人権との対立、市場グローバル化の主張と経済主権との対立、人工妊娠中絶する女性の権利と胎児の権利との対立などが、また公序良俗との関係では、セックスワーカーなどの自発的な「売買春の権利」や、ソフトドラッグ使用の自由、自発的安楽死での「死ぬ権利」などの主張が各分野で難しい問題になりつつある。

【課題と展望】まず、残業を拒否できず過労死したり、中学校校則が子どもの権利条約に抵触したり、本人へのがん告知が不十分であったり、輸血拒否手術を受け入れなかったりするなどの現状があるが、克服される傾向にある。また、臓器提供における15歳以上という自己決定年齢引き下げや代諾の是非、カルト信者の自由と強制説得など、自己決定能力の判断について解決が迫られている。2000（平成12）年に発足した成年後見制度など、私事の範囲内であれば、不完全にせよ存在する限りの自己決定能力を尊重し生かそうとする方向にある。ただし、クローン児出産や生殖細胞遺伝子治療、出生前診断、遺伝子診断、代理母、借り腹、農作物遺伝子操作などは多かれ少なかれ私事の範囲を超えるので、社会や環境への深刻な影響を考慮し、自己決定の一定の規制が論議され、ヒトクローン規制法などが制定されつつある。それは問題の社会性だけでなく、決定主体の社会性からも要請されている。

［尾崎恭一］

【参考文献】山田卓生『私事と自己決定』（日本評論社、1987）。J.S.ミル『自由論』（塩尻公明・木村健康訳、岩波文庫、1971）。H.T.エンゲルハート『バイオエシックスの基礎づけ』（加藤尚武他訳、朝日出版社、1989）。

【関連項目】パターナリズム、責任能力、判断能力、自由、自律、患者の自己決定権法、患者の権利章典、インフォームドコンセント、リベラリズム

自己責任　self-responsibility（英）, Selbst-verantwortung（独）

【定義】責任とは、行為者が自らの行為の結果を引き受けるということ、あるいは引き受ける覚悟ということで本来、自己責任である。倫理学においてとくに自己責任といわれる場合は、責任の審判（何に対して責任を負うか）が、国家（社会的責任）や神（宗教的責任）ではなく、自己にあるということを意味する。ところが、日本では最近この言葉が自由との関連において責任の所在が自己にあるということを強調する意味で頻繁に用いられている。それは次のような事情による。日本ではとかく甘えから、自分の行為の結果を自ら引き受けず、社会や国家に押しつける傾向がある。この

傾向に対して、政府が渡航の自粛を勧告するような生命に危険の及ぶ地域にあえて渡航したり、冬山登山などで危険が予測される行為をする場合に、どのような結果になろうと、その行為の結果は行為を決めた行為者本人で引き受けるようにと戒めるためである。

【展開】責任とは、誰かが、誰か／何かに対して、誰かの前で責任があるということである。責任を問うということは、行為者にその行為の責任を負わせるということを、負わせるということはXがその負わされた行為の創始者であると主張することを意味する。したがって、責任の主体は個々の個人であるということである。しかし集団やチームが行為の主体として前面に出てくるような新しい技術的・科学的行為の枠の中では、自分の行為の諸結果に対してだけではなく、システム全体の結果に対しても責任がある（集団的責任）。さらにこの集団的責任には、ピーター＝フレンチ（Peter French）によると、危険な業務遂行中は目をつぶる指令業務の事後の諸結果に対しても責任があるという「拡張された責任」と、自らやめる気がない業務の結果に対しても事前に責任があるという「敏感な順応の責任」とがある。したがって、昨今問題となる医療事故のケースにおいては、誰かにババ札を回すようにして一人の医療者に責任を押しつけるよりも、医療チーム全体の責任と考えるべきケースが増えている。

［盛永審一郎］

【参考文献】H.レンク『テクノシステム時代の人間の責任と良心』（山本達・盛永審一郎訳、東信堂、2003）。

【関連項目】責任、倫理的責任、責任能力

死後の世界　afterworld（英）

【定義】肉体が死亡した後、魂が行くとされるあの世のこと。類語に他界があるが、他界が祖先神の住む魂の故郷（原郷）を意味するのに対し、死後の世界はその一部であり、より狭義となる。実際には混同して用いられている。また仏教、キリスト教など体系化された宗教の教義では特定の場所ではなく不可視なものとされるが、人びとによる実際の信仰では海、山など可視的・具体的場所であることが多く、また様々な時代、地域ごとに想定され、複数の方位や場所に重複することが多い。

【日本】国文学者折口信夫（1887–1953）は、古代記紀神話の黄泉の国が地下の闇の中だったのが、次第に明るい海の彼方（常世）へと変化したとし、一方、民俗学者柳田国男（1875–1962）は山上他界に注目、青森県恐山のような地域ごとの霊山を死後世界とし、毎年、盆の里との往復を繰り返しながら魂が次第に山頂へと向かい、三十三回忌後に他の祖先神と一体化すると考えた。山上他界の背後には原始狩猟民の獣、古代農耕民の用水（水配り）の恵みの源である山の神信仰があり、大陸からの仏典『倶舎論』の須弥山の影響もある。記紀には他に高天原の天上他界もあるが、これをユーラシア北方のアルタイ系支配者の文化が朝鮮を経て伝わったものと、大林太良は見る。仏教の地獄も黄泉の国と習合し、さらに道教の霊地泰山（山東省）の泰山府君の影響から閻魔信仰を生み、その一方、極楽浄土は初め朝日の登る東の方（薬師）から、中世を通じ次第に夕日の西方（観音、阿弥陀）へと変わっていくといわれる。沖縄ではニライカナイ（海上）、オボツカグラ（天上）の他、岸から近い島々にも死者が行くとされ、またアイヌ文化のポクナ＝モシリ（地下）は現世と同様、太陽が輝き明るい。これら死後世界と現世の境はサエと呼ばれ、山中の賽の河原、川、坂、辻などが想定される。

【世界】オセアニアの諸民族には祖先のい

た島や土地が原郷として死者霊の戻る地との観念があり、何年か過ごした後で現世に生まれ変わるとされる。アイスランド＝サガでは死者の国ヘル（地下）と戦士を葬るヴァルハラ（天上）がある。また、カトリックにおいては天国と地獄のほか、死後天国入り前に罪を清める煉獄の観念が12世紀に確立して、ヨーロッパ社会の安定に広く影響したという（J.ルゴフ）。　　　　［山舘順］

【参考文献】柳田国男『先祖の話』（筑摩書房、1975）。久野昭『日本人の他界観』（吉川弘文館、1997）。
【関連項目】死生観、信教の自由、葬制、スピリチュアルケア

▍**自殺**　suicide（英），Selbstmord（独）
【定義】自らの意志で自らの行為により自らの生命に終わりをもたらす行為。
【歴史的経緯および定義をめぐる問題】自殺に相当する行為は人類の歴史とともに古いともいえるが、漢語もしくは日本語としての「自殺」は、既に司馬遷『史記』あるいは北畠親房『神皇正統記』に用例が認められる。とくに日本語では「自害」「自決」など類語が豊富であり、また西欧に比べ、自殺を促し共感し容認する傾向が強い。『オックスフォード英語辞典』によれば、suicideという語が初めて用いられたのは1651年にW.チャールトン（Walter Charleton）によってである。E.シュナイドマン（Edwin Shneidman）はこれを解釈して、17世紀に至って人間が魂と来世という思想を捨て去ることができた時、すなわち人間は自己の生命を左右する決定的な行為をなすことができると洞察し得た時、初めて自殺は可能となったと主張する。また彼は、自殺という言葉は目的を達した自殺行為についてのみ用いるべきであるとし、自殺と自殺様行為（parasuicide）とを明確に区別することを提案する。すなわち、

自殺は、耐えることのできない精神的苦痛の中で、望みも救いもないと思い、意識の流れを止めることを企図するのに対し、自殺様行為は、重要人物からの反応を期待し、疎外感に悩み、救いを求めており、生活の場の再編成を望んでいる、と。なお、しばしば引用されるデュルケーム（Émile Durkheim）の『自殺論』における定義は、「死が当人自身によってなされた積極的・消極的行為から直接・間接に生じる結果であり、しかも当人がその結果の生じることを予知していた場合をすべて自殺と名づける」というものである。この定義の難点は「当人が結果を予知していた」という表現の曖昧性である。シュナイドマンは結果を意図しかつ実行することを重要視する。
【倫理的課題と展望】自殺はそれ自体が根源的かつ究極的な倫理問題である。加藤茂は自殺を「世界外自己投出」として規定している。ここにおいて「世界」と「自己」が身体とどのような関係にあるのか、また「投出」する自由とは何かといった問題は、およそ倫理学全般の基盤を、さらには人間存在そのものを問い直す契機を与える。実践的な対応としては、いかにして自殺を予防あるいは防止するかが問題となる。喫緊の対応としては、先の自殺行為、自殺様行為の違いに注意しつつ、前者に対しては自殺が不成功となる可能性もしくは成功したとしても最終解決にならない可能性を示唆し、後者に対しては、逆に取り返しのつかない行為となってしまうことを示唆することなどが考えられる。　　　　［加藤直克］

【参考文献】E.シュナイドマン『自殺とは何か』（白井徳満・白井幸子訳、誠信書房、1993）。加藤茂『人間はなぜ自殺するか』（勁草書房、1981）。
【関連項目】自殺率

▍**自殺教唆**　instigation of suicide（英）
【定義】自殺の意思のない者に対して、教

唆・先導することによって自殺を実行させること。刑法第202条の自殺関与罪の一つで、6カ月以上7年以下の懲役または禁固の刑に処せられる。

【法的・倫理的問題】自殺教唆は自殺の意思のない者に自殺するように唆し、自殺せしめるところに成り立つ。その際、教唆によって自殺者が本当に自殺する意思を持った（自己決定）のか、それともむしろ意思の自由を奪われた状態（意思の瑕疵）にあったのかが問題である。これらについて、法理上の解釈（被害者の自己答責性を考慮する立場、あるいは自殺自体に意思の瑕疵があるとする立場など）によって、また実際のケースによって様々な考え方が成り立ち得る。一般に前者の立場では教唆は従属共犯となり、酌量の余地が出てくるが、後者の立場では独立共犯として明らかに犯罪である。具体的なケースで考えると、いじめや虐待による自殺では、しばしば「死んでしまえ」「生きている価値などない」などという言葉が引き金（教唆）になる。状況にもよるが、こうした言葉によって自殺が起こるかもしれないことを予見しつつ、暴言・虐待を繰り返した場合には、独立共犯であり、教唆を行った時点が実行の着手であると解釈される。ちなみに、心中事件を起こし生き残ってしまった場合は自殺関与罪の適用となるが、相手を自殺させておいて自分は生き残って財産を奪うなど「偽装心中」の場合は、殺人罪の適用となる。

［加藤直克］

【関連項目】自殺、自殺幇助

▍自殺装置　suicide machine（英）

【定義】死を望む患者が苦痛を感じずに自殺できるよう考案された装置。

【仕組みと倫理的問題】この装置は、1989年にアメリカ人医師J.キヴォーキアン（Jack Kevorkian）によって考案された。あらかじめ1本の静脈注射針に繋がった3本のシリンダーに生理的食塩水とチオペンタールと塩化カリウムを入れておく。介助する医師が患者の静脈に食塩水を注射する。患者は気持ちが定まったところでスイッチを入れると、生理的食塩水の注入が止まり、チオペンタールが大量に注入されると同時にタイマーが作動する。患者は約30秒後深い昏睡に陥る。その後、タイマーの作動によって塩化カリウムの注入が始まり、約5分で患者の心臓が止まる。キヴォーキアンは1990年にこの装置を用いて初めて自殺幇助を行った。直ちに全米で激しい論争が沸き起こり、キヴォーキアンは幾度となく殺人罪に問われたが、1996年の陪審の評決では無罪とされた。キヴォーキアンは1998年までに120人の希望者の自殺幇助を行った。最近の世論は再び自殺幇助に批判的となってきている。だが、自殺した患者の家族からはキヴォーキアンが感謝されこそすれ、告発されたことはないことも事実である。

［加藤直克］

【関連項目】自殺、自殺教唆、自殺幇助

▍自殺幇助　assisted suicide（英）

【定義】自殺の意思を持つ者に有形・無形の便宜を提供することによって、その意思を実現させること。刑法第202条の自殺関与罪の一つで、6カ月以上7年以下の懲役または禁固の刑に処せられる。

【法的・倫理的問題】現行刑法では自殺そのものは犯罪とはされず、未遂者は処罰されない。その根拠として、（1）自殺を自己決定権の一部（生命の処分の自由）であるとし、違法性はないとする立場と、（2）法秩序の成立と相容れないものとして違法ではあるが、刑罰を加えるほどの違法性、可罰的違法性はないとする立場がある。これら対極的な見解の間にいくつかの中間的解釈もあるが、（1）の場合では自殺幇助

の処罰根拠が希薄であるのに対し、（2）では明確に犯罪とされる。いずれにせよ現行法では自殺幇助は他人の死に影響を与えることとして犯罪である。また、同法第202条では、自殺関与罪として他に自殺教唆、嘱託殺人、同意（承諾）殺人が同罪として扱われているが、これらは性質の異なるものであると思われる。

今日、自殺幇助が注目されるのは、とくに安楽死との関連においてである。安楽死の中で、本人の意識が清明でない状況や意思確認ができない状況で意図的に死に至らしめるのは慈悲殺であり、これは殺人といえる。積極的安楽死と自殺幇助とは重なる部分が大きいが、耐え難い苦痛から逃れる最後の救済手段としての積極的安楽死と、本人が精神的な苦痛などによりこの世と決別する意思を明示している中で、その実現に手を貸す自殺幇助とを、同一の行為とするかどうかは意見の分かれるところであろう。1994年、家族のたび重なる不幸に耐えられず自殺を企て未遂に終わった婦人の願いを聞き届けて彼女を安楽死させたシャボット医師をめぐる裁判で、オランダ最高裁判所は、有罪としながら刑罰を科さないという判決を下した。ここから、オランダにおける自殺幇助を含む安楽死の合法化の道が開かれた。　　　　　　　　　　［加藤直克］

【関連項目】自殺、自殺教唆、自殺装置

▍自殺率　suicide rates（英）、Selbstmordrate（独）

【定義】人口10万人当たりの自殺者数。自殺率は厚生省（現厚生労働省）人口動態統計で、また自殺原因などについては、警察庁の統計資料で知ることができる。

【社会・倫理上の問題】自殺率はある社会における自殺の発生頻度を示す指標である。デュルケーム（Émile Durkheim）は自殺率が可変性と普遍性の両面を持っているという。自殺率を他の地域と比較することによって、その社会の風土、習慣、宗教、政治的・経済的背景などを、また経年変化を見ることによって社会の動向を知ることができる。日本では1997〜98（平成9〜10）年にかけて自殺者数はおよそ8000人増加し3万1413人となり、自殺率は18.8から25.4へ急上昇し、その後もこの水準で推移している。2004（平成16）年の国際比較では、日本は9位であるが、上位には東欧・ロシアを中心に社会変動の激しい国がならんでいる。2006（平成18）年の統計では男性の自殺率は70％を超え、年齢別では60歳代が34％で最も多い。原因は健康問題が41％で最も多いが、経済生活問題も28％と高率である。　　　　　　　　　　　　　［加藤直克］

【関連項目】自殺

▍死産　stillbirth（英）

【定義】狭義には、妊娠の期間とは関わりなく、母体から胎児とその付属物（胎盤など）が完全に排出または娩出される前に胎児が死亡していることをいう。ただし広義には、生後間もなく死亡した場合を含める場合もある。この際の「死亡」とは、胎児の心拍（搏）が母体内で完全に停止した場合や、母体から娩出した後に、胎児は呼吸せず、心拍（搏）動もなく、また随意筋の明白な運動のような生きている証左と思われるものを示さない状態をいう。国際疾病分類（ICD）では、「胎児死亡（fetal death）」と呼んでいる。妊娠27週までのものを「早期死産」、28週以後のものを「後期死産」ともいう。

【倫理・法・社会上の問題】妊娠12週以後のものは「死産届」として正式に届け出なければならない。また、死胎児は医学的立場からすれば貴重な医学・医療上の「資源」でもあるので、その取り扱いは丁重かつ慎重にされなければならない。売買の対象に

もなりかねないので注意を要する。

［品川信良］

【関連項目】胎児、心臓死、死亡届

死産証書
fetal mortality certificate（英）

【定義】死産証書は、死亡診断書や出生証明書とともに人間の生死に関する厳粛な医学的証明である。社会的に重要な役割を果たすと同時に、これらの記載事項をもとに、国民の出生・死亡・死産等に関する諸統計が作成されている。

【法律の内容】死産の届出に関する規程（昭和21年9月30日厚生省令第42号）第4条により、死産の届出は、医師または助産師の死産証書または死胎検案書を添えて、死産後7日以内に届出人の所在地又は死産があった場所の市町村長（都の区の存する区域及び地方自治法〔昭和22年法律第67号第252条の19〕第1項指定都市にあっては、区長とする。以下同じ）に届出なければならない。死産証書については妊娠週数の正確な把握を目的として、従来の週数に加えて「何日」を記入する欄を追加した。また、死産児の発育状況の正確な把握が困難なため、死産児の身長の記入欄を追加した。さらに自然死産の原因もしくは理由または人工死産の理由等、構成の変更を行っている。人工死産では、母体保護法による場合、母体側の疾患名、父・近親者の疾患名、その他理由を明記する。母体保護法によらない場合には、母体側の疾患による疾患名、その他理由を項目として新設している。他に新設欄として、今後の増加を勘案して、胎児手術の有無および有の場合の部位および主要所見の記入欄がある。

［丸山マサ美］

【関連項目】死産、出生証明書、死亡届、死亡診断書

指示書 ➡ 処方せん

事実問題と権利問題
de facto and de jure（英）

【定義】元来は法律上の区別であり、会社法や国際法の分野で用いられる。de factoはラテン語で「実際上」「現実に」を、de jureは「権利上」「法的な資格において」をそれぞれ意味して対の副詞句を成すが、現在では形容詞としても用いられ、実際に株式会社として設立の目的に適う活動をしながら、法律の規定を満たさないために法人として存続する法的な資格を持たないものを事実上の法人（de facto corporation）、会社設立の法律上の要件を満たし、そのための手続きを踏んで法人として存在する権利を持つものを権利上の法人（de jure corporation）ということがある。また、新たに権力を掌握した外国の暫定政権に事実上の承認（de facto recognition）のみを与える場合と、それを正当な政府であるとして権利上の承認（de jure recognition）を与える場合がある。

【倫理上の問題】われわれが、理由の如何を問わず、また私人としてであれ公人としてであれ、その人の命ずることには従うべきだと信じて従うのなら、その人はわれわれに対して事実上の権限（de facto authority）を持つ。これに対し、たとえばわれわれがその人の職務権限のゆえにその指示に従うのであれば、われわれの服従やその人の命令は権利上の権限（de jure authority）に基づいている。その人の権限は規則に基づくから、これを超えたものは越権行為となる。事実問題と権利問題の対照は、実際にどうであるか、実際に人びとがどう考えているかという現実の問題と、本来どうあるべきか、どのようでなければならないかという規範ないし価値の問題とに拡張して解することもある。

［安西和博］

【関連項目】価値観、倫理

思春期 adolescence（英），Adoleszenz, Pubertät（独），adolescence（仏）

【定義】少年から青年に移行する時期であり、日本ではほぼ中学生と高校生の年頃に対応している。この時期の最大の特徴は、人間の成長発達における生理的に大きな変化つまり第二次性徴が発現することである。この時期に開始される性ホルモンの大量放出により女性では乳房発達と初潮が、男性では声変わりと射精が起きる。

【倫理上の問題】この時期は、今まで子どもであった精神と身体が有無を言わさぬ生理的成熟過程によって大人へと脱皮させられていく移行期に当たる。このため情動的にも極めて不安定になり、性衝動と攻撃衝動が顕在化する。さらには「自分とは一体、何者であり、何のために生きているのか」といった自己同一性に悩む時期となる。そのために、これを思春期危機（Jugendkrise）ということがある。この不安と動揺に満ちた時期において、様々な適応障害が現われやすい。実際、神経症や精神病の多くが初発し、また人格障害や社会的な逸脱行為の大半が事例化してくる時期でもある。しかし大多数の人びとは、多少の波乱はあるにせよ、大過なく経過して青年期、成人期へと移行していく。　　〔生田孝〕

【関連項目】性本能、アダルトチルドレン、自我同一性障害、精神病・神経症

自助　self-help（英）

【定義】自助は、近代欧米資本主義を肯定する道徳原理の一つとして喧伝された。また1970年代後半以降、福祉国家の危機打開策の一つとして、社会の構成員一人ひとりの自発性が自助という仕方で強調されている。

【歴史的経緯】自助は、時代や地域などを超えた普遍的理解であり、個々の生活信条から国家政策に至るまで様々な主題で幅広く見られる発想であり、自立心・独立性・成熟等を意味する。

18世紀後半から19世紀前半にかけてイギリスやアメリカで産業や経済が急速に進展する中、資本主義についての楽観的見通しや立身出世や進取の気性が、生活規範や道徳的価値観として多くの社会階層に浸透した。18世紀アメリカのフランクリン（Benjamin Franklin 1706-90）の『自叙伝』や19世紀イギリスのスマイルズ（Samuel Smiles 1812-1904）の『自助論』には、近代資本主義社会を積極的に形成していく人物像が活写されている。

このように、自助という発想は近代資本主義社会の中で生きる楽観的倫理観の色彩が強かった。だが、1970年代に起こった世界的経済危機を機縁として、1970年代後半から1980年代にかけて、経済不況に反比例して、国庫に対する社会福祉諸政策の負荷が増大し、福祉国家の危機が指摘され論じられるようになった。こうした中で、国家に依存し税金によって賄われる社会福祉政策から、社会を構成する一人ひとりが自発的に参加して社会福祉政策を支援していく福祉社会論への移行や拡大が主張され、自助という観念が再び着目されるに至っている。

【展望】現代社会の現状では、政府がリーダーシップを取って行政が厳格に運用することによって社会保障が存続し、生活の安全や安定が図られている。とりわけ伝統的な互助組織や習俗および道徳観が崩壊する中では、相互扶助もまた政府や行政の存在抜きにしては困難であって、それゆえ社会や国家を構成する一人ひとりの責任ある態度や精神の成熟さが重要である。

社会福祉論で指摘されるように、福祉国家の限界が顕著となってきている今日、地域社会や日常生活における自助の発想や行為がさらに根づく必要がある。また、ボラ

ンティア・地域・家族・学校などの相互連関について、さらに実験的取り組みや幅広い議論などが必要である。　　　　［中里巧］

【参考文献】S.スマイルズ『西国立志篇』（中村正直訳、講談社学術文庫、1981）。

【関連項目】ケア、相互扶助、福祉

市場原理 ➡ 資本主義

死生学
thanatology, bio-thanatology（英）

【定義】死生学とはthanatologyから訳出された言葉であり、thanatosはギリシャ語で死を、logosは学問を意味するので死学と訳されることもある。日本語で主に死生学と訳されるのは、死を探求することによって同時に生への態度を探求していくという考え方からである。このことからも分かるように、死生学は死を現象としてのみ扱うのではなく、人間を全人的に捉える学問である。

【倫理上の問題】現在、死生学が最も必要とされているのは医療現場である。脳死問題において、死の定義をめぐり医学・哲学・法学など様々な視点から検討がなされているが、今なお決定的な結論には至っておらず、臓器移植と深く関わる形で処理されている。ターミナルケアにおいては、1967年イギリス人医師シシリー＝ソンダース（Cicely Saunders 1918-2005）が創設した聖クリストファーホスピスが末期患者の残された生の質を高めるための医療現場として、延命主義の医療と異なる現代ホスピスの幕開けを告げた。また精神科医E.キューブラー＝ロス（Elisabeth Kübler-Ross 1926-2004）は1969年に『死ぬ瞬間』を刊行した。面接調査による末期患者の心理報告を通し、死に向かう人びとへの応対について、現代医療に深い影響をもたらした。またこれらに先立って1952年にマザー＝テレサ（Mother Teresa 1910-97）はカルカッタのスラム街に「死を待つ人の家」を開設し、「見捨てられて死を待つだけの人々に対し、自分のことを気にかけてくれた人間もいたと実感させる」というキリスト教の愛を体現しようとしている。

中世ヨーロッパでは、疫病の蔓延などを背景にして、メメントモリ（死を忘れるな）の名に象徴されるように、死は身近に捉えられ、死をモチーフとする芸術も流行した。ところが現代では死のタブー化が強く問題視されている。技術の発展に伴い、病院死亡率が増え、核家族化も進み、日々の食料も屠殺が感じられない状態で店頭に並び、日常生活はますます死とのつながりを失いつつある。直接死者に接する場である葬儀でさえも、形骸化・義務化の傾向が見られる。日常から死が奪われると、生を考える機会をも奪われる。この生の希薄化が、生命の重さを無自覚にさせる。わが国で顕著に増加する自殺者や凶悪犯罪者はこのような現象の極端な帰結とも考えられよう。

【展望】死生学領域において同病の患者やその家族同士のグループ形成が盛んに行われている。グループ内での情報交換や励まし合いは、医師による治療とは別の形の精神的ケアとして大きな意味がある。また人生の最後を自宅で過ごすための在宅看護が注目されており、病院の外でのケアは今後ますます増えていくことが予想される。死のタブー化を破るためには、周囲の人間や動物、そして自分自身の死を深く考えさせるような環境づくりが幼少期から必要になってくる。こうした死の準備教育は公教育レベルでの検討が必要になろう。　［岩崎大］

【参考文献】河野友信・平山正実編『臨床死生学事典』（日本評論社、2000）。P.アリエス『死と歴史——西欧中世から現代へ』（伊藤晃・成瀬駒男訳、みすず書房、1983）。

【関連項目】ターミナルケア、ホスピス、死生観、

死後の世界

▌死生観　view of life and death（英）

【定義】生死観（しょうじかん）ともいう。人がこの世に生を受け、やがては死ぬという事実についての見解および態度。

【歴史的展開】たとえば悠然と毒盃をあおいだソクラテスや彼の弟子プラトンは、死をもって身体から不死の世界への霊魂の移動として、霊肉二元論の立場をとる。これに対して、エピクロスは死後を無と断じ、それへの形而上学的な思弁を断ち切った。インドでも唯物論者アジタ他チャールヴァーカの伝統では、霊魂・輪廻・来世・業報を否定した。キリスト教徒にとって一切は神の意志によるとされ、生死も人格的な神との関係において捉えられる。神との人格関係の破綻（罪）によって人は必然的に死に至るが、これには神の側のアガペー（愛）と、信者の側の信仰によって救い・新生があるとされる。教派名そのものが「服従」を意味するイスラム教も、唯一神アッラーへの信仰・神による裁き・来世における救いを現世における生き方の根本とする。西欧において、カント（Immanuel Kant 1724-1804）は最高善の実現・実践理性の要請として霊魂の不滅を肯定した。キルケゴール（Søren Aabye Kierkgaard 1813-55）は有限と無限、時間と永遠、必然と自由の間で引き裂かれた単独者として生きる人間の実存に不安の根源を自覚した。ハイデガー（Martin Heidegger 1889-1976）は、こうした人間の在り方を規定して「死への存在」と呼び、実存としての自己を自覚する積極的契機に死のモメントを据えた。サルトル（Jean-Paul Sartre 1905-80）は、生まれたことも不条理、死もまた不条理な偶発事に過ぎないとし、死を生と関係づけて考えることを拒んだ。

諸行無常・刹那滅を説く仏教教理では、一切は無常であり一瞬ごとに生じ滅する連続とされ、人の一生（一期生死）も多くの刹那生滅の連続から成ると説く。かくして我に執着せず（諸法無我）、輪廻転生に拘泥し迷うことのない、生死を超えた安心立命の境地（解脱・涅槃）が理想とされる。さらに空を説く大乗仏教では「生死即涅槃」、浄土教では「往生安楽国」、密教では「即身成仏」が主張された。

【生命倫理上の問題】生物にとっての死とは、個体存在の不可逆な一回性の終焉である。死を生との連関で考えるか、生前・死後を考えるか、生・死双方からの超脱を考えるか、いかに「死」を位置づけるかにより、人間のあらゆる面に関わる根本問題となる。精神と物質、生と死、肉と霊、死すべきもの（mortal）と不死のもの（immortal）、生前と死後、輪廻と悟りといった理解は、いずれも存在者を二元論的形而上学のベース上で検討する営みであった。これに対して、現代の生科学・技術の革新は高度情報化社会をもたらし、「いのち」をめぐっての知的情報の氾濫は、人間を取り囲む状況をかかる二元論で考えるのでは対応不可能な社会状況を現出している。

[川崎信定]

【参考文献】島薗進他『死生学研究』（東京大学大学院人文社会系研究科、2003）。飯田亘之『生命科学における倫理的法的社会的諸問題』（ファイザーヘルスリサーチ振興財団、2005）。

【関連項目】葬制、信教の自由、ターミナルケア、死ぬ権利

▌私生児 ➡ 嫡出子

▌施設内研究審査委員会 ➡ IRB

▌自然（観）　nature（英），natura（ラテン），physis（ギリシャ）

【定義】人間を取り囲む具象的な対象の世

界を構成し、かつ人が自らの手でつくり出したのではないものの総体。また自らの手でつくり出せない、人自身に生まれながらに備わっているものも自然という。

【歴史的経緯】古代ギリシャで自然を表わすphysisは「生じる、生長する、発育する」を意味する動詞phyoに由来する。したがってphysisは「生長、生長過程」であり、その結果現われる性状、性質も意味した。紀元前5世紀頃にはそれが自然の総体の意味で用いられるようになり、自然の世界に一定の秩序が認められることから「秩序」を意味するkosmosとも結びつけられた。physisによって自然の総体を表わすことは、それが「生まれ出たもの」「生成したもの」つまり「生命あるもの」であることを意味する。古代ギリシャ人にとって自然万有は生命原理としての魂を持つ。自然が絶えず運動し生きており、その動きに規則正しさが認められるのは、魂の持つ知性による。動植物も各々の程度に応じて宇宙的な知性に与ると考える。ラテン語のnaturaもギリシャ語の場合と同様に「生まれる」を意味する動詞nascorに由来し、基本的にはphysisが持っていた意味と重なるので、naturaはphysisの訳語として用いられた。

中世キリスト教では超自然的な恩寵の世界と自然の世界が峻別される。自然は恩寵の世界に従属する神の被造物とされ、自然から内なる知性が奪われた。人間は自然の一部ではなく、神の特別な愛を受けて自然とは別に創造されたものとなった。ここにいわば自然と人間の対立が生まれた。その後に出てきたルネサンスの自然観では、もはや自然には知性も生命も認められず、自然の世界は一種の機械とされる。それは必然的な法則の妥当する世界である。自然はその世界の外部にある知性によって特定の目的を遂行すべくつくられており、それ自体が動くわけではない。自然の世界に規則性を認め、それを知性の発現とはしたが、その知性は創造主たる神に属する。そこで、自然のつくり手としての神の存在が希薄になった時、そこには人間が理解し制御し支配することのできる機械としての自然が残る。現代にも見られる、人による自然支配の考え方は、この時代の自然観に由来するといえる。

現代は自然観に歴史学の発展に伴う歴史観の影響が入ってきた。すなわち、歴史学から出た、科学的に可知の変化ないしは過程という考え方が「進化」という語の下に自然の世界にも適用された。自然は機械のように変わらない構造を持ってはいない。したがって自然の変化は循環的ではなく漸進的で、絶えず新たな事物の発生がある。またその一方で、物理学に由来する考え方も自然観に影響した。すなわち、自然の事物は適切な空間の中で適切な時間において存在し、運動の形と取る時間の長さに応じて見える自然界も異なる。従来の自然観は人間の生活圏をスケールとするニュートン的な古典力学の世界に妥当する。極大ともいうべき宇宙的なスケールをとると相対性理論の世界が現われ、極小の量子レベルの世界では不確定性原理に基づく量子力学の世界が現われることになる。

漢語の「自然」は『老子』の中に見える。この語は「泰然」「悠然」などと同じくある状態を形容する表現で、「自」に主たる意味がある。『老子』の「自」の用法はかなりはっきりと2つに分かれる。「みずから」つまり主体が自己のために自ら働くことは斥けられ、「おのずから」つまり目標が自ずからこちらの望みを満たすよう都合よく動くことを望ましいとする。これは対象そのもののあり方や、なすところに従うことにもなる。後者のあり方を表わすのが「自然」である。『老子』の中には第25章の「人法地、地法天、天法道、道法自然」の

ように「自然」という存在があるような表現もあるが、これは先行する文章からの修辞の結果で、「自然」は、主体が積極的な行動をするよりも対象の示す好ましい動きに従うやり方、つまり「無為」なる「道」の性質を形容している。そしてこの「道」を具体的に人に教えるのが具象的対象としての天地である。天地はその間の万物の自ずからなる生成に任せ、それでいて望ましい結果が得られる。われわれのいう自然はむしろ「天地」の語で表わされている。しかし天地間の事象は人間の作為に関わりなく、ある意味では無目的な世界である。そこから天地とその間の事象、生物の生活態や事物の物理的関係がやがて「自然」とも表現されたようで、後漢の王充の『論衡』にはわれわれのいう自然とほぼ同じ意味内容の「自然」の用例が見える。しかし漢語の「自然」はもともと人間の準拠すべきあり方を示す言葉だったので、特有の価値観をどこかに持っている。日本人が自然に対して抱く感情の中にもそれが反映しているように思われる。

【倫理上の問題】ここでは自然死ということを問題にしたい。生命誕生の条件を人為的に整えたとしても、生命それ自体の創造にまで人間が踏み込むことはできないから、生命はやはり自然である。それならば、生命とそれを決定的に危うくする傷病との関係をどう考えるべきか。一方に、処置をせず本人の生命力・治癒力に委ねるという考え方がある。他方に、生命維持装置によっても生きているのは本人の自然にそれだけの生命力があるからで、生命力の最後の一滴が尽きるまで生かす努力をすべきだという考え方がある。このいわば両極端の間に様々な段階が想定される。比較的多くの支持が得られそうな議論を立てて自然の範囲に線引きをし、それによって最後の処置を決めることはできるが、しかし結局、最終的な自然の範囲の線引きをし、死に方を決めるのは各個人であり、死生観は極めて個人的なものである。一般的な議論の結果を各個人に強制することはできない。したがって、医療人には常に患者の多様な死生観を包容するだけの寛容さが求められる。

【展望】プラトン（Plato B.C.427?－347?）の『パイドン』によれば、ソクラテス（Socrates B.C.470?－399）は若い頃に自然の研究に夢中になったが、アナクサゴラス（Anaxagoras B.C.500頃－428頃）の書を読んで原因としての理性を知り、やがて関心を人間の内なる魂に向け、人間にとってのよい生き方を問題にするようになった。いわば自然学から倫理学への転向である。アリストテレス（Aristotele B.C.384－322）はその考え方を継承し、人間の善や幸福を探求する哲学の部門を初めて倫理学と称した。この流れの中では倫理と自然が切り離される。しかし、人間は単に人間同士の関係の内にのみ生きているわけではない。人は常に自己を取り巻く環境の内にあり、自然の中に生きている。人は自らの力の及ばない環境の内に生み落とされつつ自ら環境に働きかけて自身に好適なものに変えようとする。ルネサンス以降の自然観もそれを助ける。自然が一種の機械なら人の都合に合わせてそれに手を加えていくのは当然である。しかし、人からの働きを受けて変化した自然は再び所与の環境として人の生き方を規制していく。働きかけはこの意味で決して一方的ではない。人がよかれと思って変えた自然がかえって人に悪しき影響をもたらすこともある。科学技術によって自然を大きく変えることができるようになった近代以降は、とくにこの傾向が顕著である。したがって、人がよく生きていくためには人と人同士の関係のみならず、自然との関係も考慮した倫理学を構築する必要がある。これは環境倫理学というような他の

倫理学と併称される一部門としての倫理学であってはならない。むしろ倫理学そのものが人間と自然のあり方全体を対象とする、いわばギリシャ自然学を包摂したものとなることが必要であろう。こういう倫理学だけが人類の将来の存続を可能にするだろう。　　　　　　　　　　　　　［岸本良彦］

【参考文献】R.G.Cllingwood, "The Idea of Nature"（Oxford University Press, 1960）．下村寅太郎「自然哲学」（『下村寅太郎著作集』第2巻、みすず書房、1988）。栗田直躬『中国思想における自然と人間』（岩波書店、1996）。
【関連項目】生命、生命観、自然科学、倫理

自然科学　natural science, science（英）, Naturwissenschaft（独）

【定義】自然現象の過程を観察して記録し、また想定した理論を実験によって検証し、それに耐えるような普遍的法則を帰納的に探究する学問。

【歴史的経緯】古代ギリシャの自然学は、自然な存在それ自体の内にある本性を定義と論証によって思弁的に探究する。自然の法則というよりも、むしろ自然の形相を明らかにしようとする。主たる問題は「いかに」ではなく「何故」である。中世においては、自然の世界は被造物としての性質を持ち超自然的な恩寵の世界に従属し、世界の目的論的調和を形成するものだった。そこではアリストテレス（Aristotele B.C.384-322）の自然学が受け入れられていた。しかし中世において数学的科学や実践的ないし実験的な学問や技芸から距離を保つ傾向にあった自然学は、17世紀のいわゆる科学革命においてこれらの異なった種類の自然研究と融合して、その結果われわれの考えるようなscienceに遥かに近いものが生まれた。この科学革命の特徴は、自然世界の働きを理解するのに数学を用いること、真理発見のために観察と実験を行うこと、知識の有用性の考え方を自然の知識にまで広げることである。こういう特徴が知識の世界に根づくためにはルネサンスの人文主義が必要であった。その実践的生と公共の福祉の理念に由来する有用性重視の考え方が数学的諸学や実験を伴う錬金術的な方法への関心を生み、数学を確実な知識への道筋とするプラトン（Plato B.C.427?-347?）や錬金術に関わるイアンブリコス（Iamblichus）、ポルピュリオス（Porphyrius）、「ヘルメス文書」を受容させる力にもなった。

　科学革命以降、自然を機械・法則的・因果的必然として見る考え方が定着していった。しかし科学として自らの方法や原理を自覚した自然科学の成立は、カント（Immanuel Kant 1724-1804）以後、19世紀に求められる。カントは自然を、普遍的法則に従って規定されている限りのものの存在としたが、自然科学成立のためには、このように存在を客観的な自然として考察することが存在の特殊な見方であることの自覚、方法と原理およびその制限の自覚が必要だからである。客観としての自然概念の限界の自覚は、それを超越する精神の概念の確立を待たなければならない。こうして自然の科学と精神の形而上学が並んで成立した。また自然科学の自然は精神たる主観に対して他者、外的なものであり、主観の外に独立に実在する。そこで自然の認識は主観の概念的な思弁ではなく感覚を媒介にする経験によらなければならない。そして主観が自然を把握するのを助けるのが純粋数学である。数学は経験の所産ではなく純粋な思惟の所産であり、自然からは独立していて客観的実在性を持たない。そこで主観的だが非矛盾性という制約を持つ。つまり整合性を基本とする。こういう数学が確立したのが19世紀である。数学による経験の量的法則化が自然科学の基本になった。

【倫理上の問題と展望】自然科学は一つの歴史的な形成物で、他の文化領域と同様、独自の歴史的・個性的な展開を遂げてきた。その展開は基本的には自然科学独自の内発的な動機によって行われるのであって、当初は倫理学の対象にはならない。しかし最終的に従来の発展に基づき、また現在および将来の発展の方向に対する洞察に基づいて、いかなる形態をとるべきかを考えるようになると、倫理学と合流せざるを得ない。しかも問題の取り上げ方は理論的・説明的なものではなく、実践的なものとなる。すなわち、これからの歴史を形成していく者の態度で取り上げなければならない。科学者に人間とその文化に対する高度な認識と理解が求められる理由である。最後に、医学は自然科学かということを考えておく。医学には当然のことながら自然科学的知見が要求される。しかし医学の対象となる人は単なる客観としての自然、機械ではない。患者のあり方は、医師の側の態度によって変化し、その患者の変化が今度は医師のあり方にも返ってくる。医師−患者関係は両者の相互作用の結果として現われる。その中で医療の効果すらも変わっていく。この点では、ある解釈を立てて過去の出来事を取り上げ、またその規制を受けつつ再び解釈し直し、意味を与えることを繰り返しつつ歴史を再構成する、歴史家と事実の関係に似ている。したがって医学は単に自然科学にはとどまり得ない。一種の総合人間学と見るべきであろう。医学に携わる者にいわゆる文化科学、精神科学が要求される理由である。　　　　　　　　　　　　［岸本良彦］

【参考文献】下村寅太郎「自然哲学」（『下村寅太郎著作集』第2巻、みすず書房、1988）。J.ヘンリー『一七世紀科学革命』（東慎一郎訳、岩波書店、2005）。

【関連項目】自然（観）、医学

自然環境保全法
Nature Conservation Law（英）

【定義および理念】原生林など人の手の加わっていない自然や、希少かつ貴重で学術的価値が高い自然物を含む自然地域を保全することを目的とするわが国の法律。自然保護の声の高まりもあって、1970（昭和45）年頃から各地の地方公共団体で自然保護条例が制定され、これが1972（昭和47）年の自然環境保全法の制定を促した。自然環境保全法はその目的を達成するために、保護すべき地域を原生自然環境保全地域・自然環境保全地域・都道府県自然環境保全地域に分け、原生自然環境保全地域に対しては極めて厳格な保全措置を定めている。

【権限】原生自然環境保全地域は、原生の状態を維持している自然環境をそのままの形で後世に授け継ぐことを目指している。政令で定める面積（最低1000ha、ただし原生状態を維持している島については300ha以上の面積を有する土地の区域）であって、国または地方公共団体が所有するもののうち、自然環境を保全することがとくに必要な地域として指定された地域である。この指定区域では、学術研究やその他の公益上の理由により許可された場合、あるいは非常災害のために必要な応急措置として行う場合のほか、建築、宅地造成、土石採取、伐採、落ち葉や落ち枝の採取、たき火に至るまで、現状を変更することになるあらゆる行為が禁止されている。指定されているのは南硫黄島、屋久島、大井川源流部、十勝川源流部、遠音別岳の5地域、計5631ha。

自然環境保全地域は原生自然環境保全地域以外の区域であって、自然的社会的諸条件から見てその区域における自然環境を保全することがとくに必要とされる地域である。具体的な指定条件は、高山性植生や亜高山性植生が相当部分を占める森林または

草原、動植物を含む自然環境がすぐれた状態を維持している海岸・湖沼・湿原・河川・海域などであり、自然環境保全地域は、国公有地に限らず一般民有地も指定し得る点で原生自然環境保全地域とは異なっている。指定されているのは大平山（北海道）、白神山地（青森・秋田）、利根川源流部、稲尾岳（鹿児島）など10地域、計2万1593ha。

都道府県自然環境保全地域は、その保全対象が自然環境保全地域に準ずるが、都道府県の自然環境保全条例に基づいて都道府県知事が指定する。

自然環境保全法により、自然環境保全基礎調査（緑の基礎調査）が1973（昭和48）年から行われている。第6回調査（1999～2004〈平成12～16〉年度）では、全国的な中大型哺乳類（ニホンジカ、ニホンザル、ツキノワグマ、ヒグマ、カモシカ、イノシシ、キツネ、タヌキの8種）の生息状況を調べ、1区画が5km×5kmの全国分布メッシュ図を作成した。第2回調査（1978〈昭和53〉年度）と比較すると8種とも生息区画数が増加している。とくにニホンジカとカモシカは70％伸びている。中大型哺乳類の主たる生息地である山地から平野部までの地域は過去20年間で全国的に集落人口の減少・高齢化と、これに伴う耕作地の放棄が進んでいるといわれており、放棄された耕作地は中大型哺乳類に好適な環境をつくり出していると考えられる。　　　［串信考］

【参考文献】山村恒年『検証しながら学ぶ　環境法入門』改訂2版（昭和堂、1999）。阿部泰隆・淡路剛久編『環境法』第2版（有斐閣ブックス、1998）。
【関連項目】自然保護

「自然保護のための権利の確立に関する宣言」にいう「人が生まれながらにして有する自然の恵沢を享受する権利」。「人類はこの自然からの限りない恵沢をうけて生存してきた」のであり、「自然を公共財として後の世代に継承すべき義務がある」という考え方に基づいて、「自然保護関連法等において、早期にこれに沿う法制度を整備、確立することを期する」とされる。自然保護をめぐる住民訴訟において、原告が請求権として主張する場合が多いが、裁判所は「実定法に基づく権利ではない」として退けるケースがほとんどである。

【歴史的経緯】高度経済成長期の公害問題を背景として、その未然防止を目的に人間環境を保全するための「環境権」がこれまで提唱されてきた。だが、これは公害被害から住民を救済する権利として構成されたため、環境の範囲は公害の被害を受ける恐れのある人間との関係で決定され、権利主体の範囲は限定された。その後、広範囲で急激な自然破壊が進行し、それによって究極的には現在および将来の人類にまで影響を及ぼす事態が生じてきた。そこで、個人の個別的具体的被害を離れてその保護が図られるべき必要性が生じ、地域的限定および権利主体の制約のない権利としての「自然享有権」が要請されるようになった。この権利は、自然に成り代わって人が自然を保護する権利ということができる。

［宮嶋俊一］

【参考文献】日本弁護士連合会　公害対策・環境保全委員会編『森林の明日を考える　自然享有権の確立をめざして』（有斐閣、1991）。
【関連項目】人間中心主義、生物種、食物連鎖

自然享有権
right for nature enjoyment（英）
【定義】日本弁護士連合会が1986（昭和61）年、第29回人権擁護大会において行った

自然権
natural rights（英）, Naturrecht（独）, droit naturel（仏）, jus naturae（ラ）
【定義】人間の自然的本性に基づき、成文

化された実定法に先立って、あるいは超えて、あらゆる人間に生まれながらにして平等に与えられていると考えられ、また主張されている永遠・普遍的権利。天賦人権ともいう。

【歴史的経緯】自然権の理念の萌芽、法における自然的なものの概念は古代ギリシャに遡る。ギリシャ悲劇には、死者の埋葬は国家の法を超えた権利という記述がある。プラトンは正義を自然と結びつけ、アリストテレスも法と並んで、自然の秩序との調和による自然に基づく権利を認めた。また、古代ギリシャ人は概して理性を自然の賜物と捉えた。この考えは古代ローマストアの法思想体系の中に組み込まれた。キケロ（Marcus Tullius Cicero B.C.106 – B.C.43）は法を、（1）自然法則のような宇宙の永遠の法（lex aeterna）、（2）ローマ人が制定・変更し得る、他国人には適用されない統治のための実定法（lex positiva）、（3）あらゆる人間・民族に共通で、実定法に軋轢が生じた時いつも援用される自然法（lex naturalis）に三区分した。法の根拠は創造者である。真の法は、自然と一致する正しい理性であり、個人－法－自然－創造者を結びつける根拠として、宇宙に内在する理性（logos）を挙げた。古代ローマの万民法は、自然法と理性に基づくものであった。ローマ帝国がキリスト教化されると、人間の法を超えた神の正義が強調され、自然－人間－神という階層構造の中で、神によって与えられた道徳と義務が主導的になる。アウグスティヌスは、永遠の法を自然ではなく、もっぱら神の知性と意志に基づくものとした。トマス＝アクィナス（Thomas Aquinas 1225 – 74）は、宇宙が神の永遠の法によって支配されており、自然法はこの法の反映に過ぎないと捉えた。人間の法は、自然法の原理を個別的社会的環境に適用したものであり、自然法はあらゆる人間の法の原型と解された。近代になると、17世紀にはグロティウス（Hugo Grotius 1583 – 1645）の自然法学派が登場した。あらゆる規範を人間の理性との調和に基づくものと考えたが、理性はもはや神的理性に基づくものではなく、人間的自然に内在するものとなった。自然法は社会契約説と結びつくことで、市民革命を引き起こした。ホッブズによれば、人間は自然状態において自己保存などの欲求を追求する自然権を平等に持つが、自然権の行使によって戦争状態に陥るので、理性の勧告に従って、契約により国家状態への移行がなされ、法の下での自然権の制限・承認が図られると考えた。ロックによれば、自然状態でもある程度、自然法は可能であり、国家はそれをより確実にするものであり、為政者は自然権の保護の義務を負うとした。社会契約説は自然権と実定法の関連づけを試みたことになる。19世紀には、ベンサムが実定法に基づかない自然権の主張は恣意的であると批判し、自然権に代わる実定法の批判基準として最大多数の最大幸福という功利原理を唱えた。歴史学や文化的相対主義からの批判と相まって、19世紀には自然権思想は影響力を失った。しかし、2度の世界大戦の惨禍を経て、ナチの平和と人道に対する罪を裁いたニュールンベルグ裁判や国連での「世界人権宣言」（1948年）採択には、自然権の再評価が見られる。

【倫理上の問題】存在と当為の間には客観的に認識可能な関係が存在するという前提に立っており、存在と当為、法と倫理の関係の新たなメタ倫理的基礎づけが求められている。

【諸分野との関連】社会環境の変化に伴い、生存権などの防衛的権利を超えた死ぬ権利などの権利の拡張が、自然権の名の下に主張され、また国内法を超えた人権の国際的保証の動きが強まっている。さらには、未

だ存在しない未来世代の権利や、動物の権利、「自然の権利」などの広義の自然権を人間以外の存在に拡張する動きもある。
【展望】自然権の要求は、個人の基本的権利を集合の論理に優先させる個別化の原理に基づいており、市民権の拡張の動きと相即している。自然権の議論は市民運動との関連で不可避の課題となろう。　　［篠原隆］

【参考文献】水波朗・阿南成一・稲垣良典編『自然法と文化』（創文社、2004）。L.シュトラウス『自然権と歴史』（塚崎智・石崎嘉彦訳、昭和堂、1988）。永井義雄『ベンサム』（研究社、2003）。
【関連項目】人権、生存権、患者の自己決定権法、幸福追求権

自然死　natural death（英）

【定義】植物状態など回復不能の昏睡状態に陥った人に、大掛かりな生命維持装置を着けることなく、自然の経過に任せて死に至らせることをいう。自分が植物状態になったら自然死させて欲しいという意思をあらかじめリビングウィル（生前発効の遺書）に記しておけば、医師はそれを尊重しなければならないことを規定した法律を「自然死法」といい、アメリカのほとんどの州で制定・施行されている。
【倫理・法律上の問題】日本では個人の尊厳よりも家族の都合が優先されることが多いので、アメリカのような自然死法の制定を求める声は起こっていない。一方、がんの末期に自分の意志で大掛かりな延命治療を拒否する尊厳死はわが国でも少しずつ認められつつあり、日本尊厳死協会の会員数は10万人を超えている。　　［伊藤幸郎］
【関連項目】植物状態、リビングウィル、自然死法、尊厳死

慈善事業　charitable work, charities（英）

【定義】ラテン語の「高価な」「貴重な」を意味するcarusに由来するcaritasがcharityの語源。caritasは新約聖書のagape（愛）のラテン語訳として用いられた。キリスト教の文脈では、神は敵をも愛の対象とするゆえに彼らを含むすべての人間に愛を施すというイエスの愛の精神に基づいて行われたのが「慈善」であり、「慈善事業」はそうした信仰の証として財の提供をはじめとした諸々のサービスを提供する事業の総称である。
【倫理上の問題】旧約聖書において隣人とはユダヤの同胞のことであり、その同胞への愛が隣人愛であった。新約聖書におけるイエスの倫理は、愛の対象を同胞に限定する倫理から同胞以外の人間をも含む倫理（「敵をも愛する倫理」）へと超え出ていき、隣人愛の対象を普遍化する。そうしたイエスの愛の倫理に基づく「慈善」は、哀れみのような自然に起こってくる感情に基づいて財を提供することではなく、すぐれて信仰的な行為であるゆえ、それは血縁や仲間といった同質的なものを愛の対象とするナルシシズムを超えていく愛の実践ともなる。しかし「与える－受ける」の関係においては、与える側の優位感に対応する形で受ける側の負債感も引き起こされてくるため、「与える－受ける」の関係を不可避とする慈善は支配関係に転化する可能性と隣り合わせている。「慈善」が支配関係に転ずる時、愛の施しは相手を支配し、拘束するための強力な武器になるとともに、隣人の範囲が再び血縁や仲間などの同質的なものに限定され、イエスの普遍的な愛の精神が失われることにもなる。
【展望】受ける側の必要と同時に与える側の必要を問うことが求められる。charityは神に対する信仰の証として実践されてきたが、それは与える側が「神からの承認」を必要としていたということを意味している。信田さよ子（1946－）はアディクショ

ンアプローチの視点から、自分を必要としてくれる存在（被援助者）があることの素晴らしさや快感や充足感、さらには優位さの明確な自覚、すなわち自分が他者（神なき時代では具体的な人間や社会が他者）の「承認」を求めて与えており、それが与える側にとっての報酬であることの自覚を促しているが、そうした自覚が「慈善」を支配関係に転化させることを防ぐ上での大きな力になろう。　　　　　　　　　　［横山正美］

【参考文献】信田さよ子『アディクションアプローチ』（医学書院、1999）。吉田久一・岡田英己子『社会福祉思想史入門』（勁草書房、2000）。
【関連項目】社会事業、キリスト教奉仕女会、貧困、ケア

自然死法　Natural Death Act（英）

【定義】自分が回復不能の植物状態になった時、大掛かりな延命処置を中止して自然の経過に任せて欲しいという意思をリビングウィル（生前発効の遺書）に書いてある場合、医師はそれを尊重すべきことを規定した法律。植物状態に陥った少女カレン＝アン＝クインランの人工呼吸器を止めるか否かの法廷論争の影響を受けて、1976年にカリフォルニア州で初めて制定され、現在アメリカのほとんどすべての州で同様な趣旨の自然死法または尊厳死法が制定されている。1980年代になって、自然死を希望した人が自分が昏睡状態に陥った時、自分に代わって判断する代理人をあらかじめ指名しておく制度（アドバンスディレクティブ）もでき、これも含めて「自然死法」と呼ぶことがある。

【倫理上の問題】アメリカでは個人の尊厳が家族に優先するのでこのような制度が成り立っているが、日本などアジア諸国では家族が個人に優先する場合が多いので、植物状態の人も他の患者と変わりなく延命医療の対象として当然と考えられている。

［伊藤幸郎］

【関連項目】アドバンスディレクティブ、自然死、カレン事件、リビングウィル

自然主義的誤謬
naturalistic fallacy（英）

【定義】倫理的な「善」を自然的な対象や性質と同一視したり、また後者によって前者を定義することの誤り。「自然主義的虚偽」とも訳される。

【概要・倫理上の問題】ムーア（George Edward Moore 1873-1958）が『倫理学原理』において提起した用語。自然主義的立場では経験的な事実に即して「善」や「正義」などの価値を定義することができると考えられていたのに対して、ムーアはそのような価値は直観によってのみ認識可能であると説いた。今日では、倫理的な用語を事実的−記述的な用語で置き換えたり、「そうである」という経験的な事実に関する言明から「そうすべき」「そうであるべき」といった当為（価値判断）を導き出したりすることの誤り一般を指す。

　自然保護思想においても、生態学的な事実から倫理的価値（規範）を導き出すことはできない。たとえば、ある自然環境が統合され安定しているという生態学的知見と、それが維持・保護されるべきという倫理とは区別されるべきだとされる。　［宮嶋俊一］

【参考文献】G.E.ムーア『倫理学原理』（深谷昭三訳、三和書房、1977）。小坂国継『環境倫理学ノート　比較思想的考察』（ミネルヴァ書房、2003）。
【関連項目】倫理、価値観

自然状態 ➡ 自然権

自然選択 ➡ 進化論

自然葬 ➡ 葬制

自然治癒力
spontaneous healing power（英）

【定義】生物が生得的に保持している、疾病や不調から回復する能力。この場合、狭義には西洋近代医学でいう修復力、免疫力あるいは恒常性（ホメオスタシス）に相当する概念として把えられる。ただし、広義の自然治癒力には、古来より「自然良能」の概念にも示されているように、患者や医師だけではない超越的存在による不可解な治癒現象をも含む神秘的作用がその範疇に含まれている。

【歴史的経緯】自然治癒力の記載はヒポクラテス（Hippocrates B.C.460?－375?）の「技術について」の他、多くの彼の文献の中に記載されている。以降、ヒポクラテス学派の医師たちは基本的に自然治癒力を重視し、薬剤の乱用を控える治療を選択した。一方、アスクレピアデス（Asclepiades）は、ヒポクラテス学派の自然治癒力重視の姿勢を「死についての瞑想」と批判し、迅速かつ正確で積極的な医術の確立を説いた。この自然治癒力についての異なる立場は医療についての基本的姿勢の分岐、すなわち患者の体力の温存や養生などの生活規制による疾病の自然消退か疾病への積極的攻撃的治療かの分岐をもたらしている。なお近代医学の劈頭において外科医として令名を馳せたパレ（Ambroise Paré 1510－90）は、「我包帯し、神これを癒し給う」と自らの治療姿勢を述懐したが、これは外科的治療においても自然治癒力への思念があることを示唆している。

【倫理上の問題】自然治癒力は東洋においても西洋においても人間の健康の維持や疾病の治療において重要な要素として把えられてきた。近年とくに、西洋近代医学の科学至上主義ともいえる医療の科学技術化が進行する過程で、その負の影響を懸念する動向の下で、自然治癒力に基盤を置く民間医療や代替医療が脚光を浴びてきた。とはいえ、これによって自然治癒力もその存在が過度に強調される面がないとはいえない。自然治癒力自体の科学的解明が十分でないこともあり、その強調は神秘主義的傾向と結合しやすい側面を持つ。その上でなお、古今東西の医学思想や健康法の多くが自然治癒力あるいはその類似概念の完全化を理想としている点に、治療の本質を議論する根拠が示されている。　　　　　［瀧澤利行］

【参考文献】ヒポクラテス『古い医術について』（小川政恭訳、岩波文庫、1963）。C.シンガー／E.A.アンダーウッド『医学の歴史』1～4巻（酒井シヅ・深瀬泰旦訳、朝倉書店、1985～86）。

【関連項目】健康法、民間療法、治療

自然淘汰　natural selection（英）、natürliche Auslese（独）

【定義】ダーウィン（Charles Robert Darwin 1809－82）とウォレス（Alfred Russel Wallace 1823－1913）が1858年に提唱した、生物進化の要因。自然選択ともいう。現代の進化生物学においても、生物の適応的進化の原理とされている。

【歴史的経緯・倫理上の問題】自然淘汰（説）は、ダーウィンの『種の起原』（1859年）によって広く知られるようになった。そこでは、自然淘汰に基づく生物の進化について、およそ次のように説かれている。生物は元来、多産であり、生存できる以上の子を産む。そのため、生物にとって「生存闘争」は避けられない。この生存闘争においては、生存と繁殖に有利な遺伝的「変異」——構造や体質、習性に関する——をした個体が保存され（選択され）、そうでない有害な変異をした個体は排除される。そして、そうした有利な変異は遺伝によって子へと伝えられ、個体群に広がっていく。このような過程が繰り返されることによって、生物の種は、環境——関係する他の諸

生物や物理的自然——にいっそう適応するものに変化していき、やがてはもとの種とは区別される新しい種が誕生する。

ダーウィンの時代には、まだ遺伝の仕組みがよく分かっていなかった。自然淘汰の対象となる遺伝的変異がどのようにして生じ、それがどのような仕方で次世代に伝えられていくのかが明らかではなかった。1900年に「メンデルの（遺伝）法則」が再発見され、これをもとに1930年代初頭に集団遺伝学が成立し、統計的手法による自然淘汰機構の数量化が試みられるようになった。その後、集団遺伝学の数学的理論が生物学の諸分野（動物学や古生物学など）の具体的事例に対応づけられ、1940年代には現代進化論の基本的学説とされる「進化の総合説」が成立した。さらに1960年代の中頃からは、分子生物学（分子遺伝学）の進展によって、個体の遺伝的変異が遺伝子の内部構造のレベルで捉えられるようになり、自然淘汰機構の研究がさらに精緻化されるとともに、一方で自然淘汰に中立な遺伝的変異の存在が指摘され、自然淘汰によらない分子進化という「進化の中立説」が日本の木村資生によって提唱された（1968年）。

自然淘汰説を軸とするダーウィンの進化論は、19世紀後半から20世紀初頭にかけて人間社会に「適用」され、「社会ダーウィニズム」を生んだ。優生学もこの流れの中で誕生した。社会ダーウィニズムは多様な側面を持つとされるが、その生物学原理の適用の行き過ぎは、たとえば人種間の優劣の肯定やヨーロッパ諸国による植民地支配の正当化といった点に現われている。なお現代の「社会生物学」をめぐる議論においても、生物学理論の人間社会への適用の問題が一つの焦点になっている。

【展望】自然淘汰の理論的・実証的研究は、「適応」という観点から、諸生物相互間の、そして諸生物と物理的自然との間の複雑な関係に光をあて、そこに生物の驚くべき多様性と適合性を見出し、その由来を明らかにしようとする。こうした研究は、われわれの自然理解を豊かなものにし、生物種の保護といった現代の環境問題を考える際にも、貴重な手がかりを与えてくれるであろう。　　　　　　　　　　　　　　［鈴木恒夫］

【参考文献】C.ダーウィン『種の起原』上・下（八杉龍一訳、岩波文庫、1990）。木村資生『生物進化を考える』（岩波新書、1988）。
【関連項目】優生学、遺伝、環境、適応、生物種

自然と生命に対する畏敬　Ehrfurcht zur Natur und zum Leben（独）

【定義】「畏敬」はまた「尊敬」とも呼ばれる。「畏敬」は自己愛を相対化して、自分以外の生命などに対して自己愛を超える神的なものを感じる感情であり、われわれが自分以外のものに対する行動を正当化する原理を支える道徳的な意味を持つ感情である。この言葉を生命に対して向けたのはシュヴァイツァー（Albert Schweitzer 1875 – 1965）であり、それをヨナス（Hans Jonas 1903 – 93）が重視して、自然への畏敬によって「責任」の概念を基礎づけようとした。

【歴史的展開】「畏敬」ないし「尊敬」という言葉を重視したのはカント（Immanuel Kant 1724 – 1804）である。カントは「道徳法則に対する尊敬」について言及し、自律は本来理性による意志の規定であるが、この理性の客観性を主張するとともに、感情もまた動機になり得ることを示した。それがこの「尊敬」の感情であり、この尊敬の感情に基づいてなす行為の必然性を「義務」と述べた。この感情は理性から発せられる命令の崇高さに対する畏敬の念であり、「理性概念が自らつくり出した感情」であるとされる。さらにカントは真の徳性は「崇高さ（Erhabenheit）」であり、それに

対する感情を道徳性の根本原理とも呼び、この感情こそは特定の感情の根底にある普遍性の意識だと言っている。

それに対して、シュヴァイツァーが主張する「生命への畏敬」は彼の人間把握から生じてきている。彼は、人間を「生きようとする意志」として捉える。ところが、この「生きようとする意志」は自分のうちにあるばかりではなく、他者のうちにも存在する。さらにいえば、人間ばかりではなく、生きとし生けるものすべてに、動物、植物、総じて自然にも存在することが分かる。したがって「生きようとする意志」を他者のうちに見る時、そこに「生命への畏敬」が生じる。この「生命への畏敬」は、自分と同じ「生きようとする意志」を他者のうちに見ることによって生じる生きているものそのものに対する敬意を意味するものである。シュヴァイツァーは、人間の生命ばかりではなく人間以外の生命をも視野に入れて、すべての生命が畏敬の対象であり、尊重すべきものと主張した。

【ヨナスと畏敬】今日、この「畏敬」の感情を生命倫理の基本的な感情として主張したのがヨナスである。彼はカントの「道徳法則に対する尊敬」を批判しながら、「未来のために現在を汚したり、現在を犠牲に未来を買おうとしたりしないよう、われわれを守ってくれるのは畏敬だけだろう」と述べる。ヨナスにとって「畏敬」を呼び起こす「存在」とは、「人類の未来の生存」を包括し、目的と価値を内存する「生命ある自然の存在」である。この存在を現代の科学技術が脅かしている。「恐れに基づく発見術」こそ新しい未来倫理に求められる第一の義務である。そうした「恐れ（Furcht）」を基に自然への畏敬（Ehrfurcht）を取り戻すことで、責任の倫理が成立する。

そのため、ヨナスは、「事柄の側からの懇願（事柄の実在が脅かされている）と力の持つ良心（力の因果性）とが責任の感情のなかで統一される」と述べることになる。そしてそれによって「そうした責任の感情は、いつもすでに対象の存在の中へと介入してゆく積極的な自己が抱く肯定的な責任感情である」とされる。「畏敬」とはまさしくこのような責任の感情を触発し、自己抑制を可能にする他の生命体と自然に対する敬意の感情であるといえる。　　　　[長島隆]

【参考文献】I.カント『道徳形而上学原論』（篠田英雄訳、岩波文庫、1960）。『美と崇高の感情に関する考察』（上野直昭訳、岩波文庫、1948）。A.シュヴァイツァー『文化と倫理』シュヴァイツァー選集第7（氷上英廣訳、白水社、1962）。H.ヨナス『責任という原理』（加藤尚武監訳、東信堂、2000）。
【関連項目】生命、生命観、責任、人間の尊厳、生命の尊厳

自然の権利　right of nature（英）

【定義】自然人や法人など従来は法的人格を有するものにだけ認められていた権利の概念を、動植物や自然そのものにも認める考え方。法人や胎児に権利を認める理論の延長に位置づけられる。アメリカの判例法に根拠を持ち、法廷では人間が代弁者となる。

【歴史的経緯】近代法の下では、人間が自然を支配し利用することは原則自由であり、いかに自然を破壊しようとも他者の権利を侵害しない限り放任されてきた。しかし、人間活動の飛躍的増大に伴う自然環境の汚染・破壊の進行は、人間中心主義的な価値観・世界観への批判とともに、まず倫理学の領域で、従来の倫理学の枠を超えた「環境倫理学」という新しい倫理学を生み出した。「環境倫理学の父」として知られるアルド＝レオポルド（Aldo Leopold 1887-1948）は、相互依存関係にある人間共同体の概念を「土地」にまで拡張し、「共生の倫理」としての「土地倫理（the Land

Ethics)」を説いた。レオポルドのいう「土地」とは、「土壌、水、植物、動物をも含む共同体」であり、そこではすべてが平等な存在である。つまり人間は「土地という共同体の征服者」ではなく、「単なる一構成員、一市民」と見なされる。「土地倫理」の思想が説かれた背景には、人類の存続すら危うい状況へと追い立てる、近代科学という新しい道具を携えた自然の征服者という近代的な人間像への批判がある。「自然の権利」の主張は、人間中心主義的な価値観・世界観を超克し、生態系中心主義的な価値観・世界観に立脚した生存権の配分倫理の見直しの主張でもあり、レオポルドの土地倫理の思想を嚆矢として今日に至っている。

【倫理・法・社会上の問題】環境倫理学の領域で早くから議論されていた「自然の権利」は、1972年、クリストファー＝D.ストーン（Christopher D. Stone）が「樹木の当事者適格－自然物の法的地位について」と題する論文の中で、当時アメリカ連邦最高裁判所に係属していた「シエラクラブ対モートン事件」（ミネラルキング渓谷におけるウォルト＝ディズニー社の大規模開発計画に対して、自然保護団体シエラクラブが差し止め請求した裁判）に関して、自然物についても一定の範囲で権利主体としての地位を認めるべきとの見解を示したことを契機に、法廷で実際に議論されるようになった。同裁判においてシエラクラブは敗訴したが、判決文の中でダグラス判事は少数意見を述べて「本訴訟はミネラルキング対モートンと命名するのがより適切である」として自然物にも原告適格を認める見解が示された。以後、アメリカでは、バライム川とグリーンウィッチタウンほか2名を共同原告として不適切に処理された下水の排出禁止を求めた「バライム川対ポートチェスター村事件」（1975年原告勝訴）、シマフクロウとシエラクラブが共同原告となって重要生息地の指定を求めた「北米シマフクロウ対ルジャン事件」（1991年原告勝訴）、マーブレッド＝マーレット鳥とオーデュボン協会が共同原告となって危急種の指定等を求めた「マーブレッド＝マーレット対マニュエル＝ルジャン事件」（1992年原告勝訴）など、様々な自然物が法廷に登場することとなった。またわが国においても、アマミノクロウサギほか4種の生物を原告として表示し、ゴルフ場開発の森林伐採許可取り消しを求め1995（平成7）年、鹿児島地方裁判所に提訴された奄美「自然の権利」訴訟をはじめ、オオヒシクイを原告として表示し越冬地の保護区指定を求めた「オオヒシクイ訴訟」など、自然物を原告として表示する訴訟が起こり始めている。

【諸分野との関連】現在、環境破壊をめぐる問題は地球規模で生じており、環境対策については各国、国連の取り組みがある。また、環境保護をめぐっては経済開発との対立があり、それは先進国と開発途上国との対立という形で現われている。21世紀は環境の世紀といわれるように、現在、環境教育や啓発活動を通じた意識改革の重要性が説かれているが、現実には「地球にやさしく」をテーマにした商業主義的なレベルにとどまっており、環境保護の本質の歪曲とともに、未だ人間中心主義の価値観を脱しきれていない点も指摘される。ストーンは啓蒙的な政策の点からも「自然の法的権利」を語る社会の優位性を説いているが、自然の権利の主張は自然の尊厳の承認、人間の倫理的義務の承認を通じて、社会を変革する大きな原動力となるものと期待される。

【展望】自然の権利は、自然保護のための国際的な枠組みを確認した宣言決議である「世界自然憲章」（1982年）や、生物多様性の保全と持続的利用のための「生物多様性

条約」（1992年）などにおいても承認されており、今後の環境保護政策の方向性に影響を与えるものとして期待される。

［久保田勝広］

【参考文献】山村恒年・関根孝道編『自然の権利』（信山社、1996）。C.D.ストーン「樹木の当事者適格」（岡嵜修・山田敏雄訳、『現代思想』第18巻11号、1990）。

【関連項目】開発途上国、世界自然憲章、自然保護、環境倫理、土地倫理、エコロジー、生態系、人間中心主義、環境の権利

自然の内在的価値
intrinsic value in nature（英）

【定義】自然自体や自然界を構成する種や原生林には、人間がそれらとの関係において見出す価値（付随的なあるいは道具的な価値）とは独立に、それ自体で価値があるとする見方を示す概念。

【倫理・法律上の問題】人間による自然界の利用・開発のもたらす損失が顕著に見られるようになる中で、自然を、人間に快楽をもたらす道具、人間を幸福にするための倉庫と見る見方の変更が求められ、そこで語られるようになったのが自然の内在的価値である。この価値に基づいて、自然の存在に生存する権利を認める「自然の権利」が主張され、「自然の権利」訴訟が行われるようになった。なお、この概念は既に1982年に国連で採択された「世界自然憲章」や1992年の「生物多様性条約」にも明記されている。

［御子柴善之］

【参考文献】山村恒年・関根孝道編『自然の権利』（信山社、1996）。

【関連項目】自然の権利、世界自然憲章、生物多様性条約

自然法 ➡ 自然権

自然保護　nature conservation（英）

【定義】人間の活動によって生じる生態系や自然環境の破壊‐汚染から、自然環境を保全‐保存し、かつ回復‐育成すること。

【歴史的経緯】自然そのものに価値を認める態度は、既に原始時代のアニミズムにも含まれていたとする見解もあるが、今日的な自然保護思想の系譜をたどるなら、19世紀初頭における、啓蒙主義思想に対するロマン主義の影響を指摘せねばならない。18世紀の啓蒙主義時代は、人間の自然への支配が称揚された。その世紀の終わりから19世紀にかけて産業革命も進行し、人間の自然への支配力は高まった。当時、原生自然は人間によって開拓され、秩序づけられるべき存在と見なされていた。そのような啓蒙主義思想への反動として、自然を神秘主義的に捉え、自然の全体性や人間と自然との一体性を説くロマン主義の思潮が生まれ、とりわけアメリカではエマソン（Ralph Waldo Emerson 1803-82）やソロー（Henry David Thoreau 1817-62）といった超越主義者たちが影響力を持った。このような思潮の流れをくんだ自然保護の思想家であるジョージ＝パーキンス＝マーシュ（George Perkins Marsh 1801-82）は自然の調和や複雑性、安定性、それに対する人間の破壊的影響などを広く論じ、自然を保護するという概念を初めて公にした。

　一方、森林管理という観点から、アメリカにおいて自然保護に最初に積極的に取り組んだのは、エマソンやソローから強い影響を受けていたピンチョー（Gifford Pinchot 1865-1946）であった。彼は、フランスのナンシーに留学して森林管理学を学び、アメリカに帰国後1890年代から森林管理に携わった。彼が天然資源管理において重要な役割を果たしたことからも分かる通り、彼の自然保護は森林の「保全」（利用するための自然保護）を目指していた。

彼はヨセミテ渓谷地域を自然保護地区にすべく運動を行い、それは1890年にヨセミテ国立公園の設置として結実、またその保護のため設立したシエラクラブは現在でも有数な環境保護団体である。それに対して、ヨセミテ国立公園を「保存」（自然の美や尊厳を守るための自然保護）の立場から保護すべきと主張したのがミューア（John Muir 1838-1914）である。慢性的な水不足に悩むサンフランシスコ市に水を供給する水源としてダムを造る計画が持ち上がった時、ミューアは「保存」の立場からそれに反対し、「保全」派との間で論争が生じた。功利主義的な「保存」派と、ロマン主義的な「保全」派の対立は、その後も形を変えて出現しており、現在でも議論は絶えない。

後者の系譜に属するのは、ディープエコロジーである。1973年、ノルウェーの哲学者ネス（Arne Næss）は、今までの環境保護の考え方が汚染や資源枯渇に反対するだけの「シャロウ（浅い）エコロジー」であるとし、それに代わる「ディープエコロジー」を唱えた。生命体や人間を相互に関連した全体で捉え、生命圏の中での全生命体平等主義を主張した。

このような思想に対して、人間中心主義的な立場から批判を加えたのがパスモア（John Arthur Passmore 1914-2004）である。彼は「保存」と「保全」を改めて定義した上で、保存論／保全論の対立を、自然の中に内在的な価値を認めるか、あるいは自然を人間の利益や幸福を実現するための手段・道具と見るかの対立であるとし、前者を無知と野蛮に導く全体主義として批判した。

このパスモアの批判に対して、テイラー（Paul Warren Taylor 1923-）は生命中心主義の立場から、個々の生命・生物を尊重すべきと主張し、またリーガン（Tom Regan 1938-）も（一部ほ乳類の）個々の動物にのみ人間同様の生存権を認めるべきと主張したが、いずれも個体主義的な保存論であった。それに対して、キャリコット（J. Baird Callicott 1941-）は、レオポルド（Aldo Leopold 1887-1948）の土地倫理を援用し、それが生態系に価値を置いている点に着目して、構成員の生態系への貢献の度合いに応じてその価値を評価するという生態系中心主義を主張した。

【倫理・法・社会上の問題】自然保護という場合、誰のために何を保護すべきなのか、ということが問題となる。保全・保存論争に現われていたように、自然に手段的な価値しか認めず人間のために自然を保護すべきと考えるのか（人間中心主義）、それとも自然に内在的価値を認め、あらゆる生命の存在を尊重するのか（生命中心主義）、という対立があり、自然保護思想は大きな流れとして前者から後者を強調する方向へと展開してきたといえるが、両者の調停・調和が今後の課題となろう。　［宮嶋俊一］

【参考文献】沼田真『自然保護という思想』（岩波書店、1994）。鬼頭秀一『自然保護を問いなおす―環境倫理とネットワーク』（筑摩書房、1996）。
【関連項目】生態系、人間中心主義、生命中心主義、環境倫理、環境省

持続可能な開発 ➡ ローマクラブ

死体　cadaver（英）
【定義】生命活動を停止した生命体のこと。
【概要】人体の死は臨床医学的に確定するので、臨床的死の判断基準（死の不可徴）として、（1）呼吸運動の停止：①自発呼吸停止、（2）循環機能の停止：①脈拍触知せず、②心拍停止、③血圧測定不能、（3）中枢神経機能停止：①瞳孔散大（角膜および瞳孔反射消失）反射、②意識消失・刺激反応性消失が挙げられる。さらに、

死の確徴として、（1）15分以上の心・呼吸停止、（2）意識完全消失、（3）各反射消失、（4）筋肉弛緩、（5）体温降下と皮膚蒼白、（6）死斑・死硬直出現が挙げられる。死の判断基準のうち、呼吸停止、心拍停止、中枢機能停止は三徴候死という。個体の生命活動はこれら三臓器が依存・連携して営まれているため、いずれか一つの臓器が死滅すると引き続いて他の二臓器も短時間で死滅する。すべての生命現象は生体酸素化により生じるエネルギーにより保たれており、個体としての生体酸素化が不可逆的に停止することがヒトの死の最終原因である。　　　　　　　　　［清水惠子］

【参考文献】塩野寛・清水惠子『身近な法医学』（南山堂、2003）。若杉長英・永野耐造編『現代の法医学』（金原出版、1995）。

【関連項目】生命、死の定義、法医学、三徴候死、心臓死、脳死、生体

死体遺棄

the abandonment of a corpse（英）

【定義】死体を社会通念上の埋葬の方法によらないで、現在の場所より他の場所に移して放棄すること。

【法律・倫理上の問題】刑法第190条には「死体、遺骨、遺髪または棺に納めてある物を損壊し、遺棄し、又は領得した者は、三年以下の懲役に処する」と定められている。死亡の現場から死体を移動させ、人が容易に発見できない場所に放棄したり、山中に埋めたりする行為が遺棄に当たることは当然であるが、自己が殺害した死体を埋めてその冥福を祈っても、通常の埋葬を行っていない場合、本罪が成立する。しかし散骨を行う自然葬に関しては、本罪の保護法益である宗教感情、習俗および宗教的平穏に反するものではないので、本罪の遺棄には該当しない。死体の場所移転を伴わなくても、法令、慣習、契約等により当該死体を埋葬する義務のある者が、埋葬の意志なく死体を放置して立ち去ることは不真正不作為犯として本罪が成立する。他方、死体の埋葬義務のない者は、自己が殺害した死体を放置しても不真正不作為犯にはならない。　　　　　　　　　　　［清水惠子］

【関連項目】刑法、死体損壊、生体、死体

死体解剖保存法

【定義】死体（妊娠4カ月以上の死胎を含む）の適正な解剖・保存・死因調査を規定した法律。1949（昭和24）年制定。

【概要】第2条では解剖資格を規定しており、解剖者はあらかじめ当地の保健所長の許可を受けなければならないとある。ただし、例外事項（保健所長の許可なく解剖を施行してよい者）として6つが挙げられている。それらは、（1）厚生労働大臣が認定した者（死体解剖資格取得者）、（2）解剖、病理、法医の教授または准教授、（3）監察医、（4）刑事訴訟法の規定による解剖、（5）食品衛生法（食中毒の疑い）による解剖、（6）検疫法の規定（伝染病の疑い）による解剖である。保健所長は、公衆衛生の向上または医学の教育もしくは研究のためとくに必要があると認められる場合でなければ、解剖許可は与えないとされている。第7条には解剖に関する遺族の承諾が規定されている。例外事項（遺族の承諾がなくても解剖が施行される場合）として、解剖の必要性があり、身元不明または遺族の所在が不明な場合や司法解剖（刑事訴訟法）、食品衛生法および検疫法に規定されている場合がある。第8条では監察医の規定を示している。第11条では、解剖中に犯罪に関係する異状を認めた時には、24時間以内に所轄警察署長に届け出なければならないと規定している。第20条では、死体取り扱い上の注意として、死体に対して礼意を失わないよう注意を促している。

[清水惠子]

【関連項目】解剖、法医学、生体、死体、刑法、食品衛生法、検疫、保健所

死体検案書 certificate of death, post-mortem examination（英）

【定義】検案は形跡・状況などを調べ考えることで、死体検案書とは死体を検案した医師が作成する書類をいう。

【諸分野との関連】死体検案書は、表題は異なるが書式・内容・意義は死亡診断書と同一のものである。それには医師が診療を続けてきた患者以外の死亡者を対象とする場合と、診療していた患者でも診療してきた疾患と直接関連のない原因により死亡した場合とがある。該当する症例の多くは異状死体（外因による死亡、死因が明らかでない死亡、死亡前後の状況に異常がある死亡等）なので、24時間以内に所轄警察署に届け出の義務がある（医師法第21条）。それにより検察官または司法警察員が検視を行い、その補助行為として検案した医師が死体検案書を作成する。監察医制度地域（東京都区部、大阪市、横浜市、名古屋市、神戸市）では監察医が検案し、必要により行政解剖で死因を決定する。他の地域では警察医や警察嘱託医等が検案している。犯罪に関係する「変死体」は司法解剖の対象となる。　　　　　　　　　　　[村岡潔]

【関連項目】死亡診断書、診断書、医師法、監察医、司法解剖、行政解剖

死体腎移植 ➡ 腎臓移植

死体臓器移植 ➡ 臓器移植

死体損壊　the damage to a corpse（英）

【定義】死体を物理的に損傷・破壊すること。死体をバラバラに切断するなどの行為がこれに該当する。

【法律上の規定】刑法第190条には「死体、遺骨、遺髪または棺に納めてある物を損壊し、遺棄し、又は領得した者は、三年以下の懲役に処する」と定められている。死体とは死亡した人の身体であり、死者の身体の一部も本罪の対象となる。胎児の死体も人の形態を備えている以上、妊娠月数にかかわらず、本罪でいう死体と扱われる。遺骨とは、死者の祭祀・記念のために保存し、または保存すべき骨骸をいう。遺髪とは、死者の祭祀・記念のために保存し、または保存すべき頭髪をいう。棺に納めてある物とは、死体・遺骨・遺髪とともに棺内に納められた死者の遺愛品等の副葬品をいう。殺害後、運搬あるいは隠匿のために死体を切断した事例、殺害した死体を家屋とともに焼損させた事例、薬として売買する目的で墳墓から嬰児の死体を発掘し焼いて粉末にした事例などが報告されている。

[清水惠子]

【関連項目】刑法、死体遺棄、生体、死体

市町村保健センター
municipal health center（英）

【定義】1994（平成6）年に制定された地域保健法に基づく、市町村における対人保健サービスの拠点となる施設。

【社会・倫理上の問題】市町村レベルでの保健医療施設としては、従来でも母子保健センター、僻地診療所、農村検診センターなどが設置されていたが、その目的や機能が特定の分野に限定されており、住民に対して総合的な保健サービスを提供できるものではなかった。そこで厚生省（現厚生労働省）は1978（昭和53）年度からこのセンターの整備を進めてきたが、地域保健法により、国庫補助制度も含めた法定化がなされた。このセンターの整備に関しては、単独では困難な場合は複数の町村が共同で整備することや都市部における複数設置など、

地域の実状に則した選択が可能となった。効果的に運営するには、人材を確保して住民のニーズを的確に捉えた事業を立案・実施することと、そのために保健所からの専門的な援助や地域医師会などとの協力を図ることが必要となる。　　　　　［望月吉勝］

【参考文献】古市圭治他編『衛生行政大要』改訂第18版（日本公衆衛生協会、2000）。

【関連項目】地域保健法

疾患 ➡ 病気

失業　unemployment（英），Arbeitslosigkeit（独）

【定義】働く意志と働く能力を持ちながら、就業の機会が得られずに働けない状態にあること。このような状態の労働者を失業者という。総務省「労働力調査」では次の3つの条件を満たす者とされている。（1）仕事がなくて調査期間中に少しも仕事をしなかった、（2）仕事があればすぐ就くことができる、（3）調査期間中に仕事を探す活動や事業を始める準備をしていた。失業の定義はILO（国際労働機関）基準によるが各国で異なる。失業率は、労働力人口に占める失業者の割合である。

【社会・経済上の問題】日本とヨーロッパ諸国の失業率は、1960年代までアメリカに比べて低く（約2～3％）、オイルショック後ヨーロッパ諸国は上昇し、1980年代にアメリカ並みの高失業率（約6～12％）となった。日本が1990年代から上昇した（1990年代の日本の平均完全失業率は約3％）のに比べて、欧米諸国が低下し、その差は縮小、または逆転している。

景気後退期は失業率が高くなる。日本の失業は、若年層と高齢者層の失業率が高いのが特徴である。その原因は若年層の求人数の低下、離職、転職の増加、中高年層のリストラ等がある。NIES、BRICs（ブラジル・ロシア・インド・中国）など海外への工場の移転による産業の空洞化、WTOに加盟した中国や他の低労働コスト国による製造業の発展に押され、国内産業の競争力が低下している。

【展望】日本の完全失業率は、2003（平成15）年1月の5.5％をピークに2004（平成16）年に平均で313万人（前年差37万人減）で、年平均4.7％の水準にある。バブル経済崩壊後、上昇した日本の失業率は、欧米並みの水準となっている。景気の回復と雇用の安定および新規学卒者へのきめ細かい就職支援や求職・求人のマッチングの推進が求められる。　　　　　　　　　［横山清］

【参考文献】厚生労働省編『労働経済白書』平成17年版（国立印刷局、2005）。厚生労働省政策統括官編『図説　労働経済白書』（至誠堂、2002）。

【関連項目】失業給付、労働

失業給付　unemployment benefit（英）

【定義】「失業給付」は、失業等給付、高齢者雇用継続給付、育児休業給付などを行う雇用保険制度による。雇用保険制度は、相互扶助の精神から労働者が失業した場合や、働き続けることが困難な場合に失業等給付を行い、労働者の生活の安定と求職活動を容易にし、就職を促進するものである（雇用保険法第1条）。保険者は政府である。

【内容】1975（昭和50）年に施行され2003（平成15）年に改正された雇用保険法による。日本の社会保障制度4部門の中心である社会保険（5つの保険）の1つが雇用保険である。

失業等給付を受けるためには、（1）雇用保険の被保険者であること、（2）失業中であること、（3）公共職業安定所（ハローワーク）に離職票の提出と求職の申し込みが必要である。

失業等給付は、（1）求職者給付、（2）就職促進給付、（3）教育訓練給付、（4）

雇用継続給付があり、一般に失業して雇用保険を受けるとは、失業等給付を受給するということである。失業等給付には、基本手当、技能習得手当、寄宿手当、傷病手当がある。

失業等給付の申請は、住居地を管轄しているハローワークへ行き、(1) 離職票、(2) 雇用保険被保険者証、(3) 印鑑、(4) 本人確認ができるもの、(5) 写真2枚、(6) 本人名義の通帳を持参し手続きすることが必要である。受給要件を満たせば、失業給付金額、給付日数等が決定され、雇用保険受給説明会への出席、受給資格者証が交付される。

【展望】雇用保険法は、求職者給付、就業促進手当、教育訓練給付高齢者給付等が改正され、保険料率が引き上げられ、失業給付の額等は引き下げられている。　　[横山清]

【参考文献】原智徳『退職・失業と雇用保険』(自由国民社、2004)。『雇用保険のあらまし』(埼玉労働局職業安定部職業安定課、2005)。

【関連項目】失業、社会保障 (制度)、労働

失行　apraxia (英)

【定義】脳の後天的損傷によって、麻痺や失調がないにもかかわらず、いったん学習し獲得された様々な行為が困難となる病態。原因疾患は、脳血管障害 (脳梗塞、脳出血)、脳腫瘍、頭部外傷、脳変性疾患、脳炎後遺症などである。意図的に何かを行おうとすると余計困難度が増す場合が多く、自動的な状況下ではあまり目立たないことも多い。しかし、道具の使用、着衣、視空間構成行為などの障害は日常生活にも大きな影響を与え得る。古典的には、観念運動失行、観念失行、構成失行、着衣失行などが知られており、関連する病変部位は、左もしくは右頭頂葉〜側頭葉であることが多い。失行のみが孤立して生じることはそれほど多くはなく、失語性障害、失書、失算、視空間性障害などに合併して認められるのが一般的である。とりわけ左頭頂葉損傷の場合には、ゲルストマン症候群とともにしばしば認められることがある。道具の使用障害、系列的使用行為の障害、および「パントマイム」障害、がそれぞれ別個に起こる場合もある。

【倫理上の問題】麻痺などの目立った運動障害がないのに、日常的な行為 (道具の使用や着衣) がうまくできなくなることが多いため、一般の人からは「認知症」のように誤解されてしまう場合も少なくない。確かに「認知症」に失行の要因を見出し得ることはあるが、本来の失行というのは「自分が何をすべきであるかを理解していながらそれができない」ということである。ただし、行為を可能にする様々な水準 (対象認知、意味理解、道具操作) において多様な障害が見られることが分かってきているので、それぞれの症例の障害構造をよく理解して、適切な認知的リハビリテーションを行うことが望まれる。　　[大東祥孝]

【関連項目】認知症、リハビリテーション

失語症　aphasia (英), Aphasie (独), aphasie (仏)

【定義】脳の器質的疾患によって、いったん獲得された言語が様々な水準において後天的に障害をこうむる状態。意味や音韻の水準で理解・表出の障害が見られ、時に構音の障害をきたすこともある。失語を特徴づける症状は、(1) 喚語困難 (言いたい言葉が出てこない)、(2) 錯語 (語レベル、字レベルでの言い違え)、(3) 何らかの程度の理解障害の3つである。構音の障害はアナルトリーと呼ばれ、内言語の障害である失語とは区別されるのが一般的である。主な原因疾患は脳梗塞、脳内出血、くも膜下出血、脳腫瘍、頭部外傷、脳炎、脳変性疾患などである。

【歴史的経緯・倫理上の問題】1861年にフランスのブローカ（P.Broca）が、生前「タンタン」という再帰性発話のみを伴う失語症状を呈し、死後、脳の病理解剖によって外見上に左半球前頭葉下後方領域に梗塞病巣が見られた症例を報告したことが発端となって、失語症の臨床・解剖学的な研究が開始されるようになった。1874年には、ドイツのウェルニッケ（C. Wernicke）が左上側頭葉病変による感覚性失語（理解障害、語喚起障害、錯語、復唱障害などによって特徴づけられる）を記載し、さらに、伝導失語（理解は良好だが復唱が困難）、超皮質性感覚失語（復唱は可能だが意味理解を伴わない）などの病型を臨床解剖学的に分離し、リヒトハイム（Lichtheim）とともに失語の古典論を完成させた。デジェリンヌ（J. Dejerine）は古典論をフランスに導入したが、まもなくマリー（P.Marie）による古典論批判が行われ、失語は根本的に一つであり、これに構音の障害であるアナルトリーの加わったものがブローカ失語である、という新たな見方が導入された。今日では、臨床的には概ね古典論的枠組みに沿った見方が採用される一方で、失語症状は意味論・音韻論・統語論・語用論などの言語学的視点からも詳しく検討されるようになっている。症例によって、復唱が困難な群と比較的保たれている群とに分けることが可能で、前者はシルヴィウス溝周辺に病変を有し、後者は、さらにその周辺の左半球周辺部に病変を有することが分かっている。さらに右半球損傷によっても、言語の使用にあたってプロソディーの障害や一定の語用論的障害の生じることが明らかになっているが、普通は左半球で生じる比較的道具性要因の強い言語障害を指して「失語」と称されることが多い。以上は、右利きで見られる一般的傾向であるが、左利きの場合についていうと、決して右利きの鏡像にはなっていないことに注意が必要である。つまり、左利きでは失語は左右どちらの半球の病変でも生じ得るし、傾向としては左半球病変で生じる率の方が少し高くなっている。いずれにせよ失語症は、人間にとって人間であるための「必要条件」の一つといえる言語の使用がある日を境に突然、不可能ないし困難になってしまうため、それまでの社会生活を維持できなくなってしまうことが多く、その経過・予後が重大な問題となってくる。予後の良し悪しはむろん、原因疾患のいかんによって左右されるところが大きいが、脳血管障害性の失語などでは発症後のリハビリテーションが予後に大きく関与してくることが明らかになってきた。現在では、言語治療の有効性は統計的にも有意であることが確立されるに至っており、症例の適応を正しく選択すれば、言語リハビリテーションは大きな意義を有する。このことが一般にも認識されるようになって、日本でも（やや遅きに過ぎた感はあるが）、1998（平成10）年に「聴覚言語療法士」の国家資格が制定された。しかし、確かにリハビリテーションの意義は大きいとはいっても、本格的な社会復帰という側面から見た予後は必ずしも楽観し得るものではない。症状そのものは稀ならず軽減していくが、元の職業にまで復帰できる程度に十分な回復が認められることはそれほど多いものではなく、本人の苦痛は想像以上に大きいことをよく認識しておく必要がある。病変部位の広がりなどにもよるが、失語症のみが前景に出る場合には、原則として一般的な判断力・思考・人格などが重大に障害されることは稀である。しかし言語の障害というのは、ややもすれば第三者に「認知症」に似た印象を与えてしまいかねない。失語症は原則として、道具としての言語の使用の障害であるということを、一般知識として正確に社会に広め

ていくことが重要であろう。
【展望】失語症は極めて多様である。その原因において、その病態において、またその程度において、失語になった人の正確な神経心理学的理解と社会的な状況把握とが不可欠である。別に述べる、失認や失行、記憶障害、注意障害、遂行機能障害などを合併している場合も少なくないので、失語のリハビリテーションにあたっては高次脳機能障害全般にわたる神経心理学的な理解が必要となる。失語症というのは、一方で「道具としての言語が障害されている」という側面があるので、障害の的確な言語学的把握が重要となる場合があることは確かであり、その限りにおいて認知面の治療を積極的に押し進めねばならない。しかし他方において、失語症は、個としての歴史性に裏打ちされて固有の社会的役割を果たしてきた人の、核心的アイデンティティをも揺るがし得る疾患である、ということを忘れてはならない。失語になった人の社会的な意識のあり方にも十分配慮した、総合的なリハビリテーションが求められていることを、認識しておかなければならない。

［大東祥孝］

【関連項目】言語聴覚士、認知症、リハビリテーション

▮ 実子 ➡ 特別養子縁組制度

▮ 失読　alexia（英）

【定義】脳の後天的損傷（主として左後頭葉、左頭頂葉、左側頭葉）によって、いったん獲得した読みの機能が障害をきたす病態。書字、口頭言語も同時に障害される場合と、読みのみがほとんど孤立して障害される場合とがある。前者には失読・失書、失語性失読があり、後者の代表的病態が純粋失読である。純粋失読では、自ら書いたものを後で見て読むことができないという一見奇異な症状が認められる。指などでなぞると多少とも読みが改善する場合もある。

【倫理上の問題】読みの能力は多くの社会的職業にとって必要不可欠であるため、他の知的障害をほとんど伴っていなくても社会復帰上、極めて大きな阻害要因となることが多い。失語を伴っている場合には、口頭言語での障害がまず問題となるので比較的理解されやすいが、純粋失読などの場合には、聞いて理解する能力と読解の能力との間に大きな乖離が生じるため、それをよく自覚できる本人はかなり強い劣等感や無力感に苛まれることも稀ではない。仮に障害が比較的改善してきても、病前の状態にまで完全に戻るにはかなりの時間を要することが一般的であり、一応読めるようになっても相当の時間をかけないと普通には読めないという場合が多いので、その点をよく考慮して、検査上はほとんど正常化して一見回復したように見えても長期にわたる認知リハビリテーション的なフォローを必要とする場合が稀ではない。「軽症」であるがゆえの問題の大きさはもっと注目されてよいであろう。

［大東祥孝］

【関連項目】リハビリテーション

▮ 失認　agnosia（英）

【定義】脳の後天的損傷によって視覚、聴覚、触覚それ自体には要素的障害が認められないにもかかわらず、対象を視覚的・聴覚的・触覚的に認知し同定することが困難となる病態。それぞれの障害様態に応じて視覚失認、聴覚失認、触覚失認と称され、いずれかの感覚様態に限って認められる場合に「失認」と称される。すなわち、たとえば視覚失認であれば視覚的には意味認知ができなくなるが、聴覚的・触覚的には同定が可能である。原因疾患は、脳血管障害（脳梗塞、脳出血）、脳腫瘍、脳変性疾患、脳炎後遺症などである。最近、意識的には

認知不可能であるのに、個体としては認知できているような行動を示す場合が見出されており、潜在認知と顕在認知の解離が注目されている。

【倫理上の問題】症状が重い場合には皮質盲、皮質聾と呼ばれる状態を呈し、実生活上・行動上は、末梢性障害による盲や聾と区別し難いこともある。発現頻度としては視覚失認が比較的多く、日常物品が何であるか分からなくなることもあれば、見知っている人の相貌が認知できなくなったり、文字が読めなくなったりすることもある。自然経過やリハビリテーションによって一定程度の回復の見られることもあるが、多くの症例では社会生活を送る上で多少ともハンディを残す人の方が多い。変性疾患（後方皮質萎縮や皮質基底核変性症など）で比較的、選択的に視覚失認が見られる場合には、原則として進行性である。最近、後頭葉－頭頂葉系（背側系）の障害では視空間認知障害が主で、後頭葉－側頭葉系（腹側系）の障害では対象認知の障害が中心となることが知られてきている。相貌失認では、新たに人の顔を覚えることも困難であることが多く、対人関係にも大きな障害をきたし、単に社会生活に支障をきたすだけではなく、生きることに困難をおぼえて悲惨な結果となることもある。そのため、関係者は見かけ以上に深刻な場合があることを自覚している必要がある。　　［大東祥孝］

【関連項目】リハビリテーション

▌児童虐待　child abuse（英）

【定義】児童を残酷に取り扱うこと。児童とは通例、18歳未満の者をいうが、児童虐待の被害者となるのは乳幼児が多い。英語abuseは、接頭辞ab（～から離れて、逸脱して）にuse（使用すること、取り扱うこと）が付いたもので、誤った取り扱いを意味する。2007（平成19）年4月現在の児童虐待防止法では、児童虐待の定義は次の4つから成る。すなわち、（1）暴行、（2）わいせつな行為、（3）著しい減食、長時間の放置など、（4）著しい暴言、著しく拒絶的な対応、児童に著しい心理的外傷を与える言動。

【語源的考察】漢字「虐」の部首は「とらかんむり」である。その下のヨを反転させたような部分は爪の形を表わしている。つまり、この字全体で虎が爪をむき出しにして人を襲うさまを表わしている。送り仮名「げる」をつければ「しいたげる」と読むが、この動詞は古くは「しへたぐ」であった。漢字交じりに表記すると「強へ挈ぐ」である。「強へ」は現代語の「強いて」に対応する。「挈ぐ」は「てあぐ（手揚ぐ）」の詰まったものといわれ、手を上下左右に動かすことをいう。結局、「しいたげる」とは元来、必要もないのにむやみに手をあちこちに動かすことである。当然、その手に当たって被害を受ける人も出る。被害者が児童である場合が児童虐待である。

【経緯と現状】児童虐待防止法における定義にも見られるように、一般に児童虐待には身体的虐待・性的虐待・心理的虐待・ネグレクト（怠慢）が含まれる。多くは実の親によって引き起こされるが、育ての親（里親）によっても、また児童養護施設の職員による施設内虐待としても発生し得る。

全国の児童相談所の児童虐待処理件数が1990年代後半に急増し、1990（平成2）年の1001件から1997（平成9）年の6932件を経て2005（平成17）年には3万4472件と、16年でざっと34倍となった。児童虐待の原因としては、（1）しつけと虐待の区別がつかない親が増えた、（2）孤立した専業主婦のイライラ感が深まった、などがいわれているが、急増の理由として、（3）若者の経済状況が悪化して子どもを邪魔に思う親が多くなっている、（4）「できちゃっ

た婚」の増大で心理的・経済的準備のないまま親になるケースが増えている、などが指摘される。虐待を受けた児童の年齢としては、しつけ（躾）に最も重要な意義を持つとされる3歳の場合が最も多い。むろん、どこまでがしつけでどこからが虐待か、つまり、しつけと虐待の境界は、時代や文化・社会などによっても大きく異なる。このことが事態をいっそう複雑にし実相を見え難くしている。

2000（平成12）年には児童虐待防止法が施行された。同法には、虐待の定義、発生予防、早期発見・早期対応、保護・支援・アフターケアなどにわたって対策が規定されているが、同法施行以降、事態は逆に深刻な様相を呈してきている。

【倫理との関連】虐待を日常的に体験した乳幼児は、心身に障害が残ったり成長・発達が大幅に遅れたりすることが多い。就学年齢に達した児童では虐待がトラウマ（心的外傷）となってその後の人生にPTSD（心的外傷後ストレス障害）を引き起こすことが少なくないとされる。また、虐待する側も人格的に多くの問題を抱えており、その人自身も幼少期において被虐待児であったことが多く、医療的介入が行われなければ虐待の連鎖が果てしなく続くことになる。このように児童虐待は、被害者はもちろん加害者に対する介入も重要となる課題であるが、部外者の眼に触れないところで行われることが多く、個人や家庭内のプライバシーの問題とも絡むために、発見や対応は遅れがちである。

【展望】児童虐待の被害は、それを受けた個人が独力で対処することが極めて困難である。このため、この問題に関わる医師、保健師、児童相談所員、臨床心理士、ソーシャルワーカーなどの、連携したチーム支援体制、ならびに社会的資源の充実・活用が強く望まれる。　　　　　［藤尾美登世］

【参考文献】川崎二三彦『児童虐待－現場からの提言』（岩波書店、2006）。
【関連項目】虐待、プライバシー

|| 児童憲章　Declaration of the Rights on the Child（英）

【定義】国民が児童の基本的人権の尊重と福祉の増進を図ることを目標に定めた社会協約。

【歴史的経緯】第二次世界大戦後の混乱の中で、1947（昭和22）年に画期的な児童観に基づく児童福祉法の制定を見たが、当面は戦災孤児・浮浪児、引き揚げ児などの戦後処理の治安対策が最優先され、すべての児童の積極的福祉の確保にはほど遠い状態であった。そこで大人と社会全般の児童福祉に対する責任を宣言すべく、1951（昭和26）年5月5日に制定宣言された。

【法的問題】児童憲章は法的拘束力はないが、日本国憲法に依拠して制定されていることから、「子どもの権利宣言」というべき実質を有し、児童関連諸法の上位規範として位置づけられている。前文と12条の本文から成り立ち、日本の将来を担う児童の基本的人権を基礎に、大人と社会の共同責任のあり方が述べられている。また児童の保健・健全育成・生活保障に始まり、家庭環境・教育環境・社会環境・人権擁護・ハンディキャップへの対応、人としての方向性など、児童福祉の理念が明示され、戦後の新しい児童観を国民の間に浸透させた功績は大きい。　　　　　［椎名規子］

【関連項目】児童福祉法、憲法、子どもの権利条約

|| 児童自立支援施設　Child independence-supporting facility（英）

【定義】不良少年や生活指導を要する児童に対して社会人として自立できるように支援する施設。

【歴史的経緯】教護院の名称であったもの

が、1997（平成9）年の児童福祉法改正により、児童自立支援施設に名称変更され、組織も改められた（児童福祉法第44条）。今回の児童自立支援施設への改組は、現代の児童への社会的支援の必要性が、かつてのような孤児や貧困家庭の児童等の特定の家庭における児童に対するだけではなく、家庭や社会における育児機能の低下等の理由により、一般の児童にまで範囲が拡大し、態様も多様化・複雑化していることを背景にしている。

【改正の内容】従来の教護院は過去に不良行為をした児童やその恐れのある児童を対象とし、施設において保護養育することを目的とした。しかし児童自立支援施設は、さらに新たに、家庭環境等の理由により生活指導等を要する児童をも対象として、自立した社会人として自活できるように支援していくことを目的とする。これは、家庭における保護者の長期にわたる養育怠慢・放棄など家庭環境等に問題があり、その結果、日常生活における基本的習慣の欠落等により社会に適応できない児童に生活指導を行い、自立支援するためである。なお、従来の教護院が入所形態のみであったのに対して、新たに保護者のもとからの通所形態を採用したことも新しい点である。

[椎名規子]

【関連項目】児童福祉法、虐待、児童憲章、児童相談所

児童相談所　Child guidance center（英）

【定義】児童福祉法に基づく児童福祉行政の中心的機関。都道府県・指定都市により設立された児童相談を実施する機関である。

【歴史】児童相談所の業務は、児童に関する問題の相談、児童および家庭について必要な調査ならびに医学的・心理学的・教育学的・社会学的および精神保健上の判定を行うこと、その調査または判定に基づいて必要な指導を行うこと、さらに児童の一時保護を行うことである（児童福祉法第15条の2）。都道府県・指定都市は、児童相談所を設置する義務を負う（第15条）。1948（昭和23）年に児童福祉法が制定された当時92カ所であった児童相談所は、2007（平成19）年には195カ所となっている。

【今後の問題】現在、非行や児童虐待の増加が大きな社会問題となっており、児童相談所の果たす役割はますます大きいものとなっているが、職員の増員、専門性の向上、他の諸分野との連携の強化等、課題は多い。

[椎名規子]

【関連項目】児童福祉法、虐待、親権

児童の権利に関する条約 ➡ 子どもの権利条約

児童福祉法　Child Welfare Law（英）

【定義】日本国憲法の基本理念である基本的人権の尊重に基づく、児童福祉に関して基本となる総合的な法律。この児童福祉法を中核として、児童福祉の各分野ごとに各種の法律が制定されている。

【歴史的経緯】児童福祉法は1947（昭和22）年12月に制定された。浮浪児や孤児などの特殊な一部の児童の保護のみを問題とするそれまでの児童福祉の思想に終止符を打ち、次代の担い手である児童一般の健全な育成・福祉を児童福祉の理念とした点に意義がある。また児童育成に関する国および地方公共団体の責任を規定した第2条は、憲法第25条の生存権の思想の具現化として高く評価された。

【改正内容】児童福祉法は制定から50年経過し、少子化の進行、核家族化、地域や家庭の育児機能の低下などの時代の変化やニーズに合わなくなったため、1998（平成10）年に大幅に改正された。改正の内容は、（1）保育制度の見直し、（2）児童自立支

援施策の充実、（3）母子家庭支援対策の3点である。　　　　　　　　　　［椎名規子］

【関連項目】憲法、人権、福祉、児童自立支援施設

シドニー宣言
Declaration of Sydney（英）

【定義】1968年8月、オーストラリアのシドニーで開かれた第22回世界医師会総会において採択された「死に関する声明」。1983年10月、イタリアのベニスでの第35回世界医師会総会で修正が加えられた。とくに脳死状態からの臓器移植の際に基礎的な定義となっており、その内容として（1）臓器移植手術おける臓器提供者の死亡時刻の決定について、（2）臓器移植手術にあたっては提供者の死の確認に2人以上の医師の参加が必要で、脳死を決定する医師は移植手術に参与してはならない、などである。

【歴史的経緯】1967年12月3日、世界で初めて人から人への心臓移植が行われた（執刀医クリスティアン＝バーナード〈Christiaan Barnard 1922-2001〉）。この移植は、心停止直後の心摘出とされるが、その後、平坦脳波だけで死亡と診断した上で心臓摘出が行われるようになった。そのような状況で、死の概念・定義・判定基準への関心が高まる中、世界医師会が1968年に死に関する声明を出すに至った。

この宣言では、死を細胞レベルで生じる漸次的プロセスと認識した上で、臨床医は死亡判定に際して、一つひとつの細胞の残存に対してではなく、「一人の人間としての運命（the fate of a person）」に関心を向けるべきであるとする。そして、このためには「どのような蘇生技術が使われようとも、死へのプロセスが不可逆的になったことの確実性」を判定することが重要であるとしている。さらに、「死亡時点が判定されれば、蘇生への努力を中止することは倫理的に許容され」「死体から臓器を摘出することも倫理的に許容される」とする。この宣言は、1983年に修正が加えられた（シドニー宣言ベニス修正）。1968年宣言には明確な脳死概念の提示はなかったが、ベニス修正において、「脳幹を含む全脳の全機能の機能の不可逆的停止」が打ち出された。

【展望】これまで人の死は、心臓の停止、呼吸の停止、瞳孔の拡大の三徴候をもって判定されてきたが、「脳死」者からの臓器移植が行われるようになり、その定義が日本でも見直されてきた。しかし、「脳死判定」について日本ではコンセンサスを得るには至っておらず、さらに議論を重ねていくことが必要であろう。　　［宮嶋俊一］

【参考文献】資料集　生命倫理と法編集委員会編『資料集　生命倫理と法』（太陽出版、2003）。

【関連項目】ニュールンベルグ綱領、ジュネーブ宣言、脳死、臓器移植、三徴候死

死ぬ権利　right to die（英）

【定義】「死ぬ権利」とは自殺の権利ではなく、「死なせること」の権利である。医学の進歩により正常な意識もなく「植物状態」として生かされること、つまり死をコントロールすることが可能となったことから生じてきた問題である。

【倫理上の問題】「死ぬ権利」と「生きる権利」は深くつながっている。現代医学の進歩により「生きることの尊重」というモラルは、以前のように単純なものではなくなった。延命（prolongation of life）が死ぬ過程を引き延ばしているだけに過ぎない。「死ぬ権利」とは「自然死の権利」のことである。死を自分のものにできなくなった現代の状況に対して、死を「私の死」として取り戻すことを前提としている。しかしその主導権は死に直面している「私」からその家族や医師たちへと移ってしまってい

るのが現実である。ロック（John Locke 1632-1704）は「大地と人間より下位のすべての被造物はすべての人々の共有物であるが、すべての人間は、自分自身の身体に対する所有権を持っている」（『統治論』）とし、またアリエス（Phillipe Aries 1914-84）は「死が姿を消し、タブーの対象となり、人間は死すべき運命を持たないかのようになってしまった」という。われわれが「己の死」を取り戻してこそ、われわれは受動的に死ぬのではなく、死と対峙して初めて充実した生を取り戻すことができる。昨今、ヨーロッパでは「死ぬ権利」を容認する傾向が拡がりつつある。「シラク大統領、私に死ぬ権利を与えてください」。フランス中に衝撃を与えたこの手紙は、アンベール＝ヴァンサン（Humbert Vincent 1981-2003）という青年によって書かれ、これによりフランス国内で尊厳死論争が高まりつつある。2005年4月13日、フランス上院で、末期患者が延命治療を拒否できる「死ぬ権利」新法が賛成多数で可決された。

【展望】合理主義的「死の管理」という行為からの解放は、死に直面している「私」の自己決定権、どのように死にたいかといった人生観や死生観をもって自らのために死を選ぶことである。だがそもそも、われわれ現代人には本当に「死ぬ権利」があるのだろうか。医学の進歩による延命治療技術は、現在も多くの安楽死問題を生み出し続けている。　　　　　　　〔永山健一〕

【参考文献】P.アリエス『死の歴史―西欧中世から現代へ』（伊藤晃・瀬駒男訳、みすず書房、1983）。H.T.エンゲルハート他『バイオエシックスの基礎』（加藤尚武・飯田亘之編、東海大学出版会、1988）。

【関連項目】患者の権利、安楽死、安楽死法、死生観、死の権利協会世界連合

視能訓練士　orthoptist（英）

【定義】厚生労働大臣の免許を受けて、視能訓練士の名称を用いて、医師の指示の下に両眼視機能に障害のある者に対するその両眼視機能の回復のための矯正訓練およびこれに必要な視機能検査（視力、視野、屈折、調節、色覚、光覚、眼圧、眼位、眼球運動、瞳孔、涙液、涙道などの検査）、超音波、電気生理学、写真の撮影検査を行うことを業とする者のこと。

【倫理上の問題】1993（平成5）年の視能訓練士法改正によって、それまで斜視、弱視の視能矯正訓練のみだった仕事の範囲が、眼科一般分野までの広い視機能検査へと拡大されたため、今後は眼科医院で活躍する視能訓練士が増えるものと予想される。また、視能訓練士の資格を有する人は現在、全国で約2500名しかいない。高齢社会に向け、老化や糖尿病などで視力の低下した人に対し、QOL向上を目的としたリハビリテーション指導など需要は増える傾向にある。　　　　　　　　　　〔大井賢一〕

【関連項目】厚生労働省、QOL、リハビリテーション、コメディカルスタッフ

死の権利協会世界連合
World Federation of Right to Die Societies（英）

【定義】「死ぬ権利（right to die）」とは、積極的に個人が自らの生命を終結させる権利や終末期医療の中止を要求する権利等を指す。死の権利協会世界連合は、この死ぬ権利の行使を支援する諸団体から成る国際連合体である。死の権利協会世界連合は、様々な国と地域で活動する諸団体の情報交換のための国際会議を定期的に開催し、その会議を通して死ぬ権利をめぐる運動を促進することを目的として設立されている。

【歴史的経緯・倫理上の問題】死の権利協会世界連合は、日本安楽死協会（現日本尊厳死協会）の太田典礼（1900-85）によって1976（昭和51）年に東京で開催された安

楽死国際会議を端緒とする。死の権利協会世界連合は、1980年オックスフォードで開催された第3回安楽死国際会議において設立を提起され、1982年メルボルンで開催された第4回安楽死国際会議において正式に発足し、今日、23カ国の40団体から形成されている。以上の経緯から、死の権利協会世界連合は1976年から行われた安楽死国際会議を同連合による最初の国際会議として数え入れ、2006年現在までに16回の国際会議を開催したと発表している。

死の権利協会世界連合は、日本尊厳死協会のように終末期医療に関する患者の自己決定権確立を目指す諸団体から、アメリカのヘムロック協会（The Hemlock Society）のように積極的安楽死を求める権利を主張する諸団体までも包括する連合体である。したがって、死ぬ権利に関する理解は死の権利協会世界連合において一義的に規定されているとはいえない。種々の理解に基づき、リビングウィルの合法化運動のほか、スイスのエクジット（Exit）協会のように合法的自殺実行の支援活動まで多岐にわたる。活動の実態は、死の権利協会世界連合の国際会議において、各々の国と地域を代表する諸団体の報告をもとに議論され、死の権利のあり方が広く検討されている。

死の権利は、人間の自己決定権が自らの生命そのものにまで及ぶとする立場から主張される権利であり、生命という自己の根源まで権利の対象とする点から、人間存在のあり方そのものを規定する権利ということができる。したがって、死ぬ本人と家族、そして終末期医療に携わる医師の直面する事態が国と地域を超えてほぼ同一であっても、事態の一義的な解釈に基づく社会・法体制の改変要求は多くの国と地域で受容されていないし、また安易に受容されるべきものでもない。こうした状況の中で個人の権利要求に基づきながら医療と法体制の差異があるだけでなく、宗教的・歴史的背景に差異がある各々の国と地域の置かれている実情に即して死の権利をめぐる議論と諸活動の検討を行うことは、重大な倫理的意義を持つ。今後、発達した終末期医療の恩恵を受ける国と地域の拡大によって、より多くの人びとが終末期医療の諸問題に直面すると予想されるが、その際、死の権利協会世界連合は有意義な指針を与え、具体的な権利要求運動のあり方に多大な影響をもたらすであろう。　　　　　　［中根弘之］

【参考文献】日本安楽死協会編『安楽死とは何か—安楽死国際会議の記録』（三一書房、1977）。日本尊厳死協会『死の権利協会世界連合第15回世界会議東京2004報告集』（2005）。
【関連項目】日本尊厳死協会、安楽死、リビングウィル、死ぬ権利

■ **死の準備教育** ➡ デスエデュケーション

■ **死の定義**　definition of death（英）
【概要】生物学では壊死（necrosis）とアポトーシス（apoptosis）という2種類の細胞の死を定義している。しかし、本来の意味での人の死の定義は不可能である。いわゆる「死の定義」とは「このような時を人の死としよう」とする社会の約束事である。人類はその発生以来死を知っていたが、死の定義を明文化したことはなかった。近代になって医師の間に心・肺死、三徴候死などの死の判定法が慣習的に定着した。改めて死の定義を明文化する必要に迫られたのは、脳死という新しい事態が知られてからのことである。

【歴史的経緯】「死とは何か」は古来の難問で、多くの哲学者がこのテーマで大部の著作を著わしている。死には自分自身と他者の死がある。自分自身の死こそ人生の謎であり、宗教のみがその解決を与えてきた。それに対して他者の死は社会的な問題とい

える。人間は死亡と判定された時に生前の権利、義務、財産を失い、医療の対象から宗教的儀式の対象となる。そのためには死の判定法についての社会的同意が必要である。世界各地に残されている古墳を見れば、人間社会では原始時代から死の判定とともに葬儀、埋葬などの死者儀礼が行われてきたことが分かる。人は死を知っている唯一の動物であり、犬・猫の生死も判断できるが、明文化された死の定義があったわけではない。息を引き取る、永眠する、冷たくなるなど、死の同義語が残されていることからは、昔から人間が今日の死亡の徴候と死後変化とを漠然と一緒にして死を判定していたらしいことが推測できる。医師が一般人の臨終に立ち会うようになったのは、日本では明治時代に制定された法律で埋葬にあたって医師の死亡診断書を必要とすると定められて以来のことである。その後、呼吸停止・心停止・瞳孔散大の三徴候をもって臨終を宣告する慣習が医師の間に定着した。ところが、1970年代に一般に知られるようになった脳死という新たな事態では、人工呼吸機器を装着された人には呼吸停止が起こらず、従来臨終の徴候としてきた心・肺停止ないし三徴候死が成立しなくなったため、欧米各国を中心に新たに死の再定義をする動きが高まった。1981年に出されたアメリカ大統領委員会の結論では、脳死はごく一部の人に見られ、その他大部分の人は従来通りの臨終を迎えることから、死とは単一の現象であるが、その判定法には二通りあるとした。勧告された死の統一法では「(1)血液循環および呼吸機能の不可逆的停止、または(2)脳幹を含む脳全体に及ぶ全ての機能の不可逆的停止、のいずれかが確認された人は死亡したものとする」という定義がなされた。

【倫理上の問題】脳死を含めた死の定義をめぐる論争では、脳死の定義と、その定義に適うかどうかの判定基準とが混同されていることが多いので、倫理的判断の際に注意すべきである。アメリカの死の統一法では脳死と心・肺死の二通りの判定法を認めたが、それは日本の臓器移植法でも同様で、「二つの死」を認めることにつながるといって反対する人もいる。死の定義に関しては自分ならどうして欲しいかを中心に考えるべきであろう。

【展望】脳死では人は息を引き取ることがなく、従来の死の概念の枠内では扱いきれないため、死の定義の再考が必要となった。近い将来、半永久的な人工心臓が完成した暁には心臓も止まらなくなるから、心臓死をもって人の死とする立場からは、死は永久に起こらなくなる。そのような事態になれば死の定義の再々考が必要となり、脳死を人の死とするか否かをもう一度考えざるを得なくなろう。　　　　　　［伊藤幸郎］

【参考文献】厚生省健康政策局総務課監訳『死の定義—アメリカ、スウェーデンからの報告』(第一法規出版、1991）。

【関連項目】三徴候死、心臓死、脳死、生体、死体、脳死判定基準、臓器移植法

|| 縛られたプロメテウス ➡ 技術倫理

|| 慈悲殺 ➡ 安楽死

|| 自閉症　　autism（英）
(1) 自閉（症）autism（英），Autismus（独），autisme（仏）
(2) 早期幼児自閉症（自閉症、自閉性障害、カナー症候群）early infantile autism（英），frühkindlicher Autismus（独），autisme infantile précoce（仏）

【定義および概念】(1) ブロイラー（E. Bleuler）は1911年の統合失調症論の中で自閉（症）という概念を「内的生活の比較的あるいは絶対的優位を伴うところの現実

離脱」と定義し、同症の基本症状とした。ミンコフスキー（Eugène Minkowski 1885-1972）も1929年、自閉を同症の中核症状として重視し、「現実との生ける接触の喪失」と規定した。

（2）カナー（L.Kanner）は1943年、「情緒的接触の自閉性障害」を示す小児11例を報告し、「早期幼児自閉症」と呼んだ。当初は幼児の精神病や心因性障害と考えられたが、1960年代から脳の言語・認知機能の発達障害と見なされ、広汎性発達障害の一つと考えられている。本態は不明であり、発現率は1万人に15～18人、男女比3～4：1で、3～6歳に症状が顕在化する。主症状は言語発達の遅れ、特異な会話パターン、他者への反応の欠如、常同的な固執と変化への抵抗、抽象的思考の困難さなどで、養育上、大きな問題を生じ得る。正常知能の場合もあるが、知的障害を伴うことが多い。

自閉症という語は医療や福祉の領域では通常（2）の意味で用いられる。多動や衝動行為が生じやすいが、一般には語感による連想か、むしろ社会的引きこもりのイメージとして誤解されて捉えられる傾向がある。

【倫理上の問題および展望】自閉症児（者）の意思決定能力は知能とコミュニケーションの障害の程度によって種々の水準に制限され、多くは保護者あるいは後見人の援助を必要とする。自閉症はそれが独特の発達障害であることが理解され難く、環境や性格の問題と考えられて対応が遅れることも少なくない。日本では行政上、自閉症児は「情緒障害児」という包括的なカテゴリーの中で扱われ、固有の援助体制は確立していない。

近年、自閉症との関連で、知的障害でありながら、機械的記憶力や計算力、絵画の細密描写など、限られた領域で特殊な優れた能力を示す、idiot savant（天才白痴）と呼ばれる一群が注目されている。フィクションの中ではしばしばそうした障害者が純粋な魂を持つ特別な人として理想化・象徴化され、障害への理解はファンタジーへと拡散してしまいがちである。しかし、ソンタグ（S. Sontag）が述べているように、「病気とは隠喩などではなく、したがって病気に対処するには――最も健康に病気になるには――隠喩がらみの病気観を一掃すること、なるたけそれに抵抗することが最も正しい方法である」。

ここで重要なのは、ハンディキャップを持つ人の生活の質（QOL）に関して、その社会的要件を個々の抱える問題に即して具体的・実践的に検討することである。しかし、日本における障害者福祉制度は、主として経済的観点から身体障害・知的障害・精神障害のすべてを包括的に扱う方針を重視し、行政サービスの対象における個別性に関する議論はむしろ後退しつつあるのが現状である。　　　　　　　　［道又利］

【参考文献】D.ウィリアムズ『自閉症だった私へ』（河野万里子訳、新潮社、1993）。S.ソンタグ『隠喩としての病い』（富山太佳夫訳、みすず書房、1982）。D.A.トレッファート『なぜかれらは天才的能力を示すのか――サヴァン症候群の驚異』（高橋健次訳、草思社、1990）。

【関連項目】知的障害、精神障害（者）、精神病・神経症、QOL、自己決定権

司法解剖　medicolegal autopsy, forensic postmortem examination（英）

【定義】刑事訴訟法に基づき、犯罪に関係ある死体、またはその疑いのある死体について、死因、創傷の有無、成傷器の種類と用法、疾病の有無、死後経過時間などを究明することを目的として行われる解剖。

【法律上の規定】司法解剖は裁判官の発行する鑑定書処分許可状に基づき、司法警察官または検察官の発行する死体の鑑定嘱託

書に基づいて行われる（刑事訴訟法第226条「検察官、検察事務官又は司法警察職員は犯罪の捜査をするについて必要があるときは、被疑者以外の者の出頭を求め、これを取り調べ、又はこれに鑑定、通訳若しくは翻訳を嘱託することができる」）。よって遺族の承諾の有無にかかわらず、法律により施行される。司法解剖を行う資格は医師であれば誰でもよく、一般に学識経験者ということになっている（刑事訴訟法第165条「裁判所は、学識経験のある者に鑑定を命ずることができる」）。異状死体が犯罪に関係していると考えられる場合には、司法検視が刑事訴訟法第229条に従って行われ、検察官や司法警察員、刑事調査官らが医師とともに検屍し、司法解剖とするのが普通である。　　　　　　　　　　［清水惠子］

【関連項目】法医学、解剖、生体、死体

▌死亡診断書　death certificate（英）
【定義】医師が死亡を診断した場合や、診察中の患者が受診後24時間以内に死亡した場合で診察中の疾病で死亡した場合に遺族に対して発行される診断書（それ以外の死亡の場合は、医師は死体を検案し、死体検案書が死亡診断書に替わる）。死亡した者の氏名、性別、生年月日、死亡した時刻、場所、死亡の原因などを記入するようになっている。

　遺族がこの死亡診断書を提出することにより役所で死亡を届け出、火葬許可証が発行され、死亡者の戸籍が抹消される。なお、埋葬許可証が発行されていないのに、埋葬をした場合、墓地埋葬法等の罪に問われる可能性がある。

【倫理上の問題】1995（平成7）年1月から死亡診断書に「疾患の終末期の状態としての心不全、呼吸不全等は書かないで下さい」という注意書きが加えられた結果、心不全による死亡が急激に減少した。つまり、死亡診断書は死因をコントロールすることができるということも示している。
　　　　　　　　　　［馬込武志］

【関連項目】医師法

▌死亡届　a notice of death（英）
【定義・概要】死亡を届け出るための文書。親族もしくは親族がいない時には同居者等が届出義務を負い、死亡事実発生より起算して7日以内に市区町村に届け出なければならない（戸籍法第86条、第87条）。英米においては出生・死亡届は血縁を証明する身分法から発達したが、わが国では1872（明治5）年の戸籍法の制定以来、徴兵・税制・衛生の諸行政の土台として発達してきた。現在、死亡届は、人口動態事象を把握し人口および厚生行政施策の基礎資料を得る上で重要な位置づけを持っている。

【倫理上の問題】死亡届には医師の死亡診断を記載しなければならないが、隠れた犯罪を看破するため、異状死体等の場合には司法警察員検視を経て死体検案書を作成しなければならないとされる。自然死と異状死の境界については、脳死判定や安楽死の問題に関連して、多くの議論が残されている。　　　　　　　　　　［廣岡憲造］

【関連項目】死体検案書、死亡診断書、出生届、自然死、異状死体、脳死、安楽死、死の定義

▌死亡率　mortality rate, death rate（英）
【定義】ある集団で通常1年間に発生した死亡数をその集団の人口で除したもの。その集団の健康水準を示す公衆衛生指標の一つ。総死亡率（人口1千対）、死因別死亡率（人口10万対）、年齢階級別死亡率（人口10万対）などとして用いられる。

【歴史的経緯】わが国の総死亡率は明治から大正にかけて人口1千対20台で推移してきたが、その後は減少の傾向にある。とくに1947（昭和22）年以降は医学・医療の進

歩と公衆衛生の向上などにより急速に減少し、1979（昭和54）年と1982年には6.0と最低値を示した。その後、人口の高齢化により増加傾向となり、1998（平成10）年には7.5となった。さらに、2003（平成15）年には8.0を超え、2005（平成17）年には8.5を超えた。死因別死亡率を見ると、1950（昭和25）年頃までは結核を含む感染症が高かったが、それ以降は悪性新生物、脳血管疾患、心疾患が上位3位までを占めるようになった。これらは生活習慣病と呼ばれ、人びとのライフスタイルと深く関連している。

【倫理上の問題】死亡率は、確かにその集団の健康水準を示す指標ではあるが、あくまでも一つの指標に過ぎない。死亡率が低いことと個々の成員の健康の質が高いこととは直接には結びつかないことに注意する必要がある。　　　　　　　　　［望月吉勝］

【参考文献】厚生省大臣官房統計情報部編『人口動態統計100年の動向』（厚生統計協会、1999）。
【関連項目】人口動態、生活習慣病

資本主義　capitalism（英），Kapitalismus（独），capitalisme（仏）

【定義】あらゆる生産手段と生活資料を資本として所有する有産階級（資本家階級）が、自己の労働力以外に売るものを持たない無産階級（労働者階級）から労働力を商品として買い、それの価値とそれを生産した商品の価値の差額（余剰価値）を利潤として手に入れる経済活動のこと。資本主義の経済・社会の特徴は、元来商品化しなかったものにも市場が成立し、その市場に向けての生産が行われるということにある。この意味において資本主義の経済は、市場化が経済・社会の中心から縁辺にまで拡大・浸透した経済、すなわち「市場経済」である。とくに自由競争と弱者の淘汰といった現象が起こる場合が多い。

【倫理上の問題】資本主義は、19世紀のイギリスをはじめとする古典的資本主義から、現代資本主義、国家独占資本主義、戦後資本主義のいくつかの段階を経て、順を追った歴史的な「進化」（修正）を遂げる。現代の資本主義は「豊かな社会」を生み出した。しかし、豊かさは人間の消費欲をかき立て、かえって欠乏感を増大させている。社会環境の悪化、伝統的コミュニティの崩壊、勤労精神の緩みなどの社会現象に見られるように、従来の社会条件・社会道徳を解体させつつある。また、社会的・経済的・政治的地位で男女間の格差は著しい。資本主義は経済的豊かさの面では成功したかもしれないが、文化的・社会的豊かさの面では大きな代償を払っている。さらに、経済のグローバル化に伴い、南北間の経済的格差、持続的な貿易不均衡、変動為替相場の貿易不均衡への過剰反応、資源エネルギー問題、地球環境問題、人口問題等が多発している。

これまでの資本主義社会、すなわち工業化社会は「物質やエネルギーの価値を中心にして機能・発展する社会」であり、これからの資本主義社会、すなわちポスト工業化社会は「情報の価値を中心にして機能・発展する社会」である。高度情報化社会は、人びとのライフスタイル、ワークスタイル、企業経営、政治、経済に深刻な変化を及ぼす。たとえば、インターネットを通じて世界的な規模での資金調達と人材募集ができるようになる。その結果、個人間の競争が激化されると同時に、資格、給与などの国際的平準化が進む。その一方で、情報の格差が法外な所得格差を生むようにもなる。

【展望】高度情報化社会においては、情報やソフトウェアなどモノでもサービスでもない商品の価値がますます高まるものと予想される。情報やソフトウェアの価値を労働価値説（労働投入量によるモノの価値）

に則して理解することには無理がある。したがって、資本主義経済の「情報化」、すなわち情報資本主義の仕組みを解明することがこれからの経済学の重要な課題である。　　　　　　　　　　　[馬淑萍]

【参考文献】佐和隆光『資本主義の再定義』(岩波書店、1995)。
【関連項目】経済倫理、環境倫理、情報倫理、技術倫理

市民　citizen (英), Bürger (独)

【定義】古くは、古代の都市国家や中世において、政治的・経済的な特権を持つ人びとを指す概念であったが、その後、様々な歴史的変遷を経て今日的な市民概念へと至る。現在では「市民権」に象徴されるように、人間として存在する権利を保障された自由な行為主体を指す概念となっている。

【歴史的経緯・倫理上の問題】中世ヨーロッパの封建社会においては、市民は、自律性を保証された特権的な支配層を示す身分的な概念であった。その後、イギリスのピューリタン革命 (1642〜60年) やフランス革命 (1789〜99年)、アメリカの独立革命 (1775〜83年) 等の市民革命によって、旧来の封建制度は解体され、代わって市民社会が出現した。この市民社会において、市民概念は基本的人権に基づく自由で平等な権利主体を指す語となった。しかし、この市民社会の主体である市民は、当時、市場での自律性を持つブルジョアジーと呼ばれる有産階級の人びとに限られていた。その後の産業革命の過程で、初期の自由や平等といった理念は次第に薄れ、代わって市民社会は、生産手段の所有者である資本家と非所有者である労働者との対立の構図へと変容していく。ここに資本主義社会が成立したのであった。しかし、人びとの間では市民社会本来の自由や平等への希求は強く、その結果、労働者への参政権を認めた普通選挙権の法制化をはじめとして、生活や教育を受ける権利を保障するなど、とりわけ社会福祉に重点を置いた制度の充実が図られていった。今日においては、女性や子ども、高齢者、障害者といったいわゆる社会的な弱者の権利を保障し、市民社会の自由や平等がさらに徹底化されることが求められている。他方においては、市民としての精神的な自立性や主体性といった観点、また生活者としての独自の視点から、市民運動あるいは住民運動という形態で政治的決定に異議を唱え、また行政に対して問題解決を促すなど、市民による社会問題への多彩な取り組みも行われ、様々な成果を挙げている。

【展望】現代社会のグローバル化や高度情報化といった動向に伴い、従来の「市民」概念自体の解釈拡大や変容を求める動きが起きている。その一つは、日常的な価値観に基づきながらも地域や国家を超えて市民が相互に結びつく新たな形態の市民活動である。NPO (民間非営利組織) に代表されるこれらの取り組みは、従来の市民運動の組織的な限界を超えて人びとが相互に結びつく可能性を拓いただけにとどまらず、個人のアイデンティティに根差す多彩な市民運動を可能としたところにもその意義が認められる。しかし他方では、より深刻な事態も惹き起こされている。それは20世紀後半以降、増加の一途をたどる難民申請者や移民、外国人労働者等をめぐる新たな人権問題である。一般市民と比較して生活者としての権利が著しく制限されるなど、差別的な地位に置かれた移住者の人権保護と権利付与とが早急に求められている。また近年、先進諸国では「テロの脅威」といった国家の安全保障の観点から、移民や難民の受け入れ自体を制限しようとする動きが広がっている。「国家」という領域性を超えたグローバル社会にふさわしい「市民」

概念の創出が、現代社会における緊急の課題となっている。　　　　　　　　［長尾真理］

【参考文献】篠原一『市民参加』（岩波書店、1977）。青井和夫・高橋徹・庄司興吉編『現代市民社会とアイデンティティ』（梓出版社、1998）。
【関連項目】市民権、公民

市民権　citizenship（英）

【定義】近代的な主権国家体制の下で市民的自由の観点から市民に与えられた権利の総体を指す概念である。基本的には、身体や行動、財産所有等の自由が保障されること、また言論や結社の自由、政治参加の権利等によって構成されており、権利を付与された市民に対しては一定の義務の遂行が求められる。

【倫理上の問題】かつて市民権は、特定の法的身分を持つ一部の市民だけに限定された権利であったが、現在では一定の年齢に達した社会のすべての成員に与えられる人権の一つと考えられている。内容としては、労働や財産を自律的に担う経済的側面、共同体の意思決定への参加を保障した政治的側面、教育や文化の享受および文化的な生活を営む権利を保障した社会的側面によって構成されている。今日ではとくに、高齢者や障害者といったいわゆる社会的弱者の保護を目的として福祉的側面が強調される傾向にある。しかし、こうした市民的な権利の細部にわたる法制化の動きは、逆に市民に対する国家的な管理の強化として懸念されるところでもある。また、グローバル化する現代社会にあって、難民や移民あるいは外国人労働者等、市民権を持たない居住者に対する権利保護の問題も重要度を増しており、従来の主権国家を前提とした市民権自体の解釈拡大や変容の必要性も論じられてきている。　　　　　　　［長尾真理］

【関連項目】市民、公民権

社会契約説　social contract theory（英）、Theorie von Gesellshaftsvertrag（独）、théorie du contrat sociale（仏）

【定義】国家や政府が個人相互の社会契約によって成立したと考える近代の政治思想。政府が存在する正統性とその権力の限界がこの契約によって説明される。

【代表的な所説】社会契約によって政府や国家が成立すると考える社会契約説は、政治権力が成立する以前の自然状態を想定する。社会契約は自然状態が抱える困難を解決するものとして導入される。ホッブズ（Thomas Hobbes 1588－1679）の想定する自然状態では、各人には自己保存の追求が自然権として平等に与えられているが、各人がこの権利を無制限に追求するならば、闘争が生じ全面化してしまう。自然状態は戦争状態である。自己保存の危機を回避するために、各人は理性の命令である自然法に従う。自然法は、自己防衛と平和維持のために各人が自然権を放棄し、さらにその放棄の約束を守るよう命じる。しかし、自然法を守ることを強制する権力が存在しないため、各人相互の社会契約によって公的権力が設立されることになる。ロック（John Locke 1632－1740）の想定する自然状態では、各人は自然権（自らの所有物や身体を他者に制御されない自由）、ならびにそれが侵害された場合の処罰権を持つ。同時に各人は、他者の自然権を侵害するなと命じる自然法にも従っているので、自然状態は平和状態である。だが、成文法・裁判官・執行権が不在であるから自然権の保護は不安定であるため、契約によって各人は個人的な処罰権を一時的に放棄し、その行使を信託すべき機関として公的権力を設立する。ルソー（Jean-Jacques Rousseau 1712－78）にとって、現にある社会状態は不平等状態である。ルソーは自然状態において成立していた自由と平等を社会状態に

おいても成立させることを目指して社会契約説を構想した。
【意義】社会契約説は国民主権およびそれが侵害された場合の抵抗権・革命権の理論的基礎となり、フランス革命などの現実政治に影響を与えた。さらに、自然状態に相当する原初状態を想定したロールズ（John Rawls 1921－2002）や、自然状態から最小国家が生まれる必然性を説いたノージック（Robert Nozick 1938－2002）においても社会契約説の影響を確認できる。

[馬渕浩二]

【参考文献】D.バウチャー／P.ケリー『社会契約論の系譜』（飯島昇蔵他訳、ナカニシヤ出版、1997）。J.ロック『全訳　統治論』（伊藤宏之訳、柏書房、1997）。
【関連項目】自然権、平等権、社会的公正

社会権　social rights（英），Sozialrecht（独），droits sociaux（仏）

【定義】20世紀の社会運動が追求した、雇用・所得・教育・住居・医療などの面における社会生活を送る上で必要な権利。国民が政府に金銭やサービスなどを給付するよう求める、つまり国家の積極的関与を要求する点で、政府による干渉を排除する経済的自由権を中心とした自由権と異なる。ワイマール憲法以降、とくに第二次世界大戦後に作られた憲法はいずれも、多様な社会権を基本的人権に加えている。国連総会が1966年に採択した国際人権規約A規約などにより、国際的にその保障の必要性が確認されている。日本国憲法では、第25条に生存権、第26条に教育を受ける権利、第27条に勤労の権利、第28条に労働基本権が保障されている。
【歴史的経緯・倫理上の問題】「財産権は義務を伴う。その行使は同時に公共の福祉に役立つものでなければならない」（ワイマール憲法第15条3項）との規定に象徴されるように、社会権の保障は、財産権の不可侵原則への修正なしには不可能であり、国家からの自由を中心にした人権理念の組み換えが前提となる。生命倫理上の諸問題についても、個人の自由という観点だけからの問題解決に限界があることは明らかである。

また、教育を受ける権利は、人びとが自らの理性を用いた自己決定に基づく生活を送る権利を等しく持っている以上、その意思形成の基盤として重要であり、生命倫理に関する様々な自己決定権の保障のためには、各人が正確な情報を手に入れることができるような教育の有り様が求められる。たとえば人工妊娠中絶の是非をめぐる問題では、避妊教育を社会としてどこまで行っているかを抜きに論じることはできない。
【展望】心身の障害や高齢、社会的状況等の事情により生活の維持に困難な事態が生じた場合に、国家が責任を持って対処するのが社会権規定の目的である。したがって、衣食住など適切な生活水準についての権利、労働に関する権利、教育を受ける権利などだけでなく、育児休業法や介護休業法の整備を要求する、家族生活を守る権利も含まれる。

[青野透]

【参考文献】中村睦男『社会権の解釈』（有斐閣、1983）。
【関連項目】自由権、人権、自己決定権、生存権

社会構築主義
social constructionism（英）

【定義】現実の客観的な実在性を留保し、現実は人びとの社会的活動の中で主に言語を媒介として作り上げられると捉える理論的立場。社会構成主義、社会的構築主義、構築主義とも訳される。
【歴史的経緯・倫理上の問題・諸分野との関連】社会構築主義は、本質主義・客観主義に異議を唱え、社会学の分野のみならず

心理学、歴史学、人類学、医学・医療などの幅広い分野へ展開し、大きな影響を与えているポストモダン思想の代表的立場である。一般に、現象学的社会学の流れを汲むバーガー（P.L.Berger）とルックマン（T.Luckmann）によって提唱された「社会学理論」（1966年）に端を発するとされている。彼らによれば、人間の内的世界にある「現実についての知識」は、外的世界に投影（外化）され、客観的現実として立ち現われ（対象化）、それが再度、個人の内的世界に取り入れられる（内在化）という弁証法的過程を通じて、社会的現実として構成される。

社会学領域においては、ラベリング理論から発展した社会問題の構築理論、歴史叙述の問題、ジェンダーなどの社会／身体問題などにおいて様々な展開が見られる。心理学・心理療法領域においては、1990年代にガーゲン（K.J.Gergen）らにより理論的基盤が整備されたナラティブセラピーと密接な関連を持つ。ガーゲンは社会構成主義の4つの特徴として、（1）言語は事実によって規定されない、（2）あらゆる表現の形式は人びとの関係と相互交流から意味を与えられる、（3）言説は未来を創造する、（4）自明とされている理解に対する自省（reflexisivity）を重要視する、を挙げている。生命倫理との関連では、社会構築主義は科学の営みそれ自体が社会的変動を背景文脈とした構成物であるという視点から、倫理的判断についても多元的な観点を導入することになる。生命倫理に関する言説に対して、「どれが科学的に正しいか？」という観点から見るのではなく、「それはどのような社会文脈において、どのようにして構築されているのか？」という問いを重視することになり、「それは誰の語りであるのか？」を重視するナラティブ倫理へとつながる。

【展望】社会構築主義は近代科学によって独占されてきた真実性を解体し、現実の社会的構成を明らかにすることによって、実証主義的世界観に挑戦してきた。しかし、現実の構成性がむしろ自明のものと理解される現代では、新たな価値や意味をわれわれはどのように獲得していくのかという疑問に答える必要がある。その一つの可能性は、ナラティブセラピーなどの臨床実践や、生活世界におけるローカルな日常の物語構成のプロセスや意義を明確にする、きめの細かい研究や実践の中に見出されるものと思われる。　　　　　　　　　［斎藤清二］

【参考文献】P.L.バーガー／T.ルックマン『日常世界の構成』（山口節郎訳、新曜社、1977）。K.J.ガーゲン『あなたへの社会構成主義』（東村知子訳、ナカニシヤ出版、2004）。
【関連項目】ジェンダー、ナラティブ

社会事業　social work（英）

【定義】社会生活を営む上で必要とされるものの欠乏のゆえに困窮している人びとに必要な福祉サービスを提供することを目的として営まれる事業の総称。

【倫理上の問題】人間の社会生活上の困窮に応えようとする営みは古くから見られるが、その困窮は多くの場合、経済的「貧困」と結びついており、慈善的精神の下に「貧困」問題を解決しようと試みられた。しかし戦後のわが国では、基本的人権の保障という理念に基づいて、「貧困」に限らずより積極的な意味での生存権（自由、平等）を確保する方向が目指されてきた。物質的・経済的困窮から豊かさの時代に入っている現代においては、求められるサービスが多様化するとともに、サービスの質も高度なものが要求されてきている。そうした求めに応じる側には、社会制度などのハード面に限らず、不可視の制度や意味体系といったソフト面を踏まえた上でのサービス、

場合によっては既存の社会構造に変革を迫るようなサービスの検討が要請される。

【展望】「児童虐待」問題や「女性虐待」問題の顕在化に伴い、家族における権力構造が浮き彫りにされてきた。血縁に縛られない新たな家族のあり方や家族解体の模索は、そうした権力構造によって傷つけられた命の回復へ向けた求めと通底しているが、こうした動きは医療や福祉現場におけるケア思想にも影響を与えることになろう。贈与する側と受ける側の格差（「権力構造」）の自明視を「虐待問題」の背景要因として捉えるなら、双方の等価性や対等性を確保する条件を模索することは、これからの社会におけるわれわれの「生活の質（Quality of Life）」を向上させる上での緊急の課題ともなる。また社会事業の提供する福祉サービスに関しては、衣食住などの充足を前提とした上で、人間として尊厳ある命を生きるという求めに応えていくことが大きな課題となる。森田ゆり（1950－）は「人を『恐怖や不安（安心でない）』『無力感（自信がない）』『行動の選択肢がない（自由でない）』という心理に追いやる行為」（『エンパワメントと人権』）を暴力とする視点から、安心・自信・自由を「人が人間らしく生きるためには欠かせない」（前掲書）権利としているが、こうした人権意識が社会事業において根を張ることが、人間として尊厳ある命を生きるという求めに応えることになり、ひいてはわれわれの「生活の質」を高めていくことにもなろう。

［横山正美］

【参考文献】吉田久一『日本社会事業の歴史』新版（勁草書房、1981）。森田ゆり『エンパワメントと人権』（解放出版社、1998）。中里巧『福祉人間学序説』（未知谷、2000）。

【関連項目】慈善事業、ケア、福祉、家庭内暴力

社会生物学　sociobiology（英）

【定義】E.O.ウィルソン（Edward Osborne Wilson 1929－）によれば、社会生物学は「すべての社会的行動の生物学的基礎の体系的研究」である。その際に遺伝子レベルで進化論の論理を適用していくことに特徴がある。

【歴史的経緯・倫理上の問題】進化論は動物の生活と行動の理解に重要な手がかりを与えた。それはまた人間社会の理解にも示唆を与えたが、社会ダーウィニズムに見られるように不当で歪んだ理論も生み出した。20世紀後半になると、遺伝子研究と動物行動学の発達を基礎に新たな動物行動学（行動生態学という語も使われる）、生物学的社会学が形成されてきた。その代表者がアメリカの昆虫学者ウィルソンであり、『社会生物学』（1975年）で自説を展開している。それは、従来の生物個体ないしは種よりも遺伝子に着目する。そして個体の行動も実は遺伝子の自然選択における適応による保存を基礎としていると考える。そうすれば動物の利他的行動も進化論の枠内で説明がつく。保存されるべきは、個体の子孫ということではなく同類の遺伝子である。それにより自らは子孫を残すことのない働き蟻の行動なども理解できることになる。こうした見方はドーキンス（Richard Dawkins 1941－）の「利己的な遺伝子」の考え方にも見られる。

社会生物学はまず動物にあって、それがどの程度妥当しているかが検討されなければならない。次にそれを人間の社会に適用することの是非が問われなければならない。ウィルソンらは人間にも適用し、そこに生物学的社会学といったものが成立することになる。しかし、利己的・利他的行動の説明を見ても、人間の倫理的生き方を捉えるには素朴すぎるように見える。

なお、生物社会学といわれるものがある。

これは社会生物学が形成される以前に今西錦司（1902-92）らによって展開されたもので、問題意識に共通するところはあるにしても、社会生物学とは区別される。
【展望】かつての哲学や倫理学は実証科学を軽視する傾向が強かった。しかし動物行動学、人類行動学などの成果は十分参照し、示唆を得なければならない。環境問題の深刻化を背景に、人間も動物の、あるいは広く生物世界の一員であるという自覚が求められている。他方で、かつての社会ダーウィニズムのように、理論を人間の世界に不当に拡大することに対しては警戒しなければならない。　　　　　　　　　［今井道夫］
【参考文献】E.O.ウィルソン『社会生物学』（伊藤嘉昭監修、坂上昭一他訳、新思索社、1998）、『人間の本性について』（岸由二訳、ちくま学芸文庫、1997）。
【関連項目】進化論、遺伝子

社会的合意　consensus（英）

【定義】一定の社会的問題に関する社会構成員の意思の一致。脳死問題における葬送儀礼のように、伝統的な制度のうちにその存在についての検証を試みることが可能な場合もある。また、具体的な社会的合意の有無は各種の世論調査によっても知ることができるとされるが、アメリカにおける「死の幇助法案」についての住民投票のように、その時々の有権者による直接的な意思表示という手段が用いられることもある。意見の相違点を明確にし妥当な合意を導き出すためには、意見表明を妨げない民主的社会が前提となる。
【歴史的経緯・倫理上の問題】社会的合意という考え方は、近代の政治哲学において登場した。国家のあり方を正当化するのは何らかの絶対的権威ではなく人民の合意であるとし、間接民主制の下、議会での多数決を全体の合意と見なした。公共的な争点について様々な見解が相互に尊重し合っている限り平等であること、少数意見がやがて多数意見となる可能性があるという信念が民主政治を成り立たせてきた。

近年、生命倫理における個々の具体的な問題について社会的合意の必要性が指摘されることが多い。脳死や代理母、尊厳死などの問題について、技術的評価だけでなく道徳的判断にも深く関わる以上、一般の人びとの意思や判断が尊重されねばならない。従来の決定システムや医療のあり方に対する不信感が背景となっているが、社会的合意を問う前提として、とりわけ新しい技術の応用の場合などを中心に何が論点であるかを理解するために必要な情報が開示されることが強く求められている。
【展望】機関内社会的問題の解決のために社会的合意が要請されるのは、人びとの価値観が多様で利害関係も複雑である現代社会に特有の事態である。見解の不一致や多様性の存在は、個人としての尊厳や社会的知性の進展の観点から評価できる。日本の脳死論議では法制定よりも社会的合意こそが先決だとする主張もあったが、変化の激しい時代にあって中・長期の影響評価を含め、どのような問題が社会的合意の対象になり得るかについての検討が、専門家による論点の明確化とともに必要である。
　　　　　　　　　　　　　　　［青野透］
【参考文献】田中成明『法的空間―強制と合意の狭間で』（東京大学出版会、1993）。D.ゴティエ『合意による道徳』（小林公訳、木鐸社、1999）。
【関連項目】価値観、コミュニタリアニズム、社会契約説、社会権、脳死臨調

社会的公正　social fairness（英）

【定義】社会的公正をいう場合の社会とは、人びとがそれぞれ合理的な利己主義者として自分の利益を追求するために参画する共同事業として見立てられたものであり、社

会的公正は、共同事業が運営されるための社会の仕組み、制度や法律あるいはそれに携わる人びとの活動をいう。
【倫理上の問題】公正さとは、利益と負担を人びとに配分するプロセスないし手続きの正しさを主にいい、その延長として、公正な手続きによって決定される結果としての利益・負担の配分割合や、公正な結果を導く人についてもいう。正義とくに配分的正義との一つの相違点は、配分の仕方を決めるまでの過程を重視する点にある。たとえば、競馬においてどの馬、どの馬主に勝利の名誉や報酬を与えるかが出場する競走馬の脚力のみで決まる時、そのレースはフェアに行われる。運や予想の的中の可否や勝ち馬投票券への出資額や掛け率だけで配当額が決まる時、ギャンブルはフェアに行われる。また、株式会社において会社の仕組みや出資額に応じた配当額を決める規則や給料を定める規則があるように、人びとは、規則に従って自分の自由を制限し社会に貢献する見返りに自分の利益を手にする権利や他の参加者にも同じく規則に従うよう促す権利を得、他人の貢献分を横取りしない義務、つまりただ乗り（riding free）しない義務を負う。
【展望】何がフェアなプロセスであるかはスポーツやギャンブルの種類に応じて異なるように、公正な入学試験を成り立たせる要件と、裁判の公正さを成り立たせる要件と、自由競争社会における公正な取引を成り立たせる要件とは互いに異なる。社会の基本的な仕組みの公正さの要件についても、未だ定かではない。しかも、社会が契約に基づく自由参加の共同事業でないなら、社会的公正とは何かについて論議はなお残る。　　　　　　　　　　　［安西和博］
【参考文献】J.ロールズ『正義論』（矢島欽次監訳、紀伊国屋書店、1979）。R.ノージック『アナーキー・国家・ユートピア』上・下（嶋津格訳、木鐸

社、1985～89）。
【関連項目】正義、配分的正義、手続き的正義、平等権、社会契約説

社会的死　social death（英）

【定義】社会的な観点から捉えた人間の死の概念。学問的に確立された用語ではないが、概ね（1）個体死の理解の場面と、（2）社会的遺棄の意味で用いられる。
【倫理上の問題】（1）死は元来、生物学的なレベルでの自然現象に即していわれる。しかし人間の個体死は、社会的な観点からも捉えなければならない。総じて社会的死は人びとの生活の場で身内や親しい者の死、時には自分自身の死を納得して受容するところに成立する。こうした社会的な死の概念は固定したものではなく、医科学の発展や人間観・生命観の変化、価値観の多様化などに伴って緩やかに、かつ多層的に変化していくものである。それゆえこれは、一律の取り扱いを求める法的な論理からも相対的に独立している。したがって従来の考え方にしがみつくことも、科学や法の整合性のみによって社会的合意を取りつけようとすることも、死の社会的側面を十分に理解していないものだといえよう。
（2）医学生物学的には生存状態にありながらも、様々な意味での社会的関係から切り離されて忌避、遺棄された状態は、生きながらにして社会的には死を告げられたのも同然である。ハンセン病患者たちが置かれてきた歴史的扱いはこれに当たる。
　　　　　　　　　　　［佐々木能章］
【関連項目】死の定義、脳死、心臓死、三徴候死、社会的合意

社会的弱者

the handicapped, minority（英）

【定義】社会における権力構造により、何らかの不利益を被っている人びとを一般的

に指す。

【倫理上の問題】社会的弱者と呼ばれる障害者（the handicapped）・病者・高齢者・貧困者・被抑圧者・マイノリティ（minority）などの立場に置かれる人びとは、一般に差別の対象とされやすい。社会的弱者は、（1）社会の支配的勢力へ貢献する能力が劣ると見なされること、（2）社会の権力構造を支える秩序の維持や補強への貢献が少ないと見なされること、を基準として差別をはじめとした様々な不利益を被るが、その責任が社会的弱者の側にないことは明白である。医療現場で治療やケアの対象となる患者や被看護者は、弱さや困窮の中に置かれている人びとであるが、能力や秩序維持への貢献という基準によって当然受けるべきサービスを受けられないという事態が、たとえば野宿労働者などに対して起こっている。また移植医療現場では、移植臓器の不足という現実を前にして、臓器摘出対象を「脳死者から植物状態の者や無脳児などの『意識不明者』」（『生命倫理とは何か』）へと拡大しようとする議論も出されており、その矛先が知的障害者や精神障害者などの社会的弱者へ向けられてくることが懸念される。

【展望】能力と秩序維持という2つの基準が社会的弱者へ不利益をもたらす二大要因だとするなら、医療やケアの担い手自身が能力至上主義やアイデンティティ固執への力からどれほど自由にされているかが問われてくるが、そうした課題に応じるためには、医療・看護教育の中へ権力構造を明確に認識するための多様な視点を取り入れることが求められてくる。また、能力至上主義や秩序維持という形で硬直化した権力構造は、それらにとって非日常的なもの（病や死）を日常性の中に位置づけることによって不安定化させられ、変革を促されることにもなる。社会的弱者の「生の神聖性（Sanctity of Life）」を軽視したり、「生の質（Quality of Life）」を損なうことは優生思想を活性化させるゆえ、人間の霊性や関係性の視点から〈いのち〉の理解を深め社会形成に反映させることが、能力と秩序維持という2つの基準に支えられた優生思想を乗り越えていくことにもなろう。

[横山正美]

【参考文献】竹内章郎『「弱者」の哲学』（大月書店、1993）。石川准・長瀬修編著『障害学への招待』（明石書店、1999）。市野川容孝編『生命倫理とは何か』（平凡社、2002）。

【関連項目】貧困、障害者（児）、高齢者、ケア

社会福祉士
certified social worker（英）

【定義】社会福祉士及び介護福祉士法（1987〈昭和62〉年）によって創設された、日本初の福祉専門職の国家資格。一般には、ケースワーカーやソーシャルワーカーと呼ばれたり、生活指導員として働いたりしている。

【歴史的経緯と職務】社会福祉士に限らず、日本において福祉専門職についての議論が行われるようになったのは1960年代以降のことである。東京都社会福祉協議会の「東京都における社会福祉専門職制度のあり方に関する中間報告」（1967〈昭和42〉年）は、福祉教育、専門的・科学的技術、福祉制度、専門団体、倫理綱領などの面で、社会福祉専門職の確立は多くの点において遅れていると指摘していた。中央社会福祉審議会が1971（昭和46）年に発表した「社会福祉専門職員の充実強化方策としての社会福祉士法制定案」は、福祉専門職制度を包括的なものとして構想しようとするものであった。しかし社会福祉士をその教育課程によって1種と2種に種別化しようとした点などが批判され、実現には至らなかった。その後、日本ソーシャルワーカー協会の設

立（1983〈昭和58〉年）、倫理綱領宣言（1986〈昭和61〉年、2005〈平成17〉年改定）など、社会福祉専門職制度の確立に向けた動きが高まり、1987年に社会福祉士及び介護福祉士法が制定されるに至った。

社会福祉士及び介護福祉士法によれば、社会福祉士とは「登録を受け、社会福祉士の名称を用いて、専門的知識及び技術をもって、身体上若しくは精神上の障害があること又は環境上の理由により日常生活を営むのに支障がある者の福祉に関する相談に応じ、助言、指導その他の援助を行うこと（中略）を業とする者」（第2条）である。社会福祉士のこの業務は「相談援助」（同法第7条）と呼ばれる。具体的には、高齢者や障害者などへの相談援助サービスがそれに当たる。こうしたサービス業務は、対象となる人びとの人権やプライバシーに深く関わることが多い。そのため、信用失墜行為が禁止されていることや、秘密保持義務や医師などとの連携義務などが課されていることは当然である。なお、社会福祉士は2006（平成18）年より地域包括支援センターにおいて、総合相談やサービス事業者と行政の連携を行う業務独占職種に位置づけられている。

【展望】社会福祉士の資格を取得するためには、毎年1回行われている社会福祉士国家試験に合格し、登録することが必要とされている。社会福祉士は介護福祉士とともに登録による名称独占であるが、反面、ほとんどの場合、業務独占ではないこと、配置基準などが明確にされていないことなど、その職務の重要性にもかかわらず制度的保障が十分ではなく、多くの問題点が指摘されている。社会福祉士に限らず、社会福祉専門職全体のあり方や養成課程の充実が今後の課題である。　　　　　　　［藤本典裕］

【関連項目】福祉、ホームヘルパー、社会福祉主事

社会福祉事務所
social welfare office（英）

【定義】憲法第25条の生存権を基盤とする「社会福祉事業法」（1951〈昭和26〉～2000〈平成12〉年、2007〈平成19〉年より現在は社会福祉法）に基づき設置され、生活保護法・児童福祉法・身体障害者福祉法・知的障害者福祉法・老人福祉法・母子及び寡婦福祉法の6法に定める援護、育成または更生の措置に関する事務を司る第一線の社会福祉行政機関。都道府県および市には設置義務があるが、町村は任意。2008（平成20）年現在、事務所数は1237、職員総数は約6万6000人余。

【概要】福祉事務所職員のうち現業員とは、所長の指揮監督を受けて援護・育成・更生の措置を要する者等の家庭を訪問・面接し、本人の資産、環境等を調査し、保護その他の措置の必要性の有無およびその種類を判断し、本人に対し生活指導を行う等の事務を司る者をいう。最近では、脱生活保護事務所志向を背景に地域福祉総合センター化しているため、社会福祉主事、身体障害者福祉士、知的障害者福祉士などが配置されていたり、民生委員・児童委員に関する事務、児童扶養手当に関する事務などを行っている福祉事務所も多い。

【倫理上の問題】事務所の適正規模、職員配置の効率性、生活保護担当以外の現業員の充足率が低い、などの問題がある。また、生存権と幸福追求権に基づく公的責任としての福祉サービスの権利保障を申請主義的に捉えるか職権主義的に捉えるかで混乱があるため、市民への説明責任（アカウンタビリティ）と住民参加・地方自治に齟齬が生じている。　　　　　　　　［朝倉輝一］

【関連項目】生存権、生活保護法、社会保障（制度）、社会福祉六法

社会福祉主事

supervisor of social welfare（英）

【定義】社会福祉法第18条の規定に基づいて設置される専門職種の一つ。福祉事務所等において社会福祉六法等に関わる事務を実施するために必要な専門的知識および技術が必要とされる事務吏員・技術吏員の任用資格を指す。なお社会福祉法は1951（昭和26）年に制定された社会福祉事業法が、2000（平成12）年の法111号により改名されたものである。

【歴史的経緯と資格・職務】社会福祉主事は1950（昭和25）年に制定された社会福祉主事に関する身分法によって創設され、同年に制定された生活保護法を施行するためにそれまでの現業員であった民生委員に代わる専従有給職員および第一線の現業員とされた。生活保護法は社会福祉主事の資格要件と養成機関についても規定していた。翌1951年には社会福祉事業法が制定されて社会福祉主事に関する法律は廃止された。社会福祉主事は地方公共団体の長の補助機関とされており、都道府県および市については必置、町村については任意設置となっている。

社会福祉主事の資格要件は社会福祉法第19条に規定されている。すなわち、（1）当該地方公共団体の事務吏員または技術吏員としての身分を有する者であること、（2）20歳以上の者であること、（3）人格が高潔で思慮が円熟し、社会福祉の増進に熱意を有する者であることに加え、（4）大学（短大および従前の高等学校および専門学校を含む）において厚生労働大臣の指定する科目を修めて卒業した者、厚生労働大臣の指定する社会福祉事業従事者試験に合格した者、あるいは厚生労働省令によりこれと同等以上の能力を有すると認められる者、のいずれかに該当する者であること、の4要件をすべて満たすことが求められる。

社会福祉主事の職務は社会福祉法第18条第3項以下に規定されている。都道府県の社会福祉主事の職務は、都道府県の設置する福祉事務所において生活保護法、児童福祉法および母子及び寡婦福祉法に定める援護または育成の措置に関する事務を行うこと、市町村の社会福祉主事の職務は、市町村の設置する福祉事務所において福祉六法に定める援護・育成または更正の措置に関する事務を行うことである。なお福祉事務所を設置していない町村においては、老人福祉法、身体障害者福祉法および知的障害者福祉法に定める援護または更正の措置に関する事務が社会福祉主事の職務となる。

【展望】社会福祉主事の資格要件のうち最も具体的で職務内容に関連するものは厚生労働大臣の指定する科目で、社会福祉概論などの34科目である（厚生省告示第153号、2000〈平成12〉年3月31日）。しかしこのうちわずか3科目以上を履修すれば社会福祉主事の要件を満たすことができる（いわゆる3科目主事）。社会福祉主事は社会福祉事業従事者の専門職化を進めるための経過的措置としてスタートした。また創設当初の事情などから、その専門性概念や養成体系は必ずしも十分に検討されたものではなかった。社会福祉事業従事者の専門性確保問題の検討とその解決は、社会福祉士及び介護福祉士法へと引き継がれていくこととなった。しかし「3科目主事」に象徴される社会福祉主事の問題は依然、解決されてはいない。

［藤本典裕］

【関連項目】社会福祉士、社会福祉六法、老人福祉、ホームヘルパー

社会福祉六法

【定義】生活保護法（1950〈昭和25〉年）、児童福祉法（1947〈昭和22〉年）、身体障害者福祉法（1949〈昭和24〉年）、知的障害者福祉法（1999〈平成11〉年）、老人福

祉法（1963〈昭和38〉年）、母子及び寡婦福祉法（1964〈昭和39〉年）の6つの法の総称。このうち知的障害者福祉法は精神薄弱者福祉法（1960〈昭和35〉年）が改正されたもの。

【歴史的経緯】社会福祉法制の整備は第二次世界大戦後、占領政策の下で緊急の課題とされた。まず旧生活保護法（1946〈昭和21〉年）、児童福祉法、身体障害者福祉法が制定され、これらの法律は「福祉三法」と呼ばれた。この時代を「三法時代」と呼ぶ。高度経済成長期を迎え、社会福祉の充実が社会的要請となると、上記三法に加えて精神薄弱者福祉法、母子及び寡婦福祉法、老人福祉法が制定され、社会福祉法制は整備されていった。この時代を「六法時代」と呼ぶ。その後、社会福祉のさらなる充実を求める声が高まるとともに、福祉の対象も拡大・普遍化してきた。こうした社会情勢に対応して社会福祉法制の改善・充実が図られてきている。たとえば、福祉関係三審議会合同企画委員会の意見具申「今後の社会福祉のあり方について」（1989〈平成元〉年）は、社会福祉の分権化・地域化・計画化を推進する方向性を打ち出し、その後の社会福祉政策に大きな影響を与えたものとして注目される。この意見具申に基づき、社会福祉六法に社会福祉事業法、社会福祉・医療事業団法を加えた8つの法律が改正され、「社会福祉八法改正」と総称されている。改正の中で、高齢者福祉や身体障害者福祉に関する事務が市町村に統合されるとともに、老人福祉計画と老人保健計画を統合する老人福祉計画の策定が都道府県と市町村に義務づけられたことがとくに重要である。

【展望】社会福祉の計画化を推進し、分権化・地域化の方向で充実させることは、同時に社会福祉サービスの地域間格差を生むことを予想させる。地域的公正を実現しつつ利用者のニーズに十全に応えるサービスを提供していくことが今後の課題である。

〔藤本典裕〕

【関連項目】憲法、福祉、相互扶助、ノーマライゼーション

社会保険　social insurance（英）

【定義】一般に保険とは、偶発的な事故が発生する恐れが予知できる場合、共通にその事故の脅威に晒されている者があらかじめ一定の掛金（保険料）を拠出しておき、実際に事故に遭遇した人がその中から一定の金品を受け取り、損害を補填する仕組みをいう。保険は強制加入の公的な社会保険と任意加入の民間の私保険とに大別される。現在の日本では、社会保険には医療保険・年金保険・労働保険（雇用保険・労働者災害補償保険）・介護保険といったものがあり、これらによって国民の生命と暮らしは大いに守られている。

【戦前の歴史的経緯】わが国において各種社会保険の制度が広く確立されたのは第二次世界大戦後であるが、その発端は明治末期であり、複雑な経緯をたどって今日に至っている。1905（明治38）年の日露戦争勝利後、重工業資本主義が勃興した。これと軌を一にして政府は、1905年に鉱業法、1911（明治44）年に工場法を公布し、労働者保護による労使紛争抑止を目指した。そして第一次世界大戦後の1922（大正11）年には、労働運動の高揚を背景に、鉱業法・工場法適用事業所の労働者を主な対象として、保険者を政府と健康保険組合の二種とする健康保険法が公布された（施行は1927〈昭和2〉年）。これは日本の社会保障の歴史の中で画期的な出来事であった。

同法は、保険給付の対象に業務上と業務外の事故（疾病・傷害・死亡）をともに含んでいた。傷病については療養の現物給付と傷病手当金の支給（報酬日額の6割）が

あった。そのほか死亡・分娩についても給付があった。しかし、この保険給付には家族給付はなく、しかも根本的な欠陥として、最も保険を必要とするはずの零細事業所労働者や臨時工には被保険者資格が与えられないという矛盾を含んでいた。

同法施行当初の被保険者の概数はわずか200万人ほどであったが、1934（昭和9）年には適用範囲が大幅に拡大された。その後、戦時体制への移行につれ、いわゆる健兵健民政策の下、医療保険全体が拡充強化されていった。1938（昭和13）年には、零細事業所労働者や農漁村民を対象とする国民健康保険法、その翌年には海上労働者を対象とする船員保険法と都市のサラリーマンを対象とする職員健康保険法が成立した。国民健康保険は当初、強制加入とする方針が立てられたが、法制化の過程で任意加入に変更された。国策として国民皆保険が目指された時期もあったが、戦局悪化のため実現しなかった。職員健康保険は1942（昭和17）年の健康保険法大改正により健康保険に統合された。また、この改正で健康保険は5人以上事業所すべてに適用され、家族に対する5割給付も法定化された。

現在の国家・地方公務員にほぼ対応する国・地方の事務員・現業員にはこれらの保険は適用されず、同種・同一の職業・事業ごとの共済組合を単位に相互扶助が行われてきた。共済組合では1905年設立の八幡製鉄所の職工共済組合が最も古く、次いで鉄道庁（1907〈明治40〉年）、印刷局（1909〈明治42〉年）、通信官所（1910〈明治43〉年）、警察局（1920〈大正9〉年）などに共済組合が続々と設立された。

【戦後の歴史的経緯】国民生活が混乱に瀕した敗戦直後には、以上の社会保険制度も存続の危機に瀕したが、GHQ（連合国軍最高司令官総司令部）は存続のために大幅な国庫補助を勧告した。そして、日本経済が混乱からほぼ立ち直った1958（昭和33）年には、国民健康保険法の改正によって、日本国民であれば必ず何らかの医療保険に強制加入させられることになった。国民皆（医療）保険はその3年後に実現し、こうしてようやく今日の医療保険制度の基礎が固まった。

前述の船員保険には、船員の特殊事情を考慮して傷病保険だけでなく年金保険も含まれていたが、これを先例として、1941（昭和16）年には労働者年金保険法が成立した（3年後の改正時に厚生年金保険法と改称）。戦後の1959（昭和34）年には国民年金法も成立して、国民皆年金制度が確立された。

第二次世界大戦後、日本国憲法とその主旨に沿った労働三法（労働組合法・労働基準法・労働関係調整法）により、国民の労働基本権が保障されるようになった。これらの法律の公布とほぼ同じ1947（昭和22）年には労働者災害補償保険法も公布され、被用者の業務上の負傷・疾病・災害・死亡は使用者が補償責任を負うものとされ、医療保険の枠組みから切り離された。その後、同法は1974（昭和49）年からは通勤災害も給付の事由として認めるなど、さらに充実してきた。

終戦後まもない1947年に施行された失業保険法は1974年に雇用保険法に改められた。失業問題の解決のためには、失業保険給付の支給だけでなく再雇用の促進や失業の予防なども重要な課題になってきたからである。また、高齢社会の進行に対処するため2000（平成12）年に新たに導入されたのが介護保険制度であり、介護保険法が同年4月から施行されている。

【現状と課題】医療保険に関しては、国民皆保険の施行以後、医療ニーズは増大を続け、保険料負担も増えていった。しかも、とりわけ加入者に低所得者・高齢者の割合

が高い国民健康保険の場合、保険料滞納者が増え続け、近年では深刻な事態になっている。高齢者医療は全面無料化された時期も1970年代にはあったが、その後、各種医療保険から切り離されて独自の老人保健の体系が組まれ、高齢者の負担は増え続けている。近年の小泉純一郎内閣以降の医療制度改革では、保険診療と自由診療（保険外診療）とを併用する混合診療も推進されつつあるが、これには、保険による現物給付制度の崩壊につながり、患者負担の一層の増加を招くとの批判もある。

労働保険のうち労災保険に関しては、補償給付を支給するかどうかに関する労働基準監督署の決定をめぐって、今も境界線上でトラブルが絶えない。また、雇用保険に関しては、近年、非正規雇用が増え続け、フリーターのようにそもそも保険の適用外に置かれている人の問題が深刻化している。

年金保険についても、とくに国民年金は、滞納者の増大によって財政基盤が危機的状況を迎えつつあると指摘されてきたが、2007（平成19）年には、社会保険庁の年金管理・運用のずさんさ、いわゆる「宙に浮いた年金」の問題が明るみに出て、国民の年金不安が急激に増大し、いまや制度は崩壊の危機に瀕している。

さらに介護保険に関しては、急速な勢いで増え続ける認知症や寝たきりの高齢者などが制度の維持を圧迫しつつある。

しかも、上述のように日本の社会保険制度は戦前からの経緯が複雑なため、現在、多種類の制度が並立しており、これが大きな問題を引き起こしている。すなわち、医療保険だけでも政府管掌健康保険・組合管掌健康保険・共済組合・船員保険・国民健康保険の5つの制度に大きく分かれ、しかも原則70歳以上の高齢者は老人保健法に基づいて別の制度に組み込まれており、これらの制度間で給付と負担の著しい不均衡が生じている。年金についても同様に制度は複雑に入り組んでいる。医療も年金も、制度の統合化・一本化の動きが取り沙汰されているが、改革は一向に進展していない。

［藤尾均］

【参考文献】吉原健二・和田勝『日本医療保険制度史』（東洋経済新報社、1999）。厚生統計協会編『国民衛生の動向』（2007）、『国民の福祉の動向』（同）、『保険と年金の動向』（同）。
【関連項目】保険、社会保障（制度）、医療政策、労働者災害補償保険法、医療保険、国民皆保険、介護保険法

社会保障（制度） social security（英）

【定義】国民の生存権を確認し、その生活を保障するための国の政策、あるいはこの政策に基づいて整備・実施される制度。

【語源・歴史的経緯】社会保障の中心は所得保障、医療保障、社会福祉であるが、実現されている制度は生活困窮者の生活を保障する公的扶助と、生活困窮の要因となる生活上の危険に対処するための社会保険が中心となっている。日本国憲法第25条は、社会保障、社会福祉、公衆衛生を並列的に規定している。一方、社会保障制度審議会の「社会保障制度に関する勧告」（1950〈昭和25〉年）は、社会保険、公的扶助、公衆衛生、医療・社会福祉の4部門に分けて社会保障制度の充実を勧告していた。日本の社会保障制度はこの勧告に示された方向に進んできた。また国際労働機関（ILO）の国際比較基準は、社会保険、家族手当、公務員の特別制度、公共保健サービス、公的扶助、社会福祉、戦争犠牲者給付とされている。国際的に見ると、社会保障制度は社会保険を主体とするヨーロッパ大陸型と、社会保険とともに社会サービスに重点を置くイギリス・北欧型とに大別される。日本の制度は両者の中間型・混合型である。

社会保障の方法として、社会保険、公的

扶助、社会サービスがある。これら三者は近代社会の初期から産業化の進展に伴う社会問題の激化・多様化に対応するために充実してきたものである。しかし1950年代以降、これらの融合・発展が図られてきた。その際、生活を脅かす事故に対する社会的責任原則を確立すること、適用範囲を全国民に拡大（普遍化）すること、給付対象となる事故を包括化すること、適切な給付水準を確保することなどが重要な観点とされた。

【展望】1980年代以降、経済発展の減速、税収の減少などにより、福祉国家的政策の見直しが進められている。雇用・家族政策などとの連携、公私のバランスの確保、給付の効率化・重点化などが重点課題とされている。また高齢化社会への対応のため、医療保険や年金制度の一元化などが進められている。介護保険制度の導入により「皆保険・皆年金」は崩れ、地域間のサービス水準の格差、家庭・個人の経済的負担能力による社会保障水準の格差など、新たな問題が生じている。

2004（平成16）年7月「社会保障の在り方に関する懇談会」が、超高齢社会を迎えた将来の社会保障について審議した。小泉純一郎内閣の「骨太の方針（経済財政運営と構造改革に関する基本方針）2006」に審議結果は組み入れられたが、生活上の実感としては、社会保障は小泉内閣において後退した。　　　　　　　　　　　［藤本典裕］

【関連項目】国民皆保険、国民健康保険法、年金、福祉

シャーマニズム　shamanism（英）

【語源】シャーマンという言葉がヨーロッパに知られるようになったのは17世紀であり、ロシア正教長司祭アヴァクーム－ペトロヴィッチ（Avvakum Petrovich 1620または1621-82）によって書かれた『わが生涯』（"The Life of the Archpriest Avvakum written by himself", 1672-75）を通してである。アヴァクームは、ロシア正教改革に反対したため破門され、ロシア北方のネネツ地域の北極圏内に位置するプストゼルスク（Pustozersk）に流刑された。流刑の途次アヴァクームは、ツングースエベンキ族シャーマンによる儀礼を目の当たりにして、その様子を『わが生涯』に記した。アヴァクームは、シャーマン儀礼行為を動詞šamanit'という言葉で記した。動詞šamanit'は名詞šamanから派生する。このšamanという言葉が、現在われわれが用いるシャーマンやシャーマニズムという言葉の語源である。

【定義】語源から明らかなように、シャーマニズムは北方ユーラシア少数民族の呪術儀礼を範型としている。北方シャーマニズムは、ラテン語religio（結束）が示唆するようなヨーロッパ的宗教イメージとは異なり、より広範な意味を持っている。ヨーロッパ的宗教イメージは、神と人との結びつき（司祭儀礼）の下での人と人との結びつき（教会組織）が基調となっている。北方シャーマニズムの基調は、伝統的自然観や価値観を継承する村落共同体の文化的シンボルとしての地位を有するのがシャーマンであり、シャーマンが行う様々な儀礼の目的は、自然との調和を回復したり更新したりすることに存している。またシャーマニズムは、シャーマン儀礼のみならず伝統的自然観や価値観をも含意する言葉なのである。シャーマンは、（1）村落共同体において尊敬される高潔な人物でなければならない、（2）人物の高潔さは霊的能力に優位する。また儀礼においては、（1）シャーマンの腰を括った縄をかたわらで助手が持ち続けることによって、シャーマンの魂は制御される、（2）太鼓を叩き呪文を唱え踊ることによって、シャーマンの魂は地

下・地上・天空を自由に飛び回る、（3）シャーマンはしばしば仮面や毛皮をまとって動物などに変身する、（4）病気の原因は自然霊や悪霊の仕業であるとされ、病気の治療を行う。シャーマニズム的世界観においては、動物と人間の本質的区別はない。すなわち人間の地位は、他の動物と同等である。神々は、自然の中に浸透して息づいており、樹木や動物の姿をとって人間界に現われる。狩猟によって人間に殺された動物霊は死後、神々の下に行き、人間がいかに動物や自然の恵みを大事にしているかどうか報告する。こうした北方シャーマニズムの特質を共有する呪術や民俗は、アフリカ・アジア・南アメリカに多く散見される。それらが広義のシャーマニズムであり、一般的に理解されているシャーマニズムとは、広義のシャーマニズムにほかならない。

【倫理学の諸問題】シャーマニズムを支えている自然観は、自然との共存や自然資源の再生循環などを前提にしているという意味で、共生的でありエコロジカルである。キリスト教の自然観が、動物から絶対的に優位した人間に自然を管理支配する権限を与えていることを考慮する時、キリスト教よりもシャーマニズムの方が、自然環境の保全という意味で卓越しているといえる。またシャーマニズムは多神崇拝であり地域や民俗に密着しているのに対して、キリスト教は一神教であり他宗教に対して排他的な傾向がある。地域ごとの棲み分けや多極化的政治経済体制に人類の将来の可能性を見出す時、シャーマニズムからわれわれは、多くの事柄を学ぶことができよう。こうした方向性は、医療の分野においては伝統的医学の見直しという仕方で既に現われている。われわれが留意するべきシャーマニズムの危険性としては、安易で通俗なスピリチュアリズムを惹起しやすいといった点が指摘できよう。現代医療の現場において、末期がん患者などに対して一種の霊的－気功的－疑似科学的治療が施療されている事例が実際に存在し、そうした事例の中には詐術が明らかに検証されるものもある。シャーマニズムはあくまでも一つの伝統文化様式であって、伝統文化と切り離して安易に科学や営利行為や宗教と結びつけるのは、厳に慎まなければならない。　　　［中里巧］

【参考文献】Juha Pentikäinen, "Shamanism and Culture" (Etnica co, Helsinki, 1998). R.バンナーマン他編『世界伝統医学大全』（津谷喜一郎訳、平凡社、1995）. Robert H. Bannerman, John Burton, Chen Wen-Chieh, Geneva eds, "Traditional medicine and health care coverage" (World Health Organization, 1983).
【関連項目】スピリチュアルケア、霊、宗教、死生観

種　species（英）, Art（独）

【定義】生物分類の基本単位で、生物命名法上の階級の一つ。種の生物学的概念は同じ仲間に属する個体同士で相互に交配し合って他の集団から生殖的に隔離されている自然集団の集合体のことである。具体的には同じ場所に分布する集団が自然条件下で交配し、子孫を残すならそれは同種である。一方、集団の間で遺伝子の交流が起こらず、生殖的に隔離されていれば異種である。種が自然界で存続するための基本単位として個体群がある。現時点で分かっている種は170万種であるが、これは学名によって登録されている数字である。

【歴史的経緯】リンネ（Carl von Linné 1707-78）が確立した生物分類法に基づく種が形態種として今日まで認められている。これらについて、細胞学、遺伝学などの資料と見解を導入して整理したのがマイア（Ernst Walter Mayr 1904-2005）の同胞種である。これらの分類に基づく種では不十分ということで、現在は進化的種概念が唱えられている。混乱を避けるために種の

学名は命名規約に基づいて付けられている。
【倫理・法・社会上の問題】種の存在は自然界で各種が生息する環境において生存や繁殖により適した形質が自然淘汰によって進化してきた結果である。種とは地球の環境や生態系の維持にとって欠くことのできない存在である。種の保存は環境倫理として大事な課題である。　　　　　［青木清］
【関連項目】生物学、自然淘汰、環境倫理、進化論

呪医 ➡ シャーマニズム

自由
freedom, liberty（英）, Freiheit（独）
【定義】何らかの制限・束縛を免れて（あるいは克服して）、何かをする（何かである）、あるいは逆に何かをしない（何かでない）ことができること。
【自由の分類】しばしば前者の「〜からの自由」を消極的自由、後者の「〜への自由」「〜する（である）自由」を積極的自由と呼んで区別するが、前者なくしては後者が成り立たず、後者なくしては前者の意義もない。この区別は、自由のどちらの側面を重視するかによっている。自由の制限や自由の実現の条件として他人の強迫、暴君の威嚇、罰則付きの法律や制度などの外部要因を重視し、自由を社会の中での人間生活のあり方に求める場合には外的自由が、自由が人間精神のあり方に依存するとされる場合には内的自由が強調される。そこで、消極的と積極的、外的と内的の区別に応じて、自由を4つに分類することができる。J.S.ミル（John Stuart Mill 1806-73）に代表されるような自由主義者は、他人からの干渉を免れる個人生活の実現のために、言論や信教の自由などの消極的な外的自由を重視する。マルクス主義者は、搾取や抑圧のない地上の理想社会における、あるいはその実現を目指す過程での人間活動を自由と解し、積極的な外的自由に力点を置く。フロイト（Sigmund Freud 1856-1939）以来の精神科医は、患者の心理状態を束縛する妄想や強迫観念の除去を目指し、消極的な内的自由を重視する。プラトン（Plato B.C.427?-347?）以来、カント（Immanuel Kant 1724-1804）を代表とする理想主義者は理想的な自我ないし理性の十全の活動を重んじ、積極的な内的自由を中心に据える。各人の行動が自由でなければならない、すなわち他人を害さない限りにおいて他人からの干渉や制限を完全に免れなければならないとミルが考えたのは、功利主義の夾雑物を除いて考えれば、各人が自分自身の方法で自分の幸福を追求することを可能にするため、すなわち各人の自律的個人生活の確立のためであった。精神科医の治療は、やはり個人の自律のために、すなわち自身の目標・欲求・利益に沿って患者が行動できるようになるために、これを妨げる心理的障害を取り除くことを目指す。他方、マルクス主義者は、各人が自らの労働とその成果から疎外されずに、個人生活としての自分の人生を自分のために生きることができるよう、私有財産制度に起因する奴隷労働からの解放を主張した。最後に、プラトンやカントのような人びとにとっては、人間の人間たるゆえんは真の自我（ヘーゲルのような人はこれを超個人的・集団的自我とする）の自律的・理性的活動にある。彼らは、自由であるとは理性的に生きることであるとし、動物的・感覚的なもう一つの他律的な自我の働きである欲望や情念、衝動の束縛から脱し、これを克服・支配しなくてはならないのも、この自由のためであるとした。
【自由の価値】自由は、これを消極的自由と理解すれば手段としての価値を、これを積極的自由と見れば内在的な価値を持つ。言い換えれば、無価値の自由あるいは価値

に反する自由はなく、貧困や無知からの自由、幸福を追求する自由はあり得ても、貧困や無知にとどまる自由、幸福を避ける自由は考えられない。自由とは何かについての考え方の相違は、自由が目指す、あるいはそれ自身が自由なあり方である自律的人間生活の理想をどう理解するか（それを一元的・普遍的なものとするか、それとも多元的・歴史的なものとするか）、またその実現のために何を最も効果的なものとするかについての見解の違いによる。いずれにせよ、自由は理想ないし理想への手段である。実現不可能なものが理想にならないようにするためにも、私たちが免れ得ない事態からの自由や、実現不可能な生活への自由はない。

【展望】インフォームドコンセントやパターナリズム、安楽死などの生命倫理にまつわる問題の多くは、またこれらに伴って、自由であることを強制できるのかどうかという問題も、何をもって自律的個人生活とし、またその価値を他に勝る最高のものとするのかにかかっている。　　　［安西和博］

【参考文献】J.S.ミル『自由論』（塩尻公明・木村健康訳、岩波文庫、1971）。I.バーリン『自由論』全2巻（小川晃一他訳、みすず書房、1971）。
【関連項目】自律、自由意思、リベラリズム、自己決定権、インフォームドコンセント、バイオエシックス、医療倫理、パターナリズム

獣医師　veterinarian（英），vétérinaire（仏），Tierarzt（独）

【概要】動物、主として家畜の疾病の治療および予防の専門家。1885（明治18）年、太政官布告により獣医師免許規則が公布され、免許を取得した獣医師のみが動物（家畜）の治療を行うことができることとなった。現在では、獣医師法（1949〈昭和24〉年制定）により大学において6年間の獣医学を専攻し修業した者だけが獣医師の国家試験の受験資格を得て、それに合格した者が獣医師となる。

牛・馬・豚や鶏などの産業動物の診療にあたる産業動物臨床獣医師のほか、産業動物以外の犬・猫・小鳥など、いわゆるペットを診療する小動物臨床獣医師（東京都内では全獣医師の6割程度、全国では4割弱程度）がいる。また、獣医師の業務範囲には、牛乳・牛肉・豚肉・鶏肉および鶏卵の生産に、防疫・疾病治療・食肉検査などを通して関与することも含まれ、消費者に安全な食品を届けるという重要な役割の一端を担っている。　　　［浜田正］

【関連項目】食品衛生法

自由意思
free will（英），freier Wille（独）

【定義】意思能力ある者が、強制されず、自己自身の価値観に基づいて自発的に行う、合理的な意思決定の能力。法的には自由意思、一般には自由意志という。

【倫理上の問題】原理問題として、意志が自由だという時、決定論と自由意思論では意味が異なる。決定論的な立場では、ヒューム（David Hume 1711-76）は、本人が自由に行為を決定したと思っても他者は本人の情念上の動機や性格から推定でき、理性も情念の与える目的に適切な対象や手段を知らせるだけだ、とした。そのため、意志が情念に由来しない無差別の自由などあり得ず、自由といっても外的強制を免れた情念由来の意志の自発性でしかないという。しかし自由意志論に立つカント（Immanuel Kant 1724-1804）は、理性に行為を起こす自発性を認めた。まず、個々の欲望が行為の実質を決めはしても、行為のあり方は理性の普遍性が、つまり私的な意志決定基準であっても差別なく万人の基準を立てる原理となり得るものであるべきだとする道徳法則が規定できる、とした。

形式的自由を与えるこの道徳法則の前提には、自他の人格を等しく目的自体として尊重すべきだ、という実質的な道徳法則がある。この人格的意志が自らの基準を決める時、万人に等しい理性的な普遍法則を立てるものとして決めるべきであるから、これは自律の自由である。つまり自由意志論では、ただ消極的に外的強制も欲望による内的強制もないだけでなく、積極的に自他の人格を等しく尊重する道徳法則を自らに課す自律において初めて、意志は自由なのである。ただし決定論と共通の了解としては、自由意志は消極的な意味に限定され、しかも内的強制の不在は欲望一般による意志拘束の不在ではなく、正常な欲望由来の様々な価値観やそれを補助する道具的理性を発揮できないほどの精神異常下での欲望や他者の異常な利益誘導がない、ということである。

生命倫理上では、自己決定権の見地からこうした強制を排除し自由な意志決定を保障しなければならない。その保障に際して、法令は、たとえば生体からの臓器提供に際して外的強制や金銭誘導なら禁止できるが、周囲への不本意な気兼ねなどは内的強制であって禁止が不可能である。そこで、インフォームドコンセントを取る際に本人の意思確認を慎重にする倫理規定などが求められることになる。

【課題と展望】現実の法律問題として、意思能力がどの程度あれば自由と見なすべきか、どう尊重されるべきなのか。意思能力とは自己の行為の意味や結果を判断する能力であり、7〜10歳以上の健常者の能力とされ、意思無能力者が法律行為をしても無効であり法定代理人が代わって行う。しかし実際には人間の意思能力は多様であり、単純に有無を断定すべきではない。その判定は本人がなそうとする事柄との関連で限定的に行わなければならないし、自己決定権と私的自治の原則から残存能力に応じた意思を最大限に尊重することが求められる。そこで2000（平成12）年4月に、成年の意思能力の減退部分のみを補う法定後見制度と、意思能力の減退を事前に予測し自ら契約して備える任意後見制度とが発足した。未成年もこれに準じてその自由意思が尊重されるべきであろう。　　　　［尾崎恭一］

【参考文献】D.ヒューム「人性論」（『世界の名著32 ロック／ヒューム』大槻春彦編、中央公論社、1980）。I.カント『道徳形而上学原論』（篠田英雄訳、岩波文庫、1960）。

【関連項目】インフォームドコンセント、自律、自由、判断能力、自己決定権、成年後見

自由意志 ➡ 自由意思

自由権 ➡ 自己決定権

自由主義 ➡ リベラリズム

就学義務
obligation to attend school（英）

【定義・概要】保護者（親権を行う者、親権を行う者のない時は後見人をいう。以下同じ。）がその保護する子女を法律の定める期間、法律の定める義務教育諸学校に就学させることを法的に強制する意味の教育法上の概念で、子女に対し就学を義務づけることを表わすタームではない。具体的には憲法第26条および教育基本法第5条1項を受けて、現行学校教育法は第16条で義務教育の年限を9年と規定し、保護者に就学義務が発生し終了する期間を「子女の満6歳に達した日の翌日以後における最初の学年の初めから」「満15歳に達した日の属する学年の終わりまで」（第17条1・2項）と厳格に定め、子女を就学させる学校としては、「満12歳に達した日の属する学年の終わりまで」は小学校または特別支援学校

の小学部と、「満15歳に達した日の属する学年の終わりまで」は中学校、中等教育学校の前期課程または特別支援学校の中学部と指定している（同前）。現行義務教育制度は基本的にはこのような就学義務に学校設置義務、就学援助義務、学齢子女使用者の避止義務を合わせて成り立っているが（第38、49、80、19、20条）、加えて病弱等による就学義務の猶予・免除の制度（第18条）と就学義務不履行の保護者に対し罰金の処罰（第144条）を科す強制措置を設けていることも就学義務の構造を理解する上では重要である。

【倫理上の問題】就学義務は誰に対する義務であるかをめぐって日常感覚的・倫理的に、それは子どもに対する義務であると説かれることがしばしばあるが、法律学的には、形式論理的にそれは国家に対する義務と見るほかないと解されている。なお、保護者の就学義務は子女が、「満15歳に達した日の属する学年の終わり」を過ぎれば、たとえ子女が義務教育の課程を修了していない場合でも消失すると解される。が、様々な事情で満15歳を過ぎてもなお義務教育の課程を修了していない子女、あるいは成人の義務教育の課程を修める権利が、就学義務の消失とともに自動的に消失するわけではないというべきだろう。　［古野博明］

【参考文献】鈴木勲編著『逐条学校教育法』第6次改訂版（学陽書房、2006）。
【関連項目】憲法、教育基本法

‖ 就学免除 ➡ 就学義務

‖ 就学猶予 ➡ 就学義務

‖ 宗教　religion（英），Religion（独）
【定義】神、カミ、超自然的な力、超越的な存在、聖人、日常から分離された神聖なものへの信仰のこと。

【語源・歴史的経緯・社会上の問題】英語のreligionはラテン語のreligioに由来している。神や不可思議なものへの畏怖の感情・態度を意味する。宗教という言葉は、中国仏教における真理を得ることによって到達する最高段階である「宗」と、その段階へ民衆を導く「教」が結びつけられたものである。日本では明治期に宗教、信仰的確信、信仰等を意味するReligion（独）を「宗教」と日本語訳し、以降、宗教一般を意味する用語となった。宗教は歴史的に展開する中で、様々な信仰、儀礼、教え、シンボル等を形成してきた。キリスト教、仏教、イスラム教のように民族を超えて信仰されている世界宗教は、多様な信仰形態、シンボル、儀礼等を内包しながら、それらを統合して一つの信仰に導く高度に体系化した教義を形成している。一方、教義の体系を持たず、人びとの願望を満たす素朴な信仰にとどまる民間信仰も世界各地に根強く存在している。信仰の特性に着目すると、宗教は必ずしもアニマティズム、アニミズム、多神教、一神教という一直線の歴史的発展を遂げていない。世界宗教の中にも民間信仰の要素が見られ、原始宗教の特性とされるアニミズムもすべての宗教の中に存在する。宗教一般の歴史に目を向けると、宗教は教義の中の非合理的要素を排除しつつ発展してきたが、合理化がある程度進むとその反動として非合理的要素を回復させながら信仰の始原に戻る運動を繰り返してきた。宗教の歴史は合理化と非合理化の繰り返しといえよう。こうした合理化と非合理化を繰り返しながら、宗教の構成要件である信仰対象、教祖、聖地、聖職者、教義、組織、祈り、暦、礼拝、象徴、戒律等を改変、削除、修正、付加しつつ、宗教はそれぞれの歴史を形成してきた。非合理的要素を教団の組織強化のために改変・削除すると、教団内部に信仰の危機と緊張が生じ、

非合理性回帰への動きを強めてきた。宗教は非合理であるがゆえに宗教である。合理的に理解できないがゆえに信じるのが宗教である。神は合理的に捉えられない。非合理であるゆえに信じるのである。宗教は神秘を内包する。しかし、極端な非合理性を打ち出し、反社会的・非人間的行動を促し、主体性を奪い取るカルトは宗教ではない。宗教は人間を生かして宗教たり得るものである。それゆえ、非合理的なものを信じるためには徹底した合理的な思考が求められる。また、教団自体も常に自己を相対化する誠実な努力が求められている。

【諸分野との関連・倫理上の問題】公教育の中での宗教教育の必要が指摘されて久しい。宗教とは何か、どのような宗教が存在し、いかなる教えを説いているか等を客観的に教育することは、カルト等による被害が多発するわが国では緊要である。20世紀後半から世界的規模でカルト、宗教原理主義が流布しているが、これを未然に予防するためにも宗教教育は不可欠である。またカルトからの脱出、その後の心のケア等も緊急な課題である。心理学、福祉人間学、宗教学等の有機的連携による研究と実践が必要とされている。

【展望と課題】日本人の7割が宗教は必要と考えているが、3割が無宗教を自認している。この背後には日本人は宗教的拘束を嫌い、伝統宗教の信者と比較すると無宗教と判断される事実が存在する。しかし、日本人はお盆、墓参り、年中行事、通過儀礼等を大切にし、正月の初詣等に出かける人は非常に多い。この事実から、日本人の中には無自覚ではあるが固有の信仰が存在し、伝統宗教の教えに対しても開かれている。とくに大乗仏教の利他の思想は宗教心情の基層に潜在している。他の人びとに利益を与え、幸福を願う利他の思想、キリスト教の愛の思想等を生かした現代社会の危機を克服するモデルを提供する中、21世紀の宗教の可能性の一つを見出すことができよう。
［新屋重彦］

【参考文献】W.ジェイムス『宗教経験の諸相』上・下（桝田啓三郎訳、岩波書店、1970）。岸本英夫『宗教学』（大明堂、1961）。NHK放送世論調査所編『日本人の宗教意識』（日本放送出版協会、1985）。中里巧『福祉人間学序説』（未知谷、2000）。

【関連項目】アニミズム、イスラム教、キリスト教、仏教、信教の自由

周産期医学　perinatal medicine（英）

【定義】妊娠22週から生後7日までの母体、胎児、新生児の生理・病理を扱う医学である。周産期死亡率はこの期間に死亡した胎児あるいは新生児をいい、ともに母体の健康状態に強く影響を受けるという共通性を有しており、出生をめぐる保健指標として重要である。母体の代表的疾患としては早産、妊娠高血圧症候群、妊娠糖尿病などが、胎児の疾患としては各種先天異常、胎児発育不全などが、新生児の疾患としては未熟児、新生児の呼吸循環異常などがある。また周産期の異常はその後の児の発育に異常を及ぼすことがある。脳性麻痺、精神発達遅滞、てんかんの中には妊娠・分娩期の低酸素脳症、ウイルス感染症などと関連するものもある。周産期センターでは異常新生児の新生児搬送とハイリスク妊娠の母体搬送を受けている。

【歴史的経緯】低出生体重児の管理、異常新生児の管理などを目的に新生児特定集中治療室（NICU）が1980年代に各地で設立された。その後、より良い新生児の管理のためには胎児期からの管理、すなわち母体の管理も重要であることが指摘され、母体集中管理室（MFICU）を併設することが増えてきた。両者を兼ね備えた施設が周産期センターと呼ばれる。周産期センターには総合周産期センターと地域周産期センタ

ーがあり、前者は3次病院、後者は2次病院としての機能を持つ。人口100万人に一つの総合周産期センターが望ましいとされているが、現状では充足されていない。
【倫理上の問題】先天異常、先天奇形の取り扱いが倫理的に問題になることがある。致死的異常を持つ胎児・新生児を積極的に延命するか、延命治療を行わないかどのように管理するかは意見の分かれるところである。
【展望】胎児治療が積極的に行われるようになり、胎児の人権についての見解が必要になってきている。すなわち現在、母体の附属物である胎児に人権を認めるか否か、認めるとしたら妊娠何週から認めるかなどの問題がある。　　　　　　　［金山尚裕］
【関連項目】胎児、障害新生児、未熟児、死産

終身刑　life imprisonment（英）
【定義】一生にわたる懲役・禁錮を予定する刑をいう。無期刑も仮出獄が認められない場合には終身刑となり得る。そこで、仮釈放を予定しない終身刑を絶対的終身刑、仮釈放を予定する終身刑を相対的終身刑と呼ぶ場合もあり、また絶対的終身刑を単に終身刑、相対的終身刑を無期刑と呼ぶ場合もある。
【倫理上の問題点】わが国の刑法は、無期刑について10年の刑期経過後に仮出獄の可能性を認めている（刑法第28条）。仮出獄中は保護観察に付され、その間に再犯などがなければ生涯を社会で過ごすことが可能である。仮出獄条件の服役期間は次第に長くなっているものの、原則として仮出獄が認められている。その意味で、刑罰制度としての終身刑は存在しないといってよい。そこで、死刑存置論者の一部からは死刑数を抑制するものとして、死刑廃止論者の一部からは死刑の代替刑として、死刑と無期刑の中間として終身刑の導入が提案されている。

オランダやアメリカの一部など、実際に死刑を廃止して終身刑を導入した例も存在する。しかし、終身刑の導入は従来の刑罰の性質を変えてしまう点に注意が必要である。現在の実際の行刑理念は、受刑者の社会復帰を目指した処遇にある。だが、社会復帰の可能性が存在しない終身刑受刑者には、およそ処遇行刑が考えられないからである。さらにこのことは、受刑者をもっぱら犯罪防止のための手段として扱う点、社会復帰の絶望的な受刑者に人格破壊作用をもたらし得る点で、個人の尊厳を侵害する残虐な刑罰ということもできよう。この点に関連し、ドイツ連邦憲法裁判所判決（BVerfGE45,187）は終身刑の合憲性判断にあたり、比較的長い期間の拘禁の後に条件付き釈放という形での社会復帰の機会を与える法的手続きの整備を要求したこと（ドイツ刑法第57条a参照）、イギリスでも仮出獄が予定されていない無期刑を言い渡し、一定期間経過（最低刑期）後に無期刑の見直しをするという終身タリフ制度が導入されていることが参考になろう。［中空壽雅］
【参考文献】石塚伸一監修『国際的視点から見た終身刑―死刑代替刑としての終身刑をめぐる諸問題―』（成文堂、2003）。
【関連項目】懲役刑、禁錮、死刑制度

集中治療室　⇒　ICU

柔道整復師　judo therapist（英）
【定義】柔道整復術を実施する医療類似行為者。柔道整復術とは、運動器官に加わる急性・亜急性の原因によって発生する様々な損傷に対する施術（治療）である。具体的には、骨・筋・関節を中心として運動器官に様々な外力または自家筋力により生じた骨折、脱臼、捻挫、打撲、軟部組織損傷の部位に施術（治療）することである。

【概要】柔道整復師は、応急手当ての場合を別とすれば、医師の同意を得た時以外は骨折や脱臼の治療を行ってはならない。骨折や脱臼などの整復術は古くから行われていたと伝えられている。大宝律令（701年）の医疾令には按摩科の名も見られ、骨折、脱臼などの治療を行っていたようである。古来、武道の中に「活法」というものがあり、それが発展して今日の柔道整復術の基礎となった。「活法」とは、傷ついた者の治療、手当てであり、骨折、脱臼などの外傷を治すことであった。江戸時代に洗練化して接骨術が練り上げられた。整復術は、歴史的に柔道の教師が兼業したことから柔道整復術の名で呼ばれることになった。

［浜田正］

【関連項目】はり師、きゅう師、あん摩マッサージ指圧師

自由入院　voluntary admission（英）

【定義】精神医療において患者の同意による入院は従来「自由入院」と呼ばれていたが、法律上の規定はなかった。1987（昭和62）年の精神保健法改正により、患者の主体的な治療参加を促すことを目的に「任意入院」と呼称されることになった。

【法的側面】任意とは「非強制」という意味であり、説明・説得により精神障害者本人が入院に納得する場合や、積極的に入院を拒否してはいない状態も含む。症状によっては行動制限や退院制限も可能である。入院は、原則として開放病棟で処遇することが望ましい。病院管理者は任意入院に際し権利事項を書面で知らせ、書面による入院同意の表明を得なければならない。退院の申し出があったら退院させなければならないが、指定医による診察の結果、入院継続が必要と判断された場合は、72時間に限り退院させないことができる。その際、指定医は退院制限開始年月日および時刻、制限を行った際の症状などの事項を診療録に記さねばならない。

【民法上の「同意」との相違】任意入院の際の「同意」とは、民法上の法律行為としての「同意」とは必ずしも一致しない。未成年者または禁治産（後見）者である精神障害者の入院の場合でも、入院同意書に親権者または後見人の同意書や副書を添付することまでは必要ない。

［井原裕］

【関連項目】精神保健福祉法、医師法、精神保健指定医、強制入院

終末期医療 ➡ ターミナルケア

終末期患者の権利法（オーストラリア北准州の）➡ 安楽死

住民訴訟　resident action（英）

【定義・概要】地方自治法第242条の2に基づいて、住民が違法な公金の支出など自治体の財務行為について行う訴訟のこと。手続きは、まず地方公共団体の住民が第242条による住民監査を監査委員に請求し、その監査結果や自治体の機関による措置に不服があれば訴訟を起こすことができる。請求は、行政の差し止め、行政処分の取り消し・無効確認、怠る事実の違法確認、損害賠償、不当利得返還などについて行うことができる。直接請求による監査と異なり、住民一人でも監査を請求し訴訟を起こすことができる。2002（平成14）年の通常国会において、自治体の首長または職員個人が被告とされる制度を改め、機関を被告とすること、および訴訟費用を公費負担とする改正を行った。この改正は、被告たる首長等の個人負担が大きくなっていることに配慮したものである。

【展望】近年、環境に関する住民訴訟が注目されている。いわゆる「オオヒシクイ訴訟」では、茨城県のオオヒシクイという雁

の一種の越冬地全域を鳥獣保護区に指定しなかったために群れが衰退し、重要な自然環境が損なわれたとして、知事個人を被告とし、県に対して知事の年収分約2200万円の損害賠償請求を求める住民訴訟が1995（平成7）年12月、提訴された。この訴訟では、原告として市民のほかにオオヒシクイも名を連ねたが、第一審は訴えを却下、控訴も却下された。また、ナキウサギが生息する大雪山国立公園内に北海道が計画している士幌高原道路の建設について、それは貴重な生態系を壊し、違法な支出であるとして、1996（平成8）年7月、住民監査請求が行われた。監査請求が却下されたので、地方自治法に基づいて住民訴訟が提訴されたが、道路建設中止を受け1999（平成11）年、提訴は取り下げられた。［宮嶋俊一］

【参考文献】人間環境問題研究会『環境法研究（最近の重要環境判例）』第21号（有斐閣、2001）。山村恒年『自然保護の法と戦略』第2版（有斐閣、1994）。

【関連項目】公害

絨毛診断
chorionic villus sampling（英）

【定義】絨毛と呼ばれる胎盤の組織の一部を採って調べるもので、いわゆる侵襲を伴う手法を使っての出生前診断の一つ。妊娠9～12週に行われる。

【倫理上の問題】絨毛採取後の流産率は1～3％で、胎児の横断性四肢奇形の頻度が高くなる。より安全な羊水穿刺による染色体分析によって確定診断が可能であるのに、あえて絨毛診断を行う利点としては、羊水診断よりも早い妊娠時期に診断が可能で、遺伝子診断のためのDNA抽出が簡単であること、また、異常と診断された場合の選択中絶で妊婦の精神的・身体的負担が少ないことなどが挙げられる。しかしそれゆえにこそ、選択的中絶を前提にした診断として行われる可能性が高いといわなければならない。したがって、この診断を行う場合、他の出生前診断以上に遺伝カウンセリングと妊婦のインフォームドコンセントが必要である。また、妊婦自身は自己の決定が生命の選択につながることを理解した上で診断を受けるべきである。　［松島哲久］

【関連項目】出生前診断、侵襲、羊水穿刺、遺伝カウンセリング

宿主　host（英），Wirt, Wohntier（独），hôte（仏）

【定義】一般的には原虫、ウイルスなど寄生生物を持つ個体や細胞を宿主という。遺伝子改変生物を作製する際に、外来遺伝子を導入される細胞を受容細胞といい、受容前の状態を野生型とし、受容後を変異型（変異種）とする。変異種細胞は外来遺伝子を持つから宿主細胞（host cell）とも呼ぶことがある。特殊な遺伝形質や寄生生物を潜在的に持つ個体をキャリアと呼ぶこともある。　［平賀紘一］

【関連項目】遺伝子、遺伝子改変生物

手術　surgery, operation（英）

【定義】surgeryなどの語源のギリシャ語は、「手」や「手を使う操作」などを意味するといわれ、医師が手やメス、はさみなどを使って患者の病巣部を切り開いたり、切り取ったり、縫い合わせたりすることを総称してきた。これに従事する者はsurgeon（外科医）と呼ばれてきた。

【歴史的経緯】昔は医師といえば主に内科医を指し、外科医はそれよりも一段下に見られてきたとも伝えられている。しかし20世紀の初め頃から、消毒技術、麻酔、輸血、輸液、抗生剤、縫合材料などがめざましく進歩するにつれ、手術はかなり安全かつ確実なものになり、その適応や対象は飛躍的に増加し拡大した。そして今や、内科領域

を凌ぐ勢いにある。

【その現状】また、その領域の拡大につれ、細分化も進んでいる。すなわち伝統的な腹部、骨盤内、四肢などの手術のほかに、胸部、とくに心臓や大血管、肺、脳・頭蓋骨、脊椎、関節などにも手術領域はどんどん拡大している。また移植手術、整形手術、美容整形手術、マイクロサージャリー（microsurgery）、内視鏡下での手術（endoscopic surgery）なども、ますます盛んになりつつある。

他方、いわゆる外科的操作や侵襲を伴う検査や処置はますます多くなり、しかもそれらがいわゆる内科系医師によっても行われるようになってきた結果、手術の定義づけなどはいよいよ難しくなってきている。たとえば内視鏡検査、内視鏡下でのバイオプシーの採取、心カテーテルなどがそれである。

【人間社会との関連】しかし、いくら安全になり、麻酔も発達したとはいえ、手術的操作には伝統的な内科的な操作や処置よりは、遥かに大きな危険が伴う。したがって、その適応はあくまでも厳重に吟味され、守られるべきものである。「身体髪膚、これを父母にうく。あえて毀傷せざるは孝の始めなり」の教えではないが、よほどの適応がない限り、手術は受けないに越したことはない。手術には感染、出血、機能喪失、体力低下、死亡などの危険が伴うからである。したがって手術に際しては、いわゆるインフォームドコンセントなどがとくに必要である。

一般に手術は、その必要度や緊急度などから、次の7種類ぐらいに分けることができる。（1）直ちにしなければ、命に関わる緊急手術（ひどい外傷、内臓の穿孔や破裂、大出血など）。（2）今すぐというわけではないが、早晩やらなければならない手術（大きな良性腫瘍、悪性化の可能性のある良性腫瘍、痛みの強い脊椎の変形など）。（3）手術以外にも他に治療法はあるが、どちらかといえば手術の方が確実な場合、手術しておいた方が無難な場合（慢性の虫垂炎、乳腺症、胆石症、扁桃腺炎、小さな子宮筋腫や卵巣腫瘍など）。（4）別に今すぐ命などには関わるわけではないが、どちらかといえば手術して治した方がよい場合（ヘルニア、兎唇など）。（5）受けたいという人がいるから行われている手術（美容整形手術、不妊手術など）。（6）宗教上の理由により、昔から行われてきた儀式的な手術：割礼（circumcision）。（7）刑罰、懲罰、公益のためなどとして行われてきた手術：去勢（castration）、不妊手術（sterilization）、人口妊娠中絶（induced abortion）、殺児（infanticide）など。［品川信良］

【関連項目】治療、侵襲

手術歴 ➡ 既往歴

受精卵　fertilized egg（英），befruchtetes Ei（独）

【定義】有性生殖を行う生物では、雄性配偶子である精子と雌性配偶子である卵が融合することを受精と呼び、精子の侵入した卵を受精卵と呼ぶ。受精卵では精子の核と卵の核が合体した結果、融合核となり、遺伝子の組み換えが起こる。発生が開始すると胚と呼ばれるようになる。胎生の動物では胚はやがて胎児となる。生殖医療の一つとして、取り出した精子と卵をガラス器内（in vitro）で受精させ、その受精卵を子宮腔内に移植して発生させる体外受精がある。正常に発育した受精卵は、それを採取した母体に戻すことを原則としている。

【倫理上の問題】受精卵は提供者の承諾を得たうえ、プライバシーを守って研究に使用することができるとされている。とくに非配偶者間における受精現象に関する研究

は、その目的を説明して十分な理解を得たうえで行わなければならない。また研究に用いることのできる受精卵は2週以内のものに限られている。受精卵は不妊症の診断治療の研究のみならず、ヒト胚性幹細胞（ES細胞）の樹立のためにも使用されているが、それについては「ES細胞指針」によって規制されている。　　　　［右藤文彦］

【関連項目】胚、生殖、体外受精・胚移植（IVF-ET）

▌**受精卵診断**　preimplantation embryo diagnosis, fertilized egg diagnosis（英）
【定義】体外受精・胚移植（IVF-ET）によって得られた受精卵が4～8分割された段階で、その1、2個の割球を取り出して遺伝子検査を行う出生前診断の一つ。デュシャヌ型筋ジストロフィーなどのX連鎖病や鎌状赤血球症、ハンチントン舞踏病、フェニルケトン尿症などの遺伝病に対して、この着床前遺伝子診断が行われる。日本では、鹿児島大学医学部倫理委員会が1999（平成11）年1月にデュシャヌ型筋ジストロフィーに関する受精卵診断の実施を初めて承認する結論を出したが、2000（平成12）年2月、日本産科婦人科学会はその実施を否定する見解を出した。その後、日本産科婦人科学会は重篤な遺伝病に限ってこの診断法を認めるとし、2004（平成16）年7月、慶応大学医学部が申請したデュシャヌ型筋ジストロフィーが重篤な遺伝病と認定され、日本最初の承認となった。また、2006（平成18）年4月の同学会総会で、夫か妻のどちらかの「均衡型相互転座」と呼ばれる染色体異常がある習慣性流産についても承認された。
【倫理上の問題】受精卵診断に反対する立場の理由には、（1）初期胚を操作すること自体が人間の尊厳に反すること、（2）初期胚の操作が優生思想に基づいて行われる危険性があること、（3）重篤な遺伝性疾患のある胚の廃棄は胎児の人工妊娠中絶と同じく人間の生命の抹殺であること、（4）欠陥胚の廃棄はそのような疾患を持つ患者への差別につながること、などがある。したがって受精卵診断を実施する場合には、初期胚が人間としての資格を有する「パーソン」ではないから生存権を主張し得ないとするか、あるいは初期胚の生存権は認めるとしてもそれを子宮に移すことを拒否する権利を当該女性に認めるという倫理的立場を取ることが必要である。また、遺伝病患者や障害者に対する健常者側の差別意識を撤廃していく必要もある。
　　　　　　　　　　　　　　　　　　［松島哲久］

【関連項目】着床前診断、筋ジストロフィー、ハンチントン舞踏病、フェニルケトン尿症、出生前診断、パーソン論

▌**受精卵凍結保存**
　cryopreservation of embryos（英）
【定義】胚の凍結保存ともいう。IVF-ETの過程において受精卵（胚）を凍結した後、-196℃の液体窒素内に保存、次周期以降の適切な時期に融解し子宮または卵管腔に移植するもの。多胎妊娠を避ける目的で移植胚数を制限する際や、卵巣過剰刺激症候群の重症化を避けるためにその周期の移植を回避する際に適用される。凍結操作は通常、凍結保護剤を添加した培養液内で緩徐凍結法にて行われていたが、近年では操作のより簡便な超急速凍結法が主流となりつつある。

【倫理上の問題】（1）胚の取り扱いに関する問題：世界的には、ヒトの個体発育開始時期は個体形成に与かる臓器の分化の時期とされる。よってそれ以前、つまり受精後2週間以内の時期に凍結された胚は原則としてヒトと見なされず、その所有権は被実施者夫婦にある。ゆえに妊娠成立後の未使用凍結胚や被実施者夫婦の離婚、死亡など

の不慮の事態が発生した場合の凍結胚の取り扱いが問題となる。法的な取り決めは現時点では存在しないため、日本産科婦人科学会（以下「日産婦学会」）では「ヒト胚および卵の凍結保存と移植に関する見解」（1983〈昭和58〉年）内で、それらの取り決めに関して十分注意するよう勧告している。（2）凍結保存期間の問題：凍結胚は理論的には半永久的に保存可能であるが、無期限の保存は法的・倫理的に問題がある。日産婦学会では被実施夫婦の所有権を尊重する立場から、アメリカに準じ、母体生殖年齢を超えない旨を定めている。（3）凍結胚の譲渡および代理母：IVF-ETの場合の社会通念に準じ、わが国においては施行されていない。「ヒト胚および卵の凍結保存と移植に関する見解」内でも、凍結後の胚は卵を採取した母体にのみ移植する旨が明記されている。

　本法の臨床実施にあたっては、日産婦学会において、実施施設の設備条件と実施医師の要件を定めた厳密な登録制度が設けられ、毎年の報告が義務づけられている。

【展望】1998（平成10）年度における登録実施施設は158施設、年間における患者総数は6255人、治療周期総数は8132周期、出生児数は1567人であった。そして8年後の2006（平成18）年度においては登録実施施設は約434施設、年間における患者総数は2万8046人、治療周期総数は4万2146周期、出生児数は7929人と5倍以上に増加している。最近実施手技がより簡略化されてきているから、その数は急速に増加するものと思われる。　　　　　　　　　　［朝比奈俊彦］

【参考文献】「平成19年度倫理委員会　登録・調査小委員会報告（2006年分の体外受精・胚移植等の臨床実施成績および2008年3月における登録施設名）」（『日本産科婦人科学会雑誌』60巻6号、2008）。「会告」（『日本産科婦人科学会雑誌』52巻8号、2000）。

【関連項目】体外受精・胚移植（IVF-ET）、多胎妊娠、受精卵、不妊治療

‖受精卵廃棄 ➡ 余剰胚

‖受胎調節 ➡ 避妊

‖恤救規則 ➡ 生活保護法

‖出自を知る権利　Rights to know one's genetic parents（英）
【定義】精子・卵子・胚の提供で生まれた子が提供者（遺伝学的な親）を知る権利。
【語源・歴史的経緯・倫理上の問題】日本ではこの権利の保障は法制化されていないが、1989年に国連で採択され、1994（平成6）年に日本も批准した「子どもの権利条約」の第7条は、子どもが自分の親を知る権利を認めている。現在、この権利が問題になるのは、ドナーから提供された精子を用いた非配偶者間人工授精（AID）で誕生した子の場合がほとんどである。個人の遺伝子情報の価値が認識されるとともに、AIDで生まれた当事者のアイデンティティ形成上の困難が知られるにつれ、この権利が主張され始めた。スウェーデンでは、1984年制定の人工授精法と1988年の体外受精法によって、世界で初めてドナーを特定し得る情報の開示を認め、スイス、オーストラリア等も後に続いた。イギリスでは、1990年制定の「ヒト受精および胚研究法」によってドナーの登録が始まり、個人を特定できない部分的な情報開示が行われていたが、2005年からAIDで生まれた子に対して自らの個人情報を開示することに同意しない限りドナーになれなくなった。

　国内では、1948（昭和23）年に慶応大学で初のAIDが実施されて以来、半世紀以上にわたって不妊の臨床に利用され、1万人以上がこの方法で誕生しているが、この権

利に関する法的整備は遅れた。1997（平成9）年の日本産科婦人科学会は、AIDを規制する会告の中で、精子提供は匿名で行うことを明記していた。

【展望】2003（平成15）年の厚生科学審議会生殖補助医療部会は、15歳以上の子を対象に提供者の氏名、住所等の情報開示を請求することを認める報告書を出したが、今のところ日本ではAIDで生まれた人びとの出自を知る道はほとんど閉ざされている。匿名制を廃止すると提供者が減るといった懸念も出ているが、当事者を中心に法制化を求める運動が続けられている。［塚原久美］

【参考文献】厚生科学審議会生殖補助医療部会「精子・卵子・胚の提供等による生殖補助医療制度の整備に関する報告書」（2003）。Human Fertilisation and Embryology Authority, "Tomorrow's Children : Review of the HFEA's Guidance on Welfare of the Child."（2005）。

【関連項目】人工授精、体外受精・胚移植（IVF-ET）、子どもの権利条約

出生児臓器の利用　use of (anencephalic) neonate as organ donor（英）

【定義】出生児（無脳症）の臓器を移植・研究などに用いること。

【倫理上の問題】臓器提供者と臓器移植待機者との数的なアンバランスは世界的な問題であるが、移植に適合する臓器のサイズが限られる小児ではこの問題はより深刻な状況にある。このような事情を背景に、無脳症児の臓器を利用しようとの試みが存在し、日本においては臓器移植法制定前である1980年代に2例ほどの実施例がある。1995年にアメリカ医師会の倫理委員会は「死亡した無脳症児の臓器提供は倫理的に許容できる」とのそれまでの見解を変更し、「親からの申し出があった場合は死亡前の無脳症新生児の臓器提供も倫理的に許容できる」とした。なお、無脳症児からの臓器提供は2001年の韓国映画『エンジェル・スノー』でも取り上げられた。しかし実際のところ、日本の臓器移植法においては15歳未満の者からの臓器提供は認められていないので、無脳症児を脳死者と見なして臓器提供することは実質的には不可能である。仮に考慮するとしても、日本の脳死判定基準は6歳未満の小児を脳死判定から除外しているため、無脳症児の脳死判定自体が困難である。また、無脳症児の臓器が臓器提供に適さない状態である場合も多いという理由で、無脳症児からの臓器提供は現実的には考慮し難いとの見方もある。

［加藤太喜子］

【関連項目】脳死判定基準、脳死身体の各種利用、臓器不足

出生証明書　birth certificate（英）

【定義】出生を証明する書類。出生の届けに際しては、戸籍法第49条によって届出期間、届出事項、出生証明書の添付が規定されている。医師、助産師またはその他の者が出産に立ち会った場合には、医師、助産師、その他の者の順序に従ってそのうちの一人が省令の定めるところによって作成する出生証明書を届出に添付しなければならない。ただし、やむを得ない事由がある時はこの限りではない。

【法律の内容】出生証明書の様式は、出生証明書の様式等を定める省令（昭和27年法務・厚生省令第1号）に規定されており、その第1条は以下の通りである。「医師、助産婦又はその他の出産立会者が戸籍法（昭和二十二年法律第二百二十四号）第49条第3項の規定により作成する出生証明書には、次の事項を記載し、記名押印しなければならない。一．子の氏名及び性別。二．出生の年月日時分。三．出生の場所（施設の名称）及びその種別（自宅または、病院、診療所、助産所）。四．体重及び身長。五．単胎か多胎かの別、及び多胎の場合にはそ

の出産順位。六．母の氏名及び妊娠週数。七．この母の出産した子の数（出生子：この出生子及び出生後死亡した子を含む、死産児：妊娠満二十二週以後）。八．出生証明書作成の年月日。九．出生証明書作成した医師、助産婦又はその他の立会者の住所。」

〔丸山マサ美〕

【関連項目】出生届、戸籍

出生前診断　prenatal／antenatal diagnosis（英），diagnostic prénatal（仏）

【定義】出生以前に、精子や卵子、受精卵、胎芽・胎児の検査を行い、病気の有無やその程度・可能性、そして性別などを診断すること。妊娠前に夫婦の染色体あるいは遺伝子を解析して疾患の罹患リスクを推定する方法、体外受精させた受精卵を子宮内に移植する前にその遺伝子を調べる着床前診断（受精卵遺伝子診断）、母親の胎内にいる胎芽・胎児の異常の有無を診断する胎児診断がある。主な胎児診断の方法としては、(1) 侵襲性のない超音波断層法やMRIによる画像診断、(2) 侵襲性を伴うものとしては、妊娠14～18週において行われる羊水穿刺法のほか、それよりも早い時期の妊娠9～12週に行われる絨毛採取法による染色体検査およびDNA解析、胎児採血法による血液特有の疾患の診断、侵襲度は高いが確定診断情報を提供し得る胎児皮膚生検法、(3) 血液検査による染色体異常のリスク判定としての母体血清トリプルマーカースクリーニングなどがある。高齢妊娠ではダウン症候群など染色体異常の胎児を妊娠する危険率が高くなるため、医療施設の中には35歳以上の妊婦にこれらの検査を勧めているところも多い。

【歴史的経緯】1952年にベビス（D.C.A. Bevis）によって胎児診断を目的とする羊水穿刺の報告がなされ、1956年にはフックス（Fritz Fuchs）とリース（Paul Riis）が羊水細胞を用いた胎児性別判定に成功し、これが出生前診断の始まりとなった。その後1966年にスティール（Mark W. Steele）とバーク（W. Roy Berg, Jr.）によって羊水細胞の培養による染色体分析が行われ、以後1960年代後半から1970年代前半にかけて、染色体異常や先天性代謝異常疾患の診断がなされるようになった。さらに最近では、胎児診断だけではなく、体外受精・胚移植の技術の開発と遺伝子診断の進歩によって4～8細胞胚を用いた着床前診断も行われるようになってきている。

【倫理上の問題】出生前診断の主要な目的が選択的中絶の場合には、すなわち胎児が障害を持っていたり、遺伝子診断の結果欠陥遺伝子が発見されたりした場合に、人工妊娠中絶を行うかどうかを決定するために出生前診断がなされるとすれば、人工妊娠中絶自体の是非に加えて、生命の選択という倫理問題が生じ、それが優生思想へと連結して、遺伝病を持つ人への差別を助長する可能性がある。また、着床前診断によって人工妊娠中絶の問題を回避することも可能となってきているが、その場合でも生命の選択という倫理問題は残る。しかし、出生前診断を広く夫婦に対する情報の提供という視点から捉えて、分娩方法や出生後の予後、ケアの準備、あるいは胎児治療などについて提供された正確な情報に基づいて、夫婦が前もって予期し得る事態に備えることを可能にするものとして積極的な評価を与えることもできる。また、胎児の倫理上の地位に関していえば、超音波検査法の開発により胎児の胎内での様子が視覚化されることによって、その地位が「パーソン」に近いところまで高まってきているともいえる。1998年に世界保健機関（WHO）は出生前診断のガイドラインを公表し、出生前診断を受けるかどうか妊娠の継続の判断などについて未来の両親の自己決定を重視

する方向性を打ち出しており、さらに出生前診断の前にカウンセリングを行う必要があることを明確に示している。

【諸分野との関連】出生前診断の目的がその正確な診断情報をもとにして予期し得る様々な事態に備えることであり、また、妊娠以前から妊娠後期に至るまで診断の方法も様々であることから、生化学をはじめとして神経生物学、遺伝学、とりわけヒトゲノム研究、胎生学、画像診断機器の開発、遺伝カウンセリングなど、それぞれに対応した多くの専門領域よりなる取り組みが必要とされる。法との関連でいえば、1996（平成8）年に優生保護法が母体保護法に改正されたが、多胎妊娠の場合の減数手術、胎児条項による人工妊娠中絶の合法化は行われなかった。

【展望】2000年6月にセレラジェノミックス社によってヒトゲノム解読の完了が宣言され、「ヒトゲノム計画」は終了した。以後、欠陥遺伝子を正常遺伝子に置き換える治療法の開発が期待され、遺伝子診断による遺伝子治療への取り組みが進む中で、遺伝子特許獲得競争が激化し深刻な問題になっている。倫理問題としては、とりわけ遺伝病患者への偏見、差別を一掃する努力、遺伝子情報の管理がますます重要な課題となっている。　　　　　　　　　　　［松島哲久］

【参考文献】武谷雄二編『出生前診断をめぐって』（『別冊医学のあゆみ』医歯薬出版、1995）。中村祐輔『遺伝子で診断する』（PHP研究所、1996）。松友了編著『知的障害者の人権』（明石書店、1999）。日本医師会「第Ⅷ次生命倫理懇談会報告書」第3章（2004）。大谷徹郎・遠藤直哉編著『はじまった着床前診断』（はる書房、2005）。

【関連項目】着床前診断、胎児診断、母体血清トリプルマーカースクリーニング、遺伝病、遺伝カウンセリング、人工妊娠中絶

出生届　registration of birth（英）

【定義】出生があった場合には、戸籍法第49条によって、生まれた子、生まれた子の父と母、届出人を明記し、14日以内（国外で出生があった時は3カ月以内）に届け出なければならない。届出には、原則としてその医師等の作成した出生証明書を添付しなければならない。父または母、同居者、出産に立ち会った医師等がこの順序により届出義務者となる（戸籍法第52条）。

【法律の内容】出生届書には次の事項を記載しなければならない。（1）子の男女の別および嫡出子または嫡出でない子の別。（2）出生の年月日時分および場所。（3）父母の氏名および本籍、父または母が外国人である時は、その氏名および国籍。（4）その他省令で定める事項。また、届出の場所は戸籍法第51条に規定されており、出生地でこれをすることができる。また、戸籍法第53条の規定により、嫡出子否認の訴を提起した時であっても出生の届出をしなければならない。届出の第一義務者は、子の父または母である。父または母が署名した届書を親族、その他の者が役場に持参してもよい。父または母が行方不明や意識不明、または海外出張等で届出ができない場合に限り、後順位の届出義務者からの届出ができる。　　　　　　　　　　　　［丸山マサ美］

【関連項目】戸籍、出生証明書、嫡出子

種内（遺伝子）の多様性　diversity of genes（英）, Diversität der Gene（独）

【定義】種を構成する遺伝子の多様性のこと。1992年6月の地球サミットで、日本を含む157カ国が署名した「生物多様性条約」において第3番目の「多様性」として定義された。

【その重要性】同じ種に属する個体でも遺伝子形質の異なる個体が数多く存在することは、その種が将来の気候変動や病気の発生などに耐えることを可能にする。人間の場合、たとえば「鎌状赤血球症」が挙げら

れる。これはアメリカの黒人層に多く見られる遺伝病であったが、この「鎌状赤血球」が実はマラリヤに強い遺伝的形質であり、この病気を持つ人の先祖がアフリカのマラリヤ多発地帯からやって来たことが分かった。また近親生殖によって活性の低下が生じることを回避することをも可能にし、その種の存続にとって重要な意味を持っている。

【第3の多様性】そのような意味で、種内の多様性は「生態系の多様性」「種の多様性」という生物多様性に対して、第3の多様性としてこの条約で初めて取り上げられることになった。この多様性は、環境倫理がいわゆる狭義の生命倫理すなわち医療倫理と共通の土台を持つことを示すといえる。環境とは単純にわれわれ人間の外部的環境ばかりではなく、内部的環境をも指すものである。今日の様々な人間を対象とした先端医療技術は、この内部的環境の改変を目指すものに他ならない。このことは、人間的な自然そのものが「医療倫理」においても暗黙の前提にできない次元に到達していることをも示すといえる。実際、「生物多様性条約」では、バイオテクノロジーの「安全性」についての認識を深めるために、バイオテクノロジーによって改変された動物の利用規制などが盛り込まれ、それがこのような生物による環境汚染防止の必要性についての共通認識をつくり上げることになった。　　　　　　　　　　　〔長島隆〕

【関連項目】種の多様性、医療倫理、生物多様性条約、環境倫理

ジュネーブ宣言
Declaration of Geneva（英）

【概要】世界医師会（WMA）が1948年9月の総会おいて採択した、医師の倫理および医の倫理に関する基本的な指針。「ヒポクラテスの誓い」の現代版ともいわれる。1968年8月、1983年10月、1994年9月の各総会で、および2005年5月、2006年5月の理事会で修正されている。

【意義】第二次世界大戦中に多くの医師がナチズムの人体実験や断種政策に加担したことへの反省から、「ヒポクラテスの誓い」に改めて息が吹き込まれた。「宣言」では、医師として人類の奉仕に一生を捧げること、患者の健康を第一の関心事にすること、国籍・人種・信条・年齢・ジェンダー・社会的地位等で患者を差別しないこと、（脅迫にあったとしても）生命をその始まりから尊重し続けること、患者の秘密を保持すること等が謳われている。医師の義務を現代の状況に合わせながら明確化したものとして、「医の倫理に関する国際規定」や各国の倫理の規定に影響を及ぼしている。→巻末参考資料10　　　　　　　〔浅見昇吾〕

【関連項目】ヒポクラテスの誓い、ニュールンベルグ綱領、世界医師会、医学に関する国際的倫理綱領

種の多様性　species diversity（英）

【定義】自然界に実在する生物個体の総数。生物多様性の基本的構成要素であり、種の多様性が確保できなければ、遺伝子的多様性と生態系の多様性も確保できない。

【諸分野との関連】生物学的体系から見れば、生物の多様性（biodiversity）は、ミクロレベルの遺伝的多様性と中間の生物の種の多様性およびマクロレベルの生態系の多様性に区別されて議論される場合が多い。経済学の体系で分類すると、生物の種の多様性は公共財として扱われる。つまり、生物の種の多様性は誰でも利用できる資源であるが、その資源の大部分は熱帯多雨林などのような資源の所有者または管理者が明確でない森林地域に集中していることから、その資源の利用に関しては、共有地の悲劇の発生、所有権の設定の問題と「ただ乗り（free-riding）」の問題が発生しやすい。

【倫理上の問題】生物の多様性は地球上の生き物のまさに生命のもとであり、生態系の機能面で重要な役割を担っているが、それを支配する生態学的要因には、物理的な環境に基づくものと生物学的特性によるものがある。生物の多様性なしには、動物などの排泄物の分解、栄養分のリサイクルと、またわれわれが住むのに最適な条件をつくり出す環境の調整などは不可能である。さらに、生物の多様性が減少した場合、交配による耐病性のある新たな種の確保が困難になるために、人類が疾患に見舞われるリスクが増大することになり、また生活の環境から得られる有益な満足度も総じて減少してしまう。　　　　　　　　［上原秀樹］

【関連項目】生態系、共有地の悲劇、生物多様性条約

種の保存　species conservation（英）

【定義】現在ある動植物種の絶滅を阻止すること。

【歴史的経緯】種とは生物を分類する場合の基本単位であり、現在までに知られている生物種は百数十万種、人類が認知していない生物種を入れると千数百万種にも上ると推定されている。地球上に生命が誕生して以来現在に至るまで、地球上では膨大な数の生物が存在したが、極端な寒冷化あるいは温暖化といった大きな環境の変化に直面するたびに生物は大絶滅を繰り返し、およそ数十回は大絶滅を経験したと考えられる。だが、現代における種の絶滅の危機はそれらとは様相を異にしている。つまり人類の活動そのものが原因となって、これまでにない速度で多くの貴重な種が絶滅しようとしている。その原因となっているのは、開発による熱帯雨林や湿原といった生物の生息地の破壊、乱獲、外来種の侵入、地球温暖化などの人為的要因による気候変動などである。このような状況下で、種の保存を目的とした法律の策定、また国際的条約の締結により事態の改善が体系的に図られようとしている。1973年、ワシントンで過度の国際取引を規制し野生動植物を保護するためのワシントン条約（「絶滅のおそれのある野生動植物の種の国際取引に関する条約」）が採択され、日本は1980（昭和55）年に加入、次いで1992年にブラジルで開催された地球サミットで、地球上の生物の多様性を包括的に保全することを目的とした国際条約である生物多様性条約が、日本を含む157カ国で採択された。わが国ではワシントン条約を受けて1993（平成5）年に種の保存法（「絶滅のおそれのある野生動植物の種の保存に関する法律」）が施行され、イヌワシ、イリオモテヤマネコ、アホウドリなど国内に生息していて絶滅の恐れのある種などを希少野生動植物種に指定、哺乳類から鳥類、昆虫、魚、植物まで広範囲にわたり、絶滅の恐れのある生物を体系的に守ることを目指している。

【倫理上の問題】生物の多様性はなぜ守られなくてはならないのか。種の絶滅は、食糧や遺伝子資源として利用できる生物種が減少するばかりでなく、人類の生存環境の劣化、生態系そのものの不安定化をもたらす要因となる。だが、こういった人類にとって利益をもたらすからという理由を超えて、生物の多様性そのものに価値を見出す考え方も近年唱えられている。たとえばハクトウワシに代表される種の美しさといった種保存の審美的な正当化も存在するが、それだけではなく、すべての生命体の保全を、いかに取るに足りないと思われるものであろうとも、道徳的理由から正当化する人も多い。たとえばエーレンフェルト（David W. Ehrenfeld）は、種は保全されなくてはならず、「なぜなら種がそこに存在するからであり、その存在自体が壮大な古生代と威厳の永続する歴史的過程の現在

的な表現だからである」と述べている。こういった反効用的・反人間中心的な種保全の見解も、現在では絶滅の恐れのある種を保全する正統的根拠として広く認められつつある。

現在では絶滅が危惧される種の保存の一つの方法として、クローン技術の応用も検討されている。しかし別種の倫理問題の指摘や、この技術への資金投入より本来の自然環境の保護を優先すべきという議論などもある。　　　　　　　　　　［小阪康治］

【参考文献】D.J.ロルフ『米国種の保存法概説』(関根孝道訳、信山社出版、1997)。日本弁護士連合会公害対策・環境保全委員会編『野生生物の保護はなぜ必要か』(信山社出版、1999)。

【関連項目】地球温暖化、ワシントン条約、生物多様性条約、種の多様性、生態系

守秘義務　confidentiality（英）

【定義】医師、医療従事者などが職務上知り得た秘密を守るべき義務をいう。日本では「守秘義務」は倫理規定としても機能するほか、刑法第134条に定める秘密漏示罪をはじめとして、作業療法士法、介護福祉士法、精神保健福祉法等に法制上の規定が認められる。

【倫理上の問題】古代より、秘密を他者に口外しないことは、個人の利益や医療従事者－患者間の信頼関係を維持するための、また患者が医療従事者に身体的・精神的苦痛の共有を要請するための倫理的基盤の一部として重要視されてきた。近年ではジュネーブ宣言、ヘルシンキ宣言、リスボン宣言等をその倫理的典拠として挙げることができる。また、秘密の漏洩に関する正当事由としては本人の承諾がある場合のほか、法令行為、緊急避難時等で認められる。たとえば、診察時に児童虐待を疑った場合、児童福祉法第25条の通告義務は守秘義務より優先される。アメリカのタラソフ判例の場合は、妄想対象者が患者に殺害されたのは、精神療法家が殺害の危険性を伝えなかったためだとして精神療法家が有責となっている。いずれにしても医療従事者は、第三者から情報提供を要請された際、患者の利益を熟慮した上で臨むことが肝要であり、守秘による患者の利益と提供による公共の利益とのバランスを考慮しなくてはならない。

【展望】個人を取り巻く環境が物質的条件や人間関係などの点で複雑になるにつれ、様々な問題が生じ得る。たとえば医療情報のデジタル化や情報開示が進むに従い、秘密が守られなくてはならない内容・期間やその方法等に変化が生じるし、「医療従事者が死ぬまで」もしくは「永久」に守られるためにはどのような配慮が必要か、などの点が問題になる。また地域医療の展開には、教育機関、民間ボランティアなど多くの領域の連携が不可欠であり、ここでも医療従事者－患者という個人対個人の関係を基盤とした従来の守秘義務の概念での対応には限界がある。インフォームドコンセントの周知・個人情報保護法や情報公開法の運用を踏まえながら、十分な配慮と検討が必要となる。　　　　　　　　　［黒澤美枝］

【関連項目】医師法、医の倫理、医療倫理、ジュネーブ宣言、ヘルシンキ宣言、リスボン宣言、医療従事者、情報開示、精神保健福祉法、インフォームドコンセント

寿命 ➡ 平均寿命

樹木の原告適格 ➡ 自然の権利

巡回診療
traveling medical examination（英）

【定義・概要】無医地区などを、定期的に医師・歯科医師らが訪問し、診療を行うこと。都道府県知事によって僻地中核病院の

指定を受けた病院などが、医師・看護師などを派遣し、診療にあたる。この僻地中核病院の指定は二次医療圏ごとに行われる。専用の巡回診療所で診療が行われる場合と、車内や船内で診療などを行うことができる巡回診療車、巡回診療用雪上車、巡回診療船、歯科巡回診療車で行われる場合がある。
【倫理上の問題】巡回診療は、住民の健康な生活を営む権利に基づいて行われているといってよいであろう。しかし、全体的にいって、診療時間も短く、簡単な処置しか行えない。また、巡回ごとに医師が異なっている場合もあり、無医地区で高齢化が進んでいることを鑑みても、診療の継続性という点において問題がある。住民の権利という点から考えれば、巡回診療にはさらなる改善が必要と思われる。　　　　［馬込武志］
【関連項目】地域医療、医師、歯科医師

循環型社会
society with circulative system（英）

【定義】地球温暖化、大気汚染、水質汚染、土壌汚染のような環境破壊を抑え、資源のリサイクルを進めながら、持続的発展が可能な社会・経済の制度と組織を備えた社会。
【概要】循環型社会・経済システムの生産面においては、生産要素としての枯渇性エネルギー資源と原料資源を効率よく利用し、省エネを勧め、再生可能なエネルギー資源を財の生産体制に最大限に取り入れながら、かつ再利用が可能な中間財と最終消費財の生産努力を進める必要がある。社会・経済システムの消費面においては、環境負荷の小さい財を優先的に消費し、家庭系ゴミと産業廃棄物のような負の価格で取り引きされるものを回収して再生資源として最大限に活用・リサイクルできる組織と制度を備えた社会・経済の体制が求められる。また、このような生態系に配慮した持続可能な循環型社会を構築するには、財の生産時に外部不経済性の活動で発生する環境負荷の費用を内部化させる社会・経済体制の構築が必要となる。それには、法・規制の手段と市場経済の調整による二つのアプローチがある。たとえば、炭素税のような税制度の確立、リサイクル市場を育成するためのリサイクル法の設置と助成金制度の確立、廃棄物処理の基本政策、汚染者負担の原則の徹底およびバルディーズ原則に見られるような企業の環境責任の徹底、市民協力と市民運動の推進などが欠かせない。［上原秀樹］
【関連項目】枯渇性資源、生態系、環境税、汚染者負担の原則、バルディーズ原則

准看護師（婦、士）➡ 看護師

準禁治産者 ➡ 禁治産・準禁治産

純潔　chastity（英）
【定義】異性との性交渉を持たないこと、なかでも婚姻前の性交渉がないことを指す。
【倫理上の問題】伝統社会では、純潔が女性にとって婚姻の条件と見なされることが多かったが（ただし庶民層では必ずしもそうではない）、近年ではあえて問題にされることは極めて稀である。今日それが問題になるのはカップル間における私事としてのみであろう。とはいえ、処女性を要求する男性の感覚は依然根強い。純潔要求は性の二重基準の現われであり、これを変える努力は男女平等の実現のために重要である。とくに女性にとっては、純潔のまま婚姻関係を取り結ぶことの良し悪しは問われてよい。なかでも、性暴力を含むドメスティックバイオレンス等の被害を防ぐためにも、むしろ性関係を持ち相手をよく知った上で婚姻関係を結ぶかどうかを考えた方が、一般には賢明かもしれない（なお男性は、一度性関係を持ったくらいで当の女性が自分のパートナーになったとは考えない方がよ

い)。とはいえ、純潔は時代遅れであり時に恥ずべきことであるかのようにいうとしたら間違いであろう。これを強調すれば若者を「セックス脅迫」に晒し、とくに若い女性を不幸な性関係に巻き込む可能性がある。性関係の有無は人間にとって必ずしも本質的なことではない。純潔に価値を置くかどうかは、各人の自己決定に委ねられるべき問題である。　　　　　　　　［杉田聡］

【参考文献】小西孝子『ドメスティック・バイオレンス』(白水社、2001)。
【関連項目】男性優位社会、性差別、貞操

傷害　injury, bodily harm（英）

【定義】身体に傷を負わせること。
【法律との関連】他人に傷害を負わせた場合には法的責任が発生する。まず刑事責任としては、刑法第204条で「人の身体を傷害した者は、15年以下の懲役又は50万円以下の罰金もしくは科料に処する」と規定されている。また民事責任としては、民法第710条で「他人の身体、自由又は名誉を害したる場合と財産を害したる場合とを問わず前条の規定に依りて損害賠償の責に任ずる者は財産以外の損害に対しても其の賠償を為すことを要す」とされ、不法行為に基づく損害賠償責任を負うこととされている。しかし、自分自身に傷害を負わせた場合には、法的責任は発生しない。
【医療との関連】侵襲的な医療行為は形式的には刑法上の傷害罪に該当する。しかし、これに対して通常法的責任が問われないのは、当該医療行為が正当な医療であり、患者の同意を得ている限り刑法第35条の正当業務行為に該当し、違法性が阻却されるからである。同様に、患者の同意を得た正当な医療行為である限り、民事責任も発生しない。他方、このことは、正当とはいえない医療行為には法的責任が発生することも意味している。患者の同意を得ていない、あるいはミスによる侵襲的医療行為には、刑法上の傷害罪が発生する余地があり、さらに患者を死亡させてしまった場合には刑法第211条の業務上過失致死傷罪が成立する場合も存在する。また、これらの場合には民事法上も不法行為による損害賠償義務を負うこともあり得る。

なお、入院させなければ自傷・他傷の恐れのある精神障害者については、2名以上の精神保健指定医による結果の一致をもって、都道府県知事の判断により入院させることができる。これを措置入院という（精神保健福祉法第29条）。この場合、入院費用は公費負担（国4分の3、都道府県4分の1）となる（同法第30条）。　　［旗手俊彦］

【関連項目】損害賠償、責任、違法性阻却事由、侵襲、精神保健指定医

障害

disorder, handicap, disablement（英）
【定義】人間の心身の機能・構造の低下、異常・喪失を意味する。障害をトータルに理解するモデルとしては「WHO国際障害分類（ICIDH）」（1980年）が挙げられる。機能障害、能力障害、社会的不利に分ける障害の三段階分類である。この従来の伝統的「障害構造モデル」に代わり、2001年に「国際生活機能分類（ICF）」がWHOにより採択された。新分類では、障害を持つ人が「何ができないか」という従来のやや否定的なICIDHの分類に対し、ICFは、「何ができるか」という肯定的な捉え方を基本にしている。また、環境と個人との相互作用性を「環境因子」として分類に付加することにより、社会制度も含めた社会的環境や、非障害者による社会的態度をも評価に取り込むことが可能となった。
【倫理上の問題】従来の国際障害分類におけるやや観念的な表現が、国際生活機能分類ではより具体的な表現に代わっている点

や、能力低下などの否定的な表現を改め、肯定的な表現に代わったことは評価できよう。しかし、これらが一般社会、とくに病院を含めた医療・福祉社会に受け入れられるかは、各国の対応に委ねられている。わが国のリハビリテーションの現場では、まだ従来の国際障害分類が多くを占めている現状である。

　また障害について、社会福祉、医療、あるいは教育分野の援助者側から一方的に論じられてきた感も未だ否めない。障害を抱えた当事者個々人の主観的意見を客観的評価として、生活機能分類にどのくらい取り込み、それを社会の現状にどのように反映させるかが、今後ICFを定着させていく課題となろう。この問題は、旧分類以来変わっていないのである。

【展望】近年クローズアップされてきた学問分野に「障害学（disability studies）」という研究分野がある。障害者自らが障害について論じた画期的な研究分野である。この学問を起爆剤として、障害を抱えた当事者と非障害者とが対話を重ねて障害をより高度に相互理解していくという試みは、違和感なく障害者が生活できるようになる新たな次元の社会を確立する一歩を踏み出すであろう。そしてそのような対話の流れは、現在そして将来における障害者全体の権利の向上と理解の促進を図る鍵となろう。障害をめぐって新たな展開が期待されている。学会としては、障害学会（Japan Society for Disability Studies）があり、第1回大会は2004（平成16）年6月静岡県立大学で開催された。　　　　［前野竜太郎］

【参考文献】石川准・長瀬修編『障害学への招待』（明石書店、1999）。

【関連項目】障害者（児）、障害基礎年金、世界保健機関（WHO）、障害者基本法

障害学　disability studies（英）

【定義】障害を分析の切り口として確立する学問、思想、知の運動。それは従来の医療・社会福祉の視点から障害・障害者を捉えるものではなく、個人のインペアメントの治療を至上命題とする医療や、「障害者すなわち障害者福祉の対象」という枠組みからの脱却を目指す試みである。そして障害独自の視点の確立を指向し、文化としての障害、障害者として生きる価値に着目する学問。

【倫理上の問題】従来の障害学は、医療者・援助者側の視点に立った、障害について科学的に研究する学問であった。たとえばWHOにおける3つの側面（機能障害、能力障害、社会的不利）の本態に関する研究や、障害の診断学や障害の予後学など、より実証科学的な研究を障害学と定義してきた（英米：scientific study of disablement）。しかし、アメリカの公民権運動や自立生活運動など障害当事者運動を通して、障害概念の脱構築化が図られ、障害当事者の視点から見た学問研究がなされるようになった（英米：disability studies）。障害学が当事者による障害の研究として確立しつつある現在、明確に定義の異なるこれら2つの学問が、援助者・障害当事者双方の立場から、いかに「障害」について議論を積み上げていくのかが今後、求められている。

【展望】日本においては、2003（平成15）年、倉本智明、石川准らにより「障害学会（Japan Society for Disability Studies）」が設立され、2004（平成16）年には第1回大会（静岡県立大学）が行われた。学術誌として2005（平成17）年8月に発刊された「障害学研究」の「創刊の言葉」には次のようにある。「私たちは言葉を獲得した。経験と感情を形にする言葉である。私たちは論理を携えた。言葉を磨き上げる論理で

ある」。当事者学としての障害学の今後の展開に着目したい。　　　　　［前野竜太郎］
【参考文献】C.バーンズ他『ディスアビリティ・スタディーズ―イギリス障害学概論』(杉野昭博他訳、明石書店、2004)。障害学研究編集委員会編『障害学研究1』(障害学会、2005)。
【関連項目】障害、障害者(児)、世界保健機関(WHO)

障害基礎年金　Basic Pension for Person with Disabilities（英）

【定義】幼児期など20歳以前に障害者となり、就労できない者に一律に支給されている基礎年金。障害に応じて1、2級に分けられ、1級は2級の25％増で計算され、支給される。障害を受けた被用者を対象とする報酬比例の障害厚生年金および障害共済年金とともに、障害年金として範疇化されている。

【成立の背景・意義】2007(平成19)年現在、障害基礎年金の年金額は定額となっており、現在2級障害については792,100円(月額66,008円)、1級の障害については2級障害の年金額の1.25倍の990,125円(月額82,510円)である。基礎年金支給を受ける条件としては、第一に、障害を負った時点で国民年金に加入していなければならない。しかし、様々な理由で加入していなかったため支給対象とならない「無年金障害者」が全国におよそ12万人いるとされている。その原因として、年金に加入しなくてもよい時代の未加入の学生や主婦、加入できない時代の在日外国人、また自ら加入しなかったり、障害がもとで長年保険料を滞納していたりしたことなどが挙げられる。

【展望と課題】2004(平成16)年12月に「特定障害者に対する特別障害者給付金の支給に関する法律」、いわゆる無年金障害者に対する救済法が制定された。ここでは、未加入の学生や主婦の優先保障が謳われており、2005(平成17)年4月より月額約4～5万円という「特別障害給付金」の給付が始まっている。しかし在日外国人や、保険料を滞納していたり、自らの意志で加入していなかったりした障害者に対する対策は、当面の課題として残されたままである。とくに国籍条項により支給を受けられないでいる在日外国人については、法整備の遅れは明らかである。さらに、滞納せざるを得なかった者や障害が軽度とされ支給の対象にならなかった障害者に対する対策など、基礎年金をめぐる課題は山積みである。

［前野竜太郎］

【関連項目】障害者(児)、障害、障害者基本法、世界保健機関(WHO)

障害者（児）　the handicapped, person with disability（英）

【定義】「先天的か否かに関わらず、身体的または精神的能力の不全のために、通常の個人または社会生活に必要なことを確保することが、自分自身では完全にまたは部分的にできない人のことを意味する」と国連決議「障害者の権利宣言」第1項(1975年)に定義されている。

【倫理上の問題】「障害者もみな同じ人間である」という論議がある。しかし現実には、健常者と身体障害者の間では多少なりとも身体的な違いがあり、精神障害者との間には心の動きに様々な個性と差異がある。障害者といわれてきた人びとには、独自の人間観・社会観・世界観がある。重度の脳性麻痺を抱える人の場合、見える風景も視線の高さも異なってくる。

とかく優劣に還元したがる現代社会において、誰もが差違という言葉に非常に敏感である。その中で差違を主張していくことは困難を極めるが、「同じ人間である」前に考えていかなければならないことが、障害者、非障害者双方にたくさんある。そこ

を省いて「平等」について飛躍してしまっては、かえって「平等」が遠回りになる。安易な「同じ人間」論は避け、両者が対話により理解し合い、共に議論を尽くしていくことが大切である。

【展望】障害を自らの大切なアイデンティティとする障害者が増えている。単純にインペアメント（機能障害＝impairment）を取り除こうとするのではなく、「障害者でない自分」はあり得ないとする考えを優先する立場である。近年、アメリカでは「障害者として生きることに誇りを持つ」運動となって結実し、いわゆる「障害文化（disability culture）」を形づくっている。日本においても、2003（平成15）年10月、障害を社会・文化の視点から研究する「障害学会（Japan Society for Disability Studies）」が石川准らにより設立された。障害者、非障害者双方の対話の舞台は用意されつつある。　　　　　　　　［前野竜太郎］

【参考文献】石川准・長瀬修編『障害学への招待』（明石書店、1999）。

【関連項目】障害、世界保健機関（WHO）、障害者基本法、障害基礎年金

障害者基本法　Basic Law for Person with Disabilities（英）

【定義】日本の障害者対策の基本理念および方針を示す法律。心身障害者対策基本法（1970〈昭和45〉年制定）を抜本的に改正したもので、1993（平成5）年に制定された。身体障害者福祉法、知的障害者福祉法、精神保健福祉法などの実定法の包括的な根拠になる法律である。

【成立の背景・意義】従来の更生援護、所得保障、教育、雇用のための様々な行政の後ろ楯となってきた従来の諸立法は、障害者対策を分断し、相互関連を欠いて、タテ割り行政の下、部分的な援助を保障するにとどまっていた。しかし国際障害者年（1981年）を契機に、障害者をめぐる「完全参加と平等」の実現が強く求められた。このようなノーマライゼーションの理念の実現のため、これら諸立法の欠陥を補うべく関係施策を計画に基づき実施していくために改正・統合化された立法がこの法律である。

2004（平成16）年6月には、さらに「障害者基本法の一部を改正する法律」が公布され、障害者がすべての分野で差別なく社会参加できることを基本とし、障害者差別や権利・利益侵害などに対し迅速かつ効果的な救済措置の検討を明示している。また音声ガイダンスや点字など、情報分野におけるバリアフリー化の推進などが付帯決議として採択されている。

【課題と展望】1993年次の最も重要な改正点は、（1）「身体障害、精神薄弱または精神障害があるために長期にわたり日常生活または社会生活に相当な制限を受ける者」として、精神障害者を明記した点、（2）これらの障害者への福祉総合施策についての基本理念および基本事項を提示した点、（3）「国及び地方公共団体の障害者基本計画の策定」を明示した点などであった。しかし、各種援助の分配過程に立ち入った援助法ではないため、援助の実施手続きについては、文部省・厚生省（当時）の行政が従来の通り各種の諸立法に基づいて実施している現状であった。このため、障害者福祉制度の再編やサービスの一元化、また原則1割の自己負担の導入を柱とする、障害者自立支援法が2006（平成18）年4月より施行された。この新しい法律に関しては、各障害者団体より強い異議を受け、早くも応益負担の見直しを迫られている。障害概念の問題や自立支援法自体の見直しなど、厚生労働省を中心とした関係機関の議論が待たれる。　　　　　　　　［前野竜太郎］

【関連項目】障害、障害者（児）、世界保健機関（WHO）、社会権、知的障害、精神障害（者）

障害者自立支援法

【定義】障害者基本法の基本的理念に則り、障害者及び障害児がその有する能力及び適性に応じ、自立した日常生活又は社会生活を営むことができるよう、必要な障害福祉サービスに係る給付その他の支援を行うことにより、障害者及び障害児の福祉の増進を図るとともに、障害の有無にかかわらず国民が相互に人格と個性を尊重し安心して暮らすことのできる地域社会の実現に寄与することを目的に制定された法律であり、2006年（平成18）より施行された。

【倫理上の問題】2000（平成12）年に身体障害者福祉法の改正が行われ、障害者の自己決定と自己選択の理念の下に、支援費制度がスタートし利用者が増大した。しかし、そのサービスの増加に財政が追いつかない、地域により異なるサービス水準などの問題点が表面化してきた。そこで、このような問題点を解決するために本法が制定され、以下の仕組みが創設された。（1）障害者の福祉サービスを一元化：サービス提供主体を市町村に一元化するとともに、障害の種類（身体障害・知的障害・精神障害）によって異なる各種福祉サービスを一元化し、障害の種別を超えた共通の場で、それぞれの障害特性などを踏まえたサービスを提供する、（2）就労支援の抜本的強化：就労移行支援事業を創設するとともに、福祉施策と雇用施策の連携を強化する、（3）利用者本位のサービス体系に再編：福祉サービスの体系を介護給付・訓練等給付・地域生活支援事業の3つに再編するとともに、地域の限られた社会資源を活用できるように規制緩和等を行う、（4）公平なサービス利用のための手続きや基準の透明化・明確化：客観的な評価尺度（障害程度区分）を導入するとともに、支給決定のプロセスを透明化する、（5）福祉サービス等の費用を皆で負担し支え合う仕組みの強化：利用者負担をこれまでの所得に応じて負担額を決める応能負担に、さらにサービス量に応じた応益負担（定率負担）を導入する、などである。本法は障害者福祉のシステム全体を改革する内容であるが、成立が早く、議論を十分に尽くすには困難であった。また、施行前後より制度に対する様々な問題点が指摘され、利用者負担軽減策の拡充や、サービス提供事業者への事業費補填等の見直しが検討されている。

【展望】身体障害、知的障害、精神障害に該当しない発達障害、情緒障害等を持つ単一障害者は、本法の対象となっていないなどの問題点を克服し、障害者が地域でより安心して暮らせる社会の実現が望まれる。

［久藤克子］

【参考文献】松嶋賢「障害者自立支援法による改革」（『総合リハビリテーション』第34巻8号、2006）。

障害新生児

handicapped newborn child（英）

【定義】身体や心に障害を持って生まれる新生児。

【語源・歴史的経緯・倫理上の問題】新生児とは、子宮内から子宮外生活への移行のために必要な生理的適応が行われる時期にある乳児をいう。国際衛生統計では出生後28日未満の乳児と定義されている。障害新生児の障害とは、生まれた時に見つかる先天奇形症候群のことで、「身体障害」、「知的障害」、「精神障害」の三つに分けられる。医学的には、精神障害（知的障害）および広汎性発達障害などの精神発達の障害、あるいは「脳性麻痺」や「肢体不自由」などの運動発達の障害を有することにより、「医療、特殊教育および福祉の対象となる子どもたち」を総称する。

障害は本来はヒトの個体差の一種である。しかしわが国の障害者は昔からその存在を無視されてきた。封建的秩序が重んじられ

ていたわが国では従来、それは「あってはならないものの一つ」との為政者の考えで「臭いものとして蓋」され、それにマスメディアが追従したためである。そのため、教育・医療・福祉などのすべての分野で、個々の障害者（児）を福祉の対象として認めさせるために大変な努力が必要であった。障害者差別の理論的根拠としてプライバシーの保護が悪用された。本来プライバシーは「私事が内密であること」で、それは「公開と秘匿」の二つの権利から成り立っているが、わが国の民主主義は「多数決原理と法治主義」の二つが重視され、障害者の「基本的人権・自由権・平等権」の三つが軽視されている。最近は五体満足という、患者の立場からの視点で社会を見る風潮が認められるが、障害者の権利の尊重という点ではまだ不十分である。

【展望】基本的人権を守る立場からいえば、障害児というものはない。医学的には、個々の患者には部位・程度を異にする疾患があるだけである。「障害者の人権を守る」ために大切な基本原則は、「障害は個体差の一種」で、人は「体も心も一人ひとり異なった存在である」ことを認め共存することである。1975年には「障害者の権利宣言」が国連で採択された。　　　　　　［木田盈四郎］

【参考文献】木田盈四郎『こどもからの信号』（栄光堂、1991）。木田盈四郎監修『ぼくの手お茶碗タイプや』（三省堂、1984）。

【関連項目】正常と異常、健常者（児）、奇形、人権、平等権

障害年金　Pension for Person with Disabilities（英）

【定義】被保険者が傷病により障害が残り、そのために働くことができなくなるか、または労働に制限を受けるようになった場合に、所得を保障するための年金給付。公的年金は1級から3級に分けられる。国民年金と厚生年金および共済年金に共通する障害基礎年金（1、2級）が支給され、厚生年金や共済年金加入者にはこの上に加入期間などに応じた額の障害厚生年金や障害共済年金が支給される。障害基礎年金は1、2級のみであるが、障害厚生年金は3級まであり、さらにそれより軽い障害に対する障害手当金がある。ただし、障害手当金は障害の状態が固定していなければ支給対象にならない。

【倫理上の問題】1986（昭和61）年の法改正により、障害年金は老齢年金同様、基礎年金＋被用者年金の2階建て年金制度となった。改正の目的は障害者間における不公平の是正ということで、主な柱は制度間の障害等級表を統一すること、および無拠出年金を拠出年金と同額に引き上げることであった。しかし一方では、これまで全額国庫負担であった無拠出年金の「障害福祉年金」は、拠出年金の年金と同じ障害基礎年金となったが、財源は全額国庫負担ではなくなり、第1号被保険者や第2号被保険者など国民年金加入者からの負担を含めたものとなった。社会保障制度の財源負担のあり方としては、一歩後退する結果となった。

【展望と課題】現在、全障害年金受給者155万人のうち約8割が国民年金の障害基礎年金受給者であり、その中心が無拠出年金受給者で占められている。現行制度では、（1）法改正が過去に何度も行われたため、旧制度の障害年金と新制度の障害年金が併存していることなど制度上、非常に複雑であること、（2）障害認定基準および方法が外部から分かり難く、どの程度の障害であれば年金が受けられるのか、その予測が難しいこと、（3）基礎年金制度が導入されたにもかかわらず、厚生年金保険と国民年金の間で障害の認定基準が異なる。さらにいえば都道府県によっても異なる状況にあること、（4）障害年金の評価基準が、

本人の社会的不利を見極めるのではなく、医学レベルでの障害評価にとどまっていることなど、多くの課題が散見される。加えて、各市町村の行政窓口の対応のまずさなどを合わせると、障害者が障害年金を受給されるまでには、様々な制度的矛盾と不公正が待ち受けていることが分かる。

〔前野竜太郎〕

【関連項目】障害、障害者（児）、年金、福祉

▎**障害文化**　disability culture（英）
【定義】多種多様に存在する障害者の文化の総称。すべての障害者が共通して持っている単一の文化があるわけではなく、盲人の文化や聾唖（ろうあ）者の文化、知的障害者の文化、脳性麻痺者の文化、自閉の文化などが、さらに各集団ごとに階級やエスニシティあるいはジェンダーの規定を受けながら多様に存在しており、障害文化とはその総称である。
【歴史的背景】アメリカでは、1984年頃から障害文化に関する議論がなされるようになったが、スティーブン＝ブラウンによる「障害文化運動」がその草分けとなった。ブラウンはまた、1994年に「世界中の障害者の歴史、活動、文化的アイデンティティに誇りを持つこと」を目的に、「障害文化研究所（Institute on Disability Culture）」の活動を始めた。ここでいう文化とは芸術文化ではなく、行動様式や生活様式など多様な障害者の諸活動を幅広く指し示している。日本においても、1970年代に「青い芝」の運動や自立生活運動において「障害文化」の萌芽が見られた。
【展望】現在、欧米の異文化コミュニケーションを研究する分野においても、障害者と健常者のコミュニケーションを主題とした研究が増えている。彼らは「障害者の固有文化」の存在を主張し、「障害文化」の存在を証明しようとする現象が起こっている。

杉野昭博は、「障害の文化」に関する日本初の論文「『障害の文化』と『共生』の課題」（1997年）を発表した。この中で杉野は、健常者と障害者の間の翻訳を要する「文化の壁」として、「障害の文化」を（1）名付けとしての障害（従属文化）、（2）名付けへの反作用（対抗文化）、（3）名乗りとしての障害文化（固有文化）の3つに分類している。

〔前野竜太郎〕

【参考文献】倉本智明・長瀬修編『障害学を語る』（筒井書房、2000）。
【関連項目】障害、障害者（児）

▎**少産少死**　both low birth rates and low death rates（英）
【定義】人口転換理論（demographic transition theory）において人口動態の低出生・低死亡段階を指す概念。人口転換理論は、人口動態が社会経済の発展とともに多産多死（高出生・高死亡）の段階から多産少死（高出生・低死亡）の段階に移行し、やがて出生率が低下して少産少死の段階で安定するとした理論である。しかし今日、日本を含めた先進諸国では少産少死の段階後も出生率が低下し、人口が減少する第二の人口転換と呼ばれる事態に直面している。
【倫理上の問題】今日、日本を含めた先進諸国は、人口減少に伴う経済的停滞を避けるため、種々の少子化対策を行っている。日本でも行われている具体的な少子化対策は、長期間の育児休暇制度の導入、育児休暇制度導入によって生じる所得減を保障する制度の導入、公的保育サービスの拡大および多機能化、児童手当の給付水準の見直し、転職市場の一層の発達を図る政策である。しかし、今日の出生率低下は、とりわけ結婚や出産に関する価値観の変化から引き起こされているため、少子化の進行が出産と育児に伴う経済的な支援のみで抑制さ

れるとは思われない。事実、リプロダクティブライツ（女性の性と生殖の自己決定権）の確立を求める声が今日の日本では高まっており、今後も社会の出生率は個人の価値観によって左右されると予想される。しかし、リプロダクティブライツが強く求める妊娠中絶の自己決定権確立は、生まれてくる生命の尊厳を損なう可能性があり、西欧の伝統的キリスト教の立場からも強く批判されていることも忘れてはならない。

【展望】人口動態は、その社会の経済状態やその社会に住まう人びとの価値観によって変化する。社会経済の発達は死亡率の低下を可能にしたが、それと同時に生命の尊厳を軽視する傾向を生み出したことに注意し、人間の生死をめぐる価値観の変化を注意深く見守る必要がある。　　　［富田義道］

【参考文献】阿藤誠『現代人口学―少子高齢社会の基礎知識』（日本評論社、2000）。

【関連項目】人口、人口動態、人口政策

|| 少子化　declining birthrate, decline in the member of birth（英）

【定義】生まれてくる子どもの数が減少傾向にある状態。

【歴史的経緯】わが国の出生数は1949（昭和24）年の270万人を頂点に減少の一途をたどり、1998（平成10）年には120万人と半分以下に下がった。女性が一生の間に産む子どもの数を示す合計特殊出生率は、1949年に4.32だったのが1998年には1.38と激減している。人口を維持するのに必要な水準（人口置換水準）は2.08であり、わが国の総人口は2006（平成18）年を境に減少し始めた。

【倫理上の問題】子ども側の問題としては、子どもの社会性が育まれ難くなり、いじめ、非行、わがまま、凶悪犯罪の低年齢化など、子どもの健全な成長への影響が危惧されている。親側の問題としては、子どもへの過度の期待と失望、子育ての負担感などで、児童虐待の増加、受験競争の低年齢化などを生む原因となっている。　　　［蔵方宏昌］

【関連項目】児童虐待

|| 承諾者　consenter（英）

【定義】法律上、様々な場面で使われるが、主として民法上は、たとえば契約の申し込みに対して契約を有効に成立させるための意思表示をする主体を指す（民法第527条等参照）ほか、一定の事実を承認する主体を指すこともある。「同意者」といわれることもある。また刑法上は、承諾殺人罪（刑法第202条：広義には同意殺人罪ともいわれる）における承諾主体をはじめ、個人法益の処分権を有する者を指す場合が多い。また、医事法上および生命倫理上、当該医療行為（臓器移植を含む）ないし各種の検査等において患者もしくは被験者ないし被検者を指すことも多い。

【倫理上の問題】法律上も生命倫理上も、まず問題となるのは承諾能力（同意能力）の有無である。承諾能力は法律行為としては成人一般について認められるが、法律上、未成年者にも認められることが多く（たとえば、最近の改正臓器移植法では臓器提供者年齢制限が撤廃された）、一律に決まるわけではない。また、成人であっても承諾（同意）に強制・欺罔・錯誤があってはならない。これは、インフォームドコンセントの問題とも連動する。なお、承諾能力がない者については代諾者が指定されることが多い。　　　［甲斐克則］

【関連項目】代理人、保佐人、代諾者、法定代理人

|| 承諾書 ➡ 同意書

|| 少年法　law of juvenile court（英）

【定義】非行少年に対して家庭裁判所による審判を中心とする司法的取り扱いと保護

処分、また、少年および少年の福祉を害する成人の刑事事件に関する特別の措置について定めた法律。

【概要】少年法が対象としている非行少年とは、罪を犯した犯罪少年、14歳に満たないで刑罰法令に触れる行為をした触法少年、その性格または環境に照らして、将来、罪を犯し、または刑罰法令に触れる行為をするおそれのある虞犯少年のことである。犯罪少年に関しては、警察あるいは検察から、虞犯少年と触法少年については一般人や警察等から、家庭裁判所に送致・通告される。その送致・通告を受理した家庭裁判所は、受理した事件について調査を行い、審判、児童福祉機関送致、検察官送致等の決定を下す。少年院送致の決定は、必ず審判を経なければならない。このうち、16歳以上の少年が被害者を死亡させた罪の事件では、原則として検察官に送致し、刑事責任を問わなければならない。被害者死亡等の重罪に係る犯罪少年による事件に関する非行事実を認定するために家庭裁判所が必要と認める場合には、検察官と弁護士である少年の付き添い人の出席の下にその認定をすることができる。これは、刑事司法の手続きを少年事件に導入したものである。また、犯罪少年に係る保護事件について、被害者やその家族とそれらの者から委託を受けた弁護士は、当該事件に関する記録の閲覧および謄写が原則としてできることとされ、少年事件による被害者の人権の保護も図られている。

【歴史的経緯】少年犯罪者に科せられる刑罰は成人犯罪者よりも軽くするべきであるという思想は、1880（明治13）年制定の旧刑法でもとられた。その後、第一次世界大戦後の少年犯罪の急増を受けて、1922（大正11）年に旧少年法と矯正院法が制定された。これらの法律は、少年の保護という思想に学んだものの、検察官先議という仕組みになっており、その思想は徹底していなかった。第二次世界大戦後の一連の戦後改革の一環として、米国の標準少年裁判所法をモデルとした新少年法が1948（昭和23）年に制定された。これにより、旧少年法の検察官先議・刑事処分優先主義は、裁判官先議・保護処分優先主義に根本的に改められた。この新少年法は、その後長期にわたり日本社会に定着を見た。しかし、1990年代に、少年による凶悪事件が相次いで発生するとともに、犯罪被害者の人権に対する理解が進み犯罪被害者救済制度が整備されるに及んで、2000（平成12）年に、少年法も、上記概要の通りの内容に改正された。また、2007（平成19）年にも改正され、触法少年の事件に対する警察の調査について詳細な規定が設けられるなど、保護処分優先主義が後退する改正傾向にある。

【倫理上の問題点】少年法の目的である「少年の健全な育成」のための保護と司法とのバランス、また、少年の人権保障と少年事件による被害者の人権保障とのバランスをどのようにとるかについて、見解が鋭く対立している。

［旗手俊彦］

【参考文献】澤登俊雄著『少年法入門』第4版（有斐閣、2008年）

【関連項目】刑法

情報開示　information disclosure（英）

【定義】情報開示は、医療倫理においては医療従事者の説明義務を伴う診療情報の開示を意味する。

【歴史的経緯】医療情報開示は、（1）患者の側の自己決定権・自己情報コントロール権の尊重、（2）患者自身の主体的治療参加の促進、の2点から生命倫理の課題の一つであると考えられる。（1）は、いわゆる父権主義的医療からインフォームドコンセントへという潮流と並行して進行してきた。ヒポクラテス以来の倫理規範であった

「害をなさず」原則は、医療行為自体に不可避的に含まれる危険と相容れない。医療行為が場合によっては重大な身体侵襲を招きかねない以上、治療以前に当該治療法の効果と問題の両面を患者に伝え、患者自身がそれに基づいて方針を決定する必要がある。さらに自己情報コントロール権は、診療録という媒体を通して不正確な個人情報が伝達されないよう患者本人が診療録を閲覧して検討する権利を含む。（2）については、今日では様々な職種の医療従事者が相互連携をとりつつ、患者の健康に多面的に関与するチーム医療が主流となる。その場合、職種間の医療情報共有が前提となる上、患者自身もまた治療チームの重要メンバーであるから、正確な情報を提供される権利を有すると同時に、情報を理解する努力を求められる。とりわけ長期にわたる疾病管理と日常生活習慣の改善を要する慢性疾患においては、すべてを医師の権限で行う「おまかせ医療」では限界があり、患者自身の疾病についての理解と主体的治療参加が必須である。

【倫理上の問題】情報開示に伴う医師の説明義務に関しては、その違反追求が過ぎると医療過誤の「受け皿構成要件」と化す恐れがある。医療側が自衛のために患者に形式的かつ過度の情報提供を行うと、それは患者にとって「恐怖のカタログ」となり、治療環境を悪化させる。本来、患者との対話に払う努力を、訴訟対策としての書面による証拠の獲得に傾注する時、本来あるべき人間対人間の信頼関係を前提とした医療は困難になる。

【展望】2001（平成13）年に東京女子医大日本心臓血圧研究所で心臓手術を受けた患者が、人工心肺操作ミスによる脳障害で死亡した事件では、業務上過失致死罪に問われた人工心肺担当医が無罪となったのに対し、医療記録を改ざんした手術責任者は証拠隠滅罪にて有罪が確定した。この責任者の場合、事故発生直後、患者の遺族らに虚偽の説明をする一方で、他の共犯者らに隠滅行為を指示した点が厳しく断罪された。斯界の権威とされた医療機関での事件だけに、医療事故発生時の情報開示に関して多くの教訓を残すこととなった。　　［井原裕］

【参考文献】内川清雄編『診療情報の開示と管理』（ぎょうせい、1999）。植木哲『医療の法律学』（有斐閣、1998）。

【関連項目】カルテ開示、インフォームドコンセント、おまかせ医療、ヒポクラテスの誓い、医療過誤

情報倫理　information ethics（英）

【定義】狭義には「コンピューターエシックス」を意味し、広義にはコンピューターエシックス、メディアエシックス、ビジネスエシックス、環境倫理、情報公開等、個別の情報「倫理」を総合的に考察する、応用倫理学の一部門としての「情報倫理学」（これもinformation ethicsという）を意味する。

【倫理上の問題】コンピューターによって情報は劇的な変化の中にあるが、とりわけ1990年代以降、インターネットの普及により「情報化」社会に新たな多くの問題を生み出した。インターネットによって情報は瞬時に世界中の一般家庭に発信され、ポルノなどの「有害な」情報、プライバシー保護、著作権の問題、不正利用、不正アクセス行為等々、国境を越え各国国内法の規制が追いつかない状況が生じている。そのネット環境にしても数年経過すれば、おそらく現在考えもしない新たな状況となっている可能性も高く、普及初期段階の現時点では起こり得る問題を予想することすら困難である。そのため、予防的規制が有効に機能しないばかりか、そもそも規制可能であるか否かも判断し難いと思われる。

【展望】コンピューターを使用しない生活様式を今後に想定することは難しい。現在の情報化の流れを戻すことも想像し難い。とはいえ、これらの情報技術に現時点では振り回されているにしても、これらは常に人間が人間のために用いる技術であるという簡単な基本的事実を再確認し、その上で個々の問題点に対処していく必要があろう。情報倫理の基盤は、どれほど技術革新が起きたとしても、人間対人間の世界でしかないからである。　　　　　　　　［林隆也］

【関連項目】応用倫理学、環境倫理、プライバシー、知る権利、知らないでいる権利

生老病死

【定義】仏教でいう、人間として回避することができない4つの苦しみのこと。生まれてきたこと自体の苦しみ、歳をとることの苦しみ、病になることの苦しみ、死ぬことの苦しみを指す。

【歴史的経緯】仏教の基本的な考え方では、世の中すべてのことを苦しみと見る。仏教の教えでは、永遠に続くものは何一つなく、すべてのことは因縁によって成り立っている、としている。四苦八苦とは、人間が受ける一切の苦しみの総称である。四苦は、生老病死の苦しみのことである。さらに八苦というのは、生老病死に、愛別離苦（愛する者と別れなくてはいけない苦しみ）、怨憎会苦（怨み憎む者に会わなくてはいけない苦しみ）、求不得苦（求めるものを得ることができない苦しみ）、五陰盛苦（五陰から生じる心身の苦しみ）の4つの苦を合わせたものを指す。

仏教では、悟りを開けば苦しみで満ち溢れる娑婆世界から脱して浄土へと行くことができるとしている。浄土には一切の苦しみがない。日本では、末法思想が強烈に意識された平安時代中期以降、厭離穢土と欣求浄土の念が強まり、六道絵や来迎図が描かれるようになった。六道絵中の人道の絵では、人間の苦しみとして四苦や四苦八苦を取り上げて描かれることが多い。

このように生老病死は人間にとって、永遠に克服することができないという点で、甚だ根本的かつ重い苦しみである。ただし、生老病死の苦しみを凝視した人間の多くは、今昔を問わず、諦観を抱くのみではなく後世に望みを託す傾向にある。すなわち、人間は死後の世界を信じることによって、生老病死の苦しみに耐え希望を持って生きることができるのである。したがって、宗教において生老病死や死後の世界を説くことは、人間が克服することができない苦しみを軽減する役割もある。　　　　［小山聡子］

【関連項目】死生観

初期診療 ➡ プライマリーケア

処遇困難例

difficult case（英），cas difficile（仏）
【定義・分類】治療の遂行に問題がある症例。精神医療領域ではほとんどすべての社会および家庭内で処遇が困難な患者である。その代表的なものは以下に大別できる。（1）治療抵抗性精神病患者：精神科治療を行っても改善が見られない患者で、外来治療継続および退院困難、長期入院による弊害、精神症状による周囲とのトラブル等が問題となる。（2）重大触法患者：重大犯罪のため多く措置入院となる患者で、入院中も犯罪性・暴力性が著明だったり、相対的改善が得られても、退院後の治療中断などによる再犯の危険が伴う。（3）治療および社会的処遇があらかじめ想定されていない精神障害者：治療が容易な中核症状がなく、行動面で他に害を及ぼし得る行為障害・人格障害など、「正常」のグレーゾーンに位置する患者や、「新しい」精神病理（最近では摂食障害や解離性同一性障害

など）に属する患者。（1）～（3）が二重三重に重なり合う症例も存在する。

【倫理上の問題】治療抵抗例は長期入院を余儀なくされるか、退院しても再入院を繰り返しやすい。マネージメントが困難で展望が見えない長期入院が続くため、物理的行動制限が頻回となる。治療が奏効しない入院治療は医療と認め難いから、保護目的の社会的入院は廃する方向が医療経済の逼迫とともに強くなってくる。退院してもこれらの患者は周囲と数々の軋轢を起こすので、通院治療を継続させ他者との緩衝機能をも担う地域医療体制が必要になる。一方、触法患者については、医療モデルよりも司法モデルが先行して論議されており、社会保安目的で長期入院となり、時に法定の量刑よりも遥かに長く社会から隔離される危険がある。医療的にはこれらの症例にも入院環境以外での社会的再教育が重要なはずであり、これにつながらない入院治療は必ずしも最良の環境でない。逆に、非常に凶悪な触法患者も稀には存在し、その対応には現在の精神病棟とは比較にならない人的資源が必要である。こうした制裁・監視的色彩と治療推進との分界線を設けるのは、生物学的治療法だけでは足りない精神障害ではことさら難しい。さらに診断・治療の確立しない病理では場当たり的な対応しかなされないことが多い。

【展望】触法患者に対して欧米では司法精神医療専門施設が存在する。日本でも今後30床程度の指定入院治療機関が各地に作られ、精神保護観察を伴う通院治療のシステムも作られる展望であるが、精神医療全体の人的資源が極めて低劣なので、重大触法患者に対しても欧米より低い水準で看護者が割り当てられるであろうし、地域精神医療の基盤も網の目が粗い。地域精神医療の整備は治療抵抗例に対処するにも必要であるが、人的経済的コストはかなり高く、

拡大再生産される新たな精神病理にまで十全に対処することは期待し難い。［姉歯一彦］

【参考文献】風祭元・山上皓編『司法精神医学・精神鑑定』臨床精神医学講座19（中山書店、1998）。

【関連項目】精神病・神経症、精神保健福祉法、知的障害、インフォームドコンセント、自己決定権、強制入院、コンプライアンス、拘束、治療拒否権、治療選択権、精神保健指定医、隔離、ロボトミー

▍▍**職業性疾病 ➡ 職業病**

▍▍**職業病** occupational disease（英）

【定義】職業生活が原因となって発病する特定の病気。

【歴史的経緯】古くはヒポクラテス（Hippocrates B.C.460?-377?）が、金属工の呼吸が激しくなり胃部の緊張に悩むこと、裁縫師の胃が下垂することを記載している。これらはプラトン（Plato B.C.427?-347?）やアリストテレス（Aristotle B.C.384-322）らによっても指摘されていた。日本の古代では、奈良時代の水銀中毒と写経生の職業病が注目された。中世（16世紀頃）に入るとアグリコラ（Georgius Agricola 1494-1555）の論文や書物によって、鉱山の坑内や冶金の職場で生じるじん肺や金属中毒が注目されるようになった。18世紀初頭にはラマチーニ（Bernardino Ramazzini 1633-1714）が『働く人々の病気』を出版し、ヨーロッパにおける当時の職業病に関する知識の集大成が行われた。日本では同時期に、個人衛生書である貝原益軒の『養生訓』が刊行（1713〈正徳3〉年）されている。イギリスで産業革命が起こり始めた18世紀後半、ポット（Percival Pott 1714-88）が職業がんとしては世界で初めて、煙突掃除人の陰嚢がんを1775年に記載した。以後、近年に至るまで、職業病の典型例は、社会の工業化の発展に伴って、じん肺、金属中毒、有機溶剤中毒、電離放射

線障害などに代表されるように、主に劣悪な労働環境下で物理的・化学的因子の曝露によって生じる病気のことを意味していた。しかし、脱工業化社会に入って産業構造や就業形態の急激な変化とともに労働環境が多様化すると、VDT作業による眼精疲労や腰痛・肩凝りなどの筋骨格系の異常をはじめ、運動不足による糖尿病や高血圧症など、慢性的な病気が作業関連疾患として急増してきた。とくに最近では、うつ病等による自殺などが職業に深く関与する心の病として社会問題になっており、企業におけるメンタルヘルス対策が強く求められている。

【諸分野との関連】職業病の診断・治療・予防対策には、一般的な医学知識と経験だけでは不十分であり、産業医学に関する専門知識とトレーニングが必須である。とくに職業病を予防する際には、作業環境を改善するために有用な労働衛生工学、労働者の作業姿勢を改善するための人間工学、有機溶剤中毒や金属中毒などの産業中毒学の分野の専門知識の修得が重要である。また、労働安全衛生法、じん肺法や労働者災害補償法など、労働衛生行政に関する実務知識も重要である。企業が自主的に職業病対策を推進するためには、労務管理を通して安全衛生管理体制を充実させることがまず重要であり、労働者一人ひとりの健康意識を向上するよう産業医を軸にした健康管理システムづくりの実施が必要である。さらに心身症など多様化した職業病に十分対応するためには、基幹病院や地元の医師会と産業医学専門家との連携を密にした「地域医療と産業保健の有機的結合」を積極的に図ることが、21世紀の職業病予防対策には重要となるであろう。

【倫理・法・社会上の問題】職業病を発生させる直接的な原因は、人体生理に過度に負荷がかかる労働にある。劣悪な労働環境や過酷な労働条件は一昔前に比べるとかなり改善されてきているが、経営環境の厳しい中小企業においては依然として克服すべき問題として存在している。企業経営者は基本的には利潤の追求の立場で労働福祉よりも経営効率を優先することが多いため、国家による労働者の安全と健康に関する保護の必要性から、労働安全衛生法が制定されている。しかし、労働者の健康確保は彼ら自身の主体的な意識と取り組みが必然であり、事業者責任の原則を基本としながらも、それに過度に依存することなく、働く人びとすべてが参加する自主的管理の実践が産業現場において今後いっそう推進されることが期待される。

［藤野昭宏］

【関連項目】労働、労働安全衛生法、労働基準法

▎**嘱託殺人・同意殺人**　homioide with request, homioide with consent（英）

【定義】嘱託殺人は被殺者の殺人依頼に従って行われる殺人であり、同意殺人は被殺者の承諾を得て行われる殺人である。共通するのは、被殺者が自己の生命侵害を受容している殺人であるという点である（なお、後者の場合を「承諾殺人」とし、嘱託殺人と承諾殺人の両者を含むものとして「同意殺人」とする用語例もある）。とはいえ、承諾とは殺害の申し込みに同意することであるから、同意殺人は殺人につき殺人者よりも被殺者のほうにイニシアティブがあり、嘱託殺人はその逆であるという点に違いがあることになる。しかし刑法第202条は、自殺教唆（自殺の決意を生じさせること）、自殺幇助（既に自殺の決意ある者に対して有形・無形の方法により自殺を容易にさせること）と並べて両者を同様に処罰する。未遂も処罰される（第203条）。ただし、わが国の刑法第202条は、殺人罪の減軽類型として、被殺者の依頼に基づく嘱託殺人罪と殺人者が被殺者の承諾を得て行う承諾殺

人罪とを規定している。なお、自殺教唆罪と自殺幇助罪を合わせて自殺関与罪というが、これに嘱託殺人罪と同意殺人罪も含めて、刑法第202条の規定全体を自殺関与罪とする用語例もある。自殺教唆・幇助と嘱託・同意殺人とは、行為としての類型や当罰性の程度が異なるとして両者を区別すべきだとする見解もあるが、生命の処分に対する自己決定権の問題という点からは共通であるとして、現行法は合理的であるとするのが一般である。

【歴史的経緯】生命の処分に対する自己決定の問題として見た場合、西欧諸国においては自殺を悪とする倫理観が、既に4世紀にはアウグスティヌスによってキリスト教の教義にまで高められていた。これに対して、わが国には刑法第202条の前身である旧刑法（1880〈明治13〉年制定、1882〈明治15〉年施行）の規定（「人ヲ教唆シテ自殺セシメ又ハ嘱託ヲ受ケテ自殺人ノ為ニ手ヲ下シタル者ハ六月以上三年以下ノ軽禁固ニ處シ十円以上五十円以下ノ罰金ヲ附加ス其他自殺ノ補助ヲ為シタル者ハ一等ヲ減ス」〈第320条〉、「自己ノ利ヲ図リ人ヲ教唆シテ自殺セシメタル者ハ重懲役ニ處ス」〈第321条〉）が設けられた当時、自殺を違法と見る倫理的基盤はなかった。この規定は、切腹という前近代的な悪弊の廃絶を企図したボワソナード（Gustave Emile Boissonade de Fontarabie 1825-1910）によって初めてもたらされたものである。

旧刑法にはなかった同意殺人罪が現行刑法に規定された経緯の詳細は不明だが、自殺を教唆した者が被教唆者のために被教唆者を殺害した場合に、教唆者が通常の殺人罪として処罰されることを回避させる点にあったのではないかとの指摘がある。

【倫理との関係】現行法上、普通殺に関する刑法第199条の「人を殺した者」という文言には行為者自身は含まれないと解されており、自殺（未遂）は不可罰である。自殺不可罰の理由と普通殺に比べ法定刑の軽い（上限が7年であり、傷害罪についての刑法第204条の15年を下回っている）第202条の存在理由については様々な説明がなされている。刑法と倫理との関係をどのように見るべきかはそれ自体議論のあるところであるが、この説明を自殺についての倫理の観点から次の3つに整理することが許されよう。

（1）自殺を悪とする倫理観は、わが国でも昭和初期以降、国家主義的思想を背景に現われた（自殺は国家的法益である生命を侵害するものとして悪とされる）。今日でも、生命に対する利益はその生命の主体である個人に専属せず国家や社会にも属するとする立場は有力である。また、個人に専属するとしつつも、至高性や尊厳性あるいは絶対性といった生命の利益の特殊性を説いて、自己決定権は生命の処分には及ばないとする立場もある。自殺を悪とする立場の多くは、自殺の不可罰性を、自殺は悪いこと（違法）だが自殺者を責めるのは酷であり非難できない（責任がない）からだ、と説明する。この立場では、刑法第202条を自殺者の心情に同情した場合の責任減少規定と理解する。

（2）同じく自殺を倫理的に悪とする立場でも、生命の処分についての自己決定権を認めつつ、自殺は自己決定権の及ばない生命に対する国家や社会の利益（公益）を害する点で違法だが責任はない、あるいは、公益を害する点で違法だが生命の処分についての自己決定権の尊重との関係で可罰的なほどには悪くない（可罰的違法性がない）、との理由で自殺の不可罰性を導く立場もある。刑法第202条については、他人の生命に関与する行為は、被殺者自身が生命を放棄していたとしても生命に対する公益を害する点で違法であるから可罰的であるが、

普通殺に比べ刑をとくに軽くしたのは被殺者自身が生命を放棄していることからそれだけ違法性が減少するからだ、と理解する。（3）生命に対する利益はその生命の主体である個人に専属し自己決定権は生命の処分に及ぶとする立場にあっては、自殺は違法でないがゆえに不可罰とされる。この立場を前提に、刑法第202条を廃止すべきではないかという見解もあるが、完全に自由に生命が放棄された時には刑法第202条所定の行為は違法性がなく不可罰となる一方、そうでない時は後見的な配慮から一定程度の自己決定権の後退を認めてこの限度で他人の関与は違法となり、刑法第202条はこの場合を規定したものとする見解も有力である。

　なおこれら3つの倫理的観点以外にきわめて一般的な社会通念として、同意殺人が、たとえ普通殺人と比べ刑が減軽されるとはいえ処罰される根拠は、たとえ被殺者の有効な同意が存在するとしても殺人行為を正当化することは社会的に許容できない、という理解をあげることができよう。

【安楽死・尊厳死等との関係】安楽死は、それが安楽死の実行行為時における被殺者の嘱託に基づいてなされた場合に限り刑法第202条が問題となり、それ以外は刑法第199条の普通殺の問題となる。また、信仰上の理由に基づいて救急時の輸血を拒否する場合などのように、患者本人の意思に基づいて治療の不開始・中止がなされた場合、これによって生命に明白かつ直接的な危険が発生する時も刑法第202条の問題となり得る。これに対して、尊厳死は実行行為時における被殺者の嘱託が不可能であることから、もっぱら普通殺の成否が問題となろう。

　刑法第202条が問題となる場合、嘱託が完全に自由な状態での意思決定に基づいてなされた時にはその違法性が阻却されるとする見解にあっても、病者の意思決定はおよそ完全に自由にはなされ得ないとすれば、その不可罰化は正当行為に関する刑法第35条や超法規的責任阻却事由の解釈に委ねられることになる。

　なお横浜地裁1995（平成7）年3月28日判決による判例は、積極的安楽死の例外的な許容要件として、（1）患者が耐え難い肉体的苦痛に苦しんでいること、（2）死が避けられず、目前に迫っていること、（3）肉体的苦痛を除去するために、それ以外に代替手段がないこと、（4）生命短縮を承認する明示の意思があることの4点を挙げている。　　　［中空壽雅・大和正博］

【参考文献】秋葉悦子「自殺関与罪に関する考察」（『上智法学論集』第32巻第2・3号合併号、1988）。甲斐克則『安楽死と刑法―医事刑法研究〈第1巻〉』（成文堂、2003）。葛生栄二郎・河見誠『いのちの法と倫理』第3版（法律文化社、2004）。
【関連項目】自殺、自殺教唆、自殺幇助、安楽死法、医療裁判

食品衛生法　Food Sanitation Act（英）

【概要】飲食に起因する衛生上の危害発生を防止し、公衆衛生の向上および増進に寄与することを目的として制定された法律。1947（昭和22）年12月24日制定。2003（平成15）年5月30日、食品の安全性の確保のため、公衆衛生の見地から必要な規制その他の措置を講ずることにより、飲食に起因する衛生上の危害の発生を防止し、国民の健康の保護を図ることに目的が改正された。この改訂により初めて、食品の安全性を確保することにより国民の健康の保護を図ることが明記された。

【現状】本法はそもそも、私たちの豊かな食生活を守ることを眼目に、安全な食品を確保する社会的な仕組みの基本としてつくられ、食中毒や粗悪品・不衛生食品の規制など公衆衛生を旨とし、戦後まもなく制定

された法律である。

しかし近年では、食品の生産や流通が国際化・複雑化し、食品に次々と新しい技術や化学物質が取り入れられ、食品添加物や農薬の残留、環境ホルモン、ダイオキシンなど新たな事態が発生してきた。しかも戦後史を見ると、経済効率を優先させる社会情勢の中で、森永ヒ素ミルク事件、カネミ油症事件等の食品事件や、水俣病、イタイイタイ病等の環境・食品汚染をはじめとする様々な食品公害も起こってきた。そうした様々な観点から考えると、この法律は食品衛生をめぐる現代の諸状況に十分対応しきれているとは認め難い状況となっていた。こうした状況の下、BSE問題や偽装表示問題などを契機とする食品の安全が脅かされる事件が多発し、行政に対する国民の不安や不信は高まった。否応なく行政改革が迫られたのである。そこで2003（平成15）年5月、厚生労働省は食品衛生法の目的そのものを、食品の安全性の確保を通じた国民の健康の保護を行うことと改め、新食品衛生法として打ち出した。

【展望】今回の改正により、規格・基準の根本的な見直しや監視・検査体制の強化、食中毒等飲食に起因する事故への対応や罰則強化が盛り込まれ、国・地方公共団体および食品等事業者の責任が明確化できるようになった。しかし、新しい法制度がいかに実効性を持って運用され消費者保護を重視することができるか否かが、今後の大きな課題となってくるであろう。

［谷垣内美由紀］

【関連項目】公害、食品添加物、環境ホルモン

▍食品添加物　food additives（英）

【定義】食品の製造過程において、または食品の加工もしくは保存の目的で、食品に添加・混和・浸潤その他の方法によって使用するもの。1947（昭和22）年の食品衛生法制定により、この言葉と定義が成立した。

【倫理上の問題】科学技術の向上や製造法・流通様式の変化に伴い、添加物を使用する加工食品が増加し、われわれはかなりの割合で添加物を摂取するようになった。そのうえ、国際的な貿易が盛んとなり食品の輸出入が増大する中、食品添加物の規制の整合化が国際的な課題となってきた。食品添加物の規格や基準は各国の法律により定められており、それぞれ相違点があるため、FAO（国連食糧農業機関）とWHO（世界保健機関）の合同食品規格委員会（コーデックス委員会）において国際的な整合性の検討がなされている。

現在使用されている添加物は、様々な実験により安全が確認され、厚生労働大臣が認定し、食品衛生法で指定されたものとなっているが、一度許可されても安全性に疑いが生じた場合には使用は禁止される。また、日本人が1日に摂取する添加物は、マーケットバスケット方式を用いた食品添加物1日摂取量調査によれば、安全性上問題ないレベルであることが確認されている。とはいえ、食品添加物を長期間摂取した場合や数種類のものを一度に摂取した場合の体内での作用については、完全には明らかにされていない。このような中、食品安全基本法の制定により、行政機関から独立した食品安全委員会で科学的立場から客観的に食品のリスク評価を行うリスク分析が行われることとなった。食品添加物や化学物質などの13分野で食品中の科学的な面の安全性の確認を行う。これにより、表向きには公正なリスク評価の実行が可能となったとされている。しかし、食品輸入業者や製造者などによる無認可添加物使用事件などが相次げば、いかに科学的な審議が行われても食の信頼を回復することはできない。食品製造者はより適正に食品添加物を使用するよう心がけ、行政は毎日の食品を国民

が安心して摂取できるよう、繰り返し食品添加物の安全を確認し、さらなる規制や一般に対する啓発活動の充実を図っていくことが必要不可欠である。　　　［谷垣内美由紀］

【関連項目】食品衛生法

植物状態　a vegetative state（英）

【定義】脳の部位を大脳と脳幹に分けて、大脳の機能だけが不可逆的に喪失した状態、あるいは大脳の器質的な細胞破壊が生じた状態でありながら、脳幹部位の機能が保全されている状態。脳幹は脳の中央にあり、中脳、橋、延髄から成る。内蔵や感覚器官の働きを管理し、生命の基本的な維持機能の中枢を担っている。脳幹の部位の損傷の度合いにもよるが、自発的な呼吸が可能であり、循環系のコントロールは働いている。脳幹反射と呼ばれる様々な刺激に対する反応がある。人工呼吸器は使わなくても、栄養の補給が続けば生命の維持が可能である。人格的な意識の覚醒がない重度意識障害で自力移動や自力摂食が不可能であるが、何らかの生命としての最低限の反応が残っている。眼球運動や発声、言語指示に対する反応があることもある。「脳死」状態では自発的な呼吸が行われないため、人工呼吸器がなければ心臓機能は停止する。

【諸分野との関連】アメリカのカレン事件（1975年）に見られるように、安楽死や尊厳死との関連がある。カレンの両親は人工呼吸器を外して欲しいという訴訟を起こし、勝訴した。1976年に人工呼吸器が外されたところ、カレンは自発的呼吸を始めたが、1985年に死亡した。日本尊厳死協会のリビングウィルにおいては、植物状態になった時の措置としての尊厳死を挙げている。ただし、法的には認められてはいない。

【展望】医療機器・医療技術が高度化すればするほど、重度の障害や植物状態の患者が増えることになる。当然、医療費も高額化し、医療期間（入院期間）が長くなる。また、そうした医療状況の変化に対して、医療環境の整備がどう対応されていくか、さらに、人びと（家族）の意識や本人の生前の意思のあり方を社会がどのように受けとめるのかが課題となる。　　　［水谷禎憲］

【参考文献】立花隆『脳死』（中央公論社、1986）、『脳死再論』（中央公論社、1988）。

【関連項目】カレン事件、脳死、脳死体、自然死

植物人間　➡　植物状態

食物連鎖　food chain（英）

【定義】一つの生態系において、食物とエネルギーの生産および消費を通していくつかの生物の種が直接・間接的に関わり合うこと。

【概要】食物連鎖においては、光合成によってエネルギーと食物という有機物を自ら作り出すことができる一次生産者、すなわち植物がその基礎的・中心的役割を担っている。たとえば、陸上においては草、樹木、作物であり、海洋においては植物性プランクトン、海中植物などが一次生産者である。これら一次生産者を消費するのは、一次消費者と呼ばれる草食あるいは植食動物である。たとえば、陸上においては牛、馬、ウサギなどであり、海洋においては動物性プランクトンや稚魚などの海中の植食動物などである。そして、食物連鎖の頂点に立ち、これら植食動物を消費するのが二次消費者と呼ばれる肉食動物であり、陸上ではライオン、虎、狼、狐などが代表的な例として挙げられるが、海洋では鯨、サメ、イルカなどが例として挙げられる。以上の一次生産者、一次消費者、二次消費者のバランスのとれたリンケージを量的な図で表わした場合、一次生産者を基礎に置き、一次消費者を中間に、最も個体数の少ない二次消費者を頂点とした順にピラミッド状の形態で

表わされる場合が多い。ある生態系でこれら食物連鎖を構成する一つのグループのバイオマス（生物量）が極端に減少すると、構成グループ間の食物連鎖のバランスが崩れ、その生態系が崩壊する原因となる。

〔上原秀樹〕

【参考文献】David D. Kemp, "The Environment Dictionary"（Routledge, 1998）．
【関連項目】生態系

食糧問題　food insecurity（英）

【定義】狭義には、とりわけ食糧不足問題を指し、食糧不足を引き起こす人口増加・食生活の変化・農業生産性の低下・地球規模の異常気象問題に加え、国家間に存在する食糧分配の不平等などの諸問題を含める。広義には、食糧の安全性問題や国別の食糧自給率にまつわる問題など、食糧の質の問題や食糧政策を含めた食糧供給に関する問題全般を指す。

【歴史上の経緯・倫理上の問題】1990年に国連が発表した推計によると、世界の人口は1950年に25億人であったが、2001年の段階で60億人を超え、2050年には約100億人に達すると予想されている。このような人口増加に対応するため、1950年から1990年までに穀物の生産量が3倍になるなど、食糧増産の努力は積極的に行われてきた。しかし、今後の食糧増産の見通しが明るいとはいえない。なぜなら、地球環境の劣化、優良農地の減少、灌漑用水の不足等は今後の食糧増産を容易に可能としないからである。そのため、今後の人口増加に対応した食糧供給は、遺伝子組み換え作物等、新品種導入による単位収量の増加に依存せざるを得ないであろう。しかし、食糧供給を遺伝子組み換え作物に過度に依存することは、遺伝子が拡散することによる生態系への悪影響や技術を持つ特定企業が市場を独占することによる食糧の安全性への不安を懸念させ、また技術を持つ国と持たない国の食糧分配の不平等を助長させる可能性がある。さらに遺伝子組み換え作物は、人間による生命の操作という倫理上の問題があることも忘れてはならない。食糧問題解決のため、われわれは食糧供給の新たな方法を模索するとともに、人口抑制、食文化の見直し、食糧経済の適切なあり方などについて真剣に考えていく必要がある。

【展望】国連食糧農業機関（FAO：Food and Agriculture Organization）は、1996年11月13～17日、イタリア・ローマにあるFAO本部で世界185カ国の代表を集めた世界食糧サミット（World Food Summit）を開催した。この世界食糧サミットに参加した各国代表は、政策声明、「世界食糧安全保障に関するローマ宣言（Rome Declaration on World Food Security）」を取りまとめ、参加各国が食糧不足問題の解消に向けて積極的に活動することを確認した。しかし、この政策声明は参加諸国の農業政策に直接指導力を持つものではなく、また食糧供給に携わる多国籍企業の経済活動を制限するものでもなかった。そのため、2015年までに栄養不足人口を半減させるとした政策声明の目標達成は困難な状況にあるといわれている。食糧問題の解決に向け、FAOによるさらなる対策が必要とされているだけでなく、個人を中心にした物質面での欲望の規制といった、行動変革についても議論する必要があろう。また、国際穀物メジャーによる食糧を使った投資活動や多国籍食品企業による活動なども、食糧問題と密接な関係があることに留意する必要がある。

〔富田義道〕

【参考文献】OECD『食糧の未来―90億時代の農業食物需給』（大島直子訳、中央経済社、2000）。V.M.ボネット『飢餓と援助』（新幹社、1996）。
【関連項目】遺伝子組み換え食品、食品衛生法、人口政策

助産師　maternity nurse, midwife（英), Geburtshelferin, Hebamme（独), accoucheuse, sagefemme（仏)

【定義】保健師助産師看護師法（平成13〈2001〉年改正）においては、「厚生労働大臣の免許を受けて、助産（分娩の援助）または妊婦、褥婦もしくは新生児の保健指導を行うことを業とする女子」と規定される。産婆の呼称が一般的であったが、昭和22（1947）年に法律上の名称が助産婦に、平成13年には助産師に変更された。

【倫理上の問題】産婆は最古の女性専門職能の一つであり、元来は助産のみならず広く女性や子どもの健康に関わる民間医療家であった。その経験論的医療観は国家や教会の示す理念には従属せず、しばしば弾圧を受けた。19世紀末〜20世紀初頭、欧米や日本においては国家管理体制の進展とともに旧来の産婆は営業が禁止され、国家資格へと移行した（わが国では明治32〈1899〉年の産婆規則）。産婆から助産婦、助産師へという近代史は、共同体において人格的・総合的に担われていた母子保健が国家によって解体され、医師を頂点とする階層構造の下、分業と専門化に基づく管理体制が確立していく歴史でもある。それは、国家の承認した専門領域の成立によって個々の健康に対する自律性が弱体化していく疎外の過程をも示している。こうした疎外はI.イリイチが「医療化」あるいは「健康の搾取」という概念を提示して批判したように、現代の高度消費社会の構造に起因する問題といえよう。　　　　［道又利］

【参考文献】B.エーレンライク／D.イングリシュ『魔女・産婆・看護婦―女性医療家の歴史』（長瀬久子訳、法政大学出版局、1996）。I.イリイチ『脱病院化社会―医療の限界』（金子嗣郎訳、晶文社、1979）。

【関連項目】医療従事者、医療倫理、医の倫理、守秘義務、自己決定権、看護師、厚生労働省、保健師助産師看護師法

助産婦 ➡ 助産師

女子差別撤廃条約 ➡ 性差別

初診料加算制度

【定義】病院、診療所で外来患者に対して初診料に加算が行われる制度。午前8時前と午後6時以降に行われた診療に対する時間外加算、日曜日や国民の祝日、年末年始に行われた診療に対する休日加算、午後10時から午前6時までに行われた診療に対する深夜加算、深夜加算以外の夜間の時間に行われた診療に対する夜間加算、6歳未満の子どもの診療に対する乳幼児加算、紹介患者の診療に対する紹介患者加算、特定機能病院などで紹介状のない患者に対して請求する非紹介患者初診加算料、レセプト電算化システムなどを導入している医療機関に対する電子化加算（2010年度まで）などがある。

【倫理上の問題】大病院などにおける患者の集中を避けるために、特定機能病院等において、紹介状のない患者に対して初診料に上乗せを行うということは、患者の自由な医療機関の選択を妨げる可能性がある。

［馬込武志］

【関連項目】大学病院

処方　prescription（英)

【定義】医師、歯科医師や獣医師が、薬剤師に対して特定の患者の疾病に関し、医薬品を用いて薬剤の調製と用法を指示すること。処方は処方せんを交付することにより行われる。処方には処方せんを交付することが医師法、歯科医師法等により義務づけられている。処方せんに関しては、以下のように規定されている。「医師は、患者に対し治療上薬剤を調剤して投与する必要が

あると認めた場合には、患者又は現にその看護に当っている者に対して処方箋を交付しなければならない」〔処方箋の交付義務〕、「医師は、患者に交付する処方箋に、患者の氏名、年齢、薬名、分量、用法、容量、発行の年月日、使用期間及び病院若しくは診療所の名称及び所在地又は医師の住所を記載し、記名押印又は署名しなければならない」〔処方箋の記載事項〕。なお、処方せんの有効期限は発行日を含め4日以内である。
〔原敬〕

【関連項目】処方せん

▌**処方せん**　prescription, recipe（英）
【定義】処方とは、医師が患者に薬物療法の適用があると判断した場合、必要な医薬品を薬剤師に指示することで、その内容が一定の様式で書かれた指示書を処方せんという。
【概要と倫理問題】医師は、処方せんに患者の氏名・年齢や使用する薬品の情報（薬名、分量、用法、容量）、発行の年月日、使用期間および病院もしくは診療所の名称および所在地または医師の住所を記載し、記名押印又は署名しなければならない。通常、薬名は正式名または商品名で書かれ、容量は通常1日量や1回量、用法は服用の回数と時期、および患者への注意事項等が指示される。内容の頭書として「処方」またはRp.（recipeの略）と書く慣例がある。薬剤師には調剤前に処方内容に問題があれば処方医に問い合わせ確認する義務がある。処方医は、漫然と同一処方を繰り返すのではなく、患者の経過を観察し、服用した医薬品の影響（効果や副作用）をチェックし処方の適否・改善を図るべきである。処方せんの保存期間は3年間（薬剤師法）である。医薬分業に伴い、院内処方せんよりも院外処方せん（病院で処方せんだけ発行し、患者がその処方せんで院外の薬局から薬を受け取るもの）の発行が多くなっている。患者やその看護者が処方せんを必要としない意思を示した場合、医師は処方せんを発行しなくてもよい場合もある。また、患者側からジェネリック薬品（同じ薬効を持つ後発商品）の処方を医師に希望するケースも出てきている。
〔村岡潔〕

【関連項目】治療、医師、医師法、処方

▌**知らないでいる権利**　the right not to know（英）, das Recht auf Nichtwissen（独）, le droit de ne pas savoir（仏）
【定義】患者の「知る権利」に対して、患者が望まない情報を与えられないままでいる権利。ゲノム解析の結果のように、それについて「知らないことを選ぶ権利」「調べ尽くされない権利」「知らされない権利」における、将来の不確実性に関して知らないという自己責任もまた、人間の尊厳の一つである。
【倫理上の問題】現在では治療方法のない遺伝病やがんなどの罹患の有無は、患者が望まない限り伝えることはできない。伝えることは患者の基本権を侵害することになる。しかし伝染病やエイズのように、本人以外の利害に関わる場合はその患者は同時に社会的責任を負っている。それゆえ、このような情報内容は「知らないでいる権利」に該当しない。がん告知の場合のように、告知した方がより治療効果が得られるか、告知すると絶望的になり生きる望みを失うか、その判断は個々の患者の反応によらざるを得ず、一義的に決定することは困難である。知ることが現在では無意味ともいえるハンチントン舞踏病などの遺伝子解析スクリーニングに意味があるかも、改めて検討する必要があろう。
【展望】近い将来、すべてのがんが治癒可能となれば、がん告知の是非という問題は起きない。一方、妊娠中に胎児の性別を知

ることは、その社会での性差別に従って出産か堕胎かという恣意的な選別に結びつく。このように「知る権利」も「知らないでいる権利」も、つまるところ人間の知が人間にとっていかなる意味を持つのかという問題に行き着く。医療が人間の健康を目標とし、医学がその科学的知識を探求するのであれば、その内容こそ問われるべきであろう。　　　　　　　　　　　　　　［林隆也］

【参考文献】保木本一郎『遺伝子操作と法』（日本評論社、1994）．

【関連項目】知る権利、患者の権利、告知、遺伝病、遺伝子診断

自律　autonomy（英），Autonomie, Selbstbestimmung（独）

【歴史的由来】自律は自由の一つのあり方である。自由の捉え方にはいくつかあるが、大きくは、アウグスティヌス（Aurelius Augustinus 354-430）に由来する意志の自由と、ロック（John Locke 1632-1704）をはじめとするイギリス経験論の系列における行動の自由に分けられるであろう。そのうち意志の自由に属するものに、選択の自由と自律としての自由とがある。選択の自由とは、いくつかの選択肢があり、その選択肢の中から選択するという自由のあり方である。それに対して、「自律」としての自由は、カント（Immanuel Kant 1724-1804）が明らかにしたように「他律（Heteronomie）」と対立する概念として理解される。

【生命倫理と自律】「生命倫理」で問題にされる「自律」は本来この歴史的由来と一致するものではなく、むしろ、英米系の考え方がその中心にある。「生命倫理」という場面では、ドイツ語圏でも英米系の考え方が流入して自律が理解されているのである。この場合、「自律」とは第一に「自分のことを自分で決める」という「自己決定（self-determination）」である。第二に、この決定のためには選択肢が多元的であることが必要だとする「選択の自由」である。第三に、この選択肢から自由に適切なものを選択できるという「意思決定能力」を前提するという「行動の自由」である。だが、このように理解される「自律」は、1960年代にバーリン（Isaiah Berlin 1909-97）が強調した「消極的自由」すなわち私的領域の自由を意味するものでしかないだろう。そしてこの私的領域の自由そのものの正当性と保障もまたそれを支える社会システムに依拠し、そのシステムの中で、個人が法的能力を持ち得るかどうかという問題に還元されることになる。

【カントと自律】カントに立ち返って「自律」を定義すれば、「自律」とは「意志の規定根拠」が理性であることを意味し、それが自然的なものであることは「他律」となる。「選択の自由」は実はこの他律とも結びつく。選択肢の中から一つを選択する点に自由を見るとしても、自然的に与えられた選択肢に依存するなら、「自律」とはいえないからである。選択肢が一つしかなければその一つだけの選択肢しか選べないことを意味する。この点で、カントは明確にいわゆる「自己決定」としての「自律」とは異なった考え方、「自己実現」としての「自律」を示しているといえよう。この場合の「自己」の普遍妥当性を保障するために「道徳法則への尊敬」が提起される。しかし、この点にカント的な自律の積極性も限界もある。「自己決定」としての「自律」という考え方では、「自ら決定する」という形式性のみが重視され、内容は何でも構わないものとされる。したがって、常に自己に不利益な行為をも承認するか否かという愚行権の問題が登場して来ざるを得ない。カントの考えでは、このような自己は排除される。「自律」は、人間の理性性

によってのみ保障されるためである。この「自律」の場合には実行すべき行為は常にわれわれ人間に規範として迫ってくることになる。実現されるのは常に自然的なものを超えて理性的な自己であることになる。だが、ここに限界もまた存在する。「理性的自己」とはどのような自己かが多義的な解釈を生まざるを得ず、「自己決定」としての「自律」の限界を突破したように見えながら、同じ袋小路に陥ってしまうことが問題となる。

【社会と自律】結局、カント的自律にしろ、英米流の自己決定の自律にしろ、そのような個人的自由を実現するのは歴史的に規定された社会において行われることである。この「自己」はその社会のうちで捉え返されなければならない。したがって、理性的な自己であれ、自己決定であれ、それ自身の限界が問題ではなく、それを可能とする社会のあり方こそが視野に入れられなければばならないといえる。　　　　　　［長島隆］

【参考文献】樫則章「自律」（加茂直樹編『社会哲学を学ぶ人のために』世界思想社、2001）。Takashi Nagashima, 'Aufklärung und Selbstbestimmung : Arzt und Patient in Japan' ("Berliner Medizinethische Schriften Heft" 42, 2000)。

【関連項目】自由、自己決定権、自由意志、判断能力、リベラリズム、責任能力

‖ 自律原則 ➡ 自律；四原則

‖ 自律性 ➡ 自律

‖ 自律倫理 ➡ 自律

‖ **知る権利**

the right to know（英），das Recht auf Wissen（独），le droit de savoir（仏）

【定義】元来は、民主主義社会における国民主権の基盤となる権利で、国民が国の政治に関する情報を自由かつ十分に知るための権利を意味する。これには情報受領権と情報収集権という2つの側面があり、情報収集権にはさらに情報収集活動が公権力により妨害されないこと（消極的情報収集権）と、政府に対して情報の提供・開示を要求する（積極的情報収集権）ということの2つが含まれる。

【倫理上の問題】医療の現場でのパターナリズムへの批判として、「患者の人権」「患者の自己決定権」という主張は政治の場での情報公開制度への市民運動と連動してきた。この場合は、上記の積極的情報収集権を意味している。それゆえ患者の「知る権利」はインフォームドコンセントの基盤となり、「ヘルシンキ宣言」「リスボン宣言」「患者の権利章典に関する宣言」等、様々な宣言において明文化されている。しかし、患者と医師との関係がパターナリズム的である日本の社会では、そもそも「権利」の概念自体が希薄で、「知る権利」「拒否する権利」「自発的同意」といったことがどれだけ社会に認知されるかがまず問題である。

【展望】民主主義は個人の契約によって成立する。しかし明治以降、日本ではそのような根本的な理解が欠如したまま、近代社会へ突入した。現代でもそれは同様であり、政治のみならず医療の現場でも「契約」の概念が理解されないまま、制度的「契約」が支配的となり、混乱を招くこととなった。このような社会では、パターナリズムを完全に否定することは生産的ではなく、日本の「民主主義」に見合った「知る権利」の内容を検討していかなければならないであろう。　　　　　　　　　　　［林隆也］

【参考文献】J.J.ルソー『社会契約論』（桑原武夫・前川貞次郎訳、岩波文庫、1954）。

【関連項目】知らないでいる権利、情報開示、患者の権利章典、インフォームドコンセント、パターナリズム

シルバー産業

elderly-oriented industry（英）

【定義】民間の営利事業であり、高齢者を対象とした商品・サービスを提供する産業の総称。

【社会上の問題】2006（平成18）年6月現在、日本の65歳以上の人口は約2600万人で、全人口の約21％を占めており、この10年間で約700万人増加している。2015年には約3200万人（約26％）になると見られている。その一方で、65歳未満の人口はこの10年間で600万人以上減少している。この傾向は今後10年間も変わらないと見られており、日本の消費市場は大きな構造変化が進んでいるといえる。こうした高齢社会の到来を背景に、福祉・介護分野でのビジネスチャンスの拡大が期待され、シルバー産業の振興が図られている。シルバー産業として最も代表的なものに介護サービスがある。公的介護保険制度が2000（平成12）年4月に導入されてからは、政府も介護保険制度を機能させるため、介護サービスへの民間参入を支援してきた。2005（平成17）年4月のサービス利用者は約330万人で、2004（平成16）年度の介護保険給付額は約5.3兆円である。もっとも、高齢者といっても要支援・要介護者約330万人を除く約2200万人以上は普通の生活を送っている。介護サービス以外にも、生涯学習やユニバーサルデザイン商品など多くの産業で高齢者市場が見直されている。若年市場が縮小する中、多くの産業で高齢者市場への対応が必要となってきている。

【展望】今後は、1000万人ともいわれる「団塊の世代」に注目される。この世代は2012～14年に65歳を迎えるが、高齢者の価値観や消費行動を大きく変えると見られている。こうした高齢者の増加は、消費の面だけではなく、経験を生かしたNPO活動の拡大、雇用形態の多様化にもつながっていくと考えられる。　　　　　　　　[伊藤潔志]

【参考文献】山内悠『ニュー巨大市場・シルバー産業』（経営情報出版社、1991）。

【関連項目】高齢社会、介護サービス、老人福祉、NPO

人格

personality, person（英）, personalité, personne（仏）, Personalität, Person（独）

【定義】広義には人が有する全体的印象を指すが、倫理学では心身を備えた個体的人間（individual）を指すこともあるし、また、より狭義には理性的で自由な行為主体の特性を人格性（Persönlichkeit）と呼び、それを担う具体的で代替不可能な存在を人格（Person）とすることもある。この場合、人格はその人格性のゆえに、能力等での比較を超えた絶対的価値、つまり「尊厳（dignity）」があるとされる。またこの特性に依拠して、法学などでは主に「責任主体」の意味で用いられている。一方、心理学でパーソナリティ（personality）の訳語として「人格」という語を用いる場合には、「人柄」や「性格（character）」といった意味に近く、各人を特徴づけ、その人独自の行動様式をもたらす精神と身体の内的・統一的システムを意味している。

【語源・歴史的経緯】もともとpersonという言葉は、ラテン語のpersonaに由来し、悲劇などの舞台で演者が被る仮面を意味した。仮面がその人の「役割」を表わすことから、後に世界という舞台の登場人物、つまり個人を指す言葉としても使われるようになった。また、キリスト教神学でPersonaという言葉は、神の本性においては父と子と聖霊が一体であるという「三位一体」の三つの位格を指し、一なる本体（Ousia）とは区別された「理性的本性を持った個体的実体」を意味した。

近代になると、デカルト（René

Descartes 1596-1650) が描き出した「思考する自我」が実体の位置を占めることになるが、この場合の自我は物体（身体）と対立した「主観」に過ぎず、それ自体で価値を有する「人格」という意味はない。その後、T.ホッブズ（Thomas Hobbes 1588-1679）が人格に「責任主体」という意味を与えたり、J.ロック（John Locke 1632-1704）が権利の主体としての「自己意識的」人格概念を展開するようになる。ロックにとり人格とは、自分を自分として意識できて、過去の経験を自らの記憶として統合できる身体的存在のことであった。そして今日のように人格を人間の絶対的価値を強調する概念として用いられるようになったのは、カント（Immanuel Kant 1724-1804）の影響が大きい。カントはその道徳哲学において、何らかの目的に至る「手段」として相対的価値を持つ「物件（Sache）」とは区別して、理性的存在者を、それ自身にとって「目的」である、つまり自由であるところの人格（Person）と見なし、そこに尊厳という絶対的価値を帰している。そして同じように自由な主体としての他者を、決して単なる手段としてではなく、目的自体として、言い換えれば、かけがえのない自由な主体として尊重すべきことを命じている。

これに対しシェーラー（Max Scheler 1874-1928）は、カントの人格を抽象的であると批判し、むしろ人格とは決して対象化され得ないものであり、時空的制約下にあって意志や感情などの性質を帯びた個性的で具体的な作用の動的な統一体であるとして、そこに聖なる最高価値を帰している。愛の共同体を指向する彼の人格概念は、20世紀の「人格主義」にも少なからぬ影響を与えることになる。

【倫理・法律・社会上の問題】自由で理性的な主体としての人格に絶対的価値を認めようとする考えは、人格相互の権利・義務関係や尊重関係を築く一方で、人間中心主義の傾向に拍車をかけ、人間の生存権をパーソン（人格）概念によって根拠づけようとする今日の考えを産み出す背景ともなっている。たとえばM.トゥーリー（Michael Tooley 1941-）は、生物学的ヒトと区別して、持続的で自己意識を有する存在者をパーソン（人格）とし、そこに人間の生存権の根拠を求めようとする。この条件に従えば、胎児と新生児は生存権と尊厳を持つ人格から除外され、人工妊娠中絶も重度障害新生児の安楽死も容認されることになる。だがこの基準に従えば、新生児一般や植物人間、認知症患者なども、自己意識を有するとはいえないことで、通常はその生存が保護されている存在者の生存権をも否定しかねないことになる。そこでH.T.エンゲルハート（Hugo Tristram Engelhardt, Jr. 1941-）のように、人間を5段階に区分し、新生児や認知症患者などの自己決定力を持たない者を「社会的人格」として慈恵の視点から扱おうとする考え方もある。しかし彼はもう一方で功利性の原則も認めており、この原則の下では経済・福祉の状況次第で社会的人格の生存が左右される危険性をぬぐい去ることができない。

仮にヒトの生存権の根拠に人格を置くとしても、通常の人格（person＝人）の概念は、必ずしも自分自身を意識できるという能力、ひいては生物学的事実に還元して理解し得るものとは限らない。むしろ人格は社会的に共有されるフィクション的性格を持ち、人格の概念には種々の「理念」的な意味が込められている。personaという語源にも見られるように、もともと人格は身体の表現を通してイメージや姿として捉えられ、他者との関係の中で「承認」されるべきものと見なされるがゆえに、必ずしも自己意識が明瞭とはいえない存在につい

ても、その存在が然るべく尊重されてきたのだと考えることができる。こうした考えは、胎児や死者にさえ魂の連続性を見てきた伝統的な人間観とも接続可能であろうし、さらにはヒト胚にさえ人格の尊厳を見るカトリックの人格主義との対話の可能性にも開かれているといえよう。ただし人格という用語については、personとpersonalityという2つの訳語として用いられるだけでなく、person概念自体が複数の語義を有するためにもたらされる議論の混乱もあることを考慮するなら、今後、用語の整理が必要であるともいえる。

【展望】意識性や対応能力といった特徴で「人格」の概念を定義し、この概念で生存権を考えるべきなのかどうかは、近代の人間中心主義の評価や、われわれの習俗の中に息づく人間観・死生観の評価と絡めて、再度、脳死や中絶、安楽死といった具体的な医療の場面でも検討されるべきであろう。　　　　　　　　　　　　［宇佐美公生］

【参考文献】I.カント『道徳形而上学原論』（篠田英雄訳、岩波文庫、1976）。M.シェーラー『倫理学における形式主義と実質的価値倫理学』上・中・下（吉沢伝三郎他訳、白水社、1976〜80）。H.T.エンゲルハート他『バイオエシックスの基礎』（加藤尚武・飯田亘之編、東海大学出版会、1988）。村松聡『ヒトはいつ人になるのか―生命倫理から人格へ』（日本評論社、2001）。

【関連項目】人格主義、パーソン論、人間の尊厳、生存権、哲学的人間学

人格主義　personalism（英），personnalisme（仏），Personalismus（独）

【定義】人格性を存在の根本的カテゴリーと見なしたり最高の価値と見なす思想。あるいは、人間の尊厳、すなわち人間の人格性の不可侵性を最高原理とする倫理学上の立場を指す。

【歴史的経緯と意義】人格主義という言葉を最初に用いたのは、ドイツのシュライエルマッヒャー（Friedrich Schleiermacher 1768-1834）とされているが、思想運動としての人格主義は、19世紀から20世紀にかけてヨーロッパやアメリカで展開されたもので、そこにはカント（Immanuel Kant 1724-1804）やM.シェーラー（Max Scheler 1874-1928）の人格論の影響もうかがうことができる。

19世紀の人格主義は、それまでの実証主義や唯物論に対抗し、自由や創造性を備えた人間を、単なる役割や特定の能力には還元できない「絶対的価値を有するもの」として相互に尊重する立場であり、ヒューマニズムや民主主義との明確な区別なく用いられることもあった。一方、20世紀の人格主義は、資本主義や科学技術の発達に伴う人間疎外や全体主義の人権侵害に抵抗しながら、他方で人間を孤立化させる個人主義や自由主義をも批判して、人格が心身を備え個性を持った存在であり、他の人格に対して開かれた「交わり・連帯・共同」的存在であることを明らかにすることに力点が置かれた。学説としてこの言葉を用いたのは、C.ルヌーヴィエ（Charles Renouvier 1815-1903）だが、フランスで1932年にE.ムーニエ（Emmanuel Mounier 1905-50）が発刊した『エスプリ』誌を中心とした運動が有名である。ムーニエは、キリスト教的人格主義の立場から人格相互の交わりを強調することで政治参加と社会正義を訴えた。

そして現代では、「人格主義」という言葉は、カトリックの生命倫理学の立場を指すものとして用いられることも多い。「人間の能力」や「人間の質」に重点を置く世俗的生命倫理学の価値観に対して、カトリックの人格主義は人間の内在的価値、あるいは人間存在そのものの尊厳に重点を置く価値観であって、人格の開始点を受精時とした上で、すべての人間の人格は絶対不可

侵であるがゆえに、ヒト胚も絶対不可侵であり、ヒトクローニングは不当である、と主張する。この意味での人格主義は、ヒトの中で自己意識の有無を人格と非人格のメルクマールとするいわゆる世俗的な「パーソン論」とは区別され、むしろ対立的な立場ともいえる。

【倫理上の問題と展望】当初の人間中心主義としての人格主義の場合には、いわゆる「パーソン論」にまつわる問題が指摘できる。すなわち人間の自由を人格概念の核に据えてしまうと、自律的能力を欠いた人間の処遇をどのようにすべきかという問題である。それに比べ、人格を人間の諸能力には還元されない存在の根本カテゴリーに据えて、「交わり」を重視する人格主義では、障害者や植物人間との交わりなど、パーソン論の文脈から漏れる人間との関係の可能性にも開かれているといえよう。しかしその点では、カトリックの人格主義がさらに徹底しているといえる。すなわち、人格の開始点を受精時に置くことで、人格の境界を明確にし、あらゆる人間の生命を「人格」として尊重すべきことを打ち出しているからである。だが、ここまでくると、他の存在者の生命に比してなぜ人間の生命だけが尊いのかという、さらに根本的問題が喚び起こされることになる。こうして見ると人格主義は、その多義性のゆえに、クローン技術や人工妊娠中絶、安楽死、動物実験といった問題に答える視点を提供しながらも、「われわれが配慮すべき人格とはどのようなものか、そしてそれはなぜ尊いのか」といった問いの前に立たされているといえる。　　　　　　　　　　　　〔宇佐美公生〕

【参考文献】三嶋唯義『人格主義の思想』（紀伊国屋新書、1994）。M.シェーラー『倫理学における形式主義と実質的価値倫理学』上・中・下（吉沢伝三郎他訳、白水社、1976〜80）。秋葉悦子『ヴァチカン・アカデミーの生命倫理学』（知泉書院、2005）。

【関連項目】人格、パーソン論、人間の尊厳、個人主義、自由、クローン技術、胚

人格障害　personality disorder（英）

【定義】人格や性格の極端な偏りから社会生活上の障害（自分自身が悩んだり、周囲の人間を巻き込んで混乱する状態）が生じた場合を人格障害という。精神科診断として神経症（現在は不安障害という）やうつ病などの病気があるが、これとは別の次元での評価ということになる。アメリカ精神医学会の診断基準であるDSM-IV（Diagnostic and Statistical Manual of Mental Disorders, 4th Edition）は多軸診断が特徴であるが、それによれば、一般的な精神科診断を第1軸としたら、人格的な評価は第2軸になり、極端な性格傾向があればそれを記し、人格障害といえるレベルならそれを記すことになっている。性格傾向か人格障害かの区別は、社会的・職業的な障害または主観的な苦悩の有無により、それらが認められる場合を人格障害という。

【倫理上の問題】DSM-IVによって分類される10種類の人格障害のうち、代表的なものの基本的な特徴は以下の通りである。（1）統合失調質人格障害：社会生活から離れ、対人関係状況での感情表現の限定など。（2）反社会性人格障害：他人の幸福や権利を無視し侵害するなど。（3）境界性人格障害：対人関係・自己像・感情の不安定さ、およびそれに基づく衝動性など。（4）自己愛性人格障害：誇大性、賞賛されたいという欲求、他人への共感性の欠如など。これらが様々な形で社会で問題を起こす。（2）は犯罪、（3）では頻回の自殺未遂や職場での他人を巻き込んだ問題などが起こる。

【展望】近年、境界性人格障害や自己愛性人格障害が多くなってきた感が強い。その背景には不安定な親子関係や社会の中で成

長した人間が成人になり、彼らが親になっていき、さらに子どもにまで「伝染」していく連鎖が存在する。ある種の性格傾向があるのは個性として重要であるが、社会生活や職業的な問題が生じた時にそれは人格障害といわれる。職業に就かない若者が増えたり、社会と距離をとったスタンスで生きる人間が増えている現代社会で、それらはどのように変化していくのかを注意深く見守らなければならない。　　　［保坂隆］

【関連項目】精神異常

進化論　evolution theory（英），Evolutionstheorie（独）

【定義】生物は大きな時間の経過の中で多様化し分化・発展を遂げるとする考え方。

【歴史的経緯】進化については古来の哲学の中に諸説があるが、進化論を科学的理論として確立し、以後の論議の軸を形成しているのは、ダーウィン（Charles Robert Darwin 1809-82）が『種の起源』（1859年）で提唱した自然選択（自然淘汰）説である。ダーウィンによれば、地球上にいったん登場した生物は、時間の経過の中で数的に増殖を続けると同時に、同一の種の内部でも様々な変異が生じることによって形態も多様化するが、それらの増殖し多様化した生物の中から、そのつどの環境への適応という制約によって、生存するものとしないものとが分かれてくる。これが自然選択である。進化の過程を、何らかの目的が実現する過程として目的論的に捉えるのではなく、ただ「変異」と「自然選択」の繰り返しの所産として説明する点に、自然選択説の大きな特色がある。ただし、遺伝的な変異のメカニズムが明らかになるのは1900年にメンデル（Gregor Johann Mendel 1822-84）の遺伝研究が再発見されて以後であり、遺伝研究の成果と自然選択説とを総合した現代的な進化論（総合説）が形成されたのは1936～50年頃とされる。今日では自然選択説は重要な科学的洞察として広く受け入れられているが、進化の具体的な形態を説明する際に自然選択にどの程度の重みを置くかについては生物学者の間に見解のばらつきがあり、最終的な評価については今後を待たねばならない。

【倫理上の問題】ダーウィン流の進化論を人間社会に応用する考え方は一般に「社会ダーウィニズム」と呼ばれ、既に19世紀から存在する。人間社会を支配するのは弱肉強食のその最も通俗的な形態に当たる。また、「社会ダーウィニズム」という呼称が適切かどうかについては見方が分かれるが、生物に見られる利他的な行動を血縁選択（自分の近親の生存に有利に働くような自然選択）によって説明するウィルソン（Edward Osborne Wilson 1929-）らの社会生物学もまた、進化論の倫理的な含意を考える上で見落とすことのできない業績である。　　　　　　　　　　［清塚邦彦］

【参考文献】C.ダーウィン『種の起源』改版、上・下（八杉龍一訳、岩波文庫、1990）。E.マイヤー『ダーウィン進化論の現在』（養老孟司訳、岩波書店、1994）。

【関連項目】生物学、社会生物学、遺伝決定論、突然変異、科学主義、遺伝、自然淘汰

信教の自由　freedom of religion（英）

【定義】どの宗教を信じることも、また宗教を信じないことも自由であること。基本的人権によって保障されている自由（日本国憲法第20条第1項）。

【歴史的経緯・他分野との関連・倫理上の問題】信教の自由は、結社の自由、思想の自由とともに基本的人権として認められている。近代イギリスでは清教徒が純粋な信仰的生活を求めてイギリス国教会と対立し、厳しい弾圧を受けながら命懸けの戦いによって獲得した自由である。清教徒にとって

基本的人権は神が与えた自然法であった。アメリカに渡った彼らは信教の自由を保障する新たな社会を形成した。この信教の自由は人権革命に影響を与え、基本的人権の基礎となった。

日本国憲法には信教の自由を保障する2つの条項が存在する。「信教の自由は、何人に対してもこれを保障する」(第20条1項)、「何人も、宗教上の行為、祝典、儀式又は行事に参加することを強制されない」(第20条2項)。この条項中で重要なことは、信じない自由を信じる自由と同じように保障していることである。一般に信教の自由は信仰の自由、宗教結社の自由、宗教行為の自由に分類されて把握されている。信教の自由をめぐる判例の多くは、信教の自由によって国民の義務が免除すべきか否かをめぐって争われている。信教の自由はほとんどの国で保障されているが、政教分離となると事情は異なる。イギリスでは国教を定め、ドイツ、イタリア、スペイン等では信教の自由を保障した上で、キリスト教に特権を与えている。それぞれの国の宗教的歴史的背景・現状は異なるが、今日この特権が弱められる傾向にある。

【課題】わが国では信教の自由は等閑視されがちであるが、この自由に制限が加えられたり、拡大解釈によって歪められないよう国民一人ひとりが関心を持つことが望まれる。とりわけ、公的な場で特定の信条を背景にした行為が強制されたり、これを自らの信念で拒否した者が懲罰を受けることのないように監視することは緊要な課題である。　　　　　　　　　　　[新屋重彦]

【参考文献】今井宏『クロムウェルとピューリタン革命』(清水書院、1984)。菅野和夫他編『六法全書』平成18年版(有斐閣、2006)。宮沢俊義『憲法』改訂版(有斐閣、1973)。

【関連項目】憲法、エホバの証人、医の倫理、医療裁判

‖ 仁恵原則 ➡ 慈恵(善行・仁恵)原則

‖ 神経性大食症 ➡ 摂食障害

‖ 親権　parental authority(英)
【定義】未成年の子を養育する法的な責任を負う者(親権者)に対して、その義務を履行するために認められる権利。親権は、国家を含めた他の第三者に優先して子を養育する権利であると同時に、対象となる子に対して養育上の一定の命令をすることのできる権利でもある。わが民法において親権は、嫡出子の場合は父母の婚姻中は父母が共同で、離婚後はいずれか一方が単独で行使し、非嫡出子の場合は原則として母が単独で行使するものとされている。養子の場合は養親が親権者となる(民法第818条以下)。親権者は親権ないしその一部を第三者に委託することもできる(里親への養育委託、学校への教育委託など)。親権は子が成年に到達するまで存続するが、親権者が親権を濫用した場合などには、親族や児童相談所長らの請求によって家庭裁判所は親権者の親権を喪失させることができる(民法第834条、児童福祉法第33条の6)。

【倫理上の問題】親権の内容は、身上監護権(身の回りの世話)、身分行為の代理権(認知の訴えの提起、養子縁組の代理承諾など)、財産管理権とに大きく分けられる。身上監護権として民法は、懲戒権、居所指定権、職業許可権しか掲げていないが、教育や医療など未成年者の人生に関わる重要な事項の決定権は親権に含まれると解される。しかし、子が成年に到達するまでは親権者に全面的な決定権が存すると考えることは妥当ではなく、子の年齢と判断能力の成熟に応じて親権者の決定権は次第に縮小し、子ども自身の意見が尊重されることになる(子どもの権利条約第12条参照)。わが国の法でも15歳に達した未成年者には、

養子縁組に同意すること、遺言を作成すること、死後に臓器を提供する意思を表明することなどが認められている。他方で未成年者は、理由の如何を問わず不妊手術に同意することはできない（母体保護法第3条）。生命維持のために不可欠の治療を拒否する権利も成人には認められたが（最高裁平成12年2月29日判決）、この権利が未成年者にも認められるかは疑問である。なお、幼児に対する心臓手術を親権者（両親）が拒否したため、児童相談所長が親権喪失宣告を申し立て、家庭裁判所から親権者の職務執行停止および親権者の職務代行者の選任の保全処分を得て（家事審判規則第74条）、代行者（親族）の同意によって手術を行うことを認めた審判例がある（名古屋家裁平成18年7月25日審判）。　　　　［家永登］

【関連項目】嫡出子、家庭裁判所、子どもの権利条約、特別養子縁組制度、母体保護法、臓器移植法

人権

human rights（英），Menshenrechte（独），droits de l' homme（仏）

【定義】人間は生まれながらにして自由・平等であり、生得の権利はいかなる政府も侵し得ないとする自然権思想に由来する。市民革命の過程で、1776年のアメリカ独立宣言、1789年のフランス人権宣言などにより確認された。身分的自由や特権と対比される。実際に権利として保障されるためには明文をもって規定される必要があり、人権規定は近代憲法の重要な部分となった。本来、国家の枠を超えたすべての人間に保障されることを予定しており、1948年の世界人権宣言等に基づき、世界的規模の人権保障の実現が追求されている。

【歴史的経緯】フランス人権宣言は「自由、所有、安全、圧政への抵抗」をすべての人の人権として規定した。主として行政権の恣意を抑制する原理であった。20世紀に入り、これらの自由権を現実に保障するために、人間たるに値する生活を国家に要求する権利、労働者の団結権などの社会権が人権の部類に加えられることになった。また、人権の主体として認められてこなかった社会的弱者については、20世紀後半以降、女性や子どもの人権保障という形で保障されてきた。近年の情報化社会の中にあっては、豊かで自立した暮らしが可能になることをすべての人に保障するために、情報弱者といわれる人びとに対して、情報アクセス・情報発信に関する新たな人権の確立も求められている。

【倫理上の問題】アメリカで1950年代以降、人権をめぐる社会運動が幅広く展開され、医療裁判の場でも、患者の人権を守るためにインフォームドコンセントが不可欠であるという考え方が浸透していった。日本でも、長く人権侵害が指摘されてきた精神医療の分野で患者本人の同意に基づく入院を原則とするようになり、がん告知、宗教上の理由による輸血拒否、安楽死、臓器移植などをめぐる自己決定権が議論されてきた。

医療の場では、誰に人権主体を認めるべきかが常に問われている。人工妊娠中絶をめぐり、胎児に人権はあるかどうかが問われ、脳死臓器移植問題においては脳死状態にある人の人権が焦点となる。さらに、子どもの臓器提供意思をどこまで認めるかといった問題は、人権の観念が前提とする「自己決定し自己責任を負う強い個人」という想定へ見直しを迫るものであり、代理出産や尊厳死などの生命倫理の諸問題は、個人の自己決定の限界としての人間の尊厳とは具体的に何を意味するかという問題を提起している。

【展望】自然権思想に由来し、実定法を超えたものとして人権という考え方が生命倫理で強調される場合、この自然権性こそ問わねばならない。人間の自然とは何かとい

うことである。たとえば、遺伝子操作により人為的に特殊な人間が作り出される可能性がある以上、「遺伝的に操作されない権利」を人権として位置づけることも検討していかねばならない。

　人が人間として生きていくことを妨げている抑圧や恐怖からの解放を求めて具体的な人権が主張されてきた。近代自然権思想は、既存秩序内での行為様式を超えるより高い理想性を帯びており、現状変革に向けての革新的な運動を呼び起こすものであった。同様の衝撃力を生命倫理も持っている。臓器提供をめぐっては、身体はいったい誰のものかという形で、人権概念の中心にある所有権という考え方が問い直されている。人権はひとたび侵害されれば、完全な回復はあり得ない。本来、不可侵のものが人権である。それを侵すのは人であり、そのための道具となり得る科学技術を人間は手にしている。人権侵害の未然防止こそが、人類の知恵として求められている。　　［青野透］

【参考文献】唄孝一編『医療と人権』（中央法規出版、1985）。佐々木充臣『もう一つの人権論』（信山社、1995）。樋口陽一『一語の辞典―人権』（三省堂、1996）。

【関連項目】自由、平等権、自然権、社会権、情報倫理、インフォームドコンセント、自己決定権、人間の尊厳

人権と生物医学条約
Convention on Human Rights and Biomedicine（英），Convention sur les droits de l'homme et biomédecine（仏）

【定義】ヨーロッパ評議会（Council of Europe：CE）によって1997年4月4日にスペインのオヴィエドで調印され、1999年12月1日に発効した条約で、正確には「生物学と医学の応用に関して人権と人間の尊厳を擁護するための条約」である。本条約の全体構成は前文と14章38条から成り、バイオエシックスの諸原則と禁止事項などが宣言されている。

【倫理上の問題】この条約の主な内容は、インフォームドコンセントの一般的原則と同意能力のない人の保護規定、プライバシーの尊重と健康についての情報を知る権利、遺伝的特徴による差別の禁止、遺伝子検査が許されるのは適切な遺伝カウンセリングの下で医学目的の場合のみであること、ヒトゲノム操作は予防・診断・治療目的に限って行ってよいこと、性に伴う重症の遺伝病の場合を除いた男女産み分けの禁止、医学研究における被験者の保護規定、受精卵の研究が法律上認められている場合におけるその受精卵の保護と研究目的で受精卵を作り出すことの禁止、臓器移植に関する原則と同意能力のない人の保護規定、人間の身体の一部を売買することの禁止、生物学と医学の発展によって提起されてきた根本的諸問題を公共の討議に付すことの重要性などである。

【展望】この条約は1948年の国連の「人権宣言」から始まり、「人権と基本的自由の保護条約」（1950年）、「市民権と政治的権利に関する国際条約」および「経済的、社会的、文化的権利に関する国際条約」（1966年）、「個人データの自動情報処理に関する個人の保護のための条約」（1981年）、「子どもの権利条約」（1989年）を踏まえて宣言、調印されたものであり、そのような歴史的背景の下で成立したバイオエシックスに関するこの国際条約は、人権と人間の基本的自由がさらにいっそう全世界的次元で実現されることを目標としている。またこれに関連する宣言として「ヒトゲノムと人権に関する世界宣言」が1997年第29回ユネスコ総会で採択され、2005年第33回総会で「生命倫理と人権に関する世界宣言」が採択されている。　　［松島哲久］

【関連項目】インフォームドコンセント、判断能力、知る権利、人権、人間の尊厳

人口　population（英）

【定義】特定地域に居住する人間の数。出生や死亡といった自然的要因のほか、人口移動のような社会・経済的要因によって増減する。人口の増減によって引き起こされる社会現象は人口現象と呼ばれ、一定時点の人口の状態（人口静態＝the state of population）に注目する方法と、人口の変動過程（人口動態＝population dynamics）に注目する方法で研究される。人口現象は、社会・経済・自然環境と深く関係し、具体的には食糧問題・貧困問題・資源問題等が世界人口の増加によって引き起こされていると考えられている。

【歴史的経緯】1990年の国連発表によれば、2005年に64億人に達した世界人口が、2050年に100億人まで増加すると推計されている。このような世界人口の増加は人間の生活環境を悪化させると考えられており、世界人口増加抑制に向けた政策が世界各国で実施されてきた。具体的にインドでは1951年、人口増加抑制に向けた家族計画が第一次五か年計画で国策化され、中国でも1979年、「一人っ子政策」として知られる「計画生育政策」が実施された。その他にも、1996年の国連発表によれば、発展途上国の85％が出生調整を支援する家族計画プログラムを導入したとされている。こうした人口増加抑制政策の成果等により、今日、世界人口の増加率は1965～70年の2.0％をピークとして減少する傾向（1995～2000年の増加率は1.3％）にある。しかし、既に64億人を超えた世界人口は、今後も緩やかに増加し続けると予想され、依然として世界人口増加による生活環境の悪化が懸念されている。

【倫理上の問題】今日、少子高齢化が進んだ先進諸国は、自国経済の縮小を避けるため出生率の向上を目指している。積極的に人口増加抑制政策を実施してきた発展途上国から見れば、こうした先進諸国の施策は、自国経済の発展のみを目指したものと見なされるであろう。世界人口の増加抑制は、国家の枠を超えた視点からなされるべき問題であり、現在の世界経済システムの再検討が今後も必要とされている。

【展望】1994年9月6～13日にエジプトのカイロで開催された国連国際人口開発会議（International Conference on Population and Development：ICPD）は、世界179カ国の代表を集め、「リプロダクティブヘルス」と「リプロダクティブライツ」の向上を目指した行動計画をとりまとめた。この行動計画は、家族計画における女性の健康と権利を保護することを目的とし、今日、世界各国の人口増加抑制政策に大きな影響を与え続けている。今後、世界人口増加抑制策はこれまで以上に女性の社会的地位向上のあり方をめぐって議論され、実施されていくものと思われる。　　　　［中根弘之］

【参考文献】阿藤誠『現代人口学―少子・高齢社会の基礎知識』（日本評論社、2000）。

【関連項目】人口政策、人口動態、少産少死

人工呼吸器　➡　レスピレーター

人工死産　artificial fetal death（英）

【定義】死産（stillbirth〈英〉, Todesgeburt〈独〉）の定義は世界各国において異なるが、わが国では厚生労働省令にある「死産の届出に関する規程第2条に規定する妊娠満12週（第4月）以後の死児の出産」を意味し、自然死産と人工死産に分けられている。人工死産とは、胎児の母体内生存が確実な時に人工的処置を加えたことにより死産に至った場合をいい、それ以外はすべて自然死産となる。ただし、人工的処置

を加えた場合でも、胎児を出生させることを目的とした場合や、母体内の胎児が生死不明、または死亡している場合は自然死産とされる。「母体保護法」における人工妊娠中絶は、22週未満までしか認められておらず、また、妊娠11週までの死産については死産届等の手続きが不要であることから、妊娠12週から21週6日までの場合に限り「死産届」を提出する。死産統計では、母体保護法による人工妊娠中絶のうち妊娠満12週から妊娠満22週未満までのものが含まれる。

【歴史的経緯】死産率は通常出産（出生＋死産）千対の率で表わされる。自然死産を見ると、昭和25（1950）年以降上昇傾向を示し、昭和36（1961）年に54.3に達したが、その後は低下し、昭和40（1965）年に47.6、平成2（1990）年に18.3、平成13（2001）年には13.0となっている。なお、昭和41（1966）年の特異な数値は「ひのえうま」による出生減少を反映している。平成7（1995）年のICD-10（国際疾病分類第10改訂版）の適用に伴い、周産期死亡における後期死産の定義が「妊娠満28週以後」から「同22週以後」の死産に変更された。平成6（1994）年以前については、満22週以後で計算し直した後期死産の値を用いているので留意する必要がある。他方、人工死産については、昭和25年以降上昇し、昭和28～33（1953～58）年にかけて50を超える死産率を示した後は低下傾向となり、昭和49（1974）年には最低率の16.4となった。しかしその後、上昇傾向に転じ、昭和60（1985）年に自然死産率を上回ったが、平成3（1991）年以後は低下傾向にあり、平成13年は18.0となっている。ただし、ここでも昭和41年は前述した理由で異常な数値となっている。ちなみに、中絶件数は昭和30（1955）年に117万を超えていたが、昭和60年にはその半数以下となり、以後も減少傾向にある。平成13年は34万1588件となっている。妊娠週数別の割合を見ると、母体の負担が比較的軽い満11週（第3月）以前の妊娠初期が9割強を占めているが、これらは死産統計に入っていない。

【倫理・社会上の問題】一般的には死産の原因には胎児側と母体側の二つの側面がある。平成13年の死産総数について、その原因を胎児側から見ると、ほとんどが「周産期に発生した病態」と「先天奇形、奇形及び染色体異常」である。母側から見ると、「現在の妊娠とは無関係の場合もあり得る母体の病態により影響を受けた胎児及び新生児」が多く、その中では腎および尿路疾患、高血圧性障害によるものが多い。自然死産の原因について母側病態を見ると、記載のあったもののうちでは「現在の妊娠とは無関係の場合もあり得る母体の病態により影響を受けた胎児および新生児」が最も多い。次いで、「母体の妊娠合併症により影響を受けた胎児及び新生児」が多く、その中では、前期破水が多い。

【諸分野との関連】平成13年の死産数を妊娠期間別で見ると、満22週未満の自然死産は1万1608胎で、全体の約73.9％を占めている。一般に自然死産は妊娠初期に多発し、その後は比較的安定し、分娩の近くになるとまた増加するといわれているが、満12～15週は26.3％を占めている。他方、人工死産では満22週未満のものが2万1754胎で人工死産のほとんどを占めており、そのうち満12～15週は全体の48.8％になる。自然死産のうち満22週以後のものは4090胎で、自然死産全体の26.0％を占めており、そのうち満22～27週は7.7％、満36～39週は6.3％を占めている。母の年齢階級別に自然死産率を見ると、25～29歳が10.8％で最低を示しており、この年齢から高年層または若年層になるに従って高率となっている。自然死産と人工死産の比を見ると、若・高年層

になるほど人工死産の割合が高くなっており、社会的条件の関与が示唆される。

［丸山マサ美］

【参考文献】厚生統計協会編「人口動態」(『国民衛生の動向』2003)。

【関連項目】死産、人工妊娠中絶

▌**人工授精**　artificial insemination（英）
【定義】受精を目的として人工的に精子を女性性器内へ注入すること。提供される精子の種類により、配偶者間人工授精（AIH）と、非配偶者間人工授精（AID）の2種類がある。体外受精・胚移植（IVF-ET）などに比べて簡便であり、外来で手軽に施行できる。排卵日に来院してもらい液化精液または洗浄精液0.5mlを子宮腔内に注入する。数周期施行しても妊娠しない場合には、採取精液を洗浄濃縮して精子の細胞成分のみを分離した濃縮AIHを施行する。また最近では、選別した精子を子宮鏡を用いて卵管内に戻す卵管内人工授精（HIT：hysteroscopic insemination into tube）も、乏精子症の治療として行われている。

【歴史的経緯】ギリシャのヘロドトスの著書の中の記述や、アラビアの地で昔から行われていたような伝説はあるが、科学史では18世紀の末にイタリアの生物学者スパランツァーニ（Lazzaro Spallanzani 1729-99）が初めて蛙で、後には牝犬で人工授精に成功したのがその最初とされる。しかし人工授精が重要視されるようになったのは、その後約100年を経て、モスクワの動物学者イワノフ（E.I.Ivaov）が家畜の増殖に人工授精の方法を適用して成功を収めて以来である。人間に人工授精の方法を最初に実施したのは、イギリスの外科医ハンター（John Hunter 1728-93）である。彼は生前、重度の尿道下裂症のため妻を妊娠させることができなかった夫に対し、いわゆる海綿法による人工授精の方法を教示し成功させた。このことは彼の死後、1799年になって報告された。日本では1948（昭和23）年、慶応義塾大学産婦人科の安藤画一教授の下でAIDの第1子が誕生した。当時、同病院では家族計画相談所を設け、安藤とともに山口哲や高島達夫らが対応した。

【倫理的な対応】現在、わが国の人工授精については日本産科婦人科学会の会告がある。それによると、「不妊の治療として行われる医療行為であり、その実際に際しては、わが国における倫理的・法的・社会的基盤を十分に配慮し、これを実施する」とある。対象者は、(1)本法以外の医療行為によっては妊娠成立の見込みがないと判断され、しかも本法によって挙児を希望する者、(2)法的に婚姻している夫婦で、心身ともに妊娠・分娩・育児に耐え得る状態にある者である。また精子提供の条件は、健康で、感染症がなく、自己の知る限り遺伝性疾患を認めず、精液所見が正常であるとともに、提供者になることに同意して登録していることである。その際、提供の期間は一定期間内（2年以内）とされている。さらに、営利目的の精子提供および斡旋、もしくは関与、または類似行為を禁止した。

【倫理・法律・社会上の問題】配偶者間人工授精（AIH）については大方の承認を得ているものの、非配偶者間人工授精（AID）では、親子関係の確定の問題をはじめとして様々な問題がある。現在、国民の間で十分に議論が尽くされている状況にはなく、法律制定の過程で利用の是非を議論する必要がある。AIDは単に法学的考察にとどまらず、親子関係、家族、婚姻の本質が問われる問題である。その中でも、出自を知る権利と提供者のプライバシーの保護は、非配偶者間の生殖補助医療の実効性に関わる重大な問題となる。

厚生労働省生殖補助医療部会は、「提供された精子・卵子・胚により生まれた子ま

たは自らが生まれたかもしれないと考えている者であって、15歳以上の者は、精子・卵子・胚の提供者に関する情報のうち、開示を受けたい情報について、氏名、住所など、提供者を特定できる内容も含め、その開示を請求することができる」と全面開示を求めている。また、日本受精着床学会倫理委員会は平成16（2004）年6月、非配偶者間生殖補助医療に共通した倫理・法律問題として、匿名性・出自を知る権利・対価を掲げた。匿名性については、（1）代理出産、精子・卵子・胚を提供する場合には、原則として匿名とする。（2）ただし、被提供者の希望と提供者の承諾があれば、特例として事前審査において適否を判定する。また出自を知る権利については、（1）非配偶者間の生殖補助医療により生まれた者、または生まれたかもしれないと考えている者は、開示を受けたい情報について、その開示を請求することができる。（2）当該提供者は、請求のあった情報のうち、提供者を特定できる情報を含め、開示を承認する範囲を指定することができる。最後に、対価については、（1）代理出産の実施や、精子・卵子・胚提供にかかわる一切の金銭等の対価を供与すること、および受領することを禁止する。（2）ただし、個々の医療にかかわる実費相当分および医療費についてはこの限りではないとした。イギリスのHFEA（Human Fertilisation and Embryology Act）方式に則りながらも、提供者の篤志を尊重するという見地から、生まれた子の全面開示請求権を認めた上で、提供者が自分を特定できる情報如何を問わず、開示する範囲を指定するという可及的開示が、現段階では妥当との判断に立つものである。

【諸分野との関連】日本では、AIDに関する法律はない。実施のためには手続き件数（実施回数の限度、提供数の限界、提供の頻度等）の整備とともに、実施できる医療機関・医師の登録制度の検討、実施記録の保存および開示の要件の規定等、現行法の不備を早急に改めるべきである。受精前の精子提供者の権利義務としては、財産権の客体としての側面と、家族法上の側面が可能性として考えられる。

非配偶者間生殖補助医療と配偶者間生殖補助医療との根本的違いは、親子間の血縁関係の有無である。生まれてくる子の福祉を最大限に考え、子が自己の遺伝的なルーツ（アイデンティティ）に気がついた時、人格的自己形成過程で心理的葛藤に苦しむことのないように、子に対する責任能力を持たなければならない。平成元（1989）年11月、国連総会において、子の利益が考慮されるべきこと（第3条）、子はその父母を知りかつその父母によって養育される権利を有すること（第7条）、子がその父母の意志に反してその父母から分離されないこと（第8条）、養子縁組は権限のある当局によってのみ認められ、関係者に金銭上の利益をもたらすことがないことを確保すること（第21条）が、「子どもの権利条約」として採択されている。

【展望】日本産科婦人科学会の会告では遺伝子操作が禁止されてはいるが、実際には遺伝子治療は進んでおり、いずれ治療が問題になろう。また現在、生殖補助手段による生命操作として多胎妊娠に対する減数手術が行われている。日本母性保護産婦人科医会は、減数手術は人工妊娠中絶要件には当てはまらず、認められないという立場をとる。これに関して産科婦人科学会は会告で移植する胚を3個以内としたが、問題の解決にはなっていない。法的親子関係の確定とは別に、生まれた子に遺伝的親を知る権利を保障するかどうかという問題もあり、今後提供者のプライバシー保護との調整その他を含め、総合的な生殖法の策定が待た

れる。　　　　　　　　　[丸山マサ美]

【参考文献】宮崎孝治郎「人工授精をめぐる問題の所在」(小池隆一他編『人工授精の諸問題―その実態と法的側面』、慶応義塾大学法学研究会、1960)。安藤画一「人工授精の実施状態」(『私法』第16号、有斐閣、1956)。森崇英『生殖の生命倫理学』(永井書店、2005)。

【関連項目】配偶者間人工授精、非配偶者間人工授精、不妊治療、生殖技術

■ 人口政策　population policy (英)

【定義】狭義には、国が特定の目的を達成するために人口に働きかけて、その規模・構造・動態などを修正しようとする政策であるとされている。こうした意識的・意図的な政策だけでなく、無意識的・自然発生的な政策も含めて、人口動向に影響を与える社会・経済政策全般を指す広義の解釈もある。

【歴史的経緯と倫理上の問題】人口は、それを取り巻く自然・経済・社会資源との相互関係の中で変動する。自然・経済・社会環境と人口との間に不調和が生じた時、あるいは不調和が存在すると認識された時に人口政策が必要となる。人口が環境に対して過剰であるか過小であるかの判断基準は、どのような観点から考察するかによって異なるため一様ではない。人口政策を歴史的に顧みると、様々な国や地域で、時代ごとの政治的・経済的・社会的判断に基づいて多様な人口政策が実施されてきたことが分かる。

人口政策の起源は古代オリエントにまで遡ることができ、古代ギリシャや古代ローマでも人口政策が実施されていた。しかし、人口政策が本格化したのは、経済学を基礎に人口理論が発展した近代以降である。18世紀末にマルサス (Thomas Robert Malthus 1766-1834) は、人口増加は食糧増加を上回るという過剰人口論を発表した。この中でマルサスは、人口増加の制限は家族の扶養に伴う困難についての心配が予防的制限になる場合と、子どもを十分に育てていけない下層社会の困難が積極的制限になる場合に行われ、これら2つの制限はそれぞれ悪徳と窮乏を生み出すと主張した。19世紀後半になると、産児制限によって過剰人口問題を解決しようとする新マルサス主義者が現われ、この方法が普及したイギリス、フランス、ドイツなどの国々では出生率の低下が見られた。

20世紀に入ると先進諸国の出生率はますます低下し、1930年代には、経済不況の影響もあって人口再生産率が危ぶまれるほどになった。第二次世界大戦が起こったこの時期、先進諸国は出生奨励的な人口政策をとった。ドイツでは、ナチスが量的人口政策に人種政策および優生政策を加味した強力な人口政策を実施し、結婚・出産を奨励する積極的政策と中絶・産児制限を禁止する抑圧的政策を推し進めた。わが国では、戦時体制に入る前の1920年代には、人口が領土・資源に比して多く、人口圧力が高まっていた。ところが1930年代に入ると、戦争遂行のための人的資源確保を目的とする人口増加策がとられ、1941 (昭和16) 年に閣議決定された「人口政策確立要綱」によって出生増加策と死亡減少策が展開された。

戦後は、1960年代頃から先進諸国において出生率の低下が目立つようになり、人口再生産水準を下回る国も少なくない。出生率が低下の一途をたどっている日本では、少子化対策の中で出産奨励策をとる例も見られる。その一方で、発展途上国では激しい人口増加が見られ、経済の発展や社会の安定のために適切な人口抑制政策が求められている。中国では、1970年代末から「一夫婦に子どもは一人」をスローガンに人口抑制策が進められた。その結果、1人の女性の平均出産数は、農村部ではまだ高いが、都市部では、1.2～1.3と先進国より低い水

準となっている。

　人口政策は、主として国家が主体となって実施されてきたが、出生力に関する政策については、結婚や出産といった個人的事柄に国がどこまで干渉することが許されるのかが問題となる。戦時中の日本やドイツにおいては結婚や出産に関する個人の自由が侵されただけでなく、優生思想に基づいて生命の選別を行うような強制的な人口政策が行われた。現代でも強力な出産制限策を実施する国で、危険な中絶の増加や計画出産の枠外で生まれた子どもの権利侵害が見られ、国際的に問題視されている。国連では、各国政府の政策策定権限を認めた上で、政策の手段は強制でなく、説得と教育によって出生行動に影響を与えるといったソフトな手段でなければならないと合意を見ているが、現実には倫理上問題のある強制策がなくなったわけではない。

【展望】現在、先進諸国において出生率の低下が見られる一方で、発展途上国においては人口増加が著しい。各国はそれぞれの状況に合わせて人口政策を実施しているが、国際化が進み国相互の交流が深まりつつある現状の下では、グローバルな視点に立った世界的な人口政策が求められている。政策を検討するにあたっては、倫理的判断基準の確立が望まれる。
[杉山章子]

【参考文献】阿藤誠編『先進諸国の人口問題』（東京大学出版会、1996）。岡崎陽一『現代人口政策論』（古今書院、1997）。

【関連項目】人口動態、人口爆発

人工臓器　artificial organ（英）

【定義】生命を維持するのに不可欠な臓器の機能を人工の材料や技術で開発した機械で代行する装置。心臓、腎臓、肝臓、肺臓、膵臓などに対する人工臓器がある。人工心臓は心臓のポンプ作用である物理的機能を代行している。ポンプ作用の一部を代行する補助人工心臓と完全に代行する完全型（全置換型）人工心臓がある。人工腎臓は腎臓の主機能である排泄作用のみを代行し、人工肝臓は解毒作用のごく一部を代行し、人工膵臓は内分泌機能のようなインシュリン機能のみを代行している。代謝系や内分泌系の人工臓器は生体臓器機能のごく一部しか代行できない。

【倫理・社会上の問題】世界で最も普及している人工腎臓でも週3回、4時間機械に拘束され社会的活動が制限される。20年以上の長期生存が可能であることにより、自らの命を機械に委ねざるを得ない日々の生活の受容の困難さが挙げられる。人工心臓のうち補助人工心臓は、主として末期心不全患者に対し適当なドナー心臓を得るまでの心臓移植へのブリッジ（橋渡し）として用いられている。ドナー不足によりかつては待機中に死亡した症例でも生存するようになり、また心臓移植後も半数以上は長期生存するようになった。現在では橋渡し治療から心臓移植の代替としても使用され、長期のものは4年半を超えて体内に存在している。どの症例に心臓移植をするか、人工心臓置換をするかの医学的・倫理的規準が要求される。

【展望】代謝系・内分泌系機能を主とする臓器の完全な代行は不可能であるため、生体材料を組み込んだハイブリッド型人工臓器が開発されている。また、生体材料をヒトから求めることはドナー不足のため困難であり、胎児あるいは遺伝子操作により拒絶反応を抑えられた動物種（豚）のものに求められている。倫理的な面もさることながら、まったく未知のウイルス感染が発症・伝染する危険性が最も懸念される。
[磯貝晶子]

【関連項目】移植医療、ハイブリッド、異種移植

人工組織　artificial tissue（英）

【定義】ペースメーカー・人工弁・人工血管・人工骨頭・人工皮膚など既に確立されたものから、人工膵島・人工内耳・人工膀胱など実験的段階のものまで多岐にわたる。いずれもQOL向上を目的としたものである。人工弁・人工血管・人工膵島・皮膚・膀胱などについては生体材料（細胞）と組み合わせたハイブリッド型のものが開発・臨床応用されている。

【倫理上の問題】人工弁や人工血管の開発と臨床応用の歴史は古く、確立された治療法とされている。しかし、人工弁に関しては生体弁と機械弁の2種があり、それぞれに長所と短所がある。それゆえ、どの症例にいずれを選択するかを誰が決めるかという問題がある。人工血管や人工膵島は直接生命に影響を及ぼさないので、新規人工血管やハイブリッド型人工膵島が安易に臨床応用されかねない。人工内耳は言語習得後の失聴者には有効である。また先天性高度難聴小児でも早期に埋め込めば聴覚言語発達に寄与する。QOLを大いに改善し社会的なコミュニケーション活動を可能にしている。なお、ペースメーカー使用患者に対して電磁波の影響についての啓蒙活動が不十分である。

【展望】人工血管・人工皮膚・膀胱などでは、自家細胞を採取し、人工材料とともに試験管内（in vitro）で培養・増殖させて目的とする組織を作製する、いわゆる組織工学が今後さらに発達するであろう。自家細胞を使用するため免疫反応がまったくないこと、人工材料が必要最小限度使用されるため異物反応が少ないことなど大きな利点がある。また、組織工学による自家細胞を用いたハイブリッド型人工組織が今後、主流となろう。人工膵島は種々の膵内分泌機能のうちインシュリン機能のみを代行する。内分泌機能を持つ膵ラ島の分離方法は確立されており、分離膵ラ島を免疫隔離膜、あるいは他の材料に埋め込んだハイブリッド型人工膵島の発達が見込まれている。

［磯貝晶子］

【関連項目】ハイブリッド、人工臓器、再生医学

人工多能性幹細胞（iPS細胞）
Induced Pluripotent Stem Cells（英）

【定義】成人から取り出された体細胞にいくつかの遺伝子を加え、操作することにより、再プログラム化（初期化）された多能性幹細胞のこと。2007年11月に日本とアメリカでヒトiPS細胞の作製に成功した。しかしiPS細胞にはガン化など未知の危険もあると指摘されている。

【倫理的問題】パーキンソン病をはじめとする神経難病の治療法の開発や、自分の臓器を再生することが期待されている。これまでは余剰の受精卵から、あるいは成人の体細胞を除核した卵子に核移植したクローン胚から、ES細胞を取り出す手法が求められていた。しかしこの方法では、受精卵や卵子を壊すという倫理的問題があった。国連では2005年にすべてのクローン胚の作製を禁止する宣言が採択されている。

日本政府は、2008（平成20）年にiPS細胞研究を進めるために30億円という莫大な予算を計上し、全面的に支援することを決めた。それは「難病で苦しむ人のために治療法の開発を」という慈恵原則がこの研究を後押ししているからである。しかしそれだけではない。この技術の開発で日本が世界を制し、パテントをとり、経済的な利益と結びつけようという戦略も見え隠れしている。だから「研究のすべてをオールジャパンで」などという排他的な言葉も登場したりした。結局、純粋な学問的関心や病気の人に対する配慮だけではなくて、経済的な利害と研究者の個人的な栄達という不純な動機が絡み合って研究が進められている。

2005年に起こった韓国のファン教授のヒトクローン胚の捏造事件と、その際の金銭による卵子の提供問題がその典型的な事例だろう。
【展望】 この研究の促進とともに、ES細胞研究の規制緩和への要求が強くなってきている。iPS細胞の成功により難病の治療法の開発への期待が相乗的に高められた結果である。2008年5月に、ヒトクローン胚作りを難病研究の目的に限って認めるための指針改正案が、文部科学省科学技術・学術審議会の専門委員会で了承され、年内にも研究が解禁されることとなった。政府はプロメテウス（先に考える男）のように、慎重に思慮し、新しい技術がもたらす倫理・社会面での問題を予測し、法的にも整備していくことこそが早急に必要である。せっかく開発した技術を、パンドラの箱のようにしないためにも。　　　　　［盛永審一郎］

【関連項目】 胚性幹細胞（ES細胞）、特定胚、クローン技術、全能細胞、総合科学技術会議

▍人工透析　artificial dialysis（英）

【定義】 急性・慢性腎不全や薬物中毒などの疾患患者の血液中の老廃物、薬物や過剰の水分、電解質を取り除く治療法。血液透析と腹膜透析に分けられる。前者は血液を体外に引き出し、人工腎臓と称される機械を用いて、半透膜を介する濃度勾配による拡散の原理を利用する物質除去と、浸透圧較差および圧勾配により水・電解質の除去を行って体内に血液を戻す方法である。小分子物質除去に優れているが、急速な浸透圧、PHの変化は不均衡症候群を呈する原因となる。また、血液透析を行うためにはバスキュラーアクセス（内シャント、外シャント、カテーテル、直接穿刺）が必要である。後者は半透膜の性質を持っている腹膜を利用して尿毒症の治療を行う。腹膜腔内にカテーテルを植え込んでおき、これを使用して灌流液を注入、一定時間停留（4～8時間、平均6時間）後、排液する。腹膜の孔が200Åと大きいので尿素、クレアチニン、電解質の他にタンパク質の漏出も起こる。

【倫理上の問題】 透析患者は日本では約26万人、世界では約150万人存在する。わが国の透析導入患者数は約3万5000人／年で、国民500人に1人が透析療法を行っており、年間医療費は1兆円で総医療費30兆円の3％に当たる。単一疾患の治療にこれだけの医療費をかけることの妥当性が問題である。透析患者数の3分の2が60歳以上、しかも65歳以上が50％を超えていることによる社会の再生産性への寄与という問題もある。無症状で社会活動が可能な者は44.6％と、腎臓移植患者の95％と比較して社会活動や経済活動ぶりは悪い。長期透析による難治性の合併症は未だ克服されておらず、優れたQOL／ADLを長期間にわたって保つのは難しい。腎性骨異栄養症、腎原性副甲状腺機能亢進症、心血管合併症、免疫機能低下による易感染性などが多く、社会復帰の妨げになっている。

【展望】 透析治療にかかる医療費を抑制する方法として、家庭に透析装置を設置して介助者とともに自己治療する家庭血液透析の普及がある。高分子量病因物質の透過性を有する高性能透析膜の開発により合併症発生が軽減されることが期待される。また、透析膜の薄膜化と膜構造の改良により携帯型や装着型の人工腎臓が開発され、QOLが改善されることも望まれる。　　［磯貝晶子］

【関連項目】 QOL、腎臓移植

▍人口動態　movement of population（英）

【定義】 出生や死亡などによる人口の増減、人口構成の変化の状態。このような人口に関する動的データを扱ったものを人口動態統計といい、わが国では19世紀末に調査が

開始されている。

【概要と倫理上の問題】現在、日本の人口動態統計の調査項目は、出生・死亡・死産・婚姻・離婚の5つである。これら人口動態五事象が起こると、住民は戸籍法（死産は厚生労働省令）に基づいて市町村長に届けを提出し、それが受理されるとこれらの出来事が発生したと認められる。市町村が住民からの届け出をもとに作成した人口動態調査票を厚生労働省が集計し、毎年、人口動態統計として公表している。

出生は、件数・率ともに第二次ベビーブーム（1970〜73〈昭和45〜48〉年）終了後、低下傾向にある。15歳から49歳までの女性が一生の間に産む子どもの数を示した合計特殊出生率は、1974（昭和49）年以降急速に低下し、1989（平成元）年には1.57と「ひのえうま」に当たる1966（昭和41）年の1.58より低くなり、「1.57ショック」と報道された。合計特殊出生率はその後も下がり続け、2004（平成16）年には1.29となった。

死亡率は戦後低下傾向にあったが、人口の高齢化の影響で1983（昭和58）年頃から緩やかに上昇している。主要死因は1950年代に結核による死亡が大きく減少し、代わって悪性新生物・心疾患・脳血管疾患の3大死因が上位を占めるようになり、死因構造の中心は感染症からいわゆる生活習慣病へと大きく変化した。死産率は1960年代後半から低下しているが、母体保護法による中絶を含む人工死産率は1980年代後半から自然死産率より高くなっている。婚姻率は第二次婚姻ブーム（1970〜73年）以降低下していたが、最近は漸減している。一方、離婚率は現在、増加傾向にある。

こうした人口動態は、生命倫理と密接に関連を持っている。出生率の低下に伴う人口政策では、人権を尊重した倫理基準が求められ、人工妊娠中絶については、生命をどう捉えるかという問題について様々な角度から議論が展開されている。また、人口が高齢化し、がん・心疾患・脳血管疾患など治癒の困難な疾患による死亡が増加するにつれて、死の判定の再定義が問題となり、どのようにして死を迎えるのかという課題も浮上してきた。

【展望】先進諸国では概ね日本と類似した人口動態を示しているが、いわゆる発展途上国では出生率と乳児死亡率がともに高く、感染症による死亡も多い。世界レベルでは、それぞれの国や地域の社会・経済状況によって多様な人口動態の展開が見込まれる。

［杉山章子］

【参考文献】厚生統計協会編『国民衛生の動向』（各年版）。
【関連項目】人口政策

人工妊娠中絶　artificial termination of pregnancy, induced abortion（英）

【定義】人為的な操作を加えて妊娠を終了させること。時期により人工流産と人工早産とに分ける。わが国の母体保護法の第1章総則第2条2項では、「胎児が母体外において、生命を保続することのできない時期では、人工的に、胎児及びその付属物を母体外に排出することをいう」とある。この時期とは妊娠22週未満を指す。また、「人工妊娠中絶」という用語は一般に合法的に行われる場合に用いられるが、その医学的・社会的適応や実施可能の妊娠期間は国により異なる。非合法なものに関しては「犯罪流産」や「堕胎」が用いられる。人工妊娠中絶の要件は、本人および配偶者の同意を得て、母体保護指定医が行うことである。また適応についても、妊娠の継続または分娩が身体的または経済的理由により母体の健康を著しく害する恐れのあるもの、暴行もしくは脅迫によってまたは抵抗もしくは拒絶することができない間姦淫されて

妊娠したものとされており、胎児に関するものは認められていない。方法としては、妊娠の12週までは、頚管拡張後、吸引あるいは掻爬（そうは）術を行う。それ以降は、ラミナリアやメトロイリンテルにより頚管を拡張させつつ、プロスタグランジン製剤（膣剤、静脈内点滴）により人工的に陣痛を誘発させるのが一般的である。実施に際し、本人と配偶者の同意書が必要であり、母体保護法指定医は毎月都道府県知事に実施報告書を提出する義務がある。

【歴史的経緯】1948（昭和23）年に制定された優生保護法は、優生手術（いわゆる不妊手術）に関する規定と人工妊娠中絶に関する規定の二本柱から成り、関連して受胎調節の実地指導、都道府県優生保護審査会、優生保護相談所について規定している。しかし、優生思想に基づく規定の見直しや地方分権のための規定の見直しを行うため、不良な子孫の出生の防止を法目的から削除した母体保護法が1994（平成6）年6月18日に成立し、同6月26日公布された。

【倫理上の問題】人工妊娠中絶後の届出については、指定医師および指定医療施設の長が正確を期すべしと定められている。しかし、未熟児保育方法の進歩は、堕胎罪の違法性を阻却するための要件として定められた「胎児が、母体外において、生命を保続することのできない時期」を変更し、かつ、将来変更される可能性を生んだ。1988（昭和63）年1月19日の最高裁判所の決定は、堕胎によって出生させた未熟児（妊娠26週、出生時の体重推定1000ｇ弱）を放置した医師に対し、業務上堕胎罪と併せて保護者遺棄致死罪を認めたが、これは医療の進歩と刑事規制の限界を考察した点で注目に値する。また、人工妊娠中絶を自主的に決断することに対しては援助が重要であり、決断が熟慮の結果なされた場合は術後の精神的ストレスはさほど大きいものではない。とくに女性の中絶の決意と中絶に対する精神的反応には、彼女の性パートナーが深い影響を与えている。生命の始期をめぐる議論、胎児の生存権と女性の自己決定、選択的中絶など倫理上の問題が山積している。

【諸分野との関連】人工妊娠中絶を行った者の中には、家族や社会の事情のためにやむなく出産を諦めた例も少なくない。そのような女性のためには、住宅対策、勤労女性のための保育施設の充実、出産手当、育児手当の支給など、すべての女性が安心して出産できるような福祉対策の確立が望まれる。また、母体保護法第14条の要件（中絶適応、本人・配偶者・保護義務者等の同意）を充たし、かつ同法第2条2項に規定する「胎児が、母体外において、生命を保続することのできない時期」に行われた場合には違法性が阻却されるものとされた結果、刑法第212条以下の堕胎罪で処罰される件数は極めて稀有となった。とくに自己堕胎については、起訴された件数すら昭和30年代以降、数件を数えるだけとなった。堕胎罪の規定改正、母体保護法との関連性、1970年代の諸外国の立法例に特徴的ないわゆる期間（限）モデルと日本のような適応モデルの再検討など、法律の調節が必要である。

【展望】ジュネーブ宣言では「私は人間を胎児の時期からその人間性を尊重する」と明言され、ドイツの憲法第1条1項の「人間の尊厳」、同第2条2項の生命身体不可侵権の保障にいう「人間」にも胎児が含まれると解釈されている（多数説）。とすれば、結果的に胎児の生命を抹殺する妊娠中絶を合法化することは、例外的な場合（生命の危険を避けるためのいわゆる医学的適応に限る）以外は違憲となりかねない。キリスト教（とくにカトリックの教会法）は古くは堕胎を殺人と同一視し、1983年の大改正に際しても堕胎禁止を維持している。

しかし、医療技術の進歩により中絶手術は昔とは比較にならないほど安全になり、他方では環境破壊が進み、食糧の確保が問題とされ、しかも経済的な豊かさと高水準の教育が求められ、さらには女性の権利意識が拡大される中で、中絶要求も大きくなっている。加えて価値観も多様化し、性の解放も進んでいる。安全かつ決定的な避妊法が開発されないままであるとすれば、そして避妊教育が徹底しなければ、今後、中絶要求が弱まることなく、中絶規制緩和の方向に進むことになろう。　　　［丸山マサ美］

【参考文献】中谷瑾子『21世紀につなぐ生命と法と倫理』（有斐閣、1999）。J.バウマン編『堕胎　是か非か』（中谷瑾子・人見宏訳、鳳舎刊、1977）。
【関連項目】母体保護法、優生保護法、生命の始まり、中絶論争、ジュネーブ宣言、避妊

▍人口爆発　population explosion（英）
【定義】発展途上国を中心に1950年代以降見られた人口の急激な増加。
【概要と倫理上の問題】世界人口は、17世紀半ば頃から増加し始め、産業革命期を経て増加の速度が高まったが、第二次世界大戦までは人口増加率が年率1％を超えることはなかった。第二次世界大戦後、激しい人口増加が始まり、1950年に約25億人であった世界人口は、2000年には61億人となった。「人口転換論」によれば、人口は国の発展段階とともに「多産多死」から「多産少死」さらに「少産少死」へと移行し安定していく。先進国の多くは1960～70年代に「少産少死」の段階に到達し、人口増加率は低下傾向にある。

一方、発展途上国では1950年代から出生率が変わらないまま死亡率が低下する「多産少死」の段階に入り、人口は急激に増加し続けている。欧米では、こうした人口の急増が地球環境や資源枯渇の脅威になっているという議論が活発化し、問題解決のための様々な人口抑制策が提示された。中国では1979年から「一人っ子政策」による大胆な人口抑制政策を強行したが、人口増加率の低下の一方で、不自然な中絶や女児の間引きなど倫理上看過できない問題が続出し、見直しが迫られた。　　　［杉山章子］
【関連項目】人口政策

▍新ゴールドプラン　➡　ゴールドプラン

▍診察　medical examination（英）
【定義】医師が患者（獣医師の場合は動物）の病因を探り診断に至るための機会、もしくは過程。具体的には病歴聴取、現症把握、臨床検査の施行、総合診断、鑑別診断、処置を行い、その結果から診断と処置の適正さを確認することも含まれる。
【歴史的経緯】18世紀以前、「病」という現象への医師の対処、すなわち現在でいうところの「診察」の内容は、顔貌を見る、脈をとる、尿を見る、身体を触るなどの行為を中心としていた。ここでは全人的な病気の把握と「病人」の存在はあったが、同時に蓋然性と不正確さを免れなかった。「診察」は近代医学の確立と発展の後に、実験科学のパラダイムを基盤としたある特定の接触を体現するようになったが、それも含めて多種多様な手法を包摂して現在に至っている。たとえば、今日の精神医学の診察法には、古代―中世―ルネサンスを通じて、人間の内的・精神的状態を外観から判断するために発展した観相学が「患者の外観から得られる所見」として項目化され、日常の診察に受け継がれているという事実や、最先端の検査機器を用いつつ、従来の診断や東洋医学的視点をも必要に応じて併用するという事実などがある。
【倫理上の問題・諸分野との関連】わが国の法的規定では、獣医師法（1949〈昭和24〉年10月1日施行）第18条や医師法（1948

〈昭和23〉年10月27日施行）第19条「診療に応ずる義務等」、第20条「無診察治療等の禁止」等に「診察」とそれに関連する記載を見ることができる。医師法第19条における医師が診察を拒否できる「正当事由」には、患者の決定が公序良俗に反する場合や、患者が自己破壊的選択をした場合等、これまでにもいくつかその例が挙げられているが、それらの条件を理論的・一義的に決定することは困難であり、結局、医師個人の倫理的判断が重要視されている。診察が一般的な契約関係の枠組みを超えて医師の倫理面に敷衍される背景には、生命尊重の原理の存在がある。また診察の間、患者（もしくは動物）は、彼らそのものである身体・精神でなく、彼らがそうした身体や精神を「持つ」という形で存在するよう医師に要請され、またその要請を受け入れている。この医師による要請と、それに対する彼らの承諾という接触過程の様式も、それが倫理的でなければ治療同盟的な医師－患者関係を結ぶことができない性質を帯びている。そしてこの場合の倫理性を保証するのは客観的合理性とヒューマニズムである。診察と称した医師の患者への性的な接触に対し法的に責任を問われる極端な事例に加えて、医師の無自覚、不注意、患者の文化的側面の理解不足から導かれた誤診等が、一般的・社会学的・文化人類学的立場から倫理的問題点として指摘されている。一方、身体的な症状、障害を意図的に産出するミュンヒハウゼン症候群や人格障害などの精神障害を有する一部の患者では、訴える病的症状の実在自体が不明確となり、このような文脈では、医師－患者間の関係性に対する、患者側の非倫理的とも見える行動や認識の乏しさが問題化することもある。また異文化接触や癒し、非日常的場という側面から、「診察」と「宗教、心理面接、民間療法等の接触」は類似性を有して

おり、両者の混同や誤解を利用した、非倫理的行為や搾取が問題になる場合もある。その一方で、実験科学のパラダイムに忠実であろうとして、「診察」の厳密な構造化やコンピューター化を過剰に推進することが、患者側の知能、経歴、性格等への配慮不足や適切な情報収集がなされない危険性、診察という行為の出発点である治療的方向性と乖離する可能性をもまた生み出す。近年では、ボランティア団体による医学生を対象とした模擬診察実習の試みがあり、一般から医学教育への診察のあり方に関する問題提起や積極的な関わりが見られる。2005（平成17）年施行の医療観察法で定められた触法精神障害者への診察は、司法機関の委嘱・命令により行われ、診察導入の手順や診察者、入院・通院機関の規定がある。強制的文脈で、どのように患者の希望を尊重し自律獲得を促す診察実施が可能かが関係者に問われている。

【展望】「診察」は、今後も医学的脈絡を基盤としながらその時代の社会状況や視点、治療方法を色濃く反映し、患者（動物）にとって有用と考えられる様々な手法を取り込んで、その対象や到達すべき目標設定なども変容し続けることが予想される。また診察における医学化（客観性）が進むほど、患者の能動性や医療従事者－患者間の協力が見直されなくてはならず、この意味においては完全に客観的に構成された診察というものは論理的には成り立たないのかもしれない。

［黒澤美枝］

【参考文献】S.スピッカー『医学哲学への招待』（石渡隆司・酒井明夫・藤原博訳、時空出版、1995）。
【関連項目】医師法、正当行為、傷害、医の倫理、医療倫理

‖ 診察エックス線技師 ➡ 診療放射線技師

‖ 心疾患 ➡ 心臓病

人種

race（英），race（仏），Rasse（独）

【定義】ヒトの地理的変異に伴う生物学的区分をいうが、その意味するものは決して明確ではなく、他概念と混同されていることがあり、歴史的にも変化し、人類学者の間でも定義は必ずしも一致していない。

【歴史的経緯と倫理上の問題】身体的な特徴から人類（ホモサピエンス）を分類したもので、18世紀にドイツの医学者・人類学者のJ.F.ブレーメンバッハ（Johann Friedrich Blemenbach）が人類を「コーカサス」「モンゴル」「エチオピア」「アメリカ」「マレー」という5つに分類し、そこから「コーカソイド」（類白色人種群）、「ネグロイド」（類黒色人種群）、「モンゴロイド」（類黄色人種群）という概念が生み出された。その後、多くの人類学者がいろいろな人種的特徴を挙げて様々な人種分類を提案してきた。

人種という概念は、当然ながら何がしかの差異に基づいており、一見、客観的な分類と考えられがちであるが、実質的には、欧米の文化的イデオロギー、差別的な考え方が色濃く反映されている。そこでは、白人種（欧米人）こそが高い価値を持っていて他の人種は劣った存在であるという暗黙の想定がなされている。　　　　　　［浜田正］

【関連項目】人類、民族

侵襲

aggression, aggressive insult, invasion, stress（英）

【定義】生体の内部環境を乱す可能性のある外部からの、たとえば手術、外傷、熱傷、出血、中毒、感染、脱水、疼痛などの刺激、およびそれらがもたらす生体への負担。しかし内部環境を乱す内因性の、たとえば腫瘍、急性膵炎、劇症肝炎などもその生体にとっての侵襲となる。侵襲に対して生体は内部環境を守るために急性相反応タンパクの産生、抗体の産生、骨髄細胞の分化、細胞の増殖、血管の新生、貪食細胞の機能亢進、免疫抑制など様々な生体防御反応を示す。本来、それらは生体を守るための合目的的反応であるが、時には機能の亢進した貪食細胞が自らの重要臓器細胞をも貪食したり、免疫抑制が易感染状態をも招来して、臓器障害を助長し、生体を危機的状況に至らしめることがある。

【倫理・法・社会上の問題】医療行為自体がしばしば侵襲的要素を持っている。とくに外科手術は麻酔、皮膚・臓器の切開・切除、縫合、出血、感染、疼痛などの侵襲を伴い、また気管内挿管、導尿、各種カテーテル、ドレーンチューブなどの機器に縛られ、時に長期臥床を患者に強いる。内科医療においても今日、そのどの分野においても侵襲度の高い検査や治療が一般に行われている。がん治療では強力な抗がん剤や放射線が使用され、生体にとって侵襲的に作用することがある。また生体防御反応は外的刺激に対し生体を守るように作用するものだと考えがちであるが、生体においては、ある作用が働く時は同時に必ず反作用が働き、両者がバランスをとることで生体の恒常性が保たれているとの指摘もある。そして局所の刺激が全身に与える影響、および物理的・化学的刺激の細胞・分子レベルでの作用などが指摘されている。

【展望】現在、医療は薬物療法においても外科療法においても、より侵襲度の少ない治療法へと開発が進んでいる。しかし、それでも医療を行う前に、その手技・操作・薬物などがどの程度、生体に影響を及ぼすか、さらに生体防御反応には治癒促進的側面とともに、臓器障害をもたらす場合もあることを、患者や家族に説明し、同意を得ておくことが要請される。　　　　　［宮越一穂］

【参考文献】小川道雄「外科的侵襲の病態生理」（武藤輝一・田邊達三監修『標準外科学』第8版、

医学書院、1998)。R.C.Bone,'Sir Issac Newton, sepsis, SIRS, and CARS'("Critical Care Medicine" 24, 1996)。
【関連項目】同意書

心身医学　psychosomatic medicine（英）

【定義】狭義および広義の心身症を対象とする医学で、心身相関を重視し、全人的に患者を診ていこうとする医学。カウンセリングや認知・行動療法、リラクゼーション、自律訓練法、催眠、家族療法、ストレスマネージメントなどの技法が用いられる。

【歴史的経緯と倫理上の問題】欧米では心身医学は1930年代から発展した。精神分析の考えをもとに、心理的葛藤が身体症状として現われるという心因説が広まり、葛藤を見つければ病気が治るという一因的な見方がされた。その後、1970年代になって、条件反射や学習理論などに基づいた治療法が広まり、心身医学は再活性化された。生活習慣の歪み（誤った条件付け）を改善することに重点が置かれ、行動科学が重要な役割を果たす。また、病者本人の意思や選択、自己コントロールの責任を重視する人間学的心理学の視点も入ってくる。

　日本では1960（昭和35）年に心身医学会が設立されたが、専門化・細分化されていく臨床医学の中では周縁にとどまってきたといえる。しかし、患者の人権が重視され、臓器別ではなく全人的に患者を診ることが強調されるようになるにつれて、心身医学の重要性は増してきており、生物心理社会モデル（bio-psycho-social model）に基づく患者理解は医療者全体に求められるものとなっている。「生活の質（QOL）」の概念が重要となり、とくに、プライマリーケアやターミナルケア、慢性疾患や疼痛管理、人工透析や臓器移植などの場面で、心身医学的視点が重視されるようになってきている。

　心身二元論はデカルト（René Descartes 1596-1650）に示されるように西洋思想に深く根づいており、西洋近代医学においても抜き難く存在する。一方、東洋医学においては心身医学的アプローチが従来からされてきており、中国やインドの伝統医学の理論や手法から心身医学は学ぶことが多い。

　心身相関を具体的に示すものとして、配偶者喪失後の死亡率が高いことや、患者同士の自助グループに参加するがん患者の予後が、そうでない患者より長いといった研究がある。今後もそういった研究の必要性が求められるが、主観的なもの、たとえば痛みや悲しみなどをどう評価し、数量化するかといった問題も抱えている。

【諸分野との関連】心身症と神経症、うつ病などは密接な関係にあり、コンサルテーションリエゾン精神医学と心身医学は重なり合うところも多い。現実には、精神科受診への精神的抵抗が強いため、心療内科に受診するという患者も多い。

【展望】医療全体に心身医学的視点を広めることが重要である。生物学的には、精神・神経・免疫・内分泌系のそれぞれが密接に関係し合っていることが今後、より明らかになるであろう。一方、患者の主体性、主観的見方を重視し、患者自身の病の物語を紡ぎあげていくナラティブアプローチなども今後ますます発展していくと思われる。生物心理社会モデルのうち、社会的環境や文化的意味への視点が欠ける傾向もないとはいえず、医療社会学や医療人類学的な見方がもっと心身医学に導入されていく必要がある。また、心身を超えた霊的（スピリチュアル）な癒しの側面にも発展が求められる。

［宮地尚子］

【参考文献】A.クラインマン『病いの語り』（江口重幸・五木田紳・上野豪志訳、誠信書房、1996）。池見酉次郎『心療内科』（中公新書、1963）。日本心身医学会用語委員会編『心身医学用語事典』（医

学書院、1999)。
【関連項目】心身症、QOL、行動療法、家族療法、精神病・神経症、精神障害（者)、精神分析、精神療法、コンサルテーションリエゾン精神医学

心身症　psychosomatic disease（英）

【定義】日本心身医学会による定義（1991〈平成3〉年）は、「身体疾患のなかで、その発症や経過に心理社会的因子が密接に関与し、器質的ないし機能的障害が認められる病態をいう。ただし神経症やうつ病など、他の精神障害に伴う身体症状は除外する」である。自分の内的な感情への気づきとその言語的表現が制約された失感情症との関係が深いとされる。また心身症の患者は社会への過剰適応の傾向も見られ、タイプA（競争的でせっかちで仕事熱心）の行動様式と虚血性心疾患の関連などが指摘されている。

【倫理上の問題と展望】気管支ぜん息、過換気症候群、高血圧、狭心症、消化性潰瘍、過敏性腸症候群などは心身症とされることが多いが、心身症がしばしば見られるというだけですべてが心身症であるわけではない。しかし実際の臨床場面では、「心身症」というラベリングをされることで、「本当」の病気ではなく「気のせい」「性格が弱いから」といった理解を周囲の人から受ける可能性がある。パーソンズ（Talcott Parsons）の古典的な病者役割の特性の一つとされる「病気になったことに本人の責任が問われないこと」が認められないことにもなる。

摂食障害などが示すように、心身症と神経症、精神病との区別は時に困難である。近年のトラウマ概念や外傷性精神障害への理解が深まるにつれ、ヒステリー（転換性障害）や身体表現性障害などと心身症との関係もより深く解明されていくかもしれない。

そもそも身体と精神は密接につながっており、すべての疾患が心身症的側面を持っているということもできる。そういう意味では、心身症という概念は西洋医学の悪しき心身二元論の産物であると見なすこともできる。　　　　　　　　　　［宮地尚子］

【参考文献】五島雄一郎編『心身症の新しい診断と治療』（医学ジャーナル社、1987)。中川哲也編『心身症』（南江堂、1992)。

【関連項目】心身医学、精神障害（者)、精神病・神経症

心神喪失　irresponsibility（英），Zurechnungsunfähigkeit（独）

【定義】刑事上の責任無能力をあらわすわが国の法律用語。刑法第39条は「心神喪失者の行為は、罰しない」と定め、戦前の大審院判例は心神喪失を「精神ノ障礙ニ因リ事物ノ理非善悪ヲ弁識スル能力ナク又ハ此ノ弁識ニ従テ行為スル能力ナキ状態」と定義した。すなわち「精神障害の存在」と「行為時における弁識能力もしくは制御能力の欠如」が心神喪失の条件である。一般に重度の精神病、意識障害、精神遅滞、認知症などに対して適用される。

【倫理・法・社会上の問題】ある行為が犯罪として非難されるための前提条件が責任能力であり、これを欠く精神障害者に対しては刑罰が免除される。心神喪失は精神医学的な裏付けを必要とする法的概念であり、経験科学者である鑑定人がその判断にどの範囲まで立ち入るかについては意見が分かれる。倫理的には、心神喪失と見なすことが裁判において自己の正当性を主張する機会を個人から奪うことを意味する点が問題となる。　　　　　　　　　　［中谷陽二］

【関連項目】精神障害（者)、精神病・神経症、知的障害、認知症、精神鑑定

人身売買　human trafficking（英）

【定義】 対価を支払って、人身に対する不法な支配を引き渡したり、その引き渡しを受けたりすること。「人身取引」ともいう。

【倫理・法・社会上の問題】 人身売買は重大な人権侵害であるとともに、その被害者、とくに女性と児童に対して深刻な精神的・肉体的苦痛をもたらし、かつ、その被害回復は非常に困難である。わが国の刑法には、従来、国外移送目的人身売買罪以外には人身売買を一般的に処罰する規定はなかったが、国内においてもアジア人女性を対象とする人身売買行為などが横行し、社会問題化していた。2000（平成12）年11月に、国連で「国際的な組織犯罪の防止に関する国際連合条約を補足する人（特に女性及び児童）の取引を防止し、抑止し及び処罰するための議定書」（いわゆる「人身取引議定書」）が採択され、2003（平成15）年12月には政府により「人身取引対策行動計画」が策定されたことから、処罰規定の整備が進められ、2005（平成17）年6月に人身売買罪（刑法第226条の2）が新設された。本罪では、人を買い受けた者が3カ月以上5年以下の懲役に処され、被害者が未成年の場合および営利、わいせつ、結婚または生命もしくは身体に対する加害の目的がある場合には刑が加重される。これらは、人を売った者についても同様である。なお、児童買春・ポルノ禁止法、職業安定法などの特別法にも、人身売買関連行為を処罰する規定がある。

【展望】 人身売買の対策としては、以上のような処罰規定の整備だけでなく、出入国管理の強化、旅行関係文書のセキュリティ確保、在留資格の見直し、不法就労の防止などの総合的な対策が必要である。今後はこれらと併せて、被害者の保護やカウンセリング、外国人被害者のための帰国支援も重要視されよう。　　　　　［城下裕二］

【参考文献】 JNATIP編『人身売買をなくすために：受入大国日本の課題』（明石書店、2004）。
【関連項目】 人権

心身問題　mind-body problem（英），Leib-Seele Problem（独）

【定義】 人間の心（精神、霊魂）と身体との関係をどう考えるかという問題、およびこれに関係する問題群。

【諸分野との関連】 この問題は哲学・心理学・生物学・医学等の諸科学に関わる。心と身体の関係については、おおよそ次の4つの見方がある。（1）相互作用説：精神と身体とは相互に作用を及ぼすことができるという考え。（2）随伴現象説：心的（精神的）現象は身体的現象に伴って生じるという考え。（3）並行説：心的現象と身体的現象とはそれぞれ独立しており、両者の間には単なる対応関係があるだけだという考え。（4）「身体－主観」説：世界を生きる主観とは身体に他ならないという考え。

【歴史的経緯】 心と身体の関係は、哲学が誕生して以来問われ続けてきた問題であり、心と身体との二元的な見方が早くから見出される。魂の輪廻転生は既にソクラテス以前の哲学者たちに見られるが、プラトン（Plato B.C.427?－347?）は魂と肉体について明確な議論を行っている。人間とは「不死なる魂が死を免れえぬ肉体に閉じ込められているもの」であり、死とは肉体からの魂の解放であるという。その後、古代・中世哲学を通じて肉体と霊魂の関係が議論されてきたが、現代に至る心身問題を定式化したのは17世紀の哲学者デカルト（René Descartes 1596－1650）である。彼の形而上学は精神と身体の二元論を明確にした。精神とは「考えるもの」であり、一方、身体は「延長せるもの」である。したがって、精神と身体はそれぞれ独立に存在するもの

であって、一方が他方に依存するということはない。しかし、人間は精神と身体との結合体である。両者を媒介するのが動物精気である。これは血液からつくられた希薄な気体であり、神経の管を通って身体全体に行き渡っている。精神と身体が動物精気によって媒介される場所は脳髄の中にある松果腺であり、これが精神の座とされる。このようにデカルトは精神と身体が相互に作用し合うことを認める。したがって、彼は精神を身体化しているともいえよう。18世紀のラ＝メトリー（Julien Offray de La Mettrie 1709-51）は、デカルトの心身二元論を唯物論的な方向へと推し進め、思考あるいは精神は脳髄という物質の属性と考えた。さらに19世紀に入って、科学的心理学も、心的なものを自然の諸連関の所産、とりわけ脳髄の物理・化学的過程の随伴現象として捉えた。今日では、心と身体を2つの独立した実体と考える哲学者も科学者もいないであろう。実際、現代の生物学が、心や精神を「身体化」（多田富雄）して考える趨勢はまぎれもない事実であって、身体とりわけ脳髄の活動が心ないし精神を生み出すと考えられている。また現代哲学、とりわけ現象学的な哲学は「受肉せる主観」あるいは「身体－主観」を説く。メルロ＝ポンティ（Maurice Merleau-Ponty 1908-61）は、心と身体という概念を実体として捉える考えを退け、相対的なものとして捉える。一概に身体といっても、「化学的構成要素の塊としての身体」「生物と生物学的環境との弁証法としての身体」「社会的主体と集団との弁証法としての身体」があり、それぞれが前の段階のものに対しては「心」であり、次の段階のものに対しては「身体」であるとされる。このような現象学的身体論は心（精神）の身体化とも、身体の意識化・精神化ともいえるものであろう。

【倫理上の問題】こうした現代の生物学や哲学の議論を踏まえて、改めて次のような問いが問われることになる。つまり、人間の人格的同一性をどう考えるのか。ある人間的人格が他の人間的人格から区別されるのは、何によってのことなのか。また人間的人格はいつ始まり、いつ終わるのか。これらの問題は、たとえば人工妊娠中絶、安楽死、植物状態患者の治療、脳死による臓器移植などを考える時に避けて通ることができない。霊魂が個体化されるのは何によってなのか。またヒトの肉体に魂が宿るのはいつの時点においてなのか。また魂が肉体から離脱するのはいつなのか。こうした古代・中世哲学の問いが、先端医療の場において新たに問われているともいえる。

【医学・医療との関連】人格ないし自我の同一性への問いは、人工妊娠中絶の是非や安楽死、さらには脳死判定による臓器移植の議論にも関連を持つ。人格ないし自我の同一性は意識の統一作用によって成立するものであろうが、そうした意識の統一作用は胎児には見出されない。つまり胎児は人格的存在とはいえない。したがって人工妊娠中絶は容認される。こうした論理が認められるとすれば、患者の要請による安楽死は許されないことになろう。また脳死体は人格的存在ではないとして、そこから臓器を摘出して移植することが認められることになろう。将来は、脳死体が諸々の臓器や血液の生産機械とされていくのかもしれない。

【展望】心身の関係が問題になるのは、身体が客観的な世界の一対象であるとともに、私によって直接、生きられているからである。私とは「受肉せる主観」あるいは「身体－主観」である。私の身体は「見る－見られる」もの、「触れる－触れられる」ものである。私の身体の一部が他の部分を振り返る、つまり身体は一種の反省作用を持

つ。そして振り返られる部分は対象化されて三人称の言語によって語られる。しかし、これは対象が振り返る部分に統合されて自我の一部分となり、一人称の言語で語られるということでもある。ここに「心身関係のパラドックス」(滝浦静雄)が見出される。したがって、心身問題とはこのパラドックスを理解し続ける努力に他ならない。

[箱石匡行]

【参考文献】M.メルロ＝ポンティ『行動の構造』(滝浦静雄・木田元訳、みすず書房、1964)。滝浦静雄『「自分」と「他人」をどうみるか』(日本放送出版協会、1990)。多田富雄『生命の意味論』(新潮社、1997)。
【関連項目】人間機械論、人格、人格主義、パーソン論、心身医学、脳死

新生児殺し ➡ インファンティサイド

新生児スクリーニング
newborn／neonatal screening(英)、Neugeborenetest(独)、test de nouveau-né(仏)

【定義】新生児に対して劣性の遺伝性疾患のうち予防可能か治癒可能な疾患の発見のために行われる検査。そのような疾患としては、フェニルケトン尿症(PKU)、ガラクトース血症、先天性甲状腺機能低下症、鎌状赤血球症、網膜芽細胞腫などが挙げられる。
【倫理上の問題】まず、スクリーニングを受ける新生児の両親のインフォームドコンセントが必要である。それが倫理的に妥当で十分なものであるためには、とりわけ出産に伴う母親の不安とプレッシャーを配慮しなければならない。次に、両親とその子どものプライバシーと秘密が厳守されなければならない。遺伝情報がコンピューターによって記録される時代にあって、その管理は難しい課題である。また、遺伝情報や検査後の治療費などに関して、家族の他の成員やその他の親族のような第三者の利害も考慮に入れる必要がある。日本人類遺伝学会会告「遺伝性疾患の遺伝子診断に関するガイドライン」が参考となる。 [松島哲久]

【参考文献】日本人類遺伝学会会告「遺伝性疾患の遺伝子診断に関するガイドライン」("Japanese J. of Human Genetics," vol.40, no.4, 1995)。
【関連項目】遺伝病、フェニルケトン尿症、障害新生児

心臓移植　heart transplantation(英)
【定義】末期心不全患者に第三者からの健常心臓を移植する治療法。この場合、脳死者からの心臓が用いられる。適応疾患は心筋症、先天性心疾患、冠動脈疾患などである。
【倫理上の問題】ドナーの心臓は脳死者の拍動しているものに限られる。したがって、厳格で客観的な脳死判定基準の徹底が必要となる。ドナー心臓の不足により1990年以降、心臓移植件数は頭打ちになっている。それに伴って、(1)経皮的心肺補助装置や植え込み型人工心臓装着患者の移植が後回しになっていること、(2)かつては移植に不適当とされていた心臓が重症のため長期間待機できないレシピエントに移植され、再移植の機会が奪われていること、(3)重症レシピエントにヒト以外の動物(ヒヒ、チンパンジー)からの異種移植が施行されていること、などの問題がある。また、心臓移植後には心臓移植を受けたという特別な感情を持つことに対する精神的なケアも必要である。さらに、わが国ではこれまで15歳未満の脳死者からの臓器提供が認められていなかったため、体の小さな幼小児への心臓移植は不可能であった。

[磯貝晶子]

【関連項目】ドナー、脳死体、臓器移植法、臓器移植

腎臓移植　kidney transplantation（英）

【定義】末期腎不全患者に第三者からの健常な腎臓を移植する治療法。腎臓移植には生体腎移植と死体腎移植（献腎移植）とがあり、死体腎移植には心停止下腎移植と脳死下腎移植がある。

【現状】日本国内での年間腎臓移植件数は約1000例で、その約8割を生体腎移植が占めている。生体腎移植では血縁者あるいは夫婦がドナーとして認められている。レシピエントはすべての末期腎不全患者が適応となり得るが、活動性の感染症や進行性の悪性腫瘍を合併している場合は適応外となる。腎臓は通常レシピエントの左右いずれかの腸骨窩に移植する。腎動脈は内腸骨動脈あるいは外腸骨動脈と、腎静脈は外腸骨静脈と吻合し、さらに尿管膀胱を行う。移植成績のうち5年生存率は生体腎移植で90％、死体腎移植で84％である。5年生着率は1982（昭和57）年にシクロスポリンが登場して以来、成績が向上し、生体腎移植で83.4％、死体腎移植で69.2％となっている。近年ではミコフェノール酸モフェチルやバシリキシマブなどが使用され急性拒絶反応の発生率は激減している。移植腎の平均生着年数はHLAの適合した兄弟では約29年、両親・非血縁者で18年、死体腎で10年である。ABO不適合移植でも生着率はほぼ変わらない成績である。免疫抑制法の進歩により移植成績は向上したが、腎移植後の合併症コントロールも重要なポイントになる。長期の移植腎機能不良の予測因子は（1）高齢ドナー、（2）蛋白尿、（3）高血圧である。適切な免疫抑制剤を使用するだけでなく、高血圧・糖尿病・高脂血症については適切な生活・食事指導、治療を行う必要がある。

【倫理上の問題】死体腎移植ではドナーが不足する深刻な状況にあり、最近では以前ドナー適応外とされていた高齢者、高血圧症や糖尿病の既往のある者、脳血管障害による死亡者など、いわゆるマージナルドナーからの臓器提供が行われるようになってきた。しかし現状では待機期間が10～15年と長いことも多く、生体腎移植に切り換えるケースが増えている。また海外で移植される例もあり、現段階では実情が完全には把握されきれていない問題がある。

［磯貝晶子］

【関連項目】移植適応症、5年生着率、臓器移植、生体腎移植

心臓死　cardiac death（英）

【定義】心臓の拍動の停止をもって人の死亡と診断すること。

【倫理上の問題】（1）心臓が止まれば体のすべての部分への血流（酸素の運搬）が断たれるから、大部分の臓器は間もなく働きを止める。たとえば脳は血流が止まってから10分で機能を失う。心臓死という言葉が多用されるようになったのは、主として脳死と対比する場合が多くなったからである。心臓と肺とはどちらが先に止まっても、もう一方も間もなく止まるので、多くの国では「心肺停止」が死亡の徴候とされてきた。しかし、（2）脳と肺の機能が保たれていれば、自分の心臓は死んでも人工心臓を装着したり心臓移植を受けたりすれば心臓死を乗り越えられる。心臓の重要性は生まれついての目に見える臓器そのものではなく、心臓のポンプ機能なのである。ところが、（3）人工呼吸器で維持されている脳死の場合、もし脳死を人の死と認めなければ心停止しか死亡の徴候はなくなるから、単独で「心臓死」が意味を持つ。心臓が止まってもまだ生きていると主張する人は特殊な宗教の信者を除けばほとんどいない。しかし心臓が止まったばかりで救急施設に搬入された人は「来院時死亡」と呼ばれ、直ちには死亡と見なされない。心臓マッサー

ジ・気道確保・人工呼吸などの救命措置を施され、その結果、救命される場合もあれば死亡する場合もある。その中間の状態では脳死、植物状態など様々な程度の欠陥を残す。また、心臓には自動能がある。すなわち、脳死に陥っても酸素が補給されていればひとりでに動き続ける。他人に移植された心臓は神経がつながっていなくても拍動する。脳死と呼ばれる状態を今より長く持続させることは理論的には可能である。脳死はその定義からして不可逆な状態である。これを人の死とすることが受け入れられない人は、自分の心臓の拍動をどれだけ長持ちさせて欲しいかを考えておくべきである。　　　　　　　　　　　　〔伊藤幸郎〕

【関連項目】脳死、死の定義、生命維持装置

心臓病
heart diseases, cardiac diseases（英）

【その現状】アメリカをはじめとする多くの欧米先進国では、死亡原因の第1位は長年、心臓病によって占められている。日本では1985（昭和60）年頃までは脳卒中とがん（悪性腫瘍）に次いで心臓病は第3位であったが、最近ではがんに次いで第2位を占めている。したがって日本でも心臓病は、がんに次ぐ医療、医学、国民衛生上の重要課題といってもよい。なお2000（平成12）年におけるわが国の心疾患による死亡者総数は、14万6741名（男性は7万2156名、女性は7万4585名）であった。

【がんとの対比】がんは通常、年余にわたる長い臨床経過をとるし、その早期発見や早期治療も可能な場合が多い。これに対し心臓病は、極めて短期間・短時間のうちに一命を奪う場合が多い上に、早期発見や早期治療の困難な場合が多いので、心臓病への対応はがん以上に難しく、厄介でもある。

【その様々】一口に心臓病といっても、これには様々なものがある。大別すれば先天性のものと後天性のものがある。先天性のものには、心房中隔欠損、心室中隔欠損、動脈管開存、大動脈中隔欠損、肺動脈狭窄、大動脈狭窄、ファロー（Fallow）の四徴候、大血管転位などがあるが、その絶対数は比較的少ない。多いのは後天性のものである。

後天性の心臓病には、後天性心弁膜疾患（たとえば僧帽弁膜症、大動脈弁膜症）、虚血性心疾患、心筋疾患、心内膜炎（たとえばリウマチ性心内膜炎）、心外膜炎、不整脈（房室ブロック、洞房ブロック、脚ブロックなどの刺激伝導障害）、心臓神経症などがあるが、最大の死因になっているのは虚血性心疾患、すなわち狭心症と心筋梗塞とである。そして心臓病対策の主眼は、最近では、この両者に注がれているといっても過言ではない。アメリカでは毎年約90万人もの心臓病患者が発生し、そのうちの25％が死亡している。とくにそのうちの40〜60％は発作後1時間以内に死亡している（"Conn's Current Therapy", 2000）。

【予防法】心臓と連結し、半ば表裏一体の関係にあるのは動脈系である。したがって、虚血性心疾患を予防しようとしたら、動脈系の疾患や異常、たとえば動脈硬化、高血圧などの予防や悪化防止に努めなければならない。それには食餌の注意、肥満の防止、適度の運動、過度のストレス回避、禁煙、節酒、適度の休息や保温などが必要なことはいうまでもない。　　　　　〔品川信良〕

【参考文献】R. E. Rakel ed. "Conn's Current Therapy"（W. B. Saunders Co., 2000）

【関連項目】過労死

親族制度 ⇒ 家族制度

人体実験　human experimentation, human research（英）

【定義】医学的知見を得るため、人間を対

象にして疾患の原因、経過、転帰、治療などの仮説を実証するための演繹的手続き。
【歴史的経緯・諸分野との関連】ヒポクラテス（Hippocrates B.C.460?−375?）以降の医学は経過観察による帰納的方法論が中心であった。しかし19世紀にC.ベルナール（Claude Bernard 1813−78）などの影響によって、対照群と疾患群との比較検討により原因、経過、転帰、分類を規定するという科学的・実証的方法論が医学に導入された。そして20世紀に入り、医学的方法論は臨床観察以上に演繹としての実験の占める比重を高め、ワクチンの開発など人体実験の成果も目立つようになった。同時期、生物学の方法論としての進化論を中心とするダーウィン生物学が形づくられ、ダーウィニズムと人種の概念などが交差し、優生学が派生した。優生学は次第に社会的・政治的影響を持つようになり、ナチスドイツに代表されるような、優生学に基づく国家理念は「生きるに値しないもの」を対象とする実験の法的正当性を保証した。これと軌を一にして次第に国家が計画を立案する大規模な研究が行われるようになると、二つの世界大戦中、患者に利益が還元される医学実験に加え、軍事的実験が国家機密として各国で行われるようになった。しかし、第二次世界大戦終了までは国際的な倫理的規定は存在せず、各国の判断に委ねられていた。このことは被験者の人権擁護に対する障壁となり、ナチスドイツは「ニュールンベルグ人種法」（1938年）を法的根拠として非人道的な人体実験を正当化し、多数のユダヤ人犠牲者を生んだ。戦後、ナチスの人体実験はニュールンベルグ裁判によって裁かれ、ニュールンベルグ綱領（1947年）が成立する契機ともなった。それに続き世界医師会（WMA）では、ジュネーブ宣言（1948年）で医師および医の倫理基準について初めて明文化し、ヘルシンキ宣言（1964年）で被験者のインフォームドコンセント（以下IC）を義務づけ、東京宣言（1975年）では人体実験の規制のために倫理委員会の設置を提唱した。これらの宣言は、1959年のアメリカでのサリドマイド薬害事件をはじめ、1960年代以降、人体実験、環境汚染、臨床治験、医療過誤、薬害などが各国で公表されるようになったことと深い関わりがある。さらに、医学界の自浄作用としての医学研究規制が始まった。1970年代に入ると、1972年のアメリカでのタスキギー梅毒事件のような国家単位の人体実験が明らかにされ、対策の場は医学界から行政へと移行した。

【倫理上の問題】ニュールンベルグ綱領以降、人体実験に関する医師の倫理的義務と被験者の権利保障が明示された。パターナリスティックな人体実験のプロセスは批判され、正しい情報の提示と被験者の自己決定権を根幹としたICの手続きが重視されるようになった。現代において人体実験という語は歴史上の負の遺産を想起させ、陰性感情を抱かせるために、臨床場面では臨床試験という語に置き換えられた。現在も実証性の観点から、医学には演繹的方法論が必要不可欠であるため、臨床試験の多くは対照群と試験群による比較検討が主体である。その中でも、医薬品製造時に厚生労働省の認可を得るために行う臨床試験を「治験」と呼ぶ。とくに無作為化というプロセスは情報の開示に倫理的問題を与えることがある。ビーチャム（T.L. Beauchamp）は、試験においては治療群と非治療群の2群間での「臨床における平等な不確定性の保証」が不可欠である、と問題点を指摘している。わが国でも、厚生省（当時）が被験者の人権を守るために1997（平成9）年、治験実施基準（厚生省令第28号）を定めた。その基準ではICや治験審査委員会の設置などを義務づけている。

その後、厚生労働省は臨床研究における規範として「臨床研究に関する倫理指針（平成15年厚生労働省告示第255号）」を定めた。また、2005（平成17）年より個人情報の保護に関する法律、行政機関の保有する個人情報の保護に関する法律、独立行政法人等の保有する個人情報の保護に関する法律が施行されることに伴い、個人情報の取り扱いについても検討を行い、「臨床研究に関する倫理指針（平成16年厚生労働省告示第459号）」が同時期から施行されることになった。

【展望】患者に利益を与えるという功利主義的配慮や、医療側の義務論的規制、そして自律尊重の原理によって、被験者は人道的に扱われるようになった。しかし、こうした原理は「特定の課題に適合するように展開される」（ビーチャム）ことが求められている。

〔大塚耕太郎〕

【参考文献】T.L.ビーチャム『生命医学倫理のフロンティア』（立木教夫・永安幸正監訳、行人社、1999）。

【関連項目】ジュネーブ宣言、インフォームドコンセント、ヘルシンキ宣言、優生学、優生思想、優生政策、厚生労働省、パターナリズム、自己決定権、患者の権利、情報開示、日本医師会、臨床試験、RCT

身体障害者（児）　physically handicapped person, disabled person, disabled people, the handicapped（英）

【定義】生来、あるいは疾病や外傷により身体に障害のある者、もしくは起居動作が健常者のように自由にならない人のこと。法的には、「身体障害者とは、別表に掲げる身体上の障害がある18歳以上の者であって、都道府県から身体障害者手帳の交付を受けた者」（身体障害者福祉法第4条）とある。この「別表」とは、同法施行規則別表第五号のことで、視覚障害、聴覚または平衡機能障害、音声・言語・咀嚼機能障害、肢体不自由、心臓・腎臓呼吸器障害に分けられる。

【倫理上の問題】障害者問題は長い間、マイノリティの問題として論議され、社会的復権を求める障害者解放運動として結実してきた。しかし、その問題の当事者を障害者に限定しようとする排外思想の下、障害者解放運動は、障害者が唯一絶対の精通者であるという幻想によって限定された当事者運動として形成されている。障害者問題は本来的に、社会全体が当事者責任を負うべきである。マイノリティの復権は、それが社会との関係を抜きに存在し得ないことから、マイノリティだけの課題としては自己完結し得ないはずである。

【展望】近年、身体障害者を取り巻く環境は大きく変わりつつある。障害者解放運動のような社会的活動だけでなく、身体障害者が積極的に自己表現を行う機会が増えている。たとえば障害者プロレス集団「ドッグレッグス」や劇団「態変」などに見られるように、「障害文化（disability culture）」は花開きつつある。彼らは障害者と非障害者との交流を積極的にそれぞれ彼らの集団に取り込みながら、独自の文化を形成しつつある。

〔前野竜太郎〕

【参考文献】『現代思想―特集身体障害者』第26巻第2号（青土社、1998）。

【関連項目】社会権、障害、障害者（児）、世界保健機関（WHO）

身体障害者福祉法
Law for the Welfare of Physically Disabled Person（英）

【定義】身体障害者の更生のために必要な援護を行うことにより、身体障害者の自立と生活の安定を図ることを目的とする法律。本法で規定される身体障害者とは、視覚障害、聴覚障害、肢体不自由および内部障害など、本法別表に定められる18歳以上の障

害者で、都道府県知事から身体障害者手帳の交付を受けた者のことである。

【成立の背景と意義・課題】1949（昭和24）年の制定以来、社会の障害者あるいは障害観の変化により、数回の改正が行われている。1984（昭和59）年の改正時には、障害者の「保護」から、自立機会を保障する方向へと障害者福祉の理念の変化が盛り込まれた。また1990（平成2）年には、「更生を援助する」という表現から「自立と社会経済活動への参加を促進するための援助」と改められた。本法は身体障害者という単一障害群への立法であるため、身体に障害のない知的障害者には精神薄弱者福祉法（1960〈昭和35〉年）、精神障害者には精神保健福祉法（1995〈平成7〉年）、18歳以下の身体障害者（児）には児童福祉法（1947〈昭和22〉年）がそれぞれ適用されている。また、中枢神経障害と重度の脳損傷の合併症状のような、いわゆる重複障害を持つ身体障害者のニーズへの対応は不十分であり、より重度化した身体障害者に対し自立と社会経済活動への参加を促進するためのきめ細やかな援助が求められている。

【展望】ノーマライゼーションの理念の実現のため、2003（平成15）年4月から「措置」を改め「契約」を柱とする「支援費制度」が導入された。さらに障害者基本法が2004（平成16）年6月に改正され、障害者施策の方向性を「障害者の自立と社会参加の支援」と明示し、地方自治体ごとの「障害者基本計画」の策定を義務化することなどが法に盛り込まれた。このため実定法としての身障者福祉法の性格も大きく変化しつつある。元来「更生のための法律」であった身体障害者福祉法も、サービスの一元化や情報のバリアフリー化の推進などにより、各福祉法との統合を求められるようになっている。一方で、措置を中心とした個別対応の福祉サービスの終焉がもたらす影響は計り知れない。マジョリティである健常者の都合を優先して制度や法を改正するのではなく、制度や法改正にはサービスを受けるマイノリティの当事者への影響を常に最小限にすることを併せて検討するべきことも忘れてはならない。　　　［前野竜太郎］

【参考文献】佐藤進・児島美都子編『社会福祉の法律入門』（有斐閣、1996）。

【関連項目】障害、障害者（児）、世界保健機関（WHO）、社会権

身体と精神 ➡ 心身問題

診断　diagnosis（英）

【定義】医師が患者の心身の病変を認識する過程およびその技術のこと。

【歴史的経緯】現代では病変の治療に先立って診断をするのが普通である。しかし、ヒポクラテス（Hippocrates B.C.460?–375?）の医学においては、病名よりも患者の運命を判断することが最も重視されていた。この病人の運命を知る予後学（prognosis）を修得して患者の運命を的確に当てることによって、当時の医師たちは人びとの尊敬を得ていた。この時代の病気の診断は視診、触診、聴診の3種類が基本であった。とくに触診の技術は進歩していて、肝臓、脾臓、子宮などの大きさや硬さなどは判定できていた。ヒポクラテス医学では病気は調和の乱れであり、その病態は人により異なるものとされ、病人を個別に診察しながら綿密に経過観察することに重きが置かれていた。この病気の概念に対して、シデナム（Thomas Sydenham 1624–89）は病気に独立固有の症候があることを見出し、症候群という概念を導入した。この考えをもとに脳卒中や肺結核などの疾患が分類され、その後の診断学の大きな進歩がもたらされた。1761年にアウエンブルッガー（Jesef Leopold Auenbrugger）によって

打診法が、1819年にレナック（Théophile Hyachinthe Laennec）によって聴診法が次々と完成され、診断の方法は一段と精密化した。その後1895年のレントゲン（Conrad Roentogen）によるX線の発見や、病理学や細菌学の発展と相まって様々な生体試料を用いた検査法などが確立するにつれ、診断に用いる医学の科学的側面は格段の進歩を遂げた。

【諸分野との関連】患者の訴えを手がかりとして正しい診断を下していく過程には、人体の構造や生理学的知識に基づいて病気を予測する病態生理学的アプローチと、同じ症候を有する患者群の臨床データに基づいて想定される疾患の可能性を確率的に予測する臨床疫学的アプローチとがある。これまでの医学教育では前者に重点が置かれていたが、若い医師でも適切な臨床診断を行えるためには後者の臨床疫学的データを用いて診断する訓練も不可欠である。また、診断様式にはパターン認識、多分岐法、仮説－演繹法、徹底的検討法の4種類の思考様式があると考えられている。パターン認識とは、臨床経験数に比例して確実性が増す、言語を介さない瞬時の直観的認識過程のことである。人間に本来備わっている最も優れた能力の一つであるが、他人に伝授することが困難であるという欠点を有する。多分岐法は、ある症状について考えられる多くの診断名の中から、問診で得た情報によって可能性のある病名の数を次々と減らしていく方法である。論理的であるが、一定の疾患にしか通用しないことが多い。仮説－演繹法は、新たな情報を得るたびに、想定される診断名の確率を変化させたり除外または交換したりする方法である。現在、多くの医師が用いているのがこの方法である。しかし、パターン認識との区別は明らかではない。徹底的検討法は、患者の症状とは無関係に一つひとつ診断名を想起していく方法であるが、非効率的なため実際にはほとんど用いられていない。

【倫理的な問題点】「医学は不確実性のサイエンス（Science）であり、確率のアート（Art）である」というオスラー（William Osler 1841－1919）の名言にあるように、診断の科学的側面がどのように進歩したとしても、その不確実性は決して免れるものではなく、また医師が優れたアートを伴っていなければ、患者にとって正しい診断に至るにはほど遠いということを医師と患者の双方が十分認識しなければならない。プラトンの定義によれば、「アート（医術）とは、患者の本性を考察し、また自分が取り行ういろいろな処置の根拠をもよく研究していて、そして一つひとつのケースについて理論的な説明を与えることができる技術」であるという。アートの重要性は、現在の段階では究極の診断法である遺伝子診断の実施においても十分留意すべきであろう。ヒトゲノム解析計画が終了したことにより、近い将来、従来の遺伝病だけでなく一般的な疾患についても発症前診断が可能になることが予想される。このため、遺伝子診断結果のインフォームドコンセントを行う上で、患者の心理的・社会的さらには宗教的背景をも十分考慮できるアートが備わった診断がより一層求められるものと考えられる。

【展望】将来的には様々な検査データから、コンピューターが正確に自動診断するようなシステムも実用化されるかもしれない。しかしヒポクラテスの時代から築き上げられたアートの重要性は、これからも変わることはないであろう。　　　［藤野昭宏・井岡達也］

【参考文献】井上清恒『医学史概説』（内田老鶴圃新社、1968）。W.オスラー『平静の心、オスラー博士講演集』（日野原重明・仁木久恵訳、医学書院、1984）。福井次矢『臨床医の決断と心理』（医学書院、1988）。

【関連項目】正当行為、医師法、ヒトゲノム計画、診察

診断書　medical certificate（英）
【定義】医師が診察の結果に関する判断を表示して、人の健康上の状態を証明するために作成する文書（大判大6年3月14日）のこと。
【倫理上の問題】患者から診断書の交付を求められた時は、医師は正当な事由がない限り、これを拒むことはできない（医師法第19条2項）。ここで重要なことは、「正当な事由」とは一体何かということである。会社での病気休業の認定や治療費等の生命保険金支給の決定、受験や入学あるいは入社の際に要求される場合などは、当然ながら医師はその要求に応じなければならない。しかし詐欺や恐喝、または本人以外の不当な圧力によって要求されている危険性がある場合には、むしろこれを正当な理由として拒否すべきである。また、診断書を作成することが事実上患者のプライバシーの漏洩を意味し、本人にとって社会的不利益をもたらす恐れのある場合や、診療を継続する上で支障をきたす可能性がある場合も、正当な事由に相当するものと考えられる。医師が診断書を作成するにあたっては、患者本人の同意の有無、その目的と必要性について慎重かつ確実に判断する必要がある。まさに、医師にとってプロフェッションとしての倫理性や社会的妥当性が要求されるといえよう。この義務違反者に対しては法的には罰則の規程がないため、医師免許取り消しを含む厳しい行政処分が断行されるべきであろう。　　　　　　　　　　［藤野昭宏］

【関連項目】医師法、プライバシー

心中　➡　親子心中

心的外傷後ストレス障害　➡　PTSD

心的障害　➡　トラウマ

シンナー遊び
glue-sniffing, solvent abuse（英）
【定義】シンナーなどの有機溶剤の蒸気を故意に吸入し、興奮、幻覚、麻酔状態を享楽する濫用行為。
【社会・倫理上の問題】この行為に用いられるシンナー、塗料、接着剤などは、トルエン、酢酸エチル、メタノールなどの混合物であり、いずれも常温で気化しやすく、呼吸により体内に取り込まれ、中枢神経系に悪影響を及ぼす。わが国では1965（昭和40）年頃からこの濫用行為が社会問題となり、1972（昭和47）年には毒物及び劇物取締法が改正され、取り締まりが強化された。この法による検挙者数は近年、減少傾向にはあるが、内訳を見ると依然として未成年が約8割を占めている。また、濫用者本人が健康を害し、時に死に至るだけでなく、種々の社会問題を引き起こす。たとえば、有機溶剤による酩酊状態での交通事故や傷害事件、有機溶剤入手のための恐喝・窃盗事件、怠学・怠業、覚醒剤などいっそう強力な薬物濫用への踏み石となることなどが挙げられる。　　　　　　　　　　［望月吉勝］

【参考文献】財団法人日本学校保健会編『新訂喫煙・飲酒・薬物乱用防止に関する指導の手引：中学校編』（第一法規出版、1995）。
【関連項目】毒物及び劇物取締法

心・肺移植
heart-lung transplantation（英）
【定義】肺移植の適応を満たす疾患のうち、左心機能不全を合併する症例や、外科的修復の困難な先天性心疾患に肺高血圧症を合併した症例などに対して、心臓と肺を同時移植する治療法。現在では肺移植の成績向上に伴って心・肺移植の適応は限られたものとなり、手術例数の増加は1990（平成2）

年以降は見られない。心・肺移植では心臓移植や肺移植単独に比べて生存率は低い。
【倫理上の問題】手術手技や出血による早期死亡が高いことや、脳死後に神経原性肺水腫をきたす例があってその心・肺を移植すると高率に肺水腫を起こすことが問題である。この意味でまだ実験的段階にある治療法である。また乳幼児の適応症例に対してドナーの発生率が低いため、いかなる適応疾患にするかの優先順位も問題となる。

〔磯貝晶子〕

【関連項目】臓器移植、5年生存率、移植適応症

じん肺訴訟 ➡ 職業病

心肺蘇生

cardiopulmonary resuscitation (英)

【定義】傷病者が意識障害、呼吸停止、心停止もしくはこれに近い状態に陥った時、呼吸および循環を補助し、傷病者を救命するために行う手当てのこと。とくに心疾患による突然死では、心室細動などによる心停止が大きく関与する。心臓が停止すると4分以内に脳に障害が発生する。心肺蘇生法では、再び血流を得ることでこの障害の度合いを軽くする効果が得られるが、心室細動を正常な状態に戻さなければ、心臓からの血液の送り出しは正常に戻らない。このため、速やかな除細動を行うことが必要となる。除細動の実施が1分遅れるごとに傷病者の生存退院率は7〜10%ずつ低下するといわれている。

【展望および課題】心疾患による年間死亡者数は年々増加傾向にあり、平成15 (2003) 年度は約16万3000人とされている (『厚生労働省人口動態調査』)。こうした深刻な状況に、わが国では救急隊員の到着までの間に現場に居合わせた者が心停止者に対し電気的除細動を速やかに行うことの有効性の観点から、非医療従事者による自動体外式除細動器 (AED: Automated External Defibliator) の使用が認められることとなった。このため近年、公共機関やコンサートホールなど、不特定多数の利用者がある施設などで非医療従事者が活用できるようAEDの整備が進んでいる。

このようにハードウェアの整備が進む一方で、多くの一般市民が救命に関与することが望まれるため、非医療従事者によるAEDを用いた病院前救護活動を速やかに行うための普及啓発活動も必要となっている。現在、学校や公共機関、民間企業など多くの場で講習会が行われている。アメリカやイギリスでは、一般市民がAEDを使用した場合の安全性と信頼性について評価が概ね高く、日本においてもAEDの普及が待たれる。

〔前野竜太郎〕

【関連項目】生命維持装置

腎不全 ➡ 慢性腎不全

ジーンマップ ➡ 遺伝子地図

心理カウンセラー ➡ 心理療法士

心理学 psychology (英), Psychologie (独), psychologie (仏)

【定義】人間の精神機能や行動の背景となっている心理を扱う学問領域であり、手法である。

【歴史的経緯】歴史的には哲学としての心理学の時代から、生理学の寄与により、精神物理学 (ヴェーバー〈Ernst Heinrich Weber 1795-1878〉とフェヒナー〈Gustav Theodor Fechner 1801-87〉によって体系化されたもので、精神世界と物理世界との関係を数量的に捉えようとした) や、実験心理学 (ヴント〈Wilhelm Maximilian Wundt 1832-1920〉が創始したもので、心理現象を実験的に捉えようと

した）によって近代心理学の時代となった。近代心理学は（1）行動主義、（2）ゲシュタルト心理学、（3）精神分析学、に大別される。（1）はワトソン（John B.Watson 1878-1958）により創始されたもので、人間や動物の行動の原因や効果を考える際に、刺激と反応という客観的に観察・測定できる手段を用いた点が特徴的である。（2）の基本的考え方は、人間は個々の刺激要素を知覚・認知するのではなく、刺激要素の全体的布置（ゲシュタルト）そのものを知覚・認知するという視点である。（3）はフロイト（Sigmund Freud 1856-1939）によって創始されたもので、無意識概念を体系的に理論化したこと、発達論的立場を導入したこと、自我機能とその力動論を明らかにしようとした点で後世に影響を与えた。

その後、ロジャース（Carl Ransom Rogers 1902-87）らに代表される人間性心理学が、精神分析と行動主義を厳しく批判する形で台頭してきた。人間は、無意識的本能や衝動によって動かされるわけでもなく、刺激と反応の連鎖によって機械的・操作的に動かされるものでもないという立場を明らかにし、本来的に有している自己実現に向かって人間性を開発していく存在であるとする立場である。また、認知心理学も比較的新しい手法であり、人間の認知機能（記憶・学習・問題解決・思考など）を扱うものである。

【倫理上の問題】心理学にはおびただしい数の立場や歴史がある。それらが臨床に応用される際に倫理上の問題が生じてくる可能性がある。この心理学の理論が臨床に応用される際に登場するのが臨床心理学である。現在でもしばしば精神医学の臨床で使われているのが、精神分析療法・カウンセリング・認知療法・行動療法・森田療法・内観法・芸術療法・箱庭療法などである。

患者（クライアント）との契約で自費診療として行われている場合は別として、病院や診療所などで診療報酬ベースで行われている場合に倫理的な問題が生じてくる。これを医師が行う医療行為として認めるならば、医師のトレーニングの基準はもっと明確に厳密にすべきであり、医師以外のコメディカルスタッフが行う場合には医師によるスーパービジョンなどの基準がもっと明確化されなければならない。

またメンタル疾患の患者の中には、精神科などの医療施設を受診することに抵抗感を持つケースが少なくない。そんな彼らや家族にとっては、「心理」という言葉は抵抗感が緩和される窓口であるために、しばしば相談に行くようである。その際に、たとえば脳腫瘍や中枢神経系の変性疾患のような器質的疾患の場合、あるいは機能性疾患の場合でも薬物療法が第一選択の場合には、やはり医学モデルで診断・治療していかなければならない。

【諸分野との関連】精神医学との棲み分けが重要であり、医学モデルで診断・治療するような疾患への対応が難しいことは上で述べた。

【展望】心理の専門家が社会から要請されている場面が急増している。天災に続くPTSDへの対応、被虐待児への対応、学校現場でのカウンセリング、産業場面でのカウンセリング、病院や診療所での心理療法など、様々である。これに対応できる専門家を養成する学会や協会はあるが、未だ国家資格化されていないのは国民的なレベルでも不安である。　　　　［保坂隆］

【関連項目】カウンセリング、心理療法士

診療

medical practice, clinical practice（英）

【定義】医師や歯科医師が、患者の病名診断や治療のほかに、予防や健康指導などの

目的で行う、医学的・医療上の一連の行為を指す。しかし、その範囲は必ずしも明らかではない。たとえば診療放射線技師が行う行為、助産師が行う行為などの中には、医師が行う診療行為と区別できないものが少なくない。また、医師の指示や監督の下で、または医師とチームを組んで、看護師や医学生などが患者に対して行う行為の中にも、診療行為と区別できないものは多い。その中には、一般の人びとには禁止されていたり、マナーやエチケットに反するとされている行為が多い。

【倫理・社会上の諸問題】診療行為の中には、（1）患者の半ばプライバシーに関わるものが多い。（2）患者の身体に直接触れ、できるだけ詳しく観察し、記録も残す。時には、写真や画像を撮影などもする。（3）医薬品、医療用特殊機器、強力な放射能、生物学的な製剤などを使用する。（4）観血的行為、（5）外科的処置などを行うことなどがある。さらにまた、（6）精神面、過去の記憶などに深く立ち入ることもある。このため一歩誤れば、重大な事態を招いたり、破廉恥罪に問われかねないことも多い。それゆえ、医師や歯科医師になるためには、高い品性、長期にわたる学習、研修、修業、厳密な資格試験、資格取得後も生涯にわたる研修などが課せられ、厳正な職業倫理綱領の遵守も昔から強く求められてきた。

診療は原則として、診療設備や要員（スタッフ）の整った診療所または病院で行われるべきものである。しかし緊急事態の場合は、その現場や患者の自宅などで行われることもある。災害時や戦時には、とくにこれが多い。医師や歯科医師は、診療の後には必ずその記録を残さなければならない。このことは、診療の適正を期するためにも、他の医療スタッフのためにも、医療や医学の将来の発展のためにも、はたまた保険請求事務の正確を期するためにも必要である。

最近、この方面の事務量や、これに医師などが割く時間が急増している。このため欧米では膨大な予算や人員をこれに当てているが、日本ではこの点にも非常な遅れがある。日本の医療が抱えているこれからの重要課題の一つは、医療秘書（medical secretary）の養成や増員である。［品川信良］

【関連項目】診察、診断、治療

診療拒否　refusal of medical examination and treatment（英）

【定義】診療に従事する医師が、患者から診療や治療の請求があった場合に診療を拒否することをいう。

【倫理・法律上の問題】診療に従事する医師は、公平さを保持すべき業務の性質から、患者から診察や治療の請求があった場合に、正当な理由がなければこれを拒否することができない（医師法第19条1項）。もし、正当な理由のない診療拒否の結果、患者に被害が発生すれば、少なくとも民法上は不法行為責任（民法第709条）を負うことがある。問題は「正当な理由」の内容である。担当専門医の不在についてはある程度正当として認められようが、たとえばエイズ感染者に対して、感染の恐れ、診療態勢の不備、無経験、営業への影響を理由とする診療拒否は正当とは認められないであろう。宗教等一定の理由から輸血を拒否する者に対する診療拒否も、無輸血治療等の選択肢がある場合は正当な拒否理由にならない。さらに最近では、医療事故に関わりたくないという観点から、とりわけ救急患者に対する診療拒否が大きな問題となっており、医療制度全体からの検討が迫られている。

［甲斐克則］

【参考文献】手嶋豊「HIV感染者・エイズ患者に対する取扱い」（大野真義編『現代医療と医事法制』世界思想社、1995）。

【関連項目】医師法、医の倫理、医療倫理、応召義務、正当行為、エイズ、救急医療

診療契約　contract of medical examination and treatment（英）

【定義】患者が診療について申し込み、医療施設または医師がそれを承諾することによって成立する契約であり、医療契約の主要部分を占めるものである。

【歴史的経緯】古くは医療が契約であるという観念はあまりなかったが、患者の主体的立場が自覚され、患者も医師と対等な法的立場にあるという認識が高まるにつれ、医療・診療も契約であるという観念が普及した。今日、一般にその法的性質は、「患者において先ず病的症状の医学的解明を求め、これに対する治療方法があるなら治療行為も求める旨の事務処理を目的とした準委任契約」（神戸地竜野支判昭和42年1月25日）と解されている。

【倫理上の問題】問題はその実質的契約内容にある。承諾形式は原則として自由であり、明示でも黙示でもよいとされ、診療契約を形式的に考えればかなりの包括的なもので足りることになる。しかし、インフォームドコンセントが強調される現在、診療契約の内容自体、患者に十分な説明をし、理解をしてもらっていないと、診療内容や医療費の食い違いを招き、ひいてはトラブルを招くこともある。しかも、診療契約は「必ず治癒する」という約束をなし得ない性質のものであることも相互に了解しておく必要がある。したがって、医療施設または医師は、原則として善良な管理者の注意をもって時の医療水準（臨床医学の実践における医療水準）に従い、適切な医療行為を行えば足りる。もちろん、特殊な医療であれば、特別な注意義務が要求されることもある。なお最近では、患者の権利を保護するためには、医療を契約として捉えるよりも、公法的性格のものとして捉えた方がよいとする見解も強く主張されている。

［甲斐克則］

【参考文献】野田寛『医事法』中巻（青林書院、1987）。手嶋豊『医事法入門』（有斐閣、2005）。日本医事法学会編『年報医事法学』21号（2006）。

【関連項目】インフォームドコンセント、医療契約、医療契約モデル

診療所　clinic（英）

【定義】医師または歯科医師が、公衆または一般住民や、特定多人数（ここでいう特定多人数とは、特定の職場や会社などの従業員だけを、診療業務の対象とする場合を指す）のために、医業または歯科医業を行うところをいう。この診療所には、患者をやや長期にわたって収容する施設（すなわち病室）を有するものと、有さないものとがある。患者の収容数はその際、19床を超えてはならない。20床以上の場合は病院とされ、医師数などにおいて、他に種々の要件を充たさなければならなくなる。

【法・社会上の諸問題】また、医師または歯科医師が診療所を開設した時は、10日以内に所在地の都道府県知事に届け出なければならないし、診療所は医師または歯科医師によって管理されなければならないことなども、医療法によって定められている。

2000（平成12）年現在、わが国における診療所数は9万2824、そのうちの7万4971は無床診療所、残りの1万7853は有床診療所で、その総病床数は、21万6755、平均病床数は12.1である。これに対し20床以上の医療施設は病院と呼ばれ、2000年現在のその病院総数は9266、またその総病床数は164万7253、1病院当たりの病床数は177.8である。日本の厚生（労働）省は、「簡単な、軽症の外来患者は主として診療所（クリニック）において、また重症患者などは（中大規模の）病院において取り扱われる」

ことを長年望んできてはいるが、現実はまだ、ほど遠い感じがする。

　全国津々浦々にあまねく診療所があり、地方の中核都市には中小病院があり、大都市に大病院があるのが、医療のいわば理想像ではある。なおわが国においては、母子、がん、循環器、精神科などの専門病院が大都市にばかり設立され、人口密集地帯に集中しているが、その必要はあまりない。むしろ、環境に恵まれた地方（都市）に設けられ、もっと全国的に分散すべきものである。　　　　　　　　　　　　　〔品川信良〕

【関連項目】病院、診療、治療

診療放射線技師
radiological technician（英）

【定義】厚生労働大臣の免許を受けて、医師または歯科医師の指示の下に、放射線を人体に対して照射（撮影を含み、照射機器または放射性同位元素〈その化合物および放射性同位元素またはその化合物の含有物を含む〉を人体内に挿入して行うものを除く）することを業とする者のこと。

【倫理上の問題】目まぐるしく発達していく医療技術の中で最新の科学技術が取り入れられる分野であるため、診療放射線技師への需要は拡大する一方である。今日では診療の補助として、放射線を使用しない分野の画像診断（超音波検査、磁気共鳴画像診断装置〈MRI〉撮影等）など多岐にわたる。また、日本は唯一の被爆国として放射線に対する国民的アレルギーが強く、診療放射線といえども人体への被曝には変わりなく、放射線防護との関係で正当化、最適化、線量限度ということが問題となっている。　　　　　　　　　　　　　〔大井賢一〕

【関連項目】厚生労働省、放射線障害、臨床検査技師

診療報酬　medical fee（英）

【歴史的経緯】近代社会において、医療費の支払いは医師と患者の間での自由診療制を基本に出発した。市場経済原理に基づき、患者は質のいい医療を自由に選択でき、医師も自らの技術について自由競争を通じて報酬を得られるという考え方に立つ。しかし富裕層は別として、不測の、しかも労働できない事態での医療費の負担は重い。とくに資本主義の進展に伴い貧困層が増大する中で、疾病→貧困→疾病の循環は深刻な問題となり社会不安をもたらした。医療費の重圧を回避し、公的な性格を持つ医療のアクセスを確保していく上で、何らかの第三者の関与する医療費の支払い方式が生み出された。それぞれの国の医療制度や社会経済、歴史の違いを反映し、医療国営のイギリス、私的疾病保険中心のアメリカ、国民皆保険の日本など医療費支払い方式は異なった展開を遂げているが、第三者の介在そのものは共通しており、その比重が大きくなってきたことにも変わりがない。

【現状と展望】診療報酬の支払い・決め方には、大きく次のような類型が挙げられるが、それぞれには一長一短がある。（1）技術（料）の評価に関し、医療行為の一つひとつに点数を決めその合計を計算する出来高払いか、一定の医療行為をまとめたり、件数払い・受け持ち人頭割などの定額制か、総予算制。（2）患者がいったん医療機関の窓口で経費の全額を支払い、後で一定部分が払い戻される償還制か、患者の窓口負担と第三者機関からの支払いを医療機関が受ける現物給付。（3）財源を税に求めるか保険方式。

　低経済成長下、技術進歩と高齢化に直面し医療費抑制の側から様々な方式が世界各国で模索されている。また国民皆保険のわが国では、診療報酬支払い方式で供給システムを誘導するようなことも行われてきた

が、前提となる医療技術のあり方、技術進歩に即応した合理的な技術システム（供給制度）、不採算であっても維持しなければならない部分など、医療技術の内容、構造の側からの検討を抜きにしては、矛盾を深める危険が大きい。　　　　　〔上林茂暢〕

【関連項目】医療政策

診療録

medical record, written record（英）

【定義】看護記録、検査記録などとともに医療における記録文書の一つであり、このうち医師または歯科医師が法に基づいて作成する文書。「医師は診察をしたときには遅滞なく診療に関する事項を診療録に記載しなければならない」と作成が義務づけられ、保存は5年間と定められている（医師法第24条）。記載事項に関しても、医師法施行規則第23条で定められている。

【倫理上の問題】わが国では、診療録は医師のメモ（備忘録）と考えられる傾向が強かったが、知る権利への関心の高まり、インフォームドコンセントに対する要望の高まりなどから、診療情報開示に向けた日本医師会の取り組み（2000〈平成12〉年1月1日）や個人情報保護法（2005〈平成17〉年4月1日全面施行）等に伴い、診療録も基本的には開示されるものとなり、現在では公的記録と見なされる。それゆえ診療録記載も他者が理解可能な記録であることが要求され、POMR方式（問題志向型診療記録）が望ましい記載方法とされる。診療録をはじめとする診療情報を患者に提供する目標を、日本医師会では「相互に信頼関係を保ちながら、共同して疾病を克服すること」とし、患者の自律を尊重した医師－患者関係（パターナリズムからパートナーシップへ）を目指したものとなっている。ただし、開示の例外も認められており（「患者本人に重大な心理的影響を与え、その後の治療効果等に悪影響を及ぼす場合」）、その判断は担当医に委ねられている。

【展望】診療録の電子化に伴い、診療録が患者にとってさらに開かれたもの、接近可能なものとなり、患者の自己決定権・自律が尊重された医療が促進される可能性がある。同時に、診療録の開示請求への迅速な対応や漏洩の防止など、管理体制の整備に向けた医療機関の取り組みが重要となろう。　　　　　〔杉岡良彦・藤野昭宏〕

【参考文献】佐藤忠彦他「精神科医療における情報提供とカルテ開示」（中根允文・松下正明編『精神医学・医療における倫理とインフォームド・コンセント』臨床精神医学講座S12、中山書店、2000）。

【関連項目】カルテ

診療録閲覧請求権 ➡ カルテ開示

心理療法 ➡ 精神療法

心理療法士

【定義】心理的問題を持つ者に対して行われる心理療法を専門的に行う職種。日本では、精神科医は精神療法と呼ぶが、心理職は心理療法と呼ぶことが多い。

【倫理上の問題】心理療法士には面接場面において患者からそのプライバシーが打ち明けられることが多い。したがって、心理療法士には厳密な守秘義務が課せられており、「正当な理由」なしにその業務上知り得た他人の秘密を第三者に洩らした場合には罰せられることになる。しかし、患者から打ち明けられた告白に違法行為など公序良俗に反する内容が含まれていることもあり、どこまで守秘義務を守るべきか、明確な規定はない。つまり、守秘義務に規定されている「正当な理由」をめぐっては、曖昧さが残されている。

心理療法は治療法の一つであり、十分な知識と経験を有する治療者によって行われ

るべきであるが、心理療法士に関する統一された資格はない。1988（昭和63）年に設立された「日本臨床心理士資格認定協会」によって「臨床心理士」の認定が行われているが、心理療法士のすべてが同資格を有しているわけではない。一方、1993（平成5）年には、「全国保健・医療・福祉心理職能協会（全心協）」が設立され、医療分野においては「医療心理士」の資格化が目指されている。つまり、心理療法士の資格をめぐっては、「臨床心理士」と「医療心理士」の2つの資格化の動きがあり、混乱しているのが現状である。今後、心理療法士の国家資格化が行われ、治療技術水準が確保されることが望まれる。　　[平林直次]

【関連項目】精神療法、カウンセリング、守秘義務、精神分析

人類　humanity（英），humanite（仏），Menschheit（独）

【概要】個々の人間や特定の民族などの特殊性を超えた総体としての人間を表わす概念。そこには、生物種（動物分類学的に哺乳類綱霊長目ヒト科に属する動物、ホモサピエンス）としてのヒトという側面と、「類」として実現すべき共同態という側面とが含まれている。生物種としての人類は、直立歩行・脳の発達・道具の使用・言語の使用などによって特徴づけられるが、他の動物種との決定的な差異は、社会（人間集団の特殊な関係性）・文化の創出による、人間の特有の行動様式である。

　西欧の近代社会の中から「進歩」という概念が生み出され、それと相関的に、現実の社会の持つ矛盾・歪みが問題点として把握されるようになり、社会の全成員ないし諸々の社会の全成員の、共同態的な「あるべき姿」として、人類概念が構想されるようになっていった。「あるべき姿」として探求される時、人類という概念は人間性と

いう概念にかなり近くなる。　　[浜田正]

【関連項目】人種、民族、共生、環境倫理

人類中心主義 ➡ 人間中心主義

す

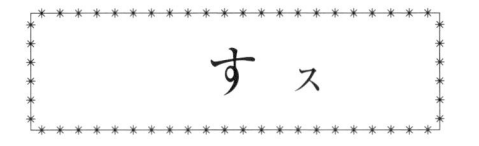

水質汚濁防止法
Water Pollution Prevention Law（英）

【定義】工場・事業場等からの公共用水域への水の排出と地下への浸透を規制し、水質の汚濁防止を図るとともに、人の健康の保護・生活環境の保全と健康被害の損害賠償の責任を定めて、被害者の保護を図ることを目的として、旧水質2法に代わり1970（昭和45）年に制定された法律。

【内容】排出基準は濃度規制が基本であるが、その基準には国が環境省令で定める全国一律の排出基準と、地方自治体が自然的・社会的条件から判断して、一律基準では水質の汚濁防止が不十分と認められる水域について、地方自治体の権限により厳しく基準を定めることができる上乗せ基準とがある。1978（昭和53）年の改正では、人口や産業の集中によって多数の汚濁発生源が集中的に立地し、個々の環境基準の達成が困難である水域、東京湾や伊勢湾・瀬戸内海に排出される汚濁物質の総量を規制する「総量規制制度」が導入され、1990（平成2）年の改正では生活排水対策が制度化され、国民の責務が明確にされた。それまでは汚濁の原因は工場などの産業界の排水であったが、それらに対する法律的規制の流れから、生活雑排水による水質汚濁、下水道整備に伴う河川水量の低下による渇水時の水質悪化などの問題が表面化したことが、1990年時の改正の背景にある。さらなる汚濁をなくすためには、産業界の規制遵守だけではなく、生活上の個人個人の意識と努力が要求されている。

［大和真理子・谷垣内美由紀］

【参考文献】山村恒年『検証しながら学ぶ環境法入門』（昭和堂、1997）。大塚直『環境法』（有斐閣、2002）。
【関連項目】大気汚染防止法、公害

推定余命　life expectancy（英）
【概要】平均余命、平均寿命ともいう。厚生労働省の「簡易生命表」に基づく。男女別にある年齢の年齢別死亡率がそのまま続くと仮定する。各年齢に達した人が、その後平均して何年生き延びるかを示すものが平均余命である。同時に誕生した人びとがその後何年生きるかという年数、すなわち出生時（0歳）の平均余命のことを平均寿命という。一般には平均寿命という言葉が広く用いられている。わが国における平均寿命は年々伸びている。1955（昭和30）年は男性63.60歳、女性67.75歳であったが、1998（平成10）年は男性77.16歳、女性84.01歳、2007（平成19）年は男性79.19歳、女性85.99歳である。先進諸国の平均寿命は高いが、日本は世界で最も長寿国である。

【諸分野との関連】平均余命が長くなることと出生率の低下により、人口構造上、高齢化が促進され高齢者層の高齢化が進む。1998年に65歳に達した人の平均寿命は、男性82歳、女性87歳である。2000（平成12）年の65歳以上推計人口は2187万人と2千万人を超え、2015年には3100万人と3千万人を超えて、高齢化率も25％を超える。高齢者の各世代人口も増加していく。仮に最高年齢を100歳としても、60歳とは40歳の年齢差がある。また一般的な退職年齢である60歳を一つの区切りとして平均余命を考えると、90歳くらいまでの30年間を視野に入れた人生設計を描かなくてはならない。寝たきり・痴呆など介護を要する高齢者人口は2000年で280万人といわれ、2025年には530万人に増えると推定されている。

【展望】高齢者像は多様化する。その世代

間格差もある。また、多様なニーズや生き方が登場してくる。2025年には530万の介護を要する高齢者がいると同時に、そうではない2800万の高齢者がいる社会になる。

［水谷禎憲］

【参考文献】厚生省『厚生白書』平成12年版（ぎょうせい、2000）。

【関連項目】平均寿命、高齢化、高齢者、老人福祉

睡眠時無呼吸症候群
sleep apnea syndrome：SAS（英）

【定義】10秒以上の換気停止（無呼吸）が7時間の夜間睡眠中に少なくとも30回以上出現し、かつ反復する無呼吸エピソードがノンレム睡眠期にも認められるもの（健常者においても入眠初期とレム睡眠期には無呼吸が見られることがあるが、生理的なものであり病的SASとは見なされない）。また、1時間当たりの無呼吸回数を無呼吸指数（apnea index、AI）と呼ぶことがあり、この場合AI≧5をSAS診断の目安とすることもある。原因分類としては、気道および胸腹部の換気運動の異常による閉塞型、脳の呼吸中枢の失調による中枢型、および両者の混合型が知られており、全身各部に多種センサーを付けて眠る終夜検査（ポリソムノグラフィ）によって確定診断される。

【倫理上の問題】ノンレム睡眠期の無呼吸により脳波上覚醒反応が生じ、睡眠相が浅いレム睡眠に移行しやすくなる。このため、患者本人は十分な時間眠っているつもりでも慢性的な断眠状態となり、特有の症状となる著しい日中傾眠と、集中力低下、生活機能低下を生じる。これらの症状は、患者本人の社会的・経済的損失のみならず、交通事故災害や家族問題を引き起こす原因となる。このような疾患概念が確立されるようになったのはようやく1970年代になってからである。そのため社会での認知度は未だ低く、また有病者も自覚のないまま社会生活上の不利益を強いられていることがままある。SASはその病態・合併症において複数の治療科（呼吸器内科、耳鼻科、歯科、精神科など）での集学的診断治療を要することがあり、睡眠専門外来を持つ医療機関での受療が勧められる。

【展望】有病率は人口の2～4％といわれているが、実際の受診者は遥かに少ない。生活習慣の改善指導、経鼻的持続陽圧呼吸療法、耳鼻咽喉科の外科的治療、歯科装具による治療、在宅酸素療法など原因に応じた治療法も種々開発されている。［高橋英男］

【参考文献】井上雄一「呼吸関連睡眠障害」（太田龍朗他編『睡眠障害』臨床精神医学講座13、中山書店、1999）。

睡眠薬　hypnotic（英）

【定義】不眠症治療薬。催眠鎮静剤あるいは睡眠導入剤とも呼ばれる。成分による分類としては以下の通り。（1）ベンゾジアゼピン系（主に中脳辺縁系や中枢神経に作用）、（2）バルビツール酸系（主に大脳皮質・脳幹・自律神経に作用）、（3）その他。現在では、ベンゾジアゼピン系が主流である。バルビツール酸系は呼吸中枢に働きかけるため、処方によっては呼吸停止による死に至る場合がある。睡眠薬自殺はバルビツール酸系によるものである。

【効果】ベンゾジアゼピン系は不安を取り除く効果があり、本来、精神安定剤として開発された。バルビツール酸系は効果そのものが強い。ただし呼吸停止など死に至らしめる作用がある。ベンゾジアゼピン系やバルビツール酸系以外には、チエノジアゼピン系・ミクロピロロン系・抗ヒスタミン系などがあり、レム睡眠の増加や精神病治療に用いたりする。ベンゾジアゼピン系は依存性が低いが、バルビツール酸系は依存性が高い。

作用時間の長短による分類もある。（1）

超短時間作用型は2～4時間の睡眠作用であり、寝入りを補助する。ハルシオン、アモバンが一般的である。30分以内に就寝しないと、ベッドに行き着く以前に寝入ってしまうので注意が必要である。（2）短時間作用型は6時間程度の睡眠作用があり、デパス、リスミー、レンドルミンなどがある。（3）中時間作用型は12時間程度の睡眠作用があり、フルニトラゼパムやニトラゼパムなどがある。（4）長時間作用型は24時間程度の睡眠作用があり、ハロキサゾラム、フルラゼパムなどがある。

【服用上の注意点】（1）超短時間作用型以外は深夜12時以降服用を避ける。薬の作用が翌日まで残り、午前中に眠気が襲ってくる。（2）睡眠薬と酒類の併用は極めて危険であり、記憶喪失を起こさせる場合がある。（3）不眠が解消されても、急に服用を中止すると反動として眠れなくなることがあるため、徐々に減らす必要がある。

睡眠薬の服用においては、眠気、ふらつき、筋肉弛緩作用など様々な副作用があり得るので注意する必要があるほか、わが国においては超高齢社会を迎えて高齢者による服用は様々な危険が想定されるため、とりわけ注意する必要がある。また、服用者の日常生活習慣や嗜好品などを見直して、改善することも併せて必要である。

［前野竜太郎］

【関連項目】薬づけ医療、薬害、薬剤師法

スティグマ　stigma, stigmata（英）

【定義】スティグマは「神に献げられた印の分身」「焼き印」を意味し、焼印を押された者として「犯罪者、逃亡者」の意味を含むこともあった。近年、ゴフマン（E. Goffman 1922-82）はスティグマを「非常に評判を悪くする特質をもつもの」と定義している。スティグマには、（1）医学的意味、（2）社会科学的意味があり、以下各項目について（1）（2）に分け記載する。
（1）確認や診断の助けとなる疾病の特質・特性である。ヒステリー特有の徴候であるヒステリー性スティグマはこれに含まれ、身体的に器質的な、とくに神経学的な根拠を欠き、病訴が多彩で、周囲の状況によって動揺するという性質を有する。
（2）一般的に汚名、汚辱、恥辱のもととなる差別のしるしであり、罪人に押した焼ごての跡、焼印が含まれる。身体奇形、精神障害はそれ自体が差別の対象となることがあり、スティグマとされる。

【倫理上の問題】（1）14～17世紀には、スティグマは悪魔の徴候とされ、このために魔女とされたヒステリー女性が多かった。
（2）ある集団に対して社会的偏見がもたらされる時、偏見は社会的障壁や社会的距離として表現され、偏見を持つ人は、自分と偏見の対象との間にできるだけ社会的距離を置こうと望む。これは偏見の対象が彼らの恐れ抑圧するものすべてを代表しているだけでなく、この対象と対等に交際することによって偏見を抱くことが難しくなるからである。このようにして偏見を持たれた集団の成員と認められたものはスティグマ化され、拒絶され、避けられる。偏見を持ち排除する対象を持つことで、その者は「スティグマから免れた者」として集団の成員としての位置を持つ。

【展望】（1）古典的なヒステリー症状である運動障害、感覚障害は減少しており、過喚起発作などの自律神経症状を主とするものが増加している。その診療における身体的検査や問診が暗示となり、しばしば医原性の症状が出現する問題もある。
（2）偏見に関して重要なのは、それが客観的合理性のみからは退けられ難いイメージによって担われているということである。魔女狩りが過去の不合理な事件として退け

られた後もそれに代わる別のイメージがスティグマとされる。

2002（平成14）年8月、日本精神神経学会は、1937（昭和12）年から使われてきた「精神分裂病」という病名を「統合失調症」に変更することに決めた。「精神分裂病」という病名と疾病概念がスティグマを生じると考えられた。病名変更によって最新の疾病概念を普及させることが可能になり、誤解や古い疾病概念が払拭されることが期待された。　　　　　　　　　　〔武内克也〕

【参考文献】G.M.クロセティ他『偏見・スティグマ・精神病』（加藤正明監訳、星和書店、1978）。スーザン＝ソンタグ『隠喩としての病』（富山太佳夫訳、みすず書房、1985）。

【関連項目】知的障害、精神障害（者）、医原病

▌ストーカー　stalker（英）

【定義】「忍び寄る」を意味するstalkから造られた言葉。相手（一般に女性）の意思をまったく無視して執拗に追い回すのがストーカーである。ストーカーは相手を自分のものにするまで手段を選ばないことが多く、相手に深刻な精神的・経済的被害を与える。つけ回し、度重なる（無言）電話、日常的な覗きから始まり、時に住居侵入を企て、相手を脅迫し傷害を引き起こす。強姦や殺人といった最悪の結果をもたらすこともある。

【法律その他の問題】2000（平成12）年5月に「ストーカー規制法」が制定され、同年11月に施行された。これにより、被害者の訴えに基づき警察が加害者に警告や仮の禁止命令を、また公安委員会が正式の禁止命令を出せるようになった。後者に違反すれば捜査・検挙などの措置がとられる（正式の命令発令にさえ裁判所が関与しないのは問題だが）。ただし、この法律を有効に機能させるためには警察の真摯な対応が不可欠である。1999（平成11）年の「桶川女子大生殺害事件」では、警察が被害者の告訴を軽視し捜査を怠ったためにストーカーによる殺人を招いたが、これを教訓としなければならない。そしてストーカー被害根絶のためには、被害者の受け入れ施設の整備と加害者に対する精神的ケアも忘れてはならない。被害者が警察に訴えることができない、あるいは訴え難いケースも非常に多い。　　　　　　　　　　〔杉田聡〕

【参考文献】荒木創造『ストーカーの心理』（講談社、2001）。

【関連項目】ナルシシズム、甘え、アダルトチルドレン

▌ストレス　stress（英）

【定義】ストレスとはもともとは物理学で使われていた用語で、外側から力が加わった際に生じた歪みのことを意味していた。その後、心理社会的な力が加わり人間の心が傷ついてしまうような状態のことを、総称してストレスというようになった。しかも、ストレスをつくる原因のことを正しくはストレッサーというが、「月曜日に仕事が行くのがストレスで……」というように、その原因についてもストレスというようになってしまっている。

【歴史的経緯】キャノン（Walter B.Cannon 1871-1945）は20世紀初めに、犬に怯えた猫の副腎髄質からアドレナリンが分泌され、交感神経系の興奮によっていわゆる「闘争－逃走反応（fight-flight reaction）」が起こることを実験で確かめた。いわゆる情動興奮が交感神経系の興奮を経由して心身の様々な症状が生ずるという「緊急反応」の発見である。その後、セリエ（Hans Selye 1907-82）は生体にストレッサーが加わった時に（1）警告反応期、（2）抵抗期、（3）疲弊期などの段階を経て生体防御反応が生ずることを提唱し、これを「一般適応症候群」と名づけた。こ

れは現在にも受け継がれている、視床下部－下垂体－副腎皮質系（HPA系）と呼ばれる反応系である。このような生理学・医学モデルでのストレス研究は、内分泌系・自律神経系に免疫系を加えて「精神神経免疫内分泌免疫学」として確立されるようになってきた。

一方で、心理社会的な研究も並行して行われ、ホームズ（Thomas Holmes）とレイ（R. H. Rahe）によるライフイベント（life event＝様々なストレスを定量化したもの）の研究、ラザラス（A. A. Lazarus）によるストレスコーピング（coping＝対処様式）の研究などが歴史的には有名である。同時に、臨床医学でもストレスによって生ずる身体疾患を「心身症」と名づけ、研究が進んだが、当初は「潰瘍性格」の指摘など精神分析学による貢献が大きかった。心筋梗塞などの虚血性心疾患になりやすいＡ型行動パターンは、行動心理学の応用の成果であった。

【倫理上の問題】現代社会はストレス社会といわれ、ストレスの概念はさらに拡大してきている。学校でも子どものストレスが話題になるようになり、「切れやすい」子どもたちが登場するようになり、社会全体も不景気で、凶悪な事件が多発するようになり、病院でも最新医療機器は別の次元のストレスをつくり出し、終身雇用制が終わった産業場面でも過重労働が多くなり、社会全体で自殺者が増加したまま減少することはない。このような時代で、ストレスという言葉は多用・乱用される感が強い。

【諸分野との関連】精神医学・産業医学・予防医学・学校保健・公衆衛生など様々な領域との関連が今後さらに増大していく。日本での現状をいえば、ストレスを扱う診療科は精神科と心療内科である。学会でいえば10以上の学会がストレスをメインに扱っているが、それらの間の棲み分けが必要であろう。

【展望】Ａ型行動パターンの研究でいえば、1940〜50年代の精神分析学が中心だった心身医学の中で、ダンバー（H. F. Dunbar）がcoronary personalityを提言したが、それが精神分析学への批判の典型例として、行動主義・行動心理学の中でＡ型行動パターンとして再生された。しかしその後、行動パターン全体が重要なのではなく、その中の攻撃性や敵意性などが関係しているという風に変遷してきたが、その際にcoronary personalityに戻っていることに気づかず、Ａ型行動パターンの研究はそこで行き詰まりとなった。関連領域のテーマでは同様のことが生じる可能性が高い。ライフイベントは重要だが、すべての人間がある出来事を同じ大きさとして自覚しているわけではない、というところで行き詰まりとなった。ストレスの研究は、性格・出来事・コーピング・行動パターン・身体的な変化という連鎖を紐解いていくものである。全体を俯瞰する視点と、個別性を重視する視点の両方が必要であることはいうまでもない。　　　　　　　　　　［保坂隆］

【関連項目】精神障害（者）、精神病・神経症、心身症

■ ストレッサー ➡ ストレス

■ スーパーマウス ➡ 遺伝子工学

■ すばらしい新世界
"Brave New World"（英）

【定義】ハックスリー（Aldous Huxley 1894－1963）により1932年に公にされた近未来の逆ユートピア小説。生殖技術による身体管理と睡眠学習による心理操作を通じて階級ごとに画一化された人間たちが登場する全体主義社会が描かれる。

【社会像】ハックスリーが描く近未来社会

においては機械文明が高度に発達しており、科学による操作の対象は人間の生殖にまで及んでいる。そこでは体外受精と人工孵化器による人工的な胎外生殖が行われ、人間は胎内生殖から解放されている。そこでは新たに生まれてくる個人はその所属階級があらかじめ決定されており、所属階級に素質が適すように計画的に製造され品質管理されている。さらに、このようにして生まれた個人は睡眠時教育と条件反射教育により心理的にも管理されており、またソーマという薬により激情を感じぬように仕向けられている。完全な人工生殖が確立しているので、親子関係、家族関係は存在せず、「万人は万人のため」というスローガンの下、極端な自由恋愛、フリーセックスが奨励されている。しかし、このようにして実現される「共有・均等・安定」の社会は、一部の支配者によって計画・運営される全体主義社会でしかない。　　　　［馬渕浩二］

【関連項目】遺伝子工学、生殖革命

スピリチュアルケア　spiritual care（英）

【定義】広義には宗教的要素、中でもキリスト教的要素を主体とするケア。狭義には、ホスピスにおける全人的ケアとしてのターミナルケアにあらわれる、キリスト教的死生観に基づくケアを指す。この語の背景には、プロテスタントにおける牧会のケア（pastral care）やカトリックにおける告解などの観念がある。

【歴史的経緯と倫理上の特質】ホスピスは1967年、C.ソンダース（Cicely Saunders 1918-2005）が開設した聖クリストファーホスピスに始まる。ホスピスで行われるターミナルケアの眼目は、目前に死が迫り回復の見込みのない終末期患者の痛みを和らげるよう、援助することである。

終末期患者の痛みは、全人的に理解される必要があり身体的（physical）・社会的（social）・心理的（mental）・霊的（spiritual）要因から成る複合的なものである。スピリチュアルケアとは、霊の要因による痛みを和らげる援助のことである。霊的要因による痛みは、死に対する恐怖・過去に犯した過ちに対する精神的呵責・地獄や天国の存在や魂が不滅であるか否かをめぐる疑念等、宗教的価値観や死生観に基づく精神的苦悩である。こうした精神的苦悩を、欧米では従来、牧師や神父が教会や告解などを通じて和らげてきた。ホスピスの終末期患者にも、従来牧師や神父が行ってきたような魂のケアが必要であるとし、導入されたのがスピリチュアルケアである。

【倫理上の問題と展望】スピリチュアルケアはキリスト教的死生観に由来するが、日本社会の構成員の大多数の依拠する死生観や価値観がキリスト教的ではあるとはいい難い。また多くの伝統習俗が絶たれ、世俗化が急速に進行し、神仏をめぐる諸信仰を放棄しつつある現代人は、ことさらに霊的ケアを望むよりも、心理的ケアの延長線上で死生観や価値観をめぐって対話することを望むのではないだろうか。けれども、死に臨んで神仏の助けを願う姿勢は、いかなる時代においても変わらない、人間としての本質だともいうことができる。高度医療集団であるホスピスなどの中で、スピリチュアルケアは呪術的かつ不合理であるかに見えるが、いかなる時代においても神話抜きにしては生存不能である人間存在にとっては、今後さらに世俗化が進行してもなお、魂の安らぎに不可欠なものを提供するに違いない。しかし利潤追求が露骨なスピリチュアリズムやスピリチャリティが昨今、日本で目立つ。　　　　　　　　［中里巧］

【参考文献】T.ルックマン『現象学と宗教社会学』（星川啓慈他訳、ヨルダン社、1989）。

【関連項目】ケア、死生観、ビハーラ

滑り坂理論
slippery slope argument（英）

【定義】正確には滑り坂「理論」というより滑り坂「論法」と呼ぶべきものである。生命倫理学において多用されるもので、類比に基づく論法の一種。ある問題について従来の価値観の修正を伴うような決定がいったん下されると、それを受けて、関連する諸問題についても従来の価値観からさらに大きく逸脱する決定が次々と下され、従来の価値観が（ちょうど滑りやすい坂を転げ落ちるように）加速度的に崩壊に向かう結果になるとするもの。同じく比喩を用いた別称として、「楔（くさび）理論」とも呼ばれる。ドイツでは「ダム決壊議論」と呼ばれている。

【倫理上の問題】滑り坂理論は様々な問題との関連で引き合いに出されるが、その一般的な妥当性について主題的に論じられることは少ない。それは論理的な裏付けを持つ論証形式というより、ある問題の進展に付随する様々な不安を表明する際の一つの便法と見る方が適切である。ウィリアムズ（Bernard Williams）はこの種の論法に二つの形態を区別している。一つは、一連の決定が最終的にある忌まわしい結末に至ることを指摘するタイプの議論である。これは、たとえば脳死が人の死であることがいったん認められれば、次の段階では植物状態が死であるかどうかが問題になり、さらに次の段階ではより軽度の障害を持つ状態が生とは認められ難くなり、最終的に（しばしばナチスドイツに例示される）極度に差別的な社会が出現する、といった形で論じられる。これはいわば因果的なタイプの滑り坂理論である。もう一つは、一連の決定が下されること自体によってある重要な概念的区別が骨抜きにされることを危惧するタイプの議論である。たとえば、生殖技術の様々な使い方が次々と受け入れられていけば、「家族」「夫婦」「結婚」等といった概念やそれに付随した一連の規範が意味をなさなくなる、といった議論がこれに当たる。これはいわば概念的なタイプの滑り坂理論である。

【展望】滑り坂理論がある文脈で説得力を持つ時には、それに説得力を持たせている事実的背景があると考えられる。したがってこの論法の是非については、そのつどの主題に即して、議論を促している不安や危惧が当を得たものかどうかを慎重に吟味することが求められる。　　　　　　［清塚邦彦］

【参考文献】B.ウィリアムズ「どの坂道が滑りやすいか」（M.ロックウッド編著『現代医療の道徳的ジレンマ』加茂直樹監訳、晃洋書房、1990）。T.L.ビーチャム／J.F.チルドレス『生命医学倫理』（永安幸正・立木教夫監訳、成文堂、1997）。

【関連項目】価値観、安楽死、ピーター＝シンガー事件、生殖技術

スモン　subacute myelo-optico-neuropathy：SMON（英）

【概要】亜急性脊髄視神経症。もともと殺菌剤として戦前から使用されていたキノホルム製剤によって引き起こされた薬害。1955（昭和30）年頃から散発し、1967～68（昭和42～43）年に大量発生し、「奇病」として恐れられた。戦後、下痢などの症状にもキノホルムが適応拡大され、一般市販薬の整腸剤にも含まれるようになったため、被害が拡大した。

【倫理上の問題】副作用情報をつかんでいながら製造・販売・使用を許可した国と、副作用を知りながら製造・販売を続けた製薬会社に対し、1971（昭和46）年より全国で損害賠償を求める訴訟が起こされた。このスモン被害者の運動は1979（昭和54）年の薬事二法（医薬品副作用被害救済基金法、薬事法の一部を改正する法律）や副作用被害者救済制度成立の原動力となった。同年

9月、東京地裁の斡旋によって国および製薬企業はその責任を認め、当時の厚生大臣が謝罪し薬害根絶の努力を約束した。「薬害根絶」を掲げたスモンの裁判闘争であるが、その後もエイズ事件をはじめ薬害は絶えない。　　　　　　　　　　［杉岡良彦］

【関連項目】薬害、厚生労働省

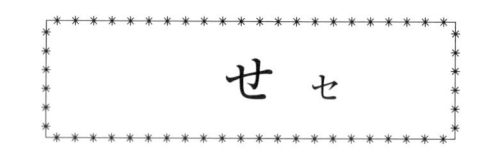

せ　セ

生 ➡ 生命

性
sex（英），Geschlecht（独），sexe（仏）
【定義】有性生殖を行う生物に見られる雌雄の区別。しかし、人の性は生物学的な現象であると同時に社会的・文化的現象としての側面を持つ。生物学的な性をsex、社会的・文化的に作られた性役割をgenderとして分ける考え方が、1960年代後半に英語圏の第二波フェミニズムにおいて提出され、一般化している。また、性欲やセクシャリティ（個人の性的な衝動・性的志向）という意味でも使われている。

【歴史的経緯】「性」という言葉は、もともと「生まれつき、本質」を意味する。1910（明治43）年頃、「性欲」という言葉がセクシャリティの訳語として用いられてから、「性欲」という概念を核に「性」がsexという意味に使われるようになった。このような「性」「性欲」の概念は、ヨーロッパでも近代になって新しく作られたものである。フーコー（Michel Foucault 1926-84）は、社会による性の抑圧と性に関する言説が増殖することにより、19世紀に性欲が作られたのであり、その時、個人のアイデンティティと性欲が結びつけられたことを指摘している。

【倫理上の問題】性にまつわる倫理は、性の商品化から新しい生殖技術、社会的な性行動の規範など広範な問題を含んでいる。倫理学的な視点から見ると、新しい生殖技術における代理母・借り腹・卵の売買という女性の身体の商品化などがある。旧来の性の商品化の是非が問われているが未だ議

論中であり、さらに、新しい生殖技術の発展は従来の結婚・家族制度（人の再生産システム）を逸脱することにもつながる可能性を持つ。たとえば、ホモセクシャルのカップルの子どもの存在はヘテロセクシャルに結びつけられた生殖をヘテロセクシャルな家族から切り離すことになるし、代理母と子の関係などによって親子の絆が変容する可能性がある。一方で、近年の性の解放、性の自由化は社会的な性行動の規範や家族秩序を根底から揺るがしている。これらの変化は、性差別（とくに女性へのダブルスタンダード）に対する有益な潮流となるかもしれないが、同時に女性の身体の商品化は女性の身体へと向けられた性差別的なまなざしを強化する（性的身体の「モノ」化）ことも問われなくてはならない。

【諸分野との関連】性を最大の課題として総合的に取り扱う学問にセクソロジーがあり、一部のセクソロジストは性教育を通じて男女の性の問題を社会に還元している。また、男女の性差について生物医学的な研究も進んでいる。社会科学の諸領域ではフェミニズムやクィア理論の立場から、従来の性（sexとgender）理解に対して疑問が提出されている（J.バトラー『ジェンダートラブル』竹村和子訳、青土社、1998年）。また、社会学や人類学でも、性行動や家族制度の調査研究が行われている。

【展望】現在進行中の性の解放、性の自由化が社会に何をもたらすかは誰にも予測できない。また、新しい生殖技術などのテクノロジーには、われわれの社会の根本的な基盤となる倫理感覚に抵触する点が少なからず存在する。それらの問題に対して徹底した議論がなされる前に技術が先行している現状があり、これらの議論を含めて性にまつわる新しい倫理研究が待たれる。

［村瀬ひろみ］

【参考文献】M.フーコー『性の歴史Ⅰ　知への意志』（渡辺守章訳、新潮社、1986）。小田亮『一語の辞典―性』（三省堂、1996）。
【関連項目】有性生殖、性本能、セクシャリティ、フェミニズム、生殖技術、性差別

性愛 ➡ エロス

性科学 ➡ セクソロジー

生活習慣病　life habit disease（英）

【定義】生活習慣の歪みによって発症することが多いとされる疾病。

【歴史的経緯】第二次世界大戦後の疾病構造の変化に伴って、中高年層においてある種の疾患の罹病率や有病率、死亡率が増加した。これには悪性新生物（がん）、動脈硬化、脳卒中、心臓病、高血圧、糖尿病、高脂血症などが含まれ、発症年齢に基づいてこれらを「成人病」として概括したのは1957（昭和32）年頃のことであった。その後、これが日常の生活習慣と密接な関連があることから、1996（平成8）年頃には「生活習慣病」と呼ばれるようになった。ちなみに、2005（平成17）年の患者調査によると、医療機関を受診している総患者数は、高血圧性疾患781万人、糖尿病247万人、虚血性心疾患86万人、悪性新生物（がん）142万人であり、合計すると約1400万人となっている。その医療費の合計は約8兆円にものぼり、これは一般診療医療費の3割を軽く超えている。

【倫理上の問題】これらの疾患は食生活や運動、喫煙、睡眠、ストレスなどの日常生活の歪みによって発症することが多いので、本人の疾病に対する正しい認識と理解によって、疾患の発症や進展をある程度抑制することが可能である。すなわちこの名称変更には、それまでの早期発見・早期治療の観点が、個人の自覚に基づいた予防に重点

を置いた対策に変換され、予防も可能になるという利点があった。しかし、それがあまりに強調され過ぎると、これらの疾患の発症がすべて本人の責任に帰せられてしまう危険がないでもない。行政的にも予防対策が講じられているが、その中には投下資本とその効果との関連で近年見直しの気運にある施策もある。

【展望】生活習慣病は必ずしも成人になってから発病するわけではない。小児期の運動不足やインスタント食品の摂取、生活リズムの乱れなど、小児期からの生活習慣の乱れによって、成人の生活習慣病へと発病する危険も指摘されているので、小児期からの健全なライフスタイルの確立が期待されている。

［深瀬泰旦］

【参考文献】曽我英彦・棚橋實・長島隆編『生命倫理のキーワード』（理想社、1999）。

【関連項目】ライフスタイル

生活の質 ➡ QOL

生活保護法
Daily Life Security Law（英）

【定義】日本国憲法第25条の理念に基づき、国民の最低限度の生活を送る権利を保障するため困窮した国民をその困窮の度合いに応じて保護し、自立した生活への復帰を促すことを目的とした法律。生活保護法の下で運営される扶助事業は、（1）国家責任の原理、（2）無差別平等の原理、（3）最低生活保障の原理、（4）保護の補捉性の原理という4つの基本原理の下で運営され、かつ、保護の実施にあたって（1）申請保護の原則、（2）基準および程度の原則、（3）必要即応の原則、（4）世帯単位の原則といった4つの基本原則に従うことが定められている。今日、生活保護による扶助は（1）生活扶助、（2）住宅扶助、（3）教育扶助、（4）介護扶助、（5）医療扶助、（6）出産扶助、（7）生業扶助、（8）葬祭扶助の8種類に分かれ、金銭給付または現物給付によって行われる。

【歴史的経緯・倫理上の問題】第二次世界大戦前の日本において、生活保護制度は1874（明治7）年の恤救規則や1932（昭和7）年に施行された救護法の下で運営されてきた。現行の生活保護法は、1946（昭和21）年に旧生活保護法と呼ばれる法律が第90回帝国議会によって制定された後、日本国憲法の制定に合わせて1950（昭和25）年に制定されたものである。また、生活保護法施行後、保護の実施にあたって生活扶助の算定方式の変更だけでなく、保護基準における男女差の解消、級地制度や勤労控除制度の見直し、老齢加算と母子加算の段階的廃止等、運営上の種々の制度改変が実施されている。

生活保護法は、国民の国家に対する依存を増大させるためにある法律ではなく、困窮した状態にある国民を保護し、自立した生活へ復帰する支援を行うことを目的として制定されている。しかし、数多く指摘される生活保護の不正受給事件のほか、日本国籍を有していない者に対する扶助の見直しを訴える声や、生活保護を長期間受け続ける国民が多い実態は、無視されるべきものではない。また、生活保護法は個人の有するあらゆる資産と能力を活用し、扶養義務者の援助や年金制度等すべての生活支援の手段を利用してもなお困窮している国民の申請を無差別に受け入れることを原則としているが、多くの報道が示すようにその原則が遵守されているとは言い難い。なぜなら、窓口となる自治体の福祉事務所等が、水際作戦と呼ばれる厳しい対応によって生活保護の申請を断念させようと試みているほか、京都市では生活保護受給者のケアにあたるケースワーカーに対し、生活保護の打ち切りに独自の数字目標の指導が行われ

ている等の指摘が後を絶たないからである。以上の現状を踏まえれば、国民の最低限度の生活を守り国民の自立を促す生活保護法の理念達成のため、抜本的な制度改革が避けられない状況にあることは明白である。
【展望】現在、種々の生活保護の制度改変が行われている中で、2006（平成18）年に全国知事会および全国市長会から成る「新たなセーフティーネット検討会」によって提言された「5年間の有期保護制度」に見るように、生活保護に期限を課すといった生活保護法の理念に対する制度改変も検討されている。国民の生活を守る最後の法律である生活保護法改革について、今後も注意深く見守る必要がある。　　　［中根弘之］
【参考文献】生活保護の動向編集委員会『生活保護の動向』平成18年度版（中央法規出版、2006）。阿部実編著『新　公的扶助論』（川島書店、2006）。
【関連項目】社会保障（制度）、人権、生存権、憲法

生活療法

【定義】1956（昭和31）年、小林八郎によって提唱された生活指導、作業、レクリエーション療法を含む治療技法。その後、1967（昭和42）年、湯浅修一は、生活療法とは「患者の生活の改善、安定を目標に生活場面の中で、生活そのものを手段とする『働きかけ』を総称する」とした。
【歴史的経緯・倫理上の問題】1950年代には多くの精神障害者が閉鎖病棟において長期入院生活を余儀なくされ、日常生活能力、社会生活能力、現実検討力などに障害が認められていた。このような状況において、生活療法は主として統合失調症の欠陥状態にある患者を対象として精神科看護の中で有効な治療法として取り入れられていった。この結果、個々の精神障害者の日常生活、社会復帰活動に対して援助が行われるようになった。このような精神障害者のノーマライゼーションへの動きと考えられる一方、次のような倫理的問題を含んでいる。生活療法においては、治療者の価値判断や社会的価値判断が個々の心身障害者の主体性、独自性の理解なしに一方的に押しつけられる可能性がある。また、生活療法そのものが個々の心身障害者の個別性・独自性を軽視し、均一化・形式化・管理化していく恐れがある。
【展望】上記のような倫理上の問題を念頭に置いた上で、障害者の社会復帰に向けたより活発な生活療法の実施が望まれる。
　　　　　　　　　　　　　　　　［平林直次］
【参考文献】小林八郎『生活療法』（江副勉・小林八郎他編、医学書院、1966）。湯浅修一「生活療法」（『日本精神医学全書3-Ⅱ』金原出版、1967）。
【関連項目】ノーマライゼーション、リハビリテーション

正看護師 ➡ 看護師

性感染症

sexually transmitted disease（英）
【定義】性行為によって感染する病気。以前は性病と呼ばれた。病原体が腟、ペニス、肛門などの粘膜を介して感染し、その病原体特有の病気を発生させるもの。古くは梅毒と淋病がその代表であったが、これらが抗生物質の登場によって治療できるようになったのに代わって、近年では性器ヘルペス、尖形コンジローム、クラミジア、HIV／エイズなどが増加しつつある。とくに感染から発病まで潜伏期間の長いクラミジアやHIVは、感染に気づかないまま他のセックスパートナーに移す機会が多いので、患者数は増加の傾向をたどっている。また女性が感染に気づかないまま妊娠した場合には、母子感染を起こすこともある。
【倫理上の問題】わが国では、性感染症に限らず感染症の予防には「社会防衛」の観

点から検疫と患者の届出・隔離を中心とする政策が行われてきた。プライバシーよりも社会防衛が優先された予防策の中で患者の人権は無視され、感染者の差別が公然と行われてきた。古くは娼妓に対する強制検梅（梅毒検査規則《1872〈明治4〉年》）で、梅毒が明らかになった娼妓が生活の糧を失い、隔離室で死を待つという悲惨な例があった。近年では、HIVや肝炎ウイルスのキャリアであることが明らかになったため、解雇、離婚、医療の拒否、いじめなどの対象になる事態が発生している。
【展望】性感染症の予防に大切なのは、感染についての正しい知識を普及させ、疾患に対する偏見を取り除き、感染者と共生できる社会をつくることである。感染者が差別され、職場や家庭や地域で排除されるような社会では、患者は潜伏せざるを得ず、かえって感染の拡大を招く。性感染症は風俗産業だけにある特殊な病気ではなく、性行為を行う誰もが感染の危険があるという認識が必要である。無症状であっても検査で感染の有無を確認すること、もし検査をしていないパートナーとの性交渉を行う場合には必ずコンドームを使用することで予防が可能である。　　　　　［丸本百合子］

【関連項目】エイズ、健康管理、検疫、衛生

正義

justice（英・仏），Gerechtigkeit（独）
【定義】国家の基本的制度に関する規範的理念。主に古代哲学で論じられたが、個人の徳としての正義もある。
【倫理上の問題】アリストテレス（Aristotle B.C.384-322）は正義を、名誉や利益の配分に関する配分的正義と、裁判や取引などで利害損得が均等になるように調整する調整的正義とに分けた。現代の論争では配分的正義の問題が優勢である。配分的正義の核心を形成するのは、類似した状況にある人間は類似した仕方で扱われるべきであり、恣意的に不平等な扱いはすべて不正であるという原理である。ここで問題となるのは、取り扱いの類似もしくは相違の基礎として、個人間のどのような類似もしくは相違が考慮されるべきであるかということである。これまでにいくつかの規準が提出されてきた。すなわち、（1）正義は人びとをその功績に応じて扱うことにある。（2）正義は人びとを平等に扱うことにある。（3）正義は人びとをその必要に応じて扱うことにある。第一の規準はアリストテレスに見られる。第二の規準は平等論者の見解で、近代民主主義理論の特色をなす。第三規準は、「各人からその能力に従って、各人にその必要に応じて」というマルクス主義者の言葉に最も明瞭に表現されている。功績、平等、必要という三つの規準のうち必要は、それが不平等を解消し万人の平等という理想へ近づこうとする試みである限り結局、平等に帰着する。したがって、われわれには功績に基づく正義の観念と平等・必要に基づく正義の観念の二つが残されている。これら二つの観念は明らかに両立不可能であるが、二つのうちどちらか一方を選択するための何らかの合理的方法があるだろうか。

ロールズ（John Rawls 1921-2002）の正義論はこの問題を解決する一つの試みである。ロールズは、選択を歪曲するかもしれない個人的状況に関する情報をすべて奪われた当事者が一つの社会契約を行うと想定し、この仮想的な契約の結果、選ばれるのが二つの正義原理であるという。第一の原理は「自由権は各人に平等に与えられるべきである」というものであり、第二の原理は「社会的・経済的不平等も、最も恵まれない人の便益を最大化する限り許容される」というものである。第二原理によれば、差別的報酬はそれを受け取る個人の功績に

基づいて正当化されるのではなく、社会全体、とくに最も恵まれない人の利益になるがゆえに正当化されるのであるから、ロールズの正義論では平等に基づく正義の観念に優先権が与えられているといえるだろう。
【展望】ロールズは、二つの伝統的な正義概念のうちどちらを選ぶかという問題をかなり明確に解決しているように見えるが、結論に至る合理的方法については様々な反論が提出され、またロールズとは立場を異にする正義論も展開されている。［西山憲夫］
【参考文献】J.ロールズ『正義論』（矢島鈞次監訳、紀伊国屋書店、1979）。
【関連項目】社会的公正、配分的正義、手続き的正義、平等権、社会契約説

‖ 正義原則 ➡ 正義；四原則

‖ 性教育　sex education（英）
【定義】性に関する文化と知識を与えることによって、青少年を中心に、社会の性規範や文化に対して意識的な対応をさせようとする教育。狭義には、20世紀以降の性科学の発展により得られた性についての科学的知見を広めて、性行動や性文化を改善しようとする教育。
【歴史的経緯】性について社会は常にある種の規制を行ってきた。伝統的に見れば、家庭や地域共同体、宗教集団などによって性教育が行われてきたが、こうした教育は多くの場合、男性による女性の性的支配と結びついてきた。そのために、単に性行動や性的関係についての知識の伝達というだけでなく、19世紀のヴィクトリア女王時代に代表されるように、女性を中心に性的禁欲を勧めたり、性を罪悪視させるような傾向を持っていた。

しかし20世紀になると、性科学の発展は性病の防止、避妊技術の発達などとともに、性行動や心理についての様々な偏見や誤謬をも徐々に改めた。その結果、全体として人間の性行動を国家や教会などの管理や規制から解放し、人間のコミュニケーションと結びついた文化的営みとして肯定的に捉えていこうとする流れが次第に強くなっている。またフェミニズムをはじめとする女性解放運動の発展は、サンガー（Margaret Sanger 1879-1966）の産児制限に代表されるように、女性が性と生殖に関して自己決定できるための知識と権利意識の形成を目指して進展してきた。

ところで日本での性教育は、近代国家と家族のイデオロギー形成に対応する「貞操教育」や「純潔教育」として存在してきたことに象徴されるように、学校教育やマスメディアによって長い間、女性に性の知識を与えると称して実際には女性を性的に受動的な立場に置いたり、性に関して主体的な立場をとることを避けさせる機能を果たしてきた。

それに対して1970年代以降のフェミニズム運動の進展は、女性が性的な意味での主体になるための自覚的な試みを始めることになり、中絶の権利やピルをはじめとする避妊の知識と権利の拡大、結婚と性行動を切り離して考える運動、同性愛の承認などの劇的な変化を迎えている。また、これまでマスメディアや性産業のたれ流す情報に偏りがちだった男性に対しても、性教育の必要性が次第に認められ、エイズや様々な性感染症予防という視点にとどまらず、女性の人権を認めた男女平等の基礎の上に立つ性関係がどのように可能かをめぐっての性教育も次第に普及しつつある。
【倫理上の問題】性に関する教育は一方で、人間の最も私的な空間での関係にかかわるものであるから、近代化の進展に伴い、性教育が国家や公教育で行われることに対する警戒は強くなっている。そのために、表面的には性の自由の拡大という方向に沿っ

て進展しているように見える。しかし他方では、そのことが結果的に強制のない性行動は何でもありという状況になって、それが逆に売春の肯定や性規範の喪失に向かっている。性についての社会規範が消えてしまうことは考えられない中で、性教育が性についての科学的情報の提供と、双方の性の人権の尊重に基づく当事者同士の合意にのみ還元される性倫理に向かうかどうかは、21世紀の課題である。　　　　［佐藤和夫］

【参考文献】S.カーン『肉体の文化史』(喜多迅鷹・喜多元子訳、法政大学出版局、1989)。村瀬幸浩『男性解体新書』(大修館書店、1993)。
【関連項目】セクソロジー、性、性差、フェミニズム、性別役割、買売春、性差別

生気論　vitalism（英），Vitalismus（独）

【定義】物体を含めて、すべてのものが、非物質的な、ラテン語で生命を意味するvitaから成り立っていると見る生命観。

【歴史的経緯】生気論は目的論とも呼ばれる。アリストテレス（Aristotle B.C.384-322）は生物を、形作る原理である目的を持った存在者すなわちエンテレケイア（entelecheia）と、形を受け取る原理である質料すなわちデュナミスとの総合として考えた。生殖や受胎や胚形成といった生命固有の現実の把握から生まれたこの思想的伝統は、近世以後も、デカルト（René Descartes 1596-1650）の機械論に対抗したライプニッツ（Gottfried Wilhelm Leibniz 1646-1716）の活力（vis vitalis）の説からシェリング（Friedrich Wilhelm Joseph Schelling 1775-1854）の汎生気論へと受け継がれる。19世紀に、F.ヴェーラー（Friedrich Wöhler 1800-82）が尿素を無機物から合成して、化学と生命との物質的な統一の可能性を証明し、ダーウィン（Charles Robert Darwin 1809-82）が生命の進化論を提起した後も、実験を重ねずるパストゥール（Louis Pasteur 1822-95）やベルナール（Claude Bernard 1813-78）のような生物学者や、エランヴィタル（élan vital）をもって進化を説明しようとしたベルクソン（Henri Bergson 1859-1941）のように、生命の独自な秩序を主張した学者は多い。

19世紀末に、H.ドリーシュ（Hans Driesch 1867-1941）は、ウニの卵の発生実験において、分離した割球のいずれもが完全な幼生に成長することを発見し、このような統制作用は化学的・物理学的には説明できないエンテレキーに基づくと考えて、新生気論（Neuvitalismus）を提唱した。しかし、現代の分子生物学や発生学は、このような生命固有の発生過程をも遺伝子によって制御された生化学的に把握し得る因果関係として捉えるから、少なくとも生物学の中には、生気論の成立する余地はなくなっている、といえる。

【倫理上の問題】生命の物質的・情報的根源を明らかにした現代の遺伝子進化論的生物学により、「死せる」物質に、「非物質的な」いのちの力が作用して、生命が形成される、という生気論の考え方は、まったく克服されたかのように見える。しかし、霊的あるいは心的な力を否定する現代の生物学者や医学者が、遺伝子生物学の成果の上に、いのちの尊さや生きる力を説く時に前提にしている生命のリアリティは、遺伝子のメカニズムや情報の集合ではない。生気論の一番の問題点は、そこで個体の生と死が根拠づけられないということである。個体が生まれて自己形成し死ぬということ、つまり、生命の意味や理由、あるいはその尊厳は、機械論によってはもとより、現代の生気論の性格を持つ遺伝子生物学によっても説明できない。そもそも個体の全一性とか自己存在とかを指示する遺伝情報はない、ともいわねばならない。　　　［石井誠士］

【関連項目】生命観、アニミズム、進化論、遺伝決定論、人間機械論

聖クリストファー病院
St. Christopher Hospital（英）

【定義】C.ソンダース（Cicely Saunders 1918-2005）が1967年にロンドン郊外に開設したプロテスタント系のホスピス。今日、世界各国に設けられているホスピスのモデルとなっている。「死にゆく人々のために仕事をしたい」というソンダースの願いが行動と結びついて、現代のホスピス運動が創始された。それは、末期の患者の人権を守り、死の孤独や恐怖・不安や苦痛からの解放というケアである。またこのケア精神が、聖クリストファーホスピスをして近代ホスピス運動の母たらしめてきた。なお、聖クリストファー病院の原型は、1906年にロンドンに創設されたアイルランドカトリックの聖ジョセフホスピスである。そこに、1958年からソンダースは勤めたことがある。

【諸分野との関連】人間は一人で生き、そして一人で死んでゆく。ホスピスはそれへの挑戦であるといってもよい。ホスピスの機能は、患者の治癒ではない。医療にとって死とは敗北であり、死は医療の終了を意味する。治らない病気に対して医学が果たす役割は乏しい。患者においても、医師においても、安らかな死を求め、死にゆく人たちのターミナルケアを医療に取り込むことが現代医療の課題になってきている。

【展望】ホスピスの名前も広く知られる時代になり、緩和ケア（palliative care）という言葉も一般化してきた。ホスピスでは、人びとが生命の質を高め、充実した末期を過ごすことを目標にしている。生命の質に関する考え方、心理的ケア、社会的ケア、家族ケア、宗教的ケア、末期医療などのあり方など、諸分野との連携をさらに深めたい。
［水谷禎憲］

【参考文献】S.ドゥブレイ『シシリー・ソンダース』（若林一美他訳、日本看護協会出版会、1989）。

【関連項目】ターミナルケア、ホスピス、緩和ケア、死生学

生検 biopsy（英）

【定義】生体のまま、皮膚からの穿刺によって、あるいは外科的切開によって組織ないし臓器の一部を採取し、病理組織学的あるいは臨床生化学的な検査に供すること。生検によっていわゆる病気の診断が行われるほか、治療効果の判定が行われる。

【内容と倫理上の問題】皮膚からの穿刺は穿刺部の局所麻酔で針生検（needle biopsy）として行われ、肝臓、腎臓、骨髄などでなされている。外科的切開による生検はほとんど全身麻酔下に行われる。腹腔鏡を用いた肝生検や腹腔内臓器の一部の採取、胸腔鏡を用いた肺生検や胸膜生検、さらに通常手術下の甲状腺やリンパ節、一部内臓の採取も生検として行われる。心筋生検は、鼠径部皮膚や頚部皮膚の局所麻酔下に、径約2ミリのカテーテルを血管経由で心臓まで到達させ、カテーテル先端の生検鉗子で心筋組織片を採取する。心筋生検は心筋炎の診断や、心臓移植後の拒絶反応の評価に経時的に行われる。がん手術に際しては、センチネルリンパ節生検が行われ、転移の範囲をあらかじめ診断することで、縮小手術を選択するのに利用されている。生検は、麻酔下とはいえ、生体にメスを入れその一部を採取してくる検査なので、危険性があり、インフォームドコンセントの徹底が要請される。
［宮越一穂］

【関連項目】インフォームドコンセント

性行動 sexual behavior（英）

【定義】男女間の膣性交を主として、口によ
る性交（オーラル・セックス）、肛門性交（アナル・セックス）、さらには、同性

間の性交までを含む性的な行動を指す。性の経験という意味では、射精・月経、性的関心、デートの経験、キス、マスターベーションまでを含む。セックスの経験としては、初交年齢、初交相手との関係（配偶者、婚約者、恋人、友人等）、初交相手との出会い方、初交相手の年齢、コンドームの使用状況、過去1年間のセックスの有無、性的パートナーの種類（定まった相手、不定期、金銭の授受）、性的パートナーの数、同時に複数の相手との性的関係、セックスの頻度等を含む。

【倫理上の問題】性行動は、個人のプライバシーに関係し、従来、社会的にタブーとされてきた。しかし、1994年の国際人口開発会議（カイロ）でリプロダクティブヘルス／ライツが取り上げられ、性と生殖の権利（自己の性器や生殖器を他者に犯されない権利、生殖や性行動の健康、および選択と自己決定権等）が重要となりつつある。エイズ対策の分野では、差別的な印象を与える売春婦という用語を、セクシャルワーカーと表現を変えている。望まない妊娠や中絶、禁欲主義の勢力による性教育関係者に対する攻撃等の問題もある。

【展望】1980年代にエイズが世界的に広がりだし、その主要な感染経路にホモセクシャルや買売春等の性行動が関係していたため、WHOでは性について、1990年代に安全なセックス（性感染症STDやHIV／エイズの危険のないセックス）を提唱し、その後、様々な調査が行われた。わが国では、日本性教育学会の性行動調査や、京都大学の木原正博・雅子らによるエイズと性行動調査が有名であり、若者の性行動の若年化と多様化が明らかとなっている。健康の定義（WHO、身体的、精神的、社会的）の追加項目として、霊的（スピリチュアル）とともに、性的健康（セクシャルヘルス）が検討されている。　　　　［松田正己］

【関連項目】世界保健機関（WHO）、エイズ、ホモセクシャル、買売春、リプロダクティブヘルス／ライツ

性差　sexual difference, gender difference（英）

【定義】性による男女の差異。差異がどのように生まれるのかという問いに対しては二つの立場がある。一つは本質主義（essentialism）の立場であり、性による差異は先天的に普遍的に存在し、固有の男性的性質・女性的性質があるとする。もう一つは社会構築主義（social constructionism）といわれるもので、性差が社会的・文化的に構築されたものであり、生物学的な影響を最小限に見積もる立場である。

【歴史的経緯】社会構築主義の認識を裏付けた研究に、性科学者マネー（John Money）とタッカー（Patricia Tucker）による『性の署名』（1975年）がある。マネーらは、性差は社会的に後天的に獲得していくものであると主張した。彼らの研究では、幼児の時点で性別を子ども自身が認識することが発達において大切だとし、半陰陽（インターセクシャル）の子どもや、事故により男性器を失った子どもの性の早期の決定を提唱した。つまり、ジェンダーは生まれ持ったセックスと違って変更可能であるとした。彼らの主張はアメリカの性解放ブームと同調しており、フェミニストらに好意的に受け入れられた。しかし、その後の脳生理学の発展はマネーの説に疑問を呈した。脳生理学的にも男女の差異の存在が知られるようになってきている（解剖学では女性の脳梁が男性のものより太いということが知られている）。その後、マネーの症例の追跡調査によって、幼少時の事故により男性器を切断されてしまい、マネーによって「少女」として育てられた「少年」が、後に深刻なジェンダーアイデンテ

ィティの危機に陥ったことが明らかとなった（J.ダーデン＝スミス／D.シモーヌ『セックス＆ブレイン』池上千寿子・根岸悦子訳、工作舎、1985年）。最近は日本でも、マネーのような完全な社会構築主義の論客に対して、半陰陽の人びとから性の自己決定が無視されていることへの批判が出ている。また、社会的性差を自覚的に越境するトランスジェンダーの人びとの運動も起っている。

【倫理上の問題】近年、性を転換する外科手術が可能になり、成人後に自分の性に違和感を持つ性同一性障害の人びとに対して適応とされている。しかし、後戻りできない手術であること、健康な身体にメスを入れるものであることなどが問題であり、さらに性の自己決定の問題が存在する。性は自己決定できるものなのかという根源的な問題や、何歳になればその自己決定が妥当であると見なされるのかという問題に対して答えは出ていない。現状では慎重にカウンセリングを繰り返し、テスト期間を設けることでそれらの問題を克服しようとしている。また、日常において性差は、男女の能力差として語られることが多い。それらは、性別役割分担、ひいては性差別の根拠として利用されてきた。しかし、人の多様性を考えるならば、「平均」されて出た統計上の性差を重視することによって個人差が無視されることは性差別となりやすい。性差を語る場合、常にそれらの危険に対して敏感でなくてはならない。

【諸分野との関連】セクソロジー・フェミニズム・社会学・人類学では、性差はどこまでが環境によってつくられるか、どのようにつくられるか、性差はどのようなものなのかをめぐって、長く議論が続いてきた。また、社会生物学の立場からは遺伝子決定論が、脳生理学では脳の働きの差が男女の差を決定するという主張が一部存在するが、それらの言説は現在のところ証明不可能である。もっとも、生物学的・医学的には男女の身体は同じでなく、ホルモンの分泌などの生理学的差異がある。そのことを重要視して、男性の身体をスタンダードとして理解されてきた従来の医学を問い直す動きがあり、性差医療、性差医学などと呼ばれている。

【展望】現実の社会が生殖という人の再生産システムによって維持されている限り、性差は生殖機能にまつわる差異として残ると思われる。しかし、そのことは性差別の根拠にはならない。今後、生殖技術の発展とともに男女の生殖への関わり方が変化していけば、性差を問うことの意味も変化していくかもしれない。　　　　［村瀬ひろみ］

【参考文献】J.マネー他『性の署名—問い直される男と女の意味』（朝山新一他訳、人文書院、1979）。小田切明徳・橋本秀雄『インターセクシャル（半陰陽者）の叫び—性のボーダーレス時代に生きる』（かもがわ出版、1997）。J.コラピント『ブレンダと呼ばれた少年』（村井智之訳、無名舎、2000）。

【関連項目】性、セクソロジー、フェミニズム、性同一性障害、トランスセクシャル、社会生物学

性差別

sexism, sexual discrimination（英）

【定義】一般には、女性というジェンダー（あるいは性集団）に対する差別としての女性差別を指す。つまり、女性を男性の便宜に適う特定の役割・特性に固定しようとする制度ならびにそれに基づく個々人の行動である。

【日本における差別の諸層】1960年代末に本格的に始まる世界的な第二次女性解放運動以来、社会の隅々に根を張る差別の解消に向けた努力がなされてきた。だが性差別は依然として根強い。何より「男は仕事／女は家庭」という明確な役割観が社会を支配し続けている。女性の社会進出は急速に進んだが、この役割観は「男は仕事／女は

「家庭と仕事」に形を変えて生き残り、女性はいま家庭と仕事の二重負担に喘いでいる(性的役割分業)。資本(企業)はこの役割観を最大限に利用して女性を差別する。この役割観を基に初任給・昇進・昇格・昇給に大きな格差が設けられるため、女性の平均賃金は男性のそれの65%程度に過ぎない(2002〈平成14〉年)。むろんこれは、女性の職種が非常に限られているために比較的低賃金の単純労働に従事する割合が高いことや、就労女性を陰に陽に結婚・出産退職に追いやり、後にパートタイマーとして再雇用する労務政策の帰結でもある。1986(昭和61)年に雇用機会均等法が施行されたが、「総合職」「一般職」の区分によって結局女性差別は維持された。政治的には、重要な意思決定機構はほとんど男性によって独占されている。この点は、地方議員から国会議員・閣僚に至るまで女性が半数に達する北欧諸国と比べて異常といわざるを得ない。法的には婚姻条件について依然差別がある。女性の婚姻適齢が男性より低い(民法第731条)のは、女性に対する伝統的な役割観の結果である。また年齢差によって女性支配を容易にしようとする隠れた意図を見ることができる。離婚後半年間の再婚禁止規定(第733条)も女性を未成年者扱いするものである。夫婦に別姓を認めない条文(第750条)は、社会的慣習と相まって女性にアイデンティティの動揺を強いている。

【社会化過程の影響】子どもは成長の過程で男女の固定的な役割観を少しずつ身につける。親をはじめとする大人たちの直接・間接のしつけから多くを吸収する。子どもが接する絵本・童話・テレビ番組等でも固定的役割観は依然根強い。言葉や日常の習慣は、男性を主とし女性を家に関連づける暗喩に満ちている。学校も固定的役割を教え込む場となっている。教科書の男女のステレオタイプはかなり是正されてきたようだが、生徒・学生が用いる副教材・辞書類はほとんど手つかずのまま放置されている。学校での生活指導や進路指導でも差別的な扱いは少なくない。教師同士の関係の内に性別役割が根づいていることも多い。

【セクシャリティにおける差別】服装には女性を性的(セクシャル)な役割に固定化する力学が常に作用している。女性が年齢を隠す習慣も、若い女性を性的に好ましいと見る男性の願望の反映であろう。女性をめぐる性的な「表現」「言論」の問題性も指摘され得る。セクシャリティにしか女性の価値を置かず、女性を男性にとっての単なる性的欲望の対象や性的モノのごとく扱うのは、固有な意味で性(sexual)差別であろう。この点では、あたかも近年の「ジェンダー」バッシングの傾向に呼応するように、テレビ等のメディアが提示して見せるステレオタイプはむしろ顕著になっているように思われる。女性自身が自らの身体をいとおしむのは当然のことだが、公共的なメディアが女性身体の固有性を番組の味付けとして利用する傾向は、性差別として問われてよい。セクシャルハラスメントや性暴力も女性の人権に対する侵害であり根強い性差別である。

【概念の矮小化傾向】女性を「劣位」に置くのでなければ性差別ではないと論じられることがあるが、それは性差別の概念を著しく矮小化するものである。この論法からは、たとえばポルノもミスコンテストも、時にはセクシャルハラスメントさえ性差別ではないという結論になりかねず、これは受け入れ難い。直ちに「劣位」を結果しなかったとしても、ある特定の(普通は男性に好都合な)役割・特性に女性を固定せんとする見方や行動それ自体が、性差別と呼ばれるべきである。また、性(ジェンダー)全体に共通する利益はなく、あるのは個人

だけだという主張もある。確かにジェンダー内における個人の利害の多様性は疑えないとしても、依然として男女というジェンダーにこだわらなければ不可視にされてしまう差別は多い。

【展望】理不尽もしくは非合理的な区別は最大限に疑い、差別として異議申し立てをすることが重要である。これらは社会的・文化的につくられた事象である以上、われわれの努力によって変えることができる。とくに政治的・経済的領域等での差別解消のためには、差別禁止法の制定と同時に「積極的差別是正策（affirmative action）」を採用すべきであろう。北欧諸国の政治システムもこれによって変わった。　［杉田聡］

【参考文献】江原由美子他編『ワードマップ—フェミニズム』（新曜社、1997）。国際女性の地位協会編『女性関連法データブック』（有斐閣、1998）。関哲夫編『資料集　男女共同参画社会—世界・日本の動き、そして新たな課題へ』（ミネルヴァ書房、2001）。

【関連項目】フェミニズム、性別役割、男性優位社会、離婚、セクシャルハラスメント、性、性差

生産者責任の原則　➡︎　製造物責任法

精子　sperm, spermatozoon（英）、Spermatozoon（独）

【定義】有性生殖における雄性配偶子のこと。ほとんどの動物の精子は鞭毛運動をする。通常、前方より頭部、中片部、尾部から成る。頭部には卵との接触に重要な役割を果たす先体と精子核（遺伝情報を持つDNA）がある。中片部にはエネルギーを産生するミトコンドリアが存在する。尾部は、いわゆる鞭毛であり運動装置となっている。細胞質は精細胞から精子になる過程で失われ、ほとんど存在しない。このため精子の胚発生における貢献は、卵の賦活と遺伝物質（DNA）の提供であり、細胞質がほとんどない精子だけで発生する単為発生の可能性はない。また性の決定は、2種類の精子（X，Y）のどちらと受精するかに依存している。

【倫理上の問題】ヒトの不妊症で精子が原因とされているのは、精子数が少ない精子過少症、運動能力が低下している精子無力症、精子がほとんどない無精子症がある。これらの治療法として、ホルモン療法や薬物療法などがあるが、いずれも決定的な方法ではない。非配偶者の精子を用いる場合については、倫理上多くの制約がある。精子提供者は精液所見が正常であることが前提であり、その提供期間は2年以内とし、また余剰精液の凍結保存期間は2年以内と定められている。X、Yの2種の精子を選別（ＸＹ精子選別法などによる）して男女を産み分けすることは、理論的には可能であるが、臨床応用の安全性はまだ確立されていない。　［右藤文彦］

【関連項目】有性生殖、生命

精子過少症　oligozoospermia（ラ）

【定義】乏精子症とも呼ばれる。精液1ml中の精子数が4000万/ml以下の場合である。精子数が少なくなるほど受精能力は低下し、（男性）不妊の原因になりやすい。ただし、2000万/mlぐらいまでの減少なら、あまり問題ではないと考える者も多い。

【倫理上の問題】排卵誘発剤ではいろいろ有効なものが開発されてきているが、造精子剤についてはこれまでのところ、見るべきものはない。しかし、体外受精技術の進歩により、精子数がかなり不足していても、父親になり得る可能性は近年非常に大きくなってきた。しかしそれよりも、昨今問題になってきているのはいわゆる環境ホルモンや放射線の影響のためか、人類などの精子数が近年減少しつつあるとの報告が各方面で行われていることである。　［品川信良］

【関連項目】精子、排卵誘発剤、環境ホルモン、放射線障害

精子凍結保存
cryopreservation of semen（英）

【定義】精子を凍結保護剤を添加した培養液内で比較的急速に凍結し、−196℃の液体窒素内に保存するもの。主たる適用例には、（1）全身放射線照射療法など、性腺に影響を与える治療を受ける患者の事前の保存希望（ただし照射5年後くらいで造精機能が回復したという報告もいくつかある）、（2）非配偶者間人工授精（今日のわが国では、それ以外に妊娠成立の見込みがなく挙児を希望する夫婦に限り慎重に施行されている）、などがある。

【倫理上の問題】（1）凍結精子の取り扱い：妊娠成立後の未使用凍結精子や、被実施者の死亡など不慮の事態が発生した場合の凍結精子の取り扱いに関しては、事前に十分検討・合意しておく必要がある。（2）凍結保存期間：卵の場合に準じ、被実施者の生殖年齢を超えないようにすることが一般的である。非配偶者間人工授精の場合は、日本産科婦人科学会が会告（1997〈平成9〉年）内で、提供精子の保存期間を2年以内とする旨を定めている。（3）営利目的の譲渡：商業主義的に濫用されると、生殖技術の適正利用のみならず被実施者夫婦や提供者のプライバシー、そして出生児の権利も保障されなくなるため、禁止されるべきである。（4）非配偶者間人工授精：本法に関しても日本産科婦人科学会において、実施施設は登録・報告制度により監視されている。2006（平成18）年度における登録実施施設は16施設、患者総数は853人、治療周期総数は3152周期、出生児数は117人であった。

［朝比奈俊彦］

【参考文献】「平成19年度倫理委員会　登録・調査小委員会報告（2006年分の体外受精・胚移植等の臨床実施成績および2008年3月における登録施設名）」（『日本産科婦人科学会雑誌』60巻6号、2008）。

【関連項目】非配偶者間人工授精、体外受精・胚移植（IVF-ET）

性自認　gender or sexual identity（英）

【定義】「性自認」という日本語は広義なので、使われている文脈に注意する必要がある。まず、ジェンダーアイデンティティと訳す場合は、自分は性別的に何者なのか、つまり男なのか女なのかという意識を指す。セクシャルアイデンティティを指す場合は、ある人が自分の性的指向や性的嗜好を「自分が自分である拠り所」として肯定的に引き受けている際の意識のことである。

【倫理上の問題】単純に解釈すれば、ジェンダーアイデンティティに問題が生じるのがトランスセクシャルあるいはトランスジェンダーと呼ばれる人びとであり、その他の人びとはジェンダーアイデンティティは自明のこととし、オリエンテーションや嗜好性に多様化が生じている。とすると、トランスセクシャルあるいはトランスジェンダーの人たちは二重にアイデンティティが揺らいでいることになる。しかし、男／女といった極めて生物学的な性別さえ、それ自体で考察できるだろうか。何らかの「関係性」抜きに語れるだろうか。たとえばゲイの中には「オネエ」という現象がある。オネエ言葉や仕草。ゲイが男という自認の上に成り立つ同性との関係性を指すとすれば、そこに女性性が介入する必要はあるまい。現実にはセクシャルアイデンティティにおいても男／女という枠組みが様々に表出されている。確かに近年「クィア（queer）」という概念で「何でもあり」的な方向性を示しているが、その象徴がキャンプな（わざとらしく誇示的の意）ドラッグクイーンのような、極端な女装というところにもジェンダーへの固執は明らかであ

る。近代的自我は性別を超越した普遍的な中性あるいは無性を主張していたが、はたしてジェンダー抜きの自認などあり得るのだろうか。

【展望】自認とは追認なのではなく、ゲイプライドに明らかなように積極的な自己肯定的なものである。ここから、「性の自己決定権」という主張がなされている。基本的人権の一つに採用されるか議論がなされよう。またその際、決定する「自己」とはそもそも無性なのだろうか。何らかの性的なものを前提としてのみ、自己はあるセクシャリティを責任持って担えるのではないか。他方、性自認を確立すること自体を疑問視する見方もある。男か女か、ゲイかヘテロかなど、ともすれば自認はレッテル貼りに終始しがちである。本来、アイデンティティとは他の何者とも交替不可能な唯一性の確認であるはずである。全人格の中で性をいかに位置づけ、自らのアイデンティティに関係づけるか。「性はつまらない」というフーコー（Michel Foucault 1926-84）の発言はその一つのあり方を示しているといえよう。　　　　　　　　　　［関修］

【参考文献】M.フーコー『同性愛と生存の美学』（増田一夫訳、哲学書房、1987）。J.バトラー『ジェンダートラブル』（竹村和子訳、青土社、1999）。
【関連項目】性的指向、セクシャリティ、トランスジェンダー、ホモセクシャル

精子バンク　sperm banking（英）
【定義】採取した精子を凍結保存し、必要な時に取り出し利用できるように保存管理すること、またはその施設。

【倫理上の問題】優秀な精子を集め、営利目的で精子を販売する精子バンクが多数存在している。これによって、より優れた子どもが欲しいという個人の優生学的な欲望が助長されることになる。また、病気の治療などにより将来の生殖能力が望めない場合、あらかじめ精子を採取しておくことが行われるが、この場合も精子の取り扱いについて、採取された当事者の意思決定や廃棄について問題が生じることがある。

［村瀬ひろみ］

【関連項目】精子凍結保存、ノーベルベビー、優生思想、卵子バンク

精子無力症　asthenozoospermia（ラ）
【定義】精子の運動能力が極端に低下している場合をいう。通常、射精後１時間以内であれば精子の75％以上は活発に運動しているが、それが50％以下の場合には精子の授精能力は低下していることが多い。精子の運動障害の原因としては、性器とくに副性器の炎症のほか、アルコール中毒や重金属中毒、制がん剤の影響などが昔から問題になってきている。排精された精液中の精子（の全部または大部分）が動かないばかりか、既に死滅している状態を「精子死滅症（necrospermia）」または「死精子症（necrozoospermia）」という。この場合には、相手の女性を妊娠させる可能性はほとんどまったくない。効果的な治療法もまだ知られてはいない。　　　　　　　　［品川信良］

【関連項目】精子、精子過少症、無精子症

成熟　maturation（英）
【定義】生物学的には、種に内在する形質の発現過程、あるいは十全に発現した状態のことであるが、広義には人間の心身の十分な成長・発達、さらには社会に生きる責任を持った人間（市民）となることを意味する。ここには「円熟」としての意味、すなわち到達された資質や能力が十分に使いこなされており、かつその能力の行使が他者との関係に正の影響を与えるような状態も含意されている。それは個人にとっての到達点というだけでなく、他者に対する一つの模範であるような状態でもある。

【倫理上の問題・展望】「成熟」は、心理学者ゲゼル（Arnold Lucius Gesell 1880-1961）によって「発達」と関連づけられた。エリクソン（Erik Homburger Erikson 1902-94）は『幼児期と社会』（1963年）の中で、「円熟期（老年期）」を人間の8つの発達段階（ライフサイクル）の最終段階とし、そこでは「自我の統合」対「死の絶望」という葛藤が生じることを示した。ただし、これは成熟が老年期においてのみ起こるということではなく、また成熟が一意に決まっていることを意味しているわけでもない。他方、たとえばスタージョン（Theodore Sturgeon 1918-85）のシニカルな小説『成熟』において、成熟が人間関係や社会や生死の問題における「最適化」を意味してしまうのは、現代において成熟のモデルが見失われていることによる。子ども・青年・大人のボーダーレス化と発達段階モデルの崩壊、「大人になる」という通過儀礼の機能喪失、公共性を持った市民としての大人像の失墜などによって「大人」の規定が曖昧になり、社会の複雑化・細分化・変化の速さ・不安定化とリスク化、流通する情報の膨大さによって自我統合はかつてより遥かに難しくなった。単一のモデル（たとえば「賢者」）を設定して、最終的な統合へと向かうことのみを成熟と考えるのではなく、様々な成熟のあり方が模索されなくてはならない。と同時に、成熟と成長、密接に結びつけられてきた成長や発達との関係が再考されなくてはならない。

[加藤隆雄]

【参考文献】E.H.エリクソン『幼児期と社会』1（仁科弥生訳、みすず書房、1977）。小浜逸郎『正しい大人化計画』（筑摩書房、2004）。

【関連項目】思春期、青年期、成年、老い

正常と異常　normal and abnormal（英）, anormal（仏）

【語源・定義】normの原義はラテン語で大工仕事・建築用の直角定規normaである（ただし、別の解釈もある）。そこから転じて物事の状態の適否・良否を測る際の「規準」を意味するようになった。規準をあてがうことで、物事の状態に関して正常（真っ直ぐ、直角である）とか異常（歪んでいる）という価値づけ・振り分けが生じる。したがって正常／異常は評価概念である。規準が正常な状態つまり規範を設定する性質を持つことを規範的（norma-tive ～されるべき）という。あらゆる物事の状態・形態・振舞い方を正常／異常に振り分ける際、則るべき規準の背後には特定の「観点」が働いている。正常であるか異常であるかは特定の観点に依存する相対的な優劣の線引きに他ならない。

【類縁概念】異常は「異例（anomaly）」としばしば混同される。しかし、これは語源解釈上の混乱に起因した誤解である。異例とはもともと否定接頭辞anaと「平坦／均一／規則的な」を意味するomalosとの合成語で、平坦ではなく凸凹している／不規則という意味で稀な状態を意味する。したがってそれ自体は価値的な意味を持たない記述概念である。ただし、異例も特定の観点から否定的に評価されると異常とされる（異常気象）。また、「非常（extraordinary）」との関連にも注意を要する。異常は評価概念だが、非常は行動喚起概念である。異常であっても生命の存否に関わる死活状況になければ非常（事態）にはならない。なお、「異状」という言葉もあるが、これについては「異状死体」の項を参照されたい。

【生命倫理上の問題点】遺伝子や染色体の先天異常（この言葉には既に異常と異例が混じっている）をはじめ、精神異常、異常な心理・人格・行動など、異常という言葉

が医療では多用され、そのうち異様さの程度の甚だしい場合に病名が与えられ、治療の対象にされる。また、健康診断で正常値の範囲内にあれば健康ないし健常、範囲外なら異常とされることは現代人ならお馴染みである。このように見るならば、正常と異常とはあたかも程度の差に過ぎないかのようである。事実、近代の生物医学の観点（眼差し）では、正常と異常とを区別する「規準」は連続性の上での何らかの適度さに置かれている。しかし、適度とする規準そのものはどうやって設定されるのであろうか。敷衍すると、生物として「異様」であるか否か、「不調」であるか否か、つまりは健康か病気かという状態は、生物の実体的なものを基盤に持つのか、それとも少数の経験例を通じて一般化されたものなのか、あるいは統計学的な存在（平均人のような）なのであろうか。これが正常と異常、したがって規準をめぐる根本問題である。医学的言説の氾濫やその政治的な流用を防ぐためにも、根本問題の考察は必須である。

[森下直貴]

【参考文献】G.カンギレム『正常と病理』（滝沢武久訳、法政大学出版局、1987）。I.ハッキング『偶然を飼いならす』（石原英樹・重田園江訳、木鐸社、1999）。

【関連項目】健康、病気、健常者（児）、医学哲学

性衝動 ➡ 性本能

生殖

reproduction（英）, Fortpflanzung（独）
【定義】生物個体が同じ種の新個体を作ることであり、作られる新個体はそれぞれまた次の一世代を形成する。生殖の過程で雌雄の配偶子を作る様式（有性生殖）と、配偶子を作らず細胞分裂などで行う様式（無性生殖）とがある。生殖は生物種にとって種族維持のために必須である。有性生殖は、エラーを生じた遺伝子の修復ができるという点で、また環境に対する多様性を持つ子ができるという点では無性生殖より有利であるといえる。一方、生存により有利なコピーミスが修正されず、また有利な突然変異形質の組換えがないため、そのまま次の世代に残るという点では無性生殖の方が有利であるともいえる。

【倫理・社会上の問題】ヒトの生殖は当然ながら有性生殖であり、カップルの性行為によって成立する。しかし、子どもに恵まれないカップルの場合、生殖医療によって治療を行う場合があり、不妊の原因が男性側・女性側のどちらにあるかによって治療方法が異なるが、それぞれ法律上、生殖医療に多くの制約が規定されている。別の面では、非配偶者間で生殖目的以外の性行動が社会的・倫理的側面から見て多くの問題点をはらんでいる。

また近年、環境が生殖に及ぼす影響が問題になっているが、これは環境破壊による森林・農地の縮小化、工業化、騒音が原因となって、生殖能力の低下を引き起こすものである。なかでも内分泌かく乱化学物質（環境ホルモン）が注目され、他の環境要因と複合原因となって、脳・生殖腺の発生に異常を引き起こし、性分化や性行動に影響を与え、これが個体数の減少や絶滅、奇形の発生につながるという面で危惧されている。このような危険性をできるだけ排除していけるような環境行政が必要であろう。

[右藤文彦]

【関連項目】有性生殖、無性生殖、種内（遺伝子）の多様性

生殖医学　reproductive medicine（英）
【定義】ヒト生殖の生理および病理を扱う医学。
【歴史的経緯】当初は主に大まかな不妊症治療医学として展開されてきた。しかし体

外受精・胚移植が行われ始めた1970年代末より、卵の発育、受精、着床という個々の事象に学問的に細分化された。生殖医学発展における大きなトピックスは、やはり1978年のイギリスでエドワーズ（Robert Edwards）とステップトゥ（Patrick Steptoe）らによる体外受精・胚移植の妊娠・出産の成功である。これ以降、上記の各分野の研究は基礎的にも臨床的にも飛躍的に発展した。

【倫理上の問題】生殖を取り扱う学問はヒトにおいてよりも動植物において発展した。それがヒトに応用されるのは時間の問題であったが、いざ実際に応用されてみると、その倫理・法律・社会上のコンセンサスがまったく追いついていかない状況が生み出された。たとえば、精子や卵を凍結保存した夫婦が不慮の事故で亡くなった場合、それらはどういう扱いを受けるのが妥当か、また代理母での法律上の問題、凍結精子や卵の売買の問題、受精卵（胚）の遺伝子診断の問題など多岐にわたる。そして1997年のイギリスにおける体細胞クローン羊の誕生はそれに拍車をかける出来事であった。これはまだ生殖医学に実際には応用されてはいないが、将来その方向に向かう危険性も指摘されている。現在のところ、生殖医学ではまず技術による成功の事実が先行し、それを追いかけるようにして倫理・法律・社会上のコンセンサスを急遽形成する、という体制となっている。また国によってもコンセンサスが異なるため、現在わが国においては各所で様々な軋轢を生じている。

【諸分野との関連】生殖医学は獣医学や植物学の発見を基礎として発展してきているので、これらの分野との関連は密接である。また、臨床医学上の実際的な問題としてとくに法律分野との関連が深い。一例を挙げれば、体外受精児、とりわけ「婚外」のものや「代理母」によるものの法律上の位置づけは現在の重要な問題である。他方、胚性幹細胞の研究に関しては再生医学と関連している。

【展望】不妊治療医学としての生殖医学は、体外受精・胚移植、受精卵の凍結保存、顕微授精の発見以降、技術的には頭打ちの状態にある。むしろ、受精卵から作製される胚性幹細胞の応用による再生医学の分野での発展が期待されている。また、クローン技術に関しては多くの国がヒトへの応用を禁ずる法律を制定している。これまでのように技術が先行するのではなく、臨床応用されそうな技術に関しては常に監視を怠らず、先んじて倫理・法律・社会上のコンセンサスを定めていくことが望まれる。

［金山尚裕］

【関連項目】家族計画、人口政策、体外受精・胚移植（IVF-ET）、生殖革命、クローン技術、キメラ、生殖技術

生殖医療 ➡ 生殖医学

生殖革命

revolution in human reproduction（英）
【定義】生殖医学者の間では必ずしも耳慣れた言葉ではないが、近年のヒトへの体外受精・胚移植、受精卵の凍結保存、顕微授精の応用、そして最近の体細胞クローン羊の誕生が生殖現象における革命的出来事であったがゆえに、一般に用いられるようになった用語と考えられる。

【倫理・法律・社会上の問題】ヒトの体外受精・胚移植（IVF-ET）、GIFT、ZIFT、受精卵の凍結保存、顕微授精に関する倫理上の問題点は各項目を参照。このうち、受精卵の染色体や遺伝子の着床前診断は、ともすれば優生思想につながりかねないため倫理学的問題を内包している。また、クローン技術のヒトへの応用は大いなる問題を呈する。本来、有性生殖であるべきヒトが

クローンによって誕生することになれば、生物学的に混乱をきたすことになる。そのため多くの国がヒトへの応用を禁ずる法律を制定している。　　　　　　　［金山尚裕］

【関連項目】不妊治療、体外受精・胚移植（IVF-ET）、生殖医学

生殖技術　(assisted) reproductive technology（英）

【定義】広義には生殖現象一般に応用される技術すべてを指す。狭義にはヒト生殖医学に応用される技術のみを指し、一般に「生殖補助医療技術（assisted reproductive technology：ART）」と呼ばれる。

【歴史的経緯】体外受精・胚移植が行われ始めた1970年代末より急速に発展し、世界の注目を浴びてきた。体外受精・胚移植技術（採卵、体外での受精、胚移植技術のみならず、卵巣を刺激し卵胞を適切に発育させる技術、精子の受精能を獲得させる技術を含む）、精子や受精卵を凍結保存する技術、GIFT、ZIFT、顕微授精技術、受精卵を胚盤胞まで発育させる技術、未受精卵を凍結保存する技術、未熟卵を体外で成熟させる技術などが次々と開発され臨床応用されてきている。

【倫理・法律・社会上の問題】一般にARTが臨床応用されると、それに倫理・法律・社会上のコンセンサスがまったく追いつかない状況が生まれている。現在のところ、生殖医学ではまず技術による成功の事実が先行し、それを追いかけるようにして倫理・法律・社会上のコンセンサスを急遽形成するという体制となっており、問題も多い。多数誕生しているART児が、通常分娩児との比較で本当に長期的にもARTによる影響がないかどうかを判定することは倫理学的に重要である。平成19（2007）年度の日本産科婦人科学会倫理委員会の報告によれば、平成18（2006）年度に出生したART児は1万9587人であり、累積出生児数は17万4456人に達している。これは当該年度のART出生児数がわが国の出生児総数の1.8%に当たり、56人に1人がART児ということを表わす。このような多数に及ぶARTの妊娠に対しては、ARTによる妊娠の転帰、および出生した児に対する長期予後の調査が必要である。現在、日本産科婦人科学会生殖・内分泌委員会において、これらの調査が行われているところである。

【諸分野との関連】技術的には獣医学や植物学の分野との関連は密接である。また胚性幹細胞の作製技術に関しては再生医学と関連している。

【展望】ARTとしては、体外受精・胚移植、受精卵の凍結保存、顕微授精の成功以降はこれといった画期的な発展はなく、技術的には頭打ちの状態にある。またクローン技術に関しては多くの国がヒトへの応用を禁ずる法律を制定しており、ヒトへの応用は封印されるべきであるという風潮が強い。現在のところ生殖に関する卵の発育、受精、着床という個々の事象のうち、卵の発育と受精に関してはある程度技術的に完成された感もある。しかし着床に関しては当初よりこれといった技術の発明はなく、相変わらずブラックボックスのままである。今後の生殖医療技術的発展の展開には着床現象に関する新技術の開発を抜きには語れない。　　　　　　　　　　　　　　［金山尚裕］

【参考文献】「平成19年度倫理委員会　登録・調査小委員会報告」（『日本産科婦人科学会雑誌』60巻3号、2008）。

【関連項目】生殖、排卵誘発剤、体外受精・胚移植（IVF-ET）、男女産み分け、多胎妊娠、受精卵凍結保存、代理母、着床前診断、余剰胚、クローン技術、キメラ、ハイブリッド

生殖工学　➡　生殖技術

生殖細胞遺伝子治療　➡　遺伝子治療

■ 生殖補助技術 ➡ 生殖技術

■ 成人 ➡ 成年

■ 成人病 ➡ 生活習慣病

■ 精神異常
【定義】「心理的あるいは行動的な症状を示す疾患であり、（中略）明らかな苦痛と機能の障害をともなっている。それは何らかの規範的概念からの逸脱によって判断される。」とDSM-Ⅳ-TRで定義される「精神障害」と同じ意味で用いられることもあるが、現在、精神科領域において精神異常という用語はほとんど使われない。

【歴史的経緯・倫理上の問題】疾患概念には、「平均概念、価値概念、身体的存在概念」があるとされる。精神症状の可視化・数値化が困難であり、脳の明らかな器質的病変から説明できるものは限られているため、精神障害の有無は「時代・社会・文化」などの価値概念によって決定される可能性がつきまとう。まして「正常」や「異常」という概念がある価値を含む以上、「精神異常」という呼び方には多くの場合、否定的な価値判断が含まれているといわざるを得ない。精神異常というレッテルを貼ることは、それゆえ、その時代・社会・文化からの「締め出し」を意味するともいえる。たとえば、旧ソ連における反体制運動家（政治犯）が、精神科医によって統合失調症、妄想型人格障害などの診断をされ（精神異常者とされ）、精神病院に強制的に入院させられたという報告がある。現在、人格障害も精神障害に含まれるが、人格障害の疾患概念が正しい理解を得ないまま一人歩きして、ある社会・組織の規範から逸脱した者を「人格障害者＝精神異常者」との短絡的な判断によって排除し、安定化が図られることは倫理的に決して許容されるものではない。

【展望】精神医学の発展は、今後も新たな疾患概念を生み出すであろうが、そこで述べられる精神障害（時として精神異常と同義語）が意味するものを社会・政治・文化などの視点からも常に批判的に反省し続けることが必要である。　［杉岡良彦・藤野昭宏］

【参考文献】H.カチンス／S.A.カーク『精神疾患はつくられる』（高木俊介・塚本千秋訳、日本評論社、2002）。松下正明「精神医学の悪用」（中根允文・松下正明編『精神医学・医療における倫理とインフォームド・コンセント』臨床精神医学講座S12、中山書店、2000）。

【関連項目】精神障害（者）、精神病・神経症

■ 精神医療　psychiatric medicine（英）
【定義】精神病、神経症など、精神疾患や心理的な問題、行動の異常等を対象とする医療。アルコール症などの依存症やPTSD（心的外傷後ストレス障害）なども精神医療の対象とされる。判断能力が保たれているにもかかわらず、反社会的な行動をとるような人格障害が医療の対象であるかは議論のあるところとなっている。また、客観的には幻覚妄想状態にあり精神病状態と思われるような霊的体験も、宗教や文化的な意義が認められ、医療の対象と見なされないことがある。

【歴史的経緯】17世紀まで精神病者は治療されることなく施設に収容あるいは拘束されることも多かったが、18世紀に入りフランスのピネル（P. Pinel）らはこれを疾患によるものと考え、患者の人権を重視し医療の対象とするようになった。19世紀には、クレペリン（E. Kraepelin）が症状に基づいた精神疾患の分類を行い近代精神医学の基礎を築いた。19世紀末には、症状と無意識の精神力動とを関連づけたフロイト（Sigmund Freud 1856-1939）による精神分析学が創始され、心理療法に多大な影響

を及ぼした。さらに1950年代には抗精神病作用を持った薬物が発見された。このようにして精神疾患は不治の病でなく、治療可能な疾患であるとの考え方が広まるようになっている。

【倫理上の問題】（1）判断能力に関わる問題：精神疾患により判断能力の障害をきたすことは少なくないが、時間的経過や治療などによって症状は変化し得るものであり、判断能力も変化する。しかし精神疾患に対する偏見などから患者の判断能力を過小評価し、本人の自律性を侵したり不利益をもたらすような医療を行うことは倫理的問題となる。たとえば、幻覚妄想状態にある患者に関して、その判断能力を十分に評価せず、家族の承諾をもって強制入院を行うような場合がこれに当たる。患者の人権侵害が問題とされた結果、1987（昭和62）年、精神保健法（1995〈平成7〉年より精神保健福祉法に改正）が設けられ、非自発的な入院治療を行うに際しては、同法によって指定された医師のみがその判断を行う権限を持つこととなった。また、本人に医療および保護のための入院が必要であるが、それに関して判断能力がない場合には、本人に代わって保護者の同意を得ることが必要とされている。非自発的な治療に関わる精神保健指定医の判断が正当であるか、さらにそれをどのように検証していくかが問題となる。患者に保護者となり得る家族や後見人がいない場合、市町村長などの首長が保護者として入院治療に同意を行うことも稀ではないが、そのような保護者が真に本人の利益を守るための判断を行い得るかも問題となろう。

精神科に入院中、本人の意志によらず医療行為が行われることも少なくない。本人や治療者の安全を確保するなどの必要性から隔離や拘束など人権を制限するような行為に関しては精神保健福祉法に規定があるが、それが遵守されているか、さらに形式的には法にかなっている過度な人権侵害をチェックすることは容易でなく、現場医療者の倫理感によるところは大である。

幻覚や妄想を現実に存在するものであると確信するがゆえに、自分は精神疾患ではないと主張している患者は、抗精神病薬による治療の必要性を認めないことが多い。このような場合、何らかの症状が本人や家族らの苦痛の原因となっていることを指摘し、それを改善するために治療が必要である旨を医療者は説明するべきである。説明によっても本人の理解や承諾が得られない場合には、強制的な手段により治療を行うことになるが、そのような場合に、保護者などの代理承諾を得る必要がどの程度にあるのかは法に規定がなく、現場の判断によるところとなっている。

（2）医療者と患者との関係性に関する問題：精神分析が広く行われているアメリカにおいて、密室で患者の性的な問題を取り扱う機会の多さに関連して、治療者が患者と性的な関係を持つことが問題にされてきた。それに比して、わが国では精神分析がさほど広まっておらず、医療者と患者との性的問題が取り上げられることも少ない。しかし、判断能力に問題のある患者と医療関係者との個人的な関係は倫理的問題となり得るし、場合によっては犯罪となる。

（3）守秘義務に関する問題：治療に際して、患者が覚せい剤使用などの違法行為をしていることを関知した場合、あるいは患者が妄想的となって他者に対し何らかの加害行為をする可能性の高い場合などに、どう対応するかは倫理的問題となる。また、自分の診察した患者ではないからといっても、何らかの事件を起こした個人に関して、精神医学的な見解等を報道機関等に伝えることには倫理的に問題がある。

【諸分野との関連】精神疾患のため現実に

即した判断や行動などが困難となっている患者には、医療のみならず、福祉的な対応も必要となるが、患者の自律性などを尊重しつつ過不足のない施策をとることが望まれる。また、他害行為などに及んだ場合の責任能力に関しては、司法的な分野との関連も生じてくる。

【展望】近年、精神医療を受けている者による犯罪に関しての報道が衆目を集め、それを契機に医療観察法が制定されるに至っている。しかし、抗精神病薬の改善などにより、狭義の精神疾患の治療に進歩はあろうが、それに比べて精神病によらない人格や行動の問題を改善するのは困難である。今後、精神医療がどう関わっていくのかは議論となっていくであろう。　　[長谷川朝穂]

【関連項目】精神病・神経症、精神科病院、強制入院

精神科病院　psychiatric hospital（英），Psychiatrisches Krankenhaus（独）

【定義】1875（明治8）年に医療制度で「病院」の規定が定められた翌年、わが国初の精神科病院として公立京都癲狂院が設立され、1879（明治12）年には東京都立松沢病院の前身である東京府癲狂院が開設された。精神科病院の名称が一般的となったのは、1900（明治33）年に精神病者監護法、1919（大正8）年に精神病院法が公布されてからである。現在の精神科指定病院の基準は、精神保健及び精神障害者福祉に関する法律（以下精神保健福祉法）により規定されている。

【倫理上の問題】精神医療の長い歴史の中で、幾度にわたる法改正が行われてきた。大きな改正として、入院手続きと私宅監置手続きを定める精神病者監護法が1900年に公布された。しかし、呉秀三（1865－1932）らによる調査で、法的手続きのみで治療を伴わない私宅監置の悲惨な状況が報告され

た。その後、私宅監置の消滅は精神衛生法が公布された1950（昭和25）年まで待たねばならなかった。精神障害者の人権擁護および社会復帰を主な目的として、1988（昭和63）年に精神保健法が施行され、長年の課題であった精神障害者の人権擁護が進む結果となった。しかし、日本の精神医療は精神病床数の多さと、長期の在院が問題とされている。これは、日本の精神医療は依然として入院医療が主体で、地域医療が不十分であることを示している。

【展望】今後の精神科病院の課題として、地域精神医療への移行が求められている。具体的には、厚生労働省により精神科病院入院患者のうち7万2000人が2003（平成15）年より10年間かけて退院促進、社会復帰する計画が打ち出されている。このためには、退院後に地域で安心して質の高い生活を送ることができる体制づくりが不可欠であり、現在その整備および推進が行われている。

[野田隆政]

【参考文献】加藤正明他『精神医学事典』（弘文堂、2001）。精神保健福祉研究会『精神保健福祉法詳解』（中央法規出版、2002）。

【関連項目】精神医療、精神保健福祉法、精神障害（者）

精神鑑定　expertise（英），Begutachtung（独）

【定義】精神状態に関して裁判官や検察官が専門家に命じる診断。刑事事件と民事事件の場合がある。刑事精神鑑定は心神喪失、心神耗弱に該当する疑いのある被疑者、被告人に対して施行され、捜査段階での検察官の嘱託による起訴前鑑定、公判での裁判官の委託による公判鑑定に分けられる。民事精神鑑定は成年後見制度を適用する際の判断能力に関する鑑定が主で、遺言能力などについても行われる。特殊なものとして、訴訟行為を適切に行う能力（訴訟能力）に

関する鑑定がある。

【倫理・法・社会上の問題】精神鑑定は広義での診断行為であるが、鑑定人－被鑑定人－司法機関の三者関係の下で行われる点が通常の医療と大きく異なっており、この点から以下のように倫理上の問題が生じ得る。(1)鑑定人は経験科学者として中立、不偏不党の立場を求められるが、検察側あるいは弁護側の意向を汲んだ鑑定がなされる恐れがある。とくに、検察官の依頼により短時日で行われる簡易鑑定は、事件処理の簡便な手段として濫用される危険がある。(2)犯罪の事実的側面が十分に証明されていない事例や、被疑者・被告人が犯行を否認している事例に対して精神鑑定が安易に行われると、誤判や冤罪の一因となり得る。(3)鑑定は治療サービスを目的とせず、被鑑定人にとって利益にも不利益にもつながる。鑑定に際して精神療法的に関与すると、結果として本人の期待を裏切り、心理的侵襲を与える恐れがある。(4)裁判は公開が原則であり、鑑定結果の公表は刑法の秘密漏泄罪に該当しない。しかし安易な公表は被鑑定人ばかりでなく関係者のプライバシーを侵害する恐れがある。(5)民事精神鑑定では背後に関係者の利害の対立のある場合が少なくないので、鑑定人が不注意により紛争の一方に加担する恐れがある。

【展望】わが国では精神鑑定の倫理的側面に関する問題意識が乏しく、精神医学、司法の双方における検討、さらに将来的には倫理ガイドラインの作成が必要であろう。

[中谷陽二]

【参考文献】西山詮「精神鑑定における精神科医の倫理問題」(西山詮編『精神障害者の強制治療』金剛出版、1994)。中谷陽二「司法精神医学と倫理」(中根允文・松下正明編『精神医学・医療における倫理とインフォームド・コンセント』臨床精神医学講座S12、中山書店、2000)。

【関連項目】プライバシー、心神喪失

精神疾患 ➡ 精神異常

精神腫瘍学 ➡ サイコオンコロジー

精神障害(者) mental disorder (mentally disordered), mental disability (mentally disabled) (英)

【定義】精神疾患の国際的分類としては、ICD-10とDSM-Ⅳがある。いずれも改訂を重ねるごとに対象の範囲が広がり、より網羅的となる傾向にある。これらの分類の主たる目的は精神疾患の臨床および研究上の国際的な共通言語を提供することにあり、精神疾患を伴う個人のコンピタンス(competence)の評価などの法的倫理的問題は考慮されていない。

日本の精神保健福祉法第5条では、「精神障害者」とは「統合失調症、精神作用物質による急性中毒又はその依存症、知的障害、精神病質その他の精神疾患を有する者をいう」と定義している。日本語の「障害」は、疾患(disorder)と能力障害(disability)の2つの意味を有しているが、同法では精神疾患を有する者という医学的概念で捉えている。一方、障害者基本法第2条では、精神障害者を生活能力等の能力障害に着目した概念で捉えている。

【歴史的経緯】精神障害者に対する医療は、かつては監護・収容が中心であった。治療方法としては、衝撃的な治療法が患者自身の同意を得ることなく行われることがしばしばであった。また精神障害者は知的障害者とともに優生学的な強制断種の対象とされ、人権を著しく侵害された歴史もある。1950年代後半からの向精神薬の開発・普及に代表される精神疾患の治療の進歩により、精神医療の中心は入院から外来へ、病院から地域へと移りつつあるが、欧米諸国に比

べて日本の人口当たり精神科病床数は2倍以上であり、平均在院日数も圧倒的に長い。また日本では、他の診療科に比べて少ない人手基準が採用されている。障害者自身が自分たちのニーズを主張する機会も少なく、医療者の姿勢もパターナリズム（paternalism）が中心で、障害者の自律的意思決定の尊重は、未だ十分とはいい難い。

【倫理上の問題】インフォームドコンセントの法理は患者のコンピタンスが保たれていることを前提としているが、精神障害（者）をめぐる倫理上の問題の多くは、統合失調症、躁うつ病等いくつかの精神疾患が患者のコンピタンスを減弱させることに由来している。さらに問題を複雑化するのは、病状の変化によってコンピタンスの減弱の程度も変化することである。たとえば統合失調症の急性期ではコンピタンスは著しく減弱するが、病状が回復するに従ってコンピタンスも回復する。倫理学的視点から見ると、精神障害者の治療の主たる目的は種々のコンピタンスあるいは自律性（autonomy）の回復にあるといっても過言ではない。

精神疾患に罹患した場合、本人が苦痛を訴えて自発的に病院を受診して、医師の診察に協力し、提示された複数の治療法を理解して、その中からいくつかを選択し、医師・看護者と協力して治療に臨むならば、特別な問題は生じない。しかし、ある種の精神疾患によってコンピタンスが減弱すると、苦痛を訴えて、治療に至る一連の行為が障害され、極端な場合には医療はもとより食事さえも拒絶することがある。頻度は高くないものの、自傷他害に及ぶこともある。ここで、やむを得ず行われる強制入院等の強制的介入はどこまで正当化できるか、また強制的介入において患者の自律的意思決定をいかに尊重するかということが倫理上最大の問題である。原則的には、患者の訴えが傾聴され、彼らのコンピタンスが正確に評価され、強制的介入は最小限に抑えられて、一人ひとりの患者に適切な治療とケアが提供されなければならない。

【諸分野との関連】刑法に触れる行為の背景に精神疾患が疑われる場合、心神喪失者は責任無能力とされ無罪、心神耗弱者は限定責任能力とされ刑が軽減される。この決定は最終的には裁判官によってなされるが、精神科医による鑑定が重要な意義を有する。また2005（平成17）年に施行された「心神喪失等の状態で重大な犯罪行為を行った者の医療及び観察等に関する法律」の目的は「その病状の改善及びこれに伴う同様の行為の再発の防止を図り、もってその社会復帰を促進すること」とされているが、その理念の実現には課題が多い。

精神障害者の治療・ケアについて、法・倫理・医学は齟齬を生じることがある。たとえば精神障害者の個室への隔離について法的規制は厳しく、倫理的原則も最小化を要求している。しかし臨床的には、隔離を早期に解除することによって、病状の回復が妨げられることもある。また精神保健福祉法は、物理的拘束のみを身体拘束としているが、臨床的には薬物の投与がその用量によっては化学的拘束となることが知られている。

精神保健福祉法第12条が規定する「精神医療審査会」が、市民的及び政治的権利に関する国際規約第9条4項が規定する「裁判所（court）」に当たるかどうかについては、とくに行政当局からの独立性の保障をめぐって議論がある。

【展望】社会復帰施設と急性期医療を充実させることによって入院期間は短縮し、早期治療が強制的介入の必要を減少させるであろう。一般市民への教育・啓発と治療の標準化によって精神障害をめぐる偏見と精神医療への不安感が解消されれば、患者が

自発的に治療を受ける機会が増加することが期待できる。

2006（平成18）年の障害者自立支援法の施行は、障害者施策の一元化と義務的経費の明確化、そして障害福祉計画の策定義務を盛り込んだ大きな改革である。身体障害、知的障害と精神障害を統合したことは成果として評価できるが、ユーザーの経済的負担が増加するのではないかという懸念がある。国家財政における障害者福祉の重要性を考慮し、様々なサービスの資源分配（resource allocation）という視点から、適正かつ公平な運営や評価に努め、近い将来に十分な見直しを行う必要がある。［昆啓之］

【参考文献】George Szmukler and Frank Holloway 'Reform of the Mental Health Act Health or Safety?' ("British Journal of Psychiatry" 177, 2000)。中山研一『心神喪失者等医療観察法案の国会審議』（成文堂、2005）。京極高宣『国民皆介護─障害者自立支援法の成立─』新版（北隆館、2005）。

【関連項目】精神病・神経症、精神保健福祉法、知的障害、インフォームドコンセント、自己決定権、強制入院、精神鑑定、スティグマ

精神神経免疫学
psychoneuroimmunology（英）

【定義】心身医学（psychosomatic Medicine）領域内に位置づけられる。精神神経免疫学とは、心理的要因による身体内の免疫システムへの影響を、主に神経機能や生理的機能の側面から解明する臨床的医学であり、学際的性格が強い。アメリカにおけるサイモントン（O. Carl Simonton 1942-）によるサイモントン療法などが、日本においては精神神経免疫学の臨床的実践事例として、とりわけ著名である。

【倫理学上の諸問題】サイモントン療法の場合、その端緒は1970年代前半の放射線がん治療専門医時代に得た患者の心理的側面と治療効果の相関性についての発見であった。サイモントン療法は、カウンセリングによるイメージ療法など代替医療的特徴がある。この療法よる治療や研究は現在、アメリカにあるサイモントンがんセンター（Simonton Cancer Center）を中心に行われており、日本を含めた先進諸国にも広がりを見せている。精神神経免疫学そのものは30年ほどの歴史しかなく、心理・免疫システム・治療効果の全体的仕組みなど、なお未解明な点が多いし、悪性腫瘍などの自然退縮事例調査件数も十分ではないし、治癒率なども不明な点が多い。けれども、とりわけ日本においてがん患者は年々増加傾向にあり、精神神経免疫学が提示する自然退縮事例について、がん患者、なかでも再発患者や終末期患者は、当然のことながら関心が高い。悪性腫瘍に関する代替医療は、放射線・抗がん剤・手術などによる治療と同時進行の形で補完的になされるべきであり、患者に対してこうした代替医療に過度な期待を持たせたり、こうした代替医療のみを排他的に治療手段として選択したりするのは、倫理的には間違った行為であろう。また患者は、こうした医療が保健の適用内かどうかも含めて、インフォームドコンセント時に詳細に確認する必要がある。精神神経免疫学は有望な学問の一つであるが、なお研究途上であることを十分留意する必要がある。　　　　　　　　［中里巧］

【参考文献】カール＝サイモントン／ステファニー＝M．サイモントン／ジェームス＝クレイトン『がんのセルフ・コントロール─サイモントン療法の理論と実際』（近藤裕監訳、創元社、1982）。O. Carl Simonton, Stephanie Matthews-Simonton, James Creighton, "Getting well again - a step-by-step, self-help guide to overcoming cancer for patients and their families-," (Los Angeles , J. P. Tarcher, 1978)。

【関連項目】がん、代替医療・代替医学、インフォームドコンセント、

∥ 精神遅滞 ➡ 知的障害

∥ 精神薄弱者福祉法 ➡ 知的障害者福祉法

∥ 精神病院 ➡ 精神科病院

∥ 精神病質 ➡ 人格障害

∥ 精神病・神経症
psychosis, neurosis（英），Psychose, Neurose（独），psychose, névrose（仏）
【定義】精神病は、精神障害のうち、より重症の精神症状や行動障害を示すものの総称である。世界保健機関（WHO）の国際疾病分類（ICD-10）においては、精神病は「幻覚あるいは妄想あるいは限られた数の明白な異常行動（激しい興奮と多動、うつ病や不安によらない重い持続する社会的引きこもり、著明な精神運動抑制、緊張病的行動）の存在を示すためにのみ用いる」と定義される。

一方、神経症は特有な症候群や状態像を示し、それらの経過と心因との時間的・意味的相関関係がある程度十分に確認され、かつ器質的原因が除外されることにより、心因性と診断される心身の障害の総称である。

【歴史的経緯】18世紀末、ピネル（P. Pinel）、エスキロール（J.-E.-D.Esquirol）らの精神病者処遇の改革を通じて誕生した医療モデルに基づく精神病論は、グリージンガー（W. Griesinger）の脳病説（1845年）やモレル（B. A. Morel）およびマニャン（J.-J.-V. Magnan）の変質学説（1857年）を経て、精神病の基盤に遺伝因の関与する脳病害を措定するメビウス（P. J. Möbius）の内因論（1892年）へと発展した。以後、クレペリン（E. Kraepelin）による二大内因性精神病概念の確立（1896年）、ブロイラー（E. Bleuler）による統合失調症概念の確立（1911年）を経て、精神病研究は統合失調症論を中心に展開した。

一方、neurosisという術語は当初、神経疾患全般を包括する概念としてスコットランドのカレン（W. Cullen）によって用いられた（1777年）。その後、メスメル（F. A. Mesmer）を経て（1779年）、19世紀末、シャルコー（J. M. Charcot）、ジャネ（P. Janet）、フロイト（S. Freud）らによって、心因性と無意識の心理機制に注目する力動論に基づく神経症概念が確立した。

【倫理上の問題および諸分野との関連】精神病と神経症という二大概念は、上述のように精神医学における器質論・内因論と力動論・心因論との対立を象徴するものともいえよう。しかし、神経症が病因論に基づく概念であるのに対して、精神病はむしろ症候論を主体に規定された概念であり、精神病と神経症の境界は曖昧とならざるを得ない。近年、ICD-10や『精神疾患の診断・統計マニュアル』第4版（DSM-Ⅳ）などの操作的診断基準において、病因論をむしろ積極的に保留して客観的症状記載を中心とすることによって、同一平面上での比較検討が可能な様態へと両概念の解体と再定義が進められつつある。

1970年代以降の諸研究において、統合失調症の長期予後が従来考えられたほど不良ではなく、遺伝因の関与も50％程度にとどまることが示され、さらに1980年代以降、ズビン（J. Zubin）やシオンピ（L. Ciompi）らの生物・心理社会的展開モデルの導入によって、疾病モデルから障害モデル（ストレス脆弱モデル）へと疾病観上のパラダイム転換が進みつつある。また、神経症性障害においては逆に生物学的要因が注目され、また心的外傷後ストレス障害（PTSD）をはじめとして、重症・難治例における生活障害も重視されつつある。さらに、統合失調症の軽症化・非定型化、いわゆる境界例

（境界性人格障害）や解離性障害への大衆的関心、注意欠陥多動性障害（ADHD）や自閉性障害など児童精神医学上の問題の顕在化、また、とくに日本においては社会の超高齢化やうつ病（それは精神病性・神経症性のいずれにも広範に関連し得る）および自殺の急激な増加といった多様な変化が、精神医学的疾患概念の拡散を促進している。

こうした状況において精神病・神経症という伝統的二分法自体、意義を失いつつあるが、社会的・法的諸制度の多くはそうした変化に対応していない。そのため、実態とは乖離した規定により多くの社会的不利益や混乱が生じている。たとえば精神病において現実検討能力障害や病識欠如といった問題から同意能力や責任能力の障害が考慮され、とくに統合失調症は「原則として責任無能力」との見解がわが国では有力であり、一方、神経症ではほとんどの場合、責任能力が認められる。しかし現実検討や病識は病型や重症度、治療状況など個別の要因によって変動し得るため、病名から一律に判断されるべきではない。また精神障害が職業上の欠格事項とされる場合、事由となる障害は各法律によって異なる上にその診断基準も統一されていない。絶対的欠格は病名によって決定され、病状の程度によらず絶対に資格を与えられず、そのほとんどに資格の回復規定がない。その他、障害年金など公的援助の受給要件、起訴前の簡易鑑定の評価、犯罪報道における実名・匿名の扱いなど問題は多様かつ複雑である。

【展望】従来、精神疾患による生活障害は「精神病」では不当に過大評価され、「神経症」では不当に過小評価され、ともに社会生活上不利益を被ってきたと考えられる。こうした問題は、遺伝因を重視する19世紀的な疾病モデルとそれに基づく病名決定主義が温存されてきたことによる。より本質的には、仮説のままの「科学的言説」（それは社会文化的偏見に影響される）が権威として社会施策に影響してきたという問題である。

医療や福祉の施策上、現実にそぐわない理念が先行することで障害者の利益が損なわれてはならない。有用な施策は現実と乖離した病名決定主義ではなく、具体的現象の厳密な分析に基づくことで可能となる。精神医療のように病因や病態生理の多くが未解明の領域においては、とくに合意の得られた操作的診断基準の採用と、治療の有用性を客観的・統計学的に評価して方針を決定する「根拠に基づく医療（EBM）」の方法論が新たな倫理上の基準として重要視される。

〔道又利〕

【参考文献】小松源助・林幸男編『精神保健の法制度と運用』精神保健実践講座9（中央法規出版、1990）。井上新平・堀田直樹編『精神科リハビリテーション・地域精神医療』臨床精神医学講座20（中山書店、1999）。松下正明・斎藤正彦編『精神医学と法』臨床精神医学講座22（中山書店、1997）。S.L.ギルマン『病気と表象─狂気からエイズにいたる病のイメージ』（本橋哲也訳、ありな書房、1997）。酒井明夫他「精神分裂病」（『臨床成人病』30巻11号、東京医学社、2000）。

【関連項目】世界保健機関（WHO）、妄想、精神障害（者）、精神保健福祉法、自己決定権、精神鑑定

精神病理学　psychopathology（英），Psychopathologie（独）

【定義】精神医学において、精神病もしくは精神障害、時には正常心理の持つ病的側面に対して心理学的・現象学的な解釈をもって言及する学問、ないし方法論の総称。その流れは記述的精神病理学（症候学的な記述・分類や臨床単位の類型化を主眼とする）、力動的精神病理学（症状の解釈や患者の内的世界、無意識の構造に着目する。フロイト〈Sigmund Freud 1856-1939〉の創始した精神分析学が代表的）、人間学

的精神病理学（現象学を拠りどころに症状を成り立たせる構造についての全人間的な把握を重視する）など多岐にわたる。

【倫理上の問題】精神病理学は、精神病を中心とした臨床概念として精神医学の存立を保証してきた。一方で、学問としての精神病理学はともすると哲学的・観念的で難解な議論に陥りやすく、主観的思想が時には誤謬を生む危険性もはらんでいる。極端な一例ではあるが、ナチスドイツにおいて一部の精神病理学者と優生学との結託が生んだ精神障害者・知的障害者迫害の悲劇は記憶にとどめるべきであろう。

【展望】古典的な心身二元論的な精神病理学は、かつて生物学的精神医学とは対立する傾向にあった。しかし、脳内の神経経路や神経伝達物質の作用、疾患遺伝子の特定、薬理学的疾患研究などといった諸研究は、未だ脳と精神の深遠を解き明かすには至らぬとしても、日々新しい知見を医学者・医療者に提供しつつある。今後は、精神病理学と生物学的精神医学との対話・融合がますます重要となっていくであろう。

近年汎用されるようになってきたDSMやICDなどに見られる統計学的・操作的診断基準の多くは、過去の精神病理学の遺産を総括し、最大公約数的な診断要素を抽出して疾患概念の標準化を図るというのが主眼である。しかし、これは逆に疾患概念の画一化による人間学的精神医学の空疎化という懸念を残した。現代医学における潮流の中で、精神病理学の地位は新しい局面を迎えているといえよう。　　　［高橋英男］

【参考文献】K.ヤスパース『精神病理学言論』（西丸四方訳、みすず書房、1971）。渡辺哲夫『二十世紀精神病理学史序説』（西田書店、2001）。
【関連項目】心理学、精神病・神経症

精神分析　psychoanalysis（英）

【定義】フロイト（Sigmund Freud 1856-1939）によって創始されたもので、次の3つの意味を包含している。すなわち、（1）日常的な言動・空想・夢などの無意識的意味を理解する心理学的解明法、（2）この方法を用いて転移・抵抗などの洞察による精神療法、（3）これらの心理学的解明法と精神療法によって得られた経験的素材に基づいて構成される心理学的・精神病理学的理論。

【歴史的経緯】精神分析の歴史は大まかにいえば、フロイト時代（1890～1939年）とフロイト以後（1939年～現在）に2分できる。フロイト時代には、精神分析療法は症状の無意識的意味の解釈→無意識的葛藤の解釈→抵抗分析という段階で進展が見られた。その間、アドラー（Alfred Adler）の個人心理学や、ユング（Carl Gustav Jung 1875-1961）の分析的心理学などの分派を生み出した。

フロイト以後、第二次世界大戦のナチスによる弾圧を避けながらドイツやオーストリアを中心として発展した精神分析は、（1）イギリスにおけるクライン学派、対象関係学派など、（2）フランスにおけるラカン学派やフロイト学派など、（3）チューリッヒにおける現存在学派、（4）アメリカにおけるフロイト学派、ネオフロイト学派、力動精神医学などに分化し発展していった。

【倫理上の問題】現在では国際精神分析学会、アメリカ精神分析学会、日本精神分析学会などが倫理規定や倫理原則を定めている。そこに共通して見られる倫理的な問題や規定を概説すると、まず守秘義務が挙げられる。このことは紀元前400年前後に完成されたという「ヒポクラテスの誓い」の中でも既に述べられている、医療従事者全体に受け継がれている倫理規定である。しかし、精神分析療法はとくに家族関係を含む患者（クライアント）を取り囲む周囲の

者の秘密をも明らかにしてしまう治療方法であるため、治療者は必然的に多くの人のプライバシーを知ってしまうことになる。そのため、守秘義務は倫理上の問題として最も重視されなければならない。とくに、精神分析は症例検討などを通じて教育されていく治療方法であるため、患者（クライアント）から得た情報をある程度までは専門家たちの前で明らかにしていかなければならない。その点についての説明と了解を得ておくことが望ましいことはいうまでもないが、その点は日本精神分析学会の倫理規定（案）の中にも述べられている。

また、順序が逆になっているのかもしれないが、治療契約も精神分析の中で重要な手順になっている。これはいわば小此木啓吾（1930-2003）のいう「治療構造」についてのインフォームドコンセントである。すなわち外面的治療構造とは、個人か集団か、場面設定、面接室での配置、時間の構造、治療料金、入院か外来かなどについての契約である。一方、内面的治療構造とは、治療契約、面接のルール、秘密の保持、アポイントメント、禁欲規則などである。当然、この治療構造の設定自体は、その後の精神分析療法の中での患者（クライアント）の転移や行動化などを浮き彫りにしていくことになる。

【展望】精神分析は臨床心理を志す者や精神科医によって専攻される特殊な技術である。最近になって日本精神分析学会を中心として、その認定制度などが決まりつつある。今後は、一定以上の治療クオリティーが得られるためにも、このような認定制度の中で倫理的な側面も十分に教育されていくことが必要である。　　　　　　　［保坂隆］

【参考文献】西園昌久「精神療法における倫理的側面」（『精神医学・医療における倫理とインフォームド・コンセント』臨床精神医学講座S12、中山書店、2000）。小此木啓吾『精神療法の理論と実際』（医学書院、1964）。

【関連項目】精神障害（者）、カウンセリング、精神療法、精神病・神経症、インフォームドコンセント、守秘義務、プライバシー、医の倫理、医療倫理、コンプレックス

精神分裂病 ➡ 精神病・神経症；統合失調症

精神保健指定医

【定義】日本の精神保健福祉法第18条が定義する、法関連の精神障害の入院治療経験と研修、3年以上の精神医療経験、5年以上の医療経験の条件下で厚生労働大臣から指定される制度上の職責。旧精神衛生法では精神鑑定医として規定されているものである。精神保健指定医に限定した職務は、本人の意思によらない入院治療や一定の行動制限の判定を行うことである。

【倫理上の問題】精神病が単純に生物学的機能不全ではなく、法・常識など「掟」の枠組みの特殊な侵犯を含意するとすれば、人権の問題は精神障害の領域で本質的に生産される。患者の自由を法の後ろ盾で制限する役割の精神保健指定医は、この問題について常に自家撞着を起こす前線に立ち、理論的には判断のつど人権がどのようなものであり得るか個人の資格で自問せねばならない。しかし現在の資格要件は法技術形式論の表面にとどまり、極端には精神病罹患者を指定されることも拒めないし、精神病であるか否かを形式的に判断する基準として利用されることにしかこの資格が役立たないこともあり得る。そうした条件下では、合法的手続きで過度の制限が行われたり、逆に重症患者に必要な制限が行われなかったり、この両極を恣意的に往復したりすることで、結果的に処遇困難例が増大する危険がある。　　　　　　　　　［姉菌一彦］

【関連項目】精神病・神経症、精神保健福祉法、知的障害、インフォームドコンセント、自己決定権、強制入院、コンプライアンス、拘束、治療拒否権、治療選択権、隔離、医師法、医師、代理決定、厚生労働省

精神保健福祉士
psychiatric social worker：PSW（英）

【定義および概念】精神障害者に対して保健福祉サービスを提供し、社会的な面での支援を主たる業務とする専門職のこと。

【概要と歴史的経緯】精神医療領域におけるソーシャルワークは、アメリカにその起源を持つが、わが国における精神科ソーシャルワークは1940年代からその活動を開始している。1964（昭和39）年に日本精神医学ソーシャルワーカー協会（現日本精神保健福祉士協会）が設立され、専門性と資格認定の方向性が打ち出された。1997（平成9）年12月に臨時国会で「精神保健福祉士法」が可決成立し、翌年4月に施行され、精神保健福祉士は国家資格となった。現在、既に精神保健福祉士は総合病院精神科や精神科病院などの精神医療施設や、社会復帰施設などで活躍している。年に一度、国家試験が実施されているが、試験科目は次の13科目である。（1）精神医学、（2）精神保健学、（3）精神科リハビリテーション学、（4）精神保健福祉論、（5）精神保健福祉援助技術、（6）社会福祉原論、（7）社会保障論、（8）公的扶助論、（9）地域福祉論、（10）心理学、（11）社会学、（12）法学、（13）医学一般。精神保健福祉士の機能は患者の社会復帰を促進することであり、患者や家族の生活を支援していくことである。したがって、資格試験の科目に示されているように、その業務の遂行には幅広い知識が必要であり、また、精神科医や看護師、保健師、臨床心理士などとのコラボレーションが必要となる。

【倫理上の問題】精神保健福祉士は患者や家族の生活に関わる側面の支援を行う以上、患者に関する様々な情報を入手し、それを適切に活用していかなければならない。その際、秘密保持の義務をはじめとして、様々な倫理的配慮が必要となる。日本精神保健福祉士協会では、1988（昭和63）年に倫理綱領を施行しているが、その内容は以下のような項目で構成されている。（1）個人の尊厳の擁護、（2）法の下の平等の尊重、（3）プライバシーの擁護、（4）生存権の擁護、（5）自己決定の尊重、（6）地位の利用の禁止、（7）機関に対する責務、（8）専門職向上の責務、（9）専門職自立の責務、（10）批判に関する責務、（11）社会に対する責務。

【展望】その職能上の特質から、精神保健福祉士は今日、極めて多忙な状況に置かれている。さらに、精神医療や精神保健の領域が拡大し続ける中で業務量はさらに増えていくと考えられる。精神障害者とその家族は社会的に脆弱であること、社会的偏見が未だ根強く残っていること、精神科医療施設には社会的受け皿が不足しているがゆえに退院できない患者が相当数存在していることなどから、精神保健福祉士の役割は今後も精神医療の中で極めて重要なものであり続けることが予想される。　［酒井明夫］

【参考文献】日本精神保健福祉士協会編『これからの精神保健福祉』（へるす出版、2005）。

【関連項目】ソーシャルワーカー

精神保健福祉法
Mental Health and Welfare Act, Mental Health and Welfare Law（英）

【定義】正式名称は「精神保健及び精神障害者福祉に関する法律」。日本における精神障害者の医療と福祉を規定する法律。1995（平成7）年に精神保健法が改正されこの名称となった。

【歴史的経緯】明治初期より放浪者や精神障害者の警察による処遇規則やこれらの収容施設が設けられたが、1878（明治11）年には私宅監置の制度化が行われ、家族による精神障害に関する治安の責任が基礎づけられた。1900（明治33）年の精神病者監護法は全国一律の精神障害者の処遇規定を設けた。1919（大正8）年の精神病院法は私宅監置から病院中心の精神医療を謳ったが実効なく、敗戦後1950（昭和25）年にこれらの法律は廃止されて精神衛生法が公布された。私宅監置の廃止、措置入院と同意入院の制度、都道府県の精神病院設置、精神衛生相談所の設置、精神衛生鑑定医の規約などが盛り込まれた。ライシャワー駐日米大使が精神障害者に襲われた事件を受けた1965（昭和40）年改正では、緊急措置入院の創設と障害者の申請通報制度の強化が行われる一方、精神衛生センター、地方精神衛生審議会の設置、通院公費負担の創設など通院治療者のための整備が図られた。1984（昭和59）年の宇都宮病院で、職員の暴力が原因と考えられる入院患者の死亡事件により、精神病院入院患者の人権問題が国内外のスキャンダルとなり、国際法律家協会の勧告を経て1987（昭和62）年、精神保健法への改正が行われた。そこでは、任意入院の明文化、措置入院の要件規定、同意入院の廃止と医療保護入院の設置、届け出義務、精神保健指定医の資格基準と業務規定、精神医療審査会の設置などが新たに制度化された。1993～2005（平成5～17）年にわたる改正では社会復帰促進や福祉施策の充実が図られ、通院公費負担制度は障害者自立支援法下に平成17年一本化された。1995年に精神保健福祉法と名称変更されている。

【倫理上の問題】法改定の歴史が示すのは、社会保安と非自発的治療の必要性による精神障害者の人権制限が先行し、しばらく後にこの制限からの救済という逆方向の手続きが現われ、次第に後者の手続きが重要性を増してくる動きである。後者の流れがさらに進むと、（操作的診断が優勢になるほどその危険を増す）誤診などで誤って精神医療環境に入ってしまった正常者の救済には非常に役立つが、持続性妄想性障害など明らかな精神障害の治療が患者本人の病理的復権要求によって諸所で断絶され、結果的に治療有効性が保てないケースが生じる。精神医療審査会が行政に近づきすぎていて、退院請求や処遇改善請求に対して十分に第三者機関の性質を満たしていない、請求が却下されると上級機関にアプライする可能性が実質上閉ざされているという誹りには、平成17年改正では審査会の委員構成を非医療寄りにシフトできる可能性という部分的対応が行われているのみであるが、人権の制限と擁護という相反する二方向の法制では常に限界と矛盾があり、救済階梯を充実させれば目的を達し得るわけではなく、一貫した治療のシステムがなければ、好訴的な患者などは医療からスポイルされる可能性もある。

この法律が対象とする入院患者は、「精神病床」として区分された病床に入院する者でしかないが、現実には一般病床に精神科治療目的で入院させている患者が存在し、行動制限が行われている場合さえある。平成17年改正で、精神病床であれば行動制限を受けている任意入院患者についても定期病状報告を行うようになったが、欧米では医師の入院勧告意見に反しても自らの意思で即退院できる条件を含んだ、医師－患者間の相互的契約に基づく総合病院モデルの informal admission、service libre（自由入院）がある。患者自身の治療に対する責任も明確化するこの入院形式は、神経症圏や人格障害の一部では精神病床でも有効であろうし、非精神病床で恣意的な行動制限

が行われないためにも明文化すれば役立つが、一般身体医療での相互契約的認識の不足・サービス消費感覚がこのような制度化を阻んでいる状態は変わらない。

【諸分野との関連】1999（平成11）年改正時、精神障害者に対する保健福祉については、医療対策のほか社会復帰施設対策と地域対策が示され、生活訓練施設、授産施設、福祉ホーム、福祉工場、地域生活支援センターの充実、精神保健福祉センターを中核とする福祉サービスと在宅精神障害者への援助施策が謳われた。2002（平成14）年改正では「居宅生活支援」と改称されたこの理念は、精神障害者の入院が先進国の中で例外的に多数で長期にわたり、精神病床の8割が私立病院である、日本の入院中心の精神医療からの脱却に必要不可欠であったが、公的地域医療が国策である西欧諸国に比較すると、資本投下とインフラ整備が不足し地域差が甚だしく、実効を得る前に経済的理由で摩滅してしまっているのが現状である。「障害者自立支援法」（2005年）の策定はその一端であり、自ら求めることが少なく非社会的に自給自足しがちな障害者に対して、「受益者負担」の原則を用い、結果的に支援を限定することに役立っている。「心神喪失者等医療観察法」（2003〈平成15〉年）によって触法患者に対する医療の機能分化が試み始められたが、一方で機能分化の促進が進むと、どの医療機関・福祉施設にも適応を持たないニッチが出現し、精神障害は生物学的に限定されているのではなく社会的にも生産されるため、このニッチが拡大していく危険がある。

【展望】見かけ上の医療費抑制の圧力と相まって、入院患者の減少に向けた法律・施策が続き、医療機関の機能分化はやはり進められるであろうが、その中で精神保健福祉法は再び、精神障害者の人権を擁護・前進させるよりは、これらの行政管理可能性を追求する性格を強めているのかもしれない。

前版で「福祉への人的社会的投資が必要であるが、実際には入院中心医療よりコストがかかり、先進諸国でも精神医療福祉についての対資本効果が疑問に付され後退傾向にある条件では、国家および地方の経済状態が法の理念の実効性に強く影響を及ぼすと考えられる」と述べた展望はいみじくも精神医療の枠を超えて医療全般に対して的中しており、経済的管理によって医療福祉手段の存在自体が危機に瀕している局面がここかしこに認められている。経済的制限下では、「本人が我慢できる範囲での基本的存在権の確保」が現実の政治目標になるが、為政者や行政管理者がどこまで我慢できるかを決めるのは、フランス大革命以来のサド・マゾヒスティックな共和国家観（われわれは互いに互いを享受する権利を持つが、どこまでそれが可能か分からないので、まず君でどこまでできるかやってみる）であり、この観点は資本主義のグローバル化や官僚主導主義と十分に共生できてしまう。政治の主たる存在理由が福祉の逆進的再配分から国家の富裕化に動くと、自己表現手段に乏しい社会的弱者から最初に生存権が侵食されてしまう。国家や法の下に国民・市民が置かれるだけでなく、世界市民的理念が法や行政を監視するのでなければ、精神保健福祉法も医療・福祉を制限する手段に陥るであろう。　　　［姉歯一彦］

【参考文献】精神保健福祉研究会監修『精神保健福祉法詳解』三訂（中央法規出版、2007）。松下正明、斎藤正彦編『精神医学と法』臨床精神医学講座22、（中山書店、1997）。J. Lacan, 'Kant avec Sade' ("Ecrits", Seuil, 1966)。J.ラカン「カントとサド」（佐々木孝次訳『エクリ』3巻、弘文堂、1981）。

【関連項目】精神病・神経症、精神保健福祉士、知的障害、インフォームドコンセント、自己決定権、強制入院、コンプライアンス、拘束、治療拒否権、治療選択権、隔離、保護者、医師法、医師、代理

決定

┃精神療法 psychotherapy（英）
【定義】環境に適応する際の障害（適応障害）に対して、主として言語的な交流を通して修正していく治療的アプローチをいう。現在は、精神療法と称するものは世界中で250種類もあるといわれている。病因としての自己の葛藤や性格を洞察していこうとする精神分析療法以外は、健康な自我の部分を補強していこうとするものであり、これらは広い意味で支持的精神療法といわれている。たとえば、言語化によって発散することはカタルシスであるし、励ましや説明や保証や暗示など、多くの言語的交流がここに含まれる。精神科以外の科で日常的に行われている言語的交流も、意識はしていないが（支持的）精神療法に含まれることになる。しかし、通常の精神療法は個人にしろ集団や家族にしろ、事前に治療契約を交わして行うものである。

また、心理士が行う場合には心理療法ということがあり、より健康に近いクライアントを対象にして、比較的表面的な問題解決を目指すものをカウンセリングと呼んで区別することもある。

【歴史的経緯】精神療法には様々な種類のものがあり、それぞれは独立して発展してきたといえる。たとえばフロイト（Sigmund Freud 1856-1939）による精神分析療法は1890年頃に創始され、わが国で生まれ国際的にも知られる、森田正馬による森田療法は1920（大正9）年頃に創始された。また、カウンセリングは1940年頃にロジャース（Carl Ransom Rogers）によって確立された。これらの発展型が数多く見られる。

【倫理上の問題】精神療法では守秘義務が最も大切な倫理的規定である。精神分析療法その他多くの精神療法では、初めに治療者と患者（クライアント）が治療契約を結ぶという作業があるために、この守秘義務は明確化されることが多い。しかし、通常の医療の中で主治医や看護師や看護助手でさえ、支持的・精神療法的関わりの中で患者や家族の秘密を含めた話を聞いてしまうことが多い。そこでは守秘義務について明確化されることがないので、各人が注意しなければならない。

次に重要なことは、契約下で開始した精神療法で生じた転移（患者が治療者に向ける不合理な感情）や、逆転移（治療者が患者に向ける不合理な感情）に基づく性的関係の発生である。アメリカでは男性治療者の7.1％、女性治療者の3.1％が患者（クライアント）との間で性的な関係を持ったといわれている。当然、十分な訓練を受けていない場合や、ピアレビューや検討の不十分さから生ずるものである。

さらに、幾多の精神療法の中で、自分が行う精神療法の種類とその効果や限界についても根拠に基づいた情報を開示していくことが、これからはとくに必要になってくると思われる。

【諸分野との関連】生命倫理といった場合、医療上での倫理といった側面が多くなるが、精神療法を志している者の多くは、その卒前教育の中では医療の現場を知らないことが考えられる。慢性の身体疾患患者への精神療法や、臓器移植や生殖医療や遺伝子医学などにおける精神療法的アプローチが求められることが多くなってくるであろう。そのような時、医療の現場や実情を知らない精神療法家が登場して的外れな関与をすることは避けなければならない。

【展望】精神療法には様々な種類があり、多くの学術団体がある。そのすべての団体で、精神療法の質の向上のためにも生命倫理などを含めた教育が必要になっている。

［保坂隆］

【参考文献】西園昌久「精神療法における倫理的側面」(『精神医学・医療における倫理とインフォームド・コンセント』臨床精神医学講座S12、中山書店、2000)。
【関連項目】精神障害(者)、カウンセリング、精神分析、精神病・神経症、インフォームドコンセント、守秘義務、プライバシー、医の倫理、医療倫理、生命倫理

性選択 ➡ トランスセクシャル

製造物責任法
Product Liability Act(英)

【定義】製造物の欠陥により人が生命・身体または財産に被害を受ける、いわゆる「拡大被害」が生じた場合に、被害者が製造業者に直接損害賠償を求められるよう定めたものであり、被害者を保護するとともに製造業者の損害賠償責任を定めた法制度である。1994(平成7)年6月22日成立し、1995(平成8)年7月1日より施行。6カ条から成る。PL法とも呼ばれる。

【背景と倫理上の問題】製造物責任法の考え方は、1960年代半ばにアメリカで採用された。その後1985年にEU指令が採択されて、ヨーロッパ各国で本法の制定が進んだ。日本における製造物責任法の成立には、欧米からの影響が少なくない。本法が制定される以前、同種の訴訟は民法第709条以下による「不法行為法」に基づいて行われていた。この場合、製造物の欠陥による被害の賠償を求めるには、製造物業者の過失を証明しなければならなかった。科学の進歩に伴い複雑化された高度な技術を用いた製品の製造過程は専門家にしか分からないので、製造業者の過失を立証することは困難であった。被害者を保護する製造物責任法では、被害者は製造物の欠陥を証明しさえすれば製造業者に損害賠償を請求できるようになった。製造物責任法においては、消費者と企業の関係は弱者と強者であり、対等ではないので、企業側の責任を厳格化することによって両者の関係を調整しようという考えがある。

本法施行後、内閣府国民生活局消費者企画課が行った調査では、事業者は設計・製造段階での安全性確保対策の充実・警告表示の徹底・取扱説明書の充実化を図るようになったこと、消費者は7割以上の事業者が改善していると理解していることが明らかとなっている。本法施行後12年余りが経過した2007(平成19)年8月31日現在、国民生活センターによれば、本法に基づいて提訴された訴訟件数は103件である。

本法において、製造業者ないし企業は、安全性の確保や向上のためさらなる技術開発・工程管理強化・出荷前検査等の充実・表示や取扱説明書の適正化・アフターケアの改善が求められる。また消費者も、表示や取扱説明書に従って製品の仕様・機能・内容を十分確認した上で、正しく使用し事故につながらないよう常に心がける必要がある。　　　　　　　　　　〔谷垣内美由紀・伊藤潔志〕

【参考文献】加藤尚武『応用倫理学のすすめ』(丸善ライブラリー、1994)。三井俊紘・相澤英生『Q&A PLの実際』(日経文庫、1998)。杉本泰治『日本のPL法を考える』(地人書館、2000)。
【関連項目】損害賠償

生存権　right to life(英), Recht auf Existenz(独)

【概要】最も基本的な人権であり、国家の積極的関与を請求する権利としての社会権に属する。20世紀に入り、経済的弱者の生存権保障のために財産権を制限することが必要となり、ワイマール憲法は「経済生活の秩序は、すべての者に人間たるに値する生活を保障する目的をもった正義の原則に適合しなければならない」(第151条)として、生存権の基本的な考え方を明らかにした。国家の手による生存権保障の義務づけ

は、国民一般の社会保障・福祉の権利を保障する体制への転換をもたらした。国際的にも、人権条約の多くが生存権保障を当然の前提としている。日本国憲法は、「平和のうちに生存する権利」（前文）と「健康で文化的な最低限度の生活を営む権利」（第25条）として規定している。

【歴史的経緯・倫理上の問題】アメリカでは、生命倫理における具体的問題として、妊娠期間最後の3カ月は胎児の生存権を保護するために州が中絶を禁止すること認めた「ロウ対ウェイド事件」（1973年）の判決などにより、生存権をめぐる問題が政治上の争点になってきた。日本では、憲法第25条が社会保障の充実を求める国民の運動の拠りどころとなり、「朝日訴訟」（1957〈昭和32〉年）などで争点となったが、同条をプログラム規定と見なす最高裁判例が存在したこともあり、生存権規定が有効に機能してきたとはいえない。また心身に障害を持つ人びと、高齢者などの介護を必要とする人びとなどに対する生存権の保障も十分とはいえない。（旧）らい予防法や（旧）優生保護法のように、人権保障に反する内容の法が差別や偏見を再生産してきた苦い経験に立った、生存権規定の積極的な運用が求められる。

【展望】ある人たちが人間として生きていくことを妨げている抑圧からの解放を求めて具体的な生存権は主張されてきた。生存権の保障は、人間の尊厳の理念に立つ社会保障の体系の中に位置づけられねばならない。近年主張されている環境権の主張は生存権規定に具体的基礎を置いており、倫理の対象を人間のみでなく人間以外の生物や自然環境にまで拡大し、現在生きている人びとには将来世代の生存権保障に対する責任があるとする点で画期的である。［青野透］

【参考文献】大須賀明『生存権論』（日本評論社、1984）。中村睦男・永井憲一『現代憲法大系7―生存権・教育権』（法律文化社、1989）。
【関連項目】人権、社会権、ロウ対ウェイド事件、人間の尊厳

生存率　survival rate（英）

【定義】ある期間にわたって観察した集団についての、特定の一時点における生存者の割合。

【概要】生存率は時間に対して単調減少する関数となるが、この関数を生存関数という。同一年における出生コホートを仮定し、年齢に従って生存関数を計算したものを生命表といい、集団の年齢構成にかかわらず、各死因の平均余命に対する影響の大きさを見る指標となる。また生存率は、臨床比較試験において、とくに予後不良な疾患に対する治療効果の判定で有用な指標となる。ちなみに臨床比較試験においては治療効果すなわち生存率を正当に評価するため、二重盲検法が行われるケースがある。これは、被験者の意識が結果に影響するのを防ぐために、あえて真薬か偽薬かを施行者にも被験者にも知らせない方法である。しかし、試験といえども治療であるから、インフォームドコンセントとの関係でそれが倫理的に許されるかどうかが問題となる。

［廣岡憲造］

【関連項目】死亡率、5年生存率、臨床試験

生体　living body（英）

【定義】現在、生命活動を行っている生物のこと。

【概要】生体を医学・生物学的に表現すると、物質代謝を行い、刺激に反応し、運動性を持ち、分裂・増殖するなどの生命活動の基本的要件が描かれる。生物の形態的単位である細胞は、細胞内に存在する個々の細胞小器官の分子レベルの機能によって生命活動を行う。細胞は人体の形態の基本単位であると同時に、機能上の生命単位であ

る。細胞が集まって特定臓器の機能が営まれる。臓器は互いに有機的に密に連携して生体としての恒常性を保ち、生物個体としての一つの生命活動を支えている。人特有の高度な精神活動も、有機的に統合された生命活動の集合的総和としてダイナミックに保たれた状態である。これらの生命活動は個々において唯一絶対であり、人体は生命活動の集合体であり、決して機械の集合体ではない。ここに人体の複雑性と尊厳がある。

[清水惠子]

【参考文献】塩野寛・清水惠子『身近な法医学』（南山堂、2003）。若杉長英・永野耐造編『現代の法医学』（金原出版、1995）。
【関連項目】生命、死の定義、法医学、三徴候死、心臓死、脳死、死体

生体移植

living related transplantation, transplantation with living donor（英）

【定義】原則として血縁者が臓器の提供者（ドナー）となって行われる移植。臓器は片側を摘出してもドナーに障害のない腎臓、一部を切除しても再生可能な肝臓、あるいは一部を切除しても障害が少ない肺、膵臓、小腸などが用いられている。一方、皮膚や角膜などの組織や骨髄細胞、血液は非血縁者からでも可能であり、長期保存もできることから、ドナーバンクが設立されている。
【倫理上の問題】生体肝移植では健常なドナーに開腹、肝部分切除手術という大きな侵襲を与えることが大きな問題点である。日本肝移植研究会の調査では、ドナーの12.4％に何らかの合併症が発生し、生体肝ドナーの手術関連死亡例の報告もある。日本移植学会の倫理指針では臓器の売買と受刑者からの移植を厳しく禁止しているが、海外で行われた生体移植の中にはその可能性が否定しきれない症例も依然として存在する。国内でも親族以外の者から金銭的見返りを受けて腎提供が行われた症例があり、その後、日本移植学会では親族であることの確認のため顔写真付き公的証明書の提出を行うことにした。生体腎移植では生きている健常者がドナーとなるためドナー・レシピエント、またそれを取り巻く家族の精神的ケアが必要となる。「誰がドナーになるのか」という家族内の葛藤、無言の圧力、手術への不安、被害感、報酬要求、レシピエントへの過剰な期待・恩着せ・固着など、ドナーの精神医学的問題がある。またレシピエントに関しても、移植そのものに対する不安感だけでなく、肉親から腎臓をもらうことによる心の負担、負債感を背負うことになる問題がある。
【展望】免疫抑制剤の進歩によってABO不適合移植でも移植成績の向上が見られ、今後ますます生体腎移植の移植数の増加が予想される。また臓器提供の意思が強い場合には血縁者以外でも臓器提供が認められるケースもあり得るため、個々の症例ごとに十分な検討を行っていく必要がある。

[磯貝晶子]

【関連項目】移植医療、生体腎移植、生体肝移植、臓器不足、臓器売買

生体肝移植

living related liver transplantation（英）

【定義】生体より肝臓の一部を摘出し、肝臓移植を行うこと。日本では1989（平成元）年よりドナーを血縁者・家族に限り認めている。脳死肝移植が世界の肝移植の趨勢ではあるが、脳死者ドナーが絶対的に不足している日本では、生体部分肝移植が年々増加している。これまでは肝臓の左葉・外側区域・右葉が用いられてきたが、最近では後区域または単区域グラフト、自己肝温存部分肝移植などの新しい術式も行われている。2004（平成16）年には生体肝移植の健康保険の適応疾患が拡大され、先天性胆道

閉鎖症・進行性肝内胆汁うっ滞症（原発性胆汁性肝硬変と原発性硬化性胆管炎を含む）・アラジール症候群・バッドキアリー症候群・先天性代謝性疾患（家族性アミロイドポリニューロパチーを含む）・多発嚢胞肝・カロリ病・肝硬変（非代償期）および劇症肝炎（ウイルス性、自己免疫性、薬剤性、成因不明を含む）・肝細胞がんが認められている。

【倫理上の問題】生体肝移植では健常なドナーに開腹、肝部分切除手術という大きな侵襲を与える。日本肝移植研究会の調査ではドナーの12.4％に何らかの合併症が発生し、生体肝ドナーの手術関連死亡例の報告もある。　　　　　　　　　　［磯貝晶子］

【関連項目】生体移植、ドナー、レシピエント、移植適応症

生態系　ecosystem（英）

【定義】異種の個体群の集まりとしての生物群集と無機的な外部環境とから成り立ち、生物的環境内部における相互作用および無機的環境との関係を通して維持される自然の統一的システム。生物的環境は植物、動物、微生物などに対応する生産者、消費者、分解者から構成され、無機的環境は大気、光、土壌、水、温度などから構成される。全体としてのシステムの内部における各要素間の相互作用、反作用によって無機物から有機物、有機物から無機物への物質循環と、栄養段階における食物連鎖とが存在する。「生態系」は、タンズリー（Arthur G.Tansley 1871-1955）よって公にされた1935年の著作に由来する。

【倫理上の問題】生態系ピラミッドは高次消費者になればそれだけ広い自然環境がなければ生存できないことを示している。自然の生態系が部分的に欠損してバランスが失われると、このピラミッドの頂点に位置する大型哺乳類が最初に姿を消していくことになる。地球全体を一つの生態系と見れば、この生態系は地理学的な障壁によって森林生態系、海洋生態系、河川生態系など様々な生態系に下位区分され、その各々はさらに下位区分されて、こうした関係づけ合う諸部分がホリスティックな一大体系を構成する。したがって生態系を中心に見れば、人間も決して特権的な存在ではなく広大な生態系の一部であることが分かる。通常、生態系は潜在的に自己修復力を持っており、一定限度までの変化ならば元の状態に回復するが、人間が関与して生じるシステムの破壊は生態系の回復の限界を超えたものとなる。絶滅種、絶滅危惧種の増大はこうした事実を証明している。

【展望】人為的行為による生態系への負の要因の事例としては、大規模土地造成・開発、熱帯雨林の伐採と転用、個体の乱獲・採取、水質汚濁、海浜の埋め立て・干拓、砂漠化、温暖化、化学物質による土壌汚染、外来種の持ち込みなど様々である。生態学的調査と環境アセスメントに基づいた地域ごとの取り組み、国際的な取り組みなどミクロ・マクロ的な視点からの対策がなければ共生を実現することは難しい。　　［大崎博］

【参考文献】鷲谷いづみ・武内和彦・西田睦『生態系へのまなざし』（東京大学出版会、2005）。

【関連項目】共生、自然保護、生物保護、食物連鎖、バイオハザード

生態系中心主義　➡　生態系

生態系の多様性　➡　生態系

生態系の劣悪化　➡　生態系

生体腎移植　living related kidney transplantation（英）

【定義】末期腎不全患者に生きているドナーからの健常な腎臓を移植する治療法。日

本国内での年間腎臓移植件数は約900例で、その約8割を生体腎移植が占めている。生体腎移植では親族がドナーとして認められている。新たな免疫抑制剤の登場によりABO不適合腎移植も可能となり、生体腎移植の適応範囲は広がってきている。生体腎移植はレシピエントの状態に合わせた待機手術が可能であり、また死体腎移植と比較すると阻血時間が短く、摘出前の臓器障害も少ないことから移植後の腎機能も良く、生着率も高い利点がある。しかし腎臓摘出手術はドナーへの負担が大きいことが大きな問題である。

【倫理上の問題】日本移植学会の倫理指針では臓器の売買と受刑者からの移植を厳しく禁止しているが、海外で行われた生体移植の中にはその可能性を否定しきれない症例が存在する。腎提供者が親族であることを確認するため、顔写真付き公的証明書の提出が追加された。また、病気のため摘出した腎臓を他者に移植する「病腎移植」が行われ、問題となっている。生体腎移植では生きている健常者がドナーとなるため、ドナー・レシピエント、またそれを取り巻く家族の精神的ケアが必要となる。「誰がドナーになるのか」という家族内の葛藤、無言の圧力、手術への不安、被害感、報酬要求、レシピエントへの過剰な期待・恩着せ・固着などドナーの精神医学的問題がある。また、レシピエントは移植そのものに対する不安感だけでなく、肉親から腎臓をもらうことによる心の負担、負債感を背負うことになる面もある。さらに、移植手術ではレシピエントの移植成績ばかりに気をとられがちになってしまう。ドナーは片腎摘出により術後1週間の腎機能は約30%減少するといわれるが、個体差が大きい。腎提供後血清クレアチニン値の上がる人は腎予備能が少なく、腎機能の回復も悪い。腎提供前のドナーの評価と術後のフォローアップが重要である。

［磯貝晶子］

【関連項目】腎臓移植、臓器売買、臓器不足

|| 生着率 ➡ 5年生着率

|| 性的虐待　sexual abuse（英）
【定義】大人が子どもに対して性的侵害行為を行うこと、または子どもに当の大人自身に対して性的行為を強要すること。前者では子どもの体を触る・抱きつくといった事例が多いが、性交に至ることもある。ここで「大人」とは、父親（養父・継父を含む）であることも多く、他に兄・伯叔父・祖父等の場合もある。

【特有の困難と影響】性的虐待は一般の虐待以上に認知が難しい。性に関わるだけに、被害者は自分の受けている被害を口外することに強い抵抗を示すためである。一般に、母親が虐待に気づき得る最も近い場所にいるが、加害者との関係から娘の発言を信じられないまま放置したり、加害者から暴力を受けて手が出せない場合もある。性的虐待を受けた子どもは一般の虐待の場合以上に非常に大きな心の傷を残し、大人に対して根強い不信感を抱くようになる。その傷を癒すためにはかなりの年月がかかる。

【展望】実態が少しずつ明らかになりつつあるが、まだまったく不十分である。さらにこれを明らかにして虐待の存在を社会的に認知することが重要である。次に虐待を起こさせないための社会的監視と、被害者に対するケアならびに受け入れ施設の整備、加害者に対する教育、それらを可能にするための法的・社会的整備が求められる。

［杉田聡］

【参考文献】子ども性虐待防止市民ネットワーク大阪編『子ども性虐待防止白書』（松香堂書店、1997）。

【関連項目】性本能、エロス、エロティシズム、虐待、児童虐待、レイプ

性的指向　sexual orientation（英）

【定義】自分は何を性愛の対象とするのかということ。通常、両性指向、異性指向、同性指向の3つに分かれるといわれるように、「自分はどちらの性別を性愛の対象にするのか」ということとして理解されている。また一般的には、性的嗜好として理解されているフェティシズムやペドフィリア（幼児性愛）なども性的指向の一種として考える場合もある。

【倫理上の問題】指向（orientation）を、嗜好（preference）あるいは志向から厳密に区別する動きがある。性的指向とは、（1）同性・両性・異性の三区分のみがある。（2）いずれも正常であり、病気ではない。（3）生得的あるいは早期獲得的なもので、選択・変更することはできない。したがって、（4）嗜好あるいは志向と書くのは誤りとなる。この問題が顕在化した例として、2000（平成12）年の東京都人権施策推進指針をめぐる経緯が挙げられる。まず提言では性的マイノリティの中に同性愛者が含まれていたが、骨子では「性同一性障害・性別違和・インターセックス」に限定された。同性愛が削除された理由として「好みでなっている者がいる限り、人権問題とは別」という発言があり、ゲイアクティヴィストらは同性愛はあくまで性的指向の問題として、嗜好との混同を批判し、結局、指針には同性愛者が加えられた。しかし、それならなぜ両性愛者が付記されていないのか。あるいは幼児性愛者（pedophile）などは単なる嗜好の問題であり、人権とは無関係な事柄であろうか。実際、欧米などでは同性愛は受容の傾向にあり、マイケル=ジャクソン裁判に象徴されるように幼児性愛者に対する嫌悪が著しいようである。指向と嗜好の区別は極めて社会的・政治的なもので、哲学的考察とは一線を画する。

【展望】「他者に干渉しない限り、性の領域でも自己選択・自己決定を尊重して欲しい」というのがヘテロ以外の指向の人のリアリティといわれている。また近年、人権概念の中に自己決定権が含まれると解釈されている。したがって、性的指向を生得的で変更不可能なものとして捉える方向から、性の自己決定権へと問題はスライドしていくであろう。その際、気をつけたいのは、無からの自由決定ではなく何らかの責任の下における決定が前提となるということである。またそうなれば、指向と嗜好の区別も曖昧になってくるであろう。幼児性愛者も子どもの人権を尊重するなら、逆に子どもが関係性を承認すればそのような性愛があってもいいことになる。他者性をいかに尊重するかが今後の課題となろう。　［関修］

【参考文献】関修・木谷麦子編『知った気でいるあなたのためのセクシュアリティ入門』（夏目書房、1999）。J.ウィークス『セクシュアリティ』（上野千鶴子訳、河出書房新社、1996）。

【関連項目】エロス、性自認、ホモセクシャル、性同一性障害、インターセクシャル、自己決定権

性的倒錯　sexual perversion（英），sexuelle Perversion（独），perversion sexuelle（仏）

【定義】性倒錯ともいう。性欲の質的異常（倒錯）であり、性目標倒錯（perversion）と性対象倒錯（inversion）とに分けられる。ここで、性目標とは性的満足を引き起こすための行為を、性対象とは性的魅力を持つ人や物および状態をいう。具体的に性目標倒錯の例を挙げれば、露出症、窃視症、サディズム（加虐性愛）、マゾヒズム（被虐性愛）などがあり、性対象倒錯には自体愛、近親姦、小児性愛、同性愛、屍姦、獣姦、服装倒錯などがある。なおフェティシズム（fetishism）は性目標と性対象双方の倒錯を兼ね備えている。性倒錯の概念は、

19世紀から20世紀にかけて欧米における性に対する考え方を時代背景として形成されたが、現代では下記のWHO（世界保健機関）の分類に見られるよう、かなりの変遷を遂げてきている。

【倫理上の問題】性的倒錯は共同社会における平均的な異性愛的性行為からの偏倚（deviation）であるゆえ、個人がそれに悩むか、あるいは周囲（社会）との間に軋轢が生じる。しかし何をもって性愛の異常とするのかは、時代によっても文化によっても異なっている。現代精神医学の診断基準の一つであるWHOのICD-10（国際疾病分類第10版）では、これらは性同一性障害（gender indentitiy disorder, F64）、性嗜好障害（F65）、および性の発達と方向づけに関連した心理および行動の障害（F66）に分けられている。ただし、単に同性愛的（homosexual）ないしは両性愛的（bisexual）な性的方向づけのみでは、障害とはされない。だから同性愛単独では性の障害ではなく、それを自我違和的に悩む時に初めて障害となり得る。人間は通常、自分の性が何であるかを認識し、確信している。この確信のことを性自認（gender identity）と呼ぶ。そして通常は身体の性と性自認は完全に一致している。性的倒錯の中でもとりわけ倫理的問題をはらんでいるのが、性同一性障害の下位分類の一つである性転換症（transsexualism, F64.0）である。これは性自認に齟齬をきたしている事態であり、ICD-10によれば、「異性の一員として暮らし、受け入れられたいという願望であり、通常、自分の解剖学上の性について不快感や不適当であるという意識、およびホルモン療法や外科的治療を受けて、自分の身体を自分の好む性と可能な限り一致させようとする願望をともなっている」ものであり、解剖学的性と自己の性自認とが対立し合っている。この解消を求めて外性器と乳房の性転換手術を受けたとしても、それで問題が解決するわけではない。社会的には、たとえば戸籍における性別の問題が残されており、生物学的にも性染色体は変わらない。この意味で、少なくとも社会文化的・精神的・解剖学（形態学）的・内分泌学（ホルモン）的・遺伝子的レベルで性の首尾一貫性が獲得されない場合、自己の性同一性に不確実さが残ることになる。なお日本では、性同一性障害者のうち特定の条件を満たす者に対して、家庭裁判所の審判を経ることによって法令上の性別の取り扱いを性自認に合致するものに変更することが認められ、戸籍上の性別記載を変更できる「性同一性障害者特例法」（2004〈平成16〉年）が成立した。

【展望】性愛の規範（規準）は、まさに人間の意識構造の鏡である。その自由と制約が、個々人の快楽追求と社会の安定化、生殖と人口問題との間に均衡をもたらすことは、価値のますます多様化する現代において困難な課題であり続けるであろう。

［生田孝］

【参考文献】R.v.クラフト＝エービイング『變態性欲心理』（黒澤良臣訳、大日本文明協會、1913）。山内俊雄『性同一性障害の基礎と臨床　改訂版』（新興医学出版、2004）。

【関連項目】マゾヒズム、ナルシシズム、性同一性障害、エロス、エロティシズム

性同一性障害
gender identity disorder（英）

【定義】生まれついた肉体的な性別とジェンダーアイデンティティとが一致しない人に対して付される疾患名。つまり、肉体的な性別に馴染めず、今の性は自分本来の性ではないという感覚を覚えたりする症状（ジェンダーディスフォリア）を抱えた人に対して下される医師の診断名である。すべての患者が肉体的な性別を外科手術によ

って変えることを希望するわけではないので、トランスセクシャルや性転換症と同一視してはならない。

【歴史的経緯】この問題の重要性を日本の精神医学会が認め始めたのはつい最近のことである。1996（平成8）年7月には埼玉医科大学倫理委員会が、そして1997（平成9）年5月には日本精神神経学会特別委員会が、性同一性障害の治療手段の一つとして性別再指定手術（SRS）を承認する答申を打ち出し、世間の注目を集めた。1998（平成10）年10月16日には、埼玉医科大学で正当な医療行為としては国内初のSRSをFtM（女性から男性への転換）の患者に対して実施した。この背景には、1969（昭和44）年に3人の男性に精巣切除術を行った産婦人科医が当時の優生保護法第28条違反によって有罪判決を受けたいわゆる「ブルーボーイ事件」がある。これを境に、医師たちは性に関わる外科的処置にはまったく消極的になってしまった。その後は、性の不一致で苦しんでいる人に対する精神療法もほとんど顧られず、ようやく1995（平成7）年5月に埼玉医科大学の形成外科医によって申請され、関連諸科の共同スタッフが組織されるに至った。また、2004（平成16）年7月16日に戸籍の性別変更を認める特例法が施行された。20歳以上で、結婚しておらず、子どもがいないこと。生殖機能を失っており、心の性と同じ性器に似た外観を持っているなどの条件を満たしている場合、家裁が認めれば戸籍の性別変更が可能となった。

【倫理上の問題】『精神疾患の診断・統計マニュアル』第4版（DSM-Ⅳ）によると、TS（トランスセクシャル）は性同一性障害の一つと診断されるが、専門家の中にはTSは病気ではなく、性同一性障害という病名は不適当だとする向きもある。もちろんTS内部でも「TS＝病気」という考え方を嫌う傾向は強い。ただ、ようやく近年になって、風潮が病気の治療として手術を認めようという流れになったため、「手術を受けられる」ならば、病気扱いでも構わないという人がいることも確かである。しかし、これで根本的な解決になっているのだろうか。ここには明らかに本音と建前の使い分けがある。さらに厄介なことは、これから手術等を受けようという人にとっては一歩前進だったかもしれない日本での認可が、ブルーボーイ事件以降、主に外国で手術を受けてしまった人には負担になるということである。なぜなら、その人びとは不当な手術を受けたことになり、戸籍の変更という法的問題が進展を見た現在、すべての人がその恩恵に浴するか否かが分からないからである。というのも、海外での手術はヤミ的なものから、既に制度の整っているアメリカなどでそれに従って行われたものまで様々であり、すべてを救済できるかどうかは微妙である。とくに現行法では、近似する外観を持つ性器を必要要件としている。つまり完全な性転換手術を要求しているわけだが、体質的に手術を受けられない者もいれば、また女性の転換手術は困難を極め、術後様々な健康障害が生じてもいる。さらに、手術の施行は慎重を期さねばならない。手術後にそれを後悔し、もとの性へと再転換するケースも外国では見られる。セクシャリティは人格に深く関わる問題であるから、心理学・精神医学のみならず、倫理学の立場からもコミットメントする必要がある。

【諸分野との関連】性同一性障害という語が病名である以上、医学が主導権を握っている。これが様々な波紋を呼んでいるわけだが、その切り崩しの先鋒が社会学、とくにディスクール分析であろう。つまり、医学的言説が性同一性障害というカテゴリーを構築し、しかもそこには多くの矛盾が潜

んでいるということを明るみに出す作業である。性転換者の戸籍の変更といった実際的問題では、やはり法学がこれから大きな役割を果たすと思われる。特例法施行以来１年が経過した時点で、認可された戸籍変更は約100件。変更希望者が推定１万人以上いると見なされている現状からしても、認定条件の改善を検討していく必要があろう。また手術前のカウンセリングの義務化という点では心理学が大きな役割を担っている。カウンセラーの国家資格認定など適切な専門家を養成する必要がある。

【展望】当事者を障害者あるいは病者に追い込むことによって福祉的に救済するのではなく、一つの生き方として肯定的に社会に受け入れる姿勢が必要である。そのためにも倫理学の果たす役割は大きい。たとえば、レヴィナス（Emmanuel Lévinas 1905-95）の「他者」、デリダ（Jacques Derrida 1930-2004）の「歓待」などに依拠しつつ、その適用範囲を広げることによって議論できよう。倫理委員会はいったい誰のための組織なのかという点も再検討する必要がある。また、特例法が施行された現在、現行の改善はもとよりインターセクシャルの性別認定、同姓婚やパートナーシップ制度といった、セクシャリティ以外の法的問題との連携プレーも必要となってくる。　　　　　　　　　　　　　　　［関修］

【参考文献】高橋進・柏瀬宏隆編『性的異常の臨床』（金剛出版、1983）。山内俊雄『性転換手術は許されるのか──性同一性障害と性のあり方』（明石書店、1999）。吉永みち子『性同一性障害』（集英社新書、2000）。

【関連項目】性、トランスセクシャル、セクシャリティ、医療社会学、治療

正当行為

【定義】行為の違法性が法令または正当な業務行為、その他の超法規的事由に基づき、阻却される行為。

【刑法上の問題】医師が行う行為は身体に対する侵襲性を持つものが少なくない。その典型は外科手術である。外科手術は、形式的には刑法第204条で禁じられている「人の身体を傷害」する行為に該当する。しかし他に事情がない限り、執刀した医師が刑罰に処せられることはない。犯罪の成立には、刑法などの法律で禁じられている行為がなされただけでなく、その行為が社会的な非難に値する違法なものであること、かつ行為者に責任を問い得ることが必要とされる。刑法第35条において「法令又は正当な業務による行為は、罰しない」と規定されているのはこの趣旨である。したがって、たとえば人を殺すという行為が行われても、正当防衛が成立する場合や死刑の執行として行われた場合には違法性がなく、犯罪は成立しない。外科手術も社会的に正当な行為といえるので医師は罰せられない。

また、医療・医学を念頭に置く場合に、正当行為とされ、違法性が阻却されるためには、目的、方法・手段、手続きのそれぞれについて正当性を満たすことが必要とされる。通常の医療の場合には、目的は患者の生命維持、健康の回復であり正当性に問題はない。方法・手段に関しては、医療水準に則った医療行為がなされることが必要である。手続きとしては、患者のインフォームドコンセントを得ることが必要となる。また実験的な医療であれば、倫理審査委員会の承認を得ることが求められることも考えられる。

【諸分野との関連】移植用臓器の提供の場合には、目的が他者の救命や健康回復となる点で通常の医療と異なる。しかし他者の救命等は社会的正当性を備えた行為といえるので、方法において提供者を不当な危険に晒すものでなければ、また提供者のインフォームドコンセント（および、場合によ

っては倫理審査委員会の承認）が得られていれば、許されると考えてよい。不妊治療やES細胞樹立のためのヒト受精卵の提供、あるいは臨床研究への参加などについても同様の枠組みで考えることができるであろう。　　　　　　　　　　　　［丸山英二］

【関連項目】インフォームドコンセント、倫理委員会、医療

生と死を考える会

【定義】1982（昭和57）年に上智大学教授イエズス会司祭A.デーケン（Alfons Deeken 1932-）が中心となって発足。死別体験者が集まり相互に悲しみを分かち合う場から発展した。2001（平成13）年、東京都よりNPO（特定非営利活動）法人の認可を得ている。生と死を考える会の理念と運動は、全国的に波及している。現在、生と死を考える会全国協議会が組織されており、NPO法人「生と死を考える会」を含む52団体が加盟している。

【倫理上の特質】生と死を考える会の理念は、死生学の啓蒙普及を通して、タブー視されがちであった死をめぐる議論や関心を惹起し、遺族の悲嘆の軽減援助を通して、実際に助け合うことにある。実際の活動としては、講演会などによる死の準備教育の啓蒙、遺族に対する集会や電話による精神的援助、公開講座や研究会によるホスピスケアやターミナルケア支援、会報等による情報提供などである。

【展望】生と死を考える会を支える理念には、キリスト教的死生観が強く反映しているであろうし、会員の多くは、遺族としての参加以外では、看護・医療を背景にした人びとであり、ホスピスケアやターミナルケアに関わっていると思われる。仏教や神道の死生観研究や初等中等教育関係者などの参加も、今後さらに望まれるであろう。

［中里巧］

【関連項目】死生観、スピリチュアルケア、ターミナルケア、ビハーラ

性と生殖に関する健康／権利 ➡ リプロダクティブヘルス／ライツ

成年　adult（英）

【定義】身体的・精神的・社会的に成熟した人間を主として法律面から捉えた概念であり、わが国では満20歳をもって成年とする（民法第4条）。未成年が婚姻した場合には、婚姻と法律行為に関しては成年と見なされる（成年擬制、民法第753条）。

【制度の概要・倫理上の問題】成年は、基本的には法律上のあらゆる権利を享受・行使し得る。ただし、各種職業に就く上では、医師法第3条および第4条に見られるように、個別法規により欠格事由が定められている。公務員の選挙については、成年者による普通選挙が憲法および公職選挙法上保障されている（憲法第15条第3項、公職選挙法第9条）のに対して、被選挙権については公職選挙法上、衆議院議員は満25歳以上、参議院議員および知事は満30歳以上などの制限が設けられている（公職選挙法第10条）。また、公職選挙の性格に照らし、公職選挙法違反があった場合などは、成年であっても公職選挙の選挙権および被選挙権が制限される（公職選挙法第11条、第11条の2、第252条）。精神疾患や高齢により正常な判断能力が低下した場合に備えて、成年後見制度が用意されている。

医療および臨床研究においては、成年には基本的に同意能力が備わっているものと考えられている。疾病・障害などにより同意能力を欠いている場合には、法律上権限を有する代理人による同意の取得が求められている（患者の権利に関するリスボン宣言5、ヘルシンキ宣言24）。　［旗手俊彦］

【関連項目】心神喪失、責任能力、判断能力

青年期　adolescence, youth（英）

【定義】子ども期と成人期の間の過渡的発達段階。第二次性徴期に始まる「思春期（puberty）」を含んだり、法律上の「未成年」の区分をはみ出して用いられたり、また30歳を過ぎてもこの語が適用されたりすることも多く、一定の年齢に対応した区分ではない。青年は、身体的・生理的には成人であるが、社会的にはまだ一人前ではなく、社会に一定の地位を占めておらず、経済的にも自立していない場合が多い。したがって、心理的にはアイデンティティ確立を求めての模索の時期である。また、潔癖さと純粋さに価値を置いて強い衝動を発露する反抗の時期であると同時に、精神的緊張からくる精神障害（思春期やせ症、対人恐怖、破瓜型分裂病など）の発症の時期でもある。

【倫理上の問題】1960年代、青年は学生運動とカウンターカルチャーに象徴されるように、既存秩序・価値観に対する異議申し立ての主体であり、青年文化の生産者であった。しかし、1970年代後半以降、青年期は「モラトリアム期」となり、青年は青年文化の消費者としての性格を強く持つようになった。1990年代以降、定職に就かずにアルバイトで生活する「フリーター」、アニメやゲームなど趣味の世界に耽溺する「オタク」、自らの対人関係を拒んで生活する「引きこもり」、結婚しないまま親と同居し経済的に依存して青年期を引き伸ばす「パラサイトシングル」が出現し、2000年代には、労働の意思を持たない「ニート」が社会問題化した。若年労働力の弱体化とそれによる社会保障制度の財源の不安、初婚年齢の上昇とそれによる少子化の進行、引き伸ばされたモラトリアム（「ポスト青年期」という呼称も提唱されている）により将来的生活設計がなく、社会的な不適応状態のまま生活する青年の増加などが指摘されている。

【展望】青年期は就学年限の延長により量的拡大がなされた。1970～80年代には青年文化の消費者として青年が設定され、1990年代には不況の影響で労働市場がアルバイト的な労働形態を必要とするようになった。また、階層格差により教育からも労働からも逃避する青年を生み出した。青年期の問題はバッシングでは解決しないのはもちろんであり、メンタルサポート体制の充実も重要だが、心理的な側面からだけでなく教育システム、労働市場の構造、文化産業の側面から見ていくことも必要である。

［加藤隆雄］

【参考文献】小此木啓吾『モラトリアム人間の時代』（中央公論社、1978）。宮本みち子『若者が社会的弱者に転落する』（洋泉社、2002）。H．エスマン『若者の心理と文化』（関修・一村孝子訳、富士書店、2006）。

【関連項目】引きこもり、ニート、自我、成熟、成年

成年後見　adult guardianship（英）

【定義】判断能力が低下した成年を保護するための民事法上の制度。自己決定の尊重、残存能力の活用、ノーマライゼーションという理念に基づいて、旧来の民法上の無能力者制度を改正した制度である。

【仕組み・内容】旧来、民法上には、行為能力が制限される無能力者制度が設けられており、（1）未成年者、（2）禁治産者、（3）準禁治産者がこれに当たるとされていた。しかし、この無能力者制度は、（2）と（3）は戸籍に記載されるなど決して利用しやすい制度ではなかった。そこで、上述の理念に基づいて民法を改正するとともに、任意後見契約に関する法律など関連4法律によって設けられた新しい制限能力者

制度が成年後見制度である。この成年後見制度では、それぞれ従来の禁治産・準禁治産に相当する後見、保佐に加え、より軽度の判断能力の低下でも保護を受けられる補助という類型が新たに導入された。保護される成年を被補助人、被保佐人、被後見人（以下、成年被後見人等）といい、家庭裁判所の審判によって代理権を行使することにより保護する法律上の義務を負った者を、補助人、保佐人、後見人（以下、成年後見人等）という。判断能力の低下の度合いに従うと、補助、保佐、後見の順に重くなり、これに伴い代理権の範囲も、補助、補佐、後見の順に広くなる。代理権の対象は、補助では申立の範囲内で家庭裁判所が定める特定の法律行為、保佐では民法第12条法定の9つの法律行為、後見では日常生活に関する行為以外のすべての法律行為となっている。成年後見人は、その事務を行うにあたって被後見人に関する身上配慮義務および本人の意思の尊重義務を負っている（民法第858条）。成年後見人等にはそれぞれ監督人が選任され、成年被後見人等の保護の徹底を図っている。また、判断能力が低下する場合に備えて、本人があらかじめ任意後見の契約を締結する制度が、任意後見制度である。

【倫理上の問題・諸分野との関連】2000（平成12）年に新しい成年後見制度が施行されて以来、利用件数は顕著に増加しているが、まだ成年後見が必要な者の大多数が利用する状況には至っていない。審判の申立手続きの簡素化や公開性の高い報酬制度の導入が課題とされている。また、成年後見人に対する医療に関する同意権限付与の問題は、法改正時に残された課題とされたままで、現在のところ、成年後見人等のとるべき対応は不明確であり、医療現場での混乱を招いている。補助・保佐の類型では、被補助人・被保佐人に同意能力が残されているため、入院契約と医的侵襲行為の双方において被補助人・被保佐人の同意に委ねるべきである。後見類型では、入院契約の同意は法定後見に帰属する包括的法定代理権に属すると理解されている一方、医的侵襲行為については、立法者は当面、緊急性がある場合には緊急避難・緊急事務管理等の一般法理に委ねざるを得ないとした。しかし、医療現場では医的侵襲行為全般について後見人に同意が求められており、後見人の対応もまちまちである。早期の立法的解決が必要不可欠である。　　［旗手俊彦］

【参考文献】社団法人社会福祉士会『成年後見実務マニュアル　基礎からわかるQ&A』（中央法規、2004）。
【関連項目】成年、判断能力、禁治産・準禁治産、ノーマライゼーション、認知症、知的障害、精神障害（者）

‖ **成年後見人制度** ➡ 禁治産・準禁治産

‖ **性病** ➡ 性感染症

‖ **政府開発援助** ➡ ODA

‖ **生物医学**　biomedicine（英）
【定義】近代医学において、病気の概念・原因・メカニズムを、生物学的（物理学的・化学的）理論を用いて説明し、それらの知見に基づいた治療法を行うことを生物医学的アプローチ（biomedical approach）と呼び、このような方法を基本とする医学を生物医学と呼ぶ。
【歴史的経緯】近代医学は歴史的にも論理的にも様々な理論・方法から構成されている多層的多元的複合体であり、かなりの部分が生物学的（物理学的・化学的）方法には還元できないものであった。ところが、1960年代の分子生物学の発展とME機器などのテクノロジーの開発は、病気を分子や

遺伝子レベルから説明する方法と疾病概念を生み出し、近代医学を構成している理論の多くはこの新しい方法すなわち生物医学的アプローチを採用し、自己の領域の概念や方法を書き換えることに成功した。しかし、精神医学や心身医学の一部など、社会的・文化的視点から病気・医療を捉える立場はこの新しい方法に「なじまない」で、方法論の差異がさらに明らかになってきた。また1960年代に医療社会学や医療人類学などが興隆してきて、病気や医療・医学を社会的・文化的側面から捉えようとした。この一立場の側から、生物学化された近代医学の方法を生物医学的な方法または生物医学と呼んだのが生物医学という言葉の出現で、1960年代のことである。

【倫理上の問題】このように、生物医学は近代医学の生物学的方法を相対化する視点（立場）からの用語なので、医療に関する社会科学・人文科学では批判的ニュアンスで使われることが多い。その批判のポイントは、「生物医学的な説明が、あくまでも科学主義・要素還元主義の立場に立ち、社会的・文化的視点を捨象している」とする点にある。

[佐藤純一]

【参考文献】M. Lock and D.Gordon eds., "Biomedicine Examined" (Kluwer Academic, 1988).
【関連項目】生物医学倫理、医療社会学、医療人類学、科学主義、医学

生物医学倫理　biomedical ethics（英）

【定義】治療において、専門家としての医師の裁量権以上に、患者の自己決定権と自己責任を医療倫理の原理として重視する医療倫理。

【倫理上の問題】伝統的な医の倫理は、医師の患者への態度に倫理性を求めるだけで、しかもその行為規範の根拠を医師個々人の諸徳目に求めた。その育成は先輩医師等への尊敬による感化に待たなくてはならず、また医療行為自体の善悪を客観的に規制し導くことができない。これに対して生物医学倫理は、医学を生物学との一体性において捉える生物医学の考え方を前提にし、また規範根拠を客観的な諸原理などに求めた。医師だけでなく看護師などのコメディカルの倫理的役割を重視し、医療政策をも倫理問題として扱い、動物実験でも無用の苦痛を避けるべきだとするなど、広い視野を持つ。

元来、生命倫理は生命全般に関わる倫理として環境倫理を含んでいたが、後者の独立性が強まるにつれて生物医学倫理と同義になりつつある。ただし、とくに生物医学倫理を唱えるビーチャム（T. L. Beauchamp）やチルドレス（J. F. Childress）は、自律原則、慈恵（善行・仁恵）原則、無危害原則、公正原則の四原則から倫理判断を導く演繹的立場にあり、決疑論的な個々の事例研究を重視する状況倫理的な臨床倫理（clinical ethics）と区別される。

[尾崎恭一]

【参考文献】T.L.ビーチャム／J.F.チルドレス『生命医学倫理』（永安幸正・立木教夫訳、成文堂、1997）。
【関連項目】臨床倫理、医療倫理、バイオエシックス

生物化学兵器
biological-chemical weapon（英）

【定義】生物兵器（biological weapon）と化学兵器（chemical weapon）。生物兵器とは炭疽菌や天然痘ウイルスなどの病原性微生物を人体や動植物に対して使用する兵器であり、化学兵器とはVXガスやマスタードガスなどの毒性化学物質を人体や動植物に対して使用する兵器である。生物化学兵器は核兵器（nuclear weapon）とともにNBC兵器と称される。生物化学兵器も大量破壊兵器の一種であるが、建造物を破壊することなく人体や動植物を無能力化す

るという点で、核兵器と大きく異なる。
【歴史的経緯】生物化学兵器使用の歴史は古く、ツキディデス（B.C.460頃－395）の『戦史（巻二）』には、ペロポンネソス戦争（B.C.431－404）の際に、貯水池への毒物投入疑惑（B.C.430）や亜硫酸ガスの使用（B.C.429）などがあったと記されている。以後、生物化学兵器の使用は人類の戦史に断続的に見られるが、大量破壊兵器として開発・製造・保有が進むのは第一次世界大戦を契機とする。近現代戦においては生物兵器の大規模な使用は見られないが、化学兵器に関しては、ベトナム戦争下（1965－75年）のアメリカ軍による枯葉剤散布やイラン－イラク戦争下（1980－88年）のイラク軍によるマスタードガス使用などの例が見られる。日本では第二次世界大戦時に関東軍防疫給水部（七三一部隊）で細菌兵器研究が、また、広島県大久野島では化学兵器（毒ガス）の開発が行われていた。現在では核兵器と同様に、日本では生物化学兵器の開発・製造・保有は行われてはいないが、オウム真理教による松本サリン事件（1994〈平成6〉年）や地下鉄サリン事件（1995〈平成7〉年）などのテロ行為が発生している。

【倫理上の問題・展望】1925年の「ジュネーブ議定書」で生物化学兵器の戦時における使用が禁止された。これを受けて、1971年の第26回国連総会で「生物兵器及び毒素兵器の開発、生産及び貯蔵の禁止並びに廃棄に関する条約：生物兵器禁止条約（BWC）」が採択され（1975年発効）、2007年現在で158カ国が締約している。また、1993年には「化学兵器の開発、生産、貯蔵及び使用の禁止並びに廃棄に関する条約：化学兵器禁止条約（CWC）」が軍縮会議で採択され（1997年発効）、締約国は182カ国に上る（2007年）。現在では生物化学兵器は国家間の戦闘では忌避される傾向にあるが、「貧者の核」と呼ばれるように、生物化学兵器の製造は核兵器に比べて安価・容易であるため、オウム事件の場合のようにテロリストに利用される恐れが大きい。そのような場合、被害者の多くは長期にわたる後遺症に苦しむが、その具体的な症状については社会全体の理解が不十分であるため、被害者への精神的なケアも必要不可欠である。
　　　　　　　　　　　　　　　　［源宣子］
【参考文献】E.クロディー『生物化学兵器の真実』（常石敬一・杉島正秋訳、シュプリンガー・フェアラーク東京、2003）。
【関連項目】核兵器、バイオハザード

生物学　biology（英），Biologie（独）

【定義】生命の起源以来、進化の過程を経て増殖と分化を行ってきた有機体を生物といい、その生物を研究する科学あるいは生命現象を研究する科学を生物学という。
【歴史的経緯】生物学の語は1802年に初めてラマルク（J.B.P.A.de Lamarck 1744－1829）およびトレヴィラヌス（G.R. Treviranus 1776－1837）によって用いられたといわれている。動植物および鉱物の記載・研究は博物学として出発したが、生命現象の科学的研究の進展に伴い、次第に生物学として分化し独立した。とくに1953年以降の分子生物学の発展は、生命現象を物質面から捉え解析するというそれまでの生物学と異なる、新しい生物学の性格を形成している。生物学の諸分科は列記すると、対象となる生物の種類によって動物学、植物学、微生物学などがあり、扱う現象によって分類学、解剖学、発生学、細胞学、生理学、生化学、遺伝学、分子遺伝学、生態学、生物地理学、古生物学、進化学などがある。医学・農学などは生物学の一部あるいはその応用的科学である。
【諸分野との関連】生物学は生命科学やバイオテクノロジー、生物医学などの基礎的

研究分野であるように今日の生命に関する研究の基礎科学である。
【倫理・法・社会上の問題】今日の生物学による研究成果は直ちにヒトの生命現象の解明にも関与しているので、それは人間の医療にも直接関連してくる場合もある。したがって、研究そのものが直接には倫理的な問題に関わらなくとも、現代医療に接続する方向性があるので、生命倫理的な関心を持つことは必要である。たとえばクローン動物の作製や、発生生物学における再生などである。　　　　　　　　　　　［青木清］
【関連項目】生命、分子生物学、生命科学、生物医学、クローン技術

▌生物災害 ➡ バイオハザード

▌生物資源　biological resources, living resources（英）
【定義】人間が生活をする上で活用する資源のうち、生物由来のものを指す。生物多様性条約（第2条）では、現在または将来利用され、あるいは人類にとっての潜在的な価値を有する遺伝資源、生物またはその部分、個体群そのほか生態系の生物的な構成要素を含むもの、と定義されている。
【倫理上の問題】生物資源は基本的には再生可能資源であり、古来、様々な形で利用されてきた。しかし過度の利用、乱獲および環境の変化などによって利用生物そのものが絶滅の危機に瀕している例も多数ある。そのため種の維持が可能な資源数を保持あるいは保護した上で再生可能分を利用するなどの動きが見られるとともに、生物多様性条約など国際的なレベルで資源利用が協議されている。ただし、アメリカ合衆国は同条約を2005年2月現在、批准していない。

　民間レベルでの資源回復として「育てる漁業」などを実践しているところもある。たとえば日本海秋田県沖を漁場とするハタハタは1980年代までの乱獲のため数が激減していた。そこで地元漁師達が1992（平成4）年から3年間の自主禁漁および稚魚の放流、生育環境の保護などによる努力の結果、その資源数が回復した。なお近年では遺伝情報や含有成分、バイオテクノロジーなどの分野で生物資源の開発や特許の取得などを推進する先進国・多国籍企業と、生物資源原産国としてその利益還元を求める開発途上国との間で条約制定および運用に関して現在でも対立が継続している。そうした中、生物資源の盗賊行為（バイオパイラシー＝biopiracy）も問題となっており、国家・企業間での資源サンプルの収集競争が激しく行われている。　　　　［井山裕文］
【参考文献】松田裕之『環境生態学序説―持続可能な漁業、生物多様性の保全、生態系管理、環境影響評価の科学』（共立出版、2000）。生物多様性政策研究会編『生物多様性キーワード事典』（中央法規出版、2002）。
【関連項目】生物多様性条約

▌生物社会　society of organism（英）
【定義】「生物群とそれを取り巻く環境」という意味で、生態系とほぼ同義に用いられることもあるが、とりわけ個体と種、種と種の関係性を表わす。人間以外の生物にも一種の「社会」が成立しているという見方。生態学者の今西錦司（1902-92）は、この語を用いて独自の理論を展開した。
【概要】人類、動物、植物、さらには微生物までも含めたあらゆる生物の生活空間は生物圏と呼ばれる。生物圏の構成要因である生物は、環境という外在的条件だけでなく、相互間に共存関係が成立しており、その影響を受ける。このように、互いに競争したり、棲み分けたりしながら共存関係にある生物集団が、一定の環境条件下に動的均衡状態を保っている生活系を生物社会、あるいは生物共同体という。

生物社会学は、そこに秩序や法則を見出してきた。今西は、河川の水生昆虫の分布から、生物種間で生息域をずらす現象を「棲み分け」と呼んだ。この「棲み分け理論」は、彼の生物社会論と結びついている。今西によれば、自然の中の生物はまずすべて個体（種個体）という姿をとる。そして、それら同種の個体は全体で一つの種社会を構成し、それに帰属性を持つと同時に、種社会の維持存続に貢献している。また、近縁種間にも同じような社会関係がある。このように「棲み分け」を行う必要があるような、互いに共通の資源を求めるものは、たいていは分類学上、近縁なものであるので、それらは同位社会を構成し、その関係において「棲み分け」が成立するという。さらにすべての種社会・同位社会は生物全体社会という構築物をつくる。種社会や同位社会を部分社会として、それらすべてを含めた生物の形づくる自然を社会と見なすところに「生物全体社会」の概念が生じる。つまり生物全体社会が自己同一性を持ったまま分化して部分社会を形成したものが同位社会や種社会であり、それを進化の順序と考える。

種個体レベルだけに着目すれば自然は弱肉強食の闘争の世界に見えるが、種社会・生物全体社会という観点から見るならこの関係は生態系の安定と多様性に貢献しており、生物社会全体が一つの共存原理に導かれている、という見方が生まれる。〔宮嶋俊一〕

【参考文献】今西錦司『生物社会の論理』（毎日新聞社、1948）。宮脇昭『植物と人間　生物社会のバランス』（日本放送出版協会、1970）。

【関連項目】食物連鎖、種の保存

生物種　life species（英）

【定義】生物分類上の基本単位。命名済みの種だけで現在200万種あるといわれ、実際はその数倍から10数倍以上の種の存在が推定される。

【歴史的経緯】生物は無数の個体から成り、それらが多様な性質を持つ一方で、一定の類型に分けられることは古くから知られていた。さらにそれぞれの中に、形質のかなり細部までが共通する集団が見分けられるが、そのような集団（分類群）を生物種という。リンネ（Carl von Linné 1707-78）は、それぞれの種に体系的に名を付し、分類体系を築こうとした。

生物種の概念にはいくつかある。生物学的種概念は、マイア（Ernst Mayr 1904-2005）によって1942年に提案された。この定義では、同地域に分布する生物集団が自然条件下で交配し、子孫を残すならば、それは同一の種と見なされる。生態学的種概念は、生活している場が分かれているかどうかで種を判断する。実験室内では交雑可能であっても、その生息域や行動から交配の可能性がなく、別個体群としてふるまっていれば別種とみなされる。進化学的種概念では単系統に属し、他の系統と異なる特徴、進化的傾向を持つ生物群を種とする。

【倫理上の問題】現在、野生生物種は1年に4万種が減少しているといわれている。国際自然保護連合（IUCN）は、世界の絶滅の恐れのある動物の種名リスト（レッドリスト）を作成しているが、この中には5000種以上の動物が掲載されている。このリスト以外にも、熱帯雨林などではその存在が知られないまま、かつてない速さで種の絶滅が進んでいることから、実際にはこのリストの数を上回る規模で種の減少が進行していると考えられている。日本では1994（平成6）年「種の保存法」を施行し、絶滅の恐れのある種を守ろうと努めている。国際的な取り組みとして、「絶滅のおそれのある野生動植物の種の国際取引に関する条約」（通称「ワシントン条約」、1992年）、生物多様性の保全とその持続的利用、生物

の遺伝子資源から得られる利益の公平な利用などを目的とした「生物多様性条約」(1971年)、国際的に重要な湿地の保全と適正な利用を進めることを目的にした「ラムサール条約」(1971年)などがある。

また、生物種の多様性を守るため外来種の移入を規制すべきという考えに基づいて、外来生物が及ぼす「生態系、人の生命若しくは身体又は農林水産業に係る被害」を防止するために、日本では2005(平成17)年「外来生物法」が施行された。各地域において長い年月をかけて形成されてきた固有の生物相には歴史的な価値があり、外来種の移入によって種の多様性を含んだ地域固有性が破壊されることを危惧する声がある一方、交雑個体の皆殺しといった事態に対して、人間がどこまで「歴史」の形成に関与してよいのか、という視点からの批判もまた存在している。　　　　　〔宮嶋俊一〕

【参考文献】『科学　特集:生物多様性をどう保全するか—地球サミット5周年』第67巻第10号(岩波書店、1997)。加藤尚武編『環境と倫理　自然と人間の共生を求めて』(有斐閣、2005)。
【関連項目】自然保護、環境省、ワシントン条約、生物多様性条約、ラムサール条約

生物種の減少　➡　生物種

生物多様性条約
Convention on Biological Diversity (英)
【定義】1987年から1992年にかけてUNEP(国連環境計画)の主催で行われた政府間交渉と、1992年6月3日〜14日にかけてブラジルのリオデジャネイロで開催された地球サミットでのUNCED(国連環境開発会議)を経て、同年6月5日に採択された条約。日本を含む157カ国およびEC加盟国が署名した。同条約の発効には、少なくとも30カ国の批准が必要とされたが、1993年12月29日にはこれをクリアしたために同日、発効された。2000年現在、参加国は173カ国およびEUである。

【概要・目的】同条約第2条によれば、「生物多様性」とは、「すべての生物(陸上生態系、海洋その他の水界生態系、これらが複合した生態系、その他生息又は生育の場のいかんを問わない。)の間の変異性をいうものとし、種内の多様性、種間の多様性及び生態系の多様性を含む」とある。

同条約の目的は、(1)生物の多様性の保全、(2)生物の多様性の持続可能な利用、(3)生物資源の利用から生じる利益の公正・衡平な配分、の3つである。

【倫理上の問題】同条約は、生物遺伝子の生息地(主に途上国)の主権を守ると同時に、それらを利用する国々(主に先進国)の利用権を両立させようとするが、生物自体の立場からすれば、生息地の安全を確保することが優先されるべきであり、その商業的利用のために先進国の利用権も認めようとすることには若干の無理がある。

【諸分野との関連】地球規模で環境の保護・保全を謳った諸条約を大別すると、主に(1)「オゾン層保護のためのウィーン条約」(1985年3月署名、1988年9月発効)、および「モントリオール議定書」(1987年9月署名、1989年1月発効)、(2)「生物多様性条約」、(3)「気候変動枠組条約」(1992年5月署名、1994年3月発効)および「京都議定書」(1998年4月署名、2002年9月発効予定)の3つになる。(1)は成層圏のオゾン層、(2)は地球上の生物、(3)は地球全体の気候変動をそれぞれ規制の対象としている。効力・効果の面では現在のところ(1)が最も優れているので、条約参加国にはこれに倣い生物多様性条約の効力・効果を向上させる努力が求められる。なお1995(平成7)年、生物多様性国家戦略を日本で策定している。→巻末参考資料51
〔岩田伸人〕

【参考文献】進藤雄介『地球環境問題とは何か』（時事通信社、2000）。田畑茂二郎・高林秀雄編『ベーシック条約集』（東信堂、1997）。
【関連項目】種の多様性、生態系、環境と開発に関する国連会議、ウィーン条約、モントリオール議定書

▍生物濃縮　bioaccumulation（英）

【定義】環境中に放出された化学物質などが生体内に蓄積し、外部環境よりも高濃度になる現象。一般に、生体の体表面等からの吸収や呼吸による濃縮プロセスを「直接濃縮（bioconcentration）」と呼び、食物連鎖を介してより高次の生物の体内で高濃度の濃縮が進むプロセスを「間接濃縮（biomagnification）」と呼んでいる。また生体内での濃縮の度合は、生体内で平衡状態に達した濃度と環境中の濃度を比較する「生物濃縮係数（BCF：bio-concentration factor）」で示される（BCF＝Cf（∞）／Cw、Cf（∞）：生体内平衡濃度、Cw：環境中濃度）。

【歴史的経緯】第二次世界大戦後、主に軍事目的で研究された各種先端技術の民間産業分野への転用が進む中、殺虫剤や除草剤などの合成化学薬品工業も急速な発展を遂げた。殺虫剤などの農薬は農業生産性の向上に大きく寄与したが、一方で散布された農薬が様々な経路を通じて環境を汚染し、生態系に重大な影響をもたらした。アメリカでは各地の沼沢で魚や鳥の原因不明の大量死が報告される中、1962年、カーソン（Rachel Carson 1907－64）は『沈黙の春』の中で、害虫防除のために散布された残留性の高いDDT等の農薬が水圏・土壌圏を汚染し、食物連鎖を通じてより高次の生物の体内に生物濃縮され、様々な生態系の生物や人びとの健康に重大な影響を及ぼす危険性を指摘した。また、ほぼ同時期、わが国では熊本県の水俣湾に放出された工場排水に含まれていた有機水銀が食物連鎖を通じて魚介類に生物濃縮され、それを食した住民に重篤な水銀中毒を引き起こした「水俣病」などの例がある。

【倫理・法・社会上の問題】このように生物濃縮が起こる場合には、有害化学物質等を使用・処分するにあたって、環境中での希釈・拡散による無害化という考え方は通用しない。環境中に放出された有害化学物質等は、食物連鎖によって濃縮を繰り返しながら存在する媒体を変え、生物の移動に伴い長距離を移動する。生物濃縮は、環境中から生体内に取り込まれる有害化学物質等の量が代謝量を上回る場合や、難分解性で残留性が極めて高いなど生体内での分解や排出が困難な場合に顕著に生じる。そして、食物連鎖の上位にある生物ほどより高い濃度で暴露されることから、下位の生物に害を及ぼさない程度の汚染量でも致命的な悪影響を引き起こす場合がある。現在、われわれの身近にある製品の中には人体や生態系に有害な物質も多く含まれており、それらの製造・使用・廃棄の段階で環境中に放出される量は膨大なものとなる。われわれは生物濃縮による高濃度汚染メカニズムの理解とともに、日々の豊かな消費生活に起因する環境汚染によって、自ら極めて高い健康被害のリスクをつくり出していることに気づくべきである。

【諸分野との関連】現在、この地球上には膨大な数の合成化学物質が存在するが、人体や生態系への有害性についてはまだまだ未知の部分が多い。たとえばかつてDDTが夢の発明品であったように、安全・無害な合成化学物質として広く普及したフロンガスも、オゾン層破壊の原因物質として規制されるまでには発明から半世紀以上の歳月を要している。また、1996年にコルボーン（Theo Colborn 1927－）らは『奪われし未来』の中で、いわゆる「環境ホルモン」として知られる「外因性内分泌攪乱化学物

質（EDC：Endocrine Disrupting Chemicals）」による生殖機能障害や脳の発達障害などを報告し大きな反響を呼んだが、現在のところ、その科学的知見はまだまだ十分に集積されていない。こうした人類の未来をも奪いかねない生殖毒性を示す危険な化学物質群についても、予防原則に基づいて積極的に製造・使用の禁止、廃絶に向けた取り組みを進めていく必要があろう。

【展望】毒性、難分解性、生物蓄積性および長距離移動性を有する「残留性有機汚染物質（POPs：Persistent Organic Pollutants）」については、各国が協調して規制に取り組むことで地球規模の環境汚染を防止する必要がある。2004年5月「残留性有機汚染物質に関するストックホルム条約」（2001年5月採択）の発効に伴い、現在、締約国各国で国内法の整備とともにPOPsの製造・使用の禁止、廃絶等に向けた取り組みが進められている。

〔久保田勝広〕

【参考文献】岩井久人「環境汚染物質の生態系への影響」（藤田正一編『毒性学』、朝倉書店、1999）。R.カーソン『沈黙の春』（青樹築一訳、新潮社、1987）。T.コルボーン他『奪われし未来』（長尾力訳、翔泳社、1997）。

【関連項目】食物連鎖、生態系

生物保護　biological conservation（英）

【定義】植物や動物など人間以外の他の生物に対して、自然環境の変化によって生じる種にとっての存続の負の要因を、様々な工夫を行って除去し安定的に存続できるようにすること。

【倫理上の問題】人間に役立つ生物は保護し、危害を与える生物は駆除する、という考え方は、人間が自らの生の安全と繁栄を図るための自明の前提であった。18世紀ヨーロッパでは動物を生物と見なさない極端な動物機械論さえ展開された。現代の生物保護の問題は旧来の考え方と異なるまったく今日的な背景から生じてきたもので、産業の拡大や経済の発展と背反的な性質を持っている。生物保護と産業・経済という両者の調和が課題となっている。地球上に生命が誕生して以来現在に至るまで、進化のプロセスにおいて現生生物種の少なくとも数十倍の種が絶滅してきたとされるが、現代において急激な勢いで進行している種の絶滅や希少種の出現の大半は、直接的にせよ間接的にせよ人間の関与によって生じたものである。こうした希少種や絶滅危惧種について何らかの保護策を講じなければ、多くの種が人間の手によって地上から消滅させられてしまう。生物保護が語られる場合、通常は野生生物の保護を意味するが、何のための生物保護かという点では様々な見方があるものの、種の多様性を維持するために生物を保護し、種の絶滅を防ぎ、他の生物との共生を図ることの重要性については見解が一致している。こうした考え方に基づく具体的な取り組みとして、たとえばワシントン条約、ラムサール条約、生物多様性条約などの各国間の国際条約の締結、国連の活動、各国ごとに取り組んでいる希少生物種保護策、絶滅危惧種保護策、レッドデータブックの作成、各種NPO、NGO、市民団体による保護運動など生物保護を目的とする様々な試みが行われている。

【展望】それにもかかわらず森林の伐採、開発、埋め立てなどによる自然環境の破壊は止まらず、生物種の希少化、絶滅が危惧される種の激増、特定生物種の絶滅は依然として続いている。DNAの保存や種の再生を目指した新たな取り組みも試みられているが、精密な生態学的調査に基づいたいっそう有効な取組みが必要である。〔大崎博〕

【参考文献】F.R.ナッシュ『自然の権利』（松野弘訳、ちくま学芸文庫、1999）。J.パスモア『自然に対する人間の責任』（間瀬啓允訳、岩波書店、1998）。

【関連項目】自然の権利、生命中心主義、人間中心主義、生態系、動物保護

性別役割　sex roles, gender roles（英）

【定義】男女に割り当てられた固定的な役目・仕事。「男は主／女は従」「男は外（仕事）／女は内（家庭）」が代表的なものである。男女の心理・性向にまで立ち入って、「男は能動／女は受動」「男は主体／女は客体」もこれに含めることがある。この場合にはむしろ「ジェンダー（文化的・社会的な性差）」という言葉が使われる傾向が強い。

【問題化の過程】生理的・解剖学的・内分泌的な条件に基づく性差は確かにある（むろん絶対的なものではない）。だが「男は主／女は従」「男は外（仕事）／女は内（家庭）」は、一体どれだけこの生理的等の条件に基づいているのか。永らくこれらは自然なものとして疑われずにきた。けれども、これらはむしろ社会や文化によってつくられ、子どもの成長過程を通じて個々人に内在化される「役割」に過ぎないのではないか。そう気づいたことから第二次女性解放運動が始まった。その嚆矢となったのは「人は女（男）に生まれるのではない。女（男）になるのである」という主張を展開したボーヴォワール（Simone de Beauvoir 1908-86）の『第二の性』である。ここでボーヴォワールは、伝統的な社会的役割のレベルを超えて、男女の精神的特質・意識・性格からその深層意識に至るまでを、実は社会や文化が介入することでつくられた役割と考える。1960年代末から本格的に始まる第二次女性解放運動と、それを受けて成立した「女性学」は、多かれ少なかれボーヴォワールのこの命題を検証し、社会に訴え、伝統的な制度やそれに基づく実践を変える作業を続けてきた。子どもがこれらの役割を内在化する際に大きな影響を持つのは家庭であり、子どもを取り巻く多様な文化・メディアであり、そして学校である。それらの諸層が30年にわたって問われ続けている。

【展望】性別役割が社会や文化によってつくられるものなら、それは変えることができる。30年にわたる問い直しの蓄積は大きく、それぞれにおいて様々な問題が明らかにされ制度も大きく変えられてきたが、まだ不十分である。また、性別役割はより広範な諸問題との関わりで問い返される必要がある。しかし日本では最近、こうした問い直しに対して大きな反動が起きている。男女の混合名簿、性教育のあり方、「ジェンダー」という用語等が問題視され、男女共同参画基本計画自体がその方向で見直されようとしている。

けれどもこれは、女性が性別役割に押し込められてきた事実を踏まえ、そのどこまでが生得的なものかを見極めようとする真摯な問い直しの意味を見誤っている。むしろこの反動は、フリーター・ニート・失業者が増え、派遣・契約労働などの不安定雇用が増大する一方、正規雇用の可能性は狭められ、育児休暇も満足にとれず、ますます出産・子育てが困難になっている状況下でそれらの要因を不問に付しつつ、出生率低下・少子化を、性別役割問い直しの思潮・運動の責めに帰そうとする企てといわざるを得ない。

［杉田聡］

【参考文献】S.ボーヴォワール『第二の性』（井上たか子他訳、新潮社、1997）。井上輝子他編『性役割』日本のフェミニズム 3（岩波書店、1995）。

【関連項目】性、性差、性差別、フェミニズム、レイプ、セクシャルハラスメント

性本能　sexual drive（英），Sexualtrieb（独），pulsion sexuelle（仏）

【定義】種に特有な一連の生殖に伴う生得的（遺伝的）行動の機制をいう。動物にお

ける性的な本能（instinct）の発現は、もっぱら生理学的な身体次元の事柄である。他方、人間における性本能は、むしろ身体的次元を基盤とはしているが、社会文化的制約を受けた観念的な欲望の次元にその本質がある。この意味で人間の性本能は性欲動ともいい、以下の「生の本能」の主要な構成部分をなしている。この場合に欲動（drive, instinct）とは心身に作用して行動を触発させる基本的な生命的原動力である。また性欲動を推進する心的エネルギーをリビドー（Libido）という。フロイト（Sigmund Freud 1856-1939）は『快感原則の彼岸』（1920年）において、欲動に「生の本能」（あるいはエロス）と「死の本能」（あるいはタナトス）という拮抗する2つの欲動概念を導入した。しかし前者に比して後者については、諸家の間で見解が分かれている。

【倫理上の問題】「生の本能」は神話的な原初の合一の再現を目指して結合の方向に働く基本傾向であり、「死の本能」は無機的な状態の再現を目指して解体の方向に働く基本傾向である。両者は新陳代謝のごとく、通常の精神生活では均衡を保ち合い融合し合って建設的に作用し合っている。しかし両者の統合に失敗して不均衡が生じている場合には、心身の変調が顕在化して精神障害をもたらし得る。また性欲動の過剰は性欲過剰を、減退は性欲減退を招き、性対象や性目標の逸脱は性倒錯を結果することになる。さらに性対象の合意を得ずに欲求を充足させようとする行動は、対象の尊厳を傷つけ、衝動行為やレイプなどの性犯罪に至り得る。他方、性欲動を備給する心的エネルギーを社会文化的に有用な創造的目標に転換することで昇華（sublimation）することもできる。

【展望】人間の最も根源的な心的エネルギーである性衝動の解放と制約およびその承認は、その時々の人間精神の鏡をなしている。個々人の欲求と種の存続との間にどのような調和が可能なのであろうか。［生田孝］

【参考文献】S.フロイト『フロイト著作集』第6巻（井村恒郎・小此木啓吾訳、人文書院、1970）。
【関連項目】精神分析、エロス、性的倒錯

生命　life（英），Leben（独），vie（仏）

【定義】生命とは生物を生物たらしめている概念。物質が質料的同一性を保つのに対し、生命は時間的・形相的同一性を保つ。

【歴史的経緯・倫理との接点】「物質」の対立概念として用いられていた「生命」という概念は、それゆえに、宗教や文学などの分野において語られるものであり、20世紀の後半になって初めて自然科学、つまり科学の対象として一般に認められた。もちろん、それまでにも生物学・医学・農学といった諸分野の発展はあったが、生命に関する学問は、物理学に比して、理論よりも経験・観察を重視する分野として、まだ博物学的要素も持った、理論科学になりきれない学問として見なされていた。事実、科学の対象として「生命」現象を扱うことは正統的な考えからは避けられ、「生命現象」という言葉ではなく、「生物現象」という言葉が用いられたりした。そのような学問観が変化し始めたのが20世紀後半であり、とくに遺伝現象を対象とした分子生物学の成果が現われ始めてからであった。このことにより、未だ神秘的に見られていた生命現象が科学の対象として解明される可能性が示され、「生命科学」としての新しい科学の登場が印象づけられた。こうした生命現象の科学的解明の基礎には、生命現象が物理・化学的アプローチにより解明されるという「機械論的生命観」の浸透があった。そして、そのような生命観は生命の操作の可能性が物質レベルで可能であることを示唆しており、後の遺伝子操作などをめぐる

バイオエシックスの問題につながっていくことになる。

【諸分野との関連】分子生物学が一応の成功を収めた最大の原因は、何といっても、生命現象を分子レベルで説明しようと試みること、つまり生命現象を物理・化学の法則に従って因果論的に説明しようとすることにある。その方法論としては「還元主義」が挙げられる。その結果もたらされた生命像は、分子の集合体としての精密な分子機械というものであった。それは原子・分子から成る生物体の構造を詳細に示すものである。だが、物理・化学的な説明の正否という点からよく考えてみると、いくつかの難点を含んでいた。

その一つは、分子生物学の成立以前ではあったが、量子力学の創始者の一人として有名なボーア（Niels Henrik David Bohr 1885-1962）が提起した、「生命現象の解明には物理学的分析とともに、それと〈相補性〉の関係にある特徴的な生物学的現象（〈個体維持〉や〈個体の繁殖〉など）の見方が必要である」という議論によって示されていた。ボーアは、生命現象をあくまでも単なる物理現象ではなく「生きている」生命現象として理解するためには、独特な理解の仕方が必要であると説いた。これは、還元主義的（機械論的）方法の難点の指摘ということではとくに新しいものとはいえなかったが、生命現象に対する科学的アプローチの基本的な限界を原理的に示していた。そして、そこで求められてくるのが、従来の科学が執拗に排除していこうとした目的論的説明である。

このような、生命現象に対する現代の科学、とくにその代表である物理学からのアプローチの方法をめぐる議論は様々な形で続いていて、DNAの二重らせん構造の提唱を象徴とする分子生物学の成功による精密分子機械という生命像の他にも、いくつかの科学的生命像をもたらした。つまり、還元主義では捉えられない、生命現象の示す「目的性」や「秩序性」や「全体性」といったものを考慮する生命像である。しかし、そこではもはや「生命力」というような超物理的な概念を導入して生命現象を理解しようとする生気論のような生命像について議論されることはなくなったといってよい。

生物学が物理学のような科学になるために必要だったことは何よりも、その説明様式から目的論的説明というものを排除することであった。それゆえに、いわゆる生命論・生物学論の大部分は、生物学からの目的性の排除に関するものであったといってもよい。しかし、ボーアの議論に見られたように、あくまでも「生命現象」の解明に関わるならば、むしろ目的論を導入することを積極的に受け入れるべきか、それとも目的論に代わるべき何かを作り上げるべきかの二つの道しかないと考えられる。つまりボーアのように、物理学的分析と特徴的な生物学的現象の見方とを相補性の関係で捉えて考えるか、それとも目的性を持つ物質系の成立を可能とし機械論的生命像を堅持するかということである。　　［大林雅之］

【関連項目】生命観、生命科学、心身問題、人間機械論、DNA、ゲノム、アニミズム、生気論

生命維持装置
life-sustaining device（英）

【定義】重篤な各種疾患患者の生命を維持するために用いられる医療機器の総称。主なものとして、人工呼吸器（レスピレーター）、酸素吸入器、吸引器、持続栄養点滴装置、流動食補給装置等があり、通常ICUと呼ばれる集中治療ユニットに置かれて、重症患者の生命の維持に効果を発揮している。

【歴史的経緯と倫理問題】治癒不能患者の

生命維持装置を用いた延命をめぐって倫理上の問題が生じている。ことに1960年代以降、延命医学の発達によって植物状態患者が出現するようになるや、延命治療の継続ないしは停止をめぐる問題は深刻度を増すに至った。治癒の見込みがもはやない時、生命維持装置で生きることにどのような意味があるのか、そのような生を尊厳に満ちた生というのか、生命維持装置につながった生存よりは死を選択する方が人命の尊厳に適ったあり方ではないのか、このような場合は人間には死ぬ権利が認められないのだろうか等々、活発な論議が交わされるようになってきた。この種の論議の火つけ役となったのはアメリカの有名な2つの事例である。すなわち、カレン＝クインランの事例では人工呼吸器の除去の可否が、またナンシー＝クルーザンの事例では栄養補給器の除去の可否が問題になった。両事件とも長いプロセスの後に裁判で両親側の訴えが認められ、生命維持装置が外されている。これらの判例は植物状態患者の「死ぬ権利」をめぐる論争を全米に引き起こした。

さらに、2005年には同じくアメリカでテリー＝シャイボの「死ぬ権利」をめぐる裁判が新たに論争を引き起こした。本件の患者は1990年に心臓発作が原因の脳障害で植物状態に陥り、その後の裁判ではクルーザン事件の時と同様に、栄養補給器の除去の可否が争われた。ただし、異なった点は家族間で意見の不一致があったことである。夫側が除去を主張し、両親側がそれに反対するといった展開であったが、生命の保護や尊重のあり方をめぐって政府まで巻き込んだ大きな騒動に発展した。結局、最終的には「本人がそれを望んでいなかった」という夫の主張が認められて、栄養補給器は除去されたが、最後まで騒動は続いた。

【展望】以上のケースが裁判でこじれたのは、いずれも本人の意思が不明であったという事情による。カレンとクルーザンの両事件の後、アメリカではリビングウィルを推進する運動が全国に広がり、現在ほぼ全州で立法化を見ている。しかし、いくら立法化されても、リビングウィルを持たない人も多く、さらにそこに複雑な問題も絡んでシャイボ事件のような事例も発生する。わが国でも日本尊厳死協会の音頭でリビングウィルの運動が展開されているが、まだ立法化には至っていない。　　　　［澤田愛子］

【参考文献】澤田愛子『末期医療からみたいのち』（朱鷺書房、1996）。T.A. Mappes and J.S. Zembaty, "Biomedical Ethics" 3rd ed. (McGraw-Hill, 1991).
【関連項目】植物状態、尊厳死、クルーザン裁判、カレン事件、リビングウィル、日本尊厳死協会

生命科学
life science, life sciences（英）

【定義】分子生物学の急速な発展を背景に、これまでの生物学、医学・薬学、農学・水産学を巻き込んだ、生命体を扱う総合的な科学。ライフサイエンス。

【歴史的経緯】生命科学は一般的には自然科学の中に位置づけられる。従来、自然科学の中では物理学が最も基礎的であり、方法的にもモデルになるものとされる傾向にあった。そして、重工業、電気・電子技術、原子力などの20世紀の技術を支える基礎科学としての位置を保っていた。そのいずれも生命を持たない物質を主な基盤としていたが、20世紀も後半になると、分子生物学の急速な発展を軸に生命体を扱う広範な学際的領域が形成されてきた。バイオテクノロジー（生命工学）と呼ばれるその応用分野も開かれてきた。生命を扱う科学としては以前より生物学がある。しかし生物学は、植物学と動物学の区分、また系統学、分類学、形態学といった伝統的な体系を持っているため、新たに形成されてきたこの領域を生命科学と呼ぶようになった。最近では

とくに遺伝子に関わる分野で大きな展開を見せている。そして生命科学の名称の下に諸科学の再編も進んでおり、この名称を冠した学部や学科、研究所が今では少なくない。

　生命科学はライフサイエンスの訳語といってよい。ただし、後者の方がより広範な内容を持つものとして受け取られる傾向がある。ライフには生命という意味とともに生活という意味があり、ライフサイエンスというと、そうした生活の問題も含めて考えることが多い。その際、とくに人間の生活が重視されるにしても、生態学的視点に立つことが必要であろう。そこではエネルギーや食糧問題、あるいは広く環境問題が考慮される。

【倫理上の問題】生命科学は、その理論面において人間理解の変容をもたらす傾向がある。人間をゲノムといったレベルで捉えることにより、人間一般の、あるいは個人の性格・性質がかなり明らかになる。しかし、そこから必要以上にゲノム還元主義あるいは機械論的生命観が広がることには警戒しなければならない。生命科学の応用としてのバイオテクノロジーの発展はめざましい。そこでは遺伝子操作による生物の改善・改変が大きな倫理的問題になっている。遺伝子組み換え食品は既に一部実用化され、その是非について真剣な議論がなされている。既に動物に及んでおり、そして将来、人間にまでその技術が及び得るようになると、倫理問題もより深刻になってくる。21世紀は生命科学の世紀であるともいわれる。既に生命科学は新薬開発、遺伝子診断をはじめ、各方面で力を発揮している。そうした中で既に倫理問題が現われてきており、それらを一つずつ解決していかなくてはならない。
〔今井道夫〕

【参考文献】中村桂子『生命科学』（講談社学術文庫、1996）。渡辺格他『生命科学・バイオテクノロジー最前線』（東京教育情報センター、2003）。
【関連項目】生命、生命観、遺伝子工学、遺伝子組み換え食品、環境、ライフサイエンス、機械論

生命観　idea of life（英）

【定義】生命倫理の基礎的概念をなす生命についての見方、考え方。

【語源・歴史的経緯】生命は、英語のlifeに対応する、生物を生物たらしめているものの概念であるが、生活、暮らし、人生、生、生きる、命、いのち等といった語のいずれの意味をも含有する科学的・哲学的術語である。日常生活では自明のようであるが、生命は歴史的にも、また社会や文化あるいは学問分野によっても異なり、互いに対立しさえする見方が生まれている。生命現象自体が多様であり、多次元的であると見られる。

　人類の最初の生命観はアニミズムである。知の発達とともに、一方にすべての現象を生命に還元して捉えようとする生気論（ヴァイタリズム）、他方にすべての現象を物質に還元して捉えようとする機械論（メカニズム）という二つの対立した考え方に分かれた。近代の生物学および医学はもっぱら後者を追求する。しかしいずれも、個体が生まれて死ぬことが説明できない。

　今日、分子生物学によって、器官や個体の生成や種の保存、さらに進化といったものも、DNAの構造から物理化学的に説明されることにより、体外受精やクローニング、あるいは移植医療や再生医療等といった、生命現象を物理的に操作する技術の介入が可能になった。しかし、そこで、生命の物理的基礎と生命そのものとの関係が問われることになる。アリストテレス以来の生気論者がエンテレキーや活力として実体化して考えた生命そのものを現代の有機体論者たちは、むしろ遺伝情報の総体に見て、そこからいのちの授受関係の倫理を考える

が、遺伝情報はあくまでも見られた生命であって、見る生命、生きる生命ではない。

医療や環境で問題になるのは、生きる生命、生命科学が常に前提しながらその物理的探求および操作において排除している主体としての生命、つまり遺伝的・社会的・歴史的な規定を生きる「病む人」である。そこでは、生まれて、老い、病み、死ぬことが真理をなす。つまり自然的・社会的関係の中で苦しむこと、共に苦しむことが生きる理由と意味をなす。その際、物理的な診断や処置も、共に苦しむ生命の充実への奉仕の一要素をなす。

従来の生命観においては、死が排除されて考えられてきた。だが、生まれることも死ぬこともないものは生命とはいえない。物質代謝や生殖などの有機体の基本現象を、物質にせよ、霊魂にせよ、実体的に恒在するものを原理として考えることはできない。生命とは、生成する、生まれて死ぬということである。否むしろ、それは不断に死ぬことによって生きるということである。非連続の連続である。病気も、生命を襲う偶然なものではない。生命が個体として生まれて自己形成することは、どこまでも自己にあらざるもの、つまり内的および外的環境における物質や遺伝情報への依存関係を前提としている。依存ということ、物質や遺伝情報により決定されているということは、生からは死を意味するが、死は、時間的にも空間的にも、生の終わりであると同時にその始めでもある。他者は、自己を否定し、殺すものであると同時に、肯定し、活かすものでもある。このような生と死との一体不二の生命のリアリティを、現実の人間の臨床的局面に即して生命自身のエートスとして究明することが、現代の生命観の課題をなす。

【諸分野との関連】現代の生命観の転換は実は自然哲学そのものの変化を意味しており、科学史や医学史はそのことを究明しなければならない。しかし現代の医療技術がもたらした問題性に対しては、「病む人」を根本的に問う臨床人間学が重要な役割を果たす。

【展望】自然科学的生物学と医学の発達により、いのちといわれる生命現象の統一次元がいよいよ捉え難いものに、あるいは単に主観的・相対的に考えられるようなものになってきている。しかし、個々人の苦しむ具体的・現実的な生命に向かう日常の臨床的実践こそ生命の複数次元を統一する生命観を常に前提するのであり、したがってそれを得る端的な道でもある。　［石井誠士］

【参考文献】Ernst Mayr, "Eine neue Philosophie der Biologie"（Wissenschaftliche Gesellschaft, 1991）. V.v.ヴァイツゼッカー『ゲシュタルトクライス』（木村敏・浜中淑彦訳、みすず書房、1995）。柳沢桂子『「いのち」とはなにか』（講談社、1989）。

【関連項目】生命、生命の尊厳、自然と生命に対する畏敬、アニミズム、生気論、人間機械論、遺伝決定論

生命権　life right（英）

【定義】人が生まれながらにして持つ、生命（の安全利益）を維持する権利。生命権は人権の出発点であり、日本国憲法は第13条「生命、自由及び幸福追求に対する国民の権利」に対して、「最大限の尊重を必要とする」と定めている。また1948年、国連総会で採択された「世界人権宣言」第3条は「すべての者は、生命、自由および身体の安全についての権利を有する」と規定し、これを受けた国際人権規約B規約（1966年、国連総会で採択）第6条は「生命に対する権利」を独立した条文として設け、「すべての人間は、生命に対する固有の権利を有する」と規定している。生命権は、生存権と類似する概念がある。ただし、生存権が社会的－自覚的－主体的概念であるのに対し、生命権はより包括的な広義の概念とな

【倫理上の問題】生きる権利が基本的人権として尊重されねばならないことは、いうまでもない。山内敏弘はその内実を「生命についての侵害排除権」と「生命についての保護請求権」の2つに分け、前者として（1）戦争や軍隊のために自己の生命を奪われたり、生命の危機に晒されたりすることのない権利（平和的生存権）、（2）国家の刑罰権などによって自己の生命を剥奪されない権利、（3）生命の保持存続についての自己決定権を、また後者として（4）最低限の生存を国家に要求する権利（狭義の生存権）、（5）生命の侵害（の危機）からの保護を国家に要求する権利、を挙げている。その中で、生命倫理の領域と結びつくのは主に（3）であり、臓器移植、安楽死・尊厳死、妊娠中絶、生殖医療などの問題が関連してくる。たとえば、安楽死・尊厳死の問題に関して、「生の質（QOL）」に対し、「生の尊厳（SOL）」ということがいわれる。前者が「人間にとって重要なのは、ただ生きているということではなく、どのように生きているのか、その命のあり方である」と考えるのに対して、後者は「命は、それがどのようにあるかを問う以前に、命それ自体として尊い」とする考え方だが、生命権は後者と親和的な概念であるといえよう。

また人工妊娠中絶において、女性の自己決定権（望まない妊娠を終わらせる権利）を重視する立場は中絶を容認するが、人間の生命を尊重し胎児の生命権を重視する立場はそれを認めない。ここにおいて、女性の自己決定権と胎児の生命権の対立が生じる。また出生前診断において、胎児が障害を持って生まれてくる可能性があることを理由にして選択的妊娠中絶を行う場合、障害を持つ胎児の生命権の侵害という問題が生じ得る。

また（2）の生命権が問題とされるケースとして、死刑制度をめぐる議論が存在する。現在、日本にも死刑制度が存在しているが、廃止論の論拠の一つとして生命権の侵害が挙げられている。基本的人権の中でも、自由権や財産権といった諸権利の源である生命権については、回復・代替不能性の点でとくに慎重な取り扱いが必要であり、国家は国民の生命を奪う権利を持たない、という主張がなされる。　　　［宮嶋俊一］

【参考文献】山内敏弘『人権・主権・平和　生命権からの憲法的省察』（日本評論社、2003）。
【関連項目】インフォームドコンセント、自己決定権、パターナリズム、人権、医療過誤

生命現象 ➡ 生命

生命中心主義　biocentrism（英）

【定義】環境倫理における人間中心主義を批判する立場の一つであり、植物を含むあらゆる生命体に固有の価値を認め、道徳的行為者はそうした価値を尊重し、生命ある個体の持つ能力を完全に発展させることに対して何らかの義務を負うとする考え方。
【経緯】環境問題対策には、人類の存続を目的とし、人間対人間の関係だけを問題にする立場すなわち人間中心主義と、人間以外の生命体あるいは生態系に固有の価値を認めて人間対自然の関係を問い直す人間非中心主義が存在する。後者の立場を広く生命中心主義と呼ぶ場合もあるが、その立場の一つとしてより狭く生命中心主義を掲げたのはテイラー（Paul W. Taylor）である。彼は、かつてカント（Immanuel Kant 1724-1804）が人間を目的自体として尊重することを道徳の基本原理にしたのになぞらえて、あらゆる生命体の尊重を主張する。これは植物をも尊重の対象とする点でシンガー（Peter Singer 1946-）の動物解放論と立場を異にし、生命ある個体を尊重の

対象とする点でレオポルド（Aldo Leopold 1887-1948）やキャリコット（J.Baird Callicott）の生命圏中心主義とも立場を異にする。

【倫理上の問題】植物を含むすべての生命体を尊重するのであれば、人間はいかにして自らの生命を維持するのか、奪ってよい生命とそうでない生命を明確に区別できるのだろうか、という問題に答えることが要求されるであろう。

【展望】人間非中心主義は、ネス（Arne Næss 1912-2009）の生命圏平等主義（ディープエコロジー=deep ecology）に代表されるように人間以外の生命形態の多様性に価値を認めるが、必ずしも個体の尊重を掲げるわけではない。その中で、テイラーの生命中心主義は一つの特異な主張と位置づけられるであろう。　　　　〔御子柴善之〕

【参考文献】渡辺啓真「自然価値の評価―非―人間中心主義が意味するもの―」（加茂直樹・谷本光男編『環境思想を学ぶ人のために』世界思想社、1994）。

【関連項目】環境倫理、人間中心主義、生態系、エコロジー

生命の質 ➡ QOL

生命の尊厳　sanctity of life（英）

【定義】いかなる生命も侵し得ない神域に属しており、人が手を下して奪ってはならないという観念。仏教の不殺生や旧約聖書の十戒に見られるように、洋の東西を問わず古くから受け継がれてきた。この観念のゆえに殺人は当然のこと、自殺、中絶、安楽死など人為的に生命を断つことが罪として厳しく戒められてきた。生命の尊厳が多分に宗教的伝統を背景にしているのに対し、では何ゆえに人間の生命が尊厳に値するのかその根拠を問う、いわば人間の自己認識に関する哲学的思索が平行して行われてきた。西洋では、「神の似姿」や「自然の光としての理性」などが根拠とされた。ミランドラ（Pico della Mirandolla 1463-94）は「天使にも禽獣にもなりうる自由意志を持つ」ところに人間の尊厳（dignitas hominis）があるとした。またカント（Immanuel Kant 1724-1804）は「一切の傾向性を退け法則の表象を規定根拠に意志決定しうる自律性」にそれを求めた。

【倫理上の問題】生命の尊厳と人間の尊厳が車の両輪のように相携え補完し合う限りでは問題がないが、宗教と哲学がしばしば対立したように、この両原理が衝突することがある。それは、「人間の尊厳」の根拠を喪失した人間には「生命の尊厳」があるのかという問いである。生命操作技術が高度に発達した現代では、必ずしも生命現象のすべてが神秘のヴェールに包まれているわけではない。出生期と終末期にかなりな程度、人為的介入が可能になっている。医療現場では、たとえば重度障害胎児の選択的人工妊娠中絶や不治の患者の延命治療の停止（安楽死・尊厳死）の是非など、時に係争事件となる事例が少なからず起こっている。これを是とする議論に「生命の質（quality of life）」という新たな補強原理がしばしば持ち出される。これは、その生命がもはや人間の尊厳に値しない、生かされていることが尊厳を貶める状態に陥っている人間の生命を断つことがむしろ人道的だという考え方である。これを権利と見なす国際規定（リスボン宣言）もある。

ではSOLとQOLは両立不可能な対立原理なのだろうか。死者を甦らせること自体はいかなる医療にもできない。人間が生まれ、寿命を持ちいつかは死ぬ定めだ、という厳粛な事実に対する畏敬の念を失ってはならないであろう。その点でSOLの優先性、上位性は明らかである。QOLは可謬的存在である人間の知識や判断、技術に立脚し

た人為的価値観である。それを絶えず自覚しつつ驕ることがなければ両立の隘路はあるはずである。　　　　　　　　［五十嵐靖彦］

【参考文献】R.F.ワイヤー『障害新生児の生命倫理』（高木俊一郎・高木俊治監訳, 学苑社, 1991）。
【関連項目】生命, 生命観, 自然と生命に対する畏敬, 人間の尊厳, SOL, QOL

生命の始まり
the beginning of life（英）

【定義】生命倫理において問われるべき「（個体としての）人間の生命は、受精から誕生に至る（あるいは誕生後の）どの時点から開始するか」という問題。倫理的には「生命の始まり」よりも、むしろ「人間の生命の始まり（the beginning of human life）」が重要である。

【歴史的経緯】「人間の生命の始まり」は古代ギリシャ以来論じられてきた問題であるが、1970年代に人工妊娠中絶との関連でとくに英米で活発に議論されるようになり、その後、体外受精、胚や胎児の研究ないし利用、胎児治療、障害新生児殺しなどとの関連でも論じられるようになった。

【倫理上の問題】人間の生命の始まりが重大な問題の一つとして論議の的になるのは、人間の生命は特別の道徳的重みを持ち、人間を傷つけたり殺したりすることは（動物に対してそうすることとは違って）とりわけ重大な不正であると考えられるからである。しかし、人間の生命の開始時期に関しては多様な見解がある。第一のものは、受精から人間の生命は始まっているという見解である。この見解に対しては、受精卵は未だ個体としての人間であるとはいえず、受精後一定の時期を経て初めて人間になると主張する見解がある。この第二の見解では、胚が双子になる可能性がなくなる時期、胎児が快苦の感覚を持つようになる時期、胎児が母体外で生存可能になる時期などが、人間の生命の開始時期として指摘されてきた。これに対して、倫理的に重要な問題は「いつから人間（human being）の生命が始まるか」ではなく、「いつから人格（person）としての生命が始まるか」であると主張する見解がある。この第三の見解によれば、「人間」という言葉には「（生物種としての）ホモサピエンスの一員」という意味と、「人格、すなわち自己意識と理性とを持つ存在」という意味があり、特別の道徳的重みを持つのはこの意味での人格（ないし「人格としての人間」）であって、ホモサピエンスの一員であるというだけで特別の道徳的重みを持つという考えは、人種差別ならぬ種差別である。そして、双子になる可能性のなくなった胚が個体としてのホモサピエンスの一員であることは否定しようのない事実であるが、妊娠のいかなる時期であれ、胚のみならず胎児でさえ理性も自己意識も持っておらず、したがって人格ではないのだから、胚や胎児を傷つけたり殺したりすることは、人格を傷つけたり殺したりすることほど重大な不正ではない。またこの見解に従えば、新生児でさえ人格ではなくなるが、この見解は進んでその帰結を受け入れ、障害新生児に対する積極的安楽死をも容認する。もちろん、そのような考えに対しては、人びとの日常的な道徳的信念に反するものだとして批判も多い。第一の見解や第二の見解の中には、たとえ受精卵や胚や胎児が現実の人格ではないとしても、潜在的な人格であると主張して自説を擁護しようとするものもあるが、そのような立場に対しては、潜在的な人格は現実の人格と同じ道徳的地位にあるわけではないという批判がある。他方で、人間（あるいは人格）の生命に関する問題は、胚や胎児の現実的ないし潜在的能力によって決定されるべき問題ではなく、妊婦や家族などとの関係性において議論されるべき

だという見解もある。

【諸分野との関連】人間の生命の始まりに関する問題は、いかなる時期までの中絶がどのような根拠によって正当化されるかという問題だけでなく、体外受精において余った胚はどのように扱われるべきか、また胚や胎児を用いた研究はどのような条件の下でなら許されるべきかといった問題、さらに胚性幹細胞の作製や利用に関する問題、胎児の組織や臓器の利用に関する問題、胎児に対する治療を妊婦が拒否した場合の問題、そして障害新生児殺しに関する問題などに関わる重要な問題である。

【展望】人間の生命の始まりに関する問題は、生命倫理の様々な問題に関連する。「人間の生命の終わり」に関する問題をも含めて、それらの問題に可能な限り整合的な解決をもたらし得るような議論構築が今後さらに求められよう。　　　［樫則章］

【参考文献】P.シンガー『生と死の倫理』(樫則章訳、昭和堂、1998)。B. Steinbock, "Life Before Birth" (Oxford UP, 1992)。R. Tong, "Feminist Approaches to Bioethics" (Westview Press, 1997)。

【関連項目】受精卵、胎児、人格、パーソン論、余剰胚、胚性幹細胞（ES細胞）、中絶胎児の利用

生命保険　life insurance（英）

【定義】人間の生命に関するあらゆる事象、すなわち死亡、病気・障害、長期生存等を対象として、あらかじめ契約された事象が生じた際に、保険料に応じてあらかじめ定められた一定額が支払われる仕組み。人間の生命を対象とするものとしては他に傷害保険があるが、これは損害の程度に応じて医療費等の実費を支払うものであり、損害の程度に関わりなく一定額を支払う生命保険とは異なるものである。

【歴史的経緯】現在の生命保険は、年齢別の死亡率をもとに作成された生命表を用いて、将来の死亡等の危険度に応じた平準化した保険料を設定しているが、このような近代生命保険は、1762年イギリスのエクイタブル（Equitable）社によるものが始まりとされている。その後、多くの生命保険会社が乱立し、保険数理の欠如等による不適切な会社運営により倒産した。このような混乱期を経て次第に制度面の整備が進み、現在の生命保険システムが出来上がった。

わが国においては、1867（慶応3）年に福沢諭吉によって近代生命保険が紹介され、生命保険組織としては1880（明治13）年の共済五百名社が、生命保険会社としては1881（明治14）年の明治生命がその始まりとされている。

【生命倫理との関連】生命保険は、大勢の人が公平に保険料を負担し合い、死亡や病気等の「いざ」という時の多大な経済的損失や負担に対して、保険金を支払うことで救済するシステムであり、「助け合い」や「相互扶助」の考えが基本にある。いざという時に必要な金額は個人個人で異なるため、保険金は加入者が自由に設定でき、保険金に応じた保険料を支払うこととしている。このように、生命保険は自分や家族を守るための自由度の高い大切な備えといえる。一方、生命保険はわずかな保険料で大きな保険金が得られるという特徴から、保険金を目的とした犯罪、借金返済のための自殺、病気を隠しての替え玉での加入など、様々な倫理上の問題（モラルリスク）が表面化している。これらを防止するために保険会社は加入時や保険金支払い時のチェックシステムを構築している。

しかし、加入時の過度のチェックは個人情報の保護と相反する面があるため、今後さらに社会的なコンセンサスを確立する必要がある。また、支払い時においては生命保険会社による不当な保険金不払いが社会問題となり、業務停止処分に至るなどの問題が起こっている。生命保険は営業職員を

中心とした販売体制をとり、報酬が出来高払いであるため、必要以上に高額な保険加入を勧める傾向がある。また、加入希望者が倫理上の問題（モラルリスク）を持っていることを知りつつも、目先の利益のためにそれらを隠して加入させるといったように、販売体制の中にも問題が潜在している。前述の保険金不払いの問題についても、営業職員の言うままに支払い条件等を約款で確認することなく契約するという、販売体制と加入者の問題も背景にはある。

　生命保険は大勢の人から集められた保険料を将来の保険金支払いのために効率よく運用していく必要がある。生命保険会社の利益は、（1）死差益（予定死亡率より死亡が少なかった場合に得られる利益）、（2）利差益（予定の運用利率より高かった場合に得られる利益）、（3）費差益（予定の費用より少ない費用で済んだ場合に得られる利益）の3つがあり、生命保険会社は安定した経営のために努力している。しかし、昨今の低金利により十分な運用利益が得られなくなり、利差益がマイナスとなるなど、破綻した保険会社も見られ、保険会社の再編が行われた。　　　　　　［竹内徳明］

【関連項目】相互扶助、ホフマン方式、ライプニッツ方式

生命予後　life prognosis（英）

【定義】各疾患やライフスタイルが各人の寿命にどのような影響を与えるかを見たもので、死亡率等と平行して表示される場合が多い。たとえば、脳卒中は病型によって急性期の死亡率が大幅に異なる。生命予後の最も悪いものがくも膜下出血であり、1カ月以内に発症者の30％が死亡している。他方、急性期の生命予後が最もよいのは脳梗塞である。生命予後と生活習慣との関連では、たとえば茨城県の保健福祉予防課が行った大規模な調査がある。平成11（1999）年度老人保健健康増進事業として、受診後5年間の追跡調査をしたところ、喫煙習慣、飲酒習慣、血圧値、血清総コレステロール値、血清HDLコレステロール値、血糖値等が生命予後と有意に関連があったという。喫煙習慣の場合、非喫煙者に対する1日20本以上の喫煙習慣者の相対危険率は、全死亡で男性が1.4倍、女性が1.8倍であった。また、虚血性心疾患では男性が2.4倍、女性が実に7.1倍であった。さらに肺がんでは男性が4.7倍との結果が出ている。

【倫理上の問題と展望】生命予後に関する倫理問題の一つは、明らかに健康を害し生命予後を悪化させるライフスタイルを、強制力を伴った仕方で変えさせていくことができるか否かという問題である。健康被害が当人の内部のみにとどまる場合、生命予後が悪化しても結局は自業自得なのだから強制力はないとする考え方もできる。たとえば、喫煙の害を何度聞かされても習慣を変えない人が多く、医療従事者の悩みの種となっている。他人を害する場所で吸わなければ、自分の生命が短くなるだけだから構わないといって吸い続ける人もいる。だが、その人が保険診療を受けている場合、その健康被害の治療費を非喫煙者も含めて保険加入者全員で分担し合っているわけだから、そうした身勝手な考え方を容認するわけにはいかないとする意見もある。この問題は医療資源のマクロな公平分配の問題との絡みで考察されねばならないが、ここで最大のポイントは「公平さ」とは何かという問題である。その他、生命予後に重大な影響を及ぼす手術が治療の選択肢の一つとして考えられる場合、医師はどのようなインフォームドコンセントを行えばよいのかなども、十分検討を必要とする問題である。　　　　　　　　　　［澤田愛子］

【参考文献】『健診受診者生命予後追跡調査事業報告書』（茨城県保健福祉部・茨城県健康科学センタ

ー、2004)。
【関連項目】ライフスタイル、平均寿命、死亡率、生活習慣病、健康

生命倫理
bioethics (英), Bioethik (独)
【定義】1960年代後半からアメリカを中心に展開した「バイオエシックス」を邦訳したもの。内容は「バイオエシックス」を参照。
【歴史的経緯】1977(昭和52)年に上智大学大学院における新しいカリキュラムの一つとしてバイオエシックスが盛り込まれたが、新カリキュラムを文部省(当時)に登録する際に外来語のカタカナ表記が認められなかったことから青木清により「生命倫理」と訳され、ここで初めて「生命倫理」という言葉が使われた(1978〈昭和53〉年開講)。また、1980(昭和55)年には木村利人らによる日本各地でのバイオエシックスの講演会を機に、日本におけるバイオエシックスの草の根運動が芽生え、加藤尚武らによる応用倫理学という枠組みでのバイオエシックス研究や、科学史、宗教学といった視点からのバイオエシックス研究も展開された。1980年代半ばからは日本でも体外受精が行われるなどして、マスコミも「生命倫理」という言葉を頻繁に使い始めた。さらに(旧)厚生省「生命と倫理に関する懇談会」の報告書がまとめられ、日米バイオエシックス・シンポジウムといった国際会議も日本で開催されるに至った。その後、日本医学哲学・倫理学会や日本生命倫理学会、生命倫理研究会、政府の委員会などが設立され、バイオエシックスに関する議論が広がっていった。
【展望】日本では、かつてアメリカで見られた、何でも「倫理的問題」として片付けてしまう傾向、すなわち「何でも倫理症候群」(R.C.フォックス)という状況が見受けられる。今後はこのような状況を脱し、倫理的問題の本質を見定めた上で、日本社会の進むべき方向性を議論することが求められるが、そのためには、七三一部隊をはじめとする自らの過去の過ちを十分に検証し直すことが必要であろう。そして社会として何をガイドラインによって規制すべきで、また何を法によって規制すべきか、何を個人の自己決定に委ねるべきかといった議論も必要であろう。さらに議論で得られたものを公正な手続きの下で運用するシステム作りも急がれる。　　　　　　[掛江直子]
【参考文献】土屋貴志「『bioethics』から『生命倫理学』へ—米国におけるbioethicsの成立と日本への導入」(加茂直樹・加藤尚武編『生命倫理学を学ぶ人のために』世界思想社、1998)。
【関連項目】バイオエシックス、医の倫理、医療倫理、応用倫理学、環境倫理、七三一部隊

生命倫理法　Droit de la Bioéthique(仏)
【定義】2005(平成17)年現在、日本でも一部、生命倫理法試案が検討されているが、通常「生命倫理法」と呼ばれるのは1994年にフランスで制定された次に示す「生命倫理三法」を指す。(1)人体の尊重に関する1994年7月29日法律第94-635号、(2)人体の構成要素および産物の提供および利用、生殖への医学的介助ならびに出生前診断に関する1994年7月29日法律第94-654号、(3)保健の分野における研究を目的とする記名情報の処理に関する、ならびに情報処理、情報ファイルおよび自由に関する1978年1月6日法律第78-17号を改正する1994年7月1日法律第94-548号。各法の主な内容は、(1)人体の保護、代理出産の禁止、遺伝学的検査に関する規制、胚の保護、人工生殖で生まれた子の親子関係、(2)組織の摘出・臓器移植・生殖補助医療技術に関する規制、(3)保健分野の情報処理等に関する規制に関して民法・刑法

の改正を行う、となっている。
【倫理上の問題と展望】現在審議中の同法の修正法案には、新たな内容として、体外受精胚・クローン胚の作製は一定条件下での研究目的以外は禁止、出生前診断は一定条件下で容認、生命医学機関の新設、ES細胞の輸入等が追加される見通しである。同法は人体の尊厳を第一原理とし、人体に備わる権利の主体でありまた客体である人間に、確固たる法的地位を与えた。つまり「この法律は、人の優越性を保障し、その尊厳へのあらゆる侵害を禁止し、及び人をその生命の始まりから尊重することを保障する」(第16条) ものであって、「何人も、人の種の完全性を侵害してはならない。人の選別の組織化を目的とするあらゆる優生学上の行為は禁止する」(第16条の4)。ところが同修正法案は、胚に危害を与えない研究や、もはや親となる計画の対象となっていない胚、すなわち余剰胚および胚性細胞の研究は許可したり、過渡的な措置とはいえ研究目的のES細胞の輸入を認可するなど、胚に対しては極めて曖昧な地位を与える。さらに、遺伝性疾患に罹患していないが、その疾患に罹患している兄あるいは姉と免疫適合性のある子どもを生むための出生前診断が容認され、「治療に役立てる赤ん坊」の出産を可能にする。つまり出生前診断による「胚の選別」を認め、胚に人権を付与しないケースを容認する。その一方で、生殖クローニングを「人という種に対する犯罪」として禁止し、「治療目的でのクローニングによるあらゆる構築」も禁止する同修正法案は、胚が人の生命の始まりとしての地位を保たない「一定条件」を新たに考案することで、治療と研究の区別をますます困難にしたといえる。[阪本恭子]
【参考文献】北村一郎「フランスにおける生命倫理立法」(『ジュリスト』1090号、1996)。本田まり「フランス生命倫理法の改正―出生前診断、生殖補助医療および受精卵着床前診断における要件の緩和」(『上智法学論集』48巻3・4号合併号、2005)。
【関連項目】バイオエシックス、生殖技術、人権、責任、自由

誓約書 ➡ 同意書

性欲 ➡ 性本能

性欲動 ➡ 性本能

世界医師会
World Medical Association (英)
【概要】多くの国々の医師会から成る、医師の国際的な連合体。発足は1947年9月であり、フランスのパリに27カ国の医師の代表が集まって第1回総会が開催された。日本医師会は1951年にストックホルムで開催された第6回総会から参加している。2007年現在、89カ国の医師会が加盟している。会の目的は、「医学教育・医学・医術および医の倫理における国際水準をできるだけ高め、また世界のすべての人々を対象にしたヘルスケアの実現に努めながら人類に奉仕する」(定款)ことにある。理事会・総会の開催のほか、関連国際機関との連携などにも努めている。
【倫理との関連】世界医師会ではこれまで多数の宣言や声明・決議が採択されてきた。なかでもジュネーブ宣言(1948年採択、以降たびたび修正)、ヘルシンキ宣言(1964年採択、以降たびたび修正)、リスボン宣言(1981年採択、1995年バリ島修正)は、医の倫理の基本的な規範として広く知られている。ほかにも、医の倫理の国際綱領(1949年採択、以降たびたび修正)、「死」についての宣言(1968年採択、1983年修正)、「安楽死」についての宣言(1987年採択)、ヒトゲノム計画についての世界医師会宣言(1992年採択)、減数手術の倫理的側面に関

する声明（1995年採択）、薬物療法を遂行する際の医師と薬剤師の職分に関する声明（1990年採択）など、医学・医療上の多彩なテーマにわたって宣言や声明・決議がなされてきている。日本の医師の過半数を成員とする日本医師会も世界医師会のメンバーである以上、日本の医師にもこれらの倫理規範を厳格に守ることが望まれる。

［藤尾 均］

【関連項目】医師、日本医師会、ジュネーブ宣言、ヘルシンキ宣言、リスボン宣言

世界自然憲章
World Charter of Nature（英）

【定義】1982年10月の国連総会で採択された、自然保護のための国際的枠組みを確認した宣言決議。世界自然憲章では、人間は自然の一部であり（前文留意事項a.）、文明は自然に根ざしていること（同事項b.）、すべての生命形態は、固有のものであり、人間にとって価値があるか否かにかかわらず尊重されるべきであること（前文確信事項a.）、自然の安定と質を維持し自然資源を保全する緊急性を十分認識すべきこと（同事項b.）などが確認された。同憲章は、自然に影響を及ぼすすべての人間活動の基準として位置づけられるとともに、その活動が従うべき指針として「Ⅰ　一般原則」「Ⅱ　機能」「Ⅲ　実施」から成る24項目の保全原則から構成される。

【歴史的経緯・倫理上の問題】保護利益の主体から見た場合、自然保護条約・宣言の歴史的経緯は（1）現世代人類の利益のための自然保護、（2）将来世代を含めた人類の利益のための自然保護、（3）自然それ自体に内在的価値を認めた上での自然保護という3つの段階に分けることができる。1931年の「捕鯨規制協定」などに見られるように、第1段階の背景にある倫理的観点は「功利主義」であり、この段階における自然保護は「人間中心主義の考えに限定」されている。第2段階では、1992年「リオデジャネイロ宣言」に見られるように人間中心主義の立場をとりつつも「世代間の公平」という倫理的観点を取り入れているが、「人類の必要と欲求から独立した自然自体の価値の保護を意味している」のではなく、「依然として人類の利益に対して自然の保護を下位に」位置づけるものである。第3段階は「人間中心主義を超克した新しい自然保護」の観点から自然それ自体に「内在的価値」を見出し、自然保護の枠組みづくりを促進するものである。世界自然憲章の一般原則では、「地球上の遺伝子の持つ生命力が常に優先され、また、野生状態にあるか人的管理下にあるかにかかわらずすべての生命形態の個体数は少なくともその存続に十分な程度で維持され、さらにこの目的のため、必要な生息地は保護される」ことが明記されており、「自然の権利」が承認されている。世界自然憲章は「自然の内在的価値を宣言した最も重要な文書」としての位置づけとともに、人間利益中心の環境倫理観を超克する国際的な公式宣言として注目される。

【展望】世界自然憲章は法的拘束力を有するものではないが、今後の環境保護条約や各国の環境関連法の方向性に影響を与えるものとして期待される。また、「自然の権利」は世界の文化遺産および自然遺産の保護のための「世界遺産条約」、絶滅危惧種の国際取引を規制する「ワシントン条約」、移動性野生生物種の保全のための「ボン条約」、生物多様性の保全と持続的利用のための「生物多様性条約」などにおいても承認されている。

［久保田勝広］

【参考文献】山村恒年・関根孝道編『自然の権利』（信山社、1996）。

【関連項目】自然の権利

世界保健機関（WHO） World Health Organization（英），Organisation Mondiale de la Santé：OMS（仏）

【定義】国際連合の組織のうちの保健衛生に関する専門機関。本部事務局はスイスのジュネーブに置かれ、医学・薬学・公衆衛生学・統計学等の技術系専門家と、法律・会計等の専門家および一般職員が全世界を対象とした業務に従事している。6つの地域割りと地域事務局所在地は、アフリカ地域（ブラザビル）、アメリカ地域（ワシントン）、南東アジア地域（ニューデリー）、ヨーロッパ地域（コペンハーゲン）、東地中海地域（アレキサンドリア）および西太平洋地域（マニラ）であり、日本は西太平洋地域に属している。わが国は、加盟国として多額の分担金（2004〈平成16〉年は約8千万ドル、分担率19.2%）を拠出し、財政的貢献をしている。人的貢献としては、ジュネーブの本部事務局長を中嶋宏博士が1998（平成10）年7月までの2期10年間にわたり務めた。西太平洋地域事務局長として1999（平成11）年2月から尾身茂博士が務めている。1996（平成8）年2月にWHO健康開発総合研究センターが神戸に設立され、「都市化と健康」を主テーマとしての研究とともに、世界に向けて情報発信することとなった。これとは別に、2005（平成17）年5月現在37の指定分野についてわが国の大学・研究所がWHO指定研究協力センターとして国際協力を行っている。

【歴史的経緯・倫理上の問題】1946年、ニューヨークでの国際保健会議において「世界保健機関憲章」が採択された。その前文にある「健康とは、完全な肉体的、精神的及び社会的安寧の状態であり、単に疾病または病弱の存在しないことではない」は、「WHOの健康の定義」として広く採用されている。WHOは1978年以来「すべての人びとに健康を（Health For All）」とい う目標を掲げており、その戦略としてプライマリーヘルスケア（アルマアタ宣言、1978年）とヘルスプロモーション（オタワ憲章、1986年）を公表している。WHOの活動は疾病予防、環境衛生、医療、看護、栄養、薬学、公衆衛生行政など広範にわたり、専門家諮問部会だけでも52に上っている。なかでも痘瘡根絶の成功（1980年）は20世紀中の大きな成果であり、さらに予防接種拡大計画として、1歳未満の乳児への麻疹・ジフテリア・百日咳・破傷風・ポリオ・結核の6疾患の予防接種をユニセフとの共同事業として1974年より実施している。だが、21世紀に入った今も、世界には貧困、飢餓、安全な飲料水の不足、様々な疾病の発生などの問題が残っており、世界の人口の半分以上が適切な保健医療サービスの恩恵を受けていないといわれている。

【展望】21世紀も「すべての人びとに健康を」の政策指針の下、WHOの活動が続けられている。　　　　　　　　　　［望月吉勝］

【参考文献】厚生統計協会編『国民衛生の動向』（2007）。

【関連項目】ヘルスプロモーション、健康

セカンドオピニオン second opinion（英）

【定義】直訳すれば「第二の意見」。診断や治療方針に関する主治医以外の医師の意見のこと。

【倫理上の問題】誰でも誤りを冒す可能性がある。とりわけ医療の分野ではこの危険性が高い。新しい診断法・治療法が次々と開発されるからである。こうしたごく当たり前の事実を認めるならば、自分の主治医による診断や治療方針が最良のものであるかどうかについて患者が疑問や不安を抱く場合はもとより、そうでない場合でも、セカンドオピニオンを得ることは患者と医師双方にとって大きな利益となるはずである。

実際、アメリカでは、「セカンドオピニオンをとりますか」と医師が診察の終わりに患者に尋ねることが一般化しつつあるという。治療法の最終的な選択主体は患者や家族であるというインフォームドコンセントの考え方が実質化するためにも、セカンドオピニオン制の普及が望まれる。［鈴木崇夫］
【関連項目】インフォームドコンセント、治療選択権、患者の権利、自己決定権

▍赤十字　Red Cross（英）

【概要】戦時に傷病者を救護するために設立された国際組織。スイス人のデュナン（Jean-Henri Dunant 1828－1910）の提唱とスイス政府の後援により、1863年に発足。
【歴史的経緯】デュナンはイタリア統一戦争の最中の1859年に北イタリアで起こったソルフェリーノの激戦の惨状を目撃し、戦場に放置された負傷者を救護したが、十分には救護できなかった悔いを込めて『ソルフェリーノの思い出』を出版した。その中で彼は、戦争で負傷した兵士を敵味方の区別なく救護するため各国が民間の救護団体を組織すること、その団体が安全に戦地で活動できる国際的協定を締結することの必要性を説いた。この著書はヨーロッパ各地で大きな反響を巻き起こし多くの支持者を得た。

デュナンの構想をもとに1863年、初の国際会議がジュネーブで開かれた。16カ国の代表と36の福祉団体の参加で赤十字規約について検討された。翌1864年、スイス政府召集の公式会議が開かれ、「戦地軍隊傷病者の保護に関するジュネーブ条約」に12カ国が調印した。10カ条から成るこの条約の主旨は、戦時病院や負傷者、看護人および病院で働く人びとと、救助に関わる人や土地・家屋の中立を、国際レベルで遵守するというものである。1882年には、平時災害にも救護活動を適応することが決められた。現在では病院経営や衛生思想の普及なども行っている。国際赤十字の組織構成は「赤十字国際委員会」「赤十字・赤新月社連盟」「各国赤十字・赤新月社」の3つから成る。各国の赤十字社は1国1社を原則とする。ちなみに日本赤十字社は、1877（明治10）年の西南戦争の際に創立された博愛社から発展して今日に及んでいる。

【倫理上の問題】赤十字はもともと戦時下の救護組織としてスタートした。戦争当事者の双方から信頼されて活動するためには、赤十字関係者が守らなければならない基本原則の確立が必要であることが論議され、1965年の第29回赤十字国際会議において、「人道、公平、中立、独立、奉仕、単一、世界性」の7つから成る赤十字基本原則が宣言された。これらの原則のうち、とくに遵守が難しいのは「中立」と「独立」である。「中立」を守るためには紛争の当事者たちに対し赤十字は「沈黙」せざるを得ないが、このことは加害者が明確な場合でも国際社会に公開しないことにつながり、赤十字の活動が国際非難を受けたこともある。また戦前のわが国では、日赤は軍の下部組織に位置づけられ、赤十字として独立した自由な活動はできなかった。そのため、その厳格な遵守を維持し発展させていくことが倫理上の課題である。　　　［平尾真智子］

【参考文献】看護史研究会編『看護学生のための世界看護史』（医学書院、1997）。赤十字共同研究プロジェクト編『日本赤十字の素顔』（あけび書房、2003）。
【関連項目】災害救助法、供血

▍責任　responsibility（英），Verantwortung（独），responsabilité（仏）

【語源・定義】英語で一般に「責任」という言葉に当たるresponsibilityはラテン語のrespondere（保証する、応答する）の完了分詞中性形responsumの名詞用法に由

来し、独語・仏語とも同様である。これらは「相互に約束し保証する」ということから、互いに応え合うという応答としての責任の意味を持つ言葉である。責任には大きく分けて精神的責任、損害賠償を主とする民法的責任、刑罰を伴う刑法的責任および倫理的責任の意味がある。倫理的責任には他者に対する責任と、自己自身に対する責任の意味があり、義務あるいは仕事として引き受けなければならない責任、決定する自律的主体としての責任、自由な自己決定によってもたらされた結果に対して自己に責任が帰せられるべきであるとする責任意識などがある。責任を領域別に区分すれば、社会的・政治的・歴史的・教育的責任等々がある。また責任という言葉に相当する他の英語でバイオエシックスに関連するものとしてはaccountability（アカウンタビリティ＝説明責任）、liability（ライアビリティ＝〈法的〉責任）がある。アカウンタビリティは、会計（accounting）により株主に経営内容を説明する責任が会社経営者にあるという経営学上の意味、すなわち費用対効果という意味での責任から、一般に自分自身の判断、決定事項、行動に対してそれが倫理的に正当な根拠を有することを他者あるいは神に対して説明する義務をいう。ライアビリティの例としては、消費者保護の観点から製造者の方に無過失責任の証明を求めたPL（product liability＝製造物責任）の概念に基づいたPL法、有限〈無限〉責任会社（limited〈un-limited〉liability company）などがある。

【歴史的経緯】民法上の責任の意味として、たとえば14世紀フランスの民法典では、自分の行った行為によって与えた損害に対する賠償義務としての責任だけではなく、不注意による損害に対する法的責任や、自分が責任を持つべき他者あるいは物によって引き起こされた損害に対する責任についても言及がなされている。このような現実の社会的・法的な責任の意味が先行して、親の子に対する責任、教師の生徒に対する責任というような意味での倫理的責任が出てきている。なお、responsibilityという語が使用されるようになったのは18世紀後半のことである。

【倫理上の問題】責任の概念が現代において重要な意味を持つようになった理由の一つに、科学技術の飛躍的発展とその高度の専門化の問題があり、倫理的価値判断とそのような科学的事実認識の交差するところで責任の問題が問われている。また科学技術の行使によって人間および自然へともたらされる結果に対する責任は、ひとり科学専門家のみに帰せられるべきものではない。科学専門家の自己の技術の行使に対する一般市民への説明責任が問われる。バイオエシックスの分野においてはとりわけ遺伝子組み換えによる生命の操作・管理の問題が、また環境倫理においては「傷つきやすい」自然への人間の責任、動物に対する責任、現代世代の将来の世代に対する責任が問われている。このような場合、責任は技術を行使する側、行使し得る力能・知識・権限を有している側にある。すなわち、責任概念が現在問われているのは、自由な契約関係における対等、相互的関係性における責任だけではなく、不平等の関係にある場合の、弱者に対する強者の責任である。PL法の考え方もそうであって、医療の文脈にも適用されるようになってきている。また応答という意味での責任の概念を中心として患者－医療従事者および医療従事者間の関係性が問い直されている。すなわち、応答の関係性を通して複数の視点を相互に突き合わすことによって視点の融合を図り、その相互主観的な共通理解の下に共同の責任を患者と医療関係者が共に担う中でケアを進めていくという考え方である。

【諸分野との関連】生命科学とりわけ遺伝子工学の分野における科学者の責任は、ヒトゲノム解読の作業が2003年に終了し、ゲノム創薬をはじめとしてその医療への応用への取り組みが本格的に開始されつつある現在、ますます重くなってきている。また地球生態系との関連で環境科学と倫理の結びつきの中で、人類の生存可能な自然環境を将来の世代に残し得るかが問われている。

【展望】遺伝子組み換えによる生命操作が飛躍的に発展し、他方で地球環境の危機が進む中で、われわれ現在世代が一方的に将来の世代に責任を持っているという世代間倫理の考え方がますます重要性を増してきている。そしてそのような危機的問題に対して地球的規模で人びとが相互に真摯に応え合うという応答としての責任の倫理も今後、重要性を増してくるであろう。

[松島哲久]

【参考文献】H.ヨナス『責任という原理』(加藤尚武監訳、東信堂、2000)。A.カウフマン『責任原理』(甲斐克則訳、九州大学出版会、2000)。J.パスモア『自然に対する人間の責任』(間瀬啓允訳、岩波現代選書、1979)。

【関連項目】責任能力、自律、環境倫理、世代間倫理、製造物責任法、医療従事者－患者関係、原因者倫理、倫理、自己責任、倫理的責任

責任能力　competence（英）、Verantwortungsfähigkeit／Kompetenz（独）、capacité／compétence（仏）

【定義】法律上の用語としての「責任能力」とは、法的責任を負うことができ、法律行為の結果を認識することができる能力であり、具体的には裁判を受けることができる能力、犯罪を構成し、抗弁することができ、刑を宣告されることが可能な能力のことである。しかしこの言葉の英語に相当するcompetenceは、法律上の用語にとどまらず、医療上においては自律的に自己決定を行うことができる能力や、治療ないし治験の同意能力などを意味し、「対応能力」と訳される場合が多い。一般には、ある特定の課題（労働、財務管理、契約、養育、結婚、離婚、遺言、リビングウィル、法廷での証言など）を遂行することができる能力のことである。

【倫理上の問題】倫理学上、責任能力は自由意志によって決断、選択された行為の結果を自己の責任として引き受けることができる能力のことであり、意志の自由と行為の結果に対する認識能力に密接に関わる。医療の文脈においては、どのような患者がこの責任能力（以後「対応能力」）を欠くと見なされ得るのか、そしてそのような患者に対してどのような処置ないしケアを行う、あるいは差し控えるべきなのかが問われる。対応能力を持つ患者の場合、バイオエシックスでは自律性の原則を重視し、患者の権利として自己決定権を認め、患者のインフォームドコンセントに基づく医療がパラダイム理論となっていて、医療におけるパターナリズムは乗り越えられるべきものと見なされている。また対応能力を欠いた患者の場合、自己決定能力を欠くからといって患者の選択を無視してよいわけではない。このような患者に対してどのような処置がなされるべきかどうかをめぐって、(1) 何が患者にとって最善の利益となるか、(2) 患者だったらどのような決定を行ったであろうかを考慮して判断する「代理判断 (substituted judgement)」、(3) 患者が事前に処置に関して指示しているか、などが議論されている。患者の自律性と自己決定を尊重するという観点からは (1) よりも (2)(3) がより重視される。具体的な例としては、遷延性植物状態、老人性認知（痴呆）症などの患者に対して、どのような処置・ケアを行うべきかどうか（通常もしくは通常以上のケア、人工栄養と水分補給、延命処置の中止、はじめから

何の処置も行わないなど）が問われる。

【展望】法的に責任能力が認められない場合でも、医療およびバイオエシックスの文脈ではできるだけその人の自律性を尊重する方向が打ち出されている。たとえばヘルシンキ宣言では1983年のベニス大会で、未成年者であっても同意能力がある場合、法的代理人の同意の他に本人の同意も必要とされるようになった。また、精神病患者の場合もできるだけ患者の対応能力を認めていく方向にある。なおアメリカの死刑制度を残している州では、死刑囚に対してこの責任能力を欠いている状態での死刑執行は認められないことから、精神病治療と刑の執行との間に大きなジレンマがあることが指摘されている。　　　　　［松島哲久］

【参考文献】H.T.エンゲルハート『バイオエシックスの基礎づけ』（加藤尚武・飯田亘之監訳、朝日出版社、1989）。R.R.フェイドン／T.L.ビーチャム『インフォームド・コンセント』（酒井忠昭・秦洋一訳、みすず書房、1994）。

【関連項目】責任、自律、自己決定権、インフォームドコンセント、代理決定、自己責任、倫理的責任

セクシャリティ　sexuality（英）

【定義】性に関わる現象全般を意味する場合と、性的欲望や性自認など、性に関する心理的側面を意味する場合とがある。かなり曖昧であるがゆえに、いろいろな意味で使える便利な概念。

【倫理上の問題】この概念が多義的なのは次の二極の間を振幅するからである。つまり、生物学的な性すなわちセックス寄りに解釈すれば、本質主義的に生得的として、マイノリティに対する差別、人権問題として捉えられる。他方、構築主義的に社会による構成体すなわちジェンダーと捉えれば、言説から共同体まで理念に沿って改革可能なものとなる。しかしフロイト（Sigmund Freud 1856-1939）などはあえて両者は区別し、心理的・精神的性のことをセクシャリティと呼んだ。この場合には、主体性が問われることになる。すなわち、アプリオリでもなく、社会のせいでもなく、自己責任の下にセクシャリティを引き受けることである。フーコー（Michel Foucault 1926-84）の晩年の思想が「自己への配慮」であり、「ゲイになる」ことへの努力であったように、セクシャリティの歴史はこれからのわれわれの課題として残されている。しかし、ヘテロ対ホモという対立図式は、ファルス中心主義対フェミニズム同様、問いの突破口を開いたものの最終的解決ではない。多様なセクシャリティを展開させ、ひいてはその消尽点まで探求されねばならない。　　　　　　　　　　　　　　［関修］

【関連項目】性、性差、性本能、エロス、性自認

セクシャルハラスメント
sexual harassment（英）

【定義】性的嫌がらせ・脅かし。職場・学校等の公的な場面でなされる、主にそこでの人間関係を利用したセクシャリティに対する侵害行為を指し、視線・言葉によるものから直接身体に対するものまで含む。被害者の不快感と屈辱感は非常に大きいばかりか、勉学の機会や仕事の喪失に至る場合もある。普通は女性が被害者だが、男性の場合もあり得る。

【類型】アメリカでは雇用上その他の利益供与等を代償とする性関係の強要などが多いというが（代償型）、日本では上下の地位関係を利用したものが多い(地位利用型)。言葉による性的値踏み、身体接触、ヌード写真の掲示など、職場の環境を害して働き難くするタイプのものもある（敵対的環境型)。広義には、セクシャリティに対する、あるいはそれに関係する嫌がらせのみではなく、女性であることを前提として、雇用上の差別を行うようなケースを指す場合もあ

る（ジェンダーハラスメント）。もっとも、狭義のセクシャルハラスメント自体が雇用上の差別につながることも少なくない。

【歴史的経緯と意義】セクシャルハラスメントという言葉と認識は1970年代にアメリカで生まれたが、日本では1980年代末から広まった（しばしば「セクハラ」と略していわれることが多いが、これは時に揶揄的なニュアンスを含む）。これによって、従来「個人的な問題」とされて満足に問題化できなかった職場・学校などでの性的侵害が問われ得るようになったという点で、非常に大きな意義を持つ。また「ハラスメント」という概念は、他の様々な種類の侵害行為を問題化する可能性も開いた。

【法律上の問題】1999（平成11）年施行の改訂「男女雇用機会均等法」は、事業主に対しセクシャルハラスメント防止を求めている。求められたのは単なる配慮義務に過ぎないが、これを罰則を伴う明確な禁止規定へと高める必要がある。

【展望】1999年には国家公務員に対する同じ規定が設けられ、大学では学内でのセクシャルハラスメントを防止するためのガイドライン作成が進んだ。だが、いま一歩踏み込んでセクシャルハラスメントを人権侵害であると捉え、それを明確に禁止する法律の制定が不可欠である。少なくとも「男女雇用機会均等法」等におけるセクシャルハラスメント防止規定を、罰則を伴う禁止規定へと高める必要がある。同時に、女性に対する男性の見方を、またそれを誘導するメディア等の固定的な女性観やレイプ神話を変える課題も残されている。憲法学には、セクシャリティを固有の人権であると見なす視点が求められる。　　　　　［杉田聡］

【参考文献】鐘ヶ江晴彦他編『セクシュアル・ハラスメントはなぜ問題か──現状分析と理論的アプローチ』（明石書店、1994年）。角田由紀子『性差別と暴力──続・性の法律学』（有斐閣、2001年）。

【関連項目】性差、性差別、セクシャリティ、男性優位社会、レイプ

▌セクソロジー　sexology（英）

【定義】性科学。sex（性）＋logy（学）。性に関する身体と心理に関する医学的な研究から、性風俗についての記述紹介、性教育、性道徳に至るまでの広い範囲を含む学問。

【歴史的経緯・倫理上の問題】人類の性そのものに対する興味は太古からあり、性にまつわる記述も古くから見られるが、性科学の創始は19世紀後半、エリス（Henry Havelock Ellis 1868-1939）をもって嚆矢とされる。主著『性の心理学的研究』全6巻は文献学ではあるが、性の百科事典ともいえる大著である。大規模な面接調査と統計による調査は、キンゼイ（Alfred Charles Kinsey 1894-1956）の研究を待たなくてはならない。キンゼイは、マスターベーション・同性愛・婚前性交・女性のオーガズムなどについて研究した。その成果は『キンゼイレポート』として日本でもよく知られている（もっともキンゼイの著作はサンプリングに問題があり、日本人に当てはめることは不可能といわれている）。その後、ハイト（Shere Hite 1942-）らの『新・ハイトリポート』（石井苗子訳、マガジンハウス、1992年）などで、より科学的な調査研究が進められている。日本では、明治期にセクソロジー関係の翻訳本が大量に流通し、大正期には通俗性欲学（羽太鋭治・澤田順次郎ら）といわれる膨大なテキストが書かれ、戦後には性愛技法に関する書物がベストセラーとなった。そこでは、性と愛を一致させるべきだとする性愛観から、性と愛、結婚を切り離す性愛観へと変遷していく過程が読み取れる。

【展望】性と愛と結婚を切り離して考える性愛観には、もはやかつての性にまつわる倫理は存在しない。より強い快感を求める

ことの正当性のみが強調されている。これらの性愛観は歯止めのない「性解放」を推し進め、現状を追認することに利用されかねない。この流れに抗して村瀬幸浩らは性教育や人権を視野に入れたセクソロジーを提唱している。　　　　　　［村瀬ひろみ］

【参考文献】赤川学『セクシュアリティの歴史社会学』（勁草書房、1999）。村瀬幸浩編『ニュー・セクソロジー・ノート』最新版（十月舎、2004）。
【関連項目】性、性本能、性差、エロス、性教育

セクハラ ➡ セクシャルハラスメント

世代間の資源配分 ➡ 世代間倫理

世代間倫理
intergenerational ethics（英）

【定義】現存する世代はその行為選択において未来世代の生存可能性あるいは利害関心に配慮する義務を負っているとする、現在世代の人間同士の関係規定を超えた倫理。未来世代に対する倫理ともいう。

【特色】大量生産・消費・廃棄を徴表とする社会システムの行き詰まりを地球環境問題が突きつける中で、倫理学には近代倫理学の基本的な枠組みを問い直すことが求められている。それは、枯渇性資源の減少や地球温暖化が未来世代の生活スタイルの選択可能性、さらには生存可能性に負の影響を与えることが想像される中で、そもそもどうして現在世代が未だ生存しない世代に配慮した行為や生活スタイルを選択すべきなのか、それができるのかが問われているからである。近代倫理学の2つの中心をなす功利主義と普遍性に立脚した義務論は、いずれもこの問題に対して十分に答えられない。まず、功利主義は帰結主義に立つものとして、未来世代の最大幸福を算出しなければならないが、帰結としての幸福を考えるために必要な現在世代の行為と未来世代の幸福との間の因果関係も未来世代の価値観・生活スタイルも不分明なままだからである。他方、義務論の前提する普遍性は未来世代をも含めて考えることが可能であるかのように見えるものの、球体としての地球に埋蔵されている枯渇性資源は有限であるから、どんなに抑制された資源利用でもその永遠の持続性は原理的に不可能であるがゆえに、普遍性という立脚点そのものが問題視されることになる。以上のような問題状況に対し、その枠に収まらないものとして提起されているのが世代間倫理なのであるから、そこには近代倫理学批判もまた含意されている。なお、世代間倫理を「責任という原理」によって基礎づけようとしたヨナス（Hans Jonas 1903-93）は、著書『責任という原理（Das Prinzip Verantwortung）』（1979年）でこの倫理を次のように定式化している。「君の行為の結果が、地上における本当に人間らしい生活の持続とうまく折り合うような仕方で行為しなさい。消極的に表現するなら、君の行為の結果が、将来にわたる地上での本当に人間らしい生活の可能性を破壊しないような仕方で行為しなさい」。

【倫理上の問題】世代間倫理の基礎づけには既に様々な試みがある。それらの試みが共通して突き当たる問題の一つとして、現在世代と未来世代の非対称性・非相互性がある。すなわち、現在世代が未来世代に配慮したとしても、未来世代が現在世代にそうすることはあり得ない。仮に現在世代が自らに先行する世代から恩恵を受けていることを認めるとしても、過去の世代が他ならぬ現在世代のために意図的に努力したとは必ずしもいえない。それでも現在世代は自ら、たとえば化石燃料を消費する権利を制限すべきであるとどうしていえるのか、その基礎づけが問われるのである。さらに、環境問題対策において未来世代の様々な可

能性に配慮することの必要性を認めるとしても、その配慮が現在世代に内在する不平等の問題から目を逸らすことを結果しないように注意すべきである。すなわち、南北問題に代表される経済格差が現存するにもかかわらず、それを放置したまま未来世代との生存可能性の格差に取り組むことは、倫理的にも問題視されねばならない。

〔御子柴善之〕

【参考文献】谷本光男「環境問題と世代間倫理」（加茂直樹・谷本光男編著『環境思想を学ぶ人のために』世界思想社、1994）。蔵田伸雄「『未来世代に対する倫理』は成立するか」（加藤尚武編『環境と倫理』有斐閣、1998）。
【関連項目】枯渇性資源、地球温暖化、功利主義（行為一、規則一、選好一）、南北問題

‖ 積極的安楽死 ➡ 安楽死

‖ 摂食障害　eating disorders（英）

【定義】精神疾患としての摂食障害には、２つの重要な症候群がある。すなわち神経性無食欲症（anorexia nervosa：AN）および神経性大食症（bulimia nervosa：BN）である（簡略に「拒食症」「過食症」と呼び習わされることもしばしばある。）それぞれは食行動をめぐる様々な行動異常と、特異な精神病理によって定義づけられる。ANでは身体疾患に起因しない羸痩（るいそう）と、肥満恐怖、成熟拒否、身体イメージに対する認知障害などが中心的なものであり、BNでは過食への没頭と肥満恐怖、体重抑制のための異常な代償行動（嘔吐誘発や下剤乱用など）がその病像の概要である。また、ANとBNはしばしば相互に移行する。臨床医学的にはアメリカ精神医学会（DSM-IV-TR；code 307）や、WHOの国際疾病分類（ICD-10；code F50）の診断基準が用いられることが多い。
【原因への理解と倫理上の問題】摂食障害の発生原因については多面的な研究が展開されている。心理的要因としては、幼少期の被虐待経験、家族機能の不全、母親からの分離不安、性的成熟への恐怖、対人関係能力の障害、体重抑制の嗜癖性などについて精神力動学的に様々な考察がなされてきた。生物学的要因としては、遺伝子や脳内の神経伝達物質の異常などから行動の強迫性・嗜癖性を解明しようというアプローチが行われているが、未だ決定的なものは見出されていない。社会的要因としては、文化結合的な症候群として問題となる。すなわち、女性は痩せていることが美的とされる文化は発症の背景要因として大きく影響し、疫学的にもその発症男女比は圧倒的に女性に偏っている（およそ10倍前後）。
【展望】摂食障害の治療には薬物療法、疾患教育、認知行動療法、家族療法、集団療法などが行われる。近年はアルコール依存症の治療モデルに準じた患者自助団体なども立ち上げられている。

〔高橋英男〕

【参考文献】American Psychiatric Association『DSM-IV-TR精神疾患の分類と診断の手引』（高橋三郎・大野裕・染矢俊幸訳、医学書院、2004）。『ICD-10 精神および行動の障害 臨床記述と診断ガイドライン』新訂版（融道男・中根允文・小見山実・岡崎祐士・大久保善朗訳、医学書院、2005）。
【関連項目】国際疾病分類第10版

‖ 絶滅危惧種 ➡ 種の保存

‖ セデーション　sedation（英）

【定義】麻酔薬などにより意識レベルを下げることによって苦痛（精神的・肉体的ストレス）を感じないようにすること。
【倫理上の問題】セデーションには、手術、侵襲の強い処置や検査、集中治療等で一時的に行う場合と、緩和医療において死亡に至るまで継続される場合がある。手術や処置・検査は短時間で終わるものであり、患

者の苦痛を軽減する目的で使用されるため通常、倫理上問題とはならない。集中治療で行われる場合は長期間に及ぶ場合があり、鎮静に使用する薬剤の副作用により循環動態の抑制や消化管機能の低下等が起こることがある。しかし、鎮静を行うことで患者の苦痛が軽減するだけではなく、安静の保持や酸素消費量の低下が得られる。また精神的・肉体的ストレスフリーとなることで、交感神経系の亢進、異化の亢進、様々なホルモン分泌の異常が軽減され、生体の生理的環境の改善が得られるため、積極的に導入した方がよい。ただしその使用には、鎮静のレベル・期間ともに必要最低限とされるべきであり、常に鎮静レベルの評価、鎮静の必要性の評価を行わなくてはならない。倫理上最も問題となるのが、緩和医療において患者が死亡するまで継続される鎮静である。死亡直前の耐え難い苦痛を緩和する措置であるが、意識レベルを下げるため現実の人格的な生はそこで終わりとなる。死の代わりに意識をなくすという治療であり、安楽死との違いが問題となる。安楽死は意図的な死であり、本来、医療者が行うことは許されていない。十分な緩和医療を行っていても苦痛を軽減させることが難しく、予後が数日ないし数時間であり、患者・家族が鎮静を希望する場合に適応があると考えられる。安易に導入することなく、患者に関わる複数の人間（医療チーム）が適切に判断しなくてはならない。また適切な薬剤の選択、量の調整を行い、最初から意識消失を意図せず、夜間の睡眠の確保、日中のうとうと感、そして持続的な睡眠など、患者の苦痛に応じて段階的に意識を下げていくことが望ましい。　　　［小山寛介・下山直人］

【参考文献】森田達也『鎮静、苦痛緩和のための鎮静の概念』（ターミナルケア、2001）．

【関連項目】緩和ケア

セベソ事件　Seveso Affair（英）

【定義・概要】1982年3月、イタリア政府が厳重保管していたはずのドラム缶入りダイオキシン汚染土壌が行方不明となり、11月に北フランスで発見され、有害化学物質の越境移動が問題になった。この汚染土壌発生の原因となる1976年の爆発事故からドラム缶発見までの約6年間の始終をセベソ事件という。この事件発生を契機に1982年9月からOECD（経済協力開発機構）が有害廃棄物の越境移動管理について検討を始めた。

【事件の経緯】1976年7月、この事件の発端となった2, 3, 7, 8-TCDD（テトラクロロジベンゾパラジオキシン）による土壌汚染は、スイスのバーゼルに本社を置く農薬メーカーICMESAのイタリア北部の町にあるセベソ支社の化学工場が、主産物のトリクロロホネートナトリウムを製造中に爆発事故を起こした際に生じた。この事故で直接の死者は出なかったが、爆発の衝撃などで200人が軽い負傷・下痢症状を負った。また家畜が犠牲となり、焼け跡の工場および周辺の土壌汚染が発生。セベソ町全体にTCDDが大量に放出・飛散し、大気汚染を起こした。最悪の汚染地は110ha、以後6年間にわたって管理区域になった土地は1800haにも及び、約3万7000人の町民に影響を与えた。1988年の調査発表では、このセベソ事故の直接的な概算被害額は250百万USドルに上った。なお20年後（1996年）の調査では、TCDDの環境ホルモン作用によるのか、セベソの女児の出生は男児の2倍になっている。

　1982年のドラム缶発見後、しばらくはOECDの検討が国際条約等の取り決めに至らず、イタリア政府も当初、多国籍農薬企業ICMESAに責任があるとして、フランス政府によるドラム缶回収の要請を受け入れなかったため事態が紛糾した。結局、ス

イスのバーゼルにICMESAの本社があることから、スイス政府がこれらのドラム缶を引き取ることになった。

この事件・紛争に教訓を得て、OECDは1984年にOECD域内での、また1986年にアフリカ等域外への、有害廃棄物の越境移動管理に関する決定・勧告に行き着いた。これは、OECDがUNEP（国連環境計画）と合流して検討を重ねた上で1989年3月に116カ国満場一致での採択がなされ、1992年5月5日に発効されるバーゼル条約に結実した。　　　　　　　　　　［齋藤實男］

【参考文献】UNEP, "The World Environment 1972-1992" (Chapman&Hall, 1992). E.J. Kormondy, "International Handbook of Pollution Control" (Greenwood Press, 1989).

【関連項目】有害廃棄物、環境ホルモン、バーゼル条約

遷延性意識障害　prolonged disturbance of consciousness（英）

【定義】脳血管障害や頭部外傷等の発症や受傷後に、数カ月以上にわたって意識障害が続き、回復の見られない状態にある時、この用語を用いる。基準としては、（1）意思疎通不可能、（2）自己移動不可能、（3）発語不可能、（4）視覚による認識不可能、（5）尿便失禁、（6）食事の自己摂取不可能、（7）以上の状態が3カ月以上継続すること、等々である。いわゆる植物状態（persistent vegetative state）もそのうちの一つである。

【倫理上の問題】ここではとくに植物状態に関連する倫理問題が重要である。近年、延命医学の発達に伴い、このような患者が増加の傾向にある。感染防止を図り、人工栄養を続ければ何年も生存が可能といわれ、こうした患者の人間としての尊厳をめぐって活発な議論が交わされている。この問題の倫理的議論に火をつけたのは、1976（昭和51）年のカレン＝クインランの裁判であり、論議を押し進めたのがナンシー＝クルーザンの裁判であった。さらに、2005（平成17）年にはテリー＝シャイボの事件が新たに論議を巻き起こした。いずれもアメリカでの事例である。植物状態では個人の尊厳が守れないと主張する人びとは、延命治療を停止して自然に死なせることを主張する。アメリカでは、本人の意思が明白な時にのみこれを容認する法律がほぼ全州に行き渡っている。一方、日本ではこうした立法例はまだ存在しない。　　　　［澤田愛子］

【参考文献】塚原浩子・金城利雄編『感覚・認知機能障害をもつ人の看護』（メヂカルフレンド社、1997）。澤田愛子『末期医療からみたいのち』（朱鷺書房、1996）。

【関連項目】意識レベル、植物状態、自然死、自然死法、カレン事件、クルーザン裁判

善管注意義務
diligence of a good manager（英）

【概要】善良なる管理者の注意義務のこと。民事法では注意義務は、その基準によって自己のためにすると同一の注意義務と善良なる管理者の注意義務（善管注意義務）に分かれる。自己のためにすると同一の注意義務とは、人が自己の事務を処理するにあたって用いる程度の注意義務をいう（民法第827条参照）が、これに対して善管注意義務は、物または事務を管理するにあたって、その職業・地位等に属する人に一般に求められる程度の注意義務を指す（民法第400条、644条、852条、869条参照）。民事法の分野では善管注意義務違反は、不法行為、債務不履行における過失の問題になり、損害賠償責任を発生させる。

【医療をめぐる問題】民法第644条は「受任者は、委任の本旨に従い、善良な管理者の注意をもって、委任事務を処理する義務を負う。」と規定する。患者が医師の診療を

受ける時、診療契約が成立していると考えられる。診療行為は法律行為でないので、そのような契約は法律上準委任契約とされるが、医師は診療契約によって受任者として善良なる管理者の注意義務を負い、そのような注意義務に違反して患者に被害を生じさせた時は損害賠償責任を負うことになる。医師等は、人の生命や身体等に対する危険を伴う業務に従事する者として、一般人より高度の注意義務を要求される。医療過誤の裁判において、被害者＝患者による医師等の過失の立証が医療の持つ高度の専門技術性のため困難であることが多いことに鑑み、過失の前提となる注意義務の程度を高く考えることによって被害者＝患者による過失の証明の負担軽減を図る傾向があるが、医師等の善管注意義務もそのような中に位置づけられ運用されている。〔平野武〕
【関連事項】注意義務、医療訴訟、医療裁判、医療過誤、損害賠償

善行原則 ➡ 慈恵（善行・仁恵）原則

全国療養所患者協議会
【定義】全国の国立ハンセン病療養所に入所している患者の協議会（全患協）のことであり、現在は全国ハンセン病療養所入所者協議会（全療協）という。
【倫理・法律上の問題】かつて「らい病」と呼ばれていたハンセン病は、らい菌によって起きる慢性の細菌感染病であるが、古くからその患者と家族は偏見と差別の対象とされてきた。しかし、らい菌の毒性・感染力・病原性は極めて弱く、感染しても発病することは極めて稀であり、仮に発病しても早期発見と早期治療により比較的容易に完治するといわれている。ところが、日本では「らい予防法」が長年存在したこともあって、患者は療養所に隔離されるという事態が長く続いた。これが差別と偏見の

根源となった。1987（昭和62）年に全患協支部長会議が「らい予防法」改正に取り組む決定をしてからは、同法廃止の動きが高まり、1996（平成8）年3月27日に「らい予防法の廃止に関する法律」が成立した。2001（平成13）年には各地でハンセン病国家賠償訴訟が提訴されたが、和解で決着がついた。2002（平成14）年1月28日、坂口厚生労働大臣（当時）と全国原告団協議会の原告代表が基本同意書に署名し、ハンセン病問題は法的には一応の決着を見た。しかし、全国の患者の平均年齢は70歳を超え、視覚障害、肢体不自由などの後遺症にも苦しんでいるといわれている。偏見解消も含め、真の問題解決には、まだ時間と努力が必要であるし、何よりも、これらの人びとの社会復帰のため、様々な援助が必要である。その動きが近年、ようやく見られるようになった。〔甲斐克則〕
【参考文献】大谷藤郎『らい予防法廃止の歴史』（勁草書房、1996）。
【関連項目】ハンセン病

潜在的保因者 ➡ 保因者

戦傷病者特別援護法
【定義】戦争に起因する疾病・傷害を負った旧軍人・軍属に対して、国家補償の精神に基づいて療養等の援護を行うことを内容とする法律。1963（昭和38）年に制定され、その後たび重なる改正を経て今日に至っている。
【制度の仕組み】戦傷病者援護事業はいわゆる援護事業の一環であり、援護事業にはこれ以外に、戦傷病者および戦没者遺族に対する年金等の給付、未帰還者および留守家族への援護、中国等からの帰国者への援護事業などがある。戦傷病者援護は、その援護事業の中で最も重要な位置を占める。戦傷病者援護事業の対象者は軍人・軍属・

準軍人であり、公務上の傷病を負ったことにより戦傷病者手帳の交付を受けた者である。2006（平成18）年4月1日現在での戦傷病者手帳の所持者は4万6956人となっている。援護の具体的内容は、療養の給付、療養手当の支給、葬祭費の支給、更生医療の給付、補装具の支給および修理、国立保養所への収容、鉄道および連絡船の無料扱いとされている（戦傷病者特別援護法第9条）。また戦傷病者相談員という制度が設けられており、厚生労働大臣は戦傷病者の福祉の増進を図るため戦傷病者の援護のために必要な指導を行うことを、社会的信望があり、かつ戦傷病者の援護に熱意と識見を持っている者に委託することができる（同法第8条の2）。

【歴史的経緯】援護事業は、連合国の占領下で海外引揚者への援護や旧軍関係の残務整理として始まった。1952（昭和27）年に援護事業の法的根拠として初めて戦傷病者戦没者遺族等援護法が制定され、その後、1953（昭和28）年に未帰還者留守家族等援護法が、1959（昭和34）年には未帰還者に関する特別措置法が、そして経済成長や社会保障制度の整備を背景に、1963（昭和38）年に戦傷病者特別援護法が制定された。

【倫理上の問題】旧軍人・軍属とその家族には各種援護事業や軍人恩給制度などの諸制度が整備されており、手厚く公的補償がなされている。これに対して、アジア諸国での日本軍による戦争被害者や日本国籍を有さない戦傷病者への補償はほとんどなされておらず、両者は際立った対照をなしている。また、中国において実施された七三一部隊の人体実験の責任についても、終戦に伴うアメリカとの特殊な関係の中で不問とされてきた。ニュールンベルグ綱領やヘルシンキ宣言の採択の経緯を鑑みる時、これらが日本の生命倫理の暗部となっているとの根強い指摘がなされている。　　　　［旗手俊彦］

【関連項目】ニュールンベルグ綱領、ヘルシンキ宣言、七三一部隊、更生医療、療養

染色体

chromosome（英），Chromsom（独）

【定義】真核生物において細胞分裂時に塩基性の染色液に染められ観察される構造体。成分は主に核酸とタンパク質で、遺伝情報を持つDNA（デオキシリボ核酸）が含まれている。生物の種によって染色体の数が決まっている。ヒトでは全部で46本あり、常染色体（同型同大の2本で1組）が22組で44本と、性染色体が2本（女性はX染色体が2本、男性はX染色体1本とY染色体1本）ある。

【倫理上の問題とその関連】染色体は遺伝情報を持つDNAを含むので、遺伝病と深く関係している。染色体は減数分裂（生殖母細胞から生殖細胞が生じる）時に染色体の構造に異常（欠失など）や、生殖細胞の染色体数の増減が生じる場合がある。そのような場合に子孫に影響を及ぼす可能性がある。すなわち、染色体異常による遺伝病が起こる。そのような染色体異常についての診断法が1970年代以降に発展し、出生前診断として使用されてきている。また、染色体には、その末端部にテロメアと呼ばれる（末端小粒とも呼ばれる）構造があり、染色体は分裂時に複製されるが、テロメアは完全に複製されずにその塩基配列の繰り返し部分が減少するといわれている。したがって、核移植によるクーロン生物の作製においては、作製されたクローン個体の染色体のテロメアに、既に細胞が分裂を繰り返した痕跡が残されているため、その細胞の老化や、また腫瘍化との関係が考えられている。それゆえ、核移植によるクローン生物が親の個体とまったく遺伝的に同じとはいえないことが生物学的にも論じられている。

　　　　　　　　　　　　　［大林雅之］

【関連項目】DNA、遺伝病、染色体異常、出生前診断、クローン技術

染色体異常
chromosomal aberration（英）

【定義】真核細胞の核内にある塩基性色素に染色される構造体（主成分はDNA）を染色体と呼ぶ。ヒトの場合、22組の常染色体と、1組の性染色体のセットを持っている。この染色体セットに生じた数または構造の異常を「染色体異常」と呼ぶ。この異常は細胞分裂の際に出現する突然変異によるものであるが、その多くは胎児に致死的に働き出生までは至らない。この異常によって引き起こされた何らかの症状を持って出生する例が、染色体異常による疾患と定義される。「猫鳴き症候群」「ダウン症候群」「ターナー症候群」「クラインフェルター症候群」などがよく知られている。これらの染色体異常は一定の率で発生するもので、基本的にはどのような男女の組み合わせからも発生する可能性がある。

【倫理上の問題】生殖医療技術の「発展」により、これらの染色体異常は胎児の細胞によって診断ができるので、「出生前診断」の対象となっており、これをめぐって倫理的問題が出現している。　　［佐藤純一］

【関連項目】突然変異、遺伝病、出生前診断

全人的医療　holistic medicine（英）

【定義】2つの意味に大別でき、1つは、人間の疾病を即物的に観察しその生物的側面に対してのみ診断・治療を加えることを医療とする考え方に対して、人間を生活体として把えその生き方や考え方あるいは生活の質を総体的に把握しながらその個人に最適な医療を行う立場を一般に全人的医療という。いま1つは、この立場と関連するが、哲学上の全体論（holism）の観点から要素と全体という対立を超えた包括的単位としての人間に対する医療のあり方を探る立場を指す。

【歴史的経緯】全人的医療の理念自体はヒポクラテス（Hippocrates B.C. 460?–375?）の医学にもその基本的姿勢が見られるし、史上著名な医学者や医療者は多かれ少なかれこの観点を論じている。たとえば、オスラー（William Osler 1841–1919）やナイチンゲール（Florence Nightingale 1820–1910）の思想はその典型といえる。しかし、この概念自体が広く提唱されるようになった時期はアメリカなどにおけるホリスティックヘルスムーブメントが盛んになった1970年代以降である。それは一つには、それまで隆盛を極めてきた西洋近代医学の限界や矛盾が指摘されるようになり、環境汚染などの状況も作用して、自然回帰が喚起されるようになったことと軌を一にしている。また、一方でケストラー（Arthur Koestler 1905–83）らを中心とした還元主義的科学観に対する批判の影響によってシステム論的・生態論的自然観に注目が集まるにつれて、非西洋的科学や医学への関心が高まり、インド医学や中国医学などへの積極的接近が試みられたことも大きな要因である。それらの誘因により、医学史的に普遍的に見られる全人医療的理念が、現代における新しい科学観などによって全人的医療として概念化されたと考えられる。それは、方法としての西洋医学と非西洋医学の併用、生活の質などの重視、患者の自己決定の尊重などの特徴を示している。近年では、そのような観点から統合医療（integrated medicine）や代替補完医療（alternative and complementary medicine）を評価していく中で、全人的医療の思想と実践が参照されつつある。

【倫理上の問題】全人的医療の理念は、近代医学の弱点ともいえる人間の具体的生活から離断された医療過程を、生活化・人間

化する上で大きな役割を果たしている。とくに難治・不治の疾患や障害を持った人びとの医療モデルの基本とされつつある。一方で、方法における西洋医学と非西洋医学の共存・併用については、その有効性や相互調整についての課題、すなわち科学的医学において議論されている「根拠に基づく（evidence based）」云々の観点からどのように評価すべきかの課題も指摘されている。

［瀧澤利行］

【参考文献】P.A.タマルティ『よき臨床医をめざして―全人的アプローチ』（日野原重明・塚本玲三訳、医学書院、1987）。平尾真智子「看護思想の源流」(1)（『総合看護』第32巻第1号、現代社、1997）。
【関連項目】医療、癒し

▌前成説　preformation（英）

【定義】生物の個体発生において、成体の形態は前もって出来上がっており、それが発生の過程で拡大してくるという学説。これに対して、個体の形態は発生の過程で徐々に形成されてくるという考えは「後成説」と呼ばれる。

【歴史的経緯】前成説は17世紀後半から研究者の間で優勢になった。代表的な論者にはM.マルピーギ（Marcello Malpighi 1628-94）、A.v.レーウェンフック（Antoni van Leeuwenhoek 1632-1723）、J.スワンメルダム（Jan Swammerdam 1637-80）、A.v.ハラー（Albrecht von Haller 1708-77）、C.ボネ（Charles Bonnet 1720-93）らがいる。前成説はさらに大きく二つに分けられ、成体のひな形が精子の中に出来ていると考える「精原説」と、卵の中に出来ていると考える「卵原説」とがある。前成説の最も極端な形態は、天地創造の時に創られた最初の女性の卵の中に、その後誕生するすべての人間のひな形があらかじめ入れ子状に含まれていたという「入れ子説」である。

前成説は、発生の研究に顕微鏡が導入され、生殖細胞などの観察が可能になるとともに盛んに主張されるようになった。当時の顕微鏡の精度は必ずしも高くなかったため、観察者の中には精子の中に人間のミニチュアが見えると報告する者もいた。しかしそれだけではなく、前成説には思想的・宗教的な背景もあった。前成説を主張する研究者は概ね生物の自然発生説も否定しており、生物種は神の創造以来、固定不変であるというキリスト教の信仰に基づいた静的自然観を抱いていた。さらに、前成説はデカルト的機械論とも馴染みやすいものであった。これに対して、後成説はアリストテレス的目的論や、動的自然観、唯物論と結びついていた。

前成説が否定されるきっかけとなったのは、再生現象についての実験的研究の進展や、子が両方の親の形質を受け継ぐという遺伝的事実の存在であった。このような現象は、成体の形態があらかじめ精子や卵の中に完成されているという考え方に抵触し、また自然の中に何らかの形成力が内在することを予想させたため、後成説や動的自然観に対して有利に働いたのである。18世紀になると、顕微鏡の改良や発生学的研究の進展に伴って、後成説を裏付ける観察が多数報告され、古典的な前成説はやがて根本的に否定されることになる。ただし、古典的前成説とは性格を異にするものの、今日の生物学における遺伝情報の考え方が「プログラム前成説」と呼ばれることもある。

［音喜多信博］

【参考文献】中村禎里『生物学の歴史』（河出書房新社、1973）。横山輝雄『生物学の歴史―進化論の形成と展開』（放送大学教育振興会、1997）。
【関連項目】進化論、遺伝決定論、機械論、人間機械論

選択的中絶　selective abortion（英）

【定義】胎児の障害や疾患を理由に行う人工妊娠中絶。

【歴史的経緯】胎児診断により、胎児の治療不可能な先天異常・染色体異常・遺伝子異常などの障害や疾患が発見されるようになり、こうした異常を理由として人工妊娠中絶が行われるようになった。胎児診断技術は、1968（昭和43）年に羊水検査、1980年代に超音波断層法、1990年代に母体血清マーカー検査が導入されるなど、急速に普及している。厚生省（当時）科学審議会先端医療技術評価部会は1999（平成11）年に母体血清マーカー検査に関して、「専門的なカウンセリングの体制が十分でないことを踏まえると、医師が妊婦に対して、本検査の情報を積極的に知らせる必要はない。また、医師は本検査を勧めるべきではなく、企業等が本検査を勧める文書などを作成・配布することは望ましくない」との見解を示したが、今後、画像処理技術の向上、遺伝子診断技術の開発、母体血による胎児DNA診断技術の開発など、精度が高く安全性も高い（流産を誘発する危険性がない）技術が開発される方向にある。

【法的問題】「母体保護法」（1996〈平成8〉年）における「医師の認定による人工妊娠中絶」の条項には、胎児の異常を理由とする中絶条項、いわゆる胎児条項はない。したがって、わが国では選択的中絶は法的には認められていない。しかし実際には行われていることから、胎児条項を明記すべきだという見解も出されている。が同時に、胎児条項を入れることは障害者差別につながるとして反対する意見も根強い。胎児条項の有無は国によって異なる。医師の側に胎児診断についての情報を提供する義務があるかどうか等についてアメリカでは判例も多い（ロングフルバース訴訟、ロングフルライフ訴訟と呼ばれる）。日本では東京地裁判決（1979〈昭和54〉年）ほかがある。

【倫理上の問題】通常行われている人工妊娠中絶の問題と選択的中絶の問題とを区別して論じるべきなのかどうかという問題がある。生命は神聖であるから、いかなる中絶にも反対であるという見解をとれば、ことさら選択的中絶を取り上げる理由は存在しない。反対に、選択的中絶も含めて人工妊娠中絶を容認する立場もある。だが、通常の中絶は女性の自己決定権に含まれるものとして認めるものの、胎児の異常を理由に行う選択的中絶には反対の見解も存在する。選択的中絶に反対する立場は、（1）胎児段階で得られる情報は限られたものに過ぎない、（2）胎児段階での状態によってその子の生まれた後の幸不幸を決定するのは危険である、（3）社会福祉や障害者差別の現状を見ると、産む女性の自己決定によって自由な選択がなされるとは思えず、その決定は共同体における支配的な価値を反映したものとなるだろう、したがってそれは（4）遺伝子異常・染色体異常や先天異常を持つ胎児の生存権を奪うことになり、（5）現に生きている障害者の差別や人権侵害につながる、などである。選択的中絶を容認する立場には、（1）妊娠・出産は当事者の自由な選択に任されるべき問題であり、胎児の情報を入手することは当然の権利である、（2）当事者の自由な選択が尊重されるとすれば、それは過去の強制された優生政策とは異なる、（3）選択的中絶を行うことと、障害者差別とは別の問題である、（4）選択的中絶が行われることで福祉関係の公的費用負担が軽減される（代償／利益論）、さらには（5）健康に生まれることは生まれてくる子の権利であるとする、などの見解がある。

【展望】選択的中絶が一般的に行われると、長期的に見て遺伝子レベルでのコントロールが行われることになるが、それが遺伝子

プールへどのような影響をもたらすかは不明である。選択的中絶が社会的に容認されることによって優生思想が実現されるという反対論がある一方、優生思想の実現にはつながらないとする見解もある。今後、遺伝子診断の開発によって様々な病気のメカニズムが解明されようが、それらは必ずしも治療法の開発には結びつかないものと予想される。そこで、選択的中絶は許されるものなのか、許されるとしても出生前の診断内容には一定の基準が設けられるべきなのではないか、どのように当事者の自己決定を尊重するのかなどの倫理的問題に対して、社会福祉のあり方とも関連させ、今まで以上に社会的対応が強く求められており、カウンセリング体制の確立と充実も急務である。ところが、そのような倫理的・社会的議論よりも早く、診断自体が普及しているのが現状である。選択的中絶の身体的・精神的負担を軽減するために着床前診断を望むケースもあるが、着床前診断については日本産科婦人科学会が厳しい自主規制を行っている。中絶がほとんど議論されないまま広範に行われていることとは対照的である。　　　　　　　　　　　　　　［田村京子］

【参考文献】M. Tooley, 'Abortion and Infanticide' ("Philosophy & Public Affairs" Vol.2, No.1, 1972). P.シンガー『生と死の倫理―伝統的倫理の崩壊』（樫則章訳、昭和堂、1998）。A. L. Caplan, G. McGee, D. Magnus, 'What is Immoral About Eugenics?' ("BMJ" 13 Nov. 1999).

【関連項目】出生前診断、染色体異常、母体血清トリプルマーカースクリーニング、遺伝カウンセリング、ロングフルバース訴訟、ロングフルライフ訴訟、優生思想

先端医療　state-of-the-art medicine（英）、Spitzenmedizin（独）

【定義】それぞれの時代の先端科学・技術を用いた医療のこと。医療として確立される前の、試験的段階のものが含まれるため、望んだ効果が得られるかどうか不確かであるのみならず、予期せぬ望ましくない結果が生じる危険を伴うものがある。

【先端医療とその開発】今日、先端医療として登場してきているものには遺伝子治療、ゲノム創薬、軟骨や血管等の組織再生とその臨床応用、あるいは手術支援ロボットの使用等、枚挙に暇がない。現代の先端医療開発は分子生物学等の手法のみならず、診断用の化学的資材開発、工学による診断・治療機器開発、あるいは臨床情報工学等との学際的研究によって初めて成り立っている。

【倫理上の問題と対応】先端医療の多くは基礎医学研究と試験的臨床応用の性格とを併せ持っている。この先端医療の扱う対象は、当該の病気の人はもとより、臓器、組織、細胞、胚、遺伝子、あるいは実験動物にまで及ぶ。これら対象のうちには幹細胞の採取の過程でその生命を失う胚や、その操作が人間そのものに変様をもたらしかねない遺伝子等もあり、人間観や人類の将来像をめぐり激しい議論がなされている。このように先端医療の周辺は、研究ならびに経済競争等も含め、緊張をもはらむものとなっている。臨床試験、研究対象としての人、胚、遺伝子等それぞれの対象にふさわしい対応や保護のあり方も世界各国で検討されている。先端医療の展開には自然科学の知のみならず倫理学・法律学・政治行政・国際政治等との緊密な関わりが重視されるゆえんである。実験・研究対象の保護、公共の福祉等の観点から法やガイドライン、倫理委員会等の整備が各国で検討、実施されつつある。　　　　　　　　　　　　　　［飯田亘之］

【参考文献】櫻島次郎『先端医療のルール』（講談社現代新書、2001）。『先端医療技術に関する社会的合意形成の手法』（「平成13・14年度科学技術振興調整費調査研究報告書」、研究代表者赤林朗、2003）。

【関連項目】医療、遺伝子治療、ゲノム創薬、分子生物学、ガイドライン、研究倫理、医学研究

先天異常　congenital abnormality（英）
【定義】個体の遺伝子異常・発生異常に基づく、出生時に見られる形態的・機能的異常の総称。先天性代謝異常症やその他の分子病、先天奇形など様々な疾患が包括される。

【倫理上の問題】先天異常という言葉の示す範囲は広く、その異常が生まれてきた児の生命や生活、予後にどのような影響を及ぼすかは一概に述べられない。しかし、それぞれの児の症状や障害の程度、個別の家族状況などに合わせて、適切な支援や社会的な保障が得られなければ、家族の苦悩は増大し、児の命の灯火が頼りないものとなる危険がつきまとう。また、医療技術の進歩により多くの先天異常についてその有無を妊娠中に知ることができるようになり、新たな倫理的問題を生み出している。一連の妊婦健康診査で行われる超音波検査、感染症検査は全妊婦が対象で、予期せずして偶発的に異常が発見される場合がある。羊水穿刺や絨毛採取などのいわゆる出生前診断が考慮される妊娠については、その対象者がガイドライン（「遺伝カウンセリング」「出生前診断に関するガイドライン」〈日本人類遺伝学会、1995年〉。「遺伝学的検査に関するガイドライン」〈遺伝医学関連学会、2003年〉。）により規定されている。出生前診断において、検査を受けるかどうか、結果を知るかどうか、結果により妊娠を継続するのか、などの意思決定の問題、引き続き想定され得る選択的妊娠中絶も含めて、診断をされる胎児の人権の問題、先天異常が遺伝的要因による場合の、それへの継続的な対処の問題など、そこには多くの倫理的問題が含まれる。そして、それは同時に診断される先天異常を持つ児・人の存在の是非を問うことに結びついている。

【展望】技術の進歩は止まるところを知らない。着床前診断や先天異常選別の技術は進んでおり、ゲノム研究の進展によって遺伝子レベルでの原因解明・臨床応用もますます広げられていくであろう。しかし、一度立ち止まって考えなければならない壁がその局面ごとに用意されるべきである。

［佐藤直美］

【関連項目】障害、出生前診断、遺伝カウンセリング、選択的中絶

先天性風疹症候群
congenital rubella syndrome（英）

【定義】妊娠初期の母体内で胎児が風疹ウイルスに感染し、流産、死産、あるいは胎児の先天性欠損（小眼球症、白内障、難聴、精神遅滞や心奇形など）を生じること。風疹後症候群（postrubella syndrome）ともいう。

【倫理上の問題】グレッグ（Norman Gregg）が1941年に報告して以来、妊婦の感染症が胎児に影響を及ぼす最も有名なものの一つとして知られている。ヒトに感染した風疹ウイルスは血液中に入って、妊娠中の女性の胎盤を含めた身体全体に広がる。感染が在胎16週までの間に起きると、流産あるいは心臓や眼球の出生時奇形の可能性がある。とくに最初の3カ月間での感染では、30～35％のリスクで聾や心臓奇形などの出生時奇形を引き起こす。妊娠初期に感染の可能性（IgM風疹抗体価の上昇）が高くなっても、妊娠16週以降の感染では奇形発生の頻度は10％以下になるので、安易な人工中絶をすべきではない。妊娠前に風疹の予防接種を受けることで、先天性風疹症候群を予防できるので、風疹の既往のない若い女性はすべてワクチン注射を受けた方がよい。ワクチンが利用可能になってから先天性風疹症候群を持って生まれる児の数

は減少していたが、近年、ワクチン接種率が低下していることが懸念されている。

[藤野昭宏・井岡達也]

【関連項目】予防接種、予防接種法、伝染病

▎先天的　congenital, a priori（英）

【定義】出生時において既に存在すること。
【医学・倫理上の問題】「生まれる前」とは、受精卵が細胞期、胎芽期、胎児期を経過して赤ん坊になって出生するまでの時期をいうが、その時、1つの細胞が細胞分裂を繰り返してヒトの体の各部分が出来る。この時期に起こる異常を先天異常と呼ぶ。先天異常は大きく、遺伝障害、胎児障害、周生期（周産期）障害の3つに分けられる。遺伝障害には、メンデル遺伝（遺伝病）、染色体構造異常、染色体数異常、多因子遺伝病があり、胎児障害には、胎芽病（奇形）と胎児病、さらに周生期障害には、脳性麻痺と核黄疸が含まれる。わが国では「親の因果が子に報いる」と考えられたため遺伝学の普及が極めて遅れたが、1962（昭和37）年のサリドマイド事件を契機として、妊婦が飲んだ薬で奇形児が出来ることが分かり、「催奇性」と「遺伝的」が違うことが理解されるようになった。最近、ヒトの体は、「遺伝と環境の産物」であると統一的に理解されている。また倫理上の問題としては、遺伝子診断の発達により、先天性の障害を持って生まれてくることの是非がある。

[木田盈四郎]

【関連項目】後天的、遺伝病、遺伝

▎洗脳　brain washing（英）

【定義】特異な環境下で新しい主義・思想を繰り返し教え込んで植えつけ、従来の主義・思想を改めさせること、またはその方法。
【歴史的経緯】日本語の洗脳は英語のbrain washingを直訳したもので、もともとは第二次世界大戦後の一時期中国共産党による強制的な思想改造計画を指して用いられた。brain washingの語そのものは、朝鮮戦争（1950〜53年）の際に共産側の捕虜になったアメリカ兵の思想改造について記載したハンター（Edward Hunter）の著書"Brain washing in China"（1953年）によって広く知られるようになった。現在では洗脳は、戦時下の捕虜など、いわば極限状態にある被洗脳者に対して、長時間の物理的暴力や精神的圧迫を行い、疲労困憊させて被暗示性を高めるとともに、罪の自白を通して不安や罪責感を起こさせ、最終的には思想学習を反復させたり報酬・処罰を与えたりすることによって思想改造に至らしめることとされる。

洗脳は通例、欧米や日本において近年に社会的問題となってきているカルト宗教のマインドコントロールとは区別される。マインドコントロール（和製語）は、強制によらず、一種の催眠法によって個人や集団を被暗示性の高い状態に導き、暗示によって特異な記憶や思考を生じさせる行為、またはその技術とされ、いわゆる悪徳商法にはこれを巧みに利用したものが少なくないとされる。

[藤尾均]

▎全能細胞　totipotent cell（英）

【定義と概要】人の1個の受精卵は一方では分裂増殖を繰り返し、他方では細胞分化により細胞の性質や能力も変え、最終的に個体をつくる。この過程を個体発生と呼ぶ。人の体には、異なる形態や機能を持つ臓器が体内にある。また、外観でも明らかに形や機能が違う部分がある。個体発生の過程で、受精卵や数回の分裂を経た時期の細胞は個体形成に必要なすべての種類の細胞をつくる能力を持つ。この時期の細胞を全能細胞や胚性幹細胞という。卵細胞や精細胞も同義の性質を持つ。全能細胞の核を同一種動物の成体の身体の適当な細胞の核と入

れ換えると、適当な環境下で個体形成能を持つ。核の供与体が同一であれば、同一個体、つまり胚細胞操作の標的であるクローン動物ができる。通常、全能細胞から分化した細胞は最終的には死へ向かう。しかし、個体は生殖細胞を次世代の全能細胞として残す。　　　　　　　　　　［平賀紘一］
【関連項目】受精卵、胚性幹細胞（ES細胞）

全脳死　whole brain death（英）
【定義】脳幹死と大脳死を合わせた概念。脳幹と大脳の機能が不可逆的に失われたことをいう。イギリスを除く世界の主要国では全脳死を脳死と定義している。脳にはその他に小脳があるが、小脳は大脳と脳幹が働いている時に身体運動のバランスを司るところで、脳死に陥った人には役立たない。
【倫理上の問題】（1）全脳死になった後も視床下部からホルモンが出ているから人の死といえないと論じる人がいるが、視床下部のホルモンは心臓死の後でも分泌されるから、これをもって人の死を否定するなら心臓が止まっても生きていると主張することになる。（2）イギリスでは脳幹死だけで人の死と規定しているが、脳幹死に引き続いて大脳死が起こるにしても、同時に起こるわけではないので、日本やアメリカでは脳幹死に加えて平坦脳波という大脳死の条件を加え、全脳死をもって脳死と規定している。　　　　　　　　　　　［伊藤幸郎］
【関連項目】脳幹死、大脳死、脳死

専門職倫理　professional ethics（英）
【語源・歴史的経緯】専門職にはprofessionとprofessionalという2語がある。西洋では、人間は身体を備えて現世に住み、身体が無くなったら来世に住むと考えられていたので、身体・現世・来世について何らかの問題が生じた場合それを解決する必要があった。専門職（profession）とはそれぞれの告白（profess）を聞き解決策を示す者を意味する。身体についての告白を聞く者が医師、現世について聞く者が法曹人、来世について聞く者が聖職者である。これら3種類の専門職を育てるのが大学であり、古くは医学部、法学部、神学部だけが存在した。その後、次第に意味が拡大して高次の技術や訓練を必要とする様々な理科系、文科系の職種（農業・工業・会計など）にも専門職（professional）の言葉が使われるようになった。また、一般には娯楽に関わるスポーツ選手なども、アマチュアと対比されて専門職（professional）の言葉が使われる。古典的な3種類の専門職は他の専門職よりも生活の根幹を扱うゆえに、高い倫理性が求められる。
【倫理上の問題】専門職倫理の特徴としては、（1）公共的サービス、（2）体系化された専門知識、（3）自己規制基準、（4）免許制度、（5）職能団体の組織、などが挙げられる。医療の専門職倫理を著わしたものには古くは「ヒポクラテスの誓い」や近くは「ナイチンゲール誓詞」などがあり、そこには善行・無危害・正義・守秘義務の原理が含まれていた。しかし、第二次世界大戦中の人体実験の反省から、現代では説明と同意や患者の自律尊重が重要であると確認され、「ニュールンベルグ綱領」「ジュネーブ宣言」「ヘルシンキ宣言」「リスボン宣言」などでは患者の権利を擁護することが重要視されている。医療専門職者には、身体の悩みだけではなく現世的な悩み（社会保障制度など）や、来世的な悩み（スピリチュアルケア）を聞く態度も求められ、総合的な倫理が必要となっている。［佐藤労］
【参考文献】J.C.Callahan ed., "Ethical Issues in Professional Life"（Oxford UP, 1988）．
【関連項目】ヒポクラテスの誓い、ナイチンゲール誓詞、ニュールンベルグ綱領、ジュネーブ宣言、ヘルシンキ宣言、リスボン宣言

そ ソ

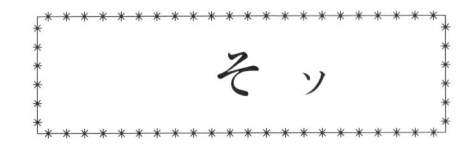

躁うつ病 ➡ 精神病・神経症

臓器移植 organ transplantation（英）
【定義】臓器不全の患者の救命のために、他個体の臓器を移し入れる医療技術。人間から人間などへの同種移植と、動物から人間などへの異種移植に大別され、同種移植はさらに、心停止後移植、脳死・臓器移植、生体移植に分かれる。脳死・臓器移植では心臓や肝臓などの生命維持に不可欠な臓器の全体が移植されるが、生体移植ではドナーの生命を守るために腎臓と肺の片方や肝臓の一部の移植だけがなされている。
【歴史的経緯】臓器移植が盛んに試みられるようになったのは、血管吻合技術が開発された20世紀初頭以降である。しかし、移植臓器に対する拒絶反応を制御できなかったために、成功例は長らくなかった。1950年代になると拒絶反応の正体が免疫反応であることが解明され、遺伝子が同型の一卵性双生児間での生体腎移植に成功例が出る。さらに1967年には南アフリカのバーナード（C.N.Barnard）が心臓移植に挑み世界の耳目をさらったが、レシピエントは18日後に死亡した。この移植を機に、1966年あたりから進められていた、腎移植の成績を上げる目的で不可逆昏睡状態を死の基準にして新鮮な臓器を入手する計画が加速する。心臓移植は拍動中の心臓を用いなければ成功を望めないが、その実施は殺人罪に抵触するからである。こうして不可逆昏睡は脳死と改名され、1968年には世界初の脳死判定基準と称されるハーバード基準も策定されたが、免疫抑制技術の問題のため移植成績に大差はなかった。しかし、1980年代初頭に画期的な免疫抑制剤シクロスポリンが臨床導入され、また、有機的統合性を論軸として脳死を死の基準とする論理が組まれることにより、アメリカを中心に心臓移植などの脳死・臓器移植はその数と成績を急上昇させ、同年代後半までにアジアとアフリカ以外の大半の国々で合法化した。日本でも激しい論争の末、1997（平成9）年に臓器移植法が成立し、2006（平成18）年11月末現在で49人の脳死者から臓器提供が行われている（移植は187件）。
【倫理・科学上の問題】問題を移植当事者をめぐるものに限定すると、まずレシピエントに関する最大の問題は移植の延命効果であろう。移植成績は生存率や生着率で表わされてきたが、移植をした場合としない場合とを比べた統計分析はほとんどなされてこなかったため、移植の真の延命効果は不明である。心臓移植の必要性を宣告されてから9カ月以上内科治療を続けながら移植の順番を待った場合、そのまま移植を受けない方が1年生存率が高いという統計報告すらある。腎移植では人工透析とのQOLの違いが利点に挙げられるが、この点に関しても両者を徹底対照した統計調査はない。さらに臓器不足が解決される見込みがないため、移植の待機者は精神的に追い込まれがちであり、移植後もうつ病などの精神疾患をきたすことがある。

他方、ドナーにまつわる最重要問題は、死の基準に関することであろう。脳死を死の基準とする公式論理は、身体の有機的統合性（体内環境の恒常性など）の消失を死と定義し、有機的統合性の中枢は脳であるから、有機的統合性の消失した脳死状態は死の基準となる、というものである。しかし、脳死状態のまま有機的統合性を維持して何年も生存する慢性脳死者が少なからず存在するため（最長21年）、この公式論理は成り立たない。そしてそうである以上、

論理的・科学的にも生きている脳死者から不可欠臓器を摘出することの根本が問われることになる。しかも、脳死者はラザロ徴候という四肢の滑らかな運動を示すような状態にあり、臓器摘出の執刀時に激しい体動が起こることもある。そのため執刀時に麻酔や筋弛緩剤の投与が移植医学の常識になっている。心停止後移植にあっては、三徴候死を確認しないまま心停止後数分で臓器摘出手術に入る場合が多く、さらに心停止前から有害な臓器保存液を注入することが常態化している（脳死移植でも同様）。生体移植では、2006（平成18）年に西日本での臓器売買や病者からの移植が問題化したが、それらは氷山の一角であることはもとより、人身売買すら世界的に相当数あると目されている。

【諸分野との関連と展望】前述の21年間生存した脳死者を死後剖検した結果、脳神経細胞すべてと脳幹構造が消失しており、わずかに残った脳幹部も石灰化していた。しかも、移植臓器とレシピエントの身体にはそもそも神経連絡がない。これらの事実は、近年優勢な脳還元主義の再考の必要性を物語っている。また、臓器移植は過渡的な医療といわれているが、ES細胞などを用いた代替医療も、倫理的な検討に加えてその実現可能性に対する科学的な検証が望まれる。目下のところ遺伝子治療がそうであるように、「夢の医療」と喧伝されるものが患者や社会に過剰な期待を与えてはならないからである。　　　　　［小松美彦］

【参考文献】M.ロック『脳死と臓器移植の医療人類学』（坂川雅子訳、みすず書房、2004）。「特集：メタ・バイオエシックス」（『思想』977号、岩波書店、2005）。小松美彦『脳死・臓器移植の本当の話』（PHP新書、2004）。

【関連項目】移植医療、QOL、脳死体、生体移植、臓器移植法、異種移植、再生医学

臓器移植法　Organ Transplantation／Transplant Act（英）

【定義】臓器の移植についての基本理念を定めるとともに、臓器の機能に障害がある者に対し臓器の機能の回復または付与を目的として行われる臓器の移植術に使用されるため臓器を死体から摘出すること、臓器売買等を禁止すること等につき、必要な事項を規定することによって、移植医療の適正な実施に資することを目的とする法律（臓器の移植に関する法律〈平成9年法律104号〉第1条より）。

【歴史的経緯】1967年12月2日、南アフリカ共和国のバーナード（C.N.Barnard）医師による世界初の心臓移植が行われた。移植に用いられる心臓は基本的に脳死者からの摘出が必要である。世界各国において死の定義、臓器提供についての公的検討が行われた。その成果を踏まえて、アメリカでは1968年に連邦初の統一死体提供法が、1969年にカンザス州では統一法が採択され、1970年に心臓死と脳死を人の死とする法律が制定された。その後各州で立法化され、新たな連邦モデル法も策定された。アメリカ以外の諸外国においても公的検討が行われ、1970年以降立法化が行われた。さらに初期の段階の当該法律を改正する国が散見され、新たな段階に移行している。

日本においては、脳死臨調、国会での議論を経てようやく1997（平成9）年に立法化された。その特色として、臓器移植を前提にした脳死判定の実施は、本人の明示の同意および家族の同意がなければ実施できないとし、本人の意思表示は15歳以上の者のみ有効とした。世界で最も厳しい要件により、脳死下の臓器移植は低迷した。この現状を改善する目的から法改正が第171回国会でなされた（2010（平成22）年7月17日公布・平成21年法律第83号）。

【倫理・法律・社会上の問題】脳死と臓器

の移植は従来の価値観・生命観を揺さぶり、倫理や法の問題、つまり社会全体の問題となった。このことは既に周知の歴史的事実である。「脳死は人の死か」の問題については、諸外国では医学上の問題のみならず、個人の問題でもあるものを社会の問題として、問題点の再編纂（restatement）を行い、制度化・立法化をもって一定の解決を見たところである。こうして倫理上「脳死は人の死」とすることに問題はないとする説が成立する（反対意見は当然にある）。死は個人の問題であるが、社会の問題でもある。よって、法による解決は当然に求められなければならない。臓器移植法で死の定義を定めるか、別の法令や基準によるかは、それぞれの国において選択される。ただし、死についてのルールを統一的に処理するのが世界的には通常の考え方である。臓器の提供については、その国の文化・宗教・法体系により定められるから、普遍的なものではなく、時代とともに変化するものである。よって、諸外国おいて法改正がなされているのは当然であり、かえって望ましい事態といえよう。

【展望】日本では「脳死は人の死」と統一的に定めず、また、本人が「脳死は人の死」と認めていたとしても家族の反対があれば脳死判定は実施できないことから、家族に死の選択権を認め、15歳未満の小児の臓器提供も不可能であり、小児は海外渡航をしない限り臓器移植は不可能であった。旧法では倫理・法・社会上の問題の解決にはならなかったといえよう。問題点の再編纂が中途半端にとどまった結果を、解決することができるかが、国民に突きつけられた課題であった。今回の法改正は、（1）臓器摘出要件の改正：年齢に関わらず、［ⅰ］本人が臓器提供の意思を表示している場合において、遺族が臓器摘出を書面で承諾している。［ⅱ］本人の意思が不明の場合であって、遺族が書面で承諾するとき。（2）脳死判定要件の改正：年齢に関わらず、［ⅰ］本人が脳死判定に従わないことを表示していない場合において、遺族が脳死判定を書面で承諾している。［ⅱ］本人の意思が不明の場合であって、遺族が書面で承諾するとき。（3）親族への優先提供：親族に対し当該臓器を優先的に提供する意思を書面により表示できる。（4）普及・啓発：国及び地方公共団体は臓器提供の意思の有無を運転免許証及び医療保険被保険者証等に記載等、啓発普及の施策を講ず。（5）検討：虐待を受けた児童からの臓器提供がされないよう、及びその疑いがある場合には適切に対応について必要な措置を講ず。（3）は2010（平成22）年1月17日施行、その他は2010年7月17日施行となる。適正な施行が課題である。

→巻末参考資料33　　　　　　　［塚田敬義］

【参考文献】国立国会図書館調査立法考査局編「特集 脳死・臓器移植」（『外国の立法』第32巻4・5・6号、1994）。中山研一・福間誠之編『臓器移植法ハンドブック』（日本評論社、1998）。加藤尚武『脳死・クローン・遺伝子治療』（PHP新書、1999）。平成21年7月17日官報第5115号2頁。

【関連項目】臓器移植、移植医療、脳死臨調、脳死

‖ **臓器資源** ➡ 臓器不足

‖ **臓器市場** ➡ 臓器売買

‖ **臓器売買**　organ trade（英）
【定義】人間の臓器を売り買い（売買）すること。臓器（そのもの）に対する金銭的対価の支払い（および受け取り）。人間の臓器はヒト組織や細胞などと同様、移植用・医学研究用・薬物試験用などの目的で売買される。臓器売買は、「臓器」を変数とするならば、人身（幼児を含む）売買、死体売買、生首売買、ヒト組織・細胞・DNAの売買、精子・卵子売買などと対比

される。また、「売買」を変数とするならば、臓器贈与（通常の無償の臓器提供）や臓器窃盗（臓器どろぼう）や臓器詐欺（臓器詐取）などと対比される。臓器売買のうち、とくに移植用の臓器の売買は主にインドやフィリピンなどの第三世界で発生している。

【倫理上の問題】移植用の臓器の売買は多くの国で立法によって禁止されている。わが国では「臓器の移植に関する法律」がそれを禁止している。ただし、そこで禁止されるのは「移植用」臓器の売買のみである。すなわち、医学研究用や他の用途での臓器の売買は禁止されない。また、移植用であってもヒト組織や細胞の売買は禁止されない。さらには移植用臓器の提供に伴って発生する損害の填補（てんぽ）は売買に当たらず、禁止されない。

　臓器売買、とくに移植用臓器の売買は通常、（1）臓器が物として扱われる、（2）人間の尊厳を侵害する、（3）ドナー（となる貧困者）の人権や健康等を侵害する、（4）売春と同じである、（5）人身売買に通じる、（6）レシピエント間の不公平を生じさせる、などという理由で反対されている。これらのうち、最も強力なものは（2）である。それは、多くの国の臓器売買禁止立法の根拠（の一つ）となっている。一方、臓器売買賛成論もある。理由としては、（1）人間には「臓器を売る権利（ないし買う権利）」がある、（2）臓器売買禁止は財産権ないし臓器売買の自由を侵害するものである、（3）臓器売買を容認することで現在の慢性的臓器不足を解消することができる、（4）移植医療においてドナーからの臓器提供を除く他の場面ではすべて、倫理的にも法的にも何らの問題もなく金銭が介在しているが、なぜドナーに限って愛の行為＝無償なのかを合理的に説明できない、（5）現代は命ですら金で買う時代であるから臓器を買うことは認められて当然である、（6）労働力すなわち人体「機能」の一部の売買と、ヒトの臓器や組織すなわち人体「構造」の一部の売買とは本質的に同じである、などがある。

【展望】移植用臓器の売買の総数は各国の禁止立法によって減少した（一部はアンダーグラウンド化）。しかし、それでは問題は収まらない。臓器売買の問題は、止められない（止めにくい）世界的な潮流である「人体資源化・商品化」の問題群の中で考察される必要がある。　　　　　　［粟屋剛］

【参考文献】中山研一・福間誠之編『臓器移植法ハンドブック』（日本評論社、1998）。粟屋剛『人体部品ビジネス』（講談社、1999）。

【関連項目】移植医療、臓器不足、臓器移植法、命の贈りもの

臓器不足　organ shortage（英）

【定義】移植用の臓器が不足していること。
【倫理上の問題】移植先進国において臓器不足は以前からあったが、近年、移植成績が上がるにつれて移植希望者が増え、その割には提供者が増えず、年々深刻になってきている。この臓器不足は直接間接に、様々な倫理問題を引き起こしている。正確にいえば、移植医療テクノロジーの開発や進歩が臓器不足という媒介項を通して（間接的に）倫理問題（ひいては社会問題や法律問題）を引き起こす（まさにテクノロジーは「倫理問題の製造機械」である）。直接に起因する倫理問題としては、臓器をいかに（公平に）配分するかという問題がある。これは、かつて透析機械が不足していた時代にその利用配分をめぐって倫理問題が発生したのと似ている。臓器不足はまた、その解消のための社会制度（ないし法制度）の制定や技術開発を通して、間接的に新たな倫理問題を生ぜしめる。たとえば、提供者本人の意思あるいは家族（遺族）の意思

のいずれかがあれば臓器を提供できるという臓器提供システムは、提供臓器数を増加させる一方で提供者の自己決定権が弱められるのではないか、そもそも臓器は誰のものなのか、などの倫理問題を生む。他に、生前に死後の臓器摘出について反対の意思を表明しておかない限り、医師に臓器摘出の権利が認められるとする臓器提供システム（いわゆるコントラクトアウト〈オプトアウト〉システム）は、提供臓器数を増加させる一方、そこまで提供者の自己決定権を弱めてよいのか、そこまで臓器の公共資源性を強化してよいのか、などの倫理問題を生ぜしめる。さらには、アメリカでは臓器不足解消のための公的移植用臓器マーケットシステムの提案もなされているが、これがもし実現すれば提供臓器数を増加させる一方、インドやフィリピンで行われている臓器売買の場合と同様の倫理問題を引き起こす。あるいは臓器不足そのものが、その解消のためのさらなる技術開発を通して間接的に倫理問題を生ぜしめるという場合もある。たとえば、異種移植技術や再生臓器作製技術の開発は臓器不足解消に役立つであろうが、それらは当然に固有の倫理問題を引き起こす（「異種移植」の項参照）。

【展望】臓器移植というテクノロジーの開発が他人の臓器をもらってまで（あるいは買ってまで）生きたいとする人類の欲望に火をつけた。そのような死生観および身体観を捨てる（昔のそれらを取り戻す）ことができないならば、臓器不足解消のためのさらなるテクノロジー（異種移植技術や再生臓器作製技術など）の開発や、それと並行する、あるいはそれとは独自の法的・倫理的・社会的条件整備を行うほかはないであろう。　　　　　　　　　　［粟屋剛］

【参考文献】山内一也『異種移植』（河出書房新社、1999）。

【関連項目】移植医療、異種移植、再生医学、コントラクトアウト

▌早期療育　early intervention（英）

【定義】子どもが明白な発達遅滞やその歪み、あるいは障害の臨床症状を示す前に、それらが疑われる者についてスクリーニング検査を行い、早期に発見し支援を行うこと。

【語源・歴史的経緯】「療育」という言葉は高木憲次（1888－1963）の造語である。大正から昭和初年まで肢体不自由児の治療と教育とを意味する言葉として使用されてきた「医治救護」に対し、科学を総動員し、肢体不自由をできる限り克服し、回復した能力を活用させて自活の道を開くように育成するという意味を込めて「療育」という言葉を定義した。

　療育という言葉は法令上、明確に規定されているわけではない。しかし「療」は医療を、「育」は育成を意味するものと理解され、心身に障害のある者が医療的配慮の下で育成されることが療育と捉えられている。療育という言葉は、法的には「保健所長は、身体に障害のある児童につき（中略）必要な療育の指導を行なわなければならない」（児童福祉法第19条）、「在宅の重症心身障害児（者）に対し、通園による日常生活動作及び運動機能訓練等の訓練・指導等必要な療育を行うことによって、運動能力等の低下を防止するとともに発達を促し（中略）福祉の増進に資する」（「重症心身障害児通園モデル事業の実施について」1989〈平成元〉年）などの文言として用いられている。

【展望】障害の早期発見と早期療育は、対象となる子どもの状態を的確に把握し、適切な時期に適切な医学的・教育的・福祉的対応を行うことによって二次的障害を予防するという積極的側面がある。しかしその反面、個々の子どもの能力を固定的に捉え、

教育への権利の保障など社会的処遇における差別的取り扱いの根拠とされる危険性も指摘されている。たとえば小学校入学前に実施される「就学時健康診断」（学校保健法第4条）とその結果に基づいて行われる「就学指導」（同法第5条）により、子ども本人やその保護者の意思にかかわらず特殊教育諸学校への就学が決定されることなどはその一例である。個々の子どもの障害に応じた適切な処遇が保障されるべきことはもちろんであるが、特殊教育諸学校の職員や施設・設備が十分なものとはいえない現状では、安易な措置を行うことは、かえって当該子どもの成長・発達権を制約・侵害することにもなる。

　なお、近年では保護者の意思を最大限に尊重する傾向が高まりを見せ、こうした問題は解消に向かっているともいわれる。しかし反面、通常の学校における障害児学級（「複式学級」「特殊学級」などと呼ばれる）に従来よりも重度の障害を持つ子どもが在籍することが増えている。そのため、特殊教育諸学校に措置される子どもの障害がさらに重度・重複化する傾向が加速している。いずれにせよ、早期療育の意義を実質的な制度として保障する努力が求められているといえる。

〔藤本典裕〕

【関連項目】障害者（児）、学校保健法、学校教育法

総合科学技術会議
Council for Science and Technology Policy, Cabinet Office（英）

【定義】各省より一段高い立場から、総合的・基本的な科学技術政策の企画立案および総合調整をすることを目的として、内閣総理大臣および内閣を補佐する「知恵の場」として2001（平成13）年1月設置された。

【歴史的経緯・特徴】前科学技術会議を引き継ぐ。科学技術会議は政府の科学技術政策の総合的な推進に資するため、1959（昭和34）年2月に科学技術会議設置法に基づき内閣総理大臣の諮問機関として総理府に設置された。その後、国全体として調和のとれた総合的な科学技術政策の展開がいっそう緊要なものとなってきたことから、臨時行政調査会等の提言を踏まえて、1983（昭和58）年3月、学識経験議員を含む各界の有識者で構成される政策委員会が設置された。さらに、1995（平成7）年11月に施行された科学技術基本法において、政府が科学技術基本計画を策定するにあたっては、あらかじめ科学技術会議の議を経なければならないことが定められ、科学技術会議の役割はますます重要となった。

　この会議は月1回開催される。この会議の下に専門調査会が6つ設置されている。その1つが生命倫理調査会である。この会議の特徴は「戦略性」「総合性」「自発性」の3点であるが、とくに「総合性」という点について、人文・社会科学も含み、倫理問題等の社会や人間との関係を重視する姿勢を謳っている。なお生命倫理調査会は、2001年から3年かけて32回の議論を行い、研究目的のヒトクローン胚作りを条件付きで認めることを盛り込んだ最終報告書をまとめ、同会議本会議で報告。これを受けて、文部科学省・厚生労働省は現行の指針の改正の着手に入った。しかし、そこでは全員一致の原則は崩れ、多数決で決まるということだった。

【倫理上の問題】クローン規制法、ES細胞指針などがここで審議され、この結果を踏まえて関連部会で作成されている。一応、意見公募の形を取るなど国民に開かれたあり方を示しているが、現実には意見公募の期間が1カ月と短く、またインターネットという限られた情報媒体を使用している。また、寄せられた意見が真摯に各委員によって議論されているのかどうか疑う声もあ

る。さらに委員も科学者、経済界に偏りがあるとする指摘があるならば、問題である。広く国民の声を聞く姿勢が保持されることが要望される。　　　　　　　　〔盛永審一郎〕

【関連項目】ヒトに関するクローン技術等の規制に関する法律、特定胚、胚性幹細胞（ES細胞）

相互扶助　mutual aid（英）

【定義】地域共同体において、その構成員が互いに助け合い援助し合って協同という結合関係を築くこと、もしくはその仕組み、それを支える思想のこと。

【歴史的経緯・倫理上の問題】相互扶助の意義を最も強調したのは、ロシアの無政府主義者クロポトキン（P.A.Kropotkin 1842-1921）であった。動物学者ケスラー（K.F.Kessler）が1881年にロシア博物学会で述べた「相互扶助は相互抗争よりもはるかに重要である」という思想に影響を受けたクロポトキンは、ダーウィン（Charles Darwin 1809-82）に端を発する社会進化論の進化論の一要因である「生存競争概念は弱肉強食の永続闘争の世界だ」との考えを批判し、「互いに支え合い、相互扶助の習慣を身につけた者が最適・勝者である」と主張した。相互扶助の精神は、「種」の生存と進化のために重要で、動物や人間の本能に基づいている。また、生活上で協同し、困難を解決する自発的連帯である社会関係こそが、社会進化の作用をもたらす基因であると考える。

「人間は、ごく初期から氏族と部族をなして生活し、村落共同体が生まれた。共同体とギルドの結合はやがて都市を形成するが、このギルドは技術や職業の遂行から、あるいは相互支援と相互防衛の必要性から起こった。相互扶助の実践とそれに続く進化は、人間が芸術・知識・知性を発達させ得る社会生活の真の条件を創り上げ、相互扶助制度は産業や科学を進歩させる」とケスラーは述べている。日本では、農工文化に根ざした地域共同体の中で、「結」「講」といった、自然発生的な組織として「相互扶助」の方法をとってきたが、社会の発展・組織化・国家制度の確立とともに、社会事業・社会福祉が進められてきた。しかし、相互扶助原理の重要性が十分に示されるのは、とりわけ倫理の領域においてであり、相互扶助こそわれわれの倫理概念の真の基礎だといえる。

【展望】資本主義が成熟し産業支配の進む今日においては、家族や地域社会の相互扶助集団の機能が低下している。社会福祉援助活動や社会保障制度など、様々な社会的装置によって代替・補完されるようになってきてはいるが、人と人とが相互に助け合い援助し合うことの倫理的・道徳的側面の樹立が極めて重要である。　　〔斉藤さや可〕

【参考文献】P.A. Kropotokin, "Mutual Aid, A Factor of Evolution"（Heinemann, 1902）〔大沢正道訳「相互扶助論」（『クロポトキン第1』三一書房、1970）〕.

【関連項目】社会契約説、人権、人格、福祉

操作的診断基準　➡　国際疾病分類第10版

葬制　death custom（英）

【定義】死者を葬る際の儀礼・習俗の全体。この儀礼・習俗は集団内での強制力を持ち、制度として機能する。また死体の処置法としての葬法のみならず、生から死への過程、そして埋葬にまで及ぶ禁忌・規制をも含む。葬制には、土葬・火葬・水葬・鳥葬等、また一定期間埋葬された死体を取り出して遺骨を別なところに安置するという二次葬があり、また、死をめぐる習俗を見ても、埋葬の前に死体を一定期間棺に収めて祭る殯（もがり）など様々なものがある。ここには死者を集団で葬ることから不可避的に生

じる、葬儀を行う者の社会的位置や社会制度のあり方が映し出され、葬制が集団の構成員をつなぐ紐帯の役割を果たしているのを見ることができる。さらには、葬制はある種の死生観や他界観を表わしてもいる。柳田国男の言葉を借りれば、葬制には「民族固有の信仰の消極的威力とも名づくべきもの」が残されている。

【葬制の倫理】葬制の起源としては、生者の死者への愛惜の念が挙げられるが、現在の世界と他界との交通も特筆すべきことであろう。死者が他界に赴くと信じられている場合、現在の世界と他界とはつながっているが、両者の通路は常に開かれているわけではない。死者と生者はある一定の期間に、特定の所作をもって通じ合うことができる。こうしたつながりを可能にするものが葬制であり、久野昭が葬送の倫理的な意味を習俗の形式にではなく、習俗の形式を通じて葬送する主体の側に置いているように、いずれは他界へと旅立たねばならないという認識を喚起させるところに葬制の倫理的な意味合いがあるといえる。

【葬制と自己決定権】近年、死後の自己決定権（死後の自立）を主張し、墓を設けず遺骨をそのまま特定の山中に埋葬し、目印として花木を植える「樹木葬」や、海洋に遺骨を撒く「散骨」など、「葬送の自由」と称して葬送・埋葬のあり方を生前に規定する動きがある。こうした動きの背景には、制度としての葬制に対し主体性を確保する姿勢や、葬制の形骸化や商業化に対する批判を見ることができ、葬制の形骸化や商業化において、地域集団の共同作業としての葬送・埋葬のあり方が薄れ、葬制が個人あるいは家族・親族内に限定されるに及び、死後の自己決定の問題が浮上してきたともいえる。しかし当然のことながら葬送や埋葬は残された者が執り行うため、死に逝く者と残された者との関係性、埋葬や散骨を執り行う者とそれを引き受ける者との関係性、さらには他界に赴いたと信じられている存在と現在の世界の存在との関係性を認識し、死後の自己決定権がどこまで妥当かをよく吟味しなければならない。［大鹿勝之］

【参考文献】柳田国男「葬制の沿革について」（『定本　柳田国男集』第15巻、筑摩書房、1963）。久野昭『葬送の倫理』（紀伊國屋書店、1969）。
【関連項目】死後の世界

‖ 相馬事件

【定義】1883〜95（明治16〜28）年、精神障害を発症した旧相馬藩主、相馬誠胤の自宅監禁および入退院の是非をめぐって起こった一連のお家騒動。

【倫理上の問題】事件発生以前には精神障害者に対する地方法令が存在したものの、監置を目的とするものであり、精神障害者の保護や治療に関しての法的整備は不十分であった。このような状況において、相馬誠胤は精神障害（現在では統合失調症と推定されている）を発症し、自宅監禁および入退院を繰り返すことになるが、これを不法監禁とする旧臣下錦織剛清と相馬家側との13年に及ぶ確執が続き、法の不備が明らかとなった。その結果、1900（明治33）年に精神病者監護法が制定された。しかしこの法においては私宅監禁が認められ、さらに精神病院が警察の管理下に置かれた。このように、精神病者監護法においては精神障害者の保護や治療よりも監置が重視され、倫理上大きな問題を残すことになった。

［平林直次］

【関連項目】精神障害（者）

‖ 組織移植　tissue transplantation（英）

【定義】欠損や損傷、機能不全に陥った組織の替わりに他者からの組織を充当する治療法。皮膚・角膜・心臓弁・気管・骨・軟骨・血管・膵島などの組織が用いられる。

心停止後に組織を提供することを組織提供といい、皮膚・角膜・骨・心臓弁・血管などはバンクが設立されている。
【倫理・法律上の問題】組織移植についてのわが国での認知度はまだ低い。組織提供には意思表示カードは必要なく、本人の生前の意思表示あるいは本人の意思表示がなくても家族の意思で提供が可能であるが、あまり知られていない。また、わが国の現行の意思表示カードには眼球（角膜）以外はその他としてしか記載されておらず、皮膚など他の組織が利用されることが知られていないため提供が少ない。摘出された組織は半永久保存を可能にする凍結保存ができることから、バンクが設立されているが、保存・解凍・搬送など資金面や、営利企業が設立されているなどの問題がある。死亡直後の摘出でなくても利用可能であったり、多くの組織が利用できたりすることから、再利用可能部品から成る構成物として死体が見なされる恐れがある。現在、組織移植を規制する法律はなく、日本組織移植学会（JSTT）による「ヒト組織を利用する医療行為の倫理問題に対するガイドライン」および「ヒト組織を利用する医療行為の安全性確保・保存・使用に関するガイドライン」に沿って行われているが、新たな適応拡大などに対して今後も再検討、法制化などの整備が必要と思われる。膵島移植は膵臓移植に比べて安全で簡便な治療法である。しかし、複数個体の膵臓から膵島が分離されて一患者にだけ利用されるので、ドナー不足が現在最大の欠点となっている。組織移植ネットワークを中心に組織移植についての啓発・ドナー情報の把握・組織の保存管理、公平性を保った分配・提供後のアフターケアなどを行うことにより発展するであろう。

[磯貝晶子]

【関連項目】移植医療、ヒト組織バンク、再生医学、異種移植、人工組織

組織工学 ➡ 再生医学

ソーシャルワーカー
social worker（英）

【定義】困難な生活問題を有する個人・家族等を対象に、社会資源を活用し、サービス利用者の人権の尊重や自己実現の達成を援助する者。

【概要】ソーシャルワーカーの倫理綱領は次の3原則を基とする。（1）人間としての平等と尊厳を尊ぶ。（2）人は他人の権利を侵害しない限度において自己実現の権利を有し、社会は構成員の最大限の幸福と便益を提供しなければならない。（3）社会福祉の発展を阻害する社会的条件や困難を解決するため、その知識や技術を駆使する責務を持つ。日本ソーシャルワーカー協会（1986〈昭和61〉年）および日本社会福祉士会（1993〈平成5〉年）の倫理綱領では、これらの原則に立ち、ソーシャルワーカーの関係領域をクライエント・関係機関・行政および社会の三者に分け、加えて専門職としての責務に言及している。またソーシャルワークの価値観では、一般社会、制度政策上、生物・医学的領域、福祉実践の専門領域、クライアントとソーシャルワーカーの関係領域、ソーシャルワーカーの私的自己と専門的自己の関係という6つの領域が設定できる。クライアントとソーシャルワーカーの関係領域における価値観では、歴史的にバイステックによる社会福祉の価値の7原則（個別化、意図的な感情表現、統制された情緒関与、受容、非審判的態度、利用者の自己決定、秘密保持）が代表として挙げられる。さらに最近では、エンパワーメントや社会的弱者が地域社会で人間として尊厳のある生活を営んでいくことを促進するソーシャルインクルージョン（社会的包含）の視点が示されている。

【倫理上の問題】倫理的課題として複雑な

倫理的ジレンマの解決が重要となる。たとえば、ソーシャルワーカーの個人的価値観は、専門的価値観と必ずしも同一であるとは限らない。また、現在の福祉の動向においては、個別化したケアの重要性が強調される一方で、ケアを保障するシステムの動向は体系化が進み、実際に働くワーカーにとって自分への問いと向かい合う時を増大させるものである。これらの倫理的課題を解決する具体的な指針の一つとしてERS（Ethical Rules Screen）とEPS（Ethical Principles Screen）による方策が挙げられる。すなわち、倫理綱領に基づき、倫理原則における優先順位―（1）生命の保護、（2）平等（不平等）、（3）自由・自律、（4）最小限の害、（5）生活の質、（6）プライバシーと秘密保持、（7）誠実さと開示―を決める。その上で、考慮すべき危険性を想定し、代替えの価値を考え、準備と予防措置を加え、すべてを評価するという展開である。　　　　　　　　［野村豊子］

【関連項目】医療従事者

蘇生限界点　the point of no return（英）

【定義】あらゆる救命処置を施しても死亡を避けられなくなる時点。この点の直前までは蘇生可能であることを想定している。脳死判定の厚生省基準で、（1）深昏睡、（2）自発呼吸消失、（3）瞳孔散大、（4）脳幹反射消失、（5）平坦脳波の5つの条件が揃ったばかりの時点では、まだ救命処置により回復するかもしれない。しかし、それから6時間このまま変化がなければ2度と回復することはない。心臓死の場合のようにはっきり何時何分とはいえないが、6時間の経過のうちのどこかで「蘇生限界点」を通過して不可逆になったと考えられる。

【倫理上の問題】蘇生限界点ではまだ「内的意識」が残っているかもしれないから、脳死として治療を打ち切るべきでないという意見もある。この点は証明が不可能であるが、いわゆる「器質死」を証明すれば大方の納得はいくであろう。蘇生限界点は医療の進歩とともに今より遅らせることができるから、竹内基準の観察期間6時間は今後延長される可能性がある。　［伊藤幸郎］

【関連項目】厚生省基準、脳死

措置入院 ➡ 精神保健福祉法

損害賠償

compensation for damages（英）

【定義】契約不履行および債務不履行（民法第415条）、または不法行為（民法第709条）により損害が発生した場合に、その損害を填補し、損害発生以前と同等の状態にすること。

【歴史的経緯・倫理上の問題】不法行為に基づく損害賠償責任が認められるためには、故意・過失行為と損害の発生（不法行為の場合は権利侵害ないし違法性）があり、かつ両者の間に因果関係が存在しなければならず、しかも不法行為の形態は多様である。これに対して債務不履行に基づく損害賠償責任の場合は、基本的に同様とはいえ、前提として契約関係があるので、注意義務違反となる行為もある程度限定される。いずれにせよ、損害賠償責任で問われるのは加害者側の非難に値する責任である。

業務に起因する事故の場合、職業倫理に違背している場合も多い。たとえば、重大な過失による医療過誤はその典型である。不法行為に基づく場合もあるが、通常、前提として診療契約があり、その債務を医療者側が適切に提供せずに損害が発生した場合に、債務不履行に基づく損害賠償責任を認める場合が多い。原因行為は、患者取り違え、薬剤の種類の取り違え、薬剤の量の取り違え、手術部位の間違い、診療過誤、

血液判定過誤、説明義務違反等々、初歩的なものが多い。とりわけインフォームドコンセントの確保は医療倫理の大原則であり、これを軽視すると事故も増えやすい。その他のものも、事故原因を速やかに解明して防止策を講じるなどして、医療者側（個人および組織）に患者を大事にする基本姿勢があれば、かなりの部分が防止可能である。
【展望】損害賠償で実際上問題となるのは、尽くすべき注意義務の程度（医療水準）と、賠償額の算定である。とりわけ医療過誤では医療行為が複雑であり、医師の行為準則も変化し、患者の身体的・精神的条件も多様であるため、その認定は困難を伴い、訴訟が長引くことが多い。真の被害者救済と公平性のバランスをうまく取る必要がある。そのためには、今後の制度設計として、無過失責任制度との関係も検討しておく必要がある。　　　　　　　　　　［甲斐克則］

【参考文献】前田達明・稲垣喬・手嶋豊他『医事法』（有斐閣、2000）。手嶋豊『医事法入門』（有斐閣、2005）。

【関連項目】慰謝料、医療過誤、診療契約、医療倫理、注意義務、医療裁判、医療訴訟、無過失責任制度

┃尊厳死　death with dignity（英）

【定義】文字通りに解釈すれば、人間としての尊厳を損なわない仕方で死に至ること。より広義には、人間としての尊厳を守るために、延命治療を中止あるいは拒否する権利を尊重かつ遵守するという考え、およびそうした考え方に基づいて死に臨むこと。欧米では、尊厳死は安楽死（euthanasia）と同義に理解されており、安楽死という範疇から明確に区別されるだけの独自性を有していない。

【倫理上の問題】人間としての尊厳理解の源泉や基盤は一様ではない。尊厳理解は、地域・経済・言語・文化といった社会的集団的コードによって異なるのは当然であるが、年齢・性差・収入・社会階層・性格といった個人的コードによっても異なる。したがって、人間としての尊厳を損なわない仕方で死に至ること自体を肯定する場合でも、具体的にいかなる死を尊厳死として把握するかは、コードの違いによって異なってくる。

人間としての尊厳とは、言い換えれば、人間として固有に価値があるということであり、他の事物や生物と比べてより価値がある、あるいは、抜きん出て価値があるということである。尊厳の基準・尺度・要素は多様であって、生命、存在、社会性、思考能力、自己意識、道徳判断の自由、宗教性などを挙げることができる。死に際して人間としての尊厳が重視されるということはつまり、死によって尊厳が損なわれる可能性があり、そのために死を受容する独特の仕方が人間にはある、ということを意味している。

【歴史的経緯】1967年、アメリカ安楽死教育財団は、リビングウィルという造語を提唱して、植物状態にある患者の非人間性を打破して尊厳を守るため、無意味な延命治療は中止するよう主張した。

1972年、アメリカ安楽死教育協議会（安楽死教育財団から改称）は、尊厳をもって「死ぬ権利（right to die）」を確立することを主張した。1975年のカレン事件では、植物状態にある患者から生命維持装置を外すことが裁判で認められた。また、1976年にはカリフォルニア州法で、前もって遺言書（リビングウィル）を作成して医師に指示することによって、生命維持装置による反自然的延命を拒否して「自然死をのぞむ権利（Natural Death Act）」を行使することが認められた。1982年には死の権利協会世界連合（the World Federation of Right to Die Societies）が組織化され、死ぬ権利

や自己決定権をめぐる啓発運動を行っている。

日本では、1976（昭和51）年、産婦人科医太田典礼（1900-85）が中心となって日本安楽死協会が設立され、リビングウィルや死ぬ権利の啓蒙や安楽死法制定運動を行ったが、1978（昭和53）年に安楽死法制化を阻止する会が発足したことなどを受け、世間の誤解を避けつつ安楽死との違いをより明確にするため、1983（昭和58）年に日本尊厳死協会に名称を変更した。安楽死の本質は、瀕死の状態等にある動物や人間を、その苦しみから解放して自由にすることにあり、尊厳死の本質は、死に臨む人間の尊厳を守ることにある。安楽死は、間引きなど伝統的習俗にも見られる歴史的事象であるが、尊厳死は、医療技術の高度化によってもたらされた人間の植物状態化や高齢化に、議論の発端があり、極めて現代的事象である。

なお、日本尊厳死協会が協会会員に配布する尊厳死の宣言書（リビングウィル）には、以下のような項目がある。「（1）私の傷病が、現在の医学では不治の状態であり、すでに死期が迫っていると診断された場合には徒に死期を引き延ばすための延命措置は一切おことわりします。（2）但しこの場合、私の苦痛を和らげる処置は最大限に実施して下さい。そのため、たとえば麻薬などの副作用で死ぬ時期が早まったとしても、一向にかまいません。（3）私が数カ月以上に渉って、いわゆる植物状態に陥った時は、一切の生命維持措置をとりやめて下さい」。日本尊厳死協会会員は、この宣言書を当該医師に提示して理解を求めることはできるが、法的規制力はない。同協会は2005（平成17）年以降、尊厳死法制化運動を進めている。　　　　　　　［中里巧］

【参考文献】太田典礼『安楽死』（三一書房、1982）。中山研一・石原明編『資料に見る尊厳死問題』（日本評論社、1993）。

【関連項目】安楽死、死ぬ権利、死の権利協会世界連合、死生観、人格

尊厳死の宣言書 ➡ 日本尊厳死協会

尊厳死法 ➡ 安楽死法

尊属・卑属
ascendant／descendant（英）

【定義】わが民法は、6親等内の血族、配偶者、および3親等内の姻族を親族とする旨を規定している（民法第725条）。「親族」関係にあることが直ちに法律上の意味を持つことはなく、近親婚の禁止、扶養義務、相続権、証言拒否権の存否などは個別に民法その他の法令によってその範囲が明示されている。血族は、血のつながっている者（自然血族）と、血がつながっていると法律によって擬制される者（法定血族。現在の民法では養子縁組によって養親子間にのみ生ずる）とに分かれる。自然血族は、先祖と子孫の関係にある直系血族（父母、祖父母、子、孫など）と、共通の先祖から分かれた傍系血族（兄弟、叔母、姪など）とに分かれる。姻族とは配偶者の血族（夫の父母や姉妹など）および血族の配偶者（妹の夫、叔父の妻など）をいう。尊属という用語の定義が民法の中に示されているわけではないが、血族のうち自分よりも上の世代に属するもの（父母、祖父母などの直系血族と、叔父叔母などの傍系血族を含む）と解されている。英語でいえばascendantに当たるが、あえて「尊属」としたのは身分的に目上の者という意識が立法者の中にあったためであるといわれている。自分よりも下の世代に属する血族（子、孫、甥・姪など）は卑属という。

【倫理上の問題】「尊属」が意味を持つ民法の規定は「尊属又は年長者は、これを養子

とすることができない」とした民法第793条（尊属養子の禁止）くらいしかない。むしろ「尊属」が意味を持ったのは刑法の尊属殺人重罰規定の適用に関してである。かつて刑法には、尊属に対する殺人や傷害を犯した者を通常の殺傷罪よりも重く処罰する規定が存在した（刑法旧第200条など）。最高裁大法廷昭和48年4月4日判決は、尊属に対する殺人は、通常の殺人に比して高度の社会的道義的な非難を受けて然るべきであるから、これを処罰に反映させて刑の加重要件とすることが直ちに差別的取り扱いに当たるということはできないが、尊属殺の法定刑を死刑と無期懲役に限ったことは、犯人にどのような事情がある場合にも執行猶予の可能性を一切奪う点で不合理な差別的取り扱いに当たり違憲であるとした。その後も国会は刑法第200条などの規定を廃止しないまま放置していたが、1995（平成7）年の刑法改正によって同条は削除された。　　　　　　　　　　　　［家永登］

【関連項目】血縁主義、家族制度

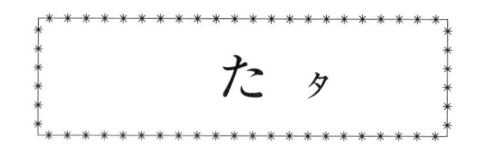

た　タ

▎ダイエット　diet（英）
【定義】原義は食養生あるいは単に養生を意味する。それが次第に食の節制の意味のみに限定された使用が一般化し、今日では主として体重の減量を意味する概念として通用するようになった。
【歴史的経緯】ダイエットの語源ともいうべきギリシャ語のディアイタ（diaita）は、「生きる」「生活」などを意味する語である。ヒポクラテス（Hippocrates B.C. 460？－375？）の医学体系においてもディアイタ（摂生）は重要な療法として位置づけられている。後にこの流れは西洋医学における生活療法・生活指導の基盤となっていく。そしてダイエットの語が、主として食養生に関する語として用いられるようになっていった。20世紀に入ってアメリカなどを中心にセルフケア（self care）への関心が高まり、健康に関する大衆向けの雑誌や図書が刊行されるようになり、その中で食事の問題を取り上げる機会が多くなった。やがて、アメリカ社会の重大な健康問題として肥満が挙げられるようになり、健康管理の課題として体重のコントロールの必要が叫ばれるようになった。この頃からダイエットは「体重の減量」を意味する語として用いられるようになった。わが国でも1970年代以降マスコミなどを通じて普及し始め、「ダイエット甘味料」「ダイエット食品」などの呼称が様々な商品に付けられ、科学的ないし非科学的な体重減量法や痩身法が提唱され、多くの「ダイエット本」が売り上げられた。その動向は21世紀に至ってもなお終息していない。
【倫理上の問題】アメリカ社会では肥満は

社会的地位をも脅かすほどの負のイメージを持ち、健康の自己管理を心掛ける者は体重管理を怠らないといわれ、いわゆるダイエット願望は強い。わが国においては痩身を美とする傾向からとくに若年女子にダイエット願望が強く、適正体重の範囲にありながら極度の体重減量を強行する例も少なくない。神経性食思不振症（拒食症）の誘因ともされ、体重減量としてのダイエットを賛美する動向は、肥満者あるいは自己をそのように認識している非肥満者に強い心理的圧迫を加えている。その一方で、古典的な意味でのダイエット（ディアイタ）は、「養生」思想などの復権の兆しとともに、積極的に再考されるべき意義を有しているといえる。　　　　　　　　　　［瀧澤利行］

【参考文献】平尾真智子「看護思想の源流」（1）・（2）（『総合看護』第32巻第1・2号、現代社、1997）．
【関連項目】養生法、健康管理、肥満

ダイオキシン　dioxin（英）

【定義】ダイオキシン類というのが正確な表現で、ポリ塩化ジベンゾパラダイオキシンと総称される化合物類を示す。これに類似した化合物であるポリ塩化ジベンゾフランやコプラナーPCBを加えてダイオキシン類と呼ばれ、ヒトを含む動物に対して微量で強い毒性を示すことから大きな問題となっている。

【歴史的経緯・倫理上の問題】ダイオキシン類の存在とその害毒を知ることになったのはベトナム戦争（1960－75年）で、アメリカ軍は枯葉剤作戦で強力な除草剤である2, 4, 5-Tをジャングルに大量に散布した。この除草剤の影響によりベトナム人住民やアメリカ兵に多数の中毒患者が出て、その原因となったのは除草剤の2, 4, 5-Tではなく、不純物として微量に含まれていたダイオキシン類であることが判明した。この中毒事件でベトナム人住民の間から多くの先天性奇形児が生まれた。1976年にはイタリアのセベソで、化学工場の爆発事故により発生したダイオキシン類が周囲に飛散して数千人の住民がダイオキシン類に被曝する事件が起きた。多くの人びとが高濃度のダイオキシン類の被曝によりクロロアクネ（塩素挫瘡）という皮膚病に冒された。

上記のようなダイオキシン類が原因とされる事故や事件から、ダイオキシン類の持つ毒性が次第に明らかになってきた。1980年代になって、この物質が人びとの生活廃棄物の燃焼や火災によって生成され生活環境に拡散し、地球規模でダイオキシン類の汚染が広がっていて、一般の人たちも被曝の恐れがあることが分かってきた。

ダイオキシン類のうち、最も毒性が高いのは2, 3, 7, 8-TCDDという化合物で、モルモットに対しては、サリンの2倍強い急性毒性を示すとされている。このことから人類が作った最強の毒といわれているが、動物種によって毒性が大きく異なり、サル、ウサギ、マウスに対しては100分の1から1000分の1ぐらいに弱くなる。ヒトに対する毒性については、過去の被曝事故について疫学的に詳細な調査が行われている。急性毒性でのヒトの死亡例はなく、高濃度の被爆ではクロロアクネという皮膚病を発症する。慢性毒性として、極微量で肝臓障害、生殖障害、発がん作用などがあり、環境ホルモンの一種といわれている。ダイオキシン類の厄介な特徴は、化学的に安定であり、このため、燃焼・加熱などの過程で容易に生成されるとともに、環境中で分解し難く生体内でも代謝され難いことである。

【展望】1997〜99（平成9〜11）年の日本で起きたダイオキシン騒動は人びとに恐怖を与え終焉したが、ダイオキシン汚染は減少したとはいえ依然として続いている。ダイオキシン類の生成量を減らし、環境への

拡散や人体への取り込みを防ぐ対策を続けるとともに、汚染場所や汚染物に関する正確な情報に対処して冷静に対応していくことが大切である。　　　　　　　　［櫻井成］

【参考文献】渡辺正・林俊郎『ダイオキシン』（日本評論社、2003）。宮田秀明『ダイオキシン』（岩波書店、1999）。

【関連項目】環境汚染、セベソ事件

胎芽 ➡ 胎児

体外受精 ➡ 体外受精・胚移植（IVF-ET）

体外受精・胚移植（IVF-ET） in vitro fertilization and embryo transfer（英）

【定義】精子と卵を採取し、体外（in vitro）で受精させ、その受精卵、すなわち胚（embryo）を子宮腔内に移植する生殖補助医療操作。当初、出生した児は試験管内で生命が誕生するというイメージから「試験管ベビー」と呼ばれた。精子を子宮腔内に注入する「人工授精」とは根本的に異なる。

【歴史的経緯】ヒトの不妊治療法としてのIVF-ETは1978年、イギリスでエドワーズ（Robert Edwards）とステップトゥ（Patrick Steptoe）らにより初めて妊娠・出産成功例が報告され、その後は世界的に普及した。卵巣からの卵の採取は、当初は腹腔鏡視下で行われていたが、現在ではほとんどが侵襲の少ない経腟超音波下にて行われている。わが国においては1983（昭和58）年に妊娠・出産の第一例が報告され、その後全国的に普及した。1998（平成10）年度における日本産科婦人科学会（以下「日産婦学会」）登録施設は442施設を数え、年間の患者総数は2万3590人、治療周期総数は3万4450周期、出生児数は5704人であったが、さらに8年後の2006（平成18）年度における登録施設は524施設、年間の患者総数は3万1752人、治療周期総数は4万4686周期、出生児数は6252人に増加している。

【倫理上の問題】以下に示す点等において、本法は未だ完成された治療法ではなく、他の治療法で妊娠可能な症例への安易な施行には十分な注意が必要とされる。（1）費用および母体侵襲と生児獲得率のアンバランス：現在わが国においては、保険診療制度は適用されず、1周期当たり総額40〜50万円前後の自費負担となる。近年、自治体によっては助成金制度を設けるところも出始めたが、適用される症例はごく一部に限られている。また過剰排卵誘発や採卵操作には、時に生命の危険を伴う合併症のリスクもある。一方、治療成績では1998年度は採卵周期当たり妊娠率18.4%、採卵周期当たり生産率13.7%であり、5年後の2003年度は採卵周期当たり妊娠率23.0%、採卵周期当たり生産率15.3%とやや上昇したが、依然として低率にとどまっている。（2）医原的な多胎妊娠発生：本法では培養環境上の限界により、一般的に胚を本来より3〜4日若い段階（4細胞期胚）で子宮内に移植する。この段階では、着床可能胚の100%正確な選別は不可能である。よって通常は複数個移植され、ある程度の多胎妊娠発生は不可避とされる。以前は移植個数も多く、母児リスクの高い4胎以上の発生や、それに対する減数手術等の社会的に好ましからざる医療行為も見られた。近年は少ない移植胚数でも一定の妊娠率を保つことが可能となり、日産婦学会でも1996（平成8）年に、移植胚数を原則3個以内とする旨を会告している。（3）医原性合併症惹起：本法においては通常、移植胚まで到達できるものは採取卵の5〜6割程度である。よって、ある程度の数の卵採取は必須であるため、過量の排卵誘発剤が用いられる。多くの場合、卵巣腫大と腹水貯留を主

徴とする卵巣過剰刺激症候群が惹起される。重症化すると循環血漿量減少や血液濃縮により致命的な状態となる。また、採卵時には大量出血や重症感染等が惹起される可能性もある。以上より、安易な施行の防止のため、日産婦学会では1983年に、他の医療行為によっては妊娠成立の見込みがないものを対象とすべき旨を会告し、施行にあたっては厳密な登録制度と報告を義務づけている。

また、精子や卵、胚の提供等の非配偶者間における実施についても、過剰排卵誘発や採卵等リスクを伴う医療操作が必要なことや、営利目的のための提供という問題も絡んでくるため、慎重な対応が必要である。わが国では倫理的・法的・社会的基盤が未確立なため、日産婦学会からの会告のごとく、現在は配偶子の採取より胚移植まですべて同一の婚姻した夫婦間にのみ施行されると解釈されている。子宮の貸借（代理母）も同様の解釈により現在、施行は認可されていない。

【諸分野との関連】（1）着床前診断：個体発生に影響を与えることのない方法で胚の割球の一部を取り出し、その検査により遺伝子変異を胚移植以前に検出、診断する方法である。国外では臨床応用例が数百例報告されているが、種々の医学的・社会的・倫理的問題を包含する。わが国においては、日産婦学会により1998年に「『着床前診断』に関する見解」が会告され、その進展は監視され、適正な運用に努められている。（2）生殖医学分野の研究への応用：「余剰胚」の項参照。

【展望】胚培養法や移植法の進歩により、欧米先進地域では移植胚数は2個でも一定の妊娠率が保て、その方向に向かう傾向にある。最終的には1個を目指すことも可能とされている。それが可能となれば将来的には卵巣刺激も最小限となり、医原的多胎妊娠や卵巣過剰刺激症候群もなくなると期待される。またそれに関連した技術として、胚を発達の最終段階であるblastocystまで培養し子宮内に移植するという方法も開発され、着床率の向上が目指されている。しかし未だ長期培養技術は確立されたものではなく、この方法では培養途中で発生が停止し胚移植まで至らない確率も増加する。

→巻末参考資料42　　　　　　［朝比奈俊彦］

【参考文献】日本産科婦人科学会編『産科婦人科用語集』（金原出版、1988）。「平成19年度倫理委員会登録　調査小委員会報告（2006年分の体外受精・胚移植等の臨床実施成績および2008年3月における登録施設数）」（『日本産科婦人科学会雑誌』60巻6号、2008）。「会告」（『日本産科婦人科学会雑誌』52巻8号、2000）。

【関連項目】不妊治療、人工授精、多胎妊娠、減数手術、着床前診断、生殖技術、不妊症

大学医学部・医科大学

【定義】大学医学部または医科大学は全国で80校あり、附属の大学病院とセットで日本の大学医学教育の基幹的施設になっている。歴史的に見ると、東京大学など旧帝大系の大学を頂点とする国立大学医学部、第二次世界大戦前の医学専門学校から創設された既設私立大学医学部や医科大学、さらに1970（昭和45）年以降、「一県一医大構想」の下に新設された医科大学の3系統がある。大学医学部・医科大学（および大学病院）は医療専門職の維持の中心的機構であり、日本では「医局講座制」という特異な制度がその機能を果たす上で重要な役割を担っている。それは、臨床の医療実践を担当する大学病院の診療科の単位である医局と、医学教育・医学研究を担当する大学部門の基礎単位である講座の合体した機構である。

【形式と機能】医局講座制は1名の講座主任教授を頂点としたヒエラルキー構造を持ち、一般に大学としての系列では主任教授

の下に准教授、講師、助教といった常勤のスタッフがこの序列で位置し、さらにその下位に大学院生や研究生が従属している。同様に、病院としての系列では主任教授が診療科長（例：第一外科部長）で、その下位に医長、医員、研修医などと続くが、2つの系列は人員的に重なっている。医学生の大多数は卒業後すぐにいずれかの医局（教室ともいう）に研修医・大学院生として入局し、大学における医学研究や先端的実験治療を基礎で支える新たな労働力として、そのヒエラルキーに組み込まれていく。

　医局講座制は一説には大正期頃に始まるとされるが、第二次世界大戦直後のGHQ（連合国最高司令官総司令部）や、1960～70年代の青年医師連合のインターン制度反対闘争やその後の大学闘争による改革の試みにもかかわらず、未だ揺るぎない存在である。それには、講座主任教授に実質的に学位（医学博士号）授与権と、准教授・講師・助教への採用・昇進、大学病院や関連病院への医局員配属を決定する等の人事権が集中していることも大きく影響している。　　　　　　　　　　［村岡潔］

【関連項目】医局講座制、医局、大学病院

大学医学部医科大学倫理委員会連絡懇談会

【定義】日本の国公私立大学医学部・医科大学倫理委員会の、相互の情報ならびに意見交換による意思の疎通と理解を図るために設置された、倫理委員会の全国連携組織。

【歴史的経緯・倫理上の問題】1988（昭和63）年、星野一正（京都大学）、斎藤隆雄（徳島大学）、遠藤實（東京大学）各医学部教授が中心になり、同年12月、東京大学で設立大会が行われ本懇談会が発足した。続いて1989（平成元）年、第1回連絡懇談会が京都大学で開かれた。この時期にこのような全国連携組織が成立した背景には、1980年代に医学部・医科大学で倫理委員会設置のニーズが認識されたが、審議方法などの運営方針や他大学の作成しているガイドラインなどについて十分な情報が各大学になかったことが挙げられる。実際、1988年の時点で全国の8割以上の医学部・医科大学に既に倫理委員会が設置されていた。その後、年2回の総会を全国の医学部・医科大学が持ち回りで開き、シンポジウムなどを開催してきている。また、本懇談会はいくつかの国際シンポジウムを後援・主催してきたが、1999（平成11）年に「医学系大学倫理委員会連絡会議」と組織名を変更した。

　本組織は行政側から財政的な支援も受けず自主的に設置・運営しているという点で、世界的に見ても特徴的である。ただし、本懇談会を設置した目的は、倫理委員会相互の情報・意見交換であるため、了解事項として「統一見解を出したりするような決議機関とはしない」とされている点には留意する必要がある。

【展望】2006（平成18）年までに既に計35回の会議が開催された。本組織は医療職能集団による自己管理組織の一つと見なすことができるが、法的な強制があるわけでもなく、あくまで情報交換を目的としているので、どこまで自主規制に有効に機能し得るかは課題となるところである。また看護・歯・薬学部系においても、何らかの連携組織が求められる。　　　　　　［赤林朗］

【参考文献】星野一正編『生の尊厳』（思文閣出版、1999）．

【関連項目】倫理委員会、HEC

大学病院　university hospital（英）

【定義】大学病院とは、大学医学部または医科大学附属の病院を指し、通常、両者は隣接している。

【倫理上の問題】全国の大学病院は現在80

施設で、さらに関連する病院は130前後ある。これらの病院が全国の医療施設全体（1998〈平成10〉年現在で16万1540施設）の頂点に立ち、様々な意味で指導的役割を果たしている。大学病院は医療専門職の維持の中心的機構であり、元来、医学生に対しては臨床実習、卒後の研修医の研鑚、さらには医師や医学研究者にとっては先端医療・高度先駆的医療の実験的治療研究の場となっている。ただし日本の大学病院は、軽症の風邪、頭痛、高血圧など開業医が対処可能な患者も多数診療している。それは、大学病院が患者に高度医療の提供を期待させつつも、医療サービスの内容、すなわち構造（施設、スタッフの配置、教育程度、得意専門領域）、プロセス（患者との接触、診療過程）および成果（治癒率、死亡率、患者満足度）の詳細を公開していないことも大きい。　　　　　　　　　　［村岡潔］

【関連項目】医局、大学医学部・医科大学、医局講座制

大気汚染防止法
Air Pollution Control Law（英）

【定義】1960年代以降の急速な工業化と都市化に伴い環境破壊・公害問題が深刻化したことを受け、大気汚染防止対策を総合的に推進するために、大気汚染防止対策の基本法とされていた「ばい煙規制法」を廃止し、1968（昭和43）年に制定された法律。「ばい煙」「粉じん」「自動車排出ガス」の3種を規制し、人の健康の保護・生活環境の保全と健康被害の損害賠償責任を定めて、被害者の保護を図ることを目的としている。

【内容】1970（昭和45）年の「公害国会」において、これまで規定されていた経済調和条項「生活環境の保全と経済の健全なる発展との調和」が削除され、経済発展から生活環境保全への価値転換が図られた。その後の法改正では1972（昭和47）年、無過失損害賠償責任が盛り込まれ、1974（昭和49）年には総量規制方式の導入、1989年（平成元）年にアスベストが特定粉じんに指定、1995（平成8）年の自動車燃料規制の導入、2004（平成16）年に揮発性有機化合物VOCの排出が規制されるなどの改正を経て、現在に至っている。自動車排ガスによる窒素酸化物や浮遊粒子状物質、有害大気汚染物質による都市型環境問題と酸性雨や地球温暖化、オゾン層破壊などの様々な大気汚染問題に対処するため、規制地域の拡大、規制基準の強化、規制方式などの改正が行われ続けている。今後も人体や生物に有害な物質であるのに規制対象となっていないものについての検討を進め、法的に対応していく努力が必要とされる。

［大和真理子・谷垣内美由紀］

【参考文献】畠山武道・大塚直・北村喜宣『環境法入門』（日本経済新聞社、2000）。大塚直『環境法』（有斐閣、2002）。

【関連項目】水質汚濁防止法、公害

待機者リスト　waiting list（英）

【定義】臓器移植を希望している患者について、氏名・性別・生年月日・原疾患・医学的緊急度・血液型・ヒト白血球型抗原（HLA）型などのデータを登録している一覧表。日本臓器移植ネットワークでは、心臓・肺臓・肝臓・膵臓・腎臓の各移植待機者のリストがある。

【経緯・倫理上の問題】待機者のデータは臓器提供があった場合の優先順位と関わるので、どの項目の患者情報をデータに採用するかが大変重要となる。以前は移植施設ごとにリストを作成していたが、「臓器の移植に関する法律」が1997（平成9）年に成立し、脳死患者からの臓器移植が可能となったのを契機に、地域格差をなくし、かつ提供臓器を最もふさわしい患者に移植するために、日本臓器移植ネットワークが一

括して全国の移植希望者リストである「待機者リスト」を作成するようになった。また、ネットワークはリスト掲載のため登録料3万円（次の年からは毎年更新料5千円）を設けているが、患者の移植医療を受ける機会（アクセス権）の公平性から、額等が適切か否かも議論となる。さらに、リスト登録に先立って主治医から移植の必要性が説明されるが、これが移植への誘導とならないように、患者が自由意思に基づいて移植を希望するか否かを自律的に決定できるものでなければならない。移植の機会が少ないのに「移植以外に助かる道はない」と言うことや移植登録を勧めることは倫理的行為であろうか。逆に、移植やその登録について説明しないのは移植医療を受ける機会を奪うものだといった意見もある。

[黒須三恵]

【関連項目】レシピエント、臓器移植、移植ネットワーク、移植免疫

退行現象　regression（英），Regression（独），régression（仏）

【定義】ある時点において、それまで発達していた状態や機能、心的体制や行動様式が、それ以前（早期）のより低次な水準へと逆戻りしてしまうこと。単に退行ともいう。

【倫理上の問題】ジャクソン（J.H.Jackson）による中枢神経系の機能の進化（evolution）と解体（dissolusion）の概念を用いて、フロイト（Sigmund Freud 1856-1939）はさらに退行（regression）の概念へと発展させた。生理的で可逆的である最も典型的な退行は、睡眠と夢、性生活や遊びである。他方、精神病理現象は、精神発達におけるリビドー体制の全体的ないしは部分的退行と考えられる。退行は、状況から自己を守り適応するための一つの防衛機制でもある。退行には、精神病理現象を意味する「悪性の退行」と、退行を経ることによって初めて再生や創造の可能性を見る「良性の退行」という大きな二つの捉え方がある。われわれは日々の生活においてそれと意識せずに健常な退行を行っている。悪性の退行が長期間にわたり持続すると、健常な日常生活や社会生活が困難となり、病的な状態にあるといえる。退行現象が精神活動に不可避である以上、良性と悪性の分岐点の解明が望まれる。

[生田孝]

【参考文献】小此木啓吾編『精神分析事典』（岩崎学術出版、2002）。

【関連項目】甘え、家族療法、行動療法、反精神医学、正常と異常

代行者 ➡ 代理人

体細胞遺伝子治療 ➡ 遺伝子治療

胎児　fetus（英），Foltal（独）

【定義】哺乳類において、受精卵が胎内で発生を始め、器官原器などに分化する頃までを胚と呼び、やがて器官原器の分化を完了する頃から胎児と呼ぶ。ヒトでは、受精後3日で桑実胚、4～5日で胞胚となり、7日後に子宮に着床する。16～17日以後に臓器分化を開始するので、この時期をもってヒトの個体性が確立するとして、受精後2週間以内を研究許容の限度としている。妊娠2カ月以後のものを胎児としており、この頃体長は2～3cmで手足の指がはっきりしてくる。4カ月になれば7～8cmになり、男女の区別ができるようになる。妊娠7週頃にはヒトの胎児と判る姿になる。妊娠22週未満が人工妊娠中絶のできる最長期間であり、これ以後は人工早産に切り替えられる。母体が受ける放射線・薬剤や喫煙などの胎児に及ぼす影響については多くの報告がされており、妊婦はできる限り、これらのリスク要因に遭遇する機会を少な

くすべきとされている。

【倫理・法律上の問題】民法では、胎児を生まれたものとして相続などの権利を与えている。流産または死産になった場合には、その時点で権利はないものとされる。また胎児を分娩前に人為的に母体外に取り出す、または母体内で殺害する罪として堕胎罪がある。人工妊娠中絶は、母体の生命・健康を優先する場合に限定され、先天的な異常など胎児に関する場合は認められていない。近年、生殖医療の進歩によって多胎妊娠の頻度が増加したが、とくに4胎以上の妊娠には母子の生命のリスクを高める理由で、移植胚を3個以内に制限すべきという指摘がなされている。胎児だけを殺害、また母体から一部露出した胎児を殺害した場合は殺人罪であるとされている。妊娠12週未満の死児（中絶胎児を含む）の廃棄については法的な規制はなく、一般的な廃棄物として処理される場合が多いが、生命倫理上の配慮が不可欠であり、尊厳を侵すことのないよう検討がなされている。　　　［右藤文彦］

【関連項目】受精卵、胚

胎児実験　fetal experimentation（英）

【定義】胎児を用いての実験。

【倫理上の問題】生きている胎児に対する実験は、胎児を生かし助けるために行われる実験と、胎児の死亡を前提として行われる実験との2種類が考えられる。前者は母体を通して胎児に介入することになるため、妊婦（または胎児）を対象とする研究というカテゴリーで考えられることが多い。たとえば、アメリカ連邦規則第45項パート46・被験者保護・サブパートB（2001年）は、胎児へのリスクが発生し得る場合には、動物実験を含めて妊婦および胎児へのリスクを評価できるデータがあり、そのリスクが極めて低く、母体または胎児に直接利益を与える見込みがある場合にのみ、しかるべき同意があるといった条件の下で胎児に対する研究は可能になるとされている。胎児が死亡することを前提として行われる実験としては、胎児を食塩水の中に保存して呼吸が可能かどうかを調べる実験や、まだ死亡していない胎児の頭部を切断して、基礎代謝を測定する目的で頭部だけを生かしておいた実験などが知られている。いずれも1970年代に行われた実験であるが、このような実験に対する批判が高まり、アメリカでは胎児自身を救う目的以外の胎児実験に対して、連邦資金の拠出を停止している。　　　　　　　　　　　　　　　　［加藤太喜子］

【関連項目】中絶胎児の利用、人体実験、生体、死体

胎児診断　fetal diagnosis（英），Fruchtdiagnose（独），diagnostic fœtal（仏）

【定義】出生前診断は胎児診断と着床前診断とに分類される。胎児診断の種類には、羊水検査、絨毛検査、胎児血検査、胎児組織検査、母体血生化学検査、画像診断などがある。

【倫理上の問題】胎児診断を行う場合、まずその結果によって選択的中絶を行ってよいかどうかで意見が分かれる。胎児診断は必ずしも選択的中絶に直結するわけではなく、胎児治療のほか、出生後の治療的対応や出産後の妊婦の心構えの準備などに役立ち、この限りにおいては倫理上大きな問題はない。また、診断を行う前に遺伝カウンセリングを行って妊婦が遺伝病についての十分な理解を持つ必要もある。選択的中絶を認める立場でのメリットとしては、遺伝上問題のあるカップルでもいわゆる健常児を生むことを可能にすることが挙げられる。誰にも健常児を生む権利があると考えるか、それが健常児／異常児の差別につながると考えるかで意見が分かれるところである。

［松島哲久］

【関連項目】出生前診断、着床前診断、人工妊娠中絶、遺伝カウンセリング、遺伝病、健常者（児）、正常と異常

胎児治療　fetal therapy（英）

【定義】母体内の胎児に対して治療を行うこと。

【倫理上の問題】胎児治療は、内科的方法（母体への薬物投与など）と外科的方法とに大別される。内科的方法においても外科的方法においても、胎児への介入は母親である女性を通してのみ可能である。このため胎児治療の際は胎児へのリスクだけではなく、治療から直接もたらされる女性へのリスクおよび女性の妊孕力への影響も含め、女性が次に妊娠する子どもへのリスクに至るまで十分に情報を得た上での女性の同意が不可欠である。さらに、胎児治療に際して現場では、母親の同意に加えて胎児の父親による同意をも求めることが多い。胎児治療における問題として、胎児の父親と母親の意見が食い違った場合、侵襲を受けるのが母親であるという点に配慮しつつ、どのような対応がなされるべきかという論点が挙げられる。また、胎児治療が選択されなかった場合に生じる胎児への影響が十分に理解された上で、なお母親が胎児治療に同意を与えない場合、いかに対応するべきかという難問がある。帝王切開の事例ではあるが、海外には裁判所が母親に対する医療上の介入を命じた事例がある。しかし他方で、母親の同意がない場合のこういった介入は、母親を単なる胎児の容器として扱うことになるのではないかといった批判もある。また、多胎妊娠において一児のみが胎児治療を必要としている事例では、患児の利益、患児以外の胎児の利益、それに母親の利益のそれぞれを考慮する必要があり、問題はますます複雑となる。

【展望】これまでは胎児を対象とした治療であっても、胎児自身が保険契約当事者になることができないため、直接的には保険適用が行われないことが一般的であった。近年、プルーンベリー症候群を含む尿路閉塞疾患に対するシャント術や、胎児胸腔羊水腔シャントチューブ留置術などが高度先進医療として承認されたことに伴い、ごく一部ではあるが診療費の一部に健康保険が適用された事例が存在する。双胎間輸血症候群のレーザー治療などを含め、胎児治療は今後ますます広がりを見せると予想される。

［加藤太喜子］

【関連項目】胎児、周産期医学、出生前診断

体脂肪率　body fat percentage（英）

【定義】からだ全体に占める脂肪の割合。体脂肪率（％）＝体脂肪量（kg）÷体重（kg）×100で示される。成人男性15〜20％、成人女子25％前後が標準。

【概要】必要以上の体脂肪は、血中コレステロールを増加させ動脈硬化を誘発したり、心臓に負担をかけ心筋梗塞や狭心症などを起こしやすくする。また、代謝を異常にさせ糖尿病の危機を招いたり肝機能を低下させたりもする。このような様々な病気を引き起こすもとになるため体脂肪率は測定が必要とされているが、体脂肪率を直接測定するのは極めて困難である。間接的な測定法として、皮下脂肪厚法、近赤外線分光法、超音波法、インピーダンス法、体密度法、ガス拡散法、キャリパー法、水中体重法などがあるが、最近はインピーダンス法を用いた体脂肪計や体重計により簡単に測れるようになった。それぞれにメリットはあるものの、正確性には欠ける。体力や健康を考える上での重要な指標となる体脂肪率の測定は、同測定法により、時間帯や服装、直前の生活状態などをほぼ同一状態で行い、その変化を日々把握し、継続的に管理していくことが大切である。

［谷垣内美由紀］

【参考文献】湯浅景元『脂肪の蓄積と分解のメカニズム体脂肪』(山海堂、1997)。
【関連項目】BMI、肥満

代償／利益比　cost-benefit ratio（英）

【定義】費用／便益比ともいう。一般には、利潤原理を直接適用することが困難な公共事業の有効性・効率性を評価するために用いられる指標。医療の分野では、集団検診の効果の評価などに用いられている。

【倫理上の問題】この指標を用いる際、費用と便益双方を金銭に換算できる場合と、費用のみが金銭に換算でき便益の方は何らかの数量表示にとどまる場合とがある（前者の場合、この指標を用いた評価分析は「費用便益分析」と呼ばれ、後者の場合には「費用効果分析〈cost-effectiveness analysis〉」と呼ばれる）。高速道路の建設や港湾の整備などは前者の例であり、医療は後者の例である。医療資源の配分の問題（複数の治療法間の優先順位、患者の選抜の問題など）の議論においても、この指標が引き合いに出されることがある。医療のもたらす便益を「生命の質で調整した生存期待年」（Quality Adjusted Life Years）と定義し、QALYs値を最大化するように医療資源（医療費）を投ずるべきだ、という提案である。こうした功利主義的主張に対しては、患者の平等な取り扱いに反する、という批判も行われている。　　　［鈴木恒夫］

【関連項目】医療資源の配分

対症療法　symptomatic therapy（英）

【定義】疾患そのものの原因に対する治療ではなく、疾患によってもたらされた苦痛となる症状を緩和するための治療を指す。

【歴史的経緯・倫理上の問題】医学の歴史は、疾患によって生じる様々な苦痛から人間を解放することから始まったといっても過言ではないため、対症療法は医の原点の重要な一翼を担っている。近年の医学の進歩により様々な疾患の原因が究明され、原因に対する治療が可能となった。一方では、未だ多くの疾患の原因が同定されておらず、また原因が明らかになってもそれに対する治療法が確立されていない場合や原因治療に併行して苦痛となる症状を和らげることが望まれる場合など、現在でも様々な状況下で対症療法は重要な位置を占めている。しかし、医学研究が原因究明に重点を置くため、多くの苦痛となる症状が適切にケアされることなく看過されてきた歴史も否定できない。この代表が痛みである。痛みはがんをはじめ様々な疾患によりもたらされるが、実際には多くの患者が痛みに苦しんでいる状況が明らかになり、治癒が望めない疾患に罹患した患者をこれら苦痛症状から解放してより良い生命の質が得られることを目的として緩和医療が生まれた。現在、緩和医療の発展には目を見張るものがある一方で、今なお緩和困難な症状が存在する。この緩和困難な症状が存在する状況に関連する倫理的事項としては、延命等の医学的処置に対する事前指示（アドバンスディレクティブ）、終末期における鎮静、安楽死、医師による自殺幇助などがある。しかし、生命予後が限られた状況下で、現代の医学技術を学際的に駆使しても苦痛となる症状から解放することができず、患者が自らの生命を終わらせることを望む際の対応方法に関しては、医学的のみならず生命倫理学的観点からも明確なコンセンサスが得られていないのが現状である。

【展望】対症療法は今なお、医学の中で重要な価値を持っている。患者を苦痛から解放するという視点からも、原因究明のみならず、より一層の対症療法の発展が必要である。人は必ず死を迎える。「死」がより良いものとなる上で、適切な対症療法は不可欠なものである。　　　［明智龍男］

【参考文献】D.Doyle, G.W.Hanks, N.MacDonald eds., "Oxford Textbook of Palliative Medicine" (Oxford UP, 1998).
【関連項目】治療

体性幹細胞（AS細胞）
somatic stem cell, adult stem cell（英）
【定義】受精卵から作製される胚性幹細胞に対し、成人の体内から採取できる幹細胞の総称。神経幹細胞、造血幹細胞、間葉系幹細胞、肝幹細胞、膵幹細胞、上皮系幹細胞、骨格筋幹細胞、精原幹細胞等がある。
【倫理上の問題】損傷した組織を再構築して、より自然な状態に回復させることを目指した再生医学において、あらゆる組織細胞に分化し得る胚性幹細胞（ES細胞）の利用に期待が寄せられている。しかし、ES細胞はヒト胚を破壊しないと得られないため、その研究は困難な倫理的問題を引き起こす。このような問題を引き起こさない体性幹細胞は、ES細胞に代わるものとして注目されている。体性幹細胞がES細胞より優れている点は、（1）臓器に備わる組織修復システムを模倣できること、（2）腫瘍化の危険性が低いこと、（3）正常細胞と同等の機能発現が期待できること、（4）患者自身の細胞が利用可能であること等である。一方、体性幹細胞の問題点は数が比較的少ないこと、分化能や増殖能がES細胞より劣ること等である。ES細胞はまだ基礎研究の段階にあるが、間葉系細胞など一部の体性幹細胞の研究は、既に臨床研究の段階に入っている。
【展望】体性幹細胞を用いた再生医学研究には期待が寄せられている。だが、その機序や効果が不明な点も多く、現時点での臨床研究は尚早だとする慎重論もある。

［水野俊誠］

【関連項目】胚性幹細胞（ES細胞）、胚性生殖細胞（EG細胞）、特定胚、再生医学

耐性菌　resistant bacteria（英）
【定義】本来有効である抗生物質に抵抗性を示す細菌のこと。
【倫理的な問題】最近の医療では、広域抗菌スペクトルを持つ抗生物質が広く用いられており、その結果、様々な耐性菌が出現している。その中でもとくに重要な耐性菌が、強力な抗生物質「バンコマイシン」も効かないバンコマイシン耐性腸球菌（VRE）とメチシリン耐性黄色ブドウ球菌（MRSA）である。VREもMRSAも院内感染の原因菌であり、一度感染すると治療は極めて困難である。腸球菌は人間の腸にいる常在菌で、健康な人に害はないが、抵抗力の落ちる重症患者や高齢者などでは尿路感染症等を起こす。バンコマイシンは従来の抗生物質が効かない感染症にも効果がある抗生物質で、MRSA治療でも最後の切り札になっている。ところが高度耐性のVREは、耐性遺伝子をMRSAに移して極めて難治性のバンコマイシン耐性MRSAを誘導する危険がある。［藤野昭宏・井岡達也］
【関連項目】院内感染

代替医療・代替医学
alternative medicine（英）
【概要】英語のalternative medicine（代替医療あるいは代替医学はその日本語訳）は、1970年代より主としてアメリカで、正統的近代医学ではないものを指すのに用いられた。当時の代替技術運動の流れを汲む。近年では相補・代替医学（complementary and alternative medicine）と呼ぶことが多い。日本でも1990年代後半から使われるようになってきた。こうした医療が人びとの生物医学的なニーズを満たしているかはしばしば議論になるが、ランダム化比較試験によるエビデンスの強い情報は多くはない。しかし、正統的医学の評価にあたっても満足感やQOLといったソフトデータを

用いるべきという主張が強くなり、治療法の選択権が患者側にシフトしている現代においては、これらの医学は一定のニーズを満たしているといえよう。自己決定権の立場からこうした医学へのアクセスを法的にも確保しようという動きもある。産業としても市場が大きくなっていることに伴い、有害事象に対する対処や行政の管理システムの変化なども見られる。　　　　［津谷喜一郎］

【参考文献】津谷喜一郎「まずは混沌から」（『生存科学』第3巻第2号、1993）。WHO編『世界伝統医学大全』（津谷喜一郎訳、平凡社、1995）。渥美和彦監修『国際統合医療元年：第1回国際統合医療専門家会議公式記録集』（日本医療企画、2004）。
【関連項目】伝統医学、東洋医学、漢方医学

‖ 代諾者　proxy consenter（英）
【定義】承諾能力（同意能力）がない者（未成年者もしくは成人であって一定の精神の障害により意思決定能力がない者等）に代わって承諾を与える者のこと。代諾者は、厳密には代理人とは性質が異なる。通常の治療行為であっても、たとえば子どもが手術を行う場合には、法定代理人である親権者の承諾（同意）が必要とされる。
【倫理上の問題】代諾者は、未成年の場合には法定代理人がその役割を担うことが多いが、生命倫理および医事法上、その権限がどこまであるかが問題となる。たとえば自己の宗教上の信念から幼少の子どもの輸血拒否について代諾できるかといえば、これは権限の濫用であろう。被代諾者に不利益な方向での代諾は認められない。臓器提供については、改正臓器移植法で臓器提供年齢が撤廃されたが、被代諾者である子どもの不利益になる方向での代諾はやはり許されない。なお臨床試験の場合でも、代替措置がなく、かつ子どもにとってリスクが著しく高くないことが代諾の要件とされる。以上の論理は、成人で精神障害により意思決定能力がない者についても当てはまる。高齢化社会を迎えた現在、この問題はますます重要な課題となっている。成年後見制度とも関連づけて深く考える必要がある。
　　　　　　　　　　　　　［甲斐克則］
【関連項目】代理人、保佐人、承諾者、法定代理人

‖ 胎内実験　➡　胎児実験

‖ 胎内治療　➡　胎児治療

‖ 大脳死　cerebral death（英）
【定義】大脳が不可逆的に機能を失った状態。脳波は平坦となる。植物状態は大脳死に極めて近いが、脳波は必ずしも平坦ではない。大脳は記憶・知能・判断など知的活動の座であるから、大脳死に陥ると脳幹が働いていても人間としてのコミュニケーションはとれない。しかし、脳幹が働いていれば呼吸・血圧維持などの植物的機能があるので心臓の拍動も保たれる。植物状態では管理が良ければ10年以上の生存が可能である。
【倫理上の問題】脳死についての知識が普及する以前は、大脳死で脳波が平坦なことを脳死と思い込む誤りが多かった。今は大脳死と脳幹死を合わせた全脳死をもって脳死とされている。アメリカの多くの州では「自然死法」が施行されていて、大脳死ないし植物状態で生かされているのは人間の尊厳に背くという理由から、大掛かりな延命処置の中止を希望するリビングウィル（生前開封の遺書）を書くことが認められている。　　　　　　　　　　　　［伊藤幸郎］
【関連項目】植物状態、脳幹死、脳死、自然死法、リビングウィル

‖ 代弁者　➡　代理人

大麻　cannabis（英）

【定義】 大麻取締法第 1 条によって、「大麻草（カンナビス・サティバ・エル）及びその製品をいう。ただし、大麻草の成熟した茎及びその製品（樹脂を除く）並びに大麻草の種子及びその製品を除く」と定義されている。大麻草は温帯から熱帯にかけて広く分布するくわ科の 1 年草木である。わが国では繊維を取るために栽培されている。大麻は幻覚作用を有するTHC（テトラヒドロカンナビノール）を主成分として含んでおり、世界的に広範かつ最も多く乱用されている。乱用される大麻はその形状によって、（1）大麻草の花穂や葉を乾燥させたマリファナ、（2）大麻草の分泌する樹脂分を集めて成型した大麻樹脂（ハシシュ）、（3）樹脂から抽出した液状またはオイル状の液体大麻の 3 種があり、THCの含量はわが国で押収された大麻では、マリファナ0.5〜5％、大麻樹脂2〜10％、液体大麻10〜30％であるという。

【倫理・社会上の問題】 欧米では、青少年によりまず最初に乱用される薬物であり、大麻乱用者があまりに多いため、より強力なヘロインなどの薬物乱用に進行するのを防止する目的で、マリファナの使用を合法化している国もある。しかし、わが国では大麻は国際法に基づき、大麻が原因で精神科病院を受診する患者の 8 割以上が幻覚妄想状態を主とする大麻精神病を発病していることもあり、厳しく規制されている。これらの患者では、治療によって幻覚などの精神病症状が治まった後でも、無動機症候群という意欲の著しく低下した状態がかなり長期に後遺症状として見られ、社会生活能力の著しく障害される例が多い。

【展望】 以前、アメリカではタバコよりも害がないと宣伝されたことがあり、わが国にも大麻解禁論者はいるが、2001（平成13）年以後、大麻乱用の再燃・急増の兆しがあり、THCの含有濃度の高い大麻樹脂の押収量が伸びており、大麻精神病を発病する危険性はいっそう大きいものと思われる。

〔小沼杏坪〕

【参考文献】 依存性薬物情報研究班編『大麻（Cannabis）』依存性薬物情報シリーズNo. 1（厚生省薬務局麻薬課、1987）。依存性薬物情報研究班編『大麻乱用による健康障害（Health Problems due to Cannabis Abuse）』依存性薬物情報シリーズNo. 9（厚生省医薬安全局麻薬課、1998）。

【関連項目】 大麻取締法、薬物依存、精神障害（者）

大麻取締法
Cannabis Control Law（英）

【定義】 大麻栽培者および大麻研究者以外の者の所持・栽培・譲渡・研究のための使用の禁止、大麻の輸入・輸出、大麻から製造された医薬品を施用し、または施用のために交付すること、大麻から製造された医薬品の施用を受けることの禁止行為を定めた法律。1948（昭和23）年に制定された。

【倫理・社会上の問題】 大麻の使用自体は規制されていないが、使用のための所持は当然処罰される。大麻の持つ食欲増進作用を利用して、抗がん剤の副作用による食欲減退に役立てようとする試みがあるが、現在では医薬品としては認められていない。以前、大麻はタバコよりも害がないといわれたが、最近ではとくに高濃度のTHCを含有する大麻が出回っており、大麻精神病を惹起し、幻覚妄想状態や無動機症候群を呈することが知られている。

〔小沼杏坪〕

【関連項目】 大麻、薬物依存、精神障害（者）、精神病・神経症

タイムマシンバイオ　➡ 加速型生物機能構築技術

代理決定

surrogate decision making（英）

【定義】患者の意思決定能力に欠如が認められた場合、本来は患者と医療従事者の間でなされるべきインフォームドコンセントを、代理人が患者に代わって実施し、医療行為に関わる意思決定を行うこと。

【倫理上の問題】意思決定能力を喪失した時の治療内容を、患者が事前に指示していたならば、医療従事者はその指示に従うことができる。だが、患者があらゆる事態を想定して、自らの希望を事前に指示することは不可能である。そのため、事前の指示内容では対応できない場合や事前の指示がない場合には、代理人指示があればその人が、指示がなければ主として家族が代理人となって代理決定を行い、医療行為がなされる。代理決定の判断基準は通常、代行判断と最善の利益とに大別できる。代行判断とは、患者のかつての性格や価値観などを踏まえ、もし患者に意思決定能力があれば下したと思われる判断を代行することをいう。代行判断は自律尊重の原則に基づく。しかし代行判断には、患者の価値観よりも代理人の価値観が反映してしまうという問題点がつきまとう。また代行判断は、意思決定能力を喪失する前の患者の意向が明確でない場合や、乳幼児や一部の精神障害者などのように十分な判断能力のない患者の場合には適用できない。この場合、患者にとっての最善の利益が判断基準として用いられる。この基準は善行の原則によって正当化される。だが、代理人が患者の最善の利益に基づいて判断をしているとは限らない。健康な代理人は患者のQOLを過小評価してしまう傾向があるし、家族が代理人の場合、判断基準が家族の利益にすり替わってしまうこともある。状況に応じて最適と思われる判断が下されたとしても、患者の意思を確認できない以上、代理決定には常に論争の余地が残る。

【展望】近年、わが国においてもインフォームドコンセントや患者の自己決定権への社会的関心が高まりつつあるが、これらを論じようとすれば、意思決定能力を喪失した時の代理決定の問題、ならびに十分な判断能力を持たない者の権利擁護としての代理決定の問題を度外視できない。ところが現在の日本の法律には、医療に関する代理決定についての明確な規定がない。2000（平成12）年から施行されている成年後見制度においても、成年後見人等に医療行為に対する同意権が認められていない。今後、代理決定をめぐる論議が活発になり、法的な整備もなされることが望まれる。［池辺寧］

【参考文献】B.ロウ『医療の倫理ジレンマ』（北野喜良他監訳、西村書店、2003）。水野俊誠「インフォームド・コンセント2」（赤林朗編『入門・医療倫理Ⅰ』、勁草書房、2005）。

【関連項目】インフォームドコンセント、判断能力、自己決定権、価値観、精神障害（者）

代理出産 ➡ 代理母

代理人　agent（英）

【定義】本人のために代理することができる地位にある者のことをいう。代理人がその権限内において本人のためにすることを示してした意思表示は、本人に対して直接にその効力を生ずる（民法第99条1項）。代理人には任意代理人と法定代理人とがあり、任意代理人は行為能力者であることを要しないが（民法第102条）、法定代理人は能力者であることを要する場合が多い（民法第833条、第840条等）。

【倫理上の問題】代理人の権限がどこまであるかが不明確な場合、本人との関係が問題となるが、民法上、その権限は制約されている。代理人が本人のためにすることを示さないでした意思表示は、自己のために

したものと見なされる（民法第100条）。また、権限の定めのない代理人は、（1）保存行為、（2）代理の目的である物または権利の性質を変えない範囲内において、その利用または改良を目的とする行為のみをする権限を有するに過ぎない（民法第103条）。また、委任による代理人は、本人の許諾を得た時、またはやむを得ない事由がある時でなければ、復代理人を選任することができない（民法第104条）。なお、代理権を有しない者が他人の代理人としてした契約は、本人がその追認をしなければ、本人に対してその効力を生じない（民法第113条1項）。　　　　　　　　［甲斐克則］

【関連項目】保佐人、承諾者、代諾者

代理母

surrogate mother, host mother（英）

【定義】代理懐妊、代理出産、借り腹などともいう。一般には他人や他の夫婦のために子どもを出産することに同意した女性のことを意味する。代理母には、（1）妻が卵巣と子宮を摘出した等により妻の卵子が使用できず、かつ妻が妊娠できない場合に、夫の精子を妻以外の第三者の子宮に医学的な方法で注入して妻の代わりに妊娠・出産してもらう代理母（サロゲートマザー）と、（2）夫婦の精子と卵子は使用できるが、子宮摘出等により妻が妊娠できない場合に、夫の精子と妻の卵子を体外受精して得た胚を妻以外の子宮に入れて、妻の代わりに妊娠・出産してもらう借り腹（ホストマザー）の2種類が存在する。日本は原則として代理母を禁じている。主な先進諸国において代理母が認められているのはアメリカの一部の州とイギリスだけである。

【歴史的経緯】子どもを持ちたいと望む夫婦に代わって第三者の女性が妊娠・出産をする行為は古くから行われてきた。旧約聖書の時代や日本の戦国時代でも、子どもをつくることのできない妻に代わって血縁を絶やさないように等の理由から、奴隷や妾に子どもを孕ませるという行為はあった。現代の先端医療技術のもとでの代理母とこれらの歴史的変遷を経てきた代理母との大きな違いは、何といっても性交渉があるかないかという点である。先端医療技術を駆使しての代理母が社会的に注目されてきたのは、アメリカの1人の弁護士による代理母の斡旋が表面化してきてからだといわれている。1970年代から91年までにアメリカでは人工授精型代理母から4000人、体外受精型代理母から80人の子どもが既に出生している。

【倫理上の問題】代理母は重大な倫理上の問題をいくつも抱えている。厚生省（現厚生労働省）の報告書では代理母を禁止する理由として、サロゲートマザー、ホストマザーの共通点は子を欲する夫婦の妻以外の第三者に妊娠・出産を代わって行わせることにあり、このことは第三者の人体そのものを妊娠・出産のための道具として利用するものであり、「人を専ら生殖の手段として扱ってはならない」という基本的考え方に反するからとしている。さらに、生命の危険を及ぼす可能性があるという妊娠・出産を代理する第三者に、リスクを子が体内に存在する約10カ月もの間、24時間受容させるという意味から「安全性に十分配慮する」という考え方にも反するとしている。上記の理由に加え、生まれてくる子の福祉の観点からも望ましいものとはいえないとして禁じている。代理母の倫理上の問題を改めて整理すると、（1）出産という神聖な行為を金銭授受によってビジネス化すること、（2）生まれてくる子には法律上の母親と遺伝上の母親の両者が存在すること、（3）代理母に対する精神的・肉体的負担や危険性が高いことになる。

【諸分野との関連】医療技術は存在してい

るが、子を持つという目標に到達するためには第三者の存在が必要であるという観点からすると、臓器移植問題と類似する点がある。臓器移植でも移植技術があっても臓器を提供するドナーの存在が絶対に必要であり、代理母の存在が不可欠であるのと同様である。またこれらの医療技術の受け入れ状況は国によって異なっており、文化的影響などが働いている。

【展望】上記のような大きな倫理上の問題を抱えているため、日本では代理母を現行では禁止しているが、移植などと同様、アメリカなどに渡って斡旋してもらうケースが後を絶たない。ということは、需要が常にあるということであるので、近い将来見直しが必要かもしれない。また代理母の存在によって、不妊に悩む夫婦のみではなく、同性愛者間においても子どもを持つことが可能となる。　　　　　　　　　［一戸真子］

【参考文献】Robert Lee and Derek Morgan eds., "Birthrights：Law and Ethics at the beginning of Life"（Routledge, 1989）．厚生科学審議会先端医療技術評価部会・生殖補助医療技術に関する専門委員会『精子・卵子・胚の提供等による生殖補助医療のあり方についての報告書』（厚生労働省, 2000）．久保春海編『生殖補助医療』新女性医学大系生殖・内分泌16（中山書店，1999）．

【関連項目】サロゲートマザー、ホストマザー、人工授精、体外受精・胚移植（IVF-ET）、生殖技術、血縁主義、親権

ダーウィニズム ➡ 進化論

ダウン症 ➡ ダウン症候群

ダウン症候群　Down's syndrome（英）

【定義】常染色体異常症の中で最も頻度が高く、出生頻度は約1000人に1人であるが、母親の加齢に伴い発生頻度が上昇する。21番染色体のトリソミーが最も頻度が高いが、転座型、モザイク型も見られる。種々の先天性疾患と知的障害を伴う。IQは35から70の間で、平均寿命は50歳程度である。

【倫理上の問題点】近年、出生前診断の検査技術の進歩はめざましい。とくに母体血清マーカー試験は、母体の血液を採取するだけで、胎児がダウン症候群を伴っている確率を算出することができるという簡便なもので、イギリスやフランス、アメリカで広く普及するに至っている。確定診断のためには、羊水検査が必要であるが、その結果ダウン症候群であるという情報を知らされた母親とそのパートナーは、この妊娠を中絶するか、継続するかという意思決定を迫られることになる。しかし、次から次へと進む検査と、中絶がある時期までに限って容認されるという時間的制約が、母親あるいはカップルの不安を増大させるために、彼らの自律的意思決定は障害されやすい。

日本ダウン症協会は、母体血清マーカーの普及がダウン症候群の優生学的マススクリーニングに発展する可能性が高いとして強い危惧を訴えている。また検査の結果、胎児を中絶することは、既にそれぞれの人生を歩んでいるダウン症候群を伴う人びとの生きる価値を否定することにつながるとも主張している。現行の母体保護法では、胎児の障害を理由として人工妊娠中絶をすることはできないが、実際の臨床では、羊水検査の結果、ダウン症候群であることが判明し、妊婦が中絶を望んだ場合、母体保護法第14条1項1号の「妊娠の継続又は分娩が身体的又は経済的理由により母体の健康を著しく害するおそれあるもの」に該当するとして中絶を行っている。リプロダクティブヘルス／ライツの観点から考えると、母親は子どもを産むか産まないかを決定するために、胎児の障害の可能性に関する情報を得る権利があり、また医師には十分な説明を与える注意義務が存在するといえる。

【展望】出生前診断の技術は今後さらに発

展し、簡便かつ精度の高い検査の開発と商品化が進み、これらを規制することは困難であろう。自律的意思決定を保証し援助するために、カウンセリング等を含めた制度の確立が急務である。一方、医師が子どものダウン症候群の可能性について親に説明していたならば、妊娠中絶をすることができたということを主張して、医師に対して損害賠償を請求する訴訟が増加することも懸念される。　　　　　　　　　［昆啓之］

【参考文献】佐藤孝道『出生前診断』（有斐閣、1999）。伊藤良子監修『遺伝相談と心理臨床』（玉井真理子編、金剛出版、2005）。

【関連項目】障害者（児）、自己決定権、カウンセリング

|| 竹内基準 ➡ 厚生省基準

|| 多産多死 ➡ 人口爆発

|| 多重人格 ➡ 自我同一性障害

|| タスキギー梅毒事件
|| Tuskegee Syphilis Experiment（英）

【定義・事件の経過】1934〜72年にかけて、アメリカ厚生省管轄の連邦政府公衆衛生局がアラバマ州タスキギーで非人道的な梅毒研究を行い、そのことが1972年7月26日、AP通信の女性記者ヘラー（J. Heller）により全米各地に報じられた。一連の人体実験に関する論争を引き起こすきっかけになった事件である。

【倫理・社会上の問題】報道された内容は、梅毒に罹患した黒人男性約600人を十分な説明をしないままに未治療対照群とし、有効治療薬のペニシリン開発以後も積極的治療を施さず、死後に解剖を行ったというものだった。全米に非難の世論が高まり、被験者の賠償法案が提出された。アメリカ厚生省はタスキギー梅毒研究特別委員会を設置し、最終的に1972年11月16日、研究は中止となった。この事件には、パターナリスティックな医療、実験を推進する国家的な圧力、医学界内部の密閉された情報処理、そして人種差別という多様な倫理的問題が背景に存在し、インフォームドコンセントの理念に反した人体実験という問題が存在した。1973年4月、同委員会は厚生省および連邦政府の人体実験に対する規制の不備を指摘し、同年5月、アメリカ厚生省は人体実験に関して安全性やインフォームドコンセントの適切性を審査する「審査委員会（IRB）」の設置を義務づけた。さらに1974年7月には被験者保護全米委員会の設置、胎児実験の一時停止などを定めた「国家研究規制法（National Research Act）」を成立させた。また、1973年に連邦政府に対する集団賠償請求訴訟が始まり、1974年12月、患者やその家族への賠償金およびその後の医療を無償にするという和解がなされた。本事件を契機として、人体実験に関する「自己決定権の尊重」と「障害を受けた患者の補償」に関する理念が浸透し、アメリカでの人体実験に関するガイドラインの作成や委員会の設置など、医学、法律、行政規則が規定されることとなった。加えて、倫理的問題提起や情報開示とその改善にマスメディアが影響を与え得ることを証明した事件といえる。

【展望】本事件は、「熟慮と決定が長きにわたって依拠できる権威ある典拠」として、生命医学倫理の問題に重要な影響を与えてきた。本事件は、さらに自然科学としての医学それ自体には倫理的な規範が不足していること、また、医学は病気の自然経過に関する知識を得難くなっているという2つの事実を提示している。したがってこの事件は、医学には常に倫理的観点を補わなければならないこととともに、無作為抽出試験などの臨床試験をいかに工夫するかとい

う課題を突きつけるものであり、医学と医療にとって重要な観点を提供し続けると考えられる。　　　　　　　　［大塚耕太郎］

【参考文献】T.L.ビーチャム『生命医学倫理のフロンティア』（立木教夫・永安幸正監訳、行人社、1999）．

【関連項目】人体実験、IRB、インフォームドコンセント、パターナリズム、自己決定権

多臓器移植
multivisceral transplantation（英）

【定義】肝・膵・胃・十二指腸および小腸が解剖的にその結合を保持されたまま一塊となって同時移植される治療法。1989年にスターズル（T.E.Starzl）らおよびウィリアムズ（J.W.Williams）らによって報告された。クラスター手術とも称される。多臓器を一塊として移植しても、適応疾患および術後管理の中心が小腸であるため小腸移植の一亜型として扱われてきた。短腸症候群や機能障害による腸管不全患者に対し行われる。成人ではデスモイド腫瘍、腸間膜血栓症、外傷、クローン病、小児では壊死性腸炎、先天性小腸閉鎖、ヒルシュスプルング病、巨大膀胱小結腸症候群などが適応疾患である。

【倫理上の問題】多臓器を一括して一患者に使用するため、ドナー不足の状況下では移植治療における公平性の点で問題がある。1999（平成11）年までの統計では72症例が報告されているが、未だ実験的治療法である。1995（平成7）年以降の症例における1年生存率は63％である。小腸はリンパが豊富な臓器で拒絶反応が起きやすいため多量の免疫抑制剤の使用を必要とし、他の臓器移植よりも重篤で稀な感染症の発生が見られる。脳死ドナー不足の日本では、現時点では不可能な治療法である。　［磯貝晶子］

【関連項目】臓器移植、移植適応症、臓器不足、免疫抑制剤

堕胎 ➡ 人工妊娠中絶

堕胎罪

【定義】胎児および妊婦の生命・身体の安全を害する行為を罰するための刑罰法規（刑法第212条～第216条）。堕胎とは自然の分娩期に先立ち人為的に胎児を母体外に娩出させ死亡させることや、胎児を母体内で殺害する行為をいい、胎児の生命を絶つことを目的とする。合法的な人工妊娠中絶以外の妊娠の人為的な中断を「堕胎」という。堕胎の方法手段は問わない。薬物、器物、その他いかなる方法を用いても胎児の命を奪うことで、その行為時に胎児が母体内で生命活動をしていることが必要である。古来より堕胎の方法には、ハランの茎、ヤマゴボウの根、ほおずきの根、南天の小枝などを使うといった方法がある。江戸時代には堕胎を専門にする中条流という医療一派（主に女医）が存在していたことも知られている。中條丸という堕胎薬も存在していたという。近時の事例に、殺鼠剤をワインに混入させたが未遂に終わり、不起訴処分となった事例もある。堕胎を目的としたレントゲンの過剰照射も堕胎罪を構成することもあり得る。また、妊娠の期間は堕胎罪成立には関係ない。たとえ妊娠1カ月でも堕胎すれば堕胎罪が成立すると考えるべきである。一般に4カ月を過ぎないと堕胎罪が成立しないというのは刑法の誤った解釈である。なお、堕胎行為時に既に何らかの理由で胎児が死亡していた場合、たとえば想像妊娠や胞状奇胎（ぶどう鬼胎）には堕胎罪が成立しない。

【法律】罪刑は以下の通りである。（1）妊婦自ら堕胎する自己堕胎（刑法第212条）は1年以下の懲役。（2）他人（医師や助産師、薬剤師、医薬品販売業者以外の者）に依頼して堕胎する同意堕胎（第213条）は2年以下の懲役。妊婦が死亡した場合は

3カ月以上5年以下の懲役。（3）医師、助産師、薬剤師、医薬品販売業者、これら一定の身分を有した者が妊婦の依頼を受けて堕胎した場合を業務上堕胎・同致死罪（第214条）といい、身分犯を構成する。3カ月以上5年以下の懲役。（4）妊婦の嘱託も承諾もなく堕胎することを不同意堕胎といい、医師等の身分を持った者やその他の者の行為もこれに該当する（第215条）。堕胎罪の中で最も違法性が強いため6カ月以上7年以下の罪となっている。また、この場合は未遂も罰することになっている（同未遂罪＝第215条）。結果において妊婦が死傷した場合は結果的加重犯として不同意堕胎致死罪である（第216条）。処罰は傷害の罪と比較して重い方を適用する。妊婦が死亡した場合は2年以上15年以下の懲役。

母体保護法（旧優生保護法）の制定により現在では堕胎罪の適用は著しく少なくなっているが、皆無ではない（最高裁昭和63年2月29日判決を参照）。問題は、母体保護法や刑法上の緊急避難としての中絶と堕胎とを区別することであろう。今日の中絶は違法性を阻却するものと考えられているケースが多い。

【倫理上の問題】堕胎罪は胎児や妊婦の生命・身体の安全を保護法益とする一連の刑罰法規であるが、堕胎そのものが原則的に加罰的行為とされている。堕胎に対する社会的評価は、それぞれの時代の倫理観や宗教的見地、時の人口政策、社会的背景により変化してきた。古く堕胎の技術が未完成の時代には、「間引き」に見られるように生きて生まれた子どもを殺す方法がとられ、「水子地蔵」の風習が日本各地に残っている。堕胎、間引きは口減らしのための慣習があった。その一例が東北地方を中心に日本各地にある「こけし」文化である。本来の意味は「子消し」とされ、貧しい農村で飢饉の折、口減らしとして生まれたての子を抹殺した名残である。水子地蔵の家庭版ともいえる。また、現代社会では堕胎を罪悪とする考え方が縮小してきている。学問上でも医学的・遺伝学的・社会経済的・倫理的見地から一定範囲で不可罰とすべきだという考え方がある。堕胎は原則的可罰的行為だが、可罰阻却事由（違法性阻却事由）として母体保護法がある。もっとも、現行母体保護法は医学的・遺伝学的要件を削除してしまったので、堕胎罪の可罰性阻却事由としての機能がやや軽減したかもしれない。

【展望】日本の総人口が2005（平成17）年を境に減少し少子高齢化が進む中で、堕胎・中絶を罪とする考え方が増加する可能性もある。逆に、堕胎罪そのものをなくすべきだという考え方が強まるかもしれない。母体保護法で中絶が一定要件の下に合法化されているので、堕胎罪による処罰は減少の傾向にあり、今後も減少傾向は続くであろう。しかし、10代の妊娠・中絶が実数で増加している一方、合法的な中絶にかかる費用は保険適用がなされず、全額個人負担となり、高額（妊娠前期では10万円前後、中期になると20万円以上することもある）であるため、非合法中絶（堕胎）がなくなるとはいえない。　　　　　　　［末廣敏昭］

【参考文献】末広敏昭『優生保護法』（文久書林、1984）。

【関連項目】刑法、人工妊娠中絶、間引き、優生保護法、母体保護法、水子供養

多胎妊娠　multiple pregnancy（英）

【定義】複数の胎児を妊娠している状態。

【倫理上の問題】今日の多胎妊娠の原因の多くは生殖補助医療技術に起因するものと見なされている。生殖医療による多胎は、排卵誘発剤の使用によるものと体外受精で戻される受精卵の数が多かったことによるものとが考えられる。日本産科婦人科学会

は1996（平成8）年の会告「『多胎妊娠』に関する見解」において、原則として移植する胚の数を3個以内とし、排卵誘発剤の使用量を可能な限り減量することにより、多胎妊娠の防止を図るよう周知した。また、厚生科学審議会の専門委員会は、2000（平成12）年に出した「精子・卵子・胚の提供等による生殖補助医療のあり方についての報告書」において体外受精時に移植する受精卵の数を原則として2個、受精卵や子宮の状況によっては3個以内に制限することが適当であると述べている。こうした広い視野からの取り組みと同時に、生殖医療を受ける際、当事者が多胎妊娠の危険性についての情報をどの程度有しているかに注意を払うといった個別の対応も重要である。

　多胎の増加が医原性によるものとされている一方で、自然妊娠での多胎妊娠の発生率については、一般に、児数をnとして$(\frac{1}{89})^{n-1}$とするヘリンの法則が知られている。多胎妊娠そのものを減らす努力は重要であるが、自然妊娠でも多胎妊娠が起こり得る以上、多胎妊娠や出産に対するケアの充実とともに、現実に実施されている減数（胎）手術を今後どのように考えていくべきかという問題がある。　　　　　　〔加藤太喜子〕

【関連項目】排卵誘発剤、不妊治療、体外受精・胚移植（IVF-ET）

脱施設化 ➡ ノーマライゼーション

ターミナルケア　terminal care（英）
【定義】ターミナルケアは、がんやエイズに罹患した予後不良の終末期患者に対する疼痛緩和治療やQOLを重視する医療や看護を意味している。類義語に、ホスピスケア（hospice care）・緩和ケア（palliative care）がある。

　用例を概観すると、ターミナルケアは1950年代、欧米において終末期がん患者に対する医療の総称として語られ始めた。文献としては、1950年にシカゴ医療研究所が刊行した『がん患者のためのターミナルケア―シカゴ在住がん患者に対するターミナルケアに適用可能かつ必要な施設とサービスの調査―』（"Terminal care for cancer patients–a survey of the facilities and services available and needed for the terminal care of cancer patients in the Chicago Area"）が最も古い。ターミナルケアの特質は、およそ余命1年以内の予後不良終末期患者に対して、そうした延命不可能な患者にモルヒネなどによる疼痛緩和治療（cure）以外に広義の看護（care）が、いかに可能であるか模索しながら実践することに存している。緩和ケアは、1960年代後半から終末期がん患者に対する疼痛緩和医療の総称として欧米で語られ始めた。文献としては、1967年にボストンで刊行されたロバート＝ヒッケイ（Robert C. Hickey）編『がん患者に対する緩和ケア』（"Palliative care of the cancer patient"）が最も古い。緩和ケアの特質は、終末期患者が有する身体的疼痛や心理的苦しみなどを総合的に治療する方法とその実践に主眼が存している。ホスピスケアは、シシリー＝ソンダース（Cicely Saunders 1918–2005）がロンドンの聖クリストファー病院内に1967年に開設したホスピスにおける終末期がん患者に対する全人的医療看護実践を範型としている。文献としては、1978年にニューヨークで刊行されたサンドル＝ストッダード（Sandol Stoddard）著『死にゆく者に対するケアのよりよき方法』（"The hospice movement–a better way of caring for the dying–"）が最も古い。ただし、聖クリストファー病院においては少なくとも1967年以降ホスピスケアという言葉が日常的に使用されていたと思われる。ホスピスケアの特質は、（1）患者の痛み

を身体的・心理的・社会的・精神的・宗教的というように階層構造化して医療活動を行う、(2) その際、患者の家族や友人の有する痛みに対しても十分顧慮して全人的活動を行う、(3) 遺族に対するケアを行う、などに存している。

【現状と倫理上の問題】日本におけるターミナルケア医療看護の組織的取り組みは、1960年代後半にホスピス医療看護開設運動として始まった。そして総合病院聖隷三方原病院ホスピス病棟(静岡県)が、1981(昭和56)年11月に本格的ターミナルケア施設として初めて開設された。日本において緩和ケアという言葉がとりわけ一般化し始めるのは、厚生省(当時)が1990年4月ホスピス病棟入院患者に対する入院料を定めて、緩和ケア病棟(ホスピス)入院料として新設して、ホスピス病棟入院患者用の健康保険適用基準を運用し始めて以降である。日本においては、ターミナルケアという言葉がホスピスケアという言葉と重複しながら、導入されてきた。

欧米においてターミナルケアに対する関心は、1965年シカゴ大学ビリングズ病院で神学生らと始めた死に関するセミナーや病院内などで終末期患者らと行った面談をもとに、精神科医エリザベス＝キューブラー－ロス (Elisabeth Kübler-Ross 1926－2004) がニューヨークで1969年に刊行した『死と死ぬことについて』("On Death & Dying") によって爆発的に惹起された。本書は、日本において川口正吉が邦訳して1971(昭和46)年に『死ぬ瞬間』というセンセーショナルな標題を付されて読売新聞社から刊行されて、ベストセラーとなった。本書においてキューブラー－ロスは、人間が自らの死を受容するに至るまでの心理過程を5段階に区分して説明している。なお本書成立の思想的背景には、ユング心理学やシュヴァイツァーに見られる医療奉仕活動があり、後年キューブラー－ロスは体外離脱を体験しており、死後の世界や輪廻に対しても関心を持っていた。また、カトリック修道女マザーテレサ (Mother Teresa, 本名アグネス＝ゴンジャ＝ボヤジュ Agnesë Gonxhe Bojaxhiu 1910－97) がインドのカルカッタ中心部に存した旧ヒンズー教カーリー寺院内に、行き倒れや身寄りのない貧しい重病者のために1952年に設置した「死を待つ人の家」の活動も、1970年代前半から欧米においてターミナルケアとの関連で医療・看護・社会福祉・宗教などを総合した全人的奉仕活動として注目を浴びていった。日本においてマザーテレサの活動が紹介され始めるのは、1970年代中頃からである。

一方、日本においてはターミナルケアは1960年代後半に、ホスピス医療看護開設運動としてホスピスの特質を伴いながら導入されたのであるが、キューブラー－ロスやマザーテレサからも影響を受けている。患者の疼痛緩和については、WHO(世界保健機関)が2002年に緩和ケアを定義して、「緩和ケアとはひとつの取り組みのことであり、疼痛や身体的・心理的・精神的諸問題に対して早期に確認し正しい評価や処置をおこなうことによって苦悩を予防したり除去したりすることをとおして、生命を脅かす疾病と連動する問題に直面している患者とその家族のQOLを改善することである」と述べられている。

ターミナルケアに関する学会や研究会は多岐にわたっており、日本ホスピス緩和ケア協会・日本臨床死生学会・生と死を考える会・日本死の臨床研究会・日本ホスピス-在宅ケア研究会・ホスピスケア研究会・日本緩和医療学会・日本サイコオンコロジー学会・日本がん看護学会・在宅ホスピス協会・日本エイズ学会・財団法人エイズ予防財団などがある。

倫理上の問題としては、(1)生命の量としての患者の延命と生命の質としての患者自身の充足度のバランスをどのように考え、また医療に反映するかということ、(2)全人的医療看護という理念が実際に実践されているかどうかということ、(3)自殺・若年層犯罪・高齢者の無理心中・雇用の不安定化・貧富の格差・うつ病・孤独死・高齢女性の経済的逼迫などの増大傾向が著しい現在、患者や家族や友人における身体的疼痛以外の心理的・社会的・精神的・宗教的苦悩に対して、個々の医療機関の対処する仕事の量が限界を超えているのではないかということ、などが挙げられる。
【展望】2007（平成19）年4月施行がん対策基本法によって緩和ケアチームが多数の医療機関において設置され始めている。ところで、余命1年以内の死にゆく人びとのQOLや、その家族や友人自身のQOLは、彼らそれぞれの人生に対する理解や価値観に本来依拠しているものである。QOLの一切を医療機関に依存するという態度やあり方は、教育機関や公的機関に養育義務の一切を依存するという態度やあり方と同様に、厳に間違っている。医療機関が行い得ることは明らかに限られている。国家と社会がなすべきことは、国民であるわれわれ一人ひとりに、自分・家族・友人をめぐる生と死を見つめる十分な時間と余裕を提供することではないだろうか。　　　〔中里巧〕

【参考文献】Institute of Medicine of Chicago, "Terminal care for cancer patients-a survey of the facilities and services available and needed for the terminal care of cancer patients in the Chicago Area-"(Central Service for the Chronically Ill, Chicago, 1950). Robert C. Hickey. eds., "Palliative care of the cancer patient" (Foreword by R. Lee Clark, Boston, Little, Brown, 1967). Sandol Stoddard, "The hospice movement - a better way of caring for the dying-"(London, Jonathan Cape, 1979).

E. キューブラー-ロス『死ぬ瞬間』（川口正吉訳、読売新聞社、1971）。Elisabeth Kübler-Ross, "On death and dying"(New York, Macmillan, 1969).
【関連項目】がん、緩和ケア、エイズ、尊厳死、ホスピス

たらい回し ➡ 救急医療

断種 ➡ 不妊手術

男女産み分け　sex selection（英）

【定義】あらかじめ希望した性別の子どもを産み分けること。
【歴史的経緯・倫理上の問題】古くから希望する性別の子どもが欲しいというニーズはあり、民間伝承のレベルでは食事療法や性交方法などによる多くの産み分け法が知られている。もっとも、どれも確実ではなく、倫理的な問題を引き起こすまでに至らなかった。近年になって、体外受精技術の発達とともに、精子に含まれる性染色体の比重の違い（X染色体は重く、Y染色体は軽い）を利用して精液を遠心分離し、目的とする精子を回収して受精に用いるパーコール法が1983（昭和58）年あたりから日本でも行われた。しかし、日本産科婦人科学会は1986（昭和61）年11月、「パーコールを用いてのXY精子選別法の臨床応用に対する見解」を出し、安全性・確実性が不完全であるパーコール法を男女の産み分けに用いないよう指示している。例外は、母親が重篤な伴性劣性遺伝病の保因者である場合、子どもへの遺伝を回避するため女児のみを産み分ける目的で行われる時であるとしたが、1994（平成6）年に安全性が確立されていないという理由から使用中止の見解が出された。その後、安全面での問題がないということで、2006（平成18）年4月、使用禁止は撤回された。しかし、パーコール法での産み分けは成功率が低いため、確

実な男女産み分けとして使うことはできない。日本では現在、男女産み分けのための着床前診断は認可されていない。今後は、伴性劣性遺伝疾患排除の目的で受精卵の着床前性別診断が実施される可能性もある。このように、医学の常識では男女の産み分けは伴性劣性遺伝病の発症回避のために行われているのが現状であって、民間における素朴な産み分けの要求を叶えることとはレベルが異なる（アメリカでは、着床前性別診断による男女産み分けが可能であり、日本から渡米してその技術を利用するケースも存在する）。倫理上の問題としては、第一に男女の産み分けそのものの是非、第二に現在の医療で用いられている伴性劣性遺伝病の排除が「胎児の選別」という優生学的な思想を推し進めることになるのではないかという危惧がある。

【展望】実際に中国などでは一人っ子政策のため男子が望まれ、女子が中絶されることで男女の出生比率が大きく異なっている。日本では男女産み分けニーズはそれほど高くないと思われるが、今後生殖技術の発達に伴い、健康で優秀な子どもが欲しいという願望を叶える手段としてこの技術が利用される可能性は常に存在する。　[村瀬ひろみ]

【関連項目】体外受精・胚移植（IVF-ET）、遺伝病、着床前診断、人口政策、優生思想、性差別

男女雇用機会均等法
Act for Employment Equal Treatment for Men and Women（英）

【定義】憲法の法の下の平等理念に則り雇用分野における男女の均等な機会および待遇の確保を図るとともに、女性労働者の就業に関して妊娠中および出産後の健康の確保を図るなどの措置を推進する目的で1985（昭和60）年に制定、翌年施行された法律。正式名は「雇用の分野における男女均等な機会及び待遇の確保等女子労働者の福祉の増進に関する法律」だが、前身である「勤労婦人福祉法」の持っていた女性のみ適用という片面性が指摘され、1997（平成9）年改正では男女両性適用となり、名称の「女子労働者」も削除された。

【倫理上の問題】基本理念として「女性労働者が性別により差別されることなく、かつ母性を尊重されつつ充実した職業生活を営むことが出来るようにすること」（第2条第1項）、「事業主並びに国、及び地方公共団体は前項に規定する基本的理念に従って女性労働者職業生活の充実が図られるよう努めねばならない」（同第2項）、また「特に雇用の分野における男女の均等な機会及び待遇の確保を妨げている諸要因の解消を図るため必要な啓発活動を行う」（同第3項）を掲げる。1997年改正では（1）従来、努力義務だった募集・採用・配置・昇進および教育訓練の女性差別禁止を一部からすべてへと強化、（2）違反企業名公表の制裁、（3）調停開始の条件だった「相手の同意」の廃止、（4）ポジティブアクションの導入、（5）セクシャルハラスメント防止の配慮義務の新設、（6）妊娠・出産に関する保護の強化、をポイントに挙げている。

しかし上記の片面性の他にも間接差別やパートタイマー、臨時雇いにおける男女差等が指摘されている。前者は男女別なく性に中立的な基準・規則・慣行であっても、その適用の結果、一方の性の多数が排除もしくは不利となる場合で、男性が多くを占める世帯主に対し賃金を高く支払っていた企業の非を認め（三陽物産事件、1994〈平成6〉年）、後者は多くを女性が占めるパートタイマーに対し、正社員の8割以下の賃金を違法とした（丸子警報器事件、1996〈平成8〉年）。だが同様の事例は後を絶たず、今後に課題を残している現状がある。

[山舘順]

【参考文献】『働く女性と労働法』（東京都産業労働局、2006）。労働省女性局編『改正男女雇用機会均等法の解説』（21世紀職業財団、1999）。基礎経済科学研究所編『日本型企業社会と女性』（青木書店、1995）。
【関連項目】差別、社会的公正、平等権

男女差別 ➡ 性差別

男女の性差 ➡ 性差

男性優位社会
male supremacy society（英）
【定義】男性が政治的・経済的・社会的・文化的その他の中枢を支配する社会。そこでは女性は男性に従属し、男性の生活の便宜のために固定的な役割・特性に拘束され（性別役割分業）、多様な差別を被る（性差別）。多様な中枢の支配が女性支配を結果する場合、より明確に男権制（父権制ではなく）社会と呼ぶべきであろう。
【歴史的経緯】母系制社会は一定の地位を女性に保証したが、文化人類学の知見ではこれの遍在は疑問視されている。父系制社会は父（男）権制社会である。ここには女性を支配する機構が埋め込まれており、伝統社会ではこれを世界観・宇宙観に結びつけて合理化した。イリイチ（Ivan Illich 1926-2002）らはこれを「ジェンダー」「宇宙的雌雄性」などと呼んだ。女性はそこに明確な位置を占め男性とは別個の世界に生きるという。確かに確然と区別されればそこで女性は確固として生きることは可能であろうが、実はそうした「ジェンダー」の存在自体が女性支配の産物であり、その温存の装置である。近代はこれを解体させたが、女性支配をなくしたのではない。多様な機能が社会化された結果、家庭は機能の極限された私的領域となり、女性はそこに隔離され、公的領域とその多様な意思決定機構から排除された。

【歴史的変革過程】18世紀末、ヨーロッパでは啓蒙主義の影響下に男性優位社会の変革を目指す思想が登場する。単なる啓蒙主義は女性支配を当然視したが、啓蒙主義を身につけたウルストンクラフト（Mary Wollstonecraft 1759-97）他の女性思想家が登場したことが、女性の置かれた状況を問い直す動きを生み出した。19世紀には変革のための運動が生まれ、世紀末以降50年の間に参政権における男女平等が多くの国で実現した。1960年代末以来、より広範な男女平等を求める運動が起きた。性別役割の見直し、経済的格差や機会の不均衡の改善、個人的関係が持つ政治性の告発、性的二重基準の撤廃の主張、性暴力に対する異議申し立て、学問における男性バイアスの問題化など、広範な性差別に対する問い直しが続けられてきた。

【展望】今日では逆に、男性優位社会を維持せんとする反動も現われている。確かに、女性に対する（性）暴力が広範囲に根を張っている。女性像ならびに男性のセクシャリティを歪めるポルノは女性に対する攻撃性を増しており、なかでも多くの人びとが接するアダルトビデオにはレイプ映像が満ちている。買売春のシステムは肥大し、女性を男性の性的欲望の対象に押しとどめようとする力は非常に強い。メディアにもそうした傾向が強く現われている。アメリカでは人工妊娠中絶に対する攻撃が程度を増しており、日本でも「ジェンダー」「性教育」バッシングが顕著になっている。天皇制は男女平等の装いをとりつつ、正嫡の子どもを産む役割を女性に強く押しつけてやまない。しかし、これらについても女性たちの問い直しと抗う運動とが着実に広まっている。

［杉田聡］

【参考文献】L.タトル『フェミニズム事典』（渡辺和子監訳、明石書店、1991）。杉田聡『男権主義的セクシュアリティ―ポルノ・買売春擁護論批判』（青

木書店、1999)。
【関連項目】性差別、性別役割、セクシャリティ、買売春、レイプ、ストーカー、性的虐待

胆道閉鎖症　biliary atresia（英）
【定義】新生児・乳児期に見られる肝外胆管の完全閉塞による黄疸疾患。病因としては、ウイルス感染などによる炎症によって二次的に胆管が障害され閉塞すると考えられている。1～2万出生に1人の割合で見られる。遺伝性はない。男女比は約1：2である。胆管の閉塞部位により総胆管閉塞型（Ⅰ型）、肝管閉塞型（Ⅱ型）、肝門部閉塞型（Ⅲ型）の3型に分類される。治療は手術による胆汁排泄である。手術術式として肝管空腸吻合術、肝門部空腸吻合術（葛西法）がある。診断時に既に肝硬変に陥っている例、手術後に胆汁排出が不十分で黄疸が進行する例などは肝移植の適応となる。
【倫理上の問題】日本では生体肝移植が主流であるため、胆道閉鎖症の子どもが生まれると、親はいずれ自分の肝臓を提供しなければならないと精神的に追いつめられる。なお、葛西法を行った手術例では20年以上の生存例があり、妊娠出産の例もあるから、移植するしかないとする傾向には問題がある。　　　　　　　　　　　　　［磯貝晶子］
【関連項目】生体肝移植、肝臓移植、移植適応症

ち　チ

地域医療　community medicine（英）
【定義】患者の人間性、社会性という観点を重視し、とりわけ地域という枠組み（狭義には自治体であるが、広義には生活圏、文化圏など）を意識した医療。具体的には、医療人、住民と行政が一体となって、担当する地域の限られた医療資源を最大限有効に活用し、近接性・継続性・責任に基づく包括的な医療を展開するシステム。
【倫理上の課題】近接性とは医師ならびに医療施設へのアクセスが容易であるということ、継続性とは患者の生活歴を知り継続的な関係を保つこと、責任とは治療のフォローがきちんとなされ、疾病によっては専門医や高度医療施設を紹介し、さらにアフターケアを行うこと、である。以上のように、地域医療は単に地域における医療ということだけでなく、プライマリーケアに根差す医療でもある。プライマリーケアとは、患者とその病気を全身の状態からケアすると同時に、地域社会や人間関係の中で見ていく全人的医療であり、患者の日常生活を維持し改善することを目指す、統合的かつ包括的な医療である。それゆえ、福祉や介護との連携を常に視野に収めていなければならない。プライマリーケアを目指す医師には、限られた医療技術、医療資源、医療経済の中でいかに公平かつ効果的に患者にとって満足度の高い医療を提供するかという視点と判断力が欠かせない。このような要求に応えられる知識・技術を持った医師を総合医として認定しようとする動きがある。総合医は専門に偏らない広範な医療知識・技術（普遍性）が要求されると同時に、個々の患者の心理や社会的背景（個別性）

を洞察し、適切に判断する力も求められる。それを可能にするのは、総合医を志す者の人間理解に基づいた倫理性と、適切な医学教育のシステム、そして国ならびに自治体による地域医療の包括的な体制づくりであると思われる。

【展望】ここ数年間、地域医療をめぐる環境は激変を被っている。まず介護保険の導入ならびに医療施設の機能分化によって、医療費の増大に歯止めを講じられた。しかし2004（平成16）年の新医師臨床研修制度の導入、2005（平成17）年の市町村合併に伴う公立病院の見直し等によって、かえって地域医療を担う体制の危機が生じ、2006（平成18）年には新医師確保総合対策が講じられている。これらの状況は、高齢化社会を迎えての疾病構造の変化、専門医と総合医との役割分担、地域医療を中心とする日本の医療体制の再構築といった問題に対応するための取り組みと見ることができる。

[加藤直克]

【参考文献】吉新通康・折茂賢一郎編『現代地域医療のパラダイム』（みらい、1999）。『地域医療白書』第2号（自治医科大学、2007）。

【関連項目】医療資源の配分、医療経済学

地域保健法
Local Public Health Act（英）

【定義】従来の「保健所法」が名称変更・改正され、人口の高齢化や疾病構造の変化、ニーズの多様化などに対応した生活者主体の地域保健に関する新たなサービス体系を構築することを基本として、「地域保健対策強化のための関係法律の整備に関する法律」によって、「母子保健法」などの改正とともに1994（平成6）年6月に公布された法律。1997（平成9）年4月より全面施行されている。

この法律では、住民に身近で頻度の高い母子保健サービスや老人保健サービスなどについて主たる実施主体を市区町村とし、生涯を通じた健康づくりの体制を整備するとともに、都道府県と市区町村の役割を見直し、地方分権を推進することを目的としている。そのため、保健所を地域保健の広域的・専門的・技術的拠点として機能強化するとともに、保健・医療・福祉の連携の促進を図る観点から所管区域を見直し、規模の拡大を図り、市区町村保健センターを法定化するなどの整備を行った。

また、2000（平成12）年4月の介護保険制度の施行により地域保健部門が取り組むべき役割の明確化に伴い、2000年3月には、「基本指針」の一部改正が行われた。さらに2003（平成15）年5月に、健康増進法および「国民の健康の増進の総合的な推進を図るための基本的な方針」が施行されたこと、精神障害者対策、児童虐待防止、生活衛生対策などの社会状況に伴い、基本方針の一部改正が行われた。2005（平成17）年5月の地域保健対策検討会中間報告では、国内外の地域保健に関する新たな課題を提示した。そして保健所は地域における健康危機管理の拠点として、地方衛生研究所は技術的・専門的支援機関として位置づけた。地域保健計画は健康危機管理への対応や各種の健康課題の優先度に応じた資源分配の方向を示唆することなどが特徴である。

【倫理上の問題・展望】各自治体間において地域保健法に基づいて設置されている保健所の組織体制に違いが見られ、不均衡の是正が求められる。1997（平成9）年4月より保健所から市町村への権限委譲が、地方分権を推進するために全面施行されている。各自治体は住民の健康に対して具体的な施策を展開することが期待されている。

[小宮山恵美]

【参考文献】厚生統計協会編『国民衛生の動向』第52巻第9号（2005）。久常節子・島内節編『地域看護学講座12―保健福祉行政論』（医学書院、1997）。

【関連項目】ノーマライゼーション、公衆衛生、地域医療、保健師

置換医療 ➡ 移植医療

地球温暖化　global warming（英）

【定義】人為的な要因が主因となって、大気中の温室効果ガスの濃度が上昇して温室効果が強まり、地表面の温度が自然界の気候変動に加えて上昇する現象。

【概要・歴史的経緯】自然界にはもともと温室効果ガスが存在するが、現在問題となっているのは、産業革命以降の化石燃料の燃焼や工業用途から発生する二酸化炭素やメタンなどにより大気中の温室効果ガスの濃度が増加し、地球全体の温度が上昇していることである。なかでも工業発展により、産業革命以前は約280ppmと安定していた二酸化炭素が現在は約360ppmと急激に増加しており、このままの状態では、2100年には540〜970ppmへ増加すると予測されている。この温室効果ガスの増加により、気温と海面の上昇が起こっており、20世紀の間に地球の平均気温は約0.6℃、海面は10〜20cm上昇したという報告もある。2100年には、気温はさらに1.4〜5.8℃上昇、海面は9〜88cm上昇すると予測されている。影響の大きさや深刻さから、まさに人類の生存基盤に関わる最も重要な環境問題であるとして、世界的な取り組みが要望されている。

1997（平成9）年開催の地球温暖化防止京都会議（COP3＝気象変動枠組条約第3回締約国会議）では、温室ガス排出量の数値目標が設定され、また他国と排出量を取引（売買）する排出権取引も導入された。2000年、オランダのハーグでこの設定値の実行を促す気候変動枠組条約第6回締結国会議（COP6）が行われたが、参加各国間の利害対立で合意に至らなかった。その課題は、2001年10月にモロッコで開催されたCOP7において、国別に一定の森林吸収量を認め、さらに排出権取引を実質無制限に許可するなどの緩和措置を取る形で合意に達したが、アメリカが合意に参加しなかったこと、途上国に削減目標が課されなかったことで、温暖化防止への取り組みは依然難題を抱えた。しかし2005年12月、モントリオール会議（COP11）において運用ルールが正式に採択され、京都議定書がいよいよ2006年から本格的に稼働し始めたのである。温室効果ガスの削減目標を定めるなど議定書の枠組を2013年以降も継続させることを前提に、次期約束期間までの間に空白をうまないよう結論を出すことが決定された。そして、中国やインドなどの発展途上国は、途上国も含めた次期以降の枠組について議論を開始することに合意し、完全な孤立は避けたいアメリカは、京都議定書以降の温暖化防止対策をめぐる対話に加わることに合意した。

【倫理上の問題】現在、エコ商品など環境に配慮した商品が多く出回り、地球環境に関する情報が供給されるなどして、環境保全への意識は向上しているようであるが、実際の対策は依然、極めて不十分なままである。また、富の平等という点で先進国から途上国への技術・資金的援助は必要であろうが、先進国とは異なる経緯で工業発展を遂げなければ地球環境問題は解決されないとする意見もあることから、地球環境問題は個人や国家だけでなく世界レベルでの環境汚染防止が求められている。各国は自国の利害を主張するのではなく、価値観の相違から生じる対立をいかにまとめ、協調していくかが重要となる。

【諸分野との関連】このまま地球温暖化が進むと、海面上昇による領土の縮小・水没の危機、豪雨・干ばつによる異常気象の増加、生態系への影響、森林伐採などによる

砂漠化の進行、水質資源への影響による水不足の発生、熱帯性感染症発生の増加、気温上昇から生じる農業生産低下による食糧不足問題など、各分野に深刻な影響が生じると予測される。

【展望】地球温暖化が及ぼす深刻な問題は、1世紀以内に必ず現われる。温室効果ガスは大気中に長く滞留し蓄積されるため、気候変動に関する政府間パネル（IPCC）の第2報告では、現在の水準で大気中のCO_2濃度を維持するには、世界のCO_2排出量を直ちに50〜70％削減しなければならないと警告している。それに伴い、EU5カ国で導入されている、二酸化炭素税の導入が環境省で検討段階にある。環境汚染物質の排出量を削減しようとする動きは、廃棄物処理に要する費用を排出者が負担する「排出者責任」の原則を取り入れることができるようになる。地球温暖化を防止していくには、自然エネルギーの利用や、エネルギー効率を高めるための技術開発、省エネルギーへの取り組み、CO_2吸収源としての森林保護など、世界レベルでの温暖化防止対策を講じていくことが必要不可欠である。

〔吉田成美・谷垣内美由紀〕

【参考文献】田邊敏明『地球温暖化と環境外交』（時事通信社、1999）。気候ネットワーク編『よくわかる地球温暖化問題』（中央法規、2000）。

【関連項目】温室効果ガス、開発途上国、生態系、環境汚染、環境税

地球温暖化防止京都会議

【定義・概要】第3回気候変動枠組条約締約国会議（the third session of the Conference of Parties to the United Nations Framework Convention on Climate Change：COP3）のこと。1997（平成9）年12月に国連によって京都国際会議場で開催された。1994年に発効した「気候変動に関する国際連合枠組条約：気候変動枠組条約（UNFCCC）」を受け、1995年から締約国会議（COP）が毎年開催されており、京都会議はその第3回目に相当する。「気候変動枠組条約」は地球温暖化の主要因である温室効果ガスの大気中濃度の安定化を目標とするものであり、京都会議では主な温室効果ガス6種（二酸化炭素、メタン、一酸化窒素、代替フロン等人工化学物質3種）の排出量について、2008年から2012年の間に法的拘束力をもって削減すべき具体的な数値目標が国別に定められた（1990年時の排出量を基準とする）。この数値は、経済的手法を用いて温室効果ガスの削減を狙う「京都メカニズム」とともに、「気候変動に関する国際連合枠組条約の京都議定書（京都議定書＝Kyoto Protocol）」に明記され、2005年2月に発効した。2007年現在の締結国は172カ国である。

【倫理上の問題・課題】京都会議以後、定められた数値目標達成への取り組みが各国でなされており、わが国でも1998（平成10）年に「地球温暖化対策の推進に関する法律」が制定された（2006〈平成18〉年改正）。その一方で、京都会議で議決された内容に関しては様々な問題点も浮上している。排出量削減の基準をなぜ1990年に設定したのか、各国の削減目標数値の科学的根拠は何か、などの問題点の指摘は当初からなされていた。また、自国の経済活動が阻害されることを理由に締結を拒否し続けているアメリカ（CO_2排出量世界第1位）やオーストラリアに対して、2007年現在においても「京都議定書」は有効な拘束力・指導力を発揮し得ない状況にある。開発途上国は経済成長の必要性から削減が免除されているが、そのうちの中国はCO_2排出量では世界第2位を占めている。温室効果ガスの増加はあくまでも先進諸国の責任であってその削減義務を途上国が同等に負う必要はない、

という途上国側の主張への配慮が京都会議でもなされた結果であるが、中国・インドをはじめとする途上国の温室効果ガス総排出量が先進国を上回る事態も予想される中、新たに早急な対策が求められるといえよう。　　　　　　　　　　　　　　［源宣子］

【参考文献】小林辰男・青木慎一『環境問題入門』（日本経済新聞社、2006）。西條辰義編著『地球温暖化対策』（日本経済新聞社、2006）。

【関連項目】温室効果ガス、地球温暖化、環境と開発に関する国連会議、開発途上国

┃地球環境ファシリティ ➡ GEF

┃地球サミット ➡ 環境と開発に関する国連会議

┃地球全体主義　the earth holism／wholism, totalitarianism（英）

【定義】人間中心主義的に人類諸個人の利益を偏重したり、自然中心主義的に個々の動物を全体的な構成要素の生命と捉えたりすることよりも、地球や自然の生態系全体を保護することを優先する、生態系中心主義・地球中心主義のこと。観念よりも実践に重きを置く行動規範であるという意味では、地球志向の実践的環境倫理ともいえる。地球を閉鎖系の「宇宙船地球号」と考え、また人間中心主義と自然中心主義の対立を超えて、食物連鎖を中心とする生態系全体を、特定の人類・国家・地域・企業等集団および個人の利益・生命よりも重視するラディカルな地球志向の実践倫理である。

【歴史的経緯】地球全体論の起源はアニミズムや有機体論哲学に求められる。それは、ナッシュ（Roderick F. Nash）も環境倫理の学説史『自然の権利』（1990年）において指摘しているように、モア（H. More 1614-87）の「世界の霊魂」や、レイ（J.Ray 1627-1705）の「生物の楽しむ権利・生命権・神への賛美」、それに類似したスピノザ（B.Spinoza 1632-77）の「汎神論」に求められる。さらに1852年にソロー（H.D.Thoreau）が唱えた「拡大された共同体意識」や、1867年にミューア（J.Muir）が唱えた「有機体論」、1923年にレオポルド（Aldo Leopold 1887-1948）が唱えた「地球有機体説」と、彼以降の生命中心主義の「部分よりも全体」を重視する宇宙的倫理哲学や、1920年代以降のシュヴァイツァー（A.Schweizer）の「神秘的な全体論」にも見られる。1974年のラヴロック（J.E. Lovelock）とマーギュリス（L.Margulis）の「ガイア仮説」と、1983年のクラーク（S.R.L.Clark）の解説「〈ガイア〉の維持と生態系の存続は人間を含む一つの種」より優先されるという主張にも見られ、ラディカルなイギリスのNGO「ガイア」によるガイアの生態系にとって不健康な人間を「地球有機体」から排除することを唱える主張にも見られる。これらは「全体論的環境倫理学」と呼ばれ、彼らは「全体論的思想家」「全体論者」と呼ばれる。その代表がレオポルドである。キャリコット（J.B.Callicott）は、1980年の「倫理的全体論」の展開において、レオポルドを「環境倫理学の父」「全体としての自然を含む倫理体系のパラダイムの創造者」と呼んでいる。キャリコットの地球全体論こそ、ラディカルな「地球全体主義」や後の過激な「アースファースト」運動につながるものである。

【倫理上の問題】地球全体主義は、個と全体、人間と自然のバランス・共生を配慮しない場合、反人間中心主義・反生命個体主義等過激な生態系全体主義に陥り、極端な場合、人類絶滅待望説に陥る。上記のキャリコットの地球全体論に対して、穏健な「全体論的環境倫理主義者」であり1983年に"The Case for Animal Rights"を著わ

したリーガン（T.Regan）さえ「環境ファシズム」と呼び、個人の利益・生命を犠牲にする20世紀のファシズムのようだ、と批判した。この動物・人間の固有性重視の「自然権自由主義」者リーガンは、同じ全体論者シンガー（P.Singer）とともに、1976年に"Animal Rights and Human Obliga-tion"を著わしている。健全な全体主義は、ネス（A.Næss）の1973年の「ディープエコロジー」概念にも見られる。ネスはナチズムに対して抵抗運動を行い、戦後、「エコソフィ（生態学的英知）」を唱え、「生物圏全体の民主主義」、生態系の中のすべての生命体の「生存・繁栄する平等権」を中軸にした。

【諸分野との関連】環境哲学の認識論の立場・環境政治学・民主主義におけるバランス感覚ある利害調節の自然界への拡張、および環境神学、批判的宗教学・ファシズムを体験した20世紀の歴史学等を、過激な地球全体主義批判の理論的な武器にする必要がある。とくに民主主義は20世紀のファシズム・スターリン主義・ポルポト政権などに対する全体主義批判に適用できよう。

【展望】今後、「アースファースト」運動など過激な地球全体主義運動が正統性を持つことのないよう、とくに北側先進国や多国籍企業や市民は、「生物圏全体の民主主義」を環境政治・環境経営・グリーンコンシューマリズム（緑の消費者運動）等の活動に活かしつつ、石油文明・開発・経済発展・浪費生活・効率優先の市場経済などを反省し、地球環境破壊型のナショナリズム・個人主義・自由主義・民主主義を自己抑制すべきである。過激な環境NGO側も、情報技術を活かしながら、穏健なNGOや国家・企業・市村民との対話を続けるべきである。　　　　　　　　　　　　　　　　［齋藤實男］

【参考文献】J.E.ラヴロック『地球生命圏―ガイアの科学』（プラブッダ訳、工作舎、1984）。R.F.ナッシュ『自然の権利』（松野弘訳、ちくま学芸文庫、1999）。A.ネス『ディープ・エコロジーとは何か』（斎藤直輔他訳、文化書房新社、1997）。

【関連項目】人間中心主義、生命中心主義、生態系、環境倫理、食物連鎖、自然の権利、エコロジー

地球の有限性
limited capacity of the earth（英）

【定義】地球は物質的に閉鎖系の存在であり、埋蔵資源や自然のエコロジー的浄化能力には限界がある、という概念。

【倫理上の問題】「ローマクラブ（Club of Rome）」は、1972年に発表した報告書『成長の限界』（The Limits to Growth）で、地球環境条件が現状のままであれば、人口増加や環境悪化などによって100年以内には人間活動や経済成長の限界を迎えるとし、地球規模の生態系破局回避のために、成長から均衡へと体制変革を行うことの必要性を論じている。『成長の限界』から20年を経て再度報告された1992年の『限界を超えて』（Beyond the Limits）では、地球環境は既に限界を超え修復困難な部分が出現しているが、全体的な成長の抑制や科学技術の発達によって、保全への可能性は残されている、としている。一方、国連人口基金（UNFPA）による1999年版『世界人口白書』（the state of world population）によれば、2050年に世界人口は90億人以上と予想される。人類破局はいっそう早まっており、リチャード＝バックミンスター＝フラー（Richard Buckminster Fuller 1895-1989）が『宇宙船「地球号」操縦マニュアル』（1963年）で提唱した「人類は宇宙船地球号の乗組員」という概念は、いっそうの重要性を増してきてくる。

　人類が生態系の頂点に立ち自然を支配できるという、環境に対する傲慢さからの脱却が必要である。人間だけが生命倫理の対象なのか、しっかり自問しなければならな

い。われわれは、生態系全体に対して将来に至るまでの義務と責任を負っている。
【展望】「効率」を求める近代産業社会は、資源の消費を増大することによって生産性を向上させている。近代文明は、地球環境に対する無限の収奪を前提とした価値観によって組み立てられたといえる。しかし、無尽蔵の資源と無限の自浄力によって、地球環境は永久に持続できるという前提は既に覆えされている。われわれは「豊かさ」を何に求めるのか、「豊かさ」について価値観の転換が必要である。　　　［出島甫信］
【参考文献】D.H.メドウズ／D.L.メドウズ／J.ランダース『限界を超えて』(松橋隆治・村井昌子訳、ダイヤモンド社、1992)。小宮山宏『地球持続の技術』(岩波新書、1999)。
【関連項目】エコロジー、ローマクラブ、生態系

治験　clinical trial（英），Klinische Erprobung（独）

【定義】薬（くすり）の候補を用いての国の承認を得るための成績を集める臨床試験のこと。具体的には非臨床試験後の健常成人を主な対象とした第1相試験、実際の患者を対象とした第2相試験、および第3相試験のこと。治験は一般の患者が最新の治療に参加できる唯一の機会であると同時に、未知の危険性も併せ持つものである。

【語源・歴史的経緯・倫理上の問題】治験は治療試験または治療実験の略称ともいわれているが、「治験」という独立した単語として用いられることが多い。類義語として臨床試験（clinical study）および臨床研究（clinical research）があり、範疇としては、臨床研究＞臨床試験＞治験という使われ方をすることが多いが、区別しないで用いていることもあるため、文脈から読み取ることが必要である。

第二次世界大戦時の人体実験等残虐行為の後、人権保護に対して多くの注意が向けられるようになり、1947年のニュールンベルグ綱領、次いで1964年の世界医師会総会でヘルシンキ宣言が採択され、医学研究に対する倫理原則が表現された。またヘルシンキ宣言は現在に至るまで改訂が続けられ、インフォームドコンセントの重要性、被験者の自己決定権の明確化、人権擁護に関する倫理性の修正等が行われている。治験はこのヘルシンキ宣言に基づく倫理的な原則と各国独自のGCP（Good Clinical Practice＝臨床試験の実施に関する基準）を遵守し行われてきた。医薬品開発がグローバル化するに伴い1996年に日米欧三極によって最終合意されたGCPを基礎としてわが国のGCPも改正が行われ、同時に薬事法の一部となり、1998（平成10）年4月には完全施行された。

治験実施施設には倫理性確保のため治験審査委員会の設置および被験者に対して文書による説明と同意の取得等が必須となった。新たに治験コーディネーターが診療行為以外の治験業務を補助したり、治験事務局設置等の充実が図られている。

【展望】医薬品開発が世界規模で進む中、わが国の治験においても世界レベルのスピードが要求されつつある。国民皆保険制度という国民が等しく医療サービスを受けられる現状から、治験参加のメリットが少ない状況では被験者への治験に対する啓蒙が必要である。　　　［足立伊佐雄・小野敦央］
【参考文献】治験従事者教育マニュアル作成委員会『改訂 医療機関の治験実務』(じほう、2000)。永井恒司『臨床試験ガイドブック』(じほう、2003)。
【関連項目】臨床試験、ニュールンベルグ綱領、ヘルシンキ宣言、インフォームドコンセント、自己決定権、人権、GCP

治験審査委員会 ➡ IRB

知的障害　intellectual disability（英）

【定義】 法律用語として、かつては精神薄弱（mental deficiency）、精神遅滞（mental retardation）という用語が用いられていたが、近年の用語改訂運動の結果、1999（平成11）年から知的障害（intellectual disability）に改められた。旧厚生省は「精神薄弱児・者基礎調査（1990〈平成2〉年）」において、知的障害（精神薄弱）者を「知的機能の障害が発達期にあらわれ、日常生活に支障が生じているため、何らかの特別な援助を必要とする状態にあるもの」と定義している。医学的用語としては、精神遅滞（mental retardation）も用いられており、基準とすべきIQの値をDSM-Ⅳは70以下、ICD-10は69以下としている。

【倫理上の問題】 知的障害者の倫理的問題の基礎は、知的障害を伴う者は自律の意思決定ができないという偏見である。従来の施策、制度はパターナリズムに基づく、保護的あるいは強制的なものがほとんどであった。知的障害者は社会参加の機会を奪われるだけでなく、施設等で虐待・搾取を受けることも少なくない。また強制的な断種、出生前診断をめぐる技術革新、重度の障害児に対する選択的治療停止等の優生学的医療は、彼らの生きる意義を脅かす恐れがある。その結果、彼らの自己価値観（self-esteem）は著しく貶められ、自分たちの苦痛を訴えたり、意見を表現したりすることが困難になっているにもかかわらず、このような状況に対して行政、司法、医療が十分な対策を講じてこなかった。近年、知的障害者への虐待の実状が、施設職員や親の告発から、ようやく明るみに出るようになった。また、1998（平成10）年より知的障害者が法定雇用率の算定基礎に加えられ、2000（平成12）年より新しい成年後見制度が開始された。しかし未だ、知的障害者の自律の意思決定が十分に尊重されているとはいえない状況が続いている。

【展望】 1990年の国際育成会連盟世界会議への参加を契機として始まったといわれる、日本の知的障害者の本人活動は、その後も全日本手をつなぐ育成会を中心にして発展しつつある。今後は、彼ら自身の声に耳を傾けることで偏見を是正し、彼らのニーズに基づいた種々の制度の改革を支援していくことが期待される。近年、文部科学省の方針として、障害のある幼児、児童生徒に対する教育の制度的見直しが進められている。障害の程度に応じて特別な「場」で指導を行ってきた「特殊教育」から、一人ひとりの教育的ニーズを把握して適切な指導および必要な支援を行う「特別支援教育」への転換である。2003（平成15）年から開始された全都道府県教育委員会に対する委嘱事業等を通じて、実施体制の整備が進められているが、その理念の実現には課題が多い。

［昆啓之］

【参考文献】 松友了編『知的障害者の人権』（明石書店、1999）。滝川一廣他編「特集そだちの遅れにどう向き合うか」『そだちの科学』3号、日本評論社、2004）。

【関連項目】 障害者（児）、身体障害者福祉法、障害者基本法、ノーマライゼーション、知的障害者福祉法、パターナリズム、治療選択権、患者の権利、自己決定権、インフォームドコンセント

知的障害者福祉法

【定義】 知的障害者に対し、その更正を援助するとともに必要な保護を行い、知的障害者の福祉を図ることを目的に定められた法律。

【社会上の問題】 1970（昭和35）年に制定された「精神薄弱者福祉法」が数十回の改正を経て、1998（平成10）年に「知的障害者福祉法」と改名された。この法の対象は18歳以上の知的障害者であり、18歳未満の知的障害者については児童福祉法の対象とされている。18歳という年齢により異なっ

た法体系で福祉の措置がとられることは著しく不合理であるので、第3条に関係職員の協力義務を定め、知的障害者に対する福祉が児童から成人まで関連性をもって行われるよう配慮されている。問題としては、法の目的が知的障害者の更正の援助と保護に置かれており、ノーマライゼーションの理念が盛り込まれておらず、知的障害者の地域での生活権が明確にされていないこと、知的障害者の定義がなされていないことなどがある。　　　　　　　　　　[久藤克子]

【関連項目】知的障害、障害者（児）、身体障害者福祉法、障害者基本法、ノーマライゼーション

知的所有権　intellectual property（英）

【定義】人間の精神的創作活動によって生じた無形の知的財産に対する所有権の総称。知的財産権、無体財産権とも呼ばれる。著作権および工業所有権（特許権等）に大別される。近年、工業使用権については、バイオテクノロジーや、それによって生み出された生物に関する特許のことが問題にされている。

【倫理上の問題】知的所有権との関連で近年とくに問題にされている生命倫理上の問題は、遺伝子特許の問題である。そもそも遺伝子に特許を認め得るのか、そして機能や診断・治療に関する有用性が明確でない特定のDNA断片の塩基配列を解析した結果に、特許を認めることができるのかといった問題である。1991年にはアメリカの国立衛生研究所（NIH）職員のベンター（J. Craig Venter）が、機能が明確でない340カ所のヒトDNA断片の塩基配列について特許権を申請したが、有用性・新規性・非自明性を欠くとしてアメリカ特許商標局によって却下されたケースがある。またアメリカでは、J.ムーア（John Moore）氏がUCLAを相手に、自己の体組織を用いて得られた利益に対する権利を要求するという訴訟も起こっている。

【展望】1999年5月、日米欧三極特許庁は、（1）配列を決定しただけのDNA断片に特許性はない、（2）ただしDNA断片が、特定の病気の診断薬に用いられるなど独自の有用性を有する場合には特許性がある、という2点を確認している。確かに塩基配列の解析結果は産業上有用なものともなり得るが、特定の塩基配列の解析結果は「発明」ではなく、既に自然界に存在するものの「発見」に過ぎない。遺伝子特許の対象となり得るのは、特定のタンパク質を生成する機能等に関する知識だけだと理解すべきであろう。今後もこの問題に関しては製薬産業の振興のみならず、社会全体の利益、遺伝子解析研究に対する影響などの観点からも、多角的な検討を進めていく必要がある。　　　　　　　　　　[蔵田伸雄]

【参考文献】高木美也子『操作されるイノチ 複製されるワタシ』（PHP研究所、1999）。名和小太郎『雲を盗む』（朝日新聞社、1995）。

【関連項目】情報倫理、遺伝子工学、チャクラバティ判決、ヒトゲノム計画、遺伝子特許

知能
intelligence（英），Intelligenz（独）

【定義・概念】知能という概念は、広義には「新しい事柄を学習する能力や新しい環境への適応能力」、狭義には「抽象的思考力」とされている。知能の定義はこれまで多くの研究者によって試みられてきたが、診断的知能検査を開発したウェックスラー（D.Wechsler）は1958年に「個人の、目的的に行動し、合理的に思考し、環境を効果的に処理する総合的、または全体的能力である」と定義し、これが広く受け入れられている。

【歴史的経緯・倫理上の問題】知能とは何かについては、知能の働きが非常に多様であり、かつ複雑であるため、その本質を一

義的に定義することは困難である。20世紀初頭から、一般には「知能とは知能検査によって測定される能力」という操作的定義が採用され、そうした測定論的な知能観に基づいて、知能検査で測定されたものを因子分析法によって分析し、知能の構成因子を明らかにしていこうとする立場をとる研究者が多くなった。スピアマン（C.E.Spearman）は、一般因子と特殊因子の2因子説を、サーストン（L.L.Thurstone）は、空間的、数的、言語理解、語の流暢さ、記憶力、帰納的、知覚的因子等の多因子説を、キャッテル（R.B.Cattell）は、サーストンの知能因子説についてさらに研究を進め、流動性知能と結晶性知能とに分けた。バーノン（P.E.Vernon）は、スピアマンの一般因子説を受け、一般因子の下に大群因子、その下に小群因子、さらにその下に特殊因子があると考え、階層因子説を発表した。知能検査は、1905年にフランスのビネー（A.Binet）らが作成した尺度に始まる。この尺度は当初、知的障害児の識別を目的とするものであった。その後改訂され、検査結果を精神年齢で表わすようになったが、シュテルン（W.Stern）によって知能指数（精神年齢と生活年齢の比）を用いることが提案され、アメリカのターマン（L.M.Terman）によるスタンフォード改訂版で採用されている。ビネー式知能検査は世界各国に紹介され、それぞれの国で自国版として標準化されている。知能検査と因子分析法の出現で知能の研究が統計的に行われる傾向が強まり、知能そのものに対する考察はかえって弱まってきているといえよう。　　　　　　　　　　［末岡一伯］

【関連項目】知的障害

知能指数 ➡ 知能

チーム医療

team medical management（英）

【定義】医師、看護師、薬剤師、検査技師などの医療職専門家が各々の役割と存在意義を互いに共有すると同時に信頼し合い、対等な立場でチームを構成して医療にあたること。

【倫理上の問題】かつての日本では、医療の中心は医師であり、看護婦や検査技師などは医師に従属して雑用をこなす要員と見なされていた。しかし終戦後、様々なコメディカルスタッフの資格が制度化され、また医療が高度化すると同時に細分化するにつれて、様々なコメディカルスタッフが誕生し、彼らの果たす役割が重要になってきた。現在では、医師を頂点に仰いで盲従するのではなく、医師の指示に従うのを原則としながらも、上下の関係ではなく対等な立場で互いに協力し合うチーム医療の考え方が通常化しつつある。実際には、コメディカルスタッフと対等な立場に立つことに心理的な抵抗感を持つ医師は未だに少なくないが、慢性疾患やリハビリテーションあるいは精神医療の現場では生物医学的次元だけではなく、心理的・社会的次元を含めた全人的なアプローチが不可欠である現実から、医師単独の医療などはできないことを医師側は謙虚に受けとめるべきであろう。とくに、緩和ケア医療や老人医療ではチームで医療を行うことが求められる。チーム医療の実現のためには、医師がコメディカルの各業種の特性を十分に理解し、同じ医療専門職として尊重し信頼することが必要である。その上でチームのスタッフと緊密な連繋をとり、彼らの専門領域からの支えを得て初めて医師は自分の役割を高いレベルで実行できることを十分自覚しなければならない。また、チーム医療を実施するためには、患者情報の共有化が必要不可欠である。そのためにカルテの記載はSOAP （subjective complaints objective finding assessment plans）方式を用いることが推奨されている。これによってカルテ記載が標準化され、チームの誰が見ても患者情報を理解しやすくなる。チーム医療の実践にはこうした患者情報を共有する努力も必要である。

［藤野昭宏・井岡達也］

【参考文献】日本医学教育学会編『期待される医師のマナー』（篠原出版、1988）。

【関連項目】医療従事者、コンサルテーションリエゾン精神医学、リハビリテーション

嫡出子　legitimate child（英）

【定義】生物学上の親子関係（血縁）を基礎として成立する法律上の親子関係を実親子関係といい、当事者の養子縁組意思の合致によって成立する親子関係を養親子関係という。実親子関係にある子（実子）のうち、婚姻関係にある男女の間で懐胎（妊娠）・出生した子を嫡出子（「ちゃくしゅつし」または「てきしゅつし」）といい、婚姻関係にない男女の間で妊娠・出生した子を嫡出でない子（非嫡出子）という。生物学上の母子関係は分娩の事実によって容易に確定できるが、生物学上の父子関係を確定する知見はわが民法が制定された明治31（1898）年当時はなかった。そのために、民法は諸外国の例に倣って法律上の妻が出産した子の父はその夫と推定する旨を規定し、嫡出父子関係は嫡出推定規定によって成立するものとした（民法第772条）。この推定が事実に反する場合には、原則として子の出生を知った時から1年以内に夫のみが裁判所に訴えることによって法律上の父子関係を否定できる（「嫡出否認の訴え」という）。ちなみに、非嫡出子の父母が婚姻した場合には、非嫡出子は準正により嫡出子となり、養子も養子縁組成立の日から養親の嫡出子の身分を取得する。

【倫理上の問題】民法は自然の性交渉、生殖による子の出生しか想定していなかったが、生殖補助技術によって出生した子の法的地位をどのように考えるかという問題が発生した。たとえば、夫以外の第三者からの提供精子を用いた人工授精（AID）や体外受精によって妻が出産した子の父は誰か。妻がこれらの補助生殖技術によって妊娠・出産することに夫が同意している場合には、出生した子は夫の嫡出子と見なされ、夫はその子の嫡出性を争うことができないと考えられている。夫の同意がなかった場合には、夫は嫡出否認の訴えによって出生した子の嫡出性を否定できるが、精子を提供した者が法的な父となり得るかどうかは意見が分かれる。卵子提供による体外受精の場合には、卵子の提供者ではなく分娩した者が母となり、代理母の場合にも、分娩した女性（代理母）が法的な母とされる（最高裁平成19年3月23日判決）。いずれにしても、生まれてくる子の法的地位を安定させるためには、立法によって親子関係を明確化しておく必要があり、法制審議会生殖補助医療関連親子法部会で2001（平成13）年から立法化の作業が始まり、2003（平成15）年には提供精子による出生子は提供に同意した夫の嫡出子とするなどとした中間試案が公表されている。

［家永登］

【関連項目】血縁主義、特別養子縁組制度、人工授精、体外受精・胚移植（IVF-ET）、代理母

着床前診断
preimplantation diagnosis（英）

【定義】排卵過度と体外受精（IVF）の場合に、子宮に着床する以前に利用され得る出生前診断の一つ。受精前の卵子（極体）のみの遺伝子検査（人間の胚の操作に反対する人にとって比較的に受け入れやすいとされる）と、受精卵の検査とがあるほか、精子診断もある。受精卵の検査では、受精後3日目の早期、8分割の段階での各胚か

ら細胞を摘出し、DNA分析を8～12時間以内に行って遺伝的に異常のない胚のみを子宮に移して着床させる。このプロセスでは、胚の細胞は特殊化されていない万能細胞で、生検による害はないとされている。現在、日本産科婦人科学会では、重篤の遺伝病と認定したデュシャヌ型筋ジストロフィーと「均衡型相互転座」による習慣性流産についてこの診断の対象として認めている。

【倫理上の問題】8分割細胞胚と妊娠中期以後の胎児および新生児の間に原理上差異がなく、共に同じ個人としての人間であるとすれば（キリスト教のカトリックの立場がその代表）、インフォームドコンセントなしに胚から細胞を摘出することは、人間の尊厳に反するということから認められないし、着床前の欠陥胚の廃棄も人工妊娠中絶と同じく認められない。しかし、各段階に明確な区別を認める立場からすれば、各段階で倫理的制約は異なり、たとえ妊娠中期の胎児の人工妊娠中絶に反対する立場でも、これによって初期の胚の操作を認めるということが可能となる。　　　［松島哲久］

【関連項目】受精卵診断、胎児診断、出生前診断、人工妊娠中絶、遺伝子診断

チャクラバティ判決　Diamond v. Chakrabarty（英），447U.S.303（1980）

【定義・事件の経過】生物特許を認めるリーディングケースとなった1980年のアメリカ連邦最高裁の判決。アメリカでは1790年に連邦特許法が制定され、アメリカ特許商標局（PTO）が特許承認の任にあたっている。当初、自然の法則および自然現象は特許の対象とはならない、とするのが立法者意思と解釈されてきた。しかし、20世紀に入ってからの分子生物学や遺伝子組み換え技術の発展により、科学者・技術者や化学・製薬企業は、生体物質（living materials）に対しても特許を申請するようになってきた。このような背景の下、微生物学者であったチャクラバティ（A.M.Chakrabarty）が、人工的に合成されたDNAプラスミドによって組み換えられ、原油の複雑な合成を分解できるようになった生きた単細胞のバクテリアにつき、1972年にPTOに特許を出願したが、拒絶された。そこでチャクラバティが提訴し、アメリカ関税特許控訴裁判所を経て1980年に下されたこのチャクラバティ判決において、アメリカ連邦最高裁は「太陽の下で人間によって作られたあらゆる物」が特許の対象となるとの判断を示した。このような特許思想・特許政策は、今日のヒトゲノム解析における特許競争につながっている。　　　［旗手俊彦］

【参考URL】"FindLaw for Legal Professionals"（http://caselaw.lp.findlaw.com/scripts/getcase.pl?court=us&vol=447&imvol=303）

【関連項目】知的所有権、遺伝子特許

チャリティー ➡ 慈善事業

注意義務　duty to be careful（英）

【定義】民事事件であれ刑事事件であれ、行為者に過失責任を負わせるために要求される法的義務、換言すれば、結果を発生させないように精神を集中・緊張させて注意すべき義務のこと。過失責任が成立するためには注意義務違反がなければならない。

【歴史的経緯・倫理・法律上の問題】民法では故意も過失もほぼ同様の法律効果を有するため（民法709条の不法行為規程参照）、注意義務の本質をめぐる議論は刑法に比べるとそれほど激しくはない。これに対して、刑法では故意責任が問われるのか過失責任が問われるのかで刑の重さも相当に異なることから、注意義務違反について長年にわたり議論がなされてきた。

注意義務違反が形成され始めたのは、過

失犯の本質が議論され始めた19世紀以降のことである。当初、心理学的観点から注意義務を捉える傾向が強かったが（心理的責任論）、やがて刑事責任の本質は非難の可能性であるとする規範的観点を強調する見解（規範的責任論）が主流となった。いずれも過失を責任段階で主観的に理解するものであった。ところが20世紀になって交通事故をはじめ過失犯罪が増加する中で、注意義務を客観的に捉えようという見解（客観的注意義務論）も有力になった。社会的に有用な行為を行った結果、被害が発生したという場合、社会の客観的ルールを守っていた以上、過失責任を問われないという考えである（新過失論）。この考えは民法でも普及した。

客観的ルール自体が必ずしも明確でない場合には、包括的な一般条項を持ち出す懸念もあり、過酷な責任を負わせる場合もあり得る。医療過誤でも、およそ医師であれば「わずかな誤診、誤療をも防止すべき高度の注意義務」を有するという点に一般水準が求められたことがある（静岡地判昭和39年11月11日）。しかしその後、臨床医学の実践における医療水準は、全国一律に絶対的な基準として考えるべきものではなく、診療にあたった当該医師の専門分野、所属医療機関の性格、地域の医療環境等の諸般の事情を考慮して決せられるべきものであるとし、「医療水準は、医師の注意義務の基準（規範）となるものであるから、平均的医師が現に行っている医療慣行とは必ずしも一致するものではなく、医師が医療慣行に従った医療行為を行ったからといって、医療水準に従った注意義務を尽くしたと直ちにいうことはできない」という最高裁の考え（最判平成8年1月23日民集50巻1号1頁）が概ね支持されている。

【展望】注意義務を認定するには、一定の水準を考慮しつつも行為者が置かれた個別事情を一定程度考慮すべきである。その意味では、上記最高裁判例の立場は基本的に妥当である。そして医療事故判例でも、一般的には民事事件と刑事事件の双方においてそのような傾向にある。ところが、薬害エイズ事件帝京大学ルートの第一審（東京地判平成13年3月29日）はこの方向を採らずに、「通常の血友病専門医が本件当時の被告人の立場に置かれた場合にとったと想定される行動」という基準に依拠して、医師を無罪とした。しかし、この論理では情報を一手に掌握している専門医の行動を規制できないであろう。なお最近では、再び医師に対して過度に厳しい注意義務違反が認められる傾向にある。　　　　［甲斐克則］

【参考文献】甲斐克則「医療過誤刑事事件における注意義務の変遷」（『年報医事法学』16、2001）。甲斐克則『医事刑法への旅Ⅰ』新版（イウス出版、2006）。宇都木伸・町野朔・平林勝政・甲斐克則編『医事法判例百選』（有斐閣、2006）。
【関連項目】医療過誤、損害賠償、医療裁判、医療訴訟

注意欠陥多動性障害　attention deficit hyperactivity disorder：ADHD（英）

【定義】行動抑制力の発達の遅れを基礎として、不注意、衝動性、多動性を特徴とする障害。小児の3〜5％がこの障害を持っていると考えられている。脳の特定領域の不活発や遺伝的要因についての研究が進められている。成人になって初めて診断されるケースもある。

【倫理上の問題】薬物治療として用いられるメチルフェニデート（methylphenidate）等の中枢神経刺激剤の処方について多くの議論がある。中枢神経刺激剤が用いられるのは、この薬剤が行動を抑制する機能を司る脳の領域の活性を高める結果、注意と努力の持続を可能にするためであると考えられている。この処方によって、多くの子ど

もたちの問題行動が改善され、学校にも適応できるようになっているので、明確な診断に基づいた処方について異論は少ない。しかし一方、近年、アメリカにおいてADHDの診断とメチルフェニデートの処方が急増していることから、ADHDの診断の精度とメチルフェニデートの適応について疑問が持たれ始めている。ADHDの生物学的マーカーや生理学的検査はまだないので、その診断は心理テストや観察所見と親や教師からの報告を基礎としてなされる。また、この障害に特徴的とされている不注意、衝動性、多動性はその程度に差はあるものの、多くの子どもの特徴ともいえる。さらに、メチルフェニデートの処方はこの障害を持たない子どもにも好ましい効果をもたらすので、メチルフェニデートを服用することによって注意力が向上し、落ち着きのない行動が改善したとしても、その子どもにADHDという診断をすることはできない。したがって、ADHDと健常児との境界領域にある子どもがADHDと診断され、メチルフェニデートを処方されている可能性を否定できない。これは治療の域を超えたエンハンスメント（enhancement）とでも呼ぶべき行為であり、医療として正当化されるのかどうか、また、薬物による介入が子どもの教育やしつけの価値観に変容をもたらすのではないかという懸念が高まっている。

【展望】わが国では、ADHDの診断が確定しても、メチルフェニデートの保険適応症にADHDは含まれていないので、うつ病等の病名によって処方されている。このことはメチルフェニデートのADHDへの適切な処方を妨げており、かつその実態を把握することを困難にしている。アメリカの実状や、わが国の児童精神科領域における人的資源の不足等を十分に評価して、今後の保健政策を検討していく必要がある。

[昆啓之]

【参考文献】R.A.バークレー『バークレー先生のADHDのすべて』（海輪由香子訳、山田寛監修、VOICE、2000）。The President's Council on Bioethics "Beyond Therapy ; Biotechnology and the Pursuit of Happiness" (Dana Press, 2003).

中絶 ➡ 人工妊娠中絶

中絶胎児の利用
use of aborted fetuses（英）

【定義】人工妊娠中絶によって得られた胎児を研究・治療目的で利用すること。

【倫理上の問題】中絶胎児の利用を考慮する際に危惧されるのは、胎児を利用しようという意図が中絶そのものに関する決定や中絶のプロセスに影響を与えることである。無傷の胎児を得ようとするために中絶手技が変更されることや、適した週数の胎児を取得するために中絶時期が変更されること、さらには初めから胎児組織の利用を目的に妊娠するといった事例の出来がとくに懸念されている。この点を考慮して世界医師会をはじめ多くの機関あるいは国々は、胎児組織に伴う金銭授受の禁止だけでなく、女性に中絶した胎児の利用を依頼する際に、中絶に関する決定と、続く利用に関する決定とが完全に分離されるよう勧告や指針を与えている。また、中絶胎児の利用に関する同意はいつ得られるべきかという難問がある。中絶と胎児利用との分離を確保するためには、中絶が遂行された後でなければ中絶胎児の利用計画が持ち出されてはならないとの見方もある。しかし現実には、麻酔の影響や組織の鮮度等の問題を考慮して、女性が中絶を決断した後であり、かつ、実際に中絶が行われる前の時点で、胎児の利用についての話が持ち出され、同意が得られている事例が多い。なお、胎児の利用に際して胎児の病歴や家族歴が必要とされる

場合を考慮して、中絶したという事実そのものを含め情報の漏洩が起こらないシステム作りを提言している国もある。

［加藤太喜子］

【関連項目】胎児、人工妊娠中絶、胎児実験

▍中絶論争　abortion debate（英）

【中絶の定義】中絶（正確には人工妊娠中絶）とは、人工的な手段によって胎児の生命を終わらせることを意味する。母体保護法（1996〈平成8〉年）によれば、「胎児が母体外において生命を保持することができない時期に、人工的に胎児およびその附属物を母体外に排出すること」と定義されている。

【中絶の道徳性】中絶は極めてホットな社会的・政治的な問題であるが（とくにアメリカではそうである）、同時に倫理的な問題でもある。生命倫理学においては、中絶は安楽死とともに、いわば古典的な問題である。アメリカにおける中絶の合法化の運動を背景にして、「中絶は倫理的に是認し得るか」という問題はこれまで多くの議論がなされている。それは、大きく2つに分けることができる。すなわち、胎児の地位をめぐる議論と女性の権利をめぐる議論である。

胎児の地位をめぐる議論においては、論争の中心的な論点は「胎児はそれ自身の利益と権利を持つ人であるのか否か」である。カトリックに代表される中絶反対派（保守派）は、人間の生命は受精の瞬間に始まり、胎児はその瞬間から人であり、生きる権利を有するから、中絶は殺人であると主張する。他方、中絶擁護派（リベラル派）は胎児は「人」ではないと主張する。その代表的な議論にいわゆる「パーソン論」と呼ばれるものがある。ウォレン（M.A. Warren）は、「人間」という言葉には「ヒトという種の一員であるという遺伝的意味」と「道徳的共同体の一員であるという道徳的意味」との2つの意味があるという。だから中絶の問題とは、胎児が道徳的共同体の一員であるか否かを決定する問題であると考えている。そこでウォレンは、道徳的共同体の一員であるための人格性（personhood）の条件を5つ挙げている。すなわち、（1）外的対象あるいは内的出来事の意識、とくに苦痛を感じる能力、（2）理性すなわち問題を解決する能力、（3）自己動機的活動すなわち遺伝的また外的なものから自由に活動する能力、（4）コミュニケーションの能力、（5）自己の観念つまり自己意識。この5つの条件のすべてが欠けているものは「人」（パーソン）ではない。胎児はこれらの条件をすべて欠いているから「人」ではなく、したがって「道徳的共同体」の一員ではなく、道徳的配慮の対象ではない、とウォレンは主張する。トゥーリー（Michael Tooley）も同じような議論をしている。彼は「パーソン」であるための要件に関して次のように述べている。「ある有機体は、諸経験とその他の心的状態の持続的主体としての自己の概念をもち、自己自身がそのような持続的存在者であると信じているときに限り、生存する重大な権利を持つ」。これは「自己意識要件」と呼ばれている。中絶問題にこの要件を適用するなら、胎児はこの要件を満たさないから「パーソン」ではなく、それゆえ中絶は是認されることになる。

女性の権利をめぐるもう一つの議論はフェミニストが主張するものである（もちろんフェミニストの中にも意見の対立がある）。シャーウィン（S.Sherwin）は次のように述べている。「中絶へのアプローチで、フェミニストとノンフェミニストが最も異なるのは、分析にあたって女性の利害と経験にどれだけ注意を向けるかという点である。フェミニストの分析では、望まない妊

娠が女性個人あるいは女性全体の人生に与える影響を、中絶の道徳的検討の中心課題とみなしている」。フェミニストは、中絶するのが妥当か否かを判断する時には、妊娠した女性のことをまず考えるのが自明のことである、と考えている。ところが、上に見たように、中絶をめぐる議論の多くは胎児の道徳的地位をめぐってなされている。さらに、シャーウィンは次のように述べている。「たいていのフェミニストは、妊娠したときに中絶するのが妥当かどうかを判断する最適な人は、当の女性だと考えている。なぜなら、普通には中絶を選ぶ女性しかすべての関連する事柄の重要性を判断できないから、たいていのフェミニストはどんなときに中絶が道徳的に正当化されるかというような一般的、抽象的な規則を決めることには抵抗する。中絶をめぐる女性個人の思い悩みは、自分や胎児、家の人たちなど関わり合う人たちみんなの欲求や利害を配慮し、まわりを考慮したものである。このような複雑な要素をどんな場合にもバランスよく考慮に入れるような公式などないのであるから、フェミニストとしては、個々の女性が自分で結論に至る権利を保障され、他の哲学者や道徳家たちから考慮すべき項目を決められないように主張するのは大切である。フェミニストたちは、女性が妊娠に対して自分で道徳上の決定を引き受け、一人前の道徳的行為者だと認められねばならないと主張している」。

「パーソン論」や「女性の選択権論」のような、中絶を擁護する議論は、中絶反対派から激しく攻撃されている。「胎児は人である」という意見を持つ人は、それとは別の意見を持つ人と妥協することはできない。こうして、中絶をめぐって様々な議論が延々と続いている。

私見によれば、ドゥオーキン（Ronald Dworkin）の議論が混迷の度を深めている中絶論争に解決の光を与えてくれるように思える。ドゥオーキンは次のように述べている。「『胎児は人なのか否か』という問題を集中して考えるなら、われわれは中絶論争を理解することはできない。ほとんどの人々は、明示的または暗黙に、あらゆる人にとって、人間の生命は自らの個人的価値からまったく独立した客観的・本来的価値を有しているという考えを共有しているのである。しかし、その共有する考えの正しい解釈をめぐって人々の意見は分裂しているのであり、そのことが中絶に関する大論争において実際上人々を悩ませている点なのである」。ドゥオーキンによれば、中絶反対派も賛成派も人間の生命の本来的価値に対する敬意を共有している。意見の相違が生じるのは、「人間の生命はなぜ神聖なものとされるのか」「中絶は本来的価値のあるものを不当に破壊しているのか否か」「それはどのような場合なのか」に関して理解が異なるからである。要するに、中絶論争を「胎児の権利や利益」に関するものとしてではなく、「人間の生命の本来的価値」に関するものとして理解し、捉え直してみる必要があるように思える。

【諸分野との関連】医療技術の発展に伴い、新しい形の中絶が問題になっている。現在、母体内にある胎児を診断することが可能である（超音波検査などによる）。診断の結果、胎児に障害、しかも適切な治療法のない障害が見つかった場合、多くは中絶がなされているようである。このような中絶を「選択的中絶」と呼ぶ。「選択的中絶」をめぐる議論は障害者への差別の問題と絡み、議論が極めて複雑である。　　［谷本光男］

【参考文献】S.シャーウィン『もう患者でいるのはよそう』（岡田雅勝・服部健司・松岡悦子訳、勁草書房、1998）。R.ドゥオーキン『ライフズ・ドミニオン』（水谷英夫・小島妙子訳、信山社出版、1998）。
【関連項目】人工妊娠中絶、胎児、生命の始まり、

パーソン論、人格、フェミニズム、SOL、QOL

懲役刑　Zuchthausstrafe（独）

【定義】刑法が規定する主刑の一つで、禁錮・拘留とともに自由刑の一種である。監獄に拘置した上で刑務作業（定役）に服せて執行する。刑罰として所定の作業に服させる点で、監獄に拘置するだけの禁錮や、拘留場に拘置するだけの拘留とは区別される。刑務作業による収入は国庫に帰属し、受刑者には作業賞与金が支給される懲役は現行刑法上、主要な犯罪に対する中心的刑罰として広く使用され、死刑に次いで重い刑罰とされている。無期と有期に分かれ、有期は1月以上20年以下である。禁錮が政治的信念に基づく犯罪等の非破廉恥罪や過失犯などの犯罪性が比較的軽いものに使用されるのに対し、懲役の大部分は破廉恥罪に対して使用され、さらに刑期が同じ場合には禁錮より重罰であると評価される。

【倫理上の問題点】懲役と禁錮との事実上の差異は義務的な刑務作業の有無にあるから、懲役と禁錮の区別は労働を一種の苦役と見る労働蔑視の思想に基づくものであり、今日の労働観と一致しないし、強制的な労働は倫理上問題でもある。そこで、両者を区別しない自由刑を導入し、労働を社会復帰のための処遇としての職業訓練とすべきことが有力に主張されている。　　[中空壽雅]

【関連項目】刑法、禁錮

超音波診断　ultrasonic diagnostics, (ultra) sonography／echography（英）, Ultraschalldiagnose（独）, diagnostic échographique（仏）

【定義・概要】超音波による画像診断は産婦人科臨床の広範囲にわたる疾患の診断に利用されているが、出生前診断の一つとして、双胎児の確認のほか、胎児の姿勢、週数、脳の発達具合、性別などを判定するのに用いられている。リアルタイム超音波画像診断により胎児軟部組織の描写と胎動の評価が可能となり、外表奇形から運動の異常まで診断できる。また、超音波パルスドプラ法、カラードプラ法によって血流の分析が可能となり、血管系の異常が精密に診断できるようになった。

【倫理上の問題】超音波診断装置の発達とともにより早期の診断が可能となり、出生後の治療方針の確立、胎児治療、治療的中絶などに寄与している。しかし、このような超音波診断が選択的中絶を目的として行われてよいかどうかで倫理的是非の議論は分かれる。また、リアルタイム超音波画像は胎児をより身近な存在と感じさせる効果を持ち、人工妊娠中絶に対する倫理的感覚に一定の影響力を持つに至っている。

[松島哲久]

【関連項目】出生前診断、胎児治療、人工妊娠中絶

長距離越境汚染　long-range transboundary pollution（英）

【定義】狭義には、ヨーロッパでの酸性雨の原因となる大気中に放出された化学物質による国境を越えた汚染を指す。広義には、酸性雨原因物質やその他の大気汚染物質をはじめとする多種多様な汚染物質が、多様なルートを通して、国・州等の行政区を越えて遠隔地に移動し、公害や地球環境問題を惹起することを意味する。

【歴史的経緯】1972年にストックホルム国連人間環境会議で、スウェーデンは自国の土壌科学者オーデン（Svante N. F. Odén 1924-86）博士の1968年の事例研究に基づき、スカンジナビアにおける酸性雨を「越境汚染現象」として指摘した。1972～77年にOECD（経済協力開発機構）は「大気汚染物質長距離移動計測共同技術計画」を発足させ、酸性雨がヨーロッパ全域の問題たることを警告した。1978年に、EMEP（欧

州モニタリング評価プログラム）が発足した。1979年、ジュネーブ会議で「長距離越境大気汚染条約」が決議、1983年に発効され、排出防止削減・研究調査モニタリング情報交換推進・国際協力実施に向けて動き始めた。その後、先進国の排出したPCB等が海流に乗って引き起こす越境海洋汚染にもこの用語が使われるようになり、現在は環境ホルモンであるDDTやPCB等のPOPs（残留性有機汚染物質）が上昇気流に乗って越境移動することにも使われるようになっている。

【倫理上の問題・展望】より広義には、有害廃棄物が合法もしくは違法の運輸・海洋投棄等によって人為的に北から南へと移動・輸出され、他国や他の行政区で移動先の自然・人体を化学的に汚染する場合も含めるべきである。この概念拡張によって、すべての越境化学物質汚染、とくに環境ホルモン汚染についての国家的規制行為・監視の国際協調・行政区間協調の必要性が認識されるであろう。また、昨今の日本でも、中国を源とするこうした汚染が目立つ。

［齋藤實男］

【参考文献】Mostafa K. Tolba et al., "The World Environment 1972−1992"（Chapman & Hall, 1992）.
【関連項目】酸性雨、公害、国連人間環境会議、環境ホルモン、有害廃棄物

長寿　longevity（英）

【定義】長寿は寿命と関わる言葉であるので、単に「長く生きる」ことではなく、「健康な状態で寿命を保つ」ことを意味する。したがって、病床で長生きすることは長寿とはいわない。また、「長寿」と中国の神仙流の「不老不死」とは区別して考えなければならない。前者は「人の寿命が有限であること」を前提としているのに対し、後者はこの前提を無視している。

【倫理上の問題】東洋医学では「先天の気」の概念が存在する。人は生まれながらにして一定の精気が与えられており、この精気を完全に使い果たした時点がその人の寿命であり、「天命を全うする」といわれる。この視点を持たないと、無理に人工的に命を延ばしたり、逆に人為的に寿命を縮めたりする治療が行われる。脳死や臓器移植の問題を扱うに際しては、この視点を導入するか否かによって結論が大きく異なる。

【展望】東洋医学の立場から「長寿」をいうならば、心身のいろいろな要素が均等に衰えて死に至ると、心身ともに安らかであり、本人ならびに近親者も死を受け入れやすい。一方、心身の要素の中で一部分の生命力が旺盛でありながらも一部が瀕死の状況にあると、本人ならびに周囲の人びとは苦しむ状況に陥る。このようなケースは、ことに若年者や働き盛りの年代の人びとに見られる致死的な病の際に見出される。以上のように理解するならば、「長寿」の秘訣は心身の各種の要素をバランスよく使うことにある。このため、東洋医学では五行説に基づいた心身のバランスが強調され、これに沿って多くの養生法が提起されている。近代医学的な視点は体を部分的に見ることが多いため、特定の部分にのみ注目し、バランスをとりながら長寿を保つという観点に乏しいように見える。

［遠藤次郎］

【参考文献】坂出祥伸『中国古代養生思想の総合的研究』（平河出版社、1988）。
【関連項目】天寿、平均寿命、養生

長寿社会 ➡ 高齢社会

治療　therapy（英），Therapie（独）

【定義】病気を治すこと。療治。医師と患者が向かい合った瞬間にまず始まるのが診察である。この診察という行為が目指すところは診断であり、さらに必要があれば治療へと進む。診察における究極の目標は病

気の治療にあるといえよう。
【倫理上の問題】治療は通常、単一種類であることは稀で、複数の治療法が同時に存在することが多い。いかなる治療法が最もその患者に適しているかを判断するのはもちろん医学的知識を基礎に置いた医師の専管事項であろうが、最終的にどの治療法を採用するかを決定するのは患者自身である。患者の「生活の質（QOL）」を勘案しつつ、一つひとつの治療法のメリットとデメリットをきっちり説明して、きめ細かい説明によって患者が治療法を決定する際の有益な資料を提供するのが、医師の役目といえよう。これこそ現今喧しくいわれている「インフォームドコンセント」である。患者による選択は、あくまでも当人の自由意志に基づいて行われなければならない。専門家としての医師の判断と、医学には素人である患者の判断との乖離が生ずるのはむしろ当然というべきであり、医師はそれをどう調整したらよいかをいつも念頭に置いて患者に接することが肝要である。しかし、治療の有効性が患者自らが決定した治療法によって常にもたらされるとは限らない。このような場合、医師としては純粋に医学的立場に立って患者との間で意見の調整を試みなければならないが、それにも自ずからの限界がある。いかなる場合でも優先させるべきは、生活の質をいかに保つかという観点に立った患者自身の自己決定権であろう。これはひとり治療の場のみならず、診断法の適用においてもいえることである。

[深瀬泰旦]

【参考文献】山崎久美子編『21世紀の医療への招待』（誠信書房、1991）。R.R.フェイドン／T.L.ビーチャム『インフォームド・コンセント—患者の選択』（酒井忠昭・秦洋一訳、みすず書房、1994）。
【関連項目】インフォームドコンセント、自己決定権、診察、診断

治療拒否権
right of refusal of treatment（英）

【定義】患者は医師の提供した治療を受けても断ってもよいことをいう。日本では、治療拒否権はインフォームドコンセントとの関連で倫理規定として機能する。憲法第13条を医療に適用する場合には、身体処分の自己決定権として、患者が持っている法制上の権利として機能する。

【倫理上の問題】強力な父権主義的もしくはパターナリスティックな認識の下では、治療拒否という問題自体が表面化しない。医療従事者と患者双方が留意すべきこととして、（1）患者の能力や属する文化的脈絡を考慮しない説明や不十分な説明が患者の治療拒否を生じさせる可能性や、（2）患者の精神状態、たとえば幻覚妄想状態、両価性、うつ状態、不安、二重見当識などにより意思決定能力の減弱や欠如が生じ、治療拒否を生じさせる場合がある。医療現場において銘記すべきこととして、患者の「治療拒否」を簡単に「病識の欠如」に結びつけ、自己決定権の欠如に還元し、精神医学的治療の対象と見なしてはならない、ということがある。強制力を伴う診察場面、たとえば司法精神鑑定では鑑定処分許可状があれば法的にはどのような検査を行ってもよいことになるが、この場合も被鑑定人がたとえば身体診察を拒否する時は、無理に行うべきではなく通常診察に準じた対応にまず努める必要がある。

[黒澤美枝]

【関連項目】医の倫理、医療倫理、患者の権利、医療従事者、精神保健福祉法、精神障害（者）、治療選択権、自己決定権、インフォームドコンセント

治療選択権
right of choice of treatment（英）

【定義】患者が医師の治療方針に関する説明を理解した上で、治療に関して自ら選択できることをいう。日本では、治療選択権

はインフォームドコンセントとの関連で倫理規定として機能する。憲法第13条を医療に適用する場合、身体処分の自己決定権として、患者が持っている法制上の権利として機能する。

【倫理上の問題】強力な父権主義的もしくはパターナリスティックな認識の下では、治療選択という問題自体が表面化しない。患者の適切な治療選択のためには、個人の治療選択が「選択的」なのか、「選ばざるを得ないもの」なのかを区別する必要がある。また近年、EBM（evidence based medicine＝根拠に基づいた医療）の周知により、医師－患者間で客観的データが多く共有されている。しかし、単なるデータや数字の提示は逆に患者の混乱や不安、恐怖感を強める。このため、治療選択の際には以下の点に留意しなくてはならない。（1）患者の能力や属する文化的脈絡を十分考慮した説明がなされているか、（2）患者の精神状態、たとえば幻覚妄想状態、両価性、うつ、不安、二重見当識などにより、意思決定能力の減弱や欠如が生じていないか等である。また、自己選択可能な自律した患者像を過度に強調するあまり、患者の「自己責任」や「自己負担」の強化をもたらす危険性にも留意すべきである。

[黒澤美枝]

【関連項目】インフォームドコンセント、患者の権利、治療拒否権、パターナリズム、自己決定権、精神保健福祉法、精神障害（者）

鎮静 ➡ セデーション

鎮痛剤 ➡ 鎮痛薬

鎮痛薬 analgesics〔英〕

【定義】痛覚を選択的に抑制して疼痛を除去する薬物。鎮痛薬には、大きく分けて麻薬性鎮痛薬と非麻薬性鎮痛薬（解熱性鎮痛薬、非ステロイド性抗炎症薬〈NSAIDs〉など）、末梢神経系に作用する局所麻酔薬、内臓痛に用いられる鎮痙薬などがある。

【作用機序】疼痛は、有害な侵襲が加わることで体表面や内臓などに分布する知覚神経末端が刺激され、大脳皮質の知覚中枢に至って痛みとして知覚されることによって起こる。侵襲による刺激は、痛覚神経に作用するのと同時に、発痛物質（ブラジキニン、アラキドン酸類など）を産生する。痛みは、発痛物質が痛みの受容体に作用し、脊髄、脳幹を伝導して視床を経て、大脳皮質に至る。鎮痛薬は、痛みの伝導路のどこかを遮断することで鎮痛作用をもたらす。

【種類と作用】麻薬性鎮痛薬は、大脳皮質の中枢神経でオピオイド受容体を介して作用し、内臓痛をはじめとするほとんどの疼痛に有効である。代表的な薬物は、アヘンから分離されたモルヒネである。合成麻薬剤としてフェンタニルが汎用されている。

解熱性鎮痛薬（ピリン系・非ピリン解熱鎮痛薬）は、視床部に作用して解熱・鎮痛効果をもたらし、頭痛・歯痛・神経痛などに使用される。スルピリン（ピリン系鎮痛薬）、アセトアミノフェン（非ピリン系鎮痛薬）などがある。NSAIDsは、視床下部に作用して解熱効果を、末梢において発痛物質の作用を増強するプロスタグランジンの生成に関与するシクロオキシゲナーゼ（COX）を阻害することにより鎮痛作用をもたらす。アスピリン、メフェナム酸、イブプロフェン、ジクロフェナクナトリウム、インドメタシンなどが代表的な薬剤である。

局所麻酔薬は、感覚神経での電導を遮断することで痛みを消失させる。薬物を適用する部位により、表面麻酔、浸潤麻酔、伝達麻酔、脊髄麻酔、硬膜外麻酔に分けられる。代表的な薬剤として、プロカイン、リドカインなどがある。

鎮痙薬は、副交感神経を遮断することに

よって内臓の筋肉の痙攣を抑制し、内臓痛を緩和する。臭化スコポラミンが汎用される。

【倫理的・社会的問題点】がん性疼痛の治療には、麻薬性鎮痛剤が必須であるが、日本では薬物依存や耐性が生じるとの恐れから、使用を躊躇したり、使用する場合でも鎮痛効果が得られる用量が投与されていないことがあり、日本での麻薬性鎮痛剤の処方量は欧米諸国に比べると少ないといわれている。麻薬鎮痛剤は、がん性疼痛の治療で適切に使用する限り薬物依存は生じないことが明らかとなっており、医療者は正しい知識と投与方法（WHO方式がん疼痛治療法など）を身につけなくてはならない。また、痛みは自覚的な症状であり、客観的に把握することは難しいが、患者のQOLを損なうため、看過されたり過小評価されてはならない。痛みは身体的なものばかりでなく、精神的・社会的・霊的な要因が関与して起こるため、的確に判断した上で一人ひとりに合った治療を選択する必要がある。

NSAIDsは、効果が高く副作用も少ない薬剤として広く使用されているが、問題点も指摘されている。たとえばアスピリンは、ライ症候群（Reye syndrome：小児がインフルエンザなどに感染した際に用いることで急性脳症や肝機能障害などの重篤で致死的な症状を起こす）との関連が指摘されており、インフルエンザや水痘などの感染症の小児へのアスピリン投与は控えるべきとされている。また、従来のNSAIDsの副作用は消化管障害であるが、これはNSAIDsが消化管壁の保護に関与しているシクロオキシゲナーゼ1（COX-1）と炎症に関連しているCOX-2の両方を阻害することによると考えられている。そこで、炎症に関連するCOX-2を選択的に阻害する薬剤（エトドラク、メロキシカムなど）が開発されたが、心血管系の障害の副作用が指摘され、アメリカではレフェコキシブが自主回収された。　　　　　［佐藤恵子］

【参考文献】WHO編『がんの痛みからの解放―WHO方式がん疼痛治療法』第2版（武田文和訳、金原出版、1996）。

【関連項目】コカイン、アヘン系麻薬、幻覚剤、麻薬及び向精神薬取締法、薬物依存、世界保健機関（WHO）、疼痛緩和、緩和ケア、日本緩和医療学会、厚生労働省、離脱症状

つ ツ

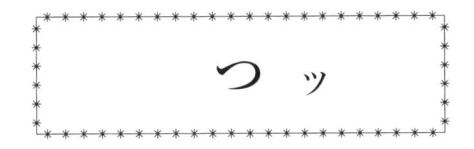

通過儀礼 a rite of passage（英）, rite de passage（仏）

【定義】人生の節目となる諸儀礼を、ある場所から他の場所への通過として把握する概念。人類学者ヘネップ（Arnold van Gennep 1873-1957）が提唱した。彼は幼時から死に至るまでの人生の諸儀礼個々を継起性（sequence）のものとし、「分離」「過渡」「統合」に三区分して全体構造を明らかにした。また時空の移動とともに価値転換が生ずるとした。とくにオーストラリア原住民の若者組への加入礼では、少年が母親から離れ見習いになり、幼時の遊びを忘れさせられ、それまでの世界を離れる時期（分離）、どっちつかずの境界の時期（liminaires）でいったん死んだとされる時期（過渡）、そして再生して大人の兆しに抜歯などを受け、成人社会に受容される（統合）ように三区分した。

　ヘネップは空間移動にも三分類を適用し、たとえば他所者である異人の村への来訪について、すぐには入村できず、目的を明示する分離、贈り物交換の過渡、そして正式な入村と村人との共食の宴会の統合とする。彼のいう過渡の境界状態は、どっちつかずから混沌と聖俗の価値逆転を生むとの論（エリアーデ M.Eliade 1907-86）や、コミュニタス論（ターナー V. Turner 1920-83）などに影響を与え、これが現代人類学に飛躍的深化をもたらしたと評価される。

【各地の例】16-18世紀のドイツでは、職人や学生組合の加入において儀礼的な一種の虐待として生命力の象徴である髭を剃っていったん死んだ状態になった後、洗礼を受け再生し、正式に組合員となって境界状態を脱した。中世日本では3歳の紐通し、7歳で褌、腰巻の初め、15歳の元服と烏帽子、腰刀、女子の褶（しびら、腰布）があり、42歳を厄年または61歳以後を老人とした。

［山舘順］

【参考文献】A.v.ヘネップ『通過儀礼』（綾部恒雄・綾部裕子訳、弘文堂、1977）。

【関連項目】死生観、死後の世界、信教の自由、ライフサイクル

通電療法 ➡ 電気けいれん療法

て　テ

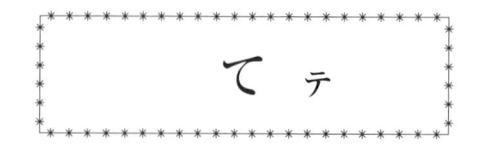

提供意思表示カード　donor card（英）

【定義】死後（脳死も含む）に自分の臓器や組織を提供するか否かの意思を表示するカードのこと。ドナーカードともいう。厚生労働省・日本臓器移植ネットワークが発行している名刺サイズの「臓器提供意思表示カード」がある。運転免許証や携帯電話などに貼るシール形式も配布されている。市民が発行する「NON DONOR」カードもある。

【倫理上の問題】2009（平成21）年の「臓器の移植に関する法律」改正により、本人が拒否の意思表示をしていない限り、遺族の意思で臓器提供が可能となったが、それでも従来どおり、移植推進側は本人の生前の書面による同意に基づく臓器提供を増やすべく意思表示カードの普及に力を入れている。しかし、配布パンフレットには脳死の定義・判定方法や臓器移植についてごく簡単な説明しかない。移植医療の適正な実施（臓器移植法第1条）には種々の改善が必要である。この法改正で小児の臓器移植が可能となり、また臓器提供も増加することが期待されている。その一方で、臓器提供は善意に基づく行為であるべきなのに、この改正により、臓器提供を拒否する人は提供の意思表示を強制されることになった。また、臓器提供先を親族に指定することも可能となったが、指定は移植医療の公平性を損なうことになろう。カードの署名が本人の自由意思によるものか、本人の署名であるのかを、どのように確認すべきかという困難な課題もある。

［黒須三惠］

【関連項目】臓器移植法、移植医療、ドナー、臓器不足

デイケアセンター
day care center（英）

【定義・概要】在宅生活をしている寝たきりや認知症高齢者、および障害者や障害児童など、身体上または精神上の障害のため日常生活に支障がある要援護者を一日のうちの一定時間受け入れ、入浴・食事を含む日常生活援助、生活指導、日常動作訓練、機能回復訓練などの通所型サービスを行う施設のことをいい、その施設で行う通所型サービスをデイケアと称している。これにより、本人の生活の助長、社会的孤立感の解消、心身機能の維持向上を図るとともに、その家族の身体的・精神的な負担の軽減を図ることを主たる目的としている。

デイケアはもともと欧米において精神障害者が専門家の指導の下でグループ活動を通じて対人関係など社会生活上のリハビリテーションを行う場として、医療機関・精神保健福祉センター・保健所において始められた。最近ではホームヘルプ・ショートステイと並んで在宅福祉サービスの三本柱としてデイサービスが位置づけられ、医療面を重視したリハビリテーションだけでなく、要援護者の在宅での生活を支援するという面から、食事や入浴など日常生活の介助やレクリエーションなども行われるようになっている。日本においては現在、デイケアはデイサービスとほぼ同義語として使われているが、高齢者福祉分野および障害者福祉分野においてデイサービス事業として行われているものをデイサービス、医療機関ならびに老人保健施設において行われているものをデイケアと区別して呼ぶ場合もある。

【倫理上の問題と展望】在宅生活をしている要援護者に対して、文化的かつ生活の質を高めるために設けられた医療的側面を有する通所施設である。今後は個人に合ったプログラムを検討するなど、サービスの質

の成熟が必要である。2000（平成12）年4月に施行された介護保険制度により、高齢者は介護サービス対象者として位置づけられている。2006（平成18）年4月以降、障害者を対象とした障害者自立支援法に基づき実施されている。　　　　　［小宮山恵美］

【参考文献】竹内孝仁『通所ケア学』（医歯薬出版、1996）。厚生統計協会編『国民衛生の動向』第52巻第9号（2005）。

【関連項目】デイサービス、老人福祉、障害者（児）

テイザックス病
Tay-Sachs disease（英）

【定義】新生児に発症する先天性脂質代謝異常症の一つ。スフィンゴリピッドの代謝系酵素であるβ-ヘキソサミニダーゼAの欠損により、中枢神経系にGM2ガングリオシドが蓄積するために起こる。遺伝形式は常染色体劣性で、責任遺伝子は15q23-q24に存在する。生後6カ月頃より中枢神経系の機能障害が出現し、進行性に悪化して多くは4～5歳までに死に至る。現在のところ有効な治療法はない。

【医療・倫理上の問題】本症は中部および北部ヨーロッパのユダヤ人に高率に認められ、本症遺伝子の保因率は25～30人に1人に上る。ハイリスクの集団が判明しているので、保因者のスクリーニング（血液または血球中の細胞中の酵素定量）、保因者のカップルにおける出生前診断（羊水または絨毛採取による、酵素および遺伝子診断）が行われるようになり、本症の発生は著しく減少した。しかし、有効な治療法が開発されていないため、このような診断の前後には慎重な遺伝カウンセリングの援助が必要とされる。　　　　　［斎藤清二］

【関連項目】遺伝病、出生前診断、遺伝カウンセリング

デイサービス
day service, adult daycare（英）

【定義・概要】在宅の要援護高齢者や障害者をデイサービスセンターに通所させ、または居宅に訪問して各種サービスを提供することにより、自立支援、社会的孤立感の解消、心身機能の維持向上を図るとともに、その家族の身体的・精神的負担の軽減を図ることを目的とした事業の総称。

現在、デイサービス事業は、介護保険上は「日帰り介護」と呼ばれ、65歳以上の要介護高齢者（初老期痴呆は65歳未満可）と身体障害者を対象に、（1）基本事業（生活指導・日常動作訓練・養護・介護者教室・健康チェック・送迎など）、（2）通所事業（入浴・給食など）、（3）訪問事業（入浴・給食・洗濯など）の中から類型別に選択されたサービスが提供されている。近年、早朝・夕方の利用延長や、休日も受け入れるホリデイサービス、過疎地でのサテライト型など、サービスの多様化が図られている。

【歴史的経緯】この事業は、1977（昭和52）年に重度身体障害者の自立支援を狙いとして創設された。1979（昭和54）年には寝たきり等の高齢者を対象とした通所事業、1981（昭和56）年には訪問事業が開始されたが、1986（昭和61）年からは両者が統合されて老人デイサービス事業となった。また、1986年の国と地方の事務事業の見直しにより、老人福祉法・身体障害者福祉法・児童福祉法・精神薄弱者福祉法（1999〈平成11〉年4月からは知的障害者福祉法に改名）に基づく市町村の事業として法律上に明記された。一方、老人保健法に基づく老人保健施設でもデイケアという名称で類似の事業が行われている。

【倫理上の問題と展望】在宅生活をしている要援護者に対して、文化的かつ生活の質を高めるために設けられた通所サービスで

ある。今後は個人に合ったプログラムなどを検討するなどサービスの質の成熟が必要であるとともに、サービスの質の劣化に注意する必要がある。また介護保険施行後は、機能訓練などの自立支援により利用者がその有する能力に応じて自立した日常生活を営むことができるような自立支援面での効果が求められている。　　　　　［小宮山恵美］

【参考文献】竹内孝仁『通所ケア学』（医歯薬出版、1996）。厚生統計協会編『国民衛生の動向』第52巻第9号（2005）。

【関連項目】デイケアセンター、高齢者、障害者（児）

▍ディスレクシア ➡ 失読

▍貞操　virtue, honor（英）
【定義】婚前性交渉および配偶者以外の異性との婚外交渉を避けること、およびそうした行為を導くと考えられる徳性。普通は女性に対してのみいわれた。旧刑法では、これを守らない有夫の女性は姦通罪で罰せられた。

【歴史上の問題】貞操観念は未婚女性の性的自己決定を縛っただけでなく、既婚女性の「家」への従属を強める働きをした。いったん結んだ婚姻関係を破棄することは、いかに夫に暴力・女性関係等の素行・経済力等の面で問題があっても避けるべきことであるという観念を生んだからである。また貞操観念は性暴力と通常の性関係の区別を曖昧にした。大正期の「貞操論争」は有名だが、そこでは性暴力被害さえ女性の貞操の問題として論じられ、加害男性の性的侵害行為を問題化する余地をなくしている。

【倫理的・法的な問題】現在では貞操を社会的に重要な規範と見なす傾向は弱化しているが、依然として女性を強く拘束している。したがって、貞操を破ることで被る制裁も依然、女性に厳しい。ただしパートナー間のモラルとしては、貞操は基本的に揺らいでいないように見える。パートナーに対してこれを求める傾向は、家制度的なモラルと別次元のものとして作用している。したがって法的には、貞操は依然として離婚理由の最たるものと見なされている。なお、現在でも強姦罪の保護法益を貞操と見る意識は根強く、そのために夫によるレイプが判例上認知されていない。　　［杉田聡］

【参考文献】清水孝『良妻賢母の誕生』（筑摩書房、1995）。

【関連項目】姦通、純潔、エロス、男性優位社会、レイプ

▍適応　adjustment（英）
【定義】精神医学用語では、個人の欲求と周囲の環境が調和している状態をいう。人間は、安定した生理的均衡状態を維持しようとすることから生じる様々な欲求を充足させることを目的として行動する。適応とは個人がこの自己の欲求を充足させながら、同時に周囲の環境と調和を保っている状態、あるいはそのような状態へ順応する過程を指す。

【倫理上の問題】障壁の存在などにより欲求充足が満たされない場合、個人には葛藤や欲求不満による緊張状態が生じる。この緊張状態が個人にとって適度である場合には、合理的な方法により障壁の原因を探り適切な方法を工夫する合理的機制がなされる。これが適応行動であり、個人の社会化や自我形成の促進につながる。一方、この緊張や不安に個人が耐えられない場合には、非合理的・感情的な方法による代償・同一化・合理化・逃避・抑圧・退行・攻撃などの防衛機制（適応機制ともいう）がなされる。防衛機制は緊張状態から個人を守るために無意識に働く一種の心理機制であるが、繰り返しにより習慣化し、現実逃避や退行行動、攻撃行動など適応障害の問題を生じ

させる。適応の過程では、個人は受動的に環境に従うのではなく、周囲との調和を保ちつつ自己の欲求を充足すべく能動的に環境に働きかける努力が必要となることから、ある程度理性的な思考力や意思的努力が求められる。しかし、近年こうした能力に乏しい児童・学童・生徒の増加が問題となっており、社会的・組織的な援助体制が求められている。　　　　　　　　　［久保田勝広］

【関連項目】環境、退行現象

適者生存 ➡ 進化論

デザイナーベビー　designer baby, designer fetus, designer child（英）

【定義】狭義には医療資源獲得のためにつくられた胎児を指す。近年は、一定の希望に沿ってつくられる子どもを指す言葉として広義に用いられている。

【歴史的経緯・倫理上の問題】ディケンズ（Bernard Dickens）は、「最初から中絶する目的で妊娠して、胎児の組織を故意に摘出する」ためにつくられた胎児を指して、デザイナー胎児と呼んだ。たとえば胎児の脾臓細胞や脳組織を必要としている場合に、適した週数に至った胎児を中絶し、その胎児から臓器や組織を摘出するという事例である。近年、デザイナーベビーとは、受精卵診断や、精子や卵子に遺伝子操作を加えるなどしてつくられる「望み通り」の子どもを指す言葉として用いられている。「特定の病気を発現させる遺伝子を持たない子ども」「特定のHLAを持つ子ども」といった限定的な希望に沿ってつくられた子どもを指す場合に用いられるが、より幅広く、IQの高い子どもや優れた容姿の子どもをつくろうという意図で、精子・卵子提供などの方法を用いて得られた子どもを指してデザイナーベビーといわれることもある。いずれにせよ、人間を目的ではなく手段として扱うことの是非は古くからの倫理学の問題である。加えて、とくに広義でのデザイナーベビーにおいては選別の思想が働いており、優生思想との関連が問題となる。

　　　　　　　　　　　［加藤太喜子］

【関連項目】人工妊娠中絶、移植免疫、優生思想、遺伝子工学

デスエデュケーション
death education（英）

【定義】死を身近なものとして捉え、そのことにより、死によって浮き彫りにされる生の意義を探求し、自覚をもって自己と他者の死に向き合っていく姿勢を涵養する教育。死は当然誰にでも避け得ないと理解されているにもかかわらず、死を迎える場所が病院に局限されて死のリアリティが遠ざけられ、顧慮されない傾向にある。このことに対する反省から、この教育の研究が進んできた。教育の目標は、葬制に見られる習俗や哲学・宗教・文芸作品などから死生観を学び、死に対する考察を深めていくことの他に、死に逝く者や身近な存在を喪失した者の心理状況を把握し、どのように対処すべきかを検討する実践的なアプローチが挙げられる。とくに後者は、ターミナルケアに従事する医療従事者に課せられる課題である。『保健従事者のためのデスエデュケーション』（"Death Education for the Health Professional", ed. by Jeanne Quint Benoliel, "Series in Death Education, Aging, and Health Care" Washington: Hemisphere, 1982）の序文には、「看護師や医師のためのデスエデュケーションは、個人的な反応に鋭敏になる―この観点は重要なことだが―機会をより多く要求する。また深遠な仕方で他者の生活に及ぼす選択や決定の複雑さに取り組む機会を要求する」と述べられている。

　脳死という概念の登場に伴い、死の判定

のあり方も教育の対象となってくる。したがって、教育の内容は、宗教・哲学や、文学・絵画・音楽などの文化的側面、および法律や医学など多岐にわたり、しかもそうした分野を総合する視点が求められる。訳語としては「死の準備教育」「死の教育」などと訳されているが、平山正実（1938-）は、この教育が死の準備をするにとどまらず、死を思い、体験することにより現在の生をより良く生きることを意図しているという理由から、デスエデュケーションを「生と死の教育」と名づけている。また、デーケン（Alfons Deeken 1932-）は『生と死の教育〈シリーズ教育の挑戦〉』（岩波書店、2001年）において、与えられた死までの時間をどう生きるかと考えるための教育という意味で「死への準備教育」と訳した、と述べている。

【倫理上の問題】デーケンはデスエデュケーションの重要性について、「入学試験や就職といった人生の重要な試練に臨む前には必ず教育や訓練によって準備を整えるが、人生最大の試練であるはずの死に対して、何の準備も行わないとすれば片手落ちであろう。たとえば末期患者を何の心構えもないまま死に向かわせるのは、社会の態度として残酷ではないだろうか」と述べている。確かに死と向き合う姿勢を涵養することは大切である。ただ、デスエデュケーションにおいて大切なことは、特定の価値観を教えるというよりはむしろ、現実の問題や様々な価値観の提示を通じて死に対する考察を促すことにある。たとえば脳死患者からの臓器移植に関していえば、待機患者の救命の可能性を信じるあり方とともに、脳死を死としない考え方もあることを提示すべきである。また死後の世界について、死は生きている者にとっては体験できない領域であり、それゆえどのようなアプローチがなされようとも蓋然性の域を出ない。永遠の眠りあるいは無に帰する可能性も考えられる。希望の観測として死後の世界の可能性を説くことは重要であるが、無に帰する可能性あるいは地獄の存在の可能性をも説き、どのような可能性の方向に進むにせよ動揺することのない姿勢を探求するように促すことも必要である。

もしデスエデュケーションが一面的な価値観を植え付けることになるとすれば、それは洗脳の道具として機能する危険性がある。教育者はどのような価値観を抱いているにせよ、その根拠を明示するにとどめ、価値観に対して中立であることが求められる。また、肉親等の喪失経験のない者に教授する時、喪失経験の感覚的な変容をいかに伝えるか、ということもデスエデュケーションの課題である。　　　　［大鹿勝之］

【参考文献】平山正実『死生学とはなにか』（日本評論社、1991）。A.デーケン／メヂカルフレンド社編集部編『死を教える』〈叢書〉死への準備教育第1巻（メヂカルフレンド社、1986）。

【関連項目】死生観、自然死、脳死判定基準

デススタディー ➡ デスエデュケーション

データ改ざん ➡ データ操作

データ操作　data manipulation（英）

【定義】実験・研究の科学論文や学会発表において、研究者側の主張や結論を支持するのに都合の良いように発表論文のデータを改ざんしたり、実験せずにデータを捏造したりすること。

【倫理上の問題】科学史上、1908年の人骨と類人猿の骨を試料とした「ピルトダウン人の発見」や、1981年の「哺乳類初のクローンマウス作製に成功した」という狂言などが有名。1984年に発表されたアメリカのギャロ（Robert Charles Gallo）らによる

エイズウイルスの発見も、前年にフランスのモンタニエ（Luc Montagnier）のグループがエイズ患者から分離した試料を流用し、そのうえ論文十数カ所にデータ操作を施したことが後にアメリカ国立衛生研究所（NIH）の科学倫理委員会によって指摘された。こうした行為は、学問的名誉であれ、特許などの商業的目的であれ、いかなる理由からなされたとしても、誠実、公正、公開性といった科学活動の根底をなす価値観を冒しており、科学者が常に負うべき社会に対する責任を放棄するものである。

［村岡潔］

【関連項目】研究倫理

データ捏造 ➡ データ操作

哲学的人間学
Philosophische Anthropologie（独）

【定義】アントロポス（人間）に関するロゴス（学）としてのアントロポロジー（人間学）とは、広義には生物学や考古学や生理学、また社会学や心理学など人間に関する一切の実証諸科学を統合する学際的学問のことだが、この場合にはむしろ人類学と訳されることが多く、統合する視点によって文化人類学や生物学的人間学などの立場の違いがある。他方、哲学的人間学とは、とかく統合視点に応じて方法的にも内容的にもまちまちで、人間に関する断片的知識の寄せ集めとなりやすい人類学の反省に立ち、一つの統一体としての人間の理念を一貫した方法の自覚に立って追求しようとする哲学的立場からの人間学である。

【歴史的経緯】こうした思索は哲学史上、プロタゴラス（Protagoras B.C.494/488-424/418）やカント（Immanuel Kant 1724-1804）、またフォイエルバッハ（Ludwig Andreas Feuerbach 1804-72）らによって行われてきたが、用語を確定し、主題を明確化し、一定の方向性を打ち出した点で哲学的人間学の提唱者とされるのはM.シェーラー（Max Scheler 1874-1928）である。彼はその後期思想に属する『人間の理念』『宇宙における人間の地位』等の文献で、人間とは何であるか、宇宙におけるその特殊地位如何、人間の本質とその構造、人間理念の諸類型などの問いに応えることこそ哲学の課題だとした。

哲学的人間学の定礎者はシェーラーだが、その思想は「神の人間化と人間の神化」というモチーフに支えられており実証科学の与える経験的知識との関連が薄いのが難点であった。そこに形而上学的残滓をかぎとり経験科学の総括概念としての哲学的人間学を打ち立てようとしたのがプレスナー（Helmuth Plessner 1892-1985）、ゲーレン（Arnold Gehlen 1904-76）、ロータッカー（Erich Rothacker 1888-1965）、ラントマン（Michael Landmann 1913-84）らであった。たとえばゲーレンはシェーラーがチンパンジーにもそれが見られるとして軽視した実践的知性にこそ独自の人間本質があるとして、独自の技術哲学を構築した。

【展望】21世紀には環境問題はいっそう深刻化するであろうし、人工知能技術、再生医療、遺伝子操作技術なども飛躍的に進展するであろう。これによって人類の存亡やアイデンティティの危機が訪れるかもしれない。「人間とは何か」という哲学的人間学の問いかけは改めて重い意味を持ってくるであろう。

［五十嵐靖彦］

【参考文献】M.シェーラー「宇宙における人間の地位」（亀井裕・山本達訳『シェーラー著作集』13、白水社、1977）。

【関連項目】心身問題、人間機械論、人間性、環境倫理

手続き的正義　procedural justice（英）
【定義】正義に適った事態を実現するため

の手続き、あるいは正義に適った手続きのこと。法的・政治的な領域での正当な手続き（due process）に相当する。

【倫理上の問題】所有権の規制、課税制度、弱者に対する公的な扶助、失業保険の給付、給料表の作成、公教育の制度、政府の許認可などが正しく行われるためには、人びとの尊厳を尊重する仕方で人びとを取り扱うことが必要となる。それはとりもなおさず、人びとをその功罪に応じて処遇することである。裁判を例にとれば、正義に適った事態とは、被告が実際に犯人であるかどうか、その犯罪がどれほど悪質で、被告がそれにどれほど責任があるかによって判決が下されることであり、何を犯罪とするかを明記する法律が前もって周知され、告訴が証拠に基づき、秩序ある公平な裁判が公開され、法的資格を持つ弁護人の援助の下で証拠に反論する機会が被告に与えられ、有罪とされない限り直ちに拘束を解かれるといった様々な法的手続きは、現実には完全ではないにしても、これを実現するためにある。このように、何が公正な事態であるか——目下の場合には罪ある人だけがその罪に応じて罰せられるということ——が前もって分かっている場合にその実現を保証し公正な手続きによって実現される手続き的正義に対して、何が正義に適った事態か、前もって分からない場合もある。ギャンブルは、賭け金が最終的に誰にどれだけ配分されるか前もって分かっているようでは公正ではない。自由参加によってイカサマなしに行われるための手続きが実行された時、結果の如何にかかわらず結果は正義に適っている。同様に、社会の中でその構成員に利益と負担を公正に配分するという複雑な問題についても、所得に対する適切な課税とその配分、教育の機会均等、自由競争とそれへの各人の自由参加、最低限の生活保障といった一組の手続きを実行することで、結果の不平等にもかかわらず、正義に適った事態が実現されるかもしれない。これが手続き的正義の考え方の基本である。公的規則の総体としての社会制度のあり方は、手続き的正義の問題となる。

【展望】ギャンブルの例に見られるように、手続き的正義という考え方は、それを実行すれば細部や結果を配慮する必要なしに正義が実現されるという利点に着目するが、手続き的正義があるとすれば、これをどのように正当化すればいいのかについてはなお問題が残っている。　　　　［安西和博］

【参考文献】J.ロールズ『正義論』（矢島欽次監訳、紀伊国屋書店、1979）。

【関連項目】正義、社会的公正、配分的正義、人間の尊厳、平等権

‖**テーラーメイド医療 ➡ オーダーメイド医療；パーソナルメディシン**

‖**テロリズム**　terrorism（英）

【定義】政治課題をアピール・実現することを目的として、当事者あるいは第三者に対して暴力行使すること。具体的に行使される暴力をテロ（terror）、政治課題のために暴力を行使しようとする政治的立場をテロリズムと区別することもある。

【歴史】テロは暴力とともに、それが誘発する恐怖を意味する。人類が政治的目的の達成のために暴力や恐怖を用いてきた歴史は古くまで遡ることができる。しかし、テロリズムという語彙が世界史の舞台に登場するのは近代、とくにフランス革命においてである。革命政権を掌握したジャコバン派は、反革命派と目された人びとを大量虐殺することによって政権を防衛しようとした。この恐怖支配、恐怖体制がテロリズムの古典的な意味である。

テロリズムをその主体によって分類することができる。恐怖体制のようなテロリズ

ムは支配集団が反対集団に対して行使したものであるが、被支配集団が権力奪取や解放闘争のために行使するテロリズムがある。あるいは革命テロ、反革命テロ、ナショナリズムテロ、宗教テロ、環境テロなど、暴力が行使される目的による分類も可能である。今日、テロリズムは無実で非武装の人間たちを無差別に攻撃する卑劣な暴力と見なされ、非人間性・残虐性・少数者性など軽蔑的な意味が与えられている。

【倫理上の問題】テロリズムはメッセージを伝えるために行使されるという役割を持つため、注目を集めるための暴力として過激化することが運命づけられている。さらにテロリズムは、無関係だと信じている他者の命を奪うことを厭わない。このように、テロリズムは正当化し難い暗い一面を持っている。とはいえ、テロの実行者が自らをテロリストと名乗ることがないことにも注意すべきであろう。あらかじめテロと確定し得る暴力は存在しないであろう。ある暴力がテロと呼ばれるのは特定の視点からであって、別の視点からは解放闘争や聖戦という別の名前が与えられる。何がテロであるかを決定すること自体が困難な作業であることは強調されてよいであろう。

［馬渕浩二］

【参考文献】C.タウンゼント『テロリズム』(宮坂直史訳、岩波書店、2003)。加藤朗『テロ―現代暴力論』(中公新書、2002)。
【関連項目】民主主義

てんかん　epilepsy（英）

【定義】大脳の異常放電によって生じる様々なタイプのてんかん発作を主徴とする慢性の大脳疾患。てんかん発作と、疾患単位としてのてんかんとは区別されねばならない。ここで問題とするのは疾患としてのてんかんである。

【歴史的経緯・倫理上の問題】古代ギリシャにおいて既にてんかん発作の記載が見られることはよく知られているが、近代的な意味合いで脳生理学的な突発的発射放電をてんかん発作と見なしたのはジャクソン(J.H.Jackson)であり、1876年のことである。人間で初めて脳波を観察したベルガー(H. Berger)の発見（1924年）は、その後のてんかんの診断に決定的な役割を果たすことになった。現在では、臨床的に様々な発作（意識障害を伴わない単純部分発作、意識障害を伴う複雑部分発作、けいれん・欠神を伴う全般発作など）の特徴が観察されることと、突発的で特異的な脳波異常の所見の存在がてんかんの診断を可能にしている。注意すべきは、脳波異常の存在のみでは直ちに「てんかん」ということにはならない、という点である。臨床的に詳しく調べても何らの発作も見られないにもかかわらず、脳波上でのみてんかん性異常放電ないし不規則律動の見られる場合があるが、この水準で「てんかん」と診断して投薬を始めるようなことは慎まねばならない。一方、臨床的な発作を抑制し得る薬物の開発が進んでいて、それによって発作の頻度が軽減されることが稀ではないが、なかにはそうした薬物をいろいろ工夫しても効果が十分に認められない場合や、逆に、技術的な進歩によって発作の焦点となっている限局性の部位が明確に決定できる場合も次第に増えてきている。そうした場合には、脳外科的に焦点部位を切除することで、てんかん発作の発現頻度を大きく低下させることが可能なこともある。「てんかん外科」は、いまや決して例外的症例に対する治療法ではなくなりつつある。単に発作の頻度を低下させるだけでなく、発作に伴って認められた様々な心理的障害も、時には軽減されることもある。いずれにせよ、以前は「精神疾患」という側面が強かった疾患であるが、最近では「てんかん」はあくまで

脳の疾患と考えられるようになり、小児科・神経内科・脳外科などの関与が大きくなりつつある。

このように、治療の選択肢が増えてきたことにも関係して、どのような治療方針で臨むかについての患者と治療者の合意形成が重要となってきていて、時に判断の難しい場合もあり、詳細な説明義務とインフォームドコンセントの形成が不可欠の課題となりつつある。

【展望】以前と異なり、てんかんの治療は薬物療法と手術治療という2つの方向が大きな流れになりつつある。また、治療方針の決定において発作のビデオモニターを含む画像診断（MRI、SPECT、PET、MEG）の役割は極めて大きくなってきている（発作焦点部位の同定）。薬物療法に関しては、薬剤の選択、投与の開始と中止のタイミング、血中濃度の測定を中心とする副作用のチェックなどがいっそう洗練されてきた。手術治療に関しては焦点切除術が中心となるが、手術後の発作軽減や発作間歇期の症状改善を目指し、頭蓋内脳波記録（硬膜下電極の一過性留置）、覚醒下における脳機能マッピングなどが積極的に行われるようになってきている。手法自体は、手術結果に大きな影響を及ぼすので不可欠なものであるが、一方でこうしたマッピングが脳機能を知る重要な手法となりつつあることも確かである。脳機能を正確に知ることは、いずれは様々な恩恵を患者にもたらし得るものではあるが、個々の事例においては、どこまで何を何の目的で行うのかについて十分な説明を行い、インフォームドコンセントを得ること、および施行にあたっては、認知機能、情動機能などの広汎な領域についての神経心理学に関する高い専門性を有するスタッフとの共同作業が、今後ますます重要となってくると考えられる。

[大東祥孝]

【関連項目】インフォームドコンセント、精神鑑定、精神病・神経症、精神障害（者）

電気けいれん療法
electroconvulsive therapy（英）, Elektrokrampfbehandlung（独）

【定義】1938年にイタリアで開発された精神医療における身体的治療法の一つ。頭部に電気的刺激を与えて中枢神経系の発作を誘発することにより治療効果を得る方法。うつ病をはじめとした精神疾患に対する有用性の高い治療法として、現在でも世界的に施行されている。

【倫理上の問題】電気けいれん療法は、適応を厳密に選定し安全性に留意すれば優れた治療法であるが、不適切な施行により倫理的な問題を生じた歴史的経緯がある。すなわち、けいれん発作誘発に対する患者の恐怖心を入院患者の「鎮圧」に悪用したという医療従事者側の反治療的・非人道的行為が世界的に行われた事実は否定できず、その結果、乱用という施行者の非倫理性に対して社会的にも痛烈な批判を招来した。こうした批判から本治療法は一時期、施行頻度が減少したが、現在、わが国でもけいれん発作を起こさない修正術式が主流となり、社会的にも再び認知されるようになっている。また使用機器もより安全性の高いものが導入されている。とはいえ、乱用という人為的行為は術式の改良だけでは解決せず、今後とも施行者の倫理性の向上と教育が不可欠である。その点でも、施行に際してのインフォームドコンセントの実践が重要であろう。

[中島一憲]

【参考文献】中島一憲「ECT」（広瀬徹也・樋口輝彦編『気分障害』臨床精神医学講座4、中山書店、1998）.

【関連項目】精神障害（者）、反精神医学、インフォームドコンセント

∥ 電気ショック療法 ➡ 電気けいれん療法

∥ 電撃療法 ➡ 電気けいれん療法

∥ 電子カルテ　electrical chart（英）
【定義】医療行為は、患者の主訴、現病歴、既往歴、家族歴、身体所見や検査結果から病気を診断し治療を企画し実践していく過程である。カルテ（診療録）は、この一連の過程と治療結果の評価等、医療者の思考の流れを当該患者単位で記録したもの。電子カルテとは、診療録（紙カルテ）の情報を、パソコン端末などを通じて電子情報に変換し、編集・管理し、データベースに記録するシステムを指し、正式な診療録としても認められている。
【概要と倫理上の問題】電子化・デジタル化で、上記の医療情報に加え、血液検査やCT画像、内視鏡や超音波画像データ（動画）の資料、投薬履歴などもカルテに組み込むことができ、検査結果の見逃しや処方ミスなどの過誤の回避、紹介状や処方せん等の定型文書作成、診療費計算が省力化でき医療の効率化や品質向上が図られる。電子カルテは医療情報を共有化し、医師－医師間、医師－看護師間など医療者の診療支援を図る医療情報統合システムである。電子化は随意の場所や時間帯での閲覧や書き込み・書き換えを可能にする側面があり、システム全体のセキュリティや患者のプライバシー保護の点で問題がある。さらに、他病院・他施設との間の互換性は乏しいことや停電時やシステムダウンの際には利用不能になる（十分なバックアップが必要）など解決すべき課題も少なくない。[村岡潔]
【関連項目】カルテ、カルテ開示、情報開示、既往歴、医療従事者、守秘義務、処方せん、プライバシー、医療過誤

∥ 天寿
【定義】多く「天から授かった寿命」、あるいは「天元の壽」の意として用いられる。概して「自然に備わった寿命の上限」の意を持つ。和漢の医書、養生書、あるいは思想書の類で広く用いられ、今日でも「天寿を全うする」などの用例で頻用される語である。一説に「上寿」の別称ともいわれ、100歳とする説もあるが、120歳、180歳とする説もあり、一定しない。
【歴史的経緯】中国元代の養生論である李鵬飛『三元参賛延壽書』には、人の命を天元六十年、地元六十年、人元六十年、合して180年とする記述が見られる。したがって天元の壽を全うした場合の寿命は180年となる。また、貝原益軒（1630-1714）の『養生訓』には「上寿は百歳、中寿は八十、下寿は六十なり」とある。益軒は天寿を「天年」と称している。「天寿を全うする」という表現は、このような人間の生命の上限に到達することを指す。江戸後期の松本遊斎『養生主論』にも「天寿を十分に全うして死期に及んで苦悩なし」と記されている。この天寿を全うするためには生命の根元である「元気」を損なわないようにすることが大切であり、医療や養生の基本も、この元気を損なう要因を除き天寿に至らしめることを目的としている。明治期にも佐々木猛綱『天壽要談』など「天寿」を冠した書が刊行されている。天寿の概念が通時代的に用いられてきていると見てよい。

なお、近年では臨床医学においても、高齢になって悪性腫瘍に罹患してもその病勢が進行せず、比較的高い生活の質を維持して苦痛なく生涯を終える場合、「天寿」を全うし得たがんという意味で「天寿がん」と称する例もある。
【倫理上の問題】「天寿を全うする」の表現は、高齢者の死去に際して、その死を悼みつつも長寿を言祝ぐ意が込められている場

合が多い。多くの場合、その人の人徳と関連づけて長寿を称揚することが多い。しかし長寿であるからといって死の意味が軽減するわけではないということはいうまでもなく、死は一人ひとりにとって個別の代え難い意味があり、長寿によってその意味が減じられるような意味でこの語が用いられるとすれば問題である。　　　〔瀧澤利行〕

【関連項目】長寿

▌伝染病　communicable disease（英）

【定義】ウイルス、細菌、寄生虫などの病原微生物に感染することで発病する疾患。

【歴史的経緯】19世紀の後半に細菌学が革命的な発展を遂げ、伝染病の原因に関する知識と治療面における手がかりの両面に重要な影響を及ぼした。この背景には当時、光学式顕微鏡がかなりの進展を遂げたことがあった。1857年、パストゥール（Louis Pasteur）は初めて酵母菌によってアルコール発酵が起こることを発見した。その後、彼は様々な伝染病の原因菌を研究し、さらにワクチン治療の基礎を確立した。パストゥール研究所で彼に師事した研究者らも、様々な重要な発見を成し遂げた。コッホ（Robert Koch）は結核菌を発見し、1905年にノーベル賞を受賞した。ベーリング（Emil von Behring）と北里柴三郎は、破傷風とジフテリアに対する抗毒素の有効性を発見した。このようにして細菌学は急速の進歩を遂げたが、一方、ウイルス研究については20世紀に入り電子顕微鏡の開発と発展を待たなければならなかった。1918年から1919年にかけて全世界でインフルエンザが大流行し、2100万人もの人びとが死亡した。インフルエンザウイルスは1935年以降次々と発見され、やがてワクチンも開発された。インフルエンザワクチンの有効性は完全とはいえないものであるが、1954年に開発された小児麻痺のワクチンは医学史に残る偉大な勝利といえよう。

【諸分野との関連】伝染病予防の原則は、感染症成立の要因、すなわち感染源、感染経路、感受性宿主の各々に対して適切に対処することである。感染源・感染経路対策として、上下水道の完備や個人衛生思想の啓発活動、患者・保菌者の隔離、媒介動物の駆除が有効である。また感受性宿主対策の方法としては、適切な栄養摂取やワクチンの予防接種などがある。現在の先進諸国ではこうした国家的な対策の結果、旧来の伝染病は克服されつつあり、その結果、平均寿命も次第に高齢化してきている。しかし発展途上国では今日、まだ様々な伝染病が蔓延しその対策が必要とされていて、いわば医療の南北問題といった状況にある。先進国でも、伝染病の治療に使用される様々な抗菌薬に感受性を失った耐性菌感染が深刻化したり、あるいはエイズや狂牛病など、十分な治療法の確立していない新しい感染症の流行といった問題が指摘されている。

【倫理上の問題】現在、日本では他の先進諸国同様、伝染病予防法に規定される法定伝染病や届出伝染病の発症数そのものは、以前と比較して減少している。これは衛生状態の改善やワクチン使用など、伝染病対策が長年実行された成果と考えられている。しかし海外旅行が一般化し、とくにアフリカなどの熱帯地域へ渡航する人が増えたために、コレラや赤痢などの輸入感染症への対策が重要な問題になっている。またエイズを含む性行為感染症が流行したり、結核の集団感染といった新しい問題も生じてきている。これらは性のモラルの低下といった社会構造の変化や、医療従事者の伝染病一般についての知識不足などが、感染症が蔓延する契機になっていると考えられている。すなわち、時代の変化によって主役となる病原微生物は交代していくものの、伝

染病対策は決して過去の問題ではないといえよう。また、らい予防法など過去の感染症対策の悪影響として、社会の一部にある伝染病患者への偏見が根強く存在することも指摘されている。
【展望】天然痘をはじめとして既に克服された、あるいはされつつある伝染病は多いが、一方で、エイズをはじめとする様々な伝染病に対して、官民一体となって正しい知識の普及と同時に感染予防策や治療法を確立していく必要がある。

［藤野昭宏・井岡達也］

【参考文献】井上清恒『医学史概説』（内田老鶴圃新社、1968）。
【関連項目】感染症、エイズ、感染症の予防及び感染症の患者に対する医療に関する法律、結核予防法、エイズ予防法

伝染病予防法 ⇒ 感染症の予防及び感染症の患者に対する医療に関する法律

伝統医学　traditional medicine（英）

【定義】広く近世以降の西欧およびアメリカで発達してきた、自然科学的な方法や概念に基づく医学（いわゆる西洋医学ないしは現代医学）とは別の、古い歴史を持ち各地域に根差している医学。
【概要】いわゆる西洋医学・現代医学と比較した時に浮かびあがる伝統医学の特徴は、次の3点である。まず、科学技術文明の中にあって自然諸科学の最新成果に依拠する前者の姿勢を正統的（オーソドックス）と呼ぶとするなら、後者は明らかに非正統的医学（unorthodox medicine）である。また、前者が主流の医療界の中にあって、後者は前者の不備・不足を補う補完的医学（complementary medicine）である。さらに、前者がともすると極端な専門分化に陥って「病気を診て病人を診ない」と批判されがちなのに対し、後者は、病人を全体として捉える全人的医学（holistic medicine）の姿勢を維持し続けている。

世界各地には様々な伝統医学の体系が存在するが、このうち、中国最古の医学書とされる『黄帝内経』に基礎を置く中国伝統医学（いわゆる東洋医学）、生命（アーユス）の知識・科学（ヴェダ）を意味するアーユルヴェーダ、すなわちインド伝承医学、ヒポクラテス（Hippocrates B.C.460?－375?）、ガレノス（Galenos 129?－200?／217?）などが確立した古代ギリシャ医学から派生してアラビア圏で発展を見たユナニ医学（ユナニはアラビア語で「ギリシャ起源の」）の3つが、一般に、世界の三大伝統医学といわれる。このほかにも、代表的な伝統医学として、日本のいわゆる漢方医学、チベット医学、仏教医学、ホメオパシーなどがあり、いずれも一定の支持者を得ている。
【倫理上の問題と展望】1976年以来、WHO（世界保健機関）総会は、伝統医学に関する決議をたびたび採択し、伝統医学の実態について調査・研究を重ねてきた。その狙いは、伝統医学のプライマリーヘルスケア（primary health care：PHC）への統合を推進し、当該住民の健康増進に資することにある。調査・研究の主なものは、（1）個々の伝統医学従事者や薬用植物の現状に関する網羅的調査、（2）個々の薬用植物・鍼灸などの作用機序に関する研究、（3）個々の薬用植物・鍼灸などの効果の有無や程度に関する臨床評価、である。その結果、伝統医学の中の、科学的見地から見た有用な面とそうでない面とが明確になりつつある。伝統医学をいたずらに排斥せず、有用面を積極的に吸収しつつ現代医療に補完的に活用する努力が望まれよう。

［藤尾均］

【参考文献】今西二郎他編『世界の伝統医学』（医歯薬出版、1997）。WHO他責任編集『世界伝統医

学大全』(津谷喜一郎訳、平凡社、1995)。遠藤次郎他『癒す力をさぐる―東の医学と西の医学―』(農文協、2006)。
【関連項目】東洋医学、漢方医学、全人的医療

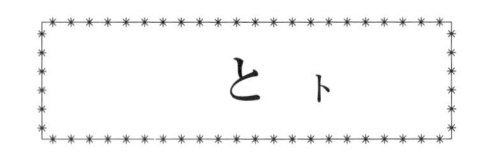

と ト

‖同意 ➡ インフォームドコンセント

‖同意書　consent form（英）
【定義】医療、医学研究を施行する際に、患者やその家族、被験者の同意を明らかに示す書面をいう。作成された際の状況を考慮し、相当と認められる限りにおいて証拠能力を有するとされる。書面による同意が必要とされるものには、手術、臓器の摘出、脳死の判定、臨床試験の実施、医薬品適応外使用、精神障害者の入院時等がある。
【倫理上の問題】同意には口頭、動作や態度による同意もあるが、同意書による同意は、より具体的・個別的意志を確認できる利点がある。臨床実験や医療の危険な側面が明るみに出るにつれて導入され、手術や処置などに関わる分野で発達してきた。慣習化され今日に至っているが、以下の問題点が挙げられる。内容に関しては「医師の説明は総括的かつ十分なものか」、慢性患者においては「どの程度の期間で同意を更新するか」、同意書が作成されたときの状況については「当人は十分な意思決定能力を有していたか」「物理的威圧（同意文書は平易な文体で書かれているか等）や心理的・経済的強制力のない状況であったか」、同意書それ自体に関しては「同意書は単に医療訴訟の予防策に過ぎないのではないか、強迫的な書面同意では医師－患者間の治療同盟を結ぶことができず、敵対性を導き、医療の本質と離れるのではないか」等である。消費者契約法（2001〈平成13〉年施行）により、医療従事者がリスクを負わず、患者にすべての責任を負わせ損害賠償請求することを放棄または制限する内容の誓約書

（免責同意書）は、不当行為の対象となった。

【展望】法的な文脈では、同意書の内容、作成された時の状況、当人の病的状態、意思決定能力、治療形態、倫理面が整合性をもって連動していることが要求されるが、臨床の場面ではこれらが同期して連動できないことがある。たとえば「作成された状況」に関しては、本人の意思を尊重した慎重な配慮が要求される一方で、医師－患者間で情報の量や質・交渉力に格差が存在することも多く、厳密な意味での「強制のない状況」ばかりとはいえない。そもそも同意書それ自体、医療の肯定性を前提として当人を医療脈絡へ導入するという目的を持ち、強制的な意味を完全に免れることはないからである。したがって、同意書およびそれをめぐる状況に関する手順や作法の厳密さの追求は、関連研究の遅れや患者側の不利益に結びつく可能性を有しつつ、同時に同意書それ自体の必要性と、それが決して万能ではないことを再認させることになる。

［黒澤美枝］

【関連項目】インフォームドコンセント、自己決定権、正当行為

同意堕胎

【定義】刑法分野の法律用語で堕胎罪の一類型。刑法第213条に規定される。妊娠している女子の嘱託を受けるかまたはその女性の承諾を受けて堕胎させた者を罰するもの。刑罰は2年以下の懲役が科せられる。この堕胎で女性が死亡したら結果的加重罪となり、3カ月以上5年以下の懲役となる。行為者は医師等専門の職種以外の者（非身分犯）。同法第214条では、業務上堕胎罪を規定し（身分犯）、医師・薬剤師・医薬品販売業者・助産師による堕胎は同意堕胎よりは重罰で臨んでいる。妊婦の同意を得ないで堕胎をしたり、医師等に堕胎をさせる場合は不同意堕胎であり、第216条により処罰できる。行為の対象・保護法益は胎児と妊婦の身体である。

【倫理上の問題】たとえ嘱託を受けたにせよ、胎児を自然分娩に先立ち人為的に母体外に排出させ、あるいは母体内で殺害することは罪として処罰されるべきであろう。母体保護法に基づく人工妊娠中絶は手術を受ける側から医療サイドに中絶を依頼するものであり、その限りでは同意堕胎と同じ問題が内在する。しかし人工妊娠中絶では、経験を積み法に基づいて資格を授与された母体保護法指定医だけができることになっている（母体保護法第14条）。同意堕胎は一般人（医師や助産師、薬剤師、医薬品販売業者以外の者）の行為により堕胎をするものであり、その点で危険も増加すると考えられる。行為者としては看護師、保健師、マッサージ師等、多少医術を心得ている人だけにとどまらず、単なる知人、家族、愛人などでも犯罪を構成し得る。母体保護法が人工妊娠中絶を一定要件で認めているのだから、それ以外の理由で中絶となればやはり危険が増加しよう。人工妊娠中絶を指定医師に依頼すれば高額の医療費（2005〈平成17〉年現在10万円弱～20万円程度）を請求され、それを支払えない者が医師以外の者に堕胎を依頼するケースが考えられる。民事事件であるが、マッサージ師に中絶を依頼した事例で、中絶手術に失敗した（結果的に赤ちゃんは生まれた）としても依頼者に対する不法行為に当たらないとされた（横浜地裁昭和50年4月11日判決）。実際に非医師に中絶を依頼することはあり得るし危険も伴う。なお、同意堕胎で戦後有罪になった例は見当たらない。［末廣敏昭］

【関連項目】母体保護法、人工妊娠中絶、刑法

同意能力 ➡ 判断能力

東海大学附属病院安楽死事件

【定義】1991（平成3）年5月、東海大学医学部附属病院において、末期がん（多発性骨髄腫）で入院していた患者（58歳）に対し、1名の医師が家族の強い要請に基づき、薬物（塩化カリウム製剤）を投与して安楽死をさせた事件。東海大学はこの1名の医師を倫理に反するとして懲戒解雇した。横浜地検は1992（平成4）年7月、医師を殺人罪で起訴、1995（平成7）年3月、横浜地方裁判所において判決が確定した。懲役3年の求刑に対し、判決は懲役2年（執行猶予2年）であった。

【諸分野との関連】検察側は、被告の行為は医師の倫理に反し、社会的影響も大きいとして刑事責任は免れないとした。その理由として、名古屋高裁（1962〈昭和37〉年）による安楽死の違法性阻却のための次の6要件を示した。（1）患者の病気が不治であり、死期が確実に切迫している。（2）患者の苦痛が甚だしい。（3）その苦痛を和らげることを目的とする。（4）患者本人が真剣にそのことを望んでいる。（5）その行為を医師が行う。（6）その方法が倫理的である。被告の行為はこれらに該当しないとされた。また判決を通して、安楽死の条件のみならず、病名の告知、家族による本人の代理同意に関すること、複数の医師による診断体制など、末期医療に関わる広い論議が提起された。

【展望】キュアとケアという論点からすると、末期の患者およびその家族は精神的にも肉体的にも追い詰められた状況に置かれる。複雑な医療や長引く末期医療に対するカウンセリング体制やケアシステムが、今後ますます重要になる。医療行為が高度化すればするほど、ケアのための体制が求められる。　　　　　　　　　　　　　［水谷雅憲］

【参考文献】NHK人体プロジェクト編著『安楽死』（日本放送出版協会、1996）。永井明『病者は語れず』（文藝春秋、1995）。

【関連項目】安楽死、安楽死法、医療裁判、カレン事件

動機主義　motivism（英），Motivismus（独），motivisme（仏）

【定義】行為の道徳的価値の有無は、その行為がなされた動機の性格に基づいて判定されるという説。結果主義に対立する。

【倫理上の問題】カント（Immanuel Kant 1724-1804）の倫理学説は動機主義である。カントによれば、行為に道徳的価値を与えるものは行為から期待された結果ではなく、義務の動機である。義務感からなされた義務に適った行為のみが、「真実の」「正真正銘の」「本来的な」道徳的価値を持つ。義務の概念を展開するに際して、カントは仮言命法と定言命法とを区別する。仮言命法は何らかの目的を前提して、この目的を実現するために最も有効な行為を命令するものであって、この場合、行為をする必然性は前提された目的に対する欲求に依存する。一方、定言命法は無条件的に命令する。たとえば、「年をとってから生活に事欠くことがないように、若いうちに働いて倹約せよ」は仮言命法であり、「嘘をつくな」は定言命法である。定言命法だけが道徳的な命法である。仮言命法への服従はせいぜいのところ利口な行為に過ぎないが、定言命法への服従は「真実の」義務行為である。定言命法に服従する動機は、行為のもたらす結果に対する欲求ではない。その動機は、義務をただ義務であるがゆえになそうという動機、道徳法則に対する尊敬である。カントは外面的には道徳法則に合致しているが、実際には利己心を動機とする行為と義務感からなされた行為とを峻別する。前者は義務に適ってはいるが義務に基づいてはおらず、真の道徳価値を持たない。

　一方、行為の評価は動機の評価に依存し

ないという考えもある。ミル（John Stuart Mill 1806-73）は『功利主義論』の中で、「動機が行為者の価値を大きく左右するものの、行為の道徳性とは無関係である」とし、「溺れている同胞を救う者は、道徳的に正しいことをしているのであって、その動機が義務から出ていようと報酬目当てであろうと関係ない」と述べている。これに対しては、後で拷問にかけようとして溺れている同胞を救うならば、この行為は道徳的に是認できないのではないかと反論することができよう。

【展望】行為の道徳性が問われる場合、動機という行為の内面を不問に付すことには疑問が残る。さりとて結果を考慮しないカントのような立場は近年稀であって、行為の判定に関してカントの倫理学説は、結果を重視する観点によって少なくとも補足される必要があろう。　　　　　　［西山憲夫］

【参考文献】I.カント『道徳形而上学の基礎づけ』（宇都宮芳明訳、以文社、1989）.

【関連項目】結果主義、義務論、功利主義（行為ー、規則ー、選好ー）、倫理、二重結果理論

凍結保存 ➡ 精子凍結保存；未受精卵凍結保存；受精卵凍結保存

統合失調症

schizophrenia（英），Schizophrenie（独）

【歴史と定義】1899年にドイツのクレペリン（Emil Kraepelin 1856-1926）の提唱した「早発痴呆（dementia praecox）」が最初の概念であるが、1911年にスイスのブロイラー（Eugen Bleuler 1857-1939）が「スキゾフレニア（schizophrenia）」を提案することによって、早発痴呆という名称は廃止された。その後、ドイツのシュナイダー（Kurt Schneider 1887-1967）は、特有な幻覚・妄想を一級症状と定義し、この病態に発現する症状形式の重要性を主張した。その診断方法は、今日のDSM（Diagnostic and Statistical Manual of Mental Disorders）やICD（International Classification of Diseases）に引き継がれている。診断を確定する、確立した生物学的マーカーが存在しないため、診断は幻覚・妄想などの症状の存在に基づいて行われる。

【疫学】病気の原因は十分明らかにされておらず、疾患群であると考えられている。好発年齢は思春期から20歳代前半であり、成人の有病率は0.5～1.5％である。日本全国で約67万人が治療を受けている。

【倫理上の問題】「精神分裂病」という病名の使用などにより、告知率の低さが問題であった。そのため、患者や家族の治療参加、自己決定を促すために最も重要、かつ医療の原則であるインフォームドコンセントがなされ難い状況が問題であった。また、統合失調症へのスティグマの問題や同意能力についての問題が議論されている。

【最近の動向】1996年、世界精神医学会が開始した統合失調症への反スティグマ運動へ日本も参加し、現在も啓発など多彩な活動を展開している。日本の精神医療は、2002（平成14）年8月、従来より使われてきた「精神分裂病」という病名を「統合失調症」に変更するという大きな転機を迎えた。その結果、大野らの研究によると、本人への病名告知率が上昇していたという結果が示された。また2001年、世界保健機構（World Health Organization：WHO）により国際生活機能分類（International Classification of Functioning, Disability and Health：ICF）が採択され、障害の概念を大きく変えることとなった。また、統合失調症では、（1）欠点や弱さよりも長所への注目、（2）自己決定の尊重、（3）支援者との適切な関係、（4）地域資源の活用、などに代表されるストレングスモデ

ルが注目されるようになった。
【今後の展望】より効果的な薬物療法、心理社会的療法の開発が期待される。また、今後の精神科医療が地域精神医療へ移行していくことにより、サービス利用者のニーズに対してオーダーメイドの多職種医療が展開されることが期待される。そして、統合失調症に対するスティグマが解消され、積極的な社会参加が可能となる日が来ることが望まれる。
［野田隆政］

【参考文献】大野裕他「『統合失調症』で何が変わるのか。精神分裂病の呼称変更と意志の病名告知に関する研究」(『精神神経誌』106、2004)。加藤正明他『精神医学事典』(弘文堂、2001)。American Psychiatric Association『DSM-IV-TR 精神疾患の診断・統計マニュアル』(高橋三郎・大野裕・染矢俊幸訳、医学書院、2003)。
【関連項目】精神病・神経症

倒錯 ➡ 性的倒錯

同情　sympathy (英), Sympathie (独)

【語源・定義】同情に当たる英語には、sympathy, compassion, consentire, empathyなど種々あるが、基本的にはギリシャ語のsym-patheiaから派生したものであり、これは「共に－感じる」の意である。人間同士のみならずすべての生物間にあっては、ある種の生命感情の一体感があり、生命力の高揚と衰退は異種間にあっても察知または了解が可能である。とはいえ、倫理的に問題になるのはやはり人間同士の同情であろう。同情とは広義には感情の類縁関係一般を指すが、pathosの原義が苦しみ、受苦であることから、狭義には「他者の喜びや快感に同感するというより、悲しみや苦しみに感応して共に悲哀を感じる」という意が強い。Pathologyが病理学であるのもそれに沿っている。

【歴史的経緯】倫理学上、同情が重視されたのは近代イギリスのスコットランド学派、とくにヒューム (David Hume 1711-76) からであろう。シャフツベリー (Anthony Ashley Cooper, Shaftesbury 1671-1713) やハチスン (Francis Hutcheson 1694-1746) の利他説的なモラルセンス概念を受け継ぎながら、彼は、同情を基礎概念として「共通利益の一般感覚」たる正義を市民社会の第一の人為的徳目と見なした。スミス (Adam Smith 1723-90) もそれをより精緻にし、「想像力により立場を交換」し、適宜の共感が得られる心情をもって徳目とした。こうして勤勉、節約、信用、器用等の市民道徳が成立するとされた。

ショーペンハウエル (Arthur Schopenhauer 1788-1860)、リップス (Theodor Lipps 1851-1914)、シェーラー (Max Scheler 1874-1928) らも同情理論を展開している。シェーラーは『同情の本質と諸形式』の中で、これらイギリスの経験論的な同情理論を批判し、独自の感情の層理論に即して同情の現象学的な分析を行い、それが自立的な超越構造を持つこと、人格の道徳的連帯性の根拠となること等を示した。

【展望】生命倫理上、同情が重要な意味を持つことは明らかである。patientとは受苦者であり、ケアする者はその苦しみを共感できなければならない。医療職は、患者の言語的・非言語的な表出の背後にある、真意・本音を正しく認知し、一般的マニュアルを臨機応変に適用できる態勢になっていることが望まれる。看護職はとくにそうである。P.ベナー (Patricia Benner) のいう「エキスパートナース」は、そうした共感的な倫理的感受性を鋭敏に備えた者といえよう。
［五十嵐靖彦］

【参考文献】M.シェーラー『同情の本質と諸形式』(青木茂・小林茂訳、飯島宗享他編『シェーラー著作集』8、白水社、1977)。
【関連項目】倫理、ケア、看護師

‖ 同性愛 ➡ ホモセクシャル

‖ 同性婚　same sex marriage（英）
【定義】同性同士のカップルによって結ばれる婚姻関係のこと。したがって、厳密には異性カップル間に認められているものと同等の制度でなければならない。
【倫理上の問題】2000年オランダで同性婚が制定され、現段階ではベルギー、スペイン、カナダも同性婚を認めている。しかし他の多くの国で認められているのはパートナーシップ制度に過ぎない。北欧諸国で採用されているレジスタードパートナーシップは、通常の婚姻によって得られる権利がほぼ与えられているが、養子も含めカップルの子どもを認めていない。アメリカの特定の州や企業によって自主的に採用されているドメスティックパートナーシップは、与えられる権利もまちまちで利便性が低いとされる。極めて制度的な問題の背景にホモフォビア（同性愛嫌悪、狭義にはヘテロセクシャル男性のホモセクシャル男性に対する生理的嫌悪感を指す）の影がちらついており、これ自体が倫理的な問題となる。伝統的な家族中心主義に対し、同性婚はそれの単なる模倣に過ぎないのか、あるいは大きなアンチテーゼとして脅威なのか。あえて同性に限定せず、あらゆるカップルに一定の権利を認めるフランスのPACS（同居カップル〈性別は不問〉の法的・経済的保護を図る法案）が注目される。日本でも1990年代のゲイブームを背景に同性愛の社会的受容が進み、現在の課題として同性婚の法的整備が議論されている。ただし、さらなるマイノリティへの配慮がどうなされるかなど未知数であり、家族制度への囲い込みにならないよう慎重を期すべきである。
［関修］
【関連項目】ホモセクシャル、婚姻、平等権

‖ 疼痛　pain（英）
【定義】痛み（ペイン）。外界からの侵害刺激や身体内部の病的状態によって組織の損傷が起こった時、または損傷が引き起こされる可能性がある時に生じる不快な感覚（知覚）。あくまで主観的な感覚であり、個人間や、同一個人でも環境や状態により感じ方が異なってくる。痛みはその発生機序により、侵害性疼痛、神経障害性疼痛、心因性疼痛に分類され、侵害性疼痛は発生部位によりさらに体性痛、内臓痛、関連痛に分類される。侵害性疼痛では、侵害刺激（機械的・熱・電気的・化学的刺激等）により身体が損傷されると、痛みの受容器である自由神経終末が興奮し、痛みの情報を伝導する神経（Aδ線維、C線維）を介して中枢へと伝えられる。神経障害性疼痛とは、痛みの受容器を介さず、痛みの伝導路である神経自体の機能異常により発生する疼痛である。心因性疼痛とは、痛みの原因となる病変が見出されず、心理的要因が疼痛の発症、増悪に関与していると判断される疼痛である。また疼痛は持続時間により急性痛と慢性痛に分類される。慢性痛には痛みの原因が慢性的に持続している場合と、痛みの原因が治癒した後にも疼痛が続いている場合がある。
【歴史的経緯】17世紀、デカルト（René Descartes 1596－1650）は、末梢の皮膚からの刺激が脳へ伝えられ、それに対する人間の反射の概念を記し、現在の痛みの伝達の基礎、痛みは感覚であることを初めて示したといわれている。それ以後、痛みを伝達する神経線維の走行が解剖学的に示され、その伝達を調整する様々な機序が解明されるようになった。痛みの伝達と痛みの自己調節（自分で痛みを取る力）は、現代の痛みの生理学の基本であり、現在、それを基にして鎮痛法の機序の解明が行われるようになっている。

【倫理上の問題】疼痛は本来、生体に対する警告系としての機能を果たしている。しかし、疼痛は患者にとって不快な感覚であり、また疼痛によって交感神経系が亢進し、末梢循環不全や酸素消費量の増加を引き起こすなど生体にとっても好ましくない影響を与えるため、除去しなくてはならない。ことに慢性痛では食欲不振、睡眠障害、不安、抑うつ等の症状を伴ってくるため、積極的に治療する必要がある。現在、世界人口の3分の1以上の人びとが慢性痛に悩まされているといわれている。アメリカでは慢性痛に悩まされる患者が成人人口の9％に達し、医療費や痛みによる就労困難、介護費用等による経済損失は年間およそ9兆円に上ると推計され、慢性痛への対応が医学的・社会的急務とされている。また、がん患者に対する苦痛の緩和も、緩和ケア、緩和医療と称され、日本において年間約30万人が亡くなるうちの約7割が痛みを持っているという現状の中で、とくにがんの終末期における患者のQOLを高める上で痛みのコントロールは重要な課題である。しかし、緩和医療における鎮痛法はモルヒネなどのオピオイドが中心であるが、モルヒネに対する偏見が多く、がん患者の痛みを緩和する上で大きな障害となっている。

【諸分野との関連】痛みの機序の解明は主として生理学、薬理学の中で行われている。痛みは電気的に神経を伝わり、脊髄の中で生化学的な物質の伝達として受け渡されている。それに対する治療法の確立において消炎鎮痛薬、オピオイドに関する薬理学の発展は重要である。非薬物療法としての鍼灸、マッサージの機序の解明は主として生理学的な機序、内因性オピオイドなどの薬理学的な機序の中で検討されている。

【展望】1986年にWHOから出されたモルヒネを中心としたがん疼痛治療指針は現在、がん性疼痛対策のスタンダードとなっている。しかし神経障害性疼痛は、モルヒネなどの強オピオイドに反応し難く、それに対する対策が現状で早期に解決すべき問題である。抗痙攣薬、抗うつ薬、抗不整脈薬などの本来鎮痛薬でない薬剤を中心とした鎮痛補助薬が現状での有効な方法である。神経障害性疼痛に対して有効であり、副作用が少ない薬剤の開発が世界的な規模で進んでいる。

〔小山寛介・下山直人〕

【参考文献】横田敏勝『臨床医のための痛みのメカニズム』（南江堂、1997）。パトリック＝ウォール『疼痛学序説―痛みの意味を考える』（横田敏勝訳、南江堂、2001）。世界保健機関『がんの痛みからの解放―WHO方式がん疼痛治療法』（武田文和訳、金原出版、1987）。

【関連項目】鎮痛薬、強オピオイド鎮痛剤、セデーション

疼痛緩和

pain control, pain management（英）

【定義】主として身体的な痛みを、薬物を中心とした様々な方法で緩和することであり、国際疼痛学会では、痛みを「実質的－潜在的な組織損傷に伴う不快な感覚的－感情的な体験で、常に主観的」なものであると定義している。とくに長期にわたる慢性の痛みは患者の日常生活に影響を及ぼし、精神的にも不安定にするため、ホスピスや緩和ケア病棟では患者のQOLの維持・向上のために疼痛緩和が積極的に図られる。

【歴史・倫理上の問題】とりわけ末期がん患者のための「緩和医療」の考え方が普及する以前は、一般的に、患者が強い痛みを訴えても医療者は鎮痛薬の使用に極めて慎重であった。とくに麻薬とされる強オピオイド鎮痛薬（モルヒネ）は副作用および習慣性を考慮して使用が控えられることが少なくなかった。患者は痛みに耐えることを強いられていた。1960年代に、C.ソンダース（Cicely Mary Strode Saunders 1918－2005）によって、末期がん患者に対するモ

ルヒネなどの鎮痛薬を計画的に用いた緩和医療の取り組みがなされた。1986年には世界保健機関（WHO）が、原則として「できるだけ経口投与で」「頓服（不定期に鎮痛薬を使用すること）ではなく時間を決めて」「作用の弱い鎮痛薬から強い鎮痛薬へと段階的に」「個人差を考えながら」「副作用への対処をしつつ」投与するという「がん性疼痛の治療法」を策定した。現在、このWHO方式に基づいた疼痛緩和が図られている。患者は痛みを緩和するための鎮痛薬を要求する権利があり、医師には鎮痛を図る義務があるとされる。そして、疼痛緩和を適切に行うことは医療者の倫理的正義であると考えられている。緩和医療の知識や考え方は広まりつつあるものの、現状では未だ患者や家族のモルヒネに対する誤解があったり、医師の疼痛緩和に関する知識不足、あるいは患者の痛みを医療者が過少評価して十分な緩和が図られないという問題も指摘されている。また、あらゆる方法を用いても緩和できない痛みに対しては、患者の意識レベルを意図的に低下させて痛みを感じさせなくするセデーション（鎮静）という方法が取られる場合がある。苦痛からの解放のために行われる方法ではあるが、「安楽死問題」とも絡み、実施にあたっては慎重に検討されなければならない。

【展望】将来は、末期がん患者の痛みへの対処だけでなく、すべての痛みに対する種々の疼痛緩和の方法が開発され、実践されていくであろう。　　　　　　［小山千加代］

【関連項目】ホスピス、ターミナルケア、聖クリストファー病院、告知

∥ 道徳 ➡ 倫理

∥ 糖尿病　diabetes（英）

【定義】血中インスリンの絶対的あるいは相対的欠乏により生じる高血糖を特徴とする症候群。日本糖尿病学会の診断基準（1999〈平成11〉年）では、早朝空腹時血糖126mg/dl以上または食後随時血糖値200mg/dl以上のいずれかを満たせば糖尿病と診断される。インスリンの絶対的欠乏は1型（インスリン依存性）糖尿病に見られるインスリン分泌不全に代表され、相対的欠乏は2型（非インスリン依存性）糖尿病に見られるインスリン抵抗性に代表される。

【倫理・社会上の問題】1型糖尿病は全糖尿病患者の約10〜15％を占め、30歳以前に最も好発する。膵臓のインスリンを分泌するβ細胞の90％以上が永久的に破壊されているため、膵臓はほとんどあるいはまったくインスリンを産生しない。このため若年発症の場合では、生存し続けるためには幼年期や青年期からインスリンを生涯にわたって毎日定期的に注射しなければならないことになる。この現実の受容は本人や家族にとってかなりの精神的負荷になると同時に、周囲の理解が十分得られないと、学校や職場において偏見や差別を受けることになりかねない。一方、わが国の糖尿病患者の85〜90％を占める2型糖尿病は通常は30歳以降に発症し、加齢とともに多くなる。幼年期や青年期に発症することもある。肥満は2型糖尿病の危険因子であり、この疾患の人の80〜90％までが太りすぎである。また家系に遺伝する傾向がある。糖尿病に罹患して後期になると、網膜症、神経障害や腎症などの合併症の病状が非常に深刻な状態（失明、壊疽、腎不全など）になることから、治療の最大の目的は合併症を予防することにある。ところが、それらの合併症が出現するまでの糖尿病特有の自覚症状が乏しいため、患者自身の病気に対する認識が不十分なままの状態で、本人が治療を自己判断で途中でやめてしまうことが少なくない。また、1型と同様にインスリン

注射が常時必要になった場合、就業制限や昇進に関わる問題が生じてくる。実際、重症の糖尿病に罹患していることを理由に自己管理能力が問われて役職昇進を見送られたケースもある。

【展望】糖尿病患者が正しい病識を明確に持って治療や予防を行うためには、医師主導型の治療方法では限界があり、教育入院や糖尿病教室など患者参加型の医療によって患者自身が自分で治療するという意識改革とその実践が必要である。また、1型および重症2型患者をインシュリン自己注射から解放する手段として、人工膵臓（インシュリンの自動注入ポンプ）や膵移植といった治療法が導入されつつあり、最近注目されている。　　　　　　　　　［藤野昭宏］

【参考文献】R.バーコウ編・福島雅典監修『メルクマニュアル医学情報』（日経BP社、1999）。

動物実験　animal experimentation（英），Tierversuch（独）

【定義】各種の生物の生理機能の解明のために解剖等を行うこと、また新たな医学的処置や薬品の有効性を調べる際に、人間を被験者とする前の段階として、人間と生理機能がかなり似た動物を被験材料として使用すること。生命倫理の領域ではとくに後者が重要である。

【歴史的経緯】動物実験としてつとに有名なのは、17世紀イギリスのハーヴィー（W. Harvey 1578-1657）によるものである。彼は、多くの種類の動物を実験材料にして血液循環機構を解明した。しかし動物実験が広く行われたのは19世紀以降、医学や生理学の領域で実験的方法が重視されるようになってからである。19世紀末には、大規模な動物実験をもとにして狂犬病ワクチン、破傷風やジフテリアの血清療法が開発された。今世紀の多くの医学的発展は動物実験の成果を抜きにしては論じられない。

また、被験者を危険に晒すような人体実験が行われたことへの反省に立って、新たな治療法を開発する際にはまず動物実験でその有効性や安全性を確認すべきとの合意がある。

他方、動物解剖の残酷さなどがきっかけとなって、動物愛護運動も生まれてきた。イギリスでは1876年に動物虐待禁止法が成立している。また1970年代以降動物の解放を求める動きも強くなっている。極端な例としては、アメリカで実験室を襲撃して動物を解き放つという事件もあった。

実験動物として現在使用されているのは、ラットやマウスのようなネズミの他に、イヌ、ネコ、サル、ウサギなどである。全世界でどれだけの動物が使用されているかは正確には分からない。イギリスでは1980年代、1年に350万から500万匹が使用されたとの報告がある。1986年のアメリカでの推定数は、少なくとも1700万から2200万匹である。

【倫理的側面】人体実験に先立って動物実験を行うべきとの考え方の背後には、人間の利益の方が人間以外の動物の利益よりも重要だとの前提がある。これに対して、動物の利益を一段低いものとして見るのは、人間という種のみを重視する種差別（speciesism）だとの批判がある。この批判的立場には、動物実験は罪のない動物に苦痛を与えることだとして、全面的に廃止すべきというものと、現在なされている実験の多くが人間にとって些細な利益しかもたらさないものであるため、全体として利益をもたらすような実験以外は禁止すべきというものがある。また、これらの批判が問題にしているのは、苦痛を感じる能力を持った動物である。神経系が未発達なため人間的な苦痛を感じない動物（軟体動物など）については考慮されていない。

【法的・社会的側面】動物実験に対しては、

哲学的な反対論よりも、実験動物の管理状態、実験後の処置方法等についてあまりに残酷な処置がとられているという報道が強力な批判となった。現在、世界各国では、動物実験の必要性と動物福祉とをできる限り調和させるために各種の法律や規制が制定されている。具体的には、飼育条件、実験動物の数、与える苦痛の軽減、実験後の安楽死、動物を使用しない代替実験の模索、実験計画を審査するための動物実験委員会の設置などが盛り込まれている。なかでもドイツの動きは先進的である。動物を「仲間の生き物」と捉えることで、イギリスが「残酷さ」を脱してたどり着いた「福祉」を超え、すでに2002年の段階で「権利」に基づく規制に踏み出している。日本では2006(平成18)年に「動物の愛護及び管理に関する法律」が改訂され、それに伴い、同年に「実験動物の飼養及び保管並びに苦痛の軽減に関する基準」が環境省より出された。

【諸分野との関連】近年、環境問題の分野において、野生の動物や植物を原告として現状復帰や損害賠償を求める訴訟がなされている。法律論としては、それらに当事者適格があるかどうかが問題にされている。しかし倫理的側面から見れば、これらの訴訟の考え方には、動物の利益を人間の利益とは独立に尊重すべきという動物実験批判とかなりの共通点がある。

【展望】規制がいかに厳密なものになろうとも、それが現実に効果を持つかどうかは動物実験担当者の態度によるところが大きい。しかし日本の現実では、実験の講習が行われている施設がいくらかあるにとどまり、動物の生命をどう考えるかについては動物の福祉に留意するようにとの呼びかけがなされているに過ぎない。また、日本の実験施設のほとんどが動物実験委員会を設置しているが、ほとんど機能を果たしていない例とか、計画書の審議しか行っていないのに、実験終了後、計画書通りに実験が行われたとの証明書を発行している例もあるといわれる。ただし、日本では諸外国に類を見ない「動物供養」を行っており、その点は動物倫理にとって意義深いものを秘めている。→巻末参考資料47,48

［長岡成夫・森下直貴］

【参考文献】Russell, W.M.S. & Burch, R.L., "The principles of humane experimental technique" (Methuen & co LTD, 1959). 日本学術会議「動物実験の適正な実施に向けたガイドライン」(2006). Radford, M., "Animal welfare law in Britain" (Oxford UP, 2001). Kluge, H., "Tierschutzgesetz" (Kohlhammer, 2002)
【関連項目】研究倫理、人体実験、水子供養

動物の権利　animal rights（英）

【定義】人間を動物に対して優位する存在者であると見なさず、動物も人間も同等に同様の価値を有するとともに、動物も人間も同様の苦痛を感じると理解して、生存について動物は人間と同等の権利を有するという主張。現代の生命倫理学や応用倫理学との関連では、とりわけピーター=シンガー（Peter Singer 1946-）の著作『動物の解放』("Animal Liberation", 1973)以来、顕著な議論となっている。

【歴史的経緯と倫理上の問題】動物の権利に関する20世紀の思想的背景としては、環境倫理の父とも呼ばれるアルド=レオポルド（Aldo Leopold 1887-1948）の著作『野生のうたが聞こえる』("A Sand County Almanac" 1949)の中で展開されている土地倫理（land ethics）が挙げられる。

土地倫理とは、土地という概念によって包括される環境や生態という全体の観点によって初めて倫理的価値が可能となるという発想であり、人間はそうした環境や生態の中の一部に過ぎないという主張である。動物の権利と類似する伝統的発想には、た

とえば輪廻転生がある。輪廻転生は、永遠不滅の魂があらゆる生命体をめぐるのであるから、いかなる生命体に対しても差別的に対処してはならないと考える。また動物の権利と対立する伝統的発想には、たとえばキリスト教の聖典である旧約聖書の「創世記」における人間創造神話がある。「創世記」によれば人間は神に似せて創造されたのであり、人間は神の似像であり、他のあらゆる被造物に優位する存在であり、理性を有しており、他のあらゆる被造物を管理する権限を有している。また、近代哲学の祖とされるデカルト（René Descartes 1596-1650）は、人間にのみ理性的精神を認めて、動物は痛みを把握しないという考えから動物実験に賛成している。

　今日、動物の権利を認めて動物を人間から解放することに肯定する立場のなかにも、動物や人間の定義の仕方で様々な議論が展開されている。たとえば、トム＝リーガン（Tom Regan 1938-）はその著作『動物の権利擁護論』（"The Case for Animal Rights", 1983）において、人間も動物も生命の主体に変わりなく、理性的存在であるか否かにかかわらず、両者ともに尊厳をもち道徳的価値を有する、と主張する。またゲイリー＝フランシオン（Gary Francione 1954-）はその著作『動物と所有と法』（"Animals Property and the Law", 1995）などにおいて、人間が動物を所有することを認めない。

　日本においては1999（平成11）年に「動物の保護及び管理に関する法律」が改正された。これによると、牛・馬・豚・綿羊・山羊・犬・猫・家兎・鶏・家鳩・家鴨および飼育している哺乳類・鳥類・爬虫類はすべて愛護動物と定義される。愛護動物に対して虐待を行う者は厳罰に処される。［中里巧］

【参考文献】Peter Singer "Animal Liberation - A New Ethics for our Treatment of Animals" (New York Review／Random House, New York, 1975).
【関連項目】動物実験、動物保護、土地倫理

▮動物保護　protection of animals（英）

【定義】動物に基本的な生存の権利を認めた上で適切な保護を与え、人間との共存を図ること。

【歴史的経緯】生物の歴史とは絶滅と進化の歴史である。これまで大きな進化は大絶滅の後に起きており、生命の誕生以来、これまでに数十回は環境の大きな変化に伴い大絶滅が起きてきた。だが、およそ200万年前に人類が誕生して以来、種の絶滅は加速度的に増加し、とくに西暦1600年以降になるとその数は驚異的に多くなった。たとえば哺乳類では1801年から1850年までの50年間に11種が絶滅、1901年から1944年までの44年間に43種が絶滅しており、現在ではその数はもっと増加している。このような加速度的な種の絶滅は、動物の生息地である熱帯雨林等の自然破壊、人間が持ち込んだ生物によるもの、乱獲といった人間活動が原因となって引き起こされたものが多い。人間の手で絶滅が起きた場合には、自然がその環境に適したものを生き残らせるという「自然選択」が起きないために、淘汰を伴わず、人間の都合で稀少生物種などが絶滅してしまう恐れがある。

　このような状況下で、動物保護については世界的に様々な問題提起がなされ、1974年にはワシントン条約、1992年には生物多様性条約といった国際条約が締結され、わが国においても種の保存法といった法律による規制も行われたが、状況は悪化している。とくに農薬の使用等による汚染、環境ホルモンによる野生動物のオス化・メス化現象を含め、今後の絶滅は環境汚染を要因とするものが多くなることが予想される。絶滅の恐れのある野生動物を保護するためにいくつかの生物が国内稀少種に認定され

ているが、その数は環境庁の「レッドデータブック」に記載されている「絶滅危惧種」のほんの数パーセントに過ぎず、根本的な対策とはなり得ない。生物の絶滅の状況は地球の健康度を測る一つの基準となることを考えた場合、動物全般との共存の道を模索することは重要である。

わが国では、従来のいわゆる「動物保護法」が改正された「動物の愛護及び管理に関する法律」が、2000（平成12）年12月から施行された。これにより、これまで動物はモノに区分されていたのに、人、モノの間に「動物」という区分があることになり、罰則も懲役刑を含むものに強化された。さらに改正を加えられたものが2006（平成18）年6月1日に施行されている。これらの改正により、この法の精神の一層の徹底が図られている。

【倫理上の問題】動物との共存を考える場合、その実態は様々な矛盾と問題をはらんでいる。日本では、トキ、イリオモテヤマネコ、ニホンカワウソ、ツキノワグマ、ヒグマ、ニホンカモシカなどを特別天然記念物として特別に保護するようになったが、その結果、個体数は増加してきたものの、今度はこれら動物による造林地への加害が問題となってきた。同様な事例はニホンザルによる猿害等にも見られ、人間の生活手段との兼ね合いが難しく、いまだ明確な解決策は見出せないでいる。生物多様性条約では、絶滅の恐れのある生物の種を動物園、植物園、遺伝子銀行などで隔離して保存しようとする生息域外保存（ex-situ conservation）と、生息域内保存（in-situ conservation）を重視し、生息地での生物多様性の減少を未然に防ごうとする方法がある。今後は、人類の活動域と野生動物の生息地を明確に分けるなどといった方策も一つの解決案として考慮に入れる必要もあろう。また環境保護団体によるアザラシ保護運動のために、それまでアザラシ猟で生活していた極北のイヌイットが悲惨な状況に陥ったり、あるいは捕鯨禁止で日本やその他の国々の漁民が大きな打撃を被ったりするなど、野生動物と人間の営みの共存には様々な困難な問題が横たわっている。動物保護運動としては、1980年代後半から1990年代前半にかけて過激な動物解放運動が欧米で発生し、人間にしないことは動物にもするなというアニマルライツを振りかざし、毛皮の採集反対、実験動物反対運動など活発な運動を展開し、時に流血をも招いた。このように、動物保護とは様々な要因を含む複雑な問題ではあるが、人間も生態系の一員であることを認識すべきである。そして生物が一種滅びれば、生物の種の多様性が侵害されて、やがてはその影響が何らかの形で人間自身にはね返ってくることを自覚し、環境汚染の問題をも含め様々な角度から総合的に研究して、野生動物との共存を考えていく必要がある。→巻末参考資料47　　　　　　　　　　　　［小阪康治］

【参考文献】沼田真『自然保護という思想』（岩波新書、1994）。梅崎義人『動物保護運動の虚像―その源流と真の狙い』（成山堂、1999）。

【関連項目】ワシントン条約、生物多様性条約、環境ホルモン、環境汚染、環境省、生態系、環境保護、種の多様性

東洋医学　oriental medicine（英）

【定義】字義通りには、西洋近代に端を発するいわゆる現代医学に対し、東洋で実践・研究されてきた医学のこと。したがって、現代中国に特徴的な医学（現代中医学）はもちろん、インドやアラビア圏で行われてきた伝統医学、日本のいわゆる漢方医学なども、広義には東洋医学に含まれる。しかし、普通には、東洋医学の語は中国伝統医学とほぼ同義に用いられている。

【歴史的経緯】狭義の東洋医学ないしは中

国伝統医学の根本概念は、陰陽説と五行説である。陰陽説は、どんな事物も陰と陽の一対から成ると説くものである。五行説は、あらゆる事物の作用・変化は5つの要素すなわち木・火・土・金・水が行（めぐ）ることによって起こると説くもので、事物の作用や変化を説明づけるための原理が五行相生説および相克説、事物を分類する原理が五行配当説である。『黄帝内経』をはじめとする様々な医古典に見られる配当説は、五行を構成する木・火・土・金・水を五臓五腑（肝臓・心臓・脾臓・肺臓・腎臓、胆・小腸・胃・大腸・膀胱）など人体の様々な構造や機能、その他の事象（たとえば色や味や臭い）に対応させ、その対応関係を前提として（たとえば木には肝臓・青・酸味、火には心臓・赤・苦味）、人間の健康状態や治療法などを根拠づけようとするものである。

やがて、これら五行説と陰陽説とが合体し、さらに、人体内外の様々な観察の成果をも取り込んで、複雑な医学理論が展開されていった。その代表的なものが経脈説である。経脈は、血管や神経とは異なる、解剖学的手法をもってしては捉えられない系路であり、その機能は潜在的である。人体は、くまなく走行している「気」の、無数の流れのネットワークとして理解される。「気」の流れの主要ルートは、陰と陽にそれぞれ3種類（太陽・少陽・陽明、太陰・少陰・厥陰）、計6種類を区別し、五臓五腑にそれぞれ心包（ほぼ心膜に相当する）と三焦（みぞおちのあたり）を加えて六臓六腑として、それらを相互に対応させることによって、十二経脈という形に整理された。十二経脈は円環状に繋がっていて、そこを「気」が循環する。経脈の支流が絡脈であり、経脈・絡脈を合わせて経絡と呼ぶ。鍼や灸によって経脈上の適切な経穴（いわゆるツボ）を刺激すれば、「気」の流れが刺激され、病気平癒と健康増進につながるとされる。

しかしこうして古代から伝承された素朴な医学理論は、唐代（618〜907年）の後半から宋代（960〜1279年）にかけて変革をうけ、創成期とはやや質の異なった新理論（とりわけ五運六気説）が組み立てられた。現代中国ではそれが主流をなしている。

【倫理上の問題と展望】西洋に端を発しバイオメディシン（生物医学）として特徴づけられる現代医学の立場からは、ともすると東洋医学は非科学的なものと受け取られやすい。確かに、陰陽説や五行説には思弁的で牽強付会と思われる要素も多い。しかし、現代医学のいわば「木を見て森を見ない」「病気を見て患者を診ない」傾向に対するアンチテーゼとして東洋医学を再評価しようという機運も高まりつつある。現代中国では、「気」のパワーのうちに磁気・遠赤外線や力学的圧力効果を持つ何らかの微粒子などの存在を確認したとの報告も少なくない。また、経脈や経穴の存在を生理科学的に証明しようとする研究も盛んである。東洋医学をいたずらに否定せず、その精緻な検証によって、現代医学を補完するプラス面と廃棄すべきマイナス面とをはっきりと峻別していくことが大切であろう。

[藤尾均]

【参考文献】山田慶兒『中国医学はいかにつくられたか』（岩波新書、1999）。石田秀実『中国医学思想史』（東京大学出版会、1992）。
【関連項目】伝統医学、漢方医学、全人的医療

特定機能病院
hospital for specific functions（英）

【定義】特定機能病院とは、1992（平成4）年6月の第2次医療法改正にて制度化され、翌年4月から施行された病院の機能区分の一つ。最も高度の医療を提供し、かつ高度の医療技術の開発・評価・教育・研修を実

施し得る能力を有する病院として厚生労働大臣が認可した病院（医療法第4条の2）。認可の主な条件は、（1）高度な医療を提供できること、（2）高度な医療技術を開発・評価できること、（3）高度な医療技術を教育・研修できること、（4）内科・外科などの主要な診療科が10科以上あること、（5）病床数が500床以上あること、（6）集中治療室、無菌室、医薬品情報管理室、研究室、図書館など高度な医療機器や施設・設備を有すること、（7）医師・看護師・薬剤師・栄養士などの人員要件を一定数以上満たすこと、などである。

【倫理・法・社会上の問題】一般に医療機関を受診する患者はいつでも、どの施設にも受診が可能である。患者は軽症の場合でもより大きな病院を受診する傾向がある。特定機能病院を設けることにより、提供可能な医療機能によって医療施設を二分し、軽症の患者が紹介状もなく特定機能病院に集中することを避けることを目指したと思われる。特定機能病院では高度先進医療が提供され、一方、地域における小規模の病院や診療所にはかかりつけ医としてのプライマリー医療の提供が求められる。かかりつけ医は、患者の病状に応じて高度な医療が必要な場合に特定機能病院に紹介する。とくに特定機能病院では、その病院に応じて認められている高度先進医療が行われている。限られた医療分野の、さらに特定の技術である高度先進医療は、保険外診療として特定療養費を支払うことで実施されている。特定機能病院での高度医療の後、さらに継続的治療が必要な場合には、患者は再び元の医療機関に逆紹介され、かかりつけ医が地域で診療を継続することになる。

【展望】2006（平成18）年4月1日現在、認定されている特定機能病院の数は大学病院本院79、ナショナルセンター2、大阪府立成人病センター1の合計82病院である。特定機能病院で行われている医療全体が必ずしも高度先進医療ではなく、どの医療が高度医療なのか患者には分かり難い。一方、国立公立の大学病院は独立行政法人化され、医業経営上、一般的な診療を増加せざるを得ず、本来の高度医療の提供やその教育、研究といった特定機能病院の役割だけでは立ち行かなくなっており、そのあり方の見直しも求められている。
［宮越一穂］

【関連項目】診療所

▌ 特定胚　specified embryos（英）

【定義】特定胚とは、ヒトの組織のみで構成される胚（ヒトクローン胚、ヒト胚分割胚、ヒト胚核移植胚、ヒト集合胚）とヒトの組織と動物の組織で構成される胚（ヒト性融合胚、ヒト動物交雑胚、ヒト性集合胚、動物性集合胚、動物性融合胚）を指す。

【日本での規制】日本においては、2001（平成13）年6月施行の「ヒトに関するクローン技術等の規制に関する法律施行規則」第4条の規定に基づき、上記特定胚の作製に限定がつけられた。このうち、法律で胎内に移植することを禁じられているのは、ヒトクローン個体や、動物の細胞質・組織などが混ざった個体となるものである。作製・譲渡した者は1年以下の懲役、または100万円以下の罰金。その他のものは、「特定胚の取扱いに関する指針」（平成13年文部特定胚科学省告示第173号）により、胎内への移植が禁じられている。胎内に移植することの厳禁を条件に当面作製を認められたのは、動物体内での移植用臓器の作製研究を目的としての、動物性集合胚である。この特定胚指針はES指針と異なり、クローン技術規制法に基づき強制力を持つ。しかも審査は国で行うこととされ、指針の対象者は特定胚の取扱者のみと厳しい条件が付けられた。

なお3年以内に見直しなどの必要な処置

をとるということで、2001年8月に調査会が立ち上がり、2003（平成15）年12月、総合科学技術会議・生命倫理調査会がヒトクローン胚作成を容認する中間報告書を発表し、2004（平成16）年6月に異例の多数決で基礎研究に限り容認を決め、同年7月13日、研究目的のヒトクローン胚作りを条件付きで認めることを盛り込んだ最終報告書をまとめ、23日に同会議本会議で報告した。これを受けて、文部科学省・厚生労働省は現行の指針の改正の着手に入り、2009（平成21）年5月に改正した。一方、国連では2005年3月にヒトクローン胚作製禁止を含むクローン人間禁止を宣言。ただし拘束力はない。韓国では、2005年にヒトクローン胚を作製した。が、卵子提供者に対し金銭を渡していたことや、データの捏造がなされたがその後、明らかとなった。→巻末参考資料41

［盛永審一郎］

【関連項目】ヒトに関するクローン技術等の規制に関する法律、胚性幹細胞（ES細胞）、クローン技術、総合科学技術会議

毒物及び劇物取締法　Poisonous and Deleterious Substance Control Law（英）

【概要】毒物および劇物について、保健衛生上の見地から必要な取り締まりを行うことを目的として1950（昭和25）年に制定された法律。2001（平成13）年に改正された現行の法律によると、「毒物」と定義されているのは、医薬品関係以外のシアン化ナトリウム、セレン、砒素など約100種、「劇物」と定義されているのは、医薬品関係以外のアクリルニトリル、カリウム、クレゾールなど約350種である。ほかに、とくに毒性が激しい「特定毒物」に指定されているものが若干ある。これらの毒劇物に関しては、製造業者・輸入業者・販売業者の登録が義務づけられ、しかも、一定の資格を有する毒物劇物取扱責任者を置かなければならない。また、貯蔵・廃棄の技術上の基準も定められているほか、シンナー等の乱用規制、爆発性のある毒劇物の不法所持規制なども謳われている。関係者には細心の注意を払うことが求められる。

【倫理・法・社会上の問題】この法律により興奮・幻覚または麻酔の作用を有するものとして政令で定められている規制の対象となるものは、原体としてはトルエンのみであり、製剤としては、シンナー、塗料、接着剤、閉そく用またはシーリング用充てん料のいずれかであって、かつ、酢酸エチル、トルエン、メタノールのいずれかを含有しているものである。1965（昭和40）年頃からシンナー等有機溶剤の乱用が始まり、1967〜68（昭和42〜43）年頃から急速に全国的に拡大した。精神科病院を受診する患者の半数近くは幻覚・妄想等を主症状とする有機溶剤精神病の状態である。わが国においてはシンナーなど有機溶剤が、いっそう強力な依存性薬物である大麻、覚せい剤の乱用へ至るゲートウェイドラッグとなっている。文部科学省を中心に展開されている喫煙・飲酒・薬物乱用防止教育の進展に伴って、1992（平成4）年以降、シンナー等有機溶剤の乱用は確実に制圧されてきている。しかし現在なお、青少年においては最も乱用経験率の高い物質である。最近では、シンナーなど有機溶剤に代わって、未だ規制対象とはされていないライター用や卓上コンロ用のブタンガスの乱用が浸透しつつあるので、青少年条例などにより緊急に規制をかける必要があろう。　［小沼杏坪］

【参考文献】依存性薬物情報研究班編「有機溶剤（Volatile Solvents）」（『依存性薬物情報シリーズ』No. 5、厚生省薬務局麻薬課、1991）。

【関連項目】シンナー遊び

特別支援学校 school for children with special needs（英）

【定義】学校教育法第71条で定められている、「視覚障害者、聴覚障害者、知的障害者、肢体不自由者又は病弱者（身体虚弱者を含む）に対して、幼稚園、小学校、中学校又は高等学校に準ずる教育を施すとともに、障害による学習上又は生活上の困難を克服し自律を図るために必要な知識技能を授けることを目的とする」学校をいう。

【概要】日本の障害児教育は長い間、盲学校（視覚障害）、聾学校（聴覚障害）、養護学校（知的障害、肢体不自由、病弱）といったように障害の種類に応じて提供され、また障害の「欠陥を補うために、必要な知識技能を授ける」（旧法同条）ことを目的の一つとしてきた。それに対し、特別支援学校が行う特別支援教育は、子どもたちを、それぞれの障害に伴う生活や学習上の困難を改善するために特別な支援を必要としている者（children with special needs）として捉えるという考え方に立っている。特別支援教育は通常の学級における軽度の障害や学習障害、注意欠陥多動性障害（ADHD）、高機能自閉症の児童生徒も対象として捉えており、したがって、特別支援学校は特別支援教育の一部を担っている学校ということになる。

【背景と課題】養護学校等では従来から高等部への進学率が上昇し、当該学校やその教員はより高度で専門的な対応が求められてきた。その一方、学習障害等についても、研究や調査が進むにつれて特別支援教育の対象として捉えられるようになり、従来の障害児教育と呼ばれていた領域はより多様化するに至っている。特別支援学校という名称には、障害別の教育ではなく、各種の関連機関と協力しながらそれぞれの子どものニーズに合った教育を提供しようとする考えが込められているといってよい。しかし、今までの障害別の教育が高い専門性の下に実践されてきた面は評価されなければならない。名称や教員免許を統合した結果、かえって専門的な対応ができなくなって、教育の質を下げてしまうのではないか、という懸念も示されている。　　　［大谷奨］

【関連項目】学校教育法

特別養護老人ホーム special nursing home for the elderly（英）

【定義】1963（昭和38）年に施行された老人福祉法に基づいて設置された、身体または精神に著しい障害を持つため常時の介護を必要とする65歳以上（障害の程度によって65歳未満）の高齢者を入所させて介護を行う公的介護福祉施設。「特養」と一般に略される。2000（平成12）年に施行された介護保険法によって指定介護老人福祉施設として運営され、要介護認定において要介護1以上と認定された高齢者を受け入れる。特別養護老人ホームは、（1）入浴・排せつ・食事等の介護等による日常生活の世話、（2）機能訓練、（3）健康管理、（4）療養上の世話、などの施設サービスを入所者に提供するだけでなく、介護を必要とする高齢者を短期間受け入れる短期入所生活介護（ショートステイ）、老人デイサービス、訪問介護（ホームヘルプ）等の居宅サービスを提供する。2002（平成14）年、厚生労働省は、特別養護老人ホーム入所希望者の入所について、従来の届出順から要介護度ならびに家族等の状況を勘案して入所の必要性が高い順に高齢者を受け入れるよう指導している。

【歴史的経緯・倫理上の問題】特別養護老人ホームに代表される各種老人ホームは、戦前から設置されていた養老院を起源としている。老人福祉法の施行後設立された特別養護老人ホームは、経済状態に関係なく病弱で医療処置を必要とする高齢者を受け

入れる看護老人ホーム設立構想から形成された福祉施設であり、今日も高齢者介護の中心的な施設として機能している。

現在、特別養護老人ホームは介護における拘束の禁止や新型特養（ユニット型〈個室〉）と呼ばれる施設介護形式の導入に見られるように、入所者の生活の質の向上を試みている。また、今日の特別養護老人ホームは施設の運営状況を積極的に情報公開し、施設外部の意見を広く取り入れる体制を整えつつある。このような諸改革は、これまでの市町村による措置制度によって運営されていた特別養護老人ホームが、介護保険制度導入後、契約利用制度の下で運営されてきたことで取り入れられた改善点ということができよう。介護保険制度下では原則として介護を受ける高齢者やその家族が自由に施設を選択することが認められているので、より質の高い介護を特別養護老人ホーム側で用意する必要が生じたのである。しかし一方で、2006（平成18）年3月の厚生労働省の発表によれば、特別養護老人ホームの入所待機者数は、38万5000人に達している。このことから、多くの高齢者は自由に入所する施設を選択するどころか、施設に入所したくても入所できない状態に置かれていることが明らかである。さらに、三位一体改革による地域介護・福祉空間整備等交付金の見直しは今後、容易に特別養護老人ホームの設置を許さない事態を引き起こすであろう。また厚生労働省は、2011年度内に介護療養型医療施設を廃止し、医療型療養施設の病床数の削減も決定していることから、さらに多くの高齢者が特別養護老人ホームに入居を希望することが予想される。このような状況に鑑み、高齢者の視点に立った施設サービスの質の充実のみならず、施設数のいっそうの整備、施設で介護にあたる人員の安定した供給も種々の居宅サービスの拡充と併せて検討されなけ

ればならない。

【展望】厚生労働省は今後、特別養護老人ホームや介護サービスを民間の株式会社へ委託することによる施設の充実を検討するという。高齢者福祉の中心であるだけでなく「終のすみか」として機能している特別養護老人ホームを民間に委託することの是非は、経営の安定性などの面から慎重に議論する必要がある。そもそも、経済学的に素直に考えれば、民間に委託するということは、むしろ質の劣化を招きこそすれ、施設の充実を招来することは断じてない。なぜなら、民間とは利潤追求以外の何ものでもないからである。民間委託という政府の言葉は狡賢なレトリックである。〔中根弘之〕

【参考文献】厚生労働統計協会『国民の福祉の動向―厚生の指標　臨時増刊号』第52巻第12号（2005）。本間郁子『特養ホームが変わる、特養ホームを変える』第2版（岩波書店、2005）。
【関連項目】ゴールドプラン、老人保健施設、デイケアセンター、老人福祉、老人デイサービス

特別養子縁組制度
special adoption system（英）

【定義】当事者同士の養子縁組意思の合致によって成立する法律上の親子関係における子を養子という。養子制度は、かつては実子がない場合に家産や家名を継承する者を得る家のための制度と考えられていたが、やがて老親を扶養する者を確保する親のための制度となり、20世紀以降は親のない子に法律上の親を与える子のための制度になったと説明される。わが民法も未成年者を養子にする場合には家庭裁判所の許可を要求するなど、子のための養子制度の方向を目指した規定を設けているが、近年の少子化とともに未成年養子の数は減少の一途をたどっており、1949（昭和24）年には4万4699件あった未成年養子縁組は、1971（昭和46）年には9969件となり、1997（平成9）

年にはわずか760件にまで減っている。しかもその多くは甥や姪、孫などを養子に迎える親族養子である。この間、成人を養子とする成年養子は毎年8万件から10万件で推移している。

【倫理上の問題】わが国の養子制度が子のための制度としてあまり機能してこなかったのは、わが国民の法意識の中に血縁のない者を養子として迎えることへの抵抗があったためと思われるが、その一方では「藁の上からの貰い子」の風習も残っている。このような状況の下で、養子制度を本来の目的である子のための制度に近づけるため1977（昭和52）年に新設されたのが特別養子縁組制度である（民法第817条の2以下）。特別養子の場合には原則として養親となることができるのは25歳以上の夫婦に限られ、養子となるのは6歳未満の子で実親による養育が著しく困難または不適当である場合に限られる。そして6カ月以上の試験養育期間を経て家庭裁判所の審判によって特別養子縁組が成立する。特別養親子の間では原則として離縁は認められないが、養子が自分の出自を知る権利を保障するために戸籍には特別養子であることが分かるような記載がなされる。養子に対しては養子であるという真実を告知した上で養育することが望ましいといわれるが、わが国では真実の告知をしないまま養育する例が多いようである。　　　　　　　　　　［家永登］

【関連項目】血縁主義、家庭裁判所、家族制度

匿名の方針　policy of anonymity（英）

【定義】移植医療において、移植を受けた患者（レシピエント）と臓器提供者（ドナー）とがお互いに知り得ないようにするため、双方の実名を匿名化すること。1997（平成9）年成立の臓器移植法の運用に関する指針（ガイドライン）では、「個人情報の保護」項目で規定している。

【倫理上の問題】臓器提供者やその家族等がレシピエントを知ることにより、提供の見返り（対価）を得るなどの利害が生じたり、双方が複雑な感情の渦に巻き込まれたりするのを防ぐために、匿名の方針がアメリカの移植医療の現場で徐々に形成され、今日一般化している。しかしその結果、他面ではドナーやその家族が提供した臓器がどうなっているかを知ることは困難となる。そこで、コーディネーターを通じてレシピエントがお礼の気持ちを手紙などで間接的にドナーやその家族に伝えることはあり、匿名の方針とはいっても、相手を知りたい希望者には双方の気持ちを間接的に伝えることは促進されている。最近になって、アメリカなどでは双方が希望すれば対面できるようになりつつある。その際、お礼の気持ちで金品がドナーに渡っても（実質的売買ともとれる）表面化し難い面があるので慎重な対応が求められる。　　　［黒須三惠］

【参考文献】R.フォックス／J.スウェイジー『臓器交換社会』（森下直貴他訳、青木書店、1999）。出口顕『臓器は「商品」か』（講談社現代新書、2001）。

【関連項目】移植医療、ドナー、レシピエント

土地倫理　land ethic（英）

【定義】倫理的配慮の対象を、人間や社会のみならず土地（環境）にまで拡大した場合の倫理。生態学的知見に基づき、人間は自然の征服者ではなく、生物集団の一構成員として位置づけられる。

【語源・歴史的経緯】「土地倫理」という語は、レオポルド（Aldo Leopold 1887-1948）が『野生のうたが聞こえる』の最終章で用いたのが最初とされる。レオポルドは、歴史の中に倫理拡大の方向を認め、この方向をさらに推し進めることで、動物から植物、さらに水や空気など、私たちが「環境」と考えるものすべてを倫理的配慮の対象に含めるよう求めた。「土地」とは

それらの総称である。レオポルドによれば、倫理とは生存競争における行為の自由への制限を意味し、この制限は「個人が相互に依存しあう共同体の一員である」という認識から生まれる。つまり、倫理の基礎には道徳的共同体の概念があり、その共同体の構成員間の平等という観念がある。そこで、「ヒトという種の役割を、土地という共同体の征服者から、単なる一構成員、一市民へと変え」、道徳的共同体を自然界全体へと拡大すべきとする。もちろん、現在でも「土地」は、道徳的共同体ではなく、人間が自分たちの都合で利用し、変形し得る「資源」と見なされ、人間はその行為から生じる経済的効率性のみを考慮している。「土地倫理」が批判するのは、そのような経済的観点からのみ自然と関わる私たちの姿勢であるといえる。このように、土地倫理は生物共同体（エコシステム）の利益に倫理的配慮を向けることを主張し、「あるものは、それが生命共同体の統合・安定・美を保つ傾向にあるならば正しい、反対の傾向にあるなら不正である」という「安定と統合の倫理」としてまとめられ、この倫理は、全体論的倫理（holistic ethics）と呼ばれる。

【倫理上の問題・展開】土地倫理が主張する「安定と統合の倫理」に対して、それが自然主義的誤謬ではないか、また全体論的倫理は「環境ファシズム」と呼び得るのではないか、といった批判もある。だが、人間中心主義的な自然保護思想から自然の内在的価値の承認への転換点をなすこの思想は、その後多くの自然保護主義思想に影響を与え、今日においても議論が重ねられている。　　　　　　　　　　［宮嶋俊一］

【参考文献】A.レオポルド『野生のうたが聞こえる』（新島義昭訳、講談社、1997）。小坂国継『環境倫理学ノート　比較思想的考察』（ミネルヴァ書房、2003）。

【関連項目】環境、人間中心主義、生態系、生命中心主義、エコロジー

独居老人
elderly person of living alone（英）
【定義】一人暮らしをしている高齢者。
【倫理上の問題】厚生労働省の2005（平成17）年度国民生活基礎調査によると、「65歳以上の家族がいる世帯数」は約1853万世帯ある。このうち独居老人に当たる「単独世帯」は約407万世帯で、10年前の2倍近い。「全世帯数」に占める割合は約9％である。この中には、親族が既に他界している場合、親族が遠隔地に住んでいる場合、何らかの理由で親族との関係を絶っている場合などが考えられる。独居老人の増加とともに、独居老人が悪徳商法や詐欺の被害に遭う事例や、周囲に知られないまま死亡してしまう孤独死の存在が多数報告され、社会問題となっている。老人が一人暮らしをするというのは孤絶的な印象を与える。しかし、子どもが親を呼び寄せて一緒に暮らす「呼び寄せ同居」をするのが最も良いというわけではない。老人の場合、住み慣れた土地や友人と離れることに伴う喪失感も大きく、新しい土地・環境への適応能力も低いため、かえって孤独な状況に陥ったりすることもある。本人のQOLを見越し、個々の事例に応じた適切な手段をとることが肝要である。
【展望】現在、先進国のほとんどで少子高齢化が進んでおり、今後も独居老人の増加は続くと思われる。それに伴って、独居老人の経済・健康・犯罪被害などの問題も増加していくと考えられる。このような問題が生じやすいのは、身近に相談相手がいない場合である。そのためには、趣味サークルなどへの参加、高齢者同士の結婚（再婚）なども有効であろう。　　　［伊藤潔志］

【参考文献】薄井明「老いと孤独と在宅ケア」(竹田純郎・森秀樹・伊坂青司編『生と死の現在―家庭・学校・地域のなかのデス・エデュケーション―』ナカニシヤ出版、2002)。
【関連項目】老い、少子化、QOL

突然変異
mutation（英・仏），Mutation（独）
【定義・概説】生物に生じる様々な変異のうちで、とくに遺伝子に生じる変異をいう。このような変異が生殖細胞に起これば、それを持つ細胞や個体にとって致死的でない限り、子孫にも引き継がれる。突然変異は自然の状態においても一定の頻度で生じ、これは自然突然変異と呼ばれる。またX線その他の放射線やある種の化学物質、発がん物質などを作用させると、変異の頻度を人為的に高めることができ、これを誘発突然変異と呼ぶ（ただし、組み換えDNA実験による遺伝子組み換えは突然変異とは呼ばない）。誘発突然変異の利用は、生命現象に関わる学問諸分野における研究の進展に大きく貢献している。また実用面でも、植物の品種改良をはじめとする育種学・農学・畜産学における利用のほか、抗生物質やその他の有用物質を大量に生産する菌株の開発・改良などにも使われる。なお、突然変異という用語は、オオマツヨイグサの交雑実験を行ったド=フリース（Hugo De Vries 1848-1935）に由来する。ド=フリースは、進化が突然変異によって起こるとする「突然変異説」の提唱者としても知られる。 [清塚邦彦]

【関連項目】遺伝子、組み換えDNA実験、進化論

ドナー donor（英）
【定義】臓器・組織・血液・精子などを提供する人のこと。「提供者」ともいう。自分の血液を提供する人は「献血者」、腎臓移植では「提供者」と呼ばれてきたが、脳死移植が論議されるようになった1980年代後半頃からは、「ドナー」という言葉が一般的に使用されるようになった。最近では精子や卵子の提供者についても使われている。

【倫理上の問題】生前時に提供する場合と、死後に提供する場合とがある。前者では本人の益にならないばかりか、場合によっては死に至る危険があるので、本人の提供意思が大前提になる。家族内の力関係などが臓器提供に影響し、親子や夫婦に心理的及び精神的に複雑な状況を引き起こすことが懸念される。後者では、1997（平成9）年の「臓器の移植に関する法律」以前は、本人の提供意思表示がなくても遺族の意思で提供が可能であった。しかし、この法律により臓器提供は本人同意が必須となった（コントラクトイン方式）。臓器提供年齢の規定はなかったが、厚生労働省の指針では15歳以上の意思表示を有効とした。その後、2009（平成21）年に十分な審議もされず法改正がなされ、本人が生前に臓器提供の拒否の意思表示をしていない限り、本人の提供意思が不明でも遺族の同意により提供が可能となった（コントラクトアウト方式）。これにより小児からの臓器提供が認められた。しかし、乳幼児はそもそも拒否の意思表示が不可能なこと、さらに、提供を拒否する人にとってはその意思表示を強制されることになるなど、このコントラクトアウト方式は、善意に基づく行為である臓器提供に反するとの議論がある。2009年の改正では、親族へ臓器提供を指定することが可能となったが、これは移植医療の公平性に反するであろう。提供においては、死（脳死）に至るまでに適切かつ十分な救命救急治療や脳死判定がなされること、また事後に第二者が検証する制度が必要である。そもそも、なぜ提供できるのか、臓器等は誰のものなのか、卵子や子宮まで提供してよ

いかなど、自己決定論、身体論や生命観が問われている。

【展望】 臓器不足は移植先進国といわれる欧米でも深刻であり、他人の臓器等に頼らない医療の開発が望まれる。臓器提供を増やすための意思表示の強制が起きないよう、また無償で提供した臓器等から新薬の開発等で企業のみが莫大な利益を得ることにならないよう、人権擁護や社会的正義の視点から対策を立てる必要がある。　［黒須三惠］

【参考文献】 町野朔・長井円・山本輝之編『臓器移植法改正の論点』（信山社、2004）。杉本健郎『子どもの脳死・移植』（クリエイツかもがわ、2003）。

【関連項目】 レシピエント、供血、移植医療、不妊治療、臓器移植法、コントラクトイン、コントラクトアウト、臓器不足

ドナーカード ➡ 提供意思表示カード

ドーピング　doping（英）

【定義】 国際オリンピック委員会により、「競技者が人工的に不正に競技能力を高める目的で、人体にとり異物であるもの、あるいは生理的に存在する物質であっても異常な量また異常な経路を経て体内に取り入れた場合をドーピングとする。また医療上必要があり使用された物質であっても、その性質、使用量、適応が競技者の能力を人工的に不正に高めた場合もドーピングと認定する」と定義される。その手法には2種類あり、薬物投与による薬物ドーピングと輸血による血液ドーピングに分類される。現在、筋力を増強させるホルモンや興奮剤など100種類以上の薬物が指定されている。また、薬物が検出され難いように操作する方法が、薬理学的・化学的ならびに物理的不正操作として禁止事項に挙げられている。

【概要】 薬物は、すべて使用が禁止されているものと使用の制限が定められているものとに分けられる。たとえば、使用禁止薬物には前述の筋肉増強作用を有する蛋白同化ステロイドや興奮薬などが指定されている。これらの使用禁止薬物の検出を隠蔽する薬物も使用禁止されている。使用制限薬物には、副腎皮質ホルモン、局所麻酔剤やアルコールなどがある。血液ドーピングとは、競技時の心肺能力を高めるために他人あるいは自己の血液を輸血することを指す。　　　　　　　　　　　　［松原和夫］

【関連項目】 薬

ドミノ移植
domino-donor operation（英）

【定義】 末期肺疾患患者に心臓と肺を同時移植し、摘出した心臓を別の末期心疾患患者に移植し、さらに摘出した心臓から心臓弁を取り出して別の心臓弁膜疾患者に移植をする一連の治療法。あるいは肝疾患以外の原因で腹腔内臓器移植を受ける患者の肝臓を摘出し、他の肝疾患患者に移植する治療法。しかし実際に行われるドミノ肝移植は、家族性アミロイド多発ニューロパシー（Familial Amyloid Polyneuropathy：FAP）患者の肝臓をウイルス性肝硬変や肝臓がんなど再発率の高い症例や根治性が低い症例に用いる方法である。いずれもドナー臓器不足を補うために考えられた方法である。

【倫理上の問題】 ドミノ移植に使用される第二、第三の臓器はある程度の障害があっても移植に用いられる。時には障害を手術台である程度修復（bench surgery）して、一時的に次の臓器移植までのつなぎとして使用される。先天性代謝異常のFAPのように、数十年は発症しないと予想されても発症の危険性はあるため、十分な説明が必要である。もし発症した場合には再移植が必要となるが、その時点で脳死肝移植が受けられる保証はない。　　　　　［磯貝晶子］

【関連項目】 移植医療、臓器不足

ドメスティックバイオレンス ➡ 家庭内暴力

トラウマ　trauma（英）

【定義】もともとは身体的外傷を意味する言葉であるが、心的外傷という意味で用いられることが多く、日本ではほぼ心的外傷という意味でのみ用いられる。戦争や災害、事故やレイプ、虐待や監禁、拷問など、生命や身体への脅威をもたらす「外傷的事件」（外傷体験）に遭遇し、強烈な恐怖と絶望的無力感を体験することによる精神的な影響のことをいう。代表的な表現型として、心的外傷後ストレス障害（PTSD）がある。厳密には外傷体験ではなく、それによってもたらされた精神的な影響を意味するが、体験そのものをトラウマと呼ぶことも多い。従来、精神分析では、強いショックを及ぼす情動体験が適切に処理されず抑圧され、神経症的症状を生み出すと考え、性的な「誘惑」や幼児期における性的空想、原光景の目撃、去勢不安、重要な対象喪失、不適切な親子関係での蓄積的外傷などをもトラウマに含めてきた。

【倫理上の問題】トラウマをもたらす経験には多様なものがあり、その病像も多様な現われ方をする。上記の通り、外傷体験には現実に起こった出来事だけでなく空想や内的欲動を含む考えもあるし、頻用されるアメリカ精神医学会の『精神疾患の診断・統計マニュアル』（DSM）のPTSD診断基準における「外傷的事件」の定義にも変遷がある。また、解離性障害、境界性人格障害、摂食障害、うつ病、身体表現性障害など様々な診断名を下されてきた病態をトラウマとの関連から見直し、外傷性精神障害として捉える見方が広まってきており、従来の精神疾患の診断体系をも揺るがす可能性を持っている。

【今後の展望】トラウマのメカニズムはまだ解明されつつある途上であるが、文学や芸術作品の中には精神医学的記述よりも鮮明にトラウマが表現されているものも多く、生物学的理解に偏らない概念の発展が望まれる。またトラウマ概念は、歴史学、社会学など人文・社会科学においても今後重要な概念となると思われる。　　　　［宮地尚子］

【参考文献】安克昌『心の傷を癒すということ』（作品社、1996）。J.M.グッドウィン『心的外傷の再発見』（市田勝他訳、岩崎学術出版社、1997）。

【関連項目】精神障害（者）、精神病・神経症、フラッシュバック現象、PTSD

ドラッグ　drugs（英）

【定義】本来は薬物と同義であるが、乱用される危険性のある物質、すなわち依存形成作用のある物質、精神作用物質という意味で用いられることが多い。わが国の精神作用物質の規制法には、「毒物及び劇物取締法」「覚せい剤取締法」「あへん法」「大麻取締法」「麻薬及び向精神薬取締法」があるが、それぞれが歴史的背景を持って制定されてきているため、未だ一本化されていない。本来は、これらの精神作用物質はその薬理作用により医学的有用性と乱用による危害の大きさとを勘案して、ランク付けにより一本化されるのが明快である。また、いわゆる脱法ドラッグと呼ばれ、ヘッドショップやインターネットなどを介して販売されていた商品は、違法ドラッグとして2006（平成18）年の「薬事法」の改正により明確に販売規制されることとなった。

【倫理・社会上の問題】乱用により、比較的容易に薬物依存が形成されると、乱用者自身の身体的・精神的・社会的健康が著しく障害されるだけでなく、乱用対象の物質を入手する目的での犯罪、薬理作用下の犯罪、取り引きをめぐる犯罪などにより、社会治安が著しく害される。また、経済的損失も多大である。アメリカでは1990年代か

ら暴力傾向の少ない薬物事犯者を対象として、薬物乱用を不道徳としてではなく、生物的・心理的・社会的疾病として扱うというパラダイムの変換を図り、長期の裁判手続きそのものの中で、裁判官、検察官、弁護人、治療共同体の治療スタッフなどが協力体制をとりながら、刑罰を与える代わりに親身になって賞品、キーホルダー、終了認定書などの祝福と、丸々1、2日ドラッグコートを傍聴することや刑務所内の短期拘束などの制裁を使い分けながら、薬物依存者のセルフエスティームの向上を図りつつ、薬物依存からの回復支援を主眼とするドラッグコートの運動が非常に盛んになされるようになっている。　　　　　［小沼杏坪］

【関連項目】薬物依存、麻薬、麻薬及び向精神薬取締法、アヘン系麻薬、覚せい剤、薬事法、大麻、大麻取締法、向精神薬

トランスヴェスタイト
transvestite（英）

【定義】女性なら男装、男性なら女装と、異性の服装を身につけることで性的興奮を覚える人のこと。とくに女装の男性を指すことが多い。「異性装（者）／服装倒錯（者）」などと訳される。ただ最近では、性的に興奮するかはともかく、単に「異性の格好をするのが好きな人」の意味で使われている。同類語に「クロスドレッサー」がある。

【倫理上の問題】一般に、男性のトランスヴェスタイトはほとんどがヘテロセクシャルといわれている。これには、男らしくなければならないという社会規範にストレスを感じ、女装によってそうしたストレスを解消しているのだという解釈がある。女性はファッション的には男性より解放されている、どぶねずみ色のスーツに窮屈そうなネクタイを身につけたサラリーマンは抑圧されているというわけである。ゲイの一部のオネエ化も「男らしくあらねばならない

という社会的抑圧への反動」と理解される。しかし、これらはあくまで男という立場を温存し、その中で息抜きするための女装という発想でしかない。確かにほとんどの場合、異性装はあくまで嗜好の問題であろう。一部の女装家の中には「女装はパートタイムトランスジェンダー」と公言する人もいる。この場合のトランスジェンダーが何を射程にしているかがもう一つ不明瞭だが、もう一方の性への共感あるいは男／女という二項対立そのものからの解放が目指されているかもしれない。ドラッグクイーンのようなカリカチュア化された女装がサブカルチャー的には最先端をいくことは一考に値する。そこには女装を超えた一つのスタイルが提示されており、独自の美学さえ感じられる。しかし、元来トランスヴェスタイトには密やかなたしなみといった側面もあり、それを露呈させることが一概によいとはいえない。その際、プライベート／パブリシティの二項対立をどのように捉え返すかが問われていよう。

【展望】未だにトランスジェンダーの下位概念として、精神疾患の一つに分類されているのは改訂を要しよう。伝統的にどの文化にも異性装が組み込まれている（歌舞伎の女形など）のを、あたかもそれが未開の文化的名残りであるかのように解釈するのはもはや論外であろう。かえって近代以降、男／女の二項対立が「装い」とともにどのように普遍化されてきたかは問うに値する。変態あるいは病的として忌避するのではなく、文化の多様化のきっかけとして捉え返し、さらには装いが持つ人間存在との関係性について考察を深めていくきっかけとしたい。　　　　　　　　　　［関修］

【参考文献】石井達朗『異装のセクシャリティ』（新宿書房、1991）。A.ホランダー『性とスーツ』（中野香織訳、白水社、1998）。

【関連項目】セクシャリティ、トランスセクシャル、

トランスジェンダー

■ **トランスジェンダー** transgender（英）
【定義】女性なら男性として、男性なら女性として、社会生活を営みたいと思っている人。注射などで性ホルモンの投与を受け、外見を他方の性に近づける人も多い。トランスセクシュアルとの境界は曖昧だが、あえて区別すれば、トランスセクシュアルは肉体的性別や性器そのものである「セックス」への違和感を問題にしているのに対し、トランスジェンダーは「ジェンダー＋セックス」への違和感を持っているといえよう。
【倫理上の問題】この概念の問題はまず、広義か狭義かを明確にしないと混乱が起きる点にある。精神医学で用いられる広義では、トランスセクシュアルやトランスヴェスタイトを包括する大概念である。狭義では両者とは異なることを指す。しかし、ここで議論する狭義のトランスジェンダーでも、トランスセクシュアルとの明確な境界線は引けない。当事者的感覚では、「性器まで変えたいけれど、諸々の理由で変えていないため、現在のところトランスジェンダー」といった具合か。東京都の人権施策推進指針では「性別違和」として挙げられているのがトランスジェンダーに相当しよう。つまり、明確に「障害」ではないものの、自明なマイノリティとして人権擁護の対象とされている。また、この概念がより広く社会的性役割に適用された例として、日本のフェミニズムの台頭期に、渡辺恒夫によって「男性もスカートをはこう」と提言されたことが挙げられる。ここではトランスがまさに「超」（渡辺的には「脱」）という意味を持ち、男／女という役割分担そのものに対するアンチテーゼとしてトランスジェンダーの積極的可能性が問われている。また社会的にも、主婦／主夫といったジェンダー概念の転換が垣間見られるようになってきた。少子化、核家族のあり方の再検討など、様々な社会問題を考慮しつつ積極的受容が図られていく必要があろう。
【展望】本来極めて曖昧な概念であるトランスジェンダーは、その分使う者の文脈に沿って自由に活用できる利点もある。この際、注目すべきはトランスもしくは超という語の意味合いであろう。社会的性役割だけでなく、ホモ／ヘテロといったセクシャリティをめぐる様々な二項対立に対して、まさにそれらを超えセクシャリティの全体構造をまさしく脱構築する視点として期待される。つまり、新しいライフスタイルの創出、フーコー（Michel Foucault）のいう「新たな性の様式の発明」が期待される。そのためにも文化（ジェンダー）と心理（セクシャリティ）との密接な関係性が、精神分析理論などを駆使して探求されることが望まれる。　　　　　　［関修］
【参考文献】渡辺恒夫『脱男性の時代』（勁草書房、1986）。黒柳俊恭『彷徨えるジェンダー』（現代書館、1987）。
【関連項目】セクシャリティ、トランスセクシュアル、トランスヴェスタイト、ホモセクシャル

■ **トランスセクシュアル** transsexual（英）
【定義】「性転換（者）」「変性症（者）」などと訳されるが、ポジティブな訳語とはいえない。意味は、自分で意識している性別と、持って生まれた肉体的性別とが異なる人のこと。肉体の性別を、意識している性別に近づけようとする傾向が非常に強く、性転換手術（性の再判定手術〈SRS〉）を望む人が多いといわれているが、手術を受けたかどうかは本質的には関係ない。
【倫理上の問題】日本では、病気として扱ってもらった方が治療や性転換手術を受けやすくなるということから、最近では「性同一性障害」という病名で診断されることに肯定的な人も増えているという。これが

単なる建前上のことかが問題となろう。アメリカではトランスセクシャル（以下TS）を、手術を受けたポストオペTS、まだ受けていないプレオペTS、手術を受ける意志のないノンオペTSと呼んで区分しているという。手術の有無がトランスセクシャルの本質ではないというが、手術を基準に細分化している以上、手術の持つ意味を再確認する必要があろう。また、TSにはホモセクシャルなどとは異なる「パス」「パッシング」と呼ばれる問題がある。つまり、他者から完全に自分の望む性別に見られ、扱われるようになるかどうかである。反対にトランスであることを見抜かれることを「リードされる」という。自分が望む性になる性自認だけでなく、人にどう見られているかが気がかりなのである。この際、「女性から男性（FtM）」の方がパスしやすく、「男性から女性（MtF）」にとってパッシングはあくまで理想と受け取られやすい点に留意すべきであろう。また、2004（平成16）年7月施行の特例法により、戸籍変更の道が開けた。ただし、ポストオペであり、かついくつかの条件をクリアしていなければならない。こうなると、ノンオペが制度的にもさらに生き難い状況が生じてこよう。TSの存在意義の確認が再検討されよう。

【展開】TSを性同一性障害すなわち病気へと収斂させてしまわないように、この概念の独自性を追究する必要がある。ホモセクシャルなどが現在では病気とは見なされていないように、TSも多様な性のあり方の一つとして模索されるべきであろう。実際、TSの人の性的指向は多彩で、ホモセクシャルはもとよりトランス同士など複雑である。ホモ／ヘテロという二項対立とは違った存在様式としてトランスを考察する必要があろう。つまり、トランスを鍵概念にヴェスタイトやジェンダーをも射程に入れた

新たな軸である。その意味で短絡化しがちなセクシャリティへの視点への批判となり得よう。　　　　　　　　　　［関修］

【参考文献】虎井まさ衛『女から男になったワタシ』（青弓社、1996）。J.マネー／P.タッカー『性の署名』（朝山新一他訳、人文書院、1979）。
【関連項目】性同一性障害、セクシャリティ、トランスヴェスタイト、トランスジェンダー、ホモセクシャル

ドリー ➡ クローン技術

トリアージ　triage（英・仏）
【定義】戦闘や災害によって一時に多数の負傷者が発生し、通常の救急医療体制では対応不可能な状態となった際に、緊急度と重症度に応じて適切な治療や搬送を行うため、負傷者を選別して、搬送・治療の優先順位を決めること。端的にいうと負傷者を選別することである。トリアージは搬送（transportation）、治療（treatment）とともに、災害救急医療活動において重要な「3つのT」といわれている。

【起源・歴史的経緯】トリアージは19世紀初頭のナポレオンの時代に戦陣医学から発生したといわれ、その後、戦争における負傷者選別として使用されてきた。わが国では、1997（平成9）年の阪神・淡路大震災を契機として、地震などの災害時に限られた人的・物的医療資源の状況下でそれらを効果的に利用して多数の負傷者に医療を施すために、このトリアージの考え方が取り入れられ、人命救助が行われるようになってきた。この行為は多くの場合、救急隊員が行っている。

　トリアージにより負傷者は4つのレベルに分類される。その分類結果が医療救護活動者たちに容易に理解され、次の行動に活かされるように、レベルごとに色を変えた荷札のようなトリアージタッグが負傷者に

取りつけられる。生命の危機的状態で直ちに処置が必要な優先度第1位の緊急治療（搬送）群は赤色。医療処置を2～3時間遅らせても悪化しない程度であるが入院治療が必要な優先度第2位の準緊急治療（搬送）群は黄色。軽度の外傷で、現場での医療活動がすべて終了してから搬送する優先度第3位の軽症（保留）群は緑色。死亡または明らかに生存の可能性がない優先度第4位の死亡群は黒色。

【倫理上の問題】 医療資源を有効に利用するためとはいえ、トリアージ担当者は応急処置などを行わずに負傷者を選別していくので、精神的負担は大きく、倫理的に悩むことも少なくない。したがって、負傷者のみならずトリアージ担当者に対するこころのケアも必要となっている。

【展望】 レベルの分類判断を素早く客観的に実施できる、十分に検討された全国統一のトリアージ基準の作成とその普及が不可欠である。また、通常の救急外来でも患者が多ければ待っている時に容態が急変することもあるので、トリアージが必要であり、そのための看護師の教育・育成が課題となっている。さらに、戦争が起きないような平和な社会づくり、災害予防対策の充実、救護救援体制を量的・質的に整備するためのトリアージ研修なども望まれる。

［黒須三恵］

【参考文献】 東京救急協会編『救急・災害現場のトリアージ』（辺見弘監修、荘道社、2001）。
【関連項目】 救急医療

トリプルマーカースクリーニング ➡ **母体血清トリプルマーカースクリーニング**

な ナ

ナイチンゲール誓詞　Nightingale Pledge（英）

【概要】 看護倫理や看護専門職の心得を示した古典的な宣誓文。看護の専門学校および大学の戴帽式や卒業式でよく斉唱されている。1893年にアメリカはミシガン州のフェラン看護学校のグレッター（Lystra E. Gretter）が「ヒポクラテスの誓い」を参考にして起草し、同看護学校の卒業生が最初に宣誓した。看護の近代化に果たしたナイチンゲールの功績を讃える意味で彼女の名が冠されているが、この誓詞の成立に彼女が直接関与したわけではない。わが国にこの思想を伝えたのは、京都看病婦学校第3代監督で同志社病院婦長でもあったフレーザー（H.E.Fraser）であり、1893（明治26）年6月、京都看病婦学校第5回卒業式で初めて本誓詞が斉唱された。

【倫理上の問題】 この誓詞は、いわば「ヒポクラテスの誓い」の看護版であり、看護従事者が患者の利益のために誠心誠意尽くすことを謳っている。しかし、その患者の利益は、あくまでも看護従事者の側から見た利益であるから、基本精神は一種のパターナリズムであって、現代の医療現場で尊重すべきインフォームドコンセントの理念は希薄である。→巻末参考資料2

［高橋みや子］

【関連項目】 看護師、ヒポクラテスの誓い、パターナリズム

内部告発　whistle blowing（英）

【定義】 自分が属している企業等の組織の内部における不正等の問題を、外部の監督官庁やメディア等に対して告げ知らせるこ

【倫理上の問題】内部告発は、公共の被害を防止・軽減するものである限り基本的に正しい行為であるが、実際に内部告発をするのは困難である。なぜなら、内部告発をすれば自分が属している組織に損害を与えることになり、その結果、自分が配置転換・減給・降格・解雇等の報復を受けるだけでなく、組織内の円滑な人間関係を損ない、また場合によっては組織の経営悪化から、自分以外の成員にも減給や解雇等の損害を及ぼすことになるからである。したがって、内部告発をしようと思う者は葛藤状態に置かれることになる。その葛藤は、カント（Immanuel Kant 1724-1804）のいう「理性の公共的使用」と「私的使用」との葛藤の具体例と見なされ得る（『啓蒙とは何か』〈1784年〉）。つまり、公共の利益のために内部告発をすべきなのか、それとも組織の利益のために、また自分自身を含む組織の成員の利益のために沈黙を守るべきなのかという葛藤である。

【展望】日本では2006（平成18）年に「公益通報者保護法」が施行され（制定は2004〈平成16〉年）、内部告発者を保護する体制が次第に整備されつつある。だが、いったん内部告発がなされれば、たとえ内部告発者自身は不利益を被らなくとも、やはり組織は損害を被ることになるのであり、したがって内部告発は問題の解決法としては最後に取られるべき手段であろう。最も望ましいのは、組織の成員が内部告発を考えなければならないような問題をそもそも生じさせないように、組織が倫理綱領策定や倫理教育実践等を通じて企業倫理体制を整備することである。それでも何らかの問題が生じた場合には、まず組織自体の内部で問題の解決が図られることが望ましい。そのために組織内相談窓口設置等により、組織内で対応できる体制が整備されるべきである。こうした組織内での自律的な対応が不首尾に終わった時にこそ、最後の手段として内部告発は選ばれるべきであろう。

［三谷竜彦］

【参考文献】R.T.ディジョージ『ビジネス・エシックス』（麗澤大学ビジネス・エシックス研究会訳、明石書店、1995）。
【関連項目】企業倫理、研究倫理

ナチズム　nazism（英），Nazismus（独）

【定義】国家社会主義ドイツ労働者党（Nationalsozialistische Deutsche Arbeiter-partei）の有する思想。ナチ（NAZI）はnationalとsozialistischから合成された語である。したがって、本政党は別称をナチ党ともいう。その思想の特質は最も野獣的かつ非人間的なファシズムで、全体主義の立場から、反民主主義・反自由主義・反資本主義・反マルクス主義を標榜する。さらにドイツ民族至上主義の立場から、アーリア人種優越主義・反ユダヤ主義等を唱え、これが他民族への迫害、とりわけユダヤ民族への絶滅遂行政策となってホロコーストをもたらしたことはあまりにも有名である。

【経緯と倫理上の問題】第一次世界大戦で敗北したドイツは戦後、経済が疲弊したが、そのうえ戦勝国から巨額の賠償金を課せられるといった状況にあった。そこに世界的な大恐慌も加わって、ドイツは政治的・経済的な破局に直面した。そのような中で希望を失った民衆は急進的な右翼政治集団の宣伝に取り込まれていった。1919年にはヒトラー（Adolf Hitler 1889-1945）も加わってドイツ労働者党が結成され、翌年には国家社会主義ドイツ労働者党（NSDAP）と名称を変え勢力を増していった。1933年、ナチ党が選挙で第一党になるや、ヒトラーはドイツ民衆の歓呼の中で首相に就任した。それはどこから見ても完全な合法政権であった。しかしヒトラー政権はその後1945年

の敗戦まで、ヨーロッパ各国を侵略し、膨大な数の人命を奪い人権を蹂躙した。とりわけユダヤ人が標的となり、アウシュヴィッツ等の絶滅収容所やその他の場所で大虐殺が行われた。なお、当時の日本政府はこのナチ政権と同盟関係にあった。

医療倫理との関連でナチの犯罪を見る時、見落とせないのは障害者抹殺作戦（「安楽死作戦」ないしは「Ｔ４作戦」）とホロコーストにおいてナチの医師等の果たした役割である。前者においては、当時のドイツの高名な医師らも多数関わっていた。その根底に存在した共通の思想は人種主義に基づく人命の序列化であり、彼らは自分たちの基準で「生きるに値しない生命」を選別し、大虐殺を実行した。一方、犠牲者は、功名心に駆り立てられた医師らによって人体実験の道具としても弄ばれた。

【展望】戦後生まれた生命倫理は、このナチズムの極悪非道な犯罪への反省から誕生したといっても過言ではない。近年強調されるようになったインフォームドコンセントは、このナチによる人体実験への反省を出発点としている。しかし一方で、生命の選別思想は現在、巧妙に姿を変え、一見科学の衣をまといつつ、あらゆる場所に浸透している。ナチズムは終わったのではない。姿を変えて生き続けるナチズムを直視する眼が必要であろう。　　　　［澤田愛子］

【参考文献】F.K.カウル『アウシュヴィッツの医師達―ナチズムと医学』（日野秀逸訳、三省堂、1993）。澤田愛子『夜の記憶―日本人が聴いたホロコースト生還者の証言』（創元社、2005）。

【関連項目】ホロコースト、Ｔ４計画、人間の尊厳、人体実験、ニュールンベルグ綱領、インフォームドコンセント

ナチュラルヒストリー
natural history（英）、l'histoire naturelle（仏）、Naturgeschichte（独）

【定義】自然物（動植物、鉱物、地誌など）を収集して、分布、生態等に応じて分類し、体系的に記述、説明する学際的な学問。博物学、自然誌、自然史とも呼ばれる。日本では本草学である。

【歴史的経緯・展望】古代の歴史は目撃情報で雑多な知だったが、これを集大成したのがプリニウス（Gaius Plinius Secundus 23－79）である。17世紀に自然哲学の確立とともに自然史は区別され、18世紀にフンボルト（Friedrich Heinrich Alexander von Humboldt 1769－1859）、リンネ（Carl von Linné 1707－78）、ビュフォン（Georges-Louis de Buffon 1707－88）らが分類法を確立し自然物全般について記述した。19世紀に生物学が誕生すると博物学は記載分類の学問となる。1960年代にコンピューターシミュレーションを用いて生態系の動きを見るテクノ博物学が登場し、環境と人間の関係を考察できるようになり、地球温暖化問題を解決する糸口となると期待されている。　　　　［稲垣恵一］

【関連項目】進化論

七三一部隊　731 unit（英）

【定義】1936（昭和11）年から1945（昭和20）年まで中国のハルビン近郊のピンファンに存在した「関東軍防疫給水部」の本部（隊員数3000人弱）のこと。創始者で、長く部隊長を務めた石井四郎軍医中将の名をとって、石井部隊と呼ばれることもある。

【歴史的経緯】七三一部隊の名目上の任務は、前線兵士の疫病の予防と浄水の供給であったが、実質的な活動は生物（細菌）兵器の研究・開発に向けられていた。部隊員は犠牲者を「マルタ（丸太)」と呼び、手術の練習台として切り刻んだり、生物兵器用細菌の発見・培養を目的として病原体に感染させたり、病原体に対する自国兵士用のワクチンや薬品を開発するための実験材料にしたり、凍傷の治療法を確立するため

に極限的状況下で凍傷にかけたりした。さらに、中国中部で生物兵器の実戦試用も行っている。こうした戦争犯罪を戦後、アメリカは人体実験による医学的データの独占的入手と引き換えに免責した。日本国内の大学医学部から七三一部隊に参加していた多数の医学者たちも、その免責のおかげで復員後そのまま医学界に復帰できた。その後、大学や研究所の要職に就いた者も少なくない。

【倫理上の問題と展望】医学者や医師が中心メンバーであり、医学と軍隊が強く結びつき、10年間に2000〜3000人の中国人・朝鮮人・モンゴル人・ソ連人の捕虜や「スパイ」に対して、病気の原因の解明や生物（細菌）兵器開発のために「人体実験」を行い、殺害したことが倫理上の問題としてまず挙げられる。これは、医学上の人体実験の枠を大きく外れた不法な「政策的人体実験」であり、法的にも犯罪そのものに他ならない。しかし、問題はそれにとどまらない。なぜ医学がそのような方向に向かわざるを得なかったか、その背景こそが問われなければならない。

まず、「人間の尊厳」を有する人権主体として患者を見る目が構造的に欠落していたことが挙げられる。さらに、この事件に関する問題点は戦後にまで引き継がれる。七三一部隊のことは、1980年代に至るまでほとんど歴史の闇に埋もれていたが、その主たる原因は、医学界の権威失墜を招きかねない過去の汚点から眼をそらしたいという思いや、同僚や上司に対する告発に加担したくないという思いから、日本の医学界がこの問題との取り組みを回避し続けてきた点にある。その結果、医学研究と不可分の人体実験（人間を対象とする実験）一般についても、その倫理的条件を公に議論し明確化する作業自体が日本ではほぼタブー化されてしまうことになった。七三一部隊の隊員も、ごく普通の人間でありながら、組織や制度や状況に埋没してしまうことで上述のような非人間的所業に手を染めてしまったものと思われる。

これらの体質を根本的に改めない限り、類似の現象は再度起きる可能性がある。自立した個人として、「患者を苦しみから救う」という職業倫理の基本に基づいて判断し行動することのできる医師が増えていくためにも、医学界みずからが七三一部隊の検証および人体実験問題の掘り下げに積極的に取り組み、人体実験・臨床研究・臨床試験等の分野でこの教訓を活かして、被験者の権利を保護する必要がある。

［甲斐克則・鈴木崇夫］

【参考文献・URL】常石敬一『消えた細菌戦部隊』（ちくま文庫、1993）、『七三一部隊』（講談社現代新書、1995）。土屋貴志「人体実験の必要性―歴史的観点から」（http://www.lit.osaka-cu.ac.jp/~tsuchiya/gyoseki/gyoseki.html）。
【関連項目】人体実験、研究倫理、臨床試験

ナラティブ　narrative（英）

【定義】出来事や経験についての言語記述を何らかの意味のある連関によってつなぎ合わせたもの、あるいは、つなぎ合わせることによって意味づける行為。「ナラティヴ」とも表記される。訳としては、物語、物語り、語りがある。

【歴史的経緯・倫理上の問題・諸分野との関連】物語（ナラティブ）は、言語を用いる思考様式として人間にとって基本的なものである。ブルーナー（J.Bruner）は、人間の思考様式が推論的思考様式（paradigmatic mode）と物語的思考様式（narrative mode）の2つに区別され、両者は互いに還元されないことを主張した。推論的思考様式は一般性の追求へと向かい、普遍的真実の理論的探求を目指すが、物語的思考様式は個別的・多元的な意味と価値の世

界へ人間を誘う。ナラティブの特徴として、(1)時間の流れという構造を持つ、(2)語り手(書き手)と聴き手(読み手)の存在を前提としている、(3)登場人物としての個人を大切にする、(4)多数の物語のヴァージョンが容認される、(5)情動喚起的であり、解釈を誘発する、などが挙げられる。

いわゆるポストモダンの思想においてナラティブが重要視される最大の理由は、言語がナラティブによって組織化され、ナラティブが言語を通じて世界を構成・構築するという役割に対する注目による。社会構築主義(social constructionism)は現実が社会的交流によって構築されると考え、構成主義(constructivism)は生物学的基盤を持つ個人の心が世界を構築すると考える。そのいずれにおいても、言語を組織化し意味を生成するナラティブは、多元的な世界の構築に本質的な役割を果たす。ナラティブに対する注目は、文学、言語学、情報学などにとどまらず、社会学、人類学、哲学、倫理学、教育学、医学・医療などを巻き込む極めて大きな現代の潮流となっている。医療では、医療人類学、医療社会学、ナラティブ＝ベイスト＝メディスン(NBM)においてとくに重要視されている。生命倫理では、「倫理的事例は一個の現実として存在するのではなく、異なった背景・視点を持つ当事者の意味づけによって構成されている」とする重層的な視点を採用し、対話による物語の不調和の解消を目指す物語倫理(narrative ethics)として展開されている。

【展望】ナラティブの重視は、医療や福祉などの実践現場で近代科学の過剰な重視に対する一種のアンチテーゼの意味を担ってきた。しかし、実践現場において重要なことは、個別の実践の中で科学的・一般的な言説をいかにして生かしていくか、すなわち推論的な思考様式と物語的思考様式をいかにして統合的に用いるかということであって、今後の実践的理論の発展が期待される。

[斎藤清二]

【参考文献】J.ブルーナー『可能世界の心理』(田中一彦訳、みすず書房、1988)。T.グリーンハル／B.ハーウィッツ編『ナラティブ・ベイスト・メディスン』(斎藤清二他監訳、金剛出版、2001)。

【関連項目】社会構築主義、医療人類学、医療社会学、医療哲学

ナルシシズム narcissism(英), Narzißmus(独), narcissisme(仏)

【定義】自己愛。自分自身を愛の対象とする心の状態。エリス(H.Ellis)が1898年にギリシャ神話のナルキッソスと自体愛の性倒錯患者とを関連づけたことに基づき、ネッケ(P.Näcke)が1899年に造った言葉。この概念をフロイト(Sigmund Freud 1856-1939)は精神分析の領域で大きく展開させ、それを自体愛と対象愛の中間的発達段階に措定した。臨床的にはリビドーが自己に向けられた状態すべてをいうが、具体的には異常なまでに自己に関心を持ち、他者から愛されたい・賞賛されたいという過剰な欲求を抱き、過度に肥大化した自己概念を持っているような状態をいう。現在では、幼児期心性、性倒錯、ある種の対人関係のパターンを形容する言葉(narcissistic)としても用いられており、対象関係の欠如によって特徴づけられるようなある種の環境への関係様式を示している。

【倫理上の問題】健康なナルシシズムは人間の心や行動において普遍的に認められ、それによって自尊心や向上心に寄与する。しかし病的なナルシシズムは自己表象の歪みを伴い、その結果として行動の異常や対人関係の困難をもたらすことになる。それが際立って前景化しているのが自己愛性人格障害である。

[生田孝]

【参考文献】小此木啓吾編『精神分析事典』(岩崎学術出版、2002)。
【関連項目】性的倒錯、エロス、性本能

難病　incurable diseases（英）

【定義】慣用的には、原因不明、治療困難、予後不良などに該当する様々な疾患を指す。患者団体が国や自治体に医療福祉に関する陳情を行うようになったことに端を発して使われるようになった。すなわち1955(昭和30)年頃から原因不明の神経病として散発していたスモン（亜急性脊髄視神経症）が社会問題となり、研究体制の整備が求められたことが契機となって、社会的対応がなされるようになったのである。

【歴史的経緯と倫理上の問題】1972(昭和47)年、厚生省(当時)は公衆衛生局に特定疾患対策室を設け「難病対策要綱」を定めた。それによると、難病として行政の対象とする疾病の範囲は、(1)原因不明・治療法未確立であり、かつ後遺症を残す恐れが少なくない疾病、(2)経過が慢性にわたり、単に経済的な負担のみならず介護等に著しく人手を要するために家庭の負担も重く、また精神的にも負担の大きい疾病、の2つに整理されている。たとえば、前者にはベーチェット病、重症筋無力症、再生不良性貧血、悪性関節リウマチなどがあり、後者には小児がん、小児慢性腎炎、ネフローゼ小児ぜん息、進行性筋ジストロフィー、腎不全などがある。

　難病対策要綱の策定から25年近くが経過した頃から、対策の見直し作業が進められてきた。その背景には、原因や診断・治療法の究明が進んだ疾患、予後が改善された疾患があるなど、難病の医学的位置づけが変化したこと、障害者基本法の障害者の範囲に難病患者も含まれること、地域保健法の保健所事業に難病対策が加えられたことなどがある。難病患者についても身体障害者の場合と同様に、患者および家族の生活の質(QOL)の向上、患者ニーズの多様化への対応、家族介護の負担軽減などが求められている。

【展望】こうした状況の変化を踏まえ、21世紀の新たな難病対策を構築するため、1997(平成9)年、厚生省(現厚生労働省)の難病対策専門委員会は「今後の難病対策の具体的方向について」という報告書をまとめた。これに基づき、難病対策は、(1)調査研究の推進、(2)医療施設等の整備、(3)医療費の自己負担の軽減、(4)地域における保健医療福祉の充実・連携、(5)QOLの向上を目指した福祉施策の推進、を5本の柱として進められるようになった。1997(平成9)年からは在宅で療養している難病患者に対し「難病患者等居宅生活支援事業」が開始され、難病患者等ホームヘルプサービス事業などが行われるようになった。さらに、1998(平成10)年度からは難病特別推進事業が創設され、入院施設確保や地域支援対策、在宅医療支援、患者認定適正化、難病相談・支援センターなどの事業が開始されている。　　　[平尾真智子]

【参考文献】厚生統計協会編『国民衛生の動向』(2007)。
【関連項目】障害者基本法、地域保健法

南北問題
the North-South problem（英）

【定義】先進工業国と開発途上国の間に顕著な経済格差が存在し、それが今日なお拡大しているという問題、ならびにその問題状況に由来する政治的・経済的な諸問題のこと。両者の地球上の分布がおおよそ北半分と南半分に分かれるところに名称の由来がある。

【歴史的経緯】南北問題という用語が登場するのは、1959年、イギリスのロイド銀行会長フランクス(Oliver Franks 1905-92)

が行った講演である。東西冷戦構造の中で、独立していく新興諸国を西側諸国の傘下に収めるために、開発途上国に援助する必要性が主張された。他方、植民地支配から独立した新興諸国は自らの経済的自立を阻む世界の経済秩序の再編を要求した。南側諸国の連帯を背景に1961年、国連は「国連開発の10年」を採択したが、成果をあげないまま、1970年代には石油ショックを介して南南問題が発生し、1980年代には新興工業経済地域（NIES）が台頭することで、南側諸国の中にも経済格差が発生することになった。

【倫理上の問題】地球環境問題においては、北側先進国に起因する環境破壊の影響が南側諸国により多く発生するがゆえに、南北問題が環境正義の観点から問題視される。生命倫理に関連しては、国際的な臓器売買が経済格差を背景として発生し、豊かな国の人びとが貧しい国の人びとから臓器提供を受け移植をしているという問題が指摘されている。

【展望】経済格差が今日なお拡大傾向にあるのは、正義という観点から、それ自体において問題視されるべき事態である。近年、国際社会では重債務貧困国の債務帳消しが企図されているように、この問題への関心が強い。また、情報通信技術の普及により開発途上国を離陸させようとする議論もある。ただし後者に関しては、むしろ情報格差（デジタルデバイド）を拡大させるのではないかという懸念も語られている。

[御子柴善之]

【参考文献】室井義雄『南北・南南問題』（山川出版社、1997）。
【関連項目】開発途上国、環境正義、生命倫理

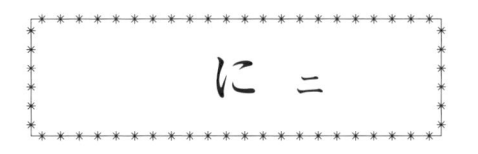

に

■ 肉体と霊魂 ➡ 心身問題

■ 二交替制 ➡ 三交替制

■ 二酸化炭素税 ➡ 地球温暖化

■ 二重結果理論
theory of double effect（英）

【定義】二重の結果（良い結果と悪い結果）を引き起こす一つの行為は、その悪い結果が予見されていても意図されていなければ、かつまた悪い結果に釣り合う良い結果がもたらされるならば、道徳的に正当化されるとする道徳規則。

【倫理上の問題】二重結果理論は、行為やその結果において慈恵ないし無危害等々の義務が衝突し合い、すべてを同時に実現し得ない場合に、道徳的に正当化され得る行為を弁別するために用いられる。伝統的には、この正当化のためには次の条件がすべて満たされねばならないとされる。すなわち、（1）行為自体が良い行為であるか、少なくとも道徳的に中立であること。（2）行為者が良い結果のみを意図していること。悪い結果は予見されているだけで、意図されてはいないこと。（3）悪い結果が良い結果をもたらすための手段ではないこと。（4）悪い結果を許容してもそれに釣り合うだけの、またはそれに勝る良い結果がもたらされること、である。たとえば子宮がんの妊婦を救うために子宮摘出を行う行為および胎児の死という結果は、二重結果理論により道徳的に許容されてきた。胎児の死はその行為の意図されざる副次的結果だからである。これに対して、分娩中の妊婦

を救うために胎児に開頭術を施すことは正当化されない。この場合は胎児の死が妊婦の救命の手段として意図されているからである。

このように二重結果理論は、良い結果と悪い結果の比較考量を行いつつ、行為者が悪い結果を直接に意図して行為するか、間接的結果として予見するだけかの違いに道徳的に有意味な差異を認める立場である。しかしそのような意図と予見の区別によって人間の行為の意図性が正しく理解されるか、またその区別が果たして道徳的に有意味な差異を成り立たせ得るかなどの点に関しては、二重結果理論に対する異論も多い。
【展望】有害な結果に釣り合うだけの良い結果を生み出す行為の正当化をまったく拒絶することは困難である。それゆえ二重結果理論を、意図と予見の概念を洗練させることを通して、またはそれを功利主義的倫理に接近させることを通して、なお擁護する試みが行われている。その一方で、意図と予見の区別に代えて行為の動機や徳の問題に注目することを通して、二重結果理論を再構築しようとする試みも行われている。　　　　　　　　〔宮崎真矢〕

【参考文献】Tom L. Beauchamp and James F. Childress, "Principles of Biomedical Ethics" 4th ed. (Oxford UP, 1994).
【関連項目】慈恵（善行・仁恵）原則、無危害原則、功利主義（行為―、規則―、選好―）、結果主義

二重盲検法　double blind test（英）, Doppelblindversuch（独）

【定義】被験者および研究者ともに薬の中身を被検薬なのか対照薬なのかを知らせないで実施する試験方法。測定値や評価に主観が入ることによる偏りを防ぎ、より客観的に試験するための方法の一つ。
【詳細・関連事項】薬物治療をして病気が治った場合、薬が効いたのか、もともと治りかけていたのか、自然治癒力によるものなのか、食事等その他の影響によるものなのか区別がつかない。薬の効果を明らかにするためには、適切な対照と比較試験を行い、他の影響と区別する必要がある。対照としてはプラセボや標準的治療薬、複数の用量、無治療等があり、比較方法としては並行群間比較試験、クロスオーバー比較試験、漸増試験、要因試験、用量反応性試験がある。これらの試験方法でも、研究者が恣意的に被験者を割り振ったり、主観的に解析および評価をした場合、つまりいわゆるバイアスが掛かった状態では正しい評価ができない。バイアスを最小限とするために無作為化および盲検化という手法が必要である。無作為化にはコード化したり重症度等要因ごとに分けて割り付ける方法がある。盲検化には被験者だけに中身を知らせない単盲検法、被験者および研究者両者に知らせない二重盲検法がある。これらの試験方法を組み合わせると、たとえば「二重盲検無作為化プラセボ対照並行群間比較試験法」となる。
【問題点】治験で二重盲検法が行われる場合、患者および医師がどちらの薬剤を服用しているか不明の治療が進行するため、医師は患者の症状および検査値等を注意深く観察しながら診療する必要がある。プラセボを対照とした場合、実質的な無治療期間が存在するため、原疾患の悪化を事前に察知できるよう来院間隔、検査項目等に注意して実施する必要がある。もしも重篤な副作用が発生した場合は試験を中止し、被疑薬を特定するため、二重盲検の鍵を開け（キーオープン）、どちらの薬剤かを特定することができる。　　　〔足立伊佐雄・小野敦央〕

【参考文献】厚生省薬務局GCP研究会『医師のための治験ハンドブック』（ミクス、1997）。
【関連項目】薬物療法、プラセボ、臨床試験、治験

日常生活動作 ➡ ADL

ニート　NEET（英）
【定義】「就学も就職もせず職業訓練も行っていない（not in education, employment or training）」の略で、イギリス内閣府社会的排除防止局の報告書"Bridging the Gap"（1999年）で用いられた。日本では2004（平成16）年、玄田らのベストセラーによって流行語として広まり、現在では「若年無業者」とほぼ同義に用いられる。ただし、イギリスの統計は16～18歳をニートの対象とするのに対して、日本の官庁統計では15～34歳とするなど食い違いがある。『平成17年版労働経済白書』は、2004年の家事も通学もしていない15～34歳の非労働力人口を64万人としている（その後は算出していない）。

【倫理上の問題・展望】イギリスでは、半熟練・非熟練労働市場が海外に移転したにもかかわらず、これまでそうした労働に携わっていた低い社会階層出身の低学歴の若者たちがより高度な技術を習得できないでいるために、雇用されるチャンスが減少しているという社会背景の下に登場した言葉であった。日本では1980年代後半以降に問題化したフリーター、引きこもり、パラサイトシングルなど、定職に就かなかったり勤労意欲がなかったり経済的に親に依存したままの青年の増加に呼応してこの語が広まった。日本型ニート出現の背景には、バブル期以降の労働市場の変化がある。さらに、終身雇用制の崩壊とともに青年の側でも「自分探し」の風潮が強まったことや、引きこもりに代表される青年自身の適応力・耐性のなさも指摘される。しかし一方で、自分らしさを追い求めるように仕向ける社会的風潮や、個人の心のケアを強調する「やさしい社会」の建前が、グローバル化によって厳しい競争に晒される企業社会の論理とは適合していない点にも注目すべきであろう。　　　　　　　　　　［加藤隆雄］

【参考文献】玄田有史・曲沼美恵『ニート　フリーターでも失業者でもなく』（幻冬社、2004）。小杉礼子編『フリーターとニート』（勁草書房、2005）。本田由紀・内藤朝雄・後藤和智『「ニート」って言うな！』（光文社、2006）。
【関連項目】青年期、引きこもり

二人称の死 ➡ 一人称の死

日本医学哲学・倫理学会　Japanese Association for Philosophical and Ethical Researches in Medicine（英）
【概要】「医歯薬系大学において哲学・倫理学・宗教学をいかに教えるかという問題はもとより、哲学・倫理学・宗教学と医学・歯学・薬学等との関わり合う諸問題を研究し、従来の医歯薬学が目標としてきた人間の健康と疾患の克服という問題のみならず、人類の生存や幸福についても考える」、という創設趣旨に基づいて活動している学術団体。医歯薬系大学の哲学・倫理学・宗教学担当教授約50人によって設立。1982（昭和57）年第1回大会を産業医科大学で開催。全国研究大会・総会を年1回開催、成果を学会誌『医学哲学・医学倫理』に掲載。また、会員の業績に学会賞、奨励賞を設けている。2006（平成18）年末現在、会員数410名（哲学・倫理学・宗教学48％、医療系37％）。会長、副会長、理事、監事、評議員をもって役員を構成し、7部門より成る専門分担制をとっている。日本学術会議に登録し、ヒトゲノムなどについては積極的に意見書も出している。1991（平成3）年関東支部設立。毎月の定例会、支部会誌『医療と倫理』の発行などを行う。

［木阪昌知］

日本医師会
Japan Medical Association（英）

【概要】日本の医師を会員とし、医道の高揚、医学教育の向上、医師の生涯教育、医学と関連科学との総合進歩などを目的として活動する社団法人。加入は任意であり、2007（平成19）年現在、会員数は日本の全医師の約6割に当たる16万人余。実質的な下部組織として、全国に47の都道府県医師会と約920の郡市区医師会を擁している。

【歴史的経緯】医師の親睦や相互研修を図る目的の組織は明治時代初期から各地にあったが、日本医師会は、それらを整理・統合する形で、1923（大正12）年、医師法の改正を機に同法に基づく組織として誕生した。初代会長は細菌学者の北里柴三郎であった。第二次世界大戦中の1942（昭和17）年には、戦争遂行に向け制定された国民医療法に基づいて国家の翼賛的団体となることを余儀なくされた。こうした経緯から、戦後の1947（昭和22）年には、GHQ（連合国軍最高司令官総司令部）の指令で解散となった。その後まもなく、任意加入の社団法人として再出発した。

【倫理との関連】戦後の日本医師会は、政治組織である日本医師連盟を通して政治活動を活発に展開してきたことも手伝って、ともすると、国民の目には圧力団体と映りがちである。とくに法人化後の第11代会長武見太郎の時代には、厚生省（当時）を相手に診療報酬の引き上げを目指して保険医総辞退・全国一斉休診といった運動を大規模に展開したため、医療現場は一時大混乱をきたした。近年でも、財政危機を背景とした小泉純一郎内閣以降のいわゆる「医療改革」、とりわけ株式会社の医療参入など医療の大幅な規制緩和に対しては、様々な思惑から対決姿勢を強めてきている。

しかし、職能団体としての日本医師会が発表してきた数々の宣言や声明などが日本の医師のモラル向上に果たした役割も大きい。世界医師会の総会には毎年代表団を派遣し、その数多くの文書の採択に向けて尽力してきたが、国内でもそれらの実績を踏まえ、数々の文書を発表してきた。近年では、医の倫理綱領（2000〈平成12〉年）や医師の職業倫理指針（2004〈平成16〉年）が注目される。とくに後者では、医師の責務（医師の基本的責務、患者に対する責務、医師相互間の責務、医師以外の関係者との関係、社会に対する責務）、生殖医療、人を対象とする研究と先端医療にわたって、倫理指針が詳細に規定されている。［藤尾均］

【関連項目】医師、世界医師会

日本医師会生命倫理懇談会

【定義】生命倫理の諸問題についての、日本医師会長の諮問機関。

【役割と活動】1986（昭和61）年に日本医師会内に設置され、構成員は日本医師会長により指名される。この懇談会は、日本医師会長より諮問された生命倫理に関する事項を審議し見解をとりまとめ、日本医師会長に報告する。1999（平成11）年までに、6期の生命倫理懇談会が設置され、様々な報告を行ってきた。これまでの主な審議事項・報告としては、「男女産み分けに関する報告（第Ⅰ次）」「脳死および臓器移植についての最終報告（第Ⅰ次）」「説明と同意についての報告（第Ⅱ次）」「末期医療に臨む医師のあり方についての報告（第Ⅲ次）」「医師に求められる社会的責任についての報告（第Ⅳ次）」「高度医療技術とその制御についての報告（第Ⅴ次）」「高度情報化社会における医学・医療についての報告（第Ⅵ次）」などがある。日本医師会という職能団体が自主的に設置・運営しているものであり、医療界・医学界側の代表的な取り組みの一つである。［赤林朗］

【関連項目】日本医師会

日本移植学会　The Japan Society for Transplantation（英）

【創設の趣旨】「移植およびその関連分野の進歩普及をはかるとともに、人類の福祉に貢献すること」（「学会の目的」より）を目的として1965（昭和40）年創設、1980（昭和55）年日本医学会に加盟。会員数3800名（2005〈平成17〉年現在）。主な活動は年一回の全国総会、特別講演、臓器別研究会。また会誌『移植』を年6回発行。臓器移植の現況を報告する「臓器移植ファクトブック」などの広報活動をホームページ（http://www.medi-net.or.jp/tcnet/jst.html）で行っている。

【倫理上の問題】腎臓と角膜については従来の死の三徴候に基づいて心停止後に移植が行われていたが、1997（平成9）年10月16日に施行された「臓器の移植に関する法律」により、本人による書面同意と家族の同意があれば脳死状態から各種臓器等が移植可能になった。しかし、わが国では未だに、そもそも脳死は人の死なのかという根本的な問題について議論がかなり分かれている。さらに近年では、造血幹細胞移植などの臓器以外のヒト組織の移植も行われ、臓器移植を含めたヒト組織利用にあたっての組織提供の任意性やドナーの尊厳の確保、社会性や公共性など倫理的妥当性および安全性に関わる問題が生じたため、「ヒト組織を利用する医療行為の倫理的問題に関するガイドライン」が日本組織移植学会倫理委員会と日本移植学会組織移植委員会によって、また「ヒト組織移植を利用する医療行為の倫理的問題に関するガイドライン」が日本組織移植学会ガイドライン作成委員会と日本移植学会組織移植委員会によって策定された。両ガイドラインは日本移植学会誌『移植』37-6（12月号）に掲載されている。　　　　　　　　　　　　［朝倉輝一］

【関連項目】臓器移植、臓器移植法、脳死、人工臓器、再生医学

日本看護協会
Japanese Nursing Association（英）

【概要】日本における全国的な保健師、助産師、看護師、准看護師の専門職団体。

【目的】「会員の自治によって保健師、助産師、看護師及び准看護師の福祉を図ると共に職業倫理の向上、看護に関する専門的教育及び学術の研究に努め、もって国民の健康と福祉の向上に寄与する」（定款第3条）。

【歴史的経緯】第二次世界大戦前にあった日本産婆会、帝国看護婦協会、保健婦協会の三者がGHQ（連合国最高司令官総司令部）の意向で、アメリカ看護婦協会、ICN（国際看護婦協会）などの組織・定款を参考にしながら一本化し、1946（昭和21）年11月、日本産婆看護婦保健婦協会の設立総会が開かれた。翌年7月、「保健婦助産婦看護婦令」の施行に伴い、日本助産婦看護婦保健婦協会と改称し、法人組織となった。さらに1951（昭和26）年6月には社団法人日本看護協会と改称した。1949年6月のストックホルム大会で協会のICNへの正式復帰が承認された。1955年、助産婦はICM（国際助産婦連盟）へ加盟した。その後、様々な要因が絡み日本看護協会助産婦部会所属の助産婦が協会から脱会し、日本助産婦会を発足させた。それ以来、協会助産婦部会と日本助産婦会が並列し、2001（平成13）年の法改正に伴い、「婦」は「師」に改められて今日に至っている。

各県では、創立以来の日本看護協会支部と後年に設立された都道府県看護協会との二本立てで運営されてきたが、1993（平成5）年の定款細則の改正で各県支部を発展的に解消し、本部と都道府県看護協会を本の組織にした。2007（平成19）年現在、会員数は約60万人である。

【展望】事業として、看護業務・看護制度の開発と改善、専門看護師と認定看護師の認定、継続教育など看護教育、訪問看護などの保健・医療・福祉の連携の推進、日本看護学会の開催など学術研究の振興、看護職員の労働環境等の調査、機関紙・機関誌その他必要な図書の出版、都道府県ナースセンターの支援、看護の国際交流、看護師の倫理規定の制定などを行ってきた。定款および倫理規定の厳格な遵守が望まれる。

[髙橋みや子]

【参考文献】日本看護協会編『日本看護協会史』1～5（日本看護協会出版会、1967～1996）。
【関連項目】看護師、国際看護師協会

日本緩和医療学会　Japan Society for Palliative Medicine（英）

【設立の目的と経緯】20世紀後半の生物学的医学は、様々な医療分野に多大な貢献をもたらした。とくに、がんの診断と治療においては、患者の治癒率を高め生存期間を延ばしてきた。しかし、なお多くのがん患者は「全人的苦悩」すなわち身体的・心理的・社会的・霊的苦しみの中にいる。患者および家族のQOLを尊重し「全人的苦悩」を緩和することを目指すのが、緩和医療（学）である。緩和医療（学）の確立のために、ホスピス関係者、ターミナルケアに従事する医師や看護師などが中心となり、がん治療の専門医、医科学者、精神科医、心理学者、倫理学者、宗教家なども加わり、1996（平成8）年7月に日本緩和医療学会が設立された。

【活動】多様な関係領域の学際的・学問的研究を促すことで緩和医療学を発展させ、その成果を教育と臨床にもたらしつつある。生物学的には症状の緩和、抗がん剤の副作用対策など、精神医学・心理学的には患者の心理的・精神的反応、精神療法の介入など、社会学的には社会的支援、家族のQOL、悲嘆教育など、倫理学的にはQOLの基礎理論、終末期医療の倫理など、看護学的には家族のケアなどが、それぞれ研究され、学際的総合化がなされようとしている。

[浜田正]

【関連項目】QOL、ターミナルケア、全人的医療

日本救急医学会　Japanese Association for Acute Medicine（英）

【概要】「救急医学の進歩発達を図り救急医療の普及発展に貢献することを目的」（会則第2条）として、1973（昭和48）年に設立された組織。

【活動】総会を伴った学術集会を年1回開催。機関誌は『日本救急医学会誌』、準機関誌は『救急』。正会員（医師、医学研究者）は約10500人。学会には更新制の指導医（約470名）と救急科専門医（2850名）の専門医制度がある。対外活動の一つとして、救急医療制度改善のための提言を行っている。近年では、ヘリコプター救急体制の早期確立の必要性に関するアピールや、秋田市の救急救命士における気管内挿管に関する4学会合同の調査を実施した。救急救命士の行う特定行為の見直しに関する提言を旧厚生省に提出したこともある。また、社会保険診療報酬に関する新設や改定について、保険委員会を設置し、厚生労働省など関係機関に対して要望してもいる。

【現状および展望】発足以来、医師部会・看護部会・救急隊員部会から構成されていたが、学術集団である日本医学会に所属していること、会員が1万人ほどの大所帯となり学会運営にも支障が生じてきたことなどから、学会設立25周年を区切りに、1998（平成10）年に医師・看護師・救急隊員・行政官等がより良き関係を構築し救急医療の向上のために研鑽する場として、日本臨床救急医学会が創設された。これにより学会は、救急を専門的に探求する医師を中心

とした学究的組織として再出発することになった。看護部会は1998年11月に日本救急看護学会を発足させて解散となり、救急隊員部会も1999（平成11）年総会をもって終了した。　　　　　　　　　　　　　［黒須三恵］

【関連項目】救急医療、救急救命士

日本国憲法 ➡ 憲法

日本産科婦人科学会
Japanese Obstetrical and Gynecological Society（英）

【概要】日本婦人科学会と産科婦人科医学会（近畿婦人科学会）が統合して、1949（昭和24）年に設立。「産科学婦人科学の進歩発達、会員の品位向上、親和協力を図り、人類の福祉に貢献することを目的」として2008（平成20）年現在、1万6000人余の会員がいる。

【倫理上の問題】ヒトの体外受精が日本でも行われるようになり、その指導的役割を負っている本学会は、1983（昭和58）年以後、たびたび学会の見解を発表している。当初、人工授精と体外受精は夫婦間のみに限定していたが、1997（平成9）年には夫婦間以外（非配偶者間）の人工授精を容認し、2000（平成12）年には非配偶者間の体外受精を認めた。またヒトの精子・卵子・受精卵の研究範囲を「生殖医学発展」と「不妊症の診断治療の進歩に貢献」という目的にとどめていたが、臓器再生に必要な細胞研究にも許容範囲を拡大する方向にある。　　　　　　　　　　　　　　［蔵方宏昌］

【関連項目】人工授精、不妊症

日本歯科医師会
Japanese Dental Association（英）

【概要】日本の歯科医療および社会福祉の発展向上に努めている歯科医師のための職能利益団体。1903（明治36）年11月に日本歯科医師会は設立されたが、現在の社団法人日本歯科医師会は、1947（昭和22）年に旧日本歯科医師会が占領軍により改組された公益社団法人である。

【倫理上の問題】公益法人である日本歯科医師会が日本歯科医師連盟という政治団体をつくり、自由民主党の資金管理団体である国民政治協会に1999（平成11）年から2003（平成15）年の5年間で25億円の政治献金をし、自民党にとって最大の業界献金団体になっていることが2005（平成17）年に問題化した。欧米各国では、AMA（アメリカ医師会）やBMA（イギリス医師会）などの日本歯科医師会同様の職能利益団体とは別に、懲戒制度を持つ公的身分団体が設置されており、そして後者が医療の質の確保という点で重要な役割を果たしている。日本では、懲戒権をもって自律的管理を行う医療プロフェッション団体は存在しない。日本歯科医師会にしても、医療の質の確保という点では極めて不十分な機能しか果たしておらず、不適切な医療行為を事前に防ぐまでには至っていない。　　［大井賢一］

【関連項目】日本医師会

日本死の臨床研究会
The Japanese Association for Clinical Research on Death and Dying：JARD（英）

【創設の趣意】1977（昭和52）年、「死の臨床において患者や家族に対する真の援助の道を全人的立場から研究すること」（「日本死の臨床研究会会則」より）を目的として創設された。毎年行われる全国的研究集会の開催、会誌『死の臨床（The Japanese Journal of Clinical Research on Death and Dying：JARD）』の年1度以上の発行、各種専門委員会の活動、教育講演などを行う。ホームページ「日本死の臨床研究会」（http://www.jard.info/）を開設している。日本ホスピスケア会員である緩和ケア病棟

のリストや、末期がん患者のための在宅ケアデータベースも本会のホームページから入手できる。

【倫理上の問題】日本でもターミナルケアは急速に注目され、整備されつつある。施設・スタッフ面から見ると、同会のまとめでは2000（平成12）年6月の緩和ケア病棟承認施設75施設1384床から、2006（平成18）年5月1日現在、緩和ケア病棟届出受理施設158施設2990床、緩和ケア診療加算届出受理施設6施設、診療所および準備中等の施設65団体となっている。しかし、厚生労働省発表の2007（平成19）年度「人口動態調査」によれば、悪性新生物（がん）による死亡者数だけを見ても33万6468名であり、しかも年ごとに増加傾向にあることを考えれば、施設・スタッフの充実、在宅ケアのあり方等、さらに整備を急ぐ必要がある。また、この分野における精神的・肉体的苦痛に対するセンシビリティをはじめ、組織的な医療提供専門職の養成教育や卒後教育等の整備・体系化も、さらに充実させていく必要があろう。　　　　　　　［朝倉輝一］

【関連項目】ターミナルケア、安楽死、尊厳死

日本生命倫理学会
Japan Association for Bioethics（英）

【設立目的】1970年代から1980年代初頭にかけて、生命工学（遺伝子組み換えなど）や斬新な医療技術（臓器移植、胎児診断、体外受精など）が進展を見せ始め、また、患者の意思や人権を尊重する思想が普及してきたことにより、これまで問われることのなかった新しい倫理的諸問題が浮上してきた。生命倫理学は、こうした倫理的問題にアプローチするため、主として英語圏の研究者によって生み出された新しい学際的な学問領域である。この流れを受け、わが国でも1988（昭和63）年11月、医師、科学者、倫理学者、法学者、宗教学者などが集い、日本生命倫理学会を発足させた。生命倫理の諸問題、科学技術と倫理との関係などの学際的総合研究を推進することを目指している。

【活動】脳死・臓器移植、生殖医療、遺伝子診断・治療、クローン技術の応用など、医療技術・科学技術の進展に伴う倫理問題、QOLを重視する立場からのターミナルケア、安楽死・尊厳死（自然死）、医療全般ならびに治験など人間を対象とする実験におけるインフォームドコンセント、生命倫理教育、医療倫理や医事法の国際比較、医療資源の配分、環境倫理などの問題が、医師、科学者、哲学者らにより論じられ討議されることで学際的交流がなされるとともに、社会的な問題提起の場ともなっている。　　　　　　　　　　　　［浜田正］

【関連項目】生命倫理、バイオエシックス

日本赤十字社 ➡ 赤十字

日本尊厳死協会　Japan Society for Dying with Dignity（英）

【概要】1976（昭和51）年1月、産婦人科医の太田典礼氏を中心に、医師、法律家、学者、政治家などが集まって成立した団体。当初は「安楽死協会」という名称だったが、「安楽死」という言葉にまつわる否定的なイメージに鑑みて、1983（昭和58）年10月に現在の名称に変更された。2008（平成20）年には会員数が12万人を超えている。

【現状と展望】現在の医療では治癒の見込みがない傷病に罹り、死期が迫ってきた際に、患者が自分で「死のあり方を選ぶ権利」を持つことを主張し、その権利を社会的に認めてもらうことを目指している。具体的には、「尊厳死の宣言書」（リビングウィル）の登録と普及を主に推し進めている。「宣言書」には、無意味な延命措置の拒否、苦痛を最大限に緩和する治療の希望、植物状

態に陥った際の生命維持装置の拒否が記されている。ただし、現段階では「尊厳死の宣言書」(リビングウィル)に法的拘束力はない。　　　　　　　　　　　　［浅見昇吾］

【関連項目】尊厳死、安楽死、延命治療、植物状態

日本脳神経外科学会
Japan Neurosurgical Society（英）

【概要】脳神経外科の研究・治療の進歩発展などを目的とする学術団体。前身は1948（昭和23）年創設の日本脳・神経外科研究会で、1952（昭和27）年に日本脳・神経外科学会、1965（昭和40）年に日本脳神経外科学会の名称になり今日に至っている。2007（平成19）年現在の会員数は約8300名で、うち約6500名は脳神経外科専門医の認定を受けている。

【倫理との関連】生命倫理との関連ではとくに、それまで混乱しがちであったいわゆる植物状態の定義につき、1972（昭和47）年に学会としての統一見解を発表したことがまず注目される。すなわち、植物状態とは、脳損傷を受け、(1)自分の力で移動できない、(2)自分の力で食事がとれない、(3)大小便が失禁状態にある、(4)目で物の動きを追っても何であるか識別できない、(5)「手で触れ」「口を開いて」などの簡単な指示に応じることはあってもそれ以上の意思疎通はできない、(6)たとえ声は出しても意味ある発語はできない、の6項目を満たす状態に陥り、治療にもかかわらず改善されずに3カ月以上経過した場合をいう、と定められた。これが今日でも用いられている。また、わが国では現在、臓器移植法（臓器の移植に関する法律、1999〈平成11〉年改正）に基づく脳死判定は「法的脳死判定マニュアル」(厚生省厚生科学研究費特別研究事業「脳死判定手順に関する研究班」平成11年度報告書)に準拠して行われているが、このマニュアルの作成にあたっては、当学会の脳死臓器移植検討会がまとめた「脳死判定基準」や「脳死判定の実施マニュアル」などが参考にされている。　　　　　　　　　　　［藤尾均］

【関連項目】脳死、脳死判定基準、臓器移植、臓器移植法、植物状態

日本脳波学会 ➡ 日本臨床神経生理学会

日本不妊学会　Japanese Society of Fertility and Sterility（英）

【概要】1956（昭和31）年に不妊の研究・治療を目的として発足した学術団体。1970（昭和45）年に社団法人化、2006（平成18）年に「日本生殖医学会（Japanese Society for Reproductive Medicine）」と改称。

【倫理上の問題】ヒトの不妊・受精の研究と治療に関しては、日本産科婦人科学会の倫理見解に準拠している。本学会は1995（平成7）年より男性不妊症に重点を置いた倫理委員会報告を出した。未成熟精子による人工授精が動物実験で成功しているが、安全性の検討がされていないのでヒトへの臨床応用は時期尚早と訴えた。また高度乏精子症や無精子症など重症造精機能障害の男性から精子を採り、顕微授精という体外受精技術で児を分娩させることが可能になったが、この問題に対して、染色体異常の可能性があるので、遺伝カウンセラーを交えた説明や情報提供をするように勧告した。　　　　　　　　　　　　　［蔵), 宏昌］

【関連項目】不妊症、不妊治療、日本産科婦人科学会、精子過少症、無精子症、体外受精・胚移植(IVF-ET)、顕微授精法

日本民族衛生学会
Japanese Society of Race Hygiene（英）

【概要】1930（昭和5）年に、生理学者の永井潜（1876-1957）を中心として設立された、優生学や遺伝学の研究、日本人体格

（質）の測定調査、優生思想の普及などを目的とした学術・思想団体。優生学的な社会政策や法の実現への働きかけも活動の重点で、1935（昭和10）年には日本民族優生保護法案の帝国議会への上程を実現させた。その法案の内容は、凶暴犯、精神神経疾患患者のうちその悪質が遺伝すると思われる者、諸中毒症、遺伝性不具、結核やハンセン病（らい病）等の重症者などに、不妊手術、妊娠中絶、結婚禁止ないし制限を行う、といったものであった。この時は審議未了に終わったが、その後も法案は毎年上程され、1938（昭和13）年の法案からは、犯罪者、中毒症や感染症の患者が対象外とされるようになり、1940（昭和15）年に議会を通過し、国民優生法として公布された。本学会は現在も存続しているが、その基本姿勢は大きく変貌を遂げてきた。1994（平成6）年の学会誌では、「人間の生態学的理解を深め、生物と民族の持つ豊かな多様なありかたを考えつつ、現代の人間社会の健康な姿を模索しようとする」と謳っている。

［服部健司］

【関連項目】優生学、優生思想、優生政策、国民優生法

日本臨床死生学会　Japanese Society for Clinical Thanatology（英）

【概要】「臨床の場における生と死をめぐる患者やその家族の精神的な苦痛や問題に焦点をあて、かれらを精神的に支え癒すための方策を、（中略）幅広く研究、実践し、その教育を行う」という創設趣意に基づいて活動している学術団体。1995（平成7）年、日野原重明聖路加看護大学学長（当時）を顧問、加藤正明東京医科大学名誉教授（精神医学）を理事長に、第1回大会を東京医科大学で開催。2007（平成19）年現在、会員数は約500名。精神医学、緩和医療、内科など医系の会員が約40％と最も多く、次いで看護・福祉系約25％、心理・哲学・倫理・法学・社会学系約20％、ほかに医療・福祉相談系などとなっている。年1回全国研究大会・総会を開催、成果を学会誌『臨床死生学』に掲載している。大会は、第1回を精神医学、第2回を緩和医療、第3回を死生学、第4回を哲学、第5回を老年医学、第6回を緩和医療、第7回を看護系の専門研究者がそれぞれ会長を務めるというように、学際色豊かに展開されてきた。

会員の関心や研究テーマも、死にゆく者のケア、緩和ケア、難治性致死的疾患など日々、死と隣接している患者のケア、脳死や植物状態による患者の家族のケア、不慮の死による残された者のケアなどのほか、身体の一部を喪失した人の精神的問題、致死的疾患の告知に伴う問題、自殺をめぐる問題、加齢や老化と死をめぐる問題など多岐にわたる。問題へのアプローチ方法も多彩である。

［木阪昌知］

【関連項目】死生学、ターミナルケア、メンタルヘルス

日本臨床神経生理学会　Japanese Society of Clinical Neurophysiology（英）

【概要】脳から脊髄・末梢神経・筋に至る広い範囲の機能とその病態を生理学的に研究することなどを目的とする学術団体。その前身は1952（昭和27）年に設立された日本脳波学会である。同学会は1971（昭和46）年に日本筋電図学会と合併し、日本脳波・筋電図学会が設立された。日本脳波・筋電図学会は1999（平成11）年までに計29回の学術集会を開催してきたが、近年の脳研究の方法が多様化してきているなどの理由から、2000（平成12）年に名称を日本臨床神経生理学会と改めた。これに伴い1974（昭和49）発刊の機関誌『脳波と筋電図』も『臨床神経生理学』と改められた。2007（平成19）年9月現在、会員数は約2600名。

【倫理との関連】本学会は、その前身時代も含め日本の脳波学の発展に多大な貢献をしてきた。なかでも、日本脳波・筋電図学会の脳死と脳波に関する委員会が1974（昭和49）年に日本で最初の脳死判定基準を公表したことは注目される。この判定基準は、日本で現在用いられている「法的脳死判定マニュアル」（厚生省厚生科学研究費特別研究事業「脳死判定手順に関する研究班」平成11年度報告書）が直接的に準拠するものではないが、わが国の脳死をめぐる本格的議論のいわば叩き台を提供したものとして記念碑的価値を有する。　　　　［藤尾均］
【関連項目】脳死、脳死判定基準

入院歴 ➡ 既往歴

乳児死亡率　infant mortality rate（英）
【定義】地域の中での乳児の死亡の割合を表わすもので、母子保健の指標として最も代表的なものの一つである。「1年未満の乳児死亡数／出生数×1000」により算出する。国際疾病分類第10版（ICD-10）には「体重別乳児死亡率（infant mortality rate weight-specific）」があり、その計算式は「出産体重1000g以上の出生児中の乳児死亡数／出産体重1000g以上の出生数×1000」である。なお、人口動態統計では、生後1年未満の死亡のうち1カ月未満の死亡を新生児死亡（neonatal mortality）、1週未満の死亡を早期新生児死亡（early neonatal mortality）という。
【歴史的経緯】わが国の乳児死亡率は、大正末に150、1940（昭和15）年に100を割り、1961（昭和36）年に20台、1965（昭和40）年に10台、1976（昭和51）年に10を割った。このように乳児死亡率は著しい改善を示したが、これは保健医療技術の進歩、生活水準の向上によるもので、とくに生後1カ月以降の死亡の減少が著明である。現在は、スウェーデン、デンマーク、オランダ、スイスなどとともに最も低い値をとる。
【倫理上の問題】乳児の生存は乳児自体の健康状態・養育条件等の影響を強く受けるため、乳児死亡率はその地域の衛生状態の良否、経済・教育を含めた地域社会の住民の健康水準全般を反映する指標となる。しかしその指標だけでなく、妊娠中の母体の健康状態や出産後の親の養育条件などの母子保健上の管理も重要である。［丸山マサ美］
【関連項目】死亡率、周産期医学、死産、母子保健法

入退院
入院：admission, hospitalization（英），
退院：discharge（from hospital）（英）
【定義】入院と退院を合わせた意味を持つ造語。入院のための病床は、集中的な治療が必要な急性期患者のための「一般病床」、慢性期患者のための「療養病床」、その他「結核病床」「感染病床」「精神病床」に分類される。入院の原因となった傷病や入院後新たに生じた傷病などの治療が終了、もしくは外来あるいは転院で治療継続と判断された場合、退院となる。
【倫理・法・社会上の問題】一般に入院は医師－患者間のインフォームドコンセントの結果に基づいて決定される。しかし、感染症を蔓延させないために、結核を同居者に伝染させる恐れのある場合や「感染症の予防及び感染症の患者に対する医療に関する法律」で一類感染症に分類されている疾患に罹患した場合などには、都道府県知事が入院（入所）をさせることができる。また、精神保健福祉法では、精神障害者が入院させなければ精神障害のために自傷あるいは他人を害する恐れがある場合に都道府県知事は入院させることができる、と定めている。2005（平成17）年7月に施行された心神喪失者医療観察法によれば、殺人・

放火などの重大な罪を犯した「触法精神障害者」の入院は裁判所が決定する。終末期医療（ターミナルケア）を除き、入院の目的は、疾患を治し社会生活に復帰することであるが、入院による治療が終了し退院可能となったにもかかわらず、家族の受け入れ等社会的な理由で退院できず入院を継続している状態を「社会的入院」という。政府は医療費削減のため、この「社会的入院」を減らす政策をとっている。　　［廣川博之］

【関連項目】療養、インフォームドコンセント

ニュールンベルグ綱領
Nuremberg Code（英）

【定義】ナチスの非人道的人体実験を裁いたニュールンベルグ裁判に際し、第二次世界大戦以前の生体実験の反省に立って制定された、「道徳的・倫理的・法律的概念を満たすために従うべき基本的諸原則」。医学的な実験には「被験者の自発的な承諾が前提であり、決定を下すことが出来る知識が与えられ、十分な理解を得た上で、被験者本人の同意が必要である」と規定され、医学上の臨床研究に関しての基本原理を定めたものである。

【歴史的経緯】1945年、ニュールンベルグで敗戦国ドイツに対する国際軍事裁判が開かれ、ナチスに加担した医師による人体実験や安楽死実験が明らかになった。このため、医学的問題を別個に扱うニュールンベルグ裁判（1946年11月21日〜1947年8月20日）が行われた。1947年に定められたこの綱領は被験者の自由意志による同意を最重要とし、それを国際的に示した。そして、情報の開示と被験者の自発的同意の尊重という理念は、今日のインフォームドコンセント概念の出発点となった。1950年代のアメリカでは、被験者の同意を得ない研究に対する医療訴訟において、患者の自己決定権を基盤に据えた法理念が強調されることになり、これを契機に、人体実験に対して国際的に統一された一般原則の必要性も高まり、ニュールンベルグ綱領の原理を踏まえ、第18回世界医師会総会（1964年）でヘルシンキ宣言が採択された。ここで、実験被験者に対する情報開示、自発的同意などの権利といったインフォームドコンセントに関する要件が明示され、綱領の基本原理が広く世界に浸透し、一般化した。

【倫理上の問題】本綱領の倫理的意味は、被験者の権利尊重という個人主義的観点の上位概念として、社会利益に寄与するものを正当化するための普遍原理を設定したことにある。本綱領では人体実験の正当性とその限界の設定が行われ、患者の権利と実験による便益に関しての「代償／利益」という包括的原理が記されている。20世紀に、医学は経過観察による帰納的方法論から人体を対象とした演繹的方法論へと移行した。人体実験は、「社会に有益な結果をもたらす」もので「他の研究方法ではその結果は得られない」という本綱領の条文で、その社会的正当性が示された。そして、その正当性が適用される限界を患者の権利の保障と医師の倫理的義務の２点から規定している。患者の権利を規定する中心原理として、情報開示の上での「被験者の自発的意志」の尊重を明示し、医師の倫理的義務としては、患者の利益を優先すること、苦痛や障害を除く努力をすること、そして患者の状態が悪化した時には研究を中止することなどが述べられている。本綱領は臨床の規範として示されたが、この理念が臨床的効力を得たのは、マスメディアを通じて人体実験の問題が取り上げられ、社会で問題視されるようになった1970年代以降である。

【諸分野との関連】ニュールンベルグ綱領により、患者側の権利が明確な形で倫理的に承認されたことは、法律と公共政策にも影響を与えた。たとえば、臨床研究での障

害に関する医療訴訟において、司法は患者の自己決定権を支持する法理上の基盤を得た。また行政においては、たとえばアメリカでは1953年、公共衛生局管轄の国立衛生研究所の臨床センターが設立され、臨床研究の倫理的規制が地方まで拡大した。このように、司法と行政において臨床研究に対する規制が確立していく段階で、医療、福祉、公衆衛生など様々な関連分野で基準や限界の設定が行われることとなった。日本では1980年代になるまで患者の自己決定権に関する問題は重要視されていなかったが、1989（平成元）年に日本医師会がインフォームドコンセントを「説明と同意」と訳して報告書を提出した後、この問題が医学界のみならず社会的にも問われるようになった。

【展望】人体実験は医学の進歩と病気の克服にとって欠かすことのできない過程であるという意味で、この綱領の意義や問題性は今後も医学的方法論との関連の中で重要な位置を占めていくと考えられる。また、本綱領が人類の犯した過ちの反省に立って作られたという事実は、決して忘れ得ない教訓を残していくと考えられる。→巻末参考資料9　　　　　　　　　　［大塚耕太郎］

【関連項目】人体実験、インフォームドコンセント、ヘルシンキ宣言、自己決定権、患者の権利、情報開示、臨床試験、研究倫理

ニュルンベルク綱領 ➡ **ニュールンベルグ綱領**

ニュルンベルク裁判 ➡ **ニュールンベルグ綱領**

任意入院 ➡ **精神保健福祉法**

人間改造　euphenics（英）
【定義】遺伝学者レダーバーグ（Joshua Lederberg 1925-2008）による造語。生物学的・医学的手段によって個人のレベルで表現型（身体）を改良する学問・技術を指す。

【倫理上の問題】人間の性質を改良する手段としては、遺伝型（genotype）を選択・変更・廃棄し、種のレベルでの改良を目指す優生学（eugenics）や、個人の健康・外見などを社会環境のレベルで改良する優境学（euthenics）がある。他方、人間改造は表現型改良学とも直訳されるものであり、遺伝外科とクローニングの技術を用いて、個人のレベルで表現型（phenotype）を改良しようとする学問・技術である。レダーバーグによれば、すべての細胞の遺伝欠陥を修復することは不可能と予想されるため、遺伝外科は実現の可能性が薄いとされる。しかし、優れた遺伝子型のコピーを作り（クローニング）、人体の交換すべき部品をそのコピーから調達する技術は実現の可能性が高いとされる。さらにレダーバーグは、人間同士のクローンが完全に実施されるようになるまでは、人間と動物のハイブリッドクローンの実験を行うことも提唱する。人間改造は技術的には既に実現の射程内にあるといえよう。この技術が進展していけば、クローニングによって作り出された個体をどのような存在として扱うべきかという問題に直面することになる。この技術は、どこまで治療をすべきなのかという治療範囲の問題、どのような治療なら認められるのかという治療手段の問題を提起している。治療という事柄そのものが倫理学的に問い直される必要がある。　　　　　　　　　　　　　　　［馬渕浩二］

【関連項目】優生学、優生思想、クローン技術、正常と異常

人間学 ➡ **哲学的人間学**

人間機械論

mechanical theory of human being（英）

【定義】人間は一種の機械であるとする考え、あるいは機械をモデルにして人間を理解しようとする立場。人間機械論という術語に該当する欧米語は見出し難い。この術語の意味を汲んで英語に訳してみれば、標記のようになろう。この術語が日本において広く用いられるようになったのは、18世紀フランスの医師にして思想家ラ＝メトリー（Julien Offray de La Mettrie 1709-51）の"L'homme-machine"（1748年）が杉捷夫によって『人間機械論』（1932〈昭和7〉年）という表題で訳出されてからのことといわれる。

【倫理上の問題】生命体を機械と見なしてよいかどうかという問題は、とりわけ17世紀以来、機械論と生気論（または活力論）の対立として論じられてきた。機械論は生物と無生物との間に根本的な差異を認めず、生命現象も無機物と同じく物理的・化学的な仕方で解明し得るとするが、これに対して生気論は、生物には無生物には存在しないような生命力があると考える。人間機械論は、他の生命体と同じく、人間を一種の機械と考える立場である。近世以降、今日に至るまでの人間機械論の基本的な考えはデカルト（René Descartes 1596-1650）の哲学に見出される。彼は具体的な人間を精神と身体の結合体として捉えているが、人間の身体そのものについていえば、これを一種の精密な機械であると考える。ラ＝メトリーはその経験と観察に基づき、「人間はきわめて複雑な機械である」と主張する。脳が十全な組織を持ち、よく訓育されるならば、そこに精神の誕生を見ることになるのだという。今日の医学は基本的にはデカルトの二元論に基づいていると考えられる。たとえば臓器移植は人間の身体を機械と見なす、つまり臓器を機械の部品と見なすことによって初めて成立するものであろう。

【展望】コンピューターの発達は人間と機械との差異をなくしていくともいわれる。坂本百大（1928-）は、人間をインプットとアウトプットを持つ自動的情報処理装置、つまりオートマトンと見なす。人間もコンピューターも共に考えるといえるとすれば、人間を機械と見なすことが可能であるともいえようが、機械の発達とともに絶えず機械とは何か、人間とは何か、という問いを問い続けていくことが必要であろう。

〔箱石匡行〕

【参考文献】坂本賢三『機械の現象学』（岩波書店、1975）。坂本百大『人間機械論の哲学』（勁草書房、1980）。

【関連項目】機械論、心身問題、生気論、アニミズム、哲学的人間学

人間性

human nature, humanity（英），Menschliche Natur, Humanität（独）

【定義】本来、人間を人間たらしめる内面的な根拠を意味するものとして「人間性」は捉えられた。したがって、それは基本的な人間理解に関わる概念であり、「人間本性」「内的本性」などとも呼ばれている。

【概念内容の多義性】その概念内容はといえば、極めて多義的であり、歴史的にはルネサンス以前と以後では大きく分かれるといえる。たとえば、この概念はストア派では極めて顕著に現われるが、その場合は人間の理性的側面をもって人間の本質とする。一方、ルネサンス以降には、人間の感性の解放がこの言葉によって象徴された。カント（Immanuel Kant 1724-1804）の場合には感性と悟性という両側面から人間が捉えられ、「人間性」は人間の「理性的本性」を意味する。また「人間性」という言葉は、カント以後も様々な意味で捉えられてきており、人間の欲望など人間理性と対立する

ものを示す言葉としても使われてきた。その意味でこの「言葉」は人間を外的に抑圧するものに対して、そのような抑圧から解放することを希求する際に使用されてきたといってよい。そのため、この言葉自身が様々な多岐的内容を含んでいることに注意しなければならない。

【生命倫理と人間性】「人間性」は、「人間の尊厳」をその内容とする場合に典型的に示されるように、人間を他の自然的存在者の一切から区別する指標としても使われてきた。その意味で内面性に基づく人間の普遍的なあり方をも意味することになる。だが、人間の普遍的あり方としての「人間性」とは存在するのだろうか。とりわけ、遺伝子治療をはじめとする様々な最先端医療および技術は、「遺伝子」を組み換えたりすることによってこの内的な自然が可変的であることを示している。したがって、もはや人間を他の自然的存在者から普遍的な内的な本性という意味での「人間性」によって区別することはできなくなっているといえよう。それゆえ、かつてこの言葉がその多義性のゆえに捨て去られてしまったのとは異なって、今日もう一度この言葉を再建し内実を明らかにしていくことが重要になっている。　　　　　　　　　　　［長島隆］

【関連項目】哲学的人間学、人間の尊厳、遺伝子、人格、パーソン論、ヒューマニズム

人間中心主義　anthropocentrism（英）

【定義】人間だけに内在的価値を認め、人間だけを倫理的配慮の対象とする立場。とくに、自然保護において自然物が人間にとって価値を持つ限りそれを保全しようとする考え方を指す。

【経緯】人間中心主義は、克服されるべきものとして環境倫理学によって名指しされている立場である。しかしこの立場は根強く私たちの意識を規定している。なぜなら、人間以外の自然物に権利を認めることにも、自然物そのものの利害関心を人間が理解することにも、一定の困難が考えられるからである。なおホワイト（Lynn Townsend White,Jr. 1907-87）は『機械と神（Machine ex Deo）』（1968年）など人間中心主義の歴史的起源をユダヤ―キリスト教の世界観に求める論文を発表し議論を呼んだ。

【倫理上の問題】自然保護の対象には人間中心主義では理解できないものが含まれる。たとえば、絶滅危惧種をなぜ保護すべきなのかをこの立場は理解できない。しかし、現実にはそうした種等をめぐって「自然の権利」訴訟が行われている。さらに、生命圏平等主義（ディープエコロジー〈deep ecology〉）に立脚した社会批判によれば、人間中心主義（シャローエコロジー〈shallow ecology〉）は自然から多くを収奪してきた先進工業国の立場であり、それは地球環境問題対策における先進国中心主義となってあらわれるともいえる。

【展望】人間中心主義は、自然物そのものの利害関心を認識できないという認識論的問題に立脚するが、それは人間の活動によって影響を受ける自然界・自然物に対して何らの対策も施さなくてよいことを意味するわけではない。かつてその可能性を否定された「自然の権利」訴訟が今日行われているように、諸制度の改善によって人間が自然環境に対してとるべき態度を確定することで、人間中心主義に由来する消極的態度も解消されていくであろう。　［御子柴善之］

【参考文献】鬼頭秀一『自然保護を問いなおす・環境倫理とネットワーク』（ちくま新書、1996）。谷本光男「生物多様性保護の倫理」（加藤尚武編『環境と倫理』有斐閣、1998）。L.ホワイト『機械と神』（青木靖三訳、みすず書房、1972）。

【関連項目】自然保護、環境倫理、自然の権利、エコロジー

人間ドック　health screening（英）

【定義】 定期的な短期入院によって精密検査を受けること。一定期間の航海を終えた船舶がドックに入って点検を受けることになぞらえて、ジャーナリズムによって命名された。わが国では1954（昭和29）年に、当時の国立第一病院で実施されたのが最初である。

【倫理上の問題】 人間ドックに入ることによって自覚症状がない場合でも異常所見を発見して疾病の早期治療につなげられること、またそれによってその後の快適な生活が保証されることなどの利点がある。一方、日常生活や寿命に何らの影響を与えないような所見が顕在化されることによって、いたずらに受診者に過剰反応を引き起こす欠点もある。受診者の健康生活にとってマイナスにならないような適切な指導が望まれるので、これに従事する医師には総合的・大局的な判断のできる知識が要求されるとともに、受診者も人間ドックの効用と限界を正しく理解する必要がある。　〔深瀬泰旦〕

人間の尊厳　human dignity（英），Menschenwürde（独）

【歴史的由来と意味】 この概念はもともとは古代ストア派に発し、キリスト教の伝統の中で培われてきた。だが、ミランドラ（Pico della Mirandola 1463-94）の同名の演説が公刊され、また同時期、他にも同様の議論が行われたことで知られるように、ルネサンス時代に大きく「人間」をそれ自身において特徴づけるメルクマールとして問題となったものでもある。この時の考え方は小宇宙としての人間という考え方である。したがって、全自然を自己のうちに包摂するのが人間であり、自然の創造者である神と一つになることが人間の存在目的であるとされ、とくに神の被造物あるいは神の似姿としての人間という中世的な人間把握に対して親近性を持っている。また、この考え方が、人間の固有のあり方をこの「人間の尊厳」という言葉で表わし、この言葉を他の動物との区別の尺度として提起したことを忘れてはならない。

その後、注目しなければならないのは、「自己目的としての人間」を示すカント（Immanuel Kant 1724-1804）の議論である。カントは「人間性そのものは一つの尊厳である。なぜなら、人間はいかなる人間によっても（ほかの人間によっても自分自身によっても）たんに手段として利用されることができず、いつも同時に目的として使用されなければならない。そこにまさにその人の尊厳がある」と述べる。これがその後の「人間の尊厳」の内容を形成したといえよう。

【生命倫理と人間の尊厳】 今日の生命倫理の議論においては、とくにドイツでの議論が「人間の尊厳」を基礎として組み立てられている。ドイツでは「人間の尊厳」は第一に、ドイツ基本法第1条に規定されているものである。ここでは「人間の尊厳」は人権と区別され、かつ「不可侵」であるとされ（人権は他の人権と衝突する時には制限可能である）、人権の根拠を示すとともに、ドイツの基本法に基づく社会システムの原理であることになる。第二に、キリスト教の伝統的な概念がある。この場合、人間を他の動物と区別するという機能を持つ概念として用いられている。

【問題点】 この「人間の尊厳」を中心とした考え方には、第一に「人間の尊厳は何に帰属させられるか」という問題があり、そこからはとりわけ「いつから人間か」という問題が生じてくる。第二に、人権との区別が重要になる。第三に、「人間の尊厳」は人間の「自然性」をどこまで含むことができるかという問題がある。さらに、最近ではとりわけ他の動物との区別に関係して、

「人間の尊厳」の考え方と動物倫理の問題との衝突もいわれるようになってきている。　　　　　　　　　　　　［長島隆］

【参考文献】I.カント『人倫の形而上学』（古沢伝三郎・尾田幸雄訳）『カント全集』11、理想社、1969）．P.d.ミランドラ『人間の尊厳について』（大出哲他訳、国文社、1985）．

【関連項目】人権、生命の尊厳、自然と生命に対する畏敬、QOL、人間性、ヒューマニズム

認知行動療法 ➡ 行動療法

認知症　dementia（英），Demenz（独），démence（仏）

【定義】いったん成熟に達した知・情・意の統合体としての意識存在である人格が、脳の様々な疾患によって崩壊をきたす状態を指す。ごく最近まで「痴呆」と称されていた概念とまったく同じ内容を指している。2004（平成16）年には、厚生労働省が一般的な用語・行政用語として「痴呆」に代わって「認知症」を用いることを定め、学術用語としても次第に「認知症」という表現の使用が一般化しつつある。しかし、"dementia"という原語自体は元のままであり、あくまで日本語としての「訳語」に関わる問題である。したがって、認知症＝痴呆＝dementiaと理解しておけばよい。訳語が変わることによって生じる表現上の微妙なニュアンスが、以前の「痴呆」の内容に何らかの影響を与える可能性は否定しきれないが、とりあえずは時代の流れと捉えておく他はない。いずれにせよ、dementiaの歴史は極めて長いので、痴呆という術語を直ちにすべて「認知症」に置き換えることは学術的には未だ尚早と思われる。そのため、本項目の解説では両者を同義と見なして、受け入れられやすい方の術語を使用することとする。いま少し立ち入って定義すれば、「認知症」＝「痴呆」とは、知的機能、記憶機能、知覚機能など広範囲に及ぶ認知機能の低下をきたし、また情意面での統制が不十分となって、結果的に常識的・適応的な言動がとれなくなり、自立した社会生活に困難をきたす事態の総称である。

【歴史的経緯】痴呆の概念は、少なくとも19世紀フランスの精神医学の誕生の時期にまで遡る。ピネル（P. Pinel）やエスキロール（J-É D Esquirol）は精神疾患を精神活動の病的偏倚と精神的減弱とに分けたが、その後、大局的に見ると、前者は「妄想」として、後者は「痴呆」として把握されるようになる。精神活動の病的減弱の中には先天的な知的発達障害も含まれるが、これを後天的減弱である痴呆と区別したのはエスキロールであった。こうした精神病については、かなり早い時期から脳の障害との関連が想定されてはいたが、一方で進行麻痺のような明確な脳の病変が必ずしも見出されない「精神病性」痴呆が存在し得ることにも気づかれていた。他方、妄想から痴呆へと移行してゆく疾患がラゼーグ（C. Laségue）やマニャン（J.J.V.Magnan）によって記載され、これがクレペリン（E.Kraepelin）の早発性痴呆に受け継がれ、ほどなくブロイラー（E.Bleuler）の統合失調症の概念へと引き継がれていくが、その末期状態は器質性の痴呆と必ずしも区別し難い場合があるため、器質性痴呆（démence organique）と精神病性痴呆（démence vésanique）といった区別も行われている。しかし、最近では痴呆という場合、原則として明確な脳の疾患に基づくものを指すようになっている。老年期・初老期における代表的痴呆には、脳血管性痴呆と変性痴呆（アルツハイマー型痴呆、前頭側頭葉型痴呆、皮質下性痴呆など）があるが、若年者や中年群でも頭部外傷や脳炎の後遺症などで重大な痴呆に陥ることも稀

ではない。

【倫理上の問題】最も大きな問題は、認知症に伴って減弱していく人格を社会がどのように捉えるかということであろう。認知症におけるいわば「人間性」の減弱は、本人の力の及ばないところで進行していく。それは原則として脳の疾患の結果であって、本人の責任を問うことができるような性質のものではない。しかしながら認知症は、それまでその人が担っていた社会的役割を全うすることを困難にし、いわばそれまで存在していた社会的人格を崩壊へと向かわしめることになる。それは結果的に、社会的な無力、社会的な死に近い事態をもたらすことになる。かくして弱者となっていくほかない人びとに対して、残された人びとや社会はどのように対応し、関与していくべきであるか。認知症の有する基本的な倫理的含意はこの点にあると考えられる。

【関連領域における問題】認知症が具体的に社会と接点を持つことになるのは、医療・福祉・司法の領域である。認知症の症状を呈するようになると、早晩、医学的治療やケアが必要となるが、本人は多くの場合、治療の必要性を十分には自覚できず、また何らかの治療やケアを開始するにしても、それを本人の同意の下に、あるいは本人の意思に従って行うことは困難である。したがって、どのような治療やケアを行うかを本人以外の誰かが決定しなければならないことになる。また認知症に陥ると、記憶や判断力の低下のために早晩、自己の資産や財産を自身で管理できなくなることも稀ではない。そうした場合、その人の財産管理を誰がどのようにして行うかといった問題が生じる。これに対しては、従来、禁治産・準禁治産の鑑定を行って、必要な場合には後見人の選定が行われてきたが、2000（平成12）年に新しい成年後見制度が発足し、本人の判断能力の程度に応じて家庭裁判所の監督の下に、後見、保佐、補助という段階に応じた後見が行われるようになっている。後見の対象者は「精神上の障害により事理を弁識する能力を欠く常況にある者」、保佐の対象者は「精神上の障害により事理を弁識する能力が著しく不十分である者」、補助の対象者は「精神上の障害により事理を弁識する能力が不十分である者」という規定が適用される。具体的には、「後見」の対象者は、日常的に必要な買い物も自分ではできず誰かに代わってやってもらう必要がある程度、「保佐」の対象者は、日常的な買い物程度は単独でできるが、不動産・自動車の売買や自宅の増改築、金銭の貸し借りなど重要な財産行為は自分ではできないという程度、「補助」の対象者は、自己の財産行為を管理・処分するには援助が必要な場合があるという程度のもの、と規定されている。後見や保佐に該当するか否かは、一定の手続きに従った鑑定が行われ、補助に関しては診断書の作成（必要な場合は鑑定）が家庭裁判所から適切な医師に依頼され、後見人、保佐人、補助人も家庭裁判所によって選任されることになっている。認知症に関していえば、この3カテゴリーのいずれに該当するかはその原因疾患、進行度、社会的状況などによって決まってくる。このように、認知症においては「自己決定能力」や「社会的自律性」の低下・喪失に対して、医療・福祉・司法がどのように介入し、あるいは対応していくかが大きな問題となる。

【展望】「人格の崩壊」ないし「意識の崩壊」という点において共通するとはいえ、認知症というのは決して一様な病態であるわけではない。痴呆をきたす原因疾患によって、また侵される脳の病変部位によっても病態はかなり異なってくる。一つの痴呆があるのではなく、いくつもの痴呆があるという認識は、医学的には常識になりつつある。

たとえば、後方型のアルツハイマー型痴呆と前方型の前頭・側頭型痴呆（ピック型痴呆）とでは、自己決定能力や社会的な自律性の減弱のあり方に明確な質的相違が認められる。したがって、家族・医療・福祉・司法は、精確な医学的臨床診断に基づいて、適切かつ良識ある判断を下し、実践することが求められている。　　　　　　　［大東祥孝］

【参考文献】田邊敬貴『痴呆の症候学』（医学書院、2000）。中村雄二郎「痴呆と生命の質について」、大東祥孝「フランスにおける痴呆の考え方」（『Dementia Japan』11、1997）。大東祥孝「意識障害と痴呆の鑑別」（『老年精神医学』2、1985）。
【関連項目】高齢社会、高齢者、老人福祉、自己決定権、成年後見、アルツハイマー病

|| 認定医制度
【定義】医学会において、ある診療科目の専門医であることの認定を受けるという制度のこと。

2002（平成14）年4月1日の医療機関の広告規制の緩和に伴い、医師・歯科医師の専門医の資格名（○○専門医）が広告できるようになった。ただし、告示（平成14年3月29日付厚生労働大臣告示159号）で定める基準を満たすものとして厚生労働大臣に届出がなされた団体の認定する資格に限られている。2008（平成20）年2月19日現在、医師50資格、歯科医師4資格が広告可能な専門医資格として公示されている。
【倫理上の問題】認定医制度から専門医制度への移行は、医療に関する情報開示を進め、患者の選択の拡大を図ることを目指している。毎年、広告可能な専門医の名称が増加しているが、それに合わせて、資格も細分化され始めている。あまりに専門医資格の細分化が進むと、かえって患者の選択の妨げになる恐れもある。　　［馬込武志］

【関連項目】医師、歯科医師

ね　ネ

|| ネオテニー　neoteny（英）
【定義】幼体成熟とも呼ばれる。生物学的には、生物が成体にならないまま成熟することであり、生殖機能は有する。大脳生理学的－発達心理学的には、身体的には成人であるにもかかわらず、主として社会的体験や対人関係体験および情操学習の不足や欠落によって、脳の一部が未発達な状態にとどまり、社会行動などに問題を生じる主として青少年の状態をいう。
【倫理上の問題】アシュレイ＝モンターギュ（Ashley Montagu 1905－99）は、その著作『幼体成熟』（Growing young）の中で、形質人類学的に人間身体の未発達的特徴の優位性について指摘し、人間は身体的に未成熟のまま成人になることによって、環境適応を高めてきたと考えている。またモンターギュは、人間の心理的現象の一つである遊び心が心理的領域における幼体成熟現象である、と考えている。幼体成熟という概念は本来、身体的にも心理的にも生物が環境適応を高めるための　つの有力な手段であるという理解であり、優位概念なのである。

しかし倫理的には、幼体成熟という概念は、主として高等学校や大学など中等後期教育機関・高等教育機関における社会性を欠如した生徒や学生たちに対して用いられている。医学的には、こうした者たちの行動は大脳前頭葉における何らかの欠損や異常が原因であるという指摘がある。したがって、これは一種の病気であるから、当人たちに対して自覚を促すことだけでは問題は解決しないとも指摘されている。牟田隆郎（1946－）は、「ウゼエ」「キモイ」「ム

カツク」といった若者の感覚語はいわば皮膚感覚のみをもってして他者を判別するという、一種の他者認知ネオテニーであり一種の退行現象であろう、と主張している。

【展望】ネオテニー概念を青年発達における一つの問題行動としての社会性欠如の説明に使うということが、一体どこまで妥当するのかという問題をもう少し見極める必要があろう。なぜなら、青年発達における一つの現象である社会性欠如がネオテニーであると断定してしまうと、その現象が直ちに大脳生理学的病理へと還元されてしまうのではないか、という危惧があるからである。極端にいえば、社会性が欠如している青年はことごとく脳科学的に病気なのであって、人間として不完全であるといったような、かつてのナチズムのごとき人間観を招来する危険性がないとはいえないからである。　　　　　　　　　　[中里巧]

【参考文献】牟田隆郎「青年の心的現在」(『聖学院大学論叢』第18巻第2号、2005)。アシュレイ＝モンターギュ『ネオテニー』(越智典子訳、どうぶつ社、1986)。

【関連項目】成年、倫理

┃┃年金　public pension（英）

【定義】社会保障制度の二大源泉は、1531年に始まるイギリス救貧法と、1889年ビスマルク（O.F.Bismarck 1815-98）による社会保険制度である。年金制度は後者を起源としている。

　年金制度は、所得を保障するものであり、運用基盤として国や地方が運営する公的機関と、民間の保険会社や金融機関や雇用主である企業などが運用する私的機関がある。種類としては遺族・障害・老齢のほか、民間ではさらに主な生計者の離別なども含む年金が用意されている。日本では、1963（昭和38）年以来、国民年金・厚生年金・共済年金のいずれかに、成人した国民すべてが加入するようになっている。

【展望】年金の財源は、主として積立や賦課などによって加入者から調達することによっている。積立は経済状況に影響を受けやすく、賦課は世代別人口比率に問題がある。超高齢社会に突入しつつある日本社会では、若年層に年金等の負荷がかかりすぎ破綻するのではないかと危惧されている。

[中里巧]

【関連項目】福祉

┃┃年齢制限 ➡ 成年

の ノ

脳　brain（英）

【定義】中枢神経系の大脳半球、間脳、中脳、橋、小脳、延髄の総称。身体活動のほか、知、情、意の精神活動を営む。

【倫理上の問題】脳神経科学のめざましい進歩により、神経疾患に対する治療目的の脳の操作が可能になっている。電極によって聴覚神経を刺激し聴覚機能を補う人工内耳は既に1970年代に実用化されているが、最近では特定脳部位の電気刺激により、疼痛やパーキンソン病の不随意運動だけでなく、難治性うつ病や強迫神経症などの精神の病に対する治療も始まっている。また、筋萎縮性側索硬化症（ALS）患者への応用を目指して、脳から取り出した神経の信号で動く精巧な義手の開発も進められている。さらに、脳神経科学のもたらす成果は脳の治療にとどまらず、ポリグラフを用いた嘘発見器のように、脳波（P300）や画像技術（fMRI）などを使った脳内嘘発見器の開発や健康な人の脳をさらに賢くする薬の開発まで広く及んでいる。これらの技術や薬の利用がどこまで許容されるかという問題がある。

【展望】アメリカでは、2002年に脳研究と倫理の問題を考える初めての会議が開かれ、2003年には生命倫理学から枝分かれした「脳神経倫理学」が誕生した。その定義は、もともとは「人間の脳を治療することや、脳を強化することの是非を論じる哲学の一分野」であったが、ガザニガ（Michael S. Gazzaniga）は「病気、正常、死、生活習慣、生活哲学といった、人々の健康や幸福にかかわる問題を、土台となる脳メカニズムについての知識に基づいて考察する分野」と広く定義している。日本では2005（平成17）年に初めて「脳神経科学と倫理ワークショップ」（科学技術振興調整機構・社会技術研究システム主催）が開かれた。今後ますます進む脳の仕組みの解明とそれに基づく応用が人類社会に及ぼす影響について、「脳神経倫理学」の新しい視点から検討されていくものと思われる。

[中原大一郎]

【参考文献】M.S.ガザニガ『脳の中の倫理』（梶山あゆみ訳、紀伊國屋書店、2006）。

【関連項目】脳死

脳幹死　brain stem death（英）

【定義】脳幹の機能が不可逆的に失われたことをもって脳死とすること。脳幹には自発呼吸・血圧維持など生命維持に必須な機能の中枢があり、脳幹の損傷は即死につながる。脳幹死は必然的に脳全体の機能喪失をもたらすという理由から、イギリスでは脳幹死をもって脳死と規定している。しかし、日本やアメリカなど大部分の国では脳幹死と大脳死を合わせた全脳死をもって脳死としている。

【倫理上の問題】脳幹死が起こっても人工呼吸器を装着し、昇圧剤などの生命維持手段をとれば、脳死の状態で心臓の拍動をしばらくは維持することができる。しかし、それが人の死であるかどうかは社会全体のコンセンサス次第である。イギリス以外でも、脳神経の専門家の間には脳幹死を脳死とする意見が多い。もっとも、脳幹死と同時に大脳死が起こるわけではないので、他の多くの国では心情的に大脳死を脳死に含めている。

[伊藤幸郎]

【参考文献】C.パリス『人間の死と脳幹死』（植村研一他訳、医学書院、1984）。

【関連項目】大脳死、全脳死、脳死

脳血管障害
cerebrovascular disease（英）

【定義】脳血管の閉塞や破裂に伴う疾病の総称。一般には脳卒中と呼ばれる。厚生省循環器病委託研究班の分類（1990〈平成2〉年）では、脳梗塞（症）（脳血栓症、脳閉塞栓症、無症候性脳梗塞など）、頭蓋内出血（脳出血、くも膜下出血など）、その他（一過性脳虚血発作、慢性脳循環不全症、高血圧性脳症など）に分類される。頭痛、吐き気、めまい、意識喪失、言語障害、知覚障害、痴呆などの徴候を示す。近年、画像診断の進歩によって脳梗塞の早期発見が可能になり、めまいなどの神経症状が自覚されない血管閉塞（無症候性梗塞）が見つかるケースが増加している。

【倫理上の問題】わが国では1960年代まで死因の第1位は脳卒中であったが、その後減少し、1965〜70（昭和40〜45）年以降にはがん、心疾患に次いで第3位になった。これは頭蓋内出血による死亡者数の減少によるものである。脳卒中はすべての疾患の中で患者の在院日数が最も長い。また、ひとたび発症すると後に何らかの障害を残すことが多く、介護が必要となる確率が最も高い原因疾患の一つである。加えて、脳卒中は寝たきりの原因になりやすく、またアルツハイマー型痴呆と並ぶ代表的な痴呆をしばしば伴う。このように脳卒中は、医療技術の進歩に伴って生命を失う大きな病ではなくなったが、その代わりに治療・リハビリや後遺症のために不自由な生活を強いられ、患者本人・家族にとって身体的にも経済的にも大きな負担となっている。また、寝たきりあるいは痴呆の患者に対する虐待も問題となっている。

【展望】高齢者の虐待については、1996（平成8）年に日本高齢者虐待防止センターが設立され、相談業務を開始した。また、高齢者虐待防止・介護者支援法が2006（平成18）年4月から施行されるなど、社会的なサポート体制がようやく緒に就いたところである。急速に進む高齢化により脳血管障害の有病率の確実な増加が予想され、これらの支援体制のより一層の充実が望まれる。
　　　　　　　　　　　　　　　[中原大一郎]

【参考文献】「脳卒中治療ガイドライン」（『日本脳卒中学会誌』、2004）。

【関連項目】リハビリテーション、虐待、介護

脳死
brain death（英）、mort ceérébrale（仏）、Hirntod（独）

【定義】脳幹を含めた全脳の機能の不可逆的喪失。脳死は1960年代に普及した人工呼吸器の産物である。昔は脳幹の機能が失われると直ちに呼吸停止と心停止が起こって死に至った。人工呼吸器が脳幹死から呼吸停止への過程を遮断することで、人は息を引き取らなくなった。脳死を人の死としない場合は心停止で死亡を判定するほかはない。

【倫理上の問題】（1）脳死とは、医師が臨床的に診断し得る状態で、疾患名のようなものである。脳死が人の死であるかどうかは、医学のみからは決まらず、広く一般社会のコンセンサスによらなければならない。（2）脳死判定はその次の行動がはっきりしている時にのみ行われる。次の行動とは尊厳死と移植のための臓器摘出の2つである。（3）脳死は回復不能だから、一般の末期医療に準じて家族の希望による消極的尊厳死、つまり大掛かりな医療行為を徐々に中止することが一般に行われている。（4）本人の生前の意思による移植のための臓器摘出を予定した場合は、臓器移植法に沿ってとくに厳密な脳死判定を行う必要がある。（5）臓器を提供しないという意思表示も可能で、とくに希望しない時は脳死判定を受ける必要はない。（6）脳死は全死亡の0.5％以下にしか起こらない稀な

現象で、残りの99.5％は従来通り心・肺停止または三徴候で死亡を診断される。これによって2つの死が生じて混乱すると予測した人がいたが、1997（平成9）年の臓器移植法施行後11年を経過した2008（平成20）年末まで、そのような混乱は起こっていない。

【展望】（1）脳死は不幸な事態であるから、脳死の原因となる交通事故を防止し、高血圧と動脈硬化を予防して脳血管障害を減少させるべきである。それによって脳死がゼロになり、心臓移植のドナーがいなくなってもやむを得ない。（2）脳死の人は息を引き取ることがないから、三徴候死の一角が成立しなくなった。さらに21世紀中に半永久的な埋め込み型人工心臓が完成した暁には、心臓も止まらないことになろうから、人の死の判定は脳死によるほかはなくなるであろう。　　　　　　　　　　［伊藤幸郎］

【参考文献】「厚生科学研究費特別研究事業　脳死に関する研究班昭和60年度報告書」（厚生省、1985）。
【関連項目】脳死判定基準、厚生省基準、脳幹死、全脳死、臓器移植法、尊厳死、人工臓器

脳死身体の各種利用

use of brain death body（英）

【定義】脳死身体をそのままの形で一定期間保存し、必要な時に移植用・医学研究用・医薬品製造用・薬物試験用などに用いること。なお、脳死判定後あまり時間を置かずに利用する場合も含めるならば、脳死（身）体からの臓器移植も一種の脳死身体の各種利用といえる。脳死身体が莫大な利用価値を有することは1970年代、アメリカで既に指摘されていた。そこでは（1）医学生や研修医の解剖実習用死体としての利用、（2）医学研究用・医薬品製造用・薬物試験用などの人体としての利用、（3）各臓器や骨、軟骨、骨髄、皮膚、角膜（眼球）、血液などの貯蔵庫・採取源としての利用、（4）希少価値のあるホルモンや抗体などの製造マシンとしての利用、などが挙げられている（一部は現実化、後述）。他に、脳死身体そのものの自律神経反射や脊髄反射に関する研究、同じく脳死身体そのものの心臓・腎臓・脳下垂体などの機能と形態に関する研究なども脳死身体の各種利用の例といえる（これらは現実に行われている）。

【倫理上の問題】脳死（身）体の長期保存例（脳死患者の長期生存例と表現すべきかもしれない）は既にいくつか報告されている（最長21年）。脳死身体の各種利用は（一定期間保存しておいた後の利用ではないが）一部、事件的にではあるが垷実化している。たとえば、これまでに脳死身体を用いた麻酔ガスの吸入実験、人工心臓の性能試験、新薬の効能試験などが行われている。このような脳死身体の各種利用が倫理的に正当化されるか否かは大きな問題である。脳死（身）体からであれ、通常死体からであれ、あるいは生体からであれ、臓器移植を正当化する（してしまう）原理としては生命功利主義、物的人体論および自己決定の原理がある。しかし、それら3つの原理は臓器移植の場合のみに妥当し、脳死身体の各種利用の場合には妥当しないとする合理的根拠を見出すことは可能か否かという問題がある。

【展望】脳死身体の各種利用（脳死〈身〉体からの臓器移植の場合を除いて）が現在のところほとんど行われていないのは、人類がそれに対して「おぞましい」という感情を共有しているからであろう。そのような感情が人類から失せる時、脳死身体の各種利用はルーティン化し、それは人類破滅（滅亡ではない）への一里塚となるであろう。　　　　　　　　　　　　　　　　　　［粟屋剛］

【参考文献】森岡正博『生命観を問いなおす』（筑摩書房、1994）。粟屋剛『人体部品ビジネス』（講

脳死体　brain dead body（英）

【定義】改正された臓器の移植に関する法律では、「脳死した者の身体」（第6条1項）と称し、「移植術に使用されるための臓器が摘出されることとなる者であって」、「脳幹を含む全脳の機能が不可逆的に停止するに至ったと判定された者の身体をいう」（第6条2項）。この「判定」とは法的脳死判定を意味し、その内容は施行規則（ガイドライン）に定められる。法的脳死判定は2回行い、2回目の終了時をもってその者の死亡時刻とする（ガイドライン）。これを受けて移植術のための臓器摘出が行われる。なお、法的脳死判断を施行できるのは、（1）当該者が臨床的脳死との診断の後、脳死判定および臓器提供の意思が事前に書面で明示され、かつ、その家族が脳死判定及び臓器提供を拒まないとき又は遺族のないとき。（2）当該者が脳死判定および臓器提供の意思がないことを表示している場合以外の場合であって、その者の家族が承諾しているとき（第6条3項）。　［塚田敬義］

【関連項目】臓器移植法、脳死判定基準、脳死

脳死判定基準
diagnostic criteria of brain death（英）

【定義】臨床医学で診断できる各種の疾患には、まず定義があり、その定義を満足する状態であることを確認する臨床的な手続き、すなわち診断基準がある。脳死も同様に臨床的に診断できる状態であって「全脳の機能の不可逆的喪失」と定義される。この定義に合う状態であることを知る臨床医学的手段が「脳死判定基準」であり、一種の診断基準である。脳死の定義と判定基準を混同してはならない。定義は変わらないが、判定基準はその時々の医学の水準によって変わり得るからである。

【歴史的経緯】「脳死」と呼ばれている現象は1960年代の人工呼吸器の普及とともに世界的に知られるようになった。1968年に南アフリカで脳死患者をドナーとする心臓移植が世界で初めて行われてから、脳死を正確に診断しようとする動きが強くなった。初期の脳死判定基準として有名なのは「ハーバード大学基準」といわれるもので、ここでは脳死といわず「不可逆性昏睡」という言葉が使われていた。現在この言葉は「植物状態」との混同を招きやすいため使われていない。日本では1978（昭和53）年に日本脳波学会が脳死診断基準を発表している。しかし、この中に「血圧低下」という条件があり、昇圧剤で血圧を維持できるようになってからは現実に合わなくなり、今は使用されていない。現在、日本で使われているのは1985（昭和60）年の「厚生省基準」（当時の脳死研究班の班長の名前をとって「竹内基準」ともいわれる）である。

【倫理上の問題】（1）脳死判定基準は本来、臨床医学上の診断基準であって、倫理に中立的である。すなわち、これによって診断された状態（脳死）が人の死であるか否かについては何もいっていない。それはあくまで社会全体のコンセンサスによって決まることである。ところが、マスコミも含め医師以外の人で判定基準に疑問があるという場合の多くは、脳死の定義とその判定基準を混同し、この判定基準を満たせば即、死亡宣告されると勘違いしている。（2）新臓器移植法による脳死判定が行われるようになってから、「臨床的脳死診断」と「法的脳死診断」という区別がなされるようになった。これは1998（平成10）年の「臓器の移植の運用に関する指針」に基づく区別で、法的脳死判定とは厚生省基準に厳密に従った脳死判定をいい、臨床的脳死判定とは厚生省基準から無呼吸テストを除

いたもので、臓器移植にも死亡判定にも用いられない。(3) 1997（平成9）年に施行された新臓器移植法の下で脳死ドナーからの臓器移植が行われた最初の数年間、そのつど脳死判定基準が問題にされたが、その多くは医療側の勉強不足による混乱であった。臓器移植のための脳死判定は本来、公平な第三者の立ち会いの下で専門家によって行われ、その経過はドナーのプライバシーを害さない限り公開されるべきである。しかし新法施行直後はマスコミの行き過ぎた取材合戦に対抗して、医療側がプライバシー保護に腐心するあまり過度の秘密主義に走ることによって、一般大衆の不信感が煽られたが、これが脳死判定基準への疑問という形で噴出したものと思われる。施行後10年以上が経過した今、マスコミも国民ももっと醒めた目で事態を見ている。
【諸分野との関連】脳死判定基準はあくまで医師の診断上の基準に過ぎないが、脳死を人の死とした場合は、現行の法律全体の何百カ所にわたって使用されている「死」という言葉に影響するといわれる。しかし、臓器移植法が施行されてから少なくとも8年間、他の法律における死の概念への影響による問題は起こらなかった。
【展望】脳死判定基準は時代とともに変わる。竹内基準が発表された1985年、小児の脳死症例が不足していたため、6歳未満は脳死判定の除外項目とされた。しかし、臓器移植を受ければ助かるといわれる難病の子を持つ親にとって、小児の脳死判定基準の追加は切実な願いである。その声を受けて2009（平成21）年7月、臓器移植法が改正され、小児移植の機会が開かれることになったが、それは同時に、本人の意思による臓器提供という原則を弛めることを意味している。目下、1年後の施行に向け、6歳未満の小児の脳死判定基準を定める作業が進められている。　　　　　　　［伊藤幸郎］

【参考文献】「厚生科学研究費特別研究事業　脳死に関する研究班昭和60年度研究報告書」（厚生省、1985）。「臓器の移植に関する法律の運用に関する指針（ガイドライン）の制定について」（『健医発』1329号、厚生省保健医療局長通知、1997）。
【関連項目】脳死、生命維持装置、厚生省基準、死の定義、臓器移植

脳死臨調

【定義】臨時脳死及び臓器移植調査会設置法（1989〈平成元〉年法律70号）により総理府に置かれた調査会の略称。脳死および臓器移植に関わる社会情勢の変化に鑑み、臓器移植の分野における生命倫理に配慮した適正な医療の確立に資するために、2年間の審議を行い、1991（平成3）年6月14日の中間意見の発表を経て、1992（平成4）年1月22日に最終答申を発表した。
【倫理上の問題】最終答申は、「脳死」を「脳幹を含む全脳の不可逆的機能停止」と定義し、「必ずしも脳を構成する個々の細胞の代謝その他の生活機能が全くなくなることを意味しているわけではない」とし、「意識・知覚等、脳のもつ固有の機能とともに脳による身体各部に対する統合機能が不可逆的に失われた場合、人はもはや個体としての統一性を失った」と見る。さらに「脳死」を「人の死」とすることについては、西欧諸国のみならず、宗教・文化を異にする諸国においても受け入れられており、国際社会の認識とも一致したものであるから、脳死をもって社会的・法的にも「人の死」とすることは妥当な見解であるとする。また、「臓器移植を進めるに当たっての基本原則」としては、「確実な脳死判定」「臓器提供の承諾」「臓器移植とインフォームドコンセント（説明と同意）」「移植機会の公平性の確保」「臓器売買の禁止」を示す。最終答申（多数意見）に対して、「脳死」は「人の死」とはいえないとする少数意見が付されている。　　　　　　　［塚田敬義］

【関連項目】脳死、臓器移植、死の定義、脳死判定基準

脳低体温療法
hypothermia therapy（英）

【経緯と定義】脳低温療法ともいう。近年、脳血管障害、頭部外傷、心肺停止時の低酸素脳症等に対処する治療法として盛んに行われるようになってきた。この療法が考えられるようになった発端は、1974年2月のノルウェーでの出来事だった。凍結した川に転落し、40分も心臓が停止し瞳孔も開いていた5歳の幼児が、いかなる後遺症も残さずに助かったのである。この出来事をヒントに脳低体温療法が考え出されたが、体温の管理が困難で実用化されないままだった。それを脳障害の患者に実施し実用化したのが、日本大学医学部板橋病院救急救命センターの林成之教授であった。低酸素や虚血時の脳障害の発生機序が明らかになるにつれ、本療法は重症脳損傷の新たな治療法として注目を集めるようになった。この療法では、冷水が流れるクーラージャケットで身体全体を冷やしながら、体温を一定以下に下げ、脳に流れる血流の温度を下げる（心機能正常例：32～33度、心機能障害例：34～35度）。そうすることによって、脳細胞の死滅を防ぎ、さらに脳内酸素の欠乏による虚血への抵抗性も増大させ、重篤な脳障害を回復させる。低温を維持する期間は、脳障害の程度、全身状態の良否および合併症の程度等によって異なるが、概ね2～7日である。これによって、従来では考えられなかった症例での社会復帰が報告されるようになってきた。たとえば、林教授は1991（平成3）年から5年間で外傷48人、心拍停止17人、くも膜下出血11人の計76人の重症患者に本療法を実施したが、47％に当たる35人が自分の考えで日常生活ができる状態にまで回復したという。現在、日本国内では50カ所以上の病院で本療法が実施されている。

【倫理上の問題と展望】日本国内で脳低体温療法が注目されるようになったのは、とりわけ脳死問題との関連においてである。林成之教授が、低体温療法を用いて脳死直前患者の蘇生限界点を引き延ばしている事実が報道されるや、社会は衝撃を受け、それは安易な脳死診断への警告の矢を放つものとなった。本療法はむろん脳死状態の患者を蘇生させるわけではないが、同時に脳神経科学が現在も発展途上の段階で、脳の内部には未だ不明の点が多いことも改めて印象づけた。このことは安易な脳死論議を戒める意味を持つ。脳科学の発達次第では将来、脳死の診断基準が覆る可能性も否定できず、本件は脳死問題の難しさを再確認させている。　　　　　　　　　　［澤田愛子］

【参考文献】林勝彦・NHK人体プロジェクト『これが脳低温療法だ―脳死を防ぐ新医療』（日本放送出版協会、1997）。澤田愛子『今問い直す脳と臓器移植』第2版（東信堂、1999）。

【関連項目】脳死、脳死判定基準、遷延性意識障害

嚢胞性線維症　cystic fibrosis（英）

【概要】幼児期に発症する、多臓器（肺・膵・肝・生殖器・消化管・汗腺など）を侵す常染色体性劣性遺伝性疾患である。ほとんど白人のみに生じ、黒人や東洋人には極めて稀である。その責任遺伝子は、第7染色体の長腕上に存在するCFTR遺伝子であることが明らかにされている。CFTR遺伝子産物の欠失は外分泌腺上皮における電解質の輸送の障害をきたし、これが系統的な多臓器の症状をもたらす。その遺伝子異常は多様だが、約60％は第508番目における1アミノ酸の欠失である。

【医療・倫理上の問題】本症は、白人において最も頻度の高い致死性あるいは亜致死性の遺伝性疾患であり、白人社会一般に与

える影響は大きい。患者は通常幼少児期から、多彩な呼吸器・消化器症状をきたすが、最も大きな問題は繰り返す呼吸器感染症と肺実質の進行性の破壊である。このため、患児とその家族は、種々の情緒的・社会的な困難に遭遇する。対症療法の進歩により、近年では本症の患者寿命の中間値は30歳前後まで延長し、その結果、患者の社会的な自立への援助の問題や、結婚・出産の問題などが新しく生じてきている。対症療法の改善に加えて、遺伝子治療などの根本的な治療法開発の研究も進められている。

[斎藤清二]

【関連項目】遺伝病、遺伝子治療

ノーベルベビー　Nobel baby（英）

【定義】通称「ノーベルバンク」を利用し、ノーベル賞受賞者やそれに匹敵する業績を持つ男性の精子を用いてつくられた子ども。

【倫理上の問題】精子の凍結保存が可能になって以降、人工授精や体外受精用に精子を提供する精子バンクが現われた。精子バンクの中には、IQ130以上の人物の精子や、優秀な運動選手の精子を扱っていることを特徴とするものがあり、これらの精子は一般的な精子バンクの精子より高値で取引されている。この一例として、ノーベル賞受賞者やそれに匹敵する業績を持つ男性の精子を扱うカリフォルニアの精子バンク「ジャーミナル＝チョイス社」が知られている。これらは総じて「ノーベルバンク」と称されている。初めから特定の資質を持つことを期待して子どもを生むことの是非については、子どもの権利に着目する視点から親の生殖の権利に着目する視点まで諸説ある。実際には、このような精子を用いて生まれてきた子どもたちが必ずしも期待された資質を発揮するとは限らないが、エンハンスメントの問題が論じられる際にノーベルベビーの例はよく引き合いに出される論点である。

[加藤太喜子]

【関連項目】精子凍結保存、人工授精、体外受精・胚移植（IVF-ET）、精子バンク、優生思想

ノーマライゼーション
normalization（英）

【定義】日常生活の中で誰もが互いに違和感なく当たり前として実感すること、および、互いを排除しないという生活実感のこもった社会を目指すこと。

【歴史的経緯】ノーマライゼーションは、デンマーク厚生省に勤務していたN.E.バンク－ミッケルセン（Niels Erick Bank-Mikkelsen 1919–90）が、知的障害児童父母組織の主張を受けて、知的障害者も健常者と同じ日常生活を享受する権利を保護する法案を作成し、これが1959年デンマークで知的障害者福祉法として法制化されたことに始まった。ミッケルセンは次のように語っている。「『ノーマライゼーション』の考え方というのは非常に簡単で、つまり『今まで普通の生活をしていなかったことに対し、普通の生活をできるように』要求したということです」。

【倫理上の特質と問題】このように、ノーマライゼーションという発想は知的障害児童の日常性を確保することから派生した。その骨子は、住居・活動・社会生活といった点で施設の呪縛から解放し、健常者と同質な生活を過ごせるように行政が援助するということである。さらにいえば、「すべての他の人々が持っている法的権利や人権を、知的障害者にもたらす」ということである。こうした法案をミッケルセンが発想し得た背景には、彼が戦時中ナチスの捕虜となって収容所で体験したことが大きいといわれている。

またほぼ同時期に、スウェーデンのB.ールジェ（Bengt Nirje 1924–2006）は、「社会生活の通常の環境や方法にできるか

ぎり近づけるような生活のパターンや日々の暮らしの条件をえられるようにする」ことと定義している。さらに、アメリカにこの考えを普及させたW.ヴォルフェンスベルガー（Wolf Wolfensberger 1934－）は、「可能なかぎり文化的に通常である身体的な行動や特徴を維持したり、確立するために、可能なかぎり文化的に通常となっている手段を利用する」ことと定義している。

　倫理上の問題は、ノーマライゼーションの理念である当たり前という発想そのものにある。当たり前という発想が、まさに日常感覚の中で浸透しなければ意味がないのであり、制度的強制とは相容れない。つまり、ノーマライゼーションの理念を受け入れる素地が十分に社会の基層になければ、ノーマライゼーションを制度化したり行政が実践できるように組織化することは、逆に違和感を増長することになる。ノーマライゼーションの理念は画一化や平均化とも異なっているのだが、ノーマライゼーションを受容するほど成熟していない社会で早急に実践しようとすると、画一化や平均化の強制が起こりかねない。

　ノーマライゼーションは、社会を構成する人びとすべてのアイデンティティが生かされることを目指すものである一方、画一化や平均化は、人びとのアイデンティティに一定の枠をはめることであるため、ノーマライゼーションの理念とは相容れない。

【展望】日本でノーマライゼーションという言葉が導入され一般化し始めるのは、1970年代後半から1980年代初頭である。1970（昭和45）年に制定された障害者対策基本法が、1993（平成5）年に障害者基本法に改称されたが、こうした動きの背景には、ノーマライゼーションという発想が認知されるようになったということがある。

　超高齢社会が現実化しつつある日本社会においては、障害を持った高齢者が施設に隔離されるのではなく、在宅介護や自助努力を通して健常者と同様な生活ができるようにする、という考えにもつながっていくであろう。

[中里巧]

【参考文献】木下安子他『素顔のノーマリゼーション』（ビネバル出版、1992）。H.スミス他編『ノーマリゼーションの展開』（中園康夫他訳、学苑社、1994）。W.ヴォルフェンスベルガー『ノーマリゼーション』（中園康夫・清水貞夫訳、学苑社、1982）。

【関連項目】ケア、福祉、自助、相互扶助、障害者基本法

は ハ

胚 embryo（英），Embryo（独），embryon（仏）

【定義】多細胞生物で、受精卵から細胞分裂によって発生を始めた初期の状態。広義では受精卵の段階を含める。

【ヒト胚の発生】受精卵は卵割により2細胞、4細胞、8細胞の胚となり、どの細胞からも個体が発生する全能性（totipotency）を持つ。受精後3〜4日目に桑実胚に、5〜9日目には胚盤胞（blastocyst）となり着床。原腸胚（gastrula）となり、14日頃に外胚葉に原始線条（primitive streak）が現われる。以上の細胞期の個体を（前期）胚（pre-embryo）と呼ぶ。（ヒトクローン規制法では、受精卵から6日目の着床開始より前の胚盤胞までを胚、着床開始から出生までを胎児と呼ぶ）。約20日目に中胚葉ができ、外胚葉は表皮系・神経系に、内胚葉は消化系に、中胚葉は脊柱などの骨格系・筋肉系・循環系に分化していく。約22日目に心臓が鼓動を始める。この第3週目から第8週末までが胎芽（embryo、胚、胚子）期で流産しやすい。第9週目に胎児（fetus）期に入り約15週目までに胎盤が完成し安定する。

【ヒト胚をめぐる研究・診断・治療】体外受精で4〜8細胞期に細胞を1〜2個取る着床前診断、絨毛診断（妊娠9〜11週）、母体血清トリプルマーカーテスト（妊娠15〜18週）、これらの出生前診断よる性や障害の選択的中絶、4〜8細胞期に子宮に移植する体外受精・胚移植（IVF-ET）や、その際の余剰胚の凍結保存、借り腹となる第三者への胚移植、多胎妊娠を防ぐ減胎手術、胚盤胞を滅失して得るヒトES細胞から臓器などを直接作製する再生医療研究、モザイク胚（動物性集合胚）由来のキメラ動物からヒトの移植用臓器を得る研究、人間の代わりにES細胞を使う治験、母体経由や直接の胎児治療など様々な研究・治療が考えられ試みられている。

【倫理上の問題】ヒト胚研究等は遺伝子改変や胚の滅失を伴うことがあるが、ヒト胚は人間に生育する以上、人間の尊厳が問題になる。尊厳性出現を生物学的な発生段階に求めるべきか否かで立場は分かれる。問題になる時期は、遺伝子が決まる受精時（ローマ教皇庁『生命のはじまりに関する教書』、ドイツの胚保護法、フランスの生命倫理法は微妙な尊重の対象）、神経系形成のはじめを意味する原始線条出現の受精後14日目（イギリスのヒト受精・胚研究法、日本産科婦人科学会告）、自発的な神経活動の始まる受精後第9週目（M.Lockwood, H.M.Sass）、胎児の母体外生存が可能になる妊娠22週目（＝受精後約20週目、1990〈平成2〉年厚生事務次官通知）などである。ここでの問題は、胚や胎児と出生児との同一性を何に見出すかである。それを遺伝特性とすれば受精が、有機的組織性とすれば原始線条出現が、自己制御性とすれば脳活動開始が、自立的生命体とすれば独立生存能力獲得が重要となる。しかしいずれも健康な出生児の特徴や能力とはいえ、人間の尊厳性の必要条件とまではいえないという立場もある。胚や胎児への母親の結びつきの感情（M.Warnock）とか、当該家族・共同体に共通な道徳観とかによって胚や胎児を人間視する、関係主義的な人間観もある。そこで、研究規制などの際には両視点をどう考慮するかが問題である。人クローン規制法は胚を「ヒトの生命の萌芽」として境界上の位置づけにとどめた。

［尾崎恭一］

【参考文献】葛生栄二郎・河見誠『いのちの法と倫理』新版（法律文化社、2000）。H.T.エンゲルハート他『バイオエシックスの基礎』（加藤尚武他編、東海大学出版会、1988）。U.Körner, "Die Menschenwürde des Embryo, Fortpflanzungsmedizin und menschlicher Lebensbeginn" (Dortmund, 1999). C.Grobstein, M.B.Mahowald, L.Walters, 'Fetus,' ("Encyclopedia of Bioethics," revised edition, Humanitas Verlag, 1995). E.Heywinkel, L.Beck, 'Embryo, Embryonalentwicklung', und A.Autiero, 'Embryonenforschung' ("Lexikon der Bioethik," Gütersloh, 1998).
【関連項目】クローン技術、遺伝子診断、全能細胞、ヒトに関するクローン技術等の規制に関する法律、特定胚

バイアビリティ　viability（英）

【定義】母体外における胎児の「成育」（「生存」または「生活」）の可能性をいう。もちろん酸素補給・栄養補給・保温・感染防止などの面で、しかるべき援助を手厚く与えた場合のことである。昔は、妊娠28週未満で生まれた者や出生時の体重が小さい者ほどバイアビリティは小さく、育ち難いといわれてきたが、最近では20～24週の500gぐらいの子どもでも、諸条件が整えば「成育可能（viable）」と考えられている。
【倫理・社会上の問題】小さく生まれた子どもには、たとえ育ったとしても様々な異常があったり、後遺症が残りやすい。医療機関側や親の苦労も大変なものである。また、医療費も膨大なものになるので、社会的に見てはどうかと疑問を抱いている者は少なくない。それよりも、早産児・未熟児・低出生体重児などの出生防止に努めることの方が遙かに大切であるとの意見が強い。とくに体外受精児に多いため、「体外受精の際の胚移植数を制限せよ」という意見が、最近は強い。ドイツではかなり前から移植卵数は制限されてきていた。日本でも最近、「できるだけ2～3個以下にせよ」との意見が強い。低出生体重の保育などに要している人手や費用は、膨大なものである。
［品川信良］

【関連項目】周産期医学、未熟児、障害新生児

バイオエシックス

bioethics（英），Bioethik（独）

【定義】バイオエシックスとは、ギリシャ語で「生命」や「生活」を意味するbioと「倫理」を意味するethikeから造られた合成語であり、生命諸科学とヘルスケアの道徳的諸次元を、学際的に多様な方法論を用いながら取り扱う体系的な学問とその実践を指す。バイオエシックスの研究領域には、（1）医療従事者－患者関係、（2）公衆衛生、（3）生命倫理における政策的問題、（4）ヘルスケア、（5）受精と生殖、（6）生命医学研究と行動科学研究、（7）精神保健、（8）セクシャリティとジェンダー、（9）死と死にゆく人のケア、（10）遺伝学、（11）人口倫理、（12）臓器・組織移植と人工臓器、（13）動物の福祉と取り扱い、（14）環境、（15）倫理綱領・誓い・宣言などがあり、生命に関わる様々な問題を広範かつ多岐にわたって扱う（Warren T. Reich, 1995）。

【歴史的経緯・諸分野との関連】バイオエシックスのルーツの一つは、第二次世界大戦中のナチスの残虐な人体実験を糾弾した裁判で定められたニュールンベルグ綱領（1947年）といわれる。綱領では、人を対象とする研究の倫理的基本原則として、同意の4条件──自発性、適切性、情報の提供、理解──が明文化された。だが、医療の伝統の中でこの原則が無視され、侵襲性の高い医学研究に多くの患者（とくに社会的弱者）が利用される状況が続いた分このような状況を、ビーチャー（Henry Knowles Beecher）による倫理的に疑わしい22の実験リスト（1966年）やタスキギー梅毒研究の報道（1972年）が告発したこと

を機に、社会的議論が沸き起こった。すなわち、このような非倫理的な人体実験が戦時下ではなく平時のアメリカで行われていたことに対する国民の非難と反省が、その頃（1950年代）の公民権運動、ベトナム反戦運動、黒人解放運動、女権拡張運動、消費者運動ならびに患者の権利運動といった諸々の市民運動のうねりと相まって、アメリカにおけるバイオエシックスの誕生に結びついたのである。またこの潮流は、技術革新への倫理的対応の問題のみならず、世俗化という社会の根底的変化によって求められた新しい倫理的基盤の模索という側面も持ち合わせている。このようにしてバイオエシックスは学問として、また生命と人権を守る運動として世界的に展開した。

バイオエシックスのルーツをさらに遡ると、カトリック道徳神学から続く伝統的な医療倫理議論にたどり着く。バイオエシックス前段階期（1940年代半ば～60年代半ば）は、まずカトリックの道徳神学者が、1950年代になるとプロテスタントの倫理学者が医学と倫理について関心を持ち、1960年代にはキリスト教以外の倫理学者もこの分野に関わるようになっていった。草創期（1960年代半ば～70年代半ば）は急速な医科学技術の進歩が見られた時期で、人工透析、臓器移植、人工妊娠中絶、避妊用ピル、出生前診断、集中治療室や人工呼吸器の普及、在宅死から病院死への変化、遺伝子工学の進歩などが社会的議論を呼んだ。また科学技術の急速な進歩による環境汚染も告発され（R.Carson, 1962）、科学技術がもたらす巨大な力に対する市民の問題意識が高まった。このような状況を受けて、生物科学者であるポッター（Van Rensselaer Potter）は、人口増加や天然資源の浪費により地球の生態系は危機に瀕し人類滅亡の可能性も否めないとの考えから、この危機を克服して人類が生き残るための科学（the science of survival）としての「バイオエシックス」を提案し、生物学の知識を基盤とし社会科学や人文科学をも含んだ諸科学の成果を結集した「行動の指針としての英知」として築き上げようとした。そして彼の著書で初めて「バイオエシックス」という言葉が公に用いられた（Potter, 1971）とされてきたが、ごく最近になって、1920年代のドイツで、このバイオエシックス（Bio-Ethike）という用語が、カント（Immanuel Kant 1724-1804）の影響を受けた哲学者フリッツ・ヤールにより既に用いられていたとする研究も報告された（Sass, 2007）。また、バイオエシックス研究の中核をなす2つの研究所、ヘイスティングセンター（当初「社会、倫理、生命科学のための研究所」、1969年）とジョージタウン大学ケネディ倫理研究所（当初「人間の生殖およびバイオエシックスの研究のための研究所」、1971年）が設立されたのもこの頃である。この時期、被験者や患者が研究に参加する際の自由意思に基づくインフォームドコンセントの重要性が議論され、医療における倫理的諸問題が、医師の裁量による独占の体制から、哲学者、倫理学者、宗教学者、法学者らと医師との合議事項へと転換されていった。

第2期（1970年代半ば～80年代半ば）は、カレン＝アン＝クインラン裁判（1976年）や1982～84年に起こったベビー＝ドゥ事件によって生と死の問題、人格の定義といった問題に関心が集まった。アメリカでは大統領委員会が組織され「死の定義」や「延命措置のあり方」についての報告書がまとめられた。また、この時期、ケネディ倫理研究所で世界初の『生命倫理百科事典』が編纂され（1978年）、バイオエシックスの様々なトピックは国際的にも盛んに議論されるようになった。1980年には同研究所で、ヨーロッパバイオエシックスプログラ

ムとアジアバイオエシックスプログラムが発足したが、これらは、主にアメリカで展開してきたバイオエシックスが国内にとどまらず、異なる文化を持つ諸外国との相互交流を通して国際的な視点へと広がりをもってきたことを示す。

第3期（1980年代半ば以降）は、免疫抑制剤の開発に後押しされる形で臓器移植が増加し、希少な医療資源の公正な配分といった問題が浮上した。さらに、分子生物学の急速な進歩は、人の遺伝子情報を解読するというヒトゲノム解析の国際的プロジェクトに発展し、また遺伝子診断が予防医学という建前の下、急速に展開した。これら医科学技術の急速な進歩に伴い、国を越えて展開する医学研究、臨床試験に関わる南北問題などの新しい倫理問題も出てきた。受精卵を用いたES細胞研究・クローン研究といった人類のあり方の根本に関わる問題も提起され、国単位のみならず全世界レベルでのルール作りが求められるに至る。

【研究の枠組み】バイオエシックスには、医療の倫理的諸問題を分析・検討する枠組みとして、4つの基本的倫理原則──（1）「自律性尊重」の原則、（2）「無危害」の原則、（3）「慈恵（善行・仁恵）」の原則、（4）「正義（公正）」の原則──を重視する有力な考え方がある（T. L. Beauchamp & J. F. Childress, 1989）。これらの諸原則は、功利主義的あるいは義務論的なアプローチによって正当化されるもので、アメリカのみならず世界的にもバイオエシックスの倫理的諸問題を分析・比較衡量する際の有効な枠組みとして機能してきた。しかしその反面、あまりに抽象的で道徳的内容が欠けているという指摘もある。またアメリカでは「自律性尊重」が最も重要な原則として位置づけられている。これは、価値観の多元化ゆえに個々人の自律性を尊重すべきであるというコンテクストの下に形成された考えでもある。しかしこれに対しては、個人主義に基づく自律性尊重の偏重であるとの批判もあり、社会（コミュニティ）の秩序と個人の自律性のバランスを図るという考え方──共同体主義（communitarianism）──も欧州を中心に展開され、個人主義的原則主義と二元的対立構造で捉える考えもある。またR. C. フォックス（Renée C. Fox, 1990）によると、「バイオエシックスは単なる生物医学の倫理ではなく、（中略）ましてや医療倫理と同列におかれるものでもない。バイオエシックスは、生物学、医学を比喩として、また象徴として用いながら、……我々の社会とその文化の伝統の、そして善意についての集合的な意識の根幹をなす様々な信条、価値、規範そのものを取り扱っている」という。すなわち、バイオエシックスとは、価値観の多様性を認めながら当事者ならびに社会の合意可能な道を探るという、非宗教的・多元論的倫理学が求められる現代社会で極めて重要な役割を担う学問であるといえよう。

【展望】われわれの社会が求める技術の進歩は、それ自身が問題を複雑化し、倫理的ジレンマを生み出す。現在、議論は個人の自己決定権を保障するという方向と、生殖医療、ES細胞研究、クローン研究、生殖細胞に対する遺伝子治療、環境問題などに見られる個人の自己決定の範疇を超える公共的選択への取り組みという、相反する2つの方向に進む。これらを両立させる倫理的枠組みを形成することは、それ自体が矛盾をはらむことかもしれない。しかし現在、価値観の多様性を認めた上で、個から個を超えたものへのパラダイムの転換が求められている。

［掛江直子］

【参考文献】Tom L. Beachamp and James F. Childress, "Principles of Biomedical Ethics," 4th ed. (Oxford UP, 1994). Leroy Walters, 'Reli-

gion and the Renaissance of Medical Ethics in the United States：1965－1975'（"Theology and Bioethics,"1985）．David J. Rothman, "Strangers at the Bedside－A History of How Law and Bioethics Transformed Medical Decision Making"（Harper Collins, 1991）．Albert R. Jonsen, "The Birth of Bioethics"（Oxford UP, 1998）R.C.フォックス「アメリカにおけるバイオエシックスの『進化』」上・下（田中智彦訳、『みすず』No. 472－473、2000）。木村利人『いのちを考える―バイオエシックスのすすめ』（日本評論社、1987）。
【関連項目】生命倫理、医の倫理、医療倫理、法と倫理、倫理、医学哲学、医学、環境倫理

▍バイオセーフティ　biosafety（英）

【定義】生命や生物を意味する「バイオ（bio）」と、安全を意味する「セーフティ（safety）」の合成語。生物または生物由来の材料が、人や動物の健康上の障害を引き起こす危険、すなわち「バイオハザード」がある場合にとられる安全対策のこと。

【歴史的経緯】病原微生物の研究者や公衆衛生専門家の間では、「バイオハザード」に代わってこの語が用いられるケースが20世紀末以降増えた。アメリカの疾病管理センター（CDC）や国立衛生研究所（NIH）でもこの用語が正式に用いられている。日本では、2002（平成14）年1月に国立感染症研究所の研究者が中心となり「日本バイオセーフティ学会」が設立された。

バイオハザードに代えてバイオセーフティの語が用いられる背景として、より積極的に危険の克服に重きを置くという観点が指摘されるが、他方で、概念として曖昧である「危険」性を隠蔽しかねない、といった批判もある。

【倫理上の問題】微生物（ウイルスや細菌など）の危険性を示すレベルとして、日本では国立感染症研究所病原体等安全管理規定において、バイオセーフティレベル（BSL）が定められ、その危険度に応じてレベル1からレベル4に分けられている。また日本細菌学会は、それに応じた取り扱い指針を出している（「病原細菌に関するバイオセーフティ指針」）。

バイオハザードを防ぐために、専門家による対策が必要なことはいうまでもないが、バイオ研究施設周辺に暮らす住民は常にバイオハザードの危険に晒されており、バイオ施設の実験差し止めや情報公開を求める住民訴訟も起こされている。より徹底した情報公開と安全対策が求められている。

〔宮嶋俊一〕

【参考文献】本庄重雄『バイオハザード原論』（緑風出版、2004）。バイオハザード予防市民センター『教えて！バイオハザード―基礎知識から予防まで』（緑風出版、2003）。
【関連項目】バイオハザード

▍バイオテクノロジー ➡ 生命科学

▍バイオハザード　biohazard（英）

【定義】生命や生物を意味する「バイオ（bio）」と、危険・障害などを意味する「ハザード（hazard）」の合成語。病原微生物やその構成成分、代謝産物に起因する人や動物の健康上の障害やその危険を指す。「生物災害」と訳されることもある。

【歴史的経緯・倫理上の問題】バイオハザードの語が研究者の間に浸透し始めた頃には、病原微生物関係の実験室で、実験者が取り扱い中の病原微生物に誤って感染する実験室内感染の危険を指していた。だが、近年では以下のような「危険」を含む。（1）病原体が実験施設外の周辺社会や環境に漏出して、人びとの健康に被害を及ぼしたり、環境を汚染し撹乱する危険、（2）遺伝子組換え体やその産物（タンパク質）により発生する可能性のある健康・環境面での災害、（3）自然環境下で潜在していた病原体等が、何らかの要因による環境条

件の変化に伴い増殖・拡散し、広い地域の住民や家畜が感染被害を受けたり、生態系が攪乱されるような危険、（4）摂取した飲食物中に存在していた病原体等、もしくはそれらの産物により施主者が感染・中毒・アレルギー・発がんなどの被害を受けること（病原性大腸菌O-157による感染事件など）。さらに、（5）生物製剤を投与された後に頭痛・発熱・発疹・痙攣・麻痺等々の副反応が現われ、時に死亡するようなケースをバイオハザードに含める場合もあるが、これは一般にはワクチン禍（被害、事故）と呼ばれる。なお、「バイオテロ」や「生物兵器戦争」など、特定の人物や集団、国家が「意図的」に起こす危険を「バイオハザード」と呼ぶ場合もあるが、これはその目的からして倫理的に許されるものではなく、不作為の「バイオハザード」とは区別されるべきである。　　　　［宮嶋俊一］

【参考文献】本庄重雄『バイオハザード原論』（緑風出版、2004）。バイオハザード予防市民センター『教えて！バイオハザード─基礎知識から予防まで』（緑風出版、2003）。

【関連項目】組み換えDNA実験、遺伝子工学、世界保健機関（WHO）

バイオポリティックス
biopolitics（英），Biopolitik（独）

【定義】人間が生（身体）をどのような仕方で取り扱うかを形成する政治的行為の領域のこと。テーマは人間の健康だけでなくて、人間の環境世界─植物や動物を含む─の長期的な維持であり、バイオエシックスと共通している。とくに、着床前診断を許容するかどうかというような、遺伝子技術を人間が用いることにより生じた生死に関わる問題に対して、政治が介入し議会で多数決で決める現象を指す。

【由来】バイオポリティックスという言葉はもともとM.フーコー（Michel Foucault 1926-84）によって使用されたバイオパワーに由来する。「死なせるか、生きるままにしておくという古い権力に代わって、生きさせるか、死の中に排棄するという権力が現れた」。バイオパワーとは生（身体）を管理する力という意味である。ドイツでは2000年以来マスコミに登場しているが、とくに2001年のヨハネス＝ラウ（Johannes Rau 1931-2006）大統領のベルリン演説「すべてがよくなるのか、人間の尺度で進めると」以降、盛んに用いられるようになった。背景には、生死の場面での医療技術によるコントロールの可能性が挙げられる。ナポレオンの「政治が運命である」という言葉は、H.ヨナス（Hans Jonas 1903-93）の「技術が運命である」という言葉と結びつき、「生命政治が運命になった」という観を呈している。現在この言葉が使用される場合、それほどの不気味さは消えて、一見中立的に明るく用いられているような感がある。たとえば教育、経済などの政策と同様に、持続可能性、着床前診断、安楽死に対する生命政策が緑の党、キリスト教民主党、自由党、社会民主党、などの党派により各党の選挙公約に掲げられ、着床前診断や胚研究などが国会の審議日程に上程されるような事態を意味している。どれだけ得票に結びつくかは疑問であるが、政党を選ぶ際の一つの観点とはなっている。しかしやはり、かつてのナチスの「生命の泉」政策のように、生まれることと死ぬことが個人の意のままにならなくなるというように、生が多数決の原理により決定・管理される恐ろしさを秘めているといえる。日本でも、2003（平成15）年に総合科学技術会議の生命倫理調査会で異例の多数決で、治療を目的としたクローニングが承認された。　　　　［盛永審一郎］

【参考文献】"Zeitschrift für Biopolitik" Nr1-12. (BIOCOM AG, 2002～04). Johannes Reiter,

'Biopolitik als Wahlprüfstein'（"Herder Korrespon-denz, 56, Jahrgang Heft 9", 2002）．
【関連項目】バイオエシックス、着床前診断、総合科学技術会議

徘徊 ➡ 認知症

配偶者間人工授精
artificial insemination by husband（英）
【定義】不妊の治療として行う人工授精のうち、夫の精液を用いる方法。夫に精子過少症があって妊娠しない場合に、その精液を妻の子宮腔内に注入する。
【倫理上の問題】配偶者間人工授精（AIH）は精子過少症に対して行うことが多いため、非配偶者間人工授精（AID）より成績が劣るが、妊娠した場合は夫婦間の子どもであるから、社会的な問題はない。しかし、イギリスで1990年11月に成立した人間の受精と発生学に関する法律（Human Fertilisation and Embryology Act）の制定に貢献した諮問委員会（ワーノック委員会）の報告書によると、AIHに対する反対意見がまったくなかったわけではなく、たとえば、AIHが自然の性行為から容認できないほど逸脱しているという見解もあった。委員会の最終判断として、イギリスでは臨床的に適当と判断される場合にはAIHは社会的に容認できる治療法だとし、子どもを産もうとする意図があり、それが安定した夫婦関係の下で行われるものであれば、いかに人為的行為であれ容認できるとした。対象が乏精子症や精子無力症などの精子異常や逆行性射精・性交障害などがある場合に適応となる。その他、夫が伴性遺伝性疾患を遺伝する可能性が高い場合に、それを回避するために精子をX精子とY精子に分離して男女の産み分けをすることも適応となる。
【展望】諸外国の議論ではAIHに対する公的な制約の必要性はほとんど認められない。ただし、イギリスでは他の不妊治療と同様に、AIHも1983年の医療法に基づいた登録医によって、あるいはその登録医の監督下で行われなければならないとされる。AIH用の新鮮な精液を使用することに関し実施基準を設けて一定の制約を設定することで、医療技術の安全性とともに患者が安心できる技術提供の方法が望まれる。なお日本では、日本産科婦人科学会がAIHとAIDに関して、1986（昭和61）年11月「パーコールを用いてのＸＹ精子選別法の臨床応用に対する見解」、1994（平成6）年8月「ＸＹ精子選別におけるパーコール使用の安全性に対する見解」、1997（平成9）年5月「非配偶者間人工授精と精子提供に関する見解」を出している。　　　　［丸山マサ美］
【関連項目】不妊治療、人工授精、非配偶者間人工授精、精子過少症、無精子症

排出権取引 ➡ 地球温暖化

排出者責任の原則 ➡ 地球温暖化

買春；売春 ➡ 買売春

売春防止法　Anti-Prostitution Law（英）
【定義】公娼制の廃止を目指して1956（昭和31）年に成立した、売春の助長行為を罰し、売春する恐れのある女性の保護更正を目的とする法律。売防法。保護更正規定は1957（昭和32）年に、刑事処分規定は1958（昭和33）年に施行。
【法律・行政上の問題】上記の目的を実現する条文（2－4章）の中に、相手方を売春へと勧誘する行為を処罰する規定があるため（第5条）、女性が罪人として罰せられる可能性が残る点は問題である。また、法の目的を記した第1条において、何より「売春」（当時の用語法では買売春に近い）

を「人としての尊厳を害する」と問題視しているが、むしろはっきりと買春者と、女性に売春をさせる業者が、つまり男性が問われなければならない。業者の処罰は現行法でも可能だが（第1・6条）、警察は満足に法を適用しなくなっている。しかし、これを厳正に適用し、かつ買う側を処罰しない限り買売春はなくならない。売防法成立と同時に性産業は公衆浴場に形を変えて生き残り、その後質量ともに増殖して現在では10兆円産業といわれるほどの隆盛を見せている。これは1985（昭和60）年施行の風営法（風俗営業適性化法）が事実上、買売春を公認した結果でもある。このため、「助長」「斡旋」を禁じた第1・6条は有名無実となり、売防法はほとんどザル法となった。

【展望】今後決定的に重要なことは、性売買防止法を制定し、女性に売春をさせる行為ならびに買春行為を男女の平等権に抵触する行為と規定した上で、売春業者および買春者に対する処罰規定を設けることである。買春者に対する処罰は、近年のスウェーデンや韓国の経験からしても十分可能である。また買売春を公認した風営法の見直しも不可欠である。そしてさらに大事なことは、男性の性欲発散を第一義的な社会的課題と考え、女性をそのための道具と見なし、ひいては女性のセクシャリティを売買することさえ是とする、広く社会に蔓延した発想がいかに男女の平等権を損なうかを自覚し、これを変えるたゆまぬ努力をすることである。この女性の道具視からは「従軍慰安婦」制度さえ必要悪と見なす発想を生むであろう。こうした人間の尊厳をないがしろにする行為を次世代まで引き継いではならない。　　　　　　　　　［杉田聡］

【参考文献】林千代編・婦人福祉研究会著『現代の売買春と女性』（ドメス出版、1995）。下館事件タイ三女性を支える会編『買春社会日本へ、タイ人女性からの手紙』（明石書店、1995）。杉田聡『男権主義的セクシュアリティ―ポルノ・買売春擁護論批判』（青木書店、1999）。

【関連項目】買売春、風俗営業適正化法、人権、平等権

胚性幹細胞（ES細胞）

embryonic stem cell（英）, Embryonale Stammzelle（独）

【定義】培養環境次第でどの組織・器官にも分化する万能／多能性の（omni-/pluripotent）細胞で、受精後5〜9日目の胚（胚盤胞）の内部細胞塊を培養し、増殖できる細胞株として樹立される。1997年アメリカでヒトのES細胞が初めて樹立された。また、同様の万能性を持つ細胞に、妊娠5〜9週の死亡胎児の始原生殖細胞（primodial germ cells）を取り出して作製され樹立されるEG細胞（胚性生殖細胞）がある。

【倫理上の問題】ES細胞を樹立するには、分化した桑実期の胚から胚盤胞を取り出さなくてはならず、そのために胚は死滅せざるを得ない。そこで、人に生育する胚を滅失させるこの処置は人の尊厳性を侵害するものではないか、という倫理問題を生んでいる。ヒトクローン法（2001〈平成13〉年6月施行）に基づいて策定された「ヒトES細胞の樹立及び使用に関する指針」（同年9月）では、余剰胚などからES細胞などの胚性細胞を作製することを、提供者の承諾を得て文部科学省に届け出ることを前提にしつつ、許容している。しかし、2009（平成21）年5月に改正され、8月に新たに策定された。→巻末参考資料39, 40　　　［尾崎恭一］

【関連項目】全能細胞、クローン技術、再生医学、特定胚、胚性生殖細胞（EG細胞）

胚性生殖細胞（EG細胞）

embryonic germ cell（英）

【定義】EG細胞（胚性生殖細胞）は、ほぼ

妊娠5～9週の中絶胎児の始原生殖細胞（primodial germ cells）から作製される、ES細胞（胚性幹細胞）と同じような多分化能を持つ幹細胞である。しかし中絶胎児の細胞移植の有効性・安全性は確認されていないため、欧米ではほとんど臨床研究は行われていない。

【倫理上の問題】日本では2002（平成14）年1月に設置された厚生労働省の専門委員会（厚生科学審議会科学技術部会ヒト幹細胞を用いた臨床研究の在り方に関する専門委員会）がEG細胞研究についても検討を行い、2004（平成16）年8月に指針案を作成したものの、横浜市の産婦人科クリニックで中絶胎児が一般ゴミとして廃棄されていたこと、国立ハンセン病療養所などで100体以上にも及ぶ胎児・新生児の遺体が標本として保存されていることが判明したため、2005（平成17）年5月、専門委員会は指針の作成を当面断念することを決定した。現行法は妊娠12週以上の死亡胎児についてのみ死体に準じた取り扱いを命じている（「墓地、埋葬等に関する法律」、「死体解剖保存法」）が、日本産科婦人科学会は妊娠12週未満の死亡胎児についても同様に取り扱うべきとの見解を示している（1987〈昭和62〉年）。しかしEG細胞研究は死亡胎児の研究利用の是非という問題のほかに、少なくとも二つのより重要な問題を包含している。一つは中絶前に胎児の研究利用の同意を得る必要があるため、何らかの善をなし得るという理由でカップルを中絶の決断へと誘導する恐れがあること、もう一つはまだ生存している段階で胎児が研究材料として使用される恐れがあることである。前者は堕胎罪（あるいはその教唆）、後者は殺人罪を構成する可能性がある。新鮮な組織の採取を必要とするEG細胞研究は、胎児の身体を母胎内で破損せず完全な形で取り出す特殊技術を要し、中絶胎児の死亡

の正確な判定が不可欠であるが、日本にはその基準も存在しない。　　　[秋葉悦子]

【参考文献】ホセ・ヨンパルト／秋葉悦子『人間の尊厳と生命倫理・生命法』（成文堂、2006）。
【関連項目】胚性幹細胞（ES細胞）、堕胎罪、中絶胎児の利用

▌バイセクシャル　bisexual（英）

【定義】「両性愛の」「両性愛的」という形容詞的意味と、「両性愛者」という名詞的意味とがある。共時的・通時的に両性に対して性的指向を持つ。したがって、ある時点だけ捉えればヘテロあるいはホモと解釈できるケースもある。

【倫理上の問題】バイセクシャルという概念には不道徳というイメージがまとわりついている。近年、ゲイやレズビアンが認知されつつあるのに対し、バイセクシャルは「なんとなく信頼が置けない」と見なされる。とくに「いざというとき異性に逃げることができる」、「興味本位で同性愛の世界に足を突っ込む」と、ゲイやレズビアンからも批判を受ける。自らをバイセクシャルと性自認することは難しく、自認した場合、ヘテロ社会では秘密を持つ重圧や後ろめたさを感じることは必定である。ヘテロ／ホモという二項対立的思考に対し、バイは宙に浮いてしまう。逆に、ヘテロもホモもバイセクシャルの可能性を常に持ち合わせているから、あえて排除するのだともいえる。この概念を積極的に活用し、セクシャリティを壊乱させることも一考に値する。たとえば、日比野真が提言する「かわいい」という基準を根幹に据えれば、男であれ女であれかわいい対象は性的指向に合致するといえる。ここには指向を嗜好の方向へスライドさせ、セクシャリティを多様に理解しようとの道が示されていよう。　　[関修]

【参考文献】遠藤和士・ひびのまこと編著『同性愛ってなに』（解放出版社、2004）。

【関連項目】セクシャリティ、性的指向、ホモセクシャル、ヘテロセクシャル、レズビアン

■ 売買血 ➡ 供血

■ 買売春　prostitution（英）
【定義】従来「売春」という言葉が使われたが、近年では買う側の男性の行動も含めて問題にし、「買売春（売買春）」・「買春」（かいしゅん）という言葉が使われるようになった。

　これは欧米にはない日本独自の表現である。買春とは、狭義にはそれ自体を目的として金銭その他の代価と引き替えに行われる性交であり、売春とはその相手方となる行為である。この定義の「性交」を「性行為」に置き換えたものが広義の買売春である。これをも問題にするのは、それが多かれ少なかれ狭義の買売春と結びついているからであり、また広狭いずれの買春も今日の女性観ならびに男性のセクシャリティ形成に対して大きな影響を持つからである。なお売春は、むしろ買春者の相手方となるよう女性を仕向ける行為を指すというべきかもしれない。総じて買売春は男性同士による女性セクシャリティの売買という側面も強く、売る行為があって初めて買い手が生まれるのであれば、買売春を「売買春」と記すことにも意味がある。

【歴史】買売春は古くからあったといわれるが、日本では室町期以降に権力が売春業者に地域を指定し鑑札を与えて管理するという意味での公娼制が設けられた。江戸期には遊廓は「悪所」の一つとされたが、実際には町人はこれを公然と賛美した。しかしここに監禁され搾取された遊女たちの生活を、したがって遊廓制度そのものを美化するのは本質的な誤りである。彼女たちは里子制度もしくは前借金をカタにした人身売買によって駆り集められ、暴力による監禁・管理によって客との性交を強いられ、遊廓を出られないまま短い生涯を閉じた（吉原の遊女の平均寿命はわずかに23歳であった）。監禁・管理を通じた搾取という点では、明治以降の公娼制も現在の第三世界のそれも、江戸期の遊廓制度と本質的な差はない。

【現代の問題】「強制売春」つまり売春の強要が人権侵害であることは明らかである。第三世界から密入国ルートを通じて「仕入れ」られる数多くの女性たちは、今でも日本で売春を強制され人権侵害を受け続けている。もちろん日本人の場合でも、サラ金等の借金をカタに、あるいは人身売買によって売春を強いられる女性は少なくない。では強制によらない「自由売春」の場合はどうか。実はこの問い自体が既に「自由売春」なるものが存在するかのように見せるトリックである。荒くれ男たちによる、前借金をカタにした無理無体の人身売買・売春強制とは異なるとしても、女性たちを「自発的」に「自由意志」で売春するよう方向づける現代社会のある種の強制システムを忘れてはならない。女性は今でもこの社会で人間としての価値を満足に認められず、男の性的な欲望の対象としてしか評価されない。女性にとって通常の仕事は単調で、賃金は異常に安く、己れの能力や努力は評価されず、そのうえ職場にはセクシャルハラスメントが蔓延している。この仕事を拒めば、女性としての性的（セクシャル）な特性が期待された仕事しか残らない。そうした状況下で、彼女たちは否応もなく性産業へと誘導される。性暴力のために傷を抱えた女性は、しばしばそこしか行くところがない。性産業は風俗誌や風俗専門求人誌を使い、「コンパニオン」「エスコートレディ」などの曖昧な名前を付けて女性を引き寄せる。そして女性がいったん面接に行けば言葉巧みに操られ、女性はよほどのこ

とでなければ断りきれない。

【倫理学上の問題】従来、倫理学は「対面倫理」のみを問題にしてきたが、買売春を考える際は、対人を超えた「遠隔の他者」に対する倫理を問題にせざるを得ない。買売春は「誰にも迷惑を与えない」のではなく、ひとりの女性を通じて女性一般についての歪んだイメージをつくり、男性のセクシャリティを形成し、それによって他の女性に接する際の男性の視線や態度を形成するのに寄与する。セクシャルハラスメントのもとには女性を性的なモノのように見る視線があるが、買売春はポルノと同様に根強くこうした見方を助長する。

【展望】いま買売春の隆盛は著しい。だが買売春が維持される限り、男女の平等権の確保は将来にわたって不可能であろう。男女が人間としての価値や尊重される権利において平等であるとする今日の原則は、買売春とは相容れない。よって買売春の根絶は、男女の本質的な平等の達成のために不可欠の課題である。これを許さないという決意と売春業者・買春者を罰する方向への転換こそ、いま求められている。なお最近、高齢者や身体障害者等が持つ性欲を満たすために「風俗店」の意義を強調する論者が出ているが、問題を一面化せずにより広い歴史的文脈において考えるべきであろう。売春はただの性的サービスではなく、男女の根本的関係につながるからである。

〔杉田聡〕

【参考文献】小谷野敦『江戸幻想批判―「江戸の性愛」礼讃論を撃つ』（新曜社、1999）。浅野千恵「『痛み』と『暴力』の関係学試論―性風俗産業をめぐる言説の権力分析」（『思想』2000年1月号）。杉田聡『レイプの政治学―レイプの神話と「性＝人格」原則』（明石書店、2003）。

【関連項目】セクシャリティ、セクシャルハラスメント、売春防止法、風俗営業適正化法、フェミニズム、平等権、人権

胚バンク　embryo banking（英）

【定義】胚（受精卵）を凍結保存し、必要な時に取り出し利用できるように保存管理すること、またはその施設。

【倫理上の問題】胚バンクを利用することにより、体外受精を行う際の経済的・肉体的負担は軽くなるが、両親が死亡した場合の胚の処置や、胚の親権、胚の保存期限など、いくつかの問題を引き起こす。また、胚を人間と同等と見なす人びとは、胚の廃棄は殺人もしくはそれに準ずるものだと主張している。

〔村瀬ひろみ〕

【関連項目】受精卵凍結保存、体外受精・胚移植（IVF-ET）、受精卵、胚

ハイブリッド　hybrid（英）

【定義】一般に「異なる2要素から構成されたもの」を意味する用例の広い言葉であるが、生物学・農学領域においては伝統的に交雑ないし雑種を意味する用語として用いられてきた。しかし、遺伝子工学の急速な発達を見た今日においては、ハイブリッド米やハイブリッド麦の用例にも示されるように、遺伝子組み換え技術を用いて人工的に創造された新しい種を意味することが多い。これらハイブリッド種は、生殖に依拠しない点で従来的な雑種形成や品種改良とは一線を画する。

【倫理上の問題】ハイブリッド種をめぐっては、遺伝子組み換え食品と同様に人間の健康や生態系に対する悪影響を懸念する議論のほか、そもそも人間が種を創造することに対する批判も提起されている。なかでもヒトと動物の生殖細胞を掛け合わせるハイブリッド個体の産生については、ヒトと動物の細胞を融合するキメラ個体と同様、単なるクローン個体を超える倫理問題を有するとして、全面的に禁止すべきとの意見が強い。また、ハイブリッド作物を正当化する最大の論拠である飢餓問題の解決に関

しても、天候不良等に極めて惰弱であり、従来種よりもかえって収量が低下するとの批判がある。　　　　　　　　〔高山一夫〕

【関連項目】遺伝子工学、遺伝子組み換え食品、キメラ、クローン技術

▎配分的正義　distributive justice（英）

【定義】アリストテレス以来、正義とは、等しい者同士は等しく、等しからざる者同士は然るべき相違に比例して等しからざるように取り扱うこと、と定義されてきたが、とくに前者を均分的正義、後者を配分的正義ということがある。

【倫理上の問題】地球上の資源が有限である実情からして、社会を形成するところでは常に人びとの間に利害の対立が起こるし、それが人類の歴史でもあった。正義の問題はその正しい配分をめぐって論じられてきた。正義は、各人の性別・年齢・貧富・社会的ステイタスなどの相違にかかわらず、各人が自他の利益を分け隔てなく配慮することで成り立つ。誰もが人として平等に尊重され、誰もが自分（の利益）を特別視せずに自分を含めて誰をも平等に尊重するという原則が正義の前提をなす。法律を含む様々な規則を設け、人びとが一様にそれに従って行動する必要があるのはそのためである。しかし人種差別法のように、規則そのものが平等な配慮という正義の要求に反するかもしれない。あるいは人頭税や所得に対する一律の税率での課税のように、各人の抱える様々な事情を考慮しない一律の扱いは、これまた人びとを平等に配慮することにならないかもしれない。そこで貢献度や責任に応じて所得を決め、さらに扶養家族数や必要経費や医療費その他を所得から控除し、累進税率を決めるというような税制を設ける。すると、1人当たり1票の一律の参政権のように、然るべき理由は何もないとして人びとを一律平等に扱うべきなのはどのような場合か、言い換えれば、等しからざる者として等しからざるように扱うべきとされる理由にはどのようなものがあり、また、そうした理由が一つないし複数あるとされる場合、どのような割合で異なる扱い方をすべきなのかが配分的正義にまつわる問題となる。いずれにせよ、人はすべて平等であるという人権の思想は、場合によっては異なる扱いを求める権利を要請する。

【展望】配分的正義の問題は、結局は人びとに対する平等な配慮という場合の、その中味ないし程度の問題、つまりどうすれば平等に配慮したことになるのかという問題である。それは何らかの原則から導かれるのではなく、私たちが決定する事柄である。したがって、医療資源、ひいては福祉の、配分的正義の観点からする過大でも過小でもない適正な配分も、私たちの間で合意を積み重ねていくしかないであろう。

〔安西和博〕

【参考文献】S.I.Benn and R.S.Peters, "Social Principle and the Democratic State" (George Allen & Unwinn, 1959).

【関連項目】正義、社会的公正、手続き的正義、平等権、社会的合意

▎胚保護法

Gesetz zum Schutz von Embyonen（独）

【定義】受精卵（胚）を移植前に保護する法律。現在の日本では「胚保護法」という法律名ではないが、いわゆる「クローン規制法（ヒトに関するクローン技術等の規制に関する法律）」（2000〈平成12〉年制定）がある。ドイツでは1990年に法制化され、実験目的の使用を全面的に禁じている。人類は1978年に体外受精という医療技術を開発し成功させた。この技術は子どものいない夫婦にとっては画期的な朗報となったが、思わぬ副産物もあった。それは「余剰胚」

と呼ばれるもので、不妊治療に使われずに残った胚である。この胚を不妊治療の基礎研究等に使うことに対して、無制限に許したのでは将来生命になり得る細胞を軽視することになるという理由で多くの国で法規制されたものである。

【倫理上の問題】体外受精の進歩と合わせてヒト胚の研究も進み、余剰胚の研究・活用に可能性が出てきた。着床前診断、出生前診断、それにES細胞研究、果てはクローン技術の人への応用などが社会問題となり、生命倫理のテーマとなっている。受精卵の初期の細胞を試験管で培養すると安定的に維持され、生物体のあらゆる器官に成長することが分かってきた。この細胞はES細胞（embryonic stem cells）と呼ばれ、「胚性幹細胞」と訳される。また、全能細胞あるいは万能細胞とも呼ばれるように、生物のあらゆる器官に変化し得る性質を持つ。そこで、ヒト胚を実験に使うことの倫理的な是非が問題となる。動物実験で成功したが、人でもES細胞が取り出せるようになり、人の難病治療に必要な細胞をつくり出す方法として応用の可能性が出てきた。その先に見えてきたのが移植用臓器の再生であるが、ここまで可能性が出てくると手放しでは認められず、各国で独自の規制に乗り出した。人類が生殖医療の分野に介入した時点から、既に今日の問題が伏在していたといえる。

【各国の実情】ドイツでは、1990年制定の「胚保護法」が1991年1月から施行された。研究目的（ヒトクローン胚）の胚の生産と利用を禁止する内容となっている。同法第2条には「妊娠をもたらすこと以外の目的のために、ヒトの胚を体外で発育させる者」を処罰する規定がある。その後、議論が重ねられ、ヒトES細胞の輸入に関しては厳しい制限下で一部認められている。イギリスには「ヒトの受精と胚の研究等に関する法律」（1990年）がある。胚研究は、そのための認可機関（イギリス、受精・胚研究機構＝Human Fertilization & Embryology Authority）からの事前の許可と、14日以内の研究利用、不妊治療の研究等であることを条件とする。研究対象としては、（1）不妊治療の進展、（2）先天性疾患の原因究明、（3）流産の原因究明、（4）より効果的な避妊法の開発、（5）母体移植前の胚の染色体、遺伝子異常の検出方法の開発、に限定されていた。その後2001年に改正され、新たに（6）胚発生についての知識増大、（7）難病についての知識増大、（8）それらの知識の難病への応用が追加され、治療目的の範囲内でのクローン胚の作製が認められるようになった。フランスでは「生命倫理法」（1944年）によって、体外受精と合わせて胚研究を規制している。ヒト胚を扱う研究は原則禁止であるが、医学目的で胚を傷つけない観察研究のみ国の委員会で許可された場合に限り認められる。生命倫理法のうちの「移植・生殖法」では、施行後5年以内に見直しする旨の規定があり、ヒトES細胞の研究が争点となっている。流れとしては、余剰胚からES細胞を樹立することは認めるが、ヒトクローン胚の作製は禁止する方向で進みそうである。アメリカではヒト胚研究を規制する連邦レベルの法はない。しかし、ヒト胚を傷つける研究には連邦の資金は出されていない。ただし、民間資金を使った研究は自由であり、アメリカ国立衛生研究所（NIH）が認可したヒト胚性幹細胞研究も例外である。なお、州レベルではカリフォルニア州がヒトクローン胚の作成を容認している。

日本では「ヒトに関するクローン技術等の規制に関する法律」が制定され、平成13（2001）年に施行された。第3条は特定胚（ヒトクローン胚・ヒト動物交雑胚・ヒト性融合胚・ヒト性集合胚）を人または動物

の体内に移植してはならないとする。ただし、文部科学省が定める一定事項を届け出れば、特定胚の作製・譲り受け・輸入は許されている。主要な罰則は第3条違反であり、10年以下の懲役、または1000万円以下の罰金である。個人に対する罰金刑としては刑事法全般の最高額となっている（同法第16条）。

日本産科婦人科学会は「ヒト精子・卵子・受精卵を取り扱う研究に関する見解」（昭和60〈1985〉年）を出し、会員に対する自主規制をした。その後、平成13年と14（2002）年に会告を改正し、それによれば、提供者の承諾やプライバシー保護を条件に2週間以内に限り研究が認められる。これを守れば自由に研究ができると考えている研究者は多い。日本では中絶に対してあまり罪悪感がないせいか、ヒト胚の扱いについてもキリスト教国との違いがあるようだが、ようやくガイドラインや法律が策定され、議論がまとまりつつある。　［末廣敏昭］

【参考文献】「ヒト精子・卵子・受精卵を取り扱う研究に関する見解」（日本産科婦人科学会会告、2002）。中谷瑾子『21世紀につなぐ生命と法と倫理』（有斐閣、2000）。

【関連項目】ヒトに関するクローン技術等の規制に関する法律、受精卵、胚、余剰胚、胚性幹細胞（ES細胞）、クローン技術

排卵誘発剤
induction drug of ovulation（英）

【定義】主として無排卵・不妊女性の治療のために用いられる。卵巣を刺激し、排卵を引き起こす薬剤。クロミフェン療法、hMG-hCG療法などがある。

【倫理上の問題】排卵誘発剤そのものの副作用として、卵巣過剰刺激症候群（OHSS）がある。卵巣が腫れ、まれに腹水や胸水が貯まることがある。また、排卵誘発では多数の卵胞の発育を促すため、多発排卵や多胎妊娠の確率が上昇する。3胎以上の多胎妊娠は早産が増え、母体のリスクも高まることが知られており、胎児の数をコントロールする減数手術が行われるケースがあり、中絶の是非や中絶胎児の選択（障害を持つ胎児の選択的中絶につながる場合もある）の問題などがある。日本の関連学会では原則として減数手術を認めていない。

　　　　　　　　　　　　　　［村瀬ひろみ］

【関連項目】不妊治療、多胎妊娠、減数手術

パーキンソン病
Parkinson's disease（英）

【定義】パーキンソン（J. Parkinson）が振戦麻痺（paralysis agitans）として記載した疾患。中高年期に発症し、主症状は慢性に進行する筋固縮、運動減少、振戦である。表情は仮面様となり、身体は前屈姿勢となる。原因は基底核（とりわけ黒質）を中心とする部位のドーパミン代謝の低下と考えられるが、同様の病態は、脳炎や脳血管障害、一酸化炭素中毒の後遺症、向精神病薬の副作用などとして症候性に認められることがある。

【倫理上の問題】運動減少や仮面様の表情などから痴呆症状と見なされる傾向があるが、多くの場合、一般的認知機能は比較的よく保たれていることが多い。ただし、狭義の認知機能ではなく、情意面での活動性低下や精神運動性の緩除化傾向はある程度進行すると認められる場合が稀ではない。そのため、これらをアルツハイマー型認知症などの皮質性障害とは異なった、皮質下性認知症（認知道具機能の障害ではなく、生きるための基本機能の障害）と見なす立場もある。薬物療法の開発が進むとともに、最近ではとりわけ脳外科的治療（とりわけ脳深部刺激療法＝DBS：Deep Brain Stimulation）が、よく試みられている。難病ではあることには変わりないが、

QOLの改善を目指す方向で、十分なインフォームドコンセントの下に様々な治療が試みられるようになってきている。

［大東祥孝］

【関連項目】認知症

白衣の天使 ➡ 看護師

バーゼル条約　Basel Convention on the Control of Transboundary Movements of Hazardous Wastes and their Disposal（英）

【定義】正式名称は「有害廃棄物の国境を越える移動及びその処分の規制に関するバーゼル条約」。1989年3月にスイスのバーゼルで採択され、1992年5月5日に効力が発生した。1999年12月現在の締約国は132カ国およびEC加盟国。日本は、1993（平成5）年12月より正式参加。

【概要】同条約第2条によれば、「有害廃棄物」とは、「処分がされ、処分が意図され又は国内法の規定により処分が義務付けられている物質又は物体をいう」。「処理」とは、「有害廃棄物又は他の廃棄物の収集、運搬及び処分をいい、処分場所の事後の管理を含む」。さらに「国境を越える移動」については、「有害廃棄物又は他の廃棄物が、その移動に少なくとも二つ以上の国が関係する場合において、一つの国の管轄の下にある地域から、他の国の管轄の下にある地域へ若しくは他の国の管轄の下にある地域を通過して、又はいずれの国の管轄の下にもない地域へ若しくはいずれの国の管轄の下にもない地域を通過して、移動することをいう」とある。

【歴史的経緯】1980年代初め頃から、主にヨーロッパの先進国が事前の連絡・協議なしにアフリカの開発途上国に向けて廃棄物を輸出し、そのまま放置し始めた。この問題に対処するため、OECD（経済協力開発機構）およびUNEP（国連環境計画）で検討がなされ、1989年3月にスイスのバーゼルで同条約が採択された。わが国では、同条約を実施するための国内法として「特定有害廃棄物等の輸出入等の規制に関する法律」および「廃棄物の処理及び清掃に関する法律の一部を改正する法律」が1993年に成立した。

【倫理上の問題】同条約下では、有害廃棄物の輸出・輸入が禁止されるのは締約国間だけであって、非締約国との輸出・輸入は規制されていないために、環境汚染型の有害廃棄物の貿易が全面禁止されるのではない。また、輸出国にとって有害廃棄物であるモノが、輸入国にとってはリサイクル品となる場合、資源の有効利用として輸出・輸入が認められるのか否か、という問題も残っている。

［岩田伸人］

【参考文献】進藤雄介『地球環境問題とは何か』（時事通信社、2000）。田畑茂二郎・高林秀雄編『ベーシック条約集』（東信堂、1997）。

【関連項目】有害廃棄物、長距離越境汚染、環境汚染、開発途上国

パーソナリティ障害 ➡ 人格障害

パーソナルメディシン（個別化医療）　personal medicine（英）

【定義】以前よりテーラーメイド医療、オーダーメイド医療などの定義が用いられているが、最近これらを統一、広範な意味でパーソナルメディシン（個別化医療）という用語が使われている。すなわち、個々の体質に合わせ、最も効果的な治療・投薬を目的とした治療をいう。

【倫理上の問題】従来型医療は、一疾患に対し同一の治療法を型通りに押しつけるレディメイド医療が中心であり、薬を投与してみないとその効果や副作用が分からないので、事前予測が難しい。それに対し、個

別化医療は一疾患に対し個別の治療法、すなわち個々の患者に対してのあらゆる情報を解析して、その患者に最も適した治療法を実施するものである。たとえば、同じ疾患に罹患している患者の投与薬剤に対する応答性は、体質・体調・人種・性別・年齢等により個々人によって様々なので、個別化医療を実践することにより薬剤投与量を加減したり、同じ薬効を持つが副作用の少ない薬剤を選択することにより、副作用による危害を回避することなどが可能となる。その反面、病気の詳細な診断を行うために、個々の患者の分子病態をゲノム解析（SNP解析）する場合もあり、2005（平成17）年4月より実施されている個人情報保護法により、解析された個人情報は厳密に遵守する必要がある。　　　　　　　［藤田芳一］

【関連項目】オーダーメイド医療、ヒトゲノム多様性計画、薬、クリニカルパス

パーソン ➡ 人格

パーソン論　person theory（英）

【定義】「パーソン（人格）とは何か、パーソンに含まれるのは何か」という問題をめぐって行われている一連の議論。オーストラリアの哲学者トゥーリー（Michael Tooley 1941-）は生物学的な意味でのヒトと道徳的な意味での人格とを区別し、生存権が認められるのはパーソンだけであると主張する。

【歴史的経緯】パーソンの語源は、劇中で用いられる仮面を意味するラテン語のペルソナ（persona）であり、そこから次第にその仮面が演じる役割、役割を演じる人物を意味するようになった。哲学史上でパーソンの意味の決定的な変換を引き起こしたのは、ロック（John Locke 1632-1704）であろう。ロックによれば、パーソンは理性を持った自己意識的存在である。可能性としていえば、神や地球外の知性体もそうした存在であり得るから、パーソンというグループと生物学的な意味での人間というグループの範囲は完全には重なり合わない。言い換えれば、人間のグループの一部がパーソンである。トゥーリーが両者の差異を人工妊娠中絶議論の土俵に自覚的に持ち込んだと解釈することができる。中絶をめぐる初期の議論では、賛成派も反対派も「胎児は人間かどうか、いつから人間か」を問題にした。そして、人間として有すべき生物学的な性質を胎児が備えているかを調べ上げることで胎児が人間かどうかを確定すれば、中絶問題は解決されると考えられた。しかしトゥーリーによれば、そもそも答えなければならないのは「胎児を殺すことが許されるのかどうか」つまり「胎児が生存権を持つかどうか」という道徳問題である。この問題を考えるためにトゥーリーは人間という曖昧な言葉の使用を避け、生物学的な意味での人間（ホモサピエンスという種の成員）と道徳的な意味での人格（パーソン）とを峻別する。その上で、（1）人間がパーソンであるためにはどのような性質を持たねばならないかという道徳的問題と、（2）人間はいつパーソンとなる性質を手に入れるかという事実問題に答えようとする。（1）について、トゥーリーは人間がパーソンであるためには自己意識要件（self-consciousness requirement）を満たす必要があると考える。したがってパーソンとは、諸経験と心的状態の持続的主体としての自己概念を持ち、自分自身がそのような持続的存在者であると信じている存在のことである。こうした自己意識的主体にだけ生存権が認められる。つまり、そうした主体がそうした主体として生存し続けたいと欲求する限り、生存権を有しており、他者にはその主体の欲求を妨害することを慎む義務がある。（2）については明確に

答えられていないが、トゥーリーは胎児や出産後まもない新生児は自己意識要件を満たさないとし、人工妊娠中絶だけでなく新生児の安楽死も正当化した。

【倫理上の問題】胎児や新生児の他に植物状態の患者、重度の認知症の患者などもパーソンとして承認されないことになるだろうから、パーソン論は生存権が与えられる人間の範囲を狭めている。しかしこのような厳格な線引きは、われわれの日常的感情に反するであろう。このような「行き過ぎ」を修正するために、H.T.エンゲルハート（Hugo Tristram Engelhardt, Jr. 1941－）はパーソンを「厳密な意味でのパーソン」と「社会的な意味でのパーソン」とに分類し、パーソンと非パーソンとの間に中間領域を設定する。厳密な意味でのパーソンは自己意識を持つ理性的な行為者であり、中間領域である社会的な意味でのパーソンは、親子関係のような最小限の社会的相互関係の中であたかも厳密な意味でのパーソンであるかのように扱われる存在であり、権利は持つが義務は負わない存在である（幼児、老衰者、重度の知的障害者など）。しかし以上の試みにもかかわらず、パーソンと非パーソンとが峻別される以上、パーソン論においては権利主体の領域が縮小する。その結果、たとえば精神的機能を欠く人間（胎児、新生児）と高度の精神的機能を持つ動物（チンパンジー、クジラ、イルカ等）との間で道徳上の身分が逆転することがあり得る。トゥーリー自身がこの点に触れているが、シンガー（Peter Singer 1946－）はさらにこの点を強調し、パーソンに分類し得る人間以外の動物を殺すことの不当性を主張している。また、パーソンの基準を決定するのはパーソンに属する集団である以上、この基準が任意に操作されパーソンの領域が恣意的に狭められる可能性もあり、新たな差別につながるという批判も行われている。

【展望】パーソン論が生命倫理の領域に導入されたことで、人工妊娠中絶や治療停止などの具体的な問題に対する応答が可能となったことは評価できよう。だが、パーソン論が人間存在の問題を理性や自己意識の問題に縮減していることも事実であろう。身体性や他者との関係性という視点から人間を捉え直すことも必要であろう。

［馬渕浩二］

【参考文献】H.T.エンゲルハート／H.ヨナス『バイオエシックスの基礎』（加藤尚武・飯田亘之編、東海大学出版会、1988）。P.シンガー『実践の倫理』（山内友三郎・塚崎智監訳、昭和堂、1991）。
【関連項目】人格、生存権、人工妊娠中絶、事実問題と権利問題、QOL

パターナリズム　paternalism（英）

【定義】パターナリズムの定義は論者によって異なるが、一般的に、父親が自分の子どもの利益を配慮し、子に助言をしたり干渉したりするのと同様に、国家や団体や個人が、ある人の利益になるという理由から、その人の行動の自由や情報を与えられる自由を制限すること。あるいは、そのような制限を支持する思想的立場のこと。「父権主義」「温情的干渉主義」などと訳されることがある。

【歴史的経緯】語源的には、paternalismのpaterは「父親」を意味するラテン語である。J.S.ミル（John Stuart Mill 1806－73）は『自由論』（1859年）において、自由主義的な功利主義の立場から国家による個人の自由への干渉を厳しく批判した。ミルによれば、そのような干渉が許されるのは他人に対して危害が及ぶのを防ぐ場合だけであって、「行為者自身の利益のため」というのは十分な理由にならない。ミルの立場は、今日でも反パターナリズムの嚆矢とされている。

【倫理上の問題】パターナリズムは、シートベルトやヘルメットの着用を義務づける法律の是非を問う場面など、もともとは法的な議論において問題とされる概念であったが、今日、医療におけるパターナリズムも重要なトピックスとなっている。たとえば、患者の利益のためになされる医療情報（病名、病状、予後など）の隠匿、強制的な救命措置（宗教的信念から輸血拒否をしている患者への輸血）、生活習慣改善の強制（喫煙や飲酒の禁止）などが医療におけるパターナリズムの代表である。

日本の医療システムにおいては伝統的に医師の権威主義が存在し、患者は医師に対して従属的な立場に置かれているということがしばしば指摘されてきた。そして、患者の自己決定権が広く認められるようになった現在、医師のパターナリズムは患者の自律を妨げるものとして否定的に語られることが多い。しかし、現実の医療的実践においてあらゆるパターナリスティックな行為を否定することは、われわれの常識に適うまい。そこで、正当化できるパターナリズムと正当化できないパターナリズムとを倫理学的に区別することが必要となる。

J.ファインバーグ（Joel Feinberg 1926-2004）は、「強い（ハードな）パターナリズム」と「弱い（ソフトな）パターナリズム」とを区別している。「強いパターナリズム」とは、たとえその人の選択が自律的なものであったとしても、その人自身に害が及ぶような行為であれば、それを妨ぐことができるとする立場である。これに対して「弱いパターナリズム」によれば、ある人の自分を害するような行為に対する干渉が許されるのは、その人の決定が実質的に非自律的な時、あるいはそれが自律的であるかどうかを確定するために一時的な干渉が必要な時に限られる。たとえば、精神障害や薬物中毒などにより患者が通常の判断能力を持っていなかったり、患者が自分の選択に伴う危険を知らされていなかったりした場合がこれに当たる。一般的に、「弱いパターナリズム」は自律尊重原則に抵触しないため広く認められているが、「強いパターナリズム」が正当化可能かどうかに関しては研究者の間で見解が分かれている。

ところで、どのような干渉であれば患者の自律を尊重したことになるのであろうか。このことに関して、G.ドゥオーキン（Gerald Dworkin）は、パターナリスティックな干渉は公平で合理的な行為者であればそれに同意するであろう、ということによって正当化されると考えている。たとえば、精神障害によって通常の判断力を失っている患者に対する干渉は、もしその人が合理的な判断を下せる成人であったと仮定するならばそれに同意するであろう、ということによって正当化されるのである。この場合、パターナリスティックな干渉は患者の当面の自由を制限することになるが、実は患者のより深い自律を実現するものと見なされる。ドゥオーキンの「仮定的同意」説には賛同者も多いが、このような考え方に従えば、ともすれば特定の社会において一般的に妥当と考えられている価値観を個人に押しつけるような結果にもなりかねない。患者の「より深い自律」について語るためには、個々の患者の選好や価値観を考慮に入れる必要があろう。これに関して、J.クレイニッグ（John Kleinig）は「人格的統合性（personal integrity）」という概念を提唱している。つまり、その人を全体としてその人たらしめているところの、信念・傾向性・態度・目的・諸関係・人生設計などの複合体を考慮に入れることによって、初めてパターナリスティックな行為は正当化されるというのである。

【展望】クレイニッグの考え方は理想的で

あろうが、日本の現実の医療現場でこのようなことがたやすく実現可能であるとは思われない。患者一人ひとりの選好や価値観を尊重しながらあるべきパターナリズムを実践するためには、経験に裏打ちされた医師の成熟した人間性が要求されることはもちろんであるが、何よりも日々の診療に追われる医療従事者が患者一人ひとりに向き合うことを可能とするような医療システムの構築が望まれるところである。

［音喜多信博］

【参考文献】本田裕志「医療におけるパターナリズム」（塚崎智・加茂直樹編『生命倫理の現在』世界思想社、1989）．T.L.Beauchamp,'Paternalism'(S.G.Post ed. "Encyclopedia of Bioethics", 3rd ed., Macmillan, 2003). R.Sartorius ed., "Paternalism" (U of Minnesota Press, 1983).

【関連項目】医療従事者－患者関係、ムンテラ、自律、自己決定権、自由、おまかせ医療、ヒポクラテスの誓い、判断能力

バチスタ手術　Batista operation（英）

【定義】ブラジルのバチスタ（R.Batista）が開発した手術法。特発性・虚血性・弁膜症などの原因による拡張型心筋症に対して、拡張した左心室を部分的に切除し、左心室の内径を減少させることにより収縮力を向上させることを目的としている。内科的治療に抵抗する心不全を繰り返す重症例が対象となる。左室縮小形成術、左室部分切除術とも称される。

【倫理・社会上の問題点】バチスタ自身の報告によると、術後30日以内のいわゆる手術死亡率は22％、2年生存率は55％とされている。この結果は心臓移植に劣る成績である。しかし、心臓移植適応患者のうちで、年齢・身体的状況・経済的理由などで移植が拒否された患者に対して希望を与える手術法である。一方、左心室縮小による心収縮力改善の機序の未解明、縮小後の再拡大の発生の可能性などの問題があり、実験的治療の段階にある。　　　　［磯貝晶子］

【関連項目】心臓移植、移植適応症

発症前診断 ➡ 遺伝子診断

発達障害　developmental disabilities／disorders（英）

【定義】幼児期や児童期に発症する、心身や行動の障害を指す。医学的な診断カテゴリーとしては、自閉症に代表される広汎性発達障害、読字や算数、書字表出の障害を含む学習障害、精神遅滞（知的障害）、注意欠陥多動性障害（ADHD）、チック障害などが含まれる。その原因として、生物学的な要因に基づく中枢神経系の機能発達の障害あるいは遅れが想定されている。一方、最近のわが国において広く用いられている「軽度発達障害」という用語は、様々な発達障害のうち、知的障害を伴わないものの総称として便宜的に名付けられたものであるが、2005（平成17）年4月に施行された発達障害者支援法では、知的障害を伴わない広汎性発達障害（アスペルガー症候群等）、ADHD、学習障害についても「軽度」という語は使用せず、これらを合わせて「発達障害」として定義している。

【歴史的経緯】アメリカでは、1960年代初頭のケネディ政権以来、知的障害者の脱施設化・ノーマライゼーションを目指す福祉方針が構想され、1970年のアメリカ公法では、知的障害および関連する神経疾患（脳性麻痺やてんかん）に対して適切な行政サービスを適用するための社会福祉概念として、発達障害"developmental disabilities"という用語が初めて記載された。1978年の法改正では、精神遅滞や脳性麻痺といった疾患的規定を廃してより総合的で包括的な障害概念となり、また個々の機能障害・能力障害に対応した継続的な支援が必要であるものと定義された。このように、発達障

害の概念は、医学的概念というよりも、福祉政策上の要請から出発したという歴史的背景がある。一方で、個々の症候に注目し、診断体系の確立や病因の解明、治療法の開発を目的とした医学的研究活動も盛んになってきた。なお、発達障害を純粋に医学的疾病概念として考える場合には"developmental disorders"と記述することが多い。

歴史的に見ると、現在ADHDとして知られている症候についての医学的記述は1902年スティル（G. F. Still）によってなされ、自閉症については1943年にカナー（L. Kanner）により報告されている。翌1944年にはアスペルガー（H. Asperger）によって、言語的遅れを伴わないタイプの自閉症（後のアスペルガー症候群）が報告されている。1960年代以降、児童精神医学への関心がいっそう高まり、子どもの精神疾患に関する診断体系の整備が進められるようになった。1980年のアメリカ精神医学会『精神疾患の診断と統計マニュアル第3版』（DSM-Ⅲ）では、「通常、幼児期、小児期または青年期に発症する障害」という大カテゴリーが設けられ、発達期に固有の障害があることが明確にされている。その後、改訂版のDSM-Ⅲ-R（1987年）では初めて発達障害という包括的なグループ名が用いられたが、現行のDSM-Ⅳ-TR（2000年）では発達障害というグループ名は用いられず、精神遅滞、学習障害、広汎性発達障害、ADHDなどが「通常、幼児期、小児期または青年期に初めて診断される障害」に属する個別の疾患群として記載されている。以上のような医学的診断基準の整備に加えて、最近では非侵襲的な脳機能計測技術が進展したことにより、自閉症やADHD、読字障害等における微細な高次脳機能の不全仮説が実証的に検討されつつある。

【倫理上の問題】学習障害やADHD、高機能自閉症はわが国では「軽度発達障害」とも呼ばれているが、これを「障害が軽い」という意味に解釈するべきではない。むしろ軽度発達障害では、障害や困難が「見えにくい」「気づかれにくい」と考えられ、そのために適切な対応がなされにくいという問題がある。発達障害の存在が十分に理解されないまま、学業や社会生活の上で不利を被り続けた結果、自尊感情の低下や情緒的な不安定といった二次的な問題を生じることも多い。その意味でも、適切な診断による早期発見とニーズに合わせた早期支援が重要となってくる。また、近年の発達障害に対する関心の高まりの背景には、障害と少年／刑事事件との関係をめぐる誤解が一部で存在していたことも指摘されている。アスペルガー症候群そのものが事件の直接的な原因となるかのような報道には問題があり、発達障害というレッテルがスティグマとして機能する可能性が考えられる。また、かつて学級崩壊の原因としてADHDの存在が挙げられる風潮があったが、これについても同様のことがいえる。発達障害の特質を認識した上で、誤解によるスティグマを生み出さないよう留意する必要がある。

【展望】発達障害はこれまでのわが国において特別な支援の対象とされてこなかったが、2005年の「発達障害者支援法」の制定ならびに2007（平成19）年度からの「特別支援教育」の導入によって、個々のニーズがある児童・生徒に対して個別の支援を行う体制づくりが目指されている。今後の課題としては、教員の専門性の向上、教員に対する学校内外からの支援体制の構築、就労支援策の拡充などが挙げられる。また医療分野では、発達障害の早期発見・早期支援に関わる専門医の育成や体制の整備が望まれる。　　　　　　　　　　［池上将永］

【参考文献】髙岡健『やさしい発達障害論』（批評社、2007）。小野次朗・上野一彦・藤田継道編『よ

くわかる発達障害』（ミネルヴァ書房、2007）。有馬正高監修『発達障害の基礎』（日本文化科学社、1999）。牟田悦子編『LD・ADHDの理解と支援』（有斐閣選書、2005）。
【関連項目】知的障害、特別支援学校、ノーマライゼーション

■ 発展途上国 ⇒ 開発途上国

■ パラメディカルスタッフ ⇒ 医療従事者；コメディカルスタッフ

■ バリアフリー　barrier free（英）
【定義】身体に障害のある人や高齢者でも、負担を強いられることなく日常生活を行える社会づくりを目指すノーマライゼーション理念に基づいて、身体的・精神的障害（バリア）が取り除かれた状態のこと。そのために公共的建築物や道路、交通、個人の住宅、生活用具、福祉機器などを改善することをバリアフリーデザイン、ユニバーサルデザイン、バリアフリー化という。
【歴史的経緯・倫理上の問題】欧米先進諸国では1960年代から障害者配慮設計の基準化が開始される。1961年にアメリカでは世界で最も早く「身体障害者が使用しやすい建築・施設設備に関するアメリカ基準仕様書」がつくられ、その後、1963年にイギリス、1965年にカナダと続く。1974年の国連専門家会議以降、バリアフリーという言葉が広く使われるようになった。1990年の「障害をもつアメリカ人法」は広範な社会変化をもたらし、世界各国で発展した多くの障害者団体が公共政策の作成や実施に関与するようになった。わが国では、身体障害者福祉モデル年事業（1973〈昭和48〉年）や各自治体の福祉環境整備要綱などによって市民の権利と義務、市民連帯の方向が提示されたが、ほとんど普及しなかった。1981（昭和56）年の国際障害者年以降、急速に北米や北欧諸国の障害者の自律生活運動・生活環境が紹介されるようになって初めて、新たな建築基準法に基づく施行条例、福祉のまちづくり条例が創設されるようになった。1994（平成6）年、「高齢者・身体障害者等が円滑に利用できる特定建築物の建築促進に関する法律」（ハートビル法）によって、病院・劇場・集会場・デパート・ホテル等の建築物を円滑に利用できるようにするための建築基準が定められ、2000（平成12）年には「高齢者、身体障害者等の公共交通機関を利用した移動の円滑化の促進に関する法律」（交通バリアフリー法）が施行された。その後も、ITを使用しての障害者サポートや防犯・防災対策等、情報バリアフリー環境への配慮等も進められ、2001（平成13）年からは「バリアフリーのまちづくり活動事業」により、計画的な福祉のまちづくりが推進されている。

　ノーマライゼーションを基本理念とした各種施策推進は、バリアフリー社会を実現するための「4つの障壁」という考え方による。4つの障壁とは（1）物理的な障壁（交通機関、建築物等）、（2）制度的な障壁（資格制限等）、（3）文化・情報面での障壁（点字や手話サービスの欠如）、（4）意識上の障壁（障害者を庇護されるべき存在と捉える等）と規定されており、障害のある人が地域社会で自立し、社会参加していくには、依然として様々な障壁がある。
【展望】1995（平成7）年の「障害者プラン」で「心のバリアを取り除くために」が大きなテーマとなっているように、バリアフリー実現のための最大の課題は「意識上の障壁」とも主張されている。法制化による生活環境改善への期待とともに、心理的側面から見た社会環境のバリアを取り除くための福祉教育・統合教育の推進や、一人ひとりの社会参加、学習、就労、情報等に対する理解と認識が広く求められる。

［斉藤さや可］

【参考文献】野村みどり編『バリア・フリーの生活環境論』(医歯薬出版, 1992). Richard Scotch, "From Good Will to Civil Rights：Transforming Federal Disability Policy" (Temple UP, 1984). R.K.スコッチ『アメリカ初の障害者差別禁止法はこうして生まれた』(竹前栄治訳, 明石書店, 2000).
【関連項目】障害者（児）、ノーマライゼーション、環境、高齢者

はり師　acupuncturist（英）

【定義】鍼を使って疾病の治療・予防をする医療従事者。「あん摩マッサージ指圧師、はり師、きゅう師等に関する法律」によって与えられる医療資格。古くは鍼医、針立てと呼ばれた。

【倫理上の問題】鍼治療は2000年以上も前に中国で始まった。『周礼』によれば、医師は医療の技術と倫理の十全たるを要求されている。唐の孫思邈の『千金要方』にも、病があって救いを求める人には貴賤貧富を問わず親に仕えるようにすべきことが説かれている。江戸時代1692（元禄5）年、杉山和一が鍼治講習所をつくったが、これは世界最初の障害者職業教育とされている。以来、こうした教育は視覚障害者にとって職業的希望の灯火であり続けてきた。今日、はり師は鍼灸師と併称され、伝統医学の見直しの中で医療の一分野を担う存在となっている。はり師には、伝統医学の理解と患者の権利や衛生環境の確保、現代医学への理解などが求められている。さらに診療記録や患者の個人情報の扱いなど、患者への対応にあたって一層の倫理的な見識が求められてきている。　　　　　　　　［猪飼祥夫］

【関連項目】きゅう師、あん摩マッサージ指圧師

バルディーズ原則　Valdez Principle（英）

【経緯・概要】アメリカの石油大手エクソン社の石油タンカー、バルディーズ号が1989年3月24日未明、アラスカ湾のバルディーズ港を出航した直後に座礁し、満載した原油の一部（約1090万ガロン）を海面に流出したことによって、1200マイルにわたる海岸と海洋が汚染され、多くの動植物と漁業資源が被害を受けた。このバルディーズ号の事故と環境破壊をきっかけとして、投資家と環境保護団体で結成される「環境に責任を持つ経済のための連合」（CERES：Coalition for Enviromentally Responsible Economies）が企業活動の環境責任に対するバルディーズ原則を設定した。これは後に「セリーズ（CERES）の原則」と改められた。以下の10項目から成る。（1）生物圏の修復、（2）天然資源の持続可能な利用、（3）廃棄物の削減と処理、（4）エネルギーの保全、（5）「環境・健康・安全上の」リスク削減、（6）安全な製品とサービス、（7）環境の復元、（8）環境・健康にかかわる企業活動の情報公開、（9）経営陣の参加、（10）「環境」監査と報告。　　　　　　　　［上原秀樹］

【参考文献】William Ashworth, "The Encyclopedia of Environmental Studies" (Facts On File, 1991).

【関連項目】エクソン＝バルディーズ号事件

バーンアウトシンドローム ➡ 燃え尽き症候群

半陰陽 ➡ インターセクシャル

反証責任　burden of rebuttal（英）

【定義】公害や薬害との関連では、被害者側が原因と被害との間の因果関係を証明するのではなく、加害者側が「自分たちに原因はない」ことを証明する責任のこと。

【倫理上の問題】日本における、いわゆる「四大公害訴訟」では、汚染企業の民事責任（損害賠償責任）が追及され、とくに水俣病関連の諸訴訟や新潟水俣病訴訟等では、

企業側の反証責任が問題とされた。患者の症状の原因、あるいは汚染源が、工場が排出する何らかの物質であると疑うに足る十分な理由がある場合には、被害者側が原因と被害の因果関係を証明するのではなく、企業側が「患者の症状の原因となる物質を排出してはおらず、自社の工場が汚染源にはなり得ない」ことを証明しなければならない。これができない限り、公害病の責任は企業にあるとされるべきである。たとえば水俣病の被害者が抱えた様々な困難の一つに、まず被害者側に立つ研究者たちが工場の製造工程と水俣病との間の化学的・生理学的因果関係を証明しなければならないことがあった。そしてその因果関係が立証されていないことが、工場の操業を停止しない根拠とされた。だが工場廃液が水俣病の原因であると疑うに足りるだけの「状況証拠」があった以上、被害者側ではなく、工場側に反証責任があったはずであり、加害者側であるチッソ株式会社は、自己の工場が「汚染源にはなり得ない」こと、つまり「工場廃液に有機水銀は含まれていない」こと、あるいは「患者の症状の原因は有機水銀ではない」ことを証明しなければならなかったはずである。

【展望】公害訴訟に関しては、司法は反証責任は企業側に課せられていると考えるようになっている。なお、同様の構図は多くの化学物質による被害や薬害でも成立しており、被害者保護の観点からは、反証責任は加害者側に課せられているという原則の下で事態に対処するべきである。一般にリスクに関しては、リスクを課す側に「危険ではない」ことを証明する義務があるといってよい。

［蔵田伸雄］

【関連項目】公害、薬害、責任

反精神医学

antipsychiatry（英），Antipsychiatrie（独），antipsychiatrie（仏）

【定義】1960〜70年代に欧米や日本で展開し、伝統的精神医学を弱者の疎外や排除に加担する権威と見て否定し、疾患概念の相対化と病者への深い共感とを軸に非管理的かつ非生物学的な臨床実践を推進した精神医学の改革運動の総称。担い手としてアメリカのサス（T.Szasz）、イギリスのレイン（R.D.Laing）、クーパー（D.Cooper）、フランスのマノーニ（M.Mannoni）らが有名である。反精神医学との命名はクーパーによる。

【背景と展開】レイン、クーパーらは、19世紀以来の精神医学が様々な狂気を身体医学モデルにより治療すべき個別の疾患として無批判に規定してきた歴史を心理社会的・政治的次元から批判し、反疾病論、反治療論、反収容主義を中心的理念として活動を展開した。その理論はレインらの統合失調症の家族研究を萌芽に、家族病理の顕在化した犠牲者として病者を了解する力動論に基づく。クーパーはさらに、そうした病者が精神医学的診断によって刻印され、社会からも排除されると主張した。レインとクーパーは、客観的事実に依拠して精神病を扱うのではなく、病を自己発見の「旅」と見なすという観点から、1965年から6年間にわたりキングズリーホールでの治療共同体において非管理・非介入ケアの実践を試みた。レインらの思想に関しては実存主義哲学や現象学（およびそこから発展した精神病理学）とともに新フロイト派のサリヴァン（H.S.Sullivan）の影響が指摘されており、また同時期にアメリカで進展したベイトソン（G.Bateson）らの統合失調症の家族研究とも呼応している。また社会・政治的背景として、ベトナム反戦運動をはじめとする当時の急進的な政治運動の広が

りや、ヒッピームーブメントや東洋思想への傾倒など対抗文化（カウンターカルチャー）との相互的影響も認められる。
【倫理上の問題】反精神医学の提唱した管理の否定、患者の自己決定の尊重、治療共同体におけるケア、家族や社会における力動の重視といった方向性は、1980年代以降の精神医療における患者の人権重視と開放化、社会復帰療法や地域精神保健活動の発展に直結する先駆的試みとして評価できる。一方、反精神医学が病者の生物学的側面を過小評価した点は批判されるべきである。1950年代以降の薬物療法の発展は生物学的アプローチの有用性を明示しており、心理社会的アプローチも薬物による病状安定と退院率の増大を背景にその重要性が再浮上したと見るべきである。治療者の理念のみから実現可能で有効たり得る治療法をあらかじめ除外することは、インフォームドコンセントの原則に反し、患者の治療選択権を制限しその利益を損なう。また伝統的価値の相対化を推進する急進性には、病者の世俗的な回復という現実的目標をも相対化し否定しかねない危険性も潜在する。
【展望】ズビン（J.Zubin）、シオンピ（L.Ciompi）らが疾病モデルからストレス脆弱モデルへと統合失調症パラダイムの転換を提唱し、器質論と力動論が生物・心理社会的展開モデルへと統合されつつある現在、反精神医学の役割の多くは発展的に解消し得る。しかし、社会が逸脱層を排除することにより内部の安定を保とうとする装置として機能する限り、その理念の根幹はなお重要な意義を持つ。　　　［道又利］
【参考文献】R.D.レイン／A.エスタソン『狂気と家族』（笠松嘉・辻和子訳、みすず書房、1972）。松本雅彦『精神病理学とは何だろうか』（星和書店、1996）。周藤真也「反精神医学と家族、あるいは人間へのまなざし」（『現代社会理論研究』第8号、1998）。

【関連項目】精神障害（者）、精神病・神経症、インフォームドコンセント、スティグマ

▌**ハンセン病**　Hansen's disease（英）
【定義】らい菌の感染によって起こる慢性の感染性疾患。癩腫型と類結核型に大別される。癩（らい）、癩病、レプラとも呼ばれてきたが、それらの名称自体に差別がまとわりついているという理由で、近年では、病原体の発見者（後出）の名にちなんでハンセン病と呼ばれている。感染力は極めて弱い。癩腫型と類結核型に大別され、とくに癩腫型は、顔面や四肢に結節を生じ、それが崩れると特異な相貌を呈し、しかも多かれ少なかれ異臭を放つこともあって、患者は長い間、差別と偏見に苦しんできた。
【歴史的経緯】ハンセン病は古くから世界各地に存在し、日本でも、既に奈良時代の『日本書紀』にその患者と思われる人物が登場する。平安時代には、仏教思想とくに浄土信仰が普及していくにつれ、患者は穢（けが）れた者として疎んじられるようになっていき、一般に、この病気は業病と考えられるようになっていった。
　室町時代までは散発的な流行を繰り返していたらしい。江戸時代、封建制度の確立とともに庶民は移動の自由を制限されたので、ハンセン病はほとんど流行しなくなり、逆に、特定の家系に「天刑」として伝わる遺伝的性格の疾病と考えられるようになっていった。
　1873（明治6）年、ノルウェーの細菌学者ハンセン（A. Hansen 1841-1912）が病原体を発見し、1897（明治30）年の第1回国際らい会議でこれが公認された。
【倫理上の諸問題】こうしてハンセン病が遺伝病でなく感染性疾患であることが明らかになると、時の政府は躍起になってその旨をPRした。そのため国民の多くに、ハンセン病は感染力が著しく強いものとの誤

解を与え、しかも、遺伝病という旧来の誤解の方も残ったため、患者は二重の意味で迫害を受けるようになった。

　感染を極度に懸念する世論にも押され、1907（明治40）年、政府は法律第11号（癩予防ニ関スル件）を公布して、霊場や盛り場などを浮浪徘徊する患者約2千名を強制的に公立療養所に収容した。その後、国内の全患者の、生涯にわたる絶対隔離の方針を打ち出し、1930（昭和5）年から岡山の長島愛生園など国立ハンセン病療養所を各地に設立し、翌年には癩予防法を成立させた。この頃、地域住民に対して患者の発見・通報を奨励する無癩県運動が、各地の自治体で競って実施された。こうしてハンセン病患者にとっては、病むということはすなわち家や故郷を失うことにほかならなくなった。患者の絶対隔離に指導的な役割を果たした医師が光田健輔（1876－1964）であり、彼はハンセン病患者の収容・隔離を「社会浄化」ひいては「民族浄化」と捉えていた。

　ハンセン病の感染力は、同じく慢性の感染性疾患である結核に比べ遥かに弱いものであるにもかかわらず、この法律は結核予防法とは大違いで、急性伝染病を対象とする「伝染病予防法」に劣らない厳しいものであった。法の意図的な拡大解釈もあって多くの人権侵害が起こった。たとえば、療養所内では結婚が一応認められていたが、同居は制限され、しかも、遺伝病でないにもかかわらず、子孫を増やさない方針が採られ、断種（ワゼクトミー）まで強制される場合もあった。所内では様々な労働が強制された。秩序を維持するために懲戒・検束規定も作られた。さらには、指示に従わない患者を拘束するための「特別病室」が作られた療養所もあった。所内でしか通用しない金券の発行も、患者の逃亡を抑止するための手段であった。

　1941（昭和16）年、アメリカでハンセン病の特効薬となるサルファ剤プロミンが開発され、戦後、これが日本にも輸入されるようになり、ハンセン病は不治の病ではなくなった。こうして特効薬も開発され、さらには1947（昭和22）年に施行された日本国憲法によって国民の基本的人権が保障されるようになったにもかかわらず、ハンセン病患者に対しては、1953（昭和28）年の法改正（「癩予防法」から「らい予防法」へ）によっても隔離主義は改善されず、差別が続いた。しかも、遺伝病でないにもかかわらず優生保護法では優生手術の適用対象になっていた。諸外国では戦後まもなく隔離主義は姿を消したが、日本では、関係者の粘り強い努力の末、1996（平成8）年になってようやく、らい予防法は廃止された。

【展望】患者（らい菌陽性者）・元患者らによる損害賠償請求訴訟に対し、2001（平成13）年5月、熊本地方裁判所は、ハンセン病隔離政策は憲法違反であったとして原告勝訴の判決を下した。政府は控訴せず、翌6月には補償金の支給を行う法律が制定された。こうしてようやく国家賠償の道が開かれたが、彼らの完全な社会復帰にはまだ時間がかかりそうである。らい予防法廃止後、社会復帰を実現してきた患者・元患者も少なくないが、自由の身になっても後遺症（視覚障害や歩行困難など）のため、あるいは帰る場所がないために、療養所に留まっている人も少なくない。しかも、患者・元患者に対する差別と偏見はまだ続いている。医療従事者の間にさえ、未だに偏見が根強く残っている。無知が偏見を生み、偏見がさらに無知を増幅させていくという構図である。歯科医から齲歯（むしば）の治療を拒否されるなどの事例は枚挙に暇がない。2003（平成15）年、熊本県のあるホテルが患者・元患者集団の宿泊を拒否した。

この事実がマスコミ報道された後、同ホテルには宿泊拒否を当然とする一般市民からの激励の手紙や電話が相次いだという。

[藤尾均]

【参考文献】大谷藤郎『らい予防法廃止の歴史』（勁草書房、1996）。山本俊一『日本らい史』増補（東京大学出版会、1993）。藤野豊『ハンセン病と戦後民主主義』（岩波書店、2006）。熊本日日新聞社編『検証・ハンセン病史』（河出書房新社、2004）。
【関連項目】穢（けが）れ、隔離、人権

判断能力

competence（英），Kompetenz（独）
【定義】事物を正当に認識・評価する思惟能力のこと。哲学的には、カント（Immanuel Kant 1724－1804）が『判断力批判』（Kritik der Urteilskraft）を著わしてその論理を展開した。しかし生命倫理の分野で判断能力（competence）という時には、自らの事項に関する主体的な意思決定をなす際に前提とされる能力を意味し、インフォームドコンセントの基本的条件となるものである。

【倫理問題の所在】ビーチャム（T.L. Beauchamp）とチルドレス（J.F.Childress）による生命倫理の古典的な四原則のうち、第一原則は自律原則（principle of autonomy）である。この原則がまっ先に取り上げられているのは、欧米の生命倫理がこれをことのほか重視しているからである。自律原則では、自らの生命に関する問題について人間は自分で決定する権利があるとする。インフォームドコンセントとは、この自律原則を出自として誕生した意思決定のあり方であった。しかし自己決定の権利は個人の意思決定能力の存在を抜きに語ることはできない。しかし多くのケースで、意思決定能力をめぐる問題はそれほど単純ではない。意思決定の前提となる判断能力の査定には複雑な要素が絡んでいて、単に「ある、なし」を一律に決められるものではないからである。

判断能力に問題があって意思決定が困難と見られるケースには、意識レベルの低下、精神障害、知的障害および子どもの場合等が考えられる。しかし意識レベルの低下を一つといっても、問題は簡単ではない。昏睡状態の場合は明らかに判断能力がなく意思決定は無理と分かるが、意識の混濁状態だと判断がつかないケースも少なくない。意識レベルが多少落ちただけで「判断能力なし」と決めつけ、安易に代諾ないしは代理意思決定を求めると、個人の自己決定権を侵害し、自律原則にもひびが入りかねない。また、子どもの場合も同様である。子どもは何歳から判断能力が生じ、意思決定が可能になるのだろうか。この場合、子どもといっても5歳と10歳と15歳とでは判断能力が大きく異なるため、ひとくくりに「子どもだから意思決定は不可能だ」とはいえない。つまりここで問題なのは、その能力の有無の間にある様々な段階であって、臨床の現場は常にこうした問題で悩んでいる。そこで対象者の判断能力を査定する場合に役立つ一つのモデル理論を示すことにしよう。

【判断能力の査定モデル】ドレイン（J.F. Drane）は、判断能力査定のための「段階的尺度モデル」（sliding-scale model）を提示し、有益な示唆を与えてくれた。それによれば、意思決定をなすための判断能力の査定には、同意や選択の対象となる事柄の難易度が大いに関係するとして、容易なものから次のような3つの基準を設定した。（1）意思決定の対象となる問題の難易度が低い場合：ここにおいて判断能力の査定の尺度となるのは、事物の認識力と同意能力の有無である。前者はインフォームドコンセントの認知的要求を満たす能力で、後者は決断的要素を満たす能力である。この

種のカテゴリーに入る問題に対して判断能力がないと見なされる人びとの大部分は、法的な意味でも無能力者である。ドレインは基準（１）に該当する問題領域では、10歳以上の子どもや教育可能な精神遅滞者、さらに軽度の認知症（痴呆症）や酩酊者でも、一応判断能力があり、意思決定は可能とされなければならないと考えている。したがってこの場合には、このような人びとに対しても直接インフォームドコンセントが実施されなければならないであろう。
（２）意思決定の対象となる問題の難易度がもう少し高くなる場合：ここでは判断能力の査定の尺度は理解力や選択能力の有無である。自分の医学的問題や提示された治療法について理解できるか否か、予測される結果に基づいて選択できるか否かが問われる。ドレインは、この領域においては場合によって軽度の精神遅滞者や人格障害者、さらに境界例や強迫神経症の人びとでも判断能力があり、したがって意思決定は可能であると見ている。年齢的には16歳にでもなれば、既にこうした能力の存在が考えられるとしている。（３）意思決定の対象となる問題の難易度が最も高い場合：この場合、判断能力の査定の尺度は、評価能力と理性的決断をなす能力の有無である。前者は提示された問題に対する熟慮を伴った深い理解力と関連し、後者は明確な信念や価値観と関連する。ここにおいて判断能力があり意思決定が可能とされるためには、自己省察ができ、他人の利益を考えて行動する成熟した人格が必要となる。

【展望】以上はドレインによる理論であるが、今後はわが国でも精神風土に即した基準作りが求められる。インフォームドコンセントが重要であるというのであれば、今後はもう一歩進めて判断能力にまで踏み込んだ議論が求められる。　　　　［澤田愛子］

【参考文献】J.F.Drane, 'The Many Faces of Competency'（T.A.Mappes and J.S.Zembaty, "Biomedical Ethics" 3rd ed., McGraw-Hill, 1991）．北村聡子・北村俊則『精神科医療における患者の自己決定権と治療同意判断能力』（学芸社、2001）．
【関連項目】インフォームドコンセント、責任能力、自律、自己決定権、自由

ハンチントン舞踏病
Huntington's chorea（英）

【定義】成人発症の遺伝性・進行性・致死性の神経疾患である。浸透率が100％に近い常染色体優性形式の遺伝病で、通常30歳代から発症し始め、60歳で約90％が発症する。本症の責任遺伝子は4p16にある。60数個のエクソンの１つにあるCAGリピートの増幅が原因である。正常のリピート数は10〜15前後であるが、患者では30〜100に増加している。リピート数が増大するほど発症年齢が早くなる。

【医療・倫理上の問題点】成人発症の予後絶対不良の疾患であり、現在のところ治療法がない。アメリカで遺伝カウンセリングが普及したのは、本症対策が背景にあったといわれる。DNA診断により診断を確定することができるが、成人発症であるために、家族の中に発病者が出た段階で既に子どもに遺伝子が伝わっている可能性があり、これが深刻な問題を引き起こす。最大の問題は発症前遺伝子診断の是非である。診断後の家族に対する支援が十分に行われないと、自殺が増加するなどの危険があり、特別な配慮が必要とされる。　　　［斎藤清二］

【関連項目】遺伝病、遺伝カウンセリング、遺伝子診断

ひ　ヒ

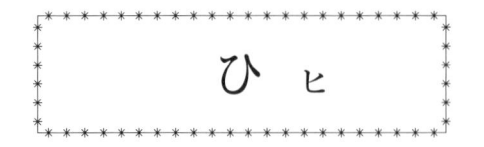

┃被害者　victim（英），Opfer（独）
【定義】広義では、天災・人災によって被害を受けた者。狭義では、他人の社会的逸脱行為によって権利・利益の侵害を受けた者をいい、最狭義では、このうち刑法上の犯罪行為によって法益（法により保護される利益）を侵害された者（犯罪被害者）をいう。特定の個人に限られず、不特定多数の者、さらには国家・社会が含まれる場合もある。

【倫理・法・社会上の問題】近年では、とくに犯罪被害者に対する支援が社会的に注目されている。犯罪被害者は、犯罪行為による被害（第1次的被害）だけでなく、マスコミ報道や法廷でプライバシーが晒されるといった追加の苦痛（第2次的被害）、さらにはその後の後遺症・ストレスなどのダメージ（第3次的被害）といった種々の侵害を受ける。それにもかかわらず、これまで犯罪被害者は「忘れられた存在」といわれ、法的・社会的援助を受けることは稀であり、刑事手続においても孤立した立場に置かれてきた。1960年代以降、欧米諸国において犯罪被害者補償制度が成立し、日本においても、三菱重工爆破事件（1975〈昭和50〉年）等を契機として、1980（昭和55）年に「犯罪被害者等給付金支給法」が制定された（2001〈平成13〉年に改正）。その後、経済的支援策以外の面における保護の重要も認識され、1998（平成10）年には「全国被害者支援ネットワーク」が発足し、2000（平成12）年には刑事手続への被害者関与を規定した「犯罪被害者保護二法」が成立した。さらに2004（平成16）年には、国および地方公共団体等の責務をも明らかにした「犯罪被害者等基本法」が制定された。

【展望】今後も犯罪被害者保護のための様々な支援策が現実化することが予想される。犯罪被害者保護の重要性は言を俟たないが、犯罪者の社会復帰政策との共存を図らなければ、厳罰化の根拠に転化する可能性があるだけでなく、社会全体の安定が維持されないことにも注意が必要である。

［城下裕二］

【参考文献】諸澤英道『被害者学入門』新版（成文堂、2001）。宮澤浩一他『講座被害者支援』1～5（東京法令出版、2000～2002）。

┃引きこもり　social withdrawal（英）
【定義】日中ほとんど外出せず、対人的な関係を最小限にして生活する青年。アメリカ精神医学会のマニュアル『DSM-Ⅳ』においては「心理的社会的ストレス因子に対する不適応的な反応」の一例であるが、日本では1980年代に不登校の原因の一つとして社会問題となった。ただし、いくつかのパターンを区別して認識する必要がある。（1）不登校を主たる問題とするもの：これは学校でのいじめや学業不振などが理由である。（2）テレビゲームやインターネットなどに耽溺することで夜型生活になってしまったもの：24時間型の生活が可能になったために、深夜にコンビニエンスストアやレンタルショップなどには出かけるが、生活の中で対人関係はほとんど失われてしまう状態。（3）うつなどの精神障害に関連している場合：斎藤は、20代後半までに問題化し、6カ月以上この状態が持続し、他の精神障害が第一原因とは考え難いものを「社会的引きこもり」としている。

【倫理上の問題・展望】引きこもりを上記（2）に限定して考えると、夜型生活を可能にする生活環境やゲーム、インターネット、メールといった代替的な人間関係を提

供するメディア環境が、こうした引きこもり青年を可能にしているといえる。引きこもりを社会的逸脱として見るか、反学校文化や一種の対抗文化として見るか、退行や逃避行動と見るか、メンタルな病として見るかは議論の余地があるが、いずれにしても青年の生活空間が昼型・社会参加型の空間とずれ始めていることを示す現象といえる。また、引きこもりのきっかけ・理由として、潔癖症的・完全主義的な性向が認められるという。これらは青年期一般の特性であるが、必ずしも引きこもりではない「オタク」青年などに顕著に認められる傾向である。現代の青年期の特徴に直接関わるものと考えられる。　　　　　［加藤隆雄］

【参考文献】アメリカ精神医学会編『DSM-ⅣTR（精神疾患の分類と診断の手引き）』（医学書院、2003）。斎藤環『社会的引きこもり』（PHP研究所、1998）。
【関連項目】青年期、ニート、成熟

|| 被験者　　subject（英）
【定義】被験者（subject）とは、研究の対象となる人、研究に参加する人を指し、研究参加者（participant）と呼ぶ場合もある。被験者は、研究への本人の自発的参加意思があることが前提であり、したがって原則として理解力ならびに同意能力が備わった者のみが対象となる。
【歴史的経緯・倫理上の問題】被験者の選定については、研究として科学的に適切な対象が選ばれるだけでなく、リスクとベネフィットのバランス等に関連して倫理的に妥当であることも同時に求められる。すなわち、研究目的に合致した選択基準が採用されなければならず、簡便に集められる人びとを安易に対象としたり、科学的必然性のない者を対象に含むべきではない。また、社会的・人口統計学的・経済的特徴により強制や搾取から無防備な状態に置かれている人びと―いわゆる社会的弱者は、保護されるべき存在であるとされ、研究の対象から除外されてきた。しかしながら、その結果、社会的弱者とよばれる集団に関する薬の効果や安全性・副作用に関する直接的データがほとんどない（orphan）状態になってしまい、必要な薬が禁忌であったり、詳細なデータがないままに投薬せざるを得ない状況が生まれてしまうこととなった。これを受けて、臨床試験における参加基準の拡大が検討されるようになり、科学的に適切な割合で女性や子ども、マイノリティを研究の被験者に含める動きとなった。

被験者の保護は、主に次の3段階で検討される。すなわち、研究立案時に研究者自身によって検討され、研究計画書を審査する際に施設内審査委員会（IRB）等で検討され、最終的にはICの説明時に被験者自身の自由意思によって判断される。

なお、とくに倫理的配慮が必要な集団として、子ども、妊婦（胎児）、知的障害を有する者、高齢者、囚人、さらに従属的関係にある集団として学生や製薬会社社員等が挙げられる。

【展望】わが国では、人を対象とする研究における被験者保護の法的枠組みは整備されていない。医科学研究においては、複数の研究指針によって被験者保護の手続きが示されているが、医科学研究の範囲外で実施される人を対象とする研究についての被験者保護の具体的規則がないことについては、今後検討が必要かと考えられる。

　　　　　　　　　　　　　　［掛江直子］

【関連項目】医学研究、研究倫理、臨床試験、IRB、インフォームドコンセント、判断能力

|| 非更新性資源 ➡ 更新性資源

|| ヒステリー ➡ 精神病・神経症

■非政府組織 ➡ NGO

■ピーター＝シンガー事件
 Singer Affäre（独）
【定義】安楽死問題をめぐるピーター＝シンガー（Peter Singer 1946-）の言論活動に対してドイツで巻き起こった強力かつ広範な阻止行動のこと。
【歴史的経緯】1989年6月にドイツのマールブルクで、ある学術会議が開催されることになっていた。ところが、それに対して、カトリック系宗教団体や緑の党、あるいは障害者の一部の組織などが共同で強力な反対運動を展開したため、この学術会議は急拠中止されることになった。反対運動が起きた理由は、シンガー（当時はオーストラリアのモナシュ大学教授、現在はプリンストン大学教授で国際生命倫理学会の会長でもある）が、提題者の一人としてシンポジウムに招待されていた点にある。重度障害を持つ新生児に対する積極的安楽死の道徳的正当性を主張する彼の安楽死論が、ナチス的優生思想と同質のものと見なされ、激しい反発をドイツ中に引き起こしたのである。『シュピーゲル』誌をはじめとするマスコミがシンガー糾弾のキャンペーンに乗り出したこともあって、シンガーの離独後も、安楽死問題に関連する内容を含む学術会議や講演やゼミナールに対して阻止行動が続き、さらにはそうした反対運動が出版活動や大学の人事にまで影響を及ぼすに至った。こうした事態に対しドイツ哲学会は1989年の時点で、「言論封殺」に対する批判を基調とする「マインツ宣言」を出した。他方、1992年には、シンガーの主張を批判し一連の抗議行動を基本的に擁護する内容の「キンザウアー宣言」が、ミュンヘン大学哲学科教授R.シュペーマン（Robert Spaemann）を代表者として出された。
【倫理上の問題】シンガーに対する反発・批判には誤解に基づくものもかなり多かったが、その誤解も含めて、この出来事を通じて、英米の「バイオエシックス」の主導的な思想傾向とドイツ語圏の一般的な思想風土とのある特徴的な違いが明らかになっているように思われる。その違いは2つのテーマをめぐって先鋭化する。個人の自由というものをどの程度認めるかという問題と、「バイオエシックス」の理論的支柱である功利主義とパーソン論をどう評価するかという問題である。第1のテーマとの関連で注目したいのは、反対運動が、安楽死問題を公に議論することそれ自体に向けられている点である。反対運動の参加者・支持者の多くは、言論の自由に制限を加える一連の阻止行動の正当性の根拠を次の2点に置いている。（1）安楽死問題を主題化すること自体が既に、社会的弱者に対する反自発的安楽死が日常化するような社会に行き着く「滑り坂」の第一歩を踏み出すことである（滑り坂論法）、（2）安楽死の是非が公に議論されることで自分の生存が脅かされるように感じる障害者がいる以上、その感情に配慮して、安楽死問題に関する議論は慎まねばならない。第2のテーマについていえば、ドイツでは一般の人びとも倫理学者も、功利主義やパーソン論に対して強い拒否反応を示す者が多い。

シンガーの安楽死論は、論拠を異にする2つの独立した主張から成る。一方は、緩和不可能な激痛を伴う極めて重度の先天性疾患を持ち、同時に余命も限られているような新生児を念頭に置いた主張（「速やかで苦痛のない」積極的安楽死を施すことは当人の利益に照らして道徳的に正しい）であり、他方はそうした極限的状況下にないダウン症や血友病の新生児を念頭に置いた主張（親が養育を拒否し、しかも適当な里親や養護施設が見つからない場合には、新生児に対して安楽死を施すことは家族や共

同体の経済的・肉体的・精神的負担の軽減および「次の子」の利益という観点から道徳的に許容できる）である。功利主義とパーソン論が前提されているのは後者の主張だけである。ただし、前者の主張といえども「（人間）生命の不可侵性」の原則には抵触し、また生死の決定に関わる代理決定を認めざるを得ない。この２点についても、ナチス政権下において「安楽死」という名の下で多数の精神障害者が殺害された過去を持つドイツには、根強い反発が存在する。
【展望】「（人間）生命の不可侵性」の原則を文字通りに取るならば、「消極的安楽死（延命治療の停止）」や「尊厳死」も倫理的に許容できないことになるはずである。しかしこれは現実の医療実践と相容れない。原則と現実とのこうした乖離をどう考えるのか。また、「優生主義」とはそもそも何であり、そのどこが何ゆえに批判されるべきなのか。たとえば「〈五体満足〉で生まれてきて欲しい」という親の願いはそれ自体、優生思想として批判されるべきものなのかどうか。あるいは障害者に対する真の「配慮」とは何か。シンガー事件は、こうした微妙な問題を改めて根本から考えてみることの必要性を痛感させる。功利主義やパーソン論についても同様であろう。功利主義にしてもパーソン論にしても、現実の社会でかなり一般的に共有されているある発想に根ざしているわけで、頭ごなしにその理論を拒絶して済む問題ではない。シンガーの議論に対する反発、あるいは釈然としない思いはいったい何に由来するのか。この問いの掘り下げは、生命倫理のみならず倫理学一般の根幹に触れる問題へと通じるはずである。　　　　　　　　［鈴木崇夫］

【参考文献】土屋貴志「『シンガー事件』の問いかけるもの」（加藤尚武・飯田亘之編『応用倫理学研究Ⅱ』千葉大学教養部倫理学教室、1993）。鈴木崇夫「『滑り坂論法』についての覚書─生命倫理とドイツの安楽死論争（１）─」（岩手医科大学医事学研究会編『医事学研究』第10号、1995）、「『生命の不可侵性』の問題化と障害者の不安─生命倫理とドイツの安楽死論争（２）─」（東北大学倫理学研究会編『モラリア』第３号、1996）。
【関連項目】安楽死、優生思想、自由、バイオエシックス、功利主義（行為─、規則─、選好─）、パーソン論、滑り坂理論

悲嘆教育 ➡ グリーフケア

非嫡出子 ➡ 嫡出子

ヒトゲノム　human genome（英）, Menschliches Genom（独）

【定義】生物としてヒトを成り立たせるのに必要なDNA総体を指す。ヒトの遺伝子に関する研究は、組み換えDNA実験技術が誕生して以来、飛躍的に発達してきた。とくに遺伝子であるDNAを切断する制限酵素の発見を契機として、遺伝子のクローニングや遺伝子構造の決定が行われるようになった。これによりヒトゲノム情報は蓄積されて、ヒトゲノムに存在する全遺伝子の同定をすることになった。ゲノム（genome）とは、それぞれの生物種の遺伝情報を総称したものである。したがって１個人としてのヒトは、母方の卵子にある１ゲノムと父方の精子にある１ゲノムが受精して受精卵になってヒトの個体になることから、ヒトは２ゲノムの遺伝情報を持っていることになる。最近の解析結果によると、ヒトゲノムは遺伝子数３万から成る。塩基対数は約29億といわれている。

【歴史的経緯】ヒトゲノム、ヒトの遺伝子に関しての研究は1970年代半ばから発展して、個々の遺伝子が遺伝子地図上にマップされた。さらにDNAを切断する酵素の発見や、遺伝子クローニングと遺伝子構造の決定が加速されたことから、生物としてのヒトを成り立たせるに必要なDNA総体、

すなわちヒトゲノムを読み解く、ヒトゲノム計画が提唱され、解読結果が2003年に発表された。この計画は21世紀の遺伝子研究を中心とした生命科学の研究の基礎づくりの役割を果たした。

【倫理上の問題】 1997年にユネスコは「ヒトゲノムと人権に関する世界宣言」を出している。そこではヒトゲノムを人類の遺産として位置づけている。2001（平成13）年に日本では「ヒトゲノム・遺伝子解析研究に関する倫理指針」が出ている。とくに遺伝子問題は優生学に結びつきやすいところから倫理上、大きな問題があるといえる。

〔青木清〕

【関連項目】 DNA、組み換えDNA実験、クローン技術、遺伝子地図、遺伝子コード、ヒトゲノム計画、ヒトゲノムと人権に関する世界宣言

ヒトゲノム計画 Human Genome Project（英），Humangenomprojekt（独）
【定義】 30億塩基対のヒトゲノム（ヒトをつくりあげ、その一生を全うするのに必要な全遺伝子情報を備える1セットのDNA全体）の文字配列をすべて解読し、数万に及ぶ未知遺伝子を解明し、人類の繁栄に役立てようという計画。日本では、（1）ヒトゲノムの構造の解析、（2）ヒトゲノム機能の解析、（3）モデル生物ゲノムの解析、（4）ゲノム解析技術の開発、（5）ゲノム情報を扱う情報科学の発展を柱としてスタートした。

【歴史的経緯】 1953年、ワトソン（James Dewey Watson 1928－）とクリック（Francis Harry Compton Crick 1916－2004）は、細胞核中の染色体に納められているヌクレチオドの長鎖構造から成るDNAの二重らせん構造を発見した。さらに1970年代に、組み換えDNA技術と塩基配列決定技術が開発・実用化され、さらに1980年代に新しいDNA分析技術が開発されると、ヒトゲノム全体の解析を組織的に行おうとする気運が生まれ、1987年、アメリカで最初に、アポロ計画と並ぶ国家的プロジェクトとして「ヒトゲノム計画」が発足し、1990年より15年計画で世界的規模で公式に開始された。国際間の活動の一切を調整する機関としては、1988年にHUGO（Human Genome Organization）が研究者の自主的な組織として生み出された。その後、ジーンドラッグの開発などを目指してアメリカの民間企業も参入し、激しい解読競争が行われ、計画より早く2000年に90％を読み取り、概要版を発表し、2003年4月14日、まだ読み取れないものが約1％あるが、日本、アメリカ、イギリスなど6カ国は解読完了を宣言した。遺伝子は約3万2000個と分かった。これによりゲノム地図が出来上がり、生命科学研究の基盤が出来た。データは公開され、無償で提供される。日本は理化学研究所、慶応大学などが加わり、約1億8500文字を読み取った。これは全体の約6％に当たり、アメリカ53％、イギリス31％に次ぐ。またその後、2005年にはタンパク質を作らないRNAも遺伝子の調節の働きがあることや、人のDNAのどの場所に違いがあるかなどが分かった。

【諸分野との関連】 ヒトゲノムを解読することは、正確な診断、効果に満ちた予防、適切な治療に基盤を与えることができると期待されている。たとえば、どんな病気に対してどんな遺伝子の欠損が原因であるか分かれば、この遺伝子の欠損の有無が診断されればよい。この早期の認識は、おそらく病気が始まってからでは与えることのできない治療の可能性を差し出すことができる。さらに病気の発生に関わった遺伝子のすべてを知ることで、原因に定位した治療や薬剤が考案される。体細胞の遺伝子治療やジーンドラッグである。また希望せずして子どもを持てない夫婦に子どもを授ける

ことや、さらに親の希望に適う子どもを手にすることも可能となる。医療の分野以外でも、個人のゲノムを解読することから、個人や人類を特定したり、個人や人類の系譜を調べることができるということが期待される。また個人の遺伝情報が雇用者や保険企業によって強い関心を持たれている。このようにヒトゲノムの解析は、人類がこれまで限界状況として引き受けざるを得なかった「生物の専制」という事態から人類を解放することができると期待されている。

【倫理・法律・社会上の問題】しかしこの研究は、研究の結果の使用に関してと研究そのものに関して一連の倫理的議論を引き起こした。「ゲノム研究は病気を理由に個人やグループを区別したり、差別したりすることへと導いたり、人種差別を誘発する恐れがあるのではないか」「人間を一連のDNA配列に還元したり、すべての人間の問題を遺伝的原因に帰属させる結果となるのではないか」「価値や伝統に対する尊敬の喪失、民族・家族・個人の不可侵性の喪失につながらないか」「研究目的への自由な入り口を、発見のために、とくにパテントや商業主義により喪失する恐れがあるのではないか」「遺伝子研究の計画や遂行における公開性に対して諸科学は不当な態度をとっていないか」「人間は神を演じてよいか」などである。それゆえHUGOは、HUGO-ELSI（倫理的・法律的・社会的諸問題）を組織し、公開の場での議論とガイドラインを作り上げることを共に行っている。1997年には、ユネスコが「ヒトゲノムと人権に関する世界宣言」を出し、ヒトゲノムは「人類共通の財産」とし、人間の権利の保護を謳った。また1996年には、欧州評議会が「生物と医学の使用に関する人間の権利と人間の尊厳の保護条約」を作成し、ヒトゲノムへの干渉は、予防的、治療的、あるいは診断的目的の時だけ、しかも子孫にゲノム上の変化をもたらさない時だけとした。また日本では2000（平成12）年6月に「ヒトゲノム研究に関する基本原則」が、さらに2001（平成13）年4月に、文部科学・厚生労働・経済産業の三省共同の「ヒトゲノム・遺伝子解析研究に関する倫理指針」が成立し、人間の尊厳の下にヒトゲノム研究や解析を行うことが明記された。

【展望】このように、現代人が手にした「プロメテウスの火」であるヒトゲノム解析技術は、その応用である遺伝子診断、遺伝子治療、遺伝子操作、遺伝子工学、遺伝情報（DNA鑑定）のすべてにおいて、再び縛りを自ら必要としているのである。→巻末参考資料36　　　　　　　［盛永審一郎］

【参考文献】榊佳之『人間の遺伝子』（岩波書店、1995）。"A Declaration on the Human Genome"（UNESCO, 1997）。J.Reiter, "Die genetische Gesellschaft"（Topos, 2002）.

【関連項目】ゲノム、ヒトゲノム、遺伝子、DNA、遺伝子診断、遺伝子治療、ヒトゲノムと人権に関する世界宣言、人権と生物医学条約

ヒトゲノム多様性計画
Human Genome Diversity Project（英）

【定義】ヒト遺伝子の機能解析として、ヒトゲノムの個人間の違い（ゲノム多様性：human genome diversity）を扱う広範かつ大規模な研究。ポストゲノムシークエンシングのうちの一つである。

【解説】人種や民族といった同一種内の変異を対象とし、その集団間にあるヒトゲノム中の小さな差異（ゲノム多様性）を特定することを通して、特定の遺伝子多型とヒトで見出される個性的な生物現象との関連を追及し、遺伝子とヒトが示す表現型の機能的因果関係を解明することを目指す。期待される成果としては、（1）多因子病等の、感受性遺伝子の探索研究における不可欠な基礎情報として民族集団の健常人が持

つ遺伝子多様性の情報を得、（2）人類の起源や様々な民族集団の形成過程を解明し、（3）遺伝子変異を介した多様な自然環境への適応を解析することから、遺伝子の多様性の進化とその機能的必然性を解明し、遺伝と環境の相互作用を理解する等の、生物種としてのヒトの将来に関わる有益な情報が得られることが挙げられている。

【倫理上の問題】試料収集の手続きにおける公正性の検討が必要である。また、特定の民族集団における疾患の遺伝要因等が解明されるが、その結果によってその集団構成員に対して烙印が押されてしまうような民族差別や人権侵害が起こる可能性がある。　　　　　　　　　　［掛江直子］

【関連項目】ヒトゲノム計画、ゲノム、ヒトゲノム、種内（遺伝子）の多様性

ヒトゲノムと人権に関する世界宣言
Universal Declaration on the Human Genome and Human Rights（英）, Allgemeine Erklärung über das menschliche Genom und Menschenrechte（独）

【定義】遺伝子の研究と利用に関して、普遍化可能な倫理的基準を初めて国際的に定めた宣言。ユネスコ国際生命倫理委員会（IBC）が4年の歳月をかけて草案を作成、1997年11月11日、第29回総会で186の加盟国の同意によって採択された。全文は前文と本文25条項で構成されており、本文は次の7項目にまとめられている。（1）人間の尊厳とヒトゲノム、（2）当事者の権利、（3）ヒトゲノムに関する研究、（4）科学活動の実施条件、（5）連帯及び国際協力、（6）本宣言に述べられた諸原則の推進、（7）本宣言の実施。

【倫理上の問題と展望】同宣言は前文で、1946年に設立されたユネスコの使命と1948年の世界人権宣言を再確認して、人類の生物学的多様性を認めた上で、人間の尊厳、自由と人権、差別禁止の諸理念を第一義的に尊重することを求める。そしてヒトゲノムに関して人類の遺産として評価しながらも、その研究成果はすべての人間に等しく共有されるべきであり、個人の尊厳と権利が損なわれないように、遺伝子決定論に基づく研究の流れに歯止めをかける。しかし本文第12条のように、研究の自由を思想の自由の一部として、知識の進歩に必要なものとして位置づけることによって、健康を改善するという医学上の実利と乖離してもなお前進するヒトゲノム研究を保障しているのではないかという問題が残る。たとえばヒトゲノム計画を推進させた分子生物学は、生命を遺伝子中心の分子レベルで理解する。そして、がんや免疫研究のために様々な遺伝子をクローン化する。だが、それは仮説主導型の研究であるために、現状ではがんの診断や治療への応用化は少ない。それにもかかわらずクローニング技術の開発が続けられることを見ても分かるように、研究とは常に新たな方向と現実を生み出して、同宣言が予見した枠組みを超えて発展するものである。そのように、「人間」と「生命」の概念規定をなおざりにして行われるヒトゲノム研究が、バイオテクノロジー大国の地位を競い合う諸国家の政治権力と結びついてなお、個人の自由と権利を確保する倫理的関心と「バランスを保って歩み寄る」（当時のIBC議長ルノワール〈Noëlle Lenoir〉）ことは、同宣言によって達成されたのではなくて、今後の課題として提出され続けているといえる。→巻末参考資料18　　　　　　　　　　［阪本恭子］

【参考文献】総合研究開発機構・川井健共編『生命科学の発展と法』（有斐閣、2001）。位田隆一「ヒトゲノム研究をめぐる法と倫理—ユネスコ『ヒトゲノム宣言』を手がかりとして—」（『法学論叢』148巻5・6号、2001）。

【関連項目】ヒトゲノム計画、ヒトゲノム、知的所有権、ユネスコ、人権、人間の尊厳

ヒト組織バンク
human tissue banking（英）

【定義】移植用・医学研究用・医薬品製造用・薬物試験用などのヒト組織の入手（回収）・加工・保存・配送などの業務を行う団体。移植用のものと、医学研究用・医薬品製造用・薬物試験用のものとに大別できる。アメリカには多くのヒト組織バンクがある。最近では日本にも多くのヒト組織バンクができている（たとえば「ヒューマンサイエンス研究資源バンク」）。なお、細胞バンクやDNAバンクなどもある（いずれも医学研究用など）。

【倫理上の問題】ヒト組織は移植用や医学研究用などに広範に用いられているが、それはヒト組織の資源化を意味する。また、それらのヒト組織の一部は既に商品となっている（アメリカの株式会社の形態をとる移植用ヒト組織バンクは、ヒト組織を販売している）。これらは「人体資源化・商品化」の一部であり、ここでは人間の尊厳との関係において悩ましい倫理問題が発生する。なお、日本のヒト組織バンクがヒト組織を有償で提供する場合があるが、それは「売買」ではないとされている。他に、ヒト組織提供の際にはインフォームドコンセントが重要であることはいうまでもない（ヒト組織等無断摘出事件も発生している）。

［粟屋剛］

【関連項目】移植医療、臓器移植、脳死身体の各種利用

ヒトに関するクローン技術等の規制に関する法律 the Law Concerning Regulation Relating to Human Cloning Techniques and Other Similar Techniques（英）

【定義】ヒトクローン胚、ヒト動物交雑胚などの9種類の特定胚と呼ばれる胚を子宮に移植する行為を禁止し（第3条）、その違反者に対しては10年以下の懲役、もしくは1千万円以下の罰金、または両者の併科という刑罰を科す法。2000（平成12）年12月公布、2001（平成13）年6月施行。法律第146号。

【歴史的経緯】1997年2月のクローン羊ドリーの誕生後、人間のクローン作製に関する法的規制が各国で議論された。日本で同年9月に科学技術会議生命倫理委員会が設置され、この問題について審議が開始された。1999（平成11）年12月に「クローン技術によるヒト個体の産生等に関する基本的考え方」が、2000年6月にはヒトゲノムに関する憲法的文書である「ヒトゲノム研究に関する基本原則」が報告され、11月に世界に先駆けて法律でクローン作製を禁止する本法が成立した。本法の制定理由は、人の尊厳の保持、人の生命および身体の安全の確保、ならびに社会秩序の維持のために、特定のクローン胚を人間または動物の体内に移植することを禁止することにあるが、クローン技術のすべてを禁止するものではなく、ES細胞の取り扱いの考え方や特定胚指針の作成の要件を付帯決議するなど、社会および国民生活と調和のとれた科学技術の発展を期することをも目的としている。これに基づき、「ヒトES細胞の樹立及び使用に関する指針」（平成13年文部科学省告示第155号）や「特定胚の取扱いに関する指針」（平成13年文部科学省告示第173号）が策定された。

【諸外国の状況】2002年クローン猫が作製

され、2005年には韓国でクローン犬が誕生した。一方、ロシアでは2002年4月にヒトクローン禁止法案が可決されている。また2005年10月にはユネスコで生命倫理の世界宣言、そして2005年2月に国連総会の第6委員会は、エイズの治療目的も含むクローン技術を禁止するよう加盟国に求める政治宣言を賛成多数で可決した。ただし、宣言に法的拘束力はない。現在、ヒトクローン個体の作製を禁止している国は34カ国以上あるが、治療を目的としたクローン作製を法律やガイドライン等で容認している国は、イギリス、韓国、ベルギーをはじめ8カ国以上ある。

【倫理上の問題】人の胚のクローンを生み出すことは禁じられていない。これらについては、行政指針で対応するとされている。そこから、本法は「クローン周辺技術容認法」ではないかという批判が生まれている。
→巻末参考資料34, 35　　　　　［盛永審一郎］

【参考文献】長島隆・盛永審一郎編『生殖医学と生命倫理』(太陽出版、2001)。櫛島次郎『先端医療のルール』(講談社、2001)。

【関連項目】クローン技術、特定胚、胚性幹細胞(ES細胞)

▍避妊　contraception（英）

【定義】男女の性行為において妊娠を避ける手段。「受胎調節」「家族計画」「産児制限」などが同義語的に使用される。通常、可逆的な方法を指し、卵管結紮術やパイプカットなど永久的な方法は不妊法・不妊手術として区別される。古典的な方法として、妊娠しやすい日に性交を避ける(オギノ式)、腟外射精、酸性の液で腟内を洗浄する、殺精子剤、出産後授乳を長く続けるなどがあるが、これらはより確実な避妊法が登場した現在では失敗率が高いために支持されない。伝統的方法で比較的失敗が少ないのはバリア法のみで、男性のペニスに被せるコンドーム、女性が子宮口にかぶせて使用するペッサリーとサービカルキャップ、女性の腟を被う女性用コンドームがある。近代的避妊方法にはピルや子宮内避妊具(IUD)がある。これらの開発・普及によって、避妊の成功率は飛躍的に向上した。

【歴史】発情と交尾行動は哺乳類に備わった種保存のための機能であるから、妊娠は男女の性行動の必然的な結果といえる。しかし人類は他の哺乳動物とは異なり、生殖に不適な時期でも発情して交尾行動を行う行動様式が進化し、その結果として避妊の必要性が生じた。だから避妊は人類の歴史とともに登場する。呪術的なものから現代の生殖生理学の論理に照らして遜色ない方法まで様々であるが、世界中の古代遺跡や古文書の中にも、避妊が行われていたことを証明するものが多数発見されている。避妊は、女性個人の健康や生活上の必要性、男女カップルの必要性、家族の必要性、社会の(人口抑制の)必要性などから行われる。女性の幸福のために避妊の普及に尽くした先駆者として、アメリカのサンガー(Margaret Sanger 1879-1966)、イギリスのストープス(Marie Stopes 1880-1958)、柴原浦子(1887-1955)、加藤シヅエ(1897-2001)らが挙げられる。他方、出生抑制を人口論から論じたのはマルサス(Thomas Robert Malthus 1766-1834)で、「人口が幾何級数的増加をするのに対して食物は算術級数的増加しかせず、この開きが人類の生活水準の低下や貧困を招く。疫病・飢饉・戦争などによる人口減少で人口の均衡が保たれるのではなく、晩婚と禁欲による出生抑制によって人口抑制が行われることが必要だ」と説いた。その後、出生抑制の手段に避妊の実行を取り入れた新マルサス主義運動が発展するが、戦争の勃発により国家が人口増加を必要とするようになると、これらの運動は弾圧されていく。

戦時中のわが国でも避妊器具の販売や避妊指導が禁止され、産児調節の指導者たちが投獄された歴史がある。1922（大正11）年にサンガーが来日した際、当時の内務省は上陸の許可条件として産児制限の公開講演を禁止した。しかし敗戦後、人口抑制が国策として取り上げられた1954（昭和29）年に再び来日した際には衆議院委員会での演説が行われた。このように避妊は極めてプライベートな問題でありながら、国家の人口政策に左右されるという歴史を持っている。

【倫理上の問題および諸分野との関連】近年では、「妊娠は女性の体に起こるものであり、妊娠という負荷によって女性の健康や生命が脅かされることがある」という事実を踏まえるなら、「避妊する／しないの選択権は、女性が自分の人生設計を決める上で不可欠であり、避妊の選択権は女性の人権すなわちリプロダクティブヘルス／ライツに属している」という理念が国際的にも定着しつつある。しかし、世界の女性たちの現状はまだこの理念からは遙かにかけ離れている。たとえば、貧困や宗教上の理由などから、避妊に必要な器具や薬や情報が女性の手に入らない国や地域がある。女性の地位が低い地域や多子を歓迎する家族内では、女性が避妊を望んでも夫や恋人や家族が許可しない。わが国のような少子化社会では子どもを産むことが奨励されるので、避妊に必要な性や体の知識や情報を得る場が少ない一方、メディアなどの情報は避妊を語れる男女関係が育たないうちに性行為を煽る。また中高年層における人工妊娠中絶率の高さは、避妊知識の不足や避妊実行率の低さが、未婚の若年層だけの問題ではなく、既婚夫婦にも多数見られることを示している。

【展望】性教育プログラムや性に関する情報の中に、避妊と性感染症の予防を考えた「セーファーセックス（安全な性交）」の概念を導入する必要がある。しかし必要な時に避妊が行われるためには、避妊の知識だけではなく、避妊が実行できる男女関係を育てることや、女性が自らの身体を自らのものとして慈しみ、自己管理できる生き方を身につけられるような教育が必要とされる。また、男性に対する避妊責任の意識を育てることも望まれる。　　　　［丸本百合子］

【関連項目】家族計画、産児制限、生殖医学、リプロダクティブヘルス／ライツ、性教育

非配偶者間人工授精
artificial insemination by donor（英）

【定義】不妊症の治療として行う人工授精のうち、夫以外の男子の精液を用いる方法。AID。

【倫理上の問題】夫が重度の精子過少症や無精子症などで妊娠の可能性を期待できない場合に行う。通常では精子提供者（ドナー）が厳選されるため成功率も高く、先天異常などの新生児異常も少ないといわれている。しかし、夫婦間の子どもでないという社会上・道徳上の問題や次世代に及ぼす優生上の問題など、未だ十分に解決されていない。その上、多くの国では法的身分の保障がない。わが国では一部の医療機関で行われているが、それを禁止する法律も保護する法律もない。

イギリスで1990年11月に成立した人間の受精と発生学に関する法律（Human Fertilisation and Embryology Act）の制定に貢献した諮問委員会（ワーノック委員会）は、人間の配偶子の使用目的を不妊症の治療用と科学研究用の二つに分けた。前者には三つの考慮すべき問題がある。すなわち、長期にわたる凍結保存、匿名の提供者による配偶子に関する情報、精子の性別や配偶子の遺伝子の組み換えなど人為的にその形質を変更した配偶子の扱いである。

まず配偶子の凍結保存については、技術的には半永久的に保存が可能であるとしても、配偶子の当事者の死亡後に体外受精などに使用された場合に生じる社会問題は深刻である。人間の配偶子細胞は、当事者の寿命の範囲内に限って保存することが自然であり、しかもそれを使用する場合に当事者の承諾が得られない場合には適切な方法で処分すべきことが勧告された。これが適用されるのは、不妊夫婦の配偶子と提供者のものとを問わない。次に、配偶子の提供者の人類学的形質や遺伝形質などの情報は許認可機関と諸施設が責任を持って管理し、将来の法律の改訂に応じて開示すべきことを勧告した。最後に、配偶子（とくに精子）の性の選別も禁止された。ただし、伴性劣性遺伝性疾患の発現の防止を目的とする場合は例外である。同様に、配偶子細胞の遺伝子操作も禁止された。以上の勧告はすべて法律に採用された（とくに第4条および細則2・細則3）。

日本産科婦人科学会は3度「会告」を出しているが、技術提供は夫婦関係にある配偶者同士の配偶子を用いたものに限定し、非配偶者間すなわちドナーの配偶子の介在を否定している。とすれば、非配偶者間人工授精（AID）やこれと同様の体外受精は、厳密にいえば実施基準から除外されることを意味する。しかし、AIDが会告の中で具体的に禁止されるべきものとは表記されていない。これは事実上、AIDで非配偶者の配偶子が介在することを暗黙のうちに許したことを意味する。他方、医学的見地からすれば、各種の疾病や遺伝子疾患の診断と治療に遺伝的な両親のゲノム構造と遺伝情報が必要不可欠となるから、ドナーの配偶子が介在した場合には、それらの情報を可及的に入手せざるを得ない状況が必ず発生するという問題になる。さらに問題となるのは、生まれた子どもが自分の出生の秘密を知りたいと欲する場合である。ある時は感情的にこの秘密が暴露されることもあろうし、ある時は子どもが察知して遺伝的な父または母を知りたい願望が表出され、育ての両親がそれを受け入れることもあろう。ドイツのベンダ委員会も、前出のイギリスのワーノック委員会もこの問題には深刻に悩まされた。その結果、ドイツではドナーの介在を禁止することによって問題を回避し、イギリスでは国の責任においてその願望を達成するべく国内法の改訂に着手し、国の義務を果たすことに成功した。

わが国における非配偶者間生殖補助医療に対する基本原則について、厚生労働省・先端医療技術評価部会生殖補助医療技術に関する専門員会は、（1）生まれてくる子の福祉を優先する、（2）人を専ら生殖の手段として扱ってはならない、（3）安全性に十分配慮する、（4）優生思想を排除する、（5）商業主義を排除する、（6）人間の尊厳を守る、ことを掲げた。その上で、代理懐胎は禁止すると明示したものの、非配偶者間生殖補助医療における親子関係には、出産という客観的事実のほかに、卵の母や精子の父という親子関係を法律で認めなければ成立し得ない医療であることから、個々の事例については事態の推移を見守るとともに、生殖補助医療の非配偶者間への適用に際して、厳格な事前審査と事後における親子双方に対する支援カウンセリング体制の整備が必要であるとした。

【展望】わが国におけるAIDでは、営利目的での提供および斡旋は禁止されているが、子の出自を知る権利や、診療録の保存と開示、匿名性、対価等の問題がある。また、日本受精着床学会は、非配偶者間生殖補助医療の社会医学的意義を「少子化防止」対策や「晩婚化」対策に置き、この生殖医療行為に関する社会的合意形成の必要を主張している。

［丸山マサ美］

【関連項目】不妊治療、人工授精、精子過少症、無精子症、配偶者間人工授精

被爆者援護法 ➡ 原爆症

ビハーラ
【定義】1985（昭和60）年、ホスピスの代替語として使用するように、田宮仁（1947-）が提唱した。サンスクリット語で「憩いの場、寺院」を意味する。古来から仏教寺院において病人の治療や看護が行われていた。一般的には、（1）仏教的死生観を背景とするターミナルケア、（2）浄土真宗を中心としたターミナルケア研究啓蒙ボランティア運動、（3）長岡西病院緩和ケア病棟「ビハーラ」、を指す。

田宮は、新潟県長岡市の浄土真宗の寺に生まれ育ち、飯田女子短期大学教授を経て、2009（平成21）年現在淑徳大学教授。1987（昭和62）年、田宮は長岡市内で浄土真宗の僧侶らを中心に「仏教者ビハーラの会」を発足し、公開講座を開いて、死生学やターミナルケアを仏教から位置づけて理解することを通して、より日本の精神風土にふさわしい医療・看護社会福祉のあり方を模索した。この研究啓蒙運動は、1988（昭和63）年浄土真宗東京ビハーラの発足など、全国各地の仏教界に影響を与えた。1993（平成5）年に長岡市にある医療法人崇徳会長岡西病院緩和ケア病棟が厚生省（当時）から認可されたが、この病棟はビハーラと呼ばれ、施設や療法に仏教的死生観が強く打ち出されている。　　　　　　［中里巧］

【参考文献】田宮仁『「ビハーラ」の提唱と展開（「淑徳大学総合福祉学部研究叢書」第25巻）』（学文社、2007）。

【関連項目】死生観、生と死を考える会、スピリチュアルケア、ターミナルケア

ヒポクラテスの誓い
The Hippocratic Oath（英）

【成立の歴史的経緯】紀元前5-4世紀にギリシャで活躍した医師ヒポクラテスが作ったと伝えられる医師の倫理規範。西洋医学の歴史において、しばしば、医師のモラルの普遍的な規範として意識されてきた。ギリシャ語で約250語から成るこの誓詞は、ヒポクラテスが著わしたとされる約70編から成る医学論集（いわゆるヒポクラテス集典）の一部として今日に伝わっている。最高の医神アポロンやその息子アスクレピオスほかギリシャのすべての神々に対する誓いの言葉という体裁をとったこの誓詞は、彼が弟子たちに医師の倫理規範を厳しく教え込むために創出したとされてきたが、真相は不明である。むしろ今日では、遥か後代になって彼に仮託して作られたとする説の方が有力である。

【概要】この誓詞の内容上の要点は次の8つである。（1）恩師には特別な尊敬と感謝の念をもって接する。（2）学習事項の伝授の対象は原則として門下生に限る。（3）患者の利益のために全力を尽くし、患者に有害な方法はとらない。（4）たとえ頼まれても致死薬は与えず、堕胎のための器具（ペッサリー）も与えない。（5）自分の専門以外のことはその専門家に任せる。（6）診療以外ではみだりに患家を訪れず、ましてや患者を性的欲望の対象とはしない。（7）患者を性別や身分で差別しない。（8）知り得た患者の医療上・生活上の秘密は厳守する。

ちなみに（5）にいう専門家とは、この場合、具体的には結石患者の切開手術を行う者のことで、当時、同手術は、医師ではないがその道に堪能な術者たちのグループに任せられていたものと思われる。

【倫理的な諸問題】上記の内容のうち（6）、（7）、（8）は今日なおそのまま普遍性を

持つ医師の基本的な倫理規範といえよう。（5）の規定も、専門家の概念を敷衍して捉えれば、医師は自身の力量の限界を弁えるべきであるという普遍的な職業倫理として現代に通用する。しかし（1）や（2）は、今日では、極端な学閥主義・秘密主義と批判されかねない規範である。安楽死や堕胎を忌避し「いのちの尊厳」を謳っていると一応は解される（4）の規定に関しても、今日ではもはや無条件には妥当せず、医師は臨床現場で日常的に微妙な判断を強いられている。

（3）の規定も、今日なお普遍性を持ってはいるが、ここで言及されている患者の利益は、あくまでも医師の側から見た患者の利益であるから、典型的なパターナリズムといってよい。ここにはインフォームドコンセントという発想が介在する余地がほとんどない。現代のバイオエシックスの立場から「ヒポクラテスとの訣別」が声高に叫ばれるのも、このためである。

【展望】ともあれ「誓い」の高邁な精神は、古代から多くの医師たちに連綿として受け継がれ、「誓い」の文書自体も多くの近代語に訳され広まっていった。終戦直後の1947年に世界医師会が採択した「ジュネーブ宣言」は、いわばその現代版であり、現在もなお医師の倫理規範の基本を明記した文書の一つとして命脈を保っている。確かに、パターナリズム的発想などには批判されてもやむを得ない面があるとはいえ、「誓い」こそは、歴史的にも思想的にも、医師が自己の言動を問い直すために折に触れて帰還すべき、まさしく医療の原点であり続けるであろう。→巻末参考資料1

［藤尾均］

【参考文献】大槻真一郎編『新訂ヒポクラテス全集』全3巻（エンタプライズ、1997）。

【関連項目】ジュネーブ宣言、安楽死、人工妊娠中絶、パターナリズム

∥**肥満** obesity（英），obesitas（ラ）

【定義】脂肪組織が過剰に蓄積した状態。したがって肥満の判定には、厳密には体脂肪量を測定しなければならない。だが、それには大がかりな設備が必要であり時間と経費がかかるため、一般には身長と体重に基づく指数が用いられている。なかでもBMI（body mass index）は簡便な上、体脂肪量とも比較的よく相関するといわれている。BMIは体重（kg単位）を身長（m単位）の2乗で割ることによって計算され、25以上を肥満と判定する。

【社会・倫理上の問題】肥満は生活習慣病に罹るリスクを高めることが知られている。肥満度と死亡率の関係を見ると、BMI約22を最低値として、約22より大きくても小さくても死亡率は高いことが知られている。つまり肥満だけでなく、痩せも健康的ではなく、適正体重を保つことが理想とされている。現代の日本では、自動車の普及などで運動量の少なくなった環境で脂肪の摂取量が増加し、肥満者が増加しており、今後生活習慣病の発症とそれによる死亡の増加が懸念される。だが他方では、若い女性のスリム指向による過度のダイエットも問題視されてきている。

［望月吉勝］

【参考文献】日本肥満学会編『肥満・肥満症の指導マニュアル』（医歯薬出版、1997）。

【関連項目】ダイエット、生活習慣病、BMI、体脂肪率

∥**ヒューマニズム** humanism（英），Humanismus（独），humanisme（仏）

【定義】人間本性中心主義のこと。時として博愛主義を意味するヒューマニタリアニズムと混同されて用いられるが、異なる。とくにこの語がルネサンスのヒューマニズムを指す場合は異なる。

【由来】もともとヒューマニズムはhumanistから由来するが、後者はラテン語

humanistaに由来する。すなわち、ルネッサンスhumanistの行った古典作家の研究に対して、人間的なものの研究studia humanitatisという名前が付与された。フマニタス（humanitas）とはキケロの時代において人間そのものの教育、ギリシャ人がパイデイアと呼んだものを意味する。すなわちこれらの学芸に関心を持ち、これらの追求に熱心なものこそ、最も優れた意味において人間的なもの（humanitas）だということ。というのは、そのようにすることは一般に動物の中にあって、ただ人間に許されることだからである。このキケロの表現が意識的に受容されて、ルネッサンス期にペトラルカの新しい教育のプログラムとして、神の研究（studia divinitatis）に対して主張された。

【展開】ハイデガー（Martin Heidegger 1889-1976）は、これらの概念を踏まえて次のように述べている。ローマ共和制の時代に、ホモーバルバルス（野蛮人）に対してホモーフマーヌスが定立される。ローマ人はギリシャ人からパイデイアを摂取し、それをヴィルトゥース（徳）に高めた。イタリアにおける14～15世紀のいわゆるルネッサンスは、ローマ人的特性の再生、すなわちギリシャ的パイデイアの再生である。このことは、ゲーテ・シラーの18世紀のヒューマニズムにも現われている。それに対して、マルクス・サルトル・キリスト教のヒューマニズムは、人間が自らの人間性に向かって自由となり、そうした点に自分の尊厳を見ようとする努力である。結局、ヒューマニズムとは何らかの形而上学に基づくものか、自分自身を何らかの形而上学の根拠に仕立てるもののいずれかなのである。そしてハイデガーはこれまでのヒューマニズムを批判し、新たに捉え直す。それによると、「存在の尊厳」を顕わすところにこそ、「人間の尊厳」が存するというのである。人間は「主人公」や「主人」ではなく、「存在の牧人」や「番人」とされる。この意味でヒューマニズムを捉えると、ヒューマニズムは「生命の畏敬」という形につながるであろう。　　　　　　［盛永審一郎］

【参考文献】M.ハイデッガー『「ヒューマニズム」について』（渡邊二郎訳、ちくま学芸文庫、1997）。
【関連項目】人格、人格主義、生命の尊厳、人間の尊厳、環境、死刑制度

病院　hospital（英）

【定義】患者を診察・治療する施設。1947（昭和22）年における医療法の施行以後は、同法の規定により、20人以上の入院設備を備えるものを病院といい、19人以下の入院設備を備えるものやその設備を持たないものは診療所として区別されている。

【歴史的経緯】ヨーロッパの大都市では近世初頭から病院医療の体制が一種の社会事業あるいは慈善事業として確立されていたが、わが国では、江戸時代までは傷病者の治療は概して自宅で近親者の手によって行われ、必要に応じて医師に往診を依頼するという形をとっていた。

飛鳥時代の聖徳太子（574-622）や奈良時代の光明皇后（701-60）も医療施設ないしは福祉施設らしきものをつくったと伝えられるが、実態は定かでない。日本初の病院に相当するのは、ポルトガル人アルメイダ（Luis de Almeida 1525-83）が1556（弘治2）年に現在の大分市に開設したものとされてきた。西洋医術が用いられ最盛時には入院患者が100名以上いたらしいが、実態はむしろ、ヨーロッパにおける病院の伝統を反映して孤児院あるいは救貧院に近いものであった。この施設はほどなく衰退した。

江戸幕府は1638（寛永15）年、江戸の麻布と大塚に薬園を開き和漢薬草木を栽培した。薬園は後に小石川に移され、1722（享

保7)年、そこに養生所、いわゆる小石川養生所が開設された。ここは漢方の湯液療法を中心とした施療施設で、市中の困窮した病人の救護を目的としていた。収容人数は当初40人、ほどなく数倍に増加し幕末まで存続した。

幕末にはオランダから軍医ポンペ（Johannes Pompe van Meerdervoort 1829-1908）が来日し、西洋医学の教育と診療に尽力した。彼の意見によって1861（文久元）年に幕府が開設した長崎養生所が近代的病院の始まりとされる。病棟2棟のほか、隔離患者室、手術室、リハビリ用運動室、料理室などを備え、入院費はかなり高額であった。近代日本の病院は欧米とは違って社会事業・慈善事業としての基盤が希薄なままスタートしたのである。

明治維新後、西洋医学に基づく病院は急速に普及した。1877（明治10）年6月時点で全国の病院数は官公私立合わせて106、その分局などを加えると159に及んだ。ちなみに当時は、病院について今日のように明確な定義はなかったが、ほぼ入院患者10人以上を収容する施設をそう呼んでいたと考えられる。当時の専門病院には、まだ原因不明であった脚気の患者のための脚気病院、現在の精神病院に当たるが実態は座敷牢にも等しかった癲狂院、感染症とくにコレラ患者を隔離収容するための避病院、性病にかかった娼妓の取り締まりの一環としての梅毒病院などがあった。

とはいえ明治の医療機関はむしろ大多数が医師単独の診療所であり、それすらもが地域的偏在を招いていた。しかも医療費負担の責任はほとんど患者個人に委ねられ、わずかに民間施療事業（慈善事業）の援助が介在するに過ぎなかった。そのような中で早くから慈善医療に活躍していたのが日本赤十字社である。同社は西南戦争の際に傷病兵の治療を目的として創設された博愛社を前身とし、戦時あるいは自然災害に際して傷病者の救護にあたることを主要な目的とした。1886（明治19）年に東京に病院を設立、さらに1904（明治37）年以降、相次いで各地に支部病院を設立し、平時の救護事業の一環として低所得者層・貧窮者層に対する施療事業を積極的に展開した。

日露戦争後の1906（明治39）年、医師法が公布され、医師の資格や業務が法的に明確になり、医師の社会的地位が一段と高まった。それに伴って診察料などの報酬も高額になり、貧窮者層・低所得者層にとってはますます医療に恵まれ難い時代になった。しかし、同時に政府の間では、社会不安の増大を避ける意味から、国民医療の問題を国家の責任において解決しようとする動きも起こってきた。医療は急速に社会化の傾向をたどることになった。1911（明治44）年2月、天皇からの下賜金と全国からの寄付金とにより、財団法人恩賜財団済生会が設立された。当初、その主要な事業は東京の都市下層民衆およびスラムの巡回・無料診療であったが、1916（大正5）年以降、各地に病院を設立した。赤十字社や済生会の活動に刺激され、大正から昭和にかけて私立や公立の様々な病院・診療所が施療病棟や施療病室を開設していった。

施療病棟・病室の患者は、生前の人体実験（臨床試験）や死後の病理解剖など学用患者として利用されることが多く、生命は軽視されがちであった。明治末期から大正期にかけての施療事業の充実は医療の社会化の推進であったが、同時に、学用患者の制度を全国に拡散していくプロセスでもあった。

明治末期から昭和にかけては新発想に基づく医療機関も続々と設立されていった。日清・日露戦争を経て重工業が発達するにつれ、都会の工場地帯には狭隘で不衛生な居住環境に多数の労働者が住みつき、低賃

金のため医療を受けられない者も少なくなかった。1911年、民間の事業として、医師会の協定料金の3割程度で診療する実費診療所が東京の京橋に設けられた。1923（大正12）年の関東大震災を契機に自治体や新聞社も実費診療に参入してきた。しかし、1927（昭和2）年の健康保険法施行以降、存在意義は次第に薄れていった。

他方、工業の発展から取り残された農村には医療過疎地が多かった。その対策の先駆となったのが産業組合であった。その一形態である医療利用組合が設立する病院・診療所が1930年代に各地に急速に広まり、1940（昭和15）年8月には東北地方を中心に全国で226を数えた。戦時体制下の農村では多くの男子が兵力や軍需産業労働力として取られたので、残った女性・幼年者・老年者は過重な農業労働を強いられ、健康を害しがちであった。1938（昭和13）年に国民健康保険法が公布され国民皆保険が目指されたのもそのような事情からであったが、組合立の医療機関は彼らの健康の拠り所として大きく貢献した。産業組合は戦時中に事実上解体されたが、その伝統を今日に受け継いでいるのが全国各地の厚生連病院である。

マルクス主義者の間から誕生したのが無産者診療所（無診）である。1930（昭和5）年に医療利用組合の形態で開設され始め同年中に各地に24施設が建設されたが、治療費を支払えない患者が多かったので当初から経営は困難であった。無診はやがて戦時体制の強化につれて弾圧され、1941（昭和16）年にはすべて閉鎖された。戦後、その精神は民主医療機関連合会（民医連）に受け継がれて今日に至っている。

戦中は多くの医療施設が破壊・閉鎖され医療従事者も資材も不足したが、戦後の1947（昭和22）年、医療施設の要件などを定めた医療法が制定され、病院と診療所の相違が法的に明確にされた。戦後の復興とともに病院医療も活況を呈してきたが、1960年代に入って国民皆保険制度が確立されると、ほとんどの病院が保険医療機関となり、診療は保険制度にがんじがらめに規制され、システムの画一化・無個性化が進んだ。しかし1980年代以降になると、医療の高度化・複雑化に伴って、病院の巨大化が進行するとともに、医療従事者も職種が増え専門分化が進んだ。さらに、特定機能病院をはじめとして、規模別に病院の機能分化も進んだ。こうした事態が患者に対する医療従事者優位の傾向に却って拍車を掛け、パターナリズムの傾向を脱し切れない病院も少なくなかった。それに対する反省もあって、近年、多くの病院において、インフォームドコンセントの徹底が普遍的な合言葉となってきた。

【倫理との関連と展望】現在の病院では、医師・歯科医師・薬剤師・保健師・助産師・看護師・准看護師だけでなく、様々な医療従事者が活躍している。診療放射線技師・臨床検査技師・衛生検査技師・理学療法士・作業療法士・視能訓練士・言語聴覚士などである。各職種に対応して関連法規も整備されている。いうまでもなく医療の円滑な推進のためには、医療従事者‐患者関係ばかりでなく医療従事者相互の人間関係も大切である。倫理の「倫」の字の成り立ちは、よく「人の輪」として説明される。「人の輪」は「人の和」に通じるが、「和」の基本は相互の信頼関係である。現行の医療法第2条の2には、「医療提供の理念」として、「医療の担い手と医療を受ける者との信頼関係」が明記されているが、「医療の担い手」（医療従事者）相互の「信頼関係」ももちろん重要である。　　［藤尾均］

【参考文献】厚生省医務局編『医制百年史』（ぎょうせい、1976）。菅谷章『日本医療制度史』（原書房、1976）。

【関連項目】医療機関、医療政策、医療従事者、医療従事者－患者関係、特定機能病院、診療所

病院死　death in hospital（英）

【定義】治療や看護を受けるために、終末期を地域病院など医療施設に入院して迎えて死ぬこと。事故などによる救急外来で迎える突然死は除かれる。在宅死と対峙する概念として理解される場合が多い。

【倫理上の問題】厚生労働省『人口動態調査統計』（2001〈平成13〉年）によると、在宅死はわずか13.5%であり、病院死は78.4%に上っている。その他8.9%を入れると、86.5%が在宅以外で死を迎えている現状にある。加えて、末期がんによる在宅死に限定すると、終末期を迎えた患者のうちわずか6%であり、ホスピスは2%となっている。一方、病院死は92%であり、悪性新生物が原因でなくなる者は圧倒的に地域病院に偏っていることが分かる。1960（昭和35）年には、何らかの疾患や事故による自宅での死亡が70.7%、病院での死亡が18.2%であったことを考えると、医学の急速な発展とは逆説的な形で40年を経た現在の死のありようが、自宅で死ぬという従来のあり方といかにかけ離れてしまったかが分かる。

【展望】高度経済成長以降、圧倒的な数を占めてきた病院死も、皮肉にも財政負担軽減のための医療制度改革により、在宅死へのシフトを見据えた制度見直しが進められることとなった。また最近では、高齢者福祉制度改革により、介護老人保健施設の総数が増加し、こうした老人保健施設で看取られるお年寄りが着実に増えている。統計によると、2000（平成12）年1月～12月、全国で4818名が死を迎えている。また2003（平成15）年現在で、老人保健施設等からの退所者のうち死亡による退所者数は、およそ全退所者数の27%である。いたずらに病院以外の場所で死を迎えることを推奨するには、慎重に議論がなされねばならない。とくに核家族化による介護難民の激増や独居老人の孤独死が社会問題化している今日、どこで臨終を迎えるかの選択は、本人の意思が尊重されることはいうまでもないが、在宅死が今後も増加していくならば、居宅介護支援事業所におけるターミナルケアの充実など、地域でいかに安楽に看取られていくか、受け皿を含めた制度の充実が先に図られなければならないことは、論を待たないであろう。

［前野竜太郎］

【参考文献】柏木哲夫他監修『死を看取る1週間』（医学書院、2002）．

【関連項目】ターミナルケア

病院前救護　➡　救急救命士；救急医療

病院倫理委員会　➡　HEC

病気　disease（英），Krankheit（独）

【原義・概念】病気とは、そもそも中国古代医学の生命観に由来する言葉である。中国古代医学では生命には「はたらき」と「かたち」があり、これがおのおの独立して存在するものではなく、互いに相補い、相抑制し合って、密接な関連を持っていると考え、「はたらき」を「気」で、「かたち」を「血」で代表させた。気はすなわち生命力であり、正常な気が病邪（邪気）によって冒された状態を病気と呼ぶ。病という字の「丙」は火熱の盛んな状態を意味し、「やまいだれ」は人が苦痛のために物に寄りかかっている状態を示す象形文字である。病気とは、病に冒されて苦しんでいる人間全体を指す言葉である、といってもよいであろう。

【定義】病気とは健康が損なわれた状態を指す、と定義しても一向に差し支えはないが、これで病気の概念が正確に把握できた

と考えることはできない。病気の種類や概念は社会の発達に伴って変遷するものであり、病気への考え方によっても変化する。さらに肉体に一定の他覚的症状が存在しても、これを自覚的に感知する程度は人によってまちまちである。多少の不快感でも敏感に感得して自らは病気だと自覚する人もいる一方、これと同程度の不快感でも一向に苦痛に思わない人もいる。自覚症状の有無をもって病気の定義を下そうとしても不可能である。

【倫理上の問題】さらに現今では人間ドックなどの諸検査が発達して、いまだ自覚症状が発生する以前に病変が発見される事態が見られるようになった。これが東洋医学でいう「未病を癒す」という治療上の理想像であろうが、これがすべての場合に適用できるわけではない悩みがある。本来、症状という病人個人に属するものが本人よりも他者である医師によってより早期に、より的確に認知されることが可能になったことによって、医師－患者関係に微妙な違和感が生まれ、予期せぬ、様々な問題を引き起こすようになっている。　　　　［深瀬泰旦］

【参考文献】山崎久美子編『21世紀の医療への招待』（誠信書房、1991）。小曽戸洋『漢方の歴史―中国・日本の伝統医学』（大修館書店、1999）。
【関連項目】生命観、患者、健康、東洋医学、医師、医療従事者－患者関係

美容外科 ➡ 美容整形

表現型 ➡ 遺伝

美容整形　plastic surgery（英）
【定義】一般に美容を目的として身体変工を行う医療行為で、正式には美容外科あるいは整容外科という。美容外科は一般に、形成外科から派生したものだが、整形外科とは別の範疇の診療科目である。なお身体変工とは、人体に何らかの永続的あるいは長期的な変形や毀損を意図的に加える習俗をいうが、サイボーグのような身体改造とは異なる。

【歴史的経緯】身体変工とは、身体のスタイル、サイズ、体表面に人工的な変化を加えることで、その人が属する文化・社会やその時代によって定義づけられた美的観念、あるいはその人個人が抱く最適なスタイルやサイズはどうかといった美的イメージなどに裏付けされた動機によって行われる。身体変工は、古代のペルーやエジプトで行われた幼児の頭蓋骨の人為的な変形、15世紀以前の中南米にあった歯を削ったり彫ったりする歯牙変工、中国の清朝における纏足（女性は小さい足が好ましいとされ、幼児期に足に布を巻いて発育を抑えた）、あるいは多くの社会で見る刺青や鼻輪など、歴史的にも世界中で様々に実施されてきている。近代社会においても、文化的に規定された「美」の基準に合わせようとして、とくに女性を対象とした多くの変身術が編み出されている。

たとえば、歯並びを整える歯列矯正術、重瞼術（二重にする手術）、眼瞼および顔面、頸部の皺取り、隆鼻術・低鼻術・豊胸術・乳房縮小術、突出臍の矯正、下腹部や臀部の脂肪除去術、脱毛・植毛・縮毛矯正などが行われている。また、近縁の再建外科では、顎顔面領域に先天的・後天的に生じた、皮膚、粘膜、骨、軟骨、眼球、歯牙などの広範な欠損や変形に対し、自家組織の移植あるいは人工物の体内埋入によって変形修復・機能改善を図り、さらに容姿を整える目的で美容外科的手段を講ずることもある。

【倫理上の問題】身体変工を希望する人の多くは、通常、客観的病気とは認められない。そのため、美容外科手術には健康保険は適用されない（自由診療）。また、性急

なダイエットの手段である脂肪除去術などの痩身術のように、身体変工が逆に健康を損なう危険性も少なくない。美容外科では、そのためにクライアントからインフォームドコンセントを得る前の説明に際し、訴訟回避のための「防衛」策としてリスクは過大に、手術効果は過少気味に述べることもある。美容外科手術を受けた患者が、期待外れの結果やケロイドなどの後遺症のため形成外科の窓口に助けを求めることもある。とくに日本では、美容外科を通常医療ではない不自然で過剰な行為と見なす意識や偏見があるため、手術を受けたことを隠したり倫理的に問題視したりする傾向がある。一方、鼻や瞼の調整あるいは皺取りなど、わずかな身体変工によっても、悩む人びとが自分の容貌に抱く心理的負担を軽減できるので、美容外科は倫理的に擁護されるとする見方もある。「性同一性障害」に対する「性別適合手術（性転換手術）」という身体変工は、一見、美容外科の範疇を超えるように見えるが、容貌への苦悩の解決という点では美容外科（整容外科）の変奏なのである。
　　　　　　　　　　　　　　　　[村岡潔]

【関連項目】インフォームドコンセント

平等権　right of equality（英），Gleichberechtigung（独），droit à l'égalité（仏）
【定義】正当な差別理由がない場合に、すべての人間があらゆる点で同一の仕方で扱われる権利、あるいはすべての人間が平等な尊重と配慮を受ける権利。
【倫理上の問題】平等の根拠は多くの場合、人間におけるある種の基本的能力の平等性に求められる。ロールズ（John Rawls 1921-2002）は、すべての人間が平等であるための条件として道徳的人格を挙げる。道徳的人格とは自分の善の概念と正義感とを持つことのできる合理的個人である。ロールズによれば、すべての人間は道徳的人格である限り平等である。ノージック（Robert Nozick 1938-2002）も、合理的計画に従って人生を形成する能力を持つ限り、すべての人間は等しく他から干渉を受けないという意味での自由への権利を持つとする。ドゥオーキン（Ronald Dworkin 1931- ）は、すべての人間に平等な尊重と配慮を受ける権利を認めるが、その根拠は明らかではない。英米の法体系に内在する抽象的権利と考えているようでもあるが、人間の本性に基礎を置くことを否定はしていない。これに対してシンガー（Peter Singer 1946- ）は、すべての人間が平等に所有している何らかの道徳的に重要な特性があるとは思われないという理由から、平等の根拠を道徳的人格や合理性のような事実に置くことを否定する。シンガーによれば、平等は事実の主張ではなく基礎的な倫理原理であり、倫理的判断を下す場合、われわれは影響を受ける人びと全員の利益を考慮に入れなければならないから、平等についての基本的な原理は様々な利益に対する平等な配慮にある。

　基本的な平等を認めるとしても、そこから政治的平等や経済的平等に関して一定の立場が帰結するわけではない。これに関して学説は様々である。基本的平等からの直接的帰結である正義の二原理においてロールズは、自由権は各人に平等に与えられるべきであるとしながら、社会的・経済的不平等については、最も恵まれない人の便益を最大化する限りでこれを許容する。ノージックは、個人の行動も国家の作用も各人が持つ自由への権利を侵害してはならないという立場から、正義の原理を維持するために国家による再配分を必要と考えるロールズと違い、再配分を許されないものと断ずる。ロールズもノージックも反功利主義の立場に立つが、ドゥオーキンは、外的選好を功利主義的計算から排除することを条

件として、選好功利主義の下で平等な尊重と配慮の権利が実現されると考える。
【展望】このように平等権は高度に抽象的な権利であり、これがどのような政治的機構や制度によって最もよく実現されるかについて種々議論が展開されている。

[西山憲夫]

【参考文献】J.ロールズ『正義論』(矢島鈞次監訳、紀伊国屋書店、1979)。P.シンガー『実践の倫理』(山内友三郎・塚崎智監訳、昭和堂、1991)。
【関連項目】自由、功利主義(行為ー、規則ー、選好ー)、社会的公正、正義

病人 ➡ 患者

病理解剖　pathological autopsy (英)
【定義】病理解剖は、病院で診断・治療を受けた末に死亡した患者の、疾病および治療に対するレトロスペクティブな検証のみならず、疾患の機序を明らかにし、後に続く患者の治療への指針となるプロスペクティブな意味合いが深い解剖。
【倫理上の問題】病理解剖(剖検)は死体解剖保存法に基づき、死体解剖資格を取得した病理医によって行われる。病理解剖は承諾解剖であり、遺族の承諾が得られた場合にのみ施行される。その結果は症例解析の教育・研究にも反映される。病理医は剖検記録を作成し、肉眼所見と組織所見を総合し、臨床経過や検査データを勘案して剖検診断書を作成する。臨床病理検討会 (CPC：clinical pathological canference) において、剖検所見の示説を行い、剖検診断を発表し、診断や治療が適切に行われたかどうかを討議し、医療監査の役割を果たす。「日本病理剖検輯報」(日本病理学会刊)に年間の剖検症例の病理診断要約を登録する。

[清水恵子]

【関連項目】解剖

病理学　pathology (英)
【定義】疾病の結果生じた形態的ならびに機能的変化を調査し、疾病の原因や成り立ちを究明しようとする学問。人類の歴史とともに疾病があり、疾病とともに医学が始まったと考えると、疾病の成り立ちを究明する医学の歴史は病理学の歴史ともいえる。人体解剖を科学として始めたヴェサリウス (Andreas Vesalius 1514-64)、細胞病理学を提唱したウィルヒョー (Rudolf L.K. Virchow 1821-1902) などの偉業から現代病理学が始まったと考えられる。今日、病理学は病理組織学、病理細胞学という形態学に基盤を置きつつ、炎症、生体防衛機能、免疫など機能学的方法論の導入、遺伝子・分子レベルでの病態変化の可視化などと研究が進んでいる。
【倫理・法・社会上の問題】死亡直後の遺体の解剖は病理解剖あるいは剖検といわれる。剖検時の肉眼的所見ならびに剖出された組織、細胞の顕微鏡的所見によって、患者の死因や病態を明確にするのが従来の人体病理学であった。最近は、生検された組織を対象に行われる生検組織診断、手術中の病変組織を対象に行われる術中診断、喀痰や尿中の細胞や剥離した脱落細胞を対象に行われる細胞診が臨床病理学として行われている。臨床病理学は生身の患者の臓器組織を対象としており、その診断は当該患者の治療に直結していて臨床医学への貢献は計り知れない。

　剖検や病理診断は臨床医にとって絶対的な意味がある。剖検によって臨床医はその患者の診療を反省し、自己を検証し、当該施設での医療レベルを直視し、課題を改善する契機になっている。しかし剖検では死亡直前の変化が強調されることに留意する必要がある。臨床病理検討会 (CPC) は、その患者の生前の臨床経過や治療経過などを、主治医や指導医のほか、様々な立場の

臨床医、さらに病理医が一堂に会して症例検討するもので、臨床診断と病理診断とが学問的に検討される。剖検や臨床病理検討会は、臨床医個人およびその施設の臨床医学向上の最高の教育の場である。剖検率や臨床病理検討会の活動がその施設のレベルを評価する指標とされるゆえんである。

【展望】近年、剖検率は減少しつつある。それは一方で、生検法の進歩やCT・MRIといった画像診断など臨床検査法によって患者の病態の解析が容易かつ正確になってきたことによる。他方、患者や家族の病理解剖への理解が低下してきているとの印象もある。当該患者の医学のためにも、医学医療の進歩のためにも、病理学や病理解剖、生検法が重要であることはいささかも変わらない。　　　　　　　　　　　〔宮越一穂〕

【参考文献】菊池浩吉他『病態病理学』改訂17版（南山堂、2004）。

病歴聴取 ➡ アナムネーゼ

日和見感染
opportunistic infection（英）

【定義】易感染者（compromised host）が、健常者では問題にならないような病原性の弱い菌の感染で発症すること。

【倫理上の問題】広範囲に及ぶ火傷を負った人や、尿路や血管の中へのカテーテルの挿入、気管内挿管などの処置を受けている人は、身体の防御能が低下してしまう。また抗がん薬、臓器移植後の拒絶反応を抑制する薬物（シクロスポリンなど）、ステロイド薬など免疫系抑制作用を持つ薬を使用している患者も多い。エイズ患者では、とくに疾病の後期で感染と闘う能力が劇的に減少する。身体の免疫力は加齢により低下するため、一般に高齢者は感染の危険性が高い。これらの人びとは易感染者となり得るため、病原性の弱い微生物で生じる日和見感染を生じる可能性が高くなる。易感染者は何らかの病気で入院している可能性が高く、耐性菌に院内感染する危険性があり、治療がより困難になる場合がある。

〔井岡達也〕

【関連項目】院内感染、耐性菌

ピル　pill, oral contraceptives（英）

【定義】本来は丸薬という意味だが、一般的には卵巣ホルモン（エストロゲンとプロゲストーゲン）を成分とする経口避妊薬を指す。排卵を抑制することにより、飲み忘れがなければ避妊効果は100％に近い。

【倫理上の問題】1960年にアメリカで初めて認可された。わが国では1965（昭和40）年に認可申請が出されたが、新医薬品特別部会が開催される直前に突然審議中断となり、その後長い間、月経困難症などの治療薬として認可された高・中用量ピルが避妊目的に使われていた。低用量ピルの認可申請は1990（平成2）年に製薬7社から出されたが、様々な不透明な理由で長期にわたって先送りとなり、1999（平成11）年にやっと認可された。わが国では人工妊娠中絶の合法化が欧米よりも遙かに早かったにもかかわらず、ピルの認可がこれだけ遅れたことは、世界の家族計画関係者などから「避妊よりも人工妊娠中絶を優先させる不可解な国」と評された。女性が避妊の主導権を持つことに同意しない人びとは、ピルの普及で「性道徳が乱れる」「出生率の低下に拍車がかかる」と考えているが、表向きは「副作用の問題が未解決」などという理由でピルの使用に反対している。副作用に気をつけるべきはすべての薬に共通することで、ピルに限ったことではない。しかし、ピルについては推計学的な検討よりも、ピルそのものに反対する人びとがつくった「ピルは怖い」というイメージが先行している。

【展望】妊娠の当事者である女性が避妊方法を自分の意志で選択できることは、女性が自分の人生設計を自分で選択する上で欠かせない。ピルはその手段の一つである。1960年代のピルはホルモン含有量が多かったため、服用者に血栓症などの発生率が高いと問題にされたが、現在では低用量化と成分の改良が行われた結果、当初の副作用は軽減されている。逆に、ピルには月経痛や月経前症候群を軽減するなどの副効用もある。したがって、ピルについては風俗や道徳の問題ではなくて、非婚／既婚を問わず生殖可能年齢にある女性の健康問題として論議がなされるべきである。残念ながら、ピルの認可は人工妊娠中絶の飛躍的な減少をもたらさなかった。ピルのユーザーが認可当初の予測よりも遙かに少数にとどまっているからである。これは未だにピルに対する誤解が根強くあるためと考えられる。ピルを服用しなかった場合に発生する妊娠や出産や妊娠中絶が女性の健康に与える害も考えた上で、避妊の選択肢としてのピルを選ぶ／選ばないを女性が決定できる環境づくりや、男女関係の確立が必要である。

［丸本百合子］

【関連項目】避妊、人工妊娠中絶、リプロダクティブヘルス／ライツ

ビールス ➡ ウイルス

貧困　poverty（英）

【定義】政治的・経済的・社会的領域に限らず、心理的・霊的領域も含めた様々な領域における必要を十分に充足できていないこと。

【倫理上の問題】マザー＝テレサ（Mother Teresa 1910-97）の「死にゆく人」へのケア活動に見られるように、貧困は物質的領域の欠如に尽きるものではなく、人間としての尊厳が顧みられることの欠如といった霊的な領域でも考えられるべきものである。「被看護者の普遍的特徴は、貧困に象徴される」（『福祉人間学序説』）とするなら、ケアの対象である被看護者は何らかの領域で貧困を抱えている者であるといえる。生命倫理上、微妙な問題や深刻な問題が終末期医療現場において表面化するのは、生死の境界で貧困が極度に顕在化してくるからである。ケアはキュアの限界を見据えつつ、この極度に顕在化した貧困に向き合おうとするものである。それまで馴れ親しんできた意味世界との別離という形で到来する病や老い、そして死は人間にとって避け難いものであるが、それらを霊的領域における貧困の問題として捉えるなら、終末期医療におけるケアは高度に霊的な貧困に対するもの（『スピリチュアルケア』）であることが求められてくる。WHOも近年になって健康概念の中に霊的領域を組み入れることを提唱している。

【展望】生命倫理上の焦眉な課題の一つは霊的貧困に対するケアであるが、わが国においては霊的貧困に対するケアは大きく立ち遅れているのが現状である。ケア思想の流れの中にある「看護者は外面的に貧しくなることによって内面的に富み」、「被看護者は外面的に富むことによってさらに看護者となって内面的に富む者となる」という「貧困をめぐる価値観」（『福祉人間学序説』）の再評価によって、貧困に対するケアは霊的貧困へのケアも含めて豊かにされていくであろう。しかし人間の霊的領域は政治的・経済的・社会的領域と切り離されたものではないゆえ、霊的貧困へのケアの名の下にその他の領域における貧困へのケアがないがしろにされるとするなら、それは「生活の質（Quality of Life）」を損なうことになる。人間としての尊厳を持って生きるために必要とされているものを奪い取る霊的搾取（spiritual abuse）から人間を

解き放すことが、様々な領域における貧困によって損なわれた「生活の質」を回復することになろう。　　　　　　　［横山正美］

【参考文献】中里巧『福祉人間学序説』（未知谷、2000）。W.キッペス『スピリチュアルケア』（サンパウロ、1999）。

【関連項目】ケア、スピリチュアルケア、世界保健機関（WHO）、資本主義

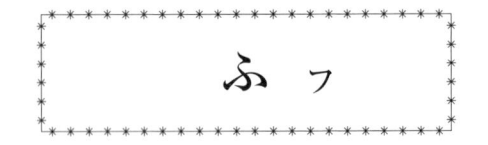

ふ

ファーマシューティカルケア
pharmaceutical care（英）

【定義】患者の保健およびQOLの向上のため、はっきりとした結果（アウトカムズ、保険・医療行為の成果）をもたらすためにとられる薬剤治療を「責任をもって」遂行すること。すなわち、薬剤師の活動の中心の、患者の利益を捉える行動哲学（薬剤師の姿勢、行動、関与、倫理、機能、知識、責務、技能）をいう。

【歴史的経緯】以前のクリニカルファーマシー（Clinical Pharmacy：CP）が医療機関と患者に医療サービスを提供することを目的としていたのに対し、1990年、アメリカフロリダ大学のヘプラー（C.D.Hepler）教授が、患者との直接的な関係と責任を含めた薬剤師の基本的行動の理念として提唱した。日本でも1992（平成4）年の第二次医療法の改正により、薬剤師が初めて医療チームの一員として法律上認知されたのを契機として、薬剤師の基本理念がクリニカルファーマシーからファーマシューティカルケア（以下、PC）に切り替えられ、外来、入院そして在宅に至るまですべての段階において薬剤師は患者のケアに努めなければならなくなった。また、1993年のWHOの会合で具体的なPCの実践が示されている。このPCを実践するためには、より高度な臨床的知識と経験を身につけたスペシャリストの養成が必須であり、2006（平成18）年より薬学6年制が導入されることとなった。また、医療現場の薬剤師が薬物療法に関して患者の不利益を回避したり、最小限にとどめるために行った、PCの実例報告であるプレアボイド（日本薬剤師会

の造語）も推進されている。

【倫理上の問題】PCは、薬剤師が患者を中心に医師・看護師・その他医療従事者と協力して患者のニーズに応えることであり、その中には薬剤の提供、薬剤の使用・副作用についての患者への説明、薬物治療の開始やモニタリングにおける医師への助言などはもとより、患者の教育（いかにして薬物効果と副作用を自身でモニタリングするかなど）等も含まれる。医療の中心が患者であり、薬剤師が患者に対して直接的な責任を持つPCを遂行するためには、薬剤師養成課程において早くから医療人としての問題意識を持たせることが必要であり、コミュニケーション教育や患者の個人情報保護教育等も極めて重要になってくる。

〔藤田芳一〕

【参考文献】全田浩「ファーマシューティカルケア その今日的意義と実践」（『ファルマシア』33、日本薬学会、1997）。林昌洋「プレアボイドの意義と経緯」（『日本病院薬剤師会雑誌36』No. 8、日本病院薬剤師会、2000）。

【関連項目】QOL、ケア、薬剤師

フィランソロピー（博愛主義）
philanthropy（英）

【定義】人類が人種・宗教・階級・性別などを超えて、互いに同胞・兄弟のように助け支え慈しみ合う主張をいう。

【歴史的経緯・倫理上の問題】「博愛」が広く普及したのはフランス革命の「自由」「平等」とともに標語になったからであるが、その起源は聖書「キリストは、私たちのために、ご自分の命をお捨てになりました。それによって私たちに愛がわかったのです。ですから私たちは、兄弟のために、命を捨てるべきです。世の富を持ちながら、兄弟が困っているのを見ても、あわれみの心を閉ざすような者に、どうして神の愛がとどまっているでしょう」（「ヨハネの手紙」第1第3章第16～17節）である。フィランソロピーという言葉は、ギリシャ語（「愛」philoと「人」anthrops）に由来するが、実践としての博愛はキリストに示される。その精神が発揮されたのが、ナイチンゲール、シュヴァイツァー、マザー＝テレサ等であり、現代に及んでいる。確かに教義としては以上のようにまとめることができるが、歴史的経緯は以下の通りである。すなわち、近代イギリスにおけるエリザベス救貧法に始まる社会福祉思想や、とりわけ慈善事業思想の中核的概念として、次第に社会的に欧米において認知されたものである。巨大企業や金融業の経営者の中で慈善活動が浸透していく時、「フィランソロビスト（philanthropist）」としばしば呼称されてきた。

【倫理上の問題】この博愛主義と生命倫理が関係するのは、たとえば臓器移植においてである。博愛は自己犠牲を前提に他者を生かすことであるから、臓器提供の思想的根拠となり得る。欧米社会における臓器移植の活発化は、この博愛主義と臓器を有効に利用しようとする功利主義・実用主義による。キリスト教的影響の少ないアジアでは、欧米ほどには臓器移植がなされていない。とくに日本・東アジアでは仏教・老荘思想の影響の下、身体と精神を一つと見なす（心身一如）伝統があり、身体の一部をモノとして扱うことには抵抗がある。

【展望】身体も自己の人格とする日本的・東洋的思想は、臓器移植に対して慎重な態度をとる傾向にある。欧米医学の発展と博愛・実用主義の流布によって、日本でも臓器移植が法制化され広まっているが、博愛の名の下に移植を強制してはならないし、また臓器移植が常に成功するわけではない事実を冷静に見極めることも必要である。また、資本主義による収奪をフィランソロピー事業によって隠蔽するという側面があ

り、とりわけ倫理的問題となっている。

［中富清和］

【参考文献】Robert H. Bremer, "Giving：charity and philanthropy in history" (Transaction Publishers, 1994).
【関連項目】愛、臓器移植、福祉、ボランティア、慈善事業

風俗営業適正化法

【定義】1948（昭和23）年施行「風俗営業等の規制及び業務の適正化等に関する法律」の改正法。飲食・遊興・遊技を提供する風俗営業に加えて、風俗関連営業つまりソープランド、アダルトショップ、ストリップ等の性産業を加えて公認（通称「新風営法」）。1985（昭和60）年施行。
【法律上の問題】本法律は風俗関連営業（性産業）の国家管理を目指したものだが、これによって売春防止法とは異なる法体系がつくられ、事実上、買売春が合法化された。その後、性産業は質量ともに増加し、いまや10兆円産業といわれるに至っている。ある統計調査によれば、2人に1人の男性が買春を経験するまでになっている。
【社会的な影響】1985年の本法改正は、売春防止法（1956〈昭和31〉年）が買春者に対する処罰規定を置かず、売春業者に対する処罰を甘くした結果導かれた性産業の多様化に対応するためになされた。しかし法改正後、性産業がますます増加しただけでなく、アジア諸国等から日本に連れて来られる女性に対する性的搾取も深刻になった。今日、性産業での暴力を根絶するために本法の再改正が検討されている。それ自体重要なことだが、国際的規模での人身売買・性的搾取を根絶する努力ならびに売春防止法それ自体の改定、もしくはより進んだ法の制定なしには事態をますます悪化させるばかりであろう。男女の平等権の観点から買売春を捉え直し、売春防止法ならびに本法そのものの抜本的改正が不可欠である。

［杉田聡］

【参考文献】男性と買春を考える会『「買春に対する男性意識調査」報告書』(1998)。
【関連項目】売春防止法、買売春、平等権

フェニルケトン尿症
PKU：classic phenylketonuria（英）

【定義】先天代謝異常症の一種。肝臓のフェニルアラニン（Phe）水酸化酵素が著明に低下し、フェニルアラニンからチロシンへの代謝が障害され、血中にPheが上昇し、精神発達遅滞、痙攣、皮膚・毛髪の低色素などの症状を呈する。遺伝形式は常染色体劣性で、責任遺伝子が同定され、100種以上の多数の遺伝子変異が知られている。
【医療・倫理上の問題】本症は、白人では1万人から1万5千人に1人の割合で認められる。わが国では約6万人に1人である。一般に新生児スクリーニングの対象となる疾患は、早期に発見しなければ重篤な障害を被る疾患で、治療・カウンセリング・追跡調査などの医療側の対応が十分整っていることが条件となる。本症はこの条件を満たしており、わが国でも乾燥濾紙血を用いた新生児マススクリーニングが行われており、受診率はほぼ100％である。診断が確定すれば、Phe制限食による栄養療法を生後1カ月以内に開始する必要がある。6歳を過ぎると食事療法の厳格性は緩和されるとはいえ、長期間の食事制限による本人・家族の心理・社会的負担に対する援助が必要とされる。もう一つの問題は、本症の女性患者の妊娠（maternal PKU）である。母体の高Phe血症が胎児の脳障害、心奇形などの原因になるため、妊娠直前、妊娠経過中を通じて血中濃度を低く保つ治療が必要となる。

［斎藤清二］

【関連項目】遺伝病、遺伝子診断、遺伝カウンセリング

フェミニズム
feminism（英），Feminismus（独）

【定義】社会の様々な制度や価値観、人びとの意識の中に女性差別が存在するとして、この解消を目指す思想や運動のこと。女性解放や男女平等をめぐる思想や運動がこれに当たる。

【歴史的経緯】フェミニズムは性による差別をなくし男女の平等を目指すという点で、「平等」という近代の規範を背景に登場した考え方である。この平等をどのように定義するか、また平等をいかに実現するかをめぐって多様な理論が産み出されているが、大きく二つの立場があるといえる。平等の捉え方の一つは、女性にも男性と同じ権利を付与すべきだとして、究極的には男性と女性との差異をなくす方向を目指すものである。たとえば、男女同一賃金、男女雇用機会均等、男女共の参政権などのように、制度的・法的に平等を実現していこうとする考え方である。そこでは性差はないものとして、またあるとしても最小限のものとして扱われることになる。それに対してもう一つの捉え方は、男並みの平等を目指すのではなく、現実にある男女の差異、産む性としての女性の特質を評価しようとするものである。そこでは男女をまったく同一に扱うことが平等ではなく、違いを違いとして認めて公平に扱うことが平等だとしている。たとえば、男並みに働くことや男と同じように戦うことを真の平等とは見なさず、女性だけに起こる出産や母性保護の必要性を認め、男性と同じように前線で戦うことに異を唱える見方である。

この二つの捉え方は、歴史的にはフェミニズムの第一波と第二波にそれぞれ対応している。フェミニズムの第一波は19世紀から20世紀初頭にかけて、ヨーロッパやアメリカで婦人参政権を求める運動として繰り広げられた。これは男性と同等の権利を目指すことで差別を解消しようとするもので、男女の法的・形式的平等を求めたものだった。だが実際には、第一次世界大戦後に女性の参政権が認められるようになっても現実の性差別はなくならなかった。こうした状況の中、1960年代になって、第二波のフェミニズムが実質的な平等を求めて主にアメリカで展開されることになる。そこでは男女差別の原因を資本制的な性別役割分業に求めるマルクス主義的フェミニズムと、制度的な異性愛や家父長制に求めるラディカルフェミニズムの考え方が代表的である。さらに1990年代に入ると、女性差別という言葉で女性一般を一括りにすることはできないこと、女性の中にも年齢・民族・階級などの違いがあり、それらの差異を無視して女性一般の経験を語ることはできないことが指摘され、フェミニズムよりも「ジェンダー」という言葉が用いられるようになってきている。

【生命倫理との関連】フェミニズムの視点から生命倫理の問題を考えるにあたっても様々な理論的立場があり得るが、ここでは哲学者のシャーウィン（Susan Sherwin）のフェミニスト倫理を紹介する。シャーウィンは、現実社会のあらゆる場面に差別や抑圧があることを認識することがまず重要であると述べ、その上でそれらの差別や抑圧を取り除く行為を選択することが必要だとしている。つまり道徳的に正しい行動とは、女性が抑圧されている状況を正すような行為であり、そのような行動を選択することがフェミニスト倫理の目指すものだとしている。この視点に立てば、これまでの生命倫理のように自律的な個人の権利や正義という観点からだけでなく、ある行為が差別を助長するのかそれとも差別をなくす方向に向かうのかという点から道徳的な行動を選択することになる。患者－医師関係を例にとれば、従来のパターナリズムかオ

ートノミーかという二項対立的な議論ではなく、シャーウィンはどちらの側でもない第三の道を提唱する。なぜなら、医師の多くが男性で裕福であり、それに対して患者や付き添いの家族は女性が多く、医師ほど豊かではない。そのような時に、パターナリズムの考え方は既存の男女の力関係をさらに強めることになるので受け入れ難いが、他方で患者を自律した個人と見なすオートノミーの考え方も、現実の女性の抑圧状況を考慮に入れると現実的な見方とはいい難い。そこでシャーウィンが提唱するのはパターナリズムでもオートノミーでもなく、患者のニーズをサポートし、患者により多くの力を与えて差別の是正に寄与するような第三の道ということになる。このように、フェミニズムはこれまでの生命倫理の議論に新たな視点を提供し、生命倫理の射程を広げるものとなっている。

【展望】フェミニズムの考え方は、生命倫理の中でもとくに生殖技術などのように一方の性が当事者となる問題においては欠かせない視点である。だが、現在の生命倫理が欧米中心の理論であるのと同様に、フェミニズムも欧米中心の理論である。今後グローバル化する世界の中で、生命倫理は多文化を射程に入れた共通の価値観を目指すことになろうが、その際にフェミニズムの思想も多様な文化との折り合いを見出さねばならない。　　　　　　　　　［松岡悦子］

【参考文献】江原由美子『フェミニズムのパラドックス』（勁草書房、2000）。S.シャーウィン『もう患者でいるのはよそう』（岡田雅勝・服部健司・松岡悦子訳、勁草書房、1998）。

【関連項目】セクシャリティ、性別役割、生命倫理

‖ **不可逆性昏睡** ➡ 遷延性意識障害

‖ **副作用**　adverse reaction, side effect（英）, Nebenwirkung（独）, effect secondaire（仏）

【定義】診断・治療目的のために投与された薬剤や化学物質などの医薬品によって患者の心身に意図せずもたらされる、不要で臨床上望ましくない作用とその結果としての症状をいう。

【医学上の補足】医薬品にはその使用にあたって効能として期待される主作用（therapeutic effect）と、主作用以外の副作用がある。副作用のない医薬品は存在しない。副作用の生じる機序には種々ある。投与した用量に応じて出現する副作用の大きさが相関する場合が多いが、アレルギー反応や過敏症、特異体質のような場合には投与量がごくわずかであっても時として重篤な副作用が生じることがある。

【倫理上の問題】治療開始にあたってのインフォームドコンセントの段階で一体どの程度まで、どのような仕方で副作用についての説明がなされるべきか。あるいはとりわけ、治療にそれほど積極的でない患者（たとえば不安の強い精神障害者）に対しても、ごく稀にしか生じないような、しかし生じた時には場合によって死の転帰をとることもあるような副作用（たとえば悪性症候群）について十分な事前の説明を行うべきか、といった問題がある。

【展望】わが国は1967（昭和42）年より副作用モニタリング制度を設けており、情報の収集および発信が行われている。また健康被害が生じた場合に、医療費等の給付を行い、被害者の救済を図る医薬品副作用被害救済制度がある。薬害であるスモン被害者および血液製剤に混入したHIVによる被害者に対しては別の救済制度がある。

　　　　　　　　　　　　　　［服部健司］

【関連項目】インフォームドコンセント、エイズ、血液製剤

福祉

welfare（英），velfærd（デンマーク語）

【定義】「福祉」という概念は、身体的 - 生理的、社会的 - 心理的、宗教的 - 精神的という人間存在の3つの位相から理解されるべき有機的複合的な概念であり、単なる制度論的な議論に還元され得ない。

【語源・歴史的経緯・倫理上の問題】 英語のwelfareは、語源的には「よい旅をする」「幸運である」という動詞fare wellから派生した。14世紀から19世紀まで、「行為や状態が善いこと」「幸運」「幸福」といった意味合いで使われ、well-beingと同義であることが多い。well-beingは、17世紀から19世紀にかけて殊に使用され、個人や集団における行為や状態が実際に善いこと、に存している。現在の福祉や厚生という意味合いは19世紀末頃から20世紀にかけて用いられるようになったものであり、「ある特定集団や地域においてとりわけ物質的経済の面から見て構成員の幸福感・健康・財産・道徳性・心理状態・環境等が、行政や民間団体など社会の努力によって提供されたり組織化される仕方で、善く維持されること」という意味である。welfareはさらに限定的に「社会的経済的諸問題を抱える人々に対して行政などが提供する援助」という意味で、「社会福祉（social welfare）」と同義に使われる。日本語の福祉は、「福」・「祉」ともに幸福という意味であり、『易林』にその使用が見られ、「履之『賜我福祉、寿算無極』」とある。明治近代になって福祉は、中村正直（1832-1891）が明治4（1871）年に『西国立志篇』の中で用いたのが最も早かった。しかしその後、福祉という言葉は大正時代まであまり用いられず、第二次世界大戦後、社会政策の一環としてアメリカから社会保障制度が導入され、用語として初めて定着した。

制度としての社会福祉は、欧米では、キリスト教実践やゲルマン法などにおける救済事業として、古代や中世から組織的・行政的な活動がその端緒となった。近代社会福祉制度は、イギリスにおける資本主義と連動した貧民救済やドイツにおけるビスマルク（O.F.Bismarck 1815-98）の年金制度など、基本的には近代国家の安定化を目指している。日本では、大和朝廷における慈悲院などに始まるが、その制度と運用は歴史的には継続性に乏しく断続的であった。また、明治近代における富国強兵政策・戦後民主主義の定着や戦後資本主義の成熟と密接に連動している。福祉の歴史は、その特質が前衛的・実践的・対処療法的であることを示しており、そこに福祉特有の問題性が存していることを語っている。

【展望】 福祉の理念は、相互扶助、ノーマライゼーション、障害者や高齢者や経済的困窮者に対する支援などとして主張されるが、より哲学的人間学的観点からの有機的議論が望まれる。　　　　　　　　［中里巧］

【参考文献】 中里巧『福祉人間学序説』（未知谷、2000）。岡田英己子・吉田久一『社会福祉思想史入門』（勁草書房、2000）。正村公宏『福祉社会論』（創文社、1989）。

【関連項目】 貧困、ボランティア、労働

福祉機器　assistive device（英）

【定義】 高齢者・障害者などの日常生活を支援する生活用具。

【倫理上の問題】 福祉機器には、移動・排泄・入浴・食事・コミュニケーションなどの日常生活を支援するためのもの、床ずれを防ぐためのもの、機能訓練のためのものなどがある。福祉機器によって、自立の促進（ADLとQOLの向上）が見込まれ、介護者の負担も軽減される。福祉機器は税金の還付申告が不可能な場合が多いが、身体障害者福祉法・児童福祉法・介護保険などの制度による供給もなされている。また、

厚生労働省・経済産業省が福祉機器の開発を支援している。

しかし、要介護者・障害者の身体補完・生活補完・社会参加という観点から見ると、現行制度でも不十分なのが現状である。また、福祉機器の普及を促進するための環境・制度がほとんど整備されていない、福祉機器に関する情報も要介護者・障害者やそれを支援する人びと（医師・理学療法士・作業療法士・社会福祉士・介護福祉士など）への周知が徹底されていない、福祉機器の公的給付について自治体ごとに格差がある、などの問題がある。福祉機器は、健康で文化的な最低限度の生活を営む権利を保証するものである。公的支援をどこまですべきなのか明確な基準を設定すること、制度の運用の整備も進めることが求められる。健常者の誰もが要介護者・障害者になり得る。要介護者・障害者支援は一部の人びとへの支援ではなく、国民一般への支援として考えていかなければならないであろう。

【展望】超高齢社会に突入しつつある現在、身体機能の障害を援助するという観点からだけでなく、生活機能・社会参加を援助するという観点から、福祉機器を捉えていく必要があろう。　　　　　　　［伊藤潔志］

【参考文献】伊福部達『福祉工学の挑戦』（中公新書、2004）。

【関連項目】福祉、ADL、QOL

福祉就労
welfare oriented employment（英）

【定義・概要】身体障害者および知的障害者が障害などを理由として、本人が希望しているにもかかわらず、一般事業所や官公庁などへの正規就職が困難な場合が生じる。しかし障害の有無にかかわらず働いて生きるということは基本的人権にかかわる問題であるため、その権利を守り本人の働く意思を尊重すべく、正規雇用に代わる福祉的な場と指導体制の中で働く機会を用意する必要がある。こうして障害者に保障された労働の仕組みを福祉（的）就労という。それが正規雇用と異なる点は、機関の長と働く障害者との間に法的規制を伴う雇用関係がなく、雇用に関する諸法律の規制を受ける雇用労働ではないということである。これらの施設は、障害者を訓練により自営や雇用へと結びつける通過施設として位置づけられている。福祉（的）就労が可能とされる場は各種の授産施設である。現在、身体障害者福祉法、知的障害者福祉法など5つの法律の下に12種類の施設がある。また授産施設の一種ではあるが、より一般事業への就職に近い就労の場として福祉工場がある。ここでは雇用主と障害者の間に雇用契約が結ばれており、労働行政がそこでの従事者を「みなし労働者」としているなど、大別すると「雇用」に分類される点が特徴である。さらには、特定の法律に基づかない法外施設として各種の作業所がある。これらは、障害が重く授産施設の利用が困難という人びとに対して、作業活動の場として生まれた施設である。特徴としては、利用者の特性に応じて柔軟なサービスを提供しやすいというメリットがある反面、法外施設のため設立の基盤が脆弱という課題を抱えている。

【倫理上の問題と展望】施設によって従事する生産活動の内容や利用者の生産性が様々であるなどその幅は広いが、経済的な自立への支援という側面はあるものの、十分な対価を得るには至っていない。これからの障害者の「就労」に関する施策は「一般就労か福祉的就労か」という二本立てではなく、保護雇用や援助付き雇用などを含め、多様なニーズに応じる多彩な選択肢が求められる。また、2002（平成14）年12月に策定された新障害者基本計画の中では、

通所授産施設など働く場の確保をめぐる基盤整備を図ることが盛り込まれている。

[小宮山恵美]

【参考文献】柏木昭・高橋一編『精神保健福祉論』精神保健福祉士養成セミナー第4巻（へるす出版、1999）。厚生統計協会編『国民福祉の動向』第52巻第12号（2005）。
【関連項目】障害者（児）、障害者基本法、身体障害者福祉法、人権

■ 副腎髄質組織移植　adrenal medullary tissue transplantation（英）

【定義】パーキンソン病は大脳黒質線条体ドーパミン神経系の慢性進行性変性疾患であるが、この患者にドーパミンなどの神経伝達物質や種々神経栄養因子などを大脳内に供給することを目的として、副腎髄質クロム親和性細胞を大脳黒質線条体に自家移植する治療法。脳に組織移植する方法には、定位脳手術法（CTやMRIガイド下に針で移植細胞または移植片を注入する）と開頭手術とがある。手術の合併症発生率が高く、ドーパミン性神経細胞回復のエビデンスが乏しく、現在ではほとんど行われていない。
【倫理上の問題】現在では副腎髄質組織移植に替わってヒト胎児腹側中脳（黒質）移植や異種移植としてブタ胎仔移植が試みられている。ヒト胎児移植に用いられる脳の多くは人工流産によるものであり、胎児の扱いに対する倫理的な問題がある。また、ブタ胎仔移植については未知の病原体の感染、ブタ特有のウイルスのヒトへの感染の可能性があり、長期の安全性の確認が必要である。

[磯貝晶子]

【関連項目】中絶胎児の利用、異種移植、パーキンソン病

■ 服装倒錯　➡　トランスヴェスタイト

■ 服薬指導

【定義】薬を患者に交付する時あるいは入院中のベッドサイドで、薬の正しい服用方法や注意しなければならないことについて分かりやすく説明すること。
【概要】服薬指導とは単に薬の説明だけではなく、患者の体質（アレルギーの有無など）やこれまでに処方された薬などを患者ごとのファイル（薬歴簿、薬歴カード）に作成し、他院や他科からの処方薬との重複や大衆薬との飲み合わせなどをチェックして副作用や相互作用が起こらないよう努めることも含まれる。また、これまで正しく服薬されていたか、服薬によって副作用等が生じていないかなどを聞き取り、場合によっては医師に連絡する。つまり、患者が安心して薬物療法を受けられる（服薬できる）ように指導や助言をすることである。

[松原和夫]

【関連項目】薬、インフォームドコンセント

■ 不作為義務　➡　作為義務

■ 富士見病院事件

【事件の経緯】1974（昭和49）年2月から1980（昭和55）年5月までの間に、埼玉県所沢市の富士見産婦人科病院で、医療に関する資格もなくかつ検査機器の映像の医学的意味を判断する能力もない者らが超音波検査等を実施した上、子宮筋腫・卵巣嚢腫等の診断を下し、「早くしないとがんになる」などと脅迫的言辞により入院・手術に同意させ、多数の女性の子宮（本来摘出すべきでないもの）を摘出した事件。民事責任について、元患者の女性ら63人が約14億円の賠償を求める訴訟を起こした。東京地裁は、元理事長および元院長ら7人に賠償を命じ（東京地判平成11年6月30日、元理事長と元院長は控訴を断念、もう1人の医師は1億5000万円の支払いで和解が成立）、

控訴および上告をした4人の医師について、最高裁はそれらを棄却し、元理事長夫妻らと合わせて5億1400万円の支払いを命じた（最判平成16年7月13日）。また刑事責任については、保健婦助産婦看護婦法（現保健師助産師看護師法）違反と医師法違反で立件され、有罪とされた（浦和地川口支判昭和63年1月28日、東京高判平成元年2月23日）。

【倫理・法律上の問題】最大の問題点はまさに患者のインフォームドコンセントないし自発的承諾（同意）を得ないまま子宮を摘出した点にあり、このような専断的治療行為は倫理的にも法的にも許されるものではない。患者の身体は患者自身のものであり、仮に医師であっても緊急避難といった正当な理由なく勝手に承諾（同意）を得ないで侵襲を加えれば、債務不履行ないし不法行為による民事責任、さらには傷害罪等の刑事責任を負うことがある。ましてや無資格診療者であれば、なおのことである。本件では、さらに進んで刑法第204条の傷害罪にも問われる余地があり得た。本件は、医療倫理の観点からも重大な問題を含んでおり、2005（平成17）年3月2日、厚生労働省の医道審議会は、元院長の医師免許取り消しと元勤務医ら3人を2年から6カ月間の医業停止の行政処分を決定した。

［甲斐克則］

【関連項目】医師法、保健師助産師看護師法、無資格診療、傷害、インフォームドコンセント

婦人補導院
women's guidance home（英）

【定義】満20歳以上の女子が売春をする目的で公然と勧誘行為をした場合、売春防止法第5条により懲役または罰金刑に処せられることとなるが、懲役等の執行が猶予された場合に付されるものとして補導処分があり、この処分を受けた者が収容される法務省所管の施設をいう。警察署から地方検察庁へ送検、そこで起訴されて裁判所へ送られ、さらにそこで刑の言い渡しと同時に補導処分に付する旨の言い渡しがなされる。補導期間は6カ月とされ、退院後、心身ともに健全な社会生活を営むことができるようにするため、生活指導・職業指導・医療・教育等が行われる。また、地方更正保護委員会において仮退院を許可する制度があり、仮退院を許された者は、補導処分の残期間中は保護観察に付すこととなっている。

【倫理上の問題・展望】退院後の再犯防止に向けた支援体制の確立が課題であるが、今日では、強制的措置を講じることについては人権擁護の観点から再検討の必要性が提起されている。また、補導期間延長の問題や退院後の中間施設設置の問題があるが、何よりも売春が巧妙化して第5条違反の摘発は減少し、したがって補導院に送られる者は激減しているのが現状であり、2005（平成17）年にはわずか1名のみであった。施設としては東京婦人補導院のみ存続している。

［小宮山恵美］

【参考文献】ミネルヴァ書房編集部編『社会福祉小六法』（ミネルヴァ書房、1998）。

【関連項目】買売春、売春防止法、貞操、法と倫理

父性　fatherhood, paternity（英）

【定義】男性の持つ次世代を生み育てる特性を総称して父性という。その特性には先天的に備わった身体的構造・機能のほかに、後天的に獲得した行動的・社会的特性も含まれる。また、現在子どもを生み育てている男性ばかりでなく、将来子どもを生み育てるべき男性、過去においてその役割を果たした男性を含み、男性のライフサイクルのすべてのステージにおいて保持される特性である。

【倫理上の問題】近年、子どもの心身の発

達に関連する様々な問題が発生する中、父親の子育て参加、父権の復活などが強く望まれるようになってきた。従来、幼少期の子どもの発達にとって父親は母親ほどに重要視されず、生計のために外で働くことを期待され、児童期後期になって初めて子どもの社会規範の内在化や自我形成上の重要人物として重要視された。そのため、過剰に組織化された現代社会の中で、人類が父親を失っていく「父親なき社会」（ミッチャーリヒ〈A.Mitscherlich〉）現象は、父親が生計のために外で働くという期待された役割を懸命に果たすことにその原因が帰され、父親ひとりの責任であるかのように見なされてきた。しかし、むしろこうした経済社会の構造においては、父親の家庭団欒や子どもとの交わりによる幸福の追求、子育てを通した父性の発達も犠牲にされてきたというべきであろう。

【展望】近年、父性研究が盛んに行われるようになり、子育て参加に積極的に取り組む父親の姿が見られるようになってきた。少子高齢社会の到来による危機感から、子育てにおける父親の果たす役割の重要性に社会的なコンセンサスが得られたといえよう。しかし、現在の日本における男性の育児休業の取得率の低さからは、旧来の性別役割意識が根強く残っていることが推測される。父親の子育ての重要性は、少子化現象への対応としてのみではなく、父親自身の生活の豊かさや幸福の実現という側面から考えられるべきである。　　　［蛭田由美］

【参考文献】A.ミッチャーリヒ『父親なき社会』（小宮山実訳、新泉社、1988）。

【関連項目】母性、性別役割、少子化

仏教　Buddhism（英）

【定義】紀元前5世紀頃のインドのシャーキヤ族の聖者（釈尊）ゴータマブッダ（仏陀）の教え。インドでは衰退したが、アジアのほぼ全域に広まった三大世界宗教の一つ。

【歴史的展開と経緯】初期（原始）仏教におけるブッダは、人間生存の根幹に存する苦悩とその原因を指摘し、その解決のために正しい智恵を体得して自我への妄執を棄て去り、これによって迷いの生存（輪廻）から脱却した安楽な境地が実現できることを、「四諦」「十二縁起」「八正道」他の教理として説いた。また「諸悪莫作・衆善奉行（悪しきを為すことなく善きことをひたすら行う）」の『七仏通戒偈』に例示されるように、正しい行為の実践を目指して戒律を守って修行に努める男女出家者（僧尼）と在家信者の生活規律と教団運営規定が項目化され、その遵守が定められた。仏滅後約100年に教義伝承や戒律などの解釈の相違から複数の部派に分裂して、さらに、紀元前後に先行仏教を自己目的達成専念派〈小乗〉と批判して独自の教理と経論を保有する大乗仏教が展開した。8世紀以降には神秘儀礼を重視する密教が広まった。時代と伝播地域により多種多様な形態があり、各地の土俗信仰との融合も盛んである。日本仏教は大乗の一展開形態で、目指す究極は成仏にあり、自らを空として広く社会救済・利他の行為による悲願達成の目的を掲げ、慈悲・布施に専心する菩薩行の実践による仏果到達を理想とする。古来の日本文化伝統と混淆する過程で民衆社会の倫理面に大きな影響を及ぼした。仏教寺院と僧侶は、檀信徒に対して日常生活における安心立命を教え、臨終に際しての安心入定・臨終正念による六道輪廻からの離脱を指導し、死者の葬送、来世回向と先亡・先祖供養に深く関わるようになった。輪廻転生の思想や、極楽浄土に往生しそこで先没した精霊との倶会一処にて過ごすとか、または現代社会における水子供養などの慰霊信仰の母体となった。

【生命倫理的特色】仏教の無我説・空観では、『ウパニシャッド』他のインド思想一般が認める生命主体アートマンを容認せず、「五蘊仮和合（ごうんけわごう）の我」上に「命根」が加わって生命体（いのち）が誕生するとした。『倶舎論』の「四有」説は、死の刹那の存在を「死有」、死後から再生まで四十九日間の存在を「中有」、懐胎の刹那の存在を「生有」、以後次の死までの（一生涯に相当する）存在を「本有」とした。輪廻する縁起生の存在には、死・生も一回でなく無限回にわたり連続して繰り返される。修行と正しい智恵の獲得によって、この輪廻を脱却して解脱・涅槃の境地に到達できる。かかる霊魂観・死生観に従うと、特定の臓器の移植には反対意見が根強い反面、無我・慈悲・布施・菩薩行の実践として、ビハーラ運動などの看取りや、他者への積極的臓器提供論も生まれている。

[川崎信定]

【参考文献】中野東禅『中絶・尊厳死・脳死・環境―生命倫理と仏教』（雄山閣、1998）。前田惠学「生命倫理委員会報告」（『印度学仏教学研究』第42巻第1号、日本印度学仏教学会、1993）。中村元『〈生命〉の倫理――構造倫理学講座Ⅲ――』（春秋社、2005）。

【関連項目】死生観、宗教

不同意堕胎 ➡ 同意堕胎

不登校　school refusal（英）

【定義】とくに明確な理由のないまま学齢にある児童・生徒が出席すべき日に学校に来ない状態を指す。文部科学省は30日以上の欠席者のうち、病気、経済的理由など以外の理由のものを不登校として扱っている。2007（平成19）年において小学校で約2万4000人、中学校では約10万3000人の不登校者が存在している。これは、小学校では1つの学校で1、2件、中学校では1学級で1件の不登校が起きている計算になり、不登校は決して稀な事態ではない。とくに理由のないまま欠席を続けるという現象は、内外を問わず第二次世界大戦前後から報告され始めるようになり、当初は「学校恐怖症（school phobia）」と呼ばれ治療の対象とされていた。日本でも1970～80年代は「登校拒否（症）」と呼ばれ、問題行動（怠学）の一つとされてきたが、その原因は単なる学業不振にとどまらず、友人や教師との関係、家庭内の問題など極めて個別的かつ多様であることが明らかとなり、現在では援助や支援の対象とされている。

[大谷奨]

【関連項目】学校

不妊手術　sterilization（英），Sterilisierung（独），stérilisation（仏）

【定義】生殖腺を除去することなしに生殖を不可能にする手術。「断種」という表現もあるが、医学用語としては用いられない。

【法律】「母体保護法」（1996〈平成8〉年）により、医師が、「妊娠又は分娩が、母体の生命に危険を及ぼす恐れのあるもの」「現に数人の子を有し、かつ、分娩ごとに母体の健康度を著しく低下する恐れのあるもの」に関して、本人の同意および配偶者（事実婚も含む）がある時にはその同意を得て行うことができると定められている。施行規則により術式が規定されている。男性では（1）精管切除結紮（けっさつ）法、（2）精管離断変位法。女性では（1）卵管圧挫結紮法、（2）卵管角楔状切除法、（3）卵管切断法、（4）卵管切除法、（5）卵管焼灼法、（6）卵管変位法、（7）卵管閉塞法。不妊手術の実施は母体保護法指定医師の資格は必要としないが、実施後、都道府県知事に届け出なければならない。以前の「優生保護法」（1948〈昭和23〉年）の下では優生手術と呼ばれていた。

【歴史的経緯】20世紀初頭、優生思想の勃興と優生政策の実施により、アメリカ・ドイツ・スウェーデン・ノルウェーなどで断種法が制定され、精神病・精神障害者、知的障害者、遺伝病を持つ者を対象とした強制的な不妊手術が行われた。ナチスドイツが政策を断種からT４計画（障害者の「安楽死」計画）へと移行していったことで、優生思想は現在ナチスと結びつけられてタブー視されているが、アメリカでは1970年代まで避妊の手段として活用された。日本の「優生保護法」もその目的の一つは「優生上の見地から不良な子孫の出生を防止すること」にあった。優生手術が重篤なる遺伝性疾患を持つ者だけではなく、精神病者や感染症であるハンセン病の患者（ハンセン病は遺伝病ではなく感染症）に対しても行われていたことから分かるように、「優生上の見地」は多分に社会的・恣意的な概念であった。

【倫理上の問題】不妊手術を治療の場合に限って認める考え方と、避妊の手段としても認める考え方があり、宗教によってもその見解が異なる。日本では避妊法の一つと認識されている。ほぼ完璧な避妊が可能だとされるが、術後に妊娠可能な状態に戻すことは困難なため希望者には慎重な決断が求められる。現在でも世界的には、避妊法の教育や普及より前に人権を無視した強制的な不妊手術が行われた例が報告されている。世界的に見ると、女性が不妊手術を受けることが多く、男性の不妊手術は女性に比べて安全かつ安価であるにもかかわらずあまり普及していないことから、女性に対する差別構造が指摘される。　［田村京子］

【参考文献】米本昌平他『優生学と人間社会』（講談社、2000）。藤野豊『日本ファシズムと優生思想』（かもがわ出版、1998）。

【関連項目】母体保護法、優生保護法、優生思想、優生政策、優生手術、優生学

‖ 不妊症　sterility, infertility（英）
【定義】生殖可能年齢に達した男女が普通に性生活を営んでいるにもかかわらず、妊娠しない場合をいう。普通は２年以上の場合をいうが、１年または３年以上としているものもある。約10％のカップルに見られ、原因は、男性女性それぞれにある場合のほかに、精子と卵子との間の何らかの不適合によると思われる場合もある。昔は女性側の原因ばかりが重視されていたが、最近では、男性側の原因も注目され始めている。一度も妊娠したことがないものを「一次不妊」、一度以上妊娠してから不妊になったものを「二次不妊」や「続発不妊」、男性側に原因があるものを「男性不妊」、女性側のものを「女性不妊」などという。また不妊の原因の部位によって、卵巣性不妊、卵管性不妊、子宮性不妊、頸管性不妊などともいう。

【社会的な問題】人工授精や体外受精など、生殖医療技術の進歩によって不妊のうちのかなりのものは妊娠が可能になってきた。だが、倫理面や経済面等に、新たに大きな問題を色々生み出しつつある。　［品川信良］

【関連項目】不妊治療、人工授精、体外受精・胚移植（IVF-ET）、生殖医学

‖ 不妊治療　sterilization treatment（英）
【定義】不妊症の治療。不妊症（sterility）とは結婚後に正常な性生活を送っていながら、一定期間を経ても妊娠しない状態のことである。正常な性機能を有する夫婦であれば、結婚１年後までに約80％が、２年までに約90％が妊娠するといわれており、２年以上経っても妊娠しなければ不妊症として検査を開始する。なお、不育症（infertility）とは、妊娠は成立するが、流産や死産など妊娠の中絶のために生児が得られない状態を指す。

【分類】不妊症は既往歴や原因の所在によ

って分類される。（1）既往妊娠歴があれば続発性不妊症（secondary sterility）、なければ原発性不妊症（primary sterility）である。また、（2）治療の有効性による分類では、先天性異常（睾丸性女性化症候群等）や手術（両側卵巣摘出術）などにより妊娠する可能性がまったくないものを絶対的不妊症（absolute sterility）という。（3）原因の診断の有無による分類では、卵管閉塞や子宮内膜症、子宮筋腫のように明らかに不妊症の原因となる疾患を合併する場合を器質性不妊（organic sterility）、明らかな原因がない場合を機能性不妊（functional sterility）という。また、（4）原因の存在者別分類では、不妊症の原因が男性、女性のどちらか側に存在するかによって、女性不妊症（female sterility）と男性不妊症（male sterility）とに分ける。実際の割合は、女性側が3分の1、男性側が3分の1、双方ともに何らかの原因が認められる場合が3分の1である。（5）不妊原因の部位別分類では、間脳・視床下部・卵巣性・卵管性・子宮性・頚管性・外陰や膣因子・男性因子などに分類されるが、複数の原因のあることも多い。

【歴史的経緯】不妊治療には、神仏への頼み、漢方療法や民間療法などの古来の治療法がある。しかし何といっても世界中を沸かせたのは、1978年7月25日、生理学者エドワーズ（Robert Edwards）と産科医のステップトゥ（Patrick Steptoe）の共同研究において、実験室で父親の精子と母親の卵子の受精によって生を受けた受精卵が母親の子宮に再び戻されてベビーが誕生したこと、すなわち体外受精（in vitro fertilisation）の成功である。俗にいう試験管ベビーとして、スコットランドの片田舎の病院で1人の女の子ルイーズ＝ブラウン（Louise Brown）が誕生したことは、彼女の両親のような不妊症に悩む夫婦にとって福音となった。今日では不妊症に対する治療法が医学研究の対象となり、凍結精子や男女の産み分けが可能となっている。しかし、非配偶者間人工授精・代理母・貸し腹（代理妊娠）・借り卵等、出生児との親子関係については議論が起こっている。

【倫理上の問題】ヒトの配偶子や受精卵を扱う生殖医学では、臨床的・基礎的な技術の向上を目指すのは当然であるが、倫理面にも常に注意を払わねばならない。また、生殖医療の問題は、発生学研究の議論から、個人の生命・家族・親子といった社会の基本的な価値観にまで多岐にわたる。とくに不妊症に悩む人びとの解決の選択肢は、新しい生殖医療技術から養子縁組に至るまで広くて複雑である。一般に、不妊治療を受けた女性たちに対する社会心理学的観点は、文化や心理を原因変数として構造や制度を説明する傾向にある。もとより、これらの因果関係を否定することはできないが、構造や制度の強制力・拘束力・操作力によって、個々人の行動や思想がどのように鋳型にはめられていくかという点が分析の中心に置かれるべきである。その際、どの社会と文化であるかを問わず、自己利益の最大化が人間行動の背後にある普遍的動機であることを重視しなければならない。最も重要なことは、不妊症に悩む女性の語りを受容する機関の設置ならびに施設の整備であり、これから生まれてくる新しい生命の幸福の確保である。また、直面する現場における具体的な倫理問題としては、減胎手術、着床前診断の生殖医療の応用（着床前胚スクリーニング）、代理母／借り腹の問題、死後生殖（夫の死後凍結精子を用いた人工授精／体外受精）、未婚男性の精子凍結保存（悪性腫瘍男性患者の治療前精子の凍結保存）、未婚女性の卵子凍結保存（悪性腫瘍女性患者の治療前卵子／卵巣組織の凍結保存）、男女産み分け等がある。

【展望】生殖技術に関わる政策形成は、生命・家族・親子といった各社会の基本的な価値観に踏み込む内容になるだけに、具体的な規定以上に、それぞれの国が社会的合意としてどのような原則と制度的手続きを根拠としているかという点が非常に重要になる。その種の原則や制度の運用の違いにこそ社会ごとの価値観の違いが現われてくる。1990年、ドイツで胚保護法（Gesetz zum Schutz von Embryonen）が、イギリスで人間の受精と発生学に関する法律（Human Fertilisation and Embryology Act）が制定された。両国ともに不妊症に悩む人びとに対する新技術の医学的適用を許したが、ドイツは配偶者間にのみその技術を認め、イギリスが許した非配偶者の配偶子や胚の供与による技術提供を禁止した。1994年にはフランスでも医学的不妊の生殖年齢にある生きた男女のカップルを対象に生命倫理法が制定された。その他の諸外国でも胚／胎児に関する法制化の動きが見られる。

日本においては日本産科婦人科学会が、1983（昭和58）年10月「体外受精・胚移植に関する見解」、1985（昭和60）年3月（2002〈平成14〉年1月改定）「ヒト精子・卵子・受精卵を取り扱う研究に関する見解」等の会告を発表しているが、ドイツやイギリス両国に見るような法律はない。その代わりに、診療側と患者側との信頼関係を築くためのチーム診療体制が生殖医療専門医（産婦人科専門医・泌尿器科専門医）、生殖医療専門看護師、胚培養技術者（胚培養士／臨床エンブリオロジスト）、生殖医療心理カウンセラー（心理士）、生殖医療コーディネーター、生殖遺伝カウンセラー（臨床遺伝専門医）から構成され、患者本位の医療を目指している。また、これには必要に応じて心療内科医、精神科医や弁護士の参加もある。　　　　［丸山マサ美］

【参考文献】森崇英『生殖の生命倫理学』（永井書店、2005）。橳島次郎・市野川容孝・武藤香織・米本昌平編『Studies No2. 生命・人間・社会』（三菱化学生命科学研究所、1994）。丸山マサ美「不妊治療を受けた女性たちの手記の分析」（日本医学哲学倫理学会編『医学哲学医学倫理』第15号〈1997〉、同第17号〈1999〉）。
【関連項目】不妊症、体外受精・胚移植（IVF-ET）、人工授精、生殖医学、生殖技術

▌プライオリティー ➡ 研究倫理

▌プライバシー　privacy（英）
【定義】私生活や個人情報をみだりに公開されたり営利手段に利用されたりすることのないよう保護される私的領域。
【倫理上の問題】法的権利として、プライバシーは主として他人からの干渉や侵害から隔離・保護されることで「そっとしておいてもらう権利（the right to be let alone）」という側面と、自己に関する情報流出を自分で管理・制御する「自己情報コントロール権（the right to control the flow of self information）」という2つの側面から成る。前者に関しては、1890年にワレン（Samuel D.Warren）とブランダイス（Louis D.Brandeis）の連名で『ハーバード　ロー　レヴュー』第4巻第5号に掲載された論文「プライバシーの権利」の中で定義されたことが最初といわれている。日本国内において「私生活をみだりに公開されないという法的保障ないし権利」としてプライバシーの権利を認めたものは、三島由紀夫の連載小説『宴のあと』事件に関する1964（昭和39）年9月東京地裁判決が最初とされる。しかし、情報技術（IT）革命といわれるようなコンピューターやインターネット等の情報処理、通信網の急速な発達が見られる今日では、プライバシーは、私生活をみだりに「知られない権利」としてだけでなく、個々人が公的機関および私

企業（金融機関、生命保険会社、医療機関等）が保有する自分のデータについて「知る権利」を持ち、それらが誤っていれば訂正・修正させる権利を持つという積極的・能動的な権利として保障される必要性が生じてきた。アメリカでは、1974年のプライバシー法（Privacy Act）をはじめ、こうした「自己情報コントロール権」として積極的・能動的に解釈されたプライバシーの権利を、自己決定権と関連づけて明文化している。わが国においても、2005（平成17）年4月1日より「個人情報保護法」が施行され、「自己情報コントロール権」としてのプライバシーの法的根拠が明確にされた。

【展望】「個人情報保護法」の施行以後、プライバシーの法的根拠が明確にされた一方で、「何をもってプライバシーと考えるべきか」という問題が、とくに医療の現場などではよりいっそう深刻化し、混乱を招いている。たとえばがん告知の問題についても、法律上では「家族も第三者」に該当するため、「まずもって本人に告知すべき」であり、その上で家族の誰にその事実を伝えるかを患者自身が決めるということになる。しかし、患者には同時に「知らないでいる権利」もあり、本人が「がんであることを知らされたくない」という場合、家族に告知することを優先する必要も生じてくる。このような具体的事例に即して「プライバシー」を考察するという視座を欠くならば、「プライバシー」という概念は「法秩序を守るため」という単なる遵法主義に陥り、本来保護されるべき当該個人の利益を損ねてしまう危険性がある。［板井孝壱郎］

【参考文献】厚生労働省『「医療・介護関係事業者における個人情報の適切な取扱いのためのガイドライン」に関するQ＆A（事例集）』（厚生労働省発行、2005）。太田勝正・前田樹海『エッセンシャル看護情報学』（医歯薬出版、2006）。

【関連項目】個人主義、知る権利、自己決定権、告知

プライマリーケア　primary care（英）

【定義】「初期診療」や「一次医療」と訳される。国民レベル、地域住民レベル、あるいは一患者レベルで、健康や福祉に関するあらゆる問題を総合的に解決しようとする実践的活動のこと。

【諸分野との関連および倫理・法・社会上の問題】1975（昭和50）年にマーラー（Halfdan T. Mahler）が「プライマリーヘルスケア」の概念を提唱し、1978（昭和53）年にWHOがアルマアタ宣言＝プライマリーヘルスケア宣言を行った。日本ではそれを受けて、日本プライマリーケア学会が設立された。プライマリーケア学会では、プライマリーケアに以下の5つの理念を掲げている。（1）近接性（accessibility）：地理的・経済的・時間的・精神的にケアが近接して受けやすいこと。（2）包括性（comprehensiveness）：予防から治療・リハビリテーションまでの医療、全人的医療、common diseaseを中心とした全科的医療、小児から老人までの医療など、ケアの範囲や広がりに包括性があること。（3）協調性（coordination）：専門医との密接な関係、チーム・メンバーとの協調、住民との協調（patient request approach）、社会的医療資源の活用など、ケア提供者や利害関係者間に協調性があること。（4）継続性（continuity）：「ゆりかごから墓場まで」、病気の時も健康な時も、病気であれば外来－入院－外来へなど、ケアが継続的に行われること。（5）責任性（accountability）：医療内容の監査システム、生涯教育、患者への十分な説明など、ケア提供について責任があること。

【展望】医療現場におけるプライマリーケアでは、患者が最初に医療に関わる段階で、医療が身近に容易に受けられ、適切に診断処置され、またその後の療養指導が適確にかつ継続して行われることが求められる。

そこでは予防・健康増進・治療・社会復帰・地域開発などのすべての活動が含まれている。そのためには訓練された一般医・家庭医（プライマリーケア医師）が必要で、新医師臨床研修制度では第一の目的にプライマリーケアの修得が掲げられている。

〔宮越一穂〕

【関連項目】かかりつけ医

プラシーボ ➡ プラセボ

プラセボ　placebo（英）

【定義】外見や味、においなどが同じでありながら、薬効成分を含まない物質。偽薬とも呼ばれる。

【語源・意味】「私は喜ばせるであろう」といった意味のラテン語が語源といわれる。病気は治療以外の要因、たとえば自然経過や、暗示や安心感などの心理的な要素によって良くなったり悪くなったりすることがある。薬効成分を含まないプラセボを使用した際に見られるこれらの効果をプラセボ効果という。プラセボ効果については、ビーチャー（H.K.Beecher）をはじめ数多くの報告があり、プラセボにより痛みや咳、船酔いなどの主観的な症状が30～40%の人で軽減するとしている。しかし、これらの報告を再検討したところ、プラセボ効果とされているものが自然治癒と分離されていないことや、試験の規模が小さくバイアス（偏り）の可能性が高いことなどが指摘され、プラセボに大きな臨床効果があるという根拠はほとんどないとされている。

【倫理上の問題点】プラセボが臨床上使用される場合は、大きく分けて次の2つがある。(1) 精神科などの限られた領域において、薬物による治療の必要がなくても患者が投薬を希望している場合や、投与量を減量するために用いる場合。(2) ランダム化比較試験（RCT）を実施する際、効果の大きさを正確に把握する目的で対照群として用いる場合。頭痛の患者Aさんが鎮痛薬Xを飲んだ時と飲まなかった時の比較は、Xの効果を見ているのではなく、厳密には「鎮痛薬Xを飲むという行為そのもの」が頭痛に効くかどうかを見ていることになる。したがって、薬を飲んだという安心感からくるプラセボ効果を除いた真の効果を見るには、鎮痛薬Xと、Xから有効成分を除いたプラセボを比較する必要がある。この時、患者に実薬を飲んでいるかプラセボを飲んでいるかが分かってしまうと、再び心理的効果が働くので、通常はどちらが実薬かどうかを患者に知らせないために目隠しすなわち盲検化が行われることが多い。また、医師が割り付けを知ってしまうと、先入観などにより評価が変わる可能性があるので、医師側も目隠しすることが多い。これを二重目隠しという。プラセボ対照を用いたRCTでは、参加する患者の半数がプラセボを投与されることになるので、どのような場合に実施が正当化されるかが問題になる。標準的な治療に上乗せ効果を期待する場合と、無治療の選択が許される場合である。証明された治療法が存在しない場合は、プラセボ対照が選択されるべきである。しかし、アメリカ食品医薬品局のように、証明された治療法が存在する場合でも、死亡や回復不可能な障害がもたらされないという前提の下で、治療を受けないことによるリスクが小さいこと、患者の同意があることなどの条件の下でプラセボ対照を求めている場合もあり、議論が多い。

世界医師会は2002年、ヘルシンキ宣言にプラセボ対照試験の条件について追記を行い、プラセボ対照試験は、原則として既存の証明された治療法が存在する場合は、(1) やむを得ず、また科学的に正しいという方法論的理由により、それを行うことが予防、診断または治療方法の効率性もし

くは安全性を決定するために必要である場合、（2）予防、診断、または治療方法を軽い症状に対して調査している時で、プラセボを受ける患者に深刻または非可逆的な損害という追加的リスクが決して生じないであろうと考える場合、という条件を付けている。　　　　　　　　　　　［佐藤恵子］

【関連項目】RCT、臨床試験、研究倫理、人体実験、インフォームドコンセント

プラセボ効果 ➡ プラセボ

フラッシュバック現象
flashback phenomenon（英）

【定義】フラッシュバックとは、本来は映画を製作する上で、過去のある場面を瞬間的に再現・挿入する技法である。LSD使用時の幻覚体験とほぼ同じ体験を使用中止後にも数秒間、追体験する現象をいったが、その後、大麻など他の幻覚剤の場合にも使用されるようになった。

【倫理・社会上の問題】わが国では拡大解釈され、覚せい剤や有機溶剤の使用の結果、幻覚・妄想等の精神病症状を呈したことのある者がその後、薬物を使用していないにもかかわらず身体的疲労や心理的ストレスなどの非特異的刺激が加わった時に、かつて経験したのと同様ないしは類似の精神病症状が自然再燃する現象をいっている。これと類似の現象として、覚せい剤等による薬物精神病の患者において、原因薬物の少量再使用ないしアルコールを含む他の精神作用物質を使用しただけで、かつて経験したのと同様ないし類似の精神病状態が再燃することがある。これは厳密には自然再燃ではないので、ブースター現象と呼ばれ、薬物精神病の症状の再燃しやすさを意味している。

【展望】覚せい剤や有機溶剤による薬物精神病では、再発を繰り返すと幻覚・妄想などの精神病症状が比較的容易に再燃する。この場合、精神状態の安定のためには比較的長期にわたる抗精神病薬の少量服用継続が必要とされる。また原因となった薬物のほか、アルコール等の依存性薬物の使用も止める必要がある。司法鑑定上は、覚せい剤等による薬物精神病の経験者は薬物の乱用の事実を隠蔽するために、フラッシュバック現象であることを主張する場合がある。しかしフラッシュバック現象は厳密な意味では比較的稀であり、薬物使用によって精神病症状が再燃することの方が多い。薬物使用の事実の認定には、早期の尿中薬物の鑑定が役立つ。薬物の乱用期間が比較的長期にわたっている場合には、毛髪中からの乱用薬物の証明によって、毛髪の成長速度との関係から、乱用の時期までも同定が可能である。　　　　　　　　　　　［小沼杏坪］

【参考文献】加藤伸勝「Flashback現象について—近縁現象との比較論を通じて—」（『神経精神薬理』第3巻、1981）。佐藤光源「少量の再注射で急性幻覚妄想状態の再燃をみた慢性覚醒剤中毒の7症例」（『精神医学』第20巻、1978）。

【関連項目】薬物依存、幻覚剤、覚せい剤、大麻、精神障害（者）、精神病・神経症、精神鑑定、PTSD

フリースクール　free school（英）

【定義】公教育機関として法令に基づき設立される通常の学校とは別に、独自の思想や方法によって教育する機関。シュタイナー（Rudolf Steiner 1861-1925）の「自由ヴァルドルフ学校」（1919年ドイツ）、ニイル（A.S.Neill 1883-1973）の「サマーヒル学園」（1925年イギリス）、フレネ（Celestin Freinet 1896-1966）による「フレネ学校」（1935年フランス）などが著名。大人が決めた規律や厳格なカリキュラムを子どもに課す既存の学校教育に対する疑問や不信がこのような教育機関設立の背景となっている。

【現状】わが国では、たとえばニイルに共鳴した堀真一郎が「きのくに子どもの村小学校」（1992〈平成4〉年）などを正規の学校として開設し、子どもの自己決定・個性・実践を重視した教育を展開している。しかし、現状ではむしろ不登校の子どもを受け入れる個人や民間、NPOなどの教育施設をフリースクールと呼称する場合の方が多い。近年では、このようなフリースクールへの通学をも就学義務を果たすものとして位置づける方向で議論が進められている。　　　　　　　　　　　　　　［大谷奨］

【関連項目】就学義務

不倫　adultery, immorality（英）

【定義】主に婚外の性交渉を指し、民法上は「不貞行為」と呼ばれる（第770条）。普通は買春行為は含めない。「姦通」と異なり、男女双方についていわれる。

【法律上の問題】1979（昭和54）年の最高裁判決は、当事者は相手方に配偶者がある場合にはその配偶者に対して慰謝料を支払う義務があると認定したが、その後、欧米と同様に、不倫をあくまで私事と見なし国家機関の無関与を当然視する傾向が強くなっている。ただし、不倫が裁判上の離婚理由になると見なされている点は今でも変わりはない。

【倫理・法的な問題】各種アンケート調査では不倫を問題視する意見は少なく、また不倫を売り物にした小説の売れ行きもよいというが、その実、実際の不倫願望は必ずしも多くないというデータも出ている（「朝日新聞」1998年6月19日）。基本的にパートナー間のモラルの問題であるが、相手の不倫を望まないならば、自らも自制すべきであるとする「相互性のモラル」は妥当であろう。また子どものいる男女では、子どもの利益を無視して不倫に走ることは倫理的に問題がある。「定義」において、「普通は〔不倫に〕買春行為は含めない」と記したが、買春も「不貞な行為」と見なされて、離婚申し立ての理由になることはある。　　　　　　　　　　　　　　［杉田聡］

【参考文献】角田由紀子『性の法律学』（有斐閣、1991）。

【関連項目】家族制度、エロス、婚姻、買売春

プレウィドフッドエデュケーション ➡ デスエデュケーション

プレホスピタルケア ➡ 救急救命士

プログノーゼ ➡ 予後

プログラム前成説 ➡ 前成説

プロチョイス　pro-choice（英）

【定義】中絶権擁護派を指す。女性自身に選択（チョイス）する権利があることに賛成する（プロ）という意味で、このように呼ばれる。

【団体および活動】プロチョイスの諸団体としては、全米中絶生殖権行動連盟（NARAL）、全米女性機構（NOW）、アメリカ市民自由連合（ACLU）などがある。一見不思議な気がするが、カトリックの中にもプロチョイス派の団体がある。自由な選択を支持するカトリック（CFFC）である。これらの諸団体の中で一番大きなNARALの活動としては、女性の生殖に関する選択権を促進させることを目的として、具体的には（1）選挙でのプロチョイス候補者の後押し、（2）中絶禁止を目指す急進的右翼の動きとの闘い、（3）中絶反対派の暴力阻止、（4）安全な中絶へのアクセスの確保、（5）10代の女性の妊娠との闘い、中絶の必要性を減らすこと、などである。また、NOWは主にクリニックデフェンスと呼ばれる活動を行っている。

【参考文献】緒方房子「中絶をめぐるアメリカ社会の現在—プロライフの過激化と、論争の根底にあるもの—」（『帝塚山大学教養学部紀要』第44巻、1995）。

【関連項目】人工妊娠中絶、フェミニズム、リプロダクティブヘルス／ライツ、中絶論争

[谷本光男]

プロパー ➡ MR

プロライフ　pro-life（英）

【定義】中絶反対派を指す。中絶反対派は、胎児の生命（ライフ）を尊重する（プロ）という意味で、このように自称する。ただし、プロチョイス派はプロライフと呼ばずにアンチチョイス（anti-choice）と呼ぶことが多い。

【団体および活動】プロライフの諸団体としては、オペレーションレスキュー（OR）や全米胎児の生命を守る委員会（NRLC）などがある。これらのプロライフ派の活動の目的は、法廷闘争によって、胎児の生命が法律によって保護されるよう憲法を改正することである。しかし、一部のプロライフ派の団体は中絶を行っている病院を放火したり、爆破するなど、過激化している。1984年の1年間だけで、中絶クリニックに対して24件の放火と爆破が行われているとの報告がある。とくに1990年代には中絶をめぐる殺人事件がいくつか起きていて、中絶する医師が直接に狙われている。法哲学者のR.ドゥオーキン（Ronald Dworkin）は、「アメリカにおける中絶反対派と擁護派との争いは、17世紀のヨーロッパにおける恐るべき宗教戦争の〈アメリカ版〉となっている」と述べている。　　　　[谷本光男]

【参考文献】「アメリカの分裂—不寛容の時代」（『朝日新聞』1995年9月4日付夕刊）。R.ドゥオーキン『ライフズ・ドミニオン』（水谷英夫・小島妙子訳、信山社、1998）。G.E.ペンス『医療倫理1』第7章（宮坂道夫・長岡成夫訳、みすず書房、2000）。

【関連項目】人工妊娠中絶、中絶論争、生命の始まり

フロンガス ➡ オゾンホール

分子生物学　molecular biology（英）、Molekularbiologie（独）

【定義】生物体を構成する分子の構造と、それらの機能的な働きに基づいて、生命現象を体系的に解明しようとする学問分野のこと。研究対象とする生命現象の範囲は広いが、DNAの二重らせん構造の提唱以来、遺伝情報発現の過程を中心にした遺伝現象を解明しようとする分野が中心となり、これを分子遺伝学と呼んでいる。

【歴史的経緯】1950年代から1960年代に生物学の主流をなした分子生物学は、従来の生物学を物質レベルから解析するという新しい生物学へと一変させた。とくに生物の遺伝現象を分子レベルで説明することが可能になったことによる。さらに分子遺伝学は遺伝子を操作するという遺伝子組み換え技術を生む大きな要因となった。生命現象を分子レベルで解析する科学から、技術であるバイオテクノロジーが生み出された。

【諸分野との関連】医学、生物学とくに発生生物学、進化生物学に大きな影響を与えた。さらに医学における病態を分子レベルで解明することから、従来の医療にも大きなインパクトを与えた。植物学、農学への影響も大きかった。さらに、分子生物学の大きな特徴はバイオテクノロジーという遺伝子操作を行う技術を生み出したことである。

【倫理・法・社会上の問題】生命現象を分子レベルで科学的に解析することには問題はなかったが、遺伝子を操作して遺伝子を組み換えて、これまで地球上の生物界では

見られなった生物を人工的につくるという操作技術を生み出したことに倫理的問題がある。そこで、組み換えDNA実験に関するガイドラインを科学者自ら作って研究を規制するという新しい仕組みが生み出された。これは科学や技術の世界に大きな影響をもたらし、とくにヒトの遺伝子研究に対する規制をもたらす出発点となった。

[青木清]

【関連項目】生物学、DNAの二重らせん構造、遺伝、遺伝子、遺伝子工学、組換えDNA実験指針、アシロマ決議

分配的正義 ➡ 配分的正義

へ

平均寿命　life expectancy at birth（英）

【定義】ある特定の死亡状況を仮定し、各年齢においてあと何年生きられるかを示したものを余命といい、通常、0歳時点における平均余命を平均寿命という。いわゆる寿命とは0歳の人が生存できると期待される平均年数である。

【倫理上の問題】日本では戦後、平均寿命の伸びが著しく、1960（昭和35）年に女子が、1971（昭和46）年に男子が、それぞれ70歳を超えた。これは主として社会全体の衛生・栄養状態の改善と医療の発達によってもたらされたといわれている。一方、これまで、平均寿命は各地域の医療の普及程度を表わす指標と考えられてきたが、近年、単純な寿命の延長が果たして患者にとって本当に幸せであるかという疑問が提示されるようにもなっている。延長した寿命を寝たきりで過ごすか死の直前まで健康に生活するかでは、自ずと意義が異なる。ここから、身体・精神的な健康度を加味した新しい概念「健康寿命」が提案されるようになった。

[廣岡憲造]

【関連項目】天寿、推定余命、健康寿命

平均余命 ➡ 平均寿命

ヘイスティングスセンター
Hastings Center（英）

【定義】1969年、哲学者D.キャラハン（Daniel Callahan）と心理分析家W.ゲイリン（Willard Gaylin）によって創設された世界初の生命倫理研究所。ヘルスケア、バイオテクノロジー、環境に関わる現代の諸問題を探究する。不偏不党、学際性、国際

性を唱え、幅広い分野の研究者をメンバーに持ち、提携する研究施設を世界的規模に広げる。研究成果は隔月刊行の"Hastings Center Report"と"IRB"で報告される。活動の様子はセンターのホームページ上でも知ることができる。センターが独自に授与するビーチャー賞（Beecher Award）があり、第1回（1978年）はH.ヨナス（Hans Jonas 1903-93）が受賞した。

【倫理上の問題】賛助会員を広く一般から募集したり、センターの内外から参加者を集めてセミナースタイルのミーティングを定期的に行うなど、広範な知的視野と社会的現実に即した生命倫理を取り扱う。現在は、遺伝とバイオテクノロジー、ヘルスケアと保健政策、倫理学・科学・環境、国際科学と環境、倫理学と科学研究といった5大プログラムを主軸に、遺伝的出自の検査、新生児スクリーニング、緩和ケアなど、扱う研究テーマは多岐にわたる。最新テーマとしてアドバンスディレクティブと意思決定における家族の意義と役割を取り上げて、終末期ケアに関するネット上の議論も主導する。2005年、永続的植物状態（PVS）の患者の延命措置停止（死ぬ権利）をめぐる事例、テリーシャイボ事件（Terri Shaivo Case）が、メディアを通じてアメリカ社会に論議を巻き起こした。そうした医療と社会、司法、政治が絡み合う問題について、何よりも自由を尊重する国の一センターとして、どのような生命倫理の議論の場を設けるか。また、民族的・文化的・宗教的に異なる人びとが共存し多様な価値観が交錯する社会で、どの程度まで互いの価値観を認め合う議論を促進して、それを収束させるか。さらにまた、バイオテクノロジー先進国の地位を競い合う諸国家に向かって、どの立場から発言し、各国の政策形成プロセスに参与するか。同センターの課題は尽きないであろう。

【展望】センター付属図書館（The Morison Library）の司書によるコンサルティングサービスは、メールや電話でも利用できる。またセンターを訪問する研究者を国内外から受け入れて研究を支援したり、メンバーを各地に派遣して意見交換フォーラムを開催するといった活動も推進する。今後はそうした教育的分野に力点を置いて、未来の生命倫理の多様性と統一性の接点を多民族間・多世代間で模索して、新しい道徳的価値観の構築を目指すことが望まれる。

［阪本恭子］

【参考文献およびURL】"Hastings Center Report"（Hastings Center, 1971-）. "IRB：Ethics & Human Research"（Hastings Center, 2002-）. "Bioethics Research at The Hastings Center"（http://www.thehastingscenter.org/）

【関連項目】バイオエシックス、生物医学、ケネディ倫理研究所、アドバンスディレクティブ

|| 併発症 ➡ 合併症

|| ペインクリニック　pain clinic（英）
【定義】主として痛みを治療する部門または場所。日本ペインクリニック学会の定義では、神経ブロックを主体として、難治疼痛およびその関連疾患の診療を行う科であり、実際には神経ブロックに加えて疼痛疾患に有効な各種の治療法、すなわち薬物療法・刺激鎮痛法・理学療法・心理療法・手術的処置などを総合的に行い得る施設。
【歴史的経緯と今後の展望】多目的ペインクリニック（multidisciplinary pain clinic）は、アメリカ合衆国ワシントン州のタコマ総合病院（Tacomo General Hospital）に1947年ボニカ（John J.Bonica 1917-94）により開設された。なお、このペインクリニックは1960年にワシントン大学に移設された。日本では1962（昭和37）年に東京大学医学部麻酔科に開設され、1969（昭和44）

年に日本ペインクリニック研究会第1回大会が開かれた。わが国におけるペインクリニックは約40年の歴史を持つが、主に神経ブロックを得意とする麻酔科医により発展してきた経緯があり、神経ブロック療法が有効である顔面神経麻痺や顔面痙攣などの非疼痛性疾患もペインクリニックで扱われている。痛みは、「組織の実質的あるいは潜在的な障害に関連しておこる、またはこのような障害を表わす言葉を使って述べられる不快な感覚および情動体験」と定義されているように（国際疼痛学会、1979年）、複雑な感覚情動体験であり、QOLを低下させる要因となる。病院を訪れる患者の過半数が痛みを主訴・症候としており、社会的ニーズは高まっている。痛みの制御は21世紀における医療課題の一つともいえ、アメリカ議会は2001年からの10年間を「痛みの10年（the Decade of Pain Control and Research）」とし、日本においても医科大学に痛みを専門とする寄付講座が開講された。

今後、臨床領域においては精神神経科、整形外科など各臨床科の連携による集学的治療や、看護師、理学療法士などメディカルスタッフの専門性が発揮されるチーム医療が望まれる。また、研究・教育領域における痛みを研究する「疼痛学（study of pain）」分野のさらなる成果の蓄積とともに、医療者に対する基礎教育課程の充実が望まれる。とくに、わが国ではがん患者への疼痛管理が諸外国と比較して立ち後れていることが問題となっており、罹患率の増加が予測される本疾患の疼痛緩和への対策は緊急の課題である。　　　　　［渡邉久美］

【参考文献】『カレントテラピー』23巻8号（ライフメディコム、2005）。
【関連項目】疼痛緩和、緩和ケア、ターミナルケア、人間性

ペインコントロール ➡ 疼痛緩和

僻地医療　medical services in remote rural areas（英）

【定義】山間僻地、離島など、無医地区（概ね半径4kmに50人以上が居住し、容易に医療機関を利用できない地区）ないしはそれに準ずる医療過疎地を対象とする医療。
【現状と倫理上の課題】まず厚生労働省から、無医地区および僻地診療所が存在する地域にある、200床以上の一般病棟を有する病院が、僻地中核病院に指定される。そこを拠点として、医師、歯科医師、保健師が派遣され、巡回医療、僻地診療所ならびに僻地保健指導所での医療活動等が展開される。僻地診療所が設置される基準は、概して半径4kmの区域内に人口が1000人以上で、最寄りの医療施設まで通常の交通機関を利用して30分以上のところとなっている。また、僻地保健指導所は同じく無医地区のうち人口が200人以上の地域である。僻地診療所では、平均的には医師1～2名、看護師1～2名、事務員1～2名という体制で、あらゆる科にわたって外来中心の医療が行われるが、訪問医療も多い。僻地の多くでは高齢化が進んでおり、慢性病の予防と治療が中心であるが、設備に応じて簡単な手術も行う。また介護や福祉との連携も積極的に試みられている。

僻地医療を支えるのは、国民が等しく適切な医療を受けられるように地域格差を克服しようとする、平等と公平の理念である。その端的な表われが国民皆保険である。しかし高齢化の時代を迎え、医療費抑制と受益者負担の動きが僻地医療の展開を難しくすることが考えられる。
【展望】僻地医療においては、一次医療としてあらゆる疾患に初期対応できることと同時に、限られた医療資源を有効に活用することが求められている。それに応えるの

はプライマリーケアを中心とする包括的医療である。そこでプライマリーケアを専門とする医師（総合医）の養成と訓練が必要である。また、二次医療、三次医療へのアクセスを確保する体制づくりも欠かせない。さらに、今後有望と思われるのはインターネット等のデジタル通信技術を用いた遠隔医療の開発である。　　　　　［加藤直克］

【参考文献】自治医科大学地域医学研究会編『いま、へき地医療は』（講談社、1986）。地域医療振興協会監修、吉新通康・折茂健一郎編『現代地域医療のパラダイム』（みらい、1999）。『地域医療白書』第2号（自治医科大学、2007）。

【関連項目】地域医療、遠隔医療

ベクター　→　組み換えDNA実験；遺伝子工学

ベジタリアン　vegetarian（英），Vegetarianer, Vegetarier（独）

【定義】日常的な食生活において、食肉および動物性食品の摂取を何らかの程度で制限しようとする人。ベジタリアニズムの実践者。一口にベジタリアンといっても、その実践形態は様々である。原則的に摂取する食品の種類で分類するのが一般的である。肉魚は食べないが、卵と乳製品をとるベジタリアンを「ラクト＝オボ＝ベジタリアン（lacto-ovo-vegetarian）」といい、卵は食べず乳製品は摂取する場合は「ラクト＝ベジタリアン（lacto-vegetarian）」、乳製品をとらず卵は食べるベジタリアンを「オボ＝ベジタリアン（ovo-vegetarian）」という。動物性食品全般を摂取しない厳密なベジタリアンは「ビーガン（vegan）」と称する。魚を食べるベジタリアンを「ペスコ＝ベジタリアン（pesco-vegetarian）」という。ただし、ベジタリアンは普通、肉のみならず魚も食べないと考えられているので、「ペスコ＝ベジタリアン」がベジタリアンといえるかどうかは疑問である。ベジタリアンではないが、食肉の消費量を意識的に抑制する立場を「セミ＝ベジタリアン（semi-vegetarian）」という。ただし、ベジタリアンの分類は以上に尽きるものではない。欧米で一般にベジタリアンという場合は、ラクト＝オボ＝ベジタリアンを意味する。

【歴史的経緯】意識して動物性食品の摂取を抑制しようとする思想と実践は、世の東西を問わず古くから存在する。西洋では古代ギリシャの哲学者ピタゴラス（Pythagoras B.C.570頃－B.C.490頃）が、魂の輪廻転生という宗教的観念に基づいて動物食を抑制したことが知られている。そのため、ベジタリアンという言葉が普及する以前は、ピタゴラス派食事法（the pythagorean diet）という呼称が用いられていた。ベジタリアンという言葉が文献上最初に現われたのは1839年のことで、比較的新しい表現である。ベジタリアン協会（The Vegetarian Society）が1847年にイギリスで創設されたことによって広く一般に用いられるようになった。語源は諸説あり確定していないが、ベジタリアン協会がピタゴラス派食事法に代えてこの言葉を採用するにあたっては、生き生きとして活発な様を形容するラテン語vegetusとの関わりが意図されており、vegetableとの連関は強調されていなかった。したがって、ベジタリアンとは「野菜を食べる人」ではなく「活発に生きるために動物食を避ける人」という意味である。「菜食主義者」には、ベジタリアンは野菜を主食とするような、栄養的に偏った食事をする人という語感があり、不適切訳である。またこの訳語は、ベジタリアンの最多数派がラクト＝オボ＝ベジタリアンである事実も反映していない。「ベジタリアン」という表記のまま用いられるのが望ましい。

【倫理上の問題】牛、豚、鶏という最も一般的な食用動物は脊椎動物であり、高等動物といえる。したがって、ベジタリアニズムにおける生命倫理学上の主要問題は、高等動物を食用に飼育し屠殺することに倫理上の問題がないかということである。ベジタリアニズムが退けるのは、倫理原則は人間にのみ適用されるという伝統的思考である。シンガー（Peter Singer 1946－）は、苦痛を感じることのできる存在への、種による差別を超えた平等な配慮という原則から、食用動物の存在は可避的苦痛の総量を増やしていると考える。しかしシンガーの立論では、苦痛を与えないように配慮されれば動物の利用自体は容認される、と批判したのがリーガン（Tom Regan 1938－）である。リーガンは一定条件を満たした動物には人間同様の権利があると考え、畜産のみならず、動物実験、エンターテイメントへの動物の使用も含め、人間による動物の利用一般を動物からの搾取だと見なす動物の権利論を唱えた。今日この動物の権利論が、ベジタリアニズムの倫理原則として最も広く支持されているように思われる。

【諸分野との関連】ベジタリアニズムは食という人間の基本的なニーズに関わる問題のため、諸分野との関連も多岐にわたる。なかでも重要なのは環境問題である。現在行われている食肉生産では、穀物飼料飼育が主流となっている。それは、そのまま人間の食用に転用できる飼料をいったん動物に食べさせる迂回生産である。しかも、最終産物の食肉と飼料との間の栄養転換効率は極めて悪い。一方で先進国住民が飼料用穀物の大量消費によって飽食文明を享受し、他方で食用穀物不足から飢餓状態に陥る大量の人びとがいるという現在の状態は、地球規模での不公正である。ベジタリアンが増え、食肉消費量が低下すれば食糧問題は抜本的に解決される可能性がある。他にも、水の大量消費、糞尿汚染、牛のゲップによる温暖化物質メタンの排出など、食肉生産が環境に与える負のインパクトは甚大なものがある。持続可能性と大量食肉消費は両立しないといわざるを得ない。

【展望】いわれなき虐待から動物を救い、環境破壊を避けようとするベジタリアンの理論と実践は、持続可能な文明を築く確実な一助となり得る。また、適切に準備されたベジタリアン食は肉食中心の食事よりも健康を増進させることが確認されている。このように、動物にも環境にも、そして他ならぬ人間自身にも優しいベジタリアンの前には、計り知れないほど豊かな展望が開かれている。　　　　　　　　　　［田上孝一］

【参考文献】鶴田静『ベジタリアンの文化誌』（中央公論新社、2002）。Daniel A. Dombrowski, "The Philosophy of Vegetarianism"（The University of Massachusetts Press, 1984）. Michael Allen Fox, "Deep Vegetarianism"（Temple UP, 1999）.

【関連項目】動物保護、環境倫理、自然の権利

ベータゼロサラセミア
$\beta 0$ thalassemia（英）

【定義】サラセミアは、特定のグロビン鎖の合成障害に基づく遺伝性の溶血性貧血である。βグロビン鎖の合成がまったく見られないものを$\beta 0$サラセミア、低値ながら見られるものを$\beta +$サラセミアと呼ぶ。臨床病型としては、重症型βサラセミア、サラセミアトレイトに分かれる。重症型βサラセミアは、さらに定期的に輸血を必要とするサラセミア（major）とそうではないサラセミア（intermedia）とがあり、前者の罹患者は30歳前後で死亡することが多い。$\beta 0$サラセミアの遺伝子変異はほとんどが非欠失変異であり、多数の変異のパターンが知られている。

【医療・倫理上の問題】$\beta 0$サラセミアは遺

伝子異常が明らかにされており、マススクリーニングが可能である。サラセミアは東南アジア諸国で高頻度に認められる。サルジニアではβサラセミアのマススクリーニングを施行し、遺伝カウンセリングを通じて遺伝的負荷（同時に経済的負荷）から脱出に成功した。サラセミアは現在のところ根本的な治療は確立されていないので、スクリーニングを行うには十分な倫理的配慮が必要とされる。

[斎藤清二]

【関連項目】遺伝病、遺伝カウンセリング、遺伝子診断

ベーチェット病
Behçet's disease（英）

【定義・歴史的経緯】口腔粘膜のアフタ性潰瘍、外陰部潰瘍、皮膚症状、眼症状の4つの症状を主症状とする慢性再発性全身性の炎症性疾患。イスタンブール大学教授ベーチェット（Hulusi Behçet）が初めて報告した。

【倫理・法・社会上の問題】患者は日本人に最も多く見られ、次いで韓国、中国、中近東などにも多いのでsilk road diseaseともいわれる。現在も病因不明で、国は特定疾患に指定している（いわゆる難病）。日本全体では約1万8000人の患者がいる。発病年齢は20～40歳に多い。眼病変は失明に至ることもある。組織適合性抗原HLA-B51と強い正の相関を有する。

　主な臨床症状については、口腔粘膜の再発性アフタ性潰瘍はほぼ必発（98％）で初発症状であることが多い。皮膚症状には、下腿伸側や前腕にできる結節性紅斑様皮疹や、顔面や胸部にできる痤瘡様皮疹がある。注射や採血の後に発赤や小膿疱をつくることがある（針反応）。外陰部潰瘍は男性でも女性でも有痛性の潰瘍として見られる。眼症状は最も重要な症状で、虹彩毛様体炎や網膜絡膜炎を生じ、羞明、瞳孔不整、時に失明に至ることもある。その他、関節炎、血管病変（血管型ベーチェット）、消化器病変（腸管型ベーチェット）、神経病変（神経ベーチェット）、副睾丸炎などの副症状が見られることもある。

　この病気の最も重要な治療は眼病変、ぶどう膜炎に対しての治療で、基本的にはコルヒチンやシクロスポリンの経口内服、ステロイド薬の点眼や眼周囲注射が行われる。全身的には血管閉塞をきたす傾向があるので抗凝固剤や血管拡張剤が用いられる。予後は、慢性的に症状は繰り返すものの比較的良好とされている。しかし眼症状、とくに網膜ぶどう膜炎を発症した場合、視力予後は悪く、眼症状発現後2年で視力0.1以下になる率が約40％といわれている。

[宮越一穂]

【関連項目】難病

ヘテロセクシャル　heterosexual（英）

【定義】「異性愛の」「異性愛的」という形容詞的意味と「異性愛者」という名詞的意味とがある。元来は他のセクシャルマイノリティとの区別のために考案された精神医学的概念。

【倫理上の問題】まず、ヘテロセクシャルだけを正しいとし、他のあらゆる性的マイノリティを否定するヘテロセクシズムが指摘される。人権を盾に差別をなくそうという教科書的議論から、他者への歓待（hospitality）を説く現代思想的な観点まで切り口は様々である。次に、ヘテロセクシャル関係そのものにおける男／女二項間の不平等、つまりフェミニズムが提起する男性による女性支配という問題がある。要はセクシャリティに多数決が適用できるかどうかである。実はヘテロセクシャルの関係それぞれに差異があり、ステレオタイプ化できないのではないか。多様な性的指向の一つに過ぎないと捉えることによって、ヘテ

ロセクシャルとして性自認するという自覚化が迫られている。つまり、各人にとってヘテロセクシャルは選択肢の一つに過ぎず、現状では多数派を形成していると考えるのである。また、ヘテロセクシャルの複雑性が浮き彫りになるにつれ、セクシャリティの議論は深化する。主従関係／対等関係の強度での比較など、セクシャリティ間に協調関係が生じてくることが期待される。

[関修]

【関連項目】セクシャリティ、ホモセクシャル、バイセクシャル

ヘテロ接合体
heterozygote（英），Heterozygot（独）

【定義】一倍体の雌性配偶子と雄性配偶子の結合したものを接合体という。ヒトでは通常、前者は22本の常染色体と性染色体X、後者は22本の常染色体とXまたはYから成る。接合体は合計23対の染色体から成っているということができ、同じ種類の遺伝子が対ごとに対応する位置（相同遺伝子座）に存在する。対応する遺伝子を対立遺伝子（allele）という。その対立遺伝子同士がしかし異なった性質の遺伝子である場合、その接合体をヘテロ接合体（異型接合体）という。

【倫理上の問題】その遺伝子が遺伝子病に関わるものである場合、優性であるならヘテロ接合でも発病する。たとえばハンチントン舞踏病がそうであり、その患者の子も2分の1の割合で発病する。劣性である場合、発病しないが保因者となり、両親とも保因者であれば4分の1の割合で子は発病する。テイザックス病はその例である。それゆえ、病気を避けるために子を生まないようにしたり、出生前診断によって中絶するといった方法を選ぶことがあり得る。こうした選択の是非が倫理的議論を喚び起こすことになる。

[今井道夫]

【関連項目】ホモ接合体、遺伝子、遺伝病、ハンチントン舞踏病、テイザックス病

ベビーM事件　Baby M Case（英）

【定義】人工授精型代理母にかかわるケースで、代理母制度が抱える多くの問題点を様々な角度から明らかにしたケースとして有名である。アメリカ国内で賛否をめぐって激しい論争が沸き起こっただけでなく、他の諸国においても論議を引き起こした。このケースがきっかけとなって、代理母を禁止する法律が制定された国も多いといわれている。

【概要】1985年2月、代理母となるメリー＝ベス＝ホワイトヘッドとスターン夫妻の夫ビル＝スターンとの間で、弁護士が経営するニューヨーク不妊センターが仲介して代理母契約が結ばれた。ビルの精子で人工授精を受けてメリーは妊娠・出産し、子どもが生まれたら養子契約書に署名して彼に引き渡し、その引き換えに報酬として1万ドルが支払われることを契約した。ビルの精子をメリーの子宮に注入し、人工授精が成功、ベビーMとなる女児が誕生した。しかし生まれた子どもに対し愛情が芽生えたメリーは代理母契約を拒否し、自分で養育しはじめたので、スターン夫妻は子どもの引き渡しを求めて裁判を起こした。下級審ではスターン夫妻にベビーMは引き渡されたが、最高裁判決では金銭の授受を伴う代理母契約は乳幼児売買を禁止した法律に違反しており無効であるとした上で、ベビーMの父はビル＝スターン、母はメリー＝ベス＝ホワイトヘッドであるとした。しかし子どもの最善の利益に従い、養育権はスターン夫妻にあるとした。

【倫理上の問題】本件での登場人物はメリー、ビル、スターン夫人、そしてベビーMである。メリーは金銭契約と割り切っているつもりでも、母性までは予測がつかなか

ったということであろう。妊娠・出産という過程は安産か難産かという程度に差はあるものの、約10カ月の間自らのお腹に気を配り、食事や睡眠など健康に留意し、時には検査なども受けなければならない。また母体に胎児が宿っていれば、当然ホルモンのバランスが母親準備の状態になるのは医学上自然なことである。このことは代理母の最も難しいところである。もう1人の女性であるスターン夫人も悲劇である。妊娠能力がないということ自体、1人の女性として悩みを抱えていたにもかかわらず、生まれてきた子どもの遺伝学上の父と母は自分の夫と他人の女性ということになり、たとえ性交渉のない2人であっても精神的つながりが生まれている可能性が高く、第三者の女性の存在はストレスであろう。いずれにしても、本ケースはどちらの女性をも傷つける結果となってしまっており問題である。さらに、どのような問題を抱えようとも、一つの命であるベビーMが誕生してしまったことである。裁判でどのようにもめようとも、生殖補助技術により1人の人間が誕生したという事実は大きい。そしてベビーMには育ての母と生みの母の2人母親がいるということもまた事実である。

【展望】代理母議論が一歩先んじているアメリカなどでは、子どもの生みの親を知る権利が保障されつつある。肉体的のみならず精神的な成長も伴う過程において、自分には母親が2人いるということ、そして自分は自然に生まれたのではなく生殖補助医療技術により生まれたということを、子ども自身が認知することは容易ではない。日本でも今後認められるようなことがあれば、ベビーMの事件を教訓として、法律の整備、様々な形で揺れる当事者らを支えるサポート体制の確立、カウンセリングの強化などが検討されなければならない。　［一戸真子］

【参考文献】P.チェスラー『代理母　ベビーM事件の教訓』(佐藤雅彦訳、平凡社、1993)。金城清子『生殖革命と人権』(中公新書、1996)。
【関連項目】人工授精、代理母、知る権利

▌**ベビードゥ事件**　Baby Doe case（英）
【定義】アメリカのインディアナ州ブルーミントンで1982年4月9日に生まれた気管食道瘻を伴うダウン症の男児に対する両親の治療拒否をめぐる一連の事件。ベビー「ドゥ」とは裁判で用いられる仮名である。
【歴史的経緯】男児は出生後、直ちに産科医の紹介で病院に搬送された。男児の気管食道瘻手術（気管と食道の間に生まれつき開いていた穴を塞ぐ手術）の成功率とダウン症の予後について、産科医の意見を聞かされた両親は手術を拒否。男児を死ぬに任せる決定をした。意見を異にした病院側が地元の裁判所に判断を仰いだが、親には治療を拒否する権利があるとの裁定が下され、上級審でも同様の判決が出された。検察側が連邦最高裁に持ち込む前に男児は15日に死亡。生後1週間足らずの出来事であったが、この間マスメディアによって報道され、全米の関心を集めた。事件を知るやレーガン政権は、社会復帰法違反との解釈に基づき、連邦資金を受けている全米の病院に「障害新生児に対する差別的扱いは連邦法により禁止されている」という趣旨のポスターを掲示するよう指示。また、そうした扱いを通告するための無料のホットラインを用意するとともに、特別の査察班を設置した。この一連の措置は「ベビードゥ規則」と呼ばれたが、「アメリカ小児医学会」をはじめとするいくつかの関連団体（後に「アメリカ医師会」等）が裁判所に訴え、1986年には連邦最高裁でこの規則の無効が確認された。なお、この間の1984年には連邦議会が障害新生児に対する差別的扱いを禁止するため、児童虐待防止法を改定した。

しかし、新生児が不可逆的昏睡状態にあるか、あるいは死にゆく過程に入っている場合、また生存に関して治療が無益で非人道的な場合は例外とされた。

【倫理上の問題・展望】障害のある新生児への対応は今日でも議論の的であるが、基本的には適切で正確な情報を知らされた上で、親が児の最善の利益という観点から決定するべきだと考えられている。しかし、そのような決定にどこまで国家が介入できるか、また家族の利益がどの程度まで考慮されてよいかなど、残された問題も多い。

［樫則章］

【参考文献】G.ペンス『医療倫理―よりよい決定のための事例分析1』(宮坂道夫・長岡成夫訳、みすず書房、2000)。長谷川功「新生児医療」(伏木信次ほか編『生命倫理と医療倫理』、金芳堂、2005)。

【関連項目】治療拒否権、障害新生児、ダウン症候群、児童虐待

ペリューシュ事件
l'affaire Perruche（仏）

【定義】フランスにおける、いわゆるロングフルバース訴訟およびその判決に対する立法府の対抗措置という一連の出来事。訴訟の原告の名前ニコラ＝ペリューシュ（Nicolas Perruche）により、ペリューシュ事件と呼ばれる。

【歴史的経緯】妊娠初期に風疹感染の疑いのあったペリューシュ夫人に対して、医師と検査機関が誤って評価した検査結果を伝え、そのため夫人は妊娠を継続し子を出産した(1983年)。しかし、生まれた子(ニコラ)には視覚・聴覚障害および心臓病を伴った重度の知的障害があった。両親は子を原告（親がその代理人）として医師および検査機関に対して賠償訴訟を起こし(1992年)、最終的に最高裁に相当する破毀院で、子による賠償請求が認められた(2000年)。この判決は「ペリューシュ判決（arret Perruche）」と呼ばれ、これ以降、同種の訴訟がいくつも起こされたが、いずれも破毀院で同様の判決が下された。このような事態を憂慮する国民や障害者団体に応えるべく下院のマテイ(Jean-Francois Mattei)議員が「ペリューシュ判決」に終止符を打つための法案を提出。議会はこれを受け入れ、法案は修正後、政府提出の患者の権利に関する法律と統合されて、「患者の権利及び保健衛生制度の質に関する2002年3月4日の法律2002-303号」として両院で可決された。その第1章「障害者に対する連帯」がマテイ修正法案に基づくものであり、「反ペリューシュ法（loi anti-Perruche）」と呼ばれる。第1項の冒頭で「何人も出生の事実のみを理由として損害を主張することはできない」と定められている。

【倫理・法律上の問題・展望】ロングフルバース訴訟に終止符を打つために立法府が法律を制定したことは、フランス国内では概ね好意的に評価されている。しかし、法文の曖昧性や、親に対する賠償を精神的損害に対する慰謝料に限定したことをはじめとして、社会保障に関する十分な議論がなされないまま拙速に立法化されたことなどについて批判もある。障害とは何か、障害者とその家族への社会的支援はどうあるべきかを考える上で、この一連の事件は今後も検証されるべきであろう。

［樫則章］

【参考文献】門彬「医療過誤による先天的障害児の出生をめぐって―司法判断に対する立法府の対抗措置」(『外国の立法』215号、2003)。滝沢正「紹介 フランス（判例・立法）」(『比較法研究』64号、2003)。

【関連項目】ロングフルバース訴訟、医療過誤、先天異常

ヘルシズム healthism（英）

【定義】健康至上主義と訳し得る。健康中

心のイデオロギー、すなわち健康に関わる価値基準によって他の諸価値の序列が決定されるような観念形態を指す。

【歴史的経緯】ヘルシズムは、健康中心のイデオロギーのあり方を疑問視し批判する立場から、健康に関する価値基準が他の諸事象に優先するようなイデオロギーに対して付された言辞である。早くはデュボス（René Dubos 1901–1982）の『健康という幻想』において指摘された理想的健康観への疑問がこれに当たる。より意識的にヘルシズムを使った例は、ゾラ（Irving Kenneth Zola）による医療化社会批判の一環で用いられた「健康主義」である。ゾラは医療化が高度に進行する社会において「人間生理が運命を決める」状況に至ることを批判的に把え、ヘルシズムによってそれを表わすことによってその排除的性格を描出した。また、同様の観点は、イリイチ（Ivan Illich 1926–2002）の医療化社会批判にも見られる。

【倫理上の問題】ヘルシズムには必然的に健康を基準とした社会的および文化的な差異化作用があり、健康による価値の序列化をもたらす蓋然性を持つ。他方でヘルシズムから一般概念としての「健康」を抽出して議論することが可能かつ有効か否かは、近年の社会構築主義的視点からもさらに細密に議論される必要がある。　　　［瀧澤利行］

【参考文献】I.K.ゾラ「健康主義と人の能力を奪う医療化」（I.イリイチ他『専門家時代の幻想』尾崎浩訳、新評論、1984）。

【関連項目】健康

ヘルシンキ宣言
　Declaration of Helsinki（英）

【定義】医学研究に携わる医師の指針、倫理規範であり、インフォームドコンセント概念の原点とされる要綱。国際的に広く受け入れられている倫理規範の一つ。

【歴史的経緯】第二次世界大戦中のナチスドイツによる人体実験に関与してニュールンベルグ国際法廷が開かれ、医学研究の名において悪しき人体実験を行ったことへの反省と、被験者の人権尊重を主旨としてニュールンベルグ綱領（1947年）が示された。これを基本として、第18回世界医師会（WMA）は1964年6月、ヘルシンキでの総会で、人体実験法に関する倫理綱領である本宣言を採択した。以後1975年（東京）、1983年（ベニス）、1989年（九龍）、1996年（サマーセットウエスト）、2000年（エディンバラ）、2002年（ワシントン）、2004年（東京）、2008年（ソウル）のWMA総会で6回の改訂と2回の注釈追加を経ている。1975年の改訂では、人体実験被験者を前提として、インフォームドコンセント（内容を知らされた上での研究または治療についての同意）の語が使用され、これはインフォームドコンセント概念普及の契機となった。また2000年の改訂では宣言の適用範囲を広げ、臨床研究と非臨床的医生物学的研究に分けられていた規定を一元化して、ヒトゲノム研究の発展などへの対応がなされるとともに、インフォームドコンセントに関する規定の整備、倫理審査委員会の権限の強化が認められた。2002年には、プラセボ対照試験への最大限の注意の必要性と利用に関する第29項目明確化のための注釈が追加された。2004年には、研究参加者が有益と確認された予防、診断、治療を試験終了後に利用でき、それが研究計画過程で明確にされる必要性に関する第30項目明確化のための注釈が追加された。2008年には、医学研究に関わる医師以外の人びとに対する本宣言の採用の推奨や、臨床試験を最初の被験者の募集に先立って一般的にアクセス可能なデータベースに登録する必要性等の追加がなされた。

【倫理上の問題・展望】同宣言は「医学の

進歩のためには人を対象とする実験が必要である」ことを前提としているが、この点については当初からまったく批判がなかったわけではない。本宣言は科学の発展とともにさらに修正される必要がある。しかし、より広い理解を得、権力の思惑を超えてこの宣言自体が柔軟性と固有性を保ち、その実効性が保証されるためには、医学研究によって実際にもたらされた成功・失敗事例の検討も同時に情報提供されていく必要があろう。→巻末参考資料11,12　　　［黒澤美枝］

【参考URL】日本医師会ホームページ（http://www.med.or.jp/index.html）。

【関連項目】医の倫理，医療倫理，ニュールンベルグ綱領，人体実験，インフォームドコンセント，ヒトゲノム計画，世界医師会，倫理委員会，研究倫理

ヘルスケア　health care（英）

【定義】英語のhealthには健康と保健（健康を守り、保つ）の両義があることから、健康を守り保つ活動を総称してヘルスケアという。たとえば、"Classic Texts in Health Care"（Lesley Mackay et al, 1998）では、健康・医療専門職・国家保健サービス（イギリスのNHS）の項目が取り上げられている。日本語では、保健・医療・福祉と分けた場合の「保健」とともに、保健・医療・福祉の全体を指す場合もある。アメリカでは健康保険等の医療改革もヘルスケアのリフォームと呼ばれるので多義性があるが、健康関連の公的・私的なサービスやケアの総称を指すことが多い。

【倫理上の問題と展望】生命倫理の領域では、アメリカの生命倫理の4原則をヘルスケアに適応したものとして、"Principle of Health Care Ethics"（Raanan Gillon ed., 1994）がある。そこでは、アプローチ、関係、倫理的課題、倫理と社会、先端科学技術の倫理的課題の5分類に分けられ、90項目が取り上げられている。たとえば文化的な問題、中絶、医師患者関係等である。わが国では現在、1980年代のイギリスのサッチャー（Margaret Hilda Thatcher）やアメリカのレーガン（Ronald Wilson Reagan）に倣った保健医療福祉の構造改革が進みつつあり、これがヘルスケアの倫理上の課題をもたらしている。たとえば健康保険の未加入者の増加、ヘルスケアの地域格差等の課題である。新保守主義あるいは新自由主義の政策では医療や福祉は切り捨てられる傾向にあり、これが英米ではヘルスケアの質の低下を招いている。これらの課題にわが国がどのように取り組むかが問われる。具体的な論点には、高齢者の医療の自己負担増、介護保険の要介護者のベッド・車いす使用の制限、障害者に負担を求める自立支援法等がある。他方、途上国ではエイズの薬の供給等、貧困とヘルスケアの問題が大きな課題となっている。

［松田正己］

【関連項目】健康、保健

ヘルスプロモーション
health promotion（英）

【定義】日本では「健康増進」「健康づくり」と訳され、個人の健康のための健康教育と環境的なサポートの組み合わせをいう。1986年にカナダのオタワで開催されたWHO（世界保健機関）の国際会議で採択された「ヘルスプロモーションに関するオタワ宣言」では、「ヘルスプロモーションとは、人々が自らの健康をコントロールし、改善できるようにするプロセスである」と定義され、その目標は、「すべての人々があらゆる生活の場面で健康を享受することのできる公正な社会の創造にある」とされている。また、ヘルスプロモーション活動の5つの重点項目として、（1）健康公共政策の確立、（2）健康を支援する環境づ

くり、（3）健康のための地域活動の強化、（4）個人の健康技術の開発、（5）ヘルスサービスの方向転換が挙げられている。

【歴史的経緯・倫理上の問題・展開】日本では、1978（昭和53）年から「第1次国民健康づくり対策」が開始され、（1）生涯を通じる健康づくりの推進、（2）健康づくりの基盤整備、（3）健康づくりの啓発普及を3本柱として施策が展開された。1988（昭和63）年からは「第2次国民健康づくり対策」が行われ、生活習慣の改善による疾病予防・健康増進の考え方が発展した。2000（平成12）年からは2010（平成22）年を目指した「健康日本21」が開始された。特徴として（1）健診主体の2次予防重視から健康づくりの1次予防重視への転換、（2）高リスク者への対策重視から集団アプローチ重視への転換と個人の健康づくりを支援する社会環境の整備の重視、（3）健康課題ごとの客観的な現状評価と数値目標の設定、（4）地方の実情に合わせた計画策定と評価の重視が挙げられる。しかし、社会環境の整備の一環として先進国の中で対策が遅れているたばこ問題への対応については、未成年の喫煙対策や受動喫煙対策の点で不十分で、成人の喫煙率の目標値設定も断念されるなどの問題を残している。さらに、メタボリック症候群対策に焦点を当てた特定健診・特定保健指導が2008（平成20）年から開始されることに決まったが、健診受診率や保健指導の効果等の目標が達成できない保険者には後期高齢者医療制度支援金を増額するペナルティが与えられるなど、健康で公正な社会の実現という視点よりも、医療費抑制への視点が強い対策となっているといえる。　　　　　　　［西條泰明］

【関連項目】健康、健康増進法、国民健康づくり運動、健康日本21

ベルモントレポート
Belmont Report（英）

【定義・概要】アメリカで1979年に策定された、人を対象とする研究の対象者保護のための倫理原則であり、現在広く世界で生命倫理上の課題を分析する際に活用される。パートA「研究と診療の境界」は、「仮説を検証し一般化可能な知識を得ること」を目的とする「研究」を、患者の治癒を目的とする「診療」から理論的に区別し、その計画を事前に審査すべきことを明確にする。パートB「基本的倫理原則」は、「人格の尊重」「善行」「正義」の三原則を明示する。「人格の尊重」は、「自律性の尊重」「弱くなった自律性の保護」により構成され、ここからパートC「基本原則の適用」では「インフォームドコンセント原則」「情報」「理解」「自発性」の構成要素が導かれる。「善行」はヒポクラテスの「害をなしてはならない」（無危害原理）に由来し、パートCで「リスクベネフィット評価」が導かれる。「正義」は「負担と利益の分配の公平性」を意味し、パートCで「研究対象者の公平な選択」が説かれる。

【歴史的経緯】アメリカでタスキギー梅毒研究など複数の非倫理的な人体実験の報道を契機に1974年、国家研究規制法が制定され、これに基づき生物医学・行動研究における対象者保護のための国家委員会が設置され、人を対象とする生物医学・行動研究の基本的倫理原則の確立がその任務とされた。約4年間の審議を受け、1976年、スミソニアン協会のベルモントカンファレンスセンターでの4日間の討議の成果物として1979年に正式に刊行。この後に刊行されたビーチャム、チルドレス著『生命医学倫理』では、上記の三原則のうち「無危害」「善行」を二つに分け「生命倫理の四原則」とし、研究に限らず広範な医学・医療倫理の分析を深めた。その後、クローニングなど

新たに生じた問題にベルモント原則が対応しきれていないこと、研究参加が対象者・母集団に益をもたらし得る可能性の拡大を受け生命倫理原則が研究を阻害する機能をも考慮すべきことなどが指摘され、再考を促す論考も多数あり、その事実がベルモント原則の影響力を物語っている。

［栗原千絵子］

【関連項目】人体実験、タスキギー梅毒事件、インフォームドコンセント、四原則、自律、慈恵（善行・仁恵）原則、無危害原則、正義

ベルリンマンデート
Berlin Mandate（英）

【定義】1995年に、ベルリンで開催された第1回締約国会議（COP1）によるCO$_2$削減目標達成等の指示書のこと。CO$_2$濃度の安定化のための各国固有の責務10項目が明記された1994年の気候変動枠組条約の発効に対応し、2000年以降のCO$_2$削減目標達成等の検討課題とスケジュールを策定した指示書。1997年のCOP3における京都議定書にもつながる。この1994年の気候変動枠組条約は、1988年11月、旧西ドイツ・オランダをはじめとするヨーロッパの国々が「主導国」となり、UNEP（国連環境計画）とWMO（世界気象機関）の主催で第1回IPCC（気候変動に関する政府間パネル）の会合がジュネーブで開かれたのを端緒に、1990年の第4回同会合（スンツバル）で採択された第1次報告書が1992年第7回の同会で補足され、発展したものである。

【倫理上の問題】アメリカなど化石燃料等のエネルギーを直接・間接的に大量に消費する北側先進国の排出削減責務、森林や排出権取引による相殺の是非が倫理上、問われている。

［齋藤實男］

【参考文献】地球環境法研究会編『地球環境条約集』（中央法規、1999）。

【関連項目】環境、地球温暖化

ヘロイン ➡ アヘン系麻薬

偏見　prejudice, bias, stereotype, stigma（英）

【定義】事物や人のあるカテゴリーに対する固定化したイメージや思い込みをステレオタイプといい、このステレオタイプに憎しみや軽蔑などの否定的で強い感情を伴ったものを偏見という。いずれも確かな根拠や合理的な判断に基づかないことが多い。ある特定の病気や行動様式に対する否定的感情をスティグマということもある。

【倫理上の問題】認知心理学によれば、人はある事柄を知覚する際に、その類似性と差異性に基づいて対象を何らかのカテゴリーに当てはめることを避けられない。このカテゴリー化の過程は個人が自由に選択することは困難であり、既成のステレオタイプの影響を受けている。ステレオタイプや偏見は、社会構造と深く結びついており、政治や法律によって支えられている場合もあるために、ある社会の常識や社会通念とされるものの中に組み込まれてしまっているからである。さらに偏見は、これを持っている人びとの自尊心の維持や社会システムの正当化と深く関連しているので、たとえ偏見であることに気づいていても、社会生活において偏見から全く自由になることは難しい。

　偏見が行動となってあらわれたものが差別である。性別や年齢だけで能力を評価されたり、外見や出身地だけで否定的な感情を向けられたりすることは偏見による差別である。差別の対象となった人びとは多大な苦痛を強いられ、苦痛から怒りや憎しみが生じて、民族紛争の一因となることもある。また、平等かつ公平であるべき教育の方針や公正が重んじられるはずの司法の判断が偏見に左右されると、偏見や差別を是正することができず、それらの再生産に加

担することになる。

【展望】偏見を除去することは不可能に近いが、偏見を減らすことはカテゴリー化の変容を促すことなどによって可能であり、様々な実験が試みられ、努力が繰り返されている。たとえば、対立する人種などを混成した集団での学習環境を設定する協同学習の試みである。男女雇用機会均等法の制定や各種の差別撤廃条約の批准は、制度上の努力の一方法ではあるが、その理念を実現するためのシステムづくりが不可欠である。　　　　　　　　　　　　　　［昆啓之］

【参考文献】上瀬由美子『ステレオタイプの社会心理学』（サイエンス社、2002）。第二東京弁護士会司法改革推進二弁本部ジェンダー部会司法におけるジェンダー問題諮問会議編『事例で学ぶ司法におけるジェンダーバイアス』（明石書店、2003）。
【関連項目】スティグマ

‖ 変死体 ➡ 異状死体

‖ 変性（症）➡ トランスセクシャル

ほ　ホ

‖ 保安処分　Maßregelvollzug（独）
【定義】犯罪者の危険性を基準とし、通常の刑罰の補充または代替として裁判所が言い渡す治療、隔離などの処分。現実に犯罪行為がなされたことを要件とし、犯罪反復の事前抑止を目的とする。方式に違いはあるが、多くの国で採用されている。わが国では刑法改正作業の中で検討されてきたが実現を見ていない。1940（昭和15）年の改正刑法仮案には保安処分として監護処分、矯正処分、労作処分、予防処分が盛り込まれた。1961（昭和36）年の刑法改正準備草案では労作処分と予防処分が除かれ、治療処分、禁絶処分の二本立てとされた。前者は精神の障害を持つ者、後者は過度の飲酒または麻酔剤・覚せい剤使用の習癖を持つ者を対象とする。いずれも禁錮以上に当たる行為をし、将来同様の行為をする恐れがある時、保安施設に収容するとした（期間は前者5年、後者1年で、更新が可能）。1981（昭和56）年の法務省刑事局案では対象が重い罪種に限定され、期間が短縮されるなど、治安色が薄められた。

【倫理・法・社会上の問題】社会の安全のために将来の危険性という不確定的な基準に基づいて個人の自由を剥奪・制限する制度であり、刑法改正準備草案に対して次のような反対意見が出された。日本精神神経学会は、保安処分制度は精神障害者を犯罪素質者と見なす先入観に根差すもので、障害者を社会から排除し、ひいては一般市民の人権を侵害する危険性を持つ、犯罪行為を犯した精神障害者に対しても医療が先行するべきである、と主張した。また日本弁護士連合会は、精神障害者の再犯防止は保

安処分よりも医療と福祉の充実によって可能である、と主張した。
【展望】違法行為を犯した精神障害者に対して適切な精神保健サービスを与えることは重要な課題である。精神医療の枠内で行う従来の制度について、医療の限界を指摘する意見が各方面から表明され、2003（平成15）年には裁判官と精神科医による合議体が決定を下す心神喪失者等医療観察法が制定された。これを保安処分と見なすかについては意見が分かれている。　［中谷陽二］
【参考文献】大谷実「保安処分問題の現状と論点」（『ジュリスト』772、1982）。中谷陽二「犯罪と精神保健行政」（風祭元・山上皓編『司法精神医学・精神鑑定』臨床精神医学講座19、中山書店、1998）。
【関連項目】精神障害（者）、覚せい剤、麻薬、アルコール症

保因者　carrier（英）
【定義】常染色体劣性遺伝病の病的遺伝子と正常遺伝子をそれぞれ1個ずつ持つ者。
【倫理上の問題】いくつかの遺伝性疾患は異常な常染色体劣性遺伝子によって生じる。その病気が発病する条件としては、それに関わる病的遺伝子を2つ、つまり両親から1つずつ受け取ることである。もしも両親が2人とも保因者で、異常な遺伝子と正常な遺伝子を1つずつ持っているとすると、彼らは病気には罹らないが、子どもたちにその異常な遺伝子を渡す場合がある。各々の子どもは25％の確率で2つの異常な遺伝子を受け継いで遺伝性疾患を発病し、25％の確率で2つの正常な遺伝子を受け継ぐことになる。そして残りの50％の確率で1つの正常な遺伝子と1つの異常な遺伝子を受け継ぎ、この場合、両親と同様にその病気の保因者となる。保因者そのものはその遺伝性疾患に関しては健康体であり、また保因者と健常者の結婚では子どもが発病することはあり得ないが、このことが十分に理解されていないと保因者への差別が生じることがあり得る。　［井岡達也］
【関連項目】遺伝子、遺伝病、遺伝子診断

ポイントオブノーリターン ➡ 蘇生限界点

法（法律）
law（英），Recht（独），droit（仏）
【定義】狭義では国会等の立法機関で成立した「法律」のみを指し、広義では他の国家機関あるいは地方公共団体が制定した「政令」「条例」等を含む（日本の法律の数は2005〈平成17〉年1月現在で約2000）。権力による強制が控えている点で、他の社会規範と異なる。近代国家の理念が法による政治であることから、現代社会で法の果たす機能は極めて大きい。
【倫理上の問題】生命倫理をめぐる議論で焦点となるのは、何をどのように規制すべきかである。内容に応じて、個人の良心に委ねる、学会のガイドラインによる、そして法によるという方法が選択可能であり、さらに、違反に対して行政処分あるいは刑事罰で臨むかという強制力担保の方法にも検討の余地がある。日本の場合、生命倫理に関する法律による規制は例外であり、主たるものは「臓器移植法」（1997〈平成9〉年成立）と「ヒトクローン規制法」（1999〈平成11〉年成立）だけである。出生前診断や代理出産など生殖医療では、立法を求める声が強い。フランスや韓国のような、生命倫理全般を視野に入れた法制定の必要性を指摘する声もある。

　法整備が進まない中で、生命倫理が法廷で争われる例は少なく、裁判規範としての法が意識されることは稀である。少ない事例として、日本では、延命治療の中止の要件として「東海大安楽死事件」判決で示された4要件があるが、個別の案件のみに妥

当する判例に頼ることは、終末期医療に携わる医師たちの間に戸惑いをもたらしている。
【展望】倫理委員会の議論がいかに法的責任をクリアするか、すなわち刑事制裁や民事賠償責任を回避するかに終始するという面がある。統一した生命倫理法の立法が望まれるゆえんである。また、国内法だけの整備では規制の効果は上がらない。2004年ヒトクローンを禁止する条約をめぐっては、全面禁止を求めるアメリカ・イタリアなどカトリック諸国などと、医療目的のクローン胚研究を認めるよう主張するイギリス・日本などの対立が表面化し、国際社会を二分したため、国連総会は条約作りを断念し、より拘束力の弱い「禁止宣言」の採択となった。　　　　　　　　　　　　［青野透］
【関連項目】法と倫理、倫理、生命倫理、臓器移植法、クローン技術、ヒトに関するクローン技術等の規制に関する法律

法医解剖
【定義】司法解剖、行政解剖、承諾解剖によって、死因の解明や死後経過時間（死亡時刻）、損傷の有無、成傷器の種類、個人識別等を明らかにすることを目的としてなされる解剖。
【概要】各種解剖はそれぞれ法律によって規定さている（各項目参照）。解剖に際しては、ご遺体の尊厳を十分に配慮しなくてはならない。法医学とは、「医学的解明、助言を必要とする法律上の案件・事項について、科学的で公正な医学的判断をくだすことによって、個人の基本的人権の擁護、社会の安全、福祉の維持に寄与することを目的とする医学」（日本法医学会）と定義される。法医解剖とは、法医学の目的遂行においてなされる解剖ということになる。
　　　　　　　　　　　　［清水惠子］
【参考文献】塩野寛・清水惠子『身近な法医学』（南山堂、2003）。
【関連項目】解剖、司法解剖、行政解剖、法医学

法医学　legal medicine（英），gerichtliche Medizin（独）
【定義】「法医学とは法律に関わる医学的諸問題を広く取り扱い、これらに対して医学的に公正に判断を下していく学問」（高取健彦）であり、基本的人権と社会正義の擁護に寄与するものと規定される。実践上、刑事法医学と民事法医学に分類される。
【倫理上の問題】法医学は社会と法との接点におけるあらゆる問題に深く関わっている。たとえば、刑法に関わるような状況にある死体については、司法解剖や死体検案が行われる。その際には死体現象から死因の確定や死後経過時間の推定が行われる。また、事件の起訴・提訴、裁判の際には鑑定業務が要請される。鑑定は「特別の学識経験によって知り得た事実を報告し裁判官の判断能力を補充すること」（民事訴訟法第212条）であり、裁判所命令、検察官などの嘱託、弁護士などの依頼で行われる。その際、医師は倫理的・社会的責任を担っており、鑑定書の公表において関与する者へのプライバシーなど基本的人権への配慮や虚偽の報告の禁止が求められる。鑑定書は客観的な記録であるが、法律上証拠として採用されるか否かは裁判官の判断に委ねられる。医師と裁判官はともに同じ現象に関して因果性を明らかにするという命題を義務づけられているが、現象に対する解釈は異なる。つまり、医学現象を探求する医学と社会秩序の維持を目的とする法との間にはパラダイムの相違があるため、時に「通訳不可能（incommensurable）」という問題が生じる。このように医学と社会規範に「ずれ」が生じた時に、裁判官が法の「辞書（lexicon）」を選択することは、両

者の間に断絶が存在することを示唆すると同時に、医学が社会規範の基盤上に存在するという構造を可視化する。法医学とは、個人の生存を守るという医療の前提と異なり、法と同じく社会秩序に奉仕する前提を持った医学ともいえる。法と医学という2つのパラダイムを横断する法医学の存在意義として、法と医学双方の概念の「翻訳」作業を通して、通訳不可能な問題を脱構築し、事象の合理性を問い直すという役割があるといえよう。

【展望】司法の場では法的因果関係を説明するために医学的解明を求められる。法医学とは、医学現象を法的に認識するための説明論理を与えるものであるため、医学的知見や倫理・法的限界設定などが直接反映されなければならない分野といえる。したがって、医学的技術の向上は、たとえばDNAによる親子鑑定のように法医学の実務内容を変えていくであろう。［大塚耕太郎］

【参考文献】高取健彦『エッセンシャル法医学』第3版（医歯薬出版、1997）。T.S.クーン『科学革命の構造』（中山茂訳、みすず書房、1971）。

【関連項目】親子鑑定、行政解剖、司法解剖、監察医

剖検　autopsy（英）

【定義】解剖して検査すること。ここでいう解剖とは、病理解剖および法医解剖を指すのが一般的である。病理解剖では、病因（死因、がん転移の部位や程度、塞栓、血栓など）を明らかにする。法医解剖では、死因、死後経過時間、損傷の有無と程度、成傷器の種類を明らかにする。

【概要】病理解剖および法医解剖（司法解剖、行政解剖、承諾解剖）は、それぞれ法律によって厳密に規定さている（各項目参照）。法的手続きを無視して剖検を行うと、死体損壊罪に問われる可能性がある。また、解剖に際しては、遺体の尊厳を十分に配慮する必要がある。　　　　　　　　［清水惠子］

【関連項目】解剖、病理解剖、司法解剖、行政解剖、法医学

放射線障害

radiation hazard, radiation injury（英）

【定義】放射線には宇宙の天体活動（超新星爆発など）により発生する自然放射線と、生活を豊かにするために（原子力発電、農業・工業・医療分野などで利用される）人工的に作り出される人工放射線がある。放射線（α線、β線、γ線、X線、中性子線、陽子線など）の被曝により生体が受ける損傷のことを放射線障害という。被曝した放射線の種類や線量および被曝部位によって発生する障害の程度が異なる。

【放射線障害の分類】放射線障害は被曝した個人に障害が発生する身体的影響と、子孫に障害が発生する遺伝的影響とに分類できる。身体的影響には、確定的影響（閾〈しきい〉値を超えて被曝した場合に発生する障害）と確率的影響（閾値がない低レベルの被曝をした場合に或る確率で発生する障害）とがある。遺伝的影響については、実験動物では放射線被曝による突然変異の発生確率の上昇が確認されているが、人を対象にした疫学調査では確認されていない。また、障害の発生する時期によって、被曝後数週間以内に発生する急性障害と、被曝後数カ月以上の潜伏期を経て発生する晩発性障害とに分類することができる。

【放射線障害の特徴】生体は放射線に曝されても無感覚であり、障害が発生するまでの時期や障害の程度も個体差が大きい。臨床経過も様々で、あらわれる症状は非特異的なため原因の鑑別が難しく治療が困難である。

【放射線障害の発生原因】放射線障害の発生原因は、1945（昭和20）年の広島・長崎での核兵器爆発による原爆被災や、1954

（昭和29）年のビキニ環礁での水爆実験による第五福竜丸の被災、あるいは1986年のチェルノブイリ原子力発電所での事故や、1999（平成11）年のウラン燃料加工施設JCOでの臨界事故といった不慮の被曝と、病気の診断や治療のために行われる医療放射線の被曝による障害が考えられる。医療放射線の被曝には、何よりも患者本人の病気の診断・治療という有用性があるため、医師や診療放射線技師が便益と損失を考慮した上で適切な線量を照射し、障害の発生を可能な限り抑える努力がなされている。

【診断用X線によるがんの発生リスク】2004（平成16）年2月に「医療被曝が原因と思われる日本人の癌増加率が約3.2%」というイギリスの疫学者グループの論文（LANCET掲載論文）が日本の新聞・雑誌で報道された。論文は、日本のX線検査件数が世界で飛び抜けて多く、CT（Computed Tomography）台数は、人口あたり欧米先進諸国の平均と比べ3.7倍も多く、健康保険制度の充実により医療施設への受診率が高く、安易にX線診断が行われ、被曝による発がん率が上昇している可能性が考えられる。X線診断による利益は大きく個々の被曝は少ないが、多少なりとも発がんリスクがあることも認識されている。放射線利用の原則は、行為の正当化が求められる。すなわち「放射線被曝を伴うどんな行為も、その行為によって被曝する個人または社会に対して、それが引き起こす放射線障害を相殺するのに十分な便益を生むものでなければ、採用すべきではない」ということである。

【歴史的経緯・倫理上の問題】放射線はその存在が明らかにされてから100年余の短期間に、医学、物理学、化学、工学、生物学、薬学、農学など幅広い分野の先端科学技術を発達させる研究が進められ、私たちが健康で潤いのある豊かな文化的生活を営む上でなくてはならない存在になっている。一方で、核分裂・核融合反応による莫大な放射線エネルギーを核兵器として開発・利用した広島・長崎での原爆投下やビキニ環礁での水爆実験の被災など、不幸な歴史も持つ。放射線の利用は私たち人類に多大な寄与をすると同時に、核兵器開発やずさんな管理運用による事故など地球規模で環境を汚染し、生態系を乱し、人びとの生命・健康を脅かす可能性も併せ持っている。

【展望】核兵器の廃絶、原子力発電、放射性廃棄物の処理、放射線の環境に与える影響、放射線の診断と発がんのリスクなどについての研究を国際的規模で進め、国際的・社会的・国民的コンセンサスを得ながら、十分な安全対策を伴った放射線の有効利用を推進していくことが望まれる。

［安間武］

【参考文献】草間朋子『あなたと患者のための放射線防護Q&A』（医療科学社、1997）。ICRP『国際放射線防護委員会の1990年勧告』（日本アイソトープ協会訳編、丸善、1991）。

【関連項目】障害者（児）、障害新生児、環境、原子力、原爆症

|| 飽食　satiation（英），Sättigung（独）

【定義】暖衣飽食というと、満ち足りた生活の姿として庶民の理想と見なされてきたが、飽食はむしろ健康生活にはマイナスであるということ、さらに、相対する飢餓とともに世界人類の大きな問題となっているという2つの面で捉える必要があろう。

【倫理上の問題・展望】18世紀末にイギリスの経済学者マルサス（Thomas Robert Malthus 1766-1834）が、「人口は等比級数的に増産するが、食糧生産は等差級数的にしか増えない。やがて人口の増加は食糧の増加を上回り、食糧不足による絶望的な破局が訪れるだろう」と予測した。これは有名なマルサスの命題であるが、20世紀末

に至る1960〜90年の30年間の世界では、人口増加の約1.6倍を上回って食糧生産が2倍に増加しているという統計になっている。この統計を見る限り、マルサスの命題は間違っているという楽観論が正しい。しかし、現実には食糧の不平等分配により1人当たり年70kg以上の穀物を消費する飽食の国である先進国に対して、飢餓と栄養不足に苦しむ開発途上国があり、飢餓と飽食の併存という深刻な問題に直面しつつ21世紀を迎えた。

こうした食糧問題の第一の要因は人口増加である。世界の増加人口の80%以上が開発途上国であり、食糧不足の大きな原因となっている。第二の要因は食糧生産である。アジア地域では、緑の革命と呼ばれる高収量イネの品種開発により食糧生産が劇的に増加したが、アフリカは食糧増産から取り残され、一人当たりの食糧生産が減少し、飢餓と栄養不足から脱却の兆しはない。食糧問題の第三の要因は食糧の分配にある。食糧分配の手段として貿易があるが、開発途上国では必要な食糧を外国から買うだけの経済力がない。その不足分を補う手段として、余剰食糧を抱える国からの食糧援助があり、これは食糧の不平等分配を解消する有効な政策のはずであるが、受け取り国側における食糧分配体制の不十分さや農業振興を妨げる結果を招くなど様々な問題を抱えている。以上のように、世界における飢餓と飽食の併存という食糧問題の解決への道はまだまだ遠い。

ところで、飽食を享受している先進国の人びとは、栄養の取り過ぎによる健康への悪影響という問題に直面している。飽食による肥満と運動不足は、糖尿病、高血圧、心筋梗塞、脳梗塞などの重大な成人病の主な原因となることから、肥満の予防やダイエットが日本をはじめとする先進各国の人びとの関心事となっている。これが一つのビジネスにもなっていて、医療・保健の問題からかけ離れてきていることは留意する必要があろう。　　　　　　　　［櫻井成］

【参考文献】荏開津典生『「飢餓」と「飽食」─食料問題の十二章』（講談社、1994）。飯島裕一『健康ブームを問う』（岩波書店、2001）。

【関連項目】人口、食糧問題

▍乏精子症 ➡ 精子過少症

▍法定代理人　legal agent（英）

【定義】代理人のうち、とりわけ法律の規定に基づいて代理権が発生する場合をとくに法定代理人という。たとえば、親権者がその代表であり、子の財産を管理し、かつ、その財産に関する法律行為についてその子を代表する（民法第824条）。また、成人であっても、後見人が付される場合は、後見人が法定代理人となり、被後見人の財産を管理し、かつ、その財産に関する法律行為について被後見人を代表する（同859条）。未成年後見人は、監護および教育をする権利義務（同820条）、居所の指定（同821条）、および懲戒（同822条）に関して親権者と同一の権利義務を有する（同857条）。さらに訴訟法上も、訴訟能力のない者については親権者ないし後見人が法定代理人となる（民事訴訟法第28条、第31条、刑事訴訟法第28条等参照）。

【倫理上の問題】法定代理人との関係で倫理上問題となるのは、財産関係を超えて身上監護の問題に関わる場合である。とくに成年後見人は、財産の管理のほかに被成年後見人の生活および療養看護の管理に関する事務を行うにあたっては、被成年後見人の意思を尊重し、かつ、その心身の状態および生活の状況に配慮しなければならない（民法第858条）。これが、たとえば終末期医療において人工延命措置の差し控え・中断の場合にも活用できるかが問題となる。

ドイツなどではこれが認められているが、日本ではまだ一般的にはそこまで認められていない。

【展望】高齢化社会を迎えた今日、成年後見人の役割はますます大きくなるであろう。それは財産管理にとどまらず、身上監護の領域、とりわけ認知症の場合や意識喪失状態の場合に、人工延命措置の差し控え・中断（尊厳死）の判断を本人に代わり、いかなる手続きでどの程度までできるかを法律で明文化することの是非にまで及ぶであろう。今後の議論の深まりが期待される。

［甲斐克則］

【関連項目】代理人、保佐人、承諾者、代諾者

法と倫理　law and ethics（英），Gesetz／Recht und Ethik（独），loi／droit et éthique（仏）

【定義と問題の所在】語源的にはethics（倫理）もmorality（道徳）も、習俗・慣習を意味するギリシャ語のethos、ラテン語のmoresに由来する。倫理・道徳を行為における人間の内面性の規範とすれば、法はその外的・社会的な強制可能性に関わる。法と倫理の関係に関して、普遍的な道徳的観点を法の基礎に置いて、基本的な人間の諸権利を保障するものとして法の役割を捉える西欧に伝統的な自然法的な考え方と、倫理と法を峻別し、法を経験的・歴史的事実に基づいて実定法的に捉える考え方とがある。ニュールンベルグ裁判での「戦争犯罪」「平和に対する犯罪」「人間性に反する犯罪」は国内法に対する自然法的観点の優位を示したものである。倫理学的には、個人の価値観による自由な選択、自己決定を尊重する自由主義的な考え方と、立法の結果として社会共通の善が促進されるかどうかを考量する功利主義的な考え方とに分かれる。

【倫理上の問題】法による倫理的観点の強制の問題に関しては、ミル（John Stuart Mill 1806-73）は『自由論』（1859年）において、社会による法の強制が許されるのは、ある行為がその遂行者やその行為に同意している人以外の人に危害を及ぼすような場合のみであるという自由主義的倫理原則を打ち出した。すなわち、「他者危害の原則（harm-to-others principle）」である。現代では、たとえ危害を及ぼすものでなくても、深く不快感を与える行為も犯罪となり得るという主張もなされる。いずれにしても、社会ないし政府が個人に対して道徳性を法によって強制することは不適切であるとする立場を自由主義の倫理はとっている。この立場からすれば、それによって他者が危害を蒙ることのない自殺や積極的な自発的安楽死などを犯罪とするような法には反対であり、国家としてはオランダ、ベルギーなどがこの立場に立っている。このようなリベラリズムに対して、共同体ないし社会に共有の価値観あるいは美徳（virtue）を重視する共同体主義（communitarianism）では、遵守すべき道徳的基準の立法化を擁護する立場がとられる。法と倫理に関するバイオエシックスの議論の中心は、多元的社会において多くの相互に異なった考え方をいかに尊重するのか、個人のプライバシーの権利をいかに守るかということにある。

【展望】たとえば生体間臓器移植や臨床試験などにおいてはドナーや被験者を危害から守るために、自由主義的な他者危害の原則を超えて客観的な医学的判断に基づいた何らかの法的な規制が必要であろうし、遺伝子診断や遺伝子操作などの問題に関しては、優生思想に対する道徳的批判を踏まえた法的規制が必要であろう。また判断能力を欠く人の代理判断を誰が行うべきかも、リベラリズムの枠組みを超えて問われることになろう。さらに倫理と法の適用対象が、

環境問題の進展とともに人間から動物、さらには生命一般、自然へと拡大されて議論されるようになってきている。　　［松島哲久］

【参考文献】Joel Feinberg, "The Moral Limits of the Criminal Law"（Oxford UP, 1984–88）．S.リー『法と道徳』（加茂直樹訳、世界思想社、1993）．
【関連項目】倫理、リベラリズム、コミュニタリアニズム、無危害原則、プライバシー

法務省　The Ministry of Justice（英）

【定義】国家行政組織法第3条第2項の規定に基づいて設置された省。任務および組織に関しては、法務省設置法（以下、設置法）に規定されている。

【任務および組織】法務省は、基本法制の維持および整備、法秩序の維持、国民の権利擁護、国の利害に関係のある争訟の統一的かつ適正な処理ならびに出入国の公正な管理を図ることを任務とする（設置法第3条）。法務省本省には、大臣官房をはじめとして、民事局、刑事局、矯正局、保護局、人権擁護局、入国管理局が置かれている（法務省組織令〈以下、組織令〉第2条）。検察業務は、このうち刑事局の所掌事務に属するが、検察官の職務や身分、また検察庁の組織に関しては、検察庁法の定めるところにより、検察官および検察庁には高い独立性が保障されている。刑事局が検察業務に関して担う業務は、法務大臣が検察権の行使に関して行う指揮監督（検察庁法第14条）の補佐事務と、検察庁の組織および運営に関すること、検察事務の効率化、刑事裁判の執行指揮などとされている（組織令第33条）。

外局としては、公安審査委員会と公安調査庁が設置されている（設置法第26条）。公安調査庁は、破壊活動防止法と無差別大量殺人行為を行った団体の規制に関する法律に基づいて情報収集活動を行う（公安調査庁設置法第3条）。公安審査委員会は、前記2法を根拠として公安調査庁からの処分請求を受け、これらの団体に対する各種処分を審査・決定する行政委員会である（公安審査委員会設置法第1条の3）。近年では、オウム真理教がその名を変えたアーレフに関する調査活動を継続していることでよく知られている。また、法律に定めるところにより、本省には司法試験管理委員会（設置法第26条）や法制審議会（組織令第57条）など6つの委員会が設置されている。

【歴史的経緯】法務省は戦前、司法省と呼ばれており、司法業務全般を任務としていた。1947（昭和22）年5月3日の現行憲法の施行により、裁判所関連業務は最高裁判所の管轄に移され、翌年に法務庁設置法の施行により、旧司法省は法務庁として政府の最高法律顧問府としての任務を果たした。その後1949（昭和24）年からの法務府を経て、1952（昭和27）年の行政機構改革以来、法務省と称され、今日に至っている。近年、法務省は民事訴訟法・刑事訴訟法の改正や新司法試験制度の導入等の司法制度改革、犯罪被害者の立場に立った各種法律改正案の策定、受刑者の処遇や犯罪予防の取り組み等、時代の要請に応じた法制度改革に取り組んでいる。

【倫理上の問題点】法務省は、いわゆる心神喪失者等医療観察法の規定による精神保健その他の同法の対象者に対する地域社会における処遇ならびに生活環境の調査および調整に関することを所掌事務としている（設置法第4条18の2）。この心神喪失者医療観察法は、刑法第39条「心神喪失者の行為は、罰しない」との規定により、犯罪を犯しながらも刑法上の責任を問うことのできない者の処遇を定めた法律であり、2003（平成15）年に制定された。この医療観察法は、心神喪失の状態で重大な他害行為を行った者に対し、その病状の改善およびこれに伴う同様の行為の再発の防止を図り、

もってその社会復帰を促進することを目的としている（同法第1条）。具体的には、同法所定の手続きの下に、裁判所の決定により、同法の対象者に入院または通院治療を義務づける内容となっている。法務省は、同法の規定による精神保健観察その他の同法の対象者に対する地域社会における処遇ならびに生活環境の調査および調整に関することを業務としている（設置法第4条18の2）。この医療観察法については、社団法人日本精神神経学会より、精神障害者に対する人権の観点から大きな疑問が呈されており、法務省のこの業務は、精神障害者の人権を保障する役割を担い得るか否かという倫理上の問題を抱えている。

【諸分野との関連・展望】法務省民事局は戸籍・登記に関する業務を取り扱っており、家族制度のあり方と深く関わっている。また、法務省には入国管理局が設置されており、外国人労働者や難民への対応等、日本の外国人政策の第一線を担っている。

［旗手俊彦］

【参考URL】法務省ホームページ（http://www.moj.go.jp/）。日本精神神経学会ホームページ（http://www.jspn.or.jp/）。

【関連項目】心神喪失、精神障害（者）、人権、戸籍、家族制度

∥ 訪問介護　home care service（英）

【定義】日常生活に支障をきたしている要介護者または要支援者の自宅を訪問介護員（ホームヘルパー）が訪問し、入浴・排泄等の身体介護、調理・洗濯・掃除等の家事援助、生活等に関する相談・助言、その他必要な日常生活上の世話を行うサービス。介護保険法で規定されており、通称ホームヘルプサービス。主に高齢者が可能な限り住み慣れた自宅で安心して暮らし続けることができるよう支援する在宅福祉サービスの一つ。

【歴史的経緯】訪問介護（ホームヘルプサービス）の事業は、既に1950年代後半にいくつかの自治体によって始められており、これが1963（昭和38）年の老人福祉法において「老人家庭奉仕員派遣事業」として規定され、市町村の実施もしくは社会福祉協議会への委託により広がっていった。1980年代には派遣対象における所得制限がなくなり、1990年代には24時間対応ヘルパーを創設するなど、サービス供給の多様化が図られ、現在は2000（平成12）年から施行された介護保険法において居宅サービスの一つとして位置づけられている。

「介護」という行為は古くより家庭の中にあり、家族によって担われてきたものだが、近年、この介護機能を社会の責任として担おうとする動きが出てきた。このような「介護の社会化」の背景には、急速な少子高齢化、女性の社会進出、世帯規模の縮小に加え、扶養意識の変化などが存在する。要介護者の急増とは反対に家族の介護力が低下していったために、介護を専門として担う質の高い人材が必要となり、法令上では1987（昭和62）年の社会福祉士及び介護福祉士法によって、初めて介護福祉士という国家資格者が登場した。訪問介護員は、実務経験・経験年数を重ねることで介護福祉士の受験資格が得られ、将来的には訪問介護員に介護福祉士の資格を義務づける方策が検討されている。訪問介護員は認定資格で1〜3級課程があり、1998（平成10）年から全国統一カリキュラムによる訪問介護員養成研修制度が開始されている。

【倫理上の問題】訪問介護は対象の生活の場へ入り、身体接触を伴う関わりが密室で行われるという特性がある。このため、訪問介護員が金銭の盗難などの不正行為を働いたり、反対に孤独な対象者からセクシャルハラスメントを受けるなどの問題が生じている。双方の安全を確保し、国民に信頼

されるサービス体制を維持するには、専門職としての高い倫理観を養うことを基盤としながら、不法行為を未然に防ぐ事業所の監督責任が問われる。
【諸分野との関連】要介護者は医療を必要とする場合も多く、対象の日常生活の自立援助のために、どこまでが介護の範囲とされるかが問題となる。とくに気管内吸引の継続は家族にとって負担が大きく、従来「医療行為」と見なされる行為を訪問介護員が実施することの是非が問われている。筋萎縮性側索硬化症（ALS）患者の団体などが規制緩和を強く要望し、2003（平成15）年から一定の条件つきで介護福祉士にも認められたが、介護の業務内容は今後も検討されるべき課題である。介護サービスは保健医療行為でないために保健医療サービスより代価も低く、家族の介護負担と同時に経済負担の軽減になる。医療ニーズが高いほど介護負担も大きく、5年ごとに実施される介護保険制度改革の動向と併せて、利用者のニーズに合わせた保健医療との役割分担や連携について検討されなければならない。
【展望】かつて介護は誰が提供しても同じであるとされ、老人ホームへの待機高齢者が後を絶たない時代においては、動くことすら訴えることもできない高齢者への対応に質を問わない風潮があった。しかし、介護が専門職として社会に迎えられる現在、対象の個別性を尊重し、自己実現を助けるケア的要素が求められている。世界に類を見ない超高齢社会が目前に迫ったわが国において、要介護者が人間としての尊厳を認められ、在宅生活を自立して過ごすためには、訪問介護員の育成に力を注ぎ、営利・非営利法人ともサービスの質を自助努力、相互評価により維持向上させることが課題である。　　　　　　　　　　［渡邉久美］

【参考文献】厚生統計協会編『国民の福祉の動向』第52巻12号（2005）。
【関連項目】介護、介護福祉士、介護保険法、在宅介護、老人福祉法

▌訪問学級　itinerant education, hospital or homebound education（class）（英）
【定義】心身の障害が重度であるかまたは重複しており、特別支援学校に通学して教育を受けることが困難または不可能な小・中学生と高校生に対して、特別支援学校等の教員が家庭・医療機関・児童福祉施設等を訪問して教育を行う場あるいは学級。
【歴史的経緯と倫理上の問題】訪問教育は、昭和40年代に入り、就学猶予・免除に該当する児童・生徒に対して実施されてきた訪問指導が始まりで、1979（昭和54）年、養護学校義務制に伴い、特別支援学校の教育の一形態として位置づけられ、今日に至っている。対象者は6カ月以上の入院を要する小・中学生と高校生であり、特別支援学校の学籍になる。クラスの児童・生徒数は、特別支援学校の重度・重複学級と同じで3名、指導はマンツーマンの体制をとる。訪問教育を受けるためには特別支援学校に学籍を移さなければならないため、前籍校との連携等の円滑化が重要である。年間授業時数は210時間を標準と定められているため、通常の小学校1年生の850時間と比べても少ないなど、指導日数・時数が不十分である。また、全国的にも担当教諭の経験年数が短いことから、指導の力量、実践内容の蓄積が不十分であることも指摘されている。　　　　　　　　　　　　［末岡一伯］
【関連項目】特別支援学校、院内学級

▌訪問看護　visiting nursing（英）
【概念】日本看護協会では訪問看護を、医療に関わるサービスだけでなく、地域の保健師による看護活動をも含めて捉え、1990

（平成2）年11月の訪問看護検討委員会報告で以下のように広く定義している。「対象者が在宅で主体性をもって健康の自己管理と必要な資源を自ら活用し、生活の質を高めることができるようになることを目指し、訪問看護従事者によって、健康を阻害する因子を日常生活の中から見いだし、健康の保持、増進、回復をはかり、あるいは疾病や障害による影響を最小限に留める。また安らかな終末を過ごすことができるように支援する。そのために具体的な看護を提供したり指導をして、健康や療養生活上の種々の相談にも応じ、必要な資源の導入・調整をする」。

【歴史的経緯】 わが国では早くから、保健所や市町村の保健婦（現保健師）により予防的・家族支援的な訪問看護活動が行われ、医療機関からは医師の指示の下に看護婦（現看護師）が家庭を訪問して訪問看護が行われていたが、1982（昭和57）年制定の老人保健法により、1983（昭和58）年から市町村や保健所で「訪問指導」が事業化され、医療機関では「退院患者継続看護指導料」として診療報酬が新設された。1992（平成4）年の老人保健法等の一部改正により老人訪問看護ステーションが、1994（平成6）年には健康保険法等の改正に伴い訪問看護ステーションが追加された。老人訪問看護ステーションは、市町村、医療法人、社会福祉法人、医師会や看護協会等が開設者となり、主に65歳以上の高齢者に訪問看護を行うものである。一方、訪問看護ステーションは、年齢に制限がなく、医師が治療の程度により必要と認めた者に訪問看護を行うもので、開設者は老人訪問看護ステーションと同じで二重指定を受けることができる。そのほか、民間経営の訪問看護も行われている。

【倫理上の問題】 訪問看護活動は、訪問看護師による単独訪問であること、在宅ターミナルの看護も含め健康問題に深く関わること、服薬に関する指導や実際の与薬行為等、人体に侵襲を与える行為も多いことなどの点で、倫理性が強く要求される。在宅で行われる看護は多かれ少なかれ「密室化」が避けられず、そこで行われる看護行為は看護者個人の判断によるため、様々な倫理的問題が発生しやすい。

このような看護倫理に関する問題に対して、日本看護協会はこれまでの倫理規定を改定し、2003（平成15）年に新たな『看護者の倫理綱領』を定めた。条文は全部で15条から成り、その前文では「看護者は看護職の免許によって看護を実践する権限を与えられた者であり、その社会的な責務を果たすため、看護の実践にあたっては、人々の生きる権利、尊厳を保つ権利、敬意のこもった看護を受ける権利、平等な看護を受ける権利などの人権を尊重することが求められる」と謳っている。これらの項目は様々な実践の場で行われる看護に適用されるものであり、訪問看護の場合であっても共通するものである。　　　　　［平尾真智子］

【参考文献】 川村佐和子「看護倫理の過去と現在」（日本看護協会編『看護白書』平成12年版、日本看護協会出版会、2000）。日本看護協会編『看護者の基本的責務―基本法と倫理』（日本看護協会出版会、2003）。

【関連項目】 老人保健法、在宅医療

∥ **暴力**　violence（英・仏），Gewalt（独）
【定義】 他者の心身を傷つけ苦痛を与える行為、殺害する行為、所有物を奪う行為等々、他者に影響を及ぼす力であり、社会形成の原動力である。

【歴史的経緯・倫理上の問題】 未開社会では、人間は自然的に暴力的であり、一部の人びとに対して供犠や身代わり犠牲や追放という暴力を振るうことで社会関係が確立された。近代の社会契約説では、暴力的な

戦争状態を放棄し平和を実現するために社会契約を交わすことに社会関係の成立が見出される。ヘーゲル（Georg Wilhelm Friedrich Hegel 1770–1831）もまた闘争状態が主人と奴隷の関係を生み出すとし、この両者が共通の欲求に配慮して相互承認し、労働関係を形成することで市民社会が成立するとした。これをマルクス（Karl Heinrich Marx 1818–83）は引き継いだが、平和のために設立された資本主義社会が暴力を内在させていることをも暴露した。資本主義社会は、経済的格差、戦争、環境破壊、ジェンダー問題を引き起こした。医療も資本主義を背景にして発展するとともに社会の維持に貢献したが、人びとを脅かす倫理的問題をも同時に引き起こしている。現代ではこれらの課題の解決が迫られている。

【展望】資本主義社会による暴力の被害者が社会を告発しても、それが再び暴力と見なされないような社会理論とシステムの構築と個人や弱者のエンパワーメントが望まれる。　　　　　　　　　　［稲垣恵一］

【参考文献】今村仁司『暴力のオントロギー』（勁草書房、1982）。

【関連項目】家庭内暴力、虐待

ボケ老人 ➡ 認知症

保健　health, sanitation（英）

【定義】英語のhealthには健康と保健（健康を守り、保つ）の両義性がある。定義は1948年4月7日設立のWHO（世界保健機関）憲章で初めて謳われ、身体的・精神的・社会的に完全なwell-beingであり、基本的権利とされた。権利としてのhealth（健康、保健）は、WHOとUNICEF（国連児童基金）が1978年に開催した国際アルマ・アタ会議のPHC（プライマリーヘルスケア）という形で、関連分野において基本的概念としての地位を確立している。PHCの「プライマリー」も両義的（重要と初期）であり、臨床で使用される場合には初期医療と訳されるが、それ以外には広く基本的な保健ケアを意味する。このようにPHCは人権の概念（国連の設立趣旨の一つ）を含むところに特徴がある。わが国では保健・医療・福祉を区別して、予防的な活動を保健、治療的な行為を医療、社会福祉を福祉とすることも多い。なお、アメリカにルーツのあるpublic healthは、わが国が衛生学を先に導入したため、公衆衛生学と訳される。

【倫理上の問題】healthの定義には、最低限のhealthと最高のhealthという両極端があり、それぞれ倫理上の課題を有する。日本国憲法（第25条、生存権）では、健康で文化的な最低限度の生活が謳われ、PHCでは最高水準のhealthが目標とされる。最低限度の保健では格差が倫理的課題となり、最高水準の保健では経済的な負担が課題となる。

【展望】国際的には先進国と開発途上国の格差、国内では地域格差、所得・職業・人種による保健の格差が問題となり続けている。一口に格差といっても、徐々に縮まる分野（全般的な死亡率等）もあれば、新たに問題化している分野（エイズの治療等）もある。わが国がグローバル化する中で、新たな保健の格差（高齢者の介護資源の不足、障害者の孤立を招く施策、療養病床の廃止、医療保険の未加入等）が問題となりつつある。　　　　　　　　　　［松田正己］

【参考文献】森下直貴『健康への欲望と〈安らぎ〉―ウェルビカミングの哲学―』（青木書店、2003）。

【関連項目】健康、保健衛生

保険　insurance（英）

【定義と概要】偶発的事故が発生する恐れが予知できる場合、共通にその事故の脅威

に晒されている者があらかじめ一定の掛金（保険料）を拠出しておき、実際に事故に遭遇した者がその中から一定の金品を受け取り、損害を補填する仕組み。保険には、自由意思で加入する民間の私保険と、強制的に加入させられ通例は国家もしくは事業主と国民とが費用を共同負担する公的な社会保険とがあるが、普通、保険という時には私保険を指すことが多い。私保険は、生命保険（終身保険・養老保険など）、損害保険（火災保険・海上保険・自動車保険など）と、疾病保険などのいわゆる第三分野保険に大別される。ちなみに社会保険は、現在の日本では、医療保険・年金保険・労働保険（雇用保険・労働者災害補償保険）・介護保険などがこれに当たる。

【倫理・法律との関連】私保険をめぐっては、これが被保険者・加入者に一攫千金をもたらす可能性があることから、保険金を騙し取る犯罪行為すなわち保険金詐欺が後を絶たない。多額の生命保険を掛けた上で被保険者を意図的に殺害したり損害保険の対象となる器物を意図的に損壊したりして保険金をせしめる等の行為である。また、企業が無断で従業員に生命保険を掛け、それがトラブルになったケースも少なくない。

逆に保険会社の方でも、保険金をなるべく払わないで済まそうとする保険金支払い拒否が近年目立ってきている。また、顧客に十分に説明しないまま顧客が不利となる契約内容に切り替えるよう勧誘する、いわゆる乗せ換えも散見される。さらに、もともと保険契約は約款に基づくが、約款は極めて小さい文字で印刷されていることが多いことから、そもそも読まずに契約する顧客も多く、それが後日トラブルのもとになることも少なくない。

保険会社は保険金を市場で運用して保険料の支払いに備えるが、とくに昭和末期から平成初期にかけてのいわゆるバブル期には運用益が支払いを大幅に上回るケースも少なくなく、保険契約そのものの公正さへの疑問も指摘された。また、生命保険の場合、加入時に病歴告知や医師の診断を要求する場合が多いことから、契約者の死亡率は低く会社側が儲かるようにできている、との指摘もある。さらに近年では、外資系保険会社の日本市場への相次ぐ参入もあって会社間の生き残り競争が激しくなっていることから、保険商品の販売員や代理店の間の新契約締結競争に拍車が掛かって当事者のストレスの増大やモラルの低下が起こっているともいわれる。

［藤尾均］

【関連項目】生命保険

保健衛生　hygiene／public health（英）

【定義】英語のhygieneの訳語として、明治時代に衛生が当てられた。hygieneはギリシャ神話の健康の女神ヒュギエイア（hygeia）に基づく。生が「生命・生活」、衛は「守る」の意味であり、衛生は生命を守る活動を指す。養生という用語が、個人の健康的な生活のあり方を示すのに比べると、19世紀後半のドイツで確立された衛生学（Hygiene）は、生活環境の整備という社会対策が主要な内容である。消毒・滅菌、浄水、屎尿処理等の急性伝染病対策を含み、産業革命で形成された都市の劣悪な生活環境の改善に大きく貢献した。第二次世界大戦後、アメリカの公衆衛生学（public health）がわが国に導入され、健康を保つという意味の保健と合わさり、保健衛生という用語が使われるようになった。医学教育では、基礎科学としての衛生学と行政・社会対策を含む集団応用科学としての公衆衛生学があり、看護学や衛生検査技師等の医師以外の健康関連従事者の教育を総称して保健衛生学ということもある。

【倫理上の問題】集団の予防対策における社会防衛と人権擁護という大きな倫理的課

題がある。結核に対するBCG接種は人口集団を結核から守るという意味で有効な手段である。予防接種には、少人数ながら副作用による健康障害があり、副作用を受けた個人は、自分の健康を冒されるという人権問題、法的には国家賠償責任などの問題が生ずる。わが国では従来、保健衛生の領域において社会防衛の施策が採られてきており、人権擁護の視点が弱い。新しい感染症が登場し制定された感染症法においては過去の歴史に学ぶことが重要である。社会防衛と人権の対立例としては、らい予防法（治療法が見つかった後も感染者を隔離）とエイズ予防法（感染者の医療を十分に含まず、エイズに対する差別を助長）がある。いずれも大きな社会問題となって後、廃止された。疾病の予防法のうちでも、結核予防法は感染者の医療を手厚く盛り込んでおり、人権を十分に配慮していた。〔松田正己〕

【関連項目】健康、保健

保健師　public health nurse（英）, Gesundheitsfürsorgeschwester（独）, assistante sociale（仏）

【定義】公衆衛生業務に従事する看護師。わが国の保健師助産師看護師法では「厚生労働大臣の免許を受けて保健師の名称を用いて保健指導に従事することを業とする者」と規定されている。その業務について日本看護協会保健師職能部会では「個人、家族、社会集団に、身体及び精神の健康を増進し、あらゆる疾病の予防に必要な知識と健康的な生活の原則とを理解させ、また家庭にある傷病者若しくは、妊婦、褥婦及び新生児に対して熟達した看護を行い、またそのことによって、その家族に正しい看護の方法を学ばせ、個人の生活が、あるいは家族、または集団の健康生活が社会全体の生活をより健康的に導くように指導し助言する」と定義している。

【倫理上の問題】石原英樹は、保健師は大集団を担当し統計的な「マクロな把握を必要とする」が、保健師自身は個別訪問指導をはじめとする地区活動を中心に「自らのアイデンティティをよりミクロなものに求めている傾向がある」と指摘している。石原はこれを過渡的な状況と見て、今後必然的に保健師が統計的把握に特化していく過程において、保健推進員、民生委員、自治会といった日本独特の「行政委嘱型ボランティア」の機能に注目している。しかしそうした業務分担に伴い、専門知識の不足や守秘義務など人権上の配慮への落差から、サービスの質の低下や倫理上の問題が生じる恐れもある。一方、看護師としての教育の延長上に資格を取得する保健師が多いことを考慮すれば、統計的把握への特化という専門化・分業化は、保健師自身の職業観の混乱や疎外感などをもたらすことも予想される。一方、過労死や自殺の問題をはじめとして労働者の健康障害が深刻化しつつある現状では、企業に所属し産業医とともに労働者の健康管理に従事する保健師の果たす役割が今後いっそう重要となると考えられる。しかし企業においては、労働者の健康増進と企業側の課題である生産性の向上との間に矛盾・軋轢が生じる可能性があり、それはとくにメンタルヘルスの領域において顕著であろう。そこには保健師にとっても深刻なアイデンティティクライシスの生じる危険性が内在する。

【展望】ナイチンゲール（Florence Nightingale 1820-1910）の提唱した地域看護論においては、採算を度外視した「神の与えるシステムの立場」から、現代のような医療・福祉・教育といった区分を意識することなく、実践的に全体的な生活の質（QOL）の向上が論じられた。多様化する現代社会において、地域保健においても個別性を考慮したQOLの把握がより重視さ

れ、かつ問題解決のためには複数の専門領域の有機的連携がより重要となる。上記の業務の大集団化と職能の分業化のいずれもが、こうした要請に反している。短期的には経済効率が落ちるとしても、むしろより小さな集団を単位として、熟練しよく連携のとれた専門家チームによってケースごとの総合的評価と全人的関与が行われる形式が最も望ましい。それは経済効率をある程度保留する観点を導入するという点でナイチンゲールへの回帰であると同時に、ポストモダンの多元的社会における倫理的臨床実践の方向性をも意味している。　〔道又利〕

【参考文献】石原英樹「偶然を飼いならす社会」(『現代思想』第28巻1号、2000)。島内節・久常節子・中島紀恵子編『地域看護学講座1—地域看護学総論』(医学書院、1994)。
【関連項目】看護師、助産師、医療従事者、保健師助産師看護師法、QOL

▍保健師助産師看護師法
【定義】保健師、助産師、看護師および准看護師の定義、業務、免許、試験、罰則等について定めた法律。
【社会上の問題】1948(昭和23)年に制定され、十数回の改正が行われている。1951(昭和26)年の改正では、看護師不足を解消するために准看護師制度が置かれた。看護師と准看護師の業務区別が曖昧であり、実質的には同じ業務をしているにもかかわらず、待遇の格差が著明である等の理由から准看護師制度廃止が求められている。しかし、他方では、これからの地域医療を支えるのに准看護師制度は不可欠であるとして、准看護師制度廃止に対する反対意見も主張されている。2006(平成18)年の改正では、(1)「保健師又は助産師になろうとする者は、保健師国家試験又は助産師国家試験に加え、看護師国家試験にも合格しなければならないこと」、(2)保健師、助産師、看護師、准看護師すべてに名称独占が認められること」、(3)「処分に関する事項、つまり行政処分の内容、再免許の要件、再教育に関すること」が定められた。

〔久藤克子〕

【関連項目】看護師、保健師、助産師

▍保健所　public health center (英)
【定義】「地域保健対策強化のための関係法律整備に関する法律」(以下「地域保健法」)に基づき設置される、地域住民の健康や衛生を支える公的機関の一つ。2007(平成19)年4月現在、47都道府県に396保健所、15指定都市に58保健所、35中核市に35保健所、8政令市に8保健所、23特別区(東京都)に23保健所の計518保健所が設置されている。近年では市町村保健センターや福祉事務所などと統合され「保健福祉事務所」「福祉保健所」「保健福祉センター」「健康福祉センター」といった名称となっているところもある。地域保健法施行令では、保健所に、医師、歯科医師、薬剤師、獣医師、保健師、助産師、看護師、診療放射線技師、臨床検査技師、衛生検査技師、管理栄養士、栄養士、歯科衛生士、統計技術者を置くことになっている。

【歴史的経緯と倫理上の問題】1937(昭和12)年に保健所法が制定されたが、当時の目的は地域における富国強兵の達成のための結核撲滅と栄養改善であった。戦後の1947(昭和22)年に同法が改定され、以来、保健所は地域での医療・保健・環境行政の一線の行政機関としての役割を果たしてきた。さらに、社会経済情勢の変化、高齢化、疾病構造の変化、地方分権の推進などから、1994(平成6)年に地域保健法が制定され、より広域でより高度な専門的かつ技術的拠点としての機能が強化され、市町村での保健サービスを指導する行政機関となった。

基本指針では、保健所の強化すべき機能

として、地域に関わる保健、医療、福祉に関する情報を収集・分析・提供すること、調査・研究の推進、企画・調整の機能の強化が示された。さらに、2000（平成12）年の改正で地域における健康危機管理の拠点の役割も加えられた。以上より、保健所では法律上の調査とは別に地域に密着した疫学研究を行う場合も多くなり、その場合、疫学研究の倫理指針に則り、かつ公正な倫理審査を受ける必要がある。
【展望】さらに、今後の社会情勢の変化に対応して、地域住民の保健・医療・福祉の向上のための体制を構築していくことが望まれる。　　　　　　　　　　〔西條泰明〕
【関連項目】地域保健法、公衆衛生

保護観察　probation（英）

【定義】刑事裁判で懲役刑・禁錮刑の有罪者に対して、刑事政策的配慮から矯正施設に収容せず、一般社会において一定の指導・監督を受けながら自立的な改善・更生に基づいて社会復帰を促進する制度。元はアメリカで生まれた制度であり、施設収容を伴わない「プロベーション」と釈放者を対象とする「パロール」とがある。日本では、両者を含む（1）少年事件における保護処分としての保護観察（1号観察）〔少年法第24条、犯罪者予防更正法第33条1項1号〕、（2）少年院の仮退院者に対する保護観察（2号観察）〔犯罪者予防更生法第33条1項2号〕、（3）仮出獄者（仮釈放者）に対する保護観察（3号観察）〔犯罪者予防更正法第33条1項3号〕、（4）執行猶予者に対する保護観察（4号観察）〔刑法第25条の2第1項〕、（5）婦人補導院仮退院者に対する保護観察（5号観察）〔売春防止法第26条1項〕の5類型で用いられる。保護観察は保護観察所がつかさどり（犯罪者予防更生法第37条）、保護観察官または保護司が行う（犯罪者予防更生法第39条）。

【倫理上の問題】保護観察は、対象者に対して教育・訓練の手段の手助けをしたり医療の援助や保養を得る手助けをする等、社会復帰に向けて本人の更生を援助するのが目的であるが、同時に倫理上の問題として、その介入方法が真にその目的に適うものかという点がある。すなわち、過度にパターナリスティックに介入すると本人の自立を妨げることになり、他方、形式的な介入だけでは真の自立の援助とはならない。その調和をいかに図るか、ここが難しい。社会の偏見が社会復帰を妨げているという現実もある。
【展望】社会内処遇は、犯罪者の社会復帰にとって極めて大きな意義を有することから、保護観察所や保護観察官ないし保護司に任せきるのではなく、財政的支援も含め、国家および社会全体で取り組む必要がある課題である。とくに社会との連携は不可欠である。犯罪者も罪を償えば社会に復帰できることが責任原理に裏打ちされた法治国家の前提であり、そのためには人間存在の本質に遡って、保護観察のあり方を絶えず改正していく必要がある。　　〔甲斐克則〕
【参考文献】瀬川晃「保護観察」（三井誠他編『刑事法事典』信山社、2003）。A.カウフマン『責任原理―刑法的・法哲学的研究』（甲斐克則訳、九州大学出版会、2000）。
【関連項目】パターナリズム

保護者　parent（英・仏），Eltern，Betreuer（独）

【定義】一般用語においては、未成年者を保護する義務のある者、通常は親ならびに親権者を指し、parent、Elternがこの訳語に当たる。これに対して日本の精神保健福祉法では、精神障害者に必要な医療を受けさせ、財産の保護の任にあたる責務のある人物が保護者として定義されており、後見人、保佐人、配偶者、親権者が挙げられて

いる。Betreuerはこの場合に相応する語である。医療保護入院時に前記の人物が保護を行えない状況およびその他の家庭状況では、保護者の選任が家庭裁判所で行われる。旧精神衛生法では保護義務者と呼ばれたが、義務の不遂行に対する罰則規定がないという理由で改称された。

【倫理上の問題】精神保健福祉法における保護者の位置づけは、後見人・保佐人の選定が常態でない日本の現状では、基本的には旧来の家父長制度に依存して、個々の精神障害者の処遇の一端を家族に担わせる法律上の処置である。大きな問題は、このような障害者の多くが家族のヒエラルキーに馴染まず、保護者の指示に従わせるのも難しい一方、「義務」の文言はそれが形式的な同意にとどまるにもかかわらず残っているために、家族に相当の心理的社会的負担がかかる点、あるいは家族から孤立した都会生活者などの保護が困難な点である。たとえばフランスでは本人の意思に依らない入院は、入院する医療機関と関連がない第三者の同意によっても可能となるが、同意者にはその後の医療と保護に関する義務はなく、担当入院施設・地域治療組織と行政がカバーすることとなる。日本でも市町村長が保護者に選任される場合があるが、より名目的であり、その回の入院治療のみに限られ、患者の財産保護も行われない。

【展望】現在までも任意入院や通院については、治療を受けさせる保護者の義務が法律上解除されてきた。単独生活者が多くなると親族による保護はより困難となり、社会治療上、法的権限を持って医療との連携が保てる後見人や保佐人の役割が大きくなる。これらは医療スタッフと同等以上に、精神障害者の社会治療に不可欠であるが、遂行は容易ではないため、十分な報酬が得られる専門的職業として成立させる公的システムの必要が出てくるであろう。

[姉歯一彦]

【参考文献】精神保健福祉研究会監修『精神保健福祉法詳解』改訂版（中央法規出版、2000）。
【関連項目】精神病・神経症、精神保健福祉法、知的障害、インフォームドコンセント、自己決定権、強制入院、コンプライアンス、拘束、治療拒否権、治療選択権、隔離、代理決定

保佐人　curator（英）

【定義】精神上の障害により事理を弁識する能力が著しく不十分である者について、家庭裁判所が、本人、配偶者、4親等内の親族、後見人、後見監督人または検察官の請求により保佐開始の審判をし、保佐開始の審判を受けた場合に被保佐人に対して保佐人が付される（民法第11条、第12条）。被保佐人は、一定の財産に関わる法律行為を行う場合、保佐人の同意を得なければならない（民法第13条1項）。保佐人には代理権はないので、法定代理人ではない。

【倫理上の問題】保佐人を付すべき「精神の障害」の程度は実際上、認定が難しい。つまり、精神上の障害により事理を弁識する能力を欠く状況にある者については後見人が付されるが（民法第7条）、その場合と保佐人を付すべき場合との区別が難しい場合がある。精神疾患には幅があり、また、とりわけ高齢化社会を迎えている中で、「認知症患者」という形で安易にそのような制限行為能力者＝被保佐人のレッテルを貼ることがないよう倫理的配慮が望まれる。

[甲斐克則]

【関連項目】代理人、承諾者、代諾者、法定代理人

母子及び寡婦福祉法　widowed mother and child welfare law（英）

【定義・概要】母子家庭等および寡婦の福祉に関する原則を明らかにするとともに、母子家庭等および寡婦の福祉を図ることを目的として制定された法律。1964（昭和39）

年に施行された母子福祉法が、1981（昭和56）年に改正されて「母子及び寡婦福祉法」となった。その基本理念は、すべての母子家庭等には児童が心身ともに健やかに育成されるために必要な諸条件が保障されること、その母等および寡婦の健康で文化的な生活が保障されることである。基本方針には、母子家庭および寡婦の家庭生活および職業生活の動向に関する事項、母子家庭および寡婦の生活の安定と向上のための施策の基本となるべき事項、都道府県等が策定する母子家庭および寡婦自立促進計画の指針となるべき基本的事項が規定されている。施策は、母子家庭等に対する福祉の措置、寡婦に対する福祉の措置、福祉資金貸付金に関する特別会計等、母子福祉施設等である。

【倫理上の問題】本法には「配偶者のない女子」「母子家庭等」「寡婦」「母等」などの定義がある。それによると、母子家庭等とは母子家庭および父子家庭をいい、母等とは母子家庭の母および父子家庭の父を指しているが、配偶者のない女子と寡婦はともに女性を指しており、男性については言及されない。父子家庭もまた一人親家庭であることの社会的不利や貧困に直面している。母子福祉は女性の絶対的低賃金による不利益をカバーする色彩が強い施策であるが、父子家庭も同様の不利益とさらに特徴的で困難な状況にあることにはあまり注目されていない。

【展望】母子家庭等の生活の安定と向上を法律で特別に措置する必要があるということは、わが国の扶養義務が親族扶養優先という原則に基づいているためである。子どもの養育や教育および親の介護を家族機能のみに依存せず、国の政策による「子育ての社会化」や「介護の社会化」が進めば、母子家庭や一人親家庭に対する特別措置の必要性は低下するものと考えられる。

［蛭田由美］

【関連項目】家族、母性

母子家庭　family of mother and child／children（英）

【定義】一般には母親と子どもで構成される世帯をいうが、母子及び寡婦福祉法では、配偶者のない女子と扶養が必要な20歳未満の子どもで構成される世帯をいう。

【倫理上の問題】2003（平成15）年の全国の母子世帯数は56万9000世帯で、その大半が離婚による生別である。欧米諸国に比べて日本の離婚率はまだまだ低いものの、近年増加し続けており、2002（平成14）年の離婚件数は28万9800件に上る。そのうちの6割に当たる17万3900件が親権を行う子どものいる夫婦の離婚である。親権を行う子どものいる夫婦では子どもの数にかかわらず、妻が引き取り親権を行う割合が多く、子どもが1人の場合は83.8%、子どもが2人の場合は78.0%、子どもが3人以上の場合でも72.4%である。この割合は1950（昭和25）年に比較すると2倍近くになる。1960年代に夫が親権を行う場合と妻が親権を行う場合とが逆転した。これは女性の就業率の増加など経済的自立の結果とされるが、日本の社会が子どもの養育を母親に押し付けていることの現われでもある。世界的に見て女性の社会的地位が低い日本では、母子家庭の所得は一般家庭のみならず父子家庭に比べても低く、経済的に極めて厳しい状況にある。また母子家庭に対する社会的な偏見と差別は未だ根強く、社会的にも不利な状態にある。また、わが国の母子家庭では欧米先進諸国と比べ、未婚の母と婚外子の割合が極端に少ないが、このことも社会的な偏見と差別の存在を浮き彫りにしている。

【展望】母子家庭および寡婦の生活の安定と向上のために必要な措置を講じることを目的とした「母子及び寡婦福祉法」があり、

母子家庭の経済的支援、自立促進対策、住宅確保、雇用促進対策が講じられている。しかし、いっそう重要なことは母子家庭の母と子に対する偏見や差別の撤廃である。

[蛭田由美]

【参考文献】厚生統計協会編『国民衛生の動向』第51巻第9号（2004）．

【関連項目】母子及び寡婦福祉法

母子保健法
mother and child health act（英）

【定義・概要】福祉関係法規の法律名。母子保健の強化・向上を進める目的で1965（昭和40）年に児童福祉法から分離され、単独法として制定された。1994（平成6）年に改正され（最終改正2005〈平成17〉年4月1日）、新たに1歳6カ月検診が新設された。従来都道府県が実施していた妊娠出産に関する保健指導等が市町村に委譲された。なお、子どもの成育状況を記録するために日本独自の「母子健康手帳」があるのが特徴である。具体的内容としては、母子に対する保健指導、新生児・未熟児に対する訪問指導、健康審査（1歳6カ月児検診、3歳児検診、不定期の検診）、母子健康手帳、栄養摂取の援助、妊娠の届出、低体重児の届出等がある。

【倫理上の問題】従来行われてきた「児童福祉法」の母子保健対策の強化・充実を図るために法制化されたものと考えられる。この法律は生まれ出た子どもとその保護・育成する母親をも一緒に保護しようとするのであるが、これに関連する「母体保護法」の方は不妊手術・人工妊娠中絶を合法化する法律であり、産まれなくすることに法が保護の手を差し伸べるという点に特色がある。どちらも保護を目的としているとはいえ、その内容はまったく反対の方向に作用する。子どもが生まれるのとそうでないのとでは保護の種類も違ってくる。妊娠の届出と未熟児の届出を義務づけているが、どちらもとくに罰則はない。

【展望】本法律の特徴の一つである養育医療は、病気に罹りやすく、死亡率が高く、心身障害を残すことの多い未熟児の健全な育成を促すため、医師が入院養育を必要と認めた者を対象に行う医療給付の公費負担制度を指す。しかし、養育医療の給付に要した費用については、当該児童の属する世帯の負担能力に応じて定められた額を、本人またはその扶養義務者から徴収することができるとされている。いったん公費負担としながら、患者側から費用を徴収する点に矛盾がある。

[末廣敏昭]

【関連項目】児童福祉法、母体保護法、未熟児、養育医療

母子癒着
mother-child enmeshment（英）

【定義】児童期・思春期・青年期において他者を排除するような閉鎖的な強い母子一体感とその関係をいう。

【倫理上の問題】この用語は正式の精神医学用語でないが、とりわけ母性原理が強い日本に特有な文化を背景に使用されてきた経緯がある。児童期より以前の乳幼児期における母子共生（mother-infant symbiosis）関係が、分離－個体化（separation-individuation）の時期に十分に止揚されず、以後に持ち越された状態と考えられる。幼児期の母子関係は境界が曖昧で不明確である。幼児期を過ぎてもその関係が持続して極端化すると、父親は疎外されて母子の境界が正常に保たれなくなり、子どもの自立が阻害され、また家庭内力動に様々な歪みを引き起こし、その構成員に何らかの障害をもたらすことがある。その背景には日本における父性の弱さと、自立的かつ自律的な自我を形成し難い日本の精神風土があるといわれている。

[生田孝]

【参考文献】木村栄・馬場謙一『母子癒着』（有斐閣、1988）。
【関連項目】甘え、エディプスコンプレックス、自律

ホストマザー　host mother（英）
【定義】体外受精型代理母。借り腹ともいわれる。依頼する夫婦の精子と卵を体外で受精させ、代理母の子宮に移植することで妊娠・出産するやり方である。ホストマザーは出産の母であるが、遺伝上の母ではない。依頼した夫婦は共に遺伝上の両親ということになる。

【倫理上の問題】サロゲートマザーと異なり、依頼人は共に遺伝上の両親となるので、代理母と夫との関係などは生じないが、その分、純粋に借り腹ということになり、依頼人夫婦の子どもを持ちたいという強い願望に共感や理解を示し、ボランティアの精神などがなければ、妊娠・出産という困難な過程は引き受けづらいことになる。単に借り腹といっても、妊娠期間のあいだ自らの体内に生命が宿っているという神秘的な経験をするため、母性が生まれることは間違いなく、このことが問題になることも多い。　　　　　　　　　　　　　　［一戸真子］
【関連項目】体外受精・胚移植（IVF-ET）、代理母

ホスピス　hospice（英）
【定義】語源的には、ホスピス（hospice）という言葉は、ラテン語ホスピティウム（hospitium）から派生した。ホスピティウムとは本来、ヨーロッパアルプス地方の聖ベルナール修道僧などが巡礼の際に使用した山小屋を意味していた。この山小屋において巡礼者は温かいもてなしを受けた。ホスピティウムという言葉は次第に、旅人や救貧者や病者などを修道院的規律の下でもてなす施設を指示するようになっていった。ホスピティウムという言葉は、ラテン語ホスペス（hospes）から派生している。ホスペスとは古代ローマ時代の主従関係を強く背景に持つ言葉であり、峻厳な家父長を意味しており、巡礼者をもてなす温かさを本来含意してはいなかった。ホスペスという言葉が、峻厳な家父長から窮乏した者をもてなす心温かな主人という意味へ転化するのは、新約聖書におけるイエス＝キリストの愛（アガペー）の教えを通してであった。現在のように、主として終末期患者を対象とするケア組織体を指してホスピスと呼び習わされるようになるのは、シシリー＝ソンダース（Cicely Saunders 1918-2005）がロンドンの聖クリストファー病院内に開設したホスピスが発端となった。その背景には、終末期がん患者の急速な増大が明らかに存在していた。

　ホスピスとは、予後不良告知を受けたか、もしくは受けてはいないけれどもそうした状態にある終末期患者に対して、疼痛コントロールを治療の主眼として、命の量（身体の延命）に顧慮するよりは命の質（心理的精神的充足）に重点を置くケアを行う組織体のことである。

　日本においては厚生労働省の施設基準を満たして1993（平成5）年までは厚生大臣によって、また1994（平成6）年以降は都道府県から認可を受けた、健康保険が適用可能なホスピスが、とりわけ緩和ケア病棟と呼ばれる。用語法の観点からは、緩和ケア病棟は必ずホスピスであるが、ホスピスすべてがことごとく緩和ケア病棟であるわけではない。ホスピスという言葉が指示する組織体は、比較的多様な形態を有している。

【歴史的経緯】既に述べたように、ホスピスの歴史は、ヨーロッパキリスト教から始まった。その精神の端緒は新約聖書におけるアガペーの実践であり、組織体の端緒は巡礼僧をもてなす施設や人びとであった。

ホスピス的活動のわが国における制度的発端は、聖徳太子によって四天王寺に設置されたと伝承される悲田院や施薬院であろう。またわが国に移入されたキリスト教的ケアの発端は、キリシタン時代のバテレンたちによる福祉医療活動であり、『病者を扶くる心得』や『どちりいなきりしたん』などキリシタン文書にその精神が顕著に表明されている。

日本においては1960年代後半からホスピス医療看護開設運動が起こった。河野胃腸外科病院（1968〈昭和43〉年開始、兵庫県）・鈴木内科医院（1977〈昭和52〉年開始、東京都）などの活動はホスピス運動における先駆的業績である。ホスピス施設は、総合病院聖隷三方原病院ホスピス病棟（静岡県）が1981（昭和56）年11月に開始したのが最初であるとされている（厚生大臣承認1990〈平成2〉年）。宗教理念との関連では、キリスト教系ホスピスは、上記聖隷三方原病院ホスピス病棟・沖縄県オリーブ山病院緩和ケア病棟（1983〈昭和58〉年開設、1995〈平成7〉年認可）・淀川キリスト教病院ホスピス病棟（1984〈昭和59〉年開設、1990年認可）の順番で創設されている。また仏教系ホスピスは、田宮仁（1947－）が新潟県長岡市浄土真宗僧侶らとともに1985（昭和60）年に提唱したビハーラ運動に基づいて、1993（平成5）年に新潟県長岡西病院緩和ケア病棟が創設されている（同年認可）。宗教的理念から離れて思想的に中立的なホスピス施設は、千葉県に1987（昭和62）年、国立療養所松戸病院緩和ケア病棟が開設された。この緩和ケア病棟はその後、国立柏病院と国立療養所松戸病院の統廃合によって国立がんセンター東病院が千葉県柏市に新設されたことに伴い、1992（平成4）年、東病院内の緩和ケア病棟へ引き継がれた。緩和ケア病棟（palliative care unit）という名称は、国立療養所松戸病院がホスピス病棟の別称として初めて用いたのであった。その理由は公的機関として、ホスピスという名称に伴うキリスト教的理念や思想からも自由になるためであった。また、1994（平成6）年4月以降、エイズ患者も緩和ケア病棟入院対象者として認められることになった。

1995年3月時点において、厚生省（当時）および都道府県から認可された緩和ケア病棟施設数は日本全国で18であった。2007（平成19）年現在、認可されている緩和ケア病棟施設数は178であり、病床数は3417である。

【現状と倫理上の問題】厚生労働省による2006（平成18）年度改定診療報酬点数表参考資料によると、施設基準を満たして都道府県から認可を受けて健康保険が適用可能な緩和ケア病棟（ホスピス）とは、およそ次の条件を満たしたものである。

（1）終末期がん患者および終末期エイズ患者を対象に入院させ緩和ケアをおこなう、（2）看護師は、患者7人に対して1人以上（ないしは患者1.5人に対して1人以上）であり、夜間は患者総数に対して2人以上である、（3）医師の人数は医療法の基準を満たし、緩和ケア担当医師を常勤させる（ホスピス長を置く）、（4）緩和ケア病棟は患者1人に対して30平方メートル以上であり、病室は8平方メートル以上である、（5）緩和ケア病棟に、患者家族の控室・患者用台所・面談室・談話室を設置する、（6）病床全体のうち差額ベッドは50％以下であること、ただし病床全体が個室であってもよい、（7）入退院の基準を明確にして、入退院の判定会を緩和ケアチームが運用すること、（8）患者向けの緩和ケア案内を作成し、患者や家族に説明をおこなう、（9）身体症状を担当する（がん患者またはエイズ患者緩和治療経験3年以上の）常勤医師・精神症状を担当する

（がん専門病院または一般病院において精神医療3年以上の）常勤医師・がん患者看護5年以上の緩和ケア経験があり緩和ケア病棟などで研修終了している常勤看護師から成る緩和ケアチームを置く、ただし、2008（平成20）年度より薬剤師も加わった、（10）主として緩和ケアチームから成る患者に関するカンファレンスが毎週おこなわれている、（11）健康保険法第63条第2項・老人保健法第17条第2項に準拠している、（12）財団法人日本医療機能評価機構などがおこなう評価を受ける。

　ホスピス施設や組織の形態は、（1）完全独立、（2）院内独立、（3）病棟内、（4）病棟内分散、（5）在宅、（6）遠隔などがある。健康保険の適用可能な緩和ケア病棟は主に、（2）と（3）である。ただし、緩和ケア病棟医療看護活動も含めてホスピスの実質的運用は、（1）〜（6）のバリエーションである。なお緩和ケア病棟の平均入院期間は、2週間〜1カ月程度である。

　日本において今後ほぼ2人に1人ががんで死亡することや終末期エイズ患者の増大も懸念されるのを考慮する時、緩和ケア病棟病床数が約3500に満たない現状は、あまりにも貧しい。政府や厚生労働省は、終末期がん患者の疼痛緩和治療や看護を在宅へとできる限りシフトしていきたい意向であるように散見される。しかし、高齢者を含めた成人に対する国税・地方税・社会保険などの実質的負担増や、若年層をはじめとする雇用形態の多様化に伴う実質賃金低下や雇用それ自体の不安定化などの現状は、家族による終末期患者の在宅介護をますます不可能なものにしている。また、緩和ケア病棟病床の大半は個室であり、差額ベッド代を要求するものであって、ある程度富裕な者でなければ、そもそも入院することができない現状であって、これもまた問題である。ただし、現在わが国おいて病死の約80％は病院死であって、各病院において何らかのホスピスケアが実質的に行われているはずである。課題はその質をいかに向上していくかである。

【展望】人は生きている限り、必ずいつかは死ぬのであり、大半の人ががん死となれば、ホスピスは国民生活において不可避なものであるはずである。ホスピス理念がいかにしてこの現実に対して合理的に実践可能であるか、われわれ国民一人ひとりがもっと真剣に考えるべきであるし、政府や厚生労働省も現状がいかに矛盾に満ちているか、もっと深刻に反省すべきである。

〔中里巧〕

【参考文献】シシリー＝ソンダース他『ホスピス—その理念と運動—』（岡村昭彦監訳、雲母書房、2006；Cicely Saunders, Dorothy H. Summers, Neville Teller, eds., "Hospice —the living idea—"〈London, Edward Arnold, 1981〉．）。

【関連項目】エイズ、がん、死生学、ターミナルケア

母性　motherhood, maternity（英）

【定義】女性の持つ次世代を生み育てる特性を総称して母性という。次世代を生み育てる特性とは、先天的に備わった身体的構造・機能のほかに後天的に獲得した行動的・社会的特性も含まれる。また現在、子どもを生み育てている女性ばかりでなく、将来子どもを生み育てるべき女性、過去においてその役割を果たした女性を含み、女性のライフサイクルのすべてのステージにおいて保持される特性である。

【倫理上の問題】近年の生殖医療に関連する先端医療技術の発達によって、母性に関する倫理・法律・社会上の問題が生じる可能性が出てきた。従来は、生物学（遺伝）上の母親、産みの母親、戸籍（法律）上の母親の立場が一致している親子関係がほと

んどであった。養子縁組という方法で、生物学上の産みの母親でない場合でも戸籍（法律）上の母親になるというケースは従来から見られたが、卵子提供や体外受精・胚移植、代理母（ホストマザー、サロゲートマザー）などの人工生殖技術によって、生物学（遺伝）上の母親が必ずしも産みの母親でない場合や、産みの母親であっても生物学上の母親ではないという場合も出てきた。生殖医療の中でも、とくに人工生殖は母性に関わる様々な倫理上の問題をはらんでいる。

【展望】リプロダクティブヘルス／ライツの理念からすれば、女性であれば誰でも母性を発揮し得る方法を行使する権利を持っているが、人工生殖医療のプロセスで生じる不利益からも擁護されなければならない。2003（平成15）年4月に、厚生科学審議会の生殖補助医療部会から生殖医療に関する基本的考え方が示されたが、人工生殖医療のプロセスで発生する問題をいっそう詳細に予想し、生まれてくる子どものみならず母性および父性を擁護する条項の充実が必要であろう。

[蛭田由美]

【参考文献】厚生科学審議会生殖医療部会『精子・卵子・胚の提供等による生殖補助医療制度の整備に関する報告書』（2003）．

【関連項目】父性、性別役割、少子化、リプロダクティブヘルス／ライツ

‖ 補装具　prosthesis（英）

【定義】身体障害者福祉法に用いられる法律用語で、外国語に該当するものは厳密にはなく、補具（義肢＝artificial limb）と装具（outfit）との合成語である。実際には、義肢、装具、車椅子、電動車椅子、杖、歩行器など補装具交付基準に定めた種々のものを含む。

【歴史的背景】社会保障制度が確立していなかった戦前における補装具の購入は、補装具製作販売者と障害者との直接取引で成立しており、高価で簡単に入手することは困難であった。傷痍軍人への恩寵として国から補装具支給が行われていたが、限られたものであった。戦後、補装具の支給体系は身体障害者福祉制度の中に組み込まれ、補装具の支給は社会保障体系によって、サービスが大きく二つに分かれることとなった。一つは治療用として、短期給付である医療保険により保険者が負担する方法であり、もう一つは更正用として、年金制度や社会福祉制度が負担する方法である。「治療用補装具」は医学的治療完了前に使用するか、または治療手段として使用する補装具である。「更正用補装具」は医学的治療が終わり、機能障害が固定した後に日常生活活動などの向上のために使用する補装具である。更正用補装具の場合、身体障害者福祉法や児童福祉法などの社会福祉制度による支給が従来行われてきた。

しかし、2000（平成12）年4月の高齢者への介護保険制度の施行に伴い、福祉用具としての高齢者への補装具支給は、より安価で手軽な一般的なものが増える一方で、個別対応のオーダーによる補装具の普及が抑えられる結果となった。また2003（平成15）年4月からは、身体障害者に対しても「措置」を改め「契約」を柱とする「支援費制度」が導入され、「応能負担の原則」の下、厳しい経済的条件を突きつけられることとなり、さらに補装具の個別対応が難しい状況に置かれることとなった。

【展望と課題】2005（平成17）年10月、障害者自立支援法の成立・施行に伴い、身体障害者が原則1割の自己負担となったが、2006（平成18）年7月より、補装具給付制度も同様に一律1割負担となった。これは社会福祉制度自体の後退につながるとして、障害者自立支援法を含めて大きく社会問題化した。とくに重度身体障害者の自立への

道を閉ざすことになるとして、マスコミに何度も大きく取り上げられることとなった。経過猶予措置を経て、原則1割自己負担が本格的に始まった今、なし崩し的に自己負担割合が増加することだけは避けていかねばならない。　　　　　　　　　　　［前野竜太郎］

【参考文献】中村隆一編『入門リハビリテーション概論』第4版（医歯薬出版、2001）。障害者生活支援システム研究会編『障害者自立支援法と応益負担―これを福祉と呼べるのか』（かもがわ出版、2005）。

【関連項目】障害、身体障害者福祉法、児童福祉法

母体　mother's body, mother（英）

【定義】元来、母親の身体を指すが、転義として分かれたものの元の主体を示すこともある。生物科学上では、妊娠し出産した女性、すなわち母親の身体を指す。類縁の言葉に母胎（mother's womb〈uterus〉）があるが、これは母親の胎内、すなわち妊娠している女性の子宮を指している。なお、母体保護法で用いられている「母体」では、明確な定義づけはされていない。

【倫理上の問題】母体という用語からは、子どもをその体内に宿し生み育てるためには、母親の身体全体の健康が重要であるとのメッセージが読み取れる。しかし、母体保護法における母体は、不妊手術や人工妊娠中絶の適用の医学的根拠として示され、妊娠・分娩が母体の生命や健康を脅かすものとして捉えられているから、先のメッセージとは矛盾する。ただし、考えてみれば、そもそも母体そのもの、すなわち妊娠という現象が、一人の女性の体内に胎児という別の生命体が生存するという矛盾をはらんだ現象である。この二者間に、生理的・心理的・社会的な利害の対立が生じる可能性は潜在していると考えられる。現在、母体と胎児の間に利害の対立が生じた場合、母体保護法の規定にあるように母体の生命や健康が優先されている。しかし、自己の意思を表明できない絶対的な弱者である胎児の意思表明の権利はどのようにして実現されるのであろうか。

【展望】女性は妊娠によって身体・精神・環境のすべてにおいて劇的ともいえる変化を経験する。それが母体という経験である。妊娠から出産に至る10カ月、280日の間、母体となった女性はほとんど自己犠牲的にその変化を受け入れ、何ものにも代え難い喜びを手にする。母体と胎児の利害の対立が起こらないようにするためには、十分な家族計画・受胎調節が重要であり、それが胎児の生命の尊厳を守ることにもつながる。　　　　　　　　　　　［蛭田由美］

【関連事項】母体保護法、母性

母体血清トリプルマーカースクリーニング　maternal serum triple marker screening（英）

【定義】胎児の出生前診断の一つ。妊娠中期（12～19週）に母体血（妊婦の血清）を採取して血清中のタンパク質やホルモンなどの3つの指標、αフェトプロテイン（AFP）、非抱合型エストリオール（uE3）、遊離性ヒト絨毛由来性腺刺激ホルモン（free-hCG）を用いて、血清中のこれらの数値が通常より多いか少ないかでダウン症などの染色体異常や、二分脊椎などの神経管欠損（NTD）のリスクの確率をオッズ比として算出する。また、精度と特定度を高めるために4指標（AFP, uE3, free-αhCG, free-βhCG）を用いる場合もある。この検査は妊婦の血液を少量採取するだけで身体への侵襲性が少ないというメリットがあって、とくにアメリカでは急速に普及している。

【倫理上の問題】このトリプルマーカーテストは染色体異常のリスクを推定するもので、直接に異常の有無を確定するには羊水

染色体検査を行う必要がある。しかし、高リスクと判定された場合でも、妊婦はその確率の意味をよく考えて羊水検査を受けるかどうかを決定する必要がある。また医療者は妊婦に十分な説明をしてから検査を行い、検査の結果について誤解や不安を妊婦に抱かせることがないようにしなければならない。さらに、リスクの高低の基準に関しても、測定方法・妊娠週数・母年齢・人種によってその基準値は変動すると考えられ、そのような十分な統計的資料証拠に基づいて基準値の決定がなされているかの検討も必要である。また、低リスクと判定されても、それはあくまで確率であって、胎児が染色体異常で生まれてくる可能性は否定されないことも理解しておく必要がある。加えて、他の出生前診断と同じく、このスクリーニングが生命の選別につながるという倫理問題は避けられない。

【展望】1999（平成11）年に厚生省（現厚生労働省）厚生科学審議会は検査のガイドラインの指針として、「母体血清マーカー検査に関する見解」を示して、妊婦のインフォームドコンセントと自己決定の権利を尊重する立場を打ち出しているが、今後このスクリーニングプログラムを広く導入していくには、リスクの統計的確率への理解、遺伝カウンセリングの充実化、選別出産の是非についての倫理観の確立、選別出産が障害者差別につながらないための倫理的根拠の明確化などが課題となろう。［松島哲久］

【参考文献】武谷雄二編『出生前診断をめぐって』（医歯薬出版、1995）。佐藤孝道編『染色体異常の出生前診断と母体血清マーカー試験』（新興医学出版、1996）。

【関連項目】出生前診断、ダウン症候群、染色体異常、遺伝カウンセリング

母体保護法
maternal protection act（英）

【定義・概要】旧優生保護法が1996（平成8）年に改正されて母体保護法となった。刑法の堕胎罪の可罰性阻却事由は、戦後の1947（昭和23）年に戦前の国民優生法の改正法として「優生保護法」の名称で登場した。優生保護法に比べて変わったところは、優生手術が「不妊手術」となり、「人工妊娠中絶」と合わせてそのうちの3項目が削除されたことである。削除されたのは医学的・遺伝学的要素である。また、らい予防法の廃止により不妊手術・人工妊娠中絶の当事者のらい疾患が削除された。さらに、条文記述の中から「不要な子孫の出生の防止」とともに、本人の同意によらない審査による不妊手術（いわゆる優生手術）も削除され、優生保護審査会による審査や優生保護相談所が廃止された。

【不妊手術】不妊手術とは、生殖腺を除去することなしに生殖を不能にする手術で、命令をもって定めるものをいう。現行の不妊手術は、男子では2術式（精管切除結紮〈けっさつ〉法、精管離断変位法）があり、いわゆるパイプカットである。女性への不妊術式は2術式から7術式に増えた。（1）卵管圧挫結紮法（マドレーネル法）、（2）卵管角部楔〈けい〉状切除法（Thiessenn法）が従来からの術式であるが、（3）卵管切断法、（4）卵管切除法、（5）卵管焼灼法、（6）卵管変位法、（7）卵管閉塞法が1996年の改正で追加された。今後も医学の進歩につれてより確実な不妊法が法律の中に組み入れられることが予想される。なお、人工妊娠中絶とは、胎児が母体外において生命を維持することのできない時期に、人工的に、胎児およびその附属物を母体外に排出することをいう。不妊手術のように法律で術式を定めているわけではないので、細部ではいろいろな方法がある。現在一般

的に行われているのは、大別して二つある。医療機器を使って胎児を強制的に出すいわゆる掻爬（そうは）や吸引と、薬剤を投与して陣痛を誘発させる方法である。薬剤には膣座薬（プロスタグランディン）や経口中絶薬（RU486、ミフェジーニ）があるが、後者はまだ日本国内では認可されていない。

【倫理・法律・社会上の問題点】不妊手術の場合、優生思想に関する条項の削除は一見合理的根拠があるようだが、医学的根拠による不妊手術ができず、母体の生命の危険と健康の著しい低下という２点でしか不妊手術ができないことになった。しかし、子どもが欲しくなったらどうするか、体外受精等の方法を採るのだろうか、逆に遺伝性疾患を持った子が次々と産まれたらどうしたらいいのか、産み育てる自信がない場合でも産まなければいけないのか等々、医学的・遺伝学的条項を削除した代償は意外に大きいのではないかと考えられる。また、妊娠中絶の場合でも同様のことがいえる。たとえば、出生前診断を行い、胎児に異状があるのに今の母体保護法では中絶は理論上不可能となる。らい病予防法の廃止時に、旧第14条第３号にらい病に代わって遺伝疾患以外に医学的に妊娠出産の困難な場合を入れるべきであったという声がある。排卵誘発剤の利用により多胎児の出生が報告されて既に約30年になる。確かにこの医療技術は素晴らしいことかもしれないが、予想外の多胎児の妊娠に育てていけるかの不安が出てくる。そこで多胎児減数手術が登場するが、法的には一部の胎児に中絶の選択肢がない。この点もカバーできて初めて生きた法律といえるのではないだろうか。母子保護法がその名称から子どもと母親の双方を保護の対象としているのに対し、母体保護法は母のボディーだけを保護するというように読めてしまうとすれば、残念なことといわざるを得ない。

【展望】中絶条項の中に暴行・脅迫を受けた場合の中絶を認めているが、この規定では被害者本人は二重の苦痛を味わうことになる。一つはレイプされたという精神的肉体的被害、もう一つが経済的負担である。そこで、暴行・脅迫による中絶の場合には、中絶費用を国庫から一時立て替えるという公費負担制度を導入することが考えられる。犯人検挙の際に強制的に徴収するか、刑罰言い渡しの時点で罰金刑とは別の方法で費用を償還されるような法整備が望まれる。また、医学的・遺伝的要素から妊娠出産が好ましくない場合には中絶可能にすべきではなかろうか。本来優生の見地から不要の子孫を残さないという表現であったが、「優生学」という表現は好ましくないにせよ、遺伝的見地から望ましくないものも多数あり、胎児診断で極度の奇形等が事前に分かった場合、産む産まないの決定権は第三者にはないと思われる。　　　［末廣敏昭］

【参考文献】末広敏昭『優生保護法─基礎理論と解説』(文久書林、1984)。
【関連項目】優生保護法、国民優生法、不妊手術、人工妊娠中絶、優生学、奇形、遺伝病

墓地埋葬法　Burial Act（英）

【目的・内容】現行の「墓地、埋葬等に関する法律」（以下墓地埋葬法）は、1948（昭和23）年、「墓地、納骨堂又は火葬場の管理及び埋葬等が、国民の宗教的感情に適合し、且つ公衆衛生その他公共の福祉の見地から、支障なく行われることを目的」〔第１条〕として制定された。さらに同年、「墓地、埋葬等に関する法律施行規則」が定められている。墓地埋葬法では、埋葬・火葬及び改葬に関する手続規定（例えば24時間内の埋葬又は火葬の禁止〔第３条〕）、墓地・納骨堂及び火葬場の管理に関する規定（例えば墓地、納骨堂又は火葬場の経営等に関する都道府県知事の許可〔第10条〕）、

罰則に関する規定等が定められている。墓地埋葬法における都道府県市町村の事務は、地方自治法の改正に伴い自治事務とされた。同法に関する判例としては、寺院墓地における埋葬拒否に関する判決（津地裁、昭和38年6月21日判決）等がある。

【倫理・法律上の問題】現在の墓地、埋葬等をめぐる状況は、都市化・核家族化・少子高齢化・火葬率の上昇等の社会的変化や葬送に関する国民意識の変化などに伴い、法制定時に比べて大きく変わってきている。したがって今日、それに対応した墓地行政が求められている。墓地埋葬法において改正が望まれる点としては、第一に無縁墳墓等の改葬手続きの簡素化と明確化が挙げられる。第二に散骨に関する規制である。近年「葬送の自由」が自己決定権として主張され、とくに法が想定していない葬法として、墓地または墓地以外の場所に焼骨を散布する散骨を行う例も現われてきている。散骨は、墓地外埋葬の禁止規定〔墓地埋葬法第4条〕および遺骨遺棄罪〔刑法第190条〕に抵触する可能性があるが、行政は、問題のある形で行われるのでなければ、散骨を現行法上とくに規制の対象にする必要はないとする。しかし街中、公園、水源地などで行うなど、散骨が公衆衛生上の問題を発生させたり、国民の宗教的感情を損なう形で行われるような場合には、「散骨の自由」も公共の福祉の制約を受ける。したがって不適当な方法で行うことにより紛争が生じないように、その実施方法等について法制度としての明確な基準を設けることが望ましい。また墓地埋葬法の運用に関しては、たとえば事業型墓地の増加による墓地使用契約をめぐる紛争や墓地の乱開発等、多くの課題が存在している。今後は、墓地経営の公益性・永続性・非営利性等の視点に立った墓地の安定供給、墓地使用者の保護、墓地管理の保護、墓地管理の適正化、墓地経営の安定化等の対策が急がれる（「これからの墓地等の在り方を考える懇談会報告書」〈平成10年6月、厚生省生活衛生局〉参照）。なおオランダでは、1993年の遺体埋葬法の改正によって、「患者の自発的で明確な要請」や「耐え難い苦痛があり、他に患者を救う手段がない」などの厳格な条件を満たしていれば、積極的安楽死を行った医師を起訴しないという安楽死の事実上の合法化が行われ、安楽死の合法化に関する2001年の刑法改正（施行2002年）まで重要な役割を果たした。　　［生地裕］

【参考文献】生活衛生法規研究会監修『逐条解説墓地、埋葬等に関する法律』改訂2版（第一法規、1999）。葛生栄二郎・河見誠『いのちの法と倫理　新版』（法律文化社、2000）。

【関連項目】葬制、死後の世界、公序良俗、高齢化

ホフマン方式
Hoffmannsche Methode（独）

【定義】人間が事故・病気等で死亡した際の逸失利益の計算方法の一つ。基本的には、死亡直前の年収を基準に67歳まで就労可能であると仮定して計算する。死亡直前の年収から本人の生活に要する経費（生活費率）を控除したものを毎年の逸失利益と考え、67歳から死亡時の年齢を差し引いた期間、毎年同額の利益が得られたであろうと仮定しその総額を計算する。ただし、日本においては損害賠償を年金としてではなく一時金として受け取ることが一般的であるため、67歳までの期間の一時金に対する金利を考慮して控除する必要があり、単利で計算する方法の代表がホフマン方式である。

【逸失利益の計算方法】賠償一時金に関する金利を、単利で計算するものと複利で計算するものがあり、単利で計算する方法の代表としてホフマン方式が、複利で計算する方法の代表としてライプニッツ方式がある。もし年収や金利が同じであるなら、複

利で計算した方が金利による控除額が大きくなるため、ホフマン方式はライプニッツ方式よりも賠償一時金の額が大きくなる。

就労可能年数 n 年の場合のホフマン方式による逸失利益は、下記の式に基づいて計算される。生活費率は独身や主婦の場合は0.5、一家を支える立場の場合は0.3を用いる場合が多い。金利は民法に定められた5％を用いる。

単式ホフマン方式（旧ホフマン方式）は

$$（逸失利益）=（生涯収入）\times \frac{（1-生活費率）}{（1+n\times 金利）}$$

複式ホフマン方式（新ホフマン方式）は

$$（逸失利益）=（年収）\times（1-生活費率）\times \sum_{k=1}^{n}\left(\frac{1}{1+k\times 金利}\right)$$

なお生命倫理との関連については、「ライプニッツ方式」の項を参照。　　［竹内徳男］

【関連項目】ライプニッツ方式、生命保険

ホームヘルパー　home helper（英）

【定義】身体上・精神上・環境上の理由により、日常生活を営むのに支障のある高齢者・障害者（児）等の家庭を訪問し、身体介護、家事援助、相談・助言等を行う専門的知識・技術を持った者。

【歴史的経緯・倫理上の問題】日本ではホームヘルパーと呼ばれる以前までは、家庭奉仕員と呼ばれ、無資格の非専門職が行う仕事であった。

家庭奉仕員の制度は、1950年代長野県で実施された家庭養護婦派遣事業にまで歴史的に遡ることができる。1963（昭和38）年の老人福祉法において老人家庭奉仕員事業が制定され、在宅の介護福祉が国によって制度化された。1967（昭和42）年には身体障害者家庭奉仕員事業、1970（昭和45）年には心身障害児家庭奉仕員派遣事業が制定され、家庭奉仕員制度の主対象は老人、障害児、障害者となった。また、高齢化や介護が社会問題として顕在化する1980年代には制度の対象は、生活保護世帯や低所得世帯のみならず所得税課税世帯へ拡大した。こうした状勢に伴い、家庭奉仕員の資質向上が課題となり、1980年代には連絡調整と他の家庭奉仕員の指導助言を行う主任家庭奉仕員制度がスタートし、1987（昭和62）年からは家庭奉仕員講習会促進事業によって360時間講習が行われるようになった。

そして、1990（平成2）年には福祉関係八法改正において、家庭奉仕員はホームヘルパーと呼称変更されることとなり、非専門職から専門職へ改変され、専門職養成研修事業が開始された。このようにして家庭奉仕員派遣事業は、ホームヘルパー派遣事業へと改定された。

ホームヘルパーは、福祉に関して理解と熱意を有し、家事・介護および相談助言の能力を有する者から選考・採用され、採用時研修、年1回以上の定期研修を行うこととされている。勤務形態は、恒常的・臨時的介護需要量等を総合的に判断して決定され、日給または時間給の非常勤ホームヘルパーも置かれている。仕事内容は、食事・排泄の介助、衣類の着脱・入浴の介助、通院・デイサービスの付き添い、体位交換、リハビリの介助、健康チェック、症状に合わせた食事の準備、洗濯、衣類の繕い、掃除・整理整頓、買い物、生活や介護、居住環境などについての相談、精神面のケアなど、多岐にわたる。1995（平成7）年に改正されたホームヘルパー養成カリキュラムでは、ホームヘルパーのさらなる質的・量的充足を図るため、1級課程230時間（2級課程修了者）、2級課程130時間、3級課程50時間、継続養成研修（1級課程修了者）が設定されている。継続養成研修には、チ

ーム運営方式主任ヘルパー業務、最新の知識、指導技術・介護記述、処遇困難例対応技術などが含まれる。

厚生労働省は「新ゴールドプラン」「ゴールドプラン21」「障害者プラン」「介護保険法」など、在宅福祉サービスの整備・拡大とともに、ホームヘルパーの数を増やす方針を打ち出してきたが、実際には有資格者が不足しているのが実情である。また1987（昭和62）年に介護福祉士の資格が法制化されたが、労働環境の整備や身分保障が現在大きな課題となっている。

2000（平成12）年の介護保険法制定以降、ホームヘルパー派遣事業は措置から契約へと変化し、労働形態状況は多様化している。雇用形態は、パート・非常勤・登録など不安定雇用が大半を占め、正職員はわずかである。ホームヘルパーが生活権・労働権を十分保障されない状況の下で働くことは、利用者に対するサービス低下にもつながりトラブルも起こりやすい。利用者の生活権を保障するためにも、専門職としてのしっかりした位置づけが求められている。

【展望】こうしたホームヘルパー雇用環境の向上は、重要な眼目である。

また、介護ニーズの増加に伴い、ホームヘルプサービスチーム運営方式、24時間対応ヘルパー（巡回型）事業等、在宅福祉サービスを軸にした地域福祉の制度化とともに、サービス利用者の必要と求めに応じた柔軟なシステムづくりもまた、重要な眼目である。さらに、ホームヘルパーの高い倫理性・豊かな人間性の形成や専門性の高い身体介護能力の獲得が期待されている。

［斉藤さや可・杉山章子］

【参考文献】古川孝順他編『介護福祉』（有斐閣、1996）。太田貞司『地域ケアシステム』（有斐閣アルマ、2003）。

【関連項目】老人福祉法、デイケアセンター、ゴールドプラン、介護保険法、在宅介護

ホームレス

the homeless, homelessness（英）

【定義】「ホームレス」という言葉が持つ意味は、大きく分けると次の2つである。

（1）日常表現としての「ホームレス」という言葉が指示している者のこと、すなわち浮浪者・路上生活者・野宿者などとも呼ばれたり受けとめられたりしている極度の貧窮状態にある者のことであるが、地域・文化・階層・状況などによって定義は異なり一定ではない。

（2）M.ハイデガー（Martin Heidegger 1889-1976）、P.L.バーガー（Peter Ludwig Berger 1929-）、A.シュッツ（Alfred Schutz 1899-1959）などが指摘している「故郷喪失性」。地域ごとの習俗や伝統や自然環境に、人間の生活様式や日常性および価値観の基層が根づくと考えるといった古代中世的人間観に対して、そうした伝統や自然環境に抗して積極的に自由であろうと欲するのが近代的人間観の特徴であり、都市化や世俗化は故郷喪失性の特色である。

上記2つの意味のうち、ケア倫理などでとくに問題となるのは前者であり、これについてはさらに社会福祉政策の歴史的変遷との関連から理解することができる。

【歴史的経緯】ホームレスと呼ばれる人びとは、物質的経済的に豊かであり社会福祉制度も整っているはずの修正資本主義的先進諸国に見られる、極めて現代的貧困の一形態である。

現代的貧困形態の遠因を考える場合、16世紀イギリスにおける中世封建社会の崩壊と近代初期資本主義社会の勃興による貧窮民の出現と1531年「救貧法」（Poor Law Act）の成立が参考になる。エリザベス救貧法（1601年）は、貧窮民に仕事を与えること、貧窮民における労働意欲の有無の区分、浮浪や乞食の禁止と処罰、障害者に対

する経済的援助、貧窮児童に対する施策など、今日の政府や行政によるホームレス対策を彷彿とさせる要素に富んでいる。中世封建社会は厳しい身分差別を生み出していたが、修道院や救治院などで細々とではあるものの、貧窮民の援助を行っていた。こうした活動は、今日ではNPO団体やボランティア組織が行っている。

発展途上国や紛争地域とりわけ南アメリカ、インド、内戦の続くアフリカ諸国などのストリートチルドレン・路上生活者・テント難民などは、現代の貧窮民であっても、ことさらにホームレスと呼ばれることはなかった。今日ホームレスと呼び慣わされている人びとが顕著になったのは、1980年代前半のアメリカからである。アメリカは深刻な経済不況を脱するためにレイオフを繰り返した。ホームレスが現代的であるのは、1990年代後半、空前の好況を迎えたアメリカにおいて、むしろホームレス総数が増大していることであり、1992年に約300万人に達した。

日本では1980年代後半からホームレスという言葉が普及し始め、不況・リストラなどが日常的となる1990年代頃からホームレスと呼ばれる人びとが主要都市で目立つようになった。戦後、東京の山谷や大阪の釜ヶ崎などで寄せ場・ドヤと呼ばれる簡易宿泊所が建ち並び、そこに多くの日雇い労務者が住まい、戦後の高度経済成長を根底から支えた。1980年代後半以後、長引く不況や雇用環境の変化とともに、日雇い労務者層から失業者が多く出始め、山谷や釜ヶ崎を中心に公園・河川敷・路上で段ボールやテントで簡易住居などを作って起居するホームレス生活者が多く現われるようになった。

【倫理上の問題】厚生労働省によれば、わが国のホームレス人口は1999（平成11）年現在、全国で約2万5000人（東京都23区約6300人、大阪府7700人）と報告されている。しかしこの人数は少なすぎて、実態を反映していないと批判されている。1999年川崎市がまとめた野宿生活者アンケート調査報告書によると、ホームレスになった理由は失業・倒産・リストラであり、以前の仕事は土木建築・会社員・アルバイターであった。ホームレス生活の実態は、憲法で保障されている基本的人権や最低の生活保障に抵触しているように思われるが、日本社会においてホームレスは2003（平成15）年現在なお増加する一方であり、社会福祉政策の限界を如実に物語っている。またホームレスといっても、常態的に河川敷などに暮らす場合もあれば、簡易宿泊所と路上での生活が半々の場合もあり、一様ではない。自ら望んでホームレス生活をしている人は皆無といえる。

【展望】政府・関係省庁・地方行政は1999年以降、ホームレス問題連絡会議を開き自立支援事業を検討して、自立支援センターの建設・運用を試み始めているが、対応しきれないのが現状である。炊き出しや無料診療所などボランティア支援団体の活動が目立っている。長期のホームレス生活によって心身にダメージを負う者が少なくなく、そうした面でのリポートも重要である。なお、2002（平成14）年8月ホームレス自立支援法「ホームレスの自立の支援等に関する特別措置法」が成立したが、その予算化と運用などすべては始まったばかりで、期待と不安が現段階では交差した状態である。なお本法律は、時限律法であり、10年後に失効する。また2005（平成17）年以降、ワーキングプアやニートなど新たな社会問題が発生してきている。　　　　　　　［中里巧］

【参考文献】今川勲『現代棄民考―「山谷」はいかにして形成されたか』（田畑書店、1987）。岩田正美『戦後社会福祉の展開と大都市最底辺』（ミネルヴァ書房、1995）。

【関連項目】ケア、貧困、福祉

ホメオパシー
homeopathy（英），Homöopathie（独）

【概要】ドイツの医師S.C.ハーネマン（Samuel Hahnemann 1755-1843）の『治療術の原則』（1810年）を原典とする治療法の一つ。4つの原則から成るが、このうち、（1）「類似の法則」（Similia similibus curentur）を中心として、健康な個体に特定の症候を引き起こす活性を有する物質を使い、病気の同じ症候を治療する。ホメオパシーが「同種療法」「類似療法」とも称されるのはこのためである。他に、（2）「治療方向の原則」、（3）「単一治療薬の法則」、（4）「最少有効量の法則」がある。この療法には、治療者が一定の教育を受け個々の患者に異なる処方を出すものから、産業化されて健康食品店などで売られる形態のものまである。時には、1回の服用量に有効成分の分子が1個も入ってないと、アボガドロ数より計算されるが、「波動」が残るから効果はあるとも主張される。18世紀の欧米における多量の瀉血療法や強い下剤などを用いる英雄医学（heroic medicine）に対し、それとは逆の緩和な医療として発達した面がある。プラセボ（偽薬・擬薬）研究のよいモデルともされるが、プラセボの有害事象であるノセボ効果は、ホメオパシーではあまり報告されない。　　　　　　　　　　［津谷喜一郎］

【関連項目】アロパシー

ホモセクシャル　homosexual（英）

【定義】同性を性愛の対象として指向すること。「同性愛の、同性愛的な」という形容詞的意味と、「同性愛者」という名詞的意味がある。

【歴史的経緯】1868年にハンガリーの医師ベンケルト（Karl M. Benkert）が創案した言葉といわれる。ベンケルトはこの言葉を、プロシャの法律における同性間性交の禁止条項（ソドミー法）を批判する目的で使った。19世紀中葉には同性愛を示す様々な用語が生み出されたが、現在でも一般的に使われているのは「ホモセクシャル」だけである。これは、同性愛者の法的地位改善を目指したドイツの医師ヒルシュフェルト（Magnus Hirschfeld 1868-1935）が『男性と女性の同性愛』という著書の中でこの言葉を採用し、ジャーナリズムに大きく取り上げられたことによる。しかし、1960年代にマイノリティの解放運動が盛んになり、第三者的な「ホモ」という病理学的命名に反対して、「ゲイ」という呼称が当事者側から登場する。これは「不道徳な／放蕩な」という米俗語に由来しているが、元来は「陽気な／楽しい」というフランス語 gai から派生したもので、1970年代のリブ運動では後者の意味で用いられた。これが「ゲイリブ」である。日本でも1980年代後半から「ホモ」に代わり、「ゲイ」が定着しつつある。ただし、戦後の一時期、日本では「ゲイボーイ」という名が現在のニューハーフに相当する意味を持っていたため、これと混同されるケースもある。なお、香港では「同志（トンチー）」という呼称を当事者たちが用いているという。日本における外来語の受け売りが如実に現われている一例といえよう。また、容認が世界的に遅れていた中国でも、1997（平成9）年に刑法から同性愛行為が削除され犯罪ではなくなり、2001（平成13）年に精神疾患の一種とした医学会の定義も改められた。そして最近の調査では中国の同性愛者数は3000万人といわれている。

【倫理上の問題】まず、セクシャルマイノリティの代弁者としてのホモセクシャルの位置づけが挙げられよう。確かに同性愛者による解放運動が他のセクシャルマイノリ

ティに対する自覚や組織化の機会を与えたことは事実である。とはいえ、今度はマイノリティ内部での権力闘争が生じる。ゲイを売り物にしているのはセックスワーカーだけではない。いわゆるゲイ文化人たちが存在する。彼／彼女らは自分こそゲイを救っているのだと公言してはばからない。しかし、実際は内輪での馴れ合いと批判者の足を引っぱることしか考えていない。バイセクシャルを偽者と排除し、トランスセクシャルには同情の目は向けても、結局は別者として無視するようでは、マイノリティ間の連帯など夢のような話である。次に、そもそもゲイを差別化することでマイノリティの人権に訴えてきた手法が正しかったのかということがある。人権を冠にしてしまうことで、一方で差別されていると抗議し、他方では他のセクシャリティ（とくにヘテロ）と同列に見なそうとすると、自分たちは違うのだと主張する。その際、先天的要因まで容認してしまうのは姑息な手段ではないか。いつまでもゲイの利権にしがみついているのではなく、多様な価値観の一つとしてセクシャリティを捉え返し、その一選択肢としてゲイがヘテロと同等に見なされる時、ゲイの概念としての役割は終わる。すなわち、ホモセクシュアルをめぐる諸概念は自ら消滅することこそ目標とされるべきではなかろうか。また、HIV感染症の拡大との関連性を再検討する必要があろう。というのも、とくに先進諸国ではエイズを「ゲイの病」と見なしてきた経緯があるからである。人間存在の生死をめぐる根源的問いとしてHIVという病を考察していくべきであろう。

【諸分野との関連】現在、ホモセクシャルの研究を主導しているのは社会学である。学会には同性愛のセクションが設けられているほどである。次に続くのが人類学であろう。いずれにせよ、フィールドワークが中心である。心理学・精神分析系は近年あまり活発ではない。アメリカでは脳の変質としてゲイの人権を擁護しようとする医学的・生物学的研究もゲイによって行われている。目下、ホットなのは法学である。同性婚をはじめ、人権を論じる際には各国間に大きな違いがあり、比較法学はもとより現行法でどこまで可能なのかなど、議論は始まったばかりである。また、HIVをめぐる問題に関しては医学諸方面からの考察が必要となろう。その際、アフリカのHIV蔓延など射程を広く取り、様々な偏見と病の関係を捉え直すことが重要と思われる。

【展望】様々な分野での研究は着実に進展している。あとは諸学間の連携をどのように進めていくかである。そのためにも哲学・思想の欠如が大きな問題である。膨大な資料を集めても、それがどのような意味を持つのかという視点がない限り、ただの面白い風俗誌で終わってしまう。哲学・思想を利用するのではなく、逆にホモセクシャルの問題がどのようにリンクしていくのかを思索していく必要があろう。それはルネ＝シェレール（René Schérer）が『歓待のユートピア』で示唆するように、「同性愛者の傍らで、女性やエコロジストたちが一堂に会し、彼ら、彼女らもまた欲望について語り、欲望をもって語る」ことである。

［関修］

【参考文献】G.オッカンガム『ホモセクシュアルな欲望』（学陽書房、1993）。L.ベルサーニ『ホモセクシュアルとは』（法政大学出版局、1996）。Lionel Povert, "Dictionnaire GAY"（Jacques Grancher, 1994）.

【関連項目】エロス、セクシャリティ、ヘテロセクシャル、カミングアウト

小モ接合体

homozygote（英），Homozygot（独）

【定義】一倍体の雌性配偶子と雄性配偶子

の結合したものを接合体という。ヒトでは通常、前者は22本の常染色体と性染色体X、後者は22本の常染色体とXまたはYから成る。接合体は合計23対の染色体から成っているということができ、同じ種類の遺伝子が対ごとに対応する位置（相同遺伝子座）に存在する。対応する遺伝子を対立遺伝子（allele）という。その対立遺伝子同士がまったく同一の性質の遺伝子である場合、その接合体をホモ接合体（同型接合体）という。

【倫理上の問題】その遺伝子が遺伝子病に関わるものである場合、優性であるならホモ接合の場合、その本人のみならず、その子もまた病気になる。劣性であるなら両親とも病気である場合は必ず、片親が病気である場合、もう一方の親が保因者である場合は2分の1の割合で病気になる。テイザックス病や鎌状赤血球症の場合がそうである。それゆえ、病気を避けるために子を生まないようにしたり、出生前診断によって中絶するといった方法を選ぶことがあり得る。こうした選択の是非が倫理的議論を喚び起こすことになる。　　　　〔今井道夫〕

【関連項目】ヘテロ接合体、遺伝子、遺伝病、テイザックス病、鎌状赤血球症／鎌型血球症、出生前診断

∥ボランティア　volunteer（英）

【定義】ラテン語のvoluntas（「意志」）を語源とし、もともとは自発的に兵役に志願する人や「義勇兵」を意味したが、後に「自発的に奉仕活動をする人」という意味で用いられるようになった。

【倫理上の問題】援助を必要とする人に自発的に奉仕を申し出ることは、「時間や労力を犠牲にすることによって、自らの生を他者に供与するということ」（『福祉人間学序説』）であるゆえに、自らを「ひ弱い立場」に立たせたり、「他からの攻撃を受けやすい」「傷つきやすい（vulnerable）」状態に置くことになる。こうした側面に注目して、「ボランティアはボランティアとして相手や事態に関わることで自らをバルネラブル〔傷つきやすい状態vulnerable〕にする」（『ボランティア』）と指摘される。しかし自らをバルネラブルにすることは他者への「窓」を開き、その「窓」を通して他者との新たな関係を形成する力が注ぎ込まれることでもあり、それがボランティアの報酬ともなる。ボランティアが相手の困窮に応えようとする際に注意を要する問題が2点ある。1つは贈与に伴う支配性の問題である。贈与に見返りの強制や期待が暗黙のうちに組み込まれている場合、贈与は支配関係に転じやすくなるが、ボランティアが提供する援助はこうした支配関係を形成する危険性と隣り合わせている。もう1つは、ボランティアの援助の過剰さや不適切さが援助を必要とする人の自ら立ち上がろうとする力を奪ったり、損なったりするという問題である。

【展望】上記の問題を乗り越えて行く上で、ボランティアにおけるバルネラビリティ（vulnerability）という概念は有益な視点を提示するものであるが、そこにおいて形成される新たな関係は基本的には、相互の生きる力を活性化するエンパワメント（empowerment）的な関わりであることが求められる。また、アディクションアプローチの視点に倣って、われわれは「援助にともなう快感を強烈に必要としているのではないだろうか」（『アディクションアプローチ』）と、自らの必要を振り返ることも有益であろう。そうした自らの必要（欠如）へ無自覚であることは、完璧主義に裏打ちされた「燃え尽き症候群（バーンアウト）」を容易に招来することになる。さらには共感性を求められることによる共感疲労（compassion fatigue）からバーンアウ

トをきたすケース（『二次的外傷性ストレス』）も起こり得るため、ボランティアが直面する孤立感や無力感への支援体制も必要とされてくる。　　　　　　　［横山正美］

【参考文献】金子郁容『ボランティア』（岩波新書，1992）。信田さよ子『アディクションアプローチ』（医学書院，1999）。B.H.スタム編『二次的外傷性ストレス』（小西聖子・金田ユリ訳，誠信書房，2003）。

【関連項目】キリスト教奉仕女会，ケア，相互扶助，社会権

▌ポリクリ ➡ 臨床実習

▌ホリスティック医学 ➡ 全人的医療

▌ポルノグラフィー ➡ 猥褻（わいせつ）

▌ホロコースト　Holocaust（英），Holocauste（仏），Sho'ah（ヘブライ語）

【定義】現在使われている「ホロコースト」は，主として第二次世界大戦のナチによるヨーロッパユダヤ人大虐殺を意味しているが，語源はギリシャ語のholokauston（「丸焼きにする」）に由来する。この語は聖書において「生け贄を丸焼きにして神に捧げる」という意味で用いられている。ナチ政権下のユダヤ人の大虐殺にこの語を用いたのは，もともとはユダヤ人だったが，イスラエルでは民族の未曾有の悲劇を美化する言葉として好まれず，現在は主に「絶滅」を意味するヘブライ語の「ショアー（Sho'ah）」を用いるのが普通になっている。なおユダヤ人の虐殺を表わす言葉には，ロシア語起源の「ポグロム（pogrom）」もある。

【経緯と倫理上の問題】ホロコーストの歴史的背景には，ヨーロッパにおける長い反ユダヤ主義の流れがあった。R.ヒルバーグ（Raul Hilberg）は『ヨーロッパユダヤ人の絶滅』の中で，ヨーロッパの反ユダヤ主義の歴史を3期に分けて述べている。第1期はキリスト教に基づく反ユダヤ主義の時代で，ユダヤ人はキリスト教への改宗を迫られ，拒否すると追放された。第2期は教会と国家が分離した後の時代のことで，今度は世俗の政治家がユダヤ人を自分の領域から追放した。そして第3期がいわゆるナチによる「絶滅」の時代となる。ここにおいてユダヤ人は生存権そのものを否定された。ヨーロッパの2000年の歴史の中で，ユダヤ人は絶えず迫害され，時に虐殺されてきたが，ナチ政権下でのユダヤ人絶滅政策は，それまでに類例を見ない未曾有の惨劇をもたらした。その根底にはナチズムの極端な人種政策とヒトラー自身のユダヤ人への激しい嫌悪感や恐怖感があった。M.ベーレンバウム（Michael Berenbaum）はナチ時代のユダヤ人の抹殺を3つの段階に分けて述べている。第1段階ではナチの行動部隊（アインザッツグルッペン）による，主として射殺による虐殺があり，第2段階は虐殺にガストラックが用いられた。そして1942年1月20日のバンゼー会議における「ユダヤ人問題の最終解決」を受けて，絶滅収容所のガス室での抹殺が本格化した。これが第3段階である。全期間を通してユダヤ人の犠牲者は600万人に及ぶといわれているが，そのうち150万人は子どもであった。その他，反ナチの政治囚や捕虜のソ連兵，ロマ人らも多数犠牲になった。

ナチ政権が犯したこの未曾有の犯罪は人類が永久に記憶せねばならない出来事である。特定の民族の絶滅を目的に，あらゆる残虐非道な行為が巨大な官僚システムに乗って整然と行われた。絶滅収容所は死を大量生産する工場になった。騙されて収容所に連行されてきた人びとは大部分が数日のうちに灰となった。ここでは人間の尊厳は徹底的に貶められ，一切の倫理が排除され

た。しかも、この犯罪の中心的役務を担ったのは医師らであった。彼らは何ら恥じることなく、大量のユダヤ人を選別してガス室に送り込んだ。ホロコーストを直視することなく、生命倫理を語ることは困難である。

【展望】現在、ユダヤ人を憎悪する人びとからホロコースト否定論が盛んに吹聴され広がりを見せている。未来の世界に希望が持てるか否かは、こうした闇の思想とどこまで戦えるかによっている。　〔澤田愛子〕

【参考文献】澤田愛子『夜の記憶—日本人が聞いたホロコースト生還者の証言』（創元社、2005）。M.ベーレンバウム『ホロコースト全史』（芝健介訳、創元社、1996）。

【関連項目】ナチズム、人間の尊厳、T4計画、倫理

本能　instinct（英）, Instinkt（独）, instinct（仏）

【語義・定義】ラテン語の「内から刺激するもの（instinctus）」に由来する。動物の種に固有な一連の生得的（遺伝的、先天的）に規定された行動の機制をいい、それに基づく行動を本能的行動という。このような本能的行動には個体差が認められず、成長とともに生得的なプログラムに従って発現し一定の方向に向かう。具体的には、性行動、帰巣、摂食などがこれに属する。

【倫理上の問題】たとえば、動物が争うのは闘争本能があるからだという説明では同義反復に過ぎず、何ら行動の説明とはなっていない。そのためには生得的基盤およびその発現の機構が解明される必要がある。実際、本能的行動それ自体も外界からの条件付けによって制約を受けており、一定の反応型が発現するためにはこれを触発する一定の刺激が存在する。また本能的行動は、内的要因に依存する固定性と外的要因に制御される可塑性とが区別される。さらに行動一般は本能的行動と習得的行動とに区別されるが、動物の一連の行動において両者は相互触発的に複雑で密接に関係し合っている。しかし、人間行動においてそもそも本源的な推進力として本能の存在が認められるのかどうか（たとえば性本能）、またそれがあるとした場合に本能は意志行為や選択決定にどの程度関与しているのか、つまり本能と知性・理性との関係が問題となる。近代になって人間の本能は悟性に反する不合理な内的衝動ではあるが、理性によってそれを制御することが可能である、と考えられるようになった。他方、1980年代後半から人間行動の進化生物学的研究が大幅に進展し、人間行動のかなりの部分が進化的基礎を持つことが明らかになりつつある。

【展望】人間行動のどこまでが生得的でありどこまでが後天的であり得るのか、どの程度の可塑性と自由度を持っているのか、またその行動が進化生物学的にどれだけ合目的性を有しているのかなどについて、ヒトゲノム解読を介して社会生物学的に遺伝子レベルで解明されることが期待される。

〔生田孝〕

【参考文献】N.ティンベルヘン『本能の研究』（永野為武訳、三共出版、1957）。松沢哲郎・長谷川寿一編『心の進化—人間性の起源をもとめて』（岩波書店、2000）。

【関連項目】性本能、哲学的人間学、社会生物学

ま　マ

▍マイノリティ　minority（英）

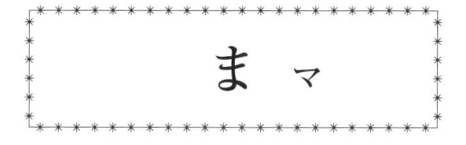

【定義】ある集団における多数者（majority）に対する少数者、とくに民族的・種族的・文化的・宗教的・言語的に少数であることによって政治的・制度的に不都合を被っている弱者である者を指す。障害者、難病患者および元患者、被差別部落民、性的少数者、在日外国人、アイヌ（ウタリ）や琉球人などの先住民族、ホームレス（the homeless）など。

【多数決原理とマイノリティの権利】民主主義の様々なレベルで行われる意思決定において、成員の価値観や利害の多様性のために全員一致が難しい場合、多数者の意思を尊重する多数決の原理（majority principle）が手続きとして採用される。それは多数者による支配を意味し、少数者の意見の否定を含んでいる。その決定によって少数者の不利益が生ずることがある。個人の尊重を謳う限り少数者の意見の尊重は倫理的要請としてあるが、それが守られない場合、トグヴィル（Alexis de Tocqueville 1805-59）によって民主主義の欠点として指摘された「多数者の専制（tyranny of majority）」が生じる。多数者の支配は政治の場面において生じるだけでなく、社会のあらゆる場面において起こり得る。意思決定のプロセスの中にマイノリティの声を積極的に反映していくために、パターナリズムに基づく上からの保護ではなく、NPOなどの参加型民主主義、欧州などのコンセンサス型民主主義や、「当事者主権」に基づくラディカル民主主義などが模索されている。また、人権は多数決の原理にそぐわず、あくまで公共の福祉は人権と一致しなければならない。そのため、司法による立法のチェックが求められる。国連では、一連のマイノリティの権利が「世界人権宣言」（1948年）に法的拘束力を持たせる「市民的および政治的権利に関する国際規約」（1966年）や「女性差別撤廃条約」（1979年）、「子どもの権利条約」（1989年）、「障害者の機会均等化に関する基準規則」（1993年）等で謳われ、採択されている。

［篠原隆］

【参考文献】J.S.ミル『アメリカの民主主義』（山下重一訳、未来社、1979）。金東勲『国際人権法とマイノリティの地位』（東信堂、2003）。
【関連項目】パターナリズム、ホームレス

▍マインドコントロール
　mind control（英）

【定義】社会心理学では、人の知識、偏見、信念、信仰などが構造化された認知あるいは意思決定のシステムをビリーフシステムという。このビリーフシステムに働きかけて、その変容を促し、働きかける主体にとって都合の良い結果をもたらそうとすることをマインドコントロールという。働きかけの手法や程度は多様である。たとえば販売促進のためサブリミナル効果を利用したコマーシャルのように、人のある行動に影響をもたらすものから、破壊的カルトやテロリスト集団で行われるといわれている強制的な教化のように、個人の持っていたビリーフシステムを破壊して新しいビリーフシステムに置き換えてしまうものまである。

【倫理上の問題】ビリーフシステムへの働きかけの程度が強く、身体的拘禁を用いるなど暴力的であるほど、個人の自律性を損なう可能性が高いと考えられる。しかし、その手法が洗練されていて、本人の意思がある程度尊重されて、カルトへの関与が段階的に深まっていくような場合には、強制によるものか個人の自発性によるものかを

判別することが困難である。カルトに所属することによって、主観的幸福感が増すことを指摘する研究もある。しかし、そのカルトが明らかな違法行為をしているにもかかわらず、その正当性を疑うことができないとすれば問題である。また、刑事事件における被疑者の取り調べが一種のマインドコントロールになっている危険性があり、その結果、実際には無実の人が自白をしてしまうことがある。この場合、必ずしも取調官はマインドコントロールをしているという自覚はないが、閉鎖的空間の中で、犯人であるという強い疑いに晒され続けることによって、ビリーフシステムの変容がもたらされると考えられている。

【展望】破壊的カルトからの脱会は容易ではない。とくにそのカルトの共同生活の中で生まれ育ち、社会との接触がない子どもの場合には多大な困難が予想される。いわゆる脱会カウンセリングの研究および臨床の発展が期待される。被疑者の取り調べに、欧米諸国では弁護人の立ち会いが認められ、またその録音・録画が義務づけられている。わが国でもこのような取り調べを可視化する制度の導入が急務であろう。　　［昆啓之］

【参考文献】西田公昭『「信じるこころ」の科学』（サイエンス社、1998）。浜田寿美男『自白の研究』（北大路書房、2005）。

【関連項目】洗脳

マザーコンプレックス
mother complex（英）

【定義】自分の言動を自律的かつ自立的に自己決定できずに、無意識的に母親の価値観や言動に左右されるような、人格の根底に存在すると仮定される心的傾向のこと。また子ども（とくに男子）が、母親に対して強い愛着を持つ状態をいう。

【倫理上の問題】子が母親に対して無意識的に抱く一連のコンプレックス（観念複合体）を指すものとして一般的に用いられているが、正式な精神医学用語ではない。コンプレックスとは、幼児期の対人関係の中で形成されて抑圧された無意識の集合を指す。それは自我の統制に従わず、情動的な力をもって、その人の感情や態度・行動などその人の精神生活に強い影響を無自覚的に与える観念の集合体である。その意味で、たとえ母子の「子」が既に分別のある成人に達していたとしても、その母子関係の偏りと歪みが当人にはまったく自覚できないまま、他者にはむしろ顕わに見て取れることになる。そのため母子と他者との間で、その子の自律性と自立性についての価値評価に大きな相違が生じ、深刻な人間関係の障害をもたらすことがあり得る。とりわけ日本では俗に「マザコン」と略称され、「母親から自立できない自己決断力の乏しい人間」という否定的イメージで捉えられる傾向が強い。　　　　　　［生田孝］

【関連項目】コンプレックス、甘え、母子癒着

麻酔　anesthesia（英）

【定義】手術などの際に薬剤を用いて鎮痛、無意識、筋弛緩の効果を得ること、さらにそれに付随して生じる自律神経反射の抑制も含めた4つの生理的効果を得ること。そのような作用を有する薬剤を麻酔薬と称する。主に鎮痛、主に無意識、主に筋弛緩、主に自律神経に効果のある薬剤はそれぞれ鎮痛剤、鎮静・催眠剤、筋弛緩剤、自律神経用剤という。麻酔には全身麻酔と局所麻酔がある。全身麻酔には吸入麻酔と静脈内麻酔が、局所麻酔には表面麻酔、浸潤麻酔、および伝達麻酔（いわゆる神経ブロックや硬膜外麻酔など）がある。

【倫理・法・社会上の問題】麻酔の歴史は古く、アルコール、大麻、アヘンなどで痛みを和らげたり、氷の湿布、止血帯による虚血、頭部叩打による意識消失なども手術

前の鎮痛処置として行われた。最も普通に行われたのは暴れる患者を単に力で押さえつけることであった。中国・後漢の華陀が用いた「麻沸散」による開腹手術や、日本では1804（文化1）年、華岡青洲（1760－1835）の「通仙散」を用いた乳がん手術が有名である。しかしそれらは麻酔深度が安定しておらず、骨折時の手足の切断や膿瘍の切開排膿など外科手術自体が苦痛の原因であった。近代麻酔の最初は1846年、モートン（William T.G. Morton 1819－68）が行ったエーテル麻酔で、これにより麻酔深度が安定して調節可能となった。

麻酔には深度とそれに伴う徴候、進行段階がある。麻酔が進むにつれ痛覚は消失するが、呼吸が速くなったり血圧が上昇したりする。麻酔が深まるとこれらの反射は減少するが（外科的麻酔）、さらに深くなると呼吸抑制、血圧低下、心収縮不全など生命に危機的な反応が生じる。麻酔はそれらの反応を人為的に調節する医療技術である。

【展望】麻酔は医学的行為としては極めて危険な処置の一つであり、麻酔薬の安全域は小さく、麻酔処置には合併症を伴いやすい。麻酔をかける前に患者と麻酔医との面接が必須であり、そこでは当該麻酔についてのインフォームドコンセントの取得が求められる。また麻酔薬は劇薬であり、日常業務として病院・診療所レベルでの薬剤管理を徹底する必要がある。　　　［宮越一穂］

【参考文献】L.S.グッドマン／A.ギルマン『薬理書―薬物治療の基礎と臨床』上巻・第9版（高折修二他監訳、廣川書店、1999）。

【関連項目】侵襲、鎮痛薬、インフォームドコンセント

マスターベーション　masturbation（英），Mastrubation（独），masturbation（仏）

【定義】性対象の助力なしに自ら外的刺激を用いて性的興奮とその解放をもたらす行為。その過程において通常は性的空想を伴い、オーガズムで終わる。自慰、手淫、オナニー（onanie）ともいう。

【倫理上の問題】19世紀キリスト教文化圏においては道徳的悪であり、しかも精神病や性的不調の主要な原因と見なされて社会的には忌避されていた。このためこれを行った青少年に過度の罪責意識を抱かせることで、精神障害発症の契機となっていた可能性がある。戦前の日本においても極めて望ましくない行為であると見なされていた。しかし諸統計によると、思春期を通じて男女とも過半数以上の頻度で認められるという。現代においては性的発達の一段階として正常な行為と見なされるようになっている。発達段階的には、正常に発達した性欲が未だ性的対象を発見するに至らない時期に対応している。成人後、異性の性対象を獲得し得る状況でもそれを無視して自慰のみを行うことは、自体愛の形式をとった倒錯の一種であると見なすことができる。

［生田孝］

【参考文献】小此木啓吾編『精神分析事典』（岩崎学術出版、2002）。

【関連項目】性本能、思春期、エロス

マゾヒズム　masochism（英），Masochismus（独），masochisme（仏）

【定義】被虐性愛。人を縛る、苦痛を与える、あるいは辱めることを含むような性行為を受け入れることで性的に満足を得ること。この語は被虐的体験を題材に作品を書いた作家マゾッホ（Leopold von Sacher-Masoch）にちなんで、ドイツの精神科医クラフト＝エービング（R.v.Kraft-Ebing 1840－1902）によって1898年に造語された。これと逆の関係にあるのが、人に苦痛を与えて性的満足を得る加虐性愛すなわちサディズム（sadism）である。しばしば1人

の人間がサディズム的およびマゾヒズム的行動の両方から性的興奮を得ることがある。その意味で両者は表裏一体をなし、サドマゾヒズム（sadomasochism）とも呼ばれる。またこれらは直接にその行為に及ばなくても、それと親和性のある対人関係のパターンを形容する意味においても使用される。

【倫理上の問題】軽度のサドマゾヒズム的な刺激は、通常の性行為において快感を強化するために用いられることがある。しかしこのような行為が快感の唯一の源泉であり、性的満足に必須の要件となって、暴力が性愛の喚起に必要であるならば病的といえる。それがエスカレートすることで、相手の身体を毀損し、虐待さらには死に至らしめることもあり得る。　　　　　　　　〔生田孝〕

【参考文献】S.フロイト「マゾヒズムの経済問題」（『フロイト著作集』第6巻、井村恒郎・小此木啓吾訳、人文書院、1970）。

【関連項目】性本能、性的倒錯、エロティシズム

マーチン＝クライン事件
Martin Clain Case（英）

【概要】1980年、カリフォルニア大教授のマーチン＝クライン（Martin Cline）が行った遺伝子治療事件。彼は、重度の貧血で20歳まで生きられないと診断された2人のβサラセミアの若い女性患者に対し、その骨髄細胞を取り出して他人の正常細胞と混ぜ、再び体内に戻す方法で許可が下りるのを待たずに遺伝子治療を実施、症状は好転せず失敗に終わった。

【事件の影響】彼の実験は大学に申請した許可が棚上げ状態だった時点で行われたため、時期尚早とされ、また組み換えDNAの使用禁止を定めた当時の政府規制に違反したとされて、降格処分を受け、マスコミの非難を浴びた。治療方法も骨髄を大腸菌と培養するなどその後と比べて荒っぽく、遺伝子は患者の体内に組み込まれても働かなかった。しかし、治療をきっかけに論議が盛んになり、1983年にはアメリカ国立衛生研究所（NIH）の組み換えDNA諮問委員会（RAC）内に遺伝子治療の作業委員会が設置され、1985年には、生殖細胞ではなく体細胞のみを用いることで生物災害（バイオハザード）を予防できるという「薬としての遺伝子」の考えが採用され、遺伝子治療のガイドラインが生まれた。クライン自身、「適切な認可を求めなかったのは甘かった」としているが、社会的関心を高めその後の治療認可のきっかけとなった点で事件の持つ意味は重要である。

〔山舘順〕

【参考文献】米本昌平『バイオエシックス』（講談社、1985）。DNA問題研究会編『遺伝子治療』（社会評論社、1994）。

【関連項目】医療裁判、バイオハザード、遺伝カウンセリング、遺伝子治療

マドリード宣言
Madrid Declaration on Ethical Standards for Psychiatric Practice（英）

【概要】世界精神医学会（WPA）が1996年8月25日の総会において採択した、精神科医の行う治療や研究に対する倫理的基準。

【意義】医学的介入の複雑化、医師－患者間の関係の変化、医師への新しい社会的期待の高まりなどから新たな倫理的問題が発生し、精神科医もその対応に迫られ、この宣言が採択された。精神障害の患者の権利を守るという意義を持つ。たとえば、患者の自由の制限を最小化し、患者をパートナーとして受け入れ、患者の自己決定に必要な情報を提供することが求められている。本人や周囲の人の生命を危険に晒すような場合を除き、患者の意思に反した治療は行ってはならないこと、患者の情報は患者の治療のためにのみ用いられるべきことも謳われている。また、死刑執行のための能力

評価、性の産み分け、拷問に関与してはならないとされている。その他、臓器移植、安楽死等に関する指針も示されている。→巻末参考資料17　　　　　　　　［浅見昇吾］

【関連項目】精神障害(者)

間引き

【定義】出産後の出生子を人為的に殺すこと。子の顔にぬれ紙を貼る、ぼろを押し付けるなどの方法をとった。胎児の中絶まで含めることもある。「間引く」はもともと、畑の野菜などを充分生育させるために、間の苗を抜くことの意である。

【歴史的経緯・倫理上の問題】堕胎や間引きは、産児制限や避妊への認識が薄い時代に産児制限の役割を担っていた。わが国で胎児まで含めて人命尊重が社会制度化されたのは、1880（明治13）年に旧刑法を制定して以降のことであるが、堕胎や間引きの習俗は昭和初期まで続いた。間引きは、出生子の側に障害があること、多胎児の出産を忌み嫌う、親の厄年に生まれる子を嫌うなどの理由が存在する場合もあったが、最大の動機は貧困や生活苦であり、飢饉や災害の中で生活していかなければならない者たちが生存していくためにその犠牲として行われた。したがって、禁止する法律は出されたものの、社会の暗黙の了解と支持があったとされる。間引いた子は自宅の床下などに埋める例もあり、生まれ変わることを期待する気持ちがあったとする解釈もあるが、しかし無抵抗な生命に対する殺人という意識はほとんどなかったとする解釈もある。胎児・新生児についての理解や位置づけも時代・文化・宗教等により異なる。

［田村京子］

【参考文献】W.R.ラフルーア『水子─〈中絶〉をめぐる日本文化の底流』（森下直貴他訳、青木書店、2006）.

【関連項目】インファンティサイド、産児制限、避妊、堕胎罪

麻薬　narcotics（英）

【定義】「麻薬及び向精神薬取締法」第2条に規定された薬物等の総称。1号から74号まで50音順に74種の薬物およびその塩類が挙げられ、75号には「前各号に掲げる物と同種の濫用のおそれがあり、かつ、同種の有害作用がある物であって、政令で定めるもの」と規定されている。76号には「前各号に掲げる物のいずれかを含有する物であって、あへん以外のもの（ただし、百倍散以下のコデイン、ジヒドロコデインは除く）」と規定されている。これらの物質は薬理作用から区分すると、アヘンアルカロイド系麻薬（モルヒネ、ヘロイン、コデインなど）、コカアルカロイド系麻薬（コカ葉、コカインなど）、鎮痛作用を有する合成麻薬（ペチジン、メサドン、プロポキシフェン、フェンタニルなど）、幻覚・興奮作用を有する合成麻薬（LSD、MDA、MDMA、THC、PCP、サイロシビン、カチノンなど）が含まれる。

【倫理・社会上の問題】わが国では1960年代前半にヘロインの乱用が流行したが、欧米諸国に比べて麻薬乱用の問題は少ない。最近では、コカイン、LSD、MDMAが比較的多く密輸入されている。「麻薬及び向精神薬取締法」の規定では、麻薬中毒者とは「麻薬、大麻又はあへんの慢性中毒の状態にある者をいう」とされており、これらの薬物による依存症を有する者は法律上の「麻薬中毒者」であるので、医師が麻薬中毒者と診断した場合には届け出の義務がある。精神保健指定医による鑑定の結果、入院しないと引き続き麻薬、あへん、大麻を使用すると診断された場合には、措置入院の対象となるが、措置入院の期間は最長でも6カ月を超えることがないと規定されている。

【展望】モルヒネは医療用の麻薬として、がん疼痛の緩和にとくに有用である。わが国では国民の間に、アヘン系麻薬乱用時の禁断症状の恐ろしさが浸透しているため、同系統のモルヒネの使用に関しても、麻薬依存に陥るという心配から諸外国に比べて使用量が極めて少ない状況にある。しかし、世界保健機関（WHO）を中心とするがん疼痛下でのモルヒネ使用の臨床経験から、乱用の問題は極めて少ないことが知られており、厚生労働省ではがん疼痛の緩和には末期でなく早期から適正に使用するように勧めている。　　　　　　　　〔小沼杏坪〕

【参考文献】S.N.Pradhan ed. and S.N.Dutta associate ed., "Drug Abuse：Clinical and Basic Aspects"（Mosby, 1977）. J.H.Lowinson and P.Ruiz eds. "Substance Abuse：Clinical Problems and Perspectives"（Williams & Wilkins, 1981）.
【関連項目】コカイン、アヘン系麻薬、幻覚剤、麻薬及び向精神薬取締法、薬物依存、世界保健機関（WHO）、疼痛緩和、日本緩和医療学会、厚生労働省

麻薬及び向精神薬取締法　Narcotics and Psychotropics Control Law（英）

【目的】麻薬および向精神薬の輸入・輸出・製造・製剤・譲り渡し等について必要な取り締まりを行うとともに、麻薬中毒者について必要な医療を行う等の措置を講ずることなどにより、麻薬および向精神薬の乱用による保健衛生上の危害を防止し、もって公共の福祉の増進を図ることを目的とする法律。

【歴史的経緯・倫理上の問題】1953（昭和28）年に「麻薬取締法」として制定され、1990（平成2）年に向精神薬条約の批准に向けて大改正が行われ、現在の「麻薬及び向精神薬取締法」という名称になった。わが国では1960年代前半にヘロイン乱用が流行したが、1962（昭和37）年夏には取り締まりが奏功したため、横浜市街地の路上でヘロイン依存者が禁断症状を呈して苦しむ状況が新聞に報道されるに及んで、1963（昭和38）年には本法の大改正が行われ、麻薬取り扱いにおける監督取り締まりの強化、罰則規定の飛躍的強化等とともに、本法独自による麻薬中毒者の診断・入院措置および麻薬中毒者相談員制度が導入された。「麻薬及び向精神薬取締法」の規定では、麻薬中毒者とは「麻薬、大麻又はあへんの慢性中毒の状態にある者をいう」とされており、これらの薬物による依存症を有する者は法律上の麻薬中毒者であるので、医師が麻薬中毒者と診断した場合には届け出の義務がある。　　　　　　　　〔小沼杏坪〕

【関連項目】麻薬、コカイン、アヘン系麻薬、幻覚剤、薬物依存、ドラッグ、向精神薬

マリファナ ➡ 大麻

マルサスの人口論
principle of population by Malthus（英）

【定義】イギリスの古典派経済学者マルサス（Thomas Robert Malthus 1766-1834）がその著『人口論』で展開した、人口増加と貧困の問題に関する論である。人口は自然状態では等比数列的に増大するが、その一方で食糧などの生活資料は等差数列的にしか増大しないため、貧困と悪徳は人間にとって不可避的問題であるというもの。

【歴史的経緯・概要】1789年以降のフランス革命の影響を受け、人間理性の進歩が社会的平等を実現するという社会改革思想が、当時のイギリスでもゴドウィン（W.Godwin 1756-1836）らによって提起された。これに対してマルサスは、貧困に満ちた現実社会を直視すべきであるという立場から1798年に『人口論（An essay of the principle of population）』（初版）を匿名で著わし、社会的平等の実現は不可能であると主張した。1803年にはその内容をさらに充実させた第2版を実名で発表し、以

後第6版まで加筆修正を行っている。今日『人口論』として普及している彼の著書は、第2版以降（とくに第6版）を指すのが一般的である。マルサスによれば、人類の貧困と悪徳は人口増加によって必然的に生ずるが、その一方で、貧困と悪徳はその臨界点において人口増加の抑止力としても働く（積極的抑制）という。すなわち、マルサスは人口増加抑制のために貧困や悪徳を必ずしも社会から一掃する必要はないと捉えているのであり、このゆえに貧民救済などの慈善行為には消極的な立場をとっていた。また人口抑制のための抑止力として、第2版以降は結婚の延期などの「道徳的予防的抑制」をも奨励している。わが国では1877（明治10）年前後からマルサス研究が行われており、時代背景に応じて様々な評価が下されてきた。

【倫理上の問題】第2版における「道徳的予防的抑制」導入以後、マルサスの反慈善的姿勢はさらに明確化する。彼によれば、もし道徳的予防的抑制を行わずに貧困状態にとどまる者がいるならば、それはあくまでも貧民自身の問題であり、したがってそのような貧困は社会的責任の埒外にあるという。マルサスのこの主張は当時のイギリスの社会と政治に大きな影響を与え、その後約1世紀にわたってイギリス国内の社会改良を妨げる要因となった。工業化の進んだ現代の先進諸国においては、マルサスの人口論は妥当性を持っているとは言い難い。先進国ではむしろ生活資料の増大が人口増加を上回る、傾向にあり、わが国をはじめとする各国で極端な少子化の問題も生じている。これに対して、途上国の中には人口増加と貧困との相関関係がマルサスの主張に該当する事例も多々見受けられる。このような場合、マルサスの人口増加抑制の論を安易に適用することは、貧困の社会的責任を看過する事態をも招きかねない危険性があるため、皮相的な理解にとどまらぬよう注意する必要がある。　　　　　［源宣子］

【参考文献】T.R.マルサス「人口論」（水田洋責任編『世界の名著』34、永井義雄訳、中央公論社、1981）。
【関連項目】人口、人口動態、人口政策、人口爆発、少産少死、南北問題

慢性疾患　chronic disease（英）

【定義】すぐに生死に関わる疾患ではないが、完治が困難で、経過が長期間にわたる疾患。慢性気管支炎、慢性腎不全、慢性疲労症候群など、慢性という接頭語を冠する疾患名は多数あるが、具体的な期間は決まっていない。いくつかの診断基準では6カ月以上を指すものが多い。経過が長期にわたる精神疾患や、高血圧や糖尿病などの生活習慣病の多くも慢性疾患である。

【歴史的展望・倫理上の問題】かつて慢性疾患の一つであったハンセン病に関しては、1931（昭和6）年に全患者が強制的に収容される法が制定され、1953（昭和28）年には「らい予防法」が制定された。それにより患者の隔離と断種が強制された。一方、精神疾患に関しては、1900（明治33）年の「精神病者監護法」において、家族・親族責任による私宅監置が規定されていた（1950〈昭和25〉年に廃止）。ハンセン病と精神疾患の過去の政策では、患者の人権に対する配慮が著しく欠けていた。

　一般に、環境衛生の改善や医療技術の進歩などにより、結核などの感染症が減少し、さらに高齢者人口の増加によって糖尿病、悪性新生物（がん）、認知症などの慢性疾患が増加する（疾病構造の変化）。慢性疾患では、認知症などのように判断能力の低下が予想される場合、患者に代わって判断を行う代行判断（substituted judgment）に関する倫理的問題が生じる。またALS（筋萎縮性側索硬化症）などのように確実な治療法もなく進行性の病では、患者の自

己決定権を尊重した事前指示書（advance directives）の作成や尊厳死に関する問題が生じてくる。

慢性疾患では治療が長期化するため、医療経済の問題を無視できない。慢性腎不全で透析を受けている患者は約24万人おり、そのための年間医療費は約1兆円と見積もられ、国民医療費の約30分の1を占める（2003〈平成15〉年）。政府は2005（平成18）年度から患者への自己負担増を求める予定だが、透析を受けられないことは死につながる。慢性疾患が主体となる少子高齢化社会において、医療費負担のあり方（若年者と高齢者の世代間の負担あるいは患者の自己負担のあり方など）は、生命倫理上も極めて重要かつ深刻な問題を含んでいる。

慢性疾患の増加や高齢化に伴い、われわれの健康観や医師－患者関係も変化を要求される。「無病息災」という、まったく病気がない状態を理想とするのではなく、「一病息災」つまり「病気があっても逆にそのことによって自らの健康意識を高め、前向きに病気と付き合っていく」という考えが求められている。これを裏付けるものとして主観的健康感が高い人ほど生存率が高いという報告があり（カプラン〈Kaplan〉、1983年）、慢性疾患の増加に伴い、主観的健康感に配慮した新たな健康観が求められているといえる。それゆえ、慢性疾患の理解には、客観的な科学的事実を重視するEBM（Evidence Based Medicine）から、苦悩する人間の姿を浮き彫りにする病の語りとしてのNBM（Narrative Based Medicine）への転換が求められる。

【諸分野との関連】慢性疾患では様々な合併症を併発して患者のQOLを低下させることも多い。慢性化に伴い機能障害、能力低下、社会的不利という3階層のいずれもの障害も生じ得るが、これからは障害を持ちながらも一般の社会で生活するノーマラ

イゼーションの考えとその現実化（バリアフリーなどの環境整備や障害者手帳等の充実）がさらに重要となる。つまり従来の治療医学だけではなくリハビリテーション医学と、福祉の視点が大切となる。

【展望】医療技術が進歩し高齢化社会となることで、確実に慢性疾患と呼ばれる疾患が増える。その疾患との付き合い方は、患者一人ひとりの判断に委ねられる部分も多く、それは結局われわれが自らの生と死をどのように主体的に選択するかの問題でもある。

［杉岡良彦・藤野昭宏］

【参考文献】厚生統計協会編『図説国民衛生の動向』（2005）。江川寛監修『医療科学』第2版（医学書院、2000）。

【関連項目】慢性腎不全、慢性疼痛、後遺症、糖尿病、認知症

慢性腎不全　chronic renal failure（英）

【定義】様々な腎疾患を基礎に、数カ月ないし数年の経過を経て進行性持続的に腎予備能が低下し、体液の恒常性維持が困難となった状態。食欲不振、嘔気、尿量減少、貧血、高血圧、浮腫などの症状を呈する。慢性腎不全は腎機能によって4期に分けられる。第4期の尿毒症期は、浮腫、肺水腫など体液貯留が危機的で、速やかな血液浄化療法の導入が必要となる。

【倫理・法・社会上の問題】慢性腎不全の終末期は末期腎不全（ESRD）といわれ、治療として血液浄化療法や腎移植が行われる。末期腎不全の原因は糖尿病性腎症が40％を占め、以下、慢性糸球体腎炎、腎硬化症、多発性のう胞腎の順となっている。血液浄化療法には血液透析と腹膜透析がある。血液透析は血液中の尿毒物質や過剰の水分を人工腎臓によって浄化する方法。1回4時間、週3回の頻度で繰り返し、継続し通院の必要がある。2001（平成13）年度に新規導入された血液浄化療法患者は3万

2000人、総数21万人に行われた。1年間に血液浄化療法に要した医療費は1兆円といわれている。
【展望】今後、日本の総医療費の増加が予測され、医療費削減が計画される中で、末期腎不全患者への対策、糖尿病性腎症の減少策が検討されている。また、末期腎不全の血液透析に対する保険適応の縮小が実施されつつあること、腎移植でもドナー不足などが原因で移植医療があまり進まず、患者が海外で移植を受けているなどの問題がある。　　　　　　　　　　［宮越一穂］
【関連項目】慢性疾患

慢性疼痛　chronic pain（英）

【定義】「疼痛」は「組織の損傷を引き起こす、または損傷を引き起こす可能性のある時に生じる『不快な感覚』や『不快な情動を伴う体験』、あるいはそのような損傷が生じているように表現される『不快な感覚』や『不快な情動を伴う体験』」である。疼痛の中には急性疼痛（acute pain）と慢性疼痛（chronic pain）があり、「急性疼痛」は「自律神経系の亢進を伴う、一般的に身体的症状・所見に関連して出現する一時的な疼痛」と定義され、「慢性疼痛」は「急性疾患の通常の経過あるいは創傷の治癒に要する妥当な時間を超えて持続する疼痛」と定義される。臨床的には3カ月以上持続した場合を指すことが多いが、明確な定義はない。急性疼痛は病変組織に分布する痛覚線維が刺激されて生じる臨床症状の一つであり、警告信号としての役割を果たすが、慢性疼痛にはそういった生理学的意義がなく、それ自体が一つの疾患とも考えられることが最も大きく異なる点である。

【倫理上の問題】慢性疼痛は長期にわたって疼痛が持続するため、生活の質（QOL）が保てないばかりか、人格の荒廃や抑うつといった問題を引き起こす。生活の大半で疼痛に注意が集中してしまい、他のことに集中できなくなってしまう。また、疼痛による不安や反応性抑うつは増悪因子となってしまい、さらに疼痛が増悪してしまう。倫理上の問題としては、疼痛は主観的な感情体験であるため、疼痛で苦しんでいるという状況を周囲が理解できず、結果として周囲の陰性感情やさらなる疼痛の増悪を引き起こしてしまうことが挙げられる。

【展望】慢性疼痛はその人格や生活様式、生活の質などと関連するため、慢性疼痛を有する患者は鎮痛マネジメントだけでなく、社会的な問題や心理的な側面に関する介入も必要であることが多い。したがって慢性疼痛マネジメントにおいては、疼痛そのものへの注意深いアセスメントと同様に、精神的な苦痛への配慮が重要である。

［村上敏史］

【参考文献】H.Merskey and N.Bogduk "Classification of Chronic Pain, Second Edition"（IASP Press, 1994）. D.Doyle, G.Hanks "Oxford Textbook of Palliative Medicine, Third Edition"（Oxford Press, 2003）. 横田敏勝『臨床医のための痛みのメカニズム』改訂第2版（南江堂、2004）.
【関連項目】疼痛

み ミ

未熟児　immature infant, immature newborn（英）

【定義】早産で生まれた子どもや、出生時の体重が2500g以下の子どもは、（標準的な胎児あるいは新生児が備えている）成熟徴候（または成熟所見）を備えていない上に育ちにくく、たとえ育っても何か異常を持っていることが多いというので、こう呼ばれてきた。しかし、「未熟」とか「成熟」という語は非常に曖昧かつ抽象的であるので、最近では他の言葉で置き換えられることが多い。すなわち「低出生体重児（low-birth-weight infant）」「在胎期間に比して（体重が）小さい子ども（small-for-date infantまたはsmall-for-gestational-age infant）」などと呼ばれることが多い。また、1000〜1499gの者を「極小未熟児」、999g以下の者を「超未熟児」ともいう。

【社会的な問題】原因は非常に多岐にわたる。早産が最大の原因であるが、それ以外に多胎妊娠、喫煙、ストレス、アルコール、母体の栄養不良、各種慢性疾患などのほか、胎盤の機能不全、環境要因などによるものも少なくない。多胎妊娠や喫煙やストレスによるものは近年むしろ増加の傾向にある。とくに、体外受精で生まれた子どもに多いため、体外受精の際の胚移植数を4個以下、3個以下、2個以下などに制限すべしとの意見がある。
　　　　　　　　　　　　　［品川信良］

【関連項目】バイアビリティ、周産期医学、障害新生児

未受精卵凍結保存
cryopreservation of egg（英）

【定義】卵の凍結保存ともいう。IVF-ETの過程において得られた卵を凍結した後、−196℃の液体窒素内に保存するもの。

【倫理上の問題】本法は技術的に難しく、融解時に卵が生存している確率は非常に低いため、通常は受精卵（胚）凍結が選択される。適用としては、性腺に影響を与える治療（白血病での骨髄移植前の全身放射線照射療法など）が必要だが、将来的には挙児希望があるという患者が対象となる。しかし、（1）成熟卵採取のための過剰排卵誘発（最近では排卵誘発操作なしで未成熟卵を採取し、体外で成熟させるという方法も試みられている）や採卵操作は、時に生命の危険を伴う合併症を惹起する可能性があること、（2）生殖腺は再生能力が高く、放射線照射5年後くらいで再び排卵機能が回復し健康な児を得ることができたという報告が多く見られること、などより実際の施行には慎重であるべきである。IVF-ETに対する日本産科婦人科学会の会告からも、原則として未婚女性への適用は難しいと解釈される（「体外受精・胚移植（IVF-ET）」の項参照）。また譲渡目的の凍結も、社会通念に鑑み、わが国においては容認されていない。よって2006（平成18）年度における登録実施施設は約6施設、年間における患者総数24人、治療周期総数25周期、出生児数は1人にとどまっている。当然、本法に関してもIVF-ETに準じ、日本産科婦人科学会において、実施施設は登録・報告制度により監視されている。　　［朝比奈俊彦］

【参考文献】「平成19年度倫理委員会　登録・調査小委員会報告（2006年分の体外受精・胚移植等の臨床実施成績および2008年3月における登録施設名）」『日本産科婦人科学会雑誌』60巻6号、2008）。

【関連項目】体外受精・胚移植（IVF-ET）、不妊治療、受精卵凍結保存

水子 ➡ 水子供養

水子供養

【定義】一般に水子（みずこ、みずご）とは生後まもなく死んだ嬰児のことをいう。しかし、かつては乳幼児死亡率が高く、嬰児と妊娠後期の胎児との区別を明確にしなかった霊魂観に立っていたから、死産児や堕胎児も水子と呼ばれていた。今日、水子供養という場合には、中絶あるいは死産した胎児の供養を指すことが一般的である。

【歴史的経緯】日本における堕胎の伝承は、既に古事記においてイザナギ・イザナミの命が水蛭子を生んで川に流したという記事のうちに見られる。とはいえ、日本においては死産児や幼児の死に対する供養はあまり行われなかった、また行われても仏教色は薄かったといわれている。水子の魂は、成仏させなければ生まれ変わると考えられていたからである。江戸時代になると、堕胎・間引きされた胎児に対する供養は、水子塚や水子地蔵を建てたり、堕胎符を発行するなどして行われたが、それは子を亡くした親の悲しみあるいは生命尊重という意識に基づいてなされたというよりも、堕胎を禁止する経済的・人口政策的意味合いの方が強かった。1970年代に入ると、雑誌記事に「水子供養」という言葉が登場し、水子供養がブームとなる。その背景には様々な要因が考えられる。まず、1948（昭和23）年の優生保護法の成立による中絶の条件付き合法化と中絶件数の急増、それも10代の未婚者による中絶件数の増大がある。あるいは、出産の医療化・近代化によって女性の身体の客体化が促進され、中絶が女性の権利であると主張されるようになったことがある。このような風潮に対して、胎児の生命の尊重（水子供養の言説においては胎児を人格化しているものもある）や、子を生めなかった女性の精神的癒しを強調することによって、水子供養の必要性が訴えられた。しかし水子供養にとって特徴的なのは、胎児そのものの生命の尊重というよりも、産めなかった女性のあり方への関心の方が強いということである。　　　　［桝形公也］

【参考文献】W.R.ラフルーア『水子―〈中絶〉をめぐる日本文化の底流』（森下直貴他訳、青木書店、2006）。

【関連項目】人工妊娠中絶、間引き、乳児死亡率、優生保護法

ミスコンテスト　Beauty contest（英）、Schönheits wettbewerb（独）

【定義】女性を、美しさをはじめとするいくつかの基準で判断し、優劣をつけるコンテスト。現在のミスコンテストは、観光客を足止めする企画としてアメリカで始まり、美のイメージを利用したい企業がスポンサーとなり世界的なイベントへと成長した。

【倫理・社会上の問題】ミスコンテストは、女性を主に美しさという基準で判断するもので、男女平等に反するとしてフェミニズムの立場からいくつかの批判がなされてきた。その理由として、女性がモノ化され性が商品化される、女性をステレオタイプ的なイメージにはめ込むことになる、美の基準に合わせるために女性が身体を傷つける、ミスコンテストによって性差別や性暴力が助長される、などがいわれている。それに対して、ミスコンテストは娯楽や余興であり、その賞金は奨学金同様女性に大きなチャンスを与え得る、また美しさを競うのは知力や運動能力を競うのと同じだとして、ミスコンテストに賛成する意見もある。

［松岡悦子］

【関連項目】フェミニズム、性差別

未成熟胎児　immature fetus（英）

【定義】（母体外で十分成育できるまでに発育していると思われる）いわゆる「成熟徴候」を欠いている胎児や新生児をいう。「成熟徴候」としてはこれまで、（推定）体

重が3000ｇ、身長50cm、頭囲は33～34cm、肩幅は11～12cm以上などの数値が挙げられている。最近は超音波所見で診断しようと試みている者もある。生後であれば各種計測値のほかに、顔貌、皮下脂肪、睾丸が陰嚢内に降下しているか、大陰唇が良く発達しているか、各種反射機能の有無などからも、胎児の成熟・未成熟は診断される。
【社会的な問題】うまく育っても何か障害を伴うことが比較的多いため、その出生防止と、分娩前後における注意深い対応などが望まれている。　　　　　［品川信良］
【関連項目】バイアビリティ、未熟児、障害新生児

▍未成年　minority（英）
【定義】成年に達していない者のこと。わが国では年齢20歳未満の者（民法第4条）を指す。
【仕組み・倫理上の問題】未成年の法律行為には、法定代理人の同意が必要である（同第5条）。未成年が婚姻した場合には、婚姻と法律行為に関しては成年と見なされる（成年擬制、同第753条）。未成年は、親の親権に服する（同第818条）。親権者は、子の監護および教育する権利・義務（同第820条）、子の懲戒権（同第822条）等の権利・義務を有する。ただし、親権者の懲戒権は無制限のものでないことはいうまでもない。子が18歳未満の場合には、児童福祉法の対象となり、児童虐待が疑われる場合には、児童相談所長は児童相談所に当該児童を一時保護することができる（児童福祉法第33条）。また、親権者が親権を濫用したり著しく不行跡であったりした場合には、子の親族または検察官の請求により家庭裁判所は親権の喪失を宣告することができる（民法第834条）。とくに児童虐待の場合には、児童虐待の防止および虐待を受けた児童の保護の観点から、この制度の運用に消極的であってはいけない（児童虐待の防止等に関する法律第15条）。親権者の親権の喪失が宣告されるなど親権を行使する者が不在となった場合には、未成年後見が開始される（民法第839条～875条）。

未成年は、成年に比して労働法上は保護されている反面、個別法規に基づき、選挙権・被選挙権、飲酒・喫煙など政治的・市民的自由と娯楽の一部を制限されている。未成年を対象とした医療行為および臨床研究に関しては、親権者等法律上の代理人からの同意に加え、可能な限り未成年者本人からも同意を取得することが強く推奨されている（患者の権利に関するリスボン宣言5a、ヘルシンキ宣言25）。　　［旗手俊彦］
【関連項目】成年

▍水俣病　Minamata Disease（英）
【定義】チッソ株式会社（熊本県水俣市）のアセトアルデヒド製造工程での廃水中に含まれる有機水銀（メチル水銀）による健康被害。触媒として用いた水銀が有機水銀（メチル水銀）となり、工場廃水として無処置で水俣湾に流されたため、生物濃縮によって高濃度に蓄積されたメチル水銀を、魚介類を通して長期にかつ多量に経口摂取した住民の多くに発症した。1953（昭和28）年頃から水俣地方で多発し、重度の場合は中枢性神経疾患を発症して死に至った。同じく1964（昭和39）年から1965（昭和40）年にかけて新潟で発生したいわゆる新潟水俣病（第二水俣病）も、メチル水銀を含む廃水を原因企業が阿賀野川に無処置で放流したことによる。
【倫理上の問題】熊本地裁は、当該化学工場が廃水を工場外に放流するにあたり、「必要最大限の防止措置を講じ危険を防止すべき注意義務があるのに、それを怠り廃水の放流をした過失がある」と判示して、被告会社の過失責任を認めた。また、水俣病の原因物質は熊本大学医学部水俣病研究

班によって既に1959（昭和34）年に究明されていたが、政府がそれを公式に認めたのは1968（昭和43）年であった。新潟水俣病はこの遅れのために防げなかったともいえる。水俣病患者と家族の苦しみを描いた石牟礼道子著『苦海浄土－わが水俣病』は多くの人びとの共感を呼んだ。水俣病で見られた生物濃縮の事実は、人間だけではなくあらゆる生態系に影響が及ぶ公害問題の深刻さを示している。「公害の原点」ともいわれる水俣病を契機として、企業の社会的責任が大きく問われることになった。また、国の公害問題への取り組み、被害者救済のあり方も大きな問題になった。

【展望】2009（平成21）年7月、未認定患者救済を含む水俣病被害者救済法が国会で可決されるなど、水俣病をめぐる補償や救済問題は今も続いている。企業には、ISO14001（国際標準化機構〈ISO〉が発行した環境マネジメントシステムの国際規格）取得に取り組むところもあるが、南米アマゾン川の砂金採取現場での水俣病様症状の発症など、同様の被害も報告されている。水俣病の教訓を生かし、世界的な視野での公害問題への取り組みが今後も不可欠である。　　　　　　　　　　　　［杉岡良彦］

【参考文献】西村肇・岡本達明『水俣病の科学』（日本評論社、2001）。荒木峻編『環境科学辞典』（東京化学同人、1985）

【関連項目】公害、公害病、環境、環境省、環境政策、生物濃縮、厚生労働省

身分差別　discrimination based on social classes（英）

【定義と歴史的経緯】身分とは、前近代社会において特定の集団や社会層による地位や資格の独占が法的に固定されることによって成立した社会区分を指す概念である。ヨーロッパでは、封建社会が成立する12世紀から13世紀頃に、封建貴族と農民との間

の主従関係をもとに身分制社会が形成された。各身分内では職業が世襲され、固有の生活様式の順守が求められた。また身分間の通婚が厳密に制限されるなど、社会的な支配関係と秩序の維持を目的として排他的で閉鎖的な特権化・差別化が図られた。

【倫理上の問題と展望】近代市民社会が到来するに至り市民間の法的「平等」が目指された結果、身分制度は支配的特権と結びつく実質的な社会機能を失ったかに見える。しかし、それは今日でもなお社会的地位や社会評価等の個人的格差に形を変えて、一定の社会的差異化機能を果たしている。さらに現代社会においては、社会のあらゆる側面で進行するグローバリゼーションを背景として、いわゆる「多文化社会」における「新たな身分差別」と呼ぶべき問題が浮上してきている。とりわけ20世紀後半以降、ソ連型社会主義や東欧諸国の社会変革、また世界各地で頻発する内戦や民族紛争の激化を背景として、移民や第三世界からの難民申請者、あるいは外国人労働者や非合法滞在者の数は増加の一途をたどっている。それに対して受け入れ側となる先進諸国においては、国内における失業率の増加やとりわけ「テロの脅威」といった国家安全保障上の理由から、移民や難民等の受け入れを制限ないしは阻止しようとする傾向が強まっている。また国内定住者に対しても、日常的な監視の強化や就労差別、賃金の格差などといったように、移民や難民であることを理由とした差別や排斥が日常化している。「グローバル時代」におけるこれらの「新たな身分差別」に対して、「国家」という枠組みを超えた人権の擁護と生活者としての権利保障が早急に求められている。　　　　　　　　［長尾真理］

【参考文献】関根政美『多文化主義社会の到来』（朝日新聞社、2000）。宮島喬『ヨーロッパ市民の誕生』（岩波書店、2004）。

【関連項目】人権

ミュンヒハウゼン症候群
Munchausen syndrome（英），Münchhausensches Syndrom（独）

【定義】1951年、アッシャー（R. Asher）は様々な急性症状を訴えて各地を転々として、病院に入退院を繰り返し、しかも、その症状や生活史に多くの虚偽が含まれる症例を報告した。これらの症例をドイツの貴族で、ほら吹き男爵とも呼ばれるミュンヒハウゼン男爵（1720-97）にちなんでミュンヒハウゼン症候群と名付けた。

【倫理上の問題】ミュンヒハウゼン症候群は、その多くの例で人格の未成熟などが指摘されている。また、詐病との鑑別が重要となる。詐病は明確な目的や利益がある点で区別され、その目的は保険金のため、刑罰から逃れるためであることが多い。最近では、養育者（主に母）が、様々な手段を使って子どもに症状をつくり出し医療機関を受診するという、代理人によるミュンヒハウゼン症候群が問題となっている。一種の虐待といえるもので、エスカレートすると死に至らしめることもある。また、後遺症として低酸素性脳症や行動障害となることが少なくない。

［野田隆政］

未来世代に対する義務 ➡ 世代間倫理

未来世代に対する責任 ➡ 世代間倫理

民間療法　popular medicine（英）

【定義】専門的医療技術者によって担われず、大衆において一定の程度で共有されている非専門的な治療法・予防法を指す。内容的には健康法と相当程度、重複する。

【歴史的経緯】有史以来、多くの民族や社会の中で発達してきた治療法や保健・予防のための方法は、すべて民間療法としての性格を持っていた。このうち、一定の有効性と科学的論理性・実証性・再現性・系統性などが確認されたものが近代医学として医学教育や病院医療において正統性を持ち、それ以外の雑多な方法は民間療法として一括した扱いがなされるようになった。しかし、それらの中には伝統医学（traditional medicine）として一定の体系性や部分的な実証性を持ったものも多く含まれていた。この系統は、非専門的医学として独自に体系化を遂げ、後に正統的な医学を補完し、一部で共同する方向に展開した医学（たとえば中国医学あるいは漢方）として捉えられるようになった。これ以外の主として家庭の中で慣習的になされる治療や予防の営みは、より通俗的・経験的で雑多な内容を含んでいる。この点で、民間療法の概念をより厳密に捉えるならば、今日、民間療法の名をもって呼ばれる後者に限定する方が妥当である。これを具体的にいえば、たとえば鍼灸の場合、制度として公認された資格を持った鍼灸師によってなされる施術は代替補完医療として捉えられるのに対し、家庭で年長者が経験と限られた知識において行う灸は民間療法として捉えられる。海軍衛生大尉であった築田多吉（1872-1958）によって1925（大正14）年に著わされた『家庭に於ける実際的看護の秘訣—実地方面の養生手当と民間療法・女の衛生と子供の育て方』は、「赤本」と通称され、1000万部以上の部数が発刊されたが、そこには正統的医学の一部から多くの民間療法に至る、膨大な民間療法が収載されている。

【倫理上の問題】民間療法はセルフケアの重要な資源として大きな意味を持つ反面、素人療法としての危険性や普及していく場合の医療的・法的責任問題など、規制の対象とせざるを得ない面も持っている。真の民間性を生かす医療場面での選択が要点となる。

［瀧澤利行］

【参考文献】田邉信太郎・島薗進・弓山達也編『癒しを生きた人々―近代知のオルタナティブ』(専修大学出版局、1999)。瀧澤利行『健康文化論』(大修館書店、1998)。山崎光夫『「赤本」の世界―民間療法のバイブル―』(文藝春秋社、2001)。

【関連項目】健康法、伝統医学

民事訴訟法　Law of Civil Procedure (英), Zivilprozessrecht (独)

【概要】民事訴訟に関する手続きについて定める法律。裁判所の管轄、訴えの提起、口頭弁論、証拠、判決、上訴、再審等について規定する。医療過誤等の医事紛争が民事訴訟として争われる場合にはこの法律が適用される。民事訴訟法に基づき細則を定めるものとしては民事訴訟規則がある。現行民事訴訟法は、民事訴訟の迅速化と効率化を図るため1996(平成8)年に旧法(1880〈明治13〉年制定、その後部分改正)を全面的に改正した法律第109号であり、1998(平成10)年に施行された。最近では審理すべき事項が多く、錯綜している事件の迅速な審理を促進化するため、訴訟手続きの計画的進行に関する規定等が追加されている(2003〈平成15〉年)。医師等が医療過誤等による損害賠償請求事件の被告として訴えられる場合、民事訴訟法が適用される民事裁判が開始される。

【倫理・法律上の問題】民事裁判において、医師等は特別の学識経験により知り得た過去の具体的事実について鑑定証人として証人尋問を受けることがある。民事訴訟法第197条は、医師、歯科医師、薬剤師、医療品販売業者、助産師等に職務上知り得た事実について証言拒絶権を認めている(刑事裁判に適用される刑事訴訟法にも同様の規定がある)が、これは患者のプライバシー保護、患者と医療従事者の間の信頼関係の維持を重視しているからであり、裁判に関わる者はその趣旨を十分理解・尊重しなければならない。さらに医療従事者は、学識経験を有する者として裁判官の知識・経験を補充するため意見を求められる鑑定人に指定される場合があるが、これについては民事訴訟法第212条等が規定している。鑑定人は誠実に鑑定する義務があるが、特別の事由がある場合は鑑定を忌避することができる。医療訴訟においては診療記録等の証拠保全がなされることがあるが、その手続きについては民事訴訟法第234条等が定めるところによる。

［平野武］

【関連項目】プライバシー、医療従事者、医療従事者－患者関係、医療訴訟

民主主義　democracy (英), Demokratie (独), démocratie (仏)

【定義】集団、とくに国家の統治や意思決定に関する政治原理で、民衆が権力を持ち、民衆自身によって統治や意思決定が行われるべきだとする立場。あるいは、この原理に基づいて行われている現実の政治形態(民主政)。

【歴史】民主主義(デモクラシー)という言葉は、民衆・人民を意味するデモス(demos)と支配を意味するクラトス(kratos)から成るデモクラティア(demokratia)という古代ギリシャ語の訳語である。デモクラティアは民主政と訳すことができ、それは都市国家であるポリスの三つの統治の形態(君主政・貴族政・民主政)の一つであった。ポリスの民主政は民主主義の一つの類型をなし、自由人から成るデモスがポリスの事柄に直接関わり、討議、決定していく直接民主主義、参加民主主義である。ただし、政治に参加できたのは自由人の社会階層にとどまり、奴隷・在留外国人・女性は除外されていた。また、デモスは様々な職業・家柄・資産を持った個人から構成されているため、民主政は統治するにふさわしくない者(多数の貧窮者)による支配、すなわち衆愚政治であるとい

う批判がプラトン（Plato B.C.427?－B.C.347?）によってなされた。民主主義のもう一つの類型は、市民革命の後に近代ヨーロッパを中心に定着した間接民主主義、代表制民主主義である。古代ギリシャの民主政が小規模な都市国家の統治形態であるとすれば、近代の民主主義は国民国家という大規模な集団の統治形態である。そのため直接民主主義が困難になるので、民衆自身が選んだ代表によって討議・決定がなされる間接民主主義、代表制民主主義という統治形態が採用されることになった。今日では国家のみならず、企業や労働組合、地域社会などの集団においても民主主義の手続き、精神が重視されるようになっている。

【課題】民主主義は原理的な困難も抱えている。多くの場合、政治課題の決定は多数決によるが、少数集団の意見は採用され難いため、民主主義は「多数者の専制」となる危険をはらむ。間接民主主義においては、代表者がいかにして被代表者の意見を正確に代理し得るのかという問題を抱えている。　　　　　　　　　　　　［馬渕浩二］

【参考文献】R.A.ダール『デモクラシーとは何か』（中村孝文訳、岩波書店、2001）。千葉眞『デモクラシー』（岩波書店、2000）。

【関連項目】公民権、知る権利、ヒューマニズム、地球全体主義

民生委員
local welfare commissioner（英）

【定義】民生委員法に基づいて市町村の区域に配置されている民間の行政協力機関。保護が必要な者の保護指導にあたり、社会福祉の増進に努めることを任務とする、報酬を目的としない名誉職である。任期は3年で、都道府県知事の推薦によって厚生労働大臣から委嘱される。また、児童および妊産婦等への保護・援助・指導のため、児童福祉法による児童委員を兼ねている。

【成立の背景・意義・課題】戦前は方面委員として救護法実施の補助機関の役割を担っていたが、1946（昭和21）年、生活保護法制定と同時に民生委員と改められた。また1950（昭和25）年の生活保護法改正時には、行政への協力機関として位置づけられた。職務は、（1）地域住民の生活状態の把握、（2）保護を必要とする者への保護指導、（3）社会福祉施設への連絡と協力、（4）行政機関への業務の協力など、生活保護に関わる協力活動を中心としていたが、近年、地域住民のネットワークづくりなどの自主的活動なども行われるようになった。この制度は選任された地域住民のボランティアであり、比較的小規模な地域福祉の担い手として活動するところに特徴がある。

【展望】近年、住民主体の地域福祉活動が推進される中、民生委員もその独自性を生かす自主的活動が期待されている。しかし従来の選任方法や、地域住民を生かす適任者の確保、時代のニーズに合った研修方法など検討すべき課題も多く見られる。また、各地域の訪問看護ステーションや居宅介護事業所のケアマネージャーと常に情報交換をしながら、より有機的な連携活動を行うことが求められている。　　　　　［前野竜太郎］

【参考文献】庄司洋子他編『福祉社会事典』（弘文堂、1999）。

【関連項目】生活保護法、地域保健法、ボランティア、介護保険法

民族　nation, ethnic group（英）, Nation, Ethnos（独）

【定義】従来から様々な見解があり厳密な定義づけは困難であるが、基本的には、血縁的な共通性や居住地域に基づいて、また言語を媒介として形成された共通の価値観、すなわち社会的・文化的な共通基盤を持つ社会集団を指す概念である。とりわけ成員に共有された主観的側面としては、同一の

集団への帰属意識あるいは集合的な意思によって結びついた集団という特徴を持つ。
【倫理上の問題】歴史を遡ると、民族という概念は、その時代の権力者によって特定の政治的・社会的目的のために人びとの結束を図るシンボルとして用いられてきた経緯がある。また、移民や植民、戦争等による国家統合の過程で発生する少数民族への差別問題は、現代においてもなお解決が困難であり、さらに多民族国家における分離・独立運動や自治権要求運動も激化する傾向にある。グローバル化が進む現代社会において、西欧先進諸国を主体とした国際的な統合化・安定化政策は、他方において「第三世界」など多くの地域を排除することにおいて成立しており、とりわけ今日では中東地域などのイスラム教を統一原理として掲げるアラブ民族の主張は、国際社会に対する「脅威」として受け止められる傾向が強い。このように、民族問題は今後も国際社会における紛争の主たる原因となる可能性が高い。　　　　　　［長尾真理］
【関連項目】人類、人種

民法　Civil Code（英）

【概要】広義には、個人間の身分上・財産上の権利義務関係をはじめとする市民相互の様々な関係について規定する一般法（万人に例外なく適用される法）をいうが、狭義には、1896（明治29）年から1898（明治31）年にかけて公布された現行の民法典を指す。総則・物権・債権・親族・相続の5編から成り、社会状況の推移とともに様々な手直しが重ねられてきた。とくに親族・相続の2編は、第二次世界大戦後の新憲法制定に伴い、1947（昭和22）年、旧来の家族制度に基づく封建的規定が全面的に廃止され、個人の尊重と男女平等に基づく規定に抜本改正された。2004（平成16）年の改正では、混在していた平仮名・口語体表記の部分と片仮名・文語体表記の部分が後者に統一されるとともに、表現も現代語化された。

現行民法の、とりわけ人の「いのち」に直接的に関連する条文を挙げると、まず第1条で、人の権利能力の始期は出生に始まるとされている。この出生の解釈にあたっては、刑法のいわゆる一部露出説とは異なり、胎児が母体外に完全に出た時点とする、いわゆる全部露出説が採用されている。また、第721条や第886条では胎児について規定され、胎児は損害賠償の請求や相続については既に生まれたものと見なされる。さらに第961条で、遺言能力が生じるのは満15歳に達した者とされている。

また同法には、債務不履行による損害賠償の要件（第415条）、受任者の注意義務（第644条）、管理者の管理義務（第697条）、緊急事務管理（第698条）、使用者の責任（第715条）、正当防衛・緊急避難（第720条）など、様々な職業人と並んで医療従事者とりわけ医師にも義務や責任などの強い自覚が求められる多種多様な規定がある。

【倫理上の問題】現行民法によってわれわれの倫理観・道徳観は大きく規定されている反面、社会状況の推移に伴う人びと倫理観・道徳観の変化が、逆に民法の改正論議をたびたび誘発してきてもいる。とくに近年、いのち・生命に関わる倫理問題との関連領域は、生命操作技術の急速な進展に伴って複雑な様相を呈しつつある。たとえば、「脳死」概念の導入に伴って、脳死判定時刻と遺産相続時期との関係や遺言効力の発効時期の問題が大きくクローズアップされるようになった。また、生殖技術の進展でいわゆる「借り腹」や「借り卵」が可能になるにつれ、嫡出・非嫡出などの概念をめぐる混乱も露呈してきた。さらに、性差別の問題とも関連して、女性のみに再婚禁止期間が設けられていること（原則として6

カ月、第733条)、婚姻適齢が男女で異なること（男は満18歳で女は満16歳、第731条)、夫婦別姓が認められず婚姻後はどちらかの姓に統一しなければならないこと（第750条）なども、とくに憲法第14条に規定されている「法の下の平等」との関連で問題にされてきた。

なお、離婚後300日以内に出生した子についてはその父親は前夫と推定する旨の規定がある（第772条）が、この規定はほとんど実情に合わず、かえって無用の混乱を引き起こしていると疑問を呈する向きが多い。事実に反して前夫の子とされてしまうことを避けるため出生届を提出せず、無戸籍となっているケースが増加している。現状では、いったん前夫の子とされてしまうと以後の法的手続きが厄介だからである。救済措置として、離婚後の妊娠であるという医師の証明があれば新たなパートナーの子として認められるとする制度が2007（平成19）年5月に始まってはいるが、適用される者は少ない。

【展望】生命操作技術の急速な進展に伴って、民法の条文をめぐる生命倫理関連の議論は、今後ますます複雑に展開していくことが予想される。様々な局面で改正も必要となろう。改正は、憲法をはじめとする他の法律との整合性はもちろん、国民的な合意にも配慮しつつ行われる必要があろう。

〔藤尾均〕

【関連項目】法と倫理、憲法

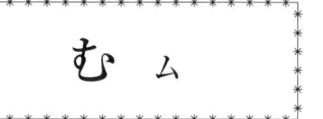

む　ム

無意識　unconscious（英），Unbewusstsein（独），inconscience（仏）

【定義・歴史的経緯】一般的には、意識することができないが、感情や行動に影響を与えている心的過程のことを無意識という。心理学的な無意識については、ライプニッツ（Gottfried Wilhelm Leibniz 1646-1716）の微小知覚に関する記述が最初であるとされる。フロイト（Sigmund Freud 1856-1939）は、患者が意識できない葛藤を精神分析療法を通じて、患者に意識化させることによって神経症が治癒すると考えた。ユング（Carl Gustav Jung 1875-1961）は、個人的無意識と区別した普遍的無意識を提唱し、これは広く人類に共通であり、宗教的なシンボルにも深く関連していると考えた。

【倫理上の問題】薬物療法の進歩や時間的制約により、今日の精神科臨床では直接に無意識にアプローチすることは一般的ではなくなっているが、心理社会的問題を理解しようとする時に、無意識という心的過程は今もなお重要な意味を持っている。とくに、無意識が平均的な個人の日常生活や常識的な社会生活で容認され難い内容を含んでいる場合に、これをいかに扱うかという課題はフロイト以来、未だ解決されていない。たとえば、道徳的であるはずの上流社会における幼児への性的虐待、勇敢であるはずの兵士たちが戦場で恐怖に脅える姿、また外見的には心優しきパートナーによるドメスティックバイオレンスを知った時、治療者は自らの倫理観を問われ、何を優先すべきかという意思決定を迫られる。医療の目的である症状の改善と常識的な価値判

断と患者の実質的な救済と社会的正義等が必ずしも一致しないからである。フロイトはヒステリーの治療過程において、多くの女性患者が性的虐待、近親者による強姦について語るのを聴いて、ヒステリーの起源を発見したと考えるが、まもなくこのヒステリー心的外傷起源説を自ら否定するに至る。これをハーマン（Judith Lewis Herman）は「ジレンマに直面したフロイトは自分の女性患者たちの話に耳を藉すことをやめた」〔心的外傷と回復〕とフロイトを批判し、「20世紀の心理学理論の主流は女性達の現実を否認した、その上に築かれたわけである」〔前掲書〕と述べている。

【展望】無意識という心的過程は個人の領域にとどまらず、社会的問題を正しく理解するために重要な概念である。とくに、常識や偏見によって見え難くなりやすい事柄にアプローチしようとする時に、無意識を避けて通ることはできない。保健・医療関係者のみならず、広く他職種の分野において無意識についての理解が深まることが期待される。　　　　　　　　　　〔昆啓之〕

【参考文献】H.F.エレンベルガー『無意識の発見』上・下（木村敏・中井久夫監訳、弘文堂、1980）。J.L.ハーマン『心的外傷と回復』（中井久夫訳、みすず書房、1999）。
【関連項目】精神分析

無医地区　a doctorless district（英）

【定義】地区の中心的な場所を起点とし、半径約4kmの区域内人口が50人以上で、医療機関がなく、かつ容易に医療機関が利用できない地区。また、無医地区には該当しないが、無医地区に準じた医療の確保が必要であると都道府県知事が判断した地区を「無医地区に準じる地区」という。歯科医の場合も「無歯科医地区」「無歯科医地区に準じる地区」ともに医師と同様の基準である。

【社会上の問題】厚生労働省の調査によると、無医地区は2004（平成16）年12月末現在、全国で787地区であり、1999（平成11）年と比較し127地区減少した。減少した要因として、「医療機関までの交通の便が改善した」「地区の人口が50人未満に減少した」などが挙げられている。無医地区の減少は医師が確保できたためではなく、人口の減少により無医地区の基準に合致しなくなったことが大きな背景としてある。都道府県別の無医地区数は北海道が111と最多で、次いで広島が56、高知が48であった。また、無医地区のうち人口が最も多かったのは宮城県川崎町支倉地区（1984人）であった。

無医地区等に対する今後の具体的支援方策として、僻地等の診療所の確保、巡回診療、拠点病院からの支援や情報通信技術（IT）による診療支援、救急医療の確保、僻地患者の受診手段の確保、僻地保健医療情報システムの見直しなどが考えられている。　　　　　　　　　　　　〔廣川博之〕

【参考文献】「厚生労働省へき地保健医療対策検討会報告書」第10次（http://www.mhlw.go.jp/shingi/2005/07/s0729-8.html、2005）。
【関連項目】地域医療、僻地医療

無過失責任制度　no-fault system（英）

【定義】ある事故が発生した時に行為者に法的責任を負わせる場合、過失の存在を前提として過失責任を問うのが一般的であるが、過失がなくても加害者の行為によって損害が発生しさえすれば被害者救済を優先して責任を負わせ、被害者を救済する制度。

【歴史的経緯・倫理・法律上の問題】民事でも刑事でも、古くは結果さえ発生すれば加害者に法的責任を負わせていたが（結果責任主義）、中世から近代になるにつれて、個人の活動の自由を保障するため、行為者の意思と責任が結びつき、故意または過失

がなければ法的責任を負わないという原則が確立していった（刑事では責任主義ないし責任原理、民事では過失責任主義）。ところが、高速度交通機関の発達や、有益ながら危険な設備を持つ企業の活動が増えた結果、とりわけ民事では立証の難しさという点も含めて損害賠償を獲得することが困難になり、過失責任主義に対する批判が起きた。しかし、民法でも過失責任主義が原則になっていることから、むしろ特別法で無過失責任制度を導入した。たとえば、古くは鉱業法や自動車損害賠償保障法があり、最近では製造物責任法（PL法）がある。

医療事故についても、仮に裁判で勝っても訴訟が長引くと被害者救済にならない、訴訟費用が高い、過失の立証が困難などの理由から、ニュージーランドやスウェーデンなどのようにノーフォールトシステムという一種の無過失責任制度を導入している国もある。これは医療事故の被害者にいち早く補償金を提供することによって救済を図ろうとするものであり、わが国にとっても大いに参考になるところである。

【展望】現在の裁判制度では確かに、患者側も医療者側も訴訟の結果に満足しないケースが多いであろう。原則を過失責任主義としつつ、医療事故のような場合には審理のスタイルも変えて、原因解明と被害者救済を優先したノーフォールトシステムのような補償制度を考えていく必要があろう。そのためには、医事紛争に特化した医事審判制度なども模索する必要がある。その方が医療事故防止にとっても効果があるのではなかろうか。もちろん、金銭的な補償だけで被害者救済が終わるわけではない点にも留意する必要がある。なお刑事では、アメリカのような厳格責任という無過失責任制度はあるものの、刑罰が関係するだけに、責任原理を堅持すべきである。　　［甲斐克則］

【参考文献】加藤一郎『不法行為』増補版（有斐閣、1974）。C.ヴィンセント他編『医療事故』（安全学研究会訳、ナカニシヤ出版、1998）。
【関連項目】損害賠償、医療過誤、慰謝料、医療事故、製造物責任法

無危害原則
principle of nonmaleficence（英）

【定義】医療倫理を構成する根本的原則の一つと考えられており、医療者は患者に対して「危害を加えてはならない（non-harm）」ということをその原則とする。この「害を - なさないこと（non-maleficence）」は「善行を行うこと（beneficence）」と一見、同じ意味のように思われるが、後者が積極的行為であるのに対して、「危害を加えない」ということは「行為を差し控えること」である。この間に重要な区別を置くのか、それとも行為論的に行為を差し控えることも行為の一様態と考えるのかどうかによって、倫理上の議論が分かれるところである。

【歴史的経緯】この原則は伝統的に医療の倫理において「まず何よりも、危害を加えることなかれ（primum non nocere）」として表現され、医療者の遵守すべき第一の根本原則とされてきた。この原則は一般的には「ヒポクラテスの誓い」における「いやしくも患者に危害を加えたり、不正を行うために治療することはいたしません」という宣誓と結びついて理解され、バイオエシックスの考えが医療の中に導入されるまで、これを守ることは医療者の当然の義務と考えられてきた。

【倫理上の問題】この無危害原則をめぐってバイオエシックスでは、「生命の神聖さ（SOL）」、すなわち生命価値を絶対的なものと考え、この生命に危害を加えないことを医療の根本原則とする立場と、パーソンとしての人間の生のあり方、すなわち「生

命の質（QOL）」を重視する立場との間で論争が展開されている。無危害原則が問題となる領域としては、直接的には積極的安楽死と人工妊娠中絶の問題がある。「殺すこと（killing）／死ぬに任せること（letting die）」の間に重要な道徳的区別を置くべきかどうかをめぐって、医療の信頼性を支えるものとして無危害原則を重視した上で積極的安楽死を願う患者の自己決定権よりもこれを優先させ、生命に危害を加える行為である積極的安楽死を医療の倫理としては認めない見解を主張する場合の議論の根拠を呈示する。また人工妊娠中絶をめぐっても、無危害原則を優先させて胎児の生命に危害を加えることに反対するか、それとも女性の権利を優先させるかで議論が分かれる。また植物状態の患者など判断能力を失った人の代理判断をめぐって、生命維持処置を「差し控え（withholding）」たり、「停止すること（withdrawing）」の判断、重症欠損新生児の治療の差し控えなどについての議論で、生命がマイナスの価値へと転化してしまっていると判断してよい事例では、延命の処置を取らないことが必ずしも無危害原則と衝突しないと考えることができる。

医療倫理の多くは、1979年「ベルモントレポート」がもとになって以下の四原則として確立されるに至っている。（1）自律性（autonomy）、（2）慈恵（善行・仁恵）（beneficence）、（3）無危害、（4）正義（justice）の四原則である。（3）の無危害原則を（2）の慈恵（善行・仁恵）原則に含めて、危害を加えることを差し控え、悪を避けたり除去したりすること、および積極的に善を増進させる義務として捉えるW.フランケナ（W.Frankena）のような見解もある。しかしビーチャム（T.L.Beauchamp）とチルドレス（J.F.Childress）は、「危害を加えてはならない」を無危害原則として、これを「他者への普遍的義務」とする。それに対して危害の予防・除去のような積極的行為を慈恵（善行・仁恵）原則に入れて、このような善を増進させたり他者を助ける行為は無危害原則よりも緩やかな原則であり、多くの場合、医師であるとか親であるとかの特定の役割に伴う責務に関わるものとする。バイオエシックスの議論として重要なのは、これらの原則の優先順位と相互補完性の議論である。エンゲルハート（H.T.Engelhardt, Jr.）らバイオエシックス理論を最初にリードしてきた生命倫理学者たちは、（1）の自律性原則を重視し、患者の自己決定権を擁護し、自律性を根拠づける相互尊敬の道徳性を通してバイオエシックス理論を構成し、慈恵（善行・仁恵）原則をその補完原則として捉えている。自律性原則を重視すれば患者の人格性に基づいたQOLこそが重要であって、これはSOLを基礎に置く無危害原則と衝突する。この原則間の緊張をいかに解決するかが、医療倫理問題として問われるところである。

【諸分野との関連】無危害原則の根底には「人間の生命に対する絶対的尊重」の観念が横たわっているが、この生命に関する観念そのものがゲノムの解読や遺伝子操作などの進展に伴って大きく変貌しつつある中で、無危害原則は消極的な仕方であっても、生命の選別の問題も含め社会的に差別の存在する現状においてその助長を防ぐという重要な役割を持ち続けていると考えられる。またこの無危害原則を単に人間の生命に限定することなく、生物の生命一般、自然そのものの生命へと展開して、生物や自然の保護・保全の原則と捉える環境倫理学的観点とも接続する。

【展望】医療において無危害原則は医療の信頼性を担保する原則として、今後とも第一の原則としての位置を占め続けるであろ

う。しかし生命の観念の多様化の中で今一度、生命の意味の重要性を問い直す必要性が生まれてきていると考えられる。

[松島哲久]

【参考文献】T.L.ビーチャム／J.F.チルドレス『生命医学倫理』(永安幸正・立木教夫監訳、成文堂、1997)。G.ペンス『医療倫理』全2巻(宮坂道夫・長岡成夫訳、みすず書房、2000～01)。

【関連項目】慈恵(善行・仁恵)原則、自律、バイオエシックス、安楽死、ヒポクラテスの誓い、作為義務

無呼吸症候群 ➡ 睡眠時無呼吸症候群

無作為抽出試験 ➡ RCT；臨床試験

無資格診療 medical practice by unlicensed doctor (英)

【定義】医師免許のない者が行う医業。

【倫理上の問題】医師法第17条は「医師でなければ、医業をなしてはならない」と医師でない者の医業を禁止し(業務独占)、同18条は「医師でなければ、医師またはこれに紛らわしい名称を用いてはならない」と医師の名称の使用を制限している(名称独占)。無資格診療とは、法律的には医師法第17条違反のことを指す。態様としては医師でない者が医業を行った場合と、医師の名称を僭称して医業を行った場合とがあり、医師法第31条にその罰則が定められている。医師の業務独占が憲法第22条の職業選択の自由に反するかどうかについて争われたが、判例・学説とも公共の福祉のために必要であり憲法第22条違反にならないとしている。また医業についても特定多数人に対し継続反復の意思をもって医行為を営むことであり、報酬の有無は関係ないとされ、判例・学説とも争いはない。

[久藤克子]

【関連項目】医師法、医師、歯科医師、富士見病院事件

無精子症 azoospermia (ラ)

【定義】精液の中に精子が含まれていない症候をいう。不妊の原因のうちのかなりの比率を占め、近年増えつつあるともいわれている。睾丸での精子の形成が障害されているためのものと、精路または精管に通過障害があるためのものとがある。精子の形成不全は、各種の感染症、とくに淋病やおたふく風邪(流行性耳下腺炎)によるもののほか、放射線照射や、化学療法剤(とくに制がん剤)の使用、いわゆる環境ホルモンや農薬などの影響によるものが近年注目されている。精路または精管の通過障害は炎症によっても起こるが、鼠径ヘルニアの手術の際に、誤って精路を結紮(けっさつ)したりしたために起こることもある。精路形成術による治療が可能である。

【倫理・法律上の問題】人口増加抑制などの目的で、精路を結紮または切除している国は、今日でもかなりある。女性の卵管を結紮または切除するよりも手術操作としては簡単であるため、この方法が選ばれている。しかし、この手術を受けた者はその後、労働意欲などが阻害されることもあり、人口増加抑制の方法としては、最良のものとはいい難い。放射線関係や放射能同位／元素関係の職場では、睾丸への被曝線量を減らすための防護措置が義務づけられている。かつてはレントゲン照射による去勢が行われたこともあったが、現在では固く禁止されている。

[品川信良]

【関連項目】精子、不妊症、放射線障害、環境ホルモン

無性生殖 asexual reproduction (英), ungeschlechtliche Fortpflanzung (独)

【定義】生殖様式のうち配偶子(卵、精子など)が関与しない様式をいう。その中には、配偶子を形成せずに細胞単位で行う分裂(ゾウリムシ、アメーバなど)と、体の

一部が生殖体となり増殖する出芽（コウボ菌など）と、胞子形成によるもの（シダ類、コケ類など）とがある。無性生殖では、突然変異が起こらない限り、生じる次世代と親の遺伝子セットは理論的に同じになる。一般に高等植物では、基本的には有性生殖であるが、一部の種で無性生殖に近い生殖様式をとる場合もある（タケ、イモなど）。無性生殖はコピーミスが不可逆的に蓄積していくため有害という説がある一方、有害なコピーミスは直ちに排除されるから有利であるという説もある。脊椎動物については自然界では知られていないが、生命工学の進歩によって人工的につくり出されたクローンなどはどちらかといえば無性生殖に分類されるであろう。

【倫理上の問題】植物体の一部を培養して成長したものは、もとの植物体と同じ遺伝子型を持ち、無性生殖に分類され、クローンとも呼ばれる。動物では、核を除いた卵に組織の一部から取った核を移植すると、核を供給した個体と同じ遺伝子を持つことになるので、人工的にクローンをつくることができる。哺乳類では、初めにヒツジで報告され、マウス、ウシでも試みられている。ヒトの卵を用いてヒトクローンをつくることは理論的には可能であるが、現在のところ統一見解として認められていない。

［石藤文彦］

【関連項目】有性生殖、クローン技術、ゲノム

無脳児 ➡ 脳死身体の各種利用

無病息災

【定義】疾病がなく災いから免れていること。「息災延命」もほぼ同義。

【歴史的経緯】無病は文字通り病のないことを意味する。「息災」は仏教用語であり、身の災いを息（と）めることを意味する。密教の修法の一つに「息災法」が伝わっている。平安中期の『宇津保物語』に「この世にあらば息災となれ。亡きものならば、かの世の道ともなれ」と用いられている。このような語義から転じて身に差し障りのない状態をも意味するようになったと見られる。

【倫理上の問題】無病息災は庶民の生活上の理想であると同時に、信仰上の願望でもあった。日本の各地に残る除災信仰は、ほとんどが無病息災を願意としている。しかし現代社会においては、生活習慣病の一般化などによって「無病」自体が困難になってきていることもあり、「一病息災」すなわち疾病を適切に管理しながらそれによって不規則な生活を遠ざけ息災を得ようとする思想が、健康管理の視点から提唱されている。

［瀧澤利行］

【関連項目】健康、病気

ムンテラ

【定義】日本の医療者、とくに医師同士が隠語として用いる言葉。ドイツ語のムント（口頭の）とテラピー（治療）の合成語とされるが、本来のドイツ語ではない。患者・家族に対し、医師が専ら口頭で病気の治療に関して説明し、提案する検査や処方・手術に同意してもらうことを指す。

【倫理上の問題】多くの場合、言葉（口先）で患者・家族を納得させる、丸め込む、ごまかすという意味が暗に含まれる。たとえば、主治医が他の医師や看護師スタッフに対し「患者には、病気は前立腺肥大とムンテラし、家族には前立腺がんの疑いが濃いとムンテラしています」などと使う。また、時には治療の不成功を本人や家族に納得させたり、遺体解剖の許可を家族から得たりする作業もムンテラという。インフォームドコンセントと異なり、一般にムンテラは医師－患者関係がパターナリズムの場合に見られやすいとされるが、わが国の医療現

場では患者の自己決定が十分保証されておらず、両者の間に明確な線引きをすることは容易ではない。　　　　　［村岡潔］

【関連項目】インフォームドコンセント、医師、看護師、患者の権利、自己決定権、知らないでいる権利、パターナリズム、告知

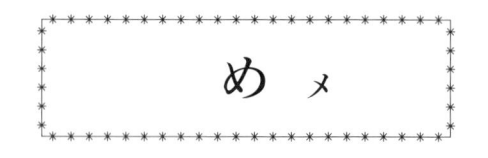

め　メ

▌メス化 ➡ 環境ホルモン

▌**メディアエシックス**　media ethics（英）
【定義】いわゆる「マスメディアの倫理」という意味において、新聞・テレビ・雑誌等のマスメディアが関わる「報道倫理」や「放送倫理」を指すことが多い。
【倫理上の問題】「メディアエシックス」という言葉は、20世紀以降、ラジオやテレビ、そして近年ではとくにインターネット等の情報通信技術の急速な進歩を背景に注目を集めるようになってきた。狭義には「メディア」をいわゆる「マスコミ」と捉え、「マスメディアの倫理」という意味において「報道倫理」や「放送倫理」と捉えることが多い。マスメディアをめぐる問題としては、（1）読者や視聴者に対し興味や購買意欲をかき立てるために過度の宣伝広告を打ち出す「見出し主義」、（2）見出しだけでなく本文や番組内容においても公平・公正・客観的に伝えるのではなく、大袈裟な表現を用いる「センセーショナリズム」、（3）政治家や芸能人等のゴシップを追いかける覗き見的な「スキャンダリズム」等が挙げられるが、それらがいわゆるパパラッチによる過度な取材や、事実を捏造する「やらせ取材」「やらせ番組」の因子となっていることが指摘されている。他にも、性犯罪者および犯罪被害者の「実名報道」をめぐるプライバシーと「報道の自由」の問題など、社会制度として機能しているメディアに関わる法的・倫理的問題は多い。近年、新聞社や放送機関等は独自の「報道倫理」あるいは「放送倫理」に関する倫理綱領やガイドラインを作成している。「放送

倫理」に関して日本国内には、「放送と人権等権利に関する委員会機構（Broadcast and Human Rights／Other Related Rights Organization：BRO）」「放送倫理・番組向上機構（Broadcasting Ethics & Program Improvement Organization：BPO)」という組織がある。
【展望】インターネットの急速な普及に伴い、一般家庭からでも情報の発信者となり得る時代を迎えた今日においては、巨大メディアのみが「メディアエシックス」の対象ではない。一般家庭のホームページやブログ上での何気ない「書き込み」もまた、社会という公共的空間に向けての情報発信である。こうした「メディア」の変容を踏まえた、新しい「情報モラル」のあり方を問い直す「メディアエシックス」が、今後ますます求められてくるであろう。

[板井孝壱郎]

【参考文献】大石泰彦『メディアの法と倫理』（嵯峨野書院、2004）。浅野健一『脳死移植報道の迷走』（創出版、2000）。
【関連項目】応用倫理学、情報倫理、プライバシー

メディカリゼーション ➡ 医療化

メディカルファッション
medical fashion（英）

【定義】特定の時期（時代）あるいは場所（国・地方など）において認められる、医学・医療上の流行現象。
【概要】たとえば、脳死者ドナーから提供された心臓を用いた心臓移植が、日本においてもここ数年来、増えつつある。しかし、ヒトからヒトへの心臓移植は、何らかの人工的な素材によって小型・軽量・精密で安価な人工心臓が開発されるか、あるいは、再生医療技術の応用などによって拒絶反応のない新しい心臓をつくり出すことが可能になるならば、まったく行われなくなるであろう。そういう意味では、ヒトからヒトへの心臓移植は現代の一種のファッション（流行）であって、過渡的な医療に過ぎない可能性がかなり高い。あらゆる医療行為はファッション性を有するといっても過言ではない。心臓移植を行う必要がなくなればドナーの脳死判定にまつわる生命倫理的な問題は議論に値しなくなるであろう。しかも、再生医療技術を応用して新しい心臓をつくり出す場合、胚性幹細胞（ES細胞）を用いるならば新たな倫理的問題を惹起するであろうが、もし患者本人の体細胞から心臓が再生できるならば、拒絶反応はないし倫理的問題も皆無であろう。
【倫理との関連】これらの例から端的にうかがえるように、あらゆる医療行為・医学研究はファッション性を有するといって過言ではない。ある医療行為や医学研究について、倫理的な是非を議論し合っても、その結論が出ないうちに当の医療行為や医学研究そのものが廃れてしまったり大きく変容してしまったりする可能性がある。長期的展望に立った冷静な議論が要請されるゆえんである。

[藤尾均]

【関連項目】移植医療

メメントモリ ➡ デスエデュケーション

免疫　immunity（英），Immunität（独），immunité（仏）

【定義】動物が体内から外来性および内因性の異物を排除し、自己の同一性と恒常性を維持する仕組みのこと。獲得免疫（後天性免疫）と先天性免疫があり、獲得免疫は、抗体産生を伴う体液性免疫と、リンパ球自身が対象を攻撃する細胞性免疫とに分けられる。
【倫理上の問題】生命倫理において免疫が取り上げられるのは、主に移植医療の問題である。まず、臓器移植においては、移植

される臓器はクライエントにとっては外来性の異物であり、免疫が働く対象になる。1960年代に心臓移植が始められたが、当初は免疫による拒絶反応が大きな技術的な障害となっていた。1970年代後半になると免疫抑制剤（シクロスポリンなど）が開発され、移植後の生存率が向上したが、クライエントの継続的な免疫抑制剤の使用による副作用の問題等も出現し、患者のQOLとの関連で臓器移植の是非をめぐる倫理的議論に影響を与えている。また、1998年にヒトES細胞（初期胚を破壊して得られる「胚性幹細胞」）が作製されてからは、ES細胞からの培養組織を移植する際に起こる拒絶反応を回避するために患者自身の体細胞の核移植によるクローン胚の作製が議論されるようになり、免疫反応の存在自体がヒトクローン胚作製を容認するための根拠を提供する形になっている。このような議論は現在、再生医療における体性幹細胞の利用や体細胞の万能細胞化へと発展してきている。このように、免疫は移植医療、再生医療の倫理問題に大きく関わっている。このような議論のあり方は、移植という医療技術を遂行するために免疫反応を抑制するという議論にのみ終始しているように思われる。

【展望】免疫とは本来、動物個体の異物に対する防衛反応であり、また自己の同一性や恒常性を維持するための仕組みである。このことを考慮すれば、免疫の意味と移植医療・再生医療のあり方との関係についても議論されることが、倫理的には重要であると考えられる。　　　　　［大林雅之］

【関連項目】臓器移植、拒絶反応、再生医学、胚性幹細胞（ES細胞）、体性幹細胞（AS細胞）、シクロスポリン

┃┃免疫反応 ➡ 移植免疫

┃┃免疫抑制剤
┃immunosuppressive drug（英）

【定義】同種あるいは異種移植において、移植された臓器・組織・細胞は免疫反応というメカニズムによって拒絶される。この拒絶反応を抑制する薬剤をいう。

【種類】免疫抑制剤はその投与法により2種類に分けられる。その一つは予防薬で連日服用することにより拒絶反応の発生を予防する。代表的なものはシクロスポリン（CyA）、タクロリムス（FK506）、アザチオプリン（AZ）、ミゾリビン、ミコフェノール酸モフェチル、バシリキシマブ、ダクリツマブなどが挙げられる。CyA、FK506はT細胞のインターロイキン-2（IL-2）の産生および遊離を阻止し、拒絶反応を抑制する。臓器移植のみならず骨髄移植におけるGVH反応にも安全かつ有効な薬剤として頻用されている。ミコフェノール酸モフェチルはinosine monophosphate（IMP）の代謝阻害薬で強い免疫作用を有する。2002（平成14）年より日本でも使用開始されたバシリキシマブはIL-2受容体阻害薬で強力な免疫抑制作用を示す。移植後はこれらの薬剤を通常3剤あるいは4剤併用で使用することが多い。近年、バシリキシマブやミコフェノール酸モフェチルを移植に使用するようになり、急性拒絶反応が激減し移植臓器の生着率が飛躍的に改善している。もう一つは併用薬で、急性拒絶反応時に一時的に使用する。抗リンパ球グロブリン（ALG）、OKT-3、ステロイドなどである。ステロイドは大量に一時的に使用する以外に、予防薬として少量を長期使用する。

【倫理上の問題】移植臓器を生着させるためには、多岐にわたる副作用、合併症を起こす薬を一生服用しなければならない。とくに副作用としては、強力な免疫抑制剤を使用することによって、サイトメガロウイ

ルスなどの日和見感染の発症が以前に比べ高率に見られるようになった。また、有効な薬が開発されるにつれて移植適応拡大に伴う提供臓器の不足、マージナルドナーからのグラフトの使用、ヒト以外の動物臓器を用いる異種移植などの問題が派生している。

【展望】免疫抑制剤の進歩は移植成績・長期予後の向上を意味する。副作用がなく、強力な免疫抑制効果を有する薬剤、たとえばリンパ球に特異的にアポトーシスを誘導する薬剤や、免疫寛容状態が誘導できる薬剤の開発が期待される。　　　　　　［磯貝晶子］

【関連項目】移植免疫、拒絶反応、移植医療、シクロスポリン、FK506、死の定義

メンタルヘルス　mental health（英）

【定義】心の健康、精神的健康、あるいは精神保健と訳されるが、その定義は研究者によって様々である。一般的に、狭義のメンタルヘルスは精神障害の予防と治療、すなわち一般人口内の精神障害の発生率を減少させる一次予防、精神障害の早期発見・治療により病的状態にあるものの数を減少させる二次予防、社会復帰活動によって精神障害者の社会復帰を促進する三次予防を指し、これらに一般人の精神健康の保持と増進を加えたものが広義のメンタルヘルスとされる。

【歴史的経緯】メンタルヘルスの歴史は精神障害者の人権回復、処遇改善から始まる。アメリカでは1908年、ビアーズ（C. Beers）が精神病院における自己の体験を述べた自著"A Mind That Found Itself"を通して精神保健の重要性を広く訴え、精神衛生委員会を設立した。これは現在の全国精神健康協会の前身で、今日のアメリカにおけるメンタルヘルス活動の出発点となった。日本においては1902（明治35）年、呉秀三（1865-1932）によって設立された精神病者慈善救済会に始まり、1926（大正15）年に日本精神衛生協会が発足、1953（昭和28）年には日本精神衛生連盟が、1963（昭和38）年には全国精神衛生連絡協議会が設立され、メンタルヘルス活動の形が整えられた。公的な立場からのメンタルヘルス活動は、1950（昭和25）年に制定され1965（昭和40）年に一部改正された精神衛生法、1987（昭和62）年に制定された精神保健法、そして1995（平成7）年に改正された精神保健及び精神障害者福祉に関する法律（精神保健福祉法）に基づいている。

【諸分野との関連】第二次世界大戦後の急速な社会の変化は、職場、家庭、学校にも大きな影響を与え、人びとは様々な場面で強いストレスに晒されることが多くなった。加えて近年、自殺による死亡者が急激に増加し、1998（平成10）年以降、年間3万人を超える状態が続いているなど、こうした社会的問題がメンタルヘルスへの期待を高め、メンタルヘルスの発展に寄与した重要な要因の一つといえる。企業では社員のうつ病、神経症、心身症、職場不適応、さらに最近の過労死が大きな問題となり、メンタルヘルスへの関心が深まってきた。学校ではいじめや不登校の問題を契機にメンタルヘルスへの関心が高まり、スクールカウンセラーなどの導入も検討・実践されるようになった。家庭においても親子間の断絶、家庭内不和、核家族や寝たきり老人など、多くの問題にメンタルヘルスの関与が必要となっている。さらに研究分野では、こうしたストレスの問題と生理学的な反応や脳内機構との関連について興味が持たれている。

【倫理上の問題】精神障害者に対するメンタルヘルスは、上述したように法律に基づいた公的な立場から考えられるようになっている。これに対して精神健康の保持を目指したメンタルヘルス活動については倫理

上、いくつかの問題点が提起されている。たとえば、メンタルヘルスに関する相談を企業あるいは学校内で行った場合、十分にプライバシーが保持されず、周囲より「精神的に不健康である」というレッテルを貼られ、仕事、学業、あるいは生活上で不利益を受ける可能性があることが指摘されている。アメリカでは企業のメンタルヘルスに関して、従来より「従業員支援プログラム（EAP）」という、外部の支援サービス機関を利用しながら、従業員の健康管理をトータルに考えていく制度が定着している。日本においても、メンタルヘルス専門支援チームを編成し、倫理面を十分に考慮した専門的指導、支援を行うためのシステムづくりが始められようとしている。しかし、こうした取り組みはまだ一部に過ぎず、多くの企業や学校では依然として上述したような倫理的問題が解決されるに至っていないため、実効のあるメンタルヘルス活動が十分に展開されているとはいえないのが現状である。

【展望】今後も様々な領域でメンタルヘルスへの関心が高まると思われるが、それに伴い、現在は精神医学・心身医学・心理学・生理学・社会科学など、それぞれ個々の分野で行われているメンタルヘルスの評価やアプローチが一つの学問分野として体系化され、定着することが望まれる。

［岡村仁］

【参考文献】上里一郎他監修『メンタルヘルス事典』（同朋舎、2000）。

【関連項目】精神障害（者）、精神保健福祉法、プライバシー、カウンセリング、燃え尽き症候群

┃メンデルの法則 ➡ 遺伝

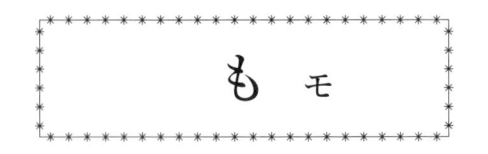

モ

┃盲学校 ➡ 特別支援学校

┃妄想

delusion（英），Wahn（独），délire（仏）
【定義】思考内容の障害で、主として自分に結びついた病的な誤った確信とされる。その内容は主に自分自身に関連した事実無根なものであるにもかかわらず、主観的な確信は揺るがず、訂正不能である。

【分類、倫理上の問題】フランスでは意識障害や精神障害一般もdélireと呼ばれるため、妄想を区別する際には妄想観念（妄想念慮）idée délirante（仏）が用いられることがある。ドイツ語においてはWahnideeとWahnは精神病理学的に同義語であるが、ヤスパース（Karl Theodor Jaspers 1883-1969）によれば、Wahnideeは（1）客観的根拠のない確信があり、（2）経験や推測に影響されず、（3）事実無根の内容であり、Wahnを構成している一つひとつの誤った考えであるとされる。

妄想は発生から一次妄想と二次妄想に大別される。一次妄想はその発生が比較的急速で、心理学的に了解不可能なものであり、ヤスパースのいう真性（真正）妄想（echter Wahn）である。二次妄想はその発生が患者の心理状態や、ある一定の性格者の環境への反応として心理学的に了解可能であり、ヤスパースの妄想様観念（wahnhafte Idee）、シュナイダー（Kurt Schneider 1887-1967）の妄想様反応がそれにあたる。真性妄想はそれ以上は心理学的に遡れず、何らかの病的過程から生じ、英語圏では自生妄想（autochthonous delusion）とも呼ばれる。真性妄想は統合

失調症に特有と考えられ、妄想気分、妄想知覚、妄想着想に分けられる。

　妄想を有する患者では、その確信のために身体的に重篤な状態になっても必要な治療を拒否することがあるため、インフォームドコンセントの原則からは身体疾患の治療が困難となることがある。同様に、治療者や薬剤を対象とした妄想を持つ患者では服薬の同意が得られず、精神疾患治療が困難となることもある。妄想を有する患者では自己決定権との関連もあり、個々の病状に応じた検討が必要とされる。また、上述のように妄想を捉える上で中核的な要素である「了解性」が客観的には定義し難い側面を持つという点も、問題を複雑にする。

【展望】 妄想については様々な学説があるが、いずれにおいても病因と経過において性格、生活環境、人間関係の関連が指摘されることが多く、妄想以外の諸症状の改善を図りつつ、これらについて詳細に検討する必要がある。　　　　　　　　　[武内克也]

【参考文献】 濱田秀伯『精神症候学』（弘文堂、1994）。関根義夫「妄想」（『精神医学レビュー』No.5、ライフサイエンス、1992）。

燃え尽き症候群
burnout syndrome（英）

【定義】 1970年代半ばに、アメリカの精神分析医フルーデンバーガー（H.J. Freudenberger）が提唱した用語であり、「献身的・奉仕的業務に従事しながら、期待した報酬が得られなかった結果生じる疲労感、あるいは欲求不満」を主とする病態。精神医学的には、広義のうつ病に含まれる。身体的・心理的疲弊状態のために様々な変調をきたし、職業的不適応に陥ることが多い。狭義の燃え尽きは、人を援助する過程で心的エネルギーが絶えず過度に要求された結果生じるものであり、保健医療分野や教育分野などの対人専門職に特有の現象として認められている。

【倫理上の問題】 燃え尽き症候群は本来、保健医療用語であるが、その成因や病態は身体的・心理的観点だけでなく、文化社会的観点からも幅広く捉える必要がある。すなわち、個人の性格・体質や病理性に帰結する疾患単位ではなく、現代社会における対人関係のあり方の歪みの一態様として捉えられなければならない。さらに、それは個人対個人の関係性や関与技術の問題にとどまらず、対人援助業務に対する社会的認識や経済的保障システムのあり方とも関係した社会問題として位置づけられる病理現象でもある。

【展望】 現代社会における産業構造の変容や勤労者の自殺増加などの時代状況の中で、本症候群は単に産業メンタルヘルスの問題としてだけではなく、社会心理学や医療人類学など学際的な研究と行政の施策の対象としても今後、よりいっそう重要課題となってくるものと思われる。　　[中島一憲]

【参考文献】 宗像恒次他『燃えつき症候群』（金剛出版、1988）。H.J.Freudenberger,'Staff burnout'（"Journal of Social Issues" 30, 1974）.

【関連項目】 精神障害（者）、メンタルヘルス

目的論　teleology（英）

【定義】 すべての事物は自らに固有の目的を目指して生成変化し、またその存在は世界の究極的な目的によって秩序づけられているとする考え方。言い換えれば、すべての事物の構造と運動はその最終的な状態、すなわち目的に依拠することなしには説明できないとする考え方。

【歴史的経緯】 アリストテレス（Aristotle B.C.384-322）の質料形相論（hylomorphism）によれば、すべての事物は質料と形相から成るが、それらの生成変化はそれ自体に内在する目的（形相）を実現するためのプロセスとして理解される。通俗的に

いうなら、「睡眠薬には人を眠らせる力がある」という類の説明である。したがって、目的論的説明には因果関係を転倒させて、先に起こったことを後で起こることによって説明するに過ぎないという批判がある。

アリストテレスの自然学は運動の原因を問うのに対して、近代科学は運動の変化の原因を問う。慣性原理によれば、運動あるいは静止の原因を問うことは意味をなさない。目的論は自然観としては近代科学の成立によってその存立の基盤を失った。また歴史観としては、終末論などの宗教的世界観に顕著であるが、前世紀末までは史的唯物論という形態でそれ相応の説得力を有していた。雨は植物を生長させるために降り、この世は神の摂理が実現される過程である、という類の目的論は取るに足らない。しかし、人間の行為を行為者自身の意図や目的を参照せずに説明し理解することはできない。また、進化の過程も、生命体の環境適応による自己保存という目的なしには理解できないであろう。

【倫理上の問題】確かに、進化の全過程に究極的な終点を見出すのは単なる思弁に過ぎない。他方、急進的なリバタリアンは、人間の自由な実践の領域に唯一認めることのできる原則は「自律原則」と「他者危害原則」に限定されるべきであると主張する。この立場は、人類の歴史にいかなる理想も設定すべきではないという価値多元論の表明として理解されている。しかし同時に、それは人類の未来を自由市場のメカニズムに委ねる蒙昧主義の表明と見ることも可能である。　　　　　　　　　　[坂井昭宏]

【参考文献】アリストテレス『自然学』（出隆・岩崎允胤訳、岩波書店、1968）。T.クーン『科学革命の構造』（中山茂訳、みすず書房、1971）。H.ヨナス『責任という原理』（加藤尚武監訳、東信堂、2000）。

【関連項目】自律、無危害原則、機械論

モラルハザード　moral hazard（英）

【定義】事故や損失の発生の可能性に影響する危険事情であるハザードのうち、故意に引き起こされたもの。道徳的ハザードともいう。不注意、無関心、士気の低下、風紀の乱れ等によって引き起こされた風紀的ハザード（morale hazard）と、物または人の物理的・身体的性質や状態によって引き起こされた物理的ハザード（physical hazard）とに区別して用いられる。風紀的ハザードをも含む広い意味で、モラルハザードという言葉が用いられる場合もある。

【倫理上の問題】医療に関わるモラルハザードの例として、自己負担が軽い医療保険の加入者が不必要な医療サービスを受けたり、医療保険の給付をあてにして過度の飲酒や喫煙といった健康を損なう恐れのある生活習慣を続けたりすること、医師が必要以上に多くの薬剤を患者に投与して診療報酬を増やそうとすること等が考えられる。これらの例で、医療保険は当事者が医療費を浪費する誘因となり、結果として保険がない場合より多くの社会的損失がもたらされることになる。

【展望】予測されるリスクをほぼ完全に担保する制度は、モラルハザードを誘発し、かえって事故や損失を増加させる恐れがある。モラルハザードを誘発し難い制度設計が必要である。　　　　　　　　　　[水野俊誠]

【関連項目】医療保険、医療経済学、倫理

森永ヒ素ミルク事件
case of arsenic-tainted milk produced by Morinaga Company（英）

【概要】1955（昭和30）年の春から夏にかけて、主に西日本一帯でヒ素の混入した粉ミルクを飲用した乳幼児に多数の死者・中毒患者を出した事件。森永乳業徳島工場における粉ミルクの製造工程で、乳質安定剤として使用された第二燐酸ソーダに不純物

のヒ素が含まれていたことによる。
【倫理上の問題】食（食品添加物）の安全性が問われた第1号の事件である。被害児の数は、1956（昭和31）年6月9日の厚生省（当時）発表によると1万2131名、そのうち、明らかにヒ素中毒によると認められた死亡者は130名という、世界でも例のない大規模な乳児の集団中毒事件であった。1950年代末にいったん収束に向かうかに思われたこの事件は、1968（昭和43）年の大阪大学丸山博教授（当時）らによる調査で後遺症の存在が指摘され、再び大きな問題となった。刑事裁判は1973（昭和48）年まで続き、森永側の責任を認めた。1974（昭和49）年、被害者・厚生省（当時）・森永乳業の三者の合意を基盤に全被害者の救済を図るため「ひかり協会」が設立され、その活動は現在も続いている。　　　［杉岡良彦］

【関連項目】食品添加物

モルヒネ ➡ 強オピオイド鎮静剤

問診　inquiry（英）

【定義】医療者が患者の病状を判断するために行う情報収集を総称して「診察」というが、この中で主に言語的コミュニケーションをもとに患者（もしくはその保護者）から情報を得ることを「問診」という。詳細な問診は、時に診断を極めて容易にする。問診によって得られる情報としては主訴（主な症状の訴え）、現病歴（病状の起始経過）、既往歴（過去の病気や怪我）、服薬治療歴（現在および過去に使用した薬剤や治療）、アレルギー歴（薬剤、食品、環境）、家族歴（家族の病歴）、生活歴（生活習慣）、成育歴（成長および発達）、妊娠出産歴（女性のみ）、職業歴など多岐にわたるが、通常は他の診察法と組み合わせて必要に応じて情報を得る。

　問診はまた、医療者と患者の信頼関係を築くコミュニケーションそのものとしての側面も併せ持つ。精神医学的面接においては問診は「関与しながらの観察」〔H.S.サリヴァン『精神医学的面接』〕の第一歩であり、質問に対する答えというコミュニケーションの展開そのものが観察対象となる。
【倫理上の問題】問診はその性格上、時に患者のプライバシーにこと細かに立ち入った質問を行うことになるため、守秘義務（個人情報の保護）の保証は守られるべき大前提である。また、不用意な暴言や不必要な質問は患者に不快感を与え、患者との良好な治療関係を破壊するものともなる。
【展望】旧来のパターナリズム的な医師－患者関係は現代においては変容を余儀なくされており、インフォームドコンセント重視、QOL尊重、患者の自己決定権の確立といった流れが主流となりつつある。種々の科学的検査が診断の主流となりつつあるとしても、問診をはじめとした診察における言語的コミュニケーションはますます重要なものとなっている。外科医である土屋繁裕による「ドクターハラスメント」なる造語の流布はその象徴といえよう。

［高橋英男］

【参考文献】H.S.サリヴァン『精神医学的面接』（中井久夫訳、みすず書房、1986）。土屋繁裕『ドクターハラスメント』（扶桑社、2002）。
【関連項目】診察、診療

モントリオール議定書
Montreal Protocol on Substances that Deplete the Ozone Layer（英）

【定義・概要】正式名称は「オゾン層を破壊する物質に関するモントリオール議定書」。1987年に採択、1989年1月1日に発効され、その後、規制強化のために幾度か追加改正されている。同議定書は、1985年に採択された「オゾン層の保護に関するウィーン条約」で検討事項とされた内容に基

づく。目的は、オゾン層破壊の原因とされる特定の人造物質の生産量と消費量を段階的に削減すること。規制の対象は当初、フロン5種類、ハロン3種類など。日本政府は1988（昭和63）年9月、ウィーン条約およびモントリオール議定書に加入し、それらに定められた国際的約束を的確に実施するための国内法「特定物質の規制等によるオゾン層の保護に関する法律」（オゾン層保護法）を1988年に制定した。

【歴史的経緯】1974年、カリフォルニア大学のローランド（Frank Sherwood Rowland 1927-）およびモリーナ（José Mario Molina 1943-）が、人造物質フロン（CFC）によってオゾン層が破壊されているとする研究結果を発表した。1977年、UNEP（国連環境計画）による研究が始まるとともに、北欧諸国などがオゾン層保護に乗り出した。1985年、「ウィーン条約」が制定され、同年末には南極上空のオゾン量が極端に減少して出来るオゾンホールの現象が観測された。2年後の1987年、8種類の物質の生産量削減を取り決めたモントリオール議定書が採択された。その後、対象物質が追加されて規制が強化されている。

【倫理上の問題】同議定書は締約国193カ国（2008年現在）の間でしか有効でない。また、フロンに代わる物質の開発が不十分なためフロンの完全撤廃は困難な状況にある。なお、同議定書が厳格に遵守されれば、自由貿易を定めたWTO（世界貿易機関）のルールに抵触する恐れもある。

【展望】地球レベルで環境悪化の認識が強まるにつれて、同議定書の対象となる規制物質の数が増加する一方、開発途上国への迅速な技術移転が不可欠となろう。

［岩月伸人］

【参考文献】進藤雄介『地球環境問題とは何か』（時事通信社、2000）。田畑茂二郎・高林秀雄編『ベーシック条約集』（東信堂、1997）。環境庁地球環境部編『地球環境キーワード事典』（中央法規、1997）。

【関連項目】ウィーン条約、オゾンホール、開発途上国

文部科学省
Ministry of Education, Culture, Sports, Science and Technology（英）

【概要】文部科学省は2001（平成13）年の省庁再編によって従来の文部省と科学技術庁を統合して設けられた国の行政機関である。その根拠法である文部科学省設置法によると、「教育の振興及び生涯学習の推進を中核とした豊かな人間性を備えた創造的な人材の育成、学術、スポーツ及び文化の振興並びに科学技術の総合的な振興を図るとともに、宗教に関する行政事務を適切に行うこと」が任務として掲げられており（第3条）、全97項目が所掌事務として示されている（第4条）。これは従前の文部省と科学技術庁の所掌事務をほぼ引き継いだものである。現在、本省には大臣官房と国際統括官、および初等中等教育局、科学技術・学術政策局など7局が、また外局として文化庁が設けられている。また統合前にそれぞれの省庁に置かれていた数多くの審議会も、省庁再編後は中央教育審議会、科学技術・学術審議会、文化審議会といった大きな審議会を残し、そのほかはこれらの分科会などに整理統合された。

【歴史的背景】教育行政を掌る機関としての文部（科学）省の歴史は1871（明治4）年まで遡る。内閣制度が創設された1885（明治18）年には森有礼（1847-89）が初代文部大臣として就任した。戦前の文部省は中央集権的な教育行政に終始したといえる。教育事務はたとえ小学校の設置であっても戦前は国の事務であり、それを市町村に委任させるという形式をとっていた。そのため文部省は戦後改革期には画一主義の

温床と見なされ、大幅な権限の縮小や地方団体への委譲を前提とした改革が加えられたが、結局、講和後には指導行政という形で実質的な権限が付与されることになった。なお、文化庁は1968（昭和43）年に文部省文化局と文化財保護委員会を統合して創設されたものであり、旧科学技術庁は1956（昭和31）年に総理府（現内閣府）の外局として創設されたものである。近年の、教育機関等の中央政府の監督からの独立や分権化といった動向からは、再度集権的な施策が改められているように見受けられる。国立博物館の独立行政法人化や国立大学の法人化などはその一例である。しかし教育政策や科学技術政策は国家的観点から捉えるべき事項も少なくない。単純に中央政府の統制の強弱だけで文部科学行政を評価することは難しくなってきたといえる。

【生命倫理と文科省】省庁再編によって文科省は教育行政と科学技術行政とを総合的に施策することが可能になった。高等教育局の所管である大学は、教育機関であると同時に学術研究の場でもあるため、教育行政と学術行政が一体化されたことによる影響は少なくない。とりわけ生命倫理を考える時、旧来の科学技術庁のライフサイエンス課が教育行政機関でもある文科省の研究振興局の課として配置され「ライフサイエンスに関する研究開発に関する」こと、「生命倫理に係るものに関する」ことを所掌することになり、省レベルで生命科学研究と生命倫理の問題を一元化することができた意味は大きいといえよう（文部科学省組織令第68条第6項）。しかし、かつて科学技術庁が所管していた科学技術会議が内閣府直轄の総合科学技術会議に再編され、その下には生命倫理専門調査会が設置されている一方で、文科省設置に伴い旧科技庁所管の各種審議会は科学技術・学術審議会に統合され、その下にも生命倫理・安全部会が設けられることになった。さらに旧厚生省（厚生労働省）も従来から厚生科学審議会の下で医療と生命倫理の問題を議論しており、全体的な「生命倫理政策」はかえって拡散してしまったという見方もできる。ちなみに、文部科学省の外局である文化庁には宗教法人行政を所掌する文化部宗務課があるが、ここは生命倫理の問題には関与していない。文科省は、「生命の倫理」ではなく、もっぱら科学技術行政という立場から「生命科学の倫理」に関わっているといえよう。

〔大谷奨〕

【関連項目】ライフサイエンス、生命科学、生命倫理

ヤ

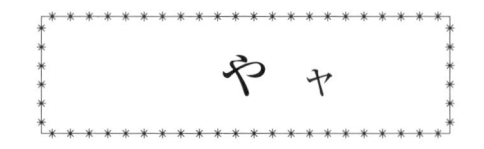

薬害　pharmaceutical disease（英）

【概念】医薬品によって引き起こされる、容認することのできない健康被害。薬害が起こる背景には、医薬品が健康被害を引き起こす可能性があるという情報が軽視されたり無視されたりすることによって、その医薬品が継続して使用されることが、重大な要因としてある。すなわち薬害は、本来ならば避けることができる人災といえる。

【倫理・法・社会上の問題】これまで、睡眠薬サリドマイド剤によって四肢ならびに内臓などの先天性障害児が多発したサリドマイド薬害、胃腸薬キノホルムによって引き起こされた亜急性脊髄視神経症（SMON）、すなわち知覚障害や歩行障害から始まり最終的には視覚障害に至るスモン、また、輸入非加熱血液製剤の使用によって血友病患者がヒト免疫不全ウイルス（HIV）に感染しエイズを発症した薬害エイズなど、多くの薬害が起こった。薬害は何らかの疾病を持つ患者に投与された医薬品によって起こるので、もともとの疾病による障害に新たな障害が加わることになる。さらに健康被害以外の問題も生じることが多い。たとえばサリドマイド薬害では、直接の健康被害者は先天性障害児であるが、障害児を産んだ母親の精神的苦痛には計り知れないものがある。薬害エイズでは、エイズが感染症であるために薬害エイズの被害者が新たな感染源となり、二次、三次の薬害エイズの被害者が生じた。薬害は未然に防止されるべき人災であり、これまで薬害が起こるたびに様々な対策がとられてきたが、未だ不十分としかいえない状態である。

【展望】薬害を防止するためには、製薬企業、行政ならびに医療・研究・教育機関において、国民の生命と健康を第一優先とする新たな連携関係が構築されなければならない。まず、製薬企業や研究機関は、新たな医薬品の開発に際し、その医薬品が有効かつ安全なものであるということを証明しなければならない。そのために行われる様々な試験に関する情報はすべて開示すべきである。行政は新薬の承認に関して、客観的で信頼できる制度を確立しなければならない。医療機関ではその医薬品に関する正しい知識を持ち、かつ患者一人ひとりの状況に応じて正しく使用しなければならない。その上で、医薬品の有効性や副作用に関する情報が患者やすべての医療機関、行政ならびに製薬企業に素早く伝えられるネットワークが作られるべきである。その情報に基づいた医薬品の見直しが迅速に行われるならば、新たな薬害は未然に防止できるであろう。

［橋爪裕子］

【関連項目】エイズ、薬害エイズ、GCP、臨床試験、スモン

薬害エイズ

【定義】血友病患者の治療に用いられた輸入非加熱濃縮血液製剤によって引き起こされた、ヒト免疫不全ウイルス（HIV）感染被害。HIVは後天性免疫不全症候群、いわゆるエイズを発症させる。日本では、全血友病患者の約4割に当たる1800人がHIVに感染し、うち約500人がエイズを発症して既に死亡したといわれる。

【倫理上の問題】輸入非加熱濃縮血液製剤は数千人の血液を原料として加熱処理しないでつくられた濃縮製剤であり、早くからHIV感染の危険性が指摘されていた。厚生省（当時）もエイズ研究班や血液製剤問題小委員会を設置し、血液製剤の安全性について検討していた。もし国や製薬企業が非

加熱濃縮血液製剤の危険性を早期に認めて使用を禁止し、国内の数人の血液からつくるクリオ製剤、あるいは加熱製剤に切り替えるなどの対策を早期にとっていれば、HIV感染はこれほど拡大しなかった可能性が高い。したがって、HIV感染の危険性を警告しなかった血友病専門医、非加熱濃縮血液製剤を輸入し販売を続けた製薬企業、さらにこれを指導しなかった厚生省（当時）の責任が強く問われている。　　　［橋爪裕子］

【関連項目】薬害、エイズ、血液製剤、血友病

▌薬学　pharmacy, pharmaceutics（英）

【定義】人の疾患の予防と治療に有用な薬の開発と製造を目指した研究、医薬品の適正使用のために薬と生体との相互作用を解明する研究、環境化学物質などの生体への影響に関する研究、環境衛生に関する研究などを通じて、人類の健康、福祉、衛生および健全な社会環境の保全に貢献することを目的とする学問。薬学教育は、薬剤師として医療、保健衛生、医薬品の臨床開発で活躍する人材、あるいは製薬企業等で医薬品の創製・開発で活躍する人材の養成を主な目的として行われている。

【倫理上の問題】1992（平成4）年の医療法改正および1997（平成9）年の薬剤師法改正により、医療従事者としての薬剤師の職能が大きく変化してきた。薬剤師は医薬品の専門家として患者の疾病予防、治療および機能回復に良質で適切な医療を提供することが義務づけられている。医療チームの一員としての薬剤師の役割が増大するにつれ、薬剤師が患者の個人情報に接する機会が増加してきている。したがって、薬学における「薬および薬剤師の倫理」に関する研究と教育の重要性が増している。しかし医学部と異なり、薬学部の教員はほとんどが医療業務に携わることがなく、医療の現場に即した「薬と薬剤師の倫理」に関する研究と教育が困難であるのが現状である。

【展望】2006（平成18）年度から薬学部における薬剤師養成課程の年限が4年から6年に延長された。学生は在学中に、病院および保険調剤薬局における長期間の実務実習を履修することが義務づけられた。また、薬剤師養成課程の専任教員の6分の1は5年間以上の薬剤師としての実務経験者であることが義務づけられた。薬学部の教員はほとんどが医療業務に携わらない状況は変わらないが、薬学における「薬および薬剤師の倫理」に関する研究と教育に携わる教員の数が次第に増加し、その比重が増すことは確実であろう。　　　［倉石泰］

【参考文献】奥田潤・川村和美『薬剤師とくすりと倫理』改訂5版（じほう、2004）。

【関連項目】薬、医薬品、薬剤、薬剤師

▌薬剤　pharmacy（英）

【定義】薬理活性を発現する化学物質を薬（くすり）あるいは薬物と呼び、薬が薬効を最大に発揮できるように薬物の性状や形態を調整したものが薬剤である。市販の医薬品は、生体に投与され吸収される前は薬剤であるが、吸収および薬理作用、排泄に関わるのは薬物である。

【倫理上の問題】薬剤の臨床上の問題は「医薬品」のそれとほぼ同じである。ところで、新しい成分の新薬および新たに工夫した製剤は、認可されるために臨床試験で有効性や安全性を証明することが求められる。この先発医薬品は製造権利が一定期間保護されるが、特許が切れると後発医薬品が作られる。後発医薬品は低価格のため医療費の削減に重要な役割を果たしているが、先発医薬品と同じ剤形、量であれば臨床試験は不要で、成分量と安定性などの製剤試験で認可される。したがって、賦形剤などの添加物のデータおよび市販後調査などが不十分なことがあり、健康被害を生じたり

して、医薬品として倫理上問題となる可能性がある。　　　　　　　　　　〔倉石泰〕
【関連項目】薬、医薬品、臨床試験、治験、医薬品等の製造管理及び品質管理規則（GMP）

薬剤師　pharmacist, pharmaceutist（英）, Apotheker, Pharmazeut（独）, pharmacien, apothicaire（仏）

【定義】薬剤師とは、調剤、医薬品の供給、その他薬事衛生を司ることによって、公衆衛生の向上及び増進に寄与し、もって国民の健康な生活を確保することを業務・任務とするもので、薬剤師国家試験に合格し、厚生労働大臣から薬剤師免許証を交付された者である（薬剤師法第1～3条、第7条）。

【歴史的経緯】1985（昭和60）年の第一次改正医療法により、薬剤師の任務が新たに医療法に組み込まれたことにより、薬剤師の職務行為そのものが直接医療に関わっているとの考えが法的に確定し、続く1992（平成4）年の第二次改正医療法によって薬剤師が初めて法的に、医師、歯科医師、看護婦（現看護師）などと並んで「医療の担い手」と明記された。1997（平成9）年の第三次改正医療法では、インフォームドコンセントが初めて導入された。また、在宅医療の関係から、ケアマネージャーの対象職種として薬剤師が認められた。2004（平成16）年の学校教育法の改定（学校教育法第55条）に伴って薬学の修業年限が6年となったため、薬剤師国家試験受験資格も薬学の正規の過程を修めて卒業した者（薬剤師法第15条）に改められた。現在、医療制度改正に向け、薬剤師の役割と薬局の機能の位置づけを明確にする検討がなされている。

【倫理上の問題・展望】日本薬剤師会は、1968（昭和43）年に調剤業務的倫理の色濃い10項目から成る「薬剤師倫理規定」を定めたが、1973（昭和48）年に3項目の「薬剤師綱領」を追加し、先の規定と併せて薬剤師倫理規範としてきた。しかし、近年の高度医療社会の到来とともに、薬剤師に期待される役割が大きく変化したことを踏まえて、同会は1997（平成9）年、前文と10カ条の本文から成る新「薬剤師倫理規定」を定め、薬剤師一人ひとりが職能倫理の自覚と義務の実行を国民に対して宣誓していると同時に、薬剤師業務の遂行には医療の一員としての新たな倫理観、すなわち「薬（ヤク）の倫理」が必要であることを述べている。　　　　　　　　　　〔藤田芳一〕
【関連項目】薬剤師法、薬、薬局、医療、ファーマシューティカルケア

薬剤師法

【概要】薬剤師の資格および職能を定義した法律。1960（昭和35）年制定。その第1条に薬剤師任務として「薬剤師は、調剤、医薬品の供給その他薬事衛生をつかさどることによって、公衆衛生の向上及び増進に寄与し、もって国民の健康な生活を確保するものとする」と記されている。この中で、薬剤師のみが業として行えるのは調剤業務である。しかし、直接生命および健康に影響を与える医薬品の供給や薬事衛生業務も、国民の健康的生活を確保するため非常に重要であり、法の中で薬剤師の職能を期待しているものである。

【倫理上の問題】調剤とは、「特定の人または飼育動物の特定の疾病に対する薬剤を調製すること」と定義される。調剤という行為は、医師の処方について化学的・薬学的・医学的・法的な見地から検討を加え、疑問を差し挟む余地がないことを確認した後、調合作業を開始するという一連の行為にほかならず、決して粉薬を天秤で量ったり錠剤の数を数えることだけをもって調剤というわけではない。したがって現在では、処方せんの受付に始まる処方内容の確認か

ら投薬時の服薬指導までをも含めて調剤と考える。薬剤師には、とくに以上の点に関する倫理的自覚が常に求められる。

［松原和夫］

【関連項目】薬剤師、処方せん

薬剤師倫理規定

code of ethics for pharmacists（英）, code de déontologie des pharmaciens（仏）, Ethische Grundsätze für Apothekerinnen und Apotheker（独）

【定義】薬剤師の行動を禁止または奨励する規定。薬剤師の心がけに関する項目を含む。薬剤師法や薬事法などの薬事関係法規は、薬剤師が従うべき最低限の基準である。これに対し薬剤師倫理規定は、薬剤師が人びとから信頼され、医療の向上や公共の福祉に貢献し、薬剤師としての社会的責務を全うするため、法令に加えて遵守することが求められる道徳的規範である。

【概要・倫理上の問題】わが国の薬剤師倫理規定は、1968（昭和43）年8月に日本薬剤師会によって最初に制定された。この倫理規定は、薬剤師の調剤業務の適正化と医薬分業の推進を意識したものであったが、その後、薬や医療を取り巻く環境の大きな変化と、それに伴う薬剤師業務の多様化、そして患者を中心とする医療の重視が進んだことから、日本薬剤師会は1996（平成8）年から倫理規定の改訂に取りかかり、1997（平成9）年10月に現行の薬剤師倫理規定を制定した。現行規定には、新たに生命の尊重と個人の尊厳が謳われたほか、患者の利益のために職能の最善を尽くすことや地域医療への貢献などが明示されている。アメリカでは、1994（平成6）年にアメリカ薬剤師会（APhA）が制定した薬剤師倫理規定が現行規定となっている。この倫理規定は薬剤師に、倫理的責務と美徳に基づいて、患者や医療従事者そして社会と連携していくこと求めており、薬剤師は患者に対し信頼に基づく誓約関係にあること、患者の自立と尊厳を尊重すること、患者への気遣いと思いやりをもって患者の利益を増進することなど、薬剤師活動の8項目の原則を示している。アメリカの薬剤師倫理規定は、国際薬剤師・薬学連合（FIP）による薬剤師倫理規定の改訂に大きな影響を与えた。FIPは1997（平成9）年に、薬剤師の役割の急激な変化を受け、薬剤師責務の基本原則を確認する目的で薬剤師倫理規定の全面的な改訂を行った。この倫理規定には、治療法選択の自由や個人情報の保護といった患者の権利を尊重することが明示されている。さらにFIPは2004（平成16）年に、倫理規定全体の整理と、患者の宗教・信条的相違の容認ならびに科学的根拠に基づく薬剤師業務に関する加筆を行い、薬剤師が果たすべき14項目の義務を明示した新しい薬剤師倫理規定を制定し採択している。FIPは各国の薬剤師関連団体に、この新しい薬剤師倫理規定に沿った倫理規定を制定するように求めている。

【展望】患者の尊厳と権利の尊重が世界標準になりつつある。しかし、わが国の薬剤師倫理規定には、患者の尊厳と権利の尊重に関する記述がほとんど見られない。わが国においても、FIPの薬剤師倫理規定に沿った倫理規定を迅速に制定することが望まれる。→巻末参考資料8

［合葉哲也］

【参考文献およびURL】R.M.ヴィーチ／A.ハダッド『薬剤師のための倫理―ケーススタディーを中心に』（渡辺義嗣訳、南山堂、2001）."American Society of Health-System Pharmacists Website"（http://ashp.com）.

【関連項目】薬剤師、薬剤師法、薬事法、国際薬剤師・薬学連合（FIP）

薬剤耐性 ➡ 耐性菌

薬事審議会

【概要】薬事法で定められた医薬品、医薬部外品、化粧品および医療用具の安全性を確保するために、かつて旧厚生省に中央薬事審議会が設置された。この中央薬事審議会は、各省庁の統廃合に伴い2001（平成13）年1月6日より厚生労働省薬事・食品衛生審議会という名称に変わり、薬事のみならず、食品、化学物質、家庭用品の規制などについても審議されることになった。薬事に関しては、医薬品等の安全対策、医療施設における院内感染の防止対策などの医療の安全対策のほか、血液事業、毒物・劇物の取り締まり、麻薬・覚醒剤対策についても審議が行われている。

【倫理上の問題】新薬開発の最終段階で、ヒトでの有効性と安全性などを確かめるために医薬品の臨床試験（いわゆる治験）が行われる。薬事審議会ではそのデータに基づいて新薬の審査がなされ、承認されるかどうかが決定されていた。また、臨床試験が倫理的かつ科学的で信頼性の高いものとなるために、治験実施基準（GCP）が設定され、1990（平成2）年から実施されていた。しかし薬事審議会の委員が臨床試験にも関わっている場合もあり、新薬の審査・承認に何らかの影響を与えた可能性が指摘されていた。そこで薬事審議会は新しいGCPを作成し、これに基づいて1998（平成10）年4月より新GCPが施行されている。

［橋爪裕子］

【関連項目】薬事法、GCP、臨床試験

薬事法　Drugs, Cosmetics and Medical Instruments Act（英）

【概要】医薬品等の品質・有効性・安全性の確保等に関して規定した法律。1960（昭和35）年公布、翌年施行。以後たびたび改正。その目的は「医薬品、医薬部外品、化粧品及び医療用具の品質、有効性及び安全性の確保のために必要な規制を行うとともに、（中略）保健衛生の向上を図ること」（第1条）にある。

【倫理上の問題】本法に基づき、新薬の審査と承認、新薬副作用被害の調査、新薬発売直後の再評価等がなされ、さらに、過去に承認された医薬品等についても、最新の知見に基づき再評価等がなされる。審査・承認等のための公的機関として独立行政法人医薬品医療機器総合機構がある。2009（平成21）年施行の改正薬事法では、医薬品販売の規制緩和がなされ、コンビニなどでも風邪薬や解熱・鎮痛剤など一般医薬品の一部が販売できるようになったが、安全性の観点から規制緩和を危ぶむ声も一部にはある。

［藤尾均］

薬（やく）の倫理　Pharmacoethics（英）

【定義】薬業・薬剤師業を律する道徳上の責務。狭義には、調剤、製剤、処方、薬物療法、医薬品開発および販売に専門職として携わる薬剤師・薬種業者を対象としたものであるが、人びとの健康の維持増進と生活の質（QOL）の向上に資するもの、たとえば栄養補助食品や特定保健食品までを薬に含め、これを扱う人びとまでを律する倫理規範として論じられる場合もある。

【歴史的経緯・倫理上の問題】薬は生命と健康を守るものであることから、その有効性と安全性には古くから注意が払われてきた。ヨーロッパでは、薬の性状・作用・使用法に加え、薬の純度・品質を規定する「薬局方」が16世紀中頃には既に制定されていた。わが国でもこの頃、江戸幕府の成立による社会の安定化や、富山の売薬に代表される薬種業者の活躍もあって、漢方薬や民間薬が広く庶民生活へ浸透し始めている。当時、わが国では売薬の効果を科学的に証明することは不可能であり、加えて大衆も、薬には効き目が「ある」という事実

のみに満足し、薬の品質や安全性にはあまり関心を払わなかった。こうしたことから、大衆の利益よりも自己の利潤を優先するわが国の薬業の風潮が生まれ、そしてこれが戦争や伝染病の流行による医薬品特需のたびに助長され、第二次世界大戦後まで受け継がれた。わが国の政府は、1874（明治7）年の東京司薬場（薬品試験所）の開設や、1886（明治19）年の日本薬局方の公布などにより、医薬品の品質保証と安全性の向上に努めたが、わが国の薬業に医薬品の品質と安全に関する倫理観を強く根づかせるためには、1979（昭和54）年の薬事法の改正、翌年の「医薬品の製造管理及び品質管理規則（GMP）」の法制化、および1983（昭和58）年の「医薬品の安全に関する非臨床試験の実施の基準（GLP）」の実施が必要であった。1979年の改正薬事法ではまた、医薬品の再審査制度も定められている。これは医薬品の市販後調査（PMS）を通じ、承認時には判明していなかった副作用や相互作用を明らかにするとともに、長期にわたる有効性と安全性について、その医薬品を再度審査する制度である。医薬品の品質および安全面においては、このような法律・制度の整備が進むにつれて、薬の倫理が強く意識されるようになってきている。

【展望】利潤追求を優先する薬業の風潮は、薬の販売倫理の形成に対する阻害要因にもなっている。昭和から平成にかけて大きな社会問題となった「薬害エイズ事件」では、製薬会社は、非加熱血液製剤によるHIV感染の危険性を認識していたにもかかわらず、国の行政指導がなかったことを理由に当該製品の販路を拡大し在庫品の処理を図っていた。1993（平成5）年の「ソリブジン事件」では、臨床試験の検証と安全性情報の伝達を疎かにし、販売承認を急いだ結果、15名余りの死者を出す大きな悲劇が引き起こされた。また今日では、医薬品量販店等において、薬剤師によらない一般用医薬品（OTC薬）の販売が日常化している。医薬品の適切な提供のために、今後、販売倫理の形成が必要となろう。　　　　［合葉哲也］

【参考文献】天野宏『薬の倫理』（花野学監修、南山堂、1998）。

【関連項目】薬物療法、医薬品、QOL、漢方医学、薬事法、薬害、薬害エイズ

▌薬物依存　drug dependence（英）

【定義】1969年開催の世界保健機関（WHO）薬物依存に関する専門委員会第16回会議において、「生体と薬物との相互作用の結果として生じた精神的ときに精神的・身体的状態であり、その薬物の精神作用を体験するため、また時にはその退薬による不快を避けるために、その薬物を継続的ないし周期的に摂取することへの衝動を常に伴う行動上やその他の反応によって特徴づけられる状態をいう。耐性はあることもあれば、ないこともある。1人の人が2つ以上の薬物に依存することもある。」と定義された。薬物依存の本質は精神依存であり、薬物を摂取したいという強い欲求に基づいて、いろいろな犠牲を払ってでも何とかその薬物を入手しようとする薬物探索行動や強迫的使用、薬物摂取中心性などによって特徴づけられる。一方、身体依存はアヘン系麻薬（アヘン、ヘロイン、モルヒネなど）、睡眠剤、鎮痛剤、アルコールなどの中枢神経系に対して抑制作用を有する薬物の依存症で認められ、それぞれの薬物に特有な離脱症状（禁断症状はその一形態）によって特徴づけられる。

【歴史的経緯】WHOでは1957年に嗜癖（addiction）および習慣性（habituation）の定義づけが試みられたが成功せず、1964年に薬物依存という用語に統一することを提案するに至った。1992年、WHOから出版された『国際疾病分類第10改訂版　ICD

−10 精神および行動の障害—臨床記述と診断ガイドライン—』においては、薬物依存は精神作用物質による精神および行動の障害の臨床状態の一つとして、依存症候群として定義づけられている。さらに、使用される精神作用物質は（1）アルコール、（2）アヘン類、（3）大麻類、（4）鎮静剤あるいは睡眠剤、（5）コカイン、（6）カフェインを含む他の精神刺激剤、（7）幻覚剤、（8）タバコ、（9）揮発性溶剤、（10）多剤および他の精神作用物質に区分されている。わが国で現在、乱用・依存が問題となっているのは、シンナー等の有機溶剤（〈9〉の揮発性溶剤に含まれる）、覚せい剤（〈6〉の他の精神刺激剤に含まれる）、大麻類、そしてMDMA等錠剤型麻薬である。

【倫理・社会上の問題】薬物依存は薬物（agent）・人（host）・社会環境（environment）という3つの要因から成り立っており、生物学的・心理学的・社会学的な疾病である。ホスト要因から見ると、主に育ち盛り、働き盛りの10代から30代の若い世代に好発して、その一生を左右する危険を有する病気といえる。また、薬物依存は慢性・進行性の病気であるため、その経過上、依存対象薬物の持つ毒性によって、肝臓・神経系などの身体的障害や、幻覚・妄想を主症状とする精神的障害が二次的に合併することがある。また、薬物依存者では学業・職業生活、配偶関係などが成り立ち難いので、社会生活も障害される。とくに若者が社会参加する以前から薬物依存に陥って長期化・重症化した場合には、精神的に非常に未熟で、社会性の停滞した自己中心的な人格形成不全の状態を招来することもある。

【諸分野と関連】薬物依存者は薬物中心性のため、窃盗・恐喝など薬物の入手目的の犯罪や、薬物による幻覚妄想の影響下で通り魔殺人事件などの凶悪犯罪にもつながりやすい。また、わが国では毒物及び劇物取締法、あへん法、麻薬及び向精神薬取締法、覚せい剤取締法、大麻取締法によって、規制対象の薬物を所持・使用すること自体が厳しく規制されている。

【展望】薬物乱用防止対策としては、薬物の供給の削減と需要の削減が図られる。前者の目的では、乱用薬物の不正な流通を規制するため、厳しい取り締まり・処罰がなされている。後者の目的では、矯正や医療の領域での薬物乱用者・依存者の治療・リハビリテーションとともに、学校や地域社会での薬物乱用防止教育が積極的に取り組まれている。スウェーデンにおいては、単純な薬物乱用者に対して罰則よりは治療をという理念の下に、一般刑務所内で服役態度の良好な薬物乱用による服役者を塀のない薬物刑務所に移して、そこから積極的に社会内の学校・仕事に出し、毎夕帰って来た時に尿検査を施行する。もし陽性に出れば元の刑務所に逆戻りとなるので、刑期の期間中に社会内でたとえ薬物を誘われても断れるようなトレーニングがなされることになる。わが国の覚せい剤事犯者の再犯率は50％を超えているので、そろそろ薬物乱用・依存者に対する刑事司法のあり方を再考するべき時期が来ているであろう。

［小沼杏坪］

【参考文献】"WHO Expert Committee on Drug Dependence. Sixteenth Report," WHO Technical Report Series, No.407 (World Health Organization, 1969).　大原健士郎・田所作太郎編『アルコール・薬物依存—基礎と臨床』（金原出版、1984）。WHO『ICD-10 精神および行動の障害—臨床記述と診断ガイドライン』（融道男・中根允文・小見山実監訳、医学書院、1993）。

【関連項目】世界保健機関（WHO）、アヘン系麻薬、幻覚剤、大麻、覚せい剤、アルコール症、離脱症状、フラッシュバック現象、麻薬及び向精神薬取締法、大麻取締法、精神障害（者）、精神病・神経症、妄想、リハビリテーション

■ 薬物中毒 ➡ 薬物依存

■ 薬物乱用 ➡ 薬物依存

■ 薬物療法　pharmacotherapy（英）
【定義】薬物を用いて疾患の治療を行うこと。
【倫理上の問題】薬物療法に用いる医薬品は、薬理作用、用法、用量、体内動態、禁忌、副作用、薬物相互作用などの多くの情報を有する化合物である。医薬品が患者の治療に役立つためには、これらの医薬品情報に患者個人の疾患・病歴・薬歴・体質などの患者情報が加わることが必要である。これらの情報をもとに薬物療法を実施する医療従事者は、医薬品に関する必要な情報を患者に提供するとともに、患者の個人情報に関する守秘義務を遵守しプライバシーを侵害しないよう配慮することが求められる。一方で、新薬の有効性と安全性に関する詳細な情報は市販後に明らかになるものもあり、その医薬品情報の公開は社会にとって有益である。この情報は患者の個人情報も含むことから、医療従事者には情報公開と患者のプライバシー保護という矛盾する側面に適切に対処することが求められる。　　　　　　　　　　　　　　　　［倉石泰］
【関連項目】医薬品、薬理作用、プライバシー

■ 薬理作用　medicinal action（英）
【定義】薬物は、生体が本来持っている機能を増強あるいは抑制して、生体に生理学的および生化学的な変化を及ぼす。この作用を薬理作用と呼ぶ。治療目的に適った薬理作用が主作用であり、治療目的に合わない有害な副作用が有害作用、常用量以上の大量の薬物で起こる有害作用が中毒である。副作用は、主作用と同一の機序により生じる場合と、異なる機序による場合とがある。複数の疾患に使用する薬物は、疾患により主作用と副作用が入れ替わることがある。
【倫理上の問題】薬理作用の中でとくに有害作用が倫理上の問題となる。すべての薬物が副作用を生じる可能性を有しており、医薬品は主作用のメリットが有害作用のリスクを上回る場合にのみ使用されるものである。医師と薬剤師はこれらの情報を患者に正しく伝えることが倫理上求められる。また、医薬品開発および薬物治療の過程で新たに判明した有害作用の事象を速やかに公表し、それに対処する行動をとることが同様に求められる。　　　　　　　［倉石泰］
【関連項目】医薬品、薬物療法、医薬品等の製造管理及び品質管理規則（GMP）

■ 野生動物　wild animals（英）
【概要】近代以降の自然環境の変化に伴い、野生動物の個体数の減少が大きな問題となっている。日本のブナ林に棲息するツキノワグマやイヌワシなどを例にとると、個体群はその必要としている生息域の分断や減少、それに伴う近親交配などの問題がある。これら以外も含めた複合的要因から、個体群維持の困難な集団が無数に確認されている。また、ペットや食用等として輸入・繁殖されている家畜の野生化が大きな脅威となっている。たとえば生息域を同じくする個体間での生存競争において、外来種に駆逐されていく固有種（アメリカザリガニに駆逐されたニホンザリガニ）や、近親種間での混血による純血種の減少の可能性（ニホンザルと台湾原産のアカゲザルなど）の問題が各地に発生している。
【倫理上の問題と課題】野生動物とは本来、自然の状態で山野に棲息している生物を指すが、近年、山奥・山里などの生態系と、人間活動との関係性が高いことがクローズアップされている。たとえば1990年代頃から全国的に里山の荒廃によって奥山からク

マ、サル、イノシシ、シカなどが頻繁に人里へ出没するケースが増加する一方、ノウサギのように里山でそれまで多く見られた種が極端に減少していることも報告されている。また安易な餌づけによる野生動物の凶暴化や、山と里との境界の希薄化による農作物への食害、さらには狩猟の減少に伴う人間との緊張関係の消失によって、人間を恐れない新しい個体の出現（たとえば人間を恐れないクマ、新世代ベア）などの諸現象が発生している。これらのことから個体維持のための保護や里山など人間の生活圏をも内包する環境の保護、共生が求められている。

［井山裕文］

【参考文献】 生物多様性政策研究会編『生物多様性キーワード事典』（中央法規出版、2002）。竹内和彦・恒川篤史・鷲谷いづみ編『里山の環境学』（東京大学出版会、2001）。

【関連項目】 環境、共生

薬局　pharmacy（英），Apotheke（独），pharmacie（仏）

【定義】 薬局とは、薬剤師が販売又は授与の目的で調剤の業務を行う場所（その開設者が医薬品の販売業を併せ行う場合には、その販売業に必要な場所を含む）をいう。ただし、病院、もしくは診療所又は飼育動物診療施設の調剤場所を除く（薬事法第2条－5）。薬局でなければ、「薬局」の名称を付けてはならない。このうち、医師の院外処方箋に基づいて薬の調剤のできる「薬局」を保険薬局という。また、1985（昭和60）年の第一次改正医療法、1992（平成4）年の第二次改正医療法、1997（平成9）年の第三次改正医療法を受けて、多様な薬局、かかりつけ薬局、基準薬局等が推進されている。

【その他の医薬品販売業】 薬局以外に医薬品を取り扱う医薬品販売業は、次のように分類される（薬事法第25～36条）。（1）一般販売業：薬局との相違は、調剤を行わないだけであり、その他の事項は薬局と同じで、管理薬剤師を置く義務がある。店舗ごとに都道府県知事が許可する。（2）薬種商販売業：厚生労働大臣の指定する医薬品（指定医薬品）以外の医薬品を販売できる販売業者。店舗ごとに都道府県知事が許可する。（3）配置販売業：都道府県知事の指定した医薬品を、あらかじめ各家庭に配置し、使用した医薬品の対価を得る方法により販売する販売業者。（4）特例販売業：医薬品の普及が十分でない場所等において、都道府県知事の指定した医薬品のみを販売する販売業者。

【歴史的経緯】 最近の経緯については、1985（昭和60）年の第一次改正医療法、1992（平成4）年の第二次改正医療法、1997（平成9）年の第三次改正医療法を受けて次のように多様な薬局が提案・育成されてきている。（1）かかりつけ薬局：地域住民に、医薬品の適切な服薬指導や副作用の未然防止等の良質できめの細かい医療を薬剤師の立場から提供する。（2）基準薬局：1990（平成2）年に日本薬剤師会が発足した「都道府県薬剤師会認定基準薬局」のことで、薬局の持つ総合的機能をより有機的・関連的に作動させ、かつ積極的に対応する意欲ある薬局を全国的に整備することにより、地域医療の質的向上を図るとともに薬局の基盤強化を目指すことを目的とする。「基準薬局」認定基準のほか、薬事関係法規および関連行政通知、薬剤師綱領、薬剤師倫理規定、日本薬剤師会で定める自主規定等を遵守し、地域住民のニーズに合った薬局・薬局薬剤師の活動を実践し、地域住民および他の地域関係者の信頼を受けるよう努力し、他の薬局の模範となるように努めることを謳っている。

【倫理上の問題・展望】 薬剤師と薬局とは切り離しては考えられないので、薬局の役

割と責任についても薬剤師と同様であると捉えればよいが、地域医療の中での薬局を考えると、薬局は地域医療のすべての分野——たとえば、薬歴管理、服薬指導、くすり相談、各種モニタリングをはじめ環境衛生や食品衛生などに関わる地域住民への相談・指導・助言、薬と健康の啓蒙活動（たとえば21世紀における国民健康づくり運動）等々からファーマシューティカルケアの実践まで——に関わらなければならない役割・義務・責任がある。医薬分業の進展に伴い薬局の業務に対する関心と期待が急速に広まっているが、薬局業務規範（Good Pharmacy Practice：GPP）は、薬局業務の基本的な精神について「包括的な薬局サービスは、国民の健康の維持や疾病の治療が必要とされる場合には、個々の患者の医薬品使用が適切に処理され、これには薬剤師が他の医療職種や患者と共に、治療の結果に責任を負うことを受け入れることが前提となる」と述べている。すなわち医療は国民のものであるという認識においては、ファーマシューティカルケアの実践が薬剤師および薬局の本務であり、薬剤師倫理と薬学理論に基づくものでなければならない。2006（平成18）年改正、2007（平成19）年4月1日施行の医療法には、初めて調剤を実施する薬局が医療提供施設として明記された。

［藤田芳一］

【参考文献】日本薬剤師研修センター『薬局薬剤師』上巻（薬事日報社、2001）。

【関連項目】薬、薬事法、薬剤師、医薬分業、薬づけ医療、ファーマシューティカルケア

山内事件

【事件の概要】1961（昭和36）年、愛知県で起きた安楽死事件。その関係者名に因む。当時5年間にわたり寝たきりで脳溢血に苦しみ、余命10日と診断された父親から「早く楽にしてくれ」「殺してくれ」と要請された被告である長男が、牛乳に農薬を混ぜて殺害。一審名古屋地裁での尊属殺人との判決を、翌1962（昭和37）年の名古屋高裁判決が覆し、被害者からの求めに応じた同意殺人として、被告を執行猶予処分とした。

【倫理上の問題】二審高裁判決では安楽死の必要条件として以下の6要件を挙げた。（1）病者が不治の病で死が目前に迫っていること。（2）病者の苦痛がひどく、誰の目にも忍び得ない程度であること。（3）病者を死の苦しみから救う目的であること。（4）病者が意思を表明できる場合には、本人の真摯な嘱託または承諾があること。（5）医師の手によること。（6）方法が倫理的にも妥当であること。判決では（5）（6）の条件を満たさないとの理由から有罪が確定された。

この6要件は、残されたわずかな余命が苦痛に見舞われるだけならば、早く楽にしてやりたいと考えるのも仕方なく、同情によって行われた行為を認めることは、法秩序維持に支障をきたすものではないという安楽死肯定の立場に立つ。しかし（4）に対し、病者が意思を表明できない場合、第三者の代諾で容認される可能性があり危険である、また「死にたい」という言葉もむしろ自分の深刻さを理解してほしいという意味であり、文字通りに受け取るのも危険という安楽死反対論からの批判もある。本事件を含め、その後も6要件を満たした例はなく、国内の安楽死事件はすべて有罪判決であり、このことからも6要件自体が非常に厳しい規制として存在しているといえる。

［山舘順］

【参考文献】大谷貫『いのちの法律学』（筑摩書房、1994）。葛生栄二郎・河見誠『いのちの法と倫理』（法律文化社、1996）。

【関連項目】医療裁判、東海大学附属病院安楽死事件、カレン事件、安楽死法

```
┌─────────────────────────┐
│           ゆ ユ          │
└─────────────────────────┘
```

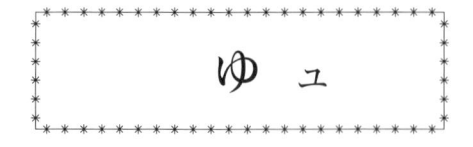

遺言 ➡ 遺書

有害廃棄物　hazardous wastes（英）

【定義】人体や生態系に有害な影響を及ぼす危険性がある廃棄物の総称。廃棄経路や含有成分などにおいて極めて幅広い概念。有害廃棄物の国際的な基準としては、「有害廃棄物の国境を越える移動及びその処分の規制に関するバーゼル条約」（通称「バーゼル条約」）の定義がある。

【歴史的経緯・概要】1970年代から1980年代にかけて、環境規制の強化に伴い先進国内で有害廃棄物の処分が困難となる中、先進国の有害廃棄物が開発途上国に輸出され、不適正な処分や不法投棄により深刻な環境汚染を発生させたり、船舶からの陸揚げを拒否されたりする事件が相次いだ。有害廃棄物の越境移動問題は先進国による公害輸出の一形態であり、その対処にあたっては先進国のみならず開発途上国をも含めた地球的規模での対応が必要であるとの認識が高まる中、OECD（経済協力開発機構）およびUNEP（国連環境計画）で検討が進められ、1989年3月「バーゼル条約」が採択された。バーゼル条約は、締約国が有害廃棄物を輸出する際に許可や事前通告を求め、また不適正な処分がなされた場合の再輸入の義務等を定めるほか、付属書に掲げたリストにより対象となる有害廃棄物を広範に定義している。バーゼル条約によれば、有害廃棄物は大別して3つに区分される。第1は廃棄経路による区分であり、病院や診療所等からの医療廃棄物や産業廃棄物の処分作業から生ずる残滓など18グループの経路から廃棄される廃棄物は、含有成分を問わず有害廃棄物とされる。第2は含有成分による区分であり、六価クロム化合物やカドミウム化合物、水銀、石綿など27グループの有害物質を含む廃棄物は、廃棄経路を問わず有害廃棄物とされる。第3は廃棄物の特性による区分であり、爆発性や引火性、毒性（急性、遅発性または慢性）など14グループの特性を持つ廃棄物は、廃棄経路や含有成分を問わず有害廃棄物とされる。わが国の関連法令における有害廃棄物の定義もバーゼル条約に準拠しており、たとえば「廃棄物の処理及び清掃に関する法律」（通称「廃棄物処理法」）では、爆発性、毒性、感染性等の有害な性状を有する廃棄物として「特別管理一般廃棄物」（第2条第3項）および、「特別管理産業廃棄物」（第2条第5項）が人の健康又は生活環境に係る重大な被害を生ずるおそれがある性状を有する廃棄物として「指定有害廃棄物」（第16条の3）などが定義されている。

【倫理・法・社会上の問題】戦後、わが国はめざましい経済発展を遂げ、国民は豊かな消費生活を享受できるようになった。一方、その豊かさの裏では大量かつ多様な有害廃棄物が生み出されることとなり、近年、処分場の枯渇問題などと相まって不法投棄等の不適正処理による環境汚染が深刻な問題となっている。有害廃棄物の不法投棄問題といえば、悪質な産業廃棄物処理業者（収集運搬業者、処分業者）がまず想像されるが、その本質を突き詰めるとメーカーや消費者による外部不経済費用の不払いに辿り着く。たとえばある製品の製造段階で有害廃棄物が生じた場合、メーカーが適正に処理しようとすれば膨大なコストがかかる。メーカーの選択肢としては利益を犠牲にするか製品価格に転嫁するかのいずれかであるが、メーカー間のコスト競争が激化し、消費者の低価格志向がますます強まる中、後者の選択はとりづらい。結果、有害

廃棄物は低コストで請け負う無責任な産業廃棄物処理業者の手に委ねられ、これが不法投棄等の大きな要因の一つとなっている。つまり汚染者負担の原則に従えば、有害廃棄物の処理コストはメーカーのみならず消費者をも含めた受益者すべてが負うべきものであるが、その不払いの「ツケ」が、かつては先進諸国から開発途上国へ、今日では、わが国内では工業地帯や都市部から全国各地の不法投棄現場に押しつけられていることを見逃してはならない。

【諸分野との関連】有害廃棄物はわずかな量であっても人体や生態系に及ぼす影響が大きいことから、その厳重な管理や適正処理が求められることはいうまでもない。しかし、より重要なのは有害廃棄物の発生抑制に向けた取り組みであり、そのためには製品の製造段階で有害廃棄物を生じない、あるいは製品内に有害廃棄物となる物質を含まないようなクリーナーデザインへの移行をメーカーサイドに促す施策が重要となる。また、われわれ消費者としてもクリーナーデザインを採用する企業を評価し、クリーナーデザインされた製品を優先して選択する"確かな目"を養わなければならない。

【展望】国も不法投棄等の問題に対処するため、1997（平成9）年の廃棄物処理法改正では、マニフェスト（産業廃棄物保管票）の全産業廃棄物への適用など排出事業者が委託処理する際の規制強化がなされたほか、2003（平成15）年の改正では不法投棄等未遂罪、目的罪の創設による罰則強化などが図られている。　　　　　　　　　［久保田勝広］

【参考文献】石渡正佳『産廃コネクション』（WAVE出版、2002）。酒井伸一『ゴミと化学物質』（岩波新書、1998）。田畑茂二郎・高林秀雄編『ベーシック条約集』（東信堂、1997）。

【関連項目】公害輸出、汚染者負担の原則、セベソ事件、バーゼル条約、産業廃棄物

▍**有機農法**　organic farming system（英），Organischer Landbau System（独）

【定義】農畜林産物を無農薬・無化学肥料で生態系に準拠して、栽培・育成する農法。つまり人の糞尿や家畜など動物の有機質の堆肥を除外し、植物質（落葉・敷藁・レンゲ等）のみの肥料を投入した農法や、無肥料・無耕起等無投入の農法も含む。また有機農畜産物とは、このような農法・流通加工法で作られているものであり、種子・流通加工においても遺伝子組み換え・放射線照射・ポストハーベスト農薬等が使用されていないことが条件とされる。

【歴史的経緯】有機農法は、A.ハワード（Albert Howard）が、農薬・化学肥料投入の生態系切断型の慣行農法に対し、発酵有機質肥料による肥沃度の回復を中心に、農畜産物の健康回復、病害虫の天敵駆除・隔離などを"An Agricultural Testment"（1940年）で訴えたことから注目され始めた農法である。日本では、松田毅が1953（昭和28）年に『有機農法』（北海道農政研究会刊行）を出版後、一楽照雄（1906-94）によって「有機農業」という言葉が強調されるようになった。1971（昭和46）年に結成された有機農家・運動家の交流会が一楽によって「日本有機農業研究会」と命名され、ハワードの「土壌論」とヒトの健康・医学を結びつけたロデール（J.I.Rodale）の"Pay Dirt"（1945年）が『有機農法』（1974年）と翻訳され、この言葉が定着することになった。また1980年代後半以降、地球環境問題や持続的発展が全世界的に共通課題となり、日本でも農水省が、1993（平成5）年に有機農業・転換中・特別栽培（減農薬・減化学肥料）農業に関するガイドラインを作成・施行した。これらを包括して、環境保全型農業と呼んでいる。

【倫理上の問題】慣行農法と対比すれば、有機農法は農地への投入・産出をめぐる外

部・内部の生態系・食物連鎖に準拠しているので、内分泌攪乱化学物質などを含まない食べ物を産出することができる。これにより、農地内外の大小の空間における昆虫・動植物・農家・住民・「消費」者との共生ができ、未来世代におけるその共生も可能になる。アメリカにおいて、農薬散布に警鐘を鳴らしたカーソン（Rachel Louise Carson 1907-64）に対しては農薬メーカーからの迫害があったが、ケネディ（John Fitzgerald Kennedy 1917-63）大統領の勇気ある科学的な調査報告に援護された。日本でも「勇気農業」といわれ、1970年代には取り組む農家に対する周辺農家・農協からの迫害もあったが、現在は農協が評価し、有機農法へ転換するようになっている。

【諸分野との関連】農業技術・医学・経済社会・法制度との関連がある。農業技術のうち、土作り・除草・害虫駆除については、土壌改良材・菌・炭・マイナスイオン水・深耕・家畜・放牧・魚類の養殖や天敵駆除・虫見板・米酢などをめぐる技術の向上が見られる。医学面においては、化学物質過敏症・アトピー・アレルギー・免疫不全などの治療に脱慣行農産物を勧める研究者・医者もいるが、反対に、病気（寄生虫・ヘリコバクターピロリ菌感染）の危険性を警告する医者もいる。しかし、これらは完熟堆肥や土壌の硝酸過多といった農業技術によって克服されるであろう。経済社会面では、有機農法が手間ひまを要し高付加価値であることから、零細農家が多く婦女子化・高齢化・過疎化傾向の強い日本に向いているといえる。世界中で、法制度上、IFOAM（国際有機農業運動連盟）の2年以上無農薬・無化学肥料の農地に播種した野菜などの基準に倣って、国家・州・県・NPOレベルで容器の有機認証表示シールに関する第三者認証基準が制定・施行（アメリカの連邦法「全国オーガニックプログラム」は制定後約10年後の2001年2月施行）されており、「消費」者の安全・情報・選択に関してケネディが提唱した4つの権利が国家・自治体側から保障されつつある。

【展望】循環型社会を構築するには、農家と国家と「消費」者の相互参画による有機農法の発展が望ましい。日本でも2000（平成12）年6月10日に改正JAS法が施行（適用2001〈平成13〉年4月1日）され、桃栗等の果実については収穫前までに3年以上、稲・茄子・その他野菜全般については種蒔きあるいは苗の植付け前までに2年以上、無農薬・無化学肥料（農水省ガイドラインの有機・転換中は2001〈平成13〉年3月まで継続し、特別栽培農産物はそれ以降も継続）で栽培・育成するという基準が踏襲された。違反者には罰金・懲役刑が科される。「消費」者の相互参画については、産・「消」提携運動における容器以外のコンテナおよびニュースレターなどへの有機表示は例外として第三者認証不要となる。現在、世界中で有機農法が復活・拡大しており、日本でも同様であると同時に、商社などを通したアメリカ・中国・オセアニア等からの輸入有機農畜産物が年々増加しているという現状もある。

［齋藤實男］

【関連項目】遺伝子組み換え食品、生態系、食物連鎖、環境ホルモン、化学物質過敏症、循環型社会、アレルギー

有機溶剤　organic solvent（英），Organische Lösungsmittel（独）

【定義】薬品類などの化学物質・油・樹脂・ゴムや塗料を溶かす、液体の有機化合物全般のこと。様々な種類があり、多くは揮発性で刺激臭があり可燃性である。化学工業では大量の有機溶剤がいろいろな用途に用いられているが、人びとの生活の周囲で使われるようになり、健康への影響ばか

りでなく有機溶剤による薬物中毒も問題化している。

【歴史的経緯・倫理上の問題】化学工業の発達とともに種々の有機溶剤が開発・利用されてきた。日本では1960年代に石油化学工業の発展とともに使用量が急増した。こうした急激な経済発展の中で、有機溶剤を扱う労働者の間でベンゼン中毒などの中毒事件が多発したことから、労働安全衛生法の有機溶剤中毒予防規則が作られ、有害な有機溶剤の使用制限、特殊健康診断の実施などが定められた。有機溶剤を取り扱う職場では、十分とはいえないまでも安全対策が講じられている。

ところが1990年代から、シックハウス症候群（WHOではシックビルディング症候群と呼ばれる）がアレルギー症の一種として問題になってきた。これは、空調や防音のため密閉した部屋に暮らしていて、とくに新築の場合に発症し、目・鼻・のどの刺激症状、頭痛、めまい、眠気等の症状が認められる。こうした症状は、建材に残っていて室内に蒸発してくる揮発性のホルムアルデヒドや有機溶剤に対する過敏症によるものであることが明らかである。この原因となっている化学物質はVOC（揮発性有機化合物＝volatile organic chemicals）と呼ばれていて、日本では1997（平成9）年に、VOCの室内濃度に関する指針値が決められた。建築資材におけるホルムアルデヒドの使用も規制されており、建築業界では、有機溶剤を使用していない塗料や壁紙の接着剤などの開発が行われている。

有機溶剤でもう一つの大きな問題は、薬物依存の中毒である。塗料の溶剤として使われていたシンナーを適当量吸引すると、軽度の意識障害、酩酊状態となり、多幸感・発揚感を伴って幻覚・夢想体験などを引き起こすことから、青少年を中心に吸引習慣が広まった。いわゆるシンナー遊びで、容易に入手でき、反復吸入を続け薬物依存に陥ることが多く、これが一時期、大きな社会問題となり、シンナー販売を規制したり、トルエンなど有害成分を除いたもので代替するなどの対策が講じられた。その結果、一時ほどの流行は収まったが、ガスライターや家庭用カセットコンロに用いられているブタンガスにも同じ中毒作用があることが知られるようになって、新たな問題となっている。

【展望】有機溶剤は現代社会を支えていく産業には欠かせないものであり、人びとの生活とのかかわりあいが今後とも増えていくことは避けられない。それゆえ安全に利用する対策を講じなければならないし、これには一般の人びとの正確な理解と学習が求められる。将来にわたって、この有害物を制御しつつ利用していくことになろう。

［櫻井成］

【参考文献】石川哲・宮田幹夫『化学物質過敏症』（かもがわ出版、2001）。和田清編『薬物依存』（ライフサイエンス、2000）。
【関連項目】アレルギー、化学物質過敏症

▌優性遺伝 ➡ 遺伝

▌優生学　eugenics（英）

【定義】この学問の創始者で名付け親でもあるイギリス人、ゴルトン（Francis Galton 1822-1911）は優生学を「身体的、精神的に、未来の世代における民族的性状を改善、もしくは頽廃させるところの社会的統制下にある諸事項の研究」であると語り、一方、C.ダベンポート（Charles Davenport）は「改良された育種により、人類を改善する学問である」と述べている。

【歴史的経緯と倫理上の問題】優生学の名付け親であるゴルトンは19世紀の人物であるが、まさにこの19世紀こそ、科学の崇拝や進歩への信仰が吹き荒れた時代でもあっ

た。とはいえ、古来から優生思想がなかったわけではない。プラトン（Plato B.C. 427?－347?）の『国家』においては、優れた男女の生殖とその子孫の養育が奨励されている。しかし19世紀に至り、前世紀からの産業革命で生活水準が向上し偉大な科学的発見が相次ぐや、優生思想は一挙に学問の対象として浮上してきた。この背景には1859年、C.ダーウィン（Charles Robert Darwin 1809－82）が『種の起源』を出版して自然淘汰説を発表したり、さらにメンデル（Gregor Johann Mendel 1822－84）が遺伝の法則を見出すといった出来事が重なった。20世紀に入ると、この進化論と遺伝の法則で得られた知識は合流して、新優生学（new eugenics）を誕生させた。

優生学の究極の目標は人類の改善と強化である。20世紀に入ってこの思想は世界的に吹き荒れたが、その理由として19世紀末から20世紀初頭にかけて世界で流行した社会ダーウィニズム（social Dawinism）の影響が挙げられる。社会ダーウィニズムとはダーウィンの進化論の自然淘汰説を人類の進化にも適用させようとしたもので、その結果、人間の生殖への積極的な社会的介入が主張された。とくに精神障害等「劣った種」を持つとされた人びとの断種が提唱され、まずアメリカの各州で断種法が次々と成立していった。そして、やがてナチズムの吹き荒れる時代を迎えることになる。ナチズムはそれまでの優生思想の集大成として出現した負の産物であったと見ることもできよう。

優生思想の持つ最大の倫理問題は、本来等しい重みを持つ生命に優劣をつけ、障害者等を遺伝的劣等者として排除し、これによって特定の人間集団の遺伝的素質を守ろうとすることにある。ここにおいて、障害者等の生命権は完全に否定される。

【展望】戦後、欧米諸国はナチズムへの厳しい反省から、一貫して優生思想の芽生えを警戒してきた。しかし最近、生殖技術やクローニング技術等の進歩の中で、いったんは葬り去られた優生思想が再び頭をもたげてきている。それらしく科学の衣をまとってはいるが、警戒を怠れば再び悪夢のような時代がやって来ることであろう。

〔澤田愛子〕

【参考文献】H.G.ギャラファー『ナチスドイツと障害者「安楽死」計画』（長瀬修訳、現代書館、1996）。米本昌平『優生学と人間社会』（講談社、2000）。
【関連項目】優生学的医療、優生思想、ナチズム、遺伝、進化論、優生政策、自然淘汰

優生学的医療　eugenic medicine（英）

【定義】優生学に基づく医療。優生学とは、望ましい遺伝子を持つと想定された者の出生を奨励し、望ましくないと想定された者の出生を防止することによって、人類の遺伝的組成を変えてそれを改良することを目指す理論・研究・思想・運動の総称である。優生学的医療には、断種（不妊手術）、遺伝子スクリーニング、遺伝カウンセリング、着床前・出生前診断、胚選択、選択的人工妊娠中絶、遺伝子治療等がある。

【倫理上の問題】20世紀、国家等が集団の利益のために個人の生殖に介入する旧優生学的医療（強制断種等）が世界各国で行われたが、現代ではそれを許容する論者は少ない。一方、生殖の選択を個人に委ねる新優生学的医療を許容し得る場合があるのかどうかについては見解が分かれる。現代の技術で利用可能な新優生学的医療は遺伝子スクリーニング、着床前・出生前診断に基づく選択的人工妊娠中絶等、有害と見なされた遺伝子の頻度を減少させようとする抑制的（negative）なものである。これらは生まれてくる子どもの苦痛を防ぎ、生殖の自由を侵害しないので許容され得るという見解がある。一方、抑制的な新優生学的医

療の問題点として（1）それらが対象となる女性に身体的・精神的負担をもたらし得ること、（2）ある遺伝子が望ましくないという判断は曖昧であること、（3）望ましくないと見なされた遺伝子を持つ人が差別を受ける恐れがあること、（4）障害児に対する医療や福祉が十分に保障されておらず、遺伝子検査の異常に基づいて保険に加入できない状況では、障害児を産まないという親の決定は自発的とはいえないこと等がある。

【展望】遺伝学、遺伝子診断・治療等が進歩すれば、抑制的な優生学的医療のみならず、生殖細胞の遺伝子改良等、望ましいと見なされた遺伝子の頻度を増加させようとする増進的（positive）な新優生学的医療も利用可能になるかもしれない。それらの医療が商業化される前にその帰結を予想し、その実施を許容すべきかどうか、許容すべきだとすればその条件は何かについて社会的合意を形成しておく必要がある。

〔水野俊誠〕

【参考文献】松原洋子「優生学」（市野川容孝編『生命倫理とは何か』平凡社、2002）。Troy Duster, "Eugenics"（Encyclopedia of Bioethics 3rd ed., Macmillan Reference USA, 2003）.

【関連項目】優生学、優生思想、優生政策、遺伝子診断

優生計画 ➡ 優生政策

優生思想　eugenic thought（英），eugenischer Gedanke（独）

【定義】優生学の基礎にある考え方、思想形態、価値観。生命の質の優劣は一義的に決定でき、それを社会政策、科学技術を用いて改善するべきだとする価値観、思想形態のこと。

【歴史的経緯】社会政策を用いて人間の生得的資質を改善しようとする思想は、少なくともプラトン（Plato B.C.427?-347?）にまで遡ることができる（『国家』第5巻）。近代の優生思想の端緒としては、イギリスのゴルトン（Francis Galton 1822-1911）の思想と、ドイツの「民族衛生学（Rassenhygiene）」がある。ゴルトンは、進化論提唱者C.ダーウィン（Charles Darwin 1809-82）の従兄弟であり、「良い-生まれ」を意味するeu-genicsという語を造った。優生学には基本的に、生得的特質を改善しようとする「増進的（positive）優生学」と、不適者を排除しようとする「禁絶的（negative）優生学」とがある。ゴルトンは最初、進化論の自然選択を人為選択に代えて、人間の特質を改善する科学を考えた。しかしヴァイスマン（August Weismann 1834-1914）が生殖細胞と体細胞を区別して、後者に生じた獲得形質は決して遺伝しないこと（生殖質説）を示すと、優生学は禁絶的優生学、とくに「断種」政策へと傾斜を強めていく。

20世紀に入る頃から、優生学は「社会的ダーウィニズム」と結びついた。すなわち、社会が弱者保護ばかり行うと、適者生存による淘汰ではなく、逆淘汰が起こって社会全体が低質化する。したがって、社会の質を高めるためには社会環境の改善よりも結婚制限や強制断種等の禁絶的優生学の手法を用いて、不適者を人為的に淘汰する方が効果的だという思想である。断種の対象になったのは、遺伝病患者だけでなく精神病患者・極貧者・売春婦等も含まれている。

強制断種を先鋭化させたナチスドイツの所行が知られるにつれて、優生学は忌避される言葉となった。しかし第二次世界大戦後、優生思想を技術的な仕方で追求できる見通しができた。優良な精子を選択して授精を行う精子銀行、羊水穿刺による出生前診断と選択的中絶、遺伝カウンセリング等である。今後、ヒトゲノム解析研究によっ

てこの種の可能性が拡大すると考えられる。問題は、強制を伴わず私的に行われるこの種の行為が「優生学」と呼ばれるかである。諸説があるが、それが「優生思想」の現われであることは確かだから、「新優生学(neo-eugenics)」と呼ばれることが多い。

優生思想を分析すると、種の進化を教える進化論、メンデルに始まる遺伝学の知識、家畜に対する品種改良の考え方、また人間の優劣は一義的に決定できるとする人間の価値に関する断定、人間の資質を社会政策・技術手段を使って改善すべきとする価値判断、さらには優者が劣者の面倒を見ているという経済的コスト意識がある。

【倫理上の問題】まず生命の質については価値判断できないという原理的議論がある。障害者団体が優生思想の現われを糾弾するのはこの意味でである。さらに人間は物事の優劣を自分に都合の良い基準(たとえば白人の知能中心的な基準)に従って判断する傾向がある。また、優生学は不確実な遺伝学の知識を安直に社会問題に適用した。遺伝的にすべてが決まるわけではなく複雑な環境要因が関係する精神病患者や極貧者などに優生学を適用した点である。これは「生まれか育ちか(nature vs nurture)」の問題と呼ばれる。

人類が歴史から学んだ最大の教訓は、国家による強制的な優生政策の不正さである。歴史的に「強制断種」が最大の倫理問題である。現在でも一部の国・地域で、政府が妊婦に対して一律に遺伝的スクリーニングを行っている例がある。人間の生殖の領域に国家社会が介入することは正当化されるのか。では、私的に行われる優生学的行動はどうか。現在の問題は、出生前診断と選択的中絶、着床前診断と選択的胚移植である。個人が行うならば胚や胎児を選択することは許されるのか。これらは禁絶的優生学であるが、精子銀行等による増進的優生学の可能性もある。さらに将来、生殖細胞への技術的介入の目途が立てば、それは優生学の新たな段階かもしれない。ここには人間の遺伝子の増進的改変は正当化されるのかという問題がある。この点に関して私的な新優生学ならば、従来の生命倫理学の枠組みで処理できるとする見解もある。しかし両親の決定は子孫と遺伝子プール全体に影響を及ぼす。したがって優生学の倫理は、将来世代の権利を組み込まなければならないとする議論がある。

【展望】増大する遺伝子情報、治療医学から予防医学への転換を考えると、今後、優生思想はますます巧妙な仕方で医学の中に入り込んでくるであろう。優生学の歴史は生物学的価値の跋扈の歴史であった。そこで今後は生物学や効率性に還元できない「人間とは何か」「人間の価値とは何か」という問いを深めていく必要がある。[前田義郎]

【参考文献】D.J.ケヴルズ『優生学の名のもとに―「人類改良」の悪夢の百年』(西俣総平訳、朝日新聞社、1993). M.B.アダムズ『比較「優生学」史―独・仏・伯・露における「良き血筋を作る術」の展開』(佐藤雅彦訳、現代書館、1998). "Encyclopedia of Bioethics" Vol.1 (Macmillan Pub. Co. 1995). Lexikon der Bioethik, Bd.1, S.701-703, (Gütersloh, 2000).

【関連項目】優生学、遺伝子プール、進化論、日本民族衛生学会、ナチズム、出生前診断、選択的中絶、予防医学

優生手術　eugenic operation（英）

【定義】日本において優生目的のために行われた断種・不妊手術(sterilization)のこと。旧「優生保護法」によれば、「優生手術」とは「生殖腺を除去することなしに、生殖を不能にする手術」をいう。輸精管、輸卵管の切断、結紮によって行われることが多い。

【倫理上の問題】優生手術を行うため日本では1940(昭和15)年に「国民優生法」、

1948（昭和23）年に「優生保護法」が制定された。対象は遺伝性精神病質、遺伝性身体疾患者で、本人の同意がなくても、都道府県の優生保護審査会の承認があれば手術させることができた。1996（平成8）年、優生保護法は「母体保護法」に改正された。これによれば断種は母体保護のために限定され、本人同意の下でのみ行うことができる。断種は自主的か強制的かで大きな相違がある。世界的にリプロダクティブヘルス／ライツ（reproductive health／rights）が認められるにつれて、強制断種の不当性が糾弾されるようになった。この点は母体保護法によって改善された。しかし優生手術の論点は今後、着床前・出生前診断と胚選択、選択的妊娠中絶の問題に横滑りする可能性がある。もし可能ならば、優生手術しなくても胚や胎児を選択的に排除、中絶できるという論点である。しかし今度は胚や胎児の地位が問題になる。　　［前田義郎］

【関連項目】不妊手術、優生保護法、母体保護法

■ **優生政策**　eugenic policies（英），eugenische Maßnahme（独）

【定義】政府が優生学を実施するために行う諸政策。それには強制断種（不妊手術）、結婚制限、移民制限、隔離政策、産児制限と家族計画、遺伝カウンセリング、遺伝集団一次検診（スクリーニング）、着床前・出生前診断、胚選択、選択的人工妊娠中絶などがある。

【倫理上の問題】歴史的に、国家は優生学上の「公益」の観点から個人の生殖の領域へ強制的に介入した。強制断種その他である。しかしこのような方法は人権を侵害するものであった。そこで優生政策はまったく認められないか、一定の条件下でなら認められるのか、またその条件とは何かが問題となる。

まず優生政策の有効性の有無が問題である。精神病質等については、遺伝要因と環境要因が複雑に関係するので優生政策は無理であろう。ハンチントン舞踏病のような優性遺伝病については、保因者が子孫を残さないことは有効かもしれない。しかし劣性遺伝病については、正常者でもたいてい何らかの病気の保因者であり、この種の保因者をなくすことはできない。ただし配偶者の組み合わせの適・不適の問題はある。次に優性および劣性遺伝病の罹患個体を着床前・出生前診断で見つけて選択的に排除することについては、これは技術的に可能であるから、その倫理的是非が問題になる。遺伝スクリーニングの基礎にある価値判断もこれと同じであるが、政府が一律に実施する点で社会と個人という別の形の問題がある。また遺伝カウンセリングについては、カウンセラーが価値中立的な助言をするべきか否かが問題になることがある。さらに社会が増進的政策を推進することも考えられるが、現在のところ現実性はない。個人が行う優生学的行動が社会に影響を及ぼす場合に、社会がこれを規制することも可能性としてはあるかもしれない。

歴史の教訓は、優生上の公益がある場合でも個人の基本的権利を無視すべきでないということである。そこで優生政策が行われるとして考慮されるべき倫理的観点を挙げるとすれば、インフォームドコンセント、優生政策を行わない場合の危険性の正確な評価、優生政策に伴うリスクの大きさ、無危害の原理と善行の原理との秤量、個人に対する義務と遺伝子プールに対する義務との秤量、胚や胎児を手段化していないか、将来世代の権利、などであろう。［前田義郎］

【参考文献】"Encyclopedia of Bioethics" Vol.1 (Macmillan Pub. Co. 1995). "Lexikon der Bioethik" Bd.1, S.701-703, (Gütersloh, 2000).

【関連項目】優生学、優生手術、遺伝病、出生前診断、着床前診断、遺伝子診断、遺伝カウンセリング

有性生殖　sexual reproduction（英）, geschlechtliche Fortpflanzung（独）

【定義】生殖様式のうち、雌雄が存在しそれぞれ精子・卵と呼ばれる配偶子を形成して、この二者の合体すなわち受精によって次世代をつくる様式をいう。有性生殖では、遺伝子セットは異性個体のそれとシャッフルされるため、子は多様な遺伝子セットを持つことになり、環境に対しても広い適応性を持ち、生存戦略に有利とされている。また倍数体となるため、片方の遺伝子がバックアップとなり、エラーの生じた遺伝子を修復するのに有利であるという。一方、環境適応型の表現型がたまたま現われたとしても、その個体と他の個体の間にできた次の世代では、その表現型が消えてしまうため不利だとする説もある。一般に、脊椎動物は有性生殖の様式をとり、ヒトでは男性が精巣内に精子、女性が卵巣内に卵子をつくり、それらの合体で子をつくる。親と子、兄弟、姉妹間でも一部に共通の形質はあっても、他の大部分の形質において多様である。

【倫理上の問題】有性生殖では、雌雄（男女）の個体が必要であり、一つの個体から一つの個体をつくる無性生殖より効率が悪い。また異性を求める過程を必要とするため、動物の世界では性比・闘争力・生存場所・容姿などに起因した個体間の闘争が起きる。ヒトにおいても程度の差こそあれ、同様な問題が生じて倫理上の問題とされる場合が多い。　　　　　　　　［右藤文彦］

【関連項目】無性生殖、生殖、ゲノム

優生保護法
Eugenic Protection Act（英）

【定義・概要】日本では昭和23（1948）年法156号により制定された法律を指す。過去幾度か改正されたが、平成8（1996）年の改正で「母体保護法」と改称された。優生学的見地により不良な子孫の出生を防止することと母体保護とを目的として、妊娠前に行う不妊手術を優生手術といい、妊娠後の人為的中断を人工妊娠中絶という。この両者が合法化され、なおかつ受胎調節実地指導の制度等が規定されていた。また、優生保護相談所の規定もあったが、法改正で廃止された。

優生手術（現不妊手術）とは、生殖腺を除去することなしに生殖を不能にする手術をいい、術式も法定されていた（母体保護法2条1項、同法施行規則1条）。医師と本人および配偶者の同意（合意）で行われる旧3条優生手術と、本人の意思とは無関係に行われる旧第4条以下の優生手術（審査による優生手術）に分かれる。旧3条優生手術は、（1）当事者のどちらかが遺伝性疾患を持つ場合、（2）一定親族に遺伝性疾患を持つ場合、（3）（1）と（2）の遺伝性疾患に対し当事者のどちらかが感染性疾患であるらい病に罹患している場合、（4）（1）～（3）が医学的要因であるのに対し母体の生命が危険な場合、（5）母体の健康低下の場合、が要件とされる。優生手術の術式は、男性2術式（精管切除結紮〈けっさつ〉法、精管離断変位法）、女性2術式（卵管圧挫結紮法、卵管角部楔〈けい〉状切除法）であった。

人工妊娠中絶とは、胎児が母体外において生命を保続することができない時期に、人工的に、胎児およびその付属物を母体外に排出することをいう。要件としては、（1）、（2）、（3）は優生手術と同じ、（4）は（1）～（3）が医学的要因であるのに対して経済的・社会的要因による中絶、（5）は暴行・脅迫による妊娠を挙げていた。この術式は法定されていないが、多くは機械的な掻爬（そうは）術あるいは膣座薬を用いて中絶させる方法がとられた。

【歴史的経緯】戦前の国民優生法は昭和10

（1935）年法107号として制定された。明治維新から第二次世界大戦までは、富国強兵政策や刑法での堕胎罪の制定も手伝って「産めよ増やせよ」という時代であり、人口減少につながる堕胎（人工妊娠中絶）は極力制限されていた。優生学的見地、医学的見地によるものに限ってしか人工妊娠中絶が認められなかった。戦後の混乱期には連合軍による占領下での混血児出生、復員兵による空前のベビーブーム、食糧難、住宅難などといった社会情勢の下での非合法中絶が横行していた。そのような背景からこの法律が成立したが、これにより不妊手術（優生手術）と中絶手術（人工妊娠中絶）が大幅に合法化された。高度経済成長の中で幾度となく法改正され、そのつど経済大国となった日本にはもはや経済的理由による中絶は不要という意見も強く出されたが、手続き的規定の改正にとどまり、中絶の要件に関する改正は通らなかった。しかし平成8年の改正ではそれまで一度も議論の対象にならなかった病理的原因・遺伝の要因が一挙に廃止され、従来議論の対象となっていた経済条項はそのまま残った。

【倫理上の問題点】優生保護法（現母体保護法）の二本柱の一つである不妊手術は、生命操作の中でも術後は一切子どもを生まれなくするという範疇に属する。術後に妊娠を希望しても回復手術の効果が不十分であり、母体にも大きな負担をかける。もう一つの人工妊娠中絶はせっかく新しい命を授かったのに、人為的に命の芽を摘むので、妊娠後の個別的処置である。この両手術は、生まれなくする生命操作という点では共通性を持つ。中絶を罪とするカトリック宗派の国の人びとは日本の中絶の様子を見て「中絶天国」と評している。中絶を比較的安易なことと考える日本では、絶対禁止も困るかもしれないが、慎重さが望まれる。その反面、産むための生命操作は人工授精や体外受精、排卵誘発剤、顕微授精、男女産み分け等、止まるところを知らない。現時点では「ヒトに関するクローン技術等の規制に関する法律（クローン規制法）」が制定され、かろうじてクローン実験は規制されている。もちろん、産まないため、またバースコントロールのための知識や技術も進み、妊娠検査薬の市販化、ピルの解禁、医師の処方による中絶薬による中絶など、その選択肢は増えつつある。いずれにせよ、最終的決定は自己の責任において自分で決めていくべきであろう。

【諸分野との関連】（1）刑法堕胎罪との関係：堕胎は原則違法な行為であり、可罰的行為とされる。しかし中絶しなりればならない事情もあり、一定要件の下に人工妊娠中絶が刑法の特例として容認されてきた。それが戦前の国民優生法であり、戦後の優生保護法であり、現在の「母体保護法」である。ちょうど少年法が刑法第41条の特別法として機能して、14歳から刑事責任を負うとしてきたものを、保護・教育の名目で16歳まで刑事責任年齢を引き上げ、少年を保護し続けてきたのに類似する。しかし少年法は少年による凶悪な犯罪行為が続出して、刑法の原則14歳への改正を余儀なくされたが、優生保護法の改正は要件を狭くしてしまい、刑法の特別法としての意味を少なくしてしまったといわざるを得ない。

（2）優生学・遺伝学との関係：2005（平成17）年現在、優生保護法が成立してから既に半世紀が経過した。その間、医学や遺伝学の進歩もめざましい。遺伝学の基礎である遺伝子の研究も飛躍的に進み、遺伝子治療なる医学分野も開発中で、難病の治療方法の解明へ向けて日進月歩の歩みがあるが、遺伝性疾患の中には治療方法等が不十分なものもある。この意味で遺伝相談所をなくしたことはやはり禍根を残すであろう。なお、旧厚生省は1999（平成11）年に「遺

伝子相談モデル事業」を始めたが、まだ全国に5カ所しかない。

【展望】名称は「母体保護法」に変わっても、不妊手術は母体の生命危険、健康を著しく損ねる場合にしか認められない。人工妊娠中絶でも経済的・社会的理由と暴行・脅迫を受けての妊娠の場合以外の該当理由がなくなってしまっている。医学的要因による不妊手術・人工妊娠中絶が認められない点は改悪といえるかもしれない。遺伝性疾患を含め先天異常の胎児出産の可能性がある場合の不妊手術や中絶、胎児診断により事前に異常が確認された場合のいわゆる胎児条項、妊娠初期の風疹症候群等のハイリスクを伴う場合の中絶など、選択肢として残しておくことが今後は必要となろう。さらに、排卵誘発剤使用による多胎妊娠の場合の減数手術もである。不妊手術・人工妊娠中絶をするか否かの決定権は第三者にはなく、パートナーと相談の上で女性の自己決定権が尊重されるべきだからである。

［末廣敏昭］

【参考文献】末廣敏昭『優生保護法―基礎理論と解説』(文久書林、1984)。

【関連項目】母体保護法、不妊手術、優生手術、遺伝病、人工妊娠中絶、刑法、生殖技術、優生学

‖ **優性優生学** ➡ **優生学**

‖ **有能性** ➡ **判断能力**

‖ **有料老人ホーム**
pay home for the aged（英）

【定義】改正老人福祉法（2006〈平成18〉年）によれば、1人以上の高齢者を入所させ、(1)食事の提供、(2)入浴・排泄または食事の介護、(3)そのほか日常生活上必要な便宜であって厚生労働省が定めるもののうち最低一つ、を供与することを目的とし、かつ老人福祉施設・認知症高齢者グループホーム・高齢者専用住宅ではない施設。公的老人ホームの入所用件に該当しない高齢者や自ら選択して自己のニーズを満たそうとする高齢者が対象の施設。厚生労働省によれば、2005（平成17）年の調査ではホーム数1406、在所者数約7万人。

【概要】有料老人ホームの設置主体に制限はないため、多様な事業主が経営を行っている。また、入居時に多額の一時金等を支払う契約が多く、終（つい）の生活の場として入所することから、健全経営が強く求められる。そのため、1991（平成3）年からは事前届出制・改善命令および違反した場合の罰則などの行政的関与も認められるようになった。行政上の区分としては介護付き型・住宅型・健康型に分けられる。

【倫理上の問題】入所者と事業主との契約関係であるため、契約のあり方の透明性や平等性が求められる。また、民間経営であるため経営の失敗もあり得る。

［朝倉輝一］

【関連項目】介護、介護保険法、老人福祉、老人福祉法、老人福祉施設、特別養護老人ホーム

‖ **輸血** blood transfusion（英）, Bluttransfusion（独）

【定義】人生存血液または人血液由来製剤を、循環している血管（通常は静脈）内に入れること。生理溶液（生理食塩水等）の血管内投与を含む輸注の中に含まれる行為。

【歴史的経緯と倫理上の問題】本質的な倫理上の問題点は、輸血行為は生体構成物の一つである血液細胞、血漿を医療資源として利用していることである。20世紀初め、赤血球血液型の解明が進み、輸血は現実的な医療に取り入れられるようになった。20世紀中期前半には輸血後感染症（とくに梅毒、肝炎）が問題となり、中期後半には血液に含まれるリンパ球の免疫反応が挙げられるようになった。20世紀後期、輸血を細胞移植として捉える新しい概念が導入され、

骨髄移植、末梢血幹細胞移植が行われるようになる。輸血を行うにあたり、医師は輸血を受ける者（受血者）の自律尊重原理によるインフォームドコンセントを得る必要がある。輸血は受血者の輸血治療選択権と輸血治療拒否権が問われる医療行為である。しかし一方で、生物由来製品である血漿分画製剤や、インターフェロン、エリスロポエチン等の人血液由来遺伝子組み換え製剤も含め、すべての血液製剤の配分は受血者に平等に行われるべきである。輸血は受血者の経済力による社会的価値観で選別されるのではなく、より純粋な医学的基準で選択されるべきである。　　　　　［中辻理子］

【関連項目】エホバの証人、供血

輸血拒否 ➡ エホバの証人

ゆとり教育
education with latitude（英）

【概要】1970年代までの詰め込み教育に対する反省から、日本の学習指導要領は改訂のたびに教育内容を削減する方向で見直しが進められてきた。教育内容の精選、基礎基本の徹底、総合的な学習の時間の新設、週5日制への完全対応といった近年の学校教育政策の動向を教育内容の削減として捉えるならば、そこにいわゆるゆとり教育の問題を看取できることになる。

　この動向は教育水準の低下、ひいては学力の低下と直接結びつけられて批判ないし非難される場合が多いが、より正確には、小学校の教育内容の一部を中学校に、また中学校の教育内容の一部を高等学校に先送りした部分があり、現在のゆとり教育はそのまま子どもの学力低下問題に結びつくものではない。子どもの発達段階に応じて教授すべき教育内容の編成を見直した結果として学習内容が減ったのであれば、それ自体は学校教育の改善を目指した措置として評価されてよいはずである。

【問題点】しかし、学習内容が先送りされると当然ながら高等学校で扱う教育内容は増えることになる。高校間格差は周知の事実であることから、実質的には義務教育の教育水準が下がる一方で、その後の高校では能力に応じた教育内容が提供されることになり、学力格差が広がることが懸念される。また基礎基本徹底のためにこそ学習内容を精選したのであるから、本来ゆとり教育は学習時間の減少とは無関係である。しかし、学習内容の易化に伴い学習進度の速い子どもには時間的なゆとりが生じることになった。ゆとり教育は、子どもは積極的に学ぶ意欲を持っているはず、という前提に立っているため、その剰余の時間は発展的な学習に活用されるはずであった。ところが、子どもの学校外での学習時間は年々減少していることが各種調査の結果として報告されており、そのため学校におけるゆとり教育の導入は、結果的に日本の子どもの教育水準の低下につながるのではないか、という指摘が頻繁になされるようになった。　　　　　　　　　　　　　［大谷奨］

【関連項目】文部科学省

ユニセフ　United Nations Children's Fund：UNICEF（英）

【概要】日本名を国際連合児童基金という、国連社会経済理事会の常設機関の略称。第二次世界大戦で犠牲になった児童の救済を目的として、1946（昭和21）年に国際連合国際児童緊急基金（United Nations International Children's Emergency Fund：UNICEF）の名で設立され、1953（昭和28）年に現行の名称となった。しかし略称は旧名を継承した。基金は連合国復興救済基金から引き継いだ資産と各国政府や民間からの寄付金で賄われている。近年では、主に発展途上国の児童に対する援助を行ってき

たが、とくに、彼らの生命の尊厳の確保という点では、飢餓の根絶を目指すことはもちろん、読み書き教育の普及による非識字率の引き下げや職業訓練を通しての自立の援助などにも活動の重点が置かれてきた。本部はニューヨークにある。1965（昭和40）年にノーベル平和賞を受賞した。　　［藤尾均］

ユネスコ　United Nations Educational, Scientific and Cultural Organization：UNESCO（英）

【概要】日本名を国際連合教育科学文化機関という、国連の専門機関の略称。1945年のユネスコ憲章に基づき、1946（昭和21）年に設立された。教育・科学・文化を通じて国際協力を促進し、世界の平和と安全に貢献することを目的として活動している。本部はスイスのジュネーブにある。日本は1951（昭和26）年に加盟した。平和を愛する心を養うためマスコミを通じて世界の人びととの相互理解・認識を深めることに意を注ぐとともに、教育の普及、文化交流、科学に対する理解を促進する事業を行っている。とくに生命倫理の領域では、4年の歳月をかけて、遺伝子の研究と臨床応用に関する普遍的かつ倫理的な基準を初めて国際的に定めた「ヒトゲノムと人権宣言」を作成したことが注目される。これは1997年にパリで採択された。ユネスコはまた、地球規模での環境保全活動にも力を入れてきた。これらの事業は今後ますます、世界人類の人権やいのちの尊厳の確保にもつながっていくであろう。2007年9月現在、加盟国数は192である。　　［藤尾均］

【関連項目】ヒトゲノムと人権に関する世界宣言、人権、人間の尊厳

ユーモアセラピー　humor therapy（英）

【定義】ユーモアと笑いを病院、とくにホスピスでのターミナルケアで応用し、死を前に心のふさぎがちな患者が病や死と向き合うことを可能にしたり、患者と看護・医療者との間で信頼関係を促すために用いられる療法。主だって理論化・体系化はされていないが、ユーモアの効用については近年、学問的研究が進んでおり、がん患者に対し免疫力を測る血液検査を、漫才を聞いてもらう前と聞いて笑ってもらった後で行うと、免疫活性が非常に高まるという報告が学会等で発表されている。

【確立の背景と現在の状況】映画『パッチ＝アダムス』の舞台となったゲゼントハイトインスティチュート（Gesundheit Institute）などに見られるように、欧米では主に病院、とりわけホスピスで多く用いられてきた。しかし最近、アメリカを含めた欧米諸国では、老人ホーム、アルコール依存症治療センター、公立学校の保健室等でも取り入れられるようになってきている。

カリフォルニア州のロマリンダ大学で行われた研究グループは、笑うことによって免疫グロブリンやナチュラルキラー細胞・T細胞の量が増大し免疫システムが促進されることを、コメディビデオを見た群と見ない群とに分けて証明した。また、メリーランド大学医学部の研究グループは、コメディ映画を見せた集団では、95％に血流の改善が見られ、シリアスな映画を見た集団では、75％に血流の悪化を見た、と研究発表を行っている。日本においても近年、漫才などの「お笑い」が、癒しの効果だけでなく疾病を予防する効果があるとして、研究プロジェクトが立ち上げられ、お笑いを実際に治療に用いる試みが始まっている。

【展望と課題】近年、日本においてもホスピスなどでユーモアセラピーが浸透しつつあり、具体的事例の報告が多くなされるようになった。ある病院では、がんの患者にユーモアで笑ってもらい、笑いによって少しでもがんの辛さを前向きに受け入れても

らうという方針をとっている。

　元来「笑い」は、独自の発展を遂げてきた。笑わせる側が笑う側の実存に揺さぶりをかけることによって現われるコミュニケーションの最上の形態の一つである。日々緊張した環境の中で、ふとハプニングとして現われる笑いは、周囲や環境をも和ませるものである。これは決して体系化・理論化されて治療に応用できるものではない。この点で、ナラティブセラピーや実存哲学など様々な分野からのさらなる研究が望まれる。　　　　　　　　　　［前野竜太郎］

【参考文献】柏木哲夫『死を看取る医学—ホスピスの現場から』（日本放送出版協会、1997）。
【関連項目】ターミナルケア、メンタルヘルス、家族療法、芸術療法

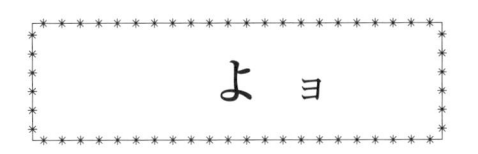

よ　ヨ

養育医療

【定義】母子保健法第20条に基づいて、該当する未熟児に対し公費負担によって医療給付を行う制度。

【概要】未熟児は正常産の新生児に比べて生理的に種々の欠陥があり、疾病にも罹りやすく、死亡率も極めて高い。また、その結果生ずる心身障害児への移行も多いので、生後速やかに適切な処置を必要とする。体重2500ｇ以下の新生児が出生した時、保護者はその旨を現住地の保健所に届けなければならない、と母子保健法第18条に規定されている。保健所はこれを受けて医師、保健師、助産師などの職員による訪問指導を行い、その結果、未熟児を養育医療機関に指定された病院などに収容する必要がある場合には、公費負担によって医療給付を行うことができる。これが養育医療である。

【倫理上の問題】この制度はすべての未熟児に適用されるのではない。出生時体重が2000ｇ以下の場合、呼吸器系や消化器系に異常がある場合、あるいは強度の黄疸を認める場合などに適応される。このような低出生体重児は生下の時期に病変が認められなくとも、将来、各種障害の発生率が高いので、慎重な取り扱いが望まれる。2005（平成17）年度における養育医療給付件数は３万1485件で、これは未熟児届出数の約３割を占める。同年度における養育医療の費用総額は約704億円である。　　［深瀬泰旦］

【関連項目】母子保健法、未熟児、育成医療

養護教諭　yogo teacher, school nurse teacher（英）

【定義】「児童の養護をつかさどる」教育職

員。学校教育法（1947〈昭和22〉年制定）第28条第7項において規定されている。「養護をつかさどる」とは、1972（昭和47）年の保健体育審議会答申によって「児童生徒の健康を保持増進するための活動」と解釈されている。

【倫理上の問題】教育職員としての位置づけは、養護教諭の前身である養護訓導が1941（昭和16）年の国民学校令で規定されたことに由来する。しかし、学校教育法第28条第6項には「教諭は児童の教育をつかさどる」との規定があり、養護とは何か、養護教諭の教育的役割とは何かの探究が続けられている。諸外国にはschool nurse, school nurse practitionerなどと呼ばれる類似の職種があるが、いずれも看護職であるという点で養護教諭と異なっている。日本の養護教諭は、教育職員であること、1校に1名の常勤配置が原則（現在は複数配置が進行中）であること、健康教育に積極的に関わっていること、看護師免許を有しないのが主流であることなどの特色を有する、世界に類のない職種といえる。

養護教諭の職務内容については、1997（平成9）年の保健体育審議会答申で新たな役割が示され、健康診断、保健指導、救急処置などの従来の職務に加えて、健康教育や児童生徒の心身両面へのケアを行う健康相談活動への期待が高まっている。

［後藤ひとみ］

【関連項目】学校教育法

養子 ➡ 特別養子縁組制度

幼児虐待 ➡ 児童虐待

養生　care of health（英）

【定義】生命を養う意。命を養うために人が外界から摂取するものは飲食だけでなく、感覚器官を介して受容するあらゆるものをも含む。中国の本草書では「養生」と「養命」を区別し、前者は心身を養うことを意味し、後者は天から与えられた寿命を延ばすことを目的とする。「養生」を広義に受け取り両者を含めることもある。また、「養生」を二分し、精神を養う「養神」、肉体を養う「養形」とにすることもある。

【方法と倫理上の問題】心身を養うための基本的な方針は中国と日本の伝統医学で類似し、大略2つある。1つは「調和」である。バランスのとれた食事はもとより、日々の生活、喜怒哀楽の感情、各種の欲望に至るまで、すべてにわたり調和を目標にする。各々の要素に偏りがある人は意識的にこれを制御する必要がある。もう1つは、小宇宙たる人体と大宇宙たる自然との一体化である。これを目的として、古くから呼吸法などにより、天地の気を体内に導入する「導引・行気」などが行われている。養生については、近代医学がしばしば陥る局部的な視点ではなく、環境をも含めた複合的な視点に立つ必要がある。

【展望】日本では江戸時代に養生書の出版が盛んであった。その代表的な例が貝原益軒（1630-1714）の『養生訓』（1713〈正徳3〉年）であり、精神と肉体の両面から養生法を述べている。総論、飲食、飲酒、飲茶、慎色欲、五官、二便、洗浴、慎病、択医、用薬、養老、育幼、鍼、灸治の項目から成る。この書では、日本の文化・環境・日本人の体質などを考慮しており、古典的な日本流の養生法として基準になり得る。現代ではサプリメントの摂取や各種の運動療法などが養生法として盛んになりつつあるが、生命の最終的な段階が「天寿を全うする」ことにあるとすれば、そこに至る「養生」は「自然の中で調和をもって生きる」という基本を守ることが必要であろう。

［遠藤次郎］

【参考文献】貝原益軒『養生訓』（講談社学術文庫、1982）。
【関連項目】健康法、天寿、長寿

養生法　diet, regimen（英），Gesundheitpflege（独）

【定義】「養生法」は、日本そして中国および朝鮮といった極東アジアの文化的環境の中でつくり出された、健康を守るための生活の方法を指す概念であるとともに、進んで無病で長生きするための寿命延長の方法を指す概念でもある。さらにそれは身体や健康の領域を超えて、人間自体の生き方そのものにあり方を示す思想として意味を持っている。養生についての論を「養生論」という。

【歴史的経緯】「養生」の語は、古くは中国思想書である『荘子』『列子』『孟子』（『孟子』では養生とほぼ同義の「養性」も用いられている）『呂氏春秋』などに出てくる。また、いくぶん意味は異なるが、似た概念として「摂生」が『老子』の中で用いられている。これらの概念の成立時期については諸説があるが、およそ紀元前300年から紀元前200年ほどと推定される。古代中国の養生論のうち重要な著述は三国時代の嵆康（223-262／263）の『養生論』であろう。さらに、東晋代の葛洪『抱朴子』、張湛『養生要集』、梁代の陶弘景『養性延命録』、唐代の孫思邈『備急千金要方』、宋代の蒲処貫『保生要録』、明代の高濂『遵生八箋（牋）』などがある。これら多くの中国養生論のうち、宋代以前の養生論の主要な書の多くは、道教の経典集である『道蔵』に所収された。中国養生論における養生法は内丹法とそれ以外の養生法に二分でき、後者はさらに大きく5つに分けることができる。「金丹（外丹）（鉱物製薬術）」「辟穀・服餌（穀類の不摂取と長寿食の摂取）」「調息（呼吸法）」「導引（運動法・自己按摩法）」「房中（性交術）」がそれである。「内丹」とは体内の「気」を錬成することによって不死に至ることを目指す方法である。その体内での「丹（内丹）」をつくる方法が「存思」と呼ばれる。これは一種の瞑想法であり、今日の「自律訓練法」にも通ずる要素を含んでおり、現在でも「内観法」と呼ばれる方法が行われている。

わが国では、20巻から成る養生書『摂養要訣』が物部廣泉によって天長4（827）年に著わされた。これが日本における養生論執筆の最初とされている。以後、元慶元（877）年の深根輔仁『養生鈔』、永観2（984）年に丹波康頼『医心方』の巻二十六「延年法」および巻二十七「養生」、寿永3（1184）年の釈蓮基『長生療養方』、正応元（1288）年の丹波行長『衛生秘要鈔』、同時期刊年不詳の丹波嗣長『遐年要鈔』、臨済宗の開祖明庵栄西による建保3（1215）年の『喫茶養生記』、康正2（1456）年の竹田昭慶『延壽類要』が撰述された。これら、古代から中世までの養生論の多くは中国養生論に理論や技法を依拠していた。

安土桃山時代では慶長4（1599）年に曲直瀬玄朔の『延寿撮要』、江戸初期には天和3（1683）年に「古医方」の創始者とされる名古屋玄医の『養生主論』が著わされた。さらに、正徳3（1713）年の貝原益軒『養生訓』は、その時点までの中国や日本の医学書や養生論を参考にしてまとめられた著作で、それまでの和漢の養生論の集大成であると同時に、益軒自身のいわば模範ともすべき生活の経験を交えて書かれた全8巻17項目から成る大作である。益軒の『養生訓』は今日に至るまで読み継がれている。その後、文化文政期には空前の養生論刊行が見られ、養生法の大衆化とともに、その実践倫理にも寛容化が見られ、全体として無病長寿のための健康論から総合的な生活論・人間論への変化が見られるように

なった。

　明治以後、養生法は西洋医学の進展の中で正統的な医学体系からは除外されるが、一般大衆の健康法の基盤として今日まで機能している。

【倫理上の問題と展望】養生法は、西洋近代医療の進展の中で、自己の健康管理や生活目的と健康とを調和させるべく個人の価値観に応じた健康追求を行う上での思想的指針となり得る。また、フーコー（Michel Foucault 1926-84）の「自己への配慮」に関する一連の研究以降、西洋思想においても人間の根本的生活様式としての養生の評価が盛んになりつつある。

　近年、代替医療の評価が高まってきているが、それにつれて、臨床の場や公衆衛生活動などにおいて養生法の理念が具体的な保健指導や健康教育の内容・方法に反映され始めており、今後は西洋近代医学の方法論との調和が課題となる。また、治療（キュア）に対して「ケア」および「ケアリング」の思想が評価されてきている現在、生命倫理や医学哲学全体として課題化されるべき概念となりつつある。　　　　［瀧澤利行］

【参考文献】瀧澤利行『近代日本健康思想の成立』（大空社、1993）。瀧澤利行『養生論の思想』（世織書房、2003）。吉元昭治『養生外史─不老長寿の思想とその周辺』中国篇・日本篇（医道の日本社、1994）。M.フーコー『性の歴史』2・3（田村淑訳、新潮社、1986～87）。

【関連項目】健康法、代替医療・代替医学

羊水穿刺　amniocentesis（英）、Amniozentese（独）、amniocentèse（仏）

【定義】胎児診断の一つ。子宮内の胎児と胎盤の正確な位置を超音波を用いて確認し、胎児を傷つけないようにして羊膜腔内の羊水を穿刺し、約10～20mlの羊水を採取する。羊水中には胎児の皮膚などの剝離細胞や代謝産物が含まれていて、これらの細胞を2週間程度培養して染色体分析を行う。母体血清トリプルマーカーテストで高リスクと判定され、染色体異常の有無を確定診断することを妊婦自身が希望した場合などに、羊水診断が妊娠14～18週において行われる。羊水中のαフェトプロテイン（AFP）やビリルビン検査で無脳症、水頭症、神経管欠損（NTD）、血液型不適合妊娠などの診断を行うことができるほか、胎児性別診断も可能である。

【倫理上の問題】羊水穿刺後の流産率は0.5％以下と見なされ、比較的安全性は高いとされているが、穿刺の際に胎児を傷つけるリスクもそれに加わるため、診断のメリットとの比較考量が問われる。また、胎児診断全体に当てはまることであるが、診断の結果異常が発見された場合に選択的中絶を行うことが、人間の生命の抹殺になるのかどうか、また遺伝病患者、障害者の差別に結びつかないかどうかが問われるところである。　　　　　　　　　［松島哲久］

【関連項目】胎児診断、超音波診断、母体血清トリプルマーカースクリーニング

予後　prognosis（英）

【定義】ある疾患について、その経過および結果（生存期間、機能回復や職場復帰の見込み等）を予想、推測すること。

【倫理上の問題】患者にとって自らの病名とその予後は極めて重要な医療情報である。しかし、予後は絶対的なものではない。たとえば、がんの病期は原発腫瘍の進行度や所属リンパ節の状態、遠隔転移の有無を考慮したTNM分類に基づいてなされるが、それぞれのステージで、どの治療法を選択するか（化学療法か、外科療法か、放射線療法か、あるいはそれらを合わせた集学的治療か）で予後が変わる。したがって倫理上問題となるのは、こうした予後に関する情報を医師が分かりやすい言葉で、しかし

正確に患者に伝え、患者の自己決定権を尊重し、一人ひとりの患者のQOLの観点からどの選択肢が最もふさわしいのかを患者（場合によっては家族など）に選択・同意してもらうというインフォームドコンセントが十分に機能しているか否かである。一方で、疾患の予後において判断能力の障害が予想される場合（アルツハイマー病など）、患者に代わって判断を行う代行判断（substituted judgment）の問題（誰が患者に代わって判断するのか、その判断が患者の意思を代弁しているのか等）が生じる。あるいは、確実な治療法もなく進行性の病、たとえばALS（筋萎縮性側索硬化症）においては、いつまで、どの程度の延命治療を受けるのかなど、患者の自己決定権を尊重した事前指示書（advance directives）の作成や尊厳死に関する問題が生じてくる。
【展望】医療の発達は、患者の予後についての選択肢を増やす。QOLを加味した予後選択には、インフォームドコンセントの徹底が不可欠であるが、それを充実させるためには患者の自律意識の成熟と、リエゾン精神医学のような主治医と患者の橋渡しをする機能もますます重要になろう。

［杉岡良彦・藤野昭宏］

【関連項目】診断

余剰胚　unused embryo（英）

【定義】IVF-ETの過程において移植に使用されなかった胚。
【倫理上の問題】余剰胚は通常、被実施者の希望により自らの次回の胚移植のために凍結保存されるか、もしくは破棄されるが、それ以外の場合には問題が生じてくる。（1）他者への提供：わが国では、倫理的・法的・社会的基盤が未確立のため施行されていない。日本産科婦人科学会の会告にも、胚はそれを採取した母体にのみ移植する旨が明記されている。（2）研究使用：生殖医学分野では動物の研究をヒトに当てはめることが難しく、ヒト胚での研究は不可欠である。研究使用にあたっては、提供者の承諾取得やプライバシーの遵守、生殖医学の発展目的への限定、研究使用胚の臨床使用禁止等が不可欠な規約となる。また世界的には、ヒトの個体発育開始時期は個体形成に与る臓器の分化の時期とされ、それ以前（受精後2週間以内）が研究使用許容期間の限度とされる。これらは日本産科婦人科学会の会告内で明記され、厳重に監視されている。

［朝比奈俊彦］

【参考文献】「会告」（『日本産科婦人科学会雑誌』52巻8号、2000）。
【関連項目】体外受精・胚移植（IVF-ET）、生殖医学

余病 ➡ 合併症

予防医学
preventive medicine（英），Präventivmedizin（独），prévention（仏）

【定義】疾病の罹患、発症、悪化を防ぐことを目的とする社会医学の一分野。
【基本的体系】人間集団における疾病の分布とその発生原因やその疾病に罹りやすくさせるリスク要因（risk factor）を探求する疫学（epidemiology）を基礎学として予防医学は成立している。通例、予防には3段階があるとされている。第一次予防とは、個々人の生活様式あるいは環境中のリスク要因を減らすことによって疾病罹患を未然に防止することを図る。第二次予防は、ひとたび罹患した疾病の早期発見・早期治療によって、進展増悪、合併症の出現を防ごうとするものである。第三次予防は、後遺症や障害が固定されていない段階での能力低下の防止、社会生活への復帰促進のための医学的・心理社会的リハビリテーションを含む。

【倫理上の問題】上に見たように予防医学の範囲は極めて広く、その実践は、上下水道の整備など環境対策から個々人のライフスタイルへの保健指導まで多岐多層にわたる。そこでまず倫理的に問われるのは、予防医学の名の下に医療機関や行政がどこまで介入を行う権限を持っているかという点である。わが国では虫歯予防に水道水フッ素を添加することが行われておらず、また法改正でワクチン接種の義務化が解除されたことなどがこの問題と関係している。従来は成人病と呼ばれていた一連の疾患群が生活習慣病と改称され、疾病予防における国民一人ひとりの責任が強調されているが、これに対して健康管理がどこまでどのような責任を持って誰によってなされるべきかが問題となる。予防医学を支える疫学の研究においては、受検にあたってのインフォームドコンセントのあり方、かなり以前の健診などで採取されて本人に許諾を得られないような生体資料の研究上などの目的外使用、得られた医学的個人情報のプライバシー保護と開示の問題も取り組まれなければならない課題である。発展途上国におけるワクチン開発などグローバルな問題があることにも注意を向けなければならない。

[服部健司]

【参考文献】D.Beauchamp and B.Steinbock, "New Ethics for the Public's Health" (Oxford UP, 1999). S.Coughlin and T.Beauchamp, "Ethics and Epidemiology" (Oxford UP, 1996).

【関連項目】インフォームドコンセント、予防接種、リハビリテーション

予防接種　vaccination（英），Vakzination（独），vaccination（仏）

【定義】不活化または弱毒化した病原体（あるいはその一部、つまり抗原）を投与することで体内に免疫体をつくり、当の病原体による疾病に罹患しないよう、もしくは罹ったとしても軽症で済むようにする処置。

【歴史的経緯】ワクチンの名はイギリスの医師ジェンナー（Edward Jenner 1749-1823）が用いた牛痘（vaccinia）に由来する。わが国では1849（嘉永2）年、長崎の出島でオランダ医モーニケ（O.Mohnike）が種痘を実施、1870（明治3）年には東京に種痘館が設置され、大政官たちによる種痘が広く行われ始めた。1885（明治18）年に内務省より種痘心得書が告示され、以降、法の整備の下で予防接種が推進されてきた。医学・薬学の進歩、生活水準の向上、防疫体制の整備や社会環境の変化に伴って、予防接種の対象疾病は変遷してきた。予防接種法制定当時は痘瘡、チフス、コレラが主標的であったが、今日、これらは定期勧奨接種の対象から外れている。患者の高齢化、都市部への集中、重症発病の増加を踏まえて、2005（平成17）年には結核予防法が半世紀ぶりに改正されている。

【政策上の問題】かつては致死率の高かった伝染病の発生は著しく低下している現在、予防接種は、罹ったとしても軽症であるが時に重篤な合併症や後遺症をもたらすもの（麻疹）、現在はほぼ制圧されているものの再び大流行する恐れのあるもの（ポリオ、ジフテリア、百日咳、日本脳炎）、胎児に対して催奇形性を持つもの（風疹）、罹患すると重篤なもの（破傷風）に向けて実施されている。国際間交通の大量スピード化や輸入食料品量の急増に対応するための防疫体制の増強、副作用の少ないワクチン開発、対策をより効果的に実施するための感染症サーベイランス（発生動向調査）の徹底が求められている。しかし、ワクチンの製造には長時間を要し、しかもその有効期限は短く、需給調整は困難である。

【倫理上の問題】予防接種の社会的効果を上げるためには住民の接種率を上げ、免疫

水準をある高さ以上に保つ必要がある。とはいえ、ワクチンは時に重篤な副反応を引き起こし、それを現在の医学では予知することができない。それはいわゆる無過失事故と見なされ、国が救済保証を行うことになっている。しかし罹患する確率の高いといえない疾病の予防のために重い合併症や後遺症に苦しむというのは、個人の観点からすれば理不尽である。大多数の住民にとっては、予防接種は社会防衛かつ個人防衛として利益が大であるが、ごく一部にとってはリスクが現実のものとなり、利益を凌駕する。公衆衛生上の社会政策として予防接種をどう位置づけ、社会防衛と個人のリスクや拒否をどのように調整していけばよいかが問われている。近い将来世界的に大流行を引き起こすと予測されている高病原性鳥インフルエンザについても現在ワクチンが開発中である。しかし、世界レベルで見るとワクチン製造能力は欧米に著しく偏在しており、しかも全世界レベルのニーズを満たすことは到底できない状態にある。大流行を前にしてこの有限な医療資源をどのように配分することが望ましいのか、大きな課題である。　　　　　　　　［服部健司］

【参考文献】木村三生夫・平山宗宏・境春美『予防接種の手びき』（近代出版、2005）。
【関連項目】予防接種法

▍予防接種健康被害救済制度

【定義】予防接種法および結核予防法によって実施された定期予防接種により障害などの健康被害が生じたと認定された場合に、定められた医療費や各種手当などの給付を受けられる制度。

【歴史的経緯】1976（昭和51）年に創設されたこの制度は、社会防衛という観点から義務づけという公的関与が行われていた予防接種に対して、接種者と被接種者の予防接種に対する信頼性を確保し制度の安定を図ることを目的とする、と位置づけられていた。救済額の上積みなど内容の充実が図られた1994（平成6）年の法改正は、国民の健康意識や予防接種への関心の向上などの社会変化に伴い、予防接種が義務から努力義務へと緩和されたことに対応したものである。なお、インフルエンザ予防接種のような任意による予防接種により健康被害が生じた場合には、医薬品副作用被害救済制度が適用され、医薬品健康被害救済基金による救済が行われるが、この制度は、予防接種による健康被害に特化したものではなく、むしろ、病院・診療所で投薬された医薬品や薬局などで購入した医薬品を適正に使用したにもかかわらず、副作用による健康被害が発生した場合に、医療費・医療手当・障害年金・障害児養育年金・遺族年金・遺族一時金・葬祭料の諸給付を行い、これにより被害者の迅速な救済を図ろうとするものである。　　　　　　　　［原敬］

【参考文献】稲垣忠洋・梅田勝「予防接種の副反応―重度の副反応に対する保障―」『小児科診療』11、診断と治療社、2004）。
【関連項目】予防接種、予防接種法

▍予防接種法

【定義】「伝染のおそれがある疾病の発生及びまん延を予防するため」に、国が市町村長などに予防接種の実施を行わせることを旨として制定された法律。近年の法改正によって、「予防接種による健康被害の迅速な救済を図ること」もまたその目的として追加的に掲げられるに至っている。

【歴史的経緯】種痘法（1909〈明治42〉年）の後を受け、1948（昭和23）年に制定された。その後、一部の規定は結核予防法（1951〈昭和26〉年）に移された。1976（昭和51）年の改正によって、予防接種を受けないことに対する罰則規定が削除され、1994（平成6）年の改正において、国民に

とって接種を受けることは努力義務であり（「受けなければならない」から「受けるよう努めなければならない」への転換）、予防接種が強制接種でなく勧奨接種であることが明記されることとなった。また保健福祉相談員の定期訪問や給付金の増額など、予防接種による健康被害者に対する救済措置の充実を盛り込んでもいる。2001（平成13）年の法改正に伴い、インフルエンザは個人の発病・重症化防止およびその積み重ねとしての間接的な集団予防を図る必要がある「二類疾病」に分類されることとなり、65歳以上または省令に定められた障害を持つ60歳以上の希望者に対して、市町村長はインフルエンザの定期予防接種を行わなければならないこととなった。一方、2005（平成17）年、重症の急性散在性脳脊髄炎との因果関係が認定されたことから、製法上マウス脳を用いる現行の日本脳炎ワクチンの積極的接種勧奨が取り止められることとなった。　　　　　　　　　　［服部健司］

【関連項目】予防接種

四原則　four principles（英）, die vier Prinzipien（独）

【定義】判断や行為の道徳的正しさを理由づけるレベルには、具体的な道徳的規則、倫理原則、そして倫理理論があるが、医療倫理の領域では、規則と理論の中間に位置する原則として（1）自律尊重、（2）無危害、（3）慈恵（善行・仁恵）、（4）正義の4つが特記される。

【歴史的経緯・倫理上の問題】アメリカでは医学実験をめぐるスキャンダルの暴露を契機に「国家委員会」による「ベルモントレポート」（1979年）が公表され、医学実験の倫理的原則として、人格の尊重、慈恵（善行・仁恵）、正義の3つが確立されたが、これを継承したビーチャム（T.L. Beauchamp）とチルドレス（J.F.Childress）は『生命医学倫理の諸原則』第1版（1979年）で、医学実験だけではなく医学・医療全般の倫理的諸問題を考察するための四原則を明示した。この考え方は、倫理学的にはロス（William David Ross 1877-1971）の「一応の（prima facie）義務」に由来する。ビーチャムらによれば、一般に道徳生活の基盤をなし、多くの倫理理論で共有されている倫理諸原則が医療倫理の原則でもある。（1）自律的な「患者」個人の意思決定を尊重せよ、（2）「患者に」害を引き起こすことを避けよ、（3）「患者に」益を与え、これをリスクやコストと比較考量せよ、（4）益、リスク、コストを公平に配分せよ。これら四原則が医療倫理の諸問題を分析・考察するための理論的枠組みである。

この原則主義に対しては、諸原則をただ並置するだけで、それら原則間の連関を示す統一理論（たとえば功利主義、義務論）を欠いているという問題点が指摘できる。他方では、患者の自律などよりも医師の徳に目を向け、義務よりも理想を説く徳倫理の立場からの批判、また臨床が直面する具体的な倫理問題に対処するには事例に照らして道徳判断と意思決定を下すような臨床倫理学が求められるという立場（決疑論）からの批判、さらには、臨床の個々の事例では患者をはじめとする個人の具体的な人生が語られているから、この物語に耳を傾ける術こそ大切であるとする物語倫理学（ナラティブエシックス）や、権利や正義よりも他者を思いやるケアを中心に置くケア倫理学からの批判もある。

【展望】様々な批判があるにしても、原則が医療倫理で果たす役割は軽視できない。医師の徳倫理の復権を説くにしても、患者の意思の尊重を踏まえなければ展望が開けない。ケアの倫理と倫理原則とを対立させずに統合する視点が求められるし、決疑論

の眼目である事例も原則にとって代わるのでなく、これと補い合う関係にある。

［山本達］

【参考文献】Tom L. Beauchamp and James F. Childress, "Principles of Biomedical Ethics" 5th ed.（Oxford, 2001）。今井道夫・香川知晶編『バイオエシックス入門』（東信堂、2001）。赤林朗編『入門・医療倫理Ⅰ』（勁草書房、2005）。

【関連項目】自律、無危害原則、慈恵（善行・仁恵）原則、ベルモントレポート、功利主義（行為―、規則―、選好―）、義務論、ケア

四大公害病　four major pollution related diseases（英）

【定義】熊本県の水俣湾で発生したメチル水銀汚染による「水俣病」、同じくメチル水銀汚染による新潟県阿賀野川流域での「新潟水俣病」、三重県四日市市で発生した主に硫黄酸化物による大気汚染が原因の「四日市喘息」、富山県神通川流域で発生したカドミウム汚染による「イタイイタイ病」の総称。

【倫理上の問題点】いずれも1950年代から1960年代に、高度経済成長期の大量生産・大量消費・大量廃棄の下で企業活動によって発生したもので、多くの住民に健康を害する深刻な被害が及び、死者も多数出た。裁判を通じて原因究明の困難さ、正確な被害者認定の困難さに加え、利益追求を最優先し結果的に人命軽視につながった企業の責任や、企業を監視し被害者を保護すべき国の政策の遅れ・不十分さも浮き彫りになった。また、水俣病やイタイイタイ病で明らかになったように、生物濃縮によって魚介類や米などには高濃度にメチル水銀やカドミウムが蓄積され、その影響は人体だけでなく広く生態系に及ぶ。対策の一環として1967（昭和42）年に公害対策基本法が制定され、1971（昭和46）年には環境庁が設立された。さらに、公害健康被害補償法が1973（昭和48）年に制定された。これは、汚染防止費用の負担だけではなく汚染環境の修復費用や公害被害者の補償費用についても汚染者負担を基本とする「汚染者負担原則」に基づく法律である。一方、企業の社会的責任や企業倫理の確立も急がれ、とりわけ環境問題に関してはISO14001（国際標準化機構〈ISO〉が発行した環境マネジメントシステムの国際規格）取得という国際的な取り組みを通じて実現されようとしている。

【展望】現在、四大公害病の反省を踏まえて、循環型社会実現への取り組みが急がれている。一方、近来急激な工業化を通じて経済発展を遂げつつある中国をはじめとした国々では、かつての日本で見られた公害が大規模に発生し深刻な社会問題となっており、地球規模での公害問題対策が必要となっている。

［杉岡良彦］

【参考文献】荒木峻編『環境科学辞典』（東京化学同人、1985）。石牟礼道子『苦海浄土―わが水俣病』（講談社、1972）。

【関連項目】公害、公害病、公害健康被害補償法、水俣病、環境、環境省、循環型社会、被害者、生物濃縮、厚生労働省

ら ラ

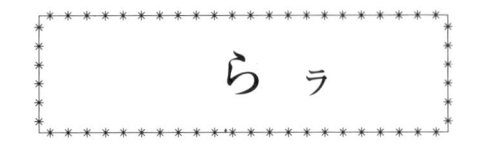

らい ➡ ハンセン病

ライシャワー事件　Reischauer's Case（英），Fall von Reischauer（独）

【概要】1964（昭和39）年3月24日、当時の駐日アメリカ大使E.O.ライシャワー（Edwin O. Reischauer）がアメリカ大使館本館裏口ロビーで心神耗弱の日本人青年により出刃包丁で右大腿部を刺された事件。刺傷時の大量出血に対処する輸血療法により、彼は一命を取り留めたが、輸血後、血清肝炎を発症した。死亡までの26年間、彼は進行性の肝障害に苦しみ、食道静脈瘤破裂が死亡原因となった。

【歴史的経緯と倫理上の問題】事件当時、日本での輸血の98％以上は売血であり、輸血を受けた6人に1人は輸血後に肝炎を発症するとされていた。1964年8月20日、「献血推進について」の閣議決定がなされ、同年11月17日、「献血推進対策要綱」が定められた。1972（昭和47）年、B型肝炎抗原検査が献血者に行われるようになり、1974（昭和49）年には保存血の100％が献血で賄われるまでになった。この事件を契機に精神障害者対策と売血追放・献血推進活動が社会的に一段とクローズアップされた。結果的に社会的価値観の選択を日本国民が変え、法改正までに至ったという意味で、この事件は一つの医療倫理事件となった。ライシャワー氏の死亡の前年である1989（平成元）年、C型肝炎ウイルスの抗体検査が可能になった。さらに同年12月からHCV抗体検査が、1999（平成11）年10月からHBV、HCV核酸増幅検査が全献血者に実施されることとなる。現在では、献血者の情報をもとに遡及調査が徹定化されている。この事件はライシャワー氏が慢性肝炎を持続したことにより、さらに輸血後肝炎激減へと導くことにもなった。

[中辻理子]

【関連項目】輸血、供血

来世信仰 ➡ 死後の世界

ライフサイエンス　life science（英）

【定義】生命科学。ヒトを中心とした生命現象を明らかにする科学分野。実際的には、生物学・医学・物理学・化学・薬学・農学・工学など多くの科学分野からアプローチがなされ、生物に普遍的である現象の研究や解析からヒトの生命現象の理解や病気の解明を目指す総合科学分野になっている。ただ、この語の定義は人により異なり、統一されていない。

【歴史的経過および倫理上の問題】生命を解明しようとする動きは、記載や分類を中心とする博物学的な生物学研究から始まった。進化論、細胞説の提唱、遺伝法則の発見などを契機に、19世紀、生物学は実験科学として発達した。20世紀前半は、生命の本質を科学的に理解しようという考えから、生物科学やライフサイエンスという言葉が使われ始めた。1960年代以降ともなると、分子生物学の発展と相まってヒトの生命現象を総合的に理解する学問領域として今日のライフサイエンスが発達してきた。21世紀初頭にはヒトゲノム計画も完了し、その成果が遺伝子医学の進展や医療応用に大きく貢献すると期待されている。また、農業や食品、化学産業などにもますます応用され、衣・食・住のあらゆる場面に影響を及ぼすと予想される。

半面、生命倫理や人権に関わる社会問題にも影響することが不可避となっている。とくに遺伝子情報は、診断治療の医療現場

のみならず、発病の予知や予防などを目指して日常生活の中でも利用されようとしている。それらが適切に管理、運用されなければ、患者やクライアントの人権が侵害される可能性もある。遺伝子情報の取り扱いを定めるルールやシステムの作成のみならず、遺伝子情報に関わる医療従事者（コーディネーターやカウンセラー）などの養成も求められている。

【展望】ライフサイエンスは、今後ますます人権に関わる生命倫理的な問題から私たちの生活基盤である地球規模の問題にまで幅広く関わると予想される。ヒューマンライフを豊かにするという科学の目的が真に理解されることを期待したい。　　［林要喜知］

【関連項目】生命倫理、遺伝子、遺伝子診断、遺伝子治療

ライフサイクル　life cycle（英）

【定義】誕生した生命が、乳児期・幼児期・学童期・青年期・壮年期・中年期・高齢期等を経て死に至るまでの一生がライフサイクルである。この間の生殖活動により新たな生命が誕生し、再びライフサイクルが繰り返され生命が引き継がれている。一人ひとりがライフサイクルの各ステージにおいて、それぞれの役割を果たすことによって社会が成り立っている。

【生命倫理との関連】2004（平成16）年の日本人の平均寿命は、男性が78.64歳、女性が85.59歳と長寿国で、2002年にWHOが発表した健康寿命についても男性が71.4歳、女性が75.8歳と世界一であり、長年にわたって健康で生き生きとした生活を送ることが可能な時代となった。このような長い人生において、人はそれぞれの設計に従って豊かに平穏無事な人生を終えることを望んでいる。しかし、疾病・事故・失業等の予期せぬ事態によって人生設計の修正を余儀なくされる場合も多い。予期せぬ事態への備えとして、健康づくりをしたり、いざという時のために預貯金や保険への加入をするというように、個人的にも準備をしているが、個人的な努力のみでは対応できない場合も生ずる。そのような場合に備え、人はコミュニティによる相互扶助や各種制度を制定し、お互いに支え合うシステムを築いてきた。

近年、わが国においては、経済格差の拡大、将来の財政設計に影響を与えるほどの少子化の進行、財政悪化による社会保障制度の圧縮等、社会構造の急激な変化があり、コミュニティによる相互扶助機能が失われただけでなく、それに代わる機能であった社会保障制度の安定的な運営も困難な時代となった。これまで、各ライフサイクルを支える制度として、経済的な面では医療保険や年金等の社会保険や、生活保護等の福祉政策を充実させてきた。人的な面では、各種専門職を育成したりホームヘルパー等の支援体制を充実させ、家族単位の相互扶助から市町村単位あるいはそれより広域の相互扶助へと新たなシステムを構築してきた。さらに、個人個人の多様なニーズに対しては、民間がサービス等を充実させてきた。このように、社会制度等が個人のリスクを担保することで、個人では対応できないような大きな問題であっても対処できるようになり、そうした制度が安心・安全な人生設計に大きく寄与してきた。

しかし、生活圏を超えた社会によるサポートは、お互いの顔が見えない関係となるため、相互扶助であるという実感が失われ、負担感が強くなり、権利の主張が前面に出やすくなる。各種負担と給付の関連が複雑となり、相互扶助に対する住民の理解が得られ難くなり、制度の維持が困難になってきている。医療費や年金等に見られるように、負担は若年層で給付は高齢層というように、世代間の不公平感やギャップも生じ

てきている。今後は、高齢化の進展等によりさらに大きな支出は避けられず、少子化の進展によりそれを支える働き手はますます少なくなることが予想される。また、住民の福祉に対するニーズもよりいっそう高まるであろう。持続可能な安定したシステムを創設するとともに、住民自身も、生活圏における相互扶助を再構築するなど、安心して暮らせる社会づくりへ向けた真剣な議論や行動を繰り返す必要があろう。

［竹内徳男］

【関連項目】ライフスタイル、社会保障（制度）、福祉、相互扶助

ライフスタイル
life-style（英），Lebensstil（独）

【定義】一般的には、特定の社会集団の成員に共有された生活の営み方を指す用語である。しかし現在では、ライフスタイル概念は、とりわけ個人の価値観やアイデンティティを中心として、個人の消費行動や文化活動をも含めた生活全体を包括的に捉える概念と見なされている。

【倫理上の問題】このように個人の価値観を中心とした考え方に至った背景としては、個人の社会的・経済的属性によっては消費活動を含む生活構造全般を解明することがもはや困難である、との認識が挙げられる。今日では性別や年齢あるいは社会経済的な差異にとらわれることなく個々人の価値観に基づいた生き方を求める傾向が強く現われており、社会もそうした多様性を認める方向にある。また「生活の質（QOL）」への関心の高まりに伴い自分の生活を仕事・家庭・余暇といったように個別化・細分化して捉えるのではなく、自己のアイデンティティの一環としてトータルに捉えようとする意識が強い。したがってライフスタイル論は今後、高齢社会における人びとの人生設計や高齢者の生きがい、あるいは自己実現の問題とも関連してさらに重要な意義を持つようになると思われる。

［長尾真理］

【関連項目】QOL、価値観、個人主義

ライフステージ ➡ ライフサイクル

ライプニッツ方式
Leibnizsche Methode（独）

【定義】人間が事故・病気等で死亡した際の逸失利益の計算方法の一つ。基本的には、死亡直前の年収を基準に67歳まで就労可能であると仮定して計算する。死亡直前の年収から本人の生活に要する経費（生活費率）を控除したものを毎年の逸失利益と考え、67歳から死亡時の年齢を差し引いた期間、毎年同額の利益が得られたであろうと仮定しその総額を計算する。ただし、日本においては損害賠償を年金としてではなく一時金として受け取ることが一般的であるため、67歳までの期間の一時金に対する金利を考慮して控除する必要があり、複利で計算する方法の代表がライプニッツ方式である。

【逸失利益の計算方法】賠償一時金に関する金利を単利で計算するものと複利で計算するものとがあり、単利で計算する方法の代表としてホフマン方式が、複利で計算する方法の代表としてライプニッツ方式がある。もし年収や金利が同じであるなら、複利で計算した方が金利による控除額が大きくなるため、ライプニッツ方式はホフマン方式よりも賠償一時金の額が小さくなる。

就労可能年数 n 年の場合のライプニッツ方式による逸失利益は、下記の式に基づいて計算される。生活費率は独身や主婦の場合は0.5、一家を支える立場の場合は0.3を用いる場合が多い。金利は民法に定められた5％を用いる。

$$(逸失利益) = \sum_{K=1}^{n} (年収) \times \frac{(1-生活費率)}{(1+金利)^k}$$

【生命倫理との関連】本来、生命に値段をつけることは困難であり、個人個人の価値観によってその額は大きく異なる。生命の価値が問題になるのは事故等で生命を失った場合で、そこに被害者と加害者が存在する場合である。被害者の親族にとっては失った生命はかけがえのないものであり、賠償金をもらうよりも失った生命を返して欲しいところであり、生命に対して値段をつけることはできないが、当事者間の問題解決のためには、損害賠償という観点から、被害者と加害者が相互に納得する基準が必要であり、逸失利益の考えが導入された。

逸失利益は現状の収入等が継続することを前提に計算するものであり、いくつかの問題点が指摘されている。（1）計算式が複数あり額が大きく異なる。（2）学生・主婦などの未就労者の年収の推定は困難である。（3）自営業の就労期間は67歳よりも長い場合が多い。（4）将来の年収の推定は困難である。（5）民法に定められた金利5％は低金利の現状と合わない。

このように、逸失利益の額が前提条件によって異なることから、被害者側は逸失利益が大きくなる方向に、加害者側は小さくなる方向に考える傾向があり、考え方を統一する必要がある。わが国の裁判所では、2000（平成12）年1月から損害賠償の認定にあたって、学生・主婦などの未就労者は全年齢平均賃金または学歴別平均賃金をもとに、それ以外は直前の年収をもとにライプニッツ方式を用いることに統一した。

［竹内徳男］

【関連項目】ホフマン方式、生命保険

ライフレビューセラピー
life review therapy（英）

【定義】高齢者の回想を個人ないしグループの方法を用いて傾聴することにより、人生全体の見通し、自らの評価を行い、自我の統合を目指すものであり、これを骨子とする治療法。

【倫理上の問題】ライフレビューセラピーを行う者は、語る人の人生という織物をほぐし、また紡ぎ直す過程に連れ添う同行者である。自らの人生という織物の中に織られている体験の意味を知り得るのは、その人自身である。したがってライフレビューや回想をする必要のない人たちの意向も尊重しなければならない。そのためには第一に、ライフレビューが、今までまったく他の人に公表されなかった回想や他者との密接な関係性について明らかにしてしまうものであることを踏まえ、語られた内容を発表することに対してインフォームドコンセントを得ることが必要である。

第二に、公にされる回想の内容は、状況の変化によって形を変えることも多いため、原則的には、語った人の生命がある限り、公表することへの同意をそのつど確かめることが望まれる。

第三に、情報を誰がどのように理解するかの検討が欠かせないことが挙げられる。認知症性高齢者のライフレビューは、記憶障害を背景に行われており、語る人自身は回想の意味を語った当時は理解できていても、症状の進行によって理解できなくなる時点が極めて早く訪れるためである。また、語られる関係者の回想は、事実と異なることはもちろん、ある人へのこだわりが前面に強く出ている場合も多い。語られた人がこだわりの対象として詳細なことまで表出されてしまうことにも注意が必要である。

第四に、抑うつ感や外傷体験、ある種の人格構造などにより、過去を振り返ることが強迫的になってしまう人もあり、ライフレビューの方法に準備なく引き込まれてしまうことも起きないとも限らないため、慎重に適用を考えなければならない点が挙げられよう。

【展望】ライフレビューを語る高齢者によって生きられた歴史の情報は、一般の歴史とはそもそも異なる。それゆえに、語る人の視点に立つことによってその情報を理解することが可能となる。聞き手が老いることの知識を持てば持つほど、語り手の意味を反映させることができる。さらに今日あるライフレビューセラピーの明確な枠組みは今後の検証によって展開するものであることを忘れてはならない。　　　　［野村豊子］

【関連項目】インフォームドコンセント、認知症、高齢者、精神障害（者）、カウンセリング、精神療法

らい予防法 ➡ ハンセン病

ラザロ徴候　Lazarus' Sign（英）

【定義】脳死者の四肢の自発的で流動的な運動。脳死者の両手がベッドから自然に持ち上がって祈るように胸の上で握り合わされたり、人工呼吸器のチューブを掴むかのような動きや歩行運動のごとき足の運動が、脳死判定の無呼吸テスト時や全判定終了後などに間歇的に現われる場合がある。最長報告では心停止まで4～5日間続いた。1982年にアメリカのマンデル（S.Mandel）らが症例を公表し、1984年に同国のロッパー（A.H.Ropper）が「ラザロ徴候」と命名した。命名の由来は、イエスによって死後4日目に蘇生させられたとされる人物ラザロの名（「ヨハネによる福音書」第11章、『新約聖書』）。

【倫理・科学上の問題】発生要因は無呼吸テストによる身体の炭酸過剰症や低酸素症と目されているが、その生理学的な実体は脊髄反射か脳幹反射かそれ以外か、結論は出ていない。「脊髄反射で説明がつく」という言明がなされがちだが、理念的に説明がつくからといって脊髄反射そのものとは断定できない。脊髄反射ではこのような流動的で持続的な運動は説明し得ないという見解もある。仮に脳幹反射であるなら、脳幹は脳の一部である以上、ラザロ徴候の出現は脳死判定基準ひいては脳死概念と矛盾することになる。逆に脊髄反射ならそれらと矛盾しないが、人間的な動きを見せる状態を死と判定することや、そうした脳死者から臓器を摘出することの倫理性が改めて問われる必要があろう。ラザロ徴候は、脳死者の呼吸困難による苦しみの表出である可能性すらある。

【展望】臓器摘出時の脳死者への麻酔や筋弛緩剤の投与と並んで、ラザロ徴候の存在は脳死をめぐって社会的に秘匿されてきたが、2006（平成18）年10月にフジテレビ「ニュースJAPAN」が放映した（J.A.Bueri, G. Saposnik, et al. "Lazarus' Sign in Brain Death", *Movement Disorders* 15-3〈2000年〉に添付のビデオ）。そのメカニズムや他の脊髄反射とされる自発運動（脳死者の数10％に出現する）との異同など、解明されるべき点は多々あるが、移植推進論者からは「首をはねられたカマキリの動きと同じ」などと等閑視されている。しかし、上記をはじめとした科学的・倫理的な重大問題を多分に含んでいるため、その実体追究が望まれる。　　　　［小松美彦］

【参考文献】Allan H.Ropper, "Unusual Spontaneous Movements in Brain-Dead Patients", *Neurology* vol.34—August（1984）, pp.1089-1092. 小松美彦『脳死・臓器移植の本当の話』（PHP新書、2004年）。

【関連項目】臓器移植、脳死

ラムサール条約
Ramsar Convention（英）

【概要】1971年、「湿地及び水鳥の保全のための国際会議」で採択された「特に水鳥の生息地として国際的に重要な湿地に関する条約（Convention on Wetlands of International Importance especially as Waterfowl Habitat)」のことである。開催地であるイラン北部、カスピ海湖畔の町ラムサールの地名を冠してこのように呼ぶ。

　水鳥の生息地として国際的に重要な、湿地およびその動植物の保全を促進することを目的としている。2009年3月現在、締約国数159カ国、登録湿地数1833カ所、登録湿地面積合計170,315,584haとなっている。わが国は1980（昭和55）年6月に条約加入。2008（平成20）年11月時点での登録湿地は37カ所、登録湿地面積の合計は131,027haになっている。

【倫理上の問題】湿地は、水の循環調整機能を有しており、水鳥ばかりではなく人間にとっても重要な資源である。また、湿地は経済・文化・科学上の大きな価値を持っており、ヒトと自然環境の相互依存関係を認識する上でも重要なものである。

［出島甫信］

【関連項目】環境保護、生態系、UNEP

卵子　egg（英），Ei（独）

【定義】有性生殖における雌性配偶子をいう。卵、たまご、卵細胞とも呼ばれる。一般的に球形または楕円体で、精子ほど形態は特殊化していない。動物では最大の細胞であり、細胞質に卵黄を含む。受精後、精子核と融合して胚となるが、その胚発生の過程で卵黄を栄養分として用いる。卵は精子と比べて卵黄を持ち細胞質が豊富にあるので、賦活のための刺激があれば受精なしに単独で発生する場合もある。これを単為発生と呼んでいる（ミツバチ、アリマキなど）。脊椎動物では、カエルの卵をガラス針で突き刺し、血球を塗布すると発生するという人工的な単為発生の例が知られているが、自然界での報告はない。ヒトでは、精子なしで体細胞を移植することによる卵のクローニングが理論的には可能であるが応用に至っていない。卵子だけでは染色体が半分しかなく、人体外において独立して発生できず生存が不可能なため、個体という認識はない。

【倫理上の問題】卵子を不妊症の診断ならびに治療の目的で、本人の同意を得て臨床検査に使用することができる。ヒト以外の哺乳類では、除核した卵子に体細胞の核を移植してクローニングを行うことや、異種の個体の核と卵核と入れ替える実験は成功しているが、これをヒトに応用することは不妊治療以外の目的であり、医の倫理に反するものとして承認されていない。

［右藤文彦］

【関連項目】精子、受精卵、生殖医学

卵子バンク　egg banking（英）

【定義】採取した卵子を凍結保存し、必要な時に取り出し利用できるように保存管理すること、またはその施設。

【倫理上の問題】成熟卵の採取は、排卵誘発剤などで排卵をコントロールした上で排卵のタイミングをモニターし、腹腔鏡などによって行われる。精子採取と異なり、侵襲的であり卵子提供者の負担が大きい。現在の時点では、卵子は胚や精子よりも凍結保存が難しく、限られた施設でのみ可能で、保存可能期間も精子より短い。精子バンクと同様、営利目的であれば優生学的な問題が生じ、さらに提供者の意思決定や廃棄などの問題も考えられる。

［村瀬ひろみ］

【関連項目】未受精卵凍結保存、優生思想、精子バンク

ランダム化比較試験 ➡ RCT

り　リ

リオデジャネイロ宣言
Rio de Janeiro Declaration（英）

【定義】正式名称は「環境と開発に関するリオデジャネイロ宣言」。1992年にリオデジャネイロで開催された「環境と開発に関する国際連合会議：地球サミット（UNCED）」で採択されたものであり、前文と27の原則から構成されている。「人間が持続可能な開発（第一原則）」を地球規模で実施するために必要な諸原則を具体的に明記している点、および様々な個々人（女性・青年・先住民族など）に自らの生活の場での主体的で積極的な参与をも求めている点にこの宣言文の最大の特徴がある。

【概要】「地球サミット」では「リオデジャネイロ宣言」の具体的な行動計画である「アジェンダ21」や森林保全の重要性を明らかにした「森林原則声明」も採択され、さらには「気候変動に関する国際連合枠組条約（気候変動枠組条約）」、「生物の多様性に関する条約」への署名も行われた。これを受けて日本でも1994（平成6）年に環境基本計画が策定され、環境問題に関する個々人の主体的な取り組みを促す具体策（ローカルアジェンダ21）が地域ごとに実施されている。2003（平成15）年の段階で、47都道府県・12政令都市・318市区町村がこの試みに参画している。

【倫理上の問題・課題】「リオデジャネイロ宣言」採択までの過程において最も問題視されたのは、今日の環境問題全般の責任の所在に関する先進国と途上国との論争であった。環境問題は人類が一丸となって取り組むべき急務であると主張する先進国側に対し、一部の途上国は、そのような責任はあくまでも先進国側が負うべきものにほかならないと主張した。最終的には、「共通だが差異のある責任（第七原則）」が双方にあるという合意に達したが、現実には、自国の経済成長を高めて貧困から脱却することを目指す途上諸国にとって、環境問題への取り組みは二次的なものにとどまらざるを得ないということも事実である。「リオデジャネイロ宣言」の趣旨である「持続可能な開発」という原則は、1987年の「環境と開発に関する世界委員会」の報告書（『我ら共有の未来』〈Our Common Future〉）で示された考えに基づいている。これは、われわれが環境や資源を利用する際には将来世代のことをも視野に入れて行うべきであるとする考え方であり、環境問題への様々な取り組みに際して、今後ますます重要視されていくと予測される。この点を、先進国・途上国を問わず、共により真剣に考慮すべき必要があるといえよう。

［源宣子］

【参考文献】西井正弘編『地球環境条約―生成・展開と国内実施』（有斐閣、2005）。地球環境研究会編『地球環境キーワード事典』（中央法規出版、2003）。

【関連項目】環境と開発に関する国連会議、アジェンダ21、ローマクラブ、開発途上国

理学療法士　physical therapist（英）

【定義】厚生労働大臣の免許を受けて、理学療法士の名称を用いて、医師の指示の下に、身体に障害のある者に対し、主としてその基本的動作能力の回復を図るため、治療体操その他の運動を行わせ、および電気刺激、マッサージ、温熱その他の物理的手段を加えること（理学療法）を行うことを業とする者。

【倫理上の問題】従来、医療の一部として医師や看護師があたってきた仕事が専門的な分野として確立したもので、今日、理学

療法士は一般に考えられている高齢者、交通事故などにより発生した身体機能障害の回復のためのトレーニングのみならず、脳卒中による半身不随等から新生児の運動能力の発達の遅れ、骨粗鬆症の患者など、多様な身体的障害を持つ人への対応が求められている。　　　　　　　　　［大井賢一］

【関連項目】厚生労働省、リハビリテーション、老人福祉施設、QOL

罹患率　morbidity rate（英）

【定義】ある集団において一定期間内に新たに特定の疾患に罹患した患者の単位人口に対する比率。通常10万人当たりの患者発生数で表わされる。中毒、事故等では発生率（incidence rate）ということもある。

【倫理上の問題】罹患率は、疫学研究、臨床研究において重要な指標の一つであるが、疾患によって、無症候性症例や診断基準のばらつき等が認められる可能性があるため、罹患の把握には注意深い判断を要する。インフォームドコンセントを重視して同意が得られた者だけを観察対象とすると、実態を反映せずバイアスを含んだ結果となり得るため、科学的な精度と倫理との間でジレンマが生じやすい。また、結核のように罹患率が低下した疾患では、スクリーニング検査の真の陽性者の割合が減少し、偽陽性（false positive）の割合が増加するため、スクリーニング検査の効率が低下する。さらに、この場合には偽陽性者に対して必要以上の精密検査や治療が行われてしまうため、その影響も考慮しなければならない。

［高橋法人・藤野昭宏］

【関連項目】疫学調査

利己主義　egoism（英）

【定義】もっぱら自分自身の利益や満足のみを求め、他人や社会のことを配慮しない立場をいう。エゴイズムともいい、利他（愛他）主義に対立する概念である。

【歴史的経緯・倫理上の問題】この立場は快楽主義を基礎に置いている。快楽主義はわれわれがこの地上において絶えず求め続けるものは自らの感覚的な快楽であり、快楽こそが最高の善であると主張する。古代ギリシャのキュレネ学派やエピクロスに端的に見られる。イギリスのホッブズ（Thomas Hobbes 1588-1679）は次のように主張している。われわれは快楽を求め、苦痛を避けようとする。意欲の対象となるものが善であり、嫌悪の対象となるものが悪である。それゆえ自らの快楽を求め苦痛を避けようとする利己心にこそ人間の本性が存することになる。ただ自らの快楽・欲求のみを充足しようとする個人の集合体である社会において、われわれは「万人の万人に対する戦い」の状態に陥り、無秩序状態を招来させることになる。つまり、各個人は自らの欲求を追求することに終始するため、社会は混乱し、結果的に自らの欲求物を獲得できず、かえって利益を失うこととなるのである。そのため最終的にホッブズは快楽のみを求める孤立的な利己主義的社会ではなく、あらゆる人間が有する感覚と推理能力を基礎にした、隣人や社会を配慮する（利他主義的）社会を提示することとなるのである。エゴイズム（利己主義）と同義に使用される概念にエゴティズムがある。ただエゴティズムは恋愛対象を追い求める人びとに見出されるように、自らのプライドのために、自らの欲求や利益さらには幸福を犠牲にする場合もある。自己の主体性と社会秩序の尊重という要素で考えてみれば、前者に重きを置く立場がエゴティズムであり、さらにその上に後者という要素を加味した立場こそが真の意味での個人主義である。これに対して両要素のまったく欠落した状態を典型的エゴイズムと呼ぶことができよう。

【展望】利己主義と利他主義という概念は相互補完的概念であり、いかに両概念を総合統一（止揚）するかが倫理学の課題となる。
[西英久]

【参考文献】河野真『倫理と社会』（学術図書出版社、1982）。

【関連項目】利他主義

利己的な遺伝子 ➡ 社会生物学

離婚　divorce（英）

【定義】夫婦関係解体の一形態で、正式な婚姻関係にある夫婦の法律上の解体をいう。離婚には協議上の離婚と、家庭裁判所での調停離婚やその不成立の場合の審判離婚がある。

【倫理上の問題】協議上の離婚においては、親権、すなわち子どもがいる場合にその子を監護する権利を当事者のどちらが握るかといった問題や、財産をどのように分けるかといった、こじれると厄介な問題もあるが、双方が合意に達すれば、市区町村長に対して離婚届を提出することによって成立する。ところが、調停・審判上の離婚の成否となると、社会の価値観、とくに倫理観の変化とも絡み、近年、複雑な様相を呈してきている。夫婦の一方が裁判所に離婚の訴えを提起することができる場合としては、（1）配偶者に不貞な行為があったとき、（2）配偶者から悪意で遺棄されたとき、（3）配偶者の生死が3年以上明らかでないとき、（4）配偶者が強度の精神病にかかり回復の見込がないとき、（5）その他婚姻を継続し難い重大な事由があるとき、がある（民法第770条）。倫理的にとくに問題を惹起しやすいのが（1）と（4）のケースである。そもそも社会一般の「貞操」観念が急速に衰えている昨今では、いかなる事実をもって「不貞」と見なすかは判断が極めて難しい。また、夫婦の一方が不治の精神病にかかっている場合、病者の今後の療養や生活等についてできる限りの具体的方途を講じ、ある程度その方途の見込みがついた上でなければ離婚の請求は許されないとされている（昭和33年最高裁判例）。しかし、この点を日本国憲法に謳われている自由権・幸福追求権などとの兼ね合いで疑問視する意見もある。

【現状と展望】日本における離婚率は、2006（平成18）年の統計では人口千人当たり2.04人（2005〈平成17〉年には2.08）で、国際比較で見るとかなり低い。ちなみに、アメリカは2005年に3.60、ロシアは2004年に4.42である。しかし近年、日本における離婚率の上昇は顕著である。現在20代の2割は一生結婚せず、結婚してもその3割は離婚する。離婚件数は1971（昭和46）年に初めて10万件を超え、1983（昭和58）年には約18万件まで増加した。その後は上下動を繰り返し、1990（平成2）年から連続的に増加し、2002（平成14）年には28万9836件まで上昇し、1899（明治32）年以来の人口動態統計史上、最多件数となった。また、法律上は離婚と見なされなくても、「家庭内別居」ひいては「家庭内離婚」と呼ばれる事実上の離婚状態も増え続けている。
[藤尾均]

【参考文献】A.アルヴァレズ『離婚の研究』（高見安規子訳、晶文社、1989）。

【関連項目】婚姻、家族制度、民法、貞操

リサイクル　recycle（英）

【定義】狭義には「循環型社会」の「6Rの原則」のうち下記（6）を指すが、広義には「循環型社会」そのものを「リサイクル社会」と言い換えることがある。循環型社会形成の目的は、環境汚染、自然破壊、資源浪費の少ない社会をつくることである。6Rの原則とは、優先する順に、（1）リフューズ（refuse＝拒否）：必要のないも

のをつくらない。（2）レンタル（rental＝借用）：買わずに（新品をつくらずに）借りる。（3）リデュース（reduce＝削減）：必要なものでもつくるのは最小限。（4）リペア（repair＝修理）：修理して使う。修理しやすい製品を設計する。（5）リユース（reuse＝再使用）：ビール瓶など「リターナブル瓶」が代表的。（6）リサイクル（recycle＝再資源化）：牛乳パックをトイレットペーパーに、ペットボトルを衣服にするなど。日本では、「再生資源の利用の促進に関する法律」（1991〈平成3〉年）、「循環型社会形成推進基本法」（2000〈平成12〉年）などの関連法規が制定されている。

【倫理上の問題】環境汚染、自然破壊、資源浪費の少ない社会をつくることは倫理的にも当然の要請であるが、21世紀初頭の国際社会において「暴力の連鎖」が大きな問題となっている。戦争と軍隊の維持こそ環境破壊、資源浪費の最大の原因であることを忘れてはならない。また、資源消費の南北格差があり、先進国の浪費と発展途上国の貧困が併存する事態となっている。資源や廃棄物の国境を超える移動も少なくない。循環型社会を一国規模で考えるのではなく、南北格差の縮小、将来世代への健全な環境の継承の視点が何よりも肝要であろう。また日本では6Rの原則のうち（6）が偏重されているのではないかなど、負担が不公平になることもあるのではないかとの指摘もある。　　　　　　　　　　　　［戸田清］

【参考文献】エントロピー学会編『循環型社会を創る』（藤原書店、2003）。吉田文和『循環型社会』（中公新書、2004）。

【関連項目】環境汚染、循環型社会、南北問題

リスクマネージメント
risk management（英）

【定義】本来は組織を損失から守ることを目的とする組織経営の手法の一つで「危機管理」と訳され、一般には予期せぬ事態が生じた場合の対応や損害を最小限にとどめる対処などの事後処理と、予期せぬ事態の発生を予防する事前防止活動の二つの意味を含んでいる。「医療界におけるリスクマネージメント（health care risk management）」は、医療の質の確保を通して患者および組織を損失から守ること、安全管理を目的とする取り組みをいう。

【倫理上の問題・展望】医療の現場では医療事故を起こさないことが永遠の課題である。しかし一方、医療の高度化・専門化、高齢者の増加あるいは効率化の促進などの医療事故発生の要因が増加しているため、医療事故・医療紛争・医療訴訟の防止と対応がこれまでになく厳しくなっている。「リスクマネージメント」という視点で事故・紛争・訴訟の防止と対応に取り組む際に重要なのは、これまでとどこが違うのか、どこが新しいのか、という視点を明確に持つことであり、体系的・科学的・組織横断的、継続的な取り組みが必要で、再発防止・情報活動・教育活動等に力を注ぐ必要がある。再発防止などのための取り組みであるインシデント（ヒヤリハット）レポート、アクシデントレポートも推進されている。　　　　　　　　　　　　［藤田芳一］

【関連項目】医療訴訟、医療過誤、臨床経済学

リスボン宣言
Declaration of Lisbon（英）

【概要】1981年9月～10月のポルトガルのリスボンにおける世界医師会（WMA）第34回総会で採択され、1995年9月にインドネシアのバリにおける世界医師会第47回総会で改訂された、患者の権利に関する宣言。「ヒポクラテスの誓い」や「ジュネーブ宣言」に見られる医師の内部規範としての職業倫理よりもむしろ、1973年におけるアメ

リカ病院協会の「患者の権利章典」の考え方を基調として、患者が医療の主体であると宣言し、患者の様々な権利を確認した。すなわち、良質の医療を受ける権利、選択の自由の権利、自己決定の権利、意識のない患者の権利、法的無能力の患者の権利、患者の意思に反する処置、情報を得る権利、機密保持を得る権利、健康教育を受ける権利、尊厳を受ける権利、宗教的支援を受ける権利などである。ただし個々の権利の行使は患者の価値観に依存する面もあるだけに、医療現場での個別の対応には様々な困難が伴うであろう。→巻末参考資料13, 14

[重野豊隆]

【関連項目】ヒポクラテスの誓い、ジュネーブ宣言、患者の権利章典、世界医師会、患者の権利、アメリカ病院協会、自己決定権、プライバシー、人権

理性　reason（英）, raison（仏）, Vernunft（独）

【定義】物事を正しく認識し判断する能力。一般には、真と偽および善と悪を識別する能力として理解され、時には美と醜を識別する能力にまで拡張されることがある。この能力だけが人間を他の動物から区別するものであることから、「人間は理性的動物である」という定義が成立する。さらに、「理性（logos〈ギリシャ語〉）」は宇宙を支配する根本原理という意味で使われることもある。

【歴史的経緯】プラトン（Plato B.C.427?－347?）の魂の三分法以来、理性は感情および意志に対立する能力と見なされてきたが、他方、「理性（ratio〈ラ〉）」は概念的な論証能力、計算能力として狭く理解され、真実在を直観する高次の認識能力としての「知性（intellectus〈ラ〉）」に対比されることもある。カント（Immanuel Kant 1724－1804）によれば、「悟性（Verstand〈独〉）」は感覚の多様を概念的統一へともたらす被制約的な認識能力であるのに対して、理性は判断の一般的制約をどこまでも求めていく無制約の認識能力であった。ヘーゲル（Georg Wilhelm Friedrich Hegel 1770－1831）では、悟性は抽象的概念の能力であるのに対して、理性は具体的概念の能力であり、悟性的概念の対立の場を超えてそれを生きた統一へともたらす働きとされた。また、ヘーゲルは歴史を理性的原理に基づく世界精神の自己実現の過程と見なしたが、この種の楽観的な理性主義に対して、フランクフルト学派は啓蒙的理性の道具的理性への転落を指摘し、人間は理性によって自然を征服し支配しようと試みてきたが、それは同時に人間の内なる自然（本能や感情）の管理と抑圧に至り、テクノクラートによる社会の合理化と統制強化をもたらしたと批判した。

【倫理上の問題】古典的には、理性による感情の支配という問題がある。カントでは、義務あるいは「当為（Sollen〈独〉）」の自覚によってなされる行為が理性的行為と呼ばれる。人間には自己の欲望や感情から独立して自由に自己の行為を決定する理性的能力、理論理性に対比される「実践理性（praktische Vernunft〈独〉）」があり、これによって道徳的行為が可能であるとされる。また、カントのいう「自律」とは、自己の傾向性（欲望や感情）を排して理性的に、つまり普遍的な道徳法則に合致して行為することである。他方、現代の生命倫理学では、自律とは行為者が他人の干渉を排除して、自己自身で意思決定を行うことであり、不道徳とも権威や伝統とも両立可能と見なされている。

[坂井昭宏]

【参考文献】ヘーゲル「法の哲学」（藤野渉、赤澤政敏訳『世界の名著　ヘーゲル』中央公論社、1977）。アドルノ、ホルクハイマー『啓蒙の弁証法』（徳永恂訳、岩波書店、1990）。

【関連項目】自律、義務論

利他主義　altruism（英）

【定義】自らの快楽や利益を求めることなく、まず第一に他者・社会の利益と幸福を促進しようとする立場。利己主義に対立する概念であり、愛他主義ともいう。alter（ラテン語の他者）に由来し、フランスの社会学者A.コント（Auguste Comte）の造語。

【歴史的経緯・倫理上の問題】コントの3段階説によれば、人類の知識は神学的、形而上学的、実証的という段階を経て発展する。第1の神学的段階において、その中心概念は超越的神であり、神と個人の問題だけが強調され、社会的・利他的性格は考察されない。第2の形而上学的段階においても、自我のみが語られ、利己主義的原理が道徳原理の中心となる。これに対して実証的段階において、現象を支配する法則の観察と実験が重視され、社会的で、利他的な実証的道徳が主流となり、最終的には人類ならびに人類の発展という課題が志向される。形而上学的精神は利己主義が支配する過去の道徳に通じ、実証的精神は愛に導かれた極めて活動的な道徳に通じている。権利の強調は個人主義的な古き道徳のしるしであり、義務の強調すなわち他者のために行為せよという「人類教」の確立こそは実証的精神の究極の課題となる。コントを離れて一般的に見れば、利他主義はキリスト教や功利主義に端的に見られる。それは表面上当為「～すべし」の形式で表現されているが、目的論的色彩を有した理論である。利他主義に対しては、単に他者への物質的利益や主観的満足を与えるものであり、より高き人格の価値を与える倫理性からはほど遠い理論であるとする学説（T.リップス）も存在している。

【展望】利己主義も利他主義も厳密な意味では単独には存在しない。両者は表裏一体の関係にある。利己主義が求める自らの快楽や利益と利他主義が促進しようとする他者・社会の利益と幸福とをいかに調和させていくかが倫理学の課題である。　［西英久］

【参考文献】矢島羊吉『西洋倫理思想史』（文理図書出版社、1961）。

【関連項目】利己主義

離脱症状　withdrawal symptoms（英）, Entziehungserscheinungen（独）

【定義】依存が形成されている薬物の使用を急激に中断したり、減量したりすることによって引き起こされる精神身体症状をいう。かつてはその薬物が体内から完全に消失した後に出現するという意味で、禁断症状（abstinence symptoms）ともいわれた。しかし実際には消失せずに減量によっても出現するため、離脱あるいは退薬症状という語を用いる。

【倫理上の問題】離脱症状に関連して倫理的に問題となることの一つは、離脱時の情動不穏、せん妄やもうろう状態などの意識障害を伴う時の犯罪等の行為に対して、責任を問うことができるか否かということであろう。これらの精神症状の程度によっては、心神喪失や心神耗弱として刑事責任を減免されることがある。次に、離脱症状の医学的な管理の問題としては、一言で約言すれば、この状態の患者からインフォームドコンセント（IC）が成立するか否か、あるいはICの例外と解釈すべきかどうかという問題である。離脱時にはしばしば激しい興奮状態が出現し、薬物による鎮静処置が必要となる。さらに身体拘束や隔離などの行動制限を伴う精神科的治療を要することがある。速やかに精神保健指定医による診察が行われることが望ましいが、現実には困難なことが多く、本人や家族の同意が得られないまま、一般病院や福祉施設などにおいて違法な身体拘束等が行われることがある。その他の問題としては、覚せい

剤や有機溶剤等の通報義務のない薬物の使用により離脱症状を呈している患者への対応がある。守秘義務を遵守しながら、状況に応じてどこまで捜査に協力すべきかを慎重に判断しなければならない。
【展望】医療関係者は常に自らの医療行為の法的根拠について自覚的でなければならない。精神科以外の一般医療機関や施設で治療上の行動制限を行う時、法的な手続きを踏んでいるかどうか確認しなければならない。離脱症状への対応はまさにこの問題と直面せざるを得ない領域といえる。

［伊東隆雄］

【参考文献】伊東隆雄「精神障害者の身体合併症への非自発的治療の倫理性」(『医学哲学医学倫理』第16号、1998)。
【関連項目】薬物依存、アルコール症、精神障害(者)、インフォームドコンセント、精神保健指定医、精神保健福祉法

リハビリテーション　rehabilitation（英）

【定義】精神障害を含むすべての障害者(児)に対して、その残存能力を最大限に活用し、たとえ重度の障害で日常生活上介助が必要であっても、社会の一員として自己の権利を主張し、自立に向かう生活を送ることができるようにする方策のすべてをリハビリテーションという。また医学、教育、職業、社会福祉などの分野が連携して「全人間的復権」の目標に向けて取り組む総合的な援助の実践としても定義される。一般的に医学的・教育的・職業的・社会的リハビリテーションの4分野によるチームアプローチを基本概念とする。

【倫理上の問題】近年、リハビリテーション対象者の高齢化が進み、脳卒中の再発だけでなく、インフルエンザ後の寝たきりによる廃用症候群など、障害の重度化が深刻となっている。リハビリテーションにおける「全人間的復権」という目的は、日常生活動作（ADL）の自立という量的目標から、日常生活レベルの維持および人生の質（QOL）の充実という質的目標へと転換しつつある。このようなリハビリテーションの概念枠の拡大は、「全人間的復権」の本質に近づく一方で、障害者の全生活がリハビリテーションの対象となってしまい、具体的援助方法について焦点をリハビリに偏らせることになるのではないか、という否定的な主張も生み出している。しかし、維持的リハビリテーションという言葉が常時、臨床の現場で用いられるようになった今、リハビリテーションの理念も従来のあり方から変わっていかなければならなくなった。たとえば、近年クローズアップされてきた脳性麻痺に対する医学的リハビリテーションによる二次障害の問題についても、成人期には障害が進行しない、また平均余命が短いという従来の学説に支配されて黙殺されてきた。しかし、障害者の平均余命が延びたことで、二次障害による機能低下が発生した慢性の症例が見られるのは事実であり、この点においてもリハビリテーションの目標は必然的に質的目標に向かわねばならない。

【展望】リハビリテーションにおいて医学、教育、職業、社会分野のそれぞれの垣根を越えた、より密接な統合かつ有機的な連携が求められていることはもちろんである。しかし一方で、これから質的にきめ細やかなリハビリテーションを行うためには、リハビリテーションスタッフの障害者個々に対するケースを重視したケア的なリハビリテーションアプローチ、障害者に対するナラティブなど、障害の実存に迫るような心理的アプローチも必要となろう。このようなケースアプローチの地道な積み重ねなくして、リハビリテーション全体の統合・発展は難しいといえる。

［前野竜太郎］

【参考文献】庄司洋子他編『福祉社会事典』(弘文堂、1999)。佐藤進・児島美都子編『社会福祉の法律入門』(有斐閣、1996)。安積純子・岡原正幸・尾中文哉・立岩真也『生の技法―家と施設を出て暮らす障害者の社会学』(藤原書店、1992)。
【関連項目】障害者(児)、QOL、幸福追求権、社会権

罹病率 ➡ 罹患率

リビングウィル　living will（英）

【定義】生きている間に効力を発効する「生前発効の遺言書」。自分が受ける治療行為に正当な判断を下せなくなった場合を想定して、生きている間に有効となり自分の意思を担当医に伝えるためのもので、延命治療への態度を知的精神的判断能力のある時に示しておく文書。

【歴史的経緯】医療技術の進化により生命維持装置による延命医療が問題となり、いわゆるスパゲッティ症候群と呼ばれる状態で生かされることへ疑問を抱く人が出てきた。このような背景を受けて1970年代からリビングウィルという言葉が使われ始め、アメリカの弁護士カットナー（Luis Kutner 1908-93）は1969年にその概念を提唱した。

1976年、ニュージャージー州最高裁判所の「持続的植物状態で生命維持装置を付けられていたカレン＝アン＝クインランからその装置を外してもよい」との判決が契機となり、同年「カリフォルニア州自然死法（Natural Death Act）」が制定された。リビングウィルが法制化された世界初の法律であり、「成人が末期状態になった時には生命維持装置を使わないか取り外すようにと、前もって医師に対し文書で指示する書面を作成しておく権利を認める」と明記された。その後、アメリカでは同様の法律が他の州で制定され、現在ほぼ全州で自然死法もしくは尊厳死法が制定されている。

日本での法制化はないが、終末期医療において自己決定を希望する人は増え続けており、1976（昭和51）年に設立された日本尊厳死協会が中心となり「尊厳死の宣言書」を医師に示す運動を行っている。会員は2002（平成14）年に10万人を超え、2005（平成17）年には約14万人の署名を集めて「尊厳死」を法律で認める請願書を提出した。1976年に国会議員でもあった太田典礼（1900-85）が「日本安楽死協会」（1986〈昭和61〉年に「日本尊厳死協会」と改称）を設立し、「リビングウィル」の普及に努めた。「治る見込みのない時の死のあり方を選ぶ権利」として、「リビングウィル」は、患者が（1）不治の場合は延命治療の禁止、（2）苦痛の緩和に努める、（3）回復の見込みがない時は生命維持装置の取り外すことを保障するものである。アメリカでは、1960年代にハード社が人工呼吸器を開発し普及させ、自発呼吸が停止した患者の生命が延長できるようになった。植物状態は必ずしも末期状態を意味しないが、最近の傾向では、植物状態のみならず終末期の延命療法全般の中止を求めるリビングウィルが準備されている。

【倫理的課題・今後の展望】終末期医療において患者の自己決定権を尊重するか、医師の裁量権に委ねるべきかの根本的問題はあるが、日本では患者よりも家族の意向が反映されやすいことから、担当医師が患者のリビングウィルを実行する保証はない。医師がリビングウィルに従う法的義務については、尊厳死の許容要件の問題ともいえるが、尊厳死の法制化は安易に死を選ぶ風潮をつくりかねず、慎重な検討が必要である。日本尊厳死協会の遺族アンケート（2000〈平成12〉年）では、医師の96％がリビングウィルを受容したとの報告があり、曖昧さを受け入れるわが国の文化特性を反映したものと考えられる。今後も、家族－

医師の信頼関係に基づいた状況に応じた現実的対応が望まれる。

　日本では超高齢社会の到来、患者の権利や自己決定権の普及、医学技術の進歩などによってますますリビングウィルが普及していくものと推測される。今や患者は痛みの中の延命よりも、尊厳を持って死ぬ権利を主張するようになった。「リビングウィル」には口頭や書面で示す方法があり、代理人の指定なども可能である。しかし、法的な拘束力がないこと、意思表示の時の判断が困難なこと、子どもや障害者や高齢者に真に意思決定能力があるかどうか、などの問題がある。　　　　［関根透・渡邉久美］

【参考文献】光石忠敬「リビング・ウィル」（『日本医師会雑誌』129巻11号、2003）。星野一正「医の倫理　リビングウィル」（『日本医師会雑誌』133巻3号付録、2005）。
【関連項目】安楽死、ターミナルケア、人間の尊厳、ホスピス、カレン事件、自然死法

リプロダクティブヘルス／ライツ
reproductive health／rights（英）

【定義】性と生殖に関する健康／権利と訳される。性や産む／産まないに関わることを「健康の権利」と位置づける概念。性行為を持つか持たないか、避妊をするかしないか、妊娠した場合に出産するか中絶するかなど、体に関することを法律や人口政策や宗教や家族によって決められるのではなくて、当事者である女性が人生の選択の一つとして決める、つまり「自分の体の主人公は自分自身」という内容が、社会的・経済的・政治的に保障されるべきという主張がそこには込められている。国際人口・開発会議「行動計画」（カイロ、1994年9月採択文書）には「リプロダクティブヘルスとは、人間の生殖システム、その機能と（活動）過程のすべての側面において、単に疾病、障害がないというばかりでなく、身体的、精神的、社会的に完全に良好な状態（well-being）にあることを指す。したがって、リプロダクティブヘルスは、人々が安全で満ち足りた性生活を営むことができ、生殖能力を持ち、子どもを産むか産まないか、いつ産むか、何人産むかを決める自由を持つことを意味する。（中略）リプロダクティブライツは、国内法、人権に関する国際文書、ならびに国連で合意したその他関連文書ですでに認められた人権の一部をなす」と定義されている。1995年の第4回世界女性会議（北京）でも女性の基本的権利の一つとして確認された。

【歴史】当初はフェミニズムの運動から発生した「女性と健康運動」のスローガンであった。1984年の世界人口会議（国連が10年に1度開催して、地球規模の人口政策を策定している）で検討される人口政策が、女性個人の健康や意志を無視していることに抗議した女性たちは、カウンター会議としてアムステルダムで第4回「女性と健康国際会議」を開催した。そこでは開発途上国の人口抑制政策として避妊薬の注射や不妊手術などが説明や医療のケアなしに強制的に行われているため、多くの女性たちが健康を害している実態、中絶が禁止されている国での妊産婦死亡の高さなどが次々と報告され、女性の健康を害する人口政策、法律、宗教、風習などに抗議の声が挙がった。これ以降、「リプロダクティブライツのための女性のグローバルネットワーク（Women's Global Network for Reproductive Rights)」として女性のリプロダクティブヘルス／ライツを求める運動が世界的な広がりを見せた。国連は過去2回の人口会議で、国家というマクロレベルで開発途上国の人口抑制プログラムを立ててきたが、1990年代になると「個人、特に女性の健康と生活を無視した人口政策は行えない」という結論に達し、1994年のカイロ会議でリ

プロダクティブヘルス／ライツをキーワードとして掲げるに至り、日本を含む179カ国が行動計画の採択を支持した。2005年9月の世界サミット2005で採択された成果文書には、「2015年までにすべての人がリプロダクティブヘルスにアクセスできるようにすること」が盛り込まれ、カイロ会議が目標としたリプロダクティブヘルスを政府高官が公約したとして評価された。

【倫理上の問題】カイロ会議では、性・健康を個人の基本的人権という視点から捉えたこの概念を、シングル、ホモセクシャル、レズビアンカップルなどの多様な人間関係や家族関係の中で国籍・階級・人種・民族・年齢・宗教・障害の有無にかかわらず達成しようという立場と、性と生殖を「夫婦とその子どもたちという伝統的な家族」の単位の中でしか認めず、出産調節の手段としての人工妊娠中絶を認めない立場をとる国とが対立した。前者の立場からバチカンやイスラム諸国の反対を押さえて、カイロ行動計画の推進役となったクリントン政権当時のアメリカは、ブッシュ政権に交代してから一転、後者の主張を繰り返し、様々な国際会議でリプロダクティブヘルス／ライツは人工妊娠中絶を容認するものとして、批判的な立場をとり続けた。世界サミット2005の成果文書でも同意に際して「リプロダクティブヘルスには人工妊娠中絶が含まれないことを前提とし」と留保をつけた。

【諸分野との関連】国連人口基金では、リプロダクティブヘルス／ライツが不足している現状として、妊産婦死亡や非合法中絶による死亡や健康障害（適切な避妊方法が手に入れば防ぐことができたはずの）、エイズやその他の性感染症、女性の性器切除など有害な風習、性暴力、ドメスティックバイオレンス、女性の人身売買などを報告している。しかしアメリカのブッシュ政権は、中絶に関わりのある組織には資金援助を行わないという政策をとり、その結果、国連人口基金や主要な家族計画組織への拠出は停止され、世界の女性の健康と生命に深刻な影響が出ている。

【展望】リプロダクティブヘルス／ライツの達成には、女性差別の解消、女性の教育水準の向上、女性の雇用促進、安全な水と十分な食料と衛生的な環境の確保、安全で確実で安価な避妊手段の入手、人工妊娠中絶を処罰する法律（わが国では刑法の堕胎罪がこれに当たる）の廃止、性と体、とくに避妊を実行するための公平で正確な情報と保健サービスの普及などが必要とされ、これについて教育・行政・法律・医療などの様々な制度の変革が求められている。

［丸本百合子］

【参考文献】『世界人口白書』（国連人口基金、年報）。芦野由利子・戸田清『人口危機のゆくえ』（岩波ジュニア新書、1996）。北村邦夫他『アメリカの禁欲主義と日本の性問題』（エイデル研究所、2003）。

【関連項目】性、生殖、健康、人口政策、フェミニズム、ホモセクシャル、レズビアン、人工妊娠中絶、性感染症、割礼、家庭内暴力、避妊、家族計画

リベラリズム　liberalism（英），Liberalismus（独），libéralisme（仏）

【定義】個人、共同体、政府などの他者による不当な干渉や束縛を退け、個人の自由を最大限に尊重することに最高の価値を見出す政治的・経済的・道徳的立場。

【基本的枠組み】今日、リベラリズムという言葉は広い意味を持ち、それには福祉国家的リベラリズムから自由至上主義（リバタリアニズム）に至るまで様々な意味が込められている。しかし、それらに通底しているのは個人の自由の尊重という視点であり、その視点を重視すれば、リベラリズムは自由主義と和訳することができる。I.バーリン（Isaiah Berlin 1909-97）の消極

的な自由（〜からの自由）と積極的な自由（〜への自由）という有名な区別を援用すると、そのような意味合いでのリベラリズムは消極的な自由を強調する立場に相当するであろう。この意味でのリベラリズムの一つの標準として、J.S.ミル（John Stuart Mill 1806-73）の『自由論』を参考にすることができる。加藤尚武による『自由論』の要約に従えば、リベラリズムは以下のように定式化される。「判断能力のある大人ならば、自分の生命、身体、財産にかんして、他人に危害を及ぼさない限り、たとえその決定が当人にとって不利益なことでも、自己決定の権利をもつ」（加藤尚武著『現代倫理学入門』）。大雑把にいえば、リベラリズムは政治的には権限が制限された制限国家を志向し、経済的には私的所有に根差した市場経済を志向する。またリベラリズムは、医療問題の解決に際して個人の自己決定を第一義的な判断基準とする生命倫理のエートスでもあり、医療現場の実践においてパターナリズムに対抗するものとして、患者の自己決定権や権利を擁護する原理となっている。

【展望】リベラリズムによって、患者の権利や自己決定という問題が擁護される。しかし同時に、社会の価値観に大きく影響される問題（遺伝子診断、選択的中絶等）の解決をどこまで個人の決定に委ねることができるのか、自らの生命・身体を伝統的なリベラリズムの枠組みで扱うことが適切なことなのかなどの疑問も提起されている。

［馬渕浩二］

【参考文献】J.グレイ『自由主義』（藤原保信他訳、昭和堂、1991）．J.S.ミル『自由論』（塩尻公明他訳、岩波文庫、1971）．加藤尚武『現代倫理学入門』（講談社学術文庫、1997）．

【関連項目】自由、自己決定権、パターナリズム、価値観、コミュニタリアニズム

流産　abortion miscarriage（英）

【定義】胎児が母体外で生育できない時期に妊娠が中断されること。その時期はWHO（世界保健機関）のICD-10（国際疾病分類第10改訂版）により、現在、妊娠満22週未満とされている。流産が自然に起こるものを自然流産、人為的に行われるものを人工流産（人工妊娠中絶、以下中絶）という。妊娠12週未満の流産は早期流産、12週以降22週未満の流産は後期流産と呼ぶ。わが国の中絶は母体保護法により条件付きで認められている。なお12週以降の流産には死産届および埋葬許可証が必要である。

【倫理上の問題】主な争点は、「胎児の生命」と「女性の産む・産まないの権利」のどちらを優先させるかという問題に集約される。バチカンおよびキリスト教右派は世界的に中絶禁止運動を展開している。アメリカのブッシュ政権（2001〜09年）もそれに連動し、家族計画を含むリプロダクティブヘルス／ライツ（性と生殖に関する健康／権利）を推進する国連機関と国際民間機関への拠出金を停止した。それが途上国に与えた打撃は大きい。一方、中絶禁止がヤミ中絶を増やし女性の生命と健康を奪うという現実を踏まえ、合法かつ安全な中絶を認めることこそ重要とする認識が、国連をはじめ世界に広まっている。中絶合法化は今や世界の潮流であり、その背景には女性の運動がある。

【展望】日本には中絶した女性と医師を罰する刑法堕胎罪（1907〈明治40〉年〜）がある。母体保護法はその例外規定に過ぎず、中絶の許可条件が狭められ胎児の生育可能期が早まれば堕胎罪の適用範囲は広がる。女性の間からは、堕胎罪と母体保護法を廃止し女性のリプロダクティブヘルス／ライツを真に保障する法制度を求める声が上がっている。世界的には、中絶禁止の動きに加え法律と現実との乖離という問題がある。

とくに途上国では医療施設・医師不足、性や避妊に関する情報・教育の欠落、女性差別などにより、中絶法が機能していない場合がある。その解決には先進国の援助が不可欠である。

［芦野由利子］

【参考文献】丸本百合子・山本勝美『産む／産まないを悩むとき――母体保護法時代のいのち・からだ』（岩波ブックレット、1997）。荻野美穂『中絶論争とアメリカ社会』（岩波書店、2001）。

【関連項目】リプロダクティブヘルス／ライツ

両性愛 ➡ バイセクシャル

両性具有 ➡ インターセクシャル

療養　medical treatment（英）

【概要】一般的には、病気とくに慢性病を治すために休養し適当な手段を講ずることで、「転地療養」「温泉療養」などと使われている。また、災害補償の一つに「療養補償」がある。しかし、療養の概念に関して生命倫理との関連で近年とくに注目すべきは、1992（平成4）年における第二次医療法改正において新設された、「療養型病床群」である。これは、同年改正の医療法によって、「病院の病床又は診療所の病床のうち一群のものであって、主として長期にわたり療養を必要とする患者を収容するためのもの」と規定された。

この療養型病床群には、一般病床として必要な手術室・処置室・調剤所といった施設のほか、機能訓練施設・談話室、食堂、浴室を備えていなければならないとされた。しかし、一般病床と比較して医師・看護職員・薬剤師の人員配置基準は低く（概ね2分の1から3分の1）、正規の看護職員ではない看護業務補助者の労働に負うところが大きかった。こうした問題点を抱えながらも、この療養型病床群は、とりわけ慢性疾患高齢者にとっての有力な受け皿として機能し推移した。介護保険法制定後の2001（平成13）年における改正医療法施行では、療養型病床群は、医療保険で賄う医療型療養病床と介護保険で賄う介護型療養病床に移行した。

しかし2006（平成18）年、厚生労働省は、療養病床の高齢者の約半数は専門的治療の必要性が低い「社会的入院」であり、退院後の介護の見通しが立たないなどの理由で入院を続けており、それが医療費を押し上げる一因となっていると分析し、医療改革の一環として、医療型の25万床を2012年度末までに15万床に減らし、13万床ある介護型は全廃する方針を打ち出した。削減・廃止分は老人保健施設や有料老人ホームなどに転換し、この措置により年間3000億円の医療・介護給付を削減できると見込んだ。これに対し、日本医師会・病院団体をはじめ各界各層からは、ただでさえ高齢者人口の伸びが著しい現在、この計画では行き場のない高齢者が続出する恐れがある、との強い批判が出た。厚生労働省は2008（平成20）年、計画の修正を図り、削減幅を大幅に緩和しつつあるが、これに伴い、医療費の削減効果も限定的にならざるを得ないことから、今度は税負担の増加や現役世代の保険料の引き上げが懸念されるようになってきている。

［藤尾均］

【関連項目】医療機関、医療政策

療養型病床群 ➡ 療養

臨死体験　near-death experience（英）

【定義】瀕死の状態にあった者が蘇生して意識が回復した時に語る体験。体験の内容には、体外離脱・トンネルのようなところをくぐる・光の出現・生涯を走馬灯を見るように回顧する・亡くなった者や神秘的な存在との出会いなど、多くの体験者に共通する特徴があるが、キリスト教文化圏では

キリストとの出会い、日本ではお花畑や川の出現、インドではヒンズー教における死の支配者の登場など、文化的背景による違いも指摘されている。この体験の解釈については、こうした体験は脳が引き起こす現象に過ぎないという脳内現象説と、死後の世界が現実に存在することを主張し、魂の存在を説く現実体験説に大きく二分される。脳内現象説では、体外離脱など臨死体験に見られる内容が瀕死の状態にならなくとも薬物の使用等で見られることを指摘し、現実体験説では体外離脱した時に見た内容が現実と一致していることなどを取り上げる。このような解釈の相違はあるものの、様々な調査により多くの体験が報告されていることから、臨死体験という現象はもはや怪奇譚の領域にとどまらず、脳神経学・社会学・哲学・宗教学など様々な学問の考察対象となっている。

【倫理的な意義】倫理的に注目すべき点は、多くの臨死体験者が死後の世界での充実した体験を語り、世界観・人生観の劇的な変容を訴えていることである。その変容には、死の恐怖の喪失、この世での使命感の覚醒や積極的に生きること、人生の目標が自己の利益よりも忍耐・寛容・他者の理解に置かれるようになったことが挙げられる。こうした変容は尊重すべき徳目ばかりであり、体験者のみならず周囲にも影響を及ぼすので、変容の持続性や臨死体験と価値観の変容との関連について綿密な考察が必要であろう。

【展望】臨死体験という概念が確立され、幅広い分野での研究対象となってからまだ日が浅いが、この体験は誰もが経験し得る普遍的体験として認識されつつある。今後は、体験報告のさらなる収集や分析のもと、様々な死生観や文化的背景における体験の相違や共通点を比較考察することにより、生の諸側面に大きな示唆がもたらされることが期待される。

また、セイボム(Michael B. Sabom)は、"Light and Death"(邦訳『続「あの世」からの帰還—新たなる真実・47名の臨死体験』笠原敏雄訳、日本教文社、2006年)で、低体温下での、脳波が平坦で、聴覚誘発電位が認められず、脳への血流が確認されない患者の臨死体験を報告しており、臨死体験の検討をもとに、脳死と判定された患者、大脳機能が不可逆的に停止したと判定された患者の内的意識を考察する可能性が見出される。　　　　　［大鹿勝之］

【参考文献】立花隆『臨死体験』上・下（文藝春秋、1994）。B.グレイソン／C.P.フリン編『臨死体験—生と死の境界で人はなにを見るのか』（笠原敏雄監訳、春秋社、1991）。

【関連項目】死後の世界、葬制、水子供養、死の定義

臨終　death, dying, deathbed（英）

【定義】英語では、格別に「死（death）」や「死ぬこと（dying）」と質的に区別して、臨終に適した言葉はない。英語 deathbed（死の床）が臨終という言葉の意味に最も近い。臨終は概して、以下の要素を持つ。(1)死の直前・死の瞬間・死の直後を一体とした一系列の時間、(2)そうした一系列の時間を当該者の死の床という一つの場所で、参集している人びとが一体的に体験すること、(3)死に対する畏敬の感情を含む、(4)死を迎える当該者に対する敬意を含む、(5)当該者の死の床に参集する人びとに対する敬意を含む、(6)習俗儀礼を含む。

狭義の臨終は、当該者の死およびその死の直前・瞬間・直後をめぐる一系列の時間進行に伴って生じる出来事などを指す。広義には、危篤から墓地埋葬後法要に至る社会的—宗教的手続き・慣習・儀礼全体の有機的連関を考慮する。有機的連関の内実と

しては、危篤の知らせ・臨終（病院・自宅・その他）・納棺・書類の届け出・通夜葬儀の打ち合わせ・通夜葬儀・火葬・法要開始・墓地選定・墓地埋葬・諸種の解約や名義変更や相続手続き・法要などがある。
【現状】狭義の臨終慣習と儀礼は時間系列に従うと概して、以下の通りである。（1）病院や自宅における当該者危篤の関係者に対する知らせ、（2）死去直前における家族・親族・友人・宗教者等の死の床への参集、（3）死去瞬間における医師の死亡確認、（4）死去直後の参集者の別れ、死者に対する末期の水・湯灌・着替え・遺族による死亡診断書の受け取り、死去に際して医師による死亡確認ができなかった場合や事故死などの場合、司法解剖や行政解剖の必要、葬儀社手配、などとなる。また、キリスト教・仏教・神道などによって、臨終形式の詳細に違いがある。（1）キリスト教プロテスタントの場合、当該者死亡直前に、牧師が当該者に対して聖餐式を行い、祈り、死去直後当該者の傍らに聖書を置くなどが特徴である。（2）キリスト教カトリックの場合、司祭が死去直前に当該者に対して終油の秘蹟を行い、祈り、死去直後当該者の両手を胸の上に組ませて、ロザリオの十字架を握らせるなどが特徴である。（3）仏教は概して、末期の水（参集者が死者に水を与えること、死に水をとるという）・湯灌（死者の身体を清める）・死化粧（死者の顔などを整える）・死装束（死者の着替えをする）を行い、死者を仏陀の死去した状態に似せて、北枕すなわち北方向に頭を向かせて安置して、僧が経を上げる。（4）神道では概して、末期の水・湯灌・死化粧・死装束・北枕を行うとともに、死者の顔を白布で掩い守り刀を枕辺に置き、さらに神棚封じ（神棚に白い札を貼る）・喪中札（自宅の玄関などに喪中と記した紙を張る）を行う。

【倫理上の問題】臨終に際して、相続やその他の手続きについて、家族同士の争いなどが発生したりすることがある。病院死以外の場合、とりわけ事故死などにおいては、司法解剖や行政解剖が義務づけられているので、遺族は拒否できない。当該者が生前いかなる葬儀を望んでいたかあらかじめ知っておく必要がある。初等中等高等教育機関において、株式投資の仕組みなどは教授する傾向が強まっている反面、日常生活習慣の基本事項については十分に教授しない傾向が、ますます顕著となっている。こうした日常生活習慣の基本事項の教授は、家庭や地域においても欠落する傾向にある。したがって、近親者の臨終に接して、さらにショックが増大して、パニック化することとなる。家族の絆・近隣地域の連携・伝統的宗教習俗の見直しの必要な時代を、われわれは迎えつつある。また超高齢社会になりつつある現在、独居老人やまったく身寄りのない老人の臨終についても、他人事として考えないことが必要である。さらに小泉安倍政権による金融構造改変や様々な規制撤廃によって、実質的に多数の人びとの生活は苛酷さを増している。高齢者ではなくても、身寄りのない人びとは多数存在する。そうした人びとの臨終についても、同様に他人事として考えない必要があるし、自分のことかもしれないという覚悟が必要であろう。　　　　　　　　　　［中里巧］
【関連項目】死後の世界、死亡診断書、死亡届、葬制

臨床　clinic, clinical practice（英）
【定義・概念】文字通り、病床に臨んで治療にあたること。英語の「クリニック（clinic）」という語も、古代ギリシャ語でベッドを意味する「クリネ‐」を語源とし、at the bed-sideという意味である。今日わが国では、医療従事者とその関係者の間で、

病に対する対処、患者に対する医療行為全般を指す語彙として用いられている。
【概要と歴史的経緯】今日、臨床という概念は、治療法や治療技術の進歩や多様化に伴い極めて複雑かつ内容豊富なものとなっている。さらに、従来のパターナリスティックな臨床から、患者の自律性（オートノミー）を尊重した臨床へという医療パラダイムの変化と並行して、「臨床」は患者の価値観も含む総合的な概念となっている。
【倫理上の問題】臨床の実際場面では、医療者側から患者に対して何らかの働きかけが行われる。採血や胃透視などの検査、投薬や注射や手術などの治療、そして時間的拘束と個人情報の開示を求める問診なども含め、それらは多かれ少なかれ患者に対する侵襲を伴う。こうした侵襲を与える行為が単なる加害行為ではなく「臨床行為」とされるためには、患者が負うリスクや代償を上回る利益が患者にもたらされなければならない。すなわち、患者と医療者の間で「臨床」が成立するためには、侵襲に関する代償／利益比が必ず1以下になる必要がある。これがいわば臨床の原理ともいうべきものである。この原理は臨床そのものを成立させるものであると同時に、臨床の倫理性の基本となるべきものである。

今日、臨床に関する倫理的問題は、医師－患者関係、インフォームドコンセント関連の諸問題、医療事故と医療安全、守秘義務と患者のプライバシー、医療資源の配分、終末期医療と緩和ケア、延命治療と安楽死（もしくは尊厳死）、生殖工学と不妊治療など、多岐にわたる。
【展望】医学の最終的な目的が患者の健康を回復することであるとすれば、臨床は医学の中でも最も重要な営みである。そこには医療的な観点ばかりでなく、社会・経済・心理的な要素も含まれ、複雑で多様な側面を有している。そして今後、臨床はさらに多様性を増していくと考えられ、そこには臨床行為を安全に効率よく推進するシステムを案出していく必要がある。

［酒井明夫］

【参考文献】J.C.フレッチャー／H.ブロディ／M.P.オーリシオ「臨床倫理」（生命倫理百科事典翻訳刊行委員会編『生命倫理百科事典』（V）、白浜雅司訳、丸善、2007）。
【関連項目】臨床医学、臨床実習

臨床医学　clinical medicine（英）

【定義・概念】患者に直接接し、診断と治療と予後判定、すなわち医療を主たる機能とする医学の一分野。通常、解剖学や生理学など医科学的研究と教育に携わる基礎医学に対置され、医学はこの両者に大別される。

【概要と歴史的経緯】臨床医学には、内科学と外科学という大きな柱があり、前者は通常、消化器、呼吸器、循環器、神経、血液、糖尿病・代謝内科などに細分され、後者もまた消化器、呼吸器、心臓血管、脳神経外科などのサブグループを有する。その他、扱う臓器や臨床的な役割によって、皮膚科学、小児科学、産婦人科学、泌尿器科学、整形外科学、形成外科学、麻酔学、耳鼻咽喉科学、眼科学、精神医学、放射線医学、臨床検査医学、救急医学など独立した部門がある。これらは外科的処置を含むかどうかによって、内科系と外科系という大きなカテゴリーに分類されることもある。

【倫理上の問題】従来、臨床医学に対して行われてきた批判の最たるものは、身体の病的部分にのみ関心を集中させ、全人的な対処を怠ってきたということである。こうした批判に応えるために、今日、生物学的・心理的・社会的・倫理的（bio-psycho-socio-ethical）な観点を考慮した医療が推奨され、医学教育の中でもこれらの側面を考慮したカリキュラムが導入されつつある。

また、臨床医学の営みの中で起こるインシデントやアクシデント、医療事故も大きな問題だが、これらに関しては近年、医療安全の考え方が現場に導入され、全国の臨床科の間で連携も行われながら予防と対処のシステムが考案されている。
【展望】臨床医学の進歩は著しく、様々な病態に対してより十全に対処するため、専門分野の細分化も進んでいる。今日、そして将来に向けて考えなければならないのは、こうした臨床医学の専門分化という傾向と地域医療の充実とを両立させることである。この課題を達成するためには、国家的規模のシステムプラニングが必要である。

[酒井明夫]

【参考文献】E.D.ペレグリーノ「医学教育」(生命倫理百科事典翻訳刊行委員会編『生命倫理百科事典』(Ⅰ)、藤野昭宏訳、丸善、2007)。
【関連項目】臨床、臨床実習

臨床経済学

economic evaluation of health care（英）
【定義】医療経済学のうち、臨床行為の経済評価を行う一連の研究を医療の経済評価ないしは臨床経済学と呼ぶ。臨床経済学は、安全性と有効性を検討する医療の技術評価を前提に、さらに経済評価を付加することで、臨床上の意思決定に寄与することを目的とする。
【方法】臨床経済学の方法は、(1) 費用分析、(2) 費用効果分析、(3) 費用効用分析、(4) 費用便益分析に大別される。(1) 費用分析とは、目的とする結果が等しい代替案がある場合に、最小の費用となる案を見出す方法である。(2) 費用効果分析とは、共通の目的を持ちながら結果と費用を異にする代替案に関して、ある特定の効果1単位当たりの費用を比較する方法である。ここでの効果とは生存年延長や血圧低下といった客観的な医学的単位によって測定される指標である。効果の測定は容易であるが、異なる医療行為の比較には用いることができない。(3) 費用効用分析とは、健康水準に対する主観的な価値評価である効用1単位当たりの費用を比較する方法である。代表的な効用は「質を調整した生存年（QALY：Quality Adjusted Life Year）」である。ここでは効用という共通尺度を用いるため、目的を異にする臨床行為に対しても適用することができ、各医療行為の費用当たりのQALYを比較するリーグテーブルも作成されている。(4) 費用便益分析は、臨床行為の結果を便益すなわち金銭に換算した上で、便益1単位当たりの費用を比較する方法である。便益の測定は個々人の健康あるいは生命に対する金銭的な価値評価という問題をはらむため、通常は、医療行為に対する各人の支払い意思額を測定する支払意思法（Willingness-to-pay）が採用される。ここでは金銭という普遍的な共通尺度を用いるため、医療以外の分野との比較も可能であり、公共政策上の意思決定に寄与し得る。
【倫理上の問題】臨床経済学をめぐる主な倫理問題として、(1) 哲学的基礎をなす功利主義への批判、(2) 便益の測定など経済評価に用いる指標に関わる問題、(3) 経済評価の実施主体をめぐる問題を指摘することができる。

[髙山一夫]

【参考文献】M.F.ドラモンド他『臨床経済学』(久繁哲徳・西村周三監訳、篠原出版、1990)。M.R.ゴールド他『医療の経済評価』(池上直己・池田俊也・土屋有紀監訳、医学書院、1999)。
【関連項目】医療経済学、功利主義（行為ー、規則ー、選好ー）、経済倫理

臨床検査技師

medical technician（英）
【定義】厚生労働大臣の免許を受けて、臨床検査技師の名称を用いて、医師の指導監督の下に微生物学的検査、血清学的検査、

血液学的検査、病理学的検査、寄生虫学的検査、生化学的検査および政令で定める生理学的検査（採血、心電図検査、脳波検査等）を行うことを業とする者。
【倫理上の問題】最近の医学検査技術の進歩はめざましく、それに伴い臨床検査技師の仕事の幅も広がり、需要が増している。また、病理学的検査の一部として死亡した患者の病因解明を目的とした病理解剖の助手を務めることもある。病理解剖助手の資格とは別であるものの、医道審議会死体解剖資格審査部会は、1988（昭和63）年の申し合わせで臨床検査技師を補助者とすることができるとの見解を示している。さらに近年では、遺伝子診断や遺伝子検査が行われるようになり、プライバシーの侵害など臨床検査の現場には新たな問題が持ち上がっている。　　　　　　　　　　［大井賢一］
【関連項目】厚生労働省、血液検査、遺伝子診断、プライバシー

臨床工学技師　clinical engineer, medical engineer（英）

【定義】厚生労働大臣の免許を受けて、臨床工学技師の名称を用いて、医師の指示の下に生命維持管理装置の操作（生命維持管理装置の先端部の身体への接続または身体からの除去であって政令で定めるものを含む）および保守点検を行うことを業とする者。
【倫理上の問題】臨床工学技師は、近年の高度なME（医用工学）機器の操作や管理をする専門技術者の需要が増していることから、1987（昭和62）年に臨床工学技士法が成立して誕生した国家資格者である。今日の生命維持装置の性能向上に伴い、治療や手術の立ち会いなど直接患者の生命に関わる業務に携わることも業務の一つであるため、生命倫理に対する意識や知識を求められるようになってきている。　［大井賢一］
【関連項目】厚生労働省、生命維持装置

臨床工学技士 ➡ 臨床工学技師

臨床試験　clinical trial（英）

【定義】予防・診断・治療のための物質や器具、方法の有効性や安全性を調べる目的で、人間を対象にして行われる試験の総称。「治験」は、厚生労働省に新医薬品の製造販売の承認申請を行うのに必要な情報を収集するための試験であり、臨床試験の一部である。
【歴史的経緯】薬物や治療法が人間に有用かどうかを評価するためには、最終的には人間を対象にして評価する必要がある。抗生物質ストレプトマイシンの場合、イギリスで1944年に物質が発見され、その後臨床上の有用性が確認されたが、結核の治療法として確立されたのは、医療統計学者のヒル（A.B.Hill）によってデザインされたストレプトマイシン療法と安静療法のランダム化比較試験（RCT）による。臨床試験の方法論はこの頃確立された。その後、アメリカがサリドマイド事件直後の1962年に導入した法律（Kehauver-Harris修正法）にて、新薬の承認の際に有効性と安全性を示す実質的な根拠の提出を要求し、具体的な規定を提示したことから、臨床試験は薬物や治療法を評価する方法として世界中に普及した。
【医薬品の開発における臨床試験】一般の医薬品の開発を例にとると、臨床試験は以下のような過程を経る。組織や動物を対象にした実験（非臨床試験）にて有効性が期待される医薬品の候補物質を絞り込み、まず健常人（数人〜数十人）を対象に薬物の体内動態（吸収、分布、代謝、排泄）や有害作用を確かめ（第Ⅰ相試験）、次に患者（数十人〜数百人）を対象にして有効性（ある症状がどれくらい緩和するかなど）

の見込みを調べる（第Ⅱ相試験）。そして、有効性が見込めるようであれば、現在標準的とされている治療を対照群としてランダム化比較試験を実施し、有効性を確かめる（第Ⅲ相試験）。ここで有効性が確認されれば、承認申請を行い、承認後に市販される。海外で既に市販されている医薬品を日本に導入する場合は、日本人での体内動態と有効性や有害事象を示すデータがあればよく、上記のような過程を経由しないことも多い。また、抗がん剤などの場合は、第Ⅰ相試験から患者を対象にしたり、承認申請時に比較試験の結果が必須でないこともある。なお、がん領域など、薬物以外の治療との併用療法や多剤併用療法に重点が置かれる分野では、市販後に実施する臨床試験も重要である。

【倫理・法・社会上の問題】臨床試験は、人間を対象にする以上、科学的・倫理的妥当性を備えていなければならない。しかし、第二次世界大戦中に行われた人体実験やアメリカで起きたタスキギー梅毒事件をはじめ、非倫理的な研究は数多く実施され、臨床試験を規制するための倫理規範が策定された。代表的なものは、1964年に世界医師会（WMA）が採択したヘルシンキ宣言、アメリカが1974年に制定した国家研究規制法（NRA）である。これらは、臨床研究を医学の発展に不可欠なものと位置づけた上で、医学的・社会的利益を個人の利益に優先させてはならないことを原則としている。そして、研究の科学的・倫理的妥当性を確保するための必要条件として、（1）医学的・科学的意義があること、（2）研究デザインやデータの集積・解析などの方法が適切であること、（3）対象者の選択が適正であること、（4）リスクと利益が比較考量され、リスクが受け入れられる程度に小さいこと、（5）対象者本人のインフォームドコンセントを得ること、（6）独立した倫理審査委員会（IRB）の審査・承認を受けること、（7）独立したモニタリング委員会が研究実施を監視すること、（8）結果を公表すること、などを求めている。

1990年代の後半には、遺伝子治療の臨床試験に参加した青年が死亡した事件をきっかけに、研究者が自らの利益のために対象者を危険に晒す可能性があることが問題視され、研究者の利益相反の内容を研究計画書や論文に明示すること、研究の審査・監視機構の機能を強化することが求められるようになった。また、先進国が途上国で試験を実施する機会も増えたが、途上国が単なる実験台として搾取される可能性もある。そこで、その試験が途上国に必要なものであること、試験で得られた知見が途上国で利用可能であることなどの条件を満たすことが求められるようになった。

わが国では、様々な種類の臨床試験が実施されているが、臨床研究を規制する法律は、新薬・新医療機器の承認申請のための試験（治験）を規制するためのGCPのみである。それ以外の試験は、省庁から出されている臨床研究や疫学研究に関する倫理指針などに従うことになるが、これらの法的強制力は弱く、研究参加者が十分保護されているとはいい難い状況である。臨床研究全体を包括的に規制する法律の策定が必要である。　　　　　　　　　　　［佐藤恵子］

【関連項目】厚生労働省、ヘルシンキ宣言、タスキギー梅毒事件、人体実験、IRB、GCP

▌**臨床実習**　clinical training（英）
【定義・概念】医療系・心理系の学生教育の一環として、医療機関で指導医の下、症例（患者）に接しながら実地に様々な臨床手技を学ぶこと。
【概要】医療系の学部学生たちの中でも医学部の学生については、卒前教育の高学年

に行う臨床実習を「ポリクリ」と呼ぶ習慣がある。語源はドイツ語のPoliklinikとされるが、本来この語は総合外来や総合病院を指すもので、日本で使われているような意味はない。内科や外科も含め、すべての専門科を一定期間ずつ回りながら、外来や病棟という医療の現場で医師の指導を受けながら実地の臨床手技を学んでいく。近年はさらに、上記の臨床実習終了後に、より高度なクリニカルクラークシップを盛り込んだ臨床実習が行われている。そこでは、学生はstudent doctorとしてチーム医療に加わり、検査や治療において指導医の監督の下、より踏み込んだ形で医療に携わることになる。こうした体験は、診断・治療技術の進歩とともに複雑化した今日の医療手技を身につけるために必須の要素とされている。

1991（平成3）年に厚生労働省健康政策局「臨床実習検討委員会」は、「医学生の臨床実習において、一定条件下で許容される基本的医行為の例示」として、医学生が携わることのできる医療的行為の内容を示している。それは3段階に分けられており、「水準（1）」は「指導医の指導・監視のもとに実施が許容されるもの」で、打診、触診、血圧測定、内診、直腸診などの診察手技、心電図、脳波、超音波検査、MRI、単純X線検査（介助）、聴力検査などの検査手技、気道内吸引、導尿、浣腸、外用薬貼布、ギプス巻、抜糸、止血などの治療手技、人工呼吸や酸素投与などの救急処置が含まれる。「水準（2）」の「状況によって指導医の指導・監視のもとに実施が許容されるもの」としては、動脈血採取、胃腸管透視、骨髄穿刺などの検査手技、創傷処置や気管挿管、筋肉注射、縫合などの治療手技、心マッサージや電気的除細動などの救急処置、そして患者への病状説明などがある。「水準（3）」は「原則として指導医の実施の介助または見学にとどめるもの」で、食道や胃の内視鏡検査、気管支造影、小児からの採血、心理テストなどの検査手技、静脈（中心）・動脈注射、全身麻酔、輸血、分娩介助、精神療法などの治療手技、そして家族への病状説明などがある。

【倫理上の問題】臨床実習は卒前教育の中で重要な位置を占める。医療系の職種に就く者にとって、講義やテキストで得た知識を医療の現場で確認することは生きた知識を体得することであり、シミュレーションなどで訓練した手技は臨床の場で通用するように洗練されなければならないからである。こうした実地訓練ともいうべき過程は、卒業試験や国家試験に合格するための必要条件となる。しかし問題は、資格を持たない学生が患者本人やその家族に対して医療的関わりを持ち、必然的に何らかの侵襲を与えるということである。ここには、医療行為を行う資格を与えるためには、無資格の段階での医療行為を経験させなければならないというジレンマがある。医育機関ではこのジレンマを解決するため、従来、患者の保護を絶対条件としながら、実習者に指導者や監督者をつけるという方策がとられてきた。それでも、ペレグリーノ（E.D. Pellegrino）が指摘するように、臨床実習は学生の教育が第一目的であり、それは治療を第一目的とする通常の臨床との間に軋轢を生む。最善の治療を求めて医療機関を訪れる患者は、たとえ指導医の監督の下であっても、無資格で未経験の学生が自らの病の診断や治療に参画するのを容認せざるを得ないのである。

もう一つの問題は、医学や医療技術の進歩とともに、学生が実習しなければならない事柄はより高度なものとなり、その数も増加していることである。それは、各医療教育機関にカリキュラムの手直しや履修期間の変更などの対処を要求するものである。

【展望】医療の進歩と、それに伴う履修内容の増加により、臨床実習を卒前教育の中で完結させようという試みは限界にきている。しかし、臨床実習は医療教育に欠かせない要素である。したがって今後は、卒後教育との連携を図りながら、継続的で網羅的な技術習得のシステムを工夫していく必要がある。　　　　　　　　　　　［酒井明夫］

【参考文献】E.D.ペレグリーノ「医学教育」（生命倫理百科事典翻訳刊行委員会編『生命倫理百科事典』（Ⅰ）、藤野昭宏訳、丸善、2007）。

【関連項目】臨床、臨床医学

|| 臨床心理士　clinical psychologist（英）, psychologue clinique（仏）, klinischer Psychologe（独）

【定義】いわゆる「こころの問題」を抱えている人に対して、様々な臨床心理学的技法を用いながら援助を行う専門家。現在のところ、日本臨床心理士資格認定協会（日本心理臨床学会が母体）が認定する資格である。心理カウンセリング、遊戯療法、箱庭療法、芸術療法、精神分析、来談者中心療法、行動療法、家族療法などを用いて対応する。

【倫理・社会上の問題】職業上の倫理としてはクライアントの人権の尊重が挙げられる。守秘義務がとくに重要であるが、自殺や深刻な他者危害の恐れがある場合には生命の尊重という原則が優先する。今日、精神・心理的ケアの中心に位置づけられる臨床心理士であるが、こうした専門家を養成してそのような人びとにこうしたケアを任せてしまうと、ケアが家族・友人・隣人間でますます行われなくなり、社会生活において重要な他者への配慮、共感・共苦というものが人びとの間で希薄になってしまうのではないか、と指摘する声も聞かれる。
　　　　　　　　　　　　［浜田正］

【関連項目】ケア

|| 臨床倫理　clinical ethics（英）

【定義】医療行為の方針を決定するために、医学的視点と並んで倫理的視点から個々のケース（症例）を分析・比較・検討し、倫理的に適切な判断・評価・選択を行おうとする「医療倫理」の研究と実践。

【歴史的経緯・倫理上の問題】アメリカの「バイオエシックス」で、1980年代に医療の倫理問題への有力なアプローチとして原則主義（principlism）が確立する。やがてこの方法への反省・批判から医療現場に焦点を合わせた「臨床倫理」というユニークな活動が始まる。現在アメリカやカナダでは、「臨床倫理」研究者が大規模医療機関を拠点に臨床ケアサービスや教育研究活動に携わっているが、その取り組みの特色は医療現場の個別状況の把握から出発し、特定患者の特定症例で倫理的判断を下すことにある。このプロセスには医療従事者に加えて法律家、哲学者、宗教者も加わる。「臨床倫理」の方法論は決疑論に依る。モデルケースでの倫理判断（パラダイム）から始め、類似した重要な症例の比較・対照へと進み、その作業から倫理的に適切な格率を帰納的に導き出す。こうした方法に対しては逆に、倫理原則の研究こそが特殊症例に応用できる首尾一貫した倫理的視点を提供でき、原理に基づかない決疑論からは状況倫理しか生まれないといった哲学的な議論がある。「臨床倫理」でも原則や理論は否定されないが、その結びつきは緩やかである。

【展望】「臨床倫理」は患者への医療サービスの向上という実践的目標を持つ。この目標実現のために「倫理コンサルテーション」のシステムがアメリカやカナダでは既に盛んである。「倫理コンサルタント」とは、医療現場で生じる倫理問題の分析・解決を助ける専門的な助言の提供者で、コンサルテーションの仕組みとしては、倫理委員会、

より小さなグループ、そして個人コンサルタントがある。その目的・技量・方法・責任・評価などについては多くの問題が残されているが、日本でも今後、こうした活動への期待が高まろう。　　　　［山本達］

【参考文献】'Clinical Ethics'（"Encyclopedia of Bioethics" Vol.1, Simon & Schuster Macmillan, 1995）．A.R.ジョンセン他『臨床倫理学』（赤林朗・大井玄監訳、新興医学出版社、1997）．清水哲郎代表『臨床倫理学』1（臨床倫理検討システム開発プロジェクト、2000）．

【関連項目】医療倫理、バイオエシックス、倫理コンサルテーション、四原則

■ 輪廻転生 ➡ 死後の世界

■ 倫理

ethics（英），Ethik（独），éthique（仏）
【定義】倫とは人の輪と書くように人間仲間、間柄の意であり、理とは物事の筋目、道理のことである。したがって倫理とは、それを逸脱すると人間社会の秩序を乱すことになるとして非難もしくは処罰され、また理想的に合致すると賞賛もしくは顕彰される根拠となる道理、または原則のことと考えられる。なお、「倫理」の類語として「道徳（moral〈英〉，Moral〈独〉，morale〈仏〉）」という言葉がある。ethicsの訳語が倫理、moralのそれが道徳、そしてそもそもの語源をたどると、ethikeというギリシャ語のラテン語訳がmoralisであることからすれば、倫理と道徳とは同一の内容を指すと考えられる。しかし、「道をふみおこなう」とか「徳を積む」とかの漢語としての伝統的な語法からすれば、道徳とは多分に個々人の心情や行為に関連しており、それが社会秩序の維持・向上に資するような正しい状態に保たれていること、という意味が強い。したがって道徳とは、客観的な倫理を社会において実現すべき個人の内面的な行為規範と理解すべきであろう。

さて、規範からの逸脱または合致という場合、その評価は善悪という観念と結びついている。ただし善悪には広狭二義がある。人間に被害をもたらす自然の猛威は悪であり、豊かな稔りをもたらす好天は善である。これら自然現象に関わる善悪は倫理的な評価とはいえない。狭義の倫理的善悪は、自由な行為の主体としての人間に限定的に関わっている。その場合にも評価対象には大別して二種あり、一つは個々人の行動に関して禁止または推奨する基準であり、他は心がけや動機に関するものである。というのも、行為は目的意識に伴われた身体動作として内的契機と外的契機との総合であるが、原理的にはこの両者は区別されるからである。日頃、心に抱いていても行為として発現しない目的意識もあれば、心にもない機械的行動もあり得る。外的な行動面に基準を置けば義務としての倫理が、また内面の心情の善さに力点を置けば徳倫理が成立する。歴史的に見ると、徳倫理（古代中世）から義務倫理（近現代）への重点変化がある。

【歴史的経緯】こうした倫理についての体系的な学的思索を初めて行ったのはアリストテレス（Aristotle B.C.384－322）であった。彼は古来のエートス（ethos）概念を深化させ、エチカ（ethica）なる倫理学書を残した。ここでは当初「鳥獣の住処」、その後「人間集団の習俗・風習」へと意味を転化してきたエートス概念をさらに一歩進め、個人がフロネーシス（思慮）に導かれて後天的に獲得し定着した善き心情の意で用いられている。彼が「倫理的善」の基準としたのは、快楽の享受や欲求において「中庸（メソテース）」であることであった。もっとも、倫理は必ずしも学的思索の対象であるばかりではない。むしろ歴史的には宗教的教えとして説かれることが多かった。ユダヤ・キリスト教倫理、仏教倫理、儒教

倫理など古今東西様々な倫理体系がある。

　倫理の観念をめぐってはいくつかの対立した見解がある。まず、そうした基準の妥当性をめぐって絶対的・普遍的と見るか、相対的・経験的と見るかの違いである。倫理を神の永遠普遍の教えと見るキリスト教や、定言命法を中核とするカント倫理学は典型的な前者であり、時代や社会あるいは自然環境の違いで倫理は変位すると見る、たとえば生産力や生産関係といった下部構造の反映と見るマルクス主義などは後者である。さらに先述のように、個人の行為に着目するか心情に着目するかで義務倫理学か徳倫理学かの違いがある。概ね古代社会では徳倫理学が主流であったが、作用や機能を重んじる近代以降では義務倫理学が優勢となった。古代ギリシャの四元徳説やキリスト教の三元徳論、また五戒の仏教、五倫五常の儒教等は前者であり、自律論、功利主義、契約説等、近代の倫理理論は後者である。また、魂の三要素とされてきた知・情・意のうち何をもって倫理的現象にとって重視するかの違いもある。ここから主知主義・主意主義・主情主義の別が出てくる。

【社会上の問題・展望】しからば今日、いかなる原則をもって倫理と考えるべきだろうか。20世紀半ば以後、国際化が進み、民族性や地域性、宗教色を強調するだけでは交流が困難になっている。つまり、「人間社会の秩序」という場合の社会を文字通り人類全体、地球規模で考えざるを得ないほど拡張しているのである。ローカル性からの脱却とグローバル化の趨勢が進んでいるのである。こうした背景に対応して、今日有効とされる倫理は自由主義の倫理原則と呼ばれるものである。これは簡単にいって「分別ある成人であれば、他人に危害や迷惑をかけない限り何を行ってもよい、ただしその帰結に責任を負え」というものである。これならば、国家や民族、宗教が違っていても、社会秩序を混乱させる行為は阻止できるであろう。ただし、これにも以下のような問題が残る。（1）一人ひとりの無危害・無迷惑な行為でも積み重なれば相乗的に共倒れになるかもしれない。（2）自由主義の倫理原則はやってはいけないことの基準を示す消極的基準であり、共通の推奨すべき行為規範が示しきれていない。その結果、一人ひとりが勝手な善観念を持ち、一種の倫理的無政府状態になりかねない。（3）自由主義とは結局、資本主義的生産活動を擁護する基準であり、その結果、テクノロジーが高度化し、人類のアイデンティティにとって脅威となるアポリアに直面することになるやもしれない。これらはそのまま21世紀のわれわれの社会が解決を迫られる問題である。　　　　［五十嵐靖彦］

【参考文献】アリストテレス『ニコマコス倫理学』上・下（高田三郎訳、岩波文庫、1971～73）。加藤尚武『倫理学の基礎』（放送大学教育振興会、1993）。
【関連項目】生命倫理、バイオエシックス、医の倫理、医療倫理、法と倫理、無危害原則、自由、リベラリズム、倫理学

倫理委員会　ethics committee（英）

【定義】医学研究や医療における諸問題の倫理的側面について検討する委員会組織の総称。検討される内容や、国・地域によって、様々な形態が存在する。

【歴史的経緯・倫理上の問題】日本における倫理委員会組織は2006（平成18）年の時点で、（1）1985（昭和60）年の厚生省（当時）のGCP（Good Clinical Practice）によって治験が行われる施設に設置が勧告された「治験審査委員会」と、（2）大学医学部・医科大学や一般病院に設置されている、いわゆる「倫理委員会」の2種類に大別される。前者は行政の指導下にあるが、後者は行政による指導や援助もなく、各機

関で自主的に設置・運営されている。後者の倫理委員会は1980年代前半より設置され始め、1990年代前半には全国80のすべての大学医学部・医科大学に倫理委員会が設置された。また、一般病院（とくに大規模な病院）においても1990年代に設置数が急増した。医学研究の倫理的側面の審査、特定の医療行為や研究についてのガイドラインの設定等を主に行っている倫理委員会が多い。したがって、日本の倫理委員会はREC（Research Ethics Committee）とHEC（Hospital Ethics Committee）の両方の役割を担っていることになるが、大学と一般病院でその役割はやや異なる。委員構成は、施設外委員を含むこと、医学以外の専門家を含むことなど、学際的であることについてはRECやHECと同様である。

【展望】日本の倫理委員会が直面している課題や問題点としては、委員の人材不足、財政的問題、緊急時の対応、審議・合意決定の方法、審議内容の公開性、他機関との連携など多くの点が挙げられる。また、医学部・医科大学の倫理委員会には全国的な連携組織（大学医学部医科大学倫理委員会連絡懇談会）があるが、それ以外の一般病院の倫理委員会などはそのような情報交換の組織を持たない。今後は、さらに制度として十分な整備が望まれる。　　　［赤林朗］

【参考文献】唄孝一「『倫理委員会』考・1」（『法律時報』61、1989）。深津宜子・赤林朗・甲斐一郎「日本の一般病院における倫理委員会の設置状況および倫理的問題への対応の現状」（『生命倫理』8、1997）。

【関連項目】GCP、HEC、臨床試験、大学医学部医科大学倫理委員会連絡懇談会

倫理学

ethics（英）、Ethik（独）、éthique（仏）

【定義】倫理（ethics）は、語源的にはともかく、古代ギリシャにおいては生き物の生態から始まり習俗・習慣・慣習、さらには人の「性格」といった「人の生き方」に関わることを意味していた。このことから「倫理学（ethics）」は、人の生き方に関わるすべて、すなわち人が関わる「真善美」を問題とする学、すなわち「哲学（知を愛すること）」として始まった（近世においてもスピノザ〈B.Spinoza 1632-1677〉は自らの哲学を『倫理学』というタイトルで論じている）。しかし一般には、倫理学は「単に生きる」ことではなく「どのように生きるのがよいか」「よりよく生きるにはどうする『べき』か」という「善」という「価値」と「合理性」の問題、そしてとりわけ、「行為（実践）」の「正・不正」に関して語られる「べき」に関わる「規範」を論ずる学問として展開することになった。

【倫理学の分野】現代における学問分野としては、メタ倫理学、規範倫理学、応用倫理学、記述倫理学の4つに分けられる。メタ倫理学は、価値や価値判断は事実や事実判断とはどう異なるかといったことについて、主として言語的な分析を通じて価値判断の機能や価値についての存在論を論じる。規範倫理学は、何らかの「善」を推奨されるものと前提して、ある「べき」規範の正当化とその内面化の一般的なあり方を論じる。われわれが日常的に受け入れている倫理・道徳に対しては、しばしば何らか「修正主義」的に論じることになる。応用倫理学は、科学・技術の発展が有限な環境世界にもたらした現代の状況の下でわれわれが従うべき新たな規範のあり方を論じるものである。そして記述倫理学は、社会現象としての倫理のあり方についての事実記述を行うものである。

【展望】倫理学の中核は、規範のあり方を論じる規範倫理学と応用倫理学であり、分かつのは「具体性」の程度の差であり便宜的なことである。メタ倫理学や記述倫理学

は、その論理的事実的前提について論じることになる。　　　　　　　　［高橋久一郎］

【関連項目】応用倫理学、倫理

倫理コンサルテーション
ethics consultation（英）

【定義】広くは「医療現場で生じた倫理的問題の解決のために行われる助言や相談活動全般のこと」を指すが、その問題領域が、いわゆる先端医療などを含む「生命倫理」の問題よりも、日常診療の現場で生じる「臨床倫理」の問題に関わるケースが多いことから、「臨床倫理コンサルテーション（clinical ethics consultation）」という意味において用いられる。その形式も、いわゆる「倫理委員会」による「委員会コンサルテーション」から「倫理コンサルタント（ethics consultant）」と呼ばれる専門家による「個人コンサルテーション」まで多様であるが、1990年代終わり以降の北米圏では、倫理委員会と個人コンサルトの中間に当たる少人数集団による「グループコンサルテーション」の形態が最も一般的である。

【倫理上の問題】アメリカでは1970年代の早い段階から倫理コンサルテーションが行われていたという報告もあるが、国レベルでの検討と整備が本格化するのは1990年代に入ってからのことである。欧州においては、アメリカやカナダなどの北米圏からやや遅れた1990年代終わり頃から、イギリスやフランス、オランダ、ドイツ、スイス、オーストリアなどで倫理コンサルテーション活動の取り組みが見られ始め、2000年以降、活発化している。1998年にASBH（American Society for Bioethics and Humanities＝米国生命倫理人文学会）によって「保健医療倫理コンサルテーションにとっての核となる能力（Core Competencies for Health Care Ethics Consultation）」という報告書がまとめられた際、倫理コンサルテーションをめぐる様々な問題や今後の課題が体系的に整理された。

【展望】臨床現場にとって倫理コンサルテーションが不可欠であるという見解自体には、概ね異論のないところではあるが、（1）個人コンサルトは迅速対応が可能な反面、倫理コンサルタントの「個人的価値観」が前面に出てしまう危険性もあり、またその専門的トレーニングや資格整備の問題など「社会的責任と責務」の範囲は曖昧なままであること、（2）倫理委員会は、多様な人材による多面的アプローチが可能な反面、招集には時間がかかり機動力に欠け、時として「お墨付き委員会」のような「権威主義」に陥りやすく、とくに日本国内では依然として倫理委員会は「研究倫理委員会」の性格が強く、「臨床倫理」の問題を扱う状況には程遠いなど、今後検討すべき課題は多い。　　　　　　　［板井孝壱郎］

【参考文献】Aulisio MP, Arnold RM, Youngner SJ, "Health Care Ethics Consultation：Nature, Goals, and Competencies, Annals"（'Internal Medicine' 133, 2000）.

【関連項目】先端医療、臨床倫理、倫理委員会

倫理的責任
responsibility（英），Verantwortung（独），responsabilité（仏）

【定義】法的責任が、なされた行為の結果に対して求められる帰責としての責任であるのに対し、倫理的責任は、むしろ行為を決定する際に行為の結果を引き受ける覚悟として自覚される責任である。したがって倫理的責任とは、原因責任よりは管理者あるいは保護者責任を、事後の責任よりは予防的に遂行される配慮責任を、過去に向けられた行為の結果責任よりは未来に向けられた存在責任を、個人的な責任よりは人類あるいは自然全体に対する普遍的な責任を意味する。

【概観】倫理的責任を意味するドイツ語Verantwortungは、15世紀後半に動詞の形で登場し、18世紀にカントが形容詞形で用い、19世紀後半以降、頻繁に用いられるようになった。英語のresponsibilityも19世紀になってJ.S.ミルなどにより用いられた。これまで法的・政治的・社会的領域に主に根を下ろしていた責任は、今日の倫理的・政治的議論において技術と科学における人間の行為の全領域を包括する新しい根本概念になり、義務のような伝統的な道徳概念が供給することができたものを遥かに超え出る意味を持つようになった。H.ヨナス（Hans Jonas 1903-93）やH.レンク（Hans Lenk 1935-）が指摘するように、人間は、全世界に及ぶ規模で自らの行為の影響に対する連帯的責任を引き受けるという課題の前に置かれているといえる。今生きている世代、そして将来の世代のために生命領域に対する人類の種の責任のような最大限の要求が論議の対象になっている。このことが責任の意味を上記のように拡張したといえる。この新しい責任類型は、以前の伝統的道徳理論において個人的であった責任概念を、人類あるいは自然全体に対する普遍的な責任概念へと拡張することを前提とする。とくに近代の責任倫理学における責任の審級の拡張から、責任関係の新たな重要な要素として、責任の行為の価値拘束が生じる。何が責任の究極の価値の格率として見なされるかという問いは確かに未解決のままである。たとえばカント（目的自体としての人間）、シュヴァイツァー（生への畏敬）、ヨナス（存在の維持への義務）、ビルンバッハー（世代間利益全体功利主義）、あるいはマイヤー＝アービッヒ（自然との和合）というように。

［盛永審一郎］

【参考文献】H.ヨナス『責任という原理』（加藤尚武監訳、東信堂、2000）。H.レンク『テクノシステム時代の人間の責任と良心』（山本達・盛永審一郎訳、東信堂、2003）。K.M.マイヤー＝アービッヒ『自然との和解への道』上・下（山内廣隆訳、みすず書房、2005～06）。

【関連事項】責任、自己責任、責任能力、応用倫理学

る　ル

ルーチン検査
routine examination（英）

【定義】診療業務の中で必要に応じて通常行われる検査。症状や疾患に応じて、通常行われる検査は当然異なり（肺炎症状を訴える患者には採血を行い、白血球数や炎症反応を示すCRPを調べ、胸部レントゲン写真を撮影することなどはルーチン検査であり、認知症患者にはこれらはルーチン検査ではない）、また医療施設によってもどこまでがルーチン検査かは認識に違いがある。

【倫理上の問題】検査技術の進歩により、多くの検査がより簡便に迅速に行えるようになり、「ルーチン検査と認識されるもの／される可能性があるもの」が増えてきている。倫理上問題となるのは、医療者側と患者側で「ルーチン検査」つまり「通常行われる検査」の認識にずれが生じ、検査に伴うリスク（血管造影によるショック症状など）や検査で明らかとなる事柄（HIV感染、妊娠など）に患者の十分な理解・同意が得られていないまま医療者側が検査を行ってしまう場合である。今後、とくに大きな問題は、ヒトの遺伝子情報も外来診療の場でキットを用いて容易に明らかにされる時代が来つつあることである（DNAチップの開発）。こうした技術がテーラー（オーダー）メイド医療の名の下にルーチン化されると、ヒトの遺伝子情報という極めて重要な個人情報が本人以外にアクセスされる可能性も高くなり、それが一般の企業や保険会社などに渡ると、その人の就職、保険加入、結婚などで社会的差別を受ける可能性が生じる。

【展望】現在、遺伝子診断は家族に遺伝性疾患を有する保因者がいる場合や、胎児の出生前診断など、限られた場面・施設で行われており、WHOも1998年に国際的ガイドラインをまとめている。今後、ルーチン検査の拡大に伴う遺伝子情報を含めた個人情報の取り扱いと利用に関する体制づくり（とくに一般の診療機関を含めた制度）がますます重要になる。　〔杉岡良彦・藤野昭宏〕

【参考文献】竹田扇「実験医学からみた生命倫理の展望」（坂井昭宏・松岡悦子編『バイオエシックスの展望―生命倫理の展望』、東信堂、2004）。

【関連項目】診察、遺伝子診断

れ レ

霊 spirit（英）, Geist（独）, pneuma（ギリシャ語）

【定義】生命倫理学的には、霊は生命や意識の根源であり物質や身体を超越して実在する、と定義することができる。ただし、こうした霊が実際に存在するか否かについては、肯定否定ともども論証不能である。語源的には、ギリシャ語「プネウマ」やラテン語「スピリトゥース（spiritus）」から派生する英語「スピリット」は本来、風や息を意味していた。また、ドイツ語ガイストは本来、シャーマンが憑依状態となって震える様子を意味する言葉であった。さらに、漢字略字「霊」の正字「靈」は会意文字であり、水玉として象徴される３つの魂と巫女２人の交流する様子を表現している。大和言葉「いき」には、「生き」と「息」という２つの意味があったと考えられている（『日本国語大辞典』小学館）。このように、霊という言葉の語源をヨーロッパや中国や日本で考察すると、生命を含んだ気・人間などに憑依する意識存在・シャーマンや巫女と交流可能な身体を持たない生命体といったイメージが、言葉の意味の根底に存していることが分かる。

【現状および倫理上の問題】「霊」という本来、極めて複雑な事象を生命倫理学的に限定して、生命や意識の根源であり物質や身体を超越して実在すると定義することが妥当と思われるのは、霊という事象が生命倫理学領域においては以下の事柄ととりわけ関連しているからである。すなわち、（１）霊魂不滅、（２）死後の世界、（３）臓器移植、（４）環境倫理（土地倫理・世代間倫理）、（５）臨死体験、（６）スピリチュアルケア、（７）スピリチュアリズム、（８）疑似科学、（９）気功、である。

（１）は、身体は死ぬが意識や生命それ自体は存続するという発想である。この発想には、輪廻的循環イメージと天国や浄土といった高位次元への転生イメージがある。（２）と、高位次元への転生イメージが具象化したものであり、日常風景を遮る結界の向こうにある山や海など具体的自然の中に転生する場合もあるし、より抽象的なあの世に転生する場合もある。地獄もあの世の一つである。（３）の一つの見解として、身体それ自体に霊が宿るという理解がある。他人の臓器を自分の身体へ移植する時、他人の霊をも自分の中に引き入れることになり、アイデンティティ問題が生じる。（４）の環境倫理、とりわけ土地倫理においては、アニミズム的自然観を背景に自然保護を推進するという感情論が伏在している。世代間倫理には、自分の生命が子孫へと引き継がれていくという祖先崇拝に連なる理解が伏在している。（５）は、決して死後体験ではなく、あくまでも死に瀕した体験であるが、その多くは死後の世界を垣間見るという仕方で現われており、霊魂不滅を示唆する理解であることには違いない。（６）は、死後の不安など宗教的ケアのことであり、人間存在の構成要素に霊的次元を要請する領域である。（７）は、現代日本においても宗教的セミナーなどの仕方でその活動が目立ち始めているが、組織の利潤活動を伴った世俗的－宗教的活動である。（８）は、霊の実在を自然科学的に証明しようとする試みであり、（７）のスピリチュアリズムと連動している場合が多い。（９）は、東アジア地域における伝統医学や伝統的人間観の一つであり、霊を気として表現し、その実在や働きを認める。

【展望】霊という事象は、文化を構成する様々な要素や位相に複雑かつ有機的に、深

く根差している。現代の狭隘な視野のみによって霊の持つ意味を否定したり断罪したりすると、人間の営みはむしろ障害を受ける可能性がある。われわれは、注意深く霊の持つ意味を学ぶ必要がある。　　［中里巧］

【関連項目】死後の世界、シャーマニズム、スピリチュアルケア、世代間倫理、臓器移植法、土地倫理、臨死体験

霊魂不滅 ➡ 死後の世界

レイプ　rape（英）

【定義】一般に何らかの強制力をもってする性交を指す。広義には口や肛門への性行為や性的侵害もレイプと理解される。被害者は普通は女性だが、稀に男性の場合もあり得る。邦語では強姦に当たる。

【法律・司法上の問題】従来、日本ではレイプは女性の貞操に対する侵害であり、女性の保護者たる夫や父の所有権に対する侵害としか理解されなかった。今でも裁判所レベルではそうした理解が一般である。しかし近年、女性自身の性的自由に対する侵害と捉えようとする傾向も出始めている。刑法上、レイプは「暴力または脅迫」をもってする性交と理解されており、それは「抗拒（抵抗）を著しく困難ならしめる程度」の暴力が伴うことが前提されている。そのため、被害者が十分な抵抗をしなければレイプと見なされないことが多い。だが被害者は恐怖やショックから満足に抵抗できないことが多い。アメリカでは近年、被害者が望まなかったかどうかを重視する法律がつくられてきたが、日本では依然不十分である。顔見知り、ことにデートの相手や恋人等によるレイプがレイプと認知されないことも多い。夫によるレイプも、強姦罪による保護法益が貞操と見なされ、婚姻関係には性交要求権が伴うとの認識が根強いため、判例・学説上まだ十分に認知されていない。なお、レイプは親告罪だが、被害者が陥る心的外傷後ストレス障害（PTSD）に対する配慮から、告訴期間6カ月という条件が最近撤廃されたことは朗報である。また、被害者が法廷で加害者と顔を合わせなくてすむよう証言席に衝立が立てられたり、そもそも出廷せずにすむようビデオでの証言が証拠として採用されるようにもなっており、これもまた朗報であろう。

【展望】暴力や脅迫がなくても女性の意思に反する性交はすべてレイプと定義し、法改正する必要がある。女性に対する性暴力を排する人権教育の推進とキャンペーン、レイプを容認ないし合理化する文化・神話・イデオロギー・男性の意識を変える努力も欠かせない。女性の強姦願望などという倒錯した神話はまったくの虚偽である。法廷その他でレイプ被害者の落ち度や過去の性体験などを問題化することを禁ずるための立法も不可欠である。また、総じて性的侵害が女性に与える精神的打撃の大きさ等から、いわゆる「強制わいせつ」（刑法第176条）と「強姦」（同第177条）との区別を残すことの是非も問われる。

【倫理的問題】近年、レイプは単に性的欲望に発するのではなく、怒りや支配願望が背景にあるといわれる傾向があるが、性的欲望は無関係とする理解は誤りである。怒りに還元できるレイプは決して多くない。統制願望はある意味ですべてのレイプに伴っており、性的欲望と切り離せない。また、レイプの動因について単純な理論が目立つが、動因を広く認識し（素因・誘因・決定因・触発要因・抑制解除要因）、それらの間の多様な関連が問われるべきであろう。

［杉田聡］

【参考文献】角田由紀子『性の法律学』（有斐閣、1991）。杉田聡『レイプの政治学―レイプ神話と「性＝人格原則」』（明石書店、2003）。

【関連項目】性本能、エロス、エロティシズム、性教育、PTSD

レシピエント　recipient（英）

【定義】移植医療において臓器等の移植を受けるか既に受けた患者。移植希望者を意味することもある。

【倫理上の問題】レシピエントをいかに公平かつ公正に選択するかが課題となる。提供臓器を無駄にしないために、臓器の拒絶反応を最小限にする患者を選ぶか、それとも重症度や待機期間の長さ、臓器の搬送距離を考慮して患者を選ぶかは困難な選択である。財団法人日本臓器移植ネットワークの優先順位は、心臓移植の場合、（1）臓器摘出から移植までを4時間以内、（2）待機時間の長い順、（3）緊急度／血液型の適合度、の順となっている。レシピエントに選ばれるまでの待機している状態は、本人やその家族にとって「誰かが死ぬのを待っているのではないか」といわれる。一方、救急車のサイレンなどに接すると、身内のレシピエントを救う臓器を連想する自分たちがとても情けなくなるといったことや、移植希望者同士は同じ仲間というより、お互い競争相手にあるかのような緊張した雰囲気になるなど、非倫理的な心理状態を伴うこともあるという。さらに、提供臓器は摘出されてから移植されるまでの時間が限られるため、移植施設から遠いと移植対象になり難く、移植費用の問題もある。脳死者からの臓器提供による心臓や肝臓などの移植については実績が少ないため、まだその費用は基本的に健康保険の対象となっていない。また提供臓器の搬送費用は保険適用がないなど、貧富の差により移植医療を受けられないという不公平が生じかねない。なお、レシピエントの選定などが適正・公平に行われたかの検証は、厚生労働大臣の私的諮問機関である第三者検証機関が行うことになっている。しかし非公開であることや、厚生労働省指導下で日本臓器移植ネットワークがレシピエントの選定などを行っている現状では、第三者による検証とはなり得ていない。厚生労働省とは無関係の第三者機関で、可能な限り公開の上で検証すべきであろう。

【展望】食生活等の欧米化による心臓病や医原病ともいわれるウイルス性肝臓疾患の増加により、ますます移植希望者は増えることが予期される。その一方で、ドナーカードの多少の普及はあっても、救命治療の進歩などにより臓器提供者の大幅な増加は期待できない。そこで幹細胞などを利用した再生医療などに期待が寄せられている。

［黒須三惠］

【参考文献】加藤友朗『移植病棟24時』（集英社、2005）。M.ダウイ『ドキュメント　臓器移植』（平澤正夫訳、平凡社、1990）。

【関連項目】ドナー、待機者リスト、移植費用、移植ネットワーク、再生医学、医原病

レズ　➡　レズビアン

レズビアン　lesbian（英）

【定義】ホモセクシャルが精神医学的レッテル貼りだったのに対抗し、女性同性愛者が当事者側から命名した概念。語源は古代ギリシャの女流詩人サッフォー（Sappho）が生まれたレスボス島の名前に由来する。彼女はレズビアンの元祖的存在である。

【倫理上の問題】まず挙げられるのがレズビアンフェミニズム。レズビアニズムという生き方こそ、真に女性の自立と男性からの抑圧を回避するのに有効な方法であるとするこの主張は、セクシズム、ヘテロセクシズムに対する一つのアンチテーゼといえよう。しかし、レズビアンには多くの対立項が存在する。たとえば、同じホモセクシャルのゲイ／レズビアン関係。とくに日本

ではゲイにはそれなりの場（新宿2丁目など）があるのに対し、レズビアンは見え難い。またレズビアン内でもブッチ／フェムという男性的／女性的な対立項があり、女性的レズビアンが女性に固執しているという批判を受ける場合がある。そこでレズビアンを多様化させるため、ダイクという呼称を積極的に用い、サイバーダイクなど様々なタイプを提示する動きもある。2005（平成17）年のゲイパレードの際、大阪府議がレズビアンであるとカミングアウトした。日本ではゲイよりレズビアンの方が公職などで容認されやすい状況があるのかもしれない。「違いを認め合い、豊かさに変える」というその考えのしなやかさは参照に値しよう。　　　　　　　　　　[関修]

【関連項目】セクシャリティ、ホモセクシャル

‖ レスピレーター　respirator（英）
【定義】人工呼吸器のことで、呼吸が停止するかまたは換気が不十分な場合に、人工的に呼吸の補助や調節をする。人工呼吸器には従量式（換気量で設定）と従圧式（気道内圧で設定）があるが、後者は前者よりも優れていると考えられている。
【倫理上の問題】いわゆる脳死状態は人工呼吸器がつくり出した現象である。脳死が人間の死か否かをめぐってはなお論議が続行している。現在、脳死は主として臓器移植との関連で問題となっているが、当初は、尊厳ある死を念頭に入れた人工呼吸器の打ち切り時期をめぐる議論が中心であった。人工呼吸器は人間の尊厳や生死をめぐる近年の論争の中で、必ずといってよいほど注目される医療機器となっている。わが国でも最近、医師が独断で肺疾患末期の高齢患者の人工呼吸器を外して死なせてしまうという事件が生じた。患者の意識が不明であるのに、こうした行為を独断でしたのは殺人の疑いもあるということで、この医師は書類送検された。一方、人工呼吸器は意識のある患者にも用いられているが、この場合は鎮静剤も同時に投与され、患者は眠らされるケースが多いので、コミュニケーションが阻害されるという新たなジレンマを生じている。　　　　　　　　　　[澤田愛子]

【参考文献】渡辺敏・中村恵子『NEW　人工呼吸器ケアマニュアル』（学研、2000）。澤田愛子『今問い直す脳死と臓器移植』第2版（東信堂、1999）。
【関連項目】脳死、臓器移植、尊厳死

‖ 劣性遺伝　➡ 遺伝

‖ 劣性優生学　➡ 優生学

‖ レットミーディサイド　➡ 自己決定権

‖ レトロウイルス　retrovirus（英）
【定義】逆転写酵素を持つ腫瘍ウイルス（reverse transcriptase containing oncogenic virus）のことであり、一本鎖RNAが2分子で構成されたウイルスである。ゲノムRNAは感染細胞内で逆転写酵素によりDNAに変えられる。それは感染細胞ゲノムに組み込まれ、ウイルス増殖や発がん作用を示したりする。オンコウイルス、レンチウイルス、スプーマウイルスの3種がある。
【展望】HIV（エイズウイルス）はこのうちのレンチウイルスに属する。感染力は弱いものの、このウイルスの特異な性質のため、十分効果的なエイズ治療法が確立していない。逆転写酵素阻害剤であるAZTによる治療などが試みられている。また抗原変異を起こしやすいので、まだ有効なワクチンはできていない。他方、レトロウイルスは効率よく宿主細胞に入っていくので、遺伝子治療などでベクター（運び屋）として活用されている。レトロウイルスはこうしたことのため、現代の医学において重要

な研究対象となっており、その解明が将来の医療にもたらす意義は大きい。［今井道夫］

【関連項目】宿主、遺伝子治療、DNA

ろ

老化 senescence, aging, senility（英）

【定義】高齢化につれて起こる身体の生理機能の衰え。生命科学では、誕生後からの時間軸（経過）に伴って起こる変化（すなわち加齢）の一過程と定義され、成長・成熟期の後に認められる衰退的変化の時期をいう。老化の最終点が死である。

【研究の現状】高齢化に伴い、身体はそれを構成する細胞、組織、臓器のどのレベルでも退行性の変化を生じる。その結果、ついには個体である生物体が死に至る。老人の細胞や組織に老化現象という特有な変化があるかどうかが問題のあるところである。老化が起こる原因としては、プログラム説、エラー説、体細胞突然変異説、ストレス説、擦り切れ説、免疫機能破綻説などいくつかの考え方が論じられているが、これらのどれにも不明な点が多い。しかし近年、活性酸素種が体内で必要以上に生じることが老化を加速する一因となることや、染色体DNAの両端部分にあるテロメアの短縮（細胞分裂ごとに短くなる）などが遺伝子の働きに不具合を起こすことが注目され始めており、老化の機序は次第に明らかになると考えられる。

【倫理上の問題】老化による心身の衰えは人により異なるが、これまで持っていた様々な能力の低下や健康への不安が自信喪失につながることが少なくない。そのような変化に対して本人が卑下したり周囲が邪魔者扱いしたりすることもある。差別や倫理問題は一般に、何らかの能力に劣った少数派を対象として生じることが多いが、急速に高齢化が進む日本では、老化は多数派の問題となりつつある。倫理的配慮をとり

つつ社会全体の問題としてこの課題に取り組むことが急務となっている。それには、老化を自然現象の一つと捉えるとともに、周囲の人びとが高齢者への理解を深めたり高齢者が一定の役割を持てる社会にしたりするような柔軟さが不可欠であろう。
【展望】少子高齢化が進む日本では、年齢別人口構成に占める高齢者（65歳以上）の割合が急激に増大しているばかりでなく、2006（平成18）年からは人口の減少を招くという深刻な事態にもなってきている。

［林要喜知］

【関連項目】加齢、高齢化

聾学校 ➡ 特別支援学校

労災認定

【定義】労働者の死亡や病気・怪我などが仕事上での業務に起因したものであるかどうか、因果関係の有無を判定すること。
【概要】通常、労働者が業務上と通勤途上の災害によって負傷したり、病気にかかったり、死亡したりした場合には、労災保険制度によって、迅速・公正な保護をするために必要な保険給付が行われる。これは傷病にかかった労働者や死亡した労働者の遺族の生活安定を図ることを目的としている（労働者災害補償保険法第1条）。しかし、「傷病や死亡」と「業務」との間に因果関係が証明されなければ、上記の保険給付を受けることが不可能となる。単に被災者（遺族）が主張するだけでなく、医師が因果関係を証明する文書を書き、それを労働基準監督署が認めて初めて、その傷病は労災と認定され、種々の給付を受けることができる。過労死をはじめとする職場での病気の場合、業務との間の因果関係の判定は難しいことが多く、患者遺族側は業務起因性であると主張しても給付側の厚生労働省はそれを容易には認めず、裁判になるケースも少なくない。　　　　［今井順一・藤野昭宏］

【関連項目】労働

老人 ➡ 老い

老人医療　medical care for the aged／medical care for the elderly（英）

【定義】狭義には、1983（昭和58）年に施行された「老人保健法」によって定められた老人保健制度下で行われる75歳以上の高齢者を対象にした、医療費補助制度上の医療活動。また広義には、高齢者の健康に対する社会的・文化的な営み全般、つまり介護保険制度下で行われる諸活動をも含む。
【倫理上の問題】今日、日本において少子高齢化が進んだことにより医療費における高齢者の医療費比率増加が社会問題化し、高齢者医療に対する取り組みに変化が現れている。医療費補助に関して、従来老人保健法の医療事業は原則1割を高齢者が負担し、残りを各種保険金と公費によって補っていたが、2002（平成14）年の改定後、対象年齢を70歳から75歳以上に引き上げた。自己負担額も2006（平成18）年10月から、70歳以上の高齢者の課税所得額に応じて3割負担と変更されている。厚生労働省は、老人健康法の保健事業を2003（平成15）年に施行された「健康増進法」の下での保健諸事業へ、また医療事業を2008（平成20）年に施行された「高齢者の医療の確保に関する法律」（略称「高齢者医療法」）の下で、独立した保険制度として運営される後期高齢者医療制度へ、それぞれ移管することを決定している。1979（昭和54）年に長野県下伊那郡高森町の高齢者体力健康づくりのキャッチフレーズであった「ぴんぴんころり」（略称「PPK」）は、医療機関への入院を避け、自宅で医療活動を受けながら最期を迎えるという運動であり、健康年齢とも関連した発想である。こうした動きは、

高齢者の医療を量的な側面から検討してきた医療制度改革に対し、高齢者の医療の質的な変化を模索するものと見なすことができる。しかし総じて高齢者が医療を受ける機会そのものを減じさせようとする流れがあることに十分な注意が必要である。質的な変化をもたらされた医療体制は、高齢者や家族が望んでいる医療を制限し、高齢者個人の健康に関する諸権利を社会経済的理由が奪ってしまうであろう。また、入院しない多くの高齢者の在宅医療を実施するためには、現在の医療体制の多大な改変を必要とする。そうした医療体制の改変を待たず、予防的健康づくりを提唱するのみで、介護に続いて医療においても在宅重視の姿勢を打ち出せば、今まで以上の負担を家族に強いることになるのは必定である。さらに、健康年齢という概念を導入するには、高齢者自身の合意を含めた社会的合意が広く得られていなければならないが、高齢者の健康状態の個人差を考えると、容易に健康年齢に関する合意が得られるとは思われない。今後の高齢者医療のあり方は、高齢者の生活・意識実態に根ざした活発な議論を経て検討されなければならない。

[中根弘之]

【参考文献】厚生労働統計協会『国民の福祉の動向―厚生の指標 臨時増刊号』第52巻第12号(2005)。大久保一郎・菅原民枝・武藤正樹・和田努『これからの高齢者医療』(同友社、2005)。

【関連項目】老人医療費、老人保健法、医療

老人医療費 medical care expenditure for the aged（英）

【定義】「老人保健制度」の対象となる医療活動の保険費用、地方自治体と国の負担する費用および患者の支払う自己負担金の総計。2002（平成14）年10月の老人保健制度改正以降、75歳の高齢者（平成14年9月末に70歳に達していた者、65歳以上75歳未満で障害を認められた者を含む）は、高額な医療費の控除を含め、原則1割、一定以上の所得を有する者は2割の医療費を自己負担し（平成18年10月から70歳以上の高齢者で一定所得を有する者は3割を負担）、残りは各種保険制度からの給付と公費（国・地方自治体）の給付によって補う。

【歴史的経緯・倫理上の問題】日本では1972（昭和47）年「老人福祉法」改正によって、老人医療費給付制度を利用した70歳以上の高齢者（一定の障害が認められれば65歳以上）の自己負担金が、日本全国で無料化されていた前史がある。しかし高齢社会の到来とともに、1983（昭和58）年から施行された「老人保健法」によって再び高齢者に医療費の一部を自己負担させ、2000（平成12）年には新たに加わった「介護保険制度」とともに、老人医療費の増加が国民保険制度や国と地方の財政を圧迫し続けている。なぜなら、国民全体の医療費は1999（平成11）年度から連続して30兆円を超え、その中で老人医療費は11兆円を超えているからである。こうした事態を受けて厚生労働省は、これまで老人医療費抑制に向けた施策を各種講じてきただけでなく、2008（平成20）年に施行された「高齢者の医療の確保に関する法律」（略称「高齢者医療法」）の下、後期高齢者医療制度（75歳以上）によって高齢者の医療費補助を運営することを決定している。後期高齢者医療制度は、後期高齢者のみを対象とする独立した保険制度である。多くの高齢者が公的年金の支給額から天引きで保険料を支払って運営されることが見込まれるだけでなく、診療報酬の独自設定等を盛り込んでいる。

今日、政府および厚生労働省は、医療機関の利用を抑制するための健康づくり運動や高齢者自身の医療費の自己負担を増やすことでの、高齢者医療費の増加を抑制しよ

うと試みている。しかしここで今一度、国民の医療費とは国家にどのような意味を持つのか、高齢者とは社会においてどのような存在であるのかを問い返す必要がある。なぜなら経済開発協力機構OECD（Organization for Economic Co-operation and Development）が発表した2005年の加入諸国の医療費対GDP比において、日本は高度に組織化された医療制度を持ち、高齢社会であるにもかかわらず、加入国の30国中第22位となっているからである。

各国の比較において試算方法の適正さが問われることを織り込み、かつ、現状で日本の医療費の公的負担分が現在でも極めて高い水準にあることを勘案しても、現在行われている高齢者の医療費をめぐる諸改革が妥当であるかどうか、もう一度反省してみる必要があるだろう。高齢者の医療費をめぐる諸問題は、高齢者を取り巻く社会経済的状況によって左右される部分が大きいが、何より高齢者の健康の保護という視点を欠くべきではない。高齢者を対象とする医療技術が発達しても、医療費の負担額が高額であるためにほとんどの者がその医療を受けることができないといった事態に陥ることなく、また、資産の多寡に関係なく高齢者の高い有訴率を汲み取った、医療費に関する諸制度改革がさらに望まれる。

[中根弘之]

【参考文献】厚生労働統計協会『国民の福祉の動向―厚生の指標 臨時増刊号』第52巻第12号（2005）。大久保一郎・菅原民枝・武藤正樹・和田努『これからの高齢者医療』（同友社、2005）。
【関連項目】医療費、医療経済学、国民皆保険、老人福祉法、後期高齢者医療制度

|| 老人虐待　elder abuse（英）
【定義】家庭・施設内での高齢者に対する虐待行為。2006（平成18）年4月に施行された高齢者虐待防止法の定義によれば、身体的虐待、心理的虐待、性的虐待、介護放棄（ネグレクト）、経済的虐待に分類される。この他にも、自虐や自己放任（セルフネグレクト）を虐待に含める説もある。
【社会上の問題】老人虐待の被害者には介護を必要としない自立者も含まれるが、老人虐待は介護の中で起きる場合が多い。その原因としては、「介護する者－介護される者」という力関係の固定化が考えられる。また、被害者に認知症があったり、虐待が第三者のいない密室で起きているということ、加害者に虐待の自覚がないケースも多いことが、老人虐待を悪化させていく原因と考えられる。老人虐待が起きる場所は、家庭と施設とに大別できる。家庭内での老人虐待は、被害者が加害者である家族をかばうことが多く、問題が表面化し難い。介護には大きなストレスが伴うが、そのようなストレスからくる日常的な虐待の延長上で虐待事件が起きることも多い。したがって、周囲が介護のストレスや異常に気づき、事件を未然に防ぐことが求められる。実際、一所懸命に介護している家族による老人虐待は、介護を支えるシステムを作ることで止むことが多い。施設内での老人虐待では、被害者の家族も遠慮をして苦情を言えない場合が多い。したがって施設の責任者は、虐待は放っておけば起きるものという意識を持って、積極的に予防策を講じる必要がある。
【展望】2006年、高齢者虐待防止法が施行され、高齢者福祉に職務上関係のある者に老人虐待の早期発見義務と発見した場合の通報義務とを課した。その際の通報先は市町村であり、市町村は立入調査や一時保護などの措置が取れるようになった。このような制度が実効性を持つためには、市町村が迅速に適切な措置を取れる体制を整備していく必要があろう。

[伊藤潔志]

【参考文献】岡本祐三『高齢者医療と福祉』（岩波新書、1996）。小林篤子『高齢者虐待』（中公新書、2004）。
【関連項目】介護、虐待、老い、老人福祉施設

老人性痴呆 ➡ 認知症

老人デイケア　day care for aged（英）

【定義】今日の介護保険制度において日帰り（通所）リハビリテーションと呼ばれている居宅サービス。老人デイケアは、在宅の要介護・要支援状態にある65歳以上（脳卒中や初期認知症などの要介護状態にあれば65歳未満）の高齢者の心身の機能維持回復を図り、日常生活の自立を助けるために必要とされるリハビリテーションを、介護老人保健施設・病院・診療所・デイケアセンター等の医療系機関で日中の一定時間、行う。

【歴史的経緯・倫理上の問題】老人デイケアとは、もともと精神障害者の自立支援のためのリハビリテーション医療として発達してきたデイケアを高齢者に適用したものである。したがって広義の老人デイケアは、支援または介護を必要とする高齢者を自立した生活に復帰させるための医療事業として、各種医療機関でリハビリテーション医療の発達とともに行われてきた。高齢者を主たる対象とするデイケアが行われるようになるのは、1983（昭和58）年施行の老人保健法で高齢者の機能訓練が保健事業の中に取り入れられた後であり、病院その他の医療機関だけでなく、今日では老人保健法の1986（昭和61）年改定に基づき設置された老人保健施設やデイケアセンターでも行われている。しかし、高齢者の医療事業として始まった老人デイケアは、高齢者に各種リハビリテーション療法を施すだけでなく、日常生活の世話として入浴や食事・排泄の支援も行い、高齢者を日中の一定時間預かることによって介護にあたる家族の休養に貢献することから、介護の援助を必要とする高齢者に少なからず利用されてきた歴史を持っている。今日、老人デイケアは、2000（平成12）年に介護保険制度が導入されるにあたって高齢者福祉事業としての老人デイサービスとの一本化が図られ、ともに介護保険制度下の居宅サービスと位置づけられている。

2005（平成17）年の介護保険制度の改革において、予防重視型の体制作りが重視されていることから、今後さらに日常生活において軽度の障害を持つ高齢者に対する種々のリハビリテーション療法に注目が集まることが予想される。しかし本来、加齢に伴う心身の変化は不可逆的・加速度的に進行することを特徴にしているので、高齢者の心身にまつわる諸問題が予防的リハビリテーションによって一気に解決されるとは思われない。したがって、現実的には今日同様、介護を必要とする高齢者を対象としたリハビリテーション療法の充実を図り続ける必要がある。その際、高齢者の生活様態は個人差が大きく、高齢者が生活様態の変化を容易に受け入れることができないことに配慮し、個別具体的な事例に即したリハビリテーションを提供する体制作りが求められよう。さらに、高齢者が真に必要としているリハビリテーションを提供するために、高齢者の生活実態に合わせた介護認定のあり方や自己負担額の設定の再検討が行われるべきである。

【展望】厚生労働省は、2011年度内に現在13万床を超える病床を持つ介護療養型医療施設を廃止し、医療型療養施設の病床数も現在の25万床から15万床に削減することを決定している。このことから今後、介護老人保健施設を中心とする老人デイケアの需要は、老人デイサービスとともにいっそう増加するものと思われ、増加する需要を十

分に受け止める運用体制の検討が望まれている。　　　　　　　　　　　［中根弘之］

【参考文献】永野良之助編著『高齢者福祉論』改訂版（高菅出版、2005）。
【関連項目】介護保険法、デイケアセンター、老人デイサービス、老人保健施設

老人デイサービス
day service for aged（英）

【定義】今日の介護保険制度において日帰り介護（通所介護）と呼ばれる居宅サービス。訪問介護（ホームヘルプ）・短期入所生活介護（ショートステイ）とともに、広義の在宅介護の三本柱を構成する。老人デイサービスは、在宅の要介護状態にある65歳以上（脳卒中や初期認知症などに要介護状態にあれば65歳未満）の者に対して、基本事業として生活指導、日常動作訓練、養護、家族介護者の教育、健康チェック、送迎、通所事業（施設内）として入浴や給食サービス、訪問事業として入浴、給食、洗濯等を行う。老人デイサービスは、特別養護老人ホーム（介護保険制度における指定介護老人福祉施設）、老人福祉センターおよび各種デイサービスセンター等によって高齢者に提供される。

【歴史的経緯・倫理上の問題】老人デイサービスは、在宅介護を補助する国の事業として1979（昭和54）年に開始された。開始当初、老人デイサービスは通所サービス事業として始められたが、その後訪問サービスを加え、今日のような基本事業、通所事業、訪問事業の3つの事業を行う形態を採ることになった。また、老人福祉法の1986（昭和61）年改定によって事業主体が国から市町村に変更され、1998（平成10）年に市町村から民間へ業務を委託することが可能になり、今日では2000（平成12）年から導入された介護保険制度の下の居宅サービスとして運営されている。

老人デイサービスの成立の経緯として注目されるのは、1979年8月に閣議決定された「新経済社会7か年計画」の中に見られる「日本型ともいうべき新しい福祉社会の実現を目指す」という文言である。この決定を受けて、1980年代の日本の福祉政策は老人デイサービスに代表される在宅介護の補助事業整備に重点を置くことになった。しかし、この福祉政策は公的な福祉諸事業の発展の遅れを招き、介護にあたる家族の負担を著しくした。こうした現状を踏まえ、1990（平成2）年から実施された高齢者保健福祉推進十か年戦略（略称「ゴールドプラン」）は、各種の公的福祉諸事業の充実を目指す内容を盛り込んでいるが、その後の事業充実の取り組みによっても高齢者が必要としている福祉体制の実現にはほど遠く、高齢者の介護にあたる家族の負担が軽減されているとはまったく言い難い。また今日、老人デイサービスは介護保険制度の導入により高齢者または家族が自主的に介護サービスを利用する利用契約制度の下で運営されることになった。このことは、要介護認定のあり方や自己負担金の設定等の面から、介護を必要としながら困窮している高齢者を救うことができるのかという問題を新たに引き起こしている。今後われわれは、核家族化が進んだ今日の日本において、在宅介護を中心に据え続けてきた福祉政策に対する再検討を行い、適切な介護を高齢者が必要に応じて受けることができる体制を整えるべきである。

【展望】2005（平成17）年の介護保険法の改正によって、老人デイサービスにおいて要支援者などを中心にした予防対策や介護を必要とする高齢者の生活に根ざした地域密着型のサービスの重点化がもくろまれている。今後、2011年度内に行われる介護型・医療型を含めた療養病床の削減に向け、在宅介護を支援する事業である老人デイサ

ービスは、老人デイケアとともに各種の介護福祉事業の中でさらに多くの需要が見込まれている。なお、ケアマネージャーの対応についてトラブルが続発しているとの報告があり、ケアマネージャーの質的向上も急務である。　　　　　　　　［中根弘之］

【参考文献】永野良之助編著『高齢者福祉論』改訂版（高菅出版、2005）。厚生労働統計協会『国民の福祉の動向—厚生の指標　臨時増刊号』第52巻第12号（2005）。

【関連項目】介護保険法、老人デイケア、老人福祉法

老人福祉　welfare for the aged（英）

【定義】広義には老人あるいは高齢者の心身の健康を保持し、生活の安定を図り、さらに社会参加を促すとともに保健・医療・所得保障・雇用・住宅などの諸制度および施策を総称していう。狭義には、老人福祉法に基づく諸施策およびその趣旨に基づく公私（民間）の活動をいう。その基本的理念は、老人福祉法第2条および第3条に示されるように、老人に対する敬愛と、生きがいを持てる健全で安らかな生活の保障、さらに老人の自助努力による心身の健康の保持、希望と能力に応じた就業および社会参加の機会を確保することにある。

【概要】日本では1963（昭和38）年に老人福祉法が制定され、それまで生活保護法の枠内にあった施策が高齢者福祉の観点から再編され、特別養護老人ホーム・家庭奉仕員派遣事業・健康診査・老人クラブなど、その後の展開の基礎となる施策が組み込まれた。その後1970〜80年代を通じて、施設福祉・在宅福祉のサービスの種類と量が増大した。とくに1989（平成元）年の高齢者保健福祉推進十か年計画（ゴールドプラン）の導入は、サービス資源の計画的拡大に重要な役割を果たした。1999（平成11）年11月には、新ゴールドプランの終了や介護保険法の施行という新たな状況を踏まえ、「今後5か年間の高齢者保健福祉施策の方向（ゴールドプラン21）」が策定され、2000（平成12）年度から実施し、2004（平成16）年度には終了した。

具体的には、（1）介護サービス基盤の整備、（2）認知症高齢者支援対策の推進、（3）元気高齢者づくり対策の推進、（4）地域生活支援体制の整備、（5）利用者保護と信頼できる介護サービスの育成、（6）高齢者の保健福祉を支える社会的基礎の確立に向けて努力し、地方公共団体の自主事業を支援していくことである。

【倫理上の問題・展望】老人福祉の範囲は、福祉サービスの提供から社会参加の生きがい対策まで幅広い。現在は介護保険制度をはじめ、要介護高齢者への支援対策の整備が重要とされている。その中でも地域住民の共助活動が課題となる。また「老人」概念の曖昧さが問題であろう。わが国の高齢化が世界最高水準に達することが予想される中で、超高齢社会を安心して迎えられるよう、高齢者保健福祉施策をいっそう充実させることが重要な課題となる。

［小宮山恵美］

【参考文献】厚生統計協会編『国民の福祉の動向』第47巻12号（2000）。山縣文治・柏女霊峰編『社会福祉用語辞典』第4版（ミネルヴァ書房、2004）。

【関連項目】ゴールドプラン、高齢者、高齢社会、老人福祉法

老人福祉施設

welfare institution for the aged（英）

【定義】老人福祉法に基づき設置される老人の福祉を図る施設の総称。老人日帰り介護施設（デイサービスセンター）・老人短期入所施設・養護老人ホーム・特別養護老人ホーム・軽費老人ホーム・老人介護支援センターおよび老人福祉センターの7種がある。設置主体は都道府県・市区町村・社

会福祉法人などである。これら以外に、老人の福祉向上のための施設として有料老人ホーム・老人憩いの家・老人休養ホーム等、広義の老人福祉施設がある。また介護保険制度においては、指定介護老人福祉施設として特別養護老人ホーム、居宅サービスとして老人日帰り介護施設（デイサービスセンター）・老人短期入所施設（ショートステイ）が位置づけられている。

【倫理上の問題・展望】現在の社会環境の変化に伴い、各施設で提供される各種サービスが利用者自身の生活の質の向上へつながっているかどうか、見極める必要がある。今後は、養護老人ホームにおいては引き続き措置の形態をとっていくが、2006（平成18）年度以降、介護保険サービスの利用も可能となった。介護保険制度における施設サービスは、ケア内容の充実がさらに求められることが課題となる。高齢者の社会参加が求められる中、老人福祉施設のあり方も検討が必要となる。　　　　［小宮山恵美］

【参考文献】厚生統計協会編『国民の福祉の動向』第52巻第12号（2005）。

【関連項目】デイケアセンター、老人福祉法、高齢者

老人福祉法
Welfare Act for the Elderly（英）

【定義】1963（昭和38）年8月に施行され、現在、老人保健法と併せて日本の老人福祉に関わる法制度の中心的役割を果たす法律。老人福祉法制定以前の高齢者のための福祉施策は、労働能力低下のため経済的自立が望めず、扶養する者も持たない高齢者を施設に収容保護するという目的においてなされており、その意味で救貧的性格を有していた。しかし生活困窮者としてではなく高齢者特有の問題が顕在化する中、「老人の福祉に関する原理を明らかにするとともに、老人に対し、その心身の健康の保持及び生活の安定のために必要な措置を講じ、もって老人の福祉の向上を図ること」を目的として制定されたのが、老人福祉法である。

【特徴】老人福祉法では、高齢者の人権や生活、就労の権利が保障され、国・地方公共団体・老人福祉事業当事者の福祉推進への責任が明確化された。とりわけ、すべての高齢者を対象としたこと、高齢者の自発的な社会参加と自立についても規定したことなどにおいて画期的であり、老人福祉センター・老人家庭奉仕員・老人クラブ・軽費老人ホーム事業などの様々な老人福祉施策を体系化し、整備・発展させたことに特徴がある。

その後、数回の改定を経た老人福祉法は、急速な高齢化を背景とした要介護高齢者の増大、福祉財政の困窮、福祉ニーズの変容についての認識が高まる中、高齢者保健福祉推進十か年戦略（ゴールドプラン）の実施に合わせ、1990（平成2）年に最も大規模な改正がなされた。そこでは、介護の総合的実施・在宅サービスの位置づけと明確化・特別養護老人ホーム等への入所決定の市町村委譲・老人福祉計画の策定・指定法人制度の創設などが新たに規定された。こうして現在の老人福祉法では、老人福祉における広範な施策についての基本理念に加え、在宅福祉と施設福祉における具体的サービスのあり方が示されている。また2000（平成12）年4月の介護保険制度の実施により、老人福祉法に基づく措置は、介護サービスとして展開するようになった。

【倫理上の問題・展望】高齢者を取り巻く社会的環境や人的環境を確認しつつ、人権・権利擁護について整理する必要がある。今後は、高齢者虐待などの高齢者の人権侵害や権利擁護を実施する上で、やむを得ない事出による措置などの具体的施策が実際活用されることとなる。　　　［小宮山恵美］

【参考文献】厚生統計協会編『国民の福祉の動向』第52巻第12号（2005）。福祉文化学会編『高齢者生活年表』（日本エディタースクール、1995）。
【関連項目】高齢者、高齢化、老人保健法

老人保健　health and medical service for the aged（英）

【定義】狭義には1983（昭和58）年に施行された老人保健法に定める保健事業と医療事業の下で行われる諸活動を指す。老人保健事業は、（1）健康手帳の交付、（2）健康教育、（3）健康相談、（4）健康診査、（5）機能訓練、（6）訪問指導等から成り、高齢者の健康維持ならびに高齢時に特有の諸疾患を予防することを目的とする。また老人医療事業は、高齢者が医療機関で医療を受ける際の医療費補助制度として広く知られ、一般に老人保健制度と呼ばれることもある。広義の老人保健は、高齢時の心身の健康保持に関わる健康づくりの運動のほか、介護老人健康施設で行われる医療活動に限定されない種々の福祉的活動も含んでいる。

【歴史的経緯・倫理上の問題】本来、高齢者の健康の維持に関する諸事業は、1963（昭和38）年に施行された老人福祉法の第一条に定められた「心身の健康の保持」を目的として始められた。しかし、1973（昭和48）年から老人医療費の自己負担無料化が実施され国と地方の財政を圧迫したことから、高齢者の医療に関する諸事業は老人保健法の下で患者の医療費の自己負担を再び制度化して運営されることになった。そして今日、老人保健法下の保健事業と医療事業は、2008（平成20）年から2つの異なる法律の下で運営されることが決定している。保健事業は2003（平成15）年施行された健康増進法の下、これまで以上に予防的諸事業に重点が置かれて運営される。また、医療費の補助を主とする医療事業は、2008年から施行された高齢者の医療確保に関する法律（略称「高齢者医療法」）の下、後期高齢者医療制度によって運営されている。その他、広義の高齢者の保健を扱う事業として、2000（平成12）年に施行された介護保険法の導入により、高齢者に対する医療と福祉の一貫したサービスの提供が目指されている。以上のことから高齢者の生活全体を包括し、その健康の保持を試みるにあたっては、広く横断的な視点が必要とされる。

今日、厚生労働省は、健康増進法が定めた高齢時に備えた健康づくり運動を推進するだけでなく、各種老人保健事業を介護の予防対策として再編し、高齢者の居住する地域を保健諸事業の中心とする改革を進めている。しかし、2006（平成18）年4月から開始された各種の介護予防事業が予定した成果をあげられず、2007（平成19）年4月には早くも事業の見直しが行われているように、予防に重点を置いた事業活動は高齢者と地方自治体の十分な了解を得て行われていないことが明白である。こうした点から、今後増大する高齢者の数に合わせた現実的対策として、介護や医療を必要とする高齢者を広く受け入れる老人保健制度の改革をいっそう充実させることが望ましい。高齢者の健康を保持する医療や介護のあり方は、高齢者の置かれた社会の経済状況にのみ左右されるべきではない。高齢者自身の生活実態に合わせて設定された諸制度改革が今後、望まれる。　　　　　［中根弘之］

【参考文献】永野良之助編著『高齢者福祉論』改訂版（高菅出版、2005）。厚生労働統計協会『国民福祉の動向―厚生の指標　臨時増刊号』第52巻第12号（2005）。
【関連項目】健康増進法、老人保健法、老人医療、後期高齢者医療制度

老人保健施設　health service facility for the elderly（英）

【定義・概要】1986（昭和61）年、老人保健法の改正から生まれた。老人福祉施設が上位概念であるのに対して、老人保健施設は下位概念である。対象者は、入院治療の必要がないか、もしくは入院治療後、寝たきりや痴呆（認知障害）あるいはこれらに準ずる状態にある高齢者。

日常生活への復帰援助が目的であり、一時的中間的施設であることが特徴である。施設が提供するサービスには、入所と在宅の2形態がある。

入所サービスでは、日常生活動作訓練・リハビリテーション・食事・体位交換・入浴・清拭・診察や投薬などの医療・理髪美容・教養娯楽などが提供される。在宅サービスは、2週間以内の短期入所・昼間6時間以上入所するデイケア・午後4時から4時間以上入所するナイトケアなどであり、リハビリテーション・食事・入浴・理髪美容・教養娯楽などが提供される。いかなるサービスが提供されるかは、当該老人や家族の状況・条件・要望によって異なる。

【展望】入所者の大半に何らかの痴呆（認知）症状が見られる。老人性痴呆（認知障害）は、忘却の忘却など記憶障害を伴う知能低下であり、進行に従って健忘、人物誤認、計算能力障害、徘徊、幻聴幻覚、記憶や観念の混乱、排泄上のトラブルなどが見られる。認知症高齢者の介護は困難であり忍耐を伴うため、老人保健施設への依存は今後ますます増大するであろう。なお、介護保険法（2000〈平成12〉年）以降、老人保健施設は「介護老人保健施設」に名称変更している。　　　　　　　　［中里巧］

【関連項目】高齢社会、老人福祉施設、老人保健法

老人保健法
Act on Health for the Elderly（英）

【定義】国民の老後における健康の保持と適切な医療の確保を図るため、疾病の予防、治療、機能訓練等の保健事業を総合的に実施し、国民保健の向上および老人福祉の増進を図ることを目的に定められた法律。1982（昭和57）年8月17日に公布され（昭和57年法律第80号）、1983（昭和58）年2月1日から施行された。現在、老人保健法に基づく制度運用は、保健事業と老人医療に大別される。保健事業は40歳以上の人を対象に健康手帳の交付・健康教育・健康相談・機能訓練・訪問指導・健康診査などの事業を市区町村が実施する。これらに要する費用は国民による公平な負担を原則として、国・都道府県・市町村が3分の1ずつ負担している。老人医療は75歳以上の人（2002〈平成14〉年9月末に70歳に達している人を含む）および65歳以上75歳未満の寝たきりなどの状態にある人を対象としている。2002年10月には受給対象者が70歳から75歳に引き上げられ、患者負担の定率1割負担（一定以上の所得者は2割）が徹底され、低所得者には配慮した高額医療費制度の改正が行われた。老人医療費は30％を公費負担（国：都道府県：市区町村が1：1：1）、70％を医療保険の各保険者からの拠出金によって賄う割合であったが、2006（平成18）年10月からは、50％を公費負担、50％を拠出金で賄うことになった。

【倫理上の問題】対象年齢が40歳以上であり、生活習慣病やがんなどの壮年期以降を対象とする保健事業を統括し、老人医療と連携させることで総合的な保健医療サービスを提供するとともに、費用は国民が公平に負担することを狙いとしているが、壮年期の健康に対する意識が低いこともあり、生活習慣の改善までに至っていないなどの課題がある。

【展望】老人医療費は国民全体で負担するという趣旨から様々な工夫がなされているが、今後は上昇を続ける老人医療費を抑制するためにも、ゴールドプラン21や健康日本21などに示されたような保健事業がますます重要となってくるであろう。重点事項の中には、生活習慣病などを通じた疾病予防対策の推進、介護を要する状態となることを予防する対策の推進、健康度評価の実施、計画的な保健事業の展開と基盤整備、がん検診、適切な保健事業の評価等が挙げられている。　　　　　　　　〔小宮山恵美〕

【参考文献】厚生統計協会編『国民衛生の動向』第52巻第9号（2005）。

【関連項目】高齢者、高齢化、地域保健法、生活保護法

∥老人ホーム ➡ 老人福祉施設

∥ロウ対ウェイド事件　Roe v. Wade（英）
【事件の内容】テキサス州ダラス在住の女性ジェーン＝ロウ（これは裁判で用いられた仮名、本名はノーマ＝マコービー）がダラス郡の地区検事ヘンリー＝ウェイドを相手に、中絶を禁止したテキサス州の刑法は合衆国憲法に違反するとして起こした訴訟。連邦最高裁判所は1973年、州法は違憲であるとする判決を下した。最高裁判事のうち賛成は7名、反対は2名であった。

【判決内容】判決文を書いたのは、ニクソン大統領によって任命されたばかりのハリー＝ブラックマン判事である。判決文によれば、中絶をするか否かは女性の「プライバシーの権利」に属する。すなわち、「プライバシーの権利は、妊娠を中絶すべきかどうかの女性の決定を包含するに足る広さを有している」。このプライバシーの権利は、憲法修正第14条に基づくものとされる。しかし、この権利は無制限なものではない。「州は中絶の規制に何ら有効な利益を有していないとか、州の利益は妊娠を中絶するかどうかの女性の選択に介入するに足るほど強くはないとの主張も説得力はない」。なぜなら、生命が価値のあるものだとすれば、中絶は胎児の生命を終わらせるものだからである（私見によれば、胎児の権利に依拠しているものとして、この判決文を解釈するのは難しい）。よって、プライバシーの権利は、州が母体の健康および胎児の生命の保護について、やむにやまれぬ州の利益（compelling state interest）を有するに至った場合には、譲歩されなければならない。問題は、何がやむにやまれぬ州の利益であるか、中絶に関しては、胎児はいつからやむにやまれぬ州の利益となるか、である。これは胎児はいつから「人」（パーソン）になるのかという問題に関連するが、もちろん意見の一致はない。判決文では「われわれは、生命がいつから始まるかについての困難な問題を解決する必要はない」と述べ、多くの医師たちの意見に基づいて「母体外での生存可能性」（バイアビリティ）という基準を持ち出している。これは、「通常は妊娠7ヶ月（28週）とされるが、もっと早く、場合によっては24週で生存可能性に達することさえある」。こうして、妊娠24週以降の中絶に関しては法律によって禁止することができるとされた。

　詳しくいえば、ロウ判決は妊娠を3つの時期に区分している。すなわち、妊娠3カ月以内の中絶は医師と女性が決定し得るものである。妊娠4カ月から24週までは、母体の健康の保護のためにのみ州は介入できる。24週以降は「生存可能性」が発生するから、州法による中絶禁止は承認される。この第3期に関して判決文は次のように述べている。「生存可能性が確立された以降の時期においては、潜在的な人間の生命の可能性に対する州の利益を促進するために、州は、もし望むなら、適切な医学的判断に

よって母親の生命や健康を維持するために必要とみなされる場合を除いて、中絶の処置を規制もしくは禁止することができる」。
ロウ判決で注目されるべき論点を挙げてみよう。（1）女性が中絶する権利をプライバシーの権利として認め、これを基本的人権の中に含まれるとしたこと（フェミニストのマッキノン〈Catharine A. Mackinon〉はこの点を批判している）。（2）これまでコモンロー上では堕胎罪成立の分岐点とされてきた「胎動」が「母体外での生存可能性」に代えられたこと。（3）判決文に「修正第14条に用いられる『人』という言葉は、胎児を含まないと信ずる」と述べられているように、胎児を憲法上「人」ではないとしたこと。（4）生命の可能性（potentiality of human life）の考え方を打ち出し、生存可能時期の胎児は生命の可能性があり、この可能性は州が保護するに足る利益である点を明白にしたこと。

【ロウ判決の影響】ロウ判決は中絶の自由化を促進する役割を果たした。しかし反動もまた起きている。この判決以降、プロライフ派の活動は激しくなった。また、ウェブスター判決（1989年）のように、ロウ判決を制限する判決も出ている。このウェブスター判決は、公的資金による中絶を制限し、妊娠20週目でのバイアビリティ検査を義務づけたミズーリ州の法律を合憲としたものである。こうして、中絶の自由化と規制の両方の動きがとりわけアメリカでは今なお見られる。　　　　　　　［谷本光男］

【参考文献】『ジュリスト』530（1973）。『法学教室』第2期第3号（有斐閣、1973）。G.E.ペンス『医療倫理1』第7章（宮坂道夫・長岡成夫訳、みすず書房、2000）。

【関連項目】人工妊娠中絶、中絶論争、バイアビリティ、フェミニズム

労働　labor（英）

【定義】人間の自己実現を目指す基本的な生活行為。人間の生存と社会の成立に不可欠な基盤。

【歴史的経緯】労働の歴史は人類の起源に遡ることができる。人類が直立歩行し道具や火を利用して採取労働や狩猟労働が行われた。やがて農耕・牧畜が始まり、血縁共同体で自然を共同利用する生産労働が開始された。定住耕作が生産労働の中心になるにつれて、次第に古代奴隷制的な労働形態へと移行した。中世に入って、村落共同体の基盤に農奴制度が展開される封建的生産労働様式や、ギルド制的都市共同体による労働形態の時代を迎えた。近代市民革命を経て産業革命が起こると、労働様式は一変した。資本家が労働者を雇用して生産労働を遂行するという資本主義的労働形態が主体となったからである。共同体意識が希薄となった近代市民社会では、法制度的には資本家と対等の労働者の自由で平等な法人格が保障されたように見えたが、工業化へと発展していく中で、労働者は低賃金・長時間労働という過酷な労働条件と劣悪な環境の下で働くことを余儀なくされた。日本の明治時代の様子を描いた『女工哀史』はその典型例である。20世紀を迎えると機械化がいっそう進んで、大量生産のための協業形態作業が普及していった。この単調労働は、労働者に耐え難い繰り返しが要求されたため、今日の労働の人間化運動を起こす大きな要因となった。20世紀後半に入り、ME（マイクロエレクトロニクス）革命によって生産労働が大幅にコンピューター化されると、単調繰り返し労働や危険な重労働からいくぶん解放され、労働において人間性が確保され得る環境が大企業を中心に生じてきた。高度情報化社会に突入した21世紀初頭の現在に至っては、産業および雇用構造の大きな変遷と相まって、派遣労働

や裁量労働制の導入など労働形態の多様化もよりいっそう進んでおり、労働の量と質が大きく変貌しつつある。

【倫理・法・社会上の問題】「労働力」というのは、「人間の身体すなわち生きた人格（Personlichkeit）のうちに実存して彼が何らかの種類の使用価値を生産するたびに運用する、肉体的および精神的諸能力の総計のこと」（マルクス著『資本論』）である。そこでは、労働は人間の人格と不可分な関係にあり、肉体能力と精神能力の双方の統合概念として理解されている。つまり、労働は人間性と人格の形成に最も重要な生命活動であり、自己実現の場である。脱工業化社会に突入している現在、企業の規模を問わず、将来に向けてIT産業やゲノム産業など「知的・創造的生産性優位の労働力」の確保を積極的に行っていくことが予想される。しかし、過度に人間の知的能力を要求する労働は、極端に精神的負荷がかかる就労状態に陥る危険性がある。メンタルヘルスケアを含む心身の健康管理を事業者および労働者自身が自主的に推進していくことで、労働者の自己実現の危機を克服していく必要がある。その一方で、製造業を中心とした中小企業においては、依然として劣悪で過酷な作業環境下で働かざるを得ない労働者も決して少なくない。今後も国家による中小企業の労働福祉政策に関してはより積極的に改善していくことが望まれる。　　　　　　　　　　　［藤野昭宏］

【関連項目】資本主義、健康管理、労働基準法、人格、人間性

労働安全衛生法
Industrial Safety and Health Act（英）

【定義】労働者保護の基本精神の立場から、労働者の安全と健康を守るために事業者に対して制定された法律。

【倫理・社会上の問題】それまでの労働基準法から独立して1972（昭和47）年に新たに定められた。職場における有害業務や危険作業などから労働者の生命および身体を守り、快適な作業環境を形成することが第一義的な目的である。事業者は、単に労働災害防止の最低基準を遵守するだけでなく、作業環境、労働条件の改善を通じて労働者の安全と健康を確保する義務がある（第3条）。安全衛生管理体制を確立し、責任体制を明確化するために、一定の事業場に総括安全衛生管理者を置かなければならない。また、本法によって50人以上の労働者を有する事業場には産業医を選任することが事業者に義務づけられ、1000人以上の労働者を抱える事業場または規則所定の危険有害業務のある労働者500人以上の事業場では、専属の産業医を選任する義務が事業者に課せられるようになった。なお、産業医学を専門とする医師である産業医という名称は本法で初めて用いられたが、その職務内容についても労働安全衛生規則によって規定されている。　　　　　　　　　　［藤野昭宏］

【関連項目】労働、労働基準法

労働基準法
Labor Standards Act（英）

【定義】憲法第25条の保障する生存権を具体的に実現することを基本理念とし、憲法第27条に基づき「労働者が人たるに値する生活を営むための必要を充たすべき」労働条件を確保することを目的として制定された法律。

【倫理・社会上の意義】労働者保護が本法の基本精神である。この精神に基づいて近代的労使関係を確立するために制定された。資本家の利潤追求に伴って生じる労働者の過酷な労働実態がわが国でも明治の後半に社会問題となって以来、国家による労働者保護が強く求められた。1911（明治44）年に諸外国の例に倣って工場法が公布されたが、労働基本権を否認しており、天皇制に

基づく国家主義的な色彩の濃いものであった。戦後の1947（昭和22）年になって初めて、基本的人権として憲法が保障する生存権および労働基本権を前提とする労働者保護法として本法が制定された。その基本原則は、最低基準と労使対等の決定、均等待遇と男女同一賃金、強制労働の禁止と中間搾取の排除、および公民権の保障である。近代市民法の下では、人間は自由意志を持つ主体として存在するが、資本主義社会における労使関係は、現実には労働者が事業者の指揮命令の下で従属労働せざるを得ないことが多いため、本法による労働者保護の社会的意義は非常に大きいといえる。

［藤野昭宏］

【関連項目】労働、生存権、資本主義、人権

労働基本権

【概要】労働者が労働に関わって持つ権利のことであり、とくに雇用者に対し労働条件・労働環境の促進または維持を求める行為に関わる基本権のことである（日本国憲法）。とくに憲法第28条で示された団結する権利、団体交渉を行う権利、団体行動を行う権利は労働三権と呼ばれる。団結する権利は、勤労者が使用者と対等の立場に立って労働条件などについて交渉するために、労働組合をつくる権利、また労働組合に加入する権利を指す。団体交渉をする権利は、使用者と交渉し協約を結ぶ権利である。団体行動をする権利は、団体交渉において使用者に要求を認めさせるために団結して就労を放棄する、つまりストライキを行う権利である。また第28条は、労働者の権利行使に対する刑事免責と民事免責を含むと解されている。すなわち、労働者の団結・団体交渉・団体行動に対して、刑事罰からの自由という自由権的側面と、不法行為・責務不履行など民事上の責任に問われないという社会権的側面を保障したものである。

これら労働三権を具体的に保障するために、労働基準法、労働組合法、労働関係調整法のいわゆる労働三法が制定されている。ただし、一般の公務員は国家公務員法、地方公務員法などによって団体行動を行う権利が認められておらず、警察職員および海上保安庁または監獄において勤務する職員、消防職員、自衛官に至っては、団結する権利、団体交渉を行う権利すら認められていない。スト権を背景とした団体交渉を行う等の労働基本権はすべての労働者に対して与えられるべき権利である、とする主張もあるが、公務員の労働三権に関しては、政府の有識者会議や国会での十分な審議のみならず、国民投票などによって多くの一般市民が参加した上での慎重な判断が必要であると考えられる。　［今井順一・藤野昭宏］

【関連項目】労働、労働基準法

労働者災害補償保険法
Workmen's Accident Compensation Insurance Act（英）

【定義】被災労働者の生存権保障の観点から、事業者が支払い能力がない場合の救済不能を防止し、迅速・確実な補償による救済を図るために制定された法律。1947（昭和22）年、労働基準法と同時に制定された。
【倫理・社会上の問題】政府が管掌する労災保険制度に事業者が加入して保険料を負担し、労災補償は保険から事業者ではなく直接的に被災労働者に給付される。給付額算定方式としては定率方式（算定基礎賃金に対する一定比率で給付額を算定する方式）が採用されている。この制度に対する見解には、個人責任が原則である民法上の損害賠償とは異なる生存権思想に導かれた独自の損害賠償制度であるとする見方と、社会保障化の側面に着目して、被災労働者の生活保障として捉える生存権保障制度であるとする考え方がある。現在、裁量労働

制をはじめとする就労形態の多様化や雇用構造の急激な変化に伴い、労災保険の原点である「労働基準法上の災害補償責任の担保」という基本そのものが問われつつあると同時に、その再認識の重要性も指摘されている。

[藤野昭宏]

【関連項目】労働、生存権、労働基準法、社会保障（制度）

ロベクトミー ➡ ロボトミー

ロボトミー　lobotomy（英），Lobotomie（独），lobotomie（仏）

【定義】正確には前頭葉切截術（prefrontal lobotomy）。ポルトガルの神経学・精神医学者モニス（A. Egas Moniz 1874–1955）によって1935年に創始された、前頭葉白質に外科的侵襲を行う治療法。

【歴史的経緯】本治療法は、「ニューロン間の異常な結合を離断する」理念の下、統合失調症を中心とした精神障害の幻覚・妄想・思考障害・興奮を改善する目的で行われた。短期的には治療効果が得られたが、長期的に回復不能の自発性低下・人格水準の低下・知能低下が認められ、また技法上、脳白質の切截は通常非直視下で行われたため施術時の事故危険も看過できなかった。薬物治療の進捗とともに、1970年代以降はまったく行われなくなった。

【倫理上の問題】精神障害の中で最重要の位置を占める精神病、とくに統合失調症の厳密な原因が特定されていない条件下で、ロボトミーも他と同様、そのものとしては反駁困難な科学的仮説に基づいて施行された治療法である。しかし、この種の精神外科手術の問題は、ごく少数の例外を除いて、患者の同意が得られない状態で施術され、施行後に反駁能力が通常不可逆的に失われる点にある。

【展望】過去と同じ形でロボトミーが復活することはあり得ないと考えられる。しかし「ニューロン間の異常な結合」という仮説がさらに科学的に押し進められて、生命の安全を確保でき、知能低下や人格変化を最小化する新しい術式が開発されたりすれば、処遇困難患者への適用が主張されるかもしれない。過去にも、自罰的な強迫神経症や精神病の症状による苦痛を取り除くため施術に合意した患者がいた可能性があり、こうした症例や重大触法患者で類似施術の代償として相対的自由が提案されれば、自発的に同意を行う場合もあり得る。

[姉歯一彦]

【関連項目】精神病・神経症、精神保健福祉法、知的障害、インフォームドコンセント、自己決定権、強制入院、精神鑑定、スティグマ、コンプライアンス、処遇困難例、人体実験

ローマクラブ　Club of Rome（英）

【定義】イタリア、オリヴェッティ（Olivetti）社の副社長であり、石油王としても知られるイタリア人経済学者アウレリオ＝ペッチェイ（Aurelio Peccei 1908–84）を中心として結成された国際的な研究団体。グローバルな視野で、人類の直面する資源の枯渇・環境破壊・開発途上国における人口増加・大規模な軍備拡張・経済的不均衡などが想定される地球的規模の問題を、人類がいかに回避できるかを探索することを目的としている。

【歴史的経緯】ローマクラブを一躍有名にしたのは1972年に発表された第1回レポートである『成長の限界（The Limits to Growth）』である。これはマサチューセッツ工科大学（MIT）のデニス＝メドウズ（Dennis L. Meadows 1942–）を主査とする研究グループにより報告され、大反響を呼んだ、コンピューターモデルを用いた近未来のシミュレーション報告である。人口の増加や環境破壊など、現在の状況が続け

ば、100年以内に地球上の成長は限界に達するという警鐘を鳴らし、地球の破滅を回避するためには成長から世界的な均衡への移行が必要だと訴えた、地球環境問題を取り上げた原点といえる。ローマクラブのこの警告は、センセーショナルであったにもかかわらず一大ムーブメントとなり得なかったのは、有効な解決策を提案できなかったためである。1984年、国連に設置された「環境と開発に関する世界委員会（WCED＝World Commission on Environment and Development）」は、1987年に発表した『我ら共有の未来（Our Common Future）』というレポートにおいて、「持続可能な開発(Sustainable Development)」というローマクラブが提案できなかった有効な処方箋を提出した。環境保全と経済成長の両立を提案した上で、世界中の人びとの生活を質的に向上させることを求めている点で、まさに画期的なものであった。

【展望】『成長の限界』は地球環境問題の原点を論じたともいえる先駆的な報告で、その果たした役割は大きい。しかし、地球規模の問題は多くの要素が複雑に絡み合った問題である。ローマクラブが過去30年にわたって「世界的問題群（world problematique）」を提起してきたにもかかわらず、事態はさらに悪化している。その場しのぎの対策では解決できない。人類は根本的に解決する手段を今こそ模索する時期にきている。　　　　　　　　　　　［永山健一］

【参考文献】D.H.メドウズ他『成長の限界―ローマ・クラブ「人類の危機」レポート』（大来佐武郎監訳、ダイヤモンド社、1972）、『限界を超えて―生きるための選択』（松橋隆治他訳、ダイヤモンド社、1992）。

【関連項目】環境、環境倫理、地球の有限性、自然保護

ロングフルバース訴訟
wrongful birth action（英）

【定義】障害を持って生まれた子どもの親が、わが子の障害は医師の過失によって引き起こされたものであり、そのために子どもに特別のケアが必要になったとして、医師を相手に賠償を求めて起こす訴訟。この訴訟が起こされる状況としては、医師が（1）障害のある子どもが生まれる可能性のあることを妊娠に先立って女性に説明しなかった、（2）体外受精において損傷のある胚を女性に移植した、（3）障害のある胎児を妊娠していることを女性に告げなかった、などが挙げられる。

【倫理上の問題】ロングフルライフ訴訟とは異なって、この訴訟では、子どもは生まれない方がよかったと主張されているのではない。したがって、子どもの受けた被害は子どもの生命それ自体ではなく、子どもの発育異常であるとされ、そのためにこれまで英米の裁判所は原告に有利な判断を示している。また、日本でも一連の「先天性風疹症候群児出生損害賠償事件」において、原告である親が勝訴している。しかし他方で、こうした訴訟の積み重ねが着床前診断や選択的中絶を助長したり、ひいてはそれらを義務化したりしはしないかという懸念もある。　　　　　　　　　　　［樫則章］

【関連項目】ロングフルライフ訴訟、障害

ロングフルライフ訴訟
wrongful life action（英）

【定義】一般に、障害を持って生まれた子どもが、医師に過失がなければ自分は生まれなかったはずであり、その過失のために生じた自分の生命が法律上の不法行為あるいは危害と認められるほど悲惨なものであるとして、医師を相手に賠償を求めて起こす訴訟を指す。ロングフルバース訴訟（前項）と異なり、この訴訟では医師が障害を

引き起こしたと主張されるのではなく、医師が障害を回避するのを怠ったと主張される。なお、この訴訟が起こされる状況はロングフルバース訴訟の場合と同様である。
【倫理上の問題】この訴訟では、原告である子どもは生まれない方がよかったと主張しているのに対して、英米の裁判所は、たとえ障害を持っていても生命は利益であり、生まれないことによって原告が利益を受けることはあり得ないという理由から、原告による賠償請求を（一例を除き）認めていない。確かに、原告の主張が認められれば、原告は殺されることによっても利益を得ることができるということになりかねない。またロングフルバース訴訟の場合と同様に、着床前診断や選択的中絶が助長されたり義務化されたりしかねないが、他方で、何らかの立論によって原告に対する賠償を認めるべきだという主張もある。いずれにしても人間の生命の尊厳が問われる訴訟である。

［樫則章］

【関連項目】ロングフルバース訴訟、障害、人間の尊厳

ロンドン条約
London Convention, Convention on the Prevention of Marine Pollution by Wastes and Other Matter（英）

【定義】船舶、航空機等からの陸上起源廃棄物の海洋投棄による海洋汚染の防止を目的とする国際条約。正式名称は「1972年の廃棄物その他の物の投棄による海洋汚染の防止に関する条約」。「ロンドン海洋投棄条約」「ロンドンダンピング条約」と同義語。1972年に採択され、1975年8月に発効。2008年10月現在、締約国はわが国を含む85カ国。

【歴史的経緯】人間活動の飛躍的増大に伴い海洋投棄廃棄物による海洋汚染の影響が懸念される中、1972年6月ストックホルムで開催された国連人間環境会議は、廃棄物の海洋投棄規制条約の作成を勧告。同年11月にロンドン条約が採択された。本条約は、規制内容を定めた「本文」のほか、海洋投棄全面禁止物質を定めた「付属書Ⅰ」、投棄に締約国の特別許可を要する物質を定めた「付属書Ⅱ」、許可を与える際の考慮事項を定めた「付属書Ⅲ」から成る。本条約が採択された当初は、洋上における廃棄物の焼却はまだ始まったばかりの慣行であり、洋上焼却に関する文言は盛り込まれていなかったが、1978年、締約国会議の改正以降、洋上焼却への規制強化がなされている。また、ロシアによる低レベル放射性廃棄物の日本海への海洋投棄が政治問題化するなど、国際的に海洋環境保護への関心が高まる中、1993年の締約国会議の改正では、それまで特別許可リストに含まれていた低レベル放射性廃棄物についても海洋投棄が全面的に禁止されたほか、産業廃棄物の海洋投棄についても原則禁止となった。

【諸分野との関連】環境保護対策のアプローチとしては、大別して、科学的根拠に基づくものと、予防原則に基づくものとに分けられる。前者は何らかの規制を設ける際に、ある物質や活動と環境影響を結びつける決定的な科学的証拠を求めるアプローチであり、本条約もこの範疇に含まれる。一方、後者は決定的な科学的証拠がない場合でも、予測の段階で予防的に環境保護対策を講じようとするアプローチである。1985年に採択されたオゾン層保護のための「ウィーン条約」は、予防原則に基づいて立案・採択された経緯があり、さらには1992年に採択された北東大西洋の海洋環境の保護を目的とする「オスロ・パリ条約」では、締約国の一般義務として予防原則が採用されるなど、予防原則アプローチは1980年代後半以降、環境保護対策の主流となりつつある。

【倫理上・法・社会上の問題】予防原則アプローチが主流となる中で、1996年11月にロンドン条約の規制強化を目的として「1972年の廃棄物その他の物の投棄による海洋汚染の防止に関する条約の1996年の議定書」（いわゆる「1996年議定書」）が採択され、その中で締約国の一般義務として予防原則が明記された。また、従来はあらかじめ投棄を禁止する物質（ブラックリスト）ないし、一定条件の下で投棄を許可する物質（グレーリスト）を定める「ブラック＝グレーリスト方式」を採用していたが、1996年議定書では海洋投棄を原則禁止とし、あくまで例外的に海洋投棄を検討できるものを限定列挙する「リバース＝リスト方式」を採用。さらに海洋投棄に際しては、環境影響評価等の厳格な手続き規定を定めた「廃棄物評価フレームワーク」が採用されている。このように、ロンドン条約においても海洋環境保護のための規制の枠組みがより強化されつつあるが、その実効性を確保するためには締約国各国が国内法を整備し、規制・取り締まり体制を強化する必要がある。とりわけ、豊かな消費生活を享受しつつ世界有数の廃棄物海洋投棄国といわれているわが国においては、1996年議定書の発効を前提とした国内法の整備・充実が急がれるとともに、国民一人ひとりの自覚と協力が求められている。

【展望】1996年議定書の発効要件は、条約締約国15カ国を含む26カ国以上の批准または加入の後、30日以内となっている。2005年6月現在、1996年議定書への参加国は21カ国、うち条約締約国は17カ国となっており、わが国を含め各国で議定書の発効を視野に入れた国内法の整備が進められていた。なお、1996年議定書は2006年3月に発効した。2007年9月現在では31カ国が締結している。わが国は、2007（平成19）年11月より効力が生ずることになった。［久保田勝広］

【参考文献】水上千之・西井正宏・臼杵知史編『国際環境法』（有信堂、2002）。

【関連項目】ウィーン条約、オスロ・パリ条約、海洋汚染、バルディーズ原則、有害廃棄物

わ ワ

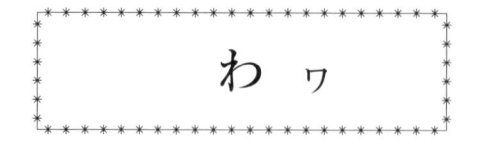

▍猥褻（わいせつ） obscene（英）

【定義】本来私的領域に属すると見なされるものが公的領域に持ち出された時、「見せられない（off scene）」ものと認識される。これを猥褻（obscene）という。off sceneはobsceneの語源ではないが、猥褻の意味をよく示している。その基準は人により、また社会により異なるが、「徒に性欲を興奮または刺激せしめ、かつ普通人の正常な性的羞恥心を害し、善良な性的道徳観念に反するもの」という最高裁判決（1951〈昭和26〉年5月10日）が、日本における猥褻の法的な基準とされる。何が「普通人の正常な性的羞恥心を害」すかは人びとの性意識とともに変化するため、猥褻とされるものも時代とともに変化する。

【社会的な問題】猥褻規制は行わず性表現は全面的に「解禁」すべきだとの考えがある。だが本来問題とされるべきは、猥褻表現の背後にしばしば隠されている、女性に対する差別・性的侵害を正当化し鼓吹するイデオロギーである。たとえばアダルトビデオでは、従来猥褻とされた陰毛・性器・交接部分さえぼかせば、他はどんな「表現」でも許されてきた。ビデオの中で女性がいかに残虐に強姦され虐待されても、何ら問題化されることなく合法的に出回るという事態が起きている。撮影現場で実際の強姦が行われても、それを「表現」と銘打てば正当化されてしまう。

【猥褻裁判の問題】猥褻さが問題となった表現は（たとえばサドの『悪徳の栄え』のように）少なくない。だが問われるべきは、そこで大いなる快楽として描かれた女性に対する並外れた暴力・性暴力の方である。最近、約30年ぶりに出版物の猥褻性が問われる裁判が行われたが（今回は初めて漫画が問題にされた）、ここでも問題は女性に対する暴力であることが忘れられている。

【展望】子どもに対する配慮は不可欠であるし、見たくない人への配慮も当然だが（したがって猥褻表現の「住み分け」が社会的に模索される必要がある）、猥褻さ自体にはさして大きな害はないといってよい。だが、女性に対する差別・暴力・性的侵害をあたかもそれ自体が快楽であるかのように描く「表現」は、女性の平等権を掘り崩し、男女の階層構造（ヒエラルキー）を固定化させる働きを有する点で、大いに問題とされるべきであろう。「表現の自由」は近代社会の原則だが、個々の表現については社会的な批判が常に必要である。［杉田聡］

【参考文献】K.ミレット『性の政治学』（藤枝澪子他訳、自由国民社、1973）。C.A.マッキノン「モラルの問題ではない」（奥田暁子他訳『フェミニズムと表現の自由』明石書店、1993）。

【関連項目】性差別、エロティシズム、穢（けが）れ、フェミニズム

▍ワクチン vaccine（英）

【定義】生体が本来持っている免疫機構を利用して、あらかじめ様々な感染症に対する「免疫力」あるいは「免疫記憶」をつくらせておく生物製剤のこと。予防接種をvaccination（英）という。ワクチンを発見したのはイギリスの医師ジェンナー（Edward Jenner）である。牛痘に罹った人間は天然痘に罹らなくなる（または罹っても症状が軽い）ことを発見し、天然痘ワクチンを作った（1878年）。名前はラテン語の'vacca'（雌牛の意）から由来している。

【特性・倫理上の問題と展望】「ワクチン」には大きく分けて「生ワクチン」と「不活化ワクチン」がある。生ワクチンは、毒性

を弱めた微生物やウイルスからつくられる。液性免疫のみならず細胞免疫も獲得できるため、一般に不活化ワクチンに比べて獲得免疫力が強く免疫持続期間も長く、ほぼ一生効果を持続するものが多い。しかし生きている病原体を使うため、何らかの理由で毒性を回復して副作用を発現する可能性もある。BCG、経口生ポリオワクチン、麻疹ワクチン、風疹ワクチン、流行性耳下腺炎ワクチン、黄熱ワクチンなどがこれである。不活化ワクチンは死ワクチンとも呼ばれる。狭義の不活化ワクチンは化学処理などにより死んだウイルス、細菌、リケッチアからつくられる。また、抗原部分のみを培養したものを含めて不活化ワクチンと称されることもある。生ワクチンより副作用が少ないが、液性免疫しか獲得できず免疫持続期間が短いことがあり、基本的には追加接種が必要である。インフルエンザウイルスワクチン、三種混合ワクチン（百日咳・ジフテリア・破傷風混合ワクチン）、B型肝炎ウイルスワクチンなどがこれである。また、インフルエンザウイルスなどのように少しずつ抗原型が変化する微生物に対しては、毎年、流行が予想される抗原型のワクチンがつくられ、毎年、流行型のワクチン接種を受けなければ効果が得られないものもある。

ワクチンによる予防接種を集団方式で行う強制接種には、ワクチンの副作用による健康被害発生に伴う個人的不利益を無視することはできない。副作用のないワクチンの開発製造が事実上不可能である以上、ワクチン接種の積極的勧奨を行うか否かが今後も問われ続けるに違いない。また、インフルエンザウイルスワクチンの場合のように、抗原型が変化する微生物の場合には、徹底した感染症サーベイランスに基づく流行型ワクチンの製造とその安定供給を前提とした積極的勧奨が行われなくてはならない。

［原敬］

【関連項目】予防接種、予防接種法

ワシントン条約 Convention on International Trade in Endangered Species of Wild Fauna and Flora（英）

【定義】正式名称は「絶滅のおそれのある野生動植物の種の国際取引に関する条約」。1973年3月3日、ワシントンで採択されたためにワシントン条約とも呼ばれる。1975年7月1日に発効。2008年3月現在、172カ国が締結しており、日本は1980（昭和55）年11月4日に締約国となった。同条約の目的は、希少または絶滅の危機にある「種」の輸出入を国際的に規制することにより、それら野生動植物を保護することである。同条約第1条によれば、「種」とは、種もしくは亜種、または種もしくは亜種にかかわる地理的に隔離された個体群をいう。「取引」とは、輸出、再輸出、輸入または海からの持ち込みをいう。「再輸出」とは、既に輸入されている標本を輸出することをいう。

【歴史的経緯】1960年代に野生動植物の国際取引を規制するための国際協力の必要性が高まり、1963年には国際自然保護連合（IUCN）総会で、希少または絶滅の危機にある種の国際取引を規制するルールを設ける決議がなされた。次いで1972年6月にストックホルムで開催された「国連人間環境会議」において、「特定の種の野生の動植物の輸出・入および輸送に関する条約案を作成し採択するために、適当な政府または政府間組織の主催による会議をできるだけ速やかに召集すること」が勧告された。この勧告を受けて、アメリカおよび国際自然保護連合による条約作成の作業が進められ、1973年2月12日から3月3日までワシントンで「野生動植物の特定の種の取引に関する国際条約採択のための全権会議」が

開催され、ここで本条約が採択された。ワシントン条約の対象となる野生動植物は、絶滅の恐れが高いものから順に、「絶滅のおそれある種」（附属書Ⅰ）、「現在は心配ないが、取引を厳しくしなければ将来に絶滅のおそれある種」（同Ⅱ）、「各締約国が捕獲または採取を防止、制限するために取引の取り締まりのために他国の協力が必要な種」（同Ⅲ）の3つに分類される。本条約や、湿地に生息する生物保護を目的とする「ラムサール条約」等を含む動植物保護の各枠組みを包含し、地球上のすべての生物多様性の保護・保全を目的とする国際条約として1992年に「生物多様性条約」が採択されている。

【倫理上の問題】本条約の対象になる動植物の多くは開発途上国に生息しているため、動植物の取り引き禁止を厳密に実施すれば、現地住民の生活はますます苦しくなる。また、本条約が対象とするのは「野生動植物」のみであって、「非野生」は対象外となっている。　　　　　　　　　　　〔岩田伸人〕

【参考文献】進藤雄介『地球環境問題とは何か』（時事通信社、2000）。環境庁地球環境部『地球環境キーワード事典』3訂版（中央法規出版、1997）。田畑茂二郎・高林秀雄編『ベーシック条約集』（東信堂、1997）。

【関連項目】種の保存、国連人間環境会議、自然保護、ラムサール条約、生物多様性条約

和田心臓移植事件

【概略】和田移植は1968（昭和43）年8月8日、北海道立札幌医科大学において、胸部外科教授（肩書・年齢は当時）和田寿郎らによって行われた日本で最初の心臓移植手術である。ドナーは7日に水泳中溺水した山口義政（21歳）、レシピエントは心臓弁膜症治療のため同大病院に入院中の宮崎信夫（18歳）であった。宮崎は手術後、血清肝炎等を併発して、術後83日目の10月29日に死亡した。

この件に関して、（1）同年12月3日、大阪の東洋漢法医学研究家増田公孝ら、（2）1969（昭和44）年3月6日、安達宏、（3）1970（昭和45）年8月26日、白十字会村山サナトリウム所長野村実（「和田移植を告発する会」メンバー）らが、仮死状態にあった山口の心臓を摘出して同人を死に至らしめ、また移植手術の結果、拒絶反応等により宮崎を死に至らしめたなどとして、それぞれ和田教授を殺人罪、業務上過失致死罪で告発した。

【捜査方針】山口の心臓摘出が開始された際、未だ同人が生存しており、和田教授らが、①それを知りながら摘出を実施したなら、または②過失により既に死亡したとして誤認して摘出を実施し、その結果山口が死亡したと認められるなら、①の場合には殺人罪が、②の場合には業務上過失致死罪が成立する。告発を受理した検察は、山口に適切な蘇生術を実施すれば同人が蘇生したのに、和田教授らが意識的に、または過失により十分な蘇生術を実施せず、その結果山口が死亡した場合には業務上過失致死罪が成立する、という方針の下に捜査を行った。

【捜査・鑑定の結論】和田教授による山口の死体検案書には、死亡時刻8月7日午後10時10分、死因は溺水による肺水腫と記載されていたが、これは、残されていた8日午前2時8分の心電図記録により山口の心臓には自動能があると鑑定され、この時点では山口は生存と認定されることによって検察に否定された。しかし、治療方針が読み取れるカルテがないこと、「死を定義する諸症状」の確認が不十分、手術チャート、麻酔チャートがないこと、心電図記録がほとんど破棄されてしまったこと、4時間前に死亡宣告を下した患者の心室細動を人工心肺を停止しての直視下での確認、和田教

授の手記、自著での心摘出開始時刻午前2時5分を否定し同30分頃とした検察認定、これらが重なって、検察は結局、山口の自発呼吸喪失および循環機能喪失時刻を認定すること、つまり死亡時刻を認定することができなかった。このため山口の死因もまた認定できなくなってしまった。山口の心臓摘出開始時に未だ生存していたと認めるに足る証拠がないのであるから、心摘出について殺人罪あるいは業務上過失致死罪を問うことはできない。また、死因を明らかにできなかったのであるから、救急処置に誤りがあったとしても、この誤りと山口の死亡との因果関係、結果回避の可能性を明らかにすることができず、救急処置に関しても過失致死の責任を問うことはできなかった。

【不起訴処分】検察は1970年8月31日、和田教授の刑事責任を検討するため、札幌地検・同高検の作成した「刑事責任裁定書原案」に基づき最高検において検察首脳会議を開き、同年9月1日、(1)(2)につき「嫌疑不十分」により不起訴処分の決定を下し、その内容が大江兵馬検事正談話として発表された。(3)についても同月29日、不起訴処分と決定された。

【考察】不起訴処分を導いた要点は2つあった。溺水者に対する高圧酸素室や人工心肺といった治療法がそれ自体としては非合理的とも非合目的とも認定されなかったこと。殺人もしくは業務上過失致死罪の成否は、死亡判定の正誤には関わりなく、あくまでも心摘出開始時におけるドナーの生存の証拠の有無に関わるということである。

［倉持武］

【参考文献】共同通信社会部移植取材班編『凍れる心臓』（共同通信社、1998）。吉村昭『新装版 消えた鼓動』（筑摩書房、1986）。倉持武「1968年 札幌ドナー」（『松本歯科大学紀要』第28輯、2000）。日本弁護士連合会心臓移植事件調査特別委員会「患者の心臓移植（心臓移植事件）」（日本弁護士連合会人権擁護委員会編『人権事件 警告・要望例集』明石書店、1996）。

【関連項目】移植関連告訴事件、死体検案書、心臓移植

ワーノック委員会
Warnock Committee（英）

【定義】1978年、世界初の体外受精児が誕生したイギリスで、主として体外受精技術の持つ社会的・倫理的・法的影響を検討するため、行政府によって1982年に設立された「ヒトの受精及び発生学に関する調査委員会（Committee of Enquiry into Human Fertilisation and Embryology）」。委員長であった哲学者メアリー＝ワーノック（Mary Warnock）にちなんでワーノック委員会と呼ばれる。神学者・医学者・法学者をはじめとする学際的な委員16名よって構成され、多方面から意見を求めた上で（254団体による証言と695通の手紙等）、1984年に報告書（'Report of the Committee of Enquiry into Human Fertilisation and Embryology'）を出して解散した。

【歴史的経緯】報告書は、不妊治療技術の共通問題、不妊治療技術の個別問題（人工授精、体外受精、卵子提供、胚提供、代理母）、不妊治療技術の応用、精子・卵子・胚の凍結と保存、胚研究における諸問題、胚研究と今後の展望、不妊治療と胚研究の規制のそれぞれについて委員会の見解を述べた上で、不妊治療と胚研究を規制するための法定許認可機関の設立、実施原則、不妊治療の提供のあり方、胚研究の法的規制、必要な法改正を勧告し、法的規制下での不妊治療の実施（代理母は禁止）、原始線条形成以前（受精後14日まで）の胚研究を認めた。当初、胚研究に対してイギリス国内には強い反対論があり、1985年には胚研究を禁止する法案が議会で可決されたが、

1990年になると、報告書の勧告に従った「ヒトの受精及び発生学に関する法律 (Human Fertilisation and Embryology Act)」が成立し、同法と同法によって定められた許認可機関の規制・管理下で胚研究が実施されるようになった。

【倫理上の問題・展望】報告書には、代理母の禁止、原始線条形成以前の胚研究および研究目的での胚作製の容認に対する異見が付記されていた。これらの問題は現在でも論争の的であるが、この報告書は今後も議論のたたき台として必読の文献であるといえる。　　　　　　　　　　　［樫則章］

【参考文献】M.ワーノック『生命操作はどこまで許されるか―人間の受精と発生学に関するワーノック・レポート』（上見幸司訳、共同出版、1992）.

【関連項目】体外受精・胚移植（IVF-ET）、不妊治療、生殖技術

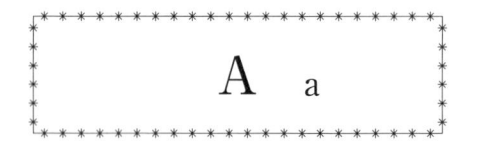

A a

AC ➡ アダルトチルドレン

ADA欠損症

adenosine deaminase deficiency（英）

【定義】Tリンパ球の欠乏を主体とする重症複合免疫不全症（SCID）を呈する疾患の一つで、常染色体劣性の遺伝様式を呈する。アデノシンデアミナーゼ（ADA）は、リボヌクレオシドであるアデノシンをイノシンへ、デオキシアデノシンをデオキシイノシンへ脱アミノ化させる、プリンサルベージ回路の触媒酵素であり、リンパ球におけるプリン代謝に重要な役割を果たす。ADA遺伝子は第20染色体の20 q 13.11にマップされており、本症はこの遺伝子発現の障害により起こる。無治療の場合、重症の感染症により乳幼児期に死亡する。

【医療・倫理上の問題】ADA欠損症は、分子レベルで病因が明らかにされた最初の先天性免疫不全症である。本症の治療には、HLA適合者からの骨髄移植、PEG-ADAの筋肉注射による補充療法が行われて来た。1990年、ブリーズ（R.Michael Blaese）らは、本症患者の末梢血Tリンパ球にレトロウイルスベクターを用いた遺伝子導入治療を行い、本症は根治的な遺伝子治療が初めて臨床応用された遺伝病となった。現時点では遺伝子治療単独では十分な効果をあげるに至らず、PEG-ADA療法との併用が行われている。今後の展望として、造血幹細胞に正常ADA遺伝子を導入する治療の開発が研究されている。　　　　　　［斎藤清二］

【関連項目】遺伝病、遺伝子治療

ADHD ➡ 注意欠陥多動性障害

ADL activities of daily living（英），日常生活動作（日）

【定義】人が自立して生活していくために必要な、各人に共通の日常的基本動作。したがってADLの指標がゼロならば、100パーセント介護によらなければ生活できないことを意味する。実際の動作領域としては、食事・排泄・起居・更衣・整容・入浴の動作など身の回りの動作群や、歩行・階段の昇降・車椅子の操作などの移動のための動作群がある。厳密には、交通機関を利用して買い物をしたり家計の管理・服薬管理・食事の支度・接客・電話・外出など日常の拡大行為領域は、手段的ADL（IADL）として区別する。

【倫理上の問題】ADLの概念は、ディーヴァー（George G. Deaver）やブラウン（Eleanor Brown）によって提起された。主としてリハビリテーション医学において用いられ、目的によって種々の見解があるが、個人差、文化の違い、生活習慣などの相違を超えて医療の場でADLを客観的に評価し相互比較できるようにするためには、評価動作項目を限定し客観的な指標を作る必要がある。評価法としてはバーセル指数（Barthel Index）、模擬的ADL検査、FIM（functional independence measure）、すなわち機能的自立度評価法など種々ある。わが国の介護保険制度でもADL指数に基づいて要介護度1から5の段階が決定されている。リハビリテーションとの関連でいえば、訓練中に「できるADL」と当事者が院内などで「しているADL」の間に乖離が見られる。ADL訓練は最終的には、当事者のそれぞれの生活の仕方に即した「するADL」の能力の回復へと進んでいくのが望ましいとされる。

【展望】近年の動向として、ADL訓練を医学モデルで見ていく立場に対してQOLの方向で捉えていこうとする見方が登場している。リハビリ施設でのADL訓練だけでなく当事者個人の生活の質の向上に重点を置く社会モデルに則った見方である。こうした見方からすれば、バリアフリーやユニバーサリゼーションの考え方と同様に、当事者のADL能力の回復は社会資本の整備・改善などによっても支援される必要がある。　　　　　　　　　　　　　　［大崎博］

【参考文献】中村隆一・斉藤力編『看護過程に沿ったリハビリテーション看護実践、ADL評価とADL指導がわかる』上・下（廣川書店、1994）。上田敏『科学としてのリハビリテーション医学』（医学書院、2001）。伊藤利之・鎌倉矩子『ADLとその周辺―評価・指導・介護の実際』（医学書院、1994）。

【関連項目】QOL、リハビリテーション、介護、ノーマライゼーション、バリアフリー、障害

AHA ➡ アメリカ病院協会

AID ➡ 非配偶者間人工授精

AIDS ➡ エイズ

AIH ➡ 配偶者間人工授精

AMA ➡ アメリカ医師会

B b

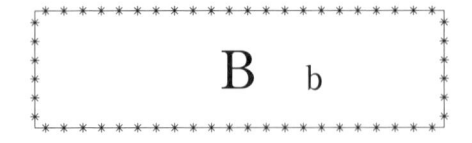

BCG

【定義と歴史的経緯】BCGは牛型結核菌を弱毒化した生ワクチンである。BCGワクチンは一度接種すれば、その効果は10〜15年程度持続する。BCGとはフランス語baccile bilié de Calmette-Guérin（カルメットゲラン菌）の略称である。1908年、フランスのカルメット（Albert Calmette）とゲラン（Camille Guérin）は、結核の予防薬である「BCG」を発明した。これは、結核菌を弱毒化することにより発病させることなく体内の結核に対する抗体を作ることができるものである。これによって、それまで不治の病として恐れられていた結核による死亡者数の減少に緒を与えた。

【現状】近年、わが国の結核はかなり減少したが、まだ毎年約4万人の患者が発生しており、大人から子どもへ感染することも少なくない。結核に対する抵抗力は母親からの受動免疫に期待できないので、新生児にも罹患の恐れがある。また、抵抗力が弱い乳幼児は全身性の結核症や結核性髄膜炎に罹患する可能性があり、生命への影響だけでなく深刻な後遺症を残すことも懸念される。一方、成人に対するBCG接種の結核予防効果は確認されていない。2003（平成15）年4月、厚生労働省は小・中学生に対するツベルクリン反応検査とBCG接種を廃止した。2005（平成17）年4月に施行された改正結核予防法では、ツベルクリン反応検査を行わず、生後6カ月に達するまでに（生後5カ月のうちに）BCG接種を行うことになった。生後早期の接種によって、乳幼児の結核性髄膜炎や粟粒結核などの重症結核に対する抑止効果が期待できるからである。しかし出生直後などでは生まれつきの免疫異常等の確認が困難な場合があり、日本小児科学会では生後3〜6カ月での接種が適切であるとしている。

【倫理上の問題】この100年で結核の諸指標は劇的に低下した。これは自然感染機会の減少と同時に免疫獲得機会の減少を意味する。追加免疫を配慮して行われてきた小・中学生へのBCG接種が廃止され、BCG接種が乳児期の1回きりになった。こうした自然感染や再接種による免疫能維持が期待できない状況では、乳児期のBCG接種が確実に行われなくてはならない。2002（平成14）年度まで行われていた小・中学生へのツベルクリン反応検査は、BCG接種対象者選定のみならず、乳児期のBCG接種の精度管理指標としても重要な意義を持っていた。結核の蔓延を抑止するためには、これに代わる精度管理システムが適切に導入されなければならない。　　　　［原敬］

【参考文献】西正美「乳児期のBCG接種」（『小児保健いしかわ』17、2005）。

【関連項目】結核予防法、予防接種、予防接種法、感染症

BMI　Body Mass Index（英）

【定義】body mass indexの略。国際的な尺度計算式で、体重と身長の関係から人の肥満度を表わす体格指数。「体格指標」などと訳されることもある。1997年にWHO（世界保健機関）が発表した指数で、体重（kg）÷身長（m）^{2}の計算式で算出する。先進国の肥満度調査では目安となる値としてこのBMIが使われている。

【内容】肥満は体に脂肪が過剰に蓄積した状態をいうが、脂肪を直接測定することは複雑で困難であるため、この指数を使用し肥満の判定が行われることが多い。体脂肪率のパーセンテージまでは測定できないが、体脂肪をある程度反映した肥満のチェック

ができるとされている。WHOではBMI値22を標準、18.5〜25未満を適正、25以上を肥満と判断するとしている。この指数が高くなると、高脂血症や高血圧、糖尿病などの生活習慣病になる確率が高くなり、30を超えると肥満症として治療を要するとされている。現在、30〜60歳代男性の約3割以上が肥満傾向にあり、子どもの肥満も問題視されつつある。反対に20歳代女性の2割以上は18.5未満であり、痩せすぎの場合も肥満同様、糖尿病やがん・甲状腺機能亢進症などになりやすいとされている。そのため、疾病率や死亡率が最も低いとされる22を維持することが求められている。

〔谷垣内美由紀〕

【参考文献】岡部正監修『よくわかる最新医学体脂肪』（主婦の友社、2001）。
【関連項目】体脂肪率、肥満

BSE　Bovine Spongiform Encephalopathy（英）、牛海綿状脳症（日）

【定義】畜産牛に発症する中枢神経疾患で伝達性海綿状脳症の一種。罹患した動物の脳組織はスポンジ状に変性して起立不能などの運動障害を引き起こす。潜伏期間は3〜7年程度で発症後2週間から6カ月で致死。人畜共通感染症であり、ヒトに感染すると変異型クロイツフェルト＝ヤコブ病（vCJD）を発症させる。

【倫理上の問題】2005年までにイギリス、EU諸国を中心に世界で約19万頭の感染が確認された（97％はイギリス）。原因として飼料の肉骨粉に含まれていたプリオンというタンパク質が疑われ、日本、イギリス、欧州連合（EU）は肉骨粉をウシ用飼料に使用することを禁止した。この対策により、感染牛の数は激減した。また、プリオンは脳、脊髄・脊柱、眼（網膜）、扁桃腺、回腸などの特定危険部位（SRM）に蓄積することから、人への感染防止のため、日本、イギリス、EUではSRMの食用を禁止している。しかし、イギリスやポルトガルでは肉骨粉の使用禁止後に生まれたウシにもBSEが見つかり、汚染飼料が未だに流通している可能性が指摘されている。さらに、最近外国から輸入した牛肉の一部に使用の禁止されている脊髄・脊柱が混入していることがイギリスや日本で見つかり、食肉業者の倫理や飼料・食品流通への信頼が低下している。あるいは、輸血によるvCJD伝搬が疑われるケースがイギリスで報告され、輸血や外科手術、角膜移植などに伴う感染リスクが心配されている。

【展望】BSEを撲滅するには、（1）牛に対するリスク、（2）牛から人への感染リスク、（3）人から人への伝搬リスク、の三つの側面から適切な施策を打ち出す必要がある。（1）と（2）の対策については、飼料と食品のトレーサビリティシステムなどによる食肉業者や貿易業者の厳しい監視体制の確立が進められている。また、（2）の対策については現在の死後検査法には検出感度に限界があり、生きている牛についてのBSEの診断が可能な生体検査法の開発が進められている。（3）については、わが国ではイギリスやEUのBSE発生国に通算6カ月以上滞在していた人からの献血を拒否する予防策を講じているが、その上にvCJD潜伏期間中である見かけ上健康な人の治療や臓器提供を介して医原病的に感染する可能性を最小限に抑える対策が進められている。

〔中原大一郎〕

【参考文献】小澤義博「牛海綿状脳症（BSE）の現状と問題点（その6）日本の現状と問題点」『日本獣医学会誌』66、2004）。
【関連項目】ベジタリアン、食品衛生法

C c

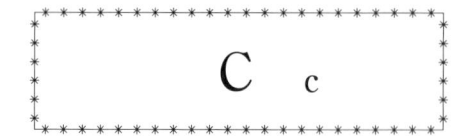

CIOMS Council for International Organizations of Medical Sciences（英）
【定義】1949年に世界保健機関（WHO）とユネスコによって設立された、医科学に関連する団体などの国際的連合組織。現在、ジュネーブのWHO内に事務局がある。邦訳は「国際医科学評議会」など。「国際医学団体協議会」とも訳される。
【役割と活動】役割としては、評議会に属する国際団体と各国別機関との間の調整、WHOとユネスコなどの国連関連組織との連携、医科学の領域における国際的活動の推進などが挙げられている。1999年の時点で、30カ国の各国を代表する医学組織と72の国際的団体が加入しており、3年ごとに総会が開かれている。1985年に、とくにバイオエシックスの問題を検討する委員会が設定され、この領域における様々な国際会議の開催や指針作成、報告書の刊行などを行っている。代表的なガイドラインに、「被験者に対する生物医学研究についての国際的倫理指針」（1993年）、「疫学研究の倫理審査のための国際的指針」（1991年）などがある。→巻末参考資料20　　［赤林朗］
【関連項目】世界保健機関（WHO）

CLP ➡ コンサルテーションリエゾン精神医学

CO_2固定 ➡ 地球温暖化

CPR ➡ 心肺蘇生

CT computed tomography（英）
【定義・特性】CTはコンピュータ断層法（computed tomography）の略。1973年、イギリスで開発された。コンピューターを使って身体の輪切り（断面：断層面）を見る装置。画像の元になる身体の中の情報を採るためにCTではX線を使う。体内を探るためにまずX線を照射するが、身体を通り抜けてきたX線は検出器という装置で電気信号に変換される。そしてこれをデジタル信号としてコンピューターに取り込み、画像として出力する。実際のCT装置では、X線源（X線管球）と検出器が向き合った形で置かれており、それが身体のまわりを回りながら信号をとっていく（スキャン）。このようにして得られた信号から、身体の断面の画像が計算により作り出されモニターに描画される。CT検査では、1つの面をスキャンするのに通常1～数秒かかるが、目的の部位（たとえば肝臓など）を漏れなくカバーするためには、少しずつ位置をずらして何回かスキャンする必要がある。また、最近では断面を1枚ずつ検査するのではなく、目的の範囲をらせん状に1回のスキャンで検査する方式も実用化されている（ヘリカルCT）。この方法は、今までの方式よりも短時間（数十秒）での検査を可能にした。さらに、1回のスキャンで複数の画像が得られるマルチスライスCTの開発と普及によって、より短時間での検査が可能になり、患者の負担軽減ばかりでなく、より高精細な画像が得られるようにもなっている。血管や病巣を分かりやすくするために、造影剤という薬剤を静脈内へ注射してからCTをとる場合もあるが、造影剤に対するアレルギーによる事故の危険性は無視できない。CTは全身どの部位でも精密な断層面をとることができ、また、MRIに比べ要する検査時間が短いため、救急医療現場での有用性が極めて高い。CTは画像診断法の中でも、いまや中心的な検査法である。

【歴史的経緯】CTは昭和50年代に急速に普及し始め、昭和60年代には全国的に普及した。CTの普及によって、それまでの画像診断の精度がほぼすべての医療分野で飛躍的に向上したが、とくに脳神経系診断能の向上への寄与は計り知れない。MRIは、CTよりもちょうど10年遅れて普及し始め、平成10（1998）年頃には全国の基幹病院に設置されるに至り、近年では中小の病院・診療所でも設置される施設が増えてきている。わが国では1万2000台あまりのX線CTが稼動し（人口当たりの普及率は世界一）、1年間の造影CTの件数は450万件に達している。

【倫理上の問題】CT検査に伴うX線被曝が健康被害をもたらす可能性がある。しかし、わが国のCT検査件数は人口1000人当たりの撮影回数が約1400回で、先進諸国平均の1.8倍といわれる。たとえば、小児の頭部外傷に対するCT検査が増加しているが、救急医療現場では親がCT検査を希望することも多いという。アメリカで頭部外傷によってCT検査を受けた小児1000人を対象とした調査で、外傷が頭蓋内にまで及んでいたケースは7％に過ぎなかったという。

［原敬］

【関連項目】MRI

D d

DDT
Dichloro-Diphenyl-Trichloroethane（英），Dichlor-Diphenyl-Trichloräthan（独）

【定義】ジクロロジフェニルトリクロロエタンという化学物質の略称で、塩素系殺虫剤の一種である。以下述べるように、現在では世界各国で製造・使用が禁止されているが、残留性が高く汚染が拡散し生物に害を及ぼしている。有害な農薬の代名詞のように使われる。

【歴史的経緯・倫理上の問題】1938年にドイツのミュラー（Paul Müller 1879-1965）がDDTの殺虫性を見出し、人畜に対する毒性が低く昆虫に対して有効な殺虫剤として、第二次世界大戦から戦後にかけて使われるようになった。当初は、カ、ハエ、ノミ、シラミ、ナンキンムシといった衛生害虫の駆除に用いられ、これら昆虫が媒介するマラリヤ、テング熱、チフスなどの伝染病の蔓延を防ぐのに極めて有効に働いた。さらに農薬として、農業害虫の防除にも威力を発揮し、日本では戦後の食糧難の時期にDDTを含めた各種農薬の使用によって稲作の収穫が飛躍的に増加し、当時の食料不足を解消することになった。同じ塩素系殺虫剤として開発されたBHCとともに、人畜無害な農薬として世界各地で大規模に使用され、農業生産の向上に大きな役割を果たしてきた。

1962年に、レイチェル＝カーソン（Rachel Carson 1907-64）の『沈黙の春（Silent Spring）』が、DDTの有害性・危険性を指摘し、全世界に大きな反響を巻き起こした。カーソンは、農薬として散布されたDDTが自然界に残留し、食物連鎖を

通じて野生生物に濃縮されて害毒をもたらすことを綿密な科学的調査と検証に基づいて示し、DDTの使用に警鐘を鳴らした。環境汚染・自然保護を訴える原典ともなったこの名著がきっかけとなり、1970年代、DDTをはじめとする残留性の高い塩素系殺虫剤は各国で使用禁止・製造中止の処置がとられた。

ところが1996年に、コルボーン（Theo Colborn 1927-）らは『奪われし未来（Our Stolen Future）』で、環境に残留・蓄積しているDDTやその分解物であるDDEが野生生物の繁殖阻害を引き起こしており、DDTが、内分泌撹乱作用を持つ環境ホルモンの一つであることを示した。大量に使用され残留蓄積していたDDTやその分解物が、再び環境ホルモンとしてわれわれの前に姿を見せることになった。

【展望】今では、DDTは環境ホルモンの一つとして見なされている。多くの環境ホルモンと同様、地球規模で環境汚染要因となり、野生生物に害を及ぼす深刻な状況を生み出している。人体に対する直接的な害はないが、今後の廃棄や拡散をできるだけ防止して、汚染場所やその程度について正確な分析と情報を把握し、適切な対策を講じていくことが必要である。安全処理の方法を開発する科学技術の発展が期待される。

［櫻井成］

【参考文献】中原英臣『環境ホルモン』（ナツメ社、2002）。R.カーソン『沈黙の春』（青樹築一訳、新潮社、1974）。

【関連項目】環境ホルモン、食物連鎖、生物濃縮

DNA deoxyribonucleic acid（英）, Desoxyribonukleinsäure（独）

【構造】DNA（デオキシリボ核酸）はデオキシアデノシン-5'-リン酸（deoxyadennosine-5'-monophosphate）、デオキシグアノシン-5'-リン酸（deoxyguanosine-5'-monophosphate）、デオキシシチジン-5'-リン酸（deoxycytisine-5'-monophosphate）、チミジン-5'-リン酸（thymidine-5'-monophosphate）の4種のヌクレオチドが隣のヌクレオチドのデオキシリボースの3'位の水酸基のホスホジエステル結合を介し重合する基本構造により生じる単鎖のDNAに、アデニンとチミン、グアニンとシトシンの間の水素結合による対合で、完全に相補的なDNAが向き合い二重鎖DNAとして存在する。ワトソン（James Dewey Watson 1928-）とクリック（Francis Harry Compton Crick 1916-）によりDNAがらせん構造を作っていることが示され、二重らせん（double helix）構造と名付けられた。RNA（リボ核酸）との違いは、DNAがデオキシリボースを、RNAがリボースを使い、DNAがチミンを、RNAがウラシルを使う点である。

【細胞内での局在】人のDNAは細胞核とミトコンドリアにある。細胞核にあるDNAは22組の常染色体とXX、またはXYの1組の性染色体の合計46本に分かれて存在する。総延長は半数体（1組分23本）で約30億塩基対である。核内で、ヒストンと呼ばれるタンパク質と結合してヌクレオソームと呼ばれる基本構造をとり、種々のタンパク質と結合してクロマチンを形成する。DNAの塩基配列中にDNAの配列情報がRNAとして読み出される部分があり、これを遺伝子という。リボソームRNA（rRNA）や運搬RNA（tRNA）の遺伝子など少数の例外を除き、タンパク質の構造、つまりタンパク質を作るアミノ酸の配列順序を保存している遺伝子はメッセンジャーRNA（mRNA）として読み取られ、細胞内外で必要なタンパク質を作る情報を供給する。ミトコンドリアDNAは、ミトコンドリアで行うタンパク質生合成に必要な

tRNAやrRNAやmRNAを作る。核DNAは線状であるが、ミトコンドリアDNAは環状である。

【遺伝の情報源】Y染色体は父親から息子に伝達されるので、家系の連続性をたどる材料になる。しかし、細胞のエネルギー産生や生死の調節に関わるミトコンドリアにあるDNAは、卵細胞に含まれていたミトコンドリアの分裂増殖により個体のミトコンドリアが供給されているので、母親由来である。遺伝の情報伝達物質が遺伝子を含むDNAであることになる。

【DNAの社会性】最近、人や稲など生物種に固有の染色体DNAの全塩基配列の決定が試みられている。その結果、人では約3万種の遺伝子があると推定されたが、この数は従来の約10万種という推定値と相当違う。人のDNAの塩基配列は必ずしも同一ではなく、遺伝子が保存するタンパク質構造に影響することなく、単一塩基の置換、ある長さを持った領域の欠落や挿入による多型（polymorphism）を示す。DNAの塩基配列決定法は最近著しく進歩したが、それは、任意の塩基配列を持つDNAの自動合成法、この合成DNAを使ったPCR（polymerase chain reaction）法と呼ばれる微量のDNA試料の増量法、またPCR法を応用した自動DNA塩基配列決定法の飛躍的進歩による。その結果、多型の性質は個人に特有の情報として、同一人や親子の推定用材料として犯罪捜査や親子鑑定等の領域で資料としても使われている。タンパク質の構造に変異を起こす遺伝子DNAの塩基配列の変異も調べることができ、これを利用して、疾病の原因がDNAの変異構造との関係で明らかにされている。人のDNAの全塩基配列が決まったので、個人の遺伝形質の情報の必要領域の塩基配列をわずかの試料で容易に決定することができる時代が来たことになる。このような特徴は、疾病の診断法の進歩や標的タンパク質を限定した医薬品開発などを介し、医療技術の向上という利点をもたらす。人の遺伝形質に関する情報の適正な科学的応用と厳格な管理が格段に重要になる。　　［平賀紘一］

【参考文献】平賀紘一他編『医学のための基礎分子細胞生物学』第2版（南山堂、1999）。

【関連項目】遺伝子、遺伝、ヒトゲノム計画、親子鑑定、遺伝病、ヒトゲノム多様性計画

DNA銀行 ➡ DNAバンク

DNAの二重らせん構造　the structure of double helix in DNA（英）

【定義】デオキシリボ核酸（deoxyribonucleic acid）の略であるDNAは水素結合で結ばれた2本のポリヌクレオチドから成る。2本のポリヌクレオチド鎖は塩基間の水素結合により二重らせん（double helix）構造をしている。このような二重らせん構造をDNAの二次構造と呼び、ワトソン（James Dewey Watson 1928－）とクリック（Francis Harry Compton Crick 1916－2004）によって1953年に明らかにされた。

【歴史的経緯】遺伝子の実体はデオキシリボ核酸（DNA）であることは、1944年にエーブリー（Oswald Theodore Avery 1877－1955）らによって微生物を材料にした実験から示されていた。それはDNAが遺伝形質を変化させる能力があることから、これこそが遺伝子の実体であると考えられた。DNA二重らせん構造の解明は分子生物学の中でもとりわけ分子遺伝学の発展をもたらし、遺伝子レベルからの各種生物の研究をもたらし、生命科学やバイオテクノロジーの研究促進につながった。

【諸分野との関連】DNAの二重らせん構造が解明されたことで、遺伝子を複製する仕組みも予測された。1本のDNA上の塩基配列は、自動的に相補鎖の塩基配列を決定

することになり、遺伝情報を確実に複製させることができると考えられた。生物学・化学・物理学の融合や、農学・医学の学問の発展の基盤を形成した。

【倫理上の問題】遺伝子の働きの解明につながることで、ヒトの遺伝病や遺伝情報に直接関わることから、生命倫理としての課題をもたらすことになった。　　　〔青木清〕

【関連項目】DNA、分子生物学、遺伝子、遺伝病

DNAバンク　DNA-bank（英）

【定義】遺伝子の物質的本体であるDNAの塩基配列について、より適切で将来必要になると予測される組み合わせを割り出し、その遺伝子を保存する施設。DNAデータバンク、ジーンバンク（遺伝子バンク）とも呼ばれる。トキなど絶滅寸前の生物の遺伝子や、地球温暖化のような環境変化に耐用する農産物の遺伝子を保護するための、農林水産業や食品産業の技術開発の資源バンクがある。最近では、ヒト組織やウイルスといった医学・生物学分野の比較研究のための、試料バンクへの需要が高まっている。

【倫理上の問題と展望】DNAは人類の共有財である。しかしDNA研究の成果を何のために、または誰のために活用するかという趣旨はDNAバンクによって異なる。医学研究に利用する場合、一個人から収集したデータをもとに、より多くの疾患に汎用化するという医療目的がある。つまり将来の医療のために、採血などによって市民に参画を求めたり、現在、疾病に苦しむ人間を研究対象にする。DNAという重要でプライベートな遺伝・個人情報を厳重に管理することはいうまでもなく、研究参加者に対して、試料の保管および廃棄の方法や第三者に試料を提供する際の匿名性について、十分なインフォームドコンセントを与えなければならない。特定の遺伝性疾患を対象とするケースでは、家族も含めて不利益が生じないように配慮し、状況に応じて遺伝カウンセリングを行える体制が必要であろう。提供試料が経済的利益を生むのであれば、特許権や所有権など法的問題も考慮すべきである。国立のDNAバンクの場合は、国家は国民の個人情報の保護と悪用防止の体制を整備して、研究の計画と目的が公共性を保っているかどうか厳重に点検すべきである。たとえばイギリスには全国民のDNAをデータベース化して保管するバイオバンク（UK Biobank）があり、アイスランド政府は約30万人の国民の病歴等のデータベースをスイスの民間会社に売却し、国民全体のバイオバンクの基盤作りを行っている。日本では東北大学医学部に、標準的日本人のDNAを保存して樹立した細胞株を医学研究に活用するDNAバンクがあり、これまでに300以上の検体が収集されている。また政府主導の「個人の遺伝子・タンパク質情報に応じた医療の実現化プロジェクト」、別名「オーダーメイド医療実現化プロジェクト」いわゆる「30万人遺伝子バンク計画」も2003（平成15）年度から始まった。医学と医療の臨床的研究機関としてのDNAバンクには、社会へ開かれた研究が第一の趣旨であることを再確認して、専門家と市民ともに研究とその成果に関する倫理・法・社会的問題について議論する機会や、市民が教育・訓練プログラムに参加する場を設けるといった配慮が求められる。　　　〔阪本恭子〕

【参考文献】B.ジョーダン『ヒトゲノム計画とは何か—全世界を巻き込むDNA解析プロジェクト』（美宅成樹訳、講談社、1995）。佐伯洋子『ヒトゲノムの光と影—五人の研究者との対話』（裳華房、2001）。

【関連項目】DNA、種の多様性、種内（遺伝子）の多様性、遺伝子組み換え食品、情報倫理

DNR　Do Not Resuscitate（英）

【定義】蘇生処置の不要、蘇生無用、蘇生取り止め、蘇生拒否、蘇生禁止など日本語の表現は一定していない。がん、植物状態、脳死などの終末期医療や救急医療において心肺停止状態に陥った時、心肺蘇生（CPR）などの蘇生術を行わないこと。これに基づいて医師がDNRの指示を行うことをDNR指示（do not resuscitate order）という。

【倫理上の問題】生命倫理への理解が進み、インフォームドコンセント、患者の権利、リビングウィル、尊厳死などの概念が一般的になるに従って、最後に訪れる死をどのように迎えるべきかについての意識も高まっている。しかし、アメリカにおいてはDNRは定着していると考えられるが、わが国の場合、DNRについての理解は医療者も患者も未だ十分ではない。終末期医療の現場では患者の意思を確認する時間的余裕があるので、終末期の段階で死が切迫していることが明確であるならば、事前に意思表示して（advance directives）一切の蘇生措置を行わない旨（DNR）を伝えることができる。しかし、患者の意思の確認ができない救急医療の現場では事情が異なる。原則としてDNRはあり得ない。患者の意思を確認しないまま推定的同意の原則に則ってCPRが施される。DNRに関わる曖昧な問題点は、多分にわが国の文化社会的な背景と結びついているように思われる。心肺蘇生を見る限り、死斑や硬直などの兆候が現われていたり、心肺停止後の時間経過、脳脱や重度の頭部損傷など回復不可能な身体損傷がある場合には、医学的に見て蘇生術は無効である。しかし、現実には家族の見守る中で心肺蘇生を懸命に行うことはしばしば起こり得るケースであるし、また無駄だと知りながら試みざるを得ない場合がある。

【展望】医療資源の公平な分配という倫理的観点からすれば、無意味な医療はできるだけ避けなければならない。患者の意思と関わりなく家族の最後の期待に応えるためにだけ行うような心肺蘇生をやめて、必要なDNR指示ができるようにするためには、DNRについての臨床倫理の原則を定めて広く理解を得る必要がある。　　　　［大崎博］

【参考文献】『救急医療におけるDNR、エマージェンシー・ナーシング』（メディカ出版、1996）。柏木哲夫・今中孝信監修『死をみとる1週間』（医学書院、2002）。Albert R.Jonsen, Mark Winslade, William J. Singer "Clinical Ethics"（Mcgraw-Hill, 2006）.

【関連項目】安楽死、心肺蘇生、尊厳死、リビングウィル、ターミナルケア

DOS ➡ POS

DV ➡ 家庭内暴力

E e

EBM Evidence-Based Medicine（英）

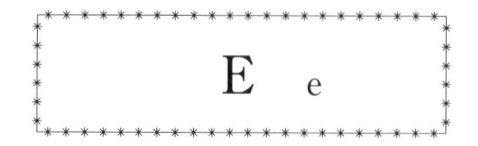

【定義】EBMは「根拠に基づく医療」の略で、その時点で入手可能な範囲で最も信頼できる最良の科学的に証明された根拠を把握した上で、良心的・明示的で妥当性のある用い方をして、個々の患者に特有の臨床状況と価値観を考慮した医療を行うための一連の行動指針、と定義される。MDM（Medical Decision Making）とともに、疫学や確率統計学の知識を活用して臨床上または医療上の決断を下すための方法論。

【歴史的経緯】1970年代から1980年代にかけてプライマリーケアを基盤にした臨床疫学が確立されたが、1991年、カナダのマクマスター大学のガイアット（Gordon H. Guyatt）教授がアメリカ内科学会雑誌に「Evidence-Based Medicine」というタイトルで発表した。その後、同大学のサケット（D.L.Sackett）教授らがEBMの概念を整理・展開したのを契機に、医療上の決断を下すための方法論として、臨床疫学からEBMへ変遷している。臨床現場では、診断・治療とは、ともすれば個人の経験や習慣に左右されることが多々見受けられるが、医療の本質は個々の患者に最も適切な医療を行う個別化医療であり、このため曖昧な経験や直感に頼らない科学的な根拠に基づいて最適な医療・治療を選択し、実践する方法論であり、知識とクリニカルパスをつなげるものである。

【倫理上の問題と展望】EBMは、信頼し得る科学的根拠に基づいた臨床疫学を基盤とするサイエンスの部分の「内的妥当性」と、豊富な臨床経験や臨床判断を基盤とするサイエンスの部分の「外的妥当性」を合わせていい、その実践には次のような一定の手順がある。(1) 疑問の抽出、(2) 文献の検索、(3) 文献の妥当性の評価、(4) 適用、(5) 医療行為の評価。実際の医療は、学術研究からの成果（research evidence）、医療従事者の専門性（clinical expertise）、患者の嗜好（patient preferences）が十分考慮されねばならず、現在のEBMは意志決定に必要な情報を利用するところまでであり、最終的な意志決定のプロセスには踏み込んではいない。EBMの目的は、患者にとって有益なことをきちんと行い、不要なことはしないというものであるが、毎日の忙しい医療業務の中で、遭遇する種々の問題ごとに根拠を探し吟味すること（EBMを実践すること）は極めて難しく、一人ひとりの医療従事者の能力や臨床疫学等に負うところが非常に大きい。また、EBMは科学的根拠の脆弱な医療を排除して、臨床疫学が提供する強い根拠に基づく医療の標準化をもたらしているものの、一方では、Evidenceの名が付けばすべてを信じ、臨床経験や患者の嗜好までもが排除される危惧も含んでいる。　　　　［藤田芳一］

【参考文献】福井次矢「EBMとmedical decision making」（『医学のあゆみ』195-1063、医歯薬出版、2000）。川村孝「EBM総論」（『日本薬剤師会雑誌』52-537、日本薬剤師会、2000）。

【関連項目】医療、疫学調査

ECT ➡ 電気けいれん療法

EGO ➡ 自我

F f

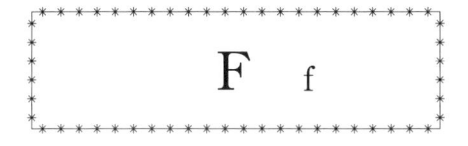

FDA
Food and Drug Administration（英）

【定義】アメリカにおいて1938年に定められ、食品・薬品・化粧品法に基づいて設置された連邦政府の部局である。正式には「食品・薬品管理局」であるが、日本でも頭文字をとったFDAという呼称が使われている。医療機器、処方薬また化粧品や食品に関する法の実施や規制の普及に責任を持つ、医療機器や医薬品の開発計画に保証を与える。通常、治験には7年間かかるが、そのデータを審査し、新薬を承認する。

【倫理上の問題】FDAは、健康を害するような、有害な食品や医薬品から一般国民を守る権限を与えられているが、企業の情報に対して対抗できるように改善を重ねてきた。また、新しい医薬品や治療法の承認に時間をかけ過ぎるとの批判をしばしば受けてきたが、偽医者の万能薬や効果のない有害な治療法などの摘発に必要な役割を果たしてきた。1997年、FDAは食品・薬品・化粧品法の現代化法案を検討し始め、新薬治験・承認の迅速化を図っている。

[大林雅之]

FK506　Tacrolimus

【定義】1984（昭和59）年に筑波山麓で採取された土壌から分離された放線菌streptomyces tsukubaensisの代謝産物。わが国で開発された免疫抑制剤。FK506は開発番号で、タクロリムスが正式名称。

【機序・使用】シクロスポリン（CyA）とは化学構造が異なり、有効量も100分の1の濃度であるが、免疫抑制作用機序、副作用はCyAと類似点が多い。本剤はリンパ球に取り込まれてカルシニュリンの活性を阻害する。その結果IL-2などのリンホカインの産生が抑制され免疫抑制作用を示す。使用に際しては血中薬物濃度（trough値）をモニタリングしながら投与量を調節する必要がある。これまでの成績は、腎移植ではCyAと同程度であるが、肝移植においては生存率・生着率とも本剤が優れている。副作用として糖尿病、腎障害、高カリウム血症、高血圧、神経障害などが挙げられる。副作用の発生頻度はCyAと同程度に認められるが、適切な血中濃度の設定により減少してきた。

【倫理上の問題】本剤の使用により肝移植の成績は向上した。しかし長期投与時の成績・副作用については今後も検討を要する。

[磯貝晶子]

【関連項目】免疫抑制剤、シクロスポリン、生体肝移植

G g

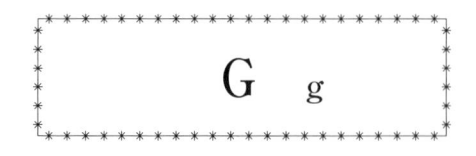

GCP　Good Clinical Practice（英）

【定義】医薬品の臨床試験の実施に関する規準。新医薬品の製造販売の承認申請を行うのに必要な情報を収集するための臨床試験（治験）の参加者を保護し、試験が円滑かつ適正に実施されることを目的に、計画、実施、モニタリング、監査、記録、解析、報告などを定めている。倫理審査委員会（IRB）、責任医師、治験依頼者などの各々の責務や手続きを規定している。

【歴史的経緯・倫理上の問題】GCPは、1989（平成元）年に厚生省（現厚生労働省）薬務局長通知として出されたが、法的な強制力がなかったこともあり、完全には遵守されておらず、内容にも不備が多かった。1997（平成9）年に日本、アメリカ、ヨーロッパで新医薬品の製造承認に必要な資料を調和する会議が提案したGCP（ICH-GCP）の受け入れ、ならびに薬害エイズやソリブジンによる薬害を機に改定され、薬事法にて規定された。改定GCPでは、参加者から文書による同意を得ること、治験依頼者が直接モニタリングや監査を実施することなどが規定された。改定GCPは、臨床試験の基準としては国際水準とほぼ同等であるが、対象となるのは治験のみである。

　治験はこれまで製薬企業が依頼者となって実施していたが、GCPが一部改正され、医師でも実施できるようになった。また、医療機器の開発に関しても、2005（平成17）年にGCPが規定された。→巻末参考資料49

［佐藤恵子］

【参考文献】「医薬品の臨床試験の実施の基準に関する省令」（平成9年3月27日、厚生省令第28号）。「医療機器の臨床試験の実施の基準に関する省令」（平成17年3月23日、厚生労働省令第36号）。

【関連項目】臨床試験、人体実験、HEC

GEF　Global Environmental Facility（英）

【定義・概要】1991年に創設された地球環境ファシリティのこと。世界銀行（WB）、国連開発計画（UNDP）、国連環境計画（UNEP）の3機関が生物多様性保護などの地球環境保全を目的にした基金を北側の援助国から集め、主として開発途上国に供与し、UNEPによる技術指導を受けながら運用する融資のシステムをいう。地球温暖化防止・生物種保護・国際水域汚染防止・オゾン層保護の4分野を環境保全の対象としている。創設当初、1970年代から南北経済問題に取り組んでいる連合G77（南側77カ国グループ）が、北側の環境NGOとともに、実験期間（1991～93年）中のパイロットプログラム（コアファンド838百万US＄、115件のプロジェクト実施）が北側のWB主導になっていることを非難し、またGEFがWBの巨大プロジェクト運用資金提供の一翼を担っていることを非難した。とくに、WBが1993年にインドの巨大環境破壊型のナルマダダム建設プロジェクトのサルバダール・サルバドールの運用資金供与を目論んでいることを非難した。これを受けて、その後、プロジェクトについての意思決定機関が南側に移行し、その機関がWBの職員ではない最高執行責任者や理事で構成され、もし理事の40％が反対した場合は、そのプロジェクトが拒否される仕組みになった。

【倫理上の問題】環境正義面から見て、WB主導の運用を、当時のアメリカのクリントン政権や日本政府をはじめとする北側が資金を援助しながらも自己批判し、南側主導の意思決定機関を容認したことは、評価できる。

［齋藤實男］

【参考文献】進藤雄介『地球環境問題とは何か』（時事通信社、2000）。G.ポーター／J.W.ブラウン『入門地球環境政治』（細田衛士監訳、有斐閣、1998）。
【関連項目】開発途上国、南北問題、地球温暖化、環境正義

GEMS　Global Environmental Monitoring System（英）

【定義・概要】UNEP（国連環境計画）の地球環境監視制度のこと。1975年に、ケニアのナイロビにあるUNEP本部に置かれ、ストックホルムでの国連人間環境会議（1972年）で提唱された「気候・健康・再生資源・海洋汚染・越境汚染」に関する対策のため、インターネットを駆使して地球環境監視を行うシステムのことである。UNEPには、同列にIRPTC（国際有害化学物質登録制度）とINFOTERRA（国際環境情報源照会制度）が設置され、GEMSはそれらと連携しながら、上のストックホルム会議の対策を行うために、監視活動を続けている。GEMSは、サブシステムに30以上の「食糧・気候・教育・文化」に関わるFAO（国連食糧農業機関）・WMO（世界気象機関）・ユネスコなどの監視事業を編成・企画している。
【展望】究明に高度な解析・科学技術（宇宙航空学・遺伝子工学等）を要する地球環境の危機的状況に関わる情報を、地球市民や環境NGOに伝達するばかりでなく、今後、インターネット等を駆使してGEMSの一翼を担い参画義務を果たすことも重要になる。　　　　　　　　　　　　［齋藤實男］
【関連項目】国連人間環境会議、ユネスコ

GIFT　gamete intrafallopian tube transfer（英）

【定義】IVF-ETと同様の手法により採取された配偶子（卵と精子）を、卵管腔内に同時に移植する生殖補助医療法。移植は、通常は腹腔鏡下手術または開腹術により、卵管采（卵管の腹腔側の開口部）よりカテーテルを挿入して施行される。経腟的に施行される場合もあるが技術的に難しい。両側卵管閉塞例や受精障害が疑われる症例には無効であり適用できない。訳名は配偶子卵管内移植法。
【倫理上の問題】他の治療法で妊娠可能な症例に安易に本法が施行されること。具体的には以下のような問題がある。（1）高額な費用と大きな母体侵襲：手術的操作が加わるため、IVF-ETに比し母体侵襲はより大きく費用はさらに高額となる。保険診療制度は適用されない。ただし卵管腔内で受精させるため発生学的にはより自然に近く、妊娠率は若干良い傾向がある。1998（平成10）年度成績は、治療周期総数376、妊娠数113、採卵周期当たり妊娠率29.9％であった。しかし近年は施行施設の減少のためかその成績は低下傾向にあり、2006（平成18）年度はIVF-ETの成績を大きく下回っている。2006年度成績は、治療周期総数39、妊娠数3、採卵周期当たり妊娠率7.7％であった。（2）手術操作による医原的合併症惹起の可能性。（1）（2）以外の問題点は「体外受精・胚移植（IVF-ET）」の項参照。　　　　　　　　　［朝比奈俊彦］
【参考文献】「平成19年度倫理委員会　登録・調査小委員会報告（2006年分の体外受精・胚移植等の臨床実施成績および2008年3月における登録施設名）」（『日本産科婦人科学会雑誌』60巻6号、2008）。
【関連項目】体外受精・胚移植（IVF-ET）、不妊治療、卵子、精子

GLP　good laboratory practice（英）

【定義】優良試験所基準または医薬品の安全性試験に関する基準等。医薬品、化学物質等の安全性評価試験の信頼性を確保するために、試験所における管理、試験実施、報告などに関する基準を定めたもの。医薬

品の場合は、非臨床試験の動物における安全性試験データの質の信頼性を確保するため、動物実験などの作業の標準化、記録、監査体制、機械、施設などを規定している。
【歴史的経緯】GLP規則が初めに公布されたのは1976年、アメリカで1970年代中頃に大手製薬企業から2つの新薬の承認申請の際にデータの不一致や不適切な実験操作が行われていたことが明らかとなり、アメリカ食品医薬品局（FDA）による製薬会社研究所の緊急査察が行われ、同様の問題が見つかったことに端を発している。1981年には経済協力開発機構（OECD）が独自のGLPを発表し、加盟各国にこの原則に基づくGLPの導入を勧めた。わが国においては、医薬品、農薬、労働安全衛生法および化学物質審査規制法の新規化学物質などの試験でGLPが導入されている。医薬品においては1982（昭和57）年に行政通知として示されたが、1997（平成9）年3月26日、「GLP」として省令化され4月1日から施行された。医薬品の有効性・安全性評価のために、動物実験段階でのデータの信頼性を高めるために定められた基準となる。医薬品の承認申請の場合、この基準に適合しているかの調査（GLP調査）を国からの委託により独立行政法人医薬品医療機器総合機構（医薬品機構）が実施している。
【倫理上の問題】医薬品医療機器総合機構は、2001（平成13）年に閣議決定された特殊法人等整理合理化計画を受けて、国立医薬品食品衛生研究所医薬品医療機器審査センターと、医薬品副作用被害救済・研究振興調査機構および財団法人医療機器センターの一部の業務を統合し、独立行政法人医薬品医療機器総合機構法に基づいて2004（平成16）年4月1日に設立された。この時、法人化に伴い医薬品等の審査・安全監視体制について人的・資金的に製薬企業から完全に独立できるのか疑問視する意見が

あった。　　　　　　［足立伊佐雄・小野敦央］
【関連項目】医薬品、FDA、臨床試験、動物実験

GMP ➡ 医薬品等の製造管理及び品質管理原則

GPMSP　Good Post-marketing Surveillance Practice（英）

【定義】医薬品の市販後調査に関する基準。承認後の医薬品に関して、治験では把握されなかった副作用や効果について情報収集および整理、監視調査のための実施基準。
【歴史的経緯等】医薬品の市販後調査にあたり、その適正な実施と資料の信頼性確保を目的として製薬企業の体制・実施規範が定められ、1991（平成3）年6月に行政通知、1993（平成5）年4月より適用。1997（平成9）年3月には省令化され4月より施行された。市販後調査は使用成績調査、特別調査、市販後臨床試験および副作用・感染症調査から成る。
【その後の展開】2004（平成16）年12月に薬事法の大幅な改正について通知があり、2005（平成17）年4月に施行された。それに伴い「市販後調査」は「製造販売後調査」となり「GPMSP」は「GPSP：Good Post-marketing Study Practice＝医薬品の製造販売後の調査及び試験の実施に関する基準」と「GVP：Good Vigilance Practice＝医薬品等の製造販売後安全管理基準」に分離された。製造販売後調査は使用成績調査、特定使用成績調査および製造販売後臨床試験から成る。またGVPにより医薬品製造販売業者は医療機関等からの自発報告、文献・学会報告から副作用や感染症に関する情報等の安全管理情報を収集、評価検討の上、必要な安全確保措置を講ずること等が義務づけられている。［足立伊佐雄・小野敦央］
【関連項目】医薬品、治験、薬事法

▌**GPP**　Good Pharmacy Practice（英）

【定義】 薬局業務規範。1993（平成5）年、東京で開催された国際薬剤師・薬学連合（FIP）で採択された。それぞれの薬剤師組織がその国の政府と協力し基準を作成、適正かつ経済的な処方および適切な医薬品の使用に貢献し、医師と治療に対するパートナーシップをつくること、また健康増進から予防に至るまでを業務とすること等を強調している。

【歴史的経緯等】 1989（平成元）年以降、医療供給体制の再編の一環として、医薬分業の推進に関する経済誘導等の政策が次々と導入された。厚生省（当時）は1992（平成4）年の医療法改訂の中で、薬剤師を医療の担い手として位置づけ、1993（平成5）年4月には「薬局業務運営ガイドライン」を発表し、薬局の地域貢献等や服薬指導、薬歴管理、処方箋への疑義紹介、医薬品情報の収集・活用の必要性を強調している。同年8月にWHOは「第2回ヘルスケアシステムにおける薬剤師の役割に関する会合」（東京）を開催し、薬剤師活動はファーマシューティカルケアに焦点を当て、物質中心から、患者等を志向した業務への転換と医師・薬剤師・看護師等「チーム医療」の必要性等が確認された。またこれを受けて同年9月、国際薬剤師・薬学連合（東京）はGPP（薬局業務規範）を採択した。

【倫理上の問題】 FIP宣言によるこのGPPも、欧州の「薬局業務規範」も、要件として患者の福祉を第一としているのに対し、わが国のガイドラインは「医薬品の適正使用」が前面にあり、抽象的に地域医療、保健、福祉に貢献するという表現にとどまっている。また、わが国の医薬分業推進の影には最終的に公費医療費および薬剤費削減の目的があるため、患者の利益が必ずしも優先されていない場合がある。

　　　　　　［足立伊佐雄・小野敦央］

【関連項目】 薬局、国際薬剤師・薬学連合（FIP）、医薬品、薬剤師、ファーマシューティカルケア、チーム医療、ガイドライン、公費負担医療

H h

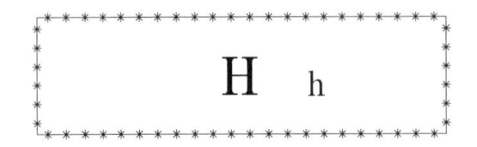

▌**HEC** Hospital Ethics Committee（英）
【定義】病院などの現場で生じる様々な倫理的諸問題を検討する委員会。邦訳は「病院内倫理委員会」など。病院に限定せず広くInstitutional Ethics Committees（IECs）とも呼ばれる。
【役割と活動】IECsの役割は、（1）患者ケアの倫理的側面について病院スタッフなどに対する教育の機会の提供、（2）病院の方針作成（たとえば終末期患者の治療停止についてのガイドラインなど）、（3）症例の倫理コンサルテーション（倫理的に判断が困難な症例について相談・助言を行う活動）などが挙げられる。委員構成は様々であるが、概ねREC（Research Ethics Committee）と同様に学際的という点で類似している。
【歴史的経緯・倫理上の問題】アメリカにおける発展の経緯は以下の通りである。1976年のカレン＝クインラン事件で、ニュージャージー州最高裁判所が、生命維持装置を外す際にその症例の予後を確認するための委員会の設置を病院に勧めた。続いて1982年のベビードゥの事例で、障害を持つ新生児の治療差し控えや中止について検討する新生児医療審査委員会（Infant Care Review Committee）の設置が提言された。これが現在でいうIECsの原型である。そして1983年、大統領委員会が、倫理的問題が生じたケースの審査と問題解決のためにHECを病院に設置することを提言した。1982年には約1％の病院にしか設置されていなかったが、1987年には約60％にまで増加したという。設置の場が病院であるため、HECという名称が定着した。1990年代、ナーシングホームやホスピスなど、病院以外の組織にまで設置の動きが広まった。HECの活動、とくに症例コンサルテーションのあり方などについては、様々な議論がある。
【展望】IECsの役割を明確化すること、様々なIECsのあり方の長所・短所を評価することが課題である。アメリカではまだ社会的な実験段階であるとの認識であるが、何らかの形で議論の場を提供している点は評価できるとも考えられている。［赤林朗］
【参考文献】C.J.Dougherty, 'Institutional Ethics Committee'（W.T. Reich ed., "Encyclopedia of Bioethics," revised ed., Simon & Schuster Macmillan, 1995）.
【関連項目】GCP、臨床試験、アメリカ大統領委員会

▌**HIV** ➡ エイズ

▌**HLA組織タイプ** ➡ 拒絶反応

I i

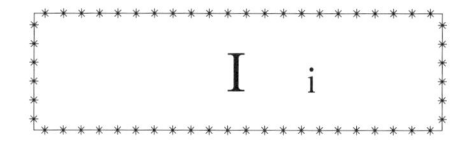

ICカード ➡ 電子カルテ

ICD-10 ➡ 国際疾病分類第10版

ICU intensive care unit（英）
【定義】集中治療室の略語で、診療科を問わず重篤疾患や大手術後の全身管理を集中的に行って治療効果を高め、救命率を上げるために設けられた特別な治療室のこと。通常は重篤な救急患者や大手術後の患者の全身管理を行い、一般病棟に戻すまで短期間収容する。強化治療室とも呼ばれている。ICUで医学的にとくに問題となるのは、緊迫した状況下で譫妄、不安、不穏状態等の拘禁反応が出現する可能性のあることで、これを「ICU症候群」と呼ぶ。これを予防するために手厚い精神的ケアも要求される。
【倫理上の問題】ICUに収容される患者には意識の喪失例が多い。したがって、治療の開始・続行および停止のために、倫理上不可欠な手続きである本人の意思確認が困難な場合が多い。とくに治療の停止をめぐっては、複雑かつ重大な問題を提起する場合がある。あらかじめ本人の意思を示しておくリビングウィル等の所在が明らかなケースでは問題は生じないが、その他の場合には関係者が判断に迷う場合も少なくない。このような場合の意思決定のあり方について議論を詰めておくことが肝要である。さらに、医療機器に囲まれるICUにおいて、患者の人格の尊厳が毀損されることのないよう注意が必要である。　　　　　［澤田愛子］
【参考文献】太田富雄他編『脳神経外科学』改訂7版（金芳堂、1996）。
【関連項目】意識レベル、遷延性意識障害、植物状態、脳死、リビングウィル

IRB Institutional Review Board（英）
【定義】アメリカにおいて医学研究（とくにヒトを対象とした研究の倫理的側面）の審査を行う委員会の総称。邦訳は「施設内審査委員会」など。世界中の他の国ではREC（Research Ethics Committee）と呼ばれることが多い。
【目的・役割】REC設置の目的は、当該施設で行われる主にヒトを対象とした研究において、重要な倫理的基準（被験者の権利と福祉を保証することなど）が遵守されるようにすることである。そのために研究計画を審査し助言を行い、承認を与えるという役割を担う。RECの委員構成は、生物・医学研究者のみでなく、最低1名の生物・医学以外の専門委員（法律家、倫理学者など）を加えること、施設に属さない委員を加えること、性別の偏りのないこと、などが求められている。
【歴史的経緯】歴史的には、国際的規定のヘルシンキ宣言において1975年、東京改訂で「委員会による審査」の必要性が盛り込まれた。アメリカにおいては1974年の国家研究規制法（National Research Act）でIRBという名称がつき、法的に研究施設に設置が義務づけられた。しかし、アメリカ国内の各地域における委員会の名称や連邦の規制に対する解釈は様々である。
【倫理上の問題・展望】RECに対する批判として、初期に科学者側からは「進歩を妨げる」「行動学や社会医学系の研究に審査は必要ない」との意見が多かったという。一方、RECは予想される利益を高く評価しすぎ、研究認可の方向性に偏っているという批判もある。また、REC活動の評価は難しいことも事実で、審査が不適切な研究を防いだという客観的な証拠はほとんどない、という批判がある。実際、研究計画

の拒否率は１％以下との報告もあるが、拒否率自体はRECの質を評価するよい指標ではない、とする反論もある。しかし、RECが存在するゆえに研究者がより注意深くなり有効性はある、との意見もある。さらに研究が望まれる点である。　［赤林朗］

【参考文献】R.J.Levine, 'Research Ethics Committee' (W.T.Reich ed., "Encyclopedia of Bio-ethics," revised ed., Simon & Schuster Macmillan, 1995).

【関連項目】REB、HEC、ヘルシンキ宣言

IT産業
information technology industry（英）

【定義】ITとは情報テクノロジー（information technology）のことであり、IT産業とはコンピューターメーカーや通信事業者、ソフトウェアメーカー、システム関連企業など、情報・通信技術に関連する産業の総称である。具体的にはコンピューターやその周辺機器の製造・販売、ソフトウェアの開発・販売、ネットワーク構築、通信サービス、企業の情報システムの構築など、広い分野を含んでいる。

【倫理上の問題】医療および医学研究の現場でもIT化が進みつつある。臨床の現場では、電子機器やパソコンの普及とインターネットの発達に伴い、電子カルテをはじめとした医療情報の電子化が進み、またPET（ポジトロンCT）のような新しい診断技術も導入されつつある。放射線治療をはじめ、IT機器が不可欠な領域もある。また医療施設と家庭をテレビ電話で結ぶことによる在宅医療、地方の診療所と専門医のいる専門病院を結ぶ遠隔医療の試みも始まっている。さらに医学・薬学研究の現場では、ゲノム解析に伴うバイオインフォマティクスが広がっているが、医薬品の分子設計、がん遺伝子の解析等のためにも新しい情報テクノロジーが用いられつつある。このような状況は、IT産業と医療あるいは医学研究が既に不可分のものとなっていることを示している。病院や大学の医学部にコンピューターやシステムを納入し、医療機器や遺伝子解析機器を製作し販売しているのもIT関連企業である。だがこのような状況の中で、電子化された医療情報の保護、プログラムのミスによる医療事故等の倫理問題も生じつつある。

【展望】ヒトゲノム解析研究の際には、国際研究組織であるHUGOよりも先にベンチャー企業のセレラ社が先んじてゲノム解析を終了させようとしたこともあった。多くのIT関連企業が医療および医学・薬学研究に参入しつつあり、今後は生命倫理・医療倫理に関する様々な問題の中で、IT産業が重要なアクターの一つとなる。逆にIT産業が個人医療情報の保護等の倫理上の問題に対応せざるを得ない場面も出てきている。　［蔵田伸雄］

【参考文献】田中博『電子カルテとIT医療』（エム・イー振興協会、2001）。K.デイヴィーズ『ゲノムを支配する者は誰か』（中村桂子監修、中村友子訳、日本経済新聞社、2001）。

【関連項目】電子カルテ、在宅医療、遠隔医療、医薬品

IVF-ET ➡ 体外受精・胚移植（IVF-ET）

IWE
Institut für Wissenschaft und Ethik（独）

【定義】IWE（科学倫理研究所）は1993年に、ボン大学、エッセン大学、チューリッヒ研究センター（FZJ）、そしてドイツ航空・宇宙飛行センター（DLR）の主導によって設立された。その目的は、医学、科学、技術の分野の人間活動において生じる新しい可能性を促進するために、医学、科学、技術の発展についての倫理的考察を行うことである。

【概要と機能】このような目的を達成する

ために、学際的な研究によって、科学者集団および一般社会の中で倫理的判断決定を行うことを主要な仕事としている。とくに、生物医学倫理（バイオメディカルエシックス）と科学技術倫理の分野に力を入れており、研究プロジェクト、専門家の意見の収集、若い研究者の養成を進めている。研究成果は各研究者の出版物や『科学倫理年鑑』で公表されている。また、専門家の会議や一般社会人向けの講演会などを開催し、科学の発展における倫理問題についての学際的な議論を活発化させようと努力している。　　　　　　　　　　［大林雅之］

【関連項目】生命倫理

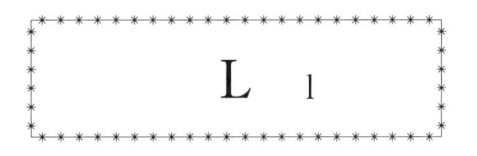

L l

|| LSD ➡ 幻覚剤

M m

MR medical representatives（英）

【定義】製薬企業の医療情報担当者。医薬品の適正な使用や普及を目的として、医療従事者に医薬品の有効性や安全性に関する情報を提供したり、副作用情報の収集などを行う。

【役割】医薬品は、効果と有害事象の両方を有している。医薬品の効果が最大に得られ、有害事象を極力少なくするためには、適正に使用することが求められる。このため、医薬品を使用する医師や薬剤師などの医療従事者は、効果や作用機序、用量・用法、副作用と対処方法、使用上の注意などについて、正確で十分な情報を把握している必要がある。医薬品には添付文書が添えられているが、その情報は定式化されたものであり、情報の更新にも時間がかかる。このため、きめ細かな情報をより早く医療従事者に伝えたり、医療従事者の質問に答える人が必要となり、この役割を担うのがMRである。また、2005（平成17）年に医薬品の製造販売後の調査及び試験の実施の基準に関する省令（GPSP）ならびに医薬品、医薬部外品、化粧品及び医療機器の製造販売後安全管理の基準に関する省令（GVP）が薬事法で規定され、製薬企業は自社の医薬品の有効性や安全性に関する情報を収集することが求められるようになった。医薬品の有害事象については、限られた人数や状況で行われる市販前の臨床試験だけでは完全に把握することは難しく、重篤で発現頻度が低い副作用など、市販後に広く使用されて初めて分かるものも多い。したがって、市販後の医薬品の使用状況や有害事象に関する情報を的確に収集するのもMRの重要な役割である。MRは営業担当者と異なり、価格交渉などの営業活動は行わない。医薬品に関する情報を扱うため、医学や薬学の基礎知識が必要であり、教育研修制度を有している企業も多い。また、財団法人医薬情報担当者教育センターによってMR認定制度が設立されている。

［佐藤恵子］

【関連項目】GPMSP

MRI magnetic resonance imaging（英）

【定義】MRIとはmagnetic resonance imagingの頭文字をとったもので、大きな磁石と電波（FMラジオとほぼ同じ）を使って人体の断層像を撮影する磁気共鳴診断装置のことである。大きな磁石のN極とS極の間に人間を寝かせた状態で特定の周波数（振動数）を持った電磁波を照射すると、人間の体を構成している多数の元素のうち特定の元素だけが共鳴して信号を発生する。MRIは、この信号を集めて人体の断面を画像としたものである。電磁波の周波数を変えることによって様々な元素からの信号を得ることができるが、診断として利用しているのは主に水素の信号である。

　CTに比べて、放射線被曝の害がない、3次元方向の断層像を得ることができる、非侵襲的な血流測定ができるなどの利点がある。一方、検査時間がCTに比べ長く救急医療への利用がし難い、体内に金属を持っている人の検査ができない（ペースメーカー装着者の検査ができない）などの欠点がある。CTと異なり、MRIはその撮影において骨の影響を受けないため、頭蓋骨や背骨（せきつい）など骨に囲まれた部位の検査に適している。骨や空気の影響をまったく受けずに撮影できるので、X線、CTや超音波診断装置で発見し難かった病変の発見に極めて有用である。また、神経を画像として映し出すことができるのはMRIだ

けである。医療現場では、大きな外傷や出血性疾患の診断にはCTを、脳梗塞や脳腫瘍の診断にはMRIを行うことが多く、また頸椎や腰椎、膝などの整形外科的疾患の診断にも簡便かつ詳細な生体検査が可能であるという点でMRIは勝っている。

　CTとMRIの長所・短所をまとめて示す。CT：『長所』——検査測定時間が短い。形態学的検査に優れる。救命救急に対応できる。『短所』——X線による被曝がある。機能検査ができない。断層する方向に制限がある。骨、金属からのアーチファクト（偽像）がある。MRI：『長所』——放射線被曝などの害がない。3次元方向の自由な断層像が得ることができる。病変の質的な判断がほぼ可能である。骨からのアーチファクトがない。血流測定など流れの情報を非侵襲的に得ることができる。『短所』——検査測定時間がやや長い。ペースメーカー装着者の検査ができない。体内に金属を持っている人は検査ができない場合がある。体動がアーチファクトの原因となる（小児は鎮静処置が必要となる場合がある）。金属がアーチファクトの原因となる。

【倫理上の問題】先行して開発されたCTと異なり、MRIは検査に伴う放射線被曝がないため健康被害への配慮なく検査できることが特長である。反面、頻用されやすく、検査適応が拡大される傾向にある。そのため、MRI検査を必要とする患者が適切な時期に検査を受けることができなくなる可能性があり、医療経済的側面ばかりでなく、医療資源の公正配分という点でも問題視されている。　　　　　　　　　　［原敬］

【関連項目】CT

MRSA ➡ 院内感染

MSW ➡ ソーシャルワーカー

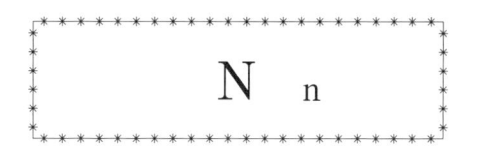

N n

NGO
Non-Governmental Organization（英）

【定義】non-governmental organizationの略称。地域、国家あるいは国際レベルで組織される非営利の市民ボランティア団体を指す。「非政府機関」「民間団体」と訳される。

【語源・歴史的経緯】NGOという語は国際連合憲章（1945年）第71条に、国連の一組織である「経済社会理事会（The Economic and Social Council）は、その権限内にある事項に関係のある民間団体（non-governmental organizations）と協議するために、適当なとりきめを行うことができる」と記述されて流布した。この条文は国連とNGOとの関係を定義したに過ぎないが、このことをきっかけに、NGOは国連と関係して国際的な活動を行う団体を指すのが一般的になった。NGOの基本的な性格は「非政府性」「非営利性」「ボランタリズム（自発性）」である。2005年現在、国連広報局（the Department of Public Information）と提携関係にあるNGOは1500以上あり、これらには、ある特定の課題（人権、環境、保健など）の解決のために活動する団体もあれば、政府に提案もしくはその監視等を行うことで国際情勢をも変動させる大規模な団体もある。またNGOとNPO（Non-Profitable Organization）との違いについては様々な解釈があるが、日本では国際的に活動するものをNGO、国内での活動をするものをNPOと呼ぶことが多い。

【展望】日本のNGOは400から500あるが、運営が困難な団体も多く、財源の1割弱を国や企業の助成金に依存している。また、

NGOを標榜する諸団体にはその概念にそぐわない団体もある。国際社会に貢献しようとするわれわれは日本のNGOの窮状を理解した上でより積極的に支援する必要がある。　　　　　　　　　　　　［米沢一孝］

【参考文献】NGO活動推進センター他編『国際協力NGO活動に携わる人材の能力開発および待遇・福利厚生に関する実態調査報告書』（国際協力NGOセンター、2001）。『国際協力NGOディレクトリー〈2004〉国際協力に携わる日本の市民組織要覧』（国際協力NGOセンター、2004）。
【関連項目】ボランティア、慈善事業、社会事業、エコロジー

NIH ➡ アメリカ国立衛生研究所

NOx　Nitrogen Oxide（英）

【定義】窒素（N）と酸素（O_2）が結びついて発生する窒素酸化物。一酸化窒素（NO）、二酸化窒素（NO_2）、亜酸化窒素（一酸化二窒素）（N_2O）、三酸化二窒素（N_2O_3）、四酸化二窒素（N_2O_4）、五酸化二窒素（N_2O_5）などを総称してNOx（ノックス）という。

【環境への影響】大気は約80％の窒素と20％の酸素から成っており、自然界において、窒素酸化物は雷や土壌中の微生物が生産している。化学物質を燃焼させると、一酸化窒素や二酸化窒素などのNOxが発生するが、(1) 高音で燃焼することで、大気中の窒素（N_2）が酸素（O_2）と結合してNOxになるサーマルNOx（thermal NOx）と、(2) 石炭や石油などの燃料（fuel）に含まれる窒素化合物の一部が燃焼中に酸化されて一酸化窒素となるフューエルNOx（fuel NOx）の場合がある。何らかの形で燃料を燃焼させると必ずNOxが発生し、窒素化合物の含有量が多いほど、また燃焼温度が高いほど多量に発生する。工場のボイラーや自動車エンジンから排出される窒素酸化物の大半は一酸化窒素である。一酸化窒素が大気環境の中に放出されると、紫外線によって酸素やオゾンと反応して強い毒性を持つ二酸化窒素に変化する。二酸化窒素は中性で肺から吸収されやすく、強い酸化作用によって細胞を傷害し、粘膜の刺激・喘息の悪化・気管支炎・肺水腫の原因となる。大気中には一酸化窒素と二酸化窒素が共存しており、これらはガソリンやシンナーに含まれる炭化水素（HC）とともに紫外線によって光化学オキシダント（Ox）に変成し、光化学スモッグの原因物質となる。また、硫黄酸化物とともに大気中で化学変化を起こし、硫酸や硝酸に変化し、硫酸雲や硝酸雲となって酸性雨を引き起こす。また亜酸化窒素は、二酸化炭素・メタン・フロンと並ぶ温室効果ガスの一つであり、その温室効果の強さは二酸化炭素の280倍であり、成層圏での太陽光によってのみしか破壊されないので、約120年間も残存するといわれている。NOxが代表的大気汚染物質といわれるゆえんである。

【歴史的経緯】産業革命以降、快適な文化生活や高度な生産活動によって化石燃料の大量消費が生じ、排気ガスや有害排出物資が自然の回復能力を超えて多量に放出され続けている。1910年代には自動車の大衆化が始まり、大量生産・大量消費・大量廃棄型の社会経済システムが産み出された。わが国では1960年代、高度経済成長の幕が開け、急速なモータリゼーション化が進み、交通容量が大幅に拡大した。それに伴い、大気汚染が深刻化した。1961（昭和36）年、四日市で喘息患者が多数発生し、1970年代から光化学スモッグ被害が発生した。日本では1973（昭和48）年に静岡で酸性雨が確認された。現在、NO_2は環境基本法（1993〈平成5〉年）に基づき環境基準（目標値）が定められている。NOxについては、国と都道府県による排出基準が設けられ、発生施設ごとの排出規制では環境基準が確保

されない場合は、「自動車NOx・PM法」（2002〈平成14〉年）によって特定地域での総量規制がなされている。

【倫理上の問題】生活者自身が化石燃料の使用による利益の享受者である限り、被害者であると同時に加害者でもある。したがって、公害を産み出し続ける社会・経済システムを根本から問いただすと同時に、自らの生活様式のあり方の見直しが迫られている。また地球環境全体の問題であるので、先進国と開発途上国の間の経済格差に基づく「開発か、環境か」という議論や成長の限界と資源の分配などの問題をめぐって、近代社会の自由競争と平等の原理の再検討が迫られている。

【展望】大気汚染被害に対しては、不法行為による過失責任を問うことは、汚染源特定や因果関係立証の困難なことから、国内法では健康被害に関して過失証明は不要とされている。地球環境についても不法行為による責任の究明は困難であり、また実質的な温暖化対策ですら、国際合意は京都議定書発効（2005年）でようやく端緒についたばかりでしかない。　　　　［篠原隆］

【参考文献】岡本真一・市川陽一編『環境学概論』（産業図書、2005）。吉村忠与志・戸島貴代志『技術者倫理入門　地球に生きる技術者になるために』（谷垣昌敬監修、オーム社、2003）。日引聡・有村俊秀『入門環境経済学　環境問題解決へのアプローチ』（中公新書、2002）。

【関連項目】環境基本法、酸性雨、大気汚染防止法、地球温暖化

NPO　Non-Profit Organization（英）

【定義】民間によって自主管理され、利益配分をすることなく、独自のミッション（使命）達成のために機能している非営利団体。狭義には、特定非営利活動促進法によって法人格を得た特定非営利活動法人（NPO法人）を指す。広義には、協同組合・経済団体・労働組合・町内会・医療法人・宗教法人・学校法人・財団法人・市民活動団体・ボランティア団体などをも含む。なお、NGO（非政府組織＝non-governmental organization）は、政府・行政による活動でない組織であることを強調した呼び方であり、国際活動をするNPOのことをNGOと呼ぶことが多い。

【社会上の問題】欧米では、NPOは行政・営利企業と並ぶ三大セクターの一つとして社会に定着している。日本では、1995（平成7）年の阪神・淡路大震災の時に多くのボランティア団体が援助・活躍したのを契機に、NPOの存在意義が広く知られるようになった。そして市民活動団体やボランティア団体等の法人格の必要性が叫ばれるようになり、1998（平成10）年に特定非営利活動促進法が制定され、法人格を得ることができるようになった。近年、社会起業家の概念が普及してきており、NPOに対してはコミュニティビジネスの主体としての期待も高い。また、国や地方自治体の財政逼迫等から全国的に行政とNPOとの協働が求められている。しかし、NPOは市場競争に晒されていない場合が多く、組織の非効率が発生する恐れがある。逆に、事業の拡大に伴って他のNPOや企業との競合が起こる場合もあるが、市場競争の中にあっても当初の理念を忘れてはならない。

【展望】現在、超高齢社会の到来によって介護需要が増大している。また価値観の多様化により、政府による画一的サービスでは公共的ニーズには対応しきれなくなってきている。このような中で、NPOの提供するサービスに対する需要は拡大してきており、今後NPOの重要性はさらに増してくるものと考えられる。　　［伊藤潔志］

【参考文献】山内直人『NPO入門』第2版（日経文庫、2004）。島田恒『NPOという生き方』（PHP新書、2005）。

【関連項目】ボランティア、NGO

O

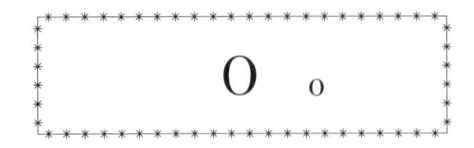

ODA
Official Development Assistance（英）

【定義】先進諸国の政府や政府の実施機関により途上国に対して直接的・間接的に供与される経済援助を指す。邦語の正式名称は「政府開発援助」。わが国のODAは「無償資金協力」「有償資金協力」（円借款等）、「技術協力」から成る「2国間ODA」および「国連諸機関・国際金融機関等への出資・拠出金等」の「多国間ODA」から構成される。ODAの援助には、(1)政府または政府の実施機関が供与であること、(2)主たる目的が途上国の経済開発や福祉向上に寄与するものであること、(3)資金供与については供与条件（貸付利率や据置期間、返済期間等）の緩やかさの指標であるグラントエレメントが25％以上で途上国の負担が重くならないこと、の3つの条件が求められる。

【歴史的経緯】わが国のODAは、1954（昭和29）年コロンボ計画（1950年のイギリス連邦外相会議で採択された、旧イギリス植民地を中心とするアジア諸国の経済開発援助スキーム）に加盟したことに始まり、当初は技術協力のほか無償資金協力などアジア諸国への戦後賠償・準賠償の形でスタートした。1958（昭和33）年には円借款による途上国向け融資が開始され、1961（昭和36）年には資金提供協力機関である「海外経済協力基金」が設立された。1968（昭和43）年の食糧援助、翌1969（昭和44）年には賠償ではない無償資金協力が開始されるなど、1960年代末頃には援助手段の多様化も進んだ。続いて1973（昭和48）年に外務省はODA実施の強化策として「経済協力基本五原則」を掲げ、翌1974（昭和49）年には統一的な技術協力実施機関である「国際協力事業団（JICA）」が設立されるなど、今日に至るODAの援助体制がほぼ整備された。1977（昭和52）年には当時の福田内閣により「ODA五年倍増計画」が発表され、翌1978（昭和53）年のボンサミットで公約された「ODA第一次中期目標」以降、累次の中期目標により今日までODAの量的・質的拡充が図られてきたという経緯がある。わが国は、おおよそ半世紀の間に総額にして2200億ドルを超えるODAを世界185カ国・地域に供与してきた。最近のODA実績を見ても、1990年から2000年まで連続して世界第1位の供与水準を維持、2005（平成17）年現在なおアメリカに次ぐ供与国となっている。

【諸分野との関連】戦後賠償としてスタートしたわが国のODAは、一方で、日本製品やプラントの輸出振興を通じてわが国の戦後復興に大きな役割を果たした。批判はあるにせよ、ODAには、単なる人道的考慮や国際的責務のみではなく国益確保という側面がある。確かに、わが国がODAに巨費を投じている背景には、経済大国としての道義的責任に加え、各国からの高い経済力に見合う国際貢献への期待がある。しかし一方では、1980年代以降とりわけ日米間での巨額の貿易黒字が政治問題化する中で、ODAがその還流策の一環として位置づけられたこと、平和憲法の下、軍事面での貢献が制約される中でODAが主要な援助手段となったことなどが大きな要因となっている。加えて、ODAを通じた途上国の政治的安定と経済的発展への貢献は、安全保障の確保とともに「国際貿易の恩恵を享受し、資源・エネルギー、食料等を海外に大きく依存する」わが国の国益と深く結びついていることも見逃してはならない。

【倫理・社会上の問題】わが国のODAは、

無償資金協力による学校・病院等の建設や食糧援助、技術協力による専門家の派遣や研修生の受け入れ、有償資金協力による道路や港湾・発電所建設など経済・社会インフラの整備、さらには国際機関への出資や拠出を通じて途上国の経済発展や福祉の向上に大きく貢献してきたことは確かである。しかし一方では、環境的配慮を欠いた大規模プロジェクトへの開発援助によって深刻な環境破壊を引き起こした事例や、開発に伴う強制移住により難民化した先住民がますます貧困に追い込まれた事例、さらにはODAが途上国政府の政治的腐敗とあいまって一部特権階級層の利益となり援助の公平性が確保されていない等の問題点も指摘されている。わが国のODAをめぐっては、こうしたマイナス面への批判に加えて、長期的な国内経済の低迷に伴う財政状況の悪化、主な供与先であるアジア諸国（とりわけ中国）のめざましい経済発展といった国内外の情勢変化を背景に、ODA予算規模の見直しや援助の有効性、透明性、効率性等の確保を求める国民世論が高まっている。

【展望】わが国のODAに対する批判的議論が高まる中、ODAの「戦略性、機動性、透明性、効率性」を高め、「幅広い国民参加を促進し」、「内外の理解を深める」ため2003（平成15）年8月、「ODA大綱」が1992（平成4）年6月の閣議決定以来11年ぶりに改定された。「新ODA大綱」では、「人間の安全保障」や「平和の構築」といった新たな概念も導入され、ODAの目的においては「国際社会の平和と発展に貢献し、わが国の安全と繁栄の確保に資する」という国益の視点が明確に位置づけられた。また、「Ⅲ．援助政策の立案及び実施」の中の「3-（2）適正な手続きの確保」においては、「ODAの実施に当たっては、環境や社会面への影響に十分配慮する手続きをとる」とするなど、ODAによる環境破壊への批判の問題にも配慮が見られる。

［久保田勝広］

【参考文献】外務省編『政府開発援助（ODA）白書2004年版—日本のODA50年の成果と歩み』（国立印刷局、2004）。

【関連項目】開発途上国

ORT ➡ 視能訓練士

OT ➡ 作業療法士

OTA
Office of Technology Assessment（英）

【定義】OTA（技術評価局）は1972年にアメリカ議会の調査・分析部門として設立され、1995年に任務を終えた機関。その基本的な役割は、技術革新に対する立法府の役割に援助を与えることと、技術が人びとの生活に与える影響について考察することにあった。

【概要と機能】技術評価は、科学知識の応用から帰結する、物理的、生物学的、経済的、社会的、そして政治的影響力の調査に向けられていた。OTAは、議会に対して、技術的応用の利益と不利益を含めた、影響の可能性について中立的かつ時機を得た情報を提示する役割を有していた。調査についての要請は、上院議員および下院議員から成る常任委員会委員長、技術評価委員会、OTA管理部、OTA局長によって行われた。技術評価委員会は下院議員6名、上院議員6名、そして投票権のないOTA局長より構成されていた。

OTAは、様々な科学技術について評価を行う使命を持っていたが、設立の時代を反映して、環境、エネルギー、医療などについて報告書を出していた。なかでも、遺伝子研究についての報告書は大きな影響力を持ち、ヒトゲノム計画や遺伝子治療については議論の基礎的資料となる報告書を提

供していた。OTAのような評価システムはアメリカの様々な機関に影響を与えたばかりでなく、世界各国の政府にも影響を与え、多くの国が同様のシステムを導入するようになった。OTAはその所期の目的を果たし、1995年に幕を閉じた。24年間に提出した報告・調査等はおよそ750に上る。

〔大林雅之〕

【関連項目】技術倫理

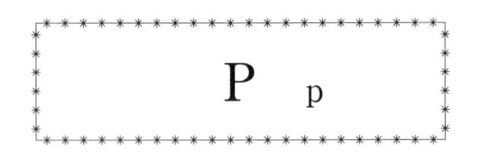

P p

|| P3/P4実験施設 ➡ 組み換えDNA実験

|| PCR法
Polymerase Chain Reaction（英）

【定義・概要】ポリメラーゼ連鎖反応法。試験管内でDNA合成の連鎖反応を起こすことによってDNA断片を短時間で増幅する方法のこと。この方法を用いると、極めて微量のDNA試料から、温度の上下のサイクルを繰り返すだけで目標とする特定のDNA断片を数時間で10万倍以上に増幅することができる。1986年にシータス（Cetus）社によって開発され、開発者の一人のK.マリス（Kary Mullis）は1994年度のノーベル医学生理学賞を受賞している。2本鎖のDNAを加熱して1本ずつばらばらにして分離し、大量のプライマー（短いRNA鎖で、目的とするDNA断片の両末端と同じ塩基配列を持つDNA分子）を加えて該当位置に結合させ、さらにDNAポリメラーゼ（生成酵素）と4種類の塩基を入れると、プライマーが結合した部分を起点としてそれぞれの鎖が合成され、2本鎖が増幅される。このサイクルを繰り返すと、目的とするDNA断片は指数関数的に増幅され、数時間で最初の100万倍にも増幅できる。これによって、人のDNA解析や細菌の検査が可能になる。

【倫理上の問題】PCR法はゲノム解析研究などの医学研究で広く用いられている。また結核菌を対象としたものなど、種々の検査キットも開発されている。また、他に法医学（DNA鑑定）、親子鑑定、食品安全管理、環境衛生検査、動植物検査等の分野で広く用いられつつある。そもそも遺伝子診

断に関する倫理問題の多くは、PCR法が存在しなければ生じなかったといってもよい。またPCR法の開発過程では、バイテク企業が新たな技術の開発において重要な役割を果たしている。　　　　　　　　［蔵田伸雄］

【参考文献】P.ラビノウ『PCRの誕生』（渡辺政隆訳、みすず書房、1998）。

【関連項目】DNA、ゲノム、遺伝子診断、遺伝子指紋、親子鑑定

PL法 ➡ 製造物責任法

PO ➡ 義肢装具士

POS　problem oriented system（英）

【定義】「問題志向型システム」と訳される。一人の人間として患者が抱えている心身上の問題点に焦点を合わせ、それらを解決するにあたって「問題志向型診療記録（POMR）」または「問題志向型看護記録（PONR）」を使用する医療システムのこと。

【内容】POSの実際の流れは、それが依拠する経過記録（問題志向型診断録、問題志向型看護記録）の記載事項からうかがうことができる。記載事項は、次の4項目を柱とする（SOAP形式）。（1）主観的データ（subjective data）：心身の不調・不快・苦痛など、患者本人の訴えに直接基づく情報、（2）客観的データ（objective data）：医師や看護師などの医療従事者が視診・聴診・打診によって得た情報や検査を通じて得た情報、（3）評価・判断（assessment）：主観的データと客観的データに対する分析・解釈や評価・判断、（4）計画（plan）：患者が抱えている問題を解決するために行うべき診断・治療・看護に関する計画。POSは1960年代末にアメリカでウィード（L.Weed）によって提唱された。日本では1970年代の初めに聖路加国際病院が導入し、1980年代からは他病院でも看護記録を中心に普及しつつある。

【意義と問題点】POSの利点は以下の4点にまとめることができる。（1）単一の疾患だけに気を取られがちな従来の医療と違い、合併症を抱えた患者の病気ももれなく把握でき、総合的な視点から治療計画を立てることができる、（2）データ・判断・治療のプロセスが他の医療従事者にも明らかとなるので、チーム医療にも役立つ、（3）診断内容を記録に基づいて検討できるので、医学生や若手医師の教育にも役立つ、（4）記録を患者と共有することで、医療従事者と患者との間のコミュニケーションが促進される。ただし、POSには記載に時間と手間がかかるという難点がある。実際、日本POS医療学会の会員700人余のうち約9割は看護師であり、医師へのPOSの普及率はそれほど高くない。

【展望】利点（4）が現実化するためには、患者へのカルテ（診療記録・看護記録）の開示が一般化しなくてはならない。そしてカルテの開示が実質的な意味を持ち得るためには、患者が理解できないような曖昧な表現は避けるとか、判断できることとできないこととの区別を明示するとか、診療記録・看護記録の書き方そのものにも工夫が必要となるであろう。　　　［鈴木崇大］

【関連項目】カルテ、カルテ開示、情報開示

PPP ➡ 汚染者負担の原則

PSW ➡ ソーシャルワーカー；精神保健福祉士

PT ➡ 理学療法士

PTSD

post traumatic stress disorder（英）

【定義】心的外傷後ストレス障害。日本や諸外国で広く用いられている米国精神医学

会の精神疾患診断マニュアル（DSM-IV）によれば、不安障害の一つとされ、「外傷的事件」の後、（1）フラッシュバックや悪夢といった再体験症状、（2）事件を想起させるような刺激の回避や反応性のマヒ、感情の萎縮、（3）不眠、過度の警戒心、集中困難、驚愕反応など過覚醒症状の3つを中心とした病像を呈するものを指す。

「外傷的事件」の定義は、「（1）実際にまたは危うく死ぬまたは重傷をおうような出来事を、一度または数度、または自分または他人の身体の保全に迫る危険を、患者が体験し、目撃し、または直面した。（2）患者の反応は強い恐怖、無力感または戦慄に関するものである。」となっている。

【歴史的経緯】トラウマについてはフロイト（Sigmund Freud 1856-1939）やジャネ（P.Janet 1859-1947）の時代から、歴史的にも概念の拡大と縮小を繰り返しつつ変遷し、戦争神経症やシェルショック、強姦外傷症候群などが論じられてきた。PTSDはベトナム戦争帰還兵研究をもとにアメリカで一つの疾患単位として認知され、1980年よりDSMの中に記載されるようになった。DSMの診断基準は、戦争や犯罪、災害、性被害など様々なタイプの外傷的事件後の症状に合致するよう最大公約数的なものとしてつくられており、DSMの改訂ごとに基準や定義に変更が加えられている。そのため、PTSDはその歴史的・社会的構築性を指摘されることが多い。しかし、あらゆる診断や疾患概念が歴史的構築物であるともいえるし、構築されたものだから被害者の苦悩がリアルでない、というわけでもない。日本ではPTSDの概念は1995（平成7）年の阪神・淡路大震災や地下鉄サリン事件後、ようやく注目されるようになった。しかしまだまだ理解を得られているとはいい難く、症状に対する周囲の無理解によって被害者がさらなる外傷（再外傷・二次被害）を受ける状況は現在も続いている。

【諸分野との関連】主に精神医学や心理学においてPTSD研究は行われており、近年は脳科学など生物学的な理解が進んでいる。従来の精神分析の理論蓄積や、疾患の文化性をめぐる人類学的分析も重要である。またフェミニズムは性暴力やドメスティックバイオレンス（DV）のもたらす「見えない傷」を明らかにするのに貢献してきた。

【倫理上の問題と展望】PTSDは、明確に原因の事件と精神症状を因果関係として結びつける疾患概念であるため、様々な倫理的・法的議論を呼び起こしやすい。日本においても、PTSDを理由とした賠償請求がなされて因果関係が争われるようになったり、PTSDの存在によって「傷害罪」が成り立つかといった議論がなされている。

精神的被害への経済補償や法的判断のためには、PTSDの診断を満たしているか、また被害体験が「外傷的事件」に該当するかどうかが吟味される。しかし、心的外傷を受けても抑うつ症状、精神病様症状、身体症状などPTSD以外の病像を呈する場合もある。PTSDからアルコールや薬物依存、自傷行為、自殺などにつながることも少なくない。そしてDSMの定義にあてはまる事件以外にも心の傷つく経験は様々にある（「トラウマ」の項参照）。被害体験の主観的な重みをどう捉えるか、また被害の客観的証拠がない場合に「偽記憶症候群」とどう見分けるかなど、困難な点も多い。

また、DVやいじめなど長期にわたる慢性的な外傷体験や、児童虐待など発達過程における外傷体験の場合、対人関係や人格形成にも複雑な影響を与え、原因と結果のきれいな関係を証明できないことの方が多い。境界性人格障害、解離性障害、摂食障害などの診断を下されてきた患者の中に児童虐待の被害経験が多いことも明らかになってきており、「複雑性PTSD」や「発達

性トラウマ障害」という疾患概念が提唱され、今後DSMに盛り込まれる可能性も出てきている。PTSDは心的外傷の唯一の現われ方ではなく、中核的ではあるものの「外傷性精神障害」の一部に過ぎないということを理解しておく必要がある。

［宮地尚子］

【参考文献】J.ハーマン『心的外傷と回復』（中井久夫訳、みすず書房、1996）。宮地尚子『トラウマの医療人類学』（みすず書房、2005）。

【関連項目】精神障害（者）、精神病・神経症、アルコール症、薬物依存、フラッシュバック現象、トラウマ

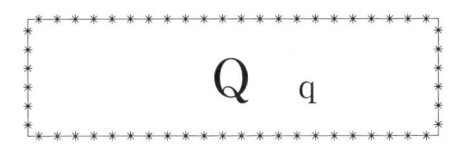

Q q

QOL　quality of life（英）

【定義】語源的には、生命あるいは生活がどのように、どのような質にあるのかを意味する術語。一般的には、「ある生活環境（たとえばあるコミュニティ）がそこで生活する者にどれほどの質の良い・悪い生活を提供し得るか・し得ないかを評価する」際に、また医療の場においては、「医療の対象となる個人について、その生の質を評価する」際に用いられる概念（清水哲郎）。この語は、使用される文脈によって「生命の質」「生活の質」「人生（生きること）の質」などと訳されるが、「クオリティオブライフ」とも表記される。

【倫理上の意義】われわれ人間の存在においては、生物学的なレベルの「生命の質」が、社会的なレベルでの「生活の質」の、さらには人間的実存としての「人生の質」あるいは「生きることの質」の基底をなしている。適切な医療によって人間の生命活動が維持されることはもちろん重要であるが、しかし人間が単に生命体としてどれだけ長く生きているのか、その生命活動の長さという量が重要なのではなく、人間として現在どのような質的なレベルで生きているのか、医療によって今後どのような質の人生が可能となるのか、ということが治療方針の決定に際して問われるようになってきた。良好な「生命の質」は、人間として豊かな「生活の質」を、豊かな「人生の質」を可能にしてくれるからである。

　医療の場においてQOLが問題とされるようになってきたのは、従来行われてきた生命（延命）至上主義の医療に対する患者側からの異議申し立てによってのことであ

R　r

RCT　randomized clinical trials（英）

【定義】複数の治療法をランダム（無作為）に対象者に割りつけ、有効性や安全性などを比較し、治療法の有用性を調べる試験。邦語訳は「ランダム化臨床試験」。

【歴史的経緯】治療法の有効性を調べるために対照をおいて比較した研究は18世紀から見られたが、「ある治療法に効果があるかどうかを調べるには、その治療法を行わなかった時と比較しなければならない」という考え方が出てきたのは19世紀の半ばである。RCTの基礎となったのは、20世紀前半にフィッシャー（R.A.Fisher）が農事試験の方法論として提案した実験計画法である。1947年、イギリス医学研究評議会は肺結核に対するストレプトマイシン（SM）療法と安静療法のRCTを実施してストレプトマイシン療法の有用性を示し、RCTは、臨床研究において科学的な根拠を得るために最も重要な方法として確立された。

【倫理上の問題】病気は、治療以外の要因、たとえば自然経過や患者の心身の状態や環境によっても影響される。したがって、肺結核の患者AにSMが効くかどうかを調べるには、AがSMを使用した場合と、使用しなかった場合を比較する必要がある。しかし、AがSMを一度使用してしまえば「使用しなかった場合」は観察できず、比較は不可能である。このため、背景のよく似た2つのグループを作り、片方のグループにはSMを使用し、もう片方にはSMを使用せずに結果を比較する。平均的に均一な2つのグループを作るために、Aがどちらのグループになるかは、コイン投げのような偶然の要素に基づいて割りつける。こ

る、といえるかもしれない。かつてであれば不可能であった救命や延命が近年、高度に発達してきた先端医療技術によって可能となってきた。これは、確かに現代医学の恩恵というべきものであろう。しかし単に生きてあるというだけでは、QOLのレベルは低いといわなければならない。これに対して、人間としての「生命の質」「生活の質」「人生の質」を考え、つまり「どれだけ人間らしい人生を生きることができるのか」を考え、患者が自分の受けたい治療のあり方を自ら選択するようになってきた。

【倫理上の問題・展望】QOLの評価は、潜在的には従来も医師が治療方針を決定する際に行っていたといってよいであろうが、今日のQOLの思想は1950年代から普及し始めたといわれる。この思想は患者の自己決定権の主張と結びついているといえよう。しかし、そうであれば無意識の患者や認知症の患者は自己のQOLを向上させようとする医療行為にどのような仕方で参加し得るのかという問題、またQOLの観点から、QOLのレベルの低い生命体に対する治療の停止・人工妊娠中絶・出産制限・選択的出産等々をめぐる問題も生じてくる。

［箱石匡行］

【参考文献】清水哲郎『医療現場に臨む哲学』（勁草書房、1997）、同『医療現場に臨む哲学Ⅱ』（勁草書房、2000）。

【関連項目】SOL、自己決定権、尊厳死、延命治療

れを「ランダム割りつけ」という。比較の対照として用いられるのは、証明された治療法か、それが存在しない場合は無治療またはプラセボ使用となる。どの程度の根拠がある治療を「証明された治療」とするかをはじめ、対照群の選択方法には議論が多いが、RCTの必要条件は、「どちらの治療が優れているか分からない状態（equipoise）が成り立っていること」である。したがって、どちらかの治療が優れていると確信している医師や、どちらかの治療法を望んでいる患者は、RCTには参加できない。患者に、医療上の不確実性やランダム割りつけを説明することで医師の信頼が損なわれるとして、あらかじめ治療法を割りつけ、割りつけられた治療法のみを患者に説明するという方法も提案された。しかし、RCTや臨床研究への参加に関する説明をしないことをはじめ問題が多く、通常の試験では用いられない。患者にRCTを説明することは難しいが、RCTの原理や方法を理解し、分かりやすく説明するのは、臨床試験を実施する医師・研究者の責務である。RCTを「くじ引き臨床試験」と表現する場合も見受けられるが、「くじ引き」は「当たりはずれや吉凶を決めるもの」と解釈されるのが一般的であり、「当たりはずれのない選択肢から選ぶ手段」という意味合いはほとんどないため、不適切である。

[佐藤恵子]

【関連項目】臨床試験、研究倫理、人体実験、プラセボ

REB　Research Ethics Board（英）

【定義】英語ではREC（Research Ethics Committee）とも呼ばれるが、人間を対象とする生命科学・医学研究について、事前にその安全性や倫理性について審査する、研究者から独立した委員会を指す。日本語では一般に「倫理委員会」と呼ばれている。

【倫理上の問題】本来「研究の自由」をモットーとしてきた科学研究において、このような「規制」の制度が生まれてきた背景には、研究における「人体実験」についての評価の変化がある。従来、とくに医学研究においては、研究者が被験者・患者の安全を確保できるなら、医学の進歩のために実験を行ってもよいという意識があったことは否定できない。しかし、第二次世界大戦中のナチスの医師らが行った「人体実験」に対するニュールンベルグ裁判の判決を基にした「ニュールンベルグ綱領」（1947年）をはじめとし、世界医師会の「ヘルシンキ宣言」（1964年）などにおいて、被験者への人権の配慮、とくに実験参加への同意の必要性が強調された。また、1950年代からアメリカにおいては、一部の国立研究所で研究の事前審査を求めることが始められていた。このような人体実験に対する倫理的配慮が一般に認められるようになったのは、1975年の世界医師会総会（東京）における「ヘルシンキ宣言東京修正」以降である。「ヘルシンキ宣言」はその後何度か修正されたが、各国の倫理委員会に対する指針としての役割を果たしている。しかしながら、被験者の人権を具体的に保護するものとなっているか、専門家が委員会構成員の多くを占めているのではないか、また、一般の人に比べて危険に対する姿勢が弱いのではないかなどの批判も出されている。

[大林雅之]

【関連項目】倫理委員会、GCP、HEC、臨床試験、人体実験、ニュールンベルグ綱領、ヘルシンキ宣言、世界医師会、患者の権利、インフォームドコンセント、研究倫理

REC　Research Ethics Committee（英）

【定義・概要】人を対象とする研究を倫理的・科学的観点から審査する委員会。科学審査委員会が別にあれば科学面の審査機能

は限定される。邦訳は「研究審査委員会」など。アメリカ連邦法によるIRB（institutional review board）、日本の薬事法上の「治験」（新薬承認申請目的の臨床試験）を審査する「治験審査委員会」（通称IRB）も、広義のRECに含まれるが、RECの呼称はヨーロッパとくにイギリスで使われ、アメリカでは法的位置づけのない呼称として様々に使われる。

【倫理上の問題】ここではヨーロッパのRECに焦点を当てる。RECは日米では施設内に設置される形態が主であるのに対し、ヨーロッパでは施設から独立した運営形態をとる場合が多い。とくに、「EU臨床試験指令」が2001年に発行され、2004年を加盟国の国内法化期限として、多施設臨床試験を一加盟国につき一つの審査で実施できる制度を求めた。指令における呼称はethics committeeであるが、未成年者・同意能力を欠く成人の特別保護を、当該集団に関する専門家の委員会参加、またはその意見聴取を義務づけ、強化した。イギリスでは、LREC（Local Research Ethics Committee＝地域倫理審査委員会）、MREC（Multi-central Research Ethics Committee＝多施設臨床試験審査委員会）など機能に応じ種々の呼称があるが、EU指令に対応して設立されたCOREC（Central Office for Research Ethics Committee）が申請先の委員会の振り分け、ガイダンス発行など中央調整機関として機能している。

［栗原千絵子］

【関連項目】IRB、HEC、REB、GCP、ヘルシンキ宣言、臨床試験、研究倫理

絶薬」。妊娠の継続に必要な黄体ホルモンに拮抗する薬で、妊娠のごく初期（およそ5週以内）にプロスタグランディン（子宮収縮剤）と併用すると、ほぼ100％に近い確率で流産を起こすことができる。国内一般名はミフェプリストン（Mifepristone）、EUではミフェジン（Mifegyne）、アメリカではミフェプレックス（Mifeprex）、中国では息隠（米非司西同片）。

【倫理上の問題】受精の瞬間から受精卵を人と見なす宗教団体などは人工妊娠中絶そのものに反対なので、当然のことながらこの薬の認可・普及に反対の立場をとる。アメリカでは1989年に輸入が禁止されたが、1993年にクリントン政権になってから輸入禁止が解除され、2000年9月に販売が承認された。日本では未認可で、治験開始の見通しもない。しかし最近、個人輸入でこれを使用して出血や感染などの合併症を併発するケースが知られるようになったため、厚労省は2004（平成16）年10月に個人輸入代行業者に対する監視指導の強化を図り、原則として医師の処方に基づくことが地方厚生局で確認できた場合に限って輸入が可能となるよう、個人輸入を制限することとした。女性の体に対する影響という点からは、従来の掻爬（そうは）という方法で中絶するよりも女性の心身に対する負担が少ないという理由でこの薬を支持する意見と、掻爬による中絶よりも薬の副作用の方が危険で不完全な中絶になりやすいという否定的な意見とがある。

［丸本百合子］

【関連項目】避妊、人工妊娠中絶、受精卵

RNA ➡ DNA

RU486

【定義】抗黄体ホルモン剤。1980年代初期にフランスの製薬会社が開発した「飲む中

S s

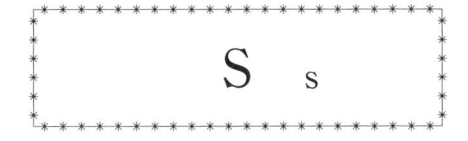

SELF ➡ 自己

SOL　sanctity of life（英）

【定義】生命の神聖性、尊厳性を意味する術語。人間の生命はそれ自体において神聖であり、尊厳あるものとする考え。一般的には、宗教的な立場に基づく生命倫理はこの考えを採り、医療の使命は生命活動の積極的な維持・促進を図ることにあるとされる。

【倫理上の問題】SOLの主張は宗教的な人間観に基づいている。すなわち、人間は神あるいは絶対者によってその似像として創造されたものであり、したがって人間の生命はそれ自体において神聖であり、尊厳性を持つという考えである。このような考えに基づく医療は、しばしば延命至上主義とも解される。しかし、SOL論の立場に立つからといって、患者の病気がもはや回復の見込みがまったくないという場合、医療者は患者の生命の維持を図る「通常の治療」を超えて、積極的な延命に努力すべきだということにはならない。たとえば終末期に入った患者に対しては、過度の出費・苦痛・危険を冒してまでも延命を図るべきだというわけではないとされる。また、SOLの立場とQOLの立場とは相対立するものとも考えられるが、しかし医療の場において具体的な治療方針を考える際には、SOLはQOLとともに満たされるべきものであって、QOLを考慮しつつ医療が行われるというのも、その根底にはSOLの考えがあるからだ、ともいえよう。

【倫理上の問題・展望】人間の生命が尊重されなければならないということは、医療における基本的な倫理原則である。SOL論に立って生命はそれ自体「神聖なもの」「尊厳あるもの」と考えるならば、医療者は基本的に救命・延命を求めていくことになろう。したがって、SOL論は安楽死を否定する論拠となるであろう。というのは、J.マシア（Juan Masiá）によれば、死をもたらす作為あるいは不作為は、神に対する、人格の尊厳に対する、生命に対する、人類に対する不正だからである。しかし死に近づいている患者に対して、その生命が神聖であるからといって、苦痛を与えてまでも死を引き延ばすべきだというわけではないとされる。それというのも、生命の維持のために「通常の手段」以上のものを使用する義務はないからである。一般にいわれるところのSOL論に対しては、重度の先天的な障害を持って生まれてきた新生児に対して、さらには無脳児に対して、どこまで延命治療を行うべきかといった問題も生じてくるであろう。そうした諸問題を検討するためには、SOLにおける「生命」とは何を指していうのか、絶えず問い続ける努力が必要であろう。　　　　　　　　［箱石匡行］

【参考文献】J.マシア『バイオエシックスの話』（南窓社、1983）、同『続　バイオエシックスの話』（南窓社、1985）。

【関連項目】QOL、生命の尊厳、安楽死、延命治療、生命

ST ➡ 言語聴覚士

T t

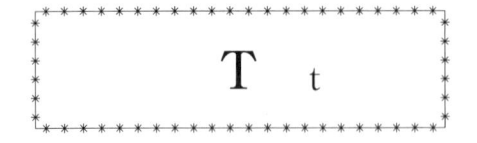

▍T4計画 T4 Plan（英），T4-Aktion（独）
【定義】ナチとその協力者の医師らによって「安楽死」の名の下に遂行された障害者（とりわけ精神障害者および知的障害者）の抹殺計画ないしは作戦のこと。「T4」の名は、作戦の事務局が置かれていたベルリンのTiergartenstrasse（動物園通り）4番地に由来する。
【概要】1939年秋から1941年夏までにおよそ7万人がドイツ国内の6カ所の施設の、主にガス室で殺害された。この作戦でヒトラー（Adolf Hitler 1889-1945）の命令を受け主導権を取ったのは、ヒトラーの主治医のK.ブラント（Karl Brandt）、総統官房長のP.ボウラー（Philipp Bouhler）、およびボウラーの部下のV.ブラック（Viktor Brack）らであった。その後、この秘密作戦は公に知られるところとなり、教会等から激しい抗議を受けるや、政権は1941年8月に一応作戦を中止した。だが、水面下では終戦時まで殺戮が続いた。この後半の時期の「安楽死」を「野生化した安楽死（Wild Euthanasia）」とも呼び、主な殺害手段は薬殺や飢餓殺であった。全期間を通して犠牲者数はおよそ27万人にも達した。
【経緯と倫理上の問題】19世紀末からナチが台頭する1930年代まで、欧米を中心に社会ダーウィニズムが吹き荒れた。しかし、「人命には生きるに値しないものがある」という信念の下に社会的弱者の抹殺を遂行した点で、ナチズムは他に類例を見なかった。本作戦にはナチの医師以外に多数の一般医も関与していたが、その中には当時のドイツ医学会の中枢を占める著名な学者らも含まれていた。ナチはこの作戦で成功を収めた抹殺のノウハウを、後のユダヤ人絶滅作戦にそのまま適用した。なお、収容所等において労働不能となった囚人をガス室等で殺戮した作戦を14f13作戦ともいう。彼らが植えつけた人命の値踏みや選別の思想は戦後、姿を変え科学の衣をまとって一層の広がりを見せ、現在、生命倫理の重要な問題領域となっている。　　［澤田愛子］
【参考文献】H.G.ギャラファー『ナチスドイツと障害者「安楽死」計画』（長瀬修訳、現代書館、1996）。
【関連項目】ナチズム、安楽死、優生学

▍TB ➡ **結核**

U u

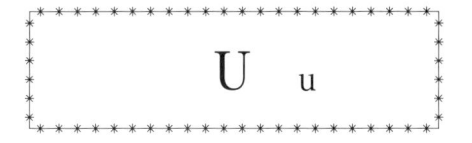

UNEP United Nations Environment Programme（英）

【定義】国連環境計画。国連人間環境会議（1972年）で採択された「人間環境宣言」および「環境国際行動計画」を実施するために、同年の国連総会の決定により1973年に設立された。本部ナイロビの他、6地域に事務所がある（アジア太平洋地域事務所はバンコク）。事務局長は1998年から2006年まで元ドイツ環境大臣のテプファー（Klaus Töpfer）が務め、現在はアヒム＝シュタイナー（A.Steiner）が引き継いでいる。活動方針は国連総会で選出された58カ国（任期4年、2年ごとに半数改選）から成る「管理理事会」によって決定されており、わが国は設立当初より一貫して管理理事国に選出されている。

【概要】環境分野における国際協力の推進、国連の諸機関の環境関連活動の政策の作成、世界の環境の監視や環境関連の科学的知見の入手の推進を目的とする。気候変動（地球温暖化）、オゾン層保護、森林問題、生物多様性の保全、土壌劣化防止と砂漠化対策、有害廃棄物問題、海洋環境保護、水質保全などへの取り組みをしている。その具体的な成果として、オゾン層保護に関する「ウィーン条約」（1985年）や「モントリオール議定書」（1987年）、産業廃棄物の輸出入制限に関する「バーゼル条約」（1989年）、「生物多様性条約」（1992年）などがUNEP主導で採択された。これを受けてわが国でも、1988（昭和63）年には「特定物質の規制等によるオゾン層の保護に関する法律：オゾン層保護法」を成立させるなど（1991〈平成3〉年・1994〈平成6〉年改正）、様々な法制定や改正が行われた。

【倫理上の問題】地球規模の環境問題、地域の環境問題への国際協力、環境保全と貧困削減の調和などに取り組む重要な国連専門機関である。とくに1992年の「環境と開発に関する国際連合会議（地球サミット）」の前後には、環境問題を扱う新たな諸機関設置の原動力となった。その一方で、UNEP自体は業務が肥大化し、その活動範囲や管轄領域が曖昧になるという問題を引き起こしてもいる。予算や権限を拡充すべきとの意見がある。放射能汚染対策の分野では、原子力の民事利用を前提とする国際原子力機関（IAEA）の圧力を受けているのではないかと懸念する人もいる。

【展望・課題】1997年以来、数度にわたって、UNEPの果たすべき役割と権限の再確認や見直し・検討が図られた。なかでも1997年の第19回管理理事会で採択された「UNEPの役割と権限に関するナイロビ宣言」は、環境分野全般の「調整」をUNEPの最重要任務として明記したという点で、高い評価を得ている。とはいえ、国連の下部組織にとどまるUNEPはその体制や機能に根本的な脆弱さを抱え込んでいるため、この点をいかにして改善し、他の諸機関や諸条約との間の調整役としての本領を発揮するかが今後の課題となろう。

〔戸田清・源宣子〕

【参考文献】西井正弘編『地球環境条約―生成・展開と国内実施』（有斐閣、2005）。M.K.トルバ『破壊なき開発―変容する環境概念』（編集部訳、ハイライフ出版、1983）。国連環境計画『地球の化学汚染：その過程と現象 UNEPレポート』（大竹千代子他訳、開成出版、1993）。

【関連項目】環境、環境汚染、地球温暖化、国連人間環境会議、ワシントン条約、ウィーン条約、バーゼル条約、生物多様性条約

W w

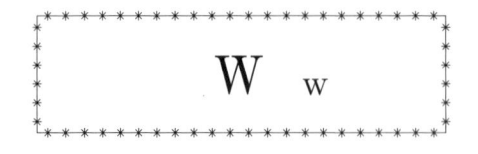

WHO ➡ 世界保健機関（WHO）

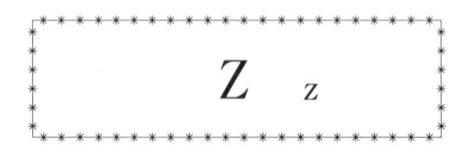

Z z

ZIFT
zygote intrafallopian tube transfer（英）
【定義】IVF-ETの過程において得られた分割前期胚（zygote）を卵管腔内に移植する生殖補助医療法。移植は、通常は腹腔鏡下手術または開腹術により、卵管采（卵管の腹腔側開口部）よりカテーテルを挿入して施行される。経膣的に施行される場合もあるが技術的に難しい。IVF-ETと同様、移植胚数は原則的に3個までとされる。両側卵管閉塞例には適用できない。訳名は分割前期胚卵管内移植法。
【倫理上の問題】他の治療法で妊娠可能な症例に安易に本法が施行されること。以下のような問題点がある。（1）高額の費用と大きな母体侵襲：手術的操作が加わるため、IVF-ETに比し母体侵襲はより大きく費用はさらに高額となる。保険診療制度は適用されない。ただしIVF-ETに比べ発生学的には多少自然に近いため、妊娠率は若干良い傾向にある。1998（平成10）年度成績は、治療周期総数103、妊娠数28、採卵周期当たり妊娠率31.8％であった。しかし近年は施行施設が減少してきたためかその成績はやや低下傾向にあり、2006（平成18）年度はIVF-ETの成績を若干下回っている。2006年度成績は、治療周期総数21、妊娠数1、採卵周期当たり妊娠率4.8％であった。（2）手術操作による医原的合併症惹起の可能性。（1）（2）以外の問題点は「体外受精・胚移植（IVF-ET）」の項参照。

［朝比奈俊彦］

【参考文献】「平成19年度倫理委員会　登録・調査小委員会報告（2006年分の体外受精・胚移植等の臨床実施成績および2008年3月における登録施設名）」（『日本産科婦人科学会雑誌』60巻6号、2008）。
【関連項目】不妊治療、体外受精・胚移植（IVF-ET）

付　録

- 参考資料
- 関連年表
- 文献一覧

参考資料

目次

1 ヒポクラテスの誓い……………………………………………………………1007
2 ナイチンゲール誓詞……………………………………………………………1007
3 医師の倫理………………………………………………………………………1007
4 医の倫理綱領……………………………………………………………………1009
5 WMA医の国際倫理綱領…………………………………………………………1010
6 看護者の倫理綱領………………………………………………………………1011
7 薬剤師綱領………………………………………………………………………1012
8 薬剤師倫理規定…………………………………………………………………1012
9 ニュールンベルク綱領…………………………………………………………1013
10 ジュネーブ宣言…………………………………………………………………1014
11 ヘルシンキ宣言－人体実験法に関する世界医師会倫理綱領－………………1015
12 ヘルシンキ宣言－ヒトを対象とする医学研究の倫理的原則－………………1017
13 患者の権利に関するWMAリスボン宣言………………………………………1021
14 患者の権利に関するWMAリスボン宣言（改正）……………………………1021
15 シドニー宣言－死に関する声明－……………………………………………1024
16 障害者の権利宣言………………………………………………………………1025
17 マドリード宣言…………………………………………………………………1027
18 ヒトゲノムと人権に関する世界宣言…………………………………………1029
19 ユネスコ「生命倫理と人権に関する世界宣言」……………………………1034
20 国際医科学評議会・疫学研究の倫理審査のための国際的指針………………1041
21 インフォームド・コンセントに関するアメリカ合衆国大統領委員会報告の概要…1058
22 患者の権利章典に関する宣言…………………………………………………1059
23 患者の権利と責任（抜粋）……………………………………………………1060
24 日本国憲法（抜粋）……………………………………………………………1061
25 民法（抜粋）……………………………………………………………………1062
26 刑法（抜粋）……………………………………………………………………1065
27 戸籍法（抜粋）…………………………………………………………………1067
28 刑事訴訟法（抜粋）……………………………………………………………1067
29 医療法（抜粋）…………………………………………………………………1069
30 医師法（抜粋）…………………………………………………………………1069
31 保健師助産師看護師法（抜粋）………………………………………………1070
32 保険医療機関及び保険医療養担当規則（抜粋）……………………………1072
33 臓器の移植に関する法律………………………………………………………1072
34 ヒトに関するクローン技術等の規制に関する法律…………………………1079
35 ヒトに関するクローン技術等の規制に関する法律施行規則………………1086
36 ヒトゲノム・遺伝子解析研究に関する倫理指針……………………………1090
37 臨床研究に関する倫理指針……………………………………………………1120

38	疫学研究に関する倫理指針……………………………………………………1143
39	ヒトES細胞の樹立及び分配に関する指針 ………………………………1165
40	ヒトES細胞の使用に関する指針 …………………………………………1187
41	特定胚の取扱いに関する指針………………………………………………1193
42	「体外受精・胚移植」に関する見解 ………………………………………1199
43	「ヒトの体外受精・胚移植の臨床応用の範囲」についての見解 ………1199
44	「着床前診断」に関する見解 ………………………………………………1200
45	ヒト精子・卵子・受精卵を取り扱う研究に関する見解…………………1201
46	終末期医療の決定プロセスに関するガイドライン………………………1201
47	動物愛護及び管理に関する法律（抜粋）…………………………………1202
48	実験動物の飼養及び保管並びに苦痛の軽減に関する基準（抜粋）……1204
49	医薬品の臨床試験の実施の基準に関する省令（抜粋）…………………1205
50	京都議定書の概要……………………………………………………………1211
51	生物多様性に関する条約（抜粋）…………………………………………1213
52	妊娠中絶と生殖補助技術に関する各国の法的対応………………………1218
53	終末期医療（安楽死・尊厳死・治療の停止）……………………………1220

1　ヒポクラテスの誓い

　医神アポロン、アスクレピオス、ヒギエイア、パナケイアおよびすべての男神と女神に誓う、私の能力と判断に従ってこの誓いと約束を守ることを。この術を私に教えた人をわが親のごとく敬い、わが財を分かって、その必要あるとき助ける。その子孫を私自身の兄弟のごとくみて、彼らが学ぶことを欲すれば報酬なしにこの術を教える。そして書き物や講義その他あらゆる方法で、私のもつ医術の知識をわが息子、わが師の息子、また医の規則に基づき約束と誓いで結ばれている弟子どもに分かち与え、それ以外の誰にも与えない。私は能力と判断の限り患者に利益すると思う養生法をとり、悪くて有害と知る方法を決してとらない。
　頼まれても死に導くような薬を与えない。それを覚らせることもしない。同様に婦人を流産に導く道具を与えない。
　純粋と神聖をもってわが生涯を貫き、わが術を行う。結石を切りだすことは神かけてしない。それを業とするものに任せる。
　いかなる患家を訪れるときも、それはただ病者を利益するためであり、あらゆる勝手な戯れや堕落の行いを避ける。女と男、自由人と奴隷の違いを考慮しない。医に関すると否とにかかわらず、他人の生活についての秘密を守る。
　この誓いを守り続ける限り、私は、いつも医術の実施を楽しみつつ生きてすべての人から尊敬されるであろう。もしもこの誓いを破るならば、その反対の運命をたまわりたい。

2　ナイチンゲール誓詞

　Nightingale Pledge　1893

われはここに集いたる人々の前に厳かに神に誓わん
　　わが生涯を清く過ごし、わが任務を忠実に尽くさんことを
われはすべて毒あるもの、害あるものを絶ち、悪しき薬を用いることなく、また知りつつこれをすすめざるべし
われはわが力の限り、わが任務の標準を高くせんことを努むべし
わが任務にあたりて、取り扱える人々の私事のすべて、わが知りえたる一家の内事のすべて、われは人にもらさざるべし
われは心より医師を助け、わが手に託されたる人々の幸のために身を捧げん

3　医師の倫理

　昭和26年　日本医師会定

総則
1．医師は、もと聖職たるべきもので、従って医師の行為の根本は、仁術である。
2．医師は、常に人命の尊重を念願すべきである。
3．医師は、正しい医事国策に協力すべきである。

第1　医師の義務
第1章　患者に対する責務
第1節　診療に際しては全責任を負い、細心の注意を払い、最善の処置をなすように務めること。
第2節　療養上必要な事項を、親切に説明指導すること。
第3節　疾病に関する秘密義務を守ること。
第4節　患者に予後を告げるには最も慎重になすこと。
第5節　救急及び全治不能の患者に対する態度は全責任を負って治療に専念し、誠実をつくして慰安と光明を与えることに務むべきである。

第2章　社会に対する義務
第1節　医師は、公共福祉のために進んで各自の技術と時間とを奉仕すべきである。
第2節　医師は、社会衛生に寄与すること。
第3節　医師は、伝染病予防に、万全の努力を傾倒しなければならない。
第4節　医師は、適性な社会保険並に、社会保障制度に協力すべきである。
第5節　医師は、濫りに広告せぬこと。
第6節　医師は、療術行為幇助や、秘薬療法を行ってはならない。
第7節　医師の倫理に反するものは、これを善導すべきである。
第8節　医師は、非医師の行う欺鴎的行為を排し、社会に警告を与え、その弊害を駆逐しなければならない。
第9節　医師の倫理については機会ある毎に患者側にも理解せしむよう指導すること。

第3章　医師会に対する義務
第1節　医師は医師会に入会すべきである。
第2節　医師会の構成と、役員会等の選出に就ては、積幣晒習を一新し適在適任の選出を心懸くべきである。
第3節　新薬、新療法に対する措置は、学術研究機関と連繋して、公衆の福祉と医療の完全を期するため、これに対して適切なる方途を構ずべきである。

第2　医師の心得
第1章　医師としての心構え
第1節　医師は、人格と技術と信頼とを第一義とすること。
第2節　医師は、常に品性の陶冶に努めること。
第3節　医師は、先輩を敬慕し、且つ同僚、後輩と親善を保つ様心がけること。
第4節　研究に従事する医師の態度は常に謙虚たるべきこと。
第5節　医師は、常に容儀端正を旨とし、診療の場所等は特に清潔にすべきこと。
第6節　医師は、医業を助ける者に対して、感謝の念を忘れてはならない。
第7節　医師は、特に法令の発布改廃に留意すること。

第2章　医師相互間の義務
第1節　医師は、相互に尊敬と協力とをなすべきである。
第2節　必要なる対診は、努めてこれを行うべきである。
第3節　対診には、不誠実と競争心があってはならない。
第4節　対診に臨むときには、常に時間を厳守すること。

第5節　対診上意見が一致しないときには、第2の対診医を招請すべきである。
第6節　主治医は、診療上、一切の責任をとるべきである。
第7節　主治医の地位を尊重すること。
第8節　前医の批評をすることは医師の品位を傷つけるものである。
第9節　社会に於いて、誤解を生じない様に心がけること。
第10節　主治医のある患者に対しては、主治医の諒解を得ずして診療することは、不徳の行為である。
第11節　急病患者に対し、数名の医師が集合する場合には、主治医か又は初着の医師に主役を委任すべきである。
第12節　主治医の事故が解消したときは、託された患者を直ちに返すべきである。
第13節　患者について、他医からの聞合せがあった場合には、詳細且つ迅速に、必要な記録を提供すべきである。

第3章　医師の報酬
第1節　適正なる報酬は、確保すべきである。
第2節　濫りに無料または軽費診療等を行ってはならない。
第3節　非医師に、医業の神聖を冒瀆されてはならない。
第4節　社会正義、医業道徳に反する特約診療をしてはならない。

4　医の倫理綱領

平成12年4月2日採択　於　社団法人日本医師会第102定例代議員会

医学および医療は、病める人の治療はもとより、人びとの健康の維持もしくは増進を図るもので、医師は責任の重大性を認識し、人類愛を基にすべての人に奉仕するものである。

1．医師は生涯学習の精神を保ち、つねに医学の知識と技術の習得に努めるとともに、その進歩・発展に尽くす。
2．医師はこの職業の尊厳と責任を自覚し、教養を深め、人格を高めるように心掛ける。
3．医師は医療を受ける人びとの人格を尊重し、やさしい心で接するとともに、医療内容についてよく説明し、信頼を得るように努める。
4．医師は互いに尊敬し、医療関係者と協力して医療に尽くす。
5．医師は医療の公共性を重んじ、医療を通じて社会の発展に尽くすとともに、法規範の遵守および法秩序の形成に努める。
6．医師は医業にあたって営利を目的としない。

（医の倫理綱領注釈は省略）

5 WMA医の国際倫理綱領

1949年10月　英国、ロンドンにおける第3回WMA総会で採択
1968年8月　オーストラリア、シドニーにおける第22回WMA総会で修正
1983年10月　イタリア、ベニスにおける第35回WMA総会で修正
2006年10月　南アフリカ、WMAピラネスバーグ総会で修正

医師の一般的な義務

- 医師は、常に何ものにも左右されることなくその専門職としての判断を行い、専門職としての行為の最高の水準を維持しなければならない。
- 医師は、判断能力を有する患者の、治療を受けるか拒否するかを決める権利を尊重しなければならない。
- 医師は、その専門職としての判断を行うにあたり、その判断は個人的利益や、不当な差別によって左右されてはならない。
- 医師は、人間の尊厳に対する共感と尊敬の念をもって、十分な専門的・道徳的独立性により、適切な医療の提供に献身すべきである。
- 医師は、患者や同僚医師を誠実に扱い、倫理に反する医療を行ったり、能力に欠陥があったり、詐欺やごまかしを働いている医師を適切な機関に通報すべきである。
- 医師は、患者を紹介したり、特定の医薬製品を処方したりするだけのために金銭的利益やその他報奨金を受け取ってはならない。
- 医師は、患者、同僚医師、他の医療従事者の権利および意向を尊重すべきである。
- 医師は、公衆の教育という重要な役割を認識すべきだが、発見や新しい技術や、非専門的手段による治療の公表に関しては、十分慎重に行うべきである。
- 医師は、自らが検証したものについてのみ、保証すべきである。
- 医師は、患者や地域社会のために医療資源を最善の方法で活用しなければならない。
- 精神的または身体的な疾患を抱える医師は、適切な治療を求めるべきである。
- 医師は、地域および国の倫理綱領を尊重しなければならない。

患者に対する医師の義務

- 医師は、常に人命尊重の責務を心に銘記すべきである。
- 医師は、医療の提供に際して、患者の最善の利益のために行動すべきである。
- 医師は、患者に対して完全な忠誠を尽くし、患者に対してあらゆる科学的手段を用いる義務がある。診療や治療にあたり、自己の能力が及ばないと思うときは、必要な能力のある他の医師に相談または紹介すべきである。
- 医師は、守秘義務に関する患者の権利を尊重しなければならない。ただし、患者が同意した場合、または患者や他の者に対して現実に差し迫って危害が及ぶおそれがあり、守秘義務に違反しなければその危険を回避することができない場合は、機密情報を開示することは倫理にかなっている。
- 医師は、他の医師が進んで救急医療を行うことができないと確信する場合には、人道主義の立場から救急医療を行うべきである。
- 医師は、ある第三者の代理として行動する場合、患者が医師の立場を確実にまた十分に理解できるよう努めなければならない。

・医師は、現在診療している患者と性的関係、または虐待的・搾取的な関係をもってはならない。

同僚医師に対する義務
・医師は、自分が同僚医師にとってもらいたいのと同じような態度を、同僚医師に対してとるべきである。
・医師は、患者を誘致する目的で、同僚医師が築いている患者と医師の関係を損なってはならない。
・医師は、医療上必要な場合は、同じ患者の治療に関与している同僚医師と話し合わなければならない。この話し合いの際は、患者に対する守秘義務を尊重し、必要な情報に限定すべきである。

［日本医師会訳］

6　看護者の倫理綱領

2003年　日本看護協会

前文
　人々は、人間としての尊厳を維持し、健康で幸福であることを願っている。看護は、このような人間の普遍的なニーズに応え、人々の健康な生活の実現に貢献することを使命としている。
　看護は、あらゆる年代の個人、家族、集団、地域社会を対象とし、健康の保持増進、疾病の予防、健康の回復、苦痛の緩和を行い、生涯を通してその最期まで、その人らしく生を全うできるように援助を行うことを目的としている。
　看護者は、看護職の免許によって看護を実践する権限を与えられた者であり、その社会的な責務を果たすため、看護の実践にあたっては、人々の生きる権利、尊厳を保つ権利、敬意のこもった看護を受ける権利、平等な看護を受ける権利などの人権を尊重することが求められる。
　日本看護協会の『看護者の倫理綱領』は、病院、地域、学校、教育・研究機関、行政機関など、あらゆる場で実践を行う看護者を対象とした行動指針であり、自己の実践を振り返る際の基盤を提供するものである。また、看護の実践について専門職として引き受ける責任の範囲を、社会に対して明示するものである。

条文
1．看護者は、人間の生命、人間としての尊厳及び権利を尊重する。
2．看護者は、国籍、人種・民族、宗教、信条、年齢、性別及び性的指向、社会的地位、経済的状態、ライフスタイル、健康問題の性質にかかわらず、対象となる人々に平等に看護を提供する。
3．看護者は、対象となる人々との間に信頼関係を築き、その信頼関係に基づいて看護を提供する。
4．看護者は、人々の知る権利及び自己決定の権利を尊重し、その権利を擁護する。
5．看護者は、守秘義務を遵守し、個人情報の保護に努めるとともに、これを他者と共有する場合は適切な判断のもとに行う。
6．看護者は、対象となる人々への看護が阻害されているときや危険にさらされてい

るときは、人々を保護し安全を確保する。
7．看護者は、自己の責任と能力を的確に認識し、実施した看護について個人としての責任をもつ。
8．看護者は、常に、個人の責任として継続学習による能力の維持・開発に努める。
9．看護者は、他の看護者及び保健医療福祉関係者とともに協働して看護を提供する。
10．看護者は、より質の高い看護を行うために、看護実践、看護管理、看護教育、看護研究の望ましい基準を設定し、実施する。
11．看護者は、研究や実践を通して、専門的知識・技術の創造と開発に努め、看護学の発展に寄与する。
12．看護者は、より質の高い看護を行うために、看護者自身の心身の健康の保持増進に努める。
13．看護者は、社会の人々の信頼を得るように、個人としての品行を常に高く維持する。
14．看護者は、人々がよりよい健康を獲得していくために、環境の問題について社会と責任を共有する。
15．看護者は、専門職組織を通じて、看護の質を高めるための制度の確立に参画し、よりよい社会づくりに貢献する。

[日本看護協会編ガイドライン集「看護者の基本的責務」（日本看護協会出版会、2003年）より、許可を得て転載]

7　薬剤師綱領

昭和48年10月　日本薬剤師会制定

一．薬剤師は国から付託された資格に基づき、医薬品の製造・調剤・供給において、その固有の任務を遂行することにより、医療水準の向上に資することを本領とする。
一．薬剤師は広く薬事衛生をつかさどる専門職としてその職能を発揮し、国民の健康増進に寄与する社会的責任を担う。
一．薬剤師はその業務が人の生命健康にかかわることに深く思いを致し、絶えず薬学・医学の成果を吸収して、人類の福祉に貢献するよう努める。

8　薬剤師倫理規定

1997年、平成9年10月24日　日本薬剤師会

（前文）
　薬剤師は、国民の信託により憲法及び法令に基づき、医療の担い手の一員として、人権の中で最も基本的な生命・健康の保持増進に寄与する責務を担っている。この責務の根底には生命への畏敬に発する倫理が存在するが、さらに、調剤をはじめ、医薬品の創製から供給、適正な使用に至るまで、確固たる薬の倫理が求められる。
　薬剤師が人々の信頼に応え、医療の向上及び公共の福祉の増進に貢献し、薬剤師職能を全うするため、ここに薬剤師倫理規定を制定する。

第1条［任務］　薬剤師は個人の尊厳の保持と生命の尊重を旨とし、調剤をはじめ、

医薬品の供給、その他薬事衛生をつかさどることによって公衆衛生の向上及び増進に寄与し、もって人々の健康な生活の確保に努める。

第2条［良心と自律］　薬剤師は、常に自らを律し、良心と愛情を持って職能の発揮に努める。

第3条［法令等の遵守］　薬剤師は、薬剤師法、薬事法、医療法、健康保険法、その他関連法規に精通し、これら法令等を遵守する。

第4条［生涯研鑽］　薬剤師は、生涯にわたり高い知識と技能の水準を維持するよう積極的に研鑽するとともに、先人の業績を顕彰し、後進の育成に努める。

第5条［最善尽力義務］　薬剤師は、医療の担い手として、常に同僚及び他の医療関係者と協力し、医療及び保健、福祉の向上に努め、患者の利益のため職能の最善を尽くす。

第6条［医薬品の安全性等の確保］　薬剤師は、常に医薬品の品質、有効性及び安全性の確保に努める。また、医薬品が適正に使用されるよう、調剤及び医薬品の供給に当たり患者等に十分な説明を行う。

第7条［地域医療への貢献］　薬剤師は、地域医療向上のための施策について、常に率先してその推進に努める。

第8条［職能間の協調］　薬剤師は、広範にわたる薬剤師職能間の相互協調に努めるとともに、他の関係職能を持つ人々と協力して社会に貢献する。

第9条［秘密の保持］　薬剤師は、職務上知り得た患者等の秘密を、正当な理由なく漏らさない。

第10条［品位・信用等の維持］　薬剤師は、その職務遂行にあたって、品位と信用を損なう行為、信義にもとる行為及び医薬品の誤用を招き濫用を助長する行為をしない。

9　ニュールンベルク綱領　1947年　国際軍事裁判所

　人間に対するある種の医学的実験は、それが充分納得のいく範囲内で、医療の倫理に依拠しておこなわれるときは、われわれに明証性の大きな重みを提示するものである。人体実験の推進者たちは、そのような実験が他の研究法や手段では得られない社会の善となる結果を生むという理由で、その見解の正当性を主張している。しかしながら、道徳的、倫理的および法的な考え方を満足するためには、いくつかの基本的原則を遵守しなければならぬことについては、だれしも認めるところである。

1．被験者の自発的同意は絶対的本質的なものである。これは、被験者本人が法的に同意する資格のあることを意味するが、さらに暴力、欺瞞、虚偽、強迫や他の制約や強圧の間接的な形式のいかなる要素の干渉を除いた、自由な選択力を働かしうる状況におかれること、および実験目的を理解し、啓発された上での決断をうるために被験者に充分な知識と理解を与えなければならない。そのためには、被験者によって肯定的決断を受ける前に、実験の性格、期間および目的、行われる実験の方法、手段、予期しうるすべての不利と危険、実験に関与することからおこりうる健康や個体への影響などを知らさなければならない。

同意の性格を確認する義務と責任は、実験を計画するもの、指導するもの、実施するもの、すべてにかかわる。これは個人的な義務と責任であり、罰を免れている他人に委ねることはできない。
2．実験は社会の善となる結果を生むべきものであり、他の研究方法手段をもってはえられないものであり、さらに放縦・不必要な実験であってはならない。
3．実験は、動物実験の結果、病気の自然史の知識、または研究上の他の問題により、あらかじめ実験の実施を正当化する結果が予想されることを基礎にして設計されねばならない。
4．実験は、すべて不必要な肉体的ならびに精神的な苦痛や傷害をさけるようおこなわなければならない。
5．死や回復不能の傷害がおこると信ぜられる理由が演繹的にある場合、実験をおこなってはならない。ただし、実験をする医師自らが被験者になる場合は、この限りではない。
6．おこりうべき危険の程度は、その実験によって解かれる問題の人間への貢献度を越えるものであってはならない。
7．被験者を傷害、死から守るため、いかに可能性のすくないものであっても適切な設備を整えておかねばならない。
8．実験は科学的に資格のあるものによってのみおこなわれなくてはならない。実験を指導するもの、実施するものは、実験の全段階を通じて最高の技倆と注意を必要とする。
9．実験中、被験者は、実験を継続することが彼にとって不可能な肉体的精神的状態に達したときは、実験を中止する自由がなければならない。
10．実験中、責任をもつ科学者は、実験の続行が、被験者に傷害や死を結果しうると思われるときに要求される誠実性、技倆、判断力の維持に疑念の生じたときは、いつでも実験を中断する用意がなければならない。

［中川米造訳、『日本医師会雑誌』1990年、103−4号所収］

10　ジュネーブ宣言

1948年9月　スイス、ジュネーブにおける第2回WMA総会で採択
1968年8月　オーストラリア、シドニーにおける第22回WMA総会で修正
1983年10月　イタリア、ベニスにおける第35回WMA総会で修正
1994年9月　スウェーデン、ストックホルムにおける第46回WMA総会で修正
2005年5月　ディボンヌ・レ・バンにおける第170回理事会および
2006年5月　ディボンヌ・レ・バンにおける第173回理事会で編集上修正

医師の一人として参加するに際し、
・私は、人類への奉仕に自分の人生を捧げることを厳粛に誓う。
・私は、私の教師に、当然受けるべきである尊敬と感謝の念を捧げる。
・私は、良心と尊厳をもって私の専門職を実践する。
・私の患者の健康を私の第一の関心事とする。

- 私は、私への信頼のゆえに知り得た患者の秘密を、たとえその死後においても尊重する。
- 私は、全力を尽くして医師専門職の名誉と高貴なる伝統を保持する。
- 私の同僚は、私の兄弟姉妹である。
- 私は、私の医師としての職責と患者との間に、年齢、疾病もしくは障害、信条、民族的起源、ジェンダー、国籍、所属政治団体、人種、性的志向、社会的地位あるいはその他どのような要因でも、そのようなことに対する配慮が介在することを容認しない。
- 私は、人命を最大限に尊重し続ける。
- 私は、たとえ脅迫の下であっても、人権や国民の自由を犯すために、自分の医学的知識を利用することはしない。
- 私は、自由に名誉にかけてこれらのことを厳粛に誓う。

[日本医師会訳]

11 ヘルシンキ宣言 —人体実験法に関する世界医師会倫理綱領—

1964年6月 フィンランドのヘルシンキにおける第18回世界医師会総会で採択

人々の健康を守ることは医師の使命である。医師の学問と良心はこの使命遂行のために献げられるものである。

世界医師会のジュネーヴ宣言は「患者の健康こそ私の最大の関心事である」という言葉、さらに「人間の身体的あるいは精神的な抵抗力を弱める可能性をもつ助言行為は、常にそれがその本人の利益になる場合にのみ許される」と宣言する医学倫理の国際綱領とをもって医師を義務づけている。

科学知識を増進し悩める人類を救うためには、実験室における実験結果を人間に適用してみることは不可欠であるということから、世界医師会は臨床研究にあたる各医師への指針として次の勧告を用意した。ここで強調されなければならないのは、起草されたこの基準は全世界の医師への一つの指針に過ぎないということである。医師は彼等の属する国の法律の下で刑法上、民法上および道徳上の責任を免除されているものではない。

臨床研究の分野においては、基本的に次の2種類の研究を区別しなければならない。すなわち、その目的を本質的には患者の治療におく臨床研究と、その主目的が純粋に科学的なものでありその研究の被験者には治療的価値がない臨床研究とである。

I．基本原則

1. 臨床研究は、医学研究を正当化する道徳的、科学的原則に従わなければならず、また動物実験あるいは科学的に立証されたその他の事実に基づくものでなくてはならない。
2. 臨床研究は、科学者としての認定資格を有する者によってのみ行われなければならず、また認定資格をもつ医学者の監督下においてのみ実施されなければならない。
3. 臨床研究は、それが被験者に与えるかも知れない危険と比べ、その目的の重要さが認められるものでなければ、その実施は適法と認めることはできない。
4. すべての臨床研究の計画に当たっては、実施に先立ち、被験者またはその他の

人々が受け得ると予見される利益に比べ、その計画のもつ危険の度合を慎重に評価しなければならない。
5．被験者の人格が、薬剤あるいは実験方法により変化する可能性のある臨床研究を実施する場合には、医師による特別な配慮がなされなければならない。

II．専門的処置を組み合わせた臨床研究

1．病人を治療するに当たって、それが生命を救うか、健康を回復させるか、あるいは苦痛を軽減させるかの見込みがあると判断した場合には、医師は新しい治療的処置を行う上で自由でなければならない。可能なかぎり患者の心理に応じて、医師は十分な説明を行った後に、患者の自由意志による同意を得なくてはならない。また身体的に不能な場合には、法制上の保護者の許可をもって患者の許可に代える。
2．新たな医学的知識の獲得を目標とする場合、医師はその臨床研究が患者への治療的価値によって正当づけられる限りにおいて、臨床研究に専門的治療を組み合わせることができる。

III．非治療的臨床研究

1．人間に対して行われる臨床研究が純科学的な適用である場合、その臨床研究の対象になる人の生命と健康を保護する立場を常に堅持することが医師の義務である。
2．臨床研究の性質、目的、および危険については被験者に医師から説明が行われなければならない。
3 a．人間に対する臨床研究は、本人に熟知させた後、その自由意志による同意がなければ着手することはできない。もし本人が法的に無能力ならば、法制上の保護者の同意を得なければならない。
3 b．臨床研究の被験者は自己の選択能力を十分に行使し得るような精神的、身体的、法的状態になければならない。
3 c．同意は原則として文書によらなければならない。しかし、臨床研究の責任は常にその研究従事者の側にある。如何なる場合にも、たとえ同意が得られた後においても、その責任は被験者が負うことはない。
4 a．研究者は、自己の人格の統体性を擁護するという各個人の権利を尊重しなければならない。被験者が研究者に対して依存的立場にある場合は特にそうである。
4 b．臨床研究実施中のいかなる時においても、被験者またはその保護者は、研究の継続に対する許可を撤回する自由を持たなければならない。研究者あるいは研究チームは、研究を継続すれば被験者個人に害を及ぼす可能性ありと判断した場合には、研究を中断しなければならない。

12　ヘルシンキ宣言　―ヒトを対象とする医学研究の倫理的原則―

World Medical Association Declaration of Helsinki
Ethical Principles for Medical Research Involving Human Subjects

1964年 6月　第18回WMA総会（ヘルシンキ、フィンランド）で採択
1975年10月　第29回WMA総会（東京、日本）で修正
1983年10月　第35回WMA総会（ベニス、イタリア）で修正
1989年 9月　第41回WMA総会（九龍、香港）で修正
1996年10月　第48回WMA総会（サマーセットウェスト、南アフリカ）で修正
2000年10月　第52回WMA総会（エジンバラ、スコットランド）で修正
2002年10月　WMAワシントン総会（アメリカ合衆国）で修正（第29項目明確化のため注釈追加）
2004年10月　WMA東京総会（日本）で修正（第30項目明確化のため注釈追加）
2008年10月　WMAソウル総会（韓国）で修正

A．序文

1．世界医師会（WMA）は、個人を特定できるヒト由来の試料およびデータの研究を含む、人間を対象とする医学研究の倫理的原則として、ヘルシンキ宣言を発展させてきた。本宣言は、総合的に解釈されることを意図したものであり、各項目は他のすべての関連項目を考慮に入れず適応されるべきではない。

2．本宣言は、主として医師に対して表明されたものであるが、WMAは人間を対象とする医学研究に関与する医師以外の人々に対しても、これらの原則の採用を推奨する。

3．医学研究の対象となる人々を含め、患者の健康を向上させ、守ることは、医師の責務である。医師の知識と良心は、この責務達成のために捧げられる。

4．WMAジュネーブ宣言は、「私の患者の健康を私の第一の関心事とする」ことを医師に義務づけ、また医の国際倫理綱領は、「医師は医療の提供に際して、患者の最善の利益のために行動すべきである」と宣言している。

5．医学の進歩は、最終的に人間を対象とする研究を要するものである。医学研究に十分参加できていない人々には、研究参加への適切なアクセスの機会が提供されるべきである。

6．人間を対象とする医学研究においては、個々の研究被験者の福祉が他のすべての利益よりも優先されなければならない。

7．人間を対象とする医学研究の第一の目的は、疾病の原因、発症、および影響を理解し、予防、診断ならびに治療行為（手法、手順、処置）を改善することである。現在最善の治療行為であっても、安全性、有効性、効率、利用しやすさ、および質に関する研究を通じて、継続的に評価されなければならない。

8．医学の実践および医学研究においては、ほとんどの治療行為にリスクと負担が伴う。

9．医学研究は、すべての人間に対する尊敬を深め、その健康と権利を擁護するための倫理基準に従わなければならない。研究対象の中には、特に脆弱で特別な保護を必要とする集団もある。これには、同意の諾否を自ら行うことができない人々や強制や不適切な影響にさらされやすい人々が含まれる。

参考資料

10. 医師は、適用される国際的規範および基準はもとより、人間を対象とする研究に関する自国の倫理、法律および規制上の規範ならびに基準を考慮するべきである。いかなる自国あるいは国際的な倫理、法律、または規制上の要請も、この宣言が示す研究被験者に対する保護を弱めたり、撤廃するべきではない。

B．すべての医学研究のための諸原則

11. 研究被験者の生命、健康、尊厳、完全無欠性、自己決定権、プライバシーおよび個人情報の秘密を守ることは、医学研究に参加する医師の責務である。

12. 人間を対象とする医学研究は、科学的文献の十分な知識、関連性のある他の情報源および十分な実験、ならびに適切な場合には動物実験に基づき、一般的に受け入れられた科学的原則に従わなければならない。研究に使用される動物の福祉は尊重されなければならない。

13. 環境に悪影響を及ぼすおそれのある医学研究を実施する際には、適切な注意が必要である。

14. 人間を対象とする各研究の計画と作業内容は、研究計画書の中に明示されていなければならない。研究計画書は、関連する倫理的配慮に関する言明を含み、また本宣言の原則にどのように対応しているかを示すべきである。計画書は、資金提供、スポンサー、研究組織との関わり、その他起こり得る利益相反、被験者に対する報奨ならびに研究に参加した結果として損害を受けた被験者の治療および／または補償の条項に関する情報を含むべきである。この計画書には、その研究の中で有益であると同定された治療行為に対する研究被験者の研究後のアクセス、または他の適切な治療あるいは利益に対するアクセスに関する取り決めが記載されるべきである。

15. 研究計画書は、検討、意見、指導および承認を得るため、研究開始前に研究倫理委員会に提出されなければならない。この委員会は、研究者、スポンサーおよびその他のあらゆる不適切な影響から独立したものでなければならない。当該委員会は、適用される国際的規範および基準はもとより、研究が実施される国々の法律と規制を考慮しなければならないが、それらによってこの宣言が示す研究被験者に対する保護を弱めたり、撤廃することは許されない。この委員会は、進行中の研究を監視する権利を有するべきである。研究者は委員会に対して、監視情報、とくに重篤な有害事象に関する情報を提供しなければならない。委員会の審議と承認を得ずに計画書を変更することはできない。

16. 人間を対象とする医学研究を行うのは、適正な科学的訓練と資格を有する個人でなければならない。患者あるいは健康なボランティアに関する研究は、能力があり適切な資格を有する医師もしくは他の医療専門職による監督を要する。被験者の保護責任は常に医師あるいは他の医療専門職にあり、被験者が同意を与えた場合でも、決してその被験者にはない。

17. 不利な立場または脆弱な人々あるいは地域社会を対象とする医学研究は、研究がその集団または地域の健康上の必要性と優先事項に応えるものであり、かつその集団または地域が研究結果から利益を得る可能性がある場合に限り正当化される。

18. 人間を対象とするすべての医学研究では、研究に関わる個人と地域に対する予想しうるリスクと負担を、彼らおよびその調査条件によって影響を受ける他の人々ま

たは地域に対する予見可能な利益と比較する慎重な評価が、事前に行われなければならない。
19. すべての臨床試験は、最初の被験者を募集する前に、一般的にアクセス可能なデータベースに登録されなければならない。
20. 医師は、内在するリスクが十分に評価され、かつそのリスクを適切に管理できることを確信できない限り、人間を対象とする研究に関与することはできない。医師は潜在的な利益よりもリスクが高いと判断される場合、または有効かつ利益のある結果の決定的証拠が得られた場合は、直ちに研究を中止しなければならない。
21. 人間を対象とする医学研究は、その目的の重要性が研究に内在する被験者のリスクと負担に勝る場合にのみ行うことができる。
22. 判断能力のある個人による、医学研究への被験者としての参加は、自発的なものでなければならない。家族または地域社会のリーダーに打診することが適切な場合もあるが、判断能力のある個人を、本人の自由な承諾なしに、研究へ登録してはならない。
23. 研究被験者のプライバシーおよび個人情報の秘密を守るため、ならびに被験者の肉体的、精神的および社会的完全無欠性に対する研究の影響を最小限にとどめるために、あらゆる予防策を講じなければならない。
24. 判断能力のある人間を対象とする医学研究において、それぞれの被験者候補は、目的、方法、資金源、起こりうる利益相反、研究者の関連組織との関わり、研究によって期待される利益と起こりうるリスク、ならびに研究に伴いうる不快な状態、その他研究に関するすべての側面について、十分に説明されなければならない。被験者候補は、いつでも不利益を受けることなしに、研究参加を拒否するか、または参加の同意を撤回する権利のあることを知らされなければならない。被験者候補ごとにどのような情報を必要としているかとその情報の伝達方法についても特別な配慮が必要である。被験者候補がその情報を理解したことを確認したうえで、医師または他の適切な有資格者は、被験者候補の自由意思によるインフォームド・コンセントを、望ましくは文書で求めなければならない。同意が書面で表明されない場合、その文書によらない同意は、正式な文書に記録され、証人によって証明されるべきである。
25. 個人を特定しうるヒト由来の試料またはデータを使用する医学研究に関しては、医師は収集、分析、保存および／または再利用に対する同意を通常求めなければならない。このような研究には、同意を得ることが不可能であるか非現実的である場合、または研究の有効性に脅威を与える場合があり得る。このような状況下の研究は、研究倫理委員会の審議と承認を得た後にのみ行うことができる。
26. 研究参加へのインフォームド・コンセントを求める場合、医師は、被験者候補が医師に依存した関係にあるか否か、または強制の下に同意するおそれがあるか否かについて、特別に注意すべきである。このような状況下では、インフォームド・コンセントは、そのような関係とは完全に独立した、適切な有資格者によって求められるべきである。
27. 制限能力者が被験者候補となる場合、医師は、法律上の権限を有する代理人から

のインフォームド・コンセントを求めなければならない。これらの人々が研究に含まれるのは、その研究が被験者候補に代表される集団の健康増進を試みるためのものであり、判断能力のある人々では代替して行うことができず、かつ最小限のリスクと最小限の負担しか伴わない場合に限られ、被験者候補の利益になる可能性のない研究対象に含まれてはならない。

28. 制限能力者とみなされる被験者候補が、研究参加についての決定に賛意を表することができる場合には、医師は、法律上の権限を有する代理人からの同意のほか、さらに本人の賛意を求めなければならない。被験者候補の不同意は尊重されるべきである。

29. 例えば、意識不明の患者のように、肉体的、精神的に同意を与えることができない被験者を対象とした研究は、インフォームド・コンセントを与えることを妨げる肉体的・精神的状態が、その対象集団の必要な特徴である場合に限って行うことができる。このような状況では、医師は法律上の権限を有する代理人からのインフォームド・コンセントを求めるべきである。そのような代理人が存在せず、かつ研究を延期することができない場合には、インフォームド・コンセントを与えることができない状態にある被験者を対象とする特別な理由を研究計画書の中で述べ、かつ研究倫理委員会で承認されることを条件として、この研究はインフォームド・コンセントなしに開始することができる。研究に引き続き参加することに対する同意を、できるだけ早く被験者または法律上の代理人から取得するべきである。

30. 著者、編集者および発行者はすべて、研究結果の公刊に倫理的責務を負っている。著者は人間を対象とする研究の結果を一般的に公表する義務を有し、報告書の完全性と正確性に説明責任を負う。彼らは、倫理的報告に関する容認されたガイドラインを遵守すべきである。消極的結果および結論に達しない結果も積極的結果と同様に、公刊または他の方法で一般に公表されるべきである。刊行物の中には、資金源、組織との関わりおよび利益相反が明示される必要がある。この宣言の原則に反する研究報告は、公刊のために受理されるべきではない。

C．治療と結びついた医学研究のための追加原則

31. 医師が医学研究を治療と結びつけることができるのは、その研究が予防、診断または治療上の価値があり得るとして正当化できる範囲内にあり、かつ被験者となる患者の健康に有害な影響が及ばないことを確信する十分な理由を医師がもつ場合に限られる。

32. 新しい治療行為の利益、リスク、負担および有効性は、現在最善と証明されている治療行為と比較考慮されなければならない。ただし、以下の場合にはプラセボの使用または無治療が認められる。
   * 現在証明された治療行為が存在しない研究の場合、または、
   * やむを得ない、科学的に健全な方法論的理由により、プラセボ使用が、その治療行為の有効性あるいは安全性を決定するために必要であり、かつプラセボ治療または無治療となる患者に重篤または回復できない損害のリスクが生じないと考えられる場合。この手法の乱用を避けるために十分な配慮が必要である。

33. 研究終了後、その研究に参加した患者は、研究結果を知る権利と、例えば、研究

の中で有益であると同定された治療行為へのアクセス、または他の適切な治療あるいは利益へのアクセスなどの、研究結果から得られる利益を共有する権利を有する。
34. 医師は、治療のどの部分が研究に関連しているかを患者に十分に説明しなければならない。患者の研究参加に対する拒否または研究からの撤退の決定は、決して患者・医師関係の妨げとなってはならない。
35. ある患者の治療において、証明された治療行為が存在しないか、またはそれらが有効でなかった場合、患者または法律上の資格を有する代理人からのインフォームド・コンセントがあり、専門家の助言を求めた後であれば、医師は、まだ証明されていない治療行為を実施することができる。ただし、それは医師がその治療行為で生命を救う、健康を回復する、または苦痛を緩和する望みがあると判断した場合に限られる。可能であれば、その治療行為は、安全性と有効性を評価するために計画された研究の対象とされるべきである。すべての例において、新しい情報は記録され、適切な場合には、一般に公開されるべきである。 ［日本医師会訳］

13　患者の権利に関するWMAリスボン宣言

1981年9月／10月　ポルトガルのリスボンにおける第34回世界医師会総会で採択

　実際的、倫理的または法律的な困難があるかもしれないということを認識した上で、医師は常に自己の良心に従い、また常に患者の最善の利益のために行動すべきである。下記の宣言は、医師が患者に与えようと努める主な権利の一部を述べている。

　法律または政府の行動が患者にこれらの権利を否定する場合には、医師は適当な手段によりそれらの権利を保証または回復するように努力すべきである。

1. 患者は自分の医師を自由に選ぶ権利を有する。
2. 患者は何ら外部からの干渉を受けずに自由に臨床的および倫理的判断を下す医師の治療看護を受ける権利を有する。
3. 患者は十分な説明をうけた後に治療を受け入れるか、または拒否する権利を有する。
4. 患者は自分の医師が患者に関するあらゆる医学的および個人的な詳細な事柄の機密的な性質を尊重することを期待する権利を有する。
5. 患者は尊厳をもって死を迎える権利を有する。
6. 患者は適当な宗教の聖職者の助けを含む精神的および道徳的慰めを受けるか、またはそれを断わる権利を有する。

［日本医師会訳］

14　患者の権利に関するWMAリスボン宣言（改正）

1981年9月／10月　ポルトガル、リスボンにおける第34回WMA総会で採択
1995年9月　インドネシア、バリ島における第47回WMA総会で修正
2005年10月　チリ、サンティアゴにおける第171回WMA理事会で編集上修正

序文

　医師、患者およびより広い意味での社会との関係は、近年著しく変化してきた。医

師は、常に自らの良心に従い、また常に患者の最善の利益のために行動すべきであると同時に、それと同等の努力を患者の自律性と正義を保証するために払わねばならない。以下に掲げる宣言は、医師が是認し推進する患者の主要な権利のいくつかを述べたものである。医師および医療従事者、または医療組織は、この権利を認識し、擁護していくうえで共同の責任を担っている。法律、政府の措置、あるいは他のいかなる行政や慣例であろうとも、患者の権利を否定する場合には、医師はこの権利を保障ないし回復させる適切な手段を講じるべきである。

原則

1．良質の医療を受ける権利

a．すべての人は、差別なしに適切な医療を受ける権利を有する。

b．すべての患者は、いかなる外部干渉も受けずに自由に臨床上および倫理上の判断を行うことを認識している医師から治療を受ける権利を有する。

c．患者は、常にその最善の利益に即して治療を受けるものとする。患者が受ける治療は、一般的に受け入れられた医学的原則に沿って行われるものとする。

d．質の保証は、常に医療のひとつの要素でなければならない。特に医師は、医療の質の擁護者たる責任を担うべきである。

e．供給を限られた特定の治療に関して、それを必要とする患者間で選定を行わなければならない場合は、そのような患者はすべて治療を受けるための公平な選択手続きを受ける権利がある。その選択は、医学的基準に基づき、かつ差別なく行われなければならない。

f．患者は、医療を継続して受ける権利を有する。医師は、医学的に必要とされる治療を行うにあたり、同じ患者の治療にあたっている他の医療提供者と協力する責務を有する。医師は、現在と異なる治療を行うために患者に対して適切な援助と十分な機会を与えることができないならば、今までの治療が医学的に引き続き必要とされる限り、患者の治療を中断してはならない。

2．選択の自由の権利

a．患者は、民間、公的部門を問わず、担当の医師、病院、あるいは保健サービス機関を自由に選択し、また変更する権利を有する。

b．患者はいかなる治療段階においても、他の医師の意見を求める権利を有する。

3．自己決定の権利

a．患者は、自分自身に関わる自由な決定を行うための自己決定の権利を有する。医師は、患者に対してその決定のもたらす結果を知らせるものとする。

b．精神的に判断能力のある成人患者は、いかなる診断上の手続きないし治療に対しても、同意を与えるかまたは差し控える権利を有する。患者は自分自身の決定を行ううえで必要とされる情報を得る権利を有する。患者は、検査ないし治療の目的、その結果が意味すること、そして同意を差し控えることの意味について明確に理解するべきである。

c．患者は医学研究あるいは医学教育に参加することを拒絶する権利を有する。

4．意識のない患者

a．患者が意識不明かその他の理由で意思を表明できない場合は、法律上の権限を

有する代理人から、可能な限りインフォームド・コンセントを得なければならない。
　b．法律上の権限を有する代理人がおらず、患者に対する医学的侵襲が緊急に必要とされる場合は、患者の同意があるものと推定する。ただし、その患者の事前の確固たる意思表示あるいは信念に基づいて、その状況における医学的侵襲に対し同意を拒絶することが明白かつ疑いのない場合を除く。
5．法的無能力の患者
　a．患者が未成年者あるいは法的無能力者の場合、法域によっては、法律上の権限を有する代理人の同意が必要とされる。それでもなお、患者の能力が許す限り、患者は意思決定に関与しなければならない。
　b．法的無能力の患者が合理的な判断をしうる場合、その意思決定は尊重されねばならず、かつ患者は法律上の権限を有する代理人に対する情報の開示を禁止する権利を有する。
　c．患者の代理人で法律上の権限を有する者、あるいは患者から権限を与えられた者が、医師の立場から見て、患者の最善の利益となる治療を禁止する場合、医師はその決定に対して、関係する法的あるいはその他慣例に基づき、異議を申し立てるべきである。救急を要する場合、医師は患者の最善の利益に即して行動することを要する。
6．患者の意思に反する処置
　患者の意思に反する診断上の処置あるいは治療は、特別に法律が認めるか医の倫理の諸原則に合致する場合には、例外的な事例としてのみ行うことができる。
7．情報に対する権利
　a．患者は、いかなる医療上の記録であろうと、そこに記載されている自己の情報を受ける権利を有し、また症状についての医学的事実を含む健康状態に関して十分な説明を受ける権利を有する。しかしながら、患者の記録に含まれる第三者についての機密情報は、その者の同意なくしては患者に与えてはならない。
　b．例外的に、情報が患者自身の生命あるいは健康に著しい危険をもたらす恐れがあると信ずるべき十分な理由がある場合は、その情報を患者に対して与えなくともよい。
　c．情報は、その患者の文化に適した方法で、かつ患者が理解できる方法で与えられなければならない。
　d．患者は、他人の生命の保護に必要とされていない場合に限り、その明確な要求に基づき情報を知らされない権利を有する。
　e．患者は、必要があれば自分に代わって情報を受ける人を選択する権利を有する。
8．守秘義務に対する権利
　a．患者の健康状態、症状、診断、予後および治療について個人を特定しうるあらゆる情報、ならびにその他個人のすべての情報は、患者の死後も秘密が守られなければならない。ただし、患者の子孫には、自らの健康上のリスクに関わる情報を得る権利もありうる。
　b．秘密情報は、患者が明確な同意を与えるか、あるいは法律に明確に規定されている場合に限り開示することができる。情報は、患者が明らかに同意を与えていな

い場合は、厳密に「知る必要性」に基づいてのみ、他の医療提供者に開示することができる。

　c．個人を特定しうるあらゆる患者のデータは保護されねばならない。データの保護のために、その保管形態は適切になされなければならない。個人を特定しうるデータが導き出せるようなその人の人体を形成する物質も同様に保護されねばならない。

9．健康教育を受ける権利

すべての人は、個人の健康と保健サービスの利用について、情報を与えられたうえでの選択が可能となるような健康教育を受ける権利がある。この教育には、健康的なライフスタイルや、疾病の予防および早期発見についての手法に関する情報が含まれていなければならない。健康に対するすべての人の自己責任が強調されるべきである。医師は教育的努力に積極的に関わっていく義務がある。

10．尊厳に対する権利

　a．患者は、その文化および価値観を尊重されるように、その尊厳とプライバシーを守る権利は、医療と医学教育の場において常に尊重されるものとする。

　b．患者は、最新の医学知識に基づき苦痛を緩和される権利を有する。

　c．患者は、人間的な終末期ケアを受ける権利を有し、またできる限り尊厳を保ち、かつ安楽に死を迎えるためのあらゆる可能な助力を与えられる権利を有する。

11．宗教的支援に対する権利

患者は、信仰する宗教の聖職者による支援を含む、精神的、道徳的慰問を受けるか受けないかを決める権利を有する。

[日本医師会訳]

15　シドニー宣言　—死に関する声明—

1968年8月　オーストラリア・シドニーにおける第22回世界医師会総会で採択
1983年10月　イタリア・ベニスにおける第35回世界医師会総会で修正

1．死亡時刻の決定は、大部分の国では医師の法的責任とされており、今後もそうあるべきである。通常、医師は、特別の助力なしに、すべての医師が知っている在来からの基準に照らして、人間が死亡したという判定を行うことができる。

2．しかしながら、医学界における二つの新しい医療行為のために、今後死亡時刻の判定の問題を更に研究することが必要となってきている。

　a．不可逆的に傷害されているかもしれない人体の組織内に、酸素に富んだ血液の循環を、人工的な方法で維持することが可能なこと。

　b．死体の心臓及び腎臓などの器官を移植に使用すること。

3．この問題を複雑にしているのは、死が、酸素欠乏に耐える能力が異なる種々の人体組織の細胞レベルで徐々に進行するものであることである。しかし、臨床医の関心は個々の細胞の保存状態ではなく、一個の人間の運命にある。したがって、個々の細胞や器官の死亡時点は、蘇生のためにいかなる方法を用いても、死への過程が不可逆的になったということの確実性ほど重要ではない。

4．脳幹を含む全脳の機能の不可逆的停止の確認が必須条件である。この判定は、必

要に応じて多くの診断装置を用いて補足される臨床的判断によって行われる。しかし、医学の現状では、完全に満足できるような死の判定のための単一の技術的基準はないし、また医師の行う総合的な判断に代わる単一の技術的な方法もない。臓器移植の場合に提供者の死亡を確認するには、二人以上の医師が行わなければならない。しかも死亡の瞬間を判定する医師は、決して移植の実施に直接関係をもってはならない。
5．死亡時点の判定が行われれば、蘇生への努力を中止することが倫理的に許されるし、法律が制定されている国においては、法が定めている関係者の同意についての諸条件がみたされた場合には、死体から臓器を摘出することが許される。

16　障害者の権利宣言

1975年12月9日　第30回国際連合総会決議

総会は、
- 国際連合憲章のもとにおいて、国連と協力しつつ、生活水準の向上、完全雇用、経済・社会の進歩・発展の条件を促進するため、この機構と協力して共同及び個別の行動をとるとの加盟諸国の誓約に留意し、
- 国際連合憲章において宣言された人権及び基本的自由並びに平和、人間の尊厳と価値及び社会正義に関する諸原則に対する信念を再確認し、
- 世界人権宣言、国際人権規約、児童権利宣言及び精神薄弱者の権利宣言の諸原則並びに国際労働機関、国連教育科学文化機関、世界保健機関、国連児童基金及び他の関係諸機関の規約、条約、勧告及び決議において社会発展を目的として既に定められた基準を想起し、
- 障害防止及び障害者のリハビリテーションに関する1975年5月6日の経済社会理事会決議1921（第58回会期）をも、また想起し、
- 社会の進歩及び発展に関する宣言が心身障害者の権利を保護し、またそれらの福祉及びリハビリテーションを確保する必要性を宣言したことを強調し、
- 身体的・精神的障害を防止し、障害者が最大限に多様な活動分野においてその能力を発揮し得るよう援助し、また可能な限り彼らの通常の生活への統合を促進する必要性に留意し、
- 若干の国においては、その現在の発展段階においては、この目的のために限られた努力しか払い得ないことを認識し、
- この障害者の権利に関する宣言を宣言し、かつこれらの権利の保護のための共通の基礎及び指針として使用されることを確保するための国内的及び国際的行動を要請する。
1．「障害者」という言葉は、先天的か否かにかかわらず、身体的または精神的能力の不全のために、通常の個人または社会生活に必要なことを確保することが、自分自身では完全にまたは部分的にできない人のことを意味する。
2．障害者は、この宣言において掲げられるすべての権利を享受する。これらの権利は、いかなる例外もなく、かつ、人種、皮膚の色、性、言語、宗教、政治上もしく

はその他の意見、国もしくは社会的身分、貧富、出生または障害者自身もしくはその家族の置かれている状況に基づく区別または差別もなく、すべての障害者に認められる。

3．障害者は、その人間としての尊厳が尊重される生まれながらの権利を有している。障害者は、その障害の原因、特質及び程度にかかわらず、同年齢の市民と同等の基本的権利を有する。このことは、まず第一に、可能な限り通常のかつ十分満たされた相当の生活を送ることができる権利を意味する。

4．障害者は、他の人々と同等の市民権及び政治的権利を有する。「精神薄弱者の権利宣言」の第7条は、精神薄弱者のこのような諸権利のいかなる制限または排除にも適用される。

5．障害者は、可能な限り自立させるよう構成された施策を受ける資格がある。

6．障害者は、補装具を含む医学的・心理学的及び機能的治療、並びに医学的・社会的リハビリテーション、教育、職業教育、訓練リハビリテーション、介助、カウンセリング、職業あっ旋及びその他障害者の能力と技能を最大限に開発でき、社会統合または再統合する過程を促進するようなサービスを受ける権利を有する。

7．障害者は、経済的社会的保障を受け、相当の生活水準を保つ権利を有する。障害者は、その能力に従い、保障を受け、雇用され、または有益で生産的かつ報酬を受ける職業に従事し、労働組合に参加する権利を有する。

8．障害者は、経済社会計画のすべての段階において、その特別のニーズが考慮される資格を有する。

9．障害者は、その家族または養親とともに生活し、すべての社会的活動、創造的活動またはレクリエーション活動に参加する権利を有する。障害者は、その居所に関する限り、その状態のため必要であるかまたはその状態に由来して改善するため必要である場合以外、差別的な扱いをまぬがれる。もし、障害者が専門施設に入所することが絶対に必要であっても、そこでの環境及び生活条件は、同年齢の人の通常の生活に可能な限り似通ったものであるべきである。

10．障害者は、差別的、侮辱的または下劣な性質をもつ、あらゆる搾取、あらゆる規則そしてあらゆる取り扱いから保護されるものとする。

11．障害者は、その人格及び財産の保護のために適格なる法的援助が必要な場合には、それらを受け得るようにされなければならない。もし、障害者に対して訴訟が起こされた場合には、その適用される法的手続きにおいて、彼らの身体的精神的状態が十分に考慮されるべきである。

12．障害者団体は、障害者の権利に関するすべての事項について有効に協議を受けるものとする。

13．障害者、その家族及び地域社会は、この宣言に含まれる権利について、あらゆる適切な手段により十分に知らされるべきである。

17 マドリード宣言

1996年8月25日 世界精神医学会（WPA）総会にて採択

　世界精神医学会（WPA）は、1977年に精神医学の実践における倫理上の指針を掲げたハワイ宣言を採択し、さらに1983年、同宣言はウィーンにて改訂された。精神科の専門性に関わる社会的態度は変貌し、またその中での新たな医学的発展によるインパクトを反映して、WPAはこれまでの倫理基準を再検討して若干改訂することとした。医師は、ますます複雑化する医学的介入、医師－患者間における新たな緊張、医師への新しい社会的期待などから生じた新たな倫理的ジレンマに直面している。医学のスペシャリストである精神科医にとって、こうしたジレンマを解決していくことは重大な挑戦である。

　医学は、癒しの芸術であり、かつ科学なのである。この組み合わせのダイナミクスは、精神疾患または精神の障害に病み、かつ障害者となっている者をケアし保護することを専門とする医学の一分野である精神医学において著しく反映されている。文化的、社会的、また国によって差異はあるであろうが、倫理的行為と倫理上の基準を継続的に再吟味していくというのは全世界的な要請である。

　医学の実践家として、精神科医は医師たることの倫理的意味合いについて、また精神医学の特殊性に由来する特別な倫理上の要請について承知していなければならない。社会の構成メンバーとして、精神科医は精神疾患における公平で同等な治療を擁護し、あらゆる社会的判断に対する公正さを支持しなければならない。

　倫理的行動というのは、個々の精神科医の患者に対する責任感に基づくとともに、正当で的確な行為を決定する精神科医自身の判断に負うている。外的基準とか行為の専門性規範（professional codes）、倫理の研究、または医師自身の慣例といったことの影響は、医学の倫理的実践を保証するものとはならない。

　精神科医は常に、精神科医－患者関係の境界を心に留め、また元来患者に対する敬意とその福祉に対する配慮および誠実さによって支配されるものであることに留意するべきである。

　WPAが、全世界的に精神科医の行為を統括する倫理的基準として次の指針を是認するのは、以上のような趣旨による。

1．精神医学は、精神障害に対する最良の治療の提供を目指し、かつ精神疾患に悩む人たちのリハビリテーション及び精神保健の推進を目指す医学分野である。精神科医は、既に得られた科学的知識と倫理的原則に調和した最高の治療を提供することによって、患者に奉仕するものである。精神科医は患者の自由を最小限の制限で済む治療的介入を工夫し、また本来専門的技術を有しないような業務分野については他に助言を求めるべきである。また一方では、精神科医は保健資源の公正な配置に注目し配慮すべきである。
2．特殊性を有する科学的発展と並行して、最新の知識を他に伝達することも、精神科医の義務である。研究への訓練を受けた精神科医は、科学的に未開拓な領域の開発に努めるべきである。
3．患者は治療過程においては、正しくパートナーとして受け入れられるべきである。

治療者－患者関係は、患者が自由にかつ十分な情報を得たうえで自己決定ができるように、相互信頼と尊重に基づかなければならない。自らの個人的価値と好みに基づいて合理的な決定ができるように、患者に付与すべき関連情報を彼等に提供していくことは精神科医にとっての義務である。

4．患者が精神障害のために無能力となったり、的確に判断できなくなったりしている場合、精神科医は患者の家族と話し合いを行い、必要であれば患者の人間としての尊厳と法的権利を保護するために法的助言を求めるべきである。治療を行わなければ患者または患者の周囲の人たちの生命を危険に曝すことになるという場合を除いて、患者の意思に反した治療はいかなるものも行うべきでない。

5．精神科医がある人を評価するように要請された場合、検査の目的、その結果の用途、評価の結果起こりうる影響を、評価される当事者にまず告知するのは精神科医の義務である。精神科医が第三者的状況にあって関わっているような場合は特に重要である。

6．治療関係の中で得られた情報について、その秘密は保持されるべきであり、患者の精神保健改善の目的にのみ用いられるべきで、それ以外に利用されてはならない。精神科医は個人的事由で、または経済的あるいは学問的な利益のために、患者から得た情報を使用することを禁じられている。守秘義務の不履行は、もし秘密を保持することによって患者や第三者が重大な身体的、精神的な危害を被る可能性が高いときにのみ妥当とみなされる。しかし、こうした状況のとき、精神科医はできる限り患者がとるべき行動について、まず彼に助言すべきである。

7．科学的規範に則っていない研究は倫理に反する。研究活動は適正に構成された倫理委員会の承認を得たうえで実施されなければならない。精神科医は研究の施行に関する国内または国際的な規則に従うべきである。研究について適切に訓練を受けた者だけが研究に携わり、または研究を指導すべきである。精神科の患者は特に脆い研究対象であるから、かれらの精神的、身体的安全性についてはもちろんのこと、その自律性の保護には特別な注意を払うべきである。倫理基準は研究の対象集団を選択する際にも適用されるべきであり、疫学的研究、社会学的研究、および他の分野やいくつかの研究施設が参加して行う共同研究など、あらゆるタイプの研究にも適用されるべきである。

マドリード宣言――特殊状況に関する指針――

　WPA倫理委員会は、特別に配慮すべき問題が多数ある中で、特にいくつかのことに関しては早急に指針を作成する必要があると考えた。以下に5つの特別な指針を提示する。将来、当委員会は精神療法に関する倫理、新しい治療に関連した問題、製薬企業との関係、性転換、およびマネージメントケアに関する倫理を含め、その他さまざまな批判のある問題に焦点を当てて検討していくつもりである。

1．安楽死：医師の業務の中で、まず第一に挙げられるのは、健康の増進と、疾病の軽減、そして生命の保護を図ることである。精神科医は、患者が重篤な障害に悩まされ無能力になっているようなとき、その障害ゆえに自らを保護できないでいる人

たちに同意なき死をもたらすような行為に対して特に注意深くあるべきである。精神科医は、患者の考えがうつ病のような精神疾患によって歪んだものになっているかもしれないと留意しておく必要がある。そうした状況の場合、精神科医はその疾病を治療することが役割となる。
2．拷問：精神科医は、何らかの権力当局から関与を強制されても、精神的または身体的拷問のいかなるプロセスにも加担すべきでない。
3．死刑：いかなる状況下にあっても、精神科医は、法的に認可された処刑や、死刑執行のための能力評価に関与すべきでない。
4．性の産み分け：いかなる状況下にあっても、精神科医は、性選択の目的から妊娠を終結させるような決定に関与すべきでない。
5．臓器移植：精神科医の役割は、臓器提供に関わる諸問題を明確にし、すべての関係者が情報を得たうえでの適切な決定を確保できるように、宗教的、文化的、社会的、そして家族的な要因に関わることである。精神科医は、患者の代理意思決定に影響するような精神療法的技法を用いるべきでもない。精神科医は、臓器移植の状況において、可能な限りの注意を払って患者を保護し、かつ彼等の自己決定が行えるように援助すべきである。　　〔日本神経学会訳、『精神神経学雑誌』1996年、98巻10号所収〕

18　ヒトゲノムと人権に関する世界宣言

Universal Declaration on the human Genome and Rights
1997年11月11日　第29回ユネスコ総会で採択　　（下線部は原文ではイタリック）

国際連合教育科学文化機関（ユネスコ）の総会は、
　ユネスコ憲章前文が、「人間の尊厳・平等・相互の尊重という民主主義の原理」に言及し、あらゆる「人間と人種の不平等という教義」を否認し、「文化の広い普及と正義・自由・平和のための人類の教育とは、人間の尊厳に欠くことのできないものであり、且つ、すべての国民が相互の援助及び相互の関心の精神をもって果さなければならない神聖な義務である」ことを明記し、「平和は、人類の知的及び精神的連帯の上に築かなければならない」と宣言し、ユネスコは、「世界の諸人民の教育、科学及び文化上の関係を通じて、国際連合の設立の目的であり、且つ、その憲章が宣言している国際平和と人類の共通の福祉という目的」を促進することを希求すると述べていることを想起し、
　特に1948年12月10日の世界人権宣言及び1966年12月16日の二つの国際連合の国際規約すなわち経済的、社会的及び文化的権利に関する国際規約と市民的及び政治的権利に関する国際規約、1948年12月9日の集団殺害罪の防止及び処罰に関する条約、1965年12月21日のあらゆる形態の人種差別の撤廃に関する国際条約、1971年12月20日の精神障害者の権利に関する国際連合宣言、1975年12月9日の障害者の権利に関する国際連合宣言、1979年12月18日の女子に対するあらゆる形態の差別の撤廃に関する国際条約、1985年11月29日の犯罪及び権力による虐待の犠牲者のための正義に関する基本原則に関する国際連合宣言、1989年11月20日の児童の権利に関する国際連合条約、1993年12月20日の障害者の機会均等化に関する国際連合標準規則、1971年12月16日の細菌

参考資料

兵器（生物兵器）及び毒素兵器の開発、生産及び貯蔵の禁止並びに廃棄に関する条約、1960年12月14日の教育における差別を禁止する条約、1966年11月4日の国際文化協力の諸原則に関するユネスコ宣言、1974年11月20日のユネスコ科学研究者の地位に関する勧告、1978年11月27日の人種及び人種偏見に関するユネスコ宣言、1958年6月25日の雇用及び職業における差別に関するILO条約（第111号）、並びに1989年6月27日の独立国における先住民及び種族民に関するILO条約（第169号）において確認された人権の普遍的諸原則に対する本総会の忠実さを厳粛に想起し、

知的所有権の分野における遺伝学の応用に関連する可能性のある国際法規、とりわけ、1886年9月9日の文学的及び美術的著作物の保護に関するベルヌ条約及び1971年7月24日にパリにて最後に改正された1952年9月6日のユネスコの万国著作権条約、1967年7月14日にストックホルムにて最後に改正された1883年3月20日の工業所有権の保護に関するパリ条約、1977年4月28日の特許手続上の微生物の寄託の国際的承認に関するWIPOブダペスト条約、並びに1995年1月1日発効の世界貿易機関を設立する協定に付属する知的所有権の貿易関連の側面に関する協定（TRIPs）に留意し、かつそれらの国際法規に影響することなく、

1992年6月5日の国際連合の生物の多様性に関する条約にも留意し、

このことに関連して、人類の生物学的多様性を認めることが世界人権宣言前文にある「人類社会のすべての構成員の固有の尊厳と平等で譲ることのできない権利」に疑いをさしはさむいかなる社会的又は政治的性格の解釈をも引き起こしてはならないことを強調し、

第22回ユネスコ総会決議13.1、第23回ユネスコ総会決議13.1、第24回ユネスコ総会決議13.1、第25回ユネスコ総会決議5.2及び7.3、第27回ユネスコ総会決議5.15、並びに第28回ユネスコ総会決議0.12、2.1及び2.2が、ユネスコに対し、人権と自由の尊重の枠組みの中で、生物学及び遺伝学の分野における科学的・技術的進歩の結果に関する倫理面の研究やその研究から生起する行動を促進し、発展させるよう促していることを想起し、

ヒトゲノムに関する研究及びその結果の応用が個人及び人類全体の健康の改善における前進に広大な展望を開くことを認識し、しかしながら、そのような研究が人間の尊厳、自由及び人権、並びに遺伝的特徴に基づくあらゆる形態の差別の禁止を十分に尊重すべきことを強調し、

以下の諸原則を宣明し、この宣言を採択する。

A．人間の尊厳とヒトゲノム

第1条　ヒトゲノムは、人類社会のすべての構成員の根元的な単一性とこれら構成員の固有の尊厳及び多様性の認識の基礎となる。象徴的な意味において、ヒトゲノムは、人類の遺産である。

第2条　（a）何人も、その遺伝的特徴の如何を問わず、その尊厳と人権を尊重される権利を有する。

（b）その尊厳ゆえに、個人をその遺伝的特徴に還元してはならず、その独自性及び多様性を尊重しなければならない。

第3条　ヒトゲノムは、その性質上進化するものであり、変異することがある。ヒト

ゲノムは、各人の健康状態、生活条件、栄養及び教育を含む自然的・社会的環境によって様々に発現する可能性を内包している。

第4条　自然状態にあるヒトゲノムが経済的利用を生じさせてはならない。

B．当事者の権利

第5条　（a）個人のゲノムに影響を与える研究、治療又は診断は、それに伴う潜在的な危険や利益の厳格な事前評価の後にのみ、その他の国内法上の要件に従って、着手することができる。

（b）あらゆる場合において、当事者から事前の、自由意志による、説明に基づく同意を得なければならない。当事者が同意を与え得る状況にない場合には、当事者の最善の利益に沿って、法によって規定された方法で同意又は許可を得なければならない。

（c）遺伝子検査の結果やそれに由来する結果に関する説明を受けるか否かを決定する各人の権利は、尊重されるべきである。

（d）研究の場合には、さらに、適切な国内的及び国際的な研究の基準又は指針に従って、事前審査のために研究計画調書を提出しなければならない。

（e）法律上同意能力を持たない者の場合には、その者のゲノムに影響を与える研究は、法によって規定された許可と保護条件が確保されている場合のみ、その者の直接の健康上の利益のためにのみ行うことができる。直接の健康上の利益が期待されない研究は、最大限の抑制をもって、その者のさらされる危険及び負担を最小限度にとどめ、その研究が同年齢層又は同じ遺伝的状態を有する他の人々の健康上の利益に貢献することが意図されている場合に、法によって規定される条件を満たしている場合に限って、かつそのような研究が個人の人権の保護と矛盾しないという条件で、例外的に着手することができる。

第6条　何人も人権、基本的自由及び人間の尊厳を侵害する意図又は効果を持つ遺伝的特徴に基づく差別を受けることがあってはならない。

第7条　特定可能な個人と結び付いた遺伝データで研究目的又は何らかの他の目的で保存又は処理されるものは、法によってあらかじめ定められる条件下において、機密性が保持されなければならない。

第8条　何人も、自己のゲノムに影響を与える操作の直接的かつ決定的な結果として被った損害に対し、国内法及び国際法に従って、正当な賠償を得る権利を有する。

第9条　人権及び基本的自由を保護するため、同意及び機密性の原則の制限は、やむを得ない理由のある場合に限り、国際公法及び人権に関する国際法の範囲内で、法によってのみ規定することができる。

C．ヒトゲノムに関する研究

第10条　ヒトゲノムに関するいかなる研究又はその応用も、特に生物学、遺伝学及び医学の分野におけるものも、個人の又は該当する場合は集団の人権、基本的自由及び人間の尊厳に優越するものではない。

第11条　ヒトのクローン個体作製のような人間の尊厳に反する行為は、許されてはならない。各国及び権限ある国際機関は、そのような行為を特定すること、並びにこの宣言に述べられている諸原則の尊重を確保するために講ずべき適切な措置を国内

的に又は国際的に決定することに協力するよう要請される。

第12条 （a）ヒトゲノムに関して、生物学、遺伝学及び医学の進歩から得られた利益は、すべての人々にとって利用可能にしなければならない。

（b）研究の自由は、知識の進歩にとって必要なものであり、思想の自由の一部である。ヒトゲノムに関する研究の応用は、生物学、遺伝学及び医学における研究の応用を含め、苦痛からの救済を提供し、個人及び人類全体の健康を改善しようとするものでなければならない。

D．科学活動の実施条件

第13条 ヒトゲノムに関する研究の枠組みにおいては、その倫理的・社会的含意ゆえに、研究実施並びに研究結果の発表及び利用における細心さ、慎重さ、知的誠実さ及び高潔さを含む研究者の活動固有の責任は、特別の注意を払う主題となるべきである。公的及び私的な科学政策立案者もまた、この点に関し特別の責任を有する。

第14条 各国は、この宣言に述べられている諸原則に基づき、ヒトゲノムに関する研究活動の自由にとって好都合な知的及び物的条件を育むため、また、そのような研究の倫理的・法的・社会的及び経済的含意を検討するため、適切な措置を講ずべきである。

第15条 各国は、人権、基本的自由及び人間の尊厳の尊重を保障し、公衆の健康を保護するため、この宣言に述べられている諸原則をしかるべく尊重しつつ、ヒトゲノムに関する研究の自由な実施のための枠組みを提供するための適切な措置を講ずべきである。各国は、研究成果が非平和的目的のために利用されないことを保証するよう努めるべきである。

第16条 各国は、ヒトゲノムに関する研究及びその応用によって提起される倫理的・法的及び社会的論点を評価するための独立の学際的で多元的な倫理委員会の設立を適切な様々なレベルで促進することの価値を認識すべきである。

E．連帯及び国際協力

第17条 各国は、遺伝性の疾病若しくは障害に対して特に脆弱であるか又はそのような疾病に罹患し若しくはそのような障害のある個人、家族及び人口集団に対する連帯の実践を尊重し、促進すべきである。各国は、とりわけ、遺伝に基づく疾病及び遺伝の影響を受ける疾病、特に世界の多くの人々が罹患する希少病及び風土病の識別、予防及び治療に関する研究を育成すべきである。

第18条 各国は、この宣言に述べられている諸原則をしかるべく適切に尊重しつつ、ヒトゲノム、ヒトの多様性及び遺伝学的研究に関する科学的知識の国際的普及を引き続き促進し、そのことに関し、科学的・文化的協力、特に先進国と開発途上国の間のそのような協力を促進するため、あらゆる努力を払うべきである。

第19条 （a）開発途上国との国際協力の枠組みの中で、各国は、以下の諸事項を奨励するよう努めるべきである。

（ⅰ）ヒトゲノムに関する研究に関連する危険と利益の評価が確認され、濫用が防止されること。

（ⅱ）人類生物学及び人類遺伝学に関する研究を実施する開発途上国の能力が、それら諸国に特有の問題を考慮に入れつつ、発展・強化されること。

(ⅲ) 開発途上国が科学的・技術的研究の成果から利益を得ることができ、そのような成果の経済的・社会的進歩のための利用がすべての者の利益になるようにできること。

(ⅳ) 生物学、遺伝学及び医学の領域における科学的な知識及び情報の自由な交換が促進されること。

(b) 関係する国際機関は、前項の目的のために各国によって講ぜられる措置を支援し、促進しなければならない。

F. 本宣言に述べられた諸原則の推進

第20条　各国は、教育及び適切な方策を通じて、とりわけ、学際的分野の研究及び研修の実施を通じ、また、あらゆるレベルにおける特に科学政策の責任者向けの生命倫理教育の推進を通じ、本宣言に述べられた諸原則を推進するため、適切な措置を講ずべきである。

第21条　各国は、生物学、遺伝学及び医学における研究、並びにそれらの応用によって提起される可能性のある人間の尊厳を守ることに関する基本的論点について、社会及びその全構成員の責任の自覚を高めることに資するその他の形態の研究、研修及び情報の普及を奨励するため、適切な措置を講ずべきである。各国は、また、様々な社会文化的、宗教的及び哲学的な意見の自由な表明を保障しつつ、この主題に関し、開かれた国際的議論を促進することを約束すべきである。

G. 本宣言の実施

第22条　各国は、この宣言に述べられている諸原則を推進するため、あらゆる努力を払うべきであり、また、あらゆる適切な措置によって、それら諸原則の実施を推進すべきである。

第23条　各国は、前条の諸原則の尊重を教育、研修及び情報の普及を通じて促進し、それら諸原則の認知と効果的な適用を促進するため、適切な措置を講ずべきである。各国は、また、独立した倫理委員会が設立されている場合、それら委員会の間の全面的な協力を育むための交流及びネットワークを奨励すべきである。

第24条　ユネスコ国際生命倫理委員会は、この宣言に述べられている諸原則の普及に貢献すべきであり、さらに、それら諸原則の適用及び論議の的となる技術の発展によって提起される論点の検討にも貢献すべきである。同委員会は、弱者集団などの関係当事者と適切な協議を実施すべきである。同委員会は、この宣言のフォローアップについて、特に生殖細胞系列の操作のような人間の尊厳に反する可能性のある行為の特定について、ユネスコの手続き規則に則って総会に勧告を行い、助言を与えるべきである。

第25条　この宣言のいずれの条文も、国、集団又は個人がとりわけこの宣言に述べられている諸原則を含む人権と基本的自由に反する活動に従事したり、これらに反する行為を行う何らかの権利を有することを意味するものと解釈してはならない。

〔大山真未訳、『調査資料-66　ヒトゲノム研究とその応用をめぐる社会的問題』2000年3月、科学技術庁科学技術政策研究所第2調査研究グループ、47-53頁抜粋〕

19　ユネスコ「生命倫理と人権に関する世界宣言」

Universal Declaration on Bioethics and Human Rights　2005年10月19日

(下線部は原文ではイタリック)

前文

総会は、

人類が、自己の存在と環境を熟考し、不正を認識し、危険を回避し、責任を果たし、協力を求め、倫理諸原則を生み出す道徳的分別を発揮するという、比類なき能力を有することを<u>認識し</u>、

科学・技術の急速な発展が、生命についてのわれわれの理解および生命自体にさらなる影響を及ぼし、そのような発展の倫理的影響に対する地球規模の対応が強く求められていることを<u>熟考し</u>、

科学の急速な進歩とその技術的な応用によって生じる倫理的な問題は、人間の尊厳、および人権と基本的自由の普遍的な尊重とその遵守に十分配慮しつつ、検討されるべきであることを<u>認識し</u>、

科学・技術が人類と環境にもたらす果てしないジレンマと論争に対して、人間的に対応するための基礎を提供する普遍的原則を表明することが、国際社会にとって必要であり、かつ、時宜を得ていると<u>決意し</u>、

1948年12月10日の「世界人権宣言」、1997年11月11日のユネスコ総会において採択された「ヒトゲノムと人権に関する世界宣言」、および2003年10月16日のユネスコ総会において採択された「ヒト遺伝情報に関する国際宣言」を<u>想起し</u>、

1966年12月16日の「経済的、社会的及び文化的権利に関する国際規約と市民的及び政治的権利に関する国際規約」、1965年12月21日の「あらゆる形態の人種差別の撤廃に関する国際条約」、1979年12月18日の「女性に対するあらゆる形態の差別の撤廃に関する条約」、1989年11月20日の「児童の権利に関する条約」、1992年6月5日の「生物の多様性に関する条約」、1993年の国際連合総会において採択された「障害者の機会均等化に関する標準規則」、1974年11月20日の「科学研究者の地位に関するユネスコ勧告」、1978年11月27日の「人種及び人種的偏見に関するユネスコ宣言」、1997年11月12日の「現世代の未来世代への責任に関するユネスコ宣言」、2001年11月2日の「文化多様性に関するユネスコ世界宣言」、1989年6月27日の「独立国における原住民及び種族民に関する国際労働機関第169号条約」、2001年11月3日の国連食糧農業機関総会において採択され、2004年6月29日に発効した「食糧農業植物遺伝資源に関する国際条約」、1995年1月1日に発効した「世界貿易機関を設立するマラケシュ協定に附属する、知的所有権の貿易関連（TRIPS）の側面に関する協定」、2001年11月14日の「TRIPS協定と公衆衛生に関するドーハ宣言」、および国際連合や国際連合の各専門機関、とくに国際連合食糧農業機関（FAO）および世界保健機関（WHO）において採択された他の関連する国際文書に<u>留意し</u>、

1997年に採択され、1999年に発効した「生物学と医学の応用に関する人権及び人間の尊厳の保護のための条約：欧州評議会の人権と生物医学に関する条約」ならびに同条約の追加議定書、さらに生命倫理分野の国内法や規則、1964年に採択され、1975、1989、1993、1996、2000および2002年に改正された「世界医師会のヒトを対象とする

医学研究の倫理的原則に関するヘルシンキ宣言」や、1982年に採択され1993年と2002年に改正された「国際医科学評議会のヒトを対象とした生物医学研究のための国際的倫理ガイドライン」等の、国際的および地域的行為規則や指針ならびにその他の文書にも留意し、
　この宣言が、人権法に合致した国内法および国際法と整合的に理解すべきものであると認識し、
　1945年11月16日に採択された「ユネスコ憲章」を想起し、
　現世代の未来世代に対する責任から、科学・技術において生じつつある課題を明らかにし、科学・技術の発展ならびに社会変革を導くために、共有された倫理的価値に基礎をおく普遍的な原則を明らかにするユネスコの役割を考慮し、また、生命倫理の問題は、国際的な側面を必然的に有するが、「ヒトゲノムと人権に関する世界宣言」および「ヒト遺伝情報に関する国際宣言」にすでに言及されている原則に基づいて、現在の科学的な文脈のみならず、将来の発展も考慮して全体として論じられるべきであることを考慮し、
　人類が、生物圏の不可欠な一員であり、人間相互および他の生物、とりわけ動物を保護するという重要な役割を有することを認識し、
　科学および研究の自由に基づいた科学的・技術的発展が、とりわけ平均寿命の延長や生活の質の改善をもたらすことで、人類に大きな利益となっていたこと、またなり得ることを認識し、そして、人間の尊厳および人権と基本的自由の普遍的な尊重およびその遵守を確認したうえで、そのような発展が、個人、家族、集団または共同体および人類全体の福祉をつねに促進するように努めるべきことを強調し、
　健康が、単に科学・技術の研究開発のみならず、心理社会的・文化的な要因にも依存することを認識し、
　また、医学、生命科学および関連技術における倫理的な問題に関する決定が、個人、家族、集団または共同体および人類全体に影響を及ぼすことを認識し、
　文化多様性が、交流、技術革新および創造性の源泉として、人類にとって必要なものであり、この意味において人類の共通遺産であることに留意し、しかし、文化多様性が、人権および基本的自由を犠牲にしては達成されないことを強調し、
　個人のアイデンティティが、生物学的、心理学的、社会的、文化的および精神的な要素を含むことに留意し、
　非倫理的な科学・技術の行為が、原住民社会や地域社会に特別な影響を与えてきたことを認識し、
　道徳的感受性や倫理的内省が、科学・技術の発展過程の不可欠な部分であり、また、生命倫理が、そのような発展から生じる問題に関してなされるべき選択において主要な役割を担うべきであると確信し、
　科学・技術の発展が、正義、公平および人類の利益に貢献することを確保するために、社会的責任に対する新たな手法を発展させることが望ましいことを考慮し、
　社会の現実を評価し、公平を達成するための重要な方法の一つが、女性の地位に注目することであることを認識し、
　とくに発展途上国、原住民社会および脆弱な集団の特別なニーズを考慮したうえで、

生命倫理の領域における国際協力を強化する必要性を強調し、
　すべての人間が、差別なく、医学と生命科学の研究における同一の高い倫理的な基準の恩恵にあずかるべきことを考慮し、
　以下の原則を宣言し、本「宣言」を採択する。

一般規定

第1条［適用範囲］

1．この宣言は、人間にほどこされる医学、生命科学および関連技術に関係した倫理的問題に関するものである。この倫理的問題ではその社会的、法的、環境的側面が考慮される。
2．この宣言は、国家に向けられたものである。また、適切かつ関連のある場合には、この宣言は公私を問わず、個人、集団、地域社会、組織、企業の決定または実行のための指針を提供する。

第2条［目的］

この宣言の目的は、
（a）各国が生命倫理の分野における法令、政策、その他の取り決めを作成するにあたり、指針となる原則および手続の普遍的な枠組みを提供すること。
（b）公私を問わず、個人、集団、地域社会、組織および企業の行動を導くこと。
（c）国際人権法に適合するかたちで、人間の生命および基本的自由の尊重を確保することによって、人間の尊厳の尊重を促進し、人権を保護すること。
（d）科学研究の自由と科学・技術の発展によって得られる利益の重要性を認識すると同時に、そのような研究および発展がこの宣言に定める倫理的原則の枠組みの範囲内で行われ、人間の尊厳、人権および基本的自由が尊重される必要性を強調すること。
（e）すべての利害関係者間および社会全体で、生命倫理問題に関する、学際的かつ多元的な対話を促進すること。
（f）特に発展途上国のニーズに留意し、医学、科学、技術の発展を公平に利用する機会を促進し、その発展および利益配分に関する知識の最大限可能な流通および迅速な共有を促進すること。
（g）現在と未来の世代の利益を保障し、促進すること。
（h）人類共通の関心事として、生物多様性およびその保全の重要性を強調すること。

原則

　この宣言の名宛人は、この宣言の適用範囲内で決定しおよび実行するにあたり、次の原則を尊重する。

第3条［人間の尊厳および人権］

1．人間の尊厳、人権および基本的自由は十分に尊重される。
2．個人の利益および福祉は科学または社会のみの利益に優先されるべきである。

第4条［利益および危害］

　科学的知識、医療行為および関連技術を適用し推進するにあたり、患者、被験者、そして影響の及ぶその他の個人が受ける直接的・間接的利益は最大に、また、それらの者が受けるいかなる危害も最小とすべきである。

第5条［自律および個人の責任］
　意思決定を行う個人の自律は、本人がその決定につき責任を取り、かつ他者の自律を尊重する限り、尊重される。自律を行使する能力を欠く個人に対しては、その者の権利と利益を守るための特別な措置が取られる。

第6条［同意］
１．いかなる予防的、診断的、治療的な医療による介入行為も、十分な情報に基づく、関係する個人の、事前の、自由意思による、情報を提供されたうえでの同意がある場合にのみ行われる。同意は、それが適切な場合、明示的になされなければならず、また、いつでも、いかなる理由によっても、その個人に損失または不利益を及ぼすことなく撤回され得る。
２．科学研究は、関係する個人の、事前の、自由意思による、明示されたインフォームド・コンセントがある場合にのみ実施されるべきである。情報は、十分で、わかりやすいかたちで提供され、同意を撤回する方法も含むべきである。同意は、いつでも、いかなる理由によっても、その個人に損失または不利益を及ぼすことなく撤回され得る。この原則の例外は、この宣言に定める原則および規定、とくに第27条、ならびに国際人権法に適合し、各国により採択された倫理的、法律的基準に従う場合にのみ認められるべきである。
３．集団または地域社会などを対象とした研究については、適切な場合には、その集団または社会を法的に代表する者の追加的同意も求められることがある。いかなる場合にも、集団的な地域社会の同意または地域社会の指導者やその他の権限ある機関の同意が個人のインフォームド・コンセントに代替されるべきでない。

第7条［同意能力を持たない個人］
　同意能力を持たない個人には、国内法に従い、特別な保護が与えられる。
（a）研究および医療行為の実施の許可は、関係する個人の最大の利益にかなうかたちで、国内法に従って、取得されるべきである。しかし、関係する個人は、同意の意思決定過程および撤回過程に最大限可能な限り関与すべきである。
（b）研究は法律によって定められた許可および保護条件に従い、関係する個人の直接の健康上の利益のためにのみ、かつ被験者が同意し得るはずの同等の有効性をもつ代替研究が他に存在しない場合にのみ、実施されるべきである。直接の健康上の利益をもたらす可能性のない研究は、最大限の抑制をもって、この個人の危険性および負担を最小にし、同一範疇の他の人びととの健康上の利益に貢献するとされる場合に、法律に定める条件に従い、関係する個人の人権の保護と両立するかたちで、例外としてのみ実施されるべきである。そのような研究参加への個人による拒否は尊重されるべきである。

第8条［人間の脆弱性および個人の統合性（integrity）の尊重］
　科学的知識、医療行為および関連する技術を適用し、推進するにあたり、人間の脆弱性が考慮されるべきである。特別に脆弱な個人および集団は保護され、そのような個人の統合性は尊重されるべきである。

第9条［プライバシーおよび秘密］
　関係する個人のプライバシーおよび個人情報に関する秘密は尊重されるべきである。

そのような情報は、国際法、特に国際人権法に適合して、最大限可能な限り、その情報が集められた目的や、同意を得た目的以外に使用され、または開示されるべきでない。

第10条［平等、正義および公平］
　すべての人間が公正かつ公平に扱われるために、人間の尊厳および権利における基本的な平等は尊重される。

第11条［差別の禁止および偏見の禁止］
　個人および集団は、いかなる理由によっても、人間の尊厳、人権および基本的自由に反して差別され、偏見を持たれるべきでない。

第12条［文化の多様性および多元主義の尊重］
　文化の多様性および多元主義の重要性は十分な考慮が払われるべきである。しかしそのような考慮は、人間の尊厳、人権および基本的自由、ならびに本宣言に定める原則を侵害し、その適用範囲を制限するために援用されるべきでない。

第13条［連帯および協力］
　この目的に向けての人の連帯および国際協力は奨励される。

第14条［社会的責任および健康］
１．国民の健康および社会の発展の促進は政府の中心的目的であり、社会のすべての部門が共有するものである。
２．人種、宗教、政治的信条、経済的または社会的状況の差別なく、到達できる限りの最高の健康水準を享受することがすべての人間の基本的人権の一つであることを考慮し、科学・技術の進歩は次のことを促進すべきである。
（a）健康は生命そのものにとって不可欠であり、社会的および人間的価値とされるべきであるため、特に女性と子どもの健康のためのものを含めて、質の高い医療および必須医薬品を利用できること。
（b）十分な栄養と水が入手できること。
（c）生活条件および環境を改善すること。
（d）あらゆるかたちの迫害（marginalization）や排斥をなくすこと。
（e）貧困、非識字者を減らすこと。

第15条［利益の共有］
１．あらゆる科学研究およびその適用によって得られる利益は、社会全体で共有すべきであり、国際社会においては、特に発展途上国と共有すべきである。この原則を実効的なものにするにあたり、次のいかなるかたちの利益も受け取ることができる。
（a）研究に参加した個人および集団に対する、特別かつ持続的な支援および感謝。
（b）質の高い医療の利用。
（c）研究から生みだされる新しい診断法・治療法または製品の提供。
（d）医療サービスの支援。
（e）科学的・技術的知見の利用。
（f）研究を目的とした能力開発のための施設。
（g）この宣言に定める原則に適合するその他のかたちの利益。
２．利益は、研究に参加するための不適切な誘因となるべきではない。

第16条［未来世代の保護］
　生命科学が、未来世代の遺伝学的な構造を含め、その世代に及ぼす影響について十分に配慮がなされるべきである。
第17条［環境、生物圏および生物多様性の保護］
　人類とその他の生命体との相互関係、生物と遺伝資源の適切な利用機会の提供および使用の重要性、伝統的知識の尊重、ならびに環境・生物圏および生物多様性の保護における人間の役割について、十分に配慮する。

原則の適用

第18条［意思決定および生命倫理問題への取り組み］
1．意思決定を行うにあたり、特にすべての利益相反および適切な知識の共有について申し立てがある場合、専門性、誠実性、完全性（integrity）、および透明性が図られるべきである。生命倫理の問題を扱い定期的に審査するにあたり、入手し得る最善の科学的知識および方法論を利用するためにあらゆる努力をするべきである。
2．関係する個人および専門家ならびに社会全体が、定期的に対話を行うべきである。
3．関連するあらゆる見解の表明を求め、多元的な公開討論の機会を設けることが奨励されるべきである。
第19条［倫理委員会］
　次の目的のために、独立した学際的かつ多元的な倫理委員会が適切な段階で設立され、推進され、支援されるべきである。
（a）人間に関わる研究計画に関連する倫理的、法的、科学的および社会的問題を評価すること。
（b）医療現場における倫理的な問題について助言を提供すること。
（c）科学および技術の発展を評価し、勧告を行い、この宣言の適用範囲内の問題に関する指針の準備に貢献すること。
（d）生命倫理に関する討論、教育、公衆の啓発と参加を推進すること。
第20条［危険性の評価および管理］
　医学、生命科学および関連技術に関する危険性の適切な評価および十分な管理が促進されるべきである。
第21条［国境を越えての実施］
1．国境を越えての活動に従事する国家、私的または公的機関および専門家は、この宣言の適用範囲内にある活動で、異なる国において全部または一部が実施され、資金が提供され、または継続されるすべての活動が、この宣言に定める原則に確実に適合するように努力すべきである。
2．研究が一国またはそれ以上の国（受入国）で実施または継続され、かつその研究資金が別の国家内の資金源より提供される場合、そのような研究は受入国および資金提供者が存在する国において、適切な段階で倫理的な審査の対象とされるべきである。この審査はこの宣言に定める原則に適合する倫理的および法律的基準に基づくべきである。
3．国境を越えて実施される医学研究は受入国のニーズに応えるべきであり、また、緊急の地球規模の健康上の問題の軽減に貢献する研究の重要性が認識されるべきで

ある。
4．研究契約を交渉する場合には、共同の条件および研究の利益についての合意は、交渉当事者が平等に参加して設定すべきである。
5．各国は、バイオテロリズムおよび臓器、組織、標本、遺伝資源または遺伝関連物質の不正な取引に対処するために、国内的および国際的に適切な措置を取るべきである。

宣言の推進
第22条［国家の役割］
1．各国は、立法上の、行政上のまたは他の性質のものであるかを問わず、国際人権法に基づき、この宣言に定める原則を実効的にするためのあらゆる適切な措置を取るべきである。そのような措置は、教育、訓練および広報の領域における行動により支援されるべきである。
2．各国は、第19条に定める独立した学際的かつ多元的な倫理委員会の設立を奨励すべきである。

第23条［生命倫理教育、訓練および情報］
1．この宣言に定める原則を推進し、特に若者が科学・技術の発展の倫理的な含意をよりよく理解することを達成するために、各国はあらゆる段階で生命倫理教育および訓練を助成し、生命倫理に関する情報および知識の普及計画を奨励するために努力すべきである。
2．各国は、国際的および地域的な政府間機関、ならびに国際的、地域的および国内の非政府機関のこの取り組みへの参加を推進すべきである。

第24条［国際協力］
1．各国は科学情報の国際的な普及を助成し、科学・技術の知識の自由な流通および共有を奨励すべきである。
2．国際協力の枠組みのなかで、各国は文化的・科学的な協力を促進するとともに、発展途上国が科学的知識、関連するノウハウおよびそれより得られる利益を生みだし、それらを共有することに参加する能力を育成できる、二国間および多国間の合意を取りつけるべきである。
3．各国は、疾病または障害、他の個人的、社会的または環境的条件により脆弱な立場にある者および最も資源を持たない人びとを特に考慮し、国家ならびに個人、家族、集団および地域社会が連帯することを尊重し、促進すべきである。

第25条［ユネスコによる追跡調査活動］
1．ユネスコはこの宣言に定める原則の推進および普及に努める。このため、ユネスコは政府間生命倫理委員会（IGBC）および国際生命倫理委員会（IBC）に助力と支援を求めるべきである。
2．ユネスコは生命倫理に関わり、IGBCおよびIBCとの共同関係を促進することを再確認する。

最終規定
第26条［原則の相互関係および相補性］
　この宣言はその全文をもって理解され、各原則は相補的で相互に関連しているもの

と理解する。適切かつ関連する状況において、各原則は他の原則との関係において考慮される。

第27条［原則の適用の制限］

この宣言に定める原則の適用が制限される場合には、その制限は、犯罪の捜査、発見および訴追のため、ならびに、公衆衛生の保護、または他者の権利および自由を保護するために、法律（公共の安全のための法律を含む。）により行われるべきである。そのようないかなる法律も、国際人権法に適合する必要がある。

第28条［人権、基本的自由および人間の尊厳に反する活動の否定］

この宣言のいかなる規定も、国家、集団または個人が、人権、基本的自由および人間の尊厳に反する活動に関与し、またはこれに反する行為をする権利を含意していると解釈されてはならない。

［訳＝黒須三惠・宗川吉汪］（上智大学IBC事務局仮訳を参考）

20　国際医科学評議会・疫学研究の倫理審査のための国際的指針

International Guidelines for Ethical Review of Epidemiological Studies
1991年　国際医科学評議会　Council for International Organizations of Medical Sciences (CIOMS)

1．背景の解説と謝辞

国際医科学評議会（CIOMS）は、多年にわたり生命倫理の分野で活動している。ことに、数年間の協議の後、1982年に、人間を対象とする生物医学研究についての国際的指針案を発表した。この指針案は、世界医師会が1964年に採用し、1975年、1983年および1989年に改訂したヘルシンキ宣言の諸原則を、とくに発展途上国において適用するためのものである。この指針案の改訂版は1992年に発表される。

疫学研究の範囲と方法は、個人や地域社会についてのデータの収集・蓄積・使用可能性の絶え間ない拡大の故に、そしてまた、個人の権利・自由と社会のニーズとの間の不可避の緊張の故に、その濫用の危険について社会の懸念が表明され、含まれている倫理問題の検討が要請されるという結果をもたらした。疫学研究のための特別の倫理指針が必要であることは、ヒト免疫不全症ウイルス／後天性免疫不全症候群HIV／AIDSの蔓延と、世界中の多くの地域で多くの研究対象者についてのHIVワクチン候補や治療薬の臨床試験の開始とによって、強調されている。

各国および国際的な、疫学者の専門職業協会は、これらの倫理問題を吟味し、いくつかのグループは、倫理指針を系統立てて作り出し始めている。しかし、疫学研究およびその実践についての国際的な倫理指針は未だ作成されていない。CIOMSは、疫学研究によって引き起こされる倫理問題を国際レベルで扱う明らかな必要性に鑑み、世界保健機関WHOと共同して、1989年、そのような指針を作成する計画に着手した。最初の草案は、多くの国々や機関の専門家との一連の広範囲にわたる協議に基づき準備された。その草案は、1990年3月、疫学研究についての国際的指針作成計画のためCIOMS運営委員会の第一回会議で検討され修正された。また、同年8月、国際疫学会が組織する、倫理、保健政策および疫学についての国際ワークショップによって再

吟味された。

　受け取った論評および提案を考慮して、次の草案が推敲され、論評を求めて広く配られた。それが1990年11月の第25期CIOMS国際会議の主なテーマであった。会議は、35カ国から多様な背景を代表する110名の参加者の出席を得て、諸問題を広範囲に網羅する一連の論文を審理検討し、指針のさらなる推敲と修正のための有益な論評と提案を行った。この会議の後、運営委員会は作業を続け、1991年7月に会合し、現在のテキストを承認し、それを発表し広く配ることを勧めた。運営委員会は、指針を実践の中で試し、適当な期間をおいて後、経験に照らして改訂する必要性を強調した。

　指針は、各国が、疫学研究と実践の倫理について国の政策を策定し、それぞれの国の明確なニーズに備えて倫理基準を採用し、疫学研究の倫理審査のための適切な機構を設立することができるように意図されている。

　疫学研究についての倫理指針を系統立てて作り出すことが、日常の疫学研究や実践で遭遇するすべての道徳的な曖昧さを解決するものでないことは認められている。しかし、指針は、いくつかの有用な目的を達成し得る。指針は、専門職業上の行為の倫理的な意味を考える必要があることに一般の注意を引くことができる。そのようにして指針は、人道にかなった態度と研究の質との双方に関して高い専門職業の基準を導くことができる。

　指針の準備に貢献した多くの方々のうちで、次の方々はとくに注目に値する。Bernard Dickens 教授は、指針草案の保管者で、草案を1990年11月の会議を通して次の草案に導き、最終の運営委員会を切り抜けさせた。John H Bryant 教授は、その会議の副議長、運営委員会の委員長を務め、会議での検討の要旨を用意された。John M Last 教授は、1990年11月の会議の副議長を務め、指針の準備と最終草案づくりに大変な助力を惜しまなかった。Laurence O. Gostin 教授とFrank Gutteridge 氏とは、計画の発端から指針準備の最終段階まで積極的に貢献された。James Gallagher 博士にも、指針の最終草案づくりと編集への貢献に対して格別の感謝を捧げたい。

　この指針に対する論評を歓迎する。宛先は下記のとおり。
　　　記
　　Zbigniew Bankowski, M.D. Secretary-General, CIOMS
　　c/o World Health Organization CH-1211 geneva 27, Switzerland

2．序

　この指針は、研究者、保健政策立案者、倫理審査委員会委員、および疫学に伴う倫理問題を扱うべき人々向けのものである。指針は、疫学研究についての倫理審査の基準を確立するのにも役立つかもしれない。

　指針は、疫学研究が倫理基準を遵守するのを確保するための関心の表現である。この基準は、指針が取り扱うタイプの活動に従事する者すべてに適用される。研究者たちは、研究の倫理的完全性（ethical integrity）について常に責任を負わなければならない。

　疫学とは、健康に関連する状態または出来事の特定の集団内における分布と決定因子を研究し、またその研究を健康問題の対策に応用すること、と定義される。

　疫学は、今世紀、人類の健康状態を大いに改善した。それは、健康に対する多くの

身体的、生物学的、行動学的な危険についてのわれわれの理解をはっきりさせた。得られた知識のあるものは、汚染された水を飲むことによって起こる病気のように、健康に対する環境上および生物学上の脅威を制御するのに応用された。他の疫学の知識は、人々の文化の一部となり、価値観や行動様式を変えさせ、健康の改善に寄与した。その例としては、個人衛生、喫煙、心臓病との関連での食餌療法および運動があり、また交通事故による死傷を減らすためのシート・ベルトの着用などがある。

疫学の実践や研究は主として観察に基づいており、質問することと通常の医学的検査をすること以上の身体的干渉を必要としない。実践と研究は、例えば、癌の日常的なサーベイランスと癌についてのオリジナルな研究が共に住民ベースの（population-based）癌登録の専門家スタッフによって行われるように、重なり合う。

疫学研究には、二つの主なタイプがある。すなわち、観察的研究と実験的研究とである。

観察的疫学研究は三つのタイプに分けられる。横断研究（cross-sectional study；いわゆる調査 survey）、ケース・コントロール研究（case-control study）そしてコホート研究（cohort study）である。これらのタイプの研究は、研究の対象者に最小のリスクを伴うだけである。質問すること、医学的検査、時に研究室での検査またはX線検査をすること以上の身体的干渉はない。研究対象者のインフォームド・コンセントは通常要求されるが、例えば、専ら医療上の記録を調べることによって行われるきわめて大規模なコホート研究のような幾つかの例外もある。

横断研究（調査）は、ふつう、集団の無作為標本について行われる。研究対象者は、質問され、医学的検査をされ、あるいは研究室での検査を受ける。その目的は、集団の健康の様相を評価し、または考えられる病気の原因もしくは疑われるリスク要因についての仮説を検討することである。

ケース・コントロール研究は、特定の症状にある患者たち（ケース群）における過去のリスクへの曝露の歴史を、年齢や性などの点でケース群と似ているがその特定の症状にない人々（コントロール群）における過去のリスクへの曝露の歴史と比較する。ケース群とコントロール群とにおける過去の曝露の異なる頻度は、原因ないしはリスク要因についての仮説を検討するために統計的に解析されうる。ケース・コントロール研究は、ケースの数が少なくても実施できるので、稀な（健康）状態についての仮説検定のために優れた方法である。この研究は、一般にプライバシーの侵害ないしは守秘義務違反を伴わない。ケース・コントロール研究で研究従事者と研究対象者の直接の接触が必要な場合には、研究参加へのインフォームド・コンセントが必要である。医療上の記録の検討のみの場合は、インフォームド・コンセントは必要とされないし実際に実行不可能であろう。

コホート研究は、縦断的研究または前向き研究としても知られているが、そこでは、疑われるリスク要因に対し異なった曝露水準にある諸個人が特定され、相当な期間、ふつうは何年間か観察され、興味のある（健康）状態の発生率が測定され、曝露水準との関連で比較される。これは横断研究やケース・コントロール研究より頑健な（robust）研究方法であるが、長期多人数の研究を必要とし、費用もかかる。ふつう、質問と通常の医学的検査を要するのみだが、ときに、研究室での検査を必要とする。

インフォームド・コンセントが通常は要求されるが、連結された（linked）医療上の記録を用いる後ろ向きコホート研究の場合はこの例外である。後ろ向きコホート研究では、初期または基準時点の観察は、X線、処方薬または職業上の危険など詳細が知られている潜在的に有害な病因への何年も前の曝露に関連するかもしれない。最終またはエンド・ポイントの観察は、しばしば死亡証明書から得られる。対象者の人数は大変多く、何百万人にもなろうから、かれらのインフォームド・コンセントを得るのは実行不可能であろう。研究されるそれぞれの個人を正確に同定することが大切で、これは、記録連結システムの中に構築されている結合のための手法によって達成される。統計表に集計されるための個人の同定ができた後、個人を同定するすべての情報は抹消され、従って、プライバシーと秘密は守られる。

　実験とは、研究者が制御された条件下に一つまたはそれ以上の要因を意図的に変更し、そのように変更することの効果を検討する研究である。疫学的実験の通常のやり方は、無作為化比較対照試験であり、予防もしくは治療法または診断法を試みるために行われる。人間を対象とするそのような実験は、そのような方法についての純粋な不確実性が存在しなければ、そしてその不確実性が研究によって明らかにされ得るのでなければ非倫理的である。

　このようなやり方の実験では、通常、被験者は無作為にグループ分けされ、実験される治療法または診断法を一つのグループは受け、他のグループは受けない。実験は、二つのグループの結果を比較する。無作為割り付けは、二つのグループ間の比較の妥当性を破壊しかねない偏り（bias）の効果を除去する。少なくとも幾人かの被験者に害が生じることは常にあり得るから、被験者のインフォームド・コンセントは不可欠である。

　疫学は、新しい挑戦と機会に直面している。大きなデータ・ファイルへの情報技術の応用は、疫学研究の役割と能力を拡大した。エイズ流行とその制御は、疫学研究に新たな急務を課している。公衆衛生当局は、HIV感染の広がりをモニターし制限する目的の下にHIV感染の有病水準を立証すべく集団のスクリーニング研究を用いている。行く手には、分子生物学と集団遺伝学の協力から生じる挑戦のような全く新しい挑戦が待っている。

3．前文

　生物医学研究の一般的なやり方は、ニュールンベルグ綱領や世界医師会のヘルシンキ宣言（第4改訂版）を含む、国際的に承認された人権原則のステートメントによってその道が示されている。これらの諸原則は、国際医科学評議会（CIOMS）の人間を対象とする生物医学研究についての国際的指針案（1982年）の基礎にもなっている。これらおよび各国の類似の綱領は、臨床医療モデルを基礎としており、しばしば患者たち、または被験者たちの利益を扱っている。疫学研究は、人々のグループに関わっており、これらの綱領は疫学研究の特徴を十分には取り扱っていない。疫学研究の提案は、倫理の立場から、独立に審査されるべきである。

　倫理の問題は、例えば、個人の権利と地域社会のニーズの衝突のように、競合する諸価値の衝突の結果として、しばしば起こる。これらの指針を遵守しても疫学研究におけるすべての倫理問題を避けることにはならないだろう。多くの状況において、研

究者、倫理審査委員会、行政、保健従事者、政策立案者、そして地域社会代表による注意深い検討と、情報を与えられた上での判断が必要である。発展途上国における外部スポンサーによる疫学研究は、特別な留意に値する。これらの指針の適用の骨格は、研究の実施が提案されるそれぞれの管轄区域における法律や慣行によって定められる。

　倫理審査の目的は、提案されている研究の性質を倫理の諸原則に照らして検討し、起こり得る倫理上の異議を研究者が予測し満足にこれを解決することを確保すること、および研究によって引き起こされる倫理問題に対する研究者の対応を事前に評価することである。すべての倫理原則に等しい重みがあるわけではない。例えばデータの秘密保持など通常の倫理的な期待に包括的に沿わないときでも、見込まれる利益が明確にリスクを上回り、かつ研究者がリスクを最小にすることを確約するときは、研究は倫理的と評価されるかも知れない。研究を拒否することが一つの地域社会に対しその研究がもたらす利益を否定することになる場合は、その研究の拒否は反倫理的ですらあるかもしれない。倫理審査の課題は、見込まれるリスクと利益を考慮に入れて事前評価すること、そして倫理審査委員会のメンバー間での合理的な相違点につき決定することである。

　同じ問題または提案について異なる倫理審査から異なる結論が出てくるかも知れない。それぞれの結論は、さまざまに異なる時と場所の状況下で倫理的に出されるだろう。一つの結論は、何が決められたかによってのみ倫理的であるのではなく、それによって結論が出された良心的な考察と事前評価の過程によっても倫理的である。

4．倫理の一般原則

　人間を対象とするすべての研究は、人々の尊重、善をなすこと、悪をなさぬこと、そして正義という四つの倫理原則に従って実施されるべきである。これらの原則は、ふつう、科学的な研究提案についての良心的な準備への導きであると考えられている。さまざまに異なる状況下、これらの原則はその表現や重み付けが異なるかもしれないし、誠実な適用の効果が異なり、異なった決定や措置の道筋をたどるかもしれない。これらの原則は最近の10年大いに検討され明らかにされた。これらの原則が疫学に適用されることこそ、この指針がねらいとするところである。

　人々の尊重（respect for persons）の原則は、少なくとも次の二つの基本的な倫理原則を含んでいる。

a）自律（autonomy）の原則は、自己の目的について熟慮することができる（capable of deliberation）者は自己決定能力を尊重して扱われるべきことを要求する。

b）自律が損なわれ減少した人々の保護（protection of persons with impaired or diminished autonomy）の原則は、依存関係にあるか脆弱な立場にある者は害ないしは濫用からの保護が与えられるべきことを要求する。

　善行（beneficence）の原則は、可能な利益を最大にし、可能な害や悪を最小にする倫理的な義務である。この原則は、研究のリスクが期待される利益に照らし相当である（reasonable）こと、研究計画がしっかりしている（sound）こと、そして研究者が研究の実施と研究対象者の福利の確保の双方に能力がある（competent）ことを要求する規範のもとである。

　悪をなすな（non-maleficence）の原則は、医の倫理の伝統の中核で、研究対象者

に対する避けられる害に対する保護手段である。

　正義（justice）の原則は、同様と考えられる事例は同様に扱われるべきこと、異なると考えられる事例はその相違を認める方法で扱われるべきことを要求する。正義の原則が依存関係にあるか脆弱な立場にある研究対象者に適用されるときは、主たる関心事は配分的正義のルールである。研究は、その研究対象者が代表しているクラスの人々の利益となる知識を獲得するべく計画されているべきである。研究の負担を担う人々のクラスは適切な利益を受けるべきであり、基本的にその利益が意図されているクラスはその研究の適正なリスクと負担を負うべきである。

　配分的正義のルールは、地域社会の内部および地域社会の間で適用される。地域社会内の弱い立場の者は、その地域社会のすべての成員が利益を得るべく企画された研究の不釣合な負担を負うべきでないし、より依存的な地域社会や国々は、すべての地域社会または国々が利益を得るべく企画された研究の不釣合な負担を負うべきではない。

　倫理の一般原則は、個人レベルと地域社会レベルで適用され得る。個人のレベルでは（microethics）、倫理は、個人がいかに他の個人や、地域社会のそれぞれの成員の道徳上の主張に関わるかを律する。地域社会のレベルでは、倫理は、地域社会がいかに他の地域社会と関わるかをそして地域社会がいかにその成員（将来の成員も含む）や異なる文化的価値を持つ他のグループの成員と関わるかを律する（macroethics）。一つのレベルで反倫理的な手続きは、他のレベルでは倫理的に受け入れられると考えられるというだけの理由で正当化され得ない。

5．疫学に適用される倫理原則
5－1．インフォームド・コンセント
a．個人の同意

1. 諸個人が疫学研究の対象とされるときは、かれらのインフォームド・コンセントが通常求められる。個人の身元が分かる私的データを用いる疫学研究については、インフォームド・コンセントのルールは一様でない（後述）。同意は、研究の目的および性質、参加によって求められる行為およびリスク、研究から予測される利益を理解する人によって与えられるとき、インフォームド・コンセントとなる。

2. インフォームド・コンセントを求めない提案をする研究者は、倫理審査委員会に対し、インフォームド・コンセントがなくてもいかに倫理的であるかを説明する義務を負う。すなわち、記録が調べられる対象者たちを捜し出すことは実行できそうもないとか、例えば、対象候補者たちは、説明されればそれについて研究することが提案されている問題の行動を変えるかもしれない。または何故研究の対象とされるかにつき不必要に心配するかもしれないなど、研究の目的は邪魔されるだろうとかの説明である。研究者は、秘密を守るために厳重な保護手段が採られること、そして研究は健康の保護ないし増進を目的にしていることの保証を与える。インフォームド・コンセントを求めない他の正当化事由は、個人データを疫学研究に利用するのが通例であると公の知らせによって対象者が知らされている場合であろう。

3. 職業に関する記録、医療に関する記録、組織サンプルなどをある目的に使うことについて、研究は何ら害をもたらす恐れはないが、そのことに同意が与えられてい

ない場合に、倫理の問題が生じるかもしれない。諸個人またはかれらの公的な代表は、かれらのデータが疫学研究に使われるかもしれないこと、および秘密を守るためにどのような手立てが講じられるかについて、ふつう、説明されるべきである。公的に利用可能な情報の利用については、何が市民について公的な情報かの定義をめぐって国により地域社会により異なるものの、同意は要求されない。しかし、そのような情報が利用される場合は、研究者は、センシティブな個人情報の開示を最小限にすることが了解されている。

4．団体や政府機関の中には、法律ないしは雇用契約によって対象者の同意なしにデータを利用することを許されている疫学者を雇うところがある。これらの疫学者は、与えられた状況において、個人データを利用するかれらのこの機能を行使することが倫理的かどうかを考えなければならない。倫理的には、かれらは、関係する諸個人の同意を求めるか、それともそのような同意なしに利用することを正当化するかのいずれかが、なお期待されている。個人に対する害の最小限のリスク、公益、データが研究されている諸個人の秘密についての研究者による保護などの根拠があれば、利用は倫理的たり得る。

b．地域社会の合意

5．研究されるそれぞれの個人にインフォームド・コンセントを求めることができないときは、地域社会またはグループの代表者の合意が求められるが、その代表者は、地域社会またはグループの性質、伝統および政治哲学に従って選ばれるべきである。地域社会の代表者が与える承認は、一般的な倫理の諸原則と整合しているべきである。研究者は、地域社会と仕事をするときは、個人の権利と保護を検討するように、地域社会の権利と保護を検討する。集合的な意思決定が慣行である地域社会では、地域社会の指導者は集合的な意思を表明できる。しかし、研究への参加を個人が拒否するとき、その拒否は尊重されなければならない。指導者は地域社会に代わって合意を表明できるが、個人としての参加を拒否する個人の意思には拘束力がある。

6．グループの成員を代表する人々が政府の部局などグループ外の機関によって指名される場合は、研究者や倫理審査委員会は、これらの人々がそのグループを真正に代表しているかどうかを検討し、必要なら他の代表者たちの合意も求めるべきである。地域社会またはグループの代表者たちは、しばしば研究の計画と事前の倫理評価に関与する立場に置かれるかもしれない。

7．疫学研究にとって地域社会またはグループの定義は倫理的な関心事項であろう。地域社会の成員たちが地域社会の活動を一つの地域社会として自然に意識し他の成員たちと共通の利害を感じるとき、研究の提案とは関係なしに、その地域社会は存在する。研究者は、地域社会がいかに成り立ち、定義されるかにつき神経を使い、経済的・社会的地位が低いために人権を十分に認められていないグループの権利を尊重する。

8．疫学研究の目的で、研究者は、常態では社会的に相互に作用し合わない諸個人を統計的、地理的その他の理由によって構成したグループを定義することもある。そのようなグループが科学的な研究目的で人為的に作られるとき、グループの成員たちは容易には指導者ないしは代表者と同一であるとみなし得ないし、諸個人は他の

人々のために不利なことをやることは期待され得ない。そういうわけで、グループの代表性を確保するのはさらに一層難しいし、対象者の、自由なインフォームド・コンセントを得ることはその分だけ一層重要になる。

c．情報の選択的開示

9．疫学研究においては、容認されている研究方法の中に情報の選択的開示を伴うものがあるが、それはインフォームド・コンセントの原則と衝突するように思われる。ある疫学研究では情報の不開示は許されるし、本質的でさえある。それは、不開示によって、調査される行動の随意性に影響を与えず、回答者が質問者を喜ばせようとして与える回答を得ることを回避するためである。選択的開示は、対象者がそうでなければ同意しないことを同意させるものでない限り、良性であり倫理的に許容され得る。倫理審査委員会は、この過程が正当化されるとき、選択された情報のみの開示を許可することができる。

d．不当威圧

10．対象候補者たちは、かれらに対する力ないしは影響力をもつ人々からの求めについて、拒否が自由とは感じないかもしれない。したがって、対象候補者たちに参加を勧める研究者ないしはその他の人が誰であるかは、対象候補者たちに知らされていなければならない。研究者は、倫理審査委員会に対し、そのような明らかな影響を中立化する方法を提案することが期待される。当局ないしは地域社会の指導者によって不当に影響を受けているグループから対象者を募集するのは、このカテゴリーに属さない人々についてその研究が実施可能な場合は、倫理的に問題がある。

e．参加への勧誘

11．個人も地域社会も、研究への参加を強制されるべきではない。しかし、強制を用いることまたは不適当な好条件を出すことと、正当な動機づけを作ることとの間に線を引くことは困難なこともあり得る。知識が増える、または新しい知識が得られるなどの研究の利益は適切な条件である。しかし、人々または地域社会が基礎的な保健サービスを欠き、または金がないときは、商品、サービスまたは現金が報酬として与えられる見込みは、参加への勧誘たり得る。そうした勧誘の倫理的な正しさは、文化の伝統に照らして事前評価されなければならない。

12．参加に伴うリスクは、勧誘がないときでさえ対象者に対し容認され得るものでなければならない。交通費などの実費を払い戻すことは認められる。同様に、損害、傷害または所得の喪失に対する補償やケアは勧誘と見なされるべきではない。

5－2．利益を最大にすること

a．研究結果の伝達

13．地域社会、グループおよび諸個人が、研究への参加からふつう期待し得る利益の中には、かれらの健康に関する研究結果が知らされることが含まれる。研究結果は、それが地域社会の健康を改善する公衆衛生措置に適用可能な場合は、保健当局に伝達されるべきである。諸個人に研究結果と健康への関連を説明する際は、かれらの読み書き能力や理解のレヴェルが考慮されなければならない。研究計画書にはそのような情報の地域社会および諸個人への伝達の条項が含まれるべきである。

地域社会への研究結果と勧告は、適切で利用可能な方法によって公告されるべき

である。HIV有病率研究が連結されない匿名スクリーニングによって行われる場合、実行可能なときは、インフォームド・コンセントに基づく任意のHIV抗体検査の条項が、検査前および後のカウンセリングや秘密保証条項とともに規定されるべきである。

b．研究結果伝達の不能

14．疫学研究の対象者は、かれらの健康に関する研究結果を知らせることができないかもしれない旨、しかし、そのことは研究されている疫病または（健康）状態にかれらが冒されていないことを意味していると受け取るべきでない旨知らされるべきである。集められた研究結果から諸個人や家族に関する情報を抽出することはしばしば不可能であるが、研究結果が保健ケアの必要を表しているときは、関係者は、個人の診断や助言を得る方法について知らされるべきである。疫学データが連結されていない場合、対象者の不利益の一つは、危険に晒されている諸個人がかれらの健康に関する有用な研究結果について知らされ得ないことである。対象者が医療を求めるために個々に知らされ得ないときは、善をなせとの倫理的義務は、対象者の属する地域社会において利用可能で適切な保健ケアの助言をすることによって満たされ得る。

c．研究結果の公開

15．研究者は、行政当局ないしは商業機関が保有するデータの公開を強いることはできないかもしれないが、保健プロフェッショナルとして、公共の利害にかかる情報の公開を唱道する倫理上の義務がある。

　研究のスポンサーは、研究者に対し、一つの製品ないしは処置が健康に有害である、または有害でない旨示すなど、研究者の研究結果が特別の利害を促進する方向で呈示するよう圧力をかけることがあるかもしれない。スポンサーは、解釈もしくは推論、または理論および仮説を、あたかも証明された真実のように提示してはならない。

d．研究される地域社会のための保健ケア

16．発展途上国において疫学研究計画を引き受けることで、関係する地域社会では保健ケアが与えられる、または少なくとも研究従事者がいる間は与えられるという期待が生じるかもしれない。そうした期待は失望させられるべきではなく、人々が保健ケアを必要とする限り、かれらに治療を受けさせるよう取り決めるか、あるいは必要なケアを提供できる地域保健サービスにかれらを紹介するべきである。

e．地域保健従事者の訓練

17．研究が行われている間、ことに発展途上国では、地域の保健従事者の、保健サービスの改善に用い得る技能や技術を訓練する機会が与えられるべきである。例えば、かれらに測定法や計算機の操作の訓練をすることで、研究チームが去る時に、疫病ないしは死亡率をモニターする能力など何か価値あるものを残すなど。

5－3．害を最小にすること

a．害を引き起こし悪をなすこと

18．研究を計画する研究者は、不利益をもたらすという意味で害を引き起こすリスク、および諸価値に背くという意味で悪をなすリスクを認識する。害は、例えば、希少

な保健従事者が日常の義務から研究の必要を満たすために振り向けられるとき、または、地域社会に知られずに保健ケアの優先順位が変わるときなどに起こるかもしれない。地域社会の成員を、研究のための非人格的な資料とみなすことは、害が引き起こされないときでさえ悪である。

19. 倫理審査は、常に、対象者ないしはグループが研究に参加する結果被る烙印、偏見、名声もしくは自尊心の喪失、または経済的損失のリスクを事前評価しなければならない。研究者は、倫理審査委員会および対象候補者に対し、認識されているリスクおよびそれを抑止し緩和する提案について説明する。研究者は、利益が諸個人およびグループに対するリスクに優ることを示すことができなければならない。研究で誰がリスクを負い誰が利益を得るかを確定する徹底した分析をするべきである。人々を、予測される利益と釣り合いがとれない、避けられるリスクに晒すこと、または知られているリスクを、それが避けられるか少なくとも最小にできるときに、そのままにすることを許すのは非倫理的である。

20. 健康な人がリスクの高い集団ないしは下位集団の一員であり、かつハイ・リスク活動に従事するときは、その集団ないしは下位集団を保護する手段を提案しないのは非倫理的である。

 b．グループへの害を防止すること

21. 疫学研究は、グループや諸個人を経済的損失、非難またはサービスの取り止めなどの害に、うっかり晒すかもしれない。グループを有害な批判ないし処置のリスクに晒し得るセンシティブな情報を見つける研究者は、かれらの研究結果を伝達し説明するに際して慎重であるべきである。研究者は、研究結果の理解にとって研究の場所または環境が重要な場合、害または不利益からどのような方法でグループを保護するよう提案するかを説明する。そうした方法の中には、秘密保持や、対象者の行動に対する道徳的批判を意味しない言葉の使用の条項が含まれる。

 c．有害な広報

22. 一方で何の害も加えないことと、他方で真実を話し科学的な研究結果を一般に公開することとの間に衝突がありそうである。害は、リスクに晒される人々の利益を保護するようにデータを解釈することで緩和され得るし、同時に科学的完全性と両立する。研究者は、害を引き起こすかもしれない誤った解釈を予測し、これを避けるべきである。

 d．社会の道徳的慣習の尊重

23. 社会の道徳的慣習の崩壊は、通常、有害とみなされる。文化的価値および社会の道徳的慣習は尊重されなければならないが、一定の習慣または伝統的行動における変化を刺激して、例えば食事または危険な職業に関して健康な行動へ導くことが一つの疫学研究の特別の目的であるかもしれない。

24. 地域社会の成員は、かれらに他者が「差し出がましい」善を押し付けさせない権利を有しているが、健康上の利益になることが期待される研究は、通常、倫理的に容認され害がないとみなされる。倫理審査委員会は、研究について、有益な変化への可能性を検討するべきである。しかし、研究者は、地域社会の参加への合意が、よりよい保健サービスへの期待によって不当に影響されている場合は、そのような

利益について誇張して述べるべきではない。

e．異なる文化への感受性

25. 疫学研究者は、しばしば、国内外のかれら自身以外の文化グループを研究し、研究が行われる文化、地域社会または国の外から提案された研究を引き受ける。スポンサーになる国々とホスト役の国々とは、それぞれの文化において、例えば個人の自律に関するもののように、倫理的価値が理解され適用される様式が異なるかもしれない。研究者は、かれら自身の倫理水準、および疫学研究が行われる社会の文化的期待を、そのことが優越する倫理規範の侵害を意味しない限り、尊重しなければならない。研究者は、ホスト役の国々では受け入れられるが、かれら自身の国々では非礼とみなされる仕事に従事することによってかれらの評判を落とす危険がある。同様に、研究者は、かれら自身の国々の期待に無批判に従うことで、ホスト役の国々の文化的価値を侵犯する可能性がある。

5－4．秘密性

26. 研究は、諸個人やグループに関するデータの収集、蓄積を伴うことがあり、もしそうしたデータが第三者に開示されれば、害または苦痛を引き起こすかもしれない。したがって、研究者は、そのようなデータの秘密性を保護するために、例えば、個々対象者の身元が分かる情報を省略したり、データへのアクセスを制限するなどの取決めをするべきである。疫学では、数字を総計し、個人の身元を曖昧にするのが通例である。グループの秘密性が維持され得ないか、侵害される場合は、研究者は、グループの評判や地位を維持または回復する手段を講じるべきである。対象者については得られた情報は、ふつう次のように分けられる。すなわち、

　連結されない情報――これは情報が関係する人と連結され、関連され、または結合され得ない情報である。研究者はこの人を知らないから、秘密性は危険にさらされず、インフォームド・コンセントの問題は起こらない。

　連結される情報――これは、

（1）匿名の anonymous 情報、すなわち情報とそれが関係する人とが、その人のみが知っている暗号ないしは他の方法によってしか連結され得ない情報で、したがって研究者はその人の身元を知ることができないもの、

（2）無記名の non-nominal 情報、すなわち情報が、それが関係する人と研究者とに知られている暗号（個人の身分証明を除く）によってその人と連結され得る情報、または、

（3）記名 nominal or nominative 情報、すなわち情報が、それが関係する個人と身元証明（ふつうには名前）によってその人と連結されている情報、のどれかである。

　疫学研究者は、統計解析の目的でデータを結合するとき、個人の身元を同定する情報を捨てる。例えばHIV感染についての連結されない匿名の血液サンプルテストにおけるように、個人の身元を同定することなしに研究できる場合は、身元の分かる個人データは使われないだろう。個人の身元を同定するものが記録に残っているときには、研究者は、倫理審査委員会に対し、なぜそれが必要か、どのようにして秘密性を保護するかを説明すべきである。もし研究者が、個人の対象者の同意を得

て、個人に関する異なる組み合わせのデータを連結させる場合は、ふつう、個人データを表ないし図表に総計することで秘密性を維持する。政府や自治体のサービスでは、秘密性を保護する義務は、しばしば職員の守秘の宣誓によって補強される。

5－5．利害の衝突
a．利害の衝突の特定

27．研究者が、研究協力者、スポンサーまたは対象者と、明らかにされていない、利害の衝突をもつべきではないことは倫理のルールである。研究者は、倫理審査委員会に対し、可能性のあるあらゆる利害の衝突を開示するべきである。衝突は、営利事業その他のスポンサーが研究結果を製品もしくはサービスの販売促進に使いたいとき、または研究結果を開示することが政治的に都合が良くないときに起こり得る。

28．疫学研究は、研究者の雇用主である政府諸機関が提案して、あるいは財政面その他を援助して行われることがある。産業保健や環境保健の領域では、株主、経営、労働、政府の取締機関、公益擁護集団など、いくつかのはっきり定義される特別の利害関係集団の利害が衝突し得る。疫学研究者は、これらの集団のいずれかから雇われることがよくある。そのような利害の衝突に伴って起こる圧力と、それゆえの研究結果の歪んだ解釈を避けるのは難しいこともあり得る。似たような利害の衝突は、薬物の効果の研究や医療機器の検査でも起こり得る。

29．研究者や倫理審査委員会は、この衝突のリスクに対して敏感であり、委員会は、利害の衝突が内在する提案を通常は承認しない。もし例外的にそのような提案が承認される場合は、その利害の衝突が対象候補者たちおよびかれらの地域社会に対して開示されるべきである。

30．対象者たちはかれらの行動を変えたがらず、研究者は対象者たちの健康のために変えさせなければならないと思うとき、衝突があるように見える。しかし、これは真の衝突ではない。なぜなら研究者は、対象者たちの健康という利益によって動機付けられているからである。

b．科学的な客観性と唱道

31．正直と公平は、研究の計画、実施および研究結果の提出、解釈において本質的である。データは、隠しておかれたり、偽って伝えられたり、あるいは操作されない。研究者は、直すことを必要とする健康上の危険を発見し、健康を保護し回復する手段の唱道者となることがある。その場合、研究者の唱道は客観的、科学的データに基づくものと認められなければならない。

6．倫理審査手続き
6－1．倫理審査の要求

32．一つの社会における倫理審査（訳注　制度）の設置は、政治経済上の考慮、保健ケアや研究の組織、そして研究者の独立性の程度によって影響される。状況がどうであれ、ヘルシンキ宣言および人間についての生物医学研究のためのCIOMS国際指針が疫学研究において考慮されることを確保する責任が存在する。

33．疫学研究の提案が独立の倫理審査に付されるとの要件は、提案元が何であるか、大学、政府、保健ケア、営利事業その他であるかに関わらない。スポンサーは、倫理審査の必要性を承認し、倫理審査委員会の設立を促進するべきである。スポンサ

ーと研究者は、かれらの提案を倫理審査に提出することが期待され、このことは、スポンサーが研究者に対しデータへのアクセスを許可する法的な権限を持っているときでさえ見逃されるべきではない。一つの例外が正当化されるのは、疫学研究者が急性伝染病の発生を調査しなければならない場合である。その場合、疫学研究者は続いて遅滞なく保健上のリスクを同定し、管理しなければならない。かれらは、倫理審査委員会の正式の承認を待つことは期待され得ない。にもかかわらず、そのような状況の下で、研究者は可能な限り個人の諸権利すなわち自由、プライヴァシーおよび秘密性を尊重する。

6-2．倫理審査委員会

34. 倫理審査委員会は、国もしくは自治体の保健行政当局、国立医学研究評議会、またはその他国の代表的な保健機関などの後援で設置してさしつかえない。地域的に活動する委員会の権能は、一つの施設に限定されるか、あるいは一定の行政管轄区域内で行われるすべての生物医学的研究に広げられ得る。委員会がどのように設置されようと、管轄区域がどのように定められようと、例えば会議の回数、定足数、意思決定手続き、決定の再審理などについて運営規則を設け、そのような規則を将来の研究者たちに発するべきである。

35. 高度に中央集権化された統治機構では、国の審査委員会が研究のプロトコルを科学と倫理の両方の見地から審査するために設けられるかもしれない。地方分権化された国々では、プロトコルは地方ないしは地域のレヴェルでより効果的かつ適切に審査される。地域の倫理審査委員会には二つの責任がある。一つは、提案されているすべての（身体的）干渉の安全性が能力ある専門家集団によって事前評価されていることを確かめること、もう一つは、他のすべての倫理問題が申し分なく解決されていることを確保することである。

36. 地域の審査委員会は、研究者の同僚の委員会として行動し、その構成は、審査に付された研究提案の十分な審査を確保できるようになっているべきである。構成メンバーは、疫学者、他の保健従事者、地域社会・文化・倫理の諸価値の領域を代表する資格のある素人を含むべきである。委員会は、種々さまざまな構成を持ち、研究がとくに目標にする集団の代表を含むべきである。メンバーは個人が不当に影響力が強くならないように、そして倫理審査に伴うネットワークを広げるために、定期的に交替するべきである。研究者からの独立性は、提案に直接利害関係のあるメンバーを事前評価に参加させないことによって維持される。

6-3．審査委員会メンバーの倫理的行動

37. 倫理審査委員会メンバーは、かれら自身の側での反倫理的な行動への傾向に対し注意深く警戒しなければならない。ことに、審査委員会の資料と検討事項の秘密を守るべきである。また研究者をして審査の不必要な繰り返しをさせるべきではない。

6-4．地域社会の代表

38. 研究されることになる地域社会は、倫理審査の手続きにおいて代表を出すべきである。これは、その地域社会の文化、尊厳および独立独行に対する尊重と、地域社会成員が研究を十分理解することを達成するという目的と一致する。正規の教育を欠いていることが、研究およびその結果の適用に関する諸問題の建設的な検討に、

参考資料

地域社会成員の参加資格を失わせるものと考えられてはならない。

6－5．個人の視点および社会の視点の均衡

39．審査するにあたり、委員会は、個人と社会の両方の視点を検討する。個人のレヴェルでは個人の自由なインフォームド・コンセントの確保は不可欠だが、もしその個人の所属する地域社会が研究に異論の余地ありと認定する場合は、そのようなインフォームド・コンセントのみでは研究を倫理的とするのに十分ではないかもしれない。社会的価値は、将来の集団と身体の環境とに影響する幅広い諸問題を提起し得る。例えば、病原生物の中間宿主をコントロールする処置を広範に適用する提案において、研究者は、それらの処置の地域社会および環境に及ぼす影響を予期し、審査委員会は、研究者がそれらの処置の適用を監視し望まない結果を予防するのに十分な備えがあることを確保する。

6－6．科学的妥当性の確保

40．倫理審査の第一の役割は、対象者を害ないしは悪のリスクから保護し、有益な研究を促進することである。科学審査と倫理審査は、これを分けて考えることはできない。すなわち、科学的に妥当でない研究は、対象者をリスクないし不都合にさらし、知識に何の利益ももたらさず反倫理的である。したがって、通常、倫理審査委員会は科学的視点および倫理的視点の両方を検討する。倫理審査委員会は、科学審査の技術的な点を、科学の面で資格のある人あるいは委員会に付託することができるが、そのような資格のある助言に基づき、科学的妥当性につき自身の決定に到達する。審査委員会は、提案が科学的に妥当であることに納得した場合に、次に、対象者へのリスクが、予期される利益によって正当化されるかどうか、および提案がインフォームド・コンセントやその他の倫理条件の点で満足できるものかどうかを検討する。

6－7．安全性と質の事前評価

41．研究されるすべての薬物や医療用具は、適切な安全性の基準に適合しなければならない。この点で、多くの国々では、技術的なデータについて独立に事前評価する方策（resources）を欠いている。専門家を任命する権限のある、多くの学問領域にわたる政府の委員会は、薬物、医療用具および処置の安全性と質を事前評価するのに最も適した機関である。そのような委員会は、臨床医、薬理学者、統計家、とりわけ疫学者を含むべきである。疫学研究において疫学者は、明らかに重要な地位をしめる。倫理審査には、そのような委員会との協議手続きを置くべきである。

6－8．対象者の選定における公平

42．疫学研究は集団に益することが意図されているが、個々の対象者は研究に関係するすべてのリスクを引き受けることが要求される。研究が大部分富裕階級または集団の健康な成員を益することを意図しているときは、対象者の選定において年齢、社会経済的地位、不具その他に基づく不公正を避けることはとくに重要である。利益と害の可能性は、年齢、性、人種、文化その他に基づき異なる地域社会内および地域社会間で公平に配分されるべきである。

6－9．害を被りやすく依存関係にあるグループ

43．倫理審査委員会は、提案が、主として、子供、妊娠し育児をする女性、精神疾患

ないしは身体障害を持つ人々、医療とは縁遠い地域社会の成員、そして囚人や医学生のように、真に独立の選択をする自由が制限されている人々の集団を参加させる場合は特に用心深くあるべきである。これと似た用心深さは、対象者に直接の利益がない侵襲的な研究の提案の場合に必要とされる。

6-10. コントロール群

44. 疫学研究であって（比較）コントロール群またはプラシーボ治療（すなわち無治療）群を必要とするものは、臨床試験に適用される倫理基準と同じものが支配する。重要な原則は次のとおりである。

   （1）死、廃疾または重大な苦しみを引き起こし得る条件についての研究におけるコントロール群は、その時点で最も適切で確立された治療法を受けるべきであること、そして、

   （2）試験されている処置が優れていることがもし証明されたら、その処置がコントロール群の人々に直ちに与えられるべきであること。

   もし一方の群の結果が他方の群の結果より明らかに優れているときは、研究は途中で中止され、すべての対象者には、その、より優れている治療法が与えられる。研究のプロトコルは、「中止規定」すなわちそのような出来事を監視し、措置をとるルールを含むべきである。研究者は、コントロール群に対して研究（訳注　中止？）のもたらす潜在的利益と、研究結果をコントロール群に適用することによる改善された保健ケアへの期待とを、絶えず心に留めておかなければならない。

6-11. 無作為化

45. 治療法または診断法の選択が無作為割り付けで決定される試験は、二つまたはそれ以上の治療法または診断法の結果に真正の不確実性がある場合にのみ実施されるべきである。無作為化が使われるときは、すべての対象者は、最適の治療法または診断法についての不確実性と、試験をする理由は二つまたはそれ以上のどちらがその対象者の最善の利益に合致するかを決定することにあることの説明を受ける。対象者にそのような不確実性を説明することは、それ自体、ほかの理由で既に不安になっているかもしれない患者たちに不安を引き起こし得る。したがって、情報の伝達において臨機応変の才と細かな心遣いが要求される。倫理審査委員会は、研究者がこの不確実性を対象者へ説明することに明確に言及するかどうかを確認するべきであり、対象者のそのことへの不安を和らげるために何がなされるかを質問するべきである。

   無作為割り付けも不安を引き起こし得る。すなわち、実験的な治療法または診断法が割り付けられ、またはそれから除かれた人々は、自分たちが選ばれ、または除かれた理由について不安になるかもしれない。研究者は、研究される集団の成員に、偶然の法則の応用についての基本的な概念を伝え、無作為割り付けの手続きが差別的でないことを安心させなければならないかもしれない。

6-12. 多施設研究のための準備

46. 共通のプロトコルに従う多施設研究への参加が提案されているとき、一つの倫理審査委員会は、研究者が遵守することを期待する倫理基準の適用について妥協せずに、他の委員会の異なる意見を尊重し、多施設研究のみが達成し得る利益を保持す

るために相違点を調和させるよう試みる。それをするための一つの方法は、共通のプロトコルの中に必要な手続きを含めること、他の方法は、いくつかの委員会がそれらの審査機能を研究において共同する一つの共同委員会に委託することであろう。

6－13．偶発的な傷害に対する補償

47．いくつかの疫学研究は、不注意から害を引き起こし得る。金銭的な損失は直ちに償還されるべきである。金銭的な支払いが適当でない場合は、補償は困難である。守秘義務違反または研究結果の心ない公表がグループの信望の失墜または尊厳の喪失に通ずる場合は、回復が困難かもしれない。研究の結果、害が生じたときは、その研究のスポンサーとなり、またはそれを保証した機関は、公的な謝罪または補償によってその損害を償うように備えるべきである。

6－14．外部スポンサーによる研究

48．外部スポンサーによる研究とは、ホスト役の国で実施される研究であるが、外部の、国際的機関または国の機関がホスト役の国の当局と協力または合意して提案し、資金を調達し、ときには全体的または部分的に実施する研究である。

　そのような研究は二つの倫理的義務を含む。すなわち、第一に、提案機関は、研究プロトコルを倫理審査のために提出するべきであり、そのプロトコルにおいて倫理基準はその研究が提案国で行われた場合と同等の厳格さを持つべきである。第二に、ホスト役の国の倫理審査委員会は、提案が自身の倫理基準に合致していることに確信を得るべきである。

49．外部で始められ資金調達される提案が提案国の倫理的承認のために提出され、保健行政機関、研究評議会、医科学学会など提案国の責任ある機関によって保証されることを要求することは、ホスト役の国の利益である。

50．外部スポンサーによる研究の二次的な目的は、ホスト役の国の保健職員が類似の研究計画を遂行できるように訓練することであるべきである。

51．研究者は、資金を提供する国とホスト役の国の両方の倫理のルールに従って行動しなければならない。したがって、かれらは研究計画をそれぞれの国の倫理審査委員会に提出することに常に備えなければならない。あるいはまた、単一、もしくは共同の倫理審査委員会の決定に同意する方法もあり得る。さらに、国際機関がスポンサーとなる研究の場合は、その機関自身の倫理審査の要件が満たされなければならないかもしれない。

6－15．研究と計画評価の区別

52．ある特定の提案が一つの疫学研究なのか、保健施設もしくは部局による一つの計画評価なのかは、しばしば決めがたい。研究を定義づける性質は、特定の個人ないしは計画にのみ関連する知識とは区別される意味での、新しい一般化し得る知識を生むようにデザインされていることである。

　例えば、政府ないしは病院の部局が一つの設備、装置または処置の安全性と有効性を決めるために患者の記録を調査したいとする。もしその調査が研究の目的なら、その提案はその倫理的な性質を考える委員会に提出されるべきである。しかし、それが計画評価の目的であって、施設の職員が治療計画の効果を評価するために行われるときは、提案は倫理審査のために提出される必要はないかもしれない。それど

ころか、この種の質の保証をしないことは、貧弱な慣行で反倫理的とみなされ得る。利益の予測または患者に対する害の回避というものは、以前の患者たちの医療記録をかれらの同意なしに調べることになりがちではあっても、かれらへの守秘義務に反するというリスクを上回る倫理的価値となり得る。

提案は、それが疫学研究か日常的な実践か明瞭でないときは、疫学プロトコルに対して責任のある倫理審査委員会に提出され、その指示範囲に属するかどうかの意見を得るべきである。

6-16. 研究者から提出されるべき情報

53. 倫理審査の手続きの型がどうであれ、研究者は、次の事項からなる詳細なプロトコルを提出しなければならない。
    - 現在の知識の状態との関連での、目的の明瞭な記述、および人間を対象にすることの正当化理由
    - 予期される薬物の用量や治療期間を含む、提案されているすべての処置および（身体的）干渉についての正確な記述
    - 対象者数の必要性を示す統計的計画
    - 研究を中止する基準
    - インフォームド・コンセントを得る手続きの詳細を含む、個々の対象者の参加および脱退を決める基準

    またプロトコルは、次の項目を満たすものであるべきである。
    - 関連の実験室および動物試験の結果を含む、提案されている処置、（身体的）干渉、検査される薬物、ワクチン、医療用具の安全性を立証する情報を含むこと
    - 対象者への予期される利益および提案されている処置の起こり得るリスクを明記していること
    - インフォームド・コンセントを引き出すために使われることが提案されている方法および書類を示すこと、あるいは、インフォームド・コンセントが要求され得ない場合は、同意を得る代わりのどのような承認されている方法が用いられるか、および、どのようにして対象者の諸権利を守り福利を確保しようと提案するかについて記述すること
    - 研究者に適切な資格があり経験があること、あるいは、必要なら、能力ある監督者の下で仕事をすること、そして研究者が安全で効率的な研究の実施のために十分な施設へのアクセスがあることの証拠を用意すること
    - 研究結果を処理し、公表する間の秘密を守る方法として提案するものについて記述すること
    - その他含まれるべき倫理的考慮について言及すること、そしてヘルシンキ宣言の諸規定が尊重されることに触れること

［光石忠敬訳、『臨床評価』1992年、20巻3号、563-578頁所収］

参考資料

21 インフォームド・コンセントに関するアメリカ合衆国大統領委員会報告の概要

1983年3月 医学および生物医学、行動科学に関する倫理問題研究のためのアメリカ大統領委員会

　インフォームド・コンセント（Informed Concent）を取り扱った委員会報告書は、『医療における意志決定（Making Health Care Decisions）』で、本文1冊と資料2冊の計3冊が発行されている。そもそも、インフォームド・コンセントとは、「十分な説明を受けた上での患者の同意・承諾」のことで、医療の場での患者の自己決定権が論じられるとき用いられ始めた言葉である。報告書のこのような膨大なページ数が物語るように、この検討課題は、委員会の審議の中軸をなすものであった。委員会は、医学、看護、倫理、社会科学などの多数の証人を喚問し、平行して三つの委託研究（病院内のインフォームド・コンセントに関する観察調査、同インタビュー、医師と一般国民の医療の場における意思決定に関する全国調査）を行って、報告書をまとめた。まず委員会はインフォームド・コンセントの概念を医療の場における意思決定の中軸としてとらえ、それを促進することによって、患者側としては、より「良い」、より「主体性に富んだ」決断を下せるようになり、医師側としても、患者の信頼の向上と法律的責任への不安の減少が期待でき、両者ともに益するものがあるとの認識に達した。

　委員会の検討結果と結論をまとめると、以下のとおりである。
1．インフォームド・コンセントの概念は、本来法律上のものであったが、倫理的な性格ももつ。
2．倫理的に有効な同意とは、相互の尊重と参加による意思決定を行う過程である。
3．インフォームド・コンセントは、一部の知識階級の患者にのみ当てはめられるものではなく、すべての患者について、また、いかなる医療の場面でも適応されるべき概念である。
4．インフォームド・コンセントとは、自らの価値観と人生の目標に基づいて患者は医療の内容を決める権利を有するという考えである。しかし、患者の選択は絶対的なものではなく、以下の点に留意する。
　・患者の選択は、一般的に認められた医療の枠を破ったり、医師の道徳的信念を侵したり、権利を唱えることのできない医療を求めたりしてはならない。
　・個人が自らの意思を決定できる状態にあることを前提として論議が進められるべきであるが、そのような状態にない、すなわち自ら意思決定のできない（Incompetent）ものにかわって、意思決定を行う際の取り決めが作られるべきである。
5．医療従事者は、ただ単にその情報が好ましくないという理由だけで、情報の提供を拒んではならない。
6．患者は自らの状態を理解して、治療の選択ができるよう情報を与えられるべきである。
7．医療従事者と患者の意思の疎通は、本来法律によって促されるのではなく、教育、資格試験、研修によってもたらされるべきである。
8．家族の果たすべき役割は大きく、患者のプライバシーと主体性を損なわない範囲

で奨励されるべきである。
9．十分患者と話しあうことには、医療費の裏付けも必要である。
10．意思決定能力を欠いた患者の利益を保護するために、次の配慮を行う。
   ・第三者によって決定を下す場合には、本人に意思決定能力がまだあれば下すであろう内容のものとし、それが不明である場合は、代理人が患者の最善の利益を推し測って決めるものとする。
   ・病院側は、意思決定能力を欠く患者のための意思決定に関して検討を行うため「倫理委員会」を組織することを考慮すべきである。
   ・州の司法機関は、意思決定能力を欠く患者にかわって決定を下す者の指名法など、十分な対応ができるよう法体系を整備すべきである。

［厚生省健康政策局医事課編、中谷比呂樹・梁慧智『生命と倫理を考える』（医学書院、1985）所収］

22　患者の権利章典に関する宣言

1973年11月17日　アメリカ病院協会理事会承認

アメリカ病院協会は、以下の患者の諸権利を尊重することがより効果的な患者のケアならびに患者、その医師および病院組織のより大きな満足に貢献するという期待をもって、患者の権利章典を発表する。さらに当協会は、これらの権利が治療過程の必要不可欠の部分として患者のために病院によって支持されることを期待してこれらの権利を発表する。医師と患者との間の個人的な関係（personal relationship）が適切な医療ケアにとって必須であることは認識されている。伝統的な医師＝患者関係は、ケアが組織的に施されるとき、新たな局面を迎える。判例は、医療機関もまた患者に対する責務を負うことを確立している。これらの諸要素の承認のもとに、これらの権利が確認されるのである。

1．患者は、思いやりのある、丁重なケアを受ける権利を有する。
2．患者は、自分の診断・治療・予後について完全な新しい情報を自分に十分に理解できる言葉で伝えられる権利がある。そのような情報を患者に与えることが医学的見地から適当でないと思われる場合は、本人に代わる適当な人に伝えられなければならない。患者は、自分に対するケアを調整する責任をもつ医師は誰であるか、その名前を知る権利がある。
3．患者は、何らかの処置や治療をはじめる前に、インフォームド・コンセントを与えるのに必要な情報を医師から受ける権利がある。緊急時を除いて、そのようなインフォームド・コンセントのための情報は少なくとも特定の処置や治療、医学上重大なリスクや無能力状態がつづくと予想される期間を含まなければならない。ケアや治療について医学的に見て有意義な代替の方策がある場合、あるいは患者が医学的に他にも方法があるなら教えてほしいといった場合は、患者はそのような情報を受け取る権利をもっている。患者はまた、処置や治療について責任を有する人の名前を知る権利を有する。
4．患者は、法が許す範囲で治療を拒絶する権利があり、またその場合には医学的にどういう結果になるかを知らされる権利を有する。

5．患者は、自分の医療ケアプログラムに関連して、自己のプライバシーについてあらゆる配慮を求める権利がある。症例検討や専門医の意見を求めることや検査や治療は秘密を守って慎重に行われなくてはならない。ケアに直接かかわるもの以外は、患者の許可なしにその場に居合わせてはならない。

6．患者は自分のケアに関係するすべての連絡や記録が守秘されることを期待する権利を有する。

7．患者は病院がその能力の範囲内において、患者のサービスについての要求に答えることを期待する権利を有する。病院は症例の救急度に応じて診察やサービスや他医への紹介などを行わなくてはならない。転院が医学的に可能な場合でも、転院がなぜ必要かということと転院しない場合にどういう代案があるかということについて完全な情報と説明とを受けた後でなければ、他施設への移送が行われてはならない。転院を頼まれた側の施設は、ひとまずそれを受け入れなくてはならない。

8．患者は、かかっている病院が自分のケアに関するかぎりどのような保健医療施設や教育機関と関係を有しているかに関する情報を受け取る権利を有している。患者は、自分を治療している人たちの間にどのような専門職種としての［相互の］関わり合いが存在するかについての情報を得る権利を有する。

9．病院側がケアや治療に影響を与える人体実験を企てる意図がある場合は、患者はそれを通報される権利があるし、その種の研究プロジェクトへの参加を拒否する権利を有している。

10．患者は、ケアの合理的な継続性を期待する権利を有する。患者は、予約時間は何時で医師は誰で診療がどこで行われるかを予め知る権利を有する。患者は、退院後の継続的なケアについて、医師またはその代理者から知らされる仕組みを病院が備えていることを期待する権利を有する。

11．患者は、どこが医療費を支払うにしても請求書を点検し説明を受ける権利を有する。

12．患者は、自分の患者としての行動に適用される病院の規定・規則を知る権利を有する。権利のカタログが、患者が期待する権利を有するところの治療を患者に保証するのではない。病院は、疾病の予防および治療ばかりでなく、医療関係者および患者の教育ならびに臨床研究を遂行するための多くの機能を持っている。これらすべての活動は、患者に対する多大な配慮とともに、そして、とりわけ、患者の人間としての尊厳の承認を伴って行われなければならない。こうした尊厳の承認が、患者の諸権利の擁護を保障するのである。

[厚生省健康政策局医事課編、中谷比呂樹・梁慧智『生命と倫理を考える』（医学書院、1985）所収]

23　患者の権利と責任（抜粋）

1983年　日本病院協会

4－1.
　医師（主治医）は病状に基づく知見を患者に説明しなければならない。その際十分配慮した言葉を選択し、患者に不安を起こさせぬよう留意する。また手術および検査

などについても事前に説明し、その目的、理由、方法などから予測される危険なども説明して患者に対し不必要な不安を与えないように努め、その行為に患者の協力が必要であることを説明しなければならない。

4－2．
　患者は、指示された療養について、専心これを守ることを心がけねばならない。これは法律的義務ではなく、疾病に対して医師と協同して効果をあげることが必要だからである。

4－3．
　患者は自己の心身の状況などを主治医または担当医に話す責任がある。

4－4．
　患者の受療に対する倫理的権利として次の各項がある（カッコ内は生命倫理の原理を示す）。
　1　医療上最適のケアを受ける権利（恩恵享受の原理）
　2　適切な治療を受ける権利（公正の原理）
　3　人格を尊重される権利（人権尊重の原理）
　4　プライバシーを保障される権利（守秘義務の原理）
　5　医療上の情報、説明を受ける権利（真実告知の原理）
　6　医療行為（法による許可範囲外）を拒否する権利（自己決定の原理）
　7　関係法規と病院の諸規則などを知る権利
　　このうち真実の告知については、例えば、がんであることを知らせる雰囲気を看護チームが中心となって醸成し、患者が安心立命の境地に入るようにしてから、主治医から説明を受けるようにする方法もある。

[1983年1月発行「勤務医師マニュアル」より抜粋]

24　日本国憲法（抜粋）

施行　昭和22年

第13条［個人の尊重・幸福追求権・公共の福祉］　すべて国民は、個人として尊重される。生命、自由及び幸福追求に対する国民の権利については、公共の福祉に反しない限り、立法その他の国政の上で、最大の尊重を必要とする。

第20条［信教の自由］　①信教の自由は、何人に対してもこれを保障する。いかなる宗教団体も、国から特権を受け、又は政治上の権力を行使してはならない。
②何人も、宗教上の行為、祝典、儀式又は行事に参加することを強制されない。
③国及びその機関は、宗教教育その他いかなる宗教的活動もしてはならない。

第25条［生存権、国の社会的使命］　①すべて国民は、健康で文化的な最低限度の生活を営む権利を有する。
②国は、すべての生活部面について、社会福祉、社会保障及び公衆衛生の向上及び増進に努めなければならない。

25　民法（抜粋）

改正　平成18年法律第50、73、78号

第7条［後見開始の審判］　精神上の障害により事理を弁識する能力を欠く常況にある者については、家庭裁判所は、本人、配偶者、四親等内の親族、未成年後見人、未成年後見監督人、補助人、補助監督人又は検察官の請求により、後見開始の審判をすることができる。

第8条［成年被後見人及び成年後見人］　後見開始の審判を受けた者は、成年被後見人とし、これに成年後見人を付する。

第9条［成年被後見人の法律行為］　成年被後見人の法律行為は、取り消すことができる。ただし、日用品の購入その他日常生活に関する行為については、この限りでない。

第11条［保佐開始の審判］　精神上の障害により事理を弁識する能力が著しく不十分である者については、家庭裁判所は、本人、配偶者、四親等内の親族、後見人、後見監督人、補助人、補助監督人又は検察官の請求により、保佐開始の審判をすることができる。ただし、第7条に規定する原因がある者については、この限りでない。

第13条［保佐人の同意を要する行為等］　①被保佐人が次に掲げる行為をするには、その保佐人の同意を得なければならない。ただし、第9条ただし書に規定する行為については、この限りでない。

1　元本を領収し、又は利用すること。
2　借財又は保証をすること。
3　不動産その他重要な財産に関する権利の得喪を目的とする行為をすること。
4　訴訟行為をすること。
5　贈与、和解又は仲裁合意（仲裁法〈平成15年法律第138号〉第2条第①項に規定する仲裁合意をいう。）をすること。
6　相続の承諾若しくは放棄又は遺産の分割をすること。
7　贈与の申込みを拒絶し、遺贈を放棄し、負担付贈与の申込みを承諾し、又は負担付遺贈を承認すること。
8　新築、改築、増築又は大修繕をすること。
9　第602条に定める期間を超える賃貸借をすること。

②家庭裁判所は、第11条本文に規定する者又は保佐人若しくは保佐監督人の請求により、被保佐人が前項各号に掲げる行為以外の行為をする場合であってもその保佐人の同意を得なければならない旨の審判をすることができる。ただし、第9条ただし書に規定する行為については、この限りでない。

③保佐人の同意を得なければならない行為について、保佐人が被保佐人の利益を害するおそれがないにもかかわらず同意をしないときは、家庭裁判所は、被保佐人の請求により、保佐人の同意に代わる許可を与えることができる。

④保佐人の同意を得なければならない行為であって、その同意又はこれに代わる許可を得ないでしたものは、取り消すことができる。

第30条［失踪の宣告］　①不在者の生死が7年間明らかでないときは、家庭裁判所は、

利害関係人の請求により、失踪の宣告をすることができる。

第32条の2［同時死亡の推定］　数人の者が死亡した場合において、そのうちの一人が他の者の死亡後になお生存していたことが明らかでないときは、これらの者は、同時に死亡したものと推定する。

第90条［公序良俗］　公の秩序又は善良の風俗に反する事項を目的とする法律行為は、無効とする。

第98条の2［意思表示の受領能力］　意思表示の相手方がその意思表示を受けた時に未成年者又は成年被後見人であったときは、その意思表示をもってその相手方に対抗することができない。ただし、その法定代理人がその意思表示を知った後は、この限りでない。

第99条［代理行為の要件及び効果］　①代理人がその権限内において本人のためにすることを示してした意思表示は、本人に対して直接にその効力を生ずる。
②前項の規定は、第三者が代理人に対してした意思表示について準用する。

第100条［本人のためにすることを示さない意思表示］　代理人が本人のためにすることを示さないでした意思表示は、自己のためにしたものとみなす。ただし、相手方が、代理人が本人のためにすることを知り、又は知ることができたときは、前条第①項の規定を準用する。

第102条［代理人の行為能力］　代理人は、行為能力者であることを要しない。

第103条［権限の定めのない代理人の権限］　権限の定めのない代理人は、次に掲げる行為のみをする権限を有する。
1　保存行為
2　代理の目的である物又は権利の性質を変えない範囲内において、その利用又は改良を目的とする行為

第111条［代理権の消滅事由］　①代理権は、次に掲げる事由によって消滅する。
1　本人の死亡
2　代理人の死亡又は代理人が破産手続開始の決定若しくは後見開始の審判を受けたこと。
②委任による代理権は、前項各号に掲げる事由のほか、委任の終了によって消滅する。

第170条［3年の短期消滅時効］　次に掲げる債権は、3年間行使しないときは、消滅する。ただし、第2号に掲げる債権の時効は、同号の工事が終了した時から起算する。
1　医師、助産師又は薬剤師の診療、助産又は調剤に関する債権
2　工事の設計、施工又は監理を業とする者の工事に関する債権

第415条［債務不履行による損害賠償］　債務者がその債務の本旨に従った履行をしないときは、債権者は、これによって生じた損害の賠償を請求することができる。債務者の責めに帰すべき事由によって履行をすることができなくなったときも、同様とする。

第417条［損害賠償の方法］　損害賠償は、別段の意思表示がないときは、金銭をもってその額を定める。

第418条［過失相殺］　債務の不履行に関して債権者に過失があったときは、裁判所

は、これを考慮して、損害賠償の責任及びその額を定める。

第632条〔請負〕 請負は、当事者の一方がある仕事を完成することを約し、相手方がその仕事の結果に対してその報酬を支払うことを約することによって、その効力を生ずる。

第644条〔受任者の注意義務〕 受任者は、委任の本旨に従い、善良な管理者の注意をもって、委任事務を処理する義務を負う。

第645条〔受任者による報告〕 受任者は、委任者の請求があるときは、いつでも委任事務の処理の状況を報告し、委任が終了した後は、遅滞なくその経過及び結果を報告しなければならない。

第648条〔受任者の報酬〕 ①受任者は、特約がなければ、委任者に対して報酬を請求することができない。

②受任者は、報酬を受けるべき場合には、委任事務を履行した後でなければ、これを請求することができない。ただし、期間によって報酬を定めたときは、第624条第2項〈雇用報酬の支払時期〉の規定を準用する。

③委任が受任者の責めに帰することができない事由によって履行の中途で終了したときは、受任者は、既にした履行の割合に応じて報酬を請求することができる。

第656条〔準委任〕 この節の規定は、法律行為でない事務の委託について準用する。

第697条〔事務管理〕 ①義務なく他人のために事務の管理を始めた者（以下この章において「管理者」という。）は、その事務の性質に従い、最も本人の利益に適合する方法によって、その事務の管理（以下「事務管理」という。）をしなければならない。

②管理者は、本人の意思を知っているとき、又はこれを推知することができるときは、その意思に従って事務管理をしなければならない。

第698条〔緊急事務管理〕 管理者は、本人の身体、名誉又は財産に対する急迫の危害を免れさせるために事務管理をしたときは、悪意又は重大な過失があるのでなければ、これによって生じた損害を賠償する責任を負わない。

第699条〔管理者の通知義務〕 管理者は、事務管理を始めたことを遅滞なく本人に通知しなければならない。ただし、本人が既にこれを知っているときは、この限りでない。

第709条〔不法行為による損害賠償〕 故意又は過失によって他人の権利又は法律上保護される利益を侵害した者は、これによって生じた損害を賠償する責任を負う。

第712条〔責任能力〕 未成年者は、他人に損害を加えた場合において、自己の行為の責任を弁識するに足りる知能を備えていなかったときは、その行為について賠償の責任を負わない。

第715条〔使用者等の責任〕 ①ある事業のために他人を使用する者は、被用者がその事業の執行について第三者に加えた損害を賠償する責任を負う。ただし、使用者が被用者の選任及びその事業の監督について相当の注意をしたとき、又は相当の注意をしても損害が生ずべきであったときは、この限りでない。

②使用者に代わって事業を監督する者も、前項の責任を負う。

③前2項の規定は、使用者又は監督者から被用者に対する求償権の行使を妨げない。

第719条［共同不法行為者の責任］　①数人が共同の不法行為によって他人に損害を加えたときは、各自が連帯してその損害を賠償する責任を負う。共同行為者のうちいずれの者がその損害を加えたかを知ることができないときも、同様とする。
②行為者を教唆した者及び幇助した者は、共同行為者とみなして、前項の規定を適用する。
第720条［正当防衛及び緊急避難］　①他人の不法行為に対し、自己又は第三者の権利又は法律上保護される利益を防衛するため、やむを得ず加害行為をした者は、損害賠償の責任を負わない。ただし、被害者から不法行為をした者に対する損害賠償の請求を妨げない。
②前項の規定は、他人の物から生じた急迫の危難を避けるためその物を損傷した場合について準用する。
第722条［損害賠償の方法及び過失相殺］　①第417条〈損害賠償の方法〉の規定は、不法行為による損害賠償について準用する。
②被害者に過失があったときは、裁判所は、これを考慮して、損害賠償の額を定めることができる。
第797条［15歳未満の者を養子とする縁組］　①養子となる者が15歳未満であるときは、その法定代理人が、これに代わって、縁組の承諾をすることができる。
第818条［親権者］　①成年に達しない子は、父母の親権に服する。
第820条［監護及び教育の権利義務］　親権を行う者は、子の監護及び教育をする権利を有し、義務を負う。
第826条［利益相反行為］　①親権を行う父又は母とその子との利益が相反する行為については、親権を行う者は、その子のために特別代理人を選任することを家庭裁判所に請求しなければならない。
第827条［財産の管理における注意義務］　親権を行う者は、自己のためにするのと同一の注意をもって、その管理権を行わなければならない。
第882条［相続開始の原因］　相続は、死亡によって開始する。
第961条［遺言能力］　15歳に達した者は、遺言をすることができる。

26　刑法（抜粋）

改正　平成19年法律第54号

第35条［正当行為］　法令又は正当な業務による行為は、罰しない。
第37条［緊急避難］　①自己又は他人の生命、身体、自由又は財産に対する現在の危難を避けるため、やむを得ずにした行為は、これによって生じた害が避けようとした害の程度を超えなかった場合に限り、罰しない。ただし、その程度を超えた行為は、情状により、その刑を減軽し、又は免除することができる。
②前項の規定は、業務上特別の義務がある者には、適用しない。
第39条［心神喪失及び心神耗弱］　①心神喪失者の行為は、罰しない。
②心神耗弱者の行為は、その刑を減軽する。
第41条［責任年齢］　14歳に満たない者の行為は、罰しない。

参考資料

第134条〔秘密漏示〕 ①医師、薬剤師、医薬品販売業者、助産師、弁護士、弁護人、公証人又はこれらの職にあった者が、正当な理由がないのに、その業務上取り扱ったことについて知り得た人の秘密を漏らしたときは、6月以下の懲役又は10万円以下の罰金に処する。

②宗教、祈祷若しくは祭祀の職にある者又はこれらの職にあった者が、正当な理由がないのに、その業務上取り扱ったことについて知り得た人の秘密を漏らしたときも、前項と同様とする。

第160条〔虚偽診断書等作成〕 医師が公務所に提出すべき診断書、検案書又は死亡証書に虚偽の記載をしたときは、3年以下の禁錮又は30万円以下の罰金に処する。

第161条〔偽造私文書等行使〕 ①前2条の文書又は図画を行使した者は、その文書若しくは図画を偽造し、若しくは変造し、又は虚偽の記載をした者と同一の刑に処する。

②前項の罪の未遂は、罰する。

第190条〔死体損壊等〕 死体、遺骨、遺髪又は棺に納めてある物を損壊し、遺棄し、又は領得した者は、3年以下の懲役に処する。

第192条〔変死者密葬〕 検視を経ないで変死者を葬った者は、10万円以下の罰金又は科料に処する。

第199条〔殺人〕 人を殺した者は、死刑又は無期若しくは5年以上の懲役に処する。

第202条〔自殺関与及び同意殺人〕 人を教唆し若しくは幇助して自殺させ、又は人をその嘱託を受け若しくはその承諾を得て殺した者は、6月以上7年以下の懲役又は禁錮に処する。

第204条〔傷害〕 人の身体を傷害した者は、15年以下の懲役又は50万円以下の罰金に処する。

第209条〔過失傷害〕 ①過失により人を傷害した者は、30万円以下の罰金又は科料に処する。

②前項の罪は、告訴がなければ公訴を提起することができない。

第210条〔過失致死〕 過失により人を死亡させた者は、50万円以下の罰金に処する。

第211条〔業務上過失致死傷等〕 業務上必要な注意を怠り、よって人を死傷させた者は、5年以下の懲役若しくは禁錮又は100万円以下の罰金に処する。重大な過失により人を死傷させた者も、同様とする。

第212条〔堕胎〕 妊娠中の女子が薬物を用い、又はその他の方法により、堕胎したときは、1年以下の懲役に処する。

第213条〔同意堕胎及び同致死傷〕 女子の嘱託を受け、又はその承諾を得て堕胎させた者は、2年以下の懲役に処する。よって女子を死傷させた者は、3月以上5年以下の懲役に処する。

第214条〔業務上堕胎及び同致死傷〕 医師、助産師、薬剤師又は医薬品販売業者が女子の嘱託を受け、又はその承諾を得て堕胎させたときは、3月以上5年以下の懲役に処する。よって女子を死傷させたときは、6月以上7年以下の懲役に処する。

第215条〔不同意堕胎〕 ①女子の嘱託を受けないで、又はその承諾を得ないで堕胎させた者は、6月以上7年以下の懲役に処する。

②前項の罪の未遂は、罰する。
第216条［不同意堕胎致死傷］　前条の罪を犯し、よって女子を死傷させた者は、傷害の罪と比較して、重い刑により処断する。
第217条［遺棄］　老年、幼年、身体障害又は疾病のために扶助を必要とする者を遺棄した者は、1年以下の懲役に処する。
第218条［保護責任者遺棄等］　老年者、幼年者、身体障害者又は病者を保護する責任のある者がこれらの者を遺棄し、又はその生存に必要な保護をしなかったときは、3月以上5年以下の懲役に処する。
第219条［遺棄等致死傷］　前2条の罪を犯し、よって人を死傷させた者は、傷害の罪と比較して、重い刑により処断する。
第247条［背任］　他人のためにその事務を処理する者が、自己若しくは第三者の利益を図り又は本人に損害を加える目的で、その任務に背く行為をし、本人に財産上の損害を加えたときは、5年以下の懲役又は50万円以下の罰金に処する。

27　戸籍法（抜粋）

改正　平成19年法律第35号

第86条［死亡届］　①死亡の届出は、届出義務者が、死亡の事実を知った日から7日以内（国外で死亡があつたときは、その事実を知つた日から3箇月以内）に、これをしなければならない。
②届書には、次の事項を記載し、診断書又は検案書を添付しなければならない。
　1　死亡の年月日時分及び場所
　2　その他法務省令で定める事項
③やむを得ない事由によつて診断書又は検案書を得ることができないときは、死亡の事実を証すべき書面を以てこれに代えることができる。この場合には、届書に診断書又は検案書を得ることができない事由を記載しなければならない。

28　刑事訴訟法（抜粋）

改正　平成20年法律第71号

第99条［差押え、提出命令］　①裁判所は、必要があるときは、証拠物又は没収すべき物と思料するものを差し押えることができる。但し、特別の定のある場合は、この限りでない。
②裁判所は、差し押えるべきものを指定し、所有者、所持者又は保管者にその物の提出を命ずることができる。
第105条［業務上秘密と押収］　医師、歯科医師、助産師、看護師、弁護士（外国法事務弁護士を含む。）、弁理士、公証人、宗教の職に在る者又はこれらの職に在つた者は、業務上委託を受けたため、保管し、又は所持する物で他人の秘密に関するものについては、押収を拒むことができる。但し、本人が承諾した場合、押収の拒絶が被告人のためのみにする権利の濫用と認められる場合（被告人が本人である場合

参考資料

を除く。）その他裁判所の規則で定める事由がある場合は、この限りでない。

第106条〔令状〕 公判廷外における差押又は捜索は、差押状又は捜索状を発してこれをしなければならない。

第128条〔検証〕 裁判所は、事実発見のため必要があるときは、検証することができる。

第129条〔検証と必要な処分〕 検証については、身体の検査、死体の解剖、墳墓の発掘、物の破壊その他必要な処分をすることができる。

第131条〔身体検査に関する注意、女子の身体検査と立会い〕 ①身体の検査については、これを受ける者の性別、健康状態その他の事情を考慮した上、特にその方法に注意し、その者の名誉を害しないように注意しなければならない。
②女子の身体を検査する場合には、医師又は成年の女子をこれに立ち合わせなければならない。

第149条〔業務上秘密と証言拒絶権〕 医師、歯科医師、助産師、看護師、弁護士（外国法事務弁護士を含む。）、弁理士、公証人、宗教の職に在る者又はこれらの職に在つた者は、業務上委託を受けたため知り得た事実で他人の秘密に関するものについては、証言を拒むことができる。但し、本人が承諾した場合、証言の拒絶が被告人のためのみにする権利の濫用と認められる場合（被告人が本人である場合を除く。）その他裁判所の規則で定める事由がある場合は、この限りでない。

第165条〔鑑定〕 裁判所は、学識経験のある者に鑑定を命ずることができる。

第168条〔鑑定と必要な処分、許可状〕 ①鑑定人は、鑑定について必要がある場合には、裁判所の許可を受けて、人の住居若しくは人の看守する邸宅、建造物若しくは船舶内に入り、身体を検査し、死体を解剖し、墳墓を発掘し、又は物を破壊することができる。

第174条〔鑑定証人〕 特別の知識によつて知り得た過去の事実に関する尋問については、この章の規定によらないで、前章の規定を適用する。

第179条〔証拠保全の請求、手続〕 ①被告人、被疑者又は弁護人は、あらかじめ証拠を保全しておかなければその証拠を使用することが困難な事情があるときは、第1回の公判期日前に限り、裁判官に押収、捜索、検証、証人の尋問又は鑑定の処分を請求することができる。

第218条〔令状による差押え・捜索・検証〕 ①検察官、検察事務官又は司法警察職員は、犯罪の捜査をするについて必要があるときは、裁判官の発する令状により、差押、捜索又は検証をすることができる。この場合において身体の検査は、身体検査令状によらなければならない。

第223条〔第三者の任意出頭・取調べ・鑑定等の嘱託〕 ①検察官、検察事務官又は司法警察職員は、犯罪の捜査をするについて必要があるときは、被疑者以外の者の出頭を求め、これを取り調べ、又はこれに鑑定、通訳若しくは翻訳を嘱託することができる。

第225条〔鑑定受託者と必要な処分、許可状〕 ①第223条第①項の規定による鑑定の嘱託を受けた者は、裁判官の許可を受けて、第168条第①項に規定する処分をすることができる。

第229条［検視］　①変死者又は変死の疑のある死体があるときは、その所在地を管轄する地方検察庁又は区検察庁の検察官は、検視をしなければならない。

29　医療法（抜粋）

改正　平成13年法律第101号

第1条の4［医師等の責務］　②医師、歯科医師、薬剤師、看護師その他の医療の担い手は、医療を提供するに当たり、適切な説明を行い、医療を受ける者の理解を得るよう努めなければならない。

30　医師法（抜粋）

改正　平成14年法律第1号

第1条［医師の任務］　医師は、医療及び保健指導を掌ることによつて公衆衛生の向上及び増進に寄与し、もつて国民の健康な生活を確保するものとする。

第17条［医師でない者の医業の禁止］　医師でなければ、医業をなしてはならない。

第19条［応招義務等］　診療に従事する医師は、診察治療の求があつた場合には、正当な事由がなければ、これを拒んではならない。

②診察若しくは検案をし、又は出産に立ち会つた医師は、診断書若しくは検案書又は出生証明書若しくは死産証書の交付の求があつた場合には、正当な事由がなければ、これを拒んではならない。

第20条［無診察治療等の禁止］　医師は、自ら診察しないで治療をし、若しくは診断書若しくは処方せんを交付し、自ら出産に立ち会わないで出生証明書若しくは死産証書を交付し、又は自ら検案をしないで検案書を交付してはならない。但し、診療中の患者が受診後24時間以内に死亡した場合に交付する死亡診断書については、この限りでない。

第21条［異状死体等の届出義務］　医師は、死体又は妊娠4月以上の死産児を検案して異状があると認めたときは、24時間以内に所轄警察署に届け出なければならない。

第22条［処方せんの交付義務］　医師は、患者に対し治療上薬剤を調剤して投与する必要があると認めた場合には、患者又は現にその看護に当つている者に対して処方せんを交付しなければならない。ただし、患者又は現にその看護に当つている者が処方せんの交付を必要としない旨を申し出た場合及び次の各号の一に該当する場合においては、この限りでない。

1　暗示的効果を期待する場合において、処方せんを交付することがその目的の達成を妨げるおそれがある場合
2　処方せんを交付することが診療又は疾病の予後について患者に不安を与え、その疾病の治療を困難にするおそれがある場合
3　病状の短時間ごとの変化に即応して薬剤を投与する場合
4　診断又は治療方法の決定していない場合
5　治療上必要な応急の措置として薬剤を投与する場合

6　安静を要する患者以外に薬剤の交付を受けることができる者がいない場合
　　7　覚せい剤を投与する場合
　　8　薬剤師が乗り組んでいない船舶内において薬剤を投与する場合
第23条［保健指導を行う義務］　医師は、診療をしたときは、本人又はその保護者に対し、療養の方法その他保健の向上に必要な事項の指導をしなければならない。
第24条［診療録の記載及び保存］　医師は、診療をしたときは、遅滞なく診療に関する事項を診療録に記載しなければならない。
②前項の診療録であつて、病院又は診療所に勤務する医師のした診療に関するものは、その病院又は診療所の管理者において、その他の診療に関するものは、その医師において、5年間これを保存しなければならない。
第24条の2［医療等に関する指示］　厚生労働大臣は、公衆衛生上重大な危害を生ずる虞がある場合において、その危害を防止するため特に必要があると認めるときは、医師に対して、医療又は保健指導に関し必要な指示をすることができる。
②厚生労働大臣は、前項の規定による指示をするに当つては、あらかじめ、医道審議会の意見を聴かなければならない。
第33条の2［罰則］　第6条第③項、第18条、第20条から第22条まで又は第24条の規定に違反した者は、50万円以下の罰金に処する。

31　保健師助産師看護師法（抜粋）

　　改正　平成13年法律第87、153号

第1条［この法律の目的］　この法律は、保健師、助産師及び看護師の資質を向上し、もつて医療及び公衆衛生の普及向上をはかるのを目的とする。
第2条［定義、以下6条まで］　この法律において、「保健師」とは、厚生労働大臣の免許を受けて、保健師の名称を用いて、保健指導に従事することを業とする者をいう。
第3条　この法律において、「助産師」とは、厚生労働大臣の免許を受けて、助産又は妊婦、じよく婦若しくは新生児の保健指導をなすことを業とする者をいう。
第5条　この法律において、「看護師」とは、厚生労働大臣の免許を受けて、傷病者若しくはじよく婦に対する療養上の世話又は診療の補助をなすことを業とする者をいう。
第6条　この法律において、「准看護師」とは、都道府県知事の免許を受けて、医師、歯科医師又は看護師の指示を受けて、前条に規定することをなすことを業とする者をいう。
第29条［保健業務の制限］　保健師でない者は、保健師又はこれに類似する名称を用いて、第2条に規定する業をしてはならない。
第30条［非助産師の業務禁止］　助産師でない者は、第3条に規定する業をしてはならない。ただし、医師法（昭和23年法律第201号）の規定に基づいて行う場合は、この限りでない。
第31条［非看護師の業務禁止］　①看護師でない者は、第5条に規定する業をしては

ならない。ただし、医師法又は歯科医師法（昭和23年法律第202号）の規定に基づいてなす場合は、この限りでない。
②保健師及び助産師は、前項の規定にかかわらず、第5条に規定する業を行うことができる。
第32条［非准看護師の業務禁止］　准看護師でない者は、第6条に規定する業をしてはならない。ただし、医師法又は歯科医師法の規定に基づいて行う場合は、この限りでない。
第35条［保健師に対する主治医の指示］　保健師は、傷病者の療養上の指導を行うに当たつて主治の医師又は歯科医師があるときは、その指示を受けなければならない。
第36条［保健師に対する保健所長の指示］　保健師は、その業務に関して就業地を管轄する保健所の長の指示を受けたときは、これに従わなければならない。ただし、前条の規定の適用を妨げない。
第37条［特定行為の制限］　保健師、助産師、看護師又は准看護師は、主治の医師又は歯科医師の指示があつた場合を除くほか、診療機械を使用し、医薬品を授与し、医薬品について指示をしその他医師又は歯科医師が行うのでなければ衛生上危害を生ずるおそれのある行為をしてはならない。ただし、臨時応急の手当をし、又は助産師がへその緒を切り、浣腸を施しその他助産師の業務に当然付随する行為をする場合は、この限りでない。
第38条［異常妊婦等の処置禁止］　助産師は、妊婦、産婦、じよく婦、胎児又は新生児に異常があると認めたときは、医師の診療を求めさせることを要し、自らこれらの者に対して処置をしてはならない。ただし、臨時応急の手当については、この限りでない。
第39条［応招義務及び証明書等の交付義務］　①業務に従事する助産師は、助産又は妊婦、じよく婦若しくは新生児の保健指導の求めがあつた場合は、正当な事由がなければ、これを拒んではならない。
②分べんの介助又は死胎の検案をした助産師は、出生証明書、死産証書又は死胎検案書の交付の求めがあつた場合は、正当の事由がなければ、これを拒んではならない。
第40条［証明書等の交付に関する制限］　助産師は、自ら分べんの介助又は死胎の検案をしないで、出生証明書、死産証書又は死胎検案書を交付してはならない。
第41条［異常死産児の届出義務］　助産師は、妊娠4月以上の死産児を検案して異常があると認めたときは、24時間以内に所轄警察署にその旨を届け出なければならない。
第42条［助産録の記載及び保存の義務］　①助産師が分べんの介助をしたときは、助産に関する事項を遅滞なく助産録に記載しなければならない。
②前項の助産録であつて病院、診療所又は助産所に勤務する助産師が行つた助産に関するものは、その病院、診療所又は助産所の管理者において、その他の助産に関するものは、その助産師において、5年間これを保存しなければならない。
③第①項の規定による助産録の記載事項に関しては、厚生労働省令でこれを定める。
第43条［罰則、第45条まで］　①次の各号のいずれかに該当する者は、2年以下の懲役若しくは50万円以下の罰金に処し、又はこれを併科する。

1　第29条から第32条までの規定に違反した者
　　2　虚偽又は不正の事実に基づいて免許を受けた者
②前項第1号の罪を犯した者が、助産師、看護師、准看護師又はこれに類似した名称を用いたものであるときは、2年以下の懲役若しくは100万円以下の罰金に処し、又はこれを併科する。

第44条の2　次の各号のいずれかに該当する者は、6月以下の懲役若しくは50万円以下の罰金に処し、又はこれを併科する。
　　1　第14条第1項又は第2項の規定により業務の停止を命ぜられた者で、当該停止を命ぜられた期間中に、業務を行つた者
　　2　第35条から第38条までの規定に違反した者

第45条　第33条又は第40条から第42条までの規定に違反した者は、50万円以下の罰金に処する。

第60条［旧規則による看護人への準用］　旧看護婦規則による看護人については、第53条の規定を準用する。

32　保険医療機関及び保険医療養担当規則（抜粋）

改正　平成13年厚生労働省令12号

第13条［療養及び指導の基本準則］　保険医は、診療にあたつては、懇切丁寧を旨とし、療養上必要な事項は理解し易いように指導しなければならない。

第14条［指導］　保険医は、診療にあたつては常に医学の立場を堅持して、患者の心身の状態を観察し、心理的な効果をも挙げることができるよう適切な指導をしなければならない。

第15条［指導］　保険医は、患者に対して予防衛生及び環境衛生の思想のかん養に努め、適切な指導をしなければならない。

第16条［転医及び対診］　保険医は、患者の疾病又は負傷が自己の専門外にわたるものであるときは、又はその診療について疑義があるときは、他の保険医療機関へ転医させ、又は他の保険医の対診を求める等診療について適切な措置を講じなければならない。

33　臓器の移植に関する法律

施行　平成9年、改正　平成11年法律第160号
2009年7月、衆参両院可決の臓器移植法改正A案はP1078以降に収載

第1条［目的］　この法律は、臓器の移植についての基本的理念を定めるとともに、臓器の機能に障害がある者に対し臓器の機能の回復又は付与を目的として行われる臓器の移植術（以下単に「移植術」という。）に使用されるための臓器を死体から摘出すること、臓器売買等を禁止すること等につき必要な事項を規定することにより、移植医療の適正な実施に資することを目的とする。

第2条［基本的理念］　①死亡した者が生存中に有していた自己の臓器の移植術に使

用されるための提供に関する意思は、尊重されなければならない。
②移植術に使用されるための臓器の提供は、任意にされたものでなければならない。
③臓器の移植は、移植術に使用されるための臓器が人道的精神に基づいて提供されるものであることにかんがみ、移植術を必要とする者に対して適切に行われなければならない。
④移植術を必要とする者に係る移植術を受ける機会は、公平に与えられるよう配慮されなければならない。

第3条［国及び地方公共団体の責務］　国及び地方公共団体は、移植医療について国民の理解を深めるために必要な措置を講ずるよう努めなければならない。

第4条［医師の責務］　医師は、臓器の移植を行うに当たっては、診療上必要な注意を払うとともに、移植術を受ける者又はその家族に対し必要な説明を行い、その理解を得るよう努めなければならない。

第5条［定義］　この法律において「臓器」とは、人の心臓、肺、肝臓、腎臓その他厚生労働省令で定める内臓及び眼球をいう。

第6条［臓器の摘出］　①医師は、死亡した者が生存中に臓器を移植術に使用されるために提供する意思を書面により表示している場合であって、その旨の告知を受けた遺族が当該臓器の摘出を拒まないとき又は遺族がないときは、この法律に基づき、移植術に使用されるための臓器を、死体（脳死した者の身体を含む。以下同じ。）から摘出することができる。
②前項に規定する「脳死した者の身体」とは、その身体から移植術に使用されるための臓器が摘出されることとなる者であって脳幹を含む全脳の機能が不可逆的に停止するに至ったと判定されたものの身体をいう。
③臓器の摘出に係る前項の判定は、当該者が第①項に規定する意思の表示に併せて前項による判定に従う意思を書面により表示している場合であって、その旨の告知を受けたその者の家族が当該判定を拒まないとき又は家族がないときに限り、行うことができる。
④臓器の摘出に係る第②項の判定は、これを的確に行うために必要な知識及び経験を有する2人以上の医師（当該判定がなされた場合に当該脳死した者の身体から臓器を摘出し、又は当該臓器を使用した移植術を行うこととなる医師を除く。）の一般に認められている医学的知見に基づき厚生労働省令で定めるところにより行う判断の一致によって、行われるものとする。
⑤前項の規定により第②項の判定を行った医師は、厚生労働省令で定めるところにより、直ちに当該判定が的確に行われたことを証する書面を作成しなければならない。
⑥臓器の摘出に係る第②項の判定に基づいて脳死した者の身体から臓器を摘出しようとする医師は、あらかじめ、当該脳死した者の身体に係る前項の書面の交付を受けなければならない。

第7条［臓器の摘出の制限］　医師は、前条の規定により死体から臓器を摘出しようとする場合において、当該死体について刑事訴訟法（昭和23年法律第131号）第229条第①項の検視その他の犯罪捜査に関する手続が行われるときは、当該手続が終了した後でなければ、当該死体から臓器を摘出してはならない。

第8条［礼意の保持］　第6条の規定により死体から臓器を摘出するに当たっては、礼意を失わないよう特に注意しなければならない。

第9条［使用されなかった部分の臓器の処理］　病院又は診療所の管理者は、第6条の規定により死体から摘出された臓器であって、移植術に使用されなかった部分の臓器を、厚生労働省令で定めるところにより処理しなければならない。

第10条［記録の作成、保存及び閲覧］　①医師は、第6条第②項の判定、同条の規定による臓器の摘出又は当該臓器を使用した移植術（以下この項において「判定等」という。）を行った場合には、厚生労働省令で定めるところにより、判定等に関する記録を作成しなければならない。

②前項の記録は、病院又は診療所に勤務する医師が作成した場合にあっては当該病院又は診療所の管理者が、病院又は診療所に勤務する医師以外の医師が作成した場合にあっては当該医師が、5年間保存しなければならない。

③前項の規定により第①項の記録を保存する者は、移植術に使用されるための臓器を提供した遺族その他の厚生労働省令で定める者から当該記録の閲覧の請求があった場合には、厚生労働省令で定めるところにより、閲覧を拒むことについて正当な理由がある場合を除き、当該記録のうち個人の権利利益を不当に侵害するおそれがないものとして厚生労働省令で定めるものを閲覧に供するものとする。

第11条［臓器売買等の禁止］　①何人も、移植術に使用されるための臓器を提供すること若しくは提供したことの対価として財産上の利益の供与を受け、又はその要求若しくは約束をしてはならない。

②何人も、移植術に使用されるための臓器の提供を受けること若しくは受けたことの対価として財産上の利益を供与し、又はその申込み若しくは約束をしてはならない。

③何人も、移植術に使用されるための臓器を提供すること若しくはその提供を受けることのあっせんをすること若しくはあっせんをしたことの対価として財産上の利益の供与を受け、又はその要求若しくは約束をしてはならない。

④何人も、移植術に使用されるための臓器を提供すること若しくはその提供を受けることのあっせんを受けること若しくはあっせんを受けたことの対価として財産上の利益を供与し、又はその申込み若しくは約束をしてはならない。

⑤何人も、臓器が前各項の規定のいずれかに違反する行為に係るものであることを知って、当該臓器を摘出し、又は移植術に使用してはならない。

⑥第①項から第④項までの対価には、交通、通信、移植術に使用されるための臓器の摘出、保存若しくは移送又は移植術等に要する費用であって、移植術に使用されるための臓器を提供すること若しくはその提供を受けること又はそれらのあっせんをすることに関して通常必要であると認められるものは、含まれない。

第12条［業として行う臓器のあっせんの許可］　①業として移植術に使用されるための臓器（死体から摘出されるもの又は摘出されたものに限る。）を提供すること又はその提供を受けることのあっせん（以下「業として行う臓器のあっせん」という。）をしようとする者は、厚生労働省令で定めるところにより、臓器の別ごとに、厚生労働大臣の許可を受けなければならない。

②厚生労働大臣は、前項の許可の申請をした者が次の各号のいずれかに該当する場合

には、同項の許可をしてはならない。
1　営利を目的とするおそれがあると認められる者
2　業として行う臓器のあっせんに当たって当該臓器を使用した移植術を受ける者の選択を公平かつ適正に行わないおそれがあると認められる者

第13条［秘密保持義務］　前条第①項の許可を受けた者（以下「臓器あっせん機関」という。）若しくはその役員若しくは職員又はこれらの者であった者は、正当な理由がなく、業として行う臓器のあっせんに関して職務上知り得た人の秘密を漏らしてはならない。

第14条［帳簿の備付け等］　①臓器あっせん機関は、厚生労働省令で定めるところにより、帳簿を備え、その業務に関する事項を記載しなければならない。
②臓器あっせん機関は、前項の帳簿を、最終の記載の日から5年間保存しなければならない。

第15条［報告の徴収等］　①厚生労働大臣は、この法律を施行するため必要があると認めるときは、臓器あっせん機関に対し、その業務に関し報告をさせ、又はその職員に、臓器あっせん機関の事務所に立ち入り、帳簿、書類その他の物件を検査させ、若しくは関係者に質問させることができる。
②前項の規定により立入検査又は質問をする職員は、その身分を示す証明書を携帯し、関係者に提示しなければならない。
③第①項の規定による立入検査及び質問をする権限は、犯罪捜査のために認められたものと解してはならない。

第16条［指示］　厚生労働大臣は、この法律を施行するため必要があると認めるときは、臓器あっせん機関に対し、その業務に関し必要な指示を行うことができる。

第17条［許可の取消し］　厚生労働大臣は、臓器あっせん機関が前条の規定による指示に従わないときは、第12条第①項の許可を取り消すことができる。

第18条［経過措置］　この法律の規定に基づき厚生労働省令を制定し、又は改廃する場合においては、その厚生労働省令で、その制定又は改廃に伴い合理的に必要と判断される範囲内において、所要の経過措置（罰則に関する経過措置を含む。）を定めることができる。

第19条［厚生労働省令への委任］　この法律に定めるもののほか、この法律の実施のための手続その他この法律の施行に関し必要な事項は、厚生労働省令で定める。

第20条［罰則、以下25条まで］　①第11条第①項から第⑤項までの規定に違反した者は、5年以下の懲役若しくは500万円以下の罰金に処し、又はこれを併科する。
②前項の罪は、刑法（明治40年法律第45号）第3条の例に従う。

第21条　①第6条第⑤項の書面に虚偽の記載をした者は、3年以下の懲役又は50万円以下の罰金に処する。
②第6条第⑥項の規定に違反して同条第⑤項の書面の交付を受けないで臓器の摘出をした者は、1年以下の懲役又は30万円以下の罰金に処する。

第22条　第12条第①項の許可を受けないで、業として行う臓器のあっせんをした者は、1年以下の懲役若しくは100万円以下の罰金に処し、又はこれを併科する。

第23条　①次の各号のいずれかに該当する者は、50万円以下の罰金に処する。

1　第9条の規定に違反した者
2　第10条第①項の規定に違反して、記録を作成せず、若しくは虚偽の記録を作成し、又は同条第②項の規定に違反して記録を保存しなかった者
3　第13条の規定に違反した者
4　第14条第①項の規定に違反して、帳簿を備えず、帳簿に記載せず、若しくは虚偽の記載をし、又は同条第②項の規定に違反して帳簿を保存しなかった者
5　第15条第①項の規定による報告をせず、若しくは虚偽の報告をし、又は同項の規定による立入検査を拒み、妨げ、若しくは忌避し、若しくは同項の規定による質問に対して答弁をせず、若しくは虚偽の答弁をした者

②前項第3号の罪は、告訴がなければ公訴を提起することができない。

第24条　①法人（法人でない団体で代表者又は管理人の定めのあるものを含む。以下この項において同じ。）の代表者若しくは管理人又は法人若しくは人の代理人、使用人その他の従業者が、その法人又は人の業務に関し、第20条、第22条及び前条（同条第①項第3号を除く。）の違反行為をしたときは、行為者を罰するほか、その法人又は人に対しても、各本条の罰金刑を科する。

②前項の規定により法人でない団体を処罰する場合には、その代表者又は管理人がその訴訟行為につきその団体を代表するほか、法人を被告人又は被疑者とする場合の刑事訴訟に関する法律の規定を準用する。

第25条　第20条第①項の場合において供与を受けた財産上の利益は、没収する。その全部又は一部を没収することができないときは、その価額を追徴する。

附則第1条［施行期日］　この法律は、公布の日（平成9.7.16）から起算して3月を経過した日（平成9.10.16）から施行する。

附則第2条［検討等］　①この法律による臓器の移植については、この法律の施行後3年を目途として、この法律の施行の状況を勘案し、その全般について検討が加えられ、その結果に基づいて必要な措置が講ぜられるべきものとする。

②政府は、ドナーカードの普及及び臓器移植ネットワークの整備のための方策に関し検討を加え、その結果に基づいて必要な措置を講ずるものとする。

③関係行政機関は、第7条に規定する場合において同条の死体が第6条第②項の脳死した者の身体であるときは、当該脳死した者の身体に対する刑事訴訟法第229条第①項の検視その他の犯罪捜査に関する手続と第6条の規定による当該脳死した者の身体からの臓器の摘出との調整を図り、犯罪捜査に関する活動に支障を生ずることなく臓器の移植が円滑に実施されるよう努めるものとする。

附則第3条［角膜及び腎臓の移植に関する法律の廃止］　角膜及び腎臓の移植に関する法律（昭和54年法律第63号）は、廃止する。

附則第4条［経過措置］　①医師は、当分の間、第6条第①項に規定する場合のほか、死亡した者が生存中に眼球又は腎臓を移植術に使用されるために提供する意思を書面により表示している場合及び当該意思がないことを表示している場合以外の場合であって、遺族が当該眼球又は腎臓の摘出について書面により承諾しているときにおいても、移植術に使用されるための眼球又は腎臓を、同条第②項の脳死した者の身体以外の死体から摘出することができる。

②前項の規定により死体から眼球又は腎臓を摘出する場合においては、第7条中「前条」とあるのは「附則第4条第①項」と、第8条及び第9条中「第6条」とあるのは「附則第4条第①項」と、第10条第①項中「同条の規定による」とあるのは「附則第4条第①項の規定による」と読み替えて、これらの規定（これらの規定に係る罰則を含む。）を適用する。

附則第5条　この法律の施行前に附則第3条の規定による廃止前の角膜及び腎臓の移植に関する法律（以下「旧法」という。）第3条第③項の規定による遺族の書面による承諾を受けている場合（死亡した者が生存中にその眼球又は腎臓を移植術に使用されるために提供する意思がないことを表示している場合であって、この法律の施行前に角膜又は腎臓の摘出に着手していなかったときを除く。）又は同項ただし書の場合に該当していた場合の眼球又は腎臓の摘出については、なお従前の例による。

附則第6条　旧法第3条の規定（前条の規定によりなお従前の例によることとされる眼球又は腎臓の摘出に係る旧法第3条の規定を含む。次条及び附則第8条において同じ。）により摘出された眼球又は腎臓の取扱いについては、なお従前の例による。

附則第7条　旧法第3条の規定により摘出された眼球又は腎臓であって、角膜移植術又は腎臓移植術に使用されなかった部分の眼球又は腎臓のこの法律の施行後における処理については、当該摘出された眼球又は腎臓を第6条の規定により死体から摘出された臓器とみなし、第9条の規定（これに係る罰則を含む。）を適用する。

附則第8条　旧法第3条の規定により摘出された眼球又は腎臓を使用した移植術がこの法律の施行後に行われた場合における当該移植術に関する記録の作成、保存及び閲覧については、当該眼球又は腎臓を第6条の規定により死体から摘出された臓器とみなし、第10条の規定（これに係る罰則を含む。）を適用する。

附則第9条　この法律の施行の際現に旧法第8条の規定により業として行う眼球又は腎臓の提供のあっせんの許可を受けている者は、第12条第①項の規定により当該臓器について業として行う臓器のあっせんの許可を受けた者とみなす。

附則第10条　この法律の施行前にした行為に対する罰則の適用については、なお従前の例による。

附則第11条　①健康保険法（大正11年法律第70号）、国民健康保険法（昭和33年法律第192号）その他政令で定める法律（以下「医療給付関係各法」という。）の規定に基づく医療（医療に要する費用の支給に係る当該医療を含む。以下同じ。）の給付（医療給付関係各法に基づく命令の規定に基づくものを含む。以下同じ。）に継続して、第6条第②項の脳死した者の身体への処置がされた場合には、当分の間、当該処置は当該医療給付関係各法の規定に基づく医療の給付としてされたものとみなす。

②前項の処置に要する費用の算定は、医療給付関係各法の規定に基づく医療の給付に係る費用の算定方法の例による。

③前項の規定によることを適当としないときの費用の算定は、同項の費用の算定方法を定める者が別に定めるところによる。

④前2項に掲げるもののほか、第①項の処置に関しては、医療給付関係各法の規定に基づく医療の給付に準じて取り扱うものとする。

参考資料

臓器移植法Ａ案　提出時法案　全文
衆院可決　2009年6月18日
参院可決　2009年7月13日

衆第14号　臓器の移植に関する法律の一部を改正する法律案
臓器の移植に関する法律（平成9年法律第104号）の一部を次のように改正する。
第6条第①項を次のように改める。
①医師は、次の各号のいずれかに該当する場合には、移植術に使用されるための臓器を、死体（脳死した者の身体を含む。以下同じ。）から摘出することができる。
1　死亡した者が生存中に当該臓器を移植術に使用されるために提供する意思を書面により表示している場合であって、その旨の告知を受けた遺族が当該臓器の摘出を拒まないとき又は遺族がないとき。
2　死亡した者が生存中に当該臓器を移植術に使用されるために提供する意思を書面により表示している場合及び当該意思がないことを表示している場合以外の場合であって、遺族が当該臓器の摘出について書面により承諾しているとき。

第6条第②項中「その身体から移植術に使用されるための臓器が摘出されることとなる者であって」を削り、「もの」を「者」に改め、同条第③項を次のように改める。
③臓器の摘出に係る前項の判定は、次の各号のいずれかに該当する場合に限り、行うことができる。
1　当該者が第①項第1号に規定する意思を書面により表示している場合であり、かつ、当該者が前項の判定に従う意思がないことを表示している場合以外の場合であって、その旨の告知を受けたその者の家族が当該判定を拒まないとき又は家族がないとき。
2　当該者が第①項第1号に規定する意思を書面により表示している場合及び当該意思がないことを表示している場合以外の場合であり、かつ、当該者が前項の判定に従う意思がないことを表示している場合以外の場合であって、その者の家族が当該判定を行うことを書面により承諾しているとき。

第6条の次に次の1条を加える。
第6条の2［親族への優先提供の意思表示］　移植術に使用されるための臓器を死亡した後に提供する意思を書面により表示している者又は表示しようとする者は、その意思の表示に併せて、親族に対し当該臓器を優先的に提供する意思を書面により表示することができる。

第7条中「前条」を「第6条」に改める。
第17条の次に次の1条を加える。
第17条の2［移植医療に関する啓発等］　国及び地方公共団体は、国民があらゆる機会を通じて移植医療に対する理解を深めることができるよう、移植術に使用されるための臓器を死亡した後に提供する意思の有無を運転免許証及び医療保険の被保険者証等に記載することができることとする等、移植医療に関する啓発及び知識の普及に必要な施策を講ずるものとする。

附則第4条の前の見出しを削り、同条を次のように改める。
第4条　削除
附則第5条の前に見出しとして「(経過措置)」を付する。
附則
① [施行期日]　この法律は、公布の日から起算して1年を経過した日から施行する。ただし、第6条の次に1条を加える改正規定及び第7条の改正規定並びに次項の規定は、公布の日から起算して6月を経過した日から施行する。
② [経過措置]　前項ただし書に規定する日からこの法律の施行の日の前日までの間における臓器の移植に関する法律附則第4条第②項の規定の適用については、同項中「前条」とあるのは、「第6条」とする。
③ この法律の施行前にこの法律による改正前の臓器の移植に関する法律附則第4条第①項に規定する場合に該当していた場合の眼球又は腎臓の摘出、移植術に使用されなかった部分の眼球又は腎臓の処理並びに眼球又は腎臓の摘出及び摘出された眼球又は腎臓を使用した移植術に関する記録の作成、保存及び閲覧については、なお従前の例による。
④ この法律の施行前にした行為及び前項の規定によりなお従前の例によることとされる場合におけるこの法律の施行後にした行為に対する罰則の適用については、なお従前の例による。
⑤ [検討]　政府は、虐待を受けた児童が死亡した場合に当該児童から臓器(臓器の移植に関する法律第5条に規定する臓器をいう。)が提供されることのないよう、移植医療に係る業務に従事する者がその業務に係る児童について虐待が行われた疑いがあるかどうかを確認し、及びその疑いがある場合に適切に対応するための方策に関し検討を加え、その結果に基づいて必要な措置を講ずるものとする。
理由　死亡した者が生存中に臓器を移植術に使用されるために提供する意思を書面により表示している場合及び当該意思がないことを表示している場合以外の場合であって、遺族が当該臓器の摘出について書面により承諾しているときに、医師は、当該臓器を移植術に使用するために死体から摘出することができることとするとともに、移植術に使用されるための臓器を死亡した後に提供する意思を書面により表示している者又は表示しようとする者は、その意思の表示に併せて、親族に対し当該臓器を優先的に提供する意思を書面により表示することができることとし、あわせて国及び地方公共団体は、移植医療に関する啓発及び知識の普及に必要な施策を講ずる等の必要がある。

これが、この法律案を提出する理由である。

34　ヒトに関するクローン技術等の規制に関する法律

改正　平成12年12月6日法律第146号　施行　平成13年6月6日

第1条 [目的]　この法律は、ヒト又は動物の胚又は生殖細胞を操作する技術のうちクローン技術ほか一定の技術(以下「クローン技術等」という。)が、その用いら

れ方のいかんによっては特定の人と同一の遺伝子構造を有する人（以下「人クローン個体」という。）若しくは人と動物のいずれであるかが明らかでない個体（以下「交雑個体」という。）を作り出し、又はこれらに類する個体の人為による生成をもたらすおそれがあり、これにより人の尊厳の保持、人の生命及び身体の安全の確保並びに社会秩序の維持（以下「人の尊厳の保持等」という。）に重大な影響を与える可能性があることにかんがみ、クローン技術等のうちクローン技術又は特定融合・集合技術により作成される胚を人又は動物の胎内に移植することを禁止するとともに、クローン技術等による胚の作成、譲受及び輸入を規制し、その他当該胚の適正な取扱いを確保するための措置を講ずることにより、人クローン個体及び交雑個体の生成の防止並びにこれらに類する個体の人為による生成の規制を図り、もって社会及び国民生活と調和のとれた科学技術の発展を期することを目的とする。

第2条〔定義〕　①この法律において、次の各号に掲げる用語の意義は、それぞれ当該各号に定めるところによる。

1　胚――一の細胞（生殖細胞を除く。）又は細胞群であって、そのまま人又は動物の胎内において発生の過程を経ることにより一の個体に成長する可能性のあるもののうち、胎盤の形成を開始する前のものをいう。

2　生殖細胞――精子（精細胞及びその染色体の数が精子の染色体の数に等しい精母細胞を含む。以下同じ。）及び未受精卵をいう。

3　未受精卵――未受精の卵細胞及び卵母細胞（その染色体の数が卵細胞の染色体の数に等しいものに限る。）をいう。

4　体細胞――哺乳綱に属する種の個体（死体を含む。）若しくは胎児（死胎を含む。）から採取された細胞（生殖細胞を除く。）又は当該細胞の分裂により生ずる細胞であって、胚又は胚を構成する細胞でないものをいう。

5　胚性細胞――胚から採取された細胞又は当該細胞の分裂により生ずる細胞であって、胚でないものをいう。

6　ヒト受精胚――ヒトの精子とヒトの未受精卵との受精により生ずる胚（当該胚が一回以上分割されることにより順次生ずるそれぞれの胚であって、ヒト胚分割胚でないものを含む。）をいう。

7　胎児――人又は動物の胎内にある細胞群であって、そのまま胎内において発生の過程を経ることにより一の個体に成長する可能性のあるもののうち、胎盤の形成の開始以後のものをいい、胎盤その他のその附属物を含むものとする。

8　ヒト胚分割胚――ヒト受精胚又はヒト胚核移植胚が人の胎外において分割されることにより生ずる胚をいう。

9　ヒト胚核移植胚――一の細胞であるヒト受精胚若しくはヒト胚分割胚又はヒト受精胚、ヒト胚分割胚若しくはヒト集合胚の胚性細胞であって核を有するものがヒト除核卵と融合することにより生ずる胚をいう。

10　人クローン胚――ヒトの体細胞であって核を有するものがヒト除核卵と融合することにより生ずる胚（当該胚が一回以上分割されることにより順次生ずるそれぞれの胚を含む。）をいう。

11　クローン技術――人クローン胚を作成する技術をいう。

12　ヒト集合胚——次のいずれかに掲げる胚(当該胚が一回以上分割されることにより順次生ずるそれぞれの胚を含む。)をいう。
　イ　二以上のヒト受精胚、ヒト胚分割胚、ヒト胚核移植胚又は人クローン胚が集合して一体となった胚(当該胚とヒトの体細胞又はヒト受精胚、ヒト胚分割胚、ヒト胚核移植胚若しくは人クローン胚の胚性細胞とが集合して一体となった胚を含む。)
　ロ　一のヒト受精胚、ヒト胚分割胚、ヒト胚核移植胚又は人クローン胚とヒトの体細胞又はヒト受精胚、ヒト胚分割胚、ヒト胚核移植胚若しくは人クローン胚の胚性細胞とが集合して一体となった胚
13　ヒト動物交雑胚——次のいずれかに掲げる胚(当該胚が一回以上分割されることにより順次生ずるそれぞれの胚を含む。)をいう。
　イ　ヒトの生殖細胞と動物の生殖細胞とを受精させることにより生ずる胚
　ロ　一の細胞であるイに掲げる胚又はイに掲げる胚の胚性細胞であって核を有するものがヒト除核卵又は動物除核卵と融合することにより生ずる胚
14　ヒト性融合胚——次のいずれかに掲げる胚(当該胚が一回以上分割されることにより順次生ずるそれぞれの胚を含む。)をいう。
　イ　ヒトの体細胞、一の細胞であるヒト受精胚、ヒト胚分割胚、ヒト胚核移植胚若しくは人クローン胚又はヒト受精胚、ヒト胚分割胚、ヒト胚核移植胚、人クローン胚若しくはヒト集合胚の胚性細胞であって核を有するものが動物除核卵と融合することにより生ずる胚
　ロ　一の細胞であるイに掲げる胚又はイに掲げる胚の胚性細胞であって核を有するものがヒト除核卵と融合することにより生ずる胚
15　ヒト性集合胚——次のいずれかに掲げる胚であって、ヒト集合胚、動物胚又は動物性集合胚に該当しないもの(当該胚が一回以上分割されることにより順次生ずるそれぞれの胚を含む。)をいう。
　イ　二以上の胚が集合して一体となった胚(当該胚と体細胞又は胚性細胞とが集合して一体となった胚を含む。)
　ロ　一の胚と体細胞又は胚性細胞とが集合して一体となった胚
　ハ　イ又はロに掲げる胚の胚性細胞であって核を有するものがヒト除核卵又は動物除核卵と融合することにより生ずる胚
16　特定融合・集合技術——ヒト動物交雑胚、ヒト性融合胚及びヒト性集合胚を作成する技術をいう。
17　動物——哺乳綱に属する種の個体(ヒトを除く。)をいう。
18　動物胚——次のいずれかに掲げる胚(当該胚が一回以上分割されることにより順次生ずるそれぞれの胚を含む。)をいう。
　イ　動物の精子と動物の未受精卵との受精により生ずる胚
　ロ　動物の体細胞、一の細胞であるイに掲げる胚又はイに掲げる胚の胚性細胞であって核を有するものが動物除核卵と融合することにより生ずる胚
　ハ　二以上のイ又はロに掲げる胚が集合して一体となった胚(当該胚と動物の体細胞又はイ若しくはロに掲げる胚の胚性細胞とが集合して一体となった胚を含

参考資料

む。）
　　ニ　一のイ又はロに掲げる胚と動物の体細胞又はイ若しくはロに掲げる胚の胚性細胞とが集合して一体となった胚
19　動物性融合胚——次のいずれかに掲げる胚（当該胚が一回以上分割されることにより順次生ずるそれぞれの胚を含む。）をいう。
　　イ　動物の体細胞、一の細胞である動物胚又は動物胚の胚性細胞であって核を有するものがヒト除核卵と融合することにより生ずる胚
　　ロ　一の細胞であるイに掲げる胚又はイに掲げる胚の胚性細胞であって核を有するものが動物除核卵と融合することにより生ずる胚
20　動物性集合胚——次のいずれかに掲げる胚（当該胚が一回以上分割されることにより順次生ずるそれぞれの胚を含む。）をいう。
　　イ　二以上の動物性融合胚が集合して一体となった胚（当該胚と体細胞又は胚性細胞とが集合して一体となった胚を含む。）
　　ロ　一以上の動物性融合胚と一以上の動物胚又は体細胞若しくは胚性細胞とが集合して一体となった胚
　　ハ　一以上の動物胚とヒトの体細胞又はヒト受精胚、ヒト胚分割胚、ヒト胚核移植胚、人クローン胚、ヒト集合胚、ヒト動物交雑胚、ヒト性融合胚、ヒト性集合胚若しくは動物性融合胚の胚性細胞とが集合して一体となった胚（当該胚と動物の体細胞又は動物胚の胚性細胞とが集合して一体となった胚を含む。）
　　ニ　イからハまでに掲げる胚の胚性細胞であって核を有するものがヒト除核卵又は動物除核卵と融合することにより生ずる胚
21　融合——受精以外の方法により複数の細胞が合体して一の細胞を生ずることをいい、一の細胞の核が他の除核された細胞に移植されることを含む。
22　除核——細胞から核を取り除き、又は細胞の核を破壊することをいう。
23　ヒト除核卵——ヒトの未受精卵又は一の細胞であるヒト受精胚若しくはヒト胚分割胚であって、除核されたものをいう。
24　動物除核卵——動物の未受精卵又は一の細胞である動物胚であって、除核されたものをいう。

②次の表の上欄に掲げる規定の適用については、同表の中欄に掲げる胚又は細胞は、当該規定中の同表の下欄に掲げる胚又は細胞に含まれるものとする。

	上欄	中欄	下欄
1	前項第8号	ヒト胚分割胚	ヒト受精胚
2	前項第9号	ヒト胚核移植胚	ヒト受精胚
3	前項第10号	一の細胞である人クローン胚又は人クローン胚の胚性細胞	ヒトの体細胞
4	前項第12号イ及びロ	ヒト集合胚の胚性細胞	人クローン胚の胚性細胞
5	前項第13号ロ	ヒト動物交雑胚	イに掲げる胚
6	前項第14号イ	ヒト性融合胚	人クローン胚
7	前項第14号ロ	ヒト性融合胚	イに掲げる胚
8	前項第18号ロ	動物胚	イに掲げる胚

9	前項第18号ハ及びニ	動物胚の胚性細胞	イに掲げる胚の胚性細胞
10	前項第19号イ	動物性融合胚	動物胚
11	前項第19号ロ	動物性融合胚	イに掲げる胚
12	前項第20号ハ	動物性集合胚の胚性細胞	動物胚の胚性細胞
13	前項第23号	ヒト胚核移植胚又は人クローン胚	ヒト受精胚
14	前項第24号	ヒト動物交雑胚、ヒト性融合胚又は動物性融合胚	動物胚

第3条［禁止行為］　何人も、人クローン胚、ヒト動物交雑胚、ヒト性融合胚又はヒト性集合胚を人又は動物の胎内に移植してはならない。

第4条［指針］　①文部科学大臣は、ヒト胚分割胚、ヒト胚核移植胚、人クローン胚、ヒト集合胚、ヒト動物交雑胚、ヒト性融合胚、ヒト性集合胚、動物性融合胚又は動物性集合胚（以下「特定胚」という。）が、人又は動物の胎内に移植された場合に人クローン個体若しくは交雑個体又は人の尊厳の保持等に与える影響がこれらに準ずる個体となるおそれがあることにかんがみ、特定胚の作成、譲受又は輸入及びこれらの行為後の取扱い（以下「特定胚の取扱い」という。）の適正を確保するため、生命現象の解明に関する科学的知見を勘案し、特定胚の取扱いに関する指針（以下「指針」という。）を定めなければならない。

②指針においては、次に掲げる事項について定めるものとする。
　1　特定胚の作成に必要な胚又は細胞の提供者の同意が得られていることその他の許容される特定胚の作成の要件に関する事項
　2　前号に掲げるもののほか、許容される特定胚の取扱いの要件に関する事項
　3　前二号に掲げるもののほか、特定胚の取扱いに関して配慮すべき手続その他の事項

③文部科学大臣は、指針を定め、又はこれを変更しようとするときは、あらかじめ、関係行政機関の長に協議するとともに、総合科学技術会議の意見を聴かなければならない。

④文部科学大臣は、指針を定め、又はこれを変更したときは、遅滞なく、これを公表しなければならない。

第5条［遵守義務］　特定胚の取扱いは、指針に従って行わなければならない。

第6条［特定胚の作成、譲受又は輸入の届出］　①特定胚を作成し、譲り受け、又は輸入しようとする者は、文部科学省令で定めるところにより、次に掲げる事項を文部科学大臣に届け出なければならない。
　1　氏名又は名称及び住所並びに法人にあっては、その代表者の氏名
　2　作成し、譲り受け、又は輸入しようとする胚の種類
　3　作成、譲受又は輸入の目的及び作成の場合にあっては、その方法
　4　作成、譲受又は輸入の予定日
　5　作成、譲受又は輸入後の取扱いの方法
　6　前各号に掲げるもののほか、文部科学省令で定める事項

②前項の規定による届出をした者は、その届出に係る事項を変更しようとするときは、

文部科学省令で定めるところにより、文部科学大臣に届け出なければならない。
第7条［計画変更命令等］　①文部科学大臣は、前条第①項又は第②項の規定による届出があった場合において、その届出に係る特定胚の取扱いが指針に適合しないと認めるときは、その届出を受理した日から60日以内に限り、その届出をした者に対し、当該特定胚の取扱いの方法に関する計画の変更又は廃止その他必要な措置をとるべきことを命ずることができる。
②文部科学大臣は、前条第①項又は第②項の規定による届出に係る事項の内容が相当であると認めるときは、前項に規定する期間を短縮することができる。この場合において、文部科学大臣は、その届出をした者に対し、遅滞なく、当該短縮後の期間を通知しなければならない。
第8条［実施の制限］　第6条第①項又は第②項の規定による届出をした者は、その届出が受理された日から60日（前条第②項後段の規定による通知があったときは、その通知に係る期間）を経過した後でなければ、それぞれ、その届出に係る特定胚を作成し、譲り受け、若しくは輸入し、又はその届出に係る事項を変更してはならない。
第9条［偶然の事由による特定胚の生成の届出］　第6条第①項の規定による届出をした者は、偶然の事由によりその届出に係る特定胚から別の特定胚が生じたときは、文部科学省令で定めるところにより、速やかに、次に掲げる事項を文部科学大臣に届け出なければならない。ただし、当該生じた特定胚を直ちに廃棄する場合は、この限りでない。
　1　氏名又は名称及び住所並びに法人にあっては、その代表者の氏名
　2　生じた胚の種類
　3　生成の期日
　4　前3号に掲げるもののほか、文部科学省令で定める事項
第10条［記録］　①第6条第①項又は前条の規定による届出をした者は、文部科学省令で定めるところにより、その届出に係る特定胚について、次に掲げる事項に関する記録を作成しなければならない。
　1　作成し、譲り受け、又は輸入した胚の種類
　2　作成、譲受又は輸入の期日
　3　作成、譲受又は輸入後の取扱いの経過
　4　前3号に掲げるもののほか、文部科学省令で定める事項
②前項の記録は、文部科学省令で定めるところにより、保存しなければならない。
第11条［特定胚の譲渡等の届出］　第6条第①項又は第9条の規定による届出をした者は、その届出に係る特定胚を譲り渡し、輸出し、滅失し、又は廃棄したときは、文部科学省令で定めるところにより、遅滞なく、次に掲げる事項を文部科学大臣に届け出なければならない。
　1　氏名又は名称及び住所並びに法人にあっては、その代表者の氏名
　2　譲り渡し、輸出し、滅失し、又は廃棄した胚の種類
　3　譲渡、輸出、滅失又は廃棄の期日及び滅失又は廃棄の場合にあっては、その態様

4　前3号に掲げるもののほか、文部科学省令で定める事項
第12条［特定胚の取扱いに対する措置命令］　文部科学大臣は、第6条第①項又は第9条の規定による届出をした者の特定胚の取扱いが指針に適合しないものであると認めるときは、その届出をした者に対し、特定胚の取扱いの中止又はその方法の改善その他必要な措置をとるべきことを命ずることができる。
第13条［個人情報の保護］　第6条第①項又は第9条の規定による届出をした者は、その届出に係る特定胚の作成に用いられた胚又は細胞の提供者の個人情報（個人に関する情報であって、当該情報に含まれる氏名、生年月日その他の記述等により特定の個人を識別することができるもの（他の情報と照合することにより、特定の個人を識別することができることとなるものを含む。）をいう。以下この条において同じ。）の漏えいの防止その他の個人情報の適切な管理のために必要な措置を講ずるよう努めなければならない。
第14条［報告徴収］　文部科学大臣は、この法律の施行に必要な限度において、第6条第①項又は第9条の規定による届出をした者に対し、その届出に係る特定胚の取扱いの状況その他必要な事項について報告を求めることができる。
第15条［立入検査］　①文部科学大臣は、この法律の施行に必要な限度において、その職員に、第6条第①項若しくは第9条の規定による届出をした者の事務所若しくは研究施設に立ち入り、その者の書類その他必要な物件を検査させ、又は関係者に質問させることができる。
②前項の規定により職員が事務所又は研究施設に立ち入るときは、その身分を示す証明書を携帯し、かつ、関係者の請求があるときは、これを提示しなければならない。
③第①項の規定による権限は、犯罪捜査のために認められたものと解してはならない。
第16条［罰則、以下20条まで］　第3条の規定に違反した者は、10年以下の懲役若しくは千万円以下の罰金に処し、又はこれを併科する。
第17条　次の各号のいずれかに該当する者は、1年以下の懲役又は100万円以下の罰金に処する。
　1　第6条第①項の規定による届出をせず、又は虚偽の届出をして特定胚を作成し、譲り受け、又は輸入した者
　2　第6条第②項の規定による届出をせず、又は虚偽の届出をして同項に規定する事項を変更した者
　3　第7条第①項の規定による命令に違反した者
　4　第12条の規定による命令に違反した者
第18条　第8条の規定に違反した者は、6月以下の懲役又は50万円以下の罰金に処する。
第19条　次の各号のいずれかに該当する者は、50万円以下の罰金に処する。
　1　第9条の規定による届出をせず、又は虚偽の届出をした者
　2　第10条第①項の規定による記録を作成せず、又は虚偽の記録を作成した者
　3　第10条第②項の規定に違反した者
　4　第11条の規定による届出をせず、又は虚偽の届出をした者
　5　第14条の規定による報告をせず、又は虚偽の報告をした者

6　第15条第①項の規定による立入り若しくは検査を拒み、妨げ、若しくは忌避し、又は質問に対して陳述せず、若しくは虚偽の陳述をした者

第20条　法人の代表者又は法人若しくは人の代理人、使用人その他の従業者が、その法人又は人の業務に関し、第16条から前条までの違反行為をしたときは、行為者を罰するほか、その法人又は人に対しても、各本条の罰金刑を科する。

附則（抄）

第1条［施行期日］　この法律は、公布の日から起算して6月を経過した日（平成13.6.6）から施行する。ただし、次の各号に掲げる規定は、当該各号に定める日から施行する。
1　第4条第③項及び附則第3条の規定　公布の日
2　第4条第①項、第②項及び第④項、第5条から第15条まで、第17条から第19条まで並びに第20条（第17条から第19条までに係る部分に限る。）の規定　公布の日から起算して1年を超えない範囲内において政令で定める日

第2条［検討］　政府は、この法律の施行後3年以内に、ヒト受精胚の人の生命の萌芽としての取扱いの在り方に関する総合科学技術会議等における検討の結果を踏まえ、この法律の施行の状況、クローン技術等を取り巻く状況の変化等を勘案し、この法律の規定に検討を加え、その結果に基づいて必要な措置を講ずるものとする。

第3条［経過措置］　第4条第③項の規定の適用については、公布の日から内閣法の一部を改正する法律（平成11年法律第88号）の施行の日（平成13年1月6日）の前日までの間は、同項中「文部科学大臣」とあるのは「内閣総理大臣」と、「総合科学技術会議」とあるのは「科学技術会議」とする。

第4条［組織的な犯罪の処罰及び犯罪収益の規制等に関する法律の一部改正］　組織的な犯罪の処罰及び犯罪収益の規制等に関する法律（平成11年法律第136号）の一部を次のように改正する。
別表に次の一号を加える。
61　ヒトに関するクローン技術等の規制に関する法律（平成12年法律第146号）第16条（人クローン胚等の人又は動物の胎内への移植）の罪

35　ヒトに関するクローン技術等の規制に関する法律施行規則

施行　平成21年5月20日文部科学省令第25号

ヒトに関するクローン技術等の規制に関する法律（平成12年法律第146号）第6条、第9条、第10条及び第11条の規定に基づき、並びに同法を実施するため、ヒトに関するクローン技術等の規制に関する法律施行規則（平成13年文部科学省令第82号）の全部を次のように改正する。

第1条［特定胚の作成の届出］　①ヒトに関するクローン技術等の規制に関する法律（以下「法」という。）第6条第①項の規定による特定胚の作成の届出は、人クローン胚を作成する場合には、別記様式第1の1の届出書によって、動物性集合胚を作成する場合には、別記様式第1の2の届出書によって、それぞれしなければならない。

②法第6条第①項第6号の文部科学省令で定める事項のうち特定胚の作成に関するものは、次に掲げる事項とする。
　1　特定胚を研究に用いる必要性に関する事項
　2　特定胚を作成しようとする者（以下この号及び次項において「作成者」という。）の技術的能力及び人クローン胚を作成しようとする場合には、作成者の管理的能力に関する事項
　3　特定胚の作成場所
　4　特定胚の作成後の取扱場所
　5　特定胚の作成に用いる細胞の種類、入手先、輸送方法及び細胞の取得に要する経費の見積額並びに人クローン胚を作成しようとする場合には、入手方法
　6　人クローン胚の作成に用いるために新たに採取した体細胞（提供者の身体への影響を最小限にとどめて採取したものに限る。）の提供を受ける場合には、体細胞の採取の方法、並びに採取に伴い提供者が受ける可能性がある身体的影響及び当該身体的影響が生じた場合の補償
　7　特定胚の作成に用いる細胞の提供者の同意の取得に関する事項であって次に掲げるもの
　　イ　同意の取得に係る説明を行う担当者の氏名及び職名並びに人クローン胚を作成しようとする場合には、所属機関名
　　ロ　人クローン胚を作成しようとする場合には、同意を取得する機関名
　　ハ　動物性集合胚を作成しようとする場合には、提供者が同意について回答するまでの期間
　　ニ　提供者が同意を撤回することができる期間及び人クローン胚を作成しようとする場合には、その方法
　　ホ　提供者の個人情報の保護に関する事項
　8　機関内倫理審査委員会又は意見を聴いた倫理審査委員会（以下単に「倫理審査委員会」という。）の名称、構成員及び構成員の専門とする分野
　9　倫理審査委員会から提出された意見
③第①項に規定する届出書には、細胞の提供者の同意を得るに当たり作成者又は体細胞提供機関（特定胚の作成に用いるヒトの体細胞の提供を受け、作成者に当該体細胞を移送する機関をいう。）に所属する者が行う説明において、当該提供者に対して交付することが予定されている当該説明に関する事項を記載した書面並びに人クローン胚を作成しようとする場合には、特定胚の作成場所及び作成後の取扱場所を示す図面を添付しなければならない。

第2条［特定胚の譲受の届出］　①法第6条第①項の規定による特定胚の譲受の届出は、人クローン胚を譲り受けようとする場合には、別記様式第1の3の届出書によって、動物性集合胚を譲り受けようとする場合には、別記様式第1の4の届出書によって、それぞれしなければならない。
②法第6条第①項第6号の文部科学省令で定める事項のうち特定胚の譲受に関するものは、次に掲げる事項とする。
　1　特定胚を研究に用いる必要性に関する事項

2　特定胚を譲り受けようとする者（以下この号において「譲受者」という。）の技術的能力及び人クローン胚を譲り受けようとする場合には、譲受者の管理的能力に関する事項
　3　人クローン胚を譲り受けようとする場合には、当該人クローン胚を譲り受ける場所
　4　特定胚の譲受後の取扱場所
　5　動物性集合胚を譲り受けようとする場合には、当該動物性集合胚の輸送方法及び譲受に要する経費の見積額
　6　特定胚を作成した者の氏名又は名称及び住所並びに法人にあっては、その代表者の氏名
　7　特定胚の作成の届出を行った日付
　8　倫理審査委員会の名称、構成員及び構成員の専門とする分野
　9　倫理審査委員会から提出された意見
③人クローン胚を譲り受けようとする場合には、第①項に規定する届出書に、当該人クローン胚を譲り受ける場所及び当該人クローン胚の譲受後の取扱場所を示す図面並びにこれらの場所と当該人クローン胚の作成場所との位置関係を示す図面を添付しなければならない。

第3条［特定胚の作成又は譲受の届出に係る内容変更の届出］　①法第6条第②項の規定による変更の届出は、別記様式第2による届出書によってしなければならない。

第4条［偶然の事由による特定胚の生成の届出］　①法第9条の規定による届出は、別記様式第3の届出書によってしなければならない。
②法第9条第4号の文部科学省令で定める事項は、次に掲げる事項とする。
　1　特定胚の生じた場所
　2　特定胚の生じた状況
　3　生じた特定胚の取扱方法
　4　生じた特定胚の取扱場所

第5条［記録の作成等］　①法第10条第①項の規定による記録は、文書、磁気テープその他の記録媒体により作成し、保存するものとする。
②前項の記録が電磁的方法（電子的方法、磁気的方法その他の人の知覚によって認識することができない方法をいう。）により作成され、保存される場合には、その記録が必要に応じ電子計算機その他の機器を用いて直ちに表示されることができるようにしておかなければならない。
③法第10条第①項第4号の文部科学省令で定める事項は、次に掲げる事項とする。
　1　特定胚の作成場所
　2　作成し、又は譲り受けた特定胚の取扱場所
　3　作成に用いられた細胞の入手先
　4　作成に用いられた細胞の提供者の同意に関する事項
　5　特定胚を凍結させた場合にあっては、その目的、方法、凍結期間、管理場所及び管理方法並びに管理に従事する者の氏名
④法第10条第②項の規定により保存することとされている記録の保存期間は、特定胚

の作成又は譲受後5年間とする。

第6条［特定胚の譲渡の届出］　①法第11条の規定による特定胚の譲渡の届出は、人クローン胚を譲り渡した場合には、別記様式第4の1の届出書によって、動物性集合胚を譲り渡した場合には、別記様式第4の2の届出書によって、それぞれしなければならない。

②法第11条第4号の文部科学省令で定める事項のうち特定胚の譲渡に関するものは、次に掲げる事項とする。
　1　譲り渡した特定胚の作成又は譲受の届出を行った日付
　2　特定胚の譲渡先の氏名又は名称及び住所並びに法人にあっては、その代表者の氏名
　3　譲渡の理由
　4　人クローン胚を譲り渡した場合には、譲渡の場所
　5　動物性集合胚を譲り渡した場合には、譲り渡した動物性集合胚の輸送方法及び輸送に要した経費

第7条［特定胚の滅失の届出］　①法第11条の規定による特定胚の滅失の届出は、別記様式第4の3の届出書によってしなければならない。

②法第11条第4号の文部科学省令で定める事項のうち特定胚の滅失に関するものは、次に掲げる事項とする。
　1　特定胚を滅失させた場所
　2　滅失させた特定胚の作成又は譲受の届出を行った日付
　3　滅失の理由及びその方法
　4　滅失後の取扱いに関する事項

第8条［特定胚の廃棄の届出］　①法第11条の規定による特定胚の廃棄の届出は、別記様式第4の4の届出書によってしなければならない。

②法第11条第4号の文部科学省令で定める事項のうち特定胚の廃棄に関するものは、次に掲げる事項とする。
　1　特定胚を廃棄した場所
　2　廃棄した特定胚の作成又は譲受の届出を行った日付
　3　廃棄の理由及びその方法

第9条［届出書の提出部数］　第1条①項、第2条第①項、第3条、第4条第①項、第6条第①項、第7条第①項及び前条第①項の届出書の提出部数は、それぞれ正本1通及び副本3通とする。ただし、第1条第①項及び第2条第①項の届出書については、副本3通のうち2通についてそれぞれ第1条第③項に規定する書面及び図面並びに第2条第③項に規定する図面を添付することを要しない。

第10条［フレキシブルディスクによる手続］　①次の各号に掲げる書類の提出については、当該書類に記載すべきこととされている事項を記録したフレキシブルディスク及び別記様式第5によるフレキシブルディスク提出票（次項において「フレキシブルディスク等」という。）を提出することにより行うことができる。
　1　第1条第①項
　2　第2条第①項

3　第3条
　　4　第4条第①項
　　5　第6条第①項
　　6　第7条第①項
　　7　第8条第①項
②前項の規定により同項各号に掲げる書類の提出に代えてフレキシブルディスク等を提出する場合においては、前条中「正本1通及び副本3通」とあるのは、「フレキシブルディスク1枚及びフレキシブルディスク提出票4通」とする。

第11条［フレキシブルディスクの構造］　①前条第①項のフレキシブルディスクは、次の各号のいずれかに該当するものでなければならない。
　　1　工業標準化法（昭和24年法律第185号）に基づく日本工業規格（以下単に「日本工業規格」という。）X6221に適合する90ミリメートルフレキシブルディスクカートリッジ
　　2　日本工業規格X6223に適合する90ミリメートルフレキシブルディスクカートリッジ

第12条［フレキシブルディスクの記録方式］　①第10条第①項の規定によるフレキシブルディスクへの記録は、次に掲げる方式に従ってしなければならない。
　　1　トラックフォーマットについては、前条第1号のフレキシブルディスクに記録する場合にあっては日本工業規格X6222に、同条第2号のフレキシブルディスクに記録する場合にあっては日本工業規格X6225に規定する方式
　　2　ボリューム及びファイル構成については、日本工業規格X0605に規定する方式
　　3　文字の符号化表現については、日本工業規格X0208附属書一に規定する方式
②第10条第①項の規定によるフレキシブルディスクへの記録は、日本工業規格X0201及びX0208に規定する図形文字並びに日本工業規格X0211に規定する制御文字のうち「復帰」及び「改行」を用いてしなければならない。

第13条［フレキシブルディスクにはり付ける書面］　第10条第①項のフレキシブルディスクには、日本工業規格X6221又はX6223に規定するラベル領域に、次に掲げる事項を記載した書面をはり付けなければならない。
　　1　提出する届出書の名称
　　2　提出者の氏名又は名称及び法人にあっては、その代表者の氏名
　　3　提出年月日
附則　この省令は、公布の日から施行する。

36　ヒトゲノム・遺伝子解析研究に関する倫理指針

平成17年4月1日施行　文部科学省・厚生労働省・経済産業省

前文
　科学研究の推進は、人々が健やかで心豊かに生活できる社会を実現するための重要な課題である。その中で、20世紀後半に開始されたヒトゲノム・遺伝子解析研究は、生命科学及び保健医療科学の進歩に大きく貢献し、人類の健康や福祉の発展、新しい

産業の育成等に重要な役割を果たそうとしている。

　一方、ヒトゲノム・遺伝子解析研究は、個人を対象とした研究に大きく依存し、また、研究の過程で得られた遺伝情報は、提供者（ヒトゲノム・遺伝子解析研究のための試料等を提供する人）及びその血縁者の遺伝的素因を明らかにし、その取扱いによっては、様々な倫理的、法的又は社会的問題を招く可能性があるという側面がある。そこで、人間の尊厳及び人権を尊重し、社会の理解と協力を得て、適正に研究を実施することが不可欠である。そのため、世界医師会によるヘルシンキ宣言等に示された倫理規範を踏まえ、提供者個人の人権の保障が、科学的又は社会的な利益に優先されなければならないことに加えて、この側面について、社会に十分な説明を行い、その理解に基づいて研究を実施することが求められている。

　本指針は、国際連合教育科学文化機関（ユネスコ）の「ヒトゲノムと人権に関する世界宣言」等を踏まえて策定された「ヒトゲノム研究に関する基本原則」（平成12年6月14日科学技術会議生命倫理委員会取りまとめ）に示された原則に基づき、また、「遺伝子解析研究に付随する倫理問題等に対応するための指針」（平成12年4月28日厚生科学審議会先端医療技術評価部会取りまとめ）、ユネスコの「ヒト遺伝情報に関する国際宣言」、個人情報の保護に関する法律（平成15年法律第57号）等を踏まえ、ヒトゲノム・遺伝子解析研究一般に適用されるべき倫理指針として、文部科学省、厚生労働省及び経済産業省において共同で作成し、社会に提示するものである。

　ヒトゲノム・遺伝子解析研究に関わるすべての関係者においてこの指針を遵守することが求められる。

　なお、個人情報保護に関し、ヒトゲノム・遺伝子解析研究を行う機関においては、民間企業、行政機関、独立行政法人等の区分に応じて適用される個人情報の保護に関する法律、行政機関の保有する個人情報の保護に関する法律（平成15年法律第58号）、独立行政法人等の保有する個人情報の保護に関する法律（平成15年法律第59号）及び個人情報の保護に関する法律第11条第1項の趣旨を踏まえて地方公共団体において制定される条例を遵守する必要があることに留意しなければならない。

第1　基本的考え方

1　基本方針

　本指針は、遺伝情報が得られる等のヒトゲノム・遺伝子解析の特色を踏まえ、すべてのヒトゲノム・遺伝子解析研究に適用され、研究現場で遵守されるべき倫理指針として策定されたものである。本指針は、人間の尊厳及び人権が尊重され、社会の理解と協力を得て、研究の適正な推進が図られることを目的とし、次に掲げる事項を基本方針としている。

（1）人間の尊厳の尊重
（2）事前の十分な説明と自由意思による同意（インフォームド・コンセント）
（3）個人情報の保護の徹底
（4）人類の知的基盤、健康及び福祉に貢献する社会的に有益な研究の実施
（5）個人の人権の保障の科学的又は社会的利益に対する優先
（6）本指針に基づく研究計画の作成及び遵守並びに独立の立場に立った倫理審査委員会による事前の審査及び承認による研究の適正の確保

（7）研究の実施状況の第三者による実地調査及び研究結果の公表を通じた研究の透明性の確保
（8）ヒトゲノム・遺伝子解析研究に関する啓発活動等による国民及び社会の理解の増進並びに研究内容を踏まえて行う国民との対話

＜注＞
本指針において、研究の過程で得られる遺伝情報が提供者及び血縁者の遺伝的素因を明らかにするおそれがあること、さらに研究内容によっては提供者個人の問題にとどまらず提供者が属する集団の性質等を特徴づける可能性があること等により、様々な問題を提起する可能性があるというヒトゲノム・遺伝子解析研究の特色を踏まえ、第6の16（3）において、本指針の対象とすべき研究の定義及び範囲を定めている。

2　本指針の適用範囲
（1）本指針は、ヒトゲノム・遺伝子解析研究を対象とし、その研究に携わる研究者等に遵守を求めるものである。適正な研究の実施のためには、研究者等一人ひとりの努力が重要であるほか、研究を行う機関においても個人情報の保護や倫理面での対応を適切に行うために必要な組織体制や環境の整備を図ることが重要である。

　なお、診療において実施され、解析結果が提供者及びその血縁者の診療に直接生かされることが医学的に確立されている臨床検査及びそれに準ずるヒトゲノム・遺伝子解析は、医療に関する事項として、今後、慎重に検討されるべき課題であり、本指針の対象としない。

　ただし、これらのヒトゲノム・遺伝子解析についても、診療を行う医師の責任において、個人情報の保護に関する法律に基づく医療・介護関係事業者における個人情報の適切な取扱いのための指針に従うとともに、関係学会等において作成される指針等を参考に、本指針の趣旨を踏まえた適切な対応が望まれる。

（2）ヒトゲノム・遺伝子解析研究に関する倫理指針（平成13年文部科学省・厚生労働省・経済産業省告示第1号。以下「旧指針」という。）の施行前に既に着手され、現在実施中のヒトゲノム・遺伝子解析研究に対しては、本指針は適用しない。

＜旧指針施行前の研究に関する細則＞
　旧指針施行前に既に着手され、現在実施中のヒトゲノム・遺伝子解析研究に対して本指針は適用しないが、個人情報保護に関する法律の施行日以降は、同法に基づき、当該研究を実施することが必要となる。

＜注＞
旧指針の施行日は平成13年4月1日である。

3　保護すべき個人情報
（1）「個人情報」とは、生存する個人に関する情報であって、当該情報に含まれる氏名、生年月日その他の記述等により特定の個人を識別することができるもの（他の情報と照合することができ、それにより特定の個人を識別することができることとなるものを含む。）をいう。
（2）個人情報を連結不可能匿名化した情報は、個人情報に該当しない。個人情報を連結可能匿名化した情報は、研究を行う機関において、当該個人情報に係る個人と

当該情報とを連結し得るよう新たに付された符号又は番号等の対応表を保有していない場合は、個人情報に該当しない。
＜連結可能匿名化された情報の取扱いに関する細則＞
　連結可能匿名化された情報を同一法人又は行政機関内の研究部門において取り扱う場合には、当該研究部門について、研究部門以外で匿名化が行われ、かつ、その匿名化情報の対応表が厳密に管理されていること等の事情を勘案して適切な措置を定めるなど、当該機関全体として十分な安全管理が確保されるよう、安全管理措置を定めることができる。
（3）ヒトゲノム・遺伝子解析研究において扱う情報が、個人情報に該当しない場合であっても、遺伝情報、診療情報等個人の特徴や体質を示す情報は、本指針に基づき適切に取り扱われなければならない。

4　海外との共同研究
（1）我が国の研究を行う機関が海外の研究機関と共同研究を実施する際は、共同研究を行う相手国においても試料等の提供及びヒトゲノム・遺伝子解析研究に際して人間の尊厳及び人権が尊重されていることに十分留意しつつ、共同研究を行わなければならない。
（2）我が国の研究を行う機関が海外の研究機関と共同研究を実施する際は、共同研究を行う相手国で定める法令及び指針等を遵守しつつ、原則として本指針に従って研究を行うものとする。
　ただし、次に掲げる場合には、相手国における試料等の提供及び試料等の取扱いについて、相手国の定める法令、指針等の基準に従って行うことができる。
　ア　本指針が相手国における基準より厳格な場合であって、かつ、次に掲げる要件のすべてを満たす場合
　（ア）相手国において本指針の適用が困難であること。
　（イ）細則に定める事項が適切に措置されることについて、我が国の研究を行う機関の倫理審査委員会の承認を受け、当該機関の長が適当と判断していること。
　イ　相手国における基準が本指針よりも厳格な場合
＜海外研究機関との共同研究を実施する際の細則＞
1．第1の4（2）ア（イ）に規定する事項は次に掲げるものとする。
（1）インフォームド・コンセントを得られること
（2）提供者の個人情報の保護について適切な措置が講じられること
（3）研究計画の科学的・倫理的妥当性について、相手国により承認されること、又は相手国が定める法令、指針等に基づいて相手国の機関内の倫理審査委員会若しくはこれに準ずる組織により承認され、相手国の研究を行う機関の長により許可されること
2．第1の4の（2）イの場合は、相手国における基準に合わせて研究を実施しなければならない。

第2　研究者等の責務
5　すべての研究者等の基本的な責務
（1）すべての研究者等は、生命現象の解明、疾病の予防、診断及び治療の方法の改

善、健康の増進等を目的として、ヒトゲノム・遺伝子解析研究を実施しなければならない。
（2）すべての研究者等は、ヒトゲノム・遺伝子解析研究の社会的有益性を確認するとともに、個人の人権の保障を科学的又は社会的な利益に優先して配慮しなければならない。
（3）すべての研究者等は、提供者又は代諾者等のインフォームド・コンセントを受けて、ヒトゲノム・遺伝子解析研究を実施することを基本としなければならない。
（4）すべての研究者等は、職務上知り得た個人情報を正当な理由なく漏らしてはならない。その職を辞した後も、同様とする。
（5）すべての研究者等は、個人情報の保護を図るとともに、個人情報の取扱いに関する苦情等に誠実に対応しなければならない。
（6）すべての研究者等は、個人情報の予期せぬ漏えい等、提供者等の人権の保障の観点から重大な懸念が生じた場合には、速やかに研究を行う機関の長及び研究責任者に報告しなければならない。
（7）すべての研究者等は、倫理審査委員会の承認を得て、研究を行う機関の長により許可された研究計画書に従って研究を実施する等、本指針を遵守し人間の尊厳及び人権を尊重して、適正にヒトゲノム・遺伝子解析研究を実施しなければならない。
（8）すべての研究者等は、研究実施に当たっての適正な手続の確保、外部の有識者による実地調査、提供者等からの研究の進捗状況の問い合わせへの的確な対応、研究結果の公表等、研究の透明性の確保を図らなければならない。
（9）すべての研究者等は、試料等の提供が善意に基づくものであることに留意し、既に提供されている試料等を適切に保存し、及び活用すること等により、人からの試料等の提供を必要最低限とするよう努めなければならない。
（10）すべての研究者等は、ヒトゲノム・遺伝子解析研究の実施に当たっては、偽りその他不正の手段により個人情報及び試料等を取得してはならない。

6　研究を行う機関の長の責務

（1）研究を行う機関の長は、その機関におけるヒトゲノム・遺伝子解析研究の実施に関する最終的な責任を有し、研究責任者及び研究担当者が研究計画に従って適正に研究を実施するよう監督しなければならない。その際、研究を行う機関の長は、提供者等の人権を最大限保障すべきこと及び本指針、研究計画等に反した場合に懲戒処分等の不利益処分がなされ得ることについて、その機関の研究者等に対する周知徹底を図らなければならない。
（2）研究を行う機関の長は、当該機関の定める規程により、本指針に定める権限又は事務を当該機関内の適当な者に委任することができる。
　＜本指針に定める権限又は事務の委任に関する細則＞
　1．研究を行う機関の長は、ヒトゲノム・遺伝子解析研究の円滑かつ機動的な実施のために、本指針に定める権限又は事務の全部又は一部を統括的な責任を有する者を定めて委任することができる。
　2．統括的な責任を有する者とは、研究責任者等に対し監督上必要な命令を行い、当該機関の研究全般について統括するものであり、例えば以下のとおりである。

・大学等に附属する病院の場合は、病院長
　　　・保健所の場合は、保健所長
　　　・大学医学部の場合は、医学部長
　　　・企業等に附属する研究所の場合は、研究所長
　３．同一法人及び行政機関内で、研究及び試料等の提供が行われる場合には、それぞれの業務毎に統括的な責任を有する者を定めて委任することができる。
（３）研究を行う機関の長は、その取り扱う個人情報の漏えい、滅失又はき損の防止その他個人情報の安全管理のため、組織的、人的、物理的及び技術的安全管理措置を講じなければならない。
　　また、研究者等に個人情報を取り扱わせるに当たっては、当該個人情報の安全管理が図られるよう、当該研究者等に対する必要かつ適切な監督を行わなければならない。
　＜安全管理措置に関する細則＞
　　組織的、人的、物理的及び技術的安全管理措置は、取り扱う情報の性質に応じて、必要かつ適切な措置を求めるものである。
　１．組織的安全管理措置
　　組織的安全管理措置とは、安全管理について研究者等の責任と権限を明確に定め、安全管理に対する規程や手順書（以下「規程等」という。）を整備運用し、その実施状況を確認することをいう。組織的安全管理措置には以下の事項が含まれる。
　　①　個人情報の安全管理措置を講じるための組織体制の整備
　　②　個人情報の安全管理措置を定める規程等の整備と規程等に従った運用
　　③　個人情報の取扱い状況を一覧できる手段の整備
　　④　個人情報の安全管理措置の評価、見直し及び改善
　　⑤　事故又は違反への対処
　２．人的安全管理措置
　　人的安全管理措置とは、研究者等に対する、業務上秘密と指定された個人情報の非開示契約の締結や教育・訓練等を行うことをいう。人的安全管理措置には以下の事項が含まれる。
　　①　雇用契約時及び委託契約時における非開示契約の締結
　　②　研究者等に対する教育・訓練の実施
　３．物理的安全管理措置
　　物理的安全管理措置とは、入退館（室）の管理、個人情報の盗難の防止等の措置をいう。物理的安全管理措置には以下の事項が含まれる。
　　①　入退館（室）管理の実施
　　②　盗難等の防止
　　③　機器・装置等の物理的保護
　４．技術的安全管理措置
　　技術的安全管理措置とは、個人情報及びそれを取り扱う情報システムのアクセス制御、不正ソフトウェア対策、情報システムの監視等、個人情報に対する技術的な安全管理措置をいう。技術的安全管理措置には、以下の事項が含まれる。

参考資料

　　　① 個人情報のアクセスにおける識別と認証
　　　② 個人情報のアクセス制御
　　　③ 個人情報へのアクセス権限の管理
　　　④ 個人情報のアクセス記録
　　　⑤ 個人情報を取り扱う情報システムについての不正ソフトウェア対策
　　　⑥ 個人情報の移送・通信時の対策
　　　⑦ 個人情報を取り扱う情報システムの動作確認時の対策
　　　⑧ 個人情報を取り扱う情報システムの監視
（4）研究を行う機関の長は、死者に関する個人情報が死者の人としての尊厳や遺族の感情及び遺伝情報が血縁者と共通していることに鑑み、生存する個人に関する情報と同様に、死者に関する個人情報についても安全管理のため、組織的、人的、物理的及び技術的安全管理措置を講じなければならない。
（5）研究を行う機関の長は、個人情報に該当しない匿名化された情報を取り扱う場合は、当該情報を適切に管理することの重要性の研究者等への周知徹底、当該情報の管理（事故等の対応を含む。）、責任の明確化、研究者等以外の者による当該情報の取扱いの防止等、適切な措置を講じなければならない。
　　＜匿名化した情報の取扱いに関する細則＞
　　　個人情報に該当しない匿名化された情報を取り扱う場合には、連結可能と連結不可能の区別に留意し、適切な措置を講じることとする。
（6）研究を行う機関の長は、ヒトゲノム・遺伝子解析研究の業務に係る情報の取扱いの全部又は一部を委託する場合は、その取扱いを委託された個人情報の安全管理及び個人情報に該当しない匿名化された情報の適切な取扱いが図られるよう、委託を受けた者に対する必要かつ適切な監督を行わなければならない。
　　＜委託を受けた者に対する監督に関する細則＞
　　　委託を受けた者に対する必要かつ適切な監督とは、例えば委託契約書において、委託者が定める安全管理措置の内容を明示的に規定するとともに、当該内容が遵守されていることを確認することである。
（7）研究を行う機関の長は、ヒトゲノム・遺伝子解析研究において個人情報を取り扱う場合、個人情報の保護を図るため、個人情報管理者を置かなければならない。また、必要に応じ、責任、権限及び指揮命令系統を明確にした上で、個人情報管理者の業務を分担して行う者（以下「分担管理者」という。）又は個人情報管理者若しくは分担管理者の監督の下に実際の業務を行う補助者を置くことができる。
　　＜個人情報管理者の要件に関する細則＞
　　　個人情報管理者及び分担管理者は、刑法（明治40年法律第45号）第134条、国家公務員法（昭和22年法律第120号）第100条その他の法律により業務上知り得た秘密の漏えいを禁じられている者（医師、薬剤師等）とする。
　　　なお、個人情報管理者及び分担管理者は、その提供する試料等を用いてヒトゲノム・遺伝子解析研究（試料等の提供を除く。）を実施する研究責任者又は研究担当者を兼ねることはできない。
（8）研究を行う機関の長は、ヒトゲノム・遺伝子解析研究実施の可否等を審査する

ため、その諮問機関として、倫理審査委員会を設置しなければならない。
　ただし、試料等の提供が行われる機関が小規模であること等により、倫理審査委員会の設置が困難である場合には、共同研究機関、公益法人又は学会によって設置された倫理審査委員会をもってこれに代えることができる。
＜倫理審査委員会の設置に関する細則＞
　研究を行う機関に既に設置されている類似の委員会を本指針に適合する倫理審査委員会に再編成すれば、名称の如何を問わない。
（9）研究を行う機関の長は、すべての研究計画又はその変更について、倫理審査委員会の意見を尊重し、許可するか否かを決定しなければならない。この場合において、倫理審査委員会が不承認の意見を提出した研究については、その実施を許可してはならない。
（10）研究を行う機関の長は、国内において共同研究を実施する場合は、それぞれの研究を行う機関に設置された倫理審査委員会において、他の共同研究機関における研究計画の承認の状況、インフォームド・コンセントの状況、匿名化の状況等を示した上で研究計画の承認を得なければならない。
　ただし、複数の機関が参画する共同研究において、主たる研究を行う機関が研究全体の推進及び管理を担う場合は、当該主たる研究を行う機関においては、当該機関に設置された倫理審査委員会が研究計画全体について審査を行い、他の共同研究機関においては、第2の9（5）に従い、研究計画の実施について迅速審査を行うことができる。
（11）研究を行う機関の長は、研究責任者から研究の実施状況について1年に1回以上定期的な報告を受けるほか、外部の有識者による定期的な実地調査を1年に1回以上実施する等、ヒトゲノム・遺伝子解析研究の実施状況を把握し、必要に応じ、又は倫理審査委員会が研究の変更若しくは中止の意見を述べた場合にはその意見を踏まえ、その変更又は中止を命じなければならない。
＜外部の有識者による実地調査に関する細則＞
　1．研究を行う機関の長は、インフォームド・コンセントの手続の実施状況及び個人情報の保護の状況等について、研究計画書に従って適正に実施されているか実地調査させるものとする。
　2．研究を行う機関の長は、研究責任者及び研究担当者を、実地調査へ協力させることとする。
　3．外部の調査担当者は、実地調査の中で知り得た情報を正当な理由なく漏らしてはならない。その職を辞した後も、同様である。
（12）研究を行う機関の長は、許可した研究計画書の写し、研究の実施状況に関する定期的な報告書の写し及び外部の有識者による実地調査結果の写しを個人情報管理者に送付しなければならない。
（13）研究を行う機関の長は、倫理審査委員会に、研究の実施状況に関する定期的な報告書の写し及び外部の有識者による実地調査結果の写しを送付しなければならない。
（14）研究を行う機関の長は、個人情報を取り扱うに当たっては、その利用の目的

参考資料

（以下「利用目的」という。）をできる限り特定しなければならない。また、研究を行う機関の長は、利用目的を変更する場合には、変更前の利用目的と相当の関連性を有すると合理的に認められる範囲を超えて行ってはならない。

(15) 研究を行う機関の長は、あらかじめ提供者の同意を得ないで、第2の6 (14)により特定された利用目的の達成に必要な範囲を超えて、個人情報を取り扱ってはならない。

(16) 研究を行う機関の長は、合併その他の事由により他の研究を行う機関から研究を承継することに伴って個人情報を取得した場合は、あらかじめ提供者の同意を得ないで、承継前における当該個人情報の利用目的の達成に必要な範囲を超えて、当該個人情報を取り扱ってはならない。

(17) 研究を行う機関の長は、個人情報を取得した場合は、あらかじめその利用目的を公表している場合を除き、速やかに、その利用目的を、提供者に通知し、又は公表しなければならない。

(18) 研究を行う機関の長は、利用目的を変更した場合は、変更された利用目的について、提供者に通知し、又は公表しなければならない。

(19) 研究を行う機関の長は、利用目的の達成に必要な範囲内において、個人情報を正確かつ最新の内容に保つよう努めなければならない。

(20) 研究を行う機関の長は、次に掲げる場合を除くほか、あらかじめ提供者の同意を得ないで、個人情報を第三者に提供してはならない。

　ア　法令に基づく場合
　イ　公衆衛生の向上のために特に必要がある場合であって、提供者の同意を得ることが困難である場合
　ウ　国の機関若しくは地方公共団体又はその委託を受けた者が法令の定める事務を遂行することに対して協力する必要がある場合であって、提供者の同意を得ることにより当該事務の遂行に支障を及ぼすおそれがある場合

　また、次に掲げる場合において、当該個人情報の提供を受ける者は第三者に該当しないものとする。

　ア　利用目的の達成に必要な範囲内において個人情報の取扱いの全部又は一部を委託する場合
　イ　合併その他の事由による研究の承継に伴って個人情報が提供される場合
　ウ　個人情報を特定の者との間で共同して利用する場合であって、その旨並びに共同して利用される個人情報の項目、共同して利用する者の範囲、利用する者の利用目的及び当該個人情報の管理について責任を有する者の氏名又は名称について、あらかじめ、提供者に通知し、又は提供者が容易に知り得る状態に置いている場合

　なお、ウに規定する利用する者の利用目的又は個人情報の管理について責任を有する者の氏名若しくは名称を変更する場合は、変更する内容について、あらかじめ提供者に通知し、又は提供者が容易に知り得る状態に置かなければならない。

(21) 研究を行う機関の長は、保有する個人情報に関し、次に掲げる事項について、提供者の知り得る状態（提供者の求めに応じて遅滞なく回答する場合を含む。）に

置かなければならない。
　ア　当該研究を行う機関の名称
　イ　すべての保有する個人情報の利用目的（第2の6（22）アからウまでに該当する場合を除く。）
　ウ　第2の6（22）、（23）、（24）、（25）又は（26）の求めに応じる手続（手数料の額を定めたときは、その手数料の額を含む。）
　エ　保有する個人情報の取扱いに関する苦情の申出先
(22) 研究を行う機関の長は、提供者又は代諾者等から、当該提供者が識別される保有する個人情報の利用目的の通知を求められたときは、提供者又は代諾者等に対し、遅滞なく、これを通知しなければならない。
　　ただし、次のいずれかに該当する場合は、この限りでない。
　ア　利用目的を提供者若しくは代諾者等に通知し、又は公表することにより提供者又は第三者の生命、身体、財産その他の権利利益を害するおそれがある場合
　イ　利用目的を提供者若しくは代諾者等に通知し、又は公表することにより研究を行う機関の権利又は正当な利益を害するおそれがある場合
　ウ　国の機関又は地方公共団体が法令の定める事務を遂行することに対して協力する必要がある場合であって、利用目的を提供者若しくは代諾者等に通知し、又は公表することにより当該事務の遂行に支障を及ぼすおそれがあるとき
　　なお、利用目的を通知しない旨の決定をしたときは、提供者又は代諾者等に対し、遅滞なく、その旨を通知しなければならない。
(23) 研究を行う機関の長は、提供者又は代諾者等から、当該提供者が識別される保有する個人情報の開示（当該提供者が識別される保有する個人情報が存在しないときにその旨を知らせることを含む。以下同じ。）を求められたときは、提供者又は代諾者等に対し、文書により、遅滞なく、当該保有する個人情報を開示しなければならない。
　　ただし、開示することにより次のいずれかに該当する場合は、その全部又は一部を開示しないことができる。
　ア　提供者又は第三者の生命、身体、財産その他の権利利益を害するおそれがある場合
　イ　法令に違反することとなる場合
　　なお、保有する個人情報の全部又は一部について開示しない旨の決定をしたときは、提供者又は代諾者等に対し、遅滞なく、その旨を通知しなければならない。
　＜注＞
　　遺伝情報の開示については、第3の11において研究責任者の責務において行わせることとする。
(24) 研究を行う機関の長は、提供者又は代諾者等から、当該提供者が識別される保有する個人情報の内容が事実でないという理由によって当該保有する個人情報の内容の訂正、追加又は削除（以下「訂正等」という。）を求められた場合には、その内容の訂正等に関して他の法令の規定により特別の手続が定められている場合を除き、利用目的の達成に必要な範囲内において、遅滞なく必要な調査を行い、その結

果に基づき、当該保有する個人情報の内容の訂正等を行わなければならない。

また、保有する個人情報の内容の全部若しくは一部について訂正等を行ったとき、又は訂正等を行わない旨の決定をしたときは、提供者又は代諾者等に対し、遅滞なく、その旨（訂正等を行ったときは、その内容を含む。）を通知しなければならない。

(25) 研究を行う機関の長は、提供者又は代諾者等から、当該提供者が識別される保有する個人情報が第2の6（15）若しくは（16）に違反して取り扱われているという理由又は第2の5（10）に違反して取得されたものであるという理由によって、当該保有する個人情報の利用の停止又は消去（以下この項及び第2の6（27）において「利用停止等」という。）を求められた場合であって、その求めに理由があることが判明したときは、違反を是正するために必要な限度で、遅滞なく、当該保有する個人情報の利用停止等を行わなければならない。

ただし、当該保有する個人情報の利用停止等に多額の費用を要する場合その他の利用停止等を行うことが困難な場合であって、提供者の権利利益を保護するために必要なこれに代わるべき措置をとるときは、この限りでない。

＜利用停止等に関する細則＞

本指針において、利用停止等とはインフォームド・コンセントの撤回を受けて、廃棄等を行うこと等である。

(26) 研究を行う機関の長は、提供者又は代諾者等から、当該提供者が識別される保有する個人情報が第2の6（20）に違反して第三者に提供されているという理由によって、当該保有する個人情報の第三者への提供の停止を求められた場合であって、その求めに理由があることが判明したときは、遅滞なく、当該保有する個人情報の第三者への提供を停止しなければならない。

ただし、当該保有する個人情報の第三者への提供の停止に多額の費用を要する場合その他の第三者への提供を停止することが困難な場合であって、提供者の権利利益を保護するため必要なこれに代わるべき措置をとるときは、この限りでない。

(27) 研究を行う機関の長は、第2の6（25）に基づき求められた保有する個人情報の全部若しくは一部について利用停止等を行ったとき若しくは利用停止等を行わない旨の決定をしたとき、又は第2の6（26）に基づき求められた保有する個人情報の全部若しくは一部について第三者への提供を停止したとき若しくは第三者への提供を停止しない旨の決定をしたときは、提供者又は代諾者等に対し、遅滞なく、その旨を通知しなければならない。

(28) 研究を行う機関の長は、第2の6（22）、（23）、（24）又は（27）により、提供者又は代諾者等から求められた措置の全部又は一部について、その措置をとらない旨を通知する場合又はその措置と異なる措置をとる旨を通知する場合は、提供者又は代諾者等に対し、その理由を説明するよう努めなければならない。

(29) 研究を行う機関の長は、第2の6（22）、（23）、（24）、（25）又は（26）による求め（以下「開示等の求め」という。）を受け付ける方法として、次に掲げる事項を定めることができる。この場合において、提供者又は代諾者等は、当該方法に従って、開示等の求めを行わなければならない。

ア　開示等の求めの申出先
　イ　開示等の求めに際して提出すべき書面（電子的方式、磁気的方式その他人の知覚によっては認識することができない方式で作られる記録を含む。）の様式その他の開示等の求めの方式
　ウ　開示等の求めをする者が提供者又は代諾者等であることの確認の方法
　エ　手数料の徴収方法

(30) 研究を行う機関の長は、提供者又は代諾者等に対し、開示等の求めに関し、その対象となる保有する個人情報を特定するに足りる事項の提示を求めることができる。この場合において、研究を行う機関の長は、提供者又は代諾者等が容易かつ的確に開示等の求めをすることができるよう、当該保有する個人情報の特定に資する情報の提供その他提供者又は代諾者等の利便を考慮した適切な措置をとらなければならない。

(31) 研究を行う機関の長は、第2の6（29）及び（30）に基づき開示等の求めに応じる手続を定めるに当たっては、提供者又は代諾者等に過重な負担を課するものとならないよう配慮しなければならない。

(32) 研究を行う機関の長は、第2の6（22）による利用目的の通知又は第2の6（23）による開示を求められたときは、当該措置の実施に関し、手数料を徴収することができる。

　その場合は、実費を勘案して合理的であると認められる範囲内において、その手数料の額を定めなければならない。

(33) 研究を行う機関の長は、苦情等の窓口を設置する等、提供者等からの苦情や問い合わせ等に適切かつ迅速に対応しなければならない。

　なお、研究を行う機関の長は、苦情等の窓口が、提供者等にとって利用しやすいものとなるよう、担当者の配置、利用手続等について配慮しなければならない。

(34) 試料等の提供が行われる機関の長は、試料等を外部の機関に提供する際には、原則として試料等を匿名化しなければならない。

　また、試料等の提供が行われる機関内のヒトゲノム・遺伝子解析研究を行う研究部門（以下「試料等の提供が行われる機関における研究部門」という。）に試料等を提供する際にも、原則として匿名化しなければならない。

　ただし、次に掲げる要件のすべてを満たしている場合には匿名化せずに試料等を提供することができる。

　ア　提供者又は代諾者等が、匿名化を行わずに外部の機関又は試料等の提供が行われる機関における研究部門に提供することに同意していること。
　イ　倫理審査委員会の承認を受け、研究を行う機関の長が許可した研究計画書において、匿名化を行わずに、外部の機関又は試料等の提供が行われる機関における研究部門に提供することが認められていること。

(35) 試料等の提供が行われる機関の長は、必要に応じ、適切な遺伝カウンセリング体制の整備又は遺伝カウンセリングについての説明及びその適切な施設の紹介等により、提供者及びその家族又は血縁者が遺伝カウンセリングを受けられるよう配慮しなければならない。

＜遺伝カウンセリング実施施設の紹介に関する細則＞
　試料等の提供が行われる機関において、遺伝カウンセリング体制が整備されていない場合に、提供者及びその家族又は血縁者から遺伝カウンセリングの求めがあったときには、そのための適切な施設を紹介することとする。
(36) 試料等の提供が行われる機関の長は、提供者又は代諾者等から得たインフォームド・コンセントの同意書について、試料等の提供が行われる機関の研究責任者や個人情報管理者等、厳格な管理が可能な者に管理を行わせなければならない。

7　研究責任者の責務

(1) 研究責任者は、ヒトゲノム・遺伝子解析研究の実施に当たって、あらかじめ研究計画書を作成し、研究を行う機関の長に許可を求めなければならない。研究計画書を変更しようとする場合も同様とする。

＜研究計画書を変更する場合に関する細則＞
　インフォームド・コンセント取得後に、研究目的を含めて研究計画書を変更した場合、変更前に当該研究に利用するために提供を受けた試料等については、第4の13（研究実施前提供試料等の利用）を適用する。

(2) 研究責任者は、研究計画書の作成に当たり、実施しようとしているヒトゲノム・遺伝子解析研究に伴い提供者等に予想される様々な影響等を踏まえ、研究の必要性、提供者等の不利益を防止するための研究方法等を十分考慮しなければならない。

＜提供者が精神障害、知的障害等を伴う疾患等を有する場合に関する細則＞
　提供者が、治療又は予防方法が確立していない単一遺伝子疾患等であって、精神障害、知的障害又は重篤な身体障害を伴うものを有する場合には、研究の必要性、当該提供者に対する医学的・精神的影響及びそれらに配慮した研究方法の是非等について、研究責任者は特に慎重に検討し、また、倫理審査委員会は、特に慎重に審査することとする。

(3) 研究責任者は、ヒトゲノム・遺伝子解析研究の特色に十分配慮して研究計画書を作成しなければならない。特に、インフォームド・コンセントの手続及び方法、個人情報の保護の方法、研究により予測される結果及びその開示の考え方、試料等の保存及び使用の方法並びに遺伝カウンセリングの考え方については、明確に記載しなければならない。

＜研究計画書に記載すべき事項に関する細則＞
　研究計画書に記載すべき事項は、一般的に以下のとおりとするが、研究内容に応じて変更できる。
・提供者を選ぶ方針（合理的に選択していることがわかる具体的な方法、提供者が疾病や薬剤反応性異常を有する場合等にあっては、病名又はそれに相当する状態像の告知方法等。）
・研究の意義、目的、方法（対象とする疾患、分析方法等。将来の追加、変更が予想される場合はその旨。単一遺伝子疾患等の場合には研究の必要性、不利益を防止するための措置等の特記事項等。）、期間、予測される結果及び危険、個人情報の保護の方法（匿名化しない場合の取扱いを含む。）

- 試料等の種類、量
- 共同研究機関の名称
- 研究責任者等の氏名
- インフォームド・コンセントのための手続及び方法
- インフォームド・コンセントを受けるための説明文書及び同意文書
- 提供者からインフォームド・コンセントを受けることが困難な場合、その研究の重要性及び提供者から試料等の提供を受けなければ研究が成り立たない理由並びに代諾者等を選定する考え方
- 遺伝情報の開示に関する考え方（必要に応じ開示の求めを受け付ける方法を含む）
- 研究実施前提供試料等を使用する場合の同意の有無、内容、提供時期、本指針への適合性
- 他の研究機関から試料等又は遺伝情報の提供を受ける場合のインフォームド・コンセントの内容
- 試料等又は遺伝情報を外部の機関に提供する場合や研究の一部を委託する場合の匿名化の方法等の事項（契約の内容を含む。）
- 試料等の保存方法及びその必要性（他の研究への利用の可能性と予測される研究内容を含む。）
- ヒト細胞・遺伝子・組織バンクに試料等を提供する場合には、バンク名、匿名化の方法等
- 試料等の廃棄方法及びその際の匿名化の方法
- 遺伝カウンセリングの必要性及びその体制
- 研究資金の調達方法

（４）研究責任者は、許可された研究計画書に盛りこまれた事項を、すべての研究担当者に遵守させる等、研究担当者が適正にヒトゲノム・遺伝子解析研究を実施するよう監督しなければならない。

（５）研究責任者は、ヒトゲノム・遺伝子解析研究の実施状況について、研究を行う機関の長に１年に１回以上、定期的に文書で報告しなければならない。

＜報告事項に関する細則＞

研究責任者が研究を行う機関の長に対して行う研究の実施状況の定期報告事項は、一般的に以下のとおりとするが、研究内容に応じて変更できる。

- 提供された試料等の数、試料等の保管の方法
- 外部の機関への試料等又は遺伝情報の提供数、提供理由
- ヒトゲノム・遺伝子解析研究が実施された試料等の数
- 研究結果、研究の進捗状況
- 問題の発生の有無
- 試料等の提供が行われる機関にあっては、上記のほか、匿名化を行った試料等の数

（６）研究責任者は、地域住民等一定の特徴を有する集団を対象に、地域住民等の遺伝的特質を明らかにする可能性がある研究を実施する場合には、研究実施前に地域住民等を対象とする説明会を行うこと等により、研究の内容及び意義について説明

し、研究に対する理解を得るよう努めるとともに、研究実施中においても、研究に関する情報提供を行うこと等により地域住民等との継続的な対話に努めなければならない。
（7）研究責任者は、原則として、匿名化された試料等又は遺伝情報を用いて、ヒトゲノム・遺伝子解析研究を実施しなければならない。

　　　ただし、提供者又は代諾者等が同意し、かつ、倫理審査委員会の承認を受け、研究を行う機関の長が許可した研究計画書において認められている場合には、試料等又は遺伝情報の匿名化を行わないことができる。
（8）研究責任者は、匿名化されていない試料等又は遺伝情報を原則として外部の機関に提供してはならない。

　　　ただし、提供者又は代諾者等が匿名化を行わずに外部の機関へ提供することに同意し、かつ、倫理審査委員会の承認を受け、研究を行う機関の長が許可した研究計画書において認められている場合には、匿名化されていない試料等又は遺伝情報を外部の機関へ提供することができる。
（9）研究責任者は、ヒトゲノム・遺伝子解析研究の業務の一部を委託する場合は、倫理審査委員会の承認を受け、研究を行う機関の長の許可を受けた上で行うものとし、その旨を文書により、受託者に示すものとする。
（10）研究責任者は、ヒトゲノム・遺伝子解析研究の業務の一部を委託する場合において、試料等又は遺伝情報を受託者に提供する際は、原則として試料等又は遺伝情報を匿名化しなければならない。

　　　ただし、提供者又は代諾者等が同意し、かつ、倫理審査委員会の承認を受け、研究を行う機関の長が許可した研究計画書において認められている場合には、匿名化せずに試料等又は遺伝情報を提供することができる。
（11）研究責任者は、ヒトゲノム・遺伝子解析研究の進捗状況及びその結果を、定期的に及び提供者等の求めに応じて説明し、又は公表しなければならない。

　　　ただし、提供者等の人権の保障や知的財産権の保護に必要な部分については、この限りでない。

8　個人情報管理者の責務

（1）個人情報管理者（分担管理者を含む。以下第2の8において同じ。）は、原則として、研究計画書に基づき、研究責任者からの依頼により、ヒトゲノム・遺伝子解析研究の実施前に試料等又は遺伝情報を匿名化しなければならない。

　　　ただし、提供者又は代諾者等が同意し、かつ、倫理審査委員会の承認を受け、研究を行う機関の長が許可した研究計画書において認められている場合には、試料等又は遺伝情報の匿名化を行わないことができる。
（2）個人情報管理者は、匿名化の際に取り除かれた個人情報を、原則として外部の機関及び試料等の提供が行われる機関における研究部門に提供してはならない。

　　　ただし、提供者又は代諾者等が同意し、かつ、倫理審査委員会の承認を受け、研究を行う機関の長が許可した研究計画書において認められている場合には、個人情報を外部の機関及び試料等の提供が行われる機関における研究部門に提供することができる。

（3）個人情報管理者は、匿名化作業の実施のほか、匿名化作業に当たって作成した対応表等の管理、廃棄を適切に行い、個人情報が含まれている情報が漏えいしないよう厳重に管理しなければならない。

9　倫理審査委員会の責務及び構成
（1）倫理審査委員会は、本指針に基づき、研究計画の実施の適否等について、倫理的観点とともに科学的観点も含めて審査し、研究を行う機関の長に対して文書により意見を述べなければならない。
（2）倫理審査委員会は、研究を行う機関の長に対して、実施中の研究に関して、その研究計画の変更、中止その他必要と認める意見を述べることができる。
（3）倫理審査委員会の委員は、職務上知り得た情報を正当な理由なく漏らしてはならない。その職を辞した後も、同様とする。
（4）倫理審査委員会は、独立の立場に立って、学際的かつ多元的な視点から、様々な立場からの委員によって、公正かつ中立的な審査を行えるよう、適切に構成し運営されなければならない。
＜細則1（倫理審査委員会の構成に関する細則）＞
・倫理・法律を含む人文・社会科学面の有識者、自然科学面の有識者、一般の立場の者から構成される必要がある。
・外部委員を半数以上置くことが望ましいが、その確保が困難な場合には、少なくとも複数名置かれる必要がある。
・外部委員の半数以上は、人文・社会科学面の有識者又は一般の立場の者である必要がある。
・男女両性で構成される必要がある。
＜細則2（倫理審査委員会の運営に関する細則）＞
・審議又は採決の際には、人文・社会科学面又は一般の立場の委員が1名以上出席する必要がある。
・研究を行う機関の長、審査対象となる研究の研究責任者及び研究担当者は、その審議又は採決に参加してはならない。ただし、倫理審査委員会の求めに応じて、会議に出席し、説明することができる。
＜細則3（運営規則に関する細則）＞
以下の事項に関する運営規則が定められなければならない。
・委員長の選任方法
・会議の成立要件
・議決方法
・審査記録の保存期間
・公開に関する事項
（5）倫理審査委員会は、その決定により、委員長があらかじめ指名した委員又はその下部組織による迅速審査手続を設けることができる。迅速審査の結果については、その審査を行った委員以外のすべての委員又は上部組織である倫理審査委員会に報告されなければならない。
＜迅速審査手続に関する細則＞

1．迅速審査手続による審査に委ねることができる事項は、一般的に以下のとおりとする。
・研究計画の軽微な変更の審査
・既に倫理審査委員会において承認されている研究計画に準じて類型化されている研究計画の審査
・共同研究であって、既に主たる研究を行う機関において倫理審査委員会の承認を受けた研究計画を、機関特有の問題がなく、他の共同研究機関が実施しようとする場合の研究計画の審査
2．迅速審査の結果の報告を受けた委員は、委員長に対し、理由を付した上で、当該事項について、改めて倫理審査委員会における審査を求めることができる。この場合において、委員長は、相当の理由があると認めるときは、倫理審査委員会を速やかに開催し、当該事項について審査することとしなければならない。

（6）倫理審査委員会は、その組織に関する事項や運営に関する規則を公開するとともに、議事の内容についても原則として公開しなければならない。

＜細則1（組織に関する事項の公開に関する細則）＞
組織に関する公開すべき事項は、以下のとおりとする。
・倫理審査委員会（下部組織を含む。）の構成
・委員の氏名、所属及びその立場

＜細則2（議事内容の公開に関する細則）＞
1．議事の内容は、それが具体的に明らかとなるよう公開する必要がある。
2．提供者等の人権、研究の独創性、知的財産権の保護、競争上の地位の保全に支障が生じるおそれのある部分は、倫理審査委員会の決定により非公開とすることができる。この場合、倫理審査委員会は、非公開とする理由を公開する必要がある。

第3 提供者に対する基本姿勢

10 インフォームド・コンセント

（1）研究責任者（外部の機関又は研究を行う機関内の他部門から試料等の提供を受けて研究を実施する者を除く。以下、第3の10（（9）及び（12）を除く。）において同じ。）は、試料等の提供の依頼を受ける人を、不合理、不当又は不公平な方法で選んではならない。

（2）試料等の提供の依頼を受ける人が、疾病や薬剤反応性異常を有する場合及びそれらの可能性のある場合には、その者が病名又はそれに相当する状態像等の告知を受けていなければならない。

（3）研究責任者は、提供者に対して、事前に、その研究の意義、目的、方法、予測される結果、提供者が被るおそれのある不利益、試料等の保存及び使用方法等について十分な説明を行った上で、自由意思に基づく文書による同意（インフォームド・コンセント）を受けて、試料等の提供を受けなければならない。

ただし、人の生命又は身体の保護のために、緊急に個人情報又は、試料等の提供を受ける必要がある場合は、インフォームド・コンセントを受けることを要しない。

（4）研究責任者は、インフォームド・コンセントを受ける際には、偽りその他不正

な手段を用いてはならない。
　また、試料等の提供を受ける際には、提供者に不安を覚えさせることがないよう配慮しなければならない。
＜インフォームド・コンセントを受ける際の配慮事項に関する細則＞
　インフォームド・コンセントを受ける際に配慮すべき事項は、提供者の情報に必要以上に接することの防止等である。

（5）研究責任者は、インフォームド・コンセントを受けるに当たっては、試料等の利用目的を提供者若しくは代諾者等に通知し、又は公表することにより提供者又は第三者の生命、身体、財産その他の権利利益を害してはならない。

（6）研究責任者は、インフォームド・コンセントを受けるのに必要な業務を自ら実施することができない場合、試料等の提供が行われる機関の研究者等のうち、研究の内容及び意義等について十分に理解している者に、研究責任者の指導・監督の下、当該業務の全部又は一部を行わせることができる。

（7）研究責任者は、当該機関に属する研究者等以外の者（以下「履行補助者」という。）との間で、業務の範囲と責任を明らかにする契約を締結することにより、当該履行補助者にインフォームド・コンセントを受けるのに必要な説明を行わせ、その他インフォームド・コンセントを受けるのに必要な業務の一部を行わせることができる。この場合、研究責任者は、研究計画書にその旨を記載するとともに、必要に応じ当該履行補助者の研修の機会を確保しなければならない。

＜インフォームド・コンセントの履行補助者に関する細則＞
1．試料等の提供が行われる機関の研究責任者は、試料等の提供が行われる機関に属する者以外の者にインフォームド・コンセントを受けることを行わせる際には、履行補助者を置くこと及び必要に応じて研修方法等について研究計画書に記載し、当該研究計画書は試料等の提供が行われる機関の倫理審査委員会により承認され、試料等の提供が行われる機関の長の許可を受けるものとする。
2．試料等の提供者又は代諾者等から同意を受けることを含めて行わせる場合は、履行補助者は、原則として、医師、薬剤師等、刑法第134条、国家公務員法第100条及びその他の法律により業務上知り得た秘密の漏えいを禁じられている者が行う場合に限る。

（8）研究責任者は、提供者からインフォームド・コンセントを受けることが困難な場合には、その実施しようとしている研究の重要性が高く、かつ、その人からの試料等の提供を受けなければ研究が成り立たないと倫理審査委員会が承認し、研究を行う機関の長が許可した場合に限り、提供者の代諾者等からインフォームド・コンセントを受けることができる。

＜細則1（代諾者等からインフォームド・コンセントを受ける場合の取扱いに関する細則）＞
　提供者からインフォームド・コンセントを受けることが困難であり、代諾者等からのインフォームド・コンセントによることができる場合及びその取扱いは、以下のとおりとし、いずれの場合も、研究責任者は、研究の重要性、提供者から試料等の提供を受けなければ研究が成り立たない理由及び代諾者等を選定する考え方を研

究計画書に記載し、当該研究計画書は倫理審査委員会により承認され、研究を行う機関の長の許可を受けるものとする。
・提供者が認知症等により有効なインフォームド・コンセントを与えることができないと客観的に判断される場合
・未成年者の場合。ただし、この場合においても、研究責任者は、提供者にわかりやすい言葉で十分な説明を行い、理解が得られるよう努めることとする。また、提供者が16歳以上の場合には、代諾者とともに、提供者からのインフォームド・コンセントも受けることとする。
・提供者が死者であって、その生前における明示的な意思に反していない場合
＜細則2（代諾者の選定の基本的考え方に関する細則）＞
　研究責任者は、代諾者について、一般的には、以下に定める人の中から、提供者の家族構成や置かれている状況等を勘案し、提供者の推測される意思や利益を代弁できると考えられる人が選定されることを基本として、研究計画書に代諾者を選定する考え方を記載する必要がある。
１．任意後見人、親権者、後見人や保佐人が定まっているときはその人
２．提供者の配偶者、成人の子、父母、成人の兄弟姉妹若しくは孫、祖父母、同居の親族又はそれらの近親者に準ずると考えられる人
＜細則3（遺族の選定の基本的な考え方に関する細則）＞
　研究責任者は、遺族について、一般的には、以下に定める人の中から、死亡した提供者の家族構成や置かれていた状況、慣習等を勘案し、提供者の生前の推測される意思を代弁できると考えられる人が選定されることを基本として、研究計画書に遺族を選定する考え方を記載する必要がある。
・死亡した提供者の配偶者、成人の子、父母、成人の兄弟姉妹若しくは孫、祖父母、同居の親族又はそれらの近親者に準ずると考えられる人
（9）提供者又は代諾者等は、インフォームド・コンセントを、いつでも不利益を受けることなく文書により撤回することができる。
（10）研究責任者は、提供者又は代諾者等からインフォームド・コンセントの撤回があった場合には、原則として、当該提供者に係る試料等及び研究結果を匿名化して廃棄し、その旨を提供者又は代諾者等に文書により通知しなければならない。また、提供者又は代諾者等が廃棄以外の処置を希望する場合には、特段の理由がない限り、これに応じなければならない。
　ただし、次に掲げる要件のいずれかを満たす場合は、試料等及び研究結果を廃棄しないことができる。
　ア　当該試料等が連結不可能匿名化されている場合
　イ　廃棄しないことにより個人情報が明らかになるおそれが極めて小さく、かつ廃棄作業が極めて過大である等の事情により廃棄しないことが倫理審査委員会において承認され、研究を行う機関の長に許可された場合
　ウ　研究結果が既に公表されている場合
＜研究結果が公表されている場合に関する細則＞
　第3の10（10）のウに関しては、試料等の廃棄を前提とする場合に限る。

参考資料

(11) 試料等の提供が行われる機関の研究責任者は、提供者又は代諾者等からのインフォームド・コンセントを受ける手続においては、提供者又は代諾者等に対し、十分な理解が得られるよう、必要な事項を記載した文書を交付して説明を行わなければならない。提供者が単一遺伝子疾患等（関連遺伝子が明確な多因子疾患を含む。）である場合には、遺伝カウンセリングの利用に関する情報を含めて説明を行うとともに、必要に応じて遺伝カウンセリングの機会を提供しなければならない。

＜説明文書の記載に関する細則＞

提供者又は代諾者等に対する説明文書に記載すべき事項は、一般的に以下のとおりとするが、研究内容に応じて変更できる。

・試料等の提供は任意であること
・試料等の提供の依頼を受けた人は、提供に同意しないことにより不利益な対応を受けないこと
・提供者又は代諾者等は、自らが与えたインフォームド・コンセントについて、いつでも不利益を受けることなく文書により撤回することができること（必要に応じて撤回の求めを受け付ける方法を含む。）
・提供者又は代諾者等により同意が撤回された場合には、当該撤回に係る試料等及び研究結果が連結不可能匿名化されている場合等を除き、廃棄されること
・提供者として選ばれた理由
・研究の意義、目的及び方法（対象とする疾患、分析方法等。将来の追加、変更が予想される場合はその旨。単一遺伝子疾患等の場合には研究の必要性、不利益を防止するための措置等の特記事項等。）、期間
・共同研究において個人情報を他機関と共同して用いる場合は、①共同であること、②共同して利用される個人情報の項目、③共同して利用する者の範囲、④利用する者の利用目的及び⑤当該個人情報の管理について責任を有する者の氏名又は名称
・長期間継続する研究の場合、研究を継続して実施するために必要な組織、体制等に対する研究機関としての考え方
・提供者からインフォームド・コンセントを受けることが困難な場合、その研究の重要性及び提供者から試料等の提供を受けなければ研究が成り立たない理由
・研究責任者の氏名及び職名
・予測される研究結果及び提供者等に対して予測される危険や不利益（社会的な差別等社会生活上の不利益も含む。）
・提供者及び代諾者等の希望により、他の提供者等の個人情報の保護や研究の独創性の確保に支障が生じない範囲内で研究計画及び研究方法についての資料を入手又は閲覧することができること
・提供を受けた試料等又はそれから得られた遺伝情報についての連結可能匿名化又は連結不可能匿名化の別及び匿名化の具体的方法。匿名化できない場合にあっては、その旨及び理由
・試料等又はそれから得られた遺伝情報を他の機関へ提供する可能性及びその場合は、倫理審査委員会により、個人情報の取扱い、提供先の機関名、提供先におけ

参考資料

　　る利用目的が妥当であることについて、審査されていること
　・研究の一部を委託する場合の匿名化の方法等
　・遺伝情報の開示に関する事項（非開示にする場合はその理由）
　・個人情報の開示に関する事項（受付先、受け付ける方法、提供者又は代諾者等であることの確認の方法、開示に当たって手数料が発生する場合はその旨を含む。）
　・将来、研究の成果が特許権等の知的財産権を生み出す可能性があること。特許権等の知的財産権を生み出した場合の想定される帰属先
　・試料等から得られた遺伝情報は、匿名化された上、学会等に公表され得ること
　・試料等の保存及び使用方法
　・研究終了後の試料等の保存、使用又は廃棄の方法（他の研究への利用の可能性と予測される研究内容を含む。）
　・試料等をヒト細胞・遺伝子・組織バンクに提供し、一般的に研究用資源として分譲することがあり得る場合には、バンクの学術的意義、当該バンクが運営されている機関の名称、提供される試料等の匿名化の方法及びバンクの責任者の氏名
　・遺伝カウンセリングの利用に係る情報（単一遺伝子疾患等の場合には、遺伝カウンセリングが利用可能であること等）
　・研究資金の調達方法
　・試料等の提供は無償であること
　・問い合わせ（個人情報の訂正、同意の撤回等）、苦情等の窓口の連絡先等に関する情報
(12) 他の研究を行う機関から試料等又は遺伝情報の提供を受ける研究責任者は、当該試料等又は遺伝情報に関するインフォームド・コンセントの内容を当該他の研究を行う機関からの文書等によって確認しなければならない。
(13) 研究責任者は、ヒトゲノム・遺伝子解析研究の実施前に、ヒトゲノム・遺伝子解析研究又は関連する医学研究に使用することを想定して、提供者又は代諾者等からインフォームド・コンセントを受ける場合には、その時点において予想される具体的研究目的を明らかにするとともに、個人情報が、匿名化の可能性を含めて、どのように管理され、かつ、保護されるかを説明し、理解を得なければならない。

11　遺伝情報の開示
（1）研究責任者は、個々の提供者の遺伝情報が明らかとなるヒトゲノム・遺伝子解析研究に関して、提供者が自らの遺伝情報の開示を希望している場合には、原則として開示しなければならない。
　　ただし、遺伝情報を提供することにより、提供者又は第三者の生命、身体、財産その他の権利利益を害するおそれがあり、開示しないことについて提供者のインフォームド・コンセントを受けている場合には、その全部又は一部を開示しないことができる。
　　なお、開示しない場合には、当該提供者に遺伝情報を開示しない理由を説明しなければならない。
＜遺伝情報の開示に関する細則＞
　1．研究責任者は、開示しない理由を知らせることにより、提供者の精神的負担に

なり得る場合等、説明を行うことが必ずしも適当でないことがあり得ることから、事由に応じて慎重に検討の上、対応することとする。

2．研究責任者は、提供者からインフォームド・コンセントを受ける際に、遺伝情報の開示をしないことにつき同意が得られているにもかかわらず、当該提供者が事後に開示を希望した場合は、以下の場合を除き、当該提供者の遺伝情報を開示することとする。

・多数の人又は遺伝子の遺伝情報を相互に比較することにより、ある疾患と遺伝子の関連やある遺伝子の機能を明らかにしようとするヒトゲノム・遺伝子解析研究等であって、当該情報がその人の健康状態等を評価するための情報としての精度や確実性に欠けており、開示することにより提供者又は第三者の生命、身体、財産その他権利利益を害するおそれがあることを理由に開示しないことについて、研究計画書に記載され、当該研究計画書が倫理審査委員会の承認を受け、研究を行う機関の長により許可された場合

3．研究責任者は、未成年者の提供者が、自らの遺伝情報の開示を希望している場合には、開示した場合の精神的な影響等を十分考慮した上で当該未成年者に開示することができる。

ただし、未成年者が16歳未満の場合には、その代諾者の意向を確認し、これを尊重しなければならない。

また、研究責任者は、未成年者の遺伝情報を開示することによって、提供者が自らを傷つけたり、提供者に対する差別、養育拒否、治療への悪影響が心配される場合には、研究を行う機関の長に報告しなければならない。研究を行う機関の長は、開示の前に、必要に応じ倫理審査委員会の意見や未成年者とその代諾者との話し合いを求めた上、開示の可否並びにその内容及び方法についての決定をすることとする。

4．遺伝情報を開示しない旨の決定をした場合には、その旨を、開示を求めた提供者に書面にて通知することとする。

（2）研究責任者は、個々の提供者の遺伝情報が明らかとなるヒトゲノム・遺伝子解析研究に関して、提供者が自らの遺伝情報の開示を希望していない場合には、開示してはならない。

＜遺伝情報の非開示に関する細則＞

研究責任者は、提供者が自らの遺伝情報の開示を希望していない場合であっても、その遺伝情報が提供者及び血縁者の生命に重大な影響を与えることが判明し、かつ、有効な対処方法があるときは、研究を行う機関の長に報告することとする。

研究を行う機関の長は、特に下記の事項についての考慮を含む開示の可否並びにその内容及び方法についての倫理審査委員会の意見を求め、それに基づき、研究責任者、提供者の診療を担当する医師及びその医師が所属する医療機関の長と協議することとする。その結果を踏まえ、研究責任者は提供者に対し、十分な説明を行った上で、当該提供者の意向を確認し、なお開示を希望しない場合には、開示してはならないこととする。

・提供者及び血縁者の生命に及ぼす影響

参考資料

　　　・有効な治療法の有無と提供者の健康状態
　　　・血縁者が同一の疾患等に罹患している可能性
　　　・インフォームド・コンセントに際しての研究結果の開示に関する説明内容
（3）研究責任者は、提供者の同意がない場合には、提供者の遺伝情報を、提供者以外の人に対し、原則として開示してはならない。
　＜提供者以外の人に対する開示に関する細則＞
　1．代諾者（2．及び3．の者を除く。）が提供者の遺伝情報の開示を希望する場合には、その代諾者が開示を求める理由又は必要性を倫理審査委員会に示した上、当該委員会の意見に基づき研究を行う機関の長が対応を決定しなければならない。この決定に当たっては、次に掲げる要件のいずれかを満たしていることを確認することとする。
　　1）人の生命、身体又は財産保護のために必要である場合であって、提供者の同意を得ることが困難であること。
　　2）公衆衛生の向上に特に必要である場合であって、提供者の同意を得ることが困難であること
　2．遺族（血縁者）が提供者の遺伝情報の開示を希望する場合には、その遺族（血縁者）が開示を求める理由又は必要性を倫理審査委員会に示した上、当該委員会の意見に基づき研究を行う機関の長が対応を決定することとする。
　3．研究責任者は、提供者が未成年者の場合に、その未成年者の代諾者から当該未成年者の遺伝情報の開示の求めがあった場合には、当該代諾者にこれを開示することができる。
　　ただし、未成年者が16歳以上の場合には、その意向を確認し、これを尊重しなければならない。また、研究責任者は、未成年者の遺伝情報を開示することによって、提供者に対する差別、養育拒否、治療への悪影響が心配される場合には、研究を行う機関の長に報告しなければならない。研究を行う機関の長は、開示の前に、必要に応じ、開示の可否並びにその内容及び方法についての倫理審査委員会の意見や未成年者とその代諾者との話し合いを求めることとする。
　4．研究責任者は、提供者が自らの遺伝情報の血縁者への開示を希望していない場合であっても、次に掲げる要件のすべてを満たす場合には、提供者の血縁者に、提供者の遺伝情報から導かれる遺伝的素因を持つ疾患や薬剤応答性に関する情報を伝えることができる。
　　1）提供者の遺伝情報が、提供者の血縁者の生命に重大な影響を与える可能性が高いことが判明し、かつ、有効な対処方法があること
　　2）研究責任者から1）の報告を受けた研究を行う機関の長が、特に下記の事項についての考慮を含む開示の可否並びにその内容及び方法についての倫理審査委員会の意見を求め、それに基づき、研究責任者と協議し、必要な情報を血縁者に提供すべきとの結論となること
　　　a　血縁者が同一の疾患等に罹患している可能性
　　　b　血縁者の生命に及ぼす影響
　　　c　有効な治療法の有無と血縁者の健康状態

         d　インフォームド・コンセントに際しての研究結果の開示に関する説明内容
　　　3）2）の結論を踏まえ、研究責任者は改めて提供者の理解を求め、血縁者に対する必要な情報の提供につき承諾を得られるよう努めること
　　　4）提供者の血縁者に対し、十分な説明を行った上で、情報提供を希望する意向を確認すること
（4）研究責任者は、単一遺伝子疾患等に関する遺伝情報を開示しようとする場合には、医学的又は精神的な影響等を十分考慮し、診療を担当する医師との緊密な連携の下に開示するほか、必要に応じ、遺伝カウンセリングの機会を提供しなければならない。
　　＜注＞
　　　開示する遺伝情報がいかなる意味を持つかは、診療に属する部分が大きく、診療を担当する医師、特に遺伝医学を専門とする医師との緊密な連携が求められる。従って、診療を担当する医師が診療の一環として、研究責任者の依頼を受けて開示すること又はその医師の指示の下に研究責任者が開示すること等が考えられる。

12　遺伝カウンセリング

（1）目的
　　ヒトゲノム・遺伝子解析研究における遺伝カウンセリングは、対話を通じて、提供者及びその家族又は血縁者に正確な情報を提供し、疑問に適切に答え、その者の遺伝性疾患等に関する理解を深め、ヒトゲノム・遺伝子解析研究や遺伝性疾患等をめぐる不安又は悩みにこたえることによって、今後の生活に向けて自らの意思で選択し、行動できるよう支援し、又は援助することを目的とする。

（2）実施方法
　　遺伝カウンセリングは、遺伝医学に関する十分な知識を有し、遺伝カウンセリングに習熟した医師、医療従事者等が協力して実施しなければならない。
　　＜注＞
　　　試料等の提供が行われる機関の長に対する遺伝カウンセリング体制の整備等に関する事項は第2の6（35）に、研究計画書における遺伝カウンセリングの考え方の記載に関する事項は第2の7（3）に、インフォームド・コンセントを受ける際の説明事項及び遺伝カウンセリングの機会提供に関する事項は第3の10（11）に、遺伝情報の開示の際の遺伝カウンセリングの機会提供に関する事項は第3の11（4）に、それぞれ規定されている。

第4　試料等の取扱い

13　研究実施前提供試料等の利用

（1）研究を行う機関において、ヒトゲノム・遺伝子解析研究の実施前に提供され、かつ、保存されている試料等の利用の可否は、提供者又は代諾者等の同意の有無又はその内容及び試料等が提供された時期を踏まえ、以下、（2）から（5）までに定めるところにより、倫理審査委員会の承認を得た上で、研究を行う機関の長が決定する。
（2）旧指針の施行後に提供された研究実施前提供試料等については、本指針の理念を踏まえて、研究を行う機関の長及び研究責任者は、その利用について慎重に判断

し、また、倫理審査委員会は、研究における利用の可否を慎重に審査しなければならない。

＜注＞
　旧指針の施行日は平成13年4月1日である。
（3）A群試料等（試料等の提供時に、ヒトゲノム・遺伝子解析研究における利用を含む同意が与えられている試料等）については、その同意の範囲内でヒトゲノム・遺伝子解析研究に利用することができる。

＜A群試料等の利用に関する細則＞
　研究を行う機関の長及び研究責任者は、A群試料等が提供された時点における同意が、当該試料を利用して新たに行おうとするヒトゲノム・遺伝子解析研究の研究目的と同じ研究目的に対して与えられたものであることを確認することとする。
　また、他のヒトゲノム・遺伝子解析研究への利用に関し、そのヒトゲノム・遺伝子解佐久研究の意義、研究目的又は匿名加藤の方法等に、どの程度言及された同意であったか、また、同意が得られた時期等にも配慮して判断しなければならない。
　さらに、倫理審査委員会も、同様の事項に配慮して、その利用の取扱いを審査しなければならない。

（4）B群試料等（試料等の提供時に、ヒトゲノム・遺伝子解析研究における利用が明示されていない研究についての同意のみが与えられている試料等）は、提供者又は代諾者等からヒトゲノム・遺伝子解析研究への利用についての同意を受けない限り、原則として、ヒトゲノム・遺伝子解析研究に利用してはならない。
　ただし、次に掲げる要件のいずれかを満たすとともに、倫理審査委員会の承認を受け、かつ、研究を行う機関の長により許可された場合についてはこの限りでない。
　ア　連結不可能匿名化されていることにより、提供者等に危険や不利益が及ぶおそれがない場合
　イ　連結可能匿名化されており、かつ、B群試料等が提供された時点における同意が、ヒトゲノム・遺伝子解析研究の目的と相当の関連性を有すると合理的に認められる場合であって、ヒトゲノム・遺伝子解析研究の目的を提供者に通知し、又は公表した場合

＜B群試料等の利用に関する細則＞
　第4の13（4）のイに関して、ヒトゲノム・遺伝子解析研究の研究目的を提供者に通知し、又は公表することにより、提供者又は第三者の生命、身体、財産その他の権利利益を害するおそれがある場合、ヒトゲノム・遺伝子解析研究の研究目的を提供者に通知し、又は公表することを要しない。

（5）C群試料等（試料等の提供時に、研究に利用することの同意が与えられていない試料等）は、提供者又は代諾者等からヒトゲノム・遺伝子解析研究への利用についての同意を受けない限り、原則として、ヒトゲノム・遺伝子解析研究に利用してはならない。
　ただし、次に掲げる要件のいずれかを満たすとともに、倫理審査委員会の承認を受け、かつ、研究を行う機関の長により許可された場合についてはこの限りでない。
　なお、B群試料等であって、提供された時点における同意がヒトゲノム・遺伝子

解析研究の目的と相当の関連性を有すると合理的に認められないものはC群試料等とみなす。
  ア　連結不可能匿名化されていることにより、提供者等に危険や不利益が及ぶおそれがない場合
  イ　連結可能匿名化されており、かつ、次に掲げる要件のすべてを満たしている場合
  （ア）ヒトゲノム・遺伝子解析研究により提供者等に危険や不利益が及ぶおそれが極めて少ないこと。
  （イ）その試料等を用いたヒトゲノム・遺伝子解析研究が公衆衛生の向上のために必要がある場合であること。
  （ウ）他の方法では事実上、ヒトゲノム・遺伝子解析研究の実施が不可能であること。
  （エ）ヒトゲノム・遺伝子解析研究の実施状況について情報の公開を図り、併せて提供者又は代諾者等に問い合わせ及び試料等の研究への利用を拒否する機会を保障するための措置が講じられていること。
  （オ）提供者又は代諾者等の同意を得ることが困難であること。
  ウ　法令に基づく場合

14　試料等の保存及び廃棄の方法
（1）保存の一般原則
　　研究責任者は、研究を行う機関内で試料等を保存する場合には、提供者又は代諾者等の同意事項を遵守し、研究計画書に定められた方法に従わなければならない。
（2）ヒト細胞・遺伝子・組織バンクへの提供
　　研究責任者は、試料等をヒト細胞・遺伝子・組織バンクに提供する場合には、当該バンクが試料等を一般的な研究用試料等として分譲するに当たり、連結不可能匿名化がなされることを確認するとともに、バンクに提供することの同意を含む提供者又は代諾者等の同意事項を遵守しなければならない。
（3）試料等の廃棄
　　研究責任者は、研究計画書に従い自ら保存する場合及びヒト細胞・遺伝子・組織バンクに提供する場合を除き、試料等の保存期間が研究計画書に定めた期間を過ぎた場合には、提供者又は代諾者等の同意事項を遵守し、匿名化して廃棄しなければならない。

第5　見直し
15　見直し
この指針は、必要に応じ、又は施行後5年を目途としてその全般に関して検討を加えた上で、見直しを行うものとする。

第6　用語の定義
16　用語の定義
（1）試料等
　　ヒトゲノム・遺伝子解析研究に用いようとする血液、組織、細胞、体液、排泄物及びこれらから抽出した人のＤＮＡ等の人の体の一部並びに提供者の診療情報、そ

の他の研究に用いられる情報（死者に係るものを含む。）をいう。

　ただし、学術的な価値が定まり、研究実績として十分に認められ、研究用に広く一般に利用され、かつ、一般に入手可能な組織、細胞、体液及び排泄物並びにこれらから抽出した人のＤＮＡ等は、含まれない。

＜注１＞

　臓器の移植に関する法律（平成９年法律第104号）に基づいて脳死と判定された人からの試料等の提供については、臓器の摘出により心臓の拍動停止、呼吸停止及び瞳孔散大という「死の三徴候」の状態を迎えた後に試料等の提供を受けることで足りることを前提としている。

＜注２＞

　受精卵、胚、胎児、ES細胞等の提供を受けて研究を実施することについては、本指針の趣旨を踏まえることは必要であるが、別途、倫理上の観点等からの慎重な検討が必要であり、本指針を充足しているのみでそれらの研究を実施することを適当とする趣旨ではない。

（２）診療情報

　診断及び治療を通じて得られた疾病名、投薬名、検査結果等の情報をいう。

（３）ヒトゲノム・遺伝子解析研究

　提供者の個体を形成する細胞に共通して存在し、その子孫に受け継がれ得るヒトゲノム及び遺伝子の構造又は機能を、試料等を用いて明らかにしようとする研究をいう。本研究に用いる試料等の提供のみが行われる場合も含まれる。

　薬事法（昭和35年法律第145号）に基づき実施される医薬品の臨床試験及び市販後調査、又は医療機器の製造、輸入承認申請のために実施される臨床試験及び市販後調査については、同法に基づき、既に医薬品の臨床試験の実施の基準に関する省令（平成９年厚生省令第28号）及び医薬品の市販後調査の基準に関する省令（平成９年厚生省令第10号）により規制されており、本指針の対象としない。

＜本指針の対象とするヒトゲノム・遺伝子解析研究の範囲に関する細則＞

１．本指針の対象とするヒトゲノム・遺伝子解析研究は、提供者の白血球等の組織を用いて、DNA又はmRNAから作られた相補DNAの塩基配列等の構造又は機能を解析するものであり、その主たるものとして、いわゆる生殖細胞系列変異又は多型（germline mutationor polymorphism）を解析する研究がある。一方、がん等の疾病において、病変部位にのみ後天的に出現し、次世代には受け継がれないゲノム又は遺伝子の変異を対象とする研究（いわゆる体細胞変異（somatic mutation）を解析する研究をいい、変異の確認のために正常組織を解析する場合を含む。）、遺伝子発現に関する研究及びたんぱく質の構造又は機能に関す研究については、原則として本指針の対象としない。ただし、このような研究であっても、子孫に受け継がれ得るゲノム又は遺伝子に関する情報を明らかにする目的で研究が実施される場合には、本指針の対象とする。なお、本指針の対象としないこれらの体細胞変異、遺伝子発現及びたんぱく質の構造又は機能に関する研究においても、本指針の趣旨を踏まえた適切な対応が望まれる。

２．１．で示した本指針の対象としない研究を行う過程で、偶然の理由により遺伝

情報（遺伝情報を得るに当たって使用された試料等を含む。）が得られた場合には、ヒトゲノム・遺伝子解析研究目的での使用、適切な管理（個人情報に該当する場合は安全管理措置、個人情報に該当しない匿名化情報の場合には適切な取扱い）、保存、匿名化して廃棄する等、その試料等の取扱いは、研究を行う機関の長が倫理審査委員会に諮った上で決定することとする。
3．主たる内容がヒトゲノム・遺伝子解析研究ではないが、一部においてヒトゲノム・遺伝子解析研究が実施される研究、診療において得られた試料等又は遺伝情報を二次的に利用する研究を含む。
4．教育目的で実施される生物実習等、構造や機能が既知の遺伝子領域について実施される遺伝子構造解析実習で、実習目的以外には試料等や解析結果の利用が行われないものについては、本指針の対象としない。ただし、これらの目的で遺伝子解析を行う場合においても、本指針の趣旨を踏まえた適切な対応が望まれる。

（4）遺伝情報

試料等を用いて実施されるヒトゲノム・遺伝子解析研究の過程を通じて得られ、又は既に試料等に付随している子孫に受け継がれ得る情報で、個人の遺伝的特徴及び体質を示すものをいう。

（5）匿名化

提供者の個人情報が法令、本指針又は研究計画に反して外部に漏えいしないよう、その個人情報から個人を識別する情報の全部又は一部を取り除き、代わりに当該提供者とかかわりのない符号又は番号を付すことをいう。試料等に付随する情報のうち、ある情報だけでは特定の人を識別できない情報であっても、各種の名簿等の他で入手できる情報と組み合わせることにより、当該提供者を識別できる場合には、組合せに必要な情報の全部又は一部を取り除いて、当該提供者が識別できないようにすることをいう。

匿名化には、次に掲げるものがある。

ア　連結可能匿名化

必要な場合に提供者を識別できるよう、当該提供者と新たに付された符号又は番号の対応表を残す方法による匿名化

イ　連結不可能匿名化

提供者を識別できないよう、上記アのような対応表を残さない方法による匿名化

（6）個人情報管理者

試料等の提供が行われる機関を含め、個人情報を取り扱う研究を行う機関において、当該機関の長の指示を受け、提供者等の個人情報がその機関の外部に漏えいしないよう個人情報を管理し、かつ、匿名化する責任者をいう。

（7）インフォームド・コンセント

試料等の提供を求められた人が、研究責任者から事前にヒトゲノム・遺伝子解析研究に関する十分な説明を受け、その研究の意義、目的、方法、予測される結果や不利益等を理解し、自由意思に基づいて与える試料等の提供及び試料等の取扱いに関する同意をいう。本指針においては、文書によることが求められる。

(8) 代諾者等

　提供者にインフォームド・コンセントを与える能力がない場合に、当該提供者の代わりにインフォームド・コンセントを与える人をいう。提供者が死者である場合にあっては、遺族をいう。

　なお、遺族を含めずに使用する場合は、「代諾者」という。

＜注＞

　代諾者等は、あくまでも提供者の人権を守る観点から、その人の代わりに試料等の提供等に同意するかどうかを決める人であり、代諾者等自身の遺伝的問題については、別途の対応の考慮が必要である。

(9) 研究を行う機関

　ヒトゲノム・遺伝子解析研究を実施する機関及び個人事業者（試料等の提供が行われる機関を含む。）をいう。

＜研究を行う機関に関する細則＞

　ヒトゲノム・遺伝子解析研究を実施する機関は、法人及び行政機関（行政機関の保有する個人情報の保護に関する法律第2条に規定する行政機関）である。

(10) 試料等の提供が行われる機関

　研究を行う機関のうち、医療機関や保健所のように、人々から試料等の提供が行われる機関をいう。

＜試料等の提供が行われる機関に関する細則＞

　大学等のように同一法人内に研究を行う部門と試料等の提供が行われる部門がある場合には、当該法人は試料等の提供が行われる機関である。

(11) 共同研究機関

　研究計画書に記載されたヒトゲノム・遺伝子解析研究を共同して行う研究を行う機関をいう。ある研究を行う機関がその機関以外の試料等の提供が行われる機関から試料等の提供を受ける場合には、その試料等の提供が行われる機関を含む。

＜共同研究機関間の個人情報の取扱いに関する細則＞

　個人情報を研究計画書に記載された共同研究機関間において共同で利用する場合には、その旨並びに共同で利用される個人情報の項目、利用する者の利用目的及び当該個人情報の管理について、あらかじめ、提供者に通知し、又は提供者が容易に知り得る状態に置かなければならない。

(12) 外部の機関

　ヒトゲノム・遺伝子解析研究を行う研究者等が所属する研究を行う機関以外の研究を行う機関等をいう。

(13) 倫理審査委員会

　ヒトゲノム・遺伝子解析研究の実施の適否その他の事項について、提供者等の人権の保障等の倫理的観点とともに科学的観点を含めて調査審議するため、研究を行う機関の長の諮問機関として置かれた合議制の機関をいう。

(14) 研究者等

　研究を行う機関において、研究責任者、研究担当者（試料等の提供を受ける業務を行う者を含む。）、遺伝カウンセリングを実施する者、個人情報保護の業務を行う

者、研究を行う機関の長その他のヒトゲノム・遺伝子解析研究に携わる関係者をいう。

(15) 研究責任者

　　個々の研究を行う機関において、ヒトゲノム・遺伝子解析研究を遂行するとともに、その研究計画に係る業務を統括する者であって、ヒトゲノム・遺伝子解析研究の有用性及び限界並びに生命倫理について十分な知識を有する研究者をいう。

(16) 研究担当者

　　研究責任者の指示や委託に従ってヒトゲノム・遺伝子解析研究を実施する者であって、業務の内容に応じて必要な知識と技能を持つ研究者、医師、薬剤師、看護師及び臨床検査技師等をいう。

(17) 提供者

　　ヒトゲノム・遺伝子解析研究のための試料等を提供する人をいう。なお、提供者の家族、血縁者、代諾者等のように、提供者の遺伝情報にかかわりがあると考えられる人を含める場合には、「提供者等」という。

(18) 遺伝カウンセリング

　　遺伝医学に関する知識及びカウンセリングの技法を用いて、対話と情報提供を繰り返しながら、遺伝性疾患をめぐり生じ得る医学的又は心理的諸問題の解消又は緩和を目指し、支援し、又は援助することをいう。

(19) 研究実施前提供試料等

　　研究を行う機関において、ヒトゲノム・遺伝子解析研究の実施前に提供され、かつ、保存されている試料等をいう。試料等の提供時における利用目的の特定と同意の状況に応じて、次に掲げるものに分かれる。

　ア　A群試料等

　　試料等の提供時に、ヒトゲノム・遺伝子解析研究における利用が利用目的として提供者に明示され、当該目的に利用することに対して同意が与えられている試料等をいう。

　イ　B群試料等

　　試料等の提供時に、「医学的研究に用いることに同意する」等のように、ヒトゲノム・遺伝子解析研究における利用が利用目的として提供者に明示されておらず、当該目的への利用が明示されていない研究に対する同意のみが与えられている試料等をいう。

　ウ　C群試料等

　　試料等の提供時に、研究に利用することが利用目的として提供者に明示されているか否かにかかわらず、研究に利用することの同意が与えられていない試料等をいう。

(20) ヒト細胞・遺伝子・組織バンク

　　提供されたヒトの細胞、遺伝子、組織等について、研究用資源として品質管理を実施して、不特定多数の研究者に分譲する非営利的事業をいう。

第7　細則
17　細則
本指針に定めるもののほか、本指針の施行に関し必要な事項は、別に定める。
第8　施行期日
18　施行期日
本指針は、平成17年4月1日から施行する。

37　臨床研究に関する倫理指針

平成20年7月31日全部改正　平成21年4月1日施行　厚生労働省

前文

近年の科学技術の進展に伴い、臨床研究の重要性は一段と増している。臨床研究の主な目的は、医療における疾病の予防方法、診断方法及び治療方法の改善、疾病原因及び病態の理解並びに患者の生活の質の向上にあり、最善であると認められた予防方法、診断方法及び治療方法であっても、その有効性、効率性、利便性及び質に関する臨床研究を通じて、絶えず再検証されなければならない。

また、医療の進歩は、最終的には臨床研究に依存せざるを得ない場合が多いが、臨床研究においては、被験者の福利に対する配慮が科学的及び社会的利益よりも優先されなければならない。

こうした点を踏まえ、被験者の人間の尊厳及び人権を守るとともに、研究者等がより円滑に臨床研究を行うことができるよう、ここに倫理指針を定める。

この指針は、世界医師会によるヘルシンキ宣言に示された倫理規範や我が国の個人情報の保護に係る議論等を踏まえ、また、個人情報の保護に関する法律（平成15年法律第57号）第8条の規定に基づき、臨床研究の実施に当たり、研究者等が遵守すべき事項を定めたものである。しかしながら、臨床研究には極めて多様な形態があることに配慮して、この指針においては基本的な原則を示すにとどめており、研究責任者が臨床研究計画を立案し、その適否について倫理審査委員会が判断するに当たっては、この原則を踏まえつつ、個々の臨床研究計画の内容等に応じて適切に行うことが求められる。

臨床研究が、社会の理解と協力を得て、一層社会に貢献するために、すべての臨床研究の関係者が、この指針に従って臨床研究に携わることが求められている。

なお、個人情報の保護に関する法律、行政機関の保有する個人情報の保護に関する法律（平成15年法律第58号）、独立行政法人等の保有する個人情報の保護に関する法律（平成15年法律第59号）及び地方公共団体等において個人情報の保護に関する法律第11条の趣旨を踏まえて制定される条例等が適用されるそれぞれの臨床研究機関は、個人情報の取扱いに当たっては、それぞれに適用される法令、条例等を遵守する必要がある。

第1　基本的考え方
1　目的
この指針は、医学系研究の推進を図る上での臨床研究の重要性を踏まえつつ、人間

の尊厳、人権の尊重その他の倫理的観点及び科学的観点から臨床研究に携わるすべての関係者が遵守すべき事項を定めることにより、社会の理解と協力を得て、臨床研究の適正な推進が図られることを目的とする。

2　適用範囲

（1）この指針は、社会の理解と協力を得つつ、医療の進歩のために実施される臨床研究を対象とし、これに携わるすべての関係者に遵守を求めるものである。
　ただし、次のいずれかに該当するものは、この指針の対象としない。
　① 診断及び治療のみを目的とした医療行為
　② 他の法令及び指針の適用範囲に含まれる研究
　③ 試料等のうち連結不可能匿名化された診療情報（死者に係るものを含む。）のみを用いる研究

（2）この指針は、日本国内において実施される臨床研究を対象とするが、日本国外において実施される臨床研究も対象とし、これに携わるすべての関係者は、当該実施地の法令、指針等を遵守しつつ、原則としてこの指針の基準に従わなければならない。
　ただし、この指針と比較して当該実施地の法令、指針等の基準が厳格な場合には、当該基準に従って臨床研究を実施しなければならない。

＜細則＞

1．本指針の施行前に着手された臨床研究のうち、平成17年3月31日以前に着手された研究については、「臨床研究に関する倫理指針（平成15年厚生労働省告示第255号）」を適用し、また、平成17年4月1日以降に着手された研究については「臨床研究に関する倫理指針（平成16年厚生労働省告示第459号）」を適用するものとする。

2．日本国外において、当該日本国外の研究機関と共同で臨床研究を実施する場合には、原則としてこの指針を遵守するとともに、当該日本国外の研究機関の存する国における基準がこの指針よりも厳格な場合には、当該厳格な基準を遵守しなければならない。
　ただし、本指針が相手国における基準より厳格な場合であって、かつ、次に掲げる要件のすべてを満たす場合には、本指針の基準を尊重しつつ、相手国における試料等の提供及び取扱いについて、相手国の定める法令、指針等の基準に従って行うことができる。

イ　相手国において本指針の適用が困難であること
ロ　以下に定める事項が適切に措置されることについて、我が国の臨床研究機関の倫理審査委員会の承認を受け、当該機関の長が適当と判断していること。
（イ）インフォームド・コンセントを得られること。
（ロ）提供者の個人情報の保護について適切な措置が講じられること。
（ハ）研究計画の科学的・倫理的妥当性について、相手国において承認されること、又は相手国が定める法令、指針等に基づいて相手国の研究機関内の倫理審査委員会若しくはこれに準ずる組織により承認され、相手国の研究機関の長により許可されること。

3 用語の定義
(1) 臨床研究
　医療における疾病の予防方法、診断方法及び治療方法の改善、疾病原因及び病態の理解並びに患者の生活の質の向上を目的として実施される次に掲げる医学系研究であって、人を対象とするものをいう。
　① 介入を伴う研究であって、医薬品又は医療機器を用いた予防、診断又は治療方法に関するもの
　② 介入を伴う研究（①に該当するものを除く。）
　③ 介入を伴わず、試料等を用いた研究であって、疫学研究（明確に特定された人間集団の中で出現する健康に関する様々な事象の頻度及び分布並びにそれらに影響を与える要因を明らかにする科学研究をいう。）を含まないもの（以下「観察研究」という。）
　＜細則＞
　1．「医学系研究」には、医学に関する研究とともに、歯学、薬学、看護学、リハビリテーション学、予防医学、健康科学に関する研究が含まれる。
　2．観察研究には以下のものも含む。
　　通常の診療の範囲内であって、いわゆるランダム化、割付け等を行わない医療行為における記録、結果及び当該医療行為に用いた検体等を利用する研究
(2) 介入
　予防、診断、治療、看護ケア及びリハビリテーション等について、次の行為を行うことをいう。
　① 通常の診療を超えた医療行為であって、研究目的で実施するもの
　② 通常の診療と同等の医療行為であっても、被験者の集団を原則として2群以上のグループに分け、それぞれに異なる治療方法、診断方法、予防方法その他の健康に影響を与えると考えられる要因に関する作為又は無作為の割付けを行ってその効果等をグループ間で比較するもの
(3) 被験者
　次のいずれかに該当する者をいう。
　① 臨床研究を実施される者
　② 臨床研究を実施されることを求められた者
　③ 臨床研究に用いようとする血液、組織、細胞、体液、排泄物及びこれらから抽出したDNA等の人の体の一部（死者に係るものを含む。）を提供する者
　④ 診療情報（死者に係るものを含む。）を提供する者
(4) 試料等
　臨床研究に用いようとする血液、組織、細胞、体液、排泄物及びこれらから抽出したDNA等の人の体の一部並びに被験者の診療情報（死者に係るものを含む。）をいう。ただし、学術的な価値が定まり、研究実績として十分認められ、研究用に広く一般に利用され、かつ、一般に入手可能な組織、細胞、体液及び排泄物並びにこれらから抽出したDNA等は、含まれない。
　なお、診療情報とは、診断及び治療を通じて得られた疾病名、投薬名、検査結果等

の情報をいう。
　＜細則＞
　診療情報として代表的なものには、患者ごとに記録された診療録等が考えられるが、この指針が対象とする診療情報に該当するか否かは具体的な状況に応じて個別に判断することとなる。
（５）既存試料等
　次のいずれかに該当する試料等をいう。
　① 臨床研究計画書の作成時までに既に存在する試料等
　② 臨床研究計画書の作成時以降に収集した試料等であって、収集の時点においては当該臨床研究に用いることを目的としていなかったもの
（６）個人情報
　生存する個人に関する情報であって、当該情報に含まれる氏名、生年月日その他の記述等により特定の個人を識別することができるもの（他の情報と容易に照合することができ、それにより特定の個人を識別することができることとなるものを含む。）をいう。
　なお、死者に係る情報が同時に、遺族等の生存する個人に関する情報である場合には、当該生存する個人の個人情報となる。
　＜細則＞
　個人情報として代表的なものには、氏名、生年月日、住所、電話番号のほか、患者ごとに記録された診療録番号等の符号を含む情報等が考えられるが、この指針が対象とする個人情報に該当するか否かは具体的な状況に応じて個別に判断することとなる。
（７）保有する個人情報
　臨床研究機関に属する研究者等が実施する研究に係る個人情報であって、当該研究者等が、開示、内容の訂正、追加又は削除、利用の停止、消去及び第三者への提供の停止を行うことのできる権限を有するものをいう。
（８）匿名化
　個人情報から個人を識別することができる情報の全部又は一部を取り除き、代わりにその人と関わりのない符号又は番号を付すことをいう。試料等に付随する情報のうち、ある情報だけでは特定の人を識別できない情報であっても、各種の名簿等の他で入手できる情報と組み合わせることにより、その人を識別できる場合には、組合せに必要な情報の全部又は一部を取り除いて、その人が識別できないようにすることをいう。
（９）連結可能匿名化
　必要な場合に個人を識別できるように、その人と新たに付された符号又は番号の対応表を残す方法による匿名化をいう。
　＜細則＞
　いわゆるコード化において、特定の人と新たに付された符号又は番号の対応表を残す方法によるものは、連結可能匿名化に当たる。
（10）連結不可能匿名化

個人を識別できないように、その人と新たに付された符号又は番号の対応表を残さない方法による匿名化をいう。
　＜細則＞
　いわゆる無名化において、特定の人と新たに付された符号又は番号の対応表を残さない方法によるものは、連結不可能匿名化に当たる。
(11) 研究者等
　研究責任者、臨床研究機関の長その他の臨床研究に携わる者をいう。
(12) 研究責任者
　個々の臨床研究機関において、臨床研究を実施するとともに、その臨床研究に係る業務を統括する者をいう。
(13) 組織の代表者等
　臨床研究機関を有する法人の代表者及び行政機関の長等の事業者及び組織の代表者をいう。
(14) 臨床研究機関
　臨床研究を実施する機関（試料等の提供を行う機関を含む。）をいう。
(15) 共同臨床研究機関
　臨床研究計画書に記載された臨床研究を共同して行う臨床研究機関（試料等の提供を行う機関を含む。）をいう。
(16) 倫理審査委員会
　臨床研究の実施又は継続の適否その他臨床研究に関し必要な事項について、被験者の人間の尊厳、人権の尊重その他の倫理的観点及び科学的観点から調査審議するために、次に掲げる者が設置した合議制の機関（次に掲げる者が合同で設置した場合を含む。）をいう。
　① 臨床研究機関の長
　② 一般社団法人又は一般財団法人
　③ 特定非営利活動促進法（平成10年法律第7号）第2条第2項に規定する特定非営利活動法人
　④ 医療関係者により構成された学術団体
　⑤ 私立学校法（昭和24年法律第270号）第3条に規定する学校法人（医療機関を有するものに限る。）
　⑥ 独立行政法人通則法（平成11年法律第103号）第2条第1項に規定する独立行政法人（医療の提供等を主な業務とするものに限る。）
　⑦ 国立大学法人法（平成15年法律第112号）第2条第1項に規定する国立大学法人（医療機関を有するものに限る。）
　⑧ 地方独立行政法人法（平成15年法律第118号）第2条第1項に規定する地方独立行政法人（医療機関を有するものに限る。）
(17) インフォームド・コンセント
　被験者となることを求められた者が、研究者等から事前に臨床研究に関する十分な説明を受け、その臨床研究の意義、目的、方法等を理解し、自由意思に基づいて与える、被験者となること及び試料等の取扱いに関する同意をいう。

(18) 代諾者
　被験者の意思及び利益を代弁できると考えられる者であって、当該被験者にインフォームド・コンセントを与える能力のない場合に、当該被験者の代わりに、研究者等に対してインフォームド・コンセントを与える者をいう。
(19) 未成年者
　満20歳未満の者であって、婚姻をしたことがないものをいう。
(20) 代理人
　未成年者若しくは成年被後見人の法定代理人又は保有する個人情報の利用目的の通知、開示、訂正等、利用停止等若しくは第三者提供の停止の求め（以下「開示等の求め」という。）をすることにつき本人が委任した代理人をいう。

第2　研究者等の責務等
1　研究者等の責務等
（1）被験者の生命、健康、プライバシー及び尊厳を守ることは、臨床研究に携わる研究者等の責務である。
（2）研究者等は、臨床研究を実施するに当たっては、一般的に受け入れられた科学的原則に従い、科学的文献その他科学に関連する情報源及び十分な実験に基づかなければならない。
（3）研究者等は、臨床研究を実施するに当たっては、第4に規定する手続によって、インフォームド・コンセントを受けなければならない。
　＜細則＞
　研究者等ごとに同意文書を受理することも可能だが、また、研究責任者が代表で受理する等、被験者ごとに一つの同意文書を受理することでも対応可能である。
（4）研究者等は、第1の3（1）①に規定する研究（体外診断を目的とした研究を除く。）を実施する場合には、あらかじめ、当該臨床研究の実施に伴い被験者に生じた健康被害の補償のために、保険その他の必要な措置を講じておかなければならない。
　＜細則＞
　その他必要な措置は、例えば、健康被害に対する医療の提供及びその他の物又はサービスの提供をいう。
（5）研究者等は、環境に影響を及ぼすおそれのある臨床研究を実施する場合又は臨床研究の実施に当たり動物を使用する場合には、十分な配慮をしなければならない。
（6）研究者等は、臨床研究の実施に先立ち、臨床研究に関する倫理その他臨床研究の実施に必要な知識についての講習その他必要な教育を受けなければならない。
（7）研究者等の個人情報の保護に係る責務等は、次のとおりとする。
　①　研究者等は、臨床研究の結果を公表する場合には、被験者を特定できないように行わなければならない。
　＜細則＞
　特定の被験者の症例や事例を学会で発表したり、学会誌で報告したりする場合等は氏名、生年月日、住所等を消去することで被験者を特定できないように対処することが想定されるが、症例や事例により被験者を特定できないようにすることが困難な場合は、あらかじめ被験者の同意を得なければならない。

② あらかじめ被験者の同意を得ないで、インフォームド・コンセントで特定された利用目的の達成に必要な範囲を超えて、個人情報を取り扱ってはならない。
③ 当該研究に係る個人情報について、利用目的を変更する場合（④に規定する場合を除く。）には、あらためて被験者に当該変更の内容を説明し、同意を得なければならない（ただし、細則で規定する場合を除く。）。
＜細則＞
③の規定は、次に掲げる場合について、適用しない。
イ　法令に基づく場合
ロ　人間の生命、身体又は財産の保護のために必要がある場合であって、被験者の同意を得ることが困難であるとき
ハ　公衆衛生の向上又は児童の健全な育成の推進のために特に必要がある場合であって、被験者の同意を得ることが困難であるとき
ニ　国の機関若しくは地方公共団体又はその委託を受けた者が法令の定める事務を遂行することに対して協力する必要がある場合であって、被験者の同意を得ることにより当該事務の遂行に支障を及ぼすおそれがあるとき
④ 当該研究に係る個人情報について、変更前の利用目的と相当の関連性を有すると合理的に認められる範囲において利用目的を変更する場合は、原則として当該変更の内容について被験者に通知又は公表しなければならない。
⑤ 他の研究者等から研究を承継することに伴い個人情報を取得した場合は、あらかじめ被験者の同意を得ないで、承継前における当該個人情報の利用目的の達成に必要な範囲を超えて、当該個人情報を取り扱ってはならない。
⑥ 偽りその他不正の手段により個人情報を取得してはならない。
⑦ 利用目的の達成に必要な範囲内において、当該研究に係る個人情報を正確かつ最新の内容に保つよう努めなければならない。
⑧ その取り扱う個人情報の漏えい、滅失又はき損の防止その他の個人情報の安全管理のために必要かつ適切な措置を講じなければならない。また、死者の人としての尊厳及び遺族の感情にかんがみ、死者に係る情報についても個人情報と同様に、情報の漏えい、滅失又はき損の防止その他の死者に係る情報の安全管理のために必要かつ適切な措置を講じなければならない。
⑨ あらかじめ被験者の同意を得ないで、当該研究に係る個人情報を第三者に提供してはならない（ただし、細則で規定する場合を除く。）。
＜細則＞
1．⑨の規定は、次に掲げる場合について、適用しない。
イ　法令に基づく場合
ロ　人の生命、身体又は財産の保護のために必要がある場合であって、被験者の同意を得ることが困難であるとき
ハ　公衆衛生の向上又は児童の健全な育成の推進のために特に必要がある場合であって、被験者の同意を得ることが困難であるとき
ニ　国の機関若しくは地方公共団体又はその委託を受けた者が法令の定める事務を遂行することに対して協力する必要がある場合であって、被験者の同意を得るこ

とにより当該事務の遂行に支障を及ぼすおそれがあるとき
２．次に掲げる場合は、⑨で規定する第三者に該当しないものとする。
イ　研究者等が利用目的の達成に必要な範囲内において個人情報の取扱いの全部又は一部を委託する場合
ロ　合併その他の事由による事業の承継に伴って個人情報が提供される場合
ハ　個人情報を特定の者との間で共同して利用する場合であって、その旨並びに共同して利用される個人情報の項目、共同して利用する者の範囲、利用する者の利用目的及び当該個人情報の管理について責任を有する者の氏名又は名称について、あらかじめ、被験者に通知し、又は被験者が容易に知り得る状態に置いているとき（ただし、この場合は、研究者等は当該個人情報を利用する者の利用目的又は個人情報の管理について責任を有する者の氏名若しくは名称を変更する場合は、変更する内容について、あらかじめ、被験者に通知し、又は被験者が容易に知り得る状態に置かなければならない。）
⑩　当該研究に係る個人情報の取扱いに関する被験者等からの苦情・問い合わせの適切かつ迅速な対応に努めなければならない。

２　研究責任者の責務等
（１）研究責任者は、被験者に対する説明の内容、同意の確認方法、その他のインフォームド・コンセントの手続に必要な事項を臨床研究計画に記載しなければならない。
　この場合において、第１の３（１）①に規定する研究（体外診断を目的とした研究を除く。）にあっては、当該臨床研究の実施に伴い被験者に生じた健康被害の補償のための保険その他の必要な措置を、第１の３（１）①に規定する研究のうち体外診断を目的とした研究及び第１の３（１）②に規定する研究にあっては、当該臨床研究の実施に伴い被験者に生じた健康被害の補償の有無を臨床研究計画に記載しなければならない。
＜細則＞
臨床研究計画書に記載すべき事項は、一般的に以下のとおりとする。ただし、臨床研究の内容に応じて変更できるものとする。
イ　被験者の選定方針
ロ　当該臨床研究の意義、目的、方法及び期間、当該臨床研究に参加することにより期待される利益及び起こり得る危険並びに必然的に伴う心身に対する不快な状態、当該臨床研究終了後の対応、当該臨床研究に係る個人情報の保護の方法（被験者を特定できる場合の取扱いを含む。）
ハ　共同臨床研究機関の名称
ニ　研究者等の氏名
ホ　インフォームド・コンセントのための手続
ヘ　インフォームド・コンセントを受けるための説明事項及び同意文書（観察研究においても、試料等の採取に侵襲性を伴うものについては、第１の３（１）①及び②に規定する研究と同様に十分な記載を行うよう留意すること。）
ト　当該臨床研究に係る資金源、起こり得る利害の衝突及び研究者等の関連組織との関わり

参考資料

　　チ　第1の3（1）①に規定する研究（体外診断を目的とした研究を除く。）にあっては、当該臨床研究に伴い被験者に生じた健康被害の補償のための保険等必要な措置（第1の3（1）①に規定する研究のうち体外診断を目的とした研究及び第1の3（1）②に規定する研究にあっては、補償の有無。）
　　リ　試料等の保存及び使用方法並びに保存期間
　　ヌ　代諾者を選定する場合はその考え方
　【被験者からインフォームド・コンセントを受けることが困難な場合】
　　ル　当該臨床研究の重要性、被験者の当該臨床研究への参加が当該臨床研究を実施するに当たり必要不可欠な理由
（2）研究責任者は、臨床研究に伴う危険が予測され、安全性を十分に確保できると判断できない場合には、原則として当該臨床研究を実施してはならない。
　＜細則＞
　1．研究責任者は、臨床研究を実施する場合には、当該臨床研究の安全性を十分確保することが特に重要である。
　2．研究責任者は、臨床研究を終了するまでの間、危険の予測や安全性の確保に必要な情報について、把握しておかなければならない。
（3）研究責任者は、臨床研究を実施し、又は継続するに当たり、臨床研究機関の長の許可を受けなければならない。
　＜細則＞
　1．臨床研究を何らかの理由により中止したが、その後再開する場合であっても、「臨床研究の継続」に含まれる。
　2．「臨床研究機関の長」とは、例えば、以下の者が挙げられる。
　　イ　病院の場合は、病院長
　　ロ　保健所の場合は、保健所長
　　ハ　企業等の研究所の場合は、研究所長
　3．臨床研究機関が小規模であること等により研究責任者と臨床研究機関の長が同一人物にならざるを得ない場合には、研究責任者は、共同臨床研究機関、一般社団法人又は一般財団法人、独立行政法人、学校法人、国立大学法人、地方独立行政法人、特定非営利活動法人、学会等に設置された倫理審査委員会に審査を依頼する等により、臨床研究における倫理性に十分配慮した上で実施しなければならない。
（4）研究責任者は、臨床研究計画において、臨床研究の実施計画及び作業内容を明示しなければならない。
（5）研究責任者は、第1の3（1）①及び②に規定する研究であって、侵襲性を有するものを実施する場合には、あらかじめ、登録された臨床研究計画の内容が公開されているデータベース（国立大学附属病院長会議、財団法人日本医薬情報センター及び社団法人日本医師会が設置したものに限る。）に当該研究に係る臨床研究計画を登録しなければならない。ただし、知的財産等の問題により臨床研究の実施に著しく支障が生じるものとして、倫理審査委員会が承認し、臨床研究機関の長が許可した登録内容については、この限りではない。

＜細則＞
　1．臨床研究機関の長等が研究責任者に代わって登録する場合が想定されるが、その場合、登録の責務は研究責任者にある。
　2．共同臨床研究機関が存在する臨床研究の場合においては、一の臨床研究機関の研究責任者が、他の臨床研究機関の研究責任者を代表して登録することができる。その場合、当該臨床研究を行うすべての臨床研究機関に関する情報が登録内容に記載されていなければならない。

（6）研究責任者は、臨床研究を適正に実行するために必要な専門的知識及び臨床経験が十分にある者でなければならない。
　　＜細則＞
　介入を伴う研究その他の健康に影響を与えるような行為を伴う人を対象とする臨床研究（いわゆる介入研究）を行う場合には、臨床経験が十分にある医師による適切な助言を得なければならない。ただし、臨床経験が十分にある医師が当該臨床研究に参加している場合には、この限りではない。

（7）研究責任者は、臨床研究の適正性及び信頼性を確保するために必要な情報を収集し、検討するとともに、臨床研究機関の長に対してこれを報告しなければならない。また、必要に応じ、臨床研究計画―を変更しなければならない。

（8）研究責任者は、臨床研究に関連する重篤な有害事象及び不具合等の発生を知ったときは、直ちにその旨を臨床研究機関の長に通知しなければならない。

（9）研究責任者は、毎年一回、臨床研究の進捗状況並びに有害事象及び不具合等の発生状況を臨床研究機関の長に報告しなければならない。また、臨床研究を終了したときは、臨床研究機関の長にその旨及び結果の概要を文書により報告しなければならない。
　　＜細則＞
　毎年の報告の報告時期については、各々の臨床研究機関において、適切な時期を定めることとする。

（10）研究責任者は、他の臨床研究機関と共同で臨床研究を実施する場合には、当該他の臨床研究機関の研究責任者に対し、臨床研究に関連する重篤な有害事象及び不具合等を報告しなければならない。

（11）研究責任者は、臨床研究により期待される利益よりも起こり得る危険が高いと判断される場合又は臨床研究により十分な成果が得られた場合には、当該臨床研究を中止し、又は終了しなければならない。
　　＜細則＞
　1．研究責任者は、臨床研究を終了するまでの間、臨床研究に関する国内外における学会発表、論文発表等の情報（以下「発表情報等」という。）について把握するとともに、把握した当該発表情報等について、臨床研究機関の長に対し、報告することが望ましい。
　2．研究責任者は、他の臨床研究機関と共同で臨床研究を実施する場合には、当該他の臨床研究機関の研究責任者に対し、把握した発表情報等について報告することが望ましい。

3．研究責任者は、臨床研究を中止し、又は終了した場合には、その旨を臨床研究機関の長へ報告しなければならない。この場合において、研究責任者は、臨床研究により期待される利益よりも起こり得る危険が高いと判断される場合等緊急性の高い理由により当該臨床研究を中止又は終了した場合については、遅滞なく、その旨を臨床研究機関の長へ報告しなければならない。
(12) 研究責任者の個人情報の保護に係る責務等は、次のとおりとする。
　① 当該研究に係る個人情報の安全管理が図られるよう、その個人情報を取り扱う研究者等（当該研究責任者を除く。）に対し必要かつ適切な監督を行わなければならない。
　＜細則＞
　研究責任者は、臨床研究機関の長と協力しつつ、個人情報を厳重に管理するために必要な手続、設備、体制等を整備することが望ましい。
　② 個人情報の取扱いの全部又は一部を委託する場合は、その取扱いを委託された個人情報の安全管理が図られるよう、委託を受けた者に対する必要かつ適切な監督を行わなければならない。
　＜細則＞
　本指針が求める必要かつ適切な監督とは、例えば委託契約書において、委託者が定める安全管理措置の内容を明示的に規定するとともに、当該内容が遵守されていることを確認することである。
　③ 保有する個人情報に関し、次に掲げる事項について、被験者の知り得る状態（被験者の求めに応じて遅滞なく回答する場合を含む。）に置かなければならない。
　一　当該研究に係る研究者等の氏名又は研究チームの名称
　二　すべての個人情報の利用目的（ただし、細則で規定する場合を除く。）
　三　開示等の求めに応じる手続
　四　苦情の申出先及び問い合わせ先
　＜細則＞
　③の二の規定は、次に掲げる場合について、適用しない。
　イ　利用目的を被験者に通知し、又は公表することにより被験者又は第三者の生命、身体、財産その他の権利利益を害するおそれがある場合
　ロ　利用目的を被験者に通知し、又は公表することにより当該研究責任者の権利又は正当な利益を害するおそれがある場合
　ハ　国の機関又は地方公共団体が法令の定める事務を遂行することに対して協力する必要がある場合であって、利用目的を被験者に通知し、又は公表することにより当該事務の遂行に支障を及ぼすおそれがあるとき
　ニ　取得の状況からみて利用目的が明らかであると認められる場合
　④ 被験者又は代理人から、当該被験者が識別される保有する個人情報の開示を求められたときは、原則として被験者に対し、遅滞なく、書面の交付又は開示の求めを行った者が同意した方法により当該保有する個人情報を開示しなければならない。
　また、当該被験者が識別される保有する個人情報が存在しないときには、その旨

を知らせなければならない。

ただし、開示することにより、次の各号のいずれかに該当する場合は、その全部又は一部を開示しないことができる。
一 被験者又は第三者の生命、身体、財産その他の権利利益を害するおそれがある場合
二 当該研究に係る研究者等の業務の適正な実施に著しい支障を及ぼすおそれがある場合
三 他の法令に違反することとなる場合

また、開示を求められた保有する個人情報の全部又は一部について開示しない旨を決定したときは、原則として被験者に対し、遅滞なく、その旨を通知しなければならない。その際、原則として被験者に対し、その理由を説明するよう努めなければならない。

なお、他の法令の規定により、保有する個人情報の開示について定めがある場合には、当該法令の規定によるものとする。

⑤ 保有する個人情報のうち、診療情報を含むものを開示する場合には、原則として別途厚生労働省医政局長が示す指針に従って行うものとする。

＜細則＞
⑤の規定において、「厚生労働省医政局長が示す指針」とあるのは、「診療情報の提供等に関する指針の策定について」（平成15年9月12日医政発第0912001号厚生労働省医政局長通知）で示す「診療情報の提供等に関する指針」のことをいう。

⑥ 被験者又は代理人から、保有する個人情報の訂正等、利用停止等、又は第三者への提供の停止を求められた場合で、それらの求めが適正であると認められるときは、これらの措置を行わなければならない。

ただし、利用停止等及び第三者への提供の停止については、多額の費用を要する場合など当該措置を行うことが困難な場合であって、被験者の権利利益を保護するため必要なこれに代わるべき措置をとるときは、この限りでない。

＜細則＞
⑥の規定において、被験者又は代理人から訂正等、利用停止等、又は第三者への提供の停止を求められた当該保有する個人情報の全部若しくは一部について、次に掲げる事項を実施又は決定した場合は、原則として被験者に対し、遅滞なく、その旨を通知しなければならない。
イ 訂正等を行ったとき
ロ 訂正等を行わない旨の決定をしたとき
ハ 利用停止等を行ったとき
ニ 利用停止等を行わない旨を決定したとき
ホ 第三者への提供を停止したとき
ヘ 第三者への提供を停止しない旨を決定したとき

⑦ 被験者又は代理人からの開示等の求めの全部又は一部について、その措置をとらない旨又はその措置と異なる措置をとる旨を通知する場合は、原則として被験者に対し、その理由を説明するよう努めなければならない。

⑧　被験者又は代理人に対し、開示等の求めに関して、その対象となる保有する個人情報を特定するに足りる事項の提示を求めることができる。この場合において、被験者又は代理人が容易かつ的確に開示等の求めをすることができるよう、当該保有する個人情報の特定に資する情報の提供その他被験者又は代理人の利便を考慮した措置をとらなければならない。
　　＜細則＞
　　当該臨床研究に係る情報の開示等の求めに対しては、あらかじめ一元的に対応できるような手続等を定めるなど被験者及び代理人の負担をできるだけ軽減するような措置を講ずるよう努めなければならない。
(13) 研究責任者は、臨床研究終了後においても、被験者が当該臨床研究の結果により得られた最善の予防、診断及び治療を受けることができるよう努めなければならない。
　3　臨床研究機関の長の責務等
(1) 倫理的配慮の周知
　　臨床研究機関の長は、当該臨床研究機関における臨床研究が、倫理的、法的又は社会的問題を引き起こすことがないよう、研究者等（当該臨床研究機関の長を除く。）に対し、臨床研究を実施するに当たり、被験者の人間の尊厳及び人権を尊重し、個人情報を保護しなければならないことを周知徹底しなければならない。
(2) 被験者の健康被害等に対する補償等の確保
　　臨床研究機関の長は、いかなる臨床研究も、臨床研究機関の長の責任の下で計画され、実施されること及び臨床研究に起因する被験者の健康被害等に対する補償その他の必要な措置が適切に講じられることを確保しなければならない。
(3) 臨床研究の適正な実施の確保
　　臨床研究機関の長は、臨床研究に係る業務並びに重篤な有害事象及び不具合等に対して研究者等が実施すべき事項に関する手順書を作成し、臨床研究が当該手順書に従って適正かつ円滑に行われるよう必要な措置を講じなければならない。
　　＜細則＞
　　本項で定める手順書については、その求められる実用性を踏まえ、簡潔なものとすること。
(4) 臨床研究計画の審査
　　臨床研究機関の長は、臨床研究計画がこの指針に適合しているか否かその他臨床研究の適正な実施に関し必要な事項について、あらかじめ、倫理審査委員会に審査を行わせなければならない。
　　ただし、次のいずれかに該当する臨床研究計画については、この限りでない。
　①　倫理審査委員会に属する者その他の者のうちから倫理審査委員会があらかじめ指名する（②において「あらかじめ指名する者」という。）が、当該臨床研究計画が次に掲げるすべての要件を満たしており、倫理審査委員会への付議を必要としないと判断した場合
　　ア　他の機関において既に連結可能匿名化された情報を収集するもの、無記名調査を行うものその他の個人情報を取り扱わないものであること。

イ　人体から採取された試料等を用いないものであること。
　　ウ　観察研究であって、人体への負荷を伴わないものであること。
　　エ　被験者の意思に回答が委ねられている調査であって、その質問内容により被験者の心理的苦痛をもたらすことが想定されないものであること。
　②　あらかじめ指名する者が、研究者等が所属する医療機関内の患者の診療録等の診療情報を用いて、専ら集計、単純な統計処理等を行う研究であり、倫理審査委員会への付議を必要としないと判断した場合
　③　次に掲げる事項についての規定を含む契約に基づき、データの集積又は統計処理のみを受託する場合
　　ア　データの安全管理
　　イ　守秘義務
　＜細則＞
　臨床研究機関に既に設置されている類似の委員会については、この指針に適合する倫理審査委員会として再編成することにより対応することも可能であり、その場合、その名称の如何は問わない。
（5）他の倫理審査委員会への審査依頼
　臨床研究機関の長は、当該臨床研究機関の長が設置した倫理審査委員会以外の倫理審査委員会に審査を行わせようとする場合には、あらかじめ、文書により、当該倫理審査委員会の設置者に当該審査を依頼しなければならない。
（6）倫理審査委員会への付議
　臨床研究機関の長は、2（7）の規定により、研究責任者から臨床研究の適正性及び信頼性を確保するために必要な情報が報告された場合には、倫理審査委員会に報告しなければならない。また、2（3）の規定により、研究責任者から臨床研究の実施又は継続について許可を求められた場合（2（7）の規定により、臨床研究計画を変更した場合を含む。）には、臨床研究の実施又は継続の適否、臨床研究計画の変更その他の臨床研究に関し必要な事項について、速やかに倫理審査委員会の意見を聴かなければならない。ただし、2（3）の規定による場合であって、（4）①、②又は③に該当する場合は、この限りではない。
　＜細則＞
　1．倫理審査委員会（当該臨床研究機関の長が設置した倫理審査委員会を除く）に報告し、又は意見を聴く場合にあっては、前項の規定に基づく審査を依頼した倫理審査委員会に限る。
　2．臨床研究機関の長は、他の臨床研究機関と共同で臨床研究を実施する場合には、当該臨床研究の実施又は継続の適否について、倫理審査委員会への付議に当たり、共同臨床研究機関における臨床研究計画の承認状況、インフォームド・コンセントの取得状況等の情報についても提供しなければならない。
（7）臨床研究機関の長による許可
　臨床研究機関の長は、倫理審査委員会の意見を尊重し、臨床研究の実施又は継続の許可又は不許可その他の臨床研究に関し必要な事項を決定しなければならない。この場合において、臨床研究機関の長は、倫理審査委員会が実施又は継続が適当でない旨

の意見を述べた臨床研究については、その実施又は継続を許可してはならない。
　　＜細則＞
　　臨床研究機関の長は、公衆衛生上の危害の発生又は拡大を防止するため緊急に臨床研究を実施する必要があると判断する場合には、倫理審査委員会の意見を聴く前に許可を決定することができる。この場合において、臨床研究機関の長は、許可後遅滞なく倫理審査委員会の意見を聴くものとし、倫理審査委員会が臨床研究の変更又は中止の意見を述べた場合には、これを踏まえ、研究責任者に対し、当該臨床研究の変更又は中止を指示しなければならない。

（8）有害事象等への対応
　臨床研究機関の長は、2（8）の規定により研究責任者から臨床研究に関連する重篤な有害事象及び不具合等の発生について通知がなされた場合には、速やかに必要な対応を行うとともに、当該有害事象及び不具合等について倫理審査委員会等に報告し、その意見を聴き、当該臨床研究機関内における必要な措置を講じなければならない。
　また、当該臨床研究を共同して行っている場合には、当該有害事象及び不具合等について、共同臨床研究機関への周知等を行わなければならない。
　　＜細則＞
　　倫理審査委員会の他に、研究責任者は、臨床研究の継続の適否、有害事象等の評価又は計画の変更について審議させるために、効果安全性評価委員会を設置することができる。ただし、当該臨床研究を実施する者、倫理審査委員会の委員、臨床研究機関の長は効果安全性評価委員会の委員になることはできない。

（9）厚生労働大臣等への報告
　①　臨床研究機関の長は、第1の3（1）①及び②に規定する研究であって、侵襲性を有するものにおいて、臨床研究に関連する予期しない重篤な有害事象及び不具合等が発生した場合には、（8）の対応の状況・結果を公表し、厚生労働大臣又はその委託を受けた者（以下「厚生労働大臣等」という。）に逐次報告しなければならない。
　②　臨床研究機関の長は、当該臨床研究機関において現在実施している又は過去に実施された臨床研究について、この指針に適合していないこと（適合していない程度が重大である場合に限る。）を知った場合には、速やかに倫理審査委員会の意見を聴き、必要な対応をした上で、その対応の状況・結果を厚生労働大臣等に報告し、公表しなければならない。
　　＜細則＞
　　承認又は認証を受けて製造販売された医薬品又は医療機器を使用する臨床研究において、医薬品又は医療機器の副作用、不具合等の事由によるものと疑われる場合には、薬事法（昭和35年法律第145号）第77条の4の2第2項の規定に留意し、適切に対応すること。

（10）自己点検
　臨床研究機関の長は、必要に応じ、当該臨床研究機関における臨床研究がこの指針に適合しているか否かについて、自ら点検及び評価を行わなければならない。
　　＜細則＞

臨床研究機関の長が自ら行う当該臨床研究に対する点検及び評価並びにその実施手法及び時期については、研究の内容等に応じて臨床研究機関の長が定めることとする。また、点検等のためのチェックシート等は各臨床研究機関において備えることとする。
(11) 厚生労働大臣等の調査への協力
　臨床研究機関の長は、当該臨床研究機関がこの指針に適合しているか否かについて、厚生労働大臣等が実施する実地又は書面による調査に協力しなければならない。
(12) 研究者等の教育の機会の確保
　臨床研究機関の長は、臨床研究の実施に先立ち、研究者等が臨床研究の倫理に関する講習その他必要な教育を受けることを確保するために必要な措置を講じなければならない。
(13) 臨床研究計画等の公開
　臨床研究機関の長は、2(5)の登録がなされ、臨床研究計画及び臨床研究の成果の公開が確保されるよう努めるものとする。

4　組織の代表者等の責務等

(1) 個人情報の保護に関する責務等
　① 組織の代表者等は、当該臨床研究機関における臨床研究の実施に際し、個人情報の保護が図られるようにしなければならない。
　② 組織の代表者等は、個人情報の保護に関する措置に関し、適正な実施を確保するため必要があると認めるときは、臨床研究機関の長等に対し、監督上必要な命令をすることができる。
　③ 組織の代表者等は、組織の代表者等の責務として以下に規定する事項並びに第5の1(2)並びに第5の2(1)及び(2)に規定する事項に係る権限又は事務を、当該臨床研究機関が定めるところにより当該臨床研究機関の長等当該臨床研究機関の適当な者に委任することができる。
(2) 個人情報に係る安全管理措置
　組織の代表者等は、個人情報の安全管理のために必要かつ適切な組織的、人的、物理的及び技術的安全管理措置を講じなければならない。
　また、組織の代表者等は、死者の人としての尊厳及び遺族の感情にかんがみ、死者に係る情報についても個人情報と同様に、必要かつ適切な組織的、人的、物理的及び技術的安全管理措置を講じなければならない。
(3) 苦情・問い合わせ等に対応するための体制整備
　組織の代表者等は、苦情・問い合わせ等に適切かつ迅速に対応するため、苦情・問い合わせ等を受け付けるための窓口の設置や苦情・問い合わせ等の対応の手順を定めるなど被験者等からの苦情・問い合わせ等に対応するために必要な体制の整備に努めなければならない。
(4) 手数料の徴収等
　組織の代表者等は、保有する個人情報の利用目的の通知又は保有する個人情報の開示を求められたときは、当該措置の実施に関し、手数料を徴収することができる。また、その場合には実費を勘案して合理的であると認められる範囲内において、その手

数料の額を定めなければならない。
第3 倫理審査委員会
（1）倫理審査委員会は、臨床研究機関の長から臨床研究計画がこの指針に適合しているか否かその他臨床研究の適正な実施に関し必要な事項について意見を求められた場合には、倫理的観点及び科学的観点から審査し、文書により意見を述べなければならない。
（2）倫理審査委員会の設置者は、委員会の手順書、委員名簿並びに会議の記録及びその概要を作成し、当該手順書に従って倫理審査委員会の業務を行わせなければならない。
（3）倫理審査委員会の設置者は、（2）に規定する当該倫理審査委員会の手順書、委員名簿及び会議の記録の概要を公表しなければならない。
＜細則＞
　第3（4）の報告を受けた厚生労働大臣又はその委託を受けた者が第3（2）に規定する当該倫理審査委員会の手順書、委員名簿及び会議の記録の概要について公表する場合は、本項に定める倫理審査委員会の設置者による公表は不要である。
（4）倫理審査委員会の設置者は、（2）に規定する当該倫理審査委員会の委員名簿、開催状況その他必要な事項を毎年一回厚生労働大臣等に報告しなければならない。
＜細則＞
　厚生労働大臣等に報告する内容は、倫理審査委員会の委員名簿、開催状況、委員の出席状況、会議の記録及びその概要及び審議時間その他必要な事項とする。
（5）倫理審査委員会は、学際的かつ多元的な視点から、様々な立場からの委員によって、公正かつ中立的な審査を行えるよう、適切に構成され、かつ、運営されなければならない。
＜細則＞
 1．倫理審査委員会は、医学・医療の専門家等自然科学の有識者、法律学の専門家等人文・社会科学の有識者及び一般の立場を代表する者から構成され、かつ、外部委員を構成員として含まなければならない。また、その構成員は男女両性で構成されなければならない。
 2．審議又は採決の際には、自然科学分野だけではなく、人文・社会科学分野又は一般の立場を代表する委員が1名以上出席していなければならない。
 3．臨床研究機関の長など審査対象となる臨床研究に携わる者は、当該臨床研究に関する審議又は採決に参加してはならない。ただし、倫理審査委員会の求めに応じて、会議に出席し、説明することはできる。
 4．臨床研究機関の長は、必要に応じ、会議に出席することはできる。ただし、当該者は倫理審査委員会の委員になること並びに審議及び採決に参加することはできない。
（6）倫理審査委員会の委員は、職務上知り得た情報を正当な理由なく漏らしてはならない。その職を退いた後も同様とする。
（7）倫理審査委員会の設置者は、当該倫理審査委員会がこの指針に適合しているか否かについて、厚生労働大臣等が実施する実地又は書面による調査に協力しなければ

ならない。
（8）倫理審査委員会の設置者は、倫理審査委員会委員の教育及び研修に努めなければならない。
（9）倫理審査委員会は、軽微な事項の審査について、委員長が指名する委員による迅速審査に付すことその他必要な事項を定めることができる。迅速審査の結果については、その審査を行った委員以外のすべての委員に報告されなければならない。
　＜細則＞
　この指針がいう迅速な審査に委ねることができる事項は、一般的に以下のとおりである。
　① 　研究計画の軽微な変更
　② 　共同研究であって、既に主たる研究機関において倫理審査委員会の承認を受けた臨床研究計画を他の共同臨床研究機関が実施しようとする場合の臨床研究計画の審査
　③ 　被験者に対して最小限の危険（日常生活や日常的な医学検査で被る身体的、心理的、社会的危害の可能性の限度を超えない危険であって、社会的に許容される種類のものをいう。）を超える危険を含まない臨床研究計画の審査
（10）倫理審査委員会は、実施されている、又は終了した臨床研究について、その適正性及び信頼性を確保するための調査を行うことができる。

第4　インフォームド・コンセント
　＜細則＞
　被験者又は代諾者等に対する説明事項は、一般的に以下のとおりとする。ただし、臨床研究の内容に応じて変更できるものとする。
　イ 　当該臨床研究への参加は任意であること
　ロ 　当該臨床研究への参加に同意しないことをもって不利益な対応を受けないこと
　ハ 　被験者又は代諾者等は、自らが与えたインフォームド・コンセントについて、いつでも不利益を受けることなく撤回することができること
　ニ 　被験者として選定された理由
　ホ 　当該臨床研究の意義、目的、方法及び期間
　ヘ 　研究者等の氏名及び職名
　ト 　予測される当該臨床研究の結果、当該臨床研究に参加することにより期待される利益及び起こり得る危険並びに必然的に伴う心身に対する不快な状態、当該臨床研究終了後の対応
　チ 　被験者及び代諾者等の希望により、他の被験者の個人情報保護や当該臨床研究の独創性の確保に支障がない範囲内で、当該臨床研究計画及び当該臨床研究の方法に関する資料を入手又は閲覧することができること
　リ 　個人情報の取扱い、提供先の機関名、提供先における利用目的が妥当であること等について倫理審査委員会で審査した上で、当該臨床研究の結果を他の機関へ提供する可能性があること
　ヌ 　当該臨床研究の成果により特許権等が生み出される可能性があること及び特許権等が生み出された場合のその権利等の帰属先

参考資料

　　ル　被験者を特定できないように対処した上で、当該臨床研究の成果が公表される可能性があること
　　ヲ　当該臨床研究に係る資金源、起こり得る利害の衝突及び研究者等の関連組織との関わり
　　ワ　試料等の保存及び使用方法並びに保存期間
　　カ　当該臨床研究に関する問い合わせ、苦情等の窓口の連絡先等に関する情報
　　ヨ　第1の3（1）①に規定する研究（体外診断を目的とした研究を除く。）にあっては、当該臨床研究に伴い被験者に生じた健康被害の補償のための保険等必要な措置（第1の3（1）①に規定する研究のうち体外診断を目的とした研究及び第1の3（1）②に規定する研究にあっては、補償の有無。）
　　タ　観察研究にあっては、試料等の採取が侵襲性を有する場合には、補償のための保険等必要な措置の有無等十分な説明の上、インフォームド・コンセントを受けるよう留意すること
【被験者からインフォームド・コンセントを受けることが困難な場合】
　　レ　当該臨床研究の重要性及び被験者の当該臨床研究への参加が当該臨床研究を実施するにあたり必要不可欠な理由
　1　被験者からインフォームド・コンセントを受ける手続
（1）研究者等は、臨床研究を実施する場合には、被験者に対し、当該臨床研究の目的、方法及び資金源、起こりうる利害の衝突、研究者等の関連組織との関わり、当該臨床研究に参加することにより期待される利益及び起こりうる危険、必然的に伴う不快な状態、当該臨床研究終了後の対応、臨床研究に伴う補償の有無その他必要な事項について十分な説明を行わなければならない。
　　＜細則＞
　本項及び細則の「起こり得る利害の衝突」とは、いわゆる利益相反（Conflict of Interest：COI）のことをいうものである。
　利益相反（Conflict of Interest：COI）については、「利益相反ワーキング・グループ報告書」（平成14年11月1日文部科学省科学技術・学術審議会技術・研究基盤部会産学官連携推進委員会利益相反ワーキンググループ）、「臨床研究の利益相反ポリシー策定に関するガイドライン」（平成18年3月文部科学省）及び「厚生労働科学研究における利益相反（Conflict of Interest：COI）の管理に関する指針」（平成20年3月31日科発第0331001号厚生科学課長決定）が参考になるため、利益相反（Conflict of Interest：COI）の管理については、当該報告書、ガイドライン及び指針に留意すること。
（2）インフォームド・コンセントを受ける手続については、臨床研究の多様な形態に配慮し、以下の方法によることとする。
　　①　介入を伴う研究の場合
　研究者等は、被験者が（1）の規定により文書により説明した内容を理解していることを確認した上で、自由意思によるインフォームド・コンセントを文書で受けなければならない。
　　②　観察研究の場合

ア　人体から採取された試料等を用いる場合
　研究者等は、文書により説明し、文書により同意を受ける方法により、被験者からインフォームド・コンセントを受けなければならない。ただし、試料等の採取が侵襲性を有しない場合には、文書による説明及び文書による同意に代えて、説明の内容及び被験者から受けた同意に関する記録を作成することができる。
　イ　人体から採取された試料等を用いない場合
　研究者等は、被験者からインフォームド・コンセントを受けることを必ずしも要しない。この場合において、研究者等は、当該臨床研究の目的を含む研究の実施についての情報を公開しなければならない。
　＜細則＞
　インフォームド・コンセントを受けない場合に、当該臨床研究の実施について情報公開する場合は、以下の事項が含まれていること。なお、これらの事項については、研究計画に記載すること。
　①　当該研究の意義、目的、方法
　②　研究機関名
　③　保有する個人情報に関して第2の2（12）③、④又は⑥の規定による求めに応じる手続（第2の4（4）の規定により手数料の額を定めたときは、その手数料の額を含む）
　④　保有する個人情報に関して、第2の1（7）⑩の規定による、問い合わせ、苦情等の窓口の連絡先に関する情報
　⑤　第2の2（12）③二の利用目的の通知、④の規定による開示又は⑦の規定による理由の説明を行うことができない場合は当該事項及びその理由
（3）第1の3（1）①に規定する研究（体外診断を目的とした研究を除く。）を実施する場合には、当該臨床研究の実施に伴い被験者に生じた健康被害の補償のための保険その他の必要な措置の内容について、事前に十分な説明を行い、被験者の同意を受けなければならない。
　＜細則＞
　臨床研究に関連して被験者に健康被害が生じた場合の補償のための保険等必要な措置は、必ずしも研究者等による金銭の支払いに限られるものではなく、健康被害に対する医療の提供及びその他の物又はサービスの提供という手段が含まれるものである。
　なお、被験者に健康被害が生じた場合でも、研究者等に故意・過失がない場合には、研究者等は必ずしも金銭的な補償を行う義務が生ずるものではない。ただし、補償金が保険により填補される場合や、当該臨床研究において被験者の受ける便益及び被験者の負担するリスク等を評価し被験者の負担するリスクの程度に応じ補償する場合には、研究者等の意思・判断として、その内容や程度について被験者に対しあらかじめ文書により具体的に説明するとともに、文書により同意を得ておく必要がある。
（4）研究者等は、被験者が経済上又は医学上の理由等により不利な立場にある場合には、特に当該被験者の自由意思の確保に十分配慮しなければならない。

参考資料

（5）研究者等は、被験者に対し、当該被験者が与えたインフォームド・コンセントについて、いつでも不利益を受けることなく撤回する権利を有することを説明しなければならない。
＜細則＞
研究者等は、被験者に対し、インフォームド・コンセントの撤回にあっては、文書で行うよう説明することが望ましい。

2　代諾者等からインフォームド・コンセントを受ける手続
＜細則＞
1．代諾者等からインフォームド・コンセントを受けることができる場合及びその取扱いについては、以下のとおりとし、いずれの場合も、研究責任者は、当該臨床研究の重要性、被験者の当該臨床研究への参加が当該臨床研究を実施するにあたり必要不可欠な理由及び代諾者等の選定方針を臨床研究計画書に記載し、当該臨床研究計画書について倫理審査委員会による承認及び臨床研究機関の長による許可を受けなければならない。
イ　被験者が疾病等何らかの理由により有効なインフォームド・コンセントを与えることができないと客観的に判断される場合
ロ　被験者が未成年者の場合。ただし、この場合においても、研究者等は、被験者にわかりやすい言葉で十分な説明を行い、理解が得られるよう努めなければならない。また、被験者が16歳以上の未成年者である場合には、代諾者等とともに、被験者からのインフォームド・コンセントも受けなければならない。

【被験者が生存している段階にインフォームド・コンセントを受けることができない場合】
ハ　被験者の生前における明示的な意思に反していない場合

2．研究責任者は、一般的には、被験者の家族構成や置かれている状況等を勘案して、以下に定める者の中から被験者の意思及び利益を代弁できると考えられる者を選定することを基本とし、臨床研究計画書に代諾者等の選定方針を記載しなければならない。
なお、被験者の家族構成や置かれている状況等とは、被験者と代諾者等の生活の実質や精神的共同関係からみて、被験者の最善の利益を図ることが可能な状況をいうものである。
イ　当該被験者の法定代理人であって、被験者の意思及び利益を代弁できると考えられる者
ロ　被験者の配偶者、成人の子、父母、成人の兄弟姉妹若しくは孫、祖父母、同居の親族又はそれらの近親者に準ずると考えられる者

3．研究責任者は、一般的には、死亡した被験者の家族構成や置かれていた状況、慣習等を勘案して、以下に定める者の中から被験者の生前の意思を代弁できると考えられる者を代諾者として選定することを基本とし、臨床研究計画書に代諾者等の選定方針を記載しなければならない。
イ　死亡した被験者の配偶者、成人の子、父母、成人の兄弟姉妹若しくは孫、祖父母、同居の親族又はそれらの近親者に準ずると考えられる者

（1）研究者等は、被験者からインフォームド・コンセントを受けることが困難な場合には、当該被験者について臨床研究を実施することが必要不可欠であることについて、倫理審査委員会の承認を得て、臨床研究機関の長の許可を受けたときに限り、代諾者等からインフォームド・コンセントを受けることができる。
（2）研究者等は、未成年者その他の行為能力がないとみられる被験者が臨床研究への参加についての決定を理解できる場合には、代諾者等からインフォームド・コンセントを受けるとともに、当該被験者の理解を得なければならない。

第5　試料等の保存及び他の機関等の試料等の利用
1　試料等の保存等
（1）試料等の保存等
　① 研究責任者は、臨床研究に関する試料等を保存する場合には、臨床研究計画書にその方法等を記載するとともに、個人情報の漏えい、混交、盗難、紛失等が起こらないよう適切に、かつ、研究結果の確認に資するよう整然と管理しなければならない。
　② 研究責任者は、試料等の保存については、被験者等との同意事項を遵守し、試料等を廃棄する際には、必ず匿名化しなければならない。
　③ 研究責任者は、保存期間が定められていない試料等を保存する場合には、臨床研究の終了後遅滞なく、臨床研究機関の長に対して、次に掲げる事項について報告しなければならない。これらの内容に変更が生じた場合も同様とする。
　ア　試料等の名称
　イ　試料等の保管場所
　ウ　試料等の管理責任者
　エ　被験者等から得た同意の内容
（2）人体から採取された試料等の利用
　研究者等は、研究開始前に人体から採取された試料等を利用する場合には、研究開始時までに被験者等から試料等の利用に係る同意を受け、及び当該同意に関する記録を作成することを原則とする。ただし、当該同意を受けることができない場合には、次のいずれかに該当することについて、倫理審査委員会の承認を得て、組織の代表者等の許可を受けたときに限り、当該試料等を利用することができる。
　① 当該試料等が匿名化（連結不可能匿名化又は連結可能匿名化であって対応表を有していない場合をいう。）されていること。
　② 当該試料等が①に該当しない場合において、試料等の提供時に当該臨床研究における利用が明示されていない研究についての同意のみが与えられている場合は、次に掲げる要件を満たしていること。
　ア　当該臨床研究の実施について試料等の利用目的を含む情報を公開していること。
　イ　その同意が当該臨床研究の目的と相当の関連性があると合理的に認められること。
　③ 当該試料等が①及び②に該当しない場合において、次に掲げる要件を満たしていること。
　ア　当該臨床研究の実施について試料等の利用目的を含む情報を公開していること。

参考資料

　　イ　被験者となる者が被験者となることを拒否できるようにすること。
　　ウ　公衆衛生の向上のために特に必要がある場合であって、被験者の同意を得ることが困難であること。
　2　他の機関等の試料等の利用
　（1）研究実施に当たっての措置
　　研究責任者は、所属機関外の者から既存試料等の提供を受けて研究を実施しようとするときは、提供を受ける試料等の内容及び提供を受ける必要性を臨床研究計画書に記載して倫理審査委員会の承認を得て、組織の代表者等の許可を受けなければならない。
　（2）既存試料等の提供に当たっての措置
　　既存試料等の提供を行う者は、所属機関外の者に臨床研究に用いるための試料等を提供する場合には、試料等提供時までに被験者等から試料等の提供及び当該臨床研究における利用に係る同意を受け、並びに当該同意に関する記録を作成することを原則とする。ただし、当該同意を受けることができない場合には、次のいずれかに該当するときに限り、試料等を所属機関外の者に提供することができる。
　　①　当該試料等が匿名化（連結不可能匿名化又は連結可能匿名化であって対応表を提供しない場合をいう。）されていること。ただし、当該試料等の全部又は一部が人体から採取された試料等である場合には、所属する組織の代表者等に対し、その旨を報告しなければならない。
　　②　当該試料等が①に該当しない場合において、次に掲げる要件を満たしていることについて倫理審査委員会の承認を得て、所属する組織の代表者等の許可を得ていること。
　　ア　当該臨床研究の実施及び試料等の提供について以下の情報をあらかじめ被験者等に通知し、又は公開していること。
　　　・所属機関外の者への提供を利用目的としていること
　　　・所属機関外の者に提供される個人情報の項目
　　　・所属機関外の者への提供の手段又は方法
　　　・被験者等の求めに応じて当該被験者が識別される個人情報の臨床研究機関外の者への提供を停止すること
　　イ　被験者となる者が被験者となることを拒否できるようにすること。
　　③　社会的に重要性の高い臨床研究に用いるために人の健康に関わる情報が提供される場合において、当該臨床研究の方法及び内容、当該情報の内容その他の理由により①及び②によることができないときには、必要な範囲で他の適切な措置を講じることについて、倫理審査委員会の承認を得て、所属する組織の代表者等の許可を受けていること。
　　＜細則＞
　　1．既存試料等の提供を行う者の所属する機関に倫理審査委員会が設置されていない場合において、②又は③の倫理審査員会の承認を得ようとするときは、他の臨床研究機関、一般社団法人又は一般財団法人、独立行政法人、学校法人、国立大学法人、地方独立行政法人、学会、特定非営利活動法人等に設置された倫理審査

委員会に審査を依頼することができる。
2．倫理審査委員会は、上記③により、他の適切な措置を講じて試料等を提供することを認めるときは、当該臨床研究及び試料等の提供が、次に掲げる①から⑤までの全ての要件を満たすよう留意すること
① 当該臨床研究が、被験者に対して最小限の危険（日常生活や日常的な医学検査で被る身体的、心理的、社会的危害の可能性の限度を超えない危険であって、社会的に許容される種類のものをいう。）を超える危険を含まないこと
② 当該方法によることが、被験者の不利益とならないこと
③ 当該方法によらなければ、実際上、当該臨床研究を実施できず、又は当該臨床研究の価値を著しく損ねること
④ 一般的に適切な場合には、常に、次のいずれかの措置が講じられること
ア 被験者が含まれる集団に対し、試料等の収集・利用の目的及び内容を、その方法も含めて広報すること
イ できるだけ早い時期に、被験者に事後説明を与えること
ウ 長期間にわたって継続的に試料等が収集又は利用される場合には、社会に、その実情を、試料等の収集又は利用の目的及び方法も含めて広報し、周知される努力を払うこと
⑤ 当該臨床研究が社会的に重要性が高いと認められるものであること

第6　細則
この指針に定めるもののほか、この指針の施行に関し必要な事項は、別に定める。

第7　見直し
この指針は、必要に応じ、又は平成25年7月30日を目途としてその全般に関して検討を加えた上で、見直しを行うものとする。

第8　施行期日
この指針は、平成21年4月1日から施行する。

38　疫学研究に関する倫理指針

平成19年11月1日から施行　文部科学省・厚生労働省

（目次＝略）

前文
疫学研究は、疾病のり患を始め健康に関する事象の頻度や分布を調査し、その要因を明らかにする科学研究である。疾病の成因を探り、疾病の予防法や治療法の有効性を検証し、又は環境や生活習慣と健康とのかかわりを明らかにするために、疫学研究は欠くことができず、医学の発展や国民の健康の保持増進に多大な役割を果たしている。

疫学研究では、多数の研究対象者の心身の状態や周囲の環境、生活習慣等について具体的な情報を取り扱う。また、疫学研究は医師以外にも多くの関係者が研究に携わるという特色を有する。

そこで、研究対象者の個人の尊厳と人権を守るとともに、研究者等がより円滑に研

究を行うことができるよう、ここに倫理指針を定める。
　この指針は、世界医師会によるヘルシンキ宣言や、我が国の個人情報の保護に関する法律等を踏まえ、疫学研究の実施に当たり、研究対象者に対して説明し、同意を得るなど個人情報の保護を原則とする。また、疫学研究に極めて多様な形態があることに配慮して、この指針においては基本的な原則を示すにとどめており、研究者等が研究計画を立案し、その適否について倫理審査委員会が判断するに当たっては、この原則を踏まえつつ、個々の研究計画の内容等に応じて適切に判断することが求められる。
　また、個人情報の保護に関しては、研究を行う機関においては、民間企業、行政機関、独立行政法人等の区分に応じて適用される個人情報の保護に関する法律（平成15年法律第57号）、行政機関の保有する個人情報の保護に関する法律（平成15年法律第58号）、独立行政法人等の保有する個人情報の保護に関する法律（平成15年法律第59号）及び地方公共団体において個人情報の保護に関する法律第11条第1項の趣旨を踏まえて制定される条例を遵守する必要があることに留意しなければならない。
　疫学研究が、社会の理解と信頼を得て、一層社会に貢献するために、すべての疫学研究の関係者が、この指針に従って研究に携わることが求められている。同時に、健康の保持増進のために必要な疫学研究の実施について、広く一般社会の理解が得られることを期待する。

第1　基本的考え方
1　目的
　この指針は、国民の健康の保持増進を図る上での疫学研究の重要性と学問の自由を踏まえつつ、個人の尊厳及び人権の尊重、個人情報の保護その他の倫理的観点並びに科学的観点から、疫学研究に携わるすべての関係者が遵守すべき事項を定めることにより、社会の理解と協力を得て、疫学研究の適正な推進が図られることを目的とする。

2　適用範囲
　この指針は、人の疾病の成因及び病態の解明並びに予防及び治療の方法の確立を目的とする疫学研究を対象とし、これに携わるすべての関係者に遵守を求めるものである。
　ただし、次のいずれかに該当する疫学研究は、この指針の対象としない。
① 　法律の規定に基づき実施される調査
② 　ヒトゲノム・遺伝子解析研究に関する倫理指針（平成16年文部科学省・厚生労働省・経済産業省告示第1号）に基づき実施される研究
③ 　資料として既に連結不可能匿名化されている情報のみを用いる研究
④ 　手術、投薬等の医療行為を伴う介入研究

＜適用範囲に関する細則＞
1 　本則ただし書①には、「感染症の予防及び感染症の患者に対する医療に関する法律」の規定に基づく感染症発生動向調査など、法律により具体的に調査権限が付与された調査が該当する。
2 　指針の適用範囲内と範囲外の事例について整理すると、次表のとおりである。

参考資料

研 究 事 例	
指針の対象	指針の対象外
(診療と研究) ・ある疾病の患者数等を検討するため，複数の医療機関に依頼し，当該疾病の患者の診療情報を収集・集計し，解析して新たな知見を得たり，治療法等を調べる行為． ※なお，既存資料等や既存資料等から抽出加工した資料の提供のみについては，第4の3の規定が適用される．	(診療と研究) ・特定の患者の疾病について治療方法を検討するため，当該疾病を有する患者の診療録等診療情報を調べる行為．これを踏まえ，当該患者の治療が行われる．
(医薬品と食品) ・被験者（患者又は健常者）を2群に分け，一方の群は特定の食品（健康食品，特定保健用食品等を含む）を摂取し，他方の群は通常の食事をすることにより，当該食品の健康に与える影響を調べる行為．	(医薬品と食品) ・被験者（患者又は健常者）を2群に分け，一方の群は特定の医薬品を投与し，他方の群には，偽薬（プラセボ）を投与することにより，当該医薬品の健康に与える影響を調べる行為．
	(連結不可能匿名化されている情報) ・患者調査と国民栄養調査を組み合わせて，地域別の生活習慣病の受療率とエネルギー摂取量から，両者の関係を調べる行為．
(保健事業との関係) ・保健事業（脳卒中情報システム事業やいわゆるがん登録事業を含む．以下本表において同じ．）により得られた検診データ又は生体試料などを用いて，特定の疾病の予防方法，疾病の地域特性等を調査する研究．（保健事業として行われるものを除く．）	(保健事業との関係) ・市町村，都道府県，保健所等が地域において行う保健事業（精度管理を含む．）や，産業保健又は学校保健の分野において産業医又は学校医が法令に基づくその業務の範囲内で行う調査，脳卒中情報システム事業やいわゆるがん登録事業等．
(臨床の場における疫学研究) ・診断・治療等の医療行為について，当該方法の有効性・安全性を評価するため，診療録等診療情報を収集・集計して行う観察研究．	(臨床の場における疫学研究) ・新たな治療方法の有効性・安全性を調べる目的で，被験者に対して行う介入研究．
	(実習) ・一定のカリキュラムの下で行われ，結果に至るまでの過程を習得することを目的とした実習．

3　海外の研究機関との共同研究については、原則としてこの指針を遵守するものとする。ただし、当該海外の研究機関の存する国における社会的な実情等にかんがみ、本指針の適用が困難であることについて、我が国の研究機関の倫理審査委員会の承認を得て、研究機関の長の許可を受けたときは、相手国の定める法令、指針等の基準に従って行うことができる。当該海外の研究機関の存する国における基準がこの指針よりも厳格な場合には、その厳格な基準を遵守しなければならない。

3　研究者等が遵守すべき基本原則
（1）疫学研究の科学的合理性及び倫理的妥当性の確保
　①　研究者等は、研究対象者の個人の尊厳及び人権を尊重して疫学研究を実施しなければならない。
　②　研究者等は、科学的合理性及び倫理的妥当性が認められない疫学研究を実施してはならず、疫学研究の実施に当たっては、この点を踏まえた明確かつ具体的な研究計画書を作成しなければならない。
　③　研究者等は、疫学研究を実施しようとするときは、研究計画について、研究機関の長の許可を受けなければならない。これを変更しようとするときも同様とする。

＜研究機関の長に関する細則＞
　研究機関の長とは、例えば、以下のとおりである。
・病院の場合は、病院長。
・保健所の場合は、保健所長。
・大学医学部の場合は、医学部長。
・企業等の研究所の場合は、研究所長。

＜研究計画書に記載すべき事項に関する細則＞
　研究計画書に記載すべき事項は、一般的に以下のとおりとするが、研究内容に応じて変更できる。ただし、指針において記載することとされている事項及び倫理審査委員会の審査を受けることとされている事項については必ず記載しなければならない。
・研究対象者の選定方針
・研究の意義、目的、方法、期間、個人情報保護の方法
・研究機関の名称（共同研究機関を含む。）
・研究者等の氏名
・インフォームド・コンセントのための手続（インフォームド・コンセントを受けない場合はその理由及び当該研究の実施について公開すべき事項の通知又は公表の方法）
・インフォームド・コンセントを受けるための説明事項及び同意文書
・研究に参加することにより期待される利益及び起こりうる危険並びに必然的に伴う不快な状態
・危険又は必然的に伴う不快な状態が起こりうる場合の、当該研究に伴う補償等の対応

- 当該研究に係る資金源、起こりうる利害の衝突及び研究者等の関連組織との関わり
- 研究対象者からインフォームド・コンセントを受けないで試料等を利用する場合、研究が公衆衛生の向上のために特に必要がある場合であって、本人の同意を得ることが困難である理由。代諾者を選定する場合にはその考え方
- 資料の保存及び使用方法並びに保存期間
- 研究終了後の資料の保存、利用又は廃棄の方法（他の研究への利用の可能性と予測される研究内容を含む。）
  ④ 研究者等は、法令、この指針及び研究計画に従って適切に疫学研究を実施しなければならない。
  ⑤ 研究者等は、研究対象者を不合理又は不当な方法で選んではならない。
（２）個人情報の保護
  ① 研究者等は、研究対象者に係る情報を適切に取り扱い、その個人情報を保護しなければならない。
  ② 研究者等は、職務上知り得た個人情報を正当な理由なく漏らしてはならない。その職を退いた後も同様とする。
（３）インフォームド・コンセントの受領
  ① 研究者等は、疫学研究を実施する場合には、事前に、研究対象者からインフォームド・コンセントを受けることを原則とする。
  ② 研究者等は、研究対象者に対する説明の内容、同意の確認方法その他のインフォームド・コンセントの手続に関する事項を研究計画書に記載しなければならない。

＜インフォームド・コンセントの受領に関する細則＞
研究対象者に対する説明の内容は、一般的に以下の事項を含むものとする。
- 研究機関名、研究者等の氏名
- 研究対象者として選定された理由
- 当該研究の目的、意義及び方法、期間
- 研究への参加が任意であること。
- 当該研究の実施に同意しない場合であっても何ら不利益を受けることはないこと。
- 研究対象者が当該研究の実施に同意した場合であっても随時これを撤回できること。
- 当該研究に参加することにより期待される利益及び起こりうる危険並びに必然的に伴う不快な状態
- 危険又は必然的に伴う不快な状態が起こりうる場合の、当該研究に伴う補償等の対応
- 当該研究に係る資金源、起こりうる利害の衝突及び研究者等の関連組織との関わり
- 個人情報の取扱い
- 研究対象者等からの開示の求めに対し開示ができないことがあらかじめ想定される事項がある場合は、当該事項及び理由

- 研究対象者を特定できないようにした上で、研究の成果が公表される可能性があること。
- 代諾者から同意を受ける場合は、研究の重要性、必要不可欠性
- 個人情報を第三者（代諾者を除く。）へ提供する可能性があり、第4の1（9）①のアからエに掲げる事項以外当該内容（第三者へ提供される個人情報の項目など）
- 共同研究を行う場合は、①共同研究であること、②共同して利用される個人情報の項目、③共同して利用する者の範囲、④利用する者の利用目的及び⑤当該個人情報の管理について責任を有する者の氏名又は名称
- 第4の1（10）②、（11）①、（12）①又は（13）の①若しくは②規定による求めに応じる手続（（16）の規定により手数料の額を定めたときはその手数料の額を含む。）
- 個人情報等の取扱に関する苦情の申出先
- 資料の保存及び使用方法並びに保存期間
- 研究終了後の資料の保存、利用又は廃棄の方法（他の研究への利用の可能性と予測される研究内容を含む。）

（4）研究成果の公表

　研究責任者は、研究対象者の個人情報の保護のために必要な措置を講じた上で、疫学研究の成果を公表しなければならない。

（5）指導者の責務

　大学その他の教育機関において、学生等に対し疫学研究の指導を行う者は、（1）から（4）までに掲げる事項その他必要な事項を遵守の上、疫学研究を実施するよう、学生等に対し指導及び監督しなければならない。

4　研究機関の長の責務

（1）倫理的配慮の周知

　研究機関の長は、当該研究機関における疫学研究が、倫理的、法的又は社会的問題を引き起こすことがないよう、研究者等に対し、疫学研究の実施に当たり、研究対象者の個人の尊厳及び人権を尊重し、個人情報の保護のために必要な措置を講じなければならないことを周知徹底しなければならない。

（2）倫理審査委員会の設置

　研究機関の長は、研究計画がこの指針に適合しているか否かその他疫学研究に関し必要な事項の審査を行わせるため、倫理審査委員会を設置しなければならない。ただし、研究機関が小規模であること等により当該研究機関内に倫理審査委員会を設置できない場合その他の必要がある場合には、共同研究機関、公益法人、学会等に設置された倫理審査委員会に審査を依頼することをもってこれに代えることができる。

　＜倫理審査委員会の設置に関する細則＞

1　本則ただし書に規定する倫理審査委員会には、複数の共同研究機関の長が共同して設置する倫理審査委員会が含まれる。

2　共同研究機関等に設置された倫理審査委員会に審査を依頼することができる場合は、次のとおりとする。

① 研究機関が小規模であること等により当該研究機関内に倫理審査委員会を設置できない場合
② 共同研究であって、専らデータの集積に従事する等の従たる研究機関である場合
③ 共同研究であって、第2の1（1）に掲げる倫理審査委員会の責務及び構成の観点にかんがみ、共同研究機関等に設置された倫理審査委員会に審査を依頼することが、疫学研究の円滑な推進に特に必要であると認められる場合

（3）倫理審査委員会への付議

　研究機関の長は、研究者等から3（1）③の許可を求められたときは、倫理審査委員会の意見を聴かなければならない。ただし、次のいずれかに該当する研究計画については、この限りでない。

① 倫理審査委員会に属する者その他の者のうちから倫理審査委員会があらかじめ指名する者（②において「あらかじめ指名する者」という。）が、当該研究計画が次に掲げるすべての要件を満たしており、倫理審査委員会への付議を必要としないと判断した場合
ア 他の機関において既に連結可能匿名化された情報を収集するもの、無記名調査を行うものその他の個人情報を取り扱わないものであること。
イ 人体から採取された試料を用いないものであること。
ウ 観察研究であって、人体への負荷又は介入を伴わないものであること。
エ 研究対象者の意思に回答が委ねられている調査であって、その質問内容により研究対象者の心理的苦痛をもたらすことが想定されないものであること。
② あらかじめ指名する者が、研究者等が所属する医療機関内の患者の診療録等の診療情報を用いて、専ら集計、単純な統計処理等を行う研究であり、倫理審査委員会への付議を必要としないと判断した場合
③ 次に掲げる事項についての規定を含む契約に基づき、データの集積又は統計処理のみを受託する場合
ア データの安全管理措置
イ 守秘義務

＜研究機関に所属しない研究者に関する細則＞

1　研究機関に所属しない研究者については、第1の3（1）③並びに第3の1並びに2並びに第4の2（2）並びに第4の3（1）並びに（2）②及び③の規定による研究機関の長の許可は不要である。
2　研究機関に所属しない研究者については、研究分野に応じ、共同して疫学研究を行う研究者が所属する機関、大学、公益法人、学会等に設置された倫理審査委員会の意見を自ら聴くことが求められる。

（4）研究機関の長による許可

　研究機関の長は、倫理審査委員会の意見を尊重し、研究計画の許可又は不許可その他疫学研究に関し必要な事項を決定しなければならない。この場合において、研究機関の長は、倫理審査委員会が不承認の意見を述べた疫学研究については、その実施を許可してはならない。

<研究機関の長による許可に関する細則>
　研究機関の長は、公衆衛生上の危害の発生又は拡大を防止するため緊急に研究を実施する必要があると判断する場合には、倫理審査委員会の意見を聴く前に許可を決定することができる。この場合において、研究機関の長は、許可後遅滞なく倫理審査委員会の意見を聴くものとし、倫理審査委員会が研究の変更又は中止の意見を述べた場合には、これを踏まえ、研究責任者に対し研究の変更又は中止を指示しなければならない。

（5）有害事象発生時の対応手順の作成
　研究機関の長は、当該研究機関において実施される疫学研究の内容を踏まえ、必要に応じ、あらかじめ、有害事象が発生した場合の対応手順に関する規程を定めなければならない。

第2　倫理審査委員会等
1　倫理審査委員会
（1）倫理審査委員会の責務及び構成
　① 倫理審査委員会は、研究機関の長から研究計画がこの指針に適合しているか否かその他疫学研究に関し必要な事項について意見を求められた場合には、倫理的観点及び科学的観点から審査し、文書により意見を述べなければならない。
　② 倫理審査委員会は、学際的かつ多元的な視点から、様々な立場からの委員によって、公正かつ中立的な審査を行えるよう、適切に構成されなければならない。

<倫理審査委員会の構成に関する細則>
　倫理審査委員会は、医学・医療の専門家、法律学の専門家等人文・社会科学の有識者及び一般の立場を代表する者から構成され、外部委員を含まなければならない。また、男女両性で構成されなければならない。

　③ 倫理審査委員会の委員は、職務上知り得た情報を正当な理由なく漏らしてはならない。その職を退いた後も同様とする。

（2）倫理審査委員会の運営
　① 審査対象となる研究計画に関係する委員は、当該研究計画の審査に関与してはならない。ただし、倫理審査委員会の求めに応じて、その会議に出席し、説明することを妨げない。
　② 倫理審査委員会の運営に関する規則、委員の氏名、委員の構成及び議事要旨は公開されなければならない。ただし、議事要旨のうち研究対象者の人権、研究の独創性、知的財産権の保護又は競争上の地位の保全のため非公開とすることが必要な部分については、この限りでない。
　③ 倫理審査委員会は、研究機関の長が学会等に設置された他の倫理審査委員会に対し、研究計画がこの指針に適合しているか否かその他疫学研究に関し必要な事項について付議することができる旨を定めることができる。

<学会等に設置された他の倫理審査委員会に関する細則>
　「学会等に設置された他の倫理審査委員会」には、複数の共同研究機関の長が共同して設置する倫理審査委員会が含まれる。

　④ 倫理審査委員会は、軽微な事項の審査について、委員長が指名する委員による

迅速審査に付すことその他必要な事項を定めることができる。迅速審査の結果については、その審査を行った委員以外のすべての委員に報告されなければならない。

＜迅速審査手続に関する細則＞
　迅速審査手続による審査に委ねることができる事項は、一般的に以下のとおりである。
① 研究計画の軽微な変更の審査
② 共同研究であって、既に主たる研究機関において倫理審査委員会の承認を受けた研究計画を他の分担研究機関が実施しようとする場合の研究計画の審査
③ 研究対象者に対して最小限の危険（日常生活や日常的な医学的検査で被る身体的、心理的、社会的危害の可能性の限度を超えない危険であって、社会的に許容される種類のものをいう。以下同じ。）を超える危険を含まない研究計画の審査

2　疫学研究に係る報告等
① 研究責任者は、研究期間が数年にわたる場合には、研究計画書の定めるところにより、研究機関の長を通じて研究実施状況報告書を倫理審査委員会に提出しなければならない。

＜研究実施状況報告書の提出時期に関する細則＞
　研究実施状況報告書の提出時期については、研究計画書に記載して倫理審査委員会が承認する。この時期については、例えば3年ごとを一つの目安とすべきである。
② 研究責任者は、研究対象者に危険又は不利益が生じたときは、直ちに研究機関の長を通じ倫理審査委員会に報告しなければならない。
③ 倫理審査委員会は、研究責任者から①又は②の規定により研究実施状況報告書の提出又は報告を受けたときは、研究機関の長に対し、当該研究計画の変更、中止その他疫学研究に関し必要な意見を述べることができる。
④ 研究機関の長は、必要に応じ、当該研究機関における研究のこの指針への適合性について、自ら点検及び評価を実施するものとする。

＜研究機関の長が自ら行う点検及び評価の実施手法及び時期に関する細則＞
　研究機関の長が自ら行う点検及び評価の実施手法及び時期については、研究の内容等に応じて、研究機関の長が定めるものとする。
⑤ 研究機関の長は、③の倫理審査委員会の意見を尊重し、かつ、④の点検及び評価の結果に基づき、必要に応じて、当該研究計画の変更、中止その他疫学研究に関し必要な事項を決定しなければならない。
⑥ 研究責任者は、研究機関の長が⑤の規定により当該研究計画の変更、中止その他疫学研究に関し必要な事項を決定したときは、これに従わなければならない。
⑦ 研究責任者は、疫学研究の終了後遅滞なく、研究機関の長を通じ倫理審査委員会に研究結果の概要を報告しなければならない。

＜研究機関に所属しない研究者の報告に関する細則＞
　研究機関に所属しない研究者は、研究計画に対する意見を求めた倫理審査委員会に第2の2①、②及び⑦の報告を自ら行うことが求められる。

第3 インフォームド・コンセント等
1 研究対象者からインフォームド・コンセントを受ける手続等
　研究対象者からインフォームド・コンセントを受ける手続等は、原則として次に定めるところによる。ただし、疫学研究の方法及び内容、研究対象者の事情その他の理由により、これによることができない場合には、倫理審査委員会の承認を得て、研究機関の長の許可を受けたときに限り、必要な範囲で、研究対象者からインフォームド・コンセントを受ける手続を簡略化すること若しくは免除すること又は他の適切なインフォームド・コンセント等の方法を選択することができる。

＜インフォームド・コンセントの簡略化等に関する細則＞
　倫理審査委員会は、インフォームド・コンセント等の方法について、簡略化若しくは免除を行い、又は原則と異なる方法によることを認めるときは、当該疫学研究が次のすべての要件を満たすよう留意すること。
① 当該疫学研究が、研究対象者に対して最小限の危険を超える危険を含まないこと。
② 当該方法によることが、研究対象者の不利益とならないこと。
③ 当該方法によらなければ、実際上、当該疫学研究を実施できず、又は当該疫学研究の価値を著しく損ねること。
④ 適切な場合には、常に、次のいずれかの措置が講じられること。
　ア　研究対象者が含まれる集団に対し、資料の収集・利用の目的及び内容を、その方法も含めて広報すること。
　イ　できるだけ早い時期に、研究対象者に事後的説明（集団に対するものも可）を与えること。
　ウ　長期間にわたって継続的に資料が収集又は利用される場合には、社会に、その実情を、資料の収集又は利用の目的及び方法も含めて広報し、社会へ周知される努力を払うこと。
⑤ 当該疫学研究が社会的に重要性が高いと認められるものであること。

（1）介入研究を行う場合
　① 人体から採取された試料を用いる場合
　　ア　試料の採取が侵襲性を有する場合（採血の場合等をいう。以下同じ。）
　　　文書により説明し文書により同意を受ける方法により、研究対象者からインフォームド・コンセントを受けることを原則とする。
　　イ　試料の採取が侵襲性を有しない場合
　　　研究対象者からインフォームド・コンセントを受けることを原則とする。この場合において、文書により説明し文書により同意を受ける必要はないが、研究者等は、説明の内容及び受けた同意に関する記録を作成しなければならない。
　② 人体から採取された試料を用いない場合
　　ア　個人単位で行う介入研究の場合
　　　研究対象者からインフォームド・コンセントを受けることを原則とする。この場合において、文書により説明し文書により同意を受ける必要はないが、研究者等は、説明の内容及び受けた同意に関する記録を作成しなければならない。

イ　集団単位で行う介入研究の場合
　　　研究対象者からインフォームド・コンセントを受けることを必ずしも要しない。この場合において、研究者等は、当該研究の目的を含む研究の実施についての情報を公開し、及び研究対象者となる者が研究対象者となることを拒否できるようにしなければならない。
＜研究対象者となることを拒否した者に関する細則＞
1　研究対象者となることを拒否した者については、個人情報は収集しないが、集計に当たっての母集団に加えることができるものである。
2　この場合の情報公開は、特に研究対象者が情報を得やすい形で行われることが必要である。
（2）観察研究を行う場合
　①　人体から採取された試料を用いる場合
　　ア　試料の採取が侵襲性を有する場合
　　　文書により説明し文書により同意を受ける方法により、研究対象者からインフォームド・コンセントを受けることを原則とする。
　　イ　試料の採取が侵襲性を有しない場合
　　　研究対象者からインフォームド・コンセントを受けることを原則とする。この場合において、文書により説明し文書により同意を受ける必要はないが、研究者等は、説明の内容及び受けた同意に関する記録を作成しなければならない。
　②　人体から採取された試料を用いない場合
　　ア　既存資料等以外の情報に係る資料を用いる観察研究の場合
　　　研究対象者からインフォームド・コンセントを受けることを必ずしも要しない。この場合において、研究者等は、当該研究の目的を含む研究の実施についての情報を公開し、及び研究対象者となる者が研究対象者となることを拒否できるようにしなければならない。
　　イ　既存資料等のみを用いる観察研究の場合
　　　研究対象者からインフォームド・コンセントを受けることを必ずしも要しない。この場合において、研究者等は、当該研究の目的を含む研究の実施についての情報を公開しなければならない。
＜インフォームド・コンセントを受けない場合において、当該研究の実施について公開すべき事項に関する細則＞
　インフォームド・コンセントを受けない場合に、研究の実施について情報公開する場合は、以下の事項が含まれていること。なお、これらの事項については、研究計画書に記載すること。
・当該研究の意義、目的、方法
・研究機関名
・保有する個人情報に関して、第4の1（10）②、（11）①、（12）①又は（13）の①若しくは②の規定による求めに応じる手続（（16）の規定により手数料の額を定めたときは、その手数料の額を含む）
・保有する個人情報に関して、第4の1（17）の規定による、問い合わせ、苦情等

の窓口の連絡先に関する情報
- ・第4の1（10）②の規定による利用目的の通知、（11）の規定による開示又は（14）の規定による理由の説明を行うことができない場合は当該事項及びその理由

2 代諾者等からインフォームド・コンセントを受ける手続

　研究対象者からインフォームド・コンセントを受けることが困難な場合には、公衆衛生の向上のために特に必要がある場合であって、当該研究対象者について疫学研究を実施することが必要不可欠であることについて、倫理審査委員会の承認を得て、研究機関の長の許可を受けたときに限り、代諾者等（当該研究対象者の法定代理人等研究対象者の意思及び利益を代弁できると考えられる者をいう。）からインフォームド・コンセントを受けることができる。

＜代諾者等からのインフォームド・コンセントに関する細則＞

　研究対象者本人からインフォームド・コンセントを受けることが困難であり、代諾者等からのインフォームド・コンセントによることができる場合及びその取扱いは、次のとおりとする。

① 研究対象者が認知症等により有効なインフォームド・コンセントを与えることができないと客観的に判断される場合
② 研究対象者が未成年者の場合（研究対象者が16歳以上の場合であって、有効なインフォームド・コンセントを与えることができることについて、倫理審査委員会の承認を得て、研究を行う機関の長の許可を受けた場合を除く。）。ただし、この場合においても、研究責任者は、研究対象者本人に分かりやすい言葉で十分な説明を行い、理解が得られるよう努めなければならない。また、研究対象者が16歳未満であって、代諾者からのインフォームド・コンセントにより研究を開始した場合において、研究対象者が16歳に達した以降も研究を継続する場合には、研究対象者が16歳に達し有効なインフォームド・コンセントを与えることができると客観的に判断された時点において、原則として当該研究対象者から改めてインフォームド・コンセントを受けなければならない。
③ 研究対象者が死者であって、その生前における明示的な意思に反していない場合

第4　個人情報の保護等

1　個人情報の保護に関する措置

（1）研究を行う機関の長の責務

① 研究を行う機関の長は、疫学研究の実施に当たり個人情報の保護に必要な体制を整備しなければならない。また、研究従事者に個人情報を取り扱わせるに当たっては、個人情報の安全管理が図られるよう、当該研究従事者に対する必要かつ適切な監督を行わなければならない。
② 研究を行う機関の長は、当該機関により定められる規程により、この章に定める権限又は事務を当該機関内の適当な者に委任することができる。

（2）利用目的の特定

① 研究を行う機関の長は、個人情報を取り扱うに当たっては、その利用の目的

(以下「利用目的」という。)をできる限り特定しなければならない。
② 研究を行う機関の長は、個人情報の利用目的を変更する場合には、変更前の利用目的と相当の関連性を有すると合理的に認められる範囲を超えて行ってはならない。
(3) 利用目的による制限
① 研究を行う機関の長は、あらかじめ研究対象者又は代諾者等(以下「研究対象者等」という。)の同意を得ないで、(2)の規定により特定された利用目的の達成に必要な範囲を超えて個人情報を取り扱ってはならない。
② 研究を行う機関の長は、合併その他の事由により他の研究を行う機関から研究を承継することに伴って個人情報を取得した場合に、あらかじめ研究対象者等の同意を得ないで、承継前における当該個人情報の利用目的の達成に必要な範囲を超えて、当該個人情報を取り扱ってはならない。
③ ①及び②の規定は、次に掲げる場合については、適用しない。
　ア　法令に基づく場合
　イ　人の生命、身体又は財産の保護のために必要がある場合であって、研究対象者等の同意を得ることが困難であるとき。
　ウ　公衆衛生の向上のために特に必要がある場合であって、研究対象者等の同意を得ることが困難であるとき。
　エ　国の機関若しくは地方公共団体又はその委託を受けた者が法令の定める事務を遂行することに対して協力する必要がある場合であって、研究対象者等の同意を得ることにより当該事務の遂行に支障を及ぼすおそれがあるとき。
(4) 適正な取得
　研究を行う機関の長は、偽りその他不正の手段により個人情報を取得してはならない。
(5) 取得に際しての利用目的の通知等
① 研究を行う機関の長は、個人情報を取得した場合は、②から④までに掲げる事項を遵守しなければならない。ただし、次に掲げる場合において、倫理審査委員会が承認した場合は、この限りでない。
　ア　利用目的を研究対象者等に通知し、又は公表することにより、研究対象者又は第三者の生命、身体、財産その他の権利利益を害するおそれがある場合
　イ　利用目的を研究対象者等に通知し、又は公表することにより、当該研究を行う機関の権利又は正当な利益を害するおそれがある場合
　ウ　国の機関又は地方公共団体が法令の定める事務を遂行することに対して協力する必要がある場合であって、利用目的を研究対象者等に通知し、又は公表することにより当該事務の遂行に支障を及ぼすおそれがある場合
　エ　取得の状況からみて利用目的が明らかであると認められる場合
② あらかじめその利用目的を公表している場合を除き、速やかに、その利用目的を、研究対象者等に通知し、又は公表すること。
③ ②の規定にかかわらず、研究対象者等との間で契約を締結することに伴って契約書その他の書面(電子的方式、磁気的方式その他人の知覚によっては認識する

ことができない方式で作られる記録を含む。以下この項において同じ。）に記載された当該研究対象者の個人情報を取得する場合その他研究対象者等から直接書面に記載された当該研究対象者の個人情報を取得する場合において、あらかじめ、研究対象者等に対し、その利用目的を明示すること。ただし、人の生命、身体又は財産の保護のために緊急に必要がある場合は、この限りでない。
　④　②の利用目的と相当の関連性を有すると合理的に認められる範囲において、利用目的を変更した場合は、変更された利用目的について、研究対象者等に通知し、又は公表すること。
（６）内容の正確性の確保
　研究を行う機関の長は、利用目的の達成に必要な範囲内において、個人情報を正確かつ最新の内容に保つよう努めなければならない。
（７）安全管理措置
　①　研究を行う機関の長は、その取り扱う個人情報の漏えい、滅失又はき損の防止その他個人情報の安全管理のため、組織的、人的、物理的及び技術的安全管理措置を講じなければならない。
　②　研究を行う機関の長は、死者に関する情報（第5の（5）の個人情報と同様の内容を含むものをいう。以下同じ。）が死者の人としての尊厳や遺族の感情及び遺伝情報が血縁者と共通していることにかんがみ、生存する個人に関する情報と同様に死者に関する情報についても安全管理のため、組織的、人的、物理的及び技術的安全管理措置を講じなければならない。
＜安全管理措置に関する細則＞
　組織的、人的、物理的及び技術的安全管理措置とは、取り扱う情報の性質に応じて、必要かつ適切な措置を求めるものである。
　　1　組織的安全管理措置
　　　組織的安全管理措置とは、安全管理について研究者等の責任と権限を明確に定め、安全管理に対する規程や手順書（以下「規程等」という）を整備運用し、その実施状況を確認することをいう。組織的安全管理措置には以下の事項が含まれる。
　　　①　個人情報の安全管理措置を講じるための組織体制の整備
　　　②　個人情報の安全管理措置を定める規程等の整備と規程等に従った運用
　　　③　個人情報の取扱い状況を一覧できる手段の整備
　　　④　個人情報の安全管理措置の評価、見直し及び改善
　　　⑤　事故又は違反への対処
　　2　人的安全管理措置
　　　人的安全管理措置とは、研究者等に対する、業務上秘密と指定された個人情報の非開示契約の締結や教育・訓練等を行うことをいう。人的安全管理措置には以下の事項が含まれる。
　　　①　雇用契約時及び委託契約時における非開示契約の締結
　　　②　研究者等に対する教育・訓練の実施
　　3　物理的安全管理措置

物理的安全管理措置とは、入退館（室）の管理、個人情報の盗難の防止等の措置をいう。物理的安全管理措置には以下の事項が含まれる。
　　① 　入退館（室）管理の実施
　　② 　盗難等の防止
　　③ 　機器・装置等の物理的保護
　４ 　技術的安全管理措置
　　　技術的安全管理措置とは、個人情報及びそれを取り扱う情報システムのアクセス制御、不正ソフトウェア対策、情報システムの監視等、個人情報に対する技術的な安全管理措置をいう。技術的安全管理措置には、以下の事項が含まれる。
　　① 　個人情報へのアクセスにおける識別と認証
　　② 　個人情報へのアクセス制御
　　③ 　個人情報へのアクセス権限の管理
　　④ 　個人情報のアクセス記録
　　⑤ 　個人情報を取り扱う情報システムについての不正ソフトウェア対策
　　⑥ 　個人情報の移送・通信時の対策
　　⑦ 　個人情報を取り扱う情報システムの動作確認時の対策
　　⑧ 　個人情報を取り扱う情報システムの監視
（８）委託者の監督
　研究を行う機関の長は、疫学研究の実施に関し、委託を行う場合は、委託された業務に関して取り扱われる個人情報の安全管理及び個人情報の適切な取扱いが図られるよう、委託を受けた者に対する必要かつ適切な監督を行わなくてはならない。
　＜委託を受けた者に対する監督に関する細則＞
　　委託を受けた者に対する必要かつ適切な監督とは、例えば委託契約書において、委託者が定める安全管理措置の内容を明示的に規定するとともに、当該内容が遵守されていることを確認することである。
（９）第三者提供の制限
　① 　研究を行う機関の長は、次に掲げる場合を除くほか、あらかじめ研究対象者等の同意を得ないで、個人情報を第三者に提供してはならない。
　　ア 　法令に基づく場合
　　イ 　人の生命、身体又は財産の保護のために必要がある場合であって、研究対象者等の同意を得ることが困難であるとき。
　　ウ 　公衆衛生の向上又は児童の健全な育成の推進のために特に必要がある場合であって、研究対象者等の同意を得ることが困難であるとき。
　　エ 　国の機関若しくは地方公共団体又はその委託を受けた者が法令の定める事務を遂行することに対して協力する必要がある場合であって、研究対象者等の同意を得ることにより当該事務の遂行に支障を及ぼすおそれがあるとき。
　② 　研究を行う機関の長は、第三者に提供される個人情報について、研究対象者等の求めに応じて当該研究対象者が識別される個人情報の第三者への提供を停止することとしている場合であって、次に掲げる事項について、あらかじめ、研究対

象者等に通知し、又は研究対象者等が容易に知り得る状態に置いているときは、①の規定にかかわらず、当該個人情報を第三者に提供することができる。
　　ア　第三者への提供を利用目的とすること。
　　イ　第三者に提供される個人情報の項目
　　ウ　第三者への提供の手段又は方法
　　エ　研究対象者等の求めに応じて当該研究対象者が識別される個人情報の第三者への提供を停止すること。
　③　②のイ又はウに掲げる事項を変更する場合は、変更する内容について、あらかじめ、研究対象者等に通知し、又は研究対象者等が容易に知り得る状態に置かなければならない。
　④　次に掲げる場合において、当該個人情報の提供を受ける者は、①から③までの規定の適用については、第三者に該当しないため、あらかじめ研究対象者等の同意を得ずに個人情報を提供することができる。
　　ア　研究機関が利用目的の達成に必要な範囲内において個人情報の取扱いの全部又は一部を委託する場合
　　イ　合併その他の事由による事業の承継に伴って個人情報が提供される場合
　　ウ　個人情報を特定の者との間で共同して利用する場合であって、その旨並びに共同して利用される個人情報の項目、共同して利用する者の範囲、利用する者の利用目的及び当該個人情報の管理について責任を有する者の氏名又は名称について、あらかじめ、研究対象者等に通知し、又は研究対象者等が容易に知り得る状態に置いているとき。
　⑤　研究を行う機関の長は、④のウに規定する利用する者の利用目的又は個人情報の管理について責任を有する者の氏名若しくは名称を変更する場合は、変更する内容について、あらかじめ、研究対象者等に通知し、又は研究対象者等が容易に知り得る状態に置かなければならない。
（10）保有する個人情報に関する事項の公表等
　①　研究を行う機関の長は、保有する個人情報に関し、次に掲げる事項について、研究対象者等の知り得る状態（研究対象者等の求めに応じて遅滞なく回答する場合を含む。）に置かなければならない。
　　ア　当該研究を行う機関の名称
　　イ　すべての保有する個人情報の利用目的（（5）①アからエまでに該当する場合を除く。）
　　ウ　②、（11）①、（12）①又は（13）①若しくは②の規定による求めに応じる手続（（16）の規定により手数料の額を定めたときは、その手数料の額を含む。）
　　エ　保有する個人情報の取扱いに関する苦情の申出先
　②　研究を行う機関の長は、研究対象者等から、当該研究対象者が識別される保有する個人情報の利用目的の通知を求められたときは、研究対象者等に対し、遅滞なく、これを通知しなければならない。ただし、次の各号のいずれかに該当する場合は、この限りでない。
　　ア　①の規定により当該研究対象者が識別される保有する個人情報の利用目的が

　　　　明らかな場合
　　イ　（5）①アからエまでに該当する場合
　③　研究を行う機関の長は、②の規定に基づき求められた保有する個人情報の利用目的を通知しない旨の決定をしたときは、研究対象者等に対し、遅滞なく、その旨を通知しなければならない。
（11）個人情報の開示
　①　研究を行う機関の長は、研究対象者等から、当該研究対象者が識別される保有する個人情報の開示（当該研究対象者が識別される保有する個人情報が存在しないときにその旨を知らせることを含む。以下同じ。）を求められたときは、研究対象者等に対し書面の交付による方法（研究対象者等が同意した方法があるときには、当該方法）で開示しなければならない。ただし、開示することにより次のいずれかに該当する場合は、その全部又は一部を開示しないことができる。
　　ア　研究対象者又は第三者の生命、身体、財産その他の権利利益を害するおそれがある場合
　　イ　研究を行う機関の業務の適正な実施に著しい支障を及ぼすおそれがある場合
　　ウ　他の法令に違反することとなる場合
　②　研究を行う機関の長は、①の規定に基づき求められた情報の全部又は一部を開示しない旨の決定をしたときは、研究対象者等に対し、遅滞なく、その旨を通知しなければならない。
　③　他の法令の規定により、研究対象者等に対し①の本文に規定する方法に相当する方法により当該研究対象者が識別される保有する個人情報の全部又は一部を開示することとされている場合には、当該全部又は一部の保有する個人情報については、①の規定は、適用しない。
（12）訂正等
　①　研究を行う機関の長は、研究対象者等から、研究対象者が識別される保有する個人情報の内容が事実でないという理由によって、当該保有する個人情報に対して訂正、追加又は削除（以下「訂正等」という。）を求められた場合は、その内容の訂正等に関して法令の規定により特別の手続が定められている場合を除き、利用目的の達成に必要な範囲において、遅滞なく必要な調査を行い、その結果に基づき、当該保有する個人情報の内容の訂正等を行わなければならない。
　②　研究を行う機関の長は、①の規定に基づき訂正等を求められた保有する個人情報の内容の全部若しくは一部について訂正等を行ったとき、又は訂正等を行わない旨の決定をしたときは、研究対象者等に対し、遅滞なく、その旨（訂正等を行ったときは、その内容を含む。）を通知しなければならない。
（13）利用停止等
　①　研究を行う機関の長は、研究対象者等から、当該研究対象者が識別される保有する個人情報が（3）の規定に違反して取り扱われているという理由又は（4）の規定に違反して取得されたものであるという理由によって、当該保有する個人情報の利用の停止又は消去（以下「利用停止等」という。）を求められた場合であって、その求めに理由があることが判明したときは、違反を是正するために必

要な限度で、遅滞なく、当該保有する個人情報の利用停止等を行わなければならない。ただし、当該保有する個人情報の利用停止等に多額の費用を要する場合その他の利用停止等を行うことが困難な場合であって、研究対象者の権利利益を保護するため必要なこれに代わるべき措置をとるときは、この限りでない。

② 研究を行う機関の長は、研究対象者等から、当該研究対象者が識別される保有される個人情報が（9）の規定に違反して第三者に提供されているという理由によって、当該保有する個人情報の第三者への提供の停止を求められた場合であって、その求めに理由があることが判明したときは、遅滞なく、当該保有する個人情報の第三者への提供を停止しなければならない。ただし、当該保有する個人情報の第三者への提供の停止に多額の費用を要する場合その他の第三者への提供を停止することが困難な場合であって、研究対象者の権利利益を保護するため必要なこれに代わるべき措置をとるときは、この限りでない。

③ ①の規定に基づき求められた保有する個人情報の全部若しくは一部について利用停止等を行ったとき若しくは利用停止等を行わない旨の決定をしたとき、又は②の規定に基づき求められた保有する個人情報の全部若しくは一部について第三者への提供を停止したとき若しくは第三者への提供を停止しない旨の決定をしたときは、研究対象者等に対し、遅滞なく、その旨を通知しなければならない。

＜利用停止等に関する細則＞
　以下の場合については、利用停止等の措置を行う必要はない。
・訂正等の求めがあった場合であっても、①利用目的から見て訂正等が必要でない場合、②誤りである指摘が正しくない場合又は③訂正等の対象が事実でなく評価に関する情報である場合
・利用停止等、第三者への提供の停止の求めがあった場合であっても、手続違反等の指摘が正しくない場合

(14) 理由の説明
　研究を行う機関の長は、(10)③、(11)②、(12)②又は(13)③の場合において、研究対象者等から求められた措置の全部又は一部について、その措置をとらない旨を通知する場合又はその措置と異なる措置をとる旨を通知する場合は、研究対象者等に対し、その理由を説明するよう努めなければならない。なお、この場合、研究対象者等の要求内容が事実でないこと等を知らせることにより、研究対象者等の精神的負担になり得る場合等、説明を行うことが必ずしも適当でないことがあり得ることから、事由に応じて慎重に検討のうえ、対応しなくてはならない。

(15) 開示等の求めに応じる手続
① 研究を行う機関の長は、(10)②、(11)①、(12)①又は(13)①若しくは②の規定による求め（以下「開示等の求め」という。）に関し、次に掲げる事項につき、その求めを受け付ける方法を定めることができる。この場合において、研究対象者等は、当該方法に従って、開示等の求めを行わなければならない。
　ア　開示等の求めの申し出先
　イ　開示等の求めに際して提出すべき書面（電子的方式、磁気的方式その他人の知覚によっては認識することができない方式で作られる記録を含む。）の様式

その他の開示等の求めの方式
　　ウ　開示等の求めをする者が研究対象者等であることの確認の方法
　　エ　手数料の徴収方法
　② 研究を行う機関の長は、研究対象者等に対し、開示等の求めに関し、その対象となる保有する個人情報を特定するに足りる事項の提示を求めることができる。この場合において、研究を行う機関の長は、研究対象者等が容易かつ的確に開示等の求めをすることができるよう、当該保有する個人情報の特定に資する情報の提供その他研究対象者等の利便性を考慮した適切な措置をとらなければならない。
　③ 研究を行う機関の長は、①及び②の規定に基づき開示等の求めに応じる手続きを定めるに当たっては、研究対象者等に過重な負担を課するものとならないよう配慮しなければならない。

(16) 手数料
　研究を行う機関の長は、(10) ②の規定による利用目的の通知又は(11) ①の規定による開示を求められたときは、当該措置の実施に関し、手数料を徴収することができる。また、その場合には実費を勘案して合理的であると認められる範囲内において、その手数料の額を定めなければならない。

(17) 苦情の対応
　研究を行う機関の長は、研究対象者等からの苦情等の窓口を設置する等、研究対象者等からの苦情や問い合わせ等に適切かつ迅速に対応しなければならない。なお、苦情等の窓口は、研究対象者等にとって利用しやすいように、担当者の配置、利用手続等に配慮しなくてはならない。

2 資料の保存等
(1) 資料の保存等
　① 研究責任者は、疫学研究に関する資料を保存する場合には、研究計画書にその方法等を記載するとともに、個人情報の漏えい、混交、盗難、紛失等が起こらないよう適切に、かつ、研究結果の確認に資するよう整然と管理しなければならない。
　② 研究責任者は、研究計画書に定めた資料の保存期間を過ぎた場合には、研究対象者等の同意事項を遵守し、匿名化して廃棄しなければならない。
　③ 研究責任者は、保存期間が定められていない資料を保存する場合には、疫学研究の終了後遅滞なく、研究機関の長に対して、次に掲げる事項について報告しなければならない。これらの内容に変更が生じた場合も同様とする。
　　ア　資料の名称
　　イ　資料の保管場所
　　ウ　資料の管理責任者
　　エ　研究対象者等から得た同意の内容
(2) 人体から採取された試料の利用
　研究者等は、研究開始前に人体から採取された試料を利用する場合には、研究開始時までに研究対象者等から試料の利用に係る同意を受け、及び当該同意に関する記録を作成することを原則とする。ただし、当該同意を受けることができない場合には、

次のいずれかに該当することについて、倫理審査委員会の承認を得て、研究を行う機関の長の許可を受けたときに限り、当該試料を利用することができる。
① 当該試料が匿名化（連結不可能匿名化又は連結可能匿名化であって対応表を有していない場合をいう。）されていること。
② 当該試料が①に該当しない場合において、試料の提供時に当該疫学研究における利用が明示されていない研究についての同意のみが与えられている場合は、次に掲げる要件を満たしていること。
　ア　当該疫学研究の実施について試料の利用目的を含む情報を公開していること。
　イ　その同意が当該疫学研究の目的と相当の関連性があると合理的に認められること。
③ 当該試料が①及び②に該当しない場合において、次に掲げる要件を満たしていること。
　ア　当該疫学研究の実施について資料の利用目的を含む情報を公開していること。
　イ　研究対象者となる者が研究対象者となることを拒否できるようにすること。
　ウ　公衆衛生の向上のために特に必要がある場合であって、研究対象者等の同意を得ることが困難であること。

3　他の機関等の資料の利用
（1）研究実施に当たっての措置
　研究責任者は、所属機関外の者から既存資料等の提供を受けて研究を実施しようとするときは、提供を受ける資料の内容及び提供を受ける必要性を研究計画書に記載して倫理審査委員会の承認を得て、研究を行う機関の長の許可を受けなければならない。
（2）既存資料等の提供に当たっての措置
　既存資料等の提供を行う者は、所属機関外の者に研究に用いるための資料を提供する場合には、資料提供時までに研究対象者等から資料の提供及び当該研究における利用に係る同意を受け、並びに当該同意に関する記録を作成することを原則とする。ただし、当該同意を受けることができない場合には、次のいずれかに該当するときに限り、資料を所属機関外の者に提供することができる。
① 当該資料が匿名化されていること（連結不可能匿名化又は連結可能匿名化であって対応表を提供しない場合）。ただし、当該資料の全部又は一部が人体から採取された試料である場合には、所属機関の長に対し、その旨を報告しなければならない。
② 当該資料が①に該当しない場合において、次に掲げる要件を満たしていることについて倫理審査委員会の承認を得て、所属機関の長の許可を受けていること。
　ア　当該研究の実施及び資料の提供について以下の情報をあらかじめ研究対象者等に通知し、又は公開していること。
　　・所属機関外の者への提供を利用目的とすること
　　・所属機関外の者に提供される個人情報の項目
　　・所属機関外の者への提供の手段又は方法
　　・研究対象者等の求めに応じて当該研究対象者が識別される個人情報の研究機関外の者への提供を停止すること

イ　研究対象者となる者が研究対象者となることを拒否できるようにすること。
　③　社会的に重要性の高い疫学研究に用いるために人の健康に関わる情報が提供される場合において、当該疫学研究の方法及び内容、当該情報の内容その他の理由により①及び②によることができないときには、必要な範囲で他の適切な措置を講じることについて、倫理審査委員会の承認を得て、所属機関の長の許可を受けていること。
　＜既存資料等の提供に当たっての措置に関する細則＞
　1　既存資料等の提供を行う者の所属する機関に倫理審査委員会が設置されていない場合において、②又は③の倫理審査委員会の承認を得ようとするときは、他の機関、公益法人、学会等に設置された倫理審査委員会に審査を依頼することができる。
　2　倫理審査委員会は、③により、他の適切な措置を講じて資料を提供することを認めるときは、当該疫学研究及び資料の提供が、インフォームド・コンセントの簡略化等に関する細則の①から⑤までのすべての要件を満たすよう留意すること。
4　研究結果を公表するときの措置
　研究者等は、研究の結果を公表するときは、個々の研究対象者を特定できないようにしなければならない。

第5　用語の定義
　この指針における用語の定義は次のとおりとする。
（1）疫学研究
　明確に特定された人間集団の中で出現する健康に関する様々な事象の頻度及び分布並びにそれらに影響を与える要因を明らかにする科学研究をいう。
　＜疫学研究の定義に関する細則＞
　　疫学研究指針の対象となる研究の最低限の要件を、以下のとおりとする。
　・有効性や予後等の知見が未知であるか、又は既知の知見の検証
　・対象者本人のみが受益を受けるよりも、広く社会に貢献することに比重を置く
（2）介入研究
　疫学研究のうち、研究者等が研究対象者の集団を原則として2群以上のグループに分け、それぞれに異なる治療方法、予防方法その他の健康に影響を与えると考えられる要因に関する作為又は無作為の割付けを行って、結果を比較する手法によるものをいう。
（3）観察研究
　疫学研究のうち、介入研究以外のものをいう。
（4）資料
　疫学研究に用いようとする血液、組織、細胞、体液、排泄物及びこれらから抽出したDNA等の人体から採取された試料並びに診断及び治療を通じて得られた疾病名、投薬名、検査結果等の人の健康に関する情報その他の研究に用いられる情報（死者に係るものを含む。）をいう。
（5）個人情報
　生存する個人に関する情報であって、当該情報に含まれる氏名、生年月日その他の

記述等により特定の個人を識別することができるもの（他の情報と容易に照合することができ、それにより特定の個人を識別することができることとなるものを含む。）をいう。

(6) 保有する個人情報

研究を行う機関の長が、開示、内容の訂正、追加又は削除、利用の停止、消去及び第三者への提供の停止を行うことの出来る権限を有する個人情報であって、その存否が明らかになることにより公益その他の利益が害されるものとして次に掲げるもの又は6月以内に消去することとなるもの以外をいう。

① 当該保有する個人情報の存否が明らかになることにより、研究対象者又は第三者の生命、身体又は財産に危害が及ぶおそれがあるもの
② 当該保有する個人情報の存否が明らかになることにより、違法又は不当な行為を助長し、又は誘発するおそれがあるもの
③ 当該保有する個人情報の存否が明らかになることにより、国の安全が害されるおそれ、他国若しくは国際機関との信頼関係が損なわれるおそれ又は他国若しくは国際機関との交渉上不利益を被るおそれがあるもの
④ 当該保有する個人情報が明らかになることにより、犯罪の予防、鎮圧又は捜査その他の公共の安全と秩序の維持に支障が及ぶおそれがあるもの

(7) 匿名化

個人情報から個人を識別することができる情報の全部又は一部を取り除き、代わりにその人と関わりのない符号又は番号を付すことをいう。資料に付随する情報のうち、ある情報だけでは特定の人を識別できない情報であっても、各種の名簿等の他で入手できる情報と組み合わせることにより、その人を識別できる場合には、組合せに必要な情報の全部又は一部を取り除いて、その人が識別できないようにすることをいう。

(8) 連結可能匿名化

必要な場合に個人を識別できるように、その人と新たに付された符号又は番号の対応表を残す方法による匿名化をいう。

(9) 連結不可能匿名化

個人を識別できないように、その人と新たに付された符号又は番号の対応表を残さない方法による匿名化をいう。

(10) 研究者等

研究責任者、研究機関の長その他の疫学研究に携わる関係者（研究者等に対し既存資料等の提供を行う者であって、当該提供以外に疫学研究に関与しないものを除く。）をいう。

(11) 研究責任者

個々の研究機関において、疫学研究を遂行するとともに、その疫学研究に係る業務を統括する者をいう。

(12) 研究機関

疫学研究を実施する機関（研究者等に対し既存資料等の提供を行う者であって、当該提供以外に疫学研究に関与しないものの所属する機関を除く。）をいう。

(13) 研究を行う機関

研究機関を有する法人及び行政機関（行政機関の保有する個人情報の保護に関する法律第2条に規定する行政機関をいう。）等の事業者及び組織をいう。
(14) 研究を行う機関の長
研究を行う機関に該当する法人の代表者及び行政機関の長などの事業者及び組織の代表者をいう。
(15) 共同研究機関
研究計画書に記載された疫学研究を共同して行う研究機関をいう。
(16) 倫理審査委員会
疫学研究の実施の適否その他疫学研究に関し必要な事項について、研究対象者の個人の尊厳及び人権の尊重その他の倫理的観点及び科学的観点から調査審議するため、研究機関の長の諮問機関として置かれた合議制の機関をいう。
(17) インフォームド・コンセント
研究対象者となることを求められた者が、研究者等から事前に疫学研究に関する十分な説明を受け、その疫学研究の意義、目的、方法、予測される結果や不利益等を理解し、自由意思に基づいて与える、研究対象者となること及び資料の取扱いに関する同意をいう。
(18) 既存資料等
次のいずれかに該当する資料をいう。
① 疫学研究の研究計画書の作成時までに既に存在する資料
② 疫学研究の研究計画書の作成時以降に収集した資料であって収集の時点においては当該疫学研究に用いることを目的としていなかったもの

第6　細則
この指針に定めるもののほか、この指針の施行に関し必要な事項は、別に定める。

第7　見直し
この指針は、必要に応じ、又は施行後5年を目途としてその全般に関して検討を加えた上で、見直しを行うものとする。

第8　施行期日
この指針は、平成19年11月1日から施行する。

39　ヒトES細胞の樹立及び分配に関する指針

施行　平成21年8月21日文部科学省告示第156号

附則

ヒトES細胞の樹立及び使用は、医学及び生物学の発展に大きく貢献する可能性がある一方で、人の生命の萌芽であるヒト胚を使用すること、ヒトES細胞がヒト胚を滅失させて樹立されたものであること、また、すべての細胞に分化する可能性があること等の生命倫理上の問題を有することにかんがみ、慎重な配慮が必要とされる。
文部科学大臣は、「ヒト胚性幹細胞を中心としたヒト胚研究に関する基本的考え方」（平成12年3月6日科学技術会議生命倫理委員会ヒト胚研究小委員会）、「ヒト胚の取扱いに関する基本的考え方」（平成16年7月23日総合科学技術会議）及び「人クロー

ン胚の研究目的の作成・利用のあり方について（第一次報告）」（平成20年2月1日科学技術・学術審議会生命倫理・安全部会）の考え方を踏まえ、ヒトES細胞の樹立及び分配において、人の尊厳を侵すことのないよう、生命倫理上の観点から遵守すべき基本的な事項を定め、もってその適正な実施の確保を図るため、ここにこの指針を定める。

第1章　総則
第1条［定義］　この指針において、次の各号に掲げる用語の意義は、それぞれ当該各号に定めるところによる。
 1　胚──ヒトに関するクローン技術等の規制に関する法律（平成十二年法律第百四十六号。以下「法」という。）第二条第一項第一号に規定する胚をいう。
 2　ヒト胚──ヒトの胚（ヒトとしての遺伝情報を有する胚を含む。）をいう。
 3　ヒト受精胚──法第二条第一項第六号に規定するヒト受精胚をいう。
 4　人クローン胚──法第二条第一項第十号に規定する人クローン胚をいう。
 5　ヒトES細胞──ヒト胚から採取された細胞又は当該細胞の分裂により生ずる細胞であって、胚でないもののうち、多能性（内胚葉、中胚葉及び外胚葉の細胞に分化する性質をいう。）を有し、かつ、自己複製能力を維持しているもの又はそれに類する能力を有することが推定されるものをいう。
 6　分化細胞──ヒトES細胞が分化することにより、その性質を有しなくなった細胞をいう。
 7　樹立──特定の性質を有する細胞を作成することをいう。
 8　第一種樹立──ヒト受精胚を用いてヒトES細胞を樹立すること（次号に掲げるものを除く。）をいう。
 9　第二種樹立──人クローン胚を作成し、作成した人クローン胚を用いてヒトES細胞を樹立することをいう。
 10　樹立機関──ヒトES細胞を樹立する機関をいう。
 11　第一種樹立機関──第一種樹立を行う機関をいう。
 12　第二種樹立機関──第二種樹立を行う機関をいう。
 13　第一種提供医療機関──第一種樹立の用に供されるヒト受精胚の提供を受け、これを第一種樹立機関に移送する医療機関をいう。
 14　第二種提供医療機関──第二種樹立の用に供される人クローン胚を作成するために必要なヒトの未受精卵又はヒト受精胚（以下「未受精卵等」という。）の提供を受け、これを第二種樹立機関に移送する医療機関をいう。
 15　体細胞提供機関──第二種樹立の用に供される人クローン胚を作成するために必要なヒトの体細胞（以下単に「体細胞」という。）の提供を受け、これを第二種樹立機関に移送する機関をいう。
 16　分配機関──第三者に分配することを目的として樹立機関から寄託されたヒトES細胞の分配をし、及び維持管理をする機関をいう。
 17　使用機関──ヒトES細胞を使用する機関（日本国外にある事業所においてヒトES細胞を使用する機関（以下「海外使用機関」という。）を除く。）をいう。
 18　樹立計画──樹立機関が行うヒトES細胞の樹立及び分配（海外使用機関に対

する分配を除く。）に関する計画をいう。
19　海外分配計画――樹立機関又は分配機関が行うヒトES細胞の海外使用機関に対する分配に関する計画をいう。
20　使用計画――使用機関が行うヒトES細胞の使用に関する計画をいう。
21　樹立責任者――樹立機関において、ヒトES細胞の樹立及び分配を総括する立場にある者をいう。
22　分配責任者――分配機関において、ヒトES細胞の分配を総括する立場にある者をいう。
23　使用責任者――使用機関において、ヒトES細胞の使用を総括する立場にある者をいう。
24　インフォームド・コンセント――十分な説明に基づく自由な意思による同意をいう。

第2条［適用の範囲］　ヒトES細胞の樹立及び分配（基礎的研究に係るものに限る。）は、この指針に定めるところにより適切に実施されるものとする。

第3条［ヒト胚及びヒトES細胞に対する配慮］　ヒト胚及びヒトES細胞を取り扱う者は、ヒト胚が人の生命の萌芽であること並びにヒトES細胞がヒト胚を滅失させて樹立されたものであること及びすべての細胞に分化する可能性があることに配慮し、人の尊厳を侵すことのないよう、誠実かつ慎重にヒト胚及びヒトES細胞の取扱いを行うものとする。

第4条［ヒト胚の無償提供］　ヒトES細胞の樹立の用に供されるヒト胚は、必要な経費を除き、無償で提供されるものとする。

第2章　ヒトES細胞の樹立等
第1節　樹立の要件等

第5条［ヒトES細胞の樹立の要件］　ヒトES細胞の樹立は、次に掲げる要件を満たす場合に限り、行うことができるものとする。
1　ヒトES細胞の使用に関する指針（平成21年文部科学省告示第157号）に規定する使用の要件を満たしたヒトES細胞の使用の方針が示されていること。
2　新たにヒトES細胞を樹立することが、前号に定める使用の方針に照らして科学的合理性及び必要性を有すること。

第6条［樹立の用に供されるヒト胚に関する要件］　①第一種樹立の用に供されるヒト受精胚は、次に掲げる要件を満たすものとする。
1　生殖補助医療に用いる目的で作成されたヒト受精胚であって、当該目的に用いる予定がないもののうち、提供する者による当該ヒト受精胚を滅失させることについての意思が確認されているものであること。
2　ヒトES細胞の樹立の用に供されることについて、適切なインフォームド・コンセントを受けたものであること。
3　凍結保存されているものであること。
4　受精後十四日以内（凍結保存されている期間を除く。）のものであること。

②第一種提供医療機関によるヒト受精胚の第一種樹立機関への提供は、ヒトES細胞の樹立に必要不可欠な数に限るものとする。

③第一種樹立機関は、提供されたヒト受精胚を遅滞なくヒトES細胞の樹立の用に供するものとする。
④第二種樹立の用に供される人クローン胚は、特定胚の取扱いに関する指針(平成21年文部科学省告示第八十三号。以下「特定胚指針」という。)に基づいて作成されたものに限るものとする。

第7条［樹立機関内のヒト胚等の取扱い］　樹立機関におけるヒト胚及び未受精卵の取扱いは、医師又は医師の指導により適切に行われるものとする。

第2節　樹立等の体制

第8条［樹立機関の基準］　樹立機関は、次に掲げる要件を満たすものとする。
1　ヒトES細胞の樹立及び分配をするに足りる十分な施設、人員、財政的基礎及び技術的能力を有すること。
2　ヒトES細胞の樹立及び分配について遵守すべき技術的及び倫理的な事項に関する規則が定められていること。
3　倫理審査委員会が設置されていること。
4　ヒトES細胞の樹立及び分配に関する技術的能力及び倫理的な認識を向上させるために必要な教育及び研修(以下「教育研修」という。)を実施するための計画(以下「教育研修計画」という。)が定められていること。

第9条［樹立機関の業務等］　①樹立機関は、ヒトES細胞を樹立することのほか、次に掲げる業務を行うものとする。
1　当該樹立機関で樹立したヒトES細胞の分配をし、及び維持管理をすること(分配機関に寄託をして分配をさせ、及び維持管理をさせる場合を含む。)。
2　一度分配をしたヒトES細胞のうち使用機関において加工されたものを譲り受け、その分配をし、及び維持管理をすること(ヒトES細胞を使用する研究の進展のために合理的である場合に限る。)。
3　使用計画(当該樹立機関が樹立したヒトES細胞を、当該樹立機関から分配を受けて用いるものに限る。)を実施する研究者にヒトES細胞の取扱いに関する技術的研修を行うこと。
②樹立機関は、ヒトES細胞の樹立、維持管理、分配、返還及び寄託に関する記録を作成し、これを保存するものとする。
③樹立機関は、ヒトES細胞の樹立、維持管理、分配、返還及び寄託に関する資料の提出、調査の受入れその他文部科学大臣が必要と認める措置に協力するものとする。

第10条［樹立機関の長］　①樹立機関の長は、次に掲げる業務を行うものとする。
1　樹立計画及びその変更の妥当性を確認し、第十三条から第十六条までの規定に基づき、その実施を了承すること。
2　海外分配計画の妥当性を確認し、第五十三条の規定に基づき、その実施を了承すること。
3　ヒトES細胞の樹立の進行状況及び結果並びにヒトES細胞の分配、返還及び寄託の状況を把握し、必要に応じ樹立責任者に対しその留意事項、改善事項等に関して指示を与えること。
4　ヒトES細胞の樹立、分配及び寄託を監督すること。

5　樹立機関においてこの指針を周知徹底し、これを遵守させること。
　6　ヒトES細胞の樹立及び分配に関する教育研修計画を策定し、これに基づく教育研修を実施すること。
　7　前条第①項第3号に規定する技術的研修について、その実施体制を整備すること。
②樹立機関の長は、樹立責任者を兼ねることができない。ただし、第8条第2号に規定する規則により前項の業務を代行する者が選任されている場合はこの限りでない。
③前項ただし書の場合においては、第①項、第12条第①項、第13条第①項及び第②項第2号、第14条第①項、第②項及び第④項、第15条第①項及び第②項、第16条第①項から第③項まで及び第⑤項から第⑦項まで、第17条、第18条第①項及び第②項、第24条第②項及び第③項、第25条第③項、第30条第②項及び第③項、第36条第②項及び第③項、第37条第3項、第44条第①項第6号並びに第53条第②項第2号及び第④項から第⑧項までの規定中「樹立機関の長」とあるのは「樹立機関の長の業務を代行する者」と、第53条第①項中「当該機関の長」とあるのは「当該機関の長（樹立機関の長の業務を代行する者を含む。）」と、それぞれ読み替えるものとする。

第11条［樹立責任者］　①樹立責任者は、次に掲げる業務を行うものとする。
　1　ヒトES細胞の樹立に関して、内外の入手し得る資料及び情報に基づき、樹立計画又はその変更の科学的妥当性及び倫理的妥当性について検討すること。
　2　前号の検討の結果に基づき、樹立計画を記載した書類（以下「樹立計画書」という。）又は樹立計画の変更の内容及び理由を記載した書類（第16条第①項、第③項及び第⑥項において「樹立変更計画書」という。）を作成すること。
　3　海外分配計画を記載した書類（第45条第①項第6号並びに第53条第①項から第③項まで及び第⑧項第1号において「海外分配計画書」という。）を作成すること。
　4　ヒトES細胞の樹立、分配及び寄託を総括し、並びに研究者に対し必要な指示をすること。
　5　ヒトES細胞の樹立が樹立計画書に従い適切に実施されていることを随時確認すること。
　6　ヒトES細胞の分配及び寄託が適切に実施されていることを随時確認すること。
　7　第17条第①項及び第②項並びに第18条第①項に規定する手続を行うこと。
　8　当該樹立計画又は海外分配計画を実施する研究者に対し、ヒトES細胞の樹立及び分配に関する教育研修計画に基づく教育研修に参加するよう命ずるとともに、必要に応じ、その他のヒトES細胞の樹立及び分配に関する教育研修を実施すること。
　9　第9条第①項第3号に規定する技術的研修を実施すること。
　10　前各号に定めるもののほか、樹立、分配及び寄託を総括するに当たって必要となる措置を講ずること。
②樹立責任者は、一の樹立計画ごとに一名とし、ヒトES細胞に関する倫理的な認識並びに動物胚を用いたES細胞の樹立の経験その他のヒトES細胞の樹立に関する十分な専門的知識及び技術的能力を有するとともに、前項各号に掲げる業務を的確に

実施できる者とする。

第12条〔樹立機関の倫理審査委員会〕　①樹立機関の倫理審査委員会は、次に掲げる業務を行うものとする。

1　この指針に即して、樹立計画又はその変更の科学的妥当性及び倫理的妥当性について総合的に審査を行い、その適否、留意事項、改善事項等に関して樹立機関の長に対し意見を提出すること。

2　この指針に即して、海外分配計画の妥当性について総合的に審査を行い、その適否、留意事項、改善事項等に関して樹立機関の長に対し意見を提出すること。

3　樹立の進行状況及び結果並びに分配、返還及び寄託の状況について報告を受け、必要に応じて調査を行い、その留意事項、改善事項等に関して樹立機関の長に対し意見を提出すること。

②樹立機関の倫理審査委員会は、前項第1号及び第2号の審査の過程の記録を作成し、これを保管するものとする。

③樹立機関の倫理審査委員会は、次に掲げる要件を満たすものとする。

1　樹立計画の科学的妥当性及び倫理的妥当性並びに海外分配計画の妥当性を総合的に審査できるよう、生物学、医学及び法律に関する専門家、生命倫理に関する意見を述べるにふさわしい識見を有する者並びに一般の立場に立って意見を述べられる者から構成されていること。

2　当該樹立機関が属する法人に所属する者以外の者が2名以上含まれていること。

3　男性及び女性がそれぞれ2名以上含まれていること。

4　当該樹立計画又は海外分配計画を実施する研究者、樹立責任者との間に利害関係を有する者及び樹立責任者の三親等以内の親族が審査に参画しないこと。

5　倫理審査委員会の活動の自由及び独立が保障されるよう適切な運営手続が定められていること。

6　倫理審査委員会の構成、組織及び運営並びにその議事の内容の公開その他樹立計画及び海外分配計画の審査に必要な手続に関する規則が定められ、かつ、当該規則が公開されていること。

④前項に掲げるもののほか、第二種樹立機関の倫理審査委員会は、次に掲げる要件を満たすものとする。

1　前項第1号の医学に関する専門家に、再生医療に関して識見を有する者及び未受精卵等の提供者の受ける医療に関して優れた識見を有する医師が含まれていること。

2　委員の過半数が第二種樹立機関に所属していない者であること。

⑤倫理審査委員会の運営に当たっては、第③項第6号に規定する規則により非公開とすることが定められている事項を除き、議事の内容について公開するものとする。

第3節　樹立の手続

第13条〔樹立機関の長の了承〕　①樹立責任者は、ヒトES細胞の樹立に当たっては、あらかじめ、樹立計画書を作成し、樹立計画の実施について樹立機関の長の了承を求めるものとする。

②前項の樹立計画書には、次に掲げる事項を記載するものとする。

1　樹立計画の名称
2　樹立機関の名称及びその所在地並びに樹立機関の長の氏名
3　樹立責任者及び研究者の氏名、略歴、研究業績、教育研修の受講歴及び樹立計画において果たす役割
4　樹立の用に供されるヒト胚に関する説明
5　樹立後のヒトES細胞の使用の方針
6　樹立の目的及び必要性
7　樹立の方法及び期間
8　分配に関する説明
9　樹立機関の基準に関する説明
10　インフォームド・コンセントに関する説明
11　細胞提供機関（第一種樹立を行う場合には、第一種提供医療機関をいい、第二種樹立を行う場合には、第二種提供医療機関及び体細胞提供機関をいう。以下同じ。）に関する説明
12　細胞提供機関の倫理審査委員会に関する説明
13　その他必要な事項

③第①項の樹立計画書には、第一種樹立を行う場合には第24条第③項の説明書を、第二種樹立を行う場合には第30条第③項及び第36条第③項の説明書を、それぞれ添付するものとする。

第14条［樹立機関の倫理審査委員会の意見聴取］　①樹立機関の長は、前条第①項の規定基づき、樹立責任者から樹立計画の実施の了承を求められたときは、その妥当性について樹立機関の倫理審査委員会の意見を求めるとともに、当該意見に基づき樹立計画のこの指針に対する適合性を確認するものとする。
②樹立機関の長は、前項の規定によりこの指針に対する適合性を確認した樹立計画について、当該樹立計画に係るすべての細胞提供機関の長の了解を得るものとする。
③細胞提供機関の長は、樹立計画を了解するに当たっては、当該機関の倫理審査委員会の意見を聴くものとする。
④細胞提供機関の長は、樹立計画を了解する場合には、当該機関の倫理審査委員会における審査の過程及び結果を示す書類を添付して、樹立機関の長に通知するものとする。

第15条［文部科学大臣の確認］　①樹立機関の長は、樹立計画の実施を了承するに当たっては、前条の手続の終了後、当該樹立計画のこの指針に対する適合性について、文部科学大臣の確認を受けるものとする。
②前項の場合には、樹立機関の長は、次に掲げる書類を文部科学大臣に提出するものとする。
　1　第13条第③項の説明書を添付した樹立計画書
　2　樹立機関及び当該樹立計画に係るすべての細胞提供機関の倫理審査委員会における審査の過程及び結果を示す書類、これらの機関の倫理審査委員会に関する事項を記載した書類並びにこれらの機関の倫理審査委員会の構成、組織及び運営並びにその議事の内容の公開その他樹立計画の審査に必要な手続に関する規則の写

し
　3　ヒトES細胞の樹立及び分配について遵守すべき技術的及び倫理的な事項に関する規則の写し
③文部科学大臣は、第①項の確認を求められたときは、樹立計画のこの指針に対する適合性について、科学技術・学術審議会生命倫理・安全部会の意見を求めるとともに、当該意見に基づき確認を行うものとする。

第16条［樹立計画の変更］　①樹立責任者は、第13条第②項第１号及び第３号から第12号までに掲げる事項を変更しようとするときは、あらかじめ、樹立計画変更書を作成して、樹立機関の長の了承を求めるものとする。この場合において、了承を求められた樹立機関の長は、当該変更の妥当性について樹立機関の倫理審査委員会の意見を求めるとともに、当該意見に基づき当該変更のこの指針に対する適合性を確認するものとする。
②樹立機関の長は、前項の確認をした樹立計画の変更に関し、その内容が細胞提供機関に関係する場合には、当該変更について当該細胞提供機関の長の了解を得るものとする。この場合において、了解を求められた細胞提供機関の長は、当該細胞提供機関の倫理審査委員会の意見を聴くものとする。
③樹立機関の長は、第①項の了承をするに当たっては、当該変更のこの指針に対する適合性について文部科学大臣の確認を受けるものとする。この場合において、樹立機関の長は、樹立計画変更書のほか、次に掲げる書類を文部科学大臣に提出するものとする。
　1　当該変更に係る樹立機関の倫理審査委員会における審査の過程及び結果を示す書類
　2　前項に規定する場合には、当該変更に係る細胞提供機関の倫理審査委員会における審査の過程及び結果を示す書類
④文部科学大臣は、前項の確認を求められたときは、当該変更のこの指針に対する適合性について、科学技術・学術審議会生命倫理・安全部会の意見を求めるとともに、当該意見に基づき確認を行うものとする。
⑤樹立機関の長は、第13条第②項第２号に掲げる事項を変更したときは、速やかに、その旨を文部科学大臣に届け出るものとする。
⑥樹立責任者は、第13条第②項第13号に掲げる事項を変更しようとするときは、あらかじめ、樹立計画変更書を作成して、樹立機関の長の了承を求めるものとする。
⑦樹立機関の長は、前項の了承をしたときは、速やかに、その旨を樹立機関の倫理審査委員会に報告するとともに、文部科学大臣に届け出るものとする。
⑧文部科学大臣は、前項の届出があったときは、当該届出に係る事項を科学技術・学術審議会生命倫理・安全部会に報告するものとする。

第17条［樹立の進行状況等の報告］　①樹立責任者は、ヒトES細胞の樹立の進行状況、ヒトES細胞の分配、返還及び寄託の状況並びに提供された未受精卵等及び体細胞の取扱いの状況を樹立機関の長及び樹立機関の倫理審査委員会に随時報告するものとする。
②樹立責任者は、ヒトES細胞を樹立したときは、速やかに、その旨及び樹立したヒ

トES細胞株の名称を記載した書類（次項において「樹立報告書」という。）を作成し、樹立機関の長に提出するものとする。
③樹立機関の長は、樹立報告書の提出を受けたときは、速やかに、その写しを樹立機関の倫理審査委員会及び文部科学大臣に提出するものとする。
④樹立機関の長は、樹立したヒトES細胞を維持管理している間は、少なくとも毎年一回、文部科学大臣に当該ヒトES細胞の分配、返還及び寄託の状況を報告するものとする。

第18条［樹立計画の終了］　①樹立責任者は、樹立計画を終了したときは、速やかに、その旨及び樹立の結果を記載した書類（次項において「樹立計画完了報告書」という。）を作成し、樹立機関の長に提出するものとする。
②樹立機関の長は、樹立計画完了報告書の提出を受けたときは、速やかに、その写しを樹立機関の倫理審査委員会及び文部科学大臣に提出するものとする。
③樹立機関は、樹立計画が終了した場合には、その保有するヒトES細胞を分配機関に譲渡する等により、ヒトES細胞の適切な取扱いを図るものとする。

第19条［研究成果の公開］　①ヒトES細胞の樹立により得られた研究成果は、原則として公開するものとする。
②樹立機関は、ヒトES細胞の樹立により得られた研究成果を公開する場合には、当該ヒトES細胞の樹立がこの指針に適合して行われたことを明示するものとする。

第20条［樹立機関に関する業務の連携］　①複数の機関が連携して樹立機関の業務を行うことができるものとする。
②前項の場合において、各機関は、各機関ごとの役割分担及び責任体制に関する説明を樹立計画書に記載するとともに、各機関ごとに、樹立計画又はその変更（第13条第②項第2号及び第13号に掲げる事項に係る変更を除く。）について、当該機関に設置された倫理審査委員会の意見を聴くものとする。

第3章　ヒトES細胞の樹立に必要なヒト受精胚等の提供
第1節　第一種樹立に必要なヒト受精胚の提供

第21条［第一種提供医療機関の基準］　①第一種提供医療機関は、次に掲げる要件を満たすものとする。
　1　ヒト受精胚の取扱いに関して十分な実績及び能力を有すること。
　2　倫理審査委員会が設置されていること。
　3　ヒト受精胚を提供する者の個人情報の保護のための十分な措置が講じられていること。
　4　ヒト受精胚を減失させることについての意思の確認の方法その他ヒト受精胚の取扱いに関する手続が明確に定められていること。

第22条［第一種提供医療機関の倫理審査委員会］　①第一種提供医療機関の倫理審査委員会は、この指針に即して、樹立計画又はその変更の科学的妥当性及び倫理的妥当性について総合的に審査を行い、その適否、留意事項、改善事項等に関して第一種提供医療機関の長に対し意見を提出する業務を行うものとする。
②第一種提供医療機関の倫理審査委員会は、前項の審査の過程の記録を作成し、これを保管するものとする。

③第一種提供医療機関の倫理審査委員会は、次に掲げる要件を満たすものとする。
1 樹立計画の科学的妥当性及び倫理的妥当性を総合的に審査できるよう、生物学、医学及び法律に関する専門家、生命倫理に関する意見を述べるにふさわしい識見を有する者並びに一般の立場に立って意見を述べられる者から構成されていること。
2 当該第一種提供医療機関が属する法人に所属する者以外の者が２名以上含まれていること。
3 男性及び女性がそれぞれ２名以上含まれていること。
4 当該樹立計画を実施する研究者、樹立責任者との間に利害関係を有する者及び樹立責任者の三親等以内の親族が審査に参画しないこと。
5 倫理審査委員会の活動の自由及び独立が保障されるよう適切な運営手続が定められていること。
6 倫理審査委員会の構成、組織及び運営並びにその議事の内容の公開その他樹立計画の審査に必要な手続に関する規則が定められ、かつ、当該規則が公開されていること。

④倫理審査委員会の運営に当たっては、前項第６号に規定する規則により非公開とすることが定められている事項を除き、議事の内容について公開するものとする。

第23条［インフォームド・コンセントの手続］　①第一種提供医療機関は、ヒト受精胚を第一種樹立に用いることについて、当該第一種樹立に必要なヒト受精胚の提供者（当該ヒト受精胚の作成に必要な生殖細胞を供した夫婦（婚姻の届出をしていないが事実上夫婦と同様の関係にある者を除く。）をいう。以下この節において同じ。）のインフォームド・コンセントを受けるものとする。

②前項のインフォームド・コンセントは、書面により表示されるものとする。

③第一種提供医療機関は、第①項のインフォームド・コンセントを受けるに当たり、ヒト受精胚の提供者の心情に十分配慮するとともに、次に掲げる要件を満たすものとする。
1 ヒト受精胚の提供者が置かれている立場を不当に利用しないこと。
2 同意の能力を欠く者にヒト受精胚の提供を依頼しないこと。
3 ヒト受精胚の提供者によるヒト受精胚を滅失させることについての意思が事前に確認されていること。
4 ヒト受精胚の提供者が提供するかどうか判断するために必要な時間的余裕を有すること。
5 インフォームド・コンセントの受取後少なくとも三十日間は、当該ヒト受精胚を保存すること。

④ヒト受精胚の提供者は、当該ヒト受精胚が保存されている間は、インフォームド・コンセントを撤回することができるものとする。

第24条［インフォームド・コンセントの説明］　①前条第①項に規定するインフォームド・コンセントに係る説明は、第一種樹立機関が行うものとする。

②第一種樹立機関は、当該第一種樹立機関に所属する者（樹立責任者を除く。）のうちから、当該第一種樹立機関の長が指名する者に前項の説明を実施させるものとす

③前項の規定により第一種樹立機関の長の指名を受けた者は、第①項の説明を実施するに当たり、ヒト受精胚の提供者に対し、次に掲げる事項を記載した説明書を提示し、分かりやすく、これを行うものとする。
  1　ヒトES細胞の樹立の目的及び方法
  2　ヒト受精胚が樹立過程で滅失することその他提供されるヒト受精胚の取扱い
  3　予想されるヒトES細胞の使用方法及び成果
  4　樹立計画のこの指針に対する適合性が第一種樹立機関、第一種提供医療機関及び国により確認されていること。
  5　ヒト受精胚の提供者の個人情報が第一種樹立機関に移送されないことその他個人情報の保護の具体的な方法
  6　ヒト受精胚の提供が無償で行われるため、提供者が将来にわたり報酬を受けることのないこと。
  7　ヒトES細胞について遺伝子の解析が行われる可能性のあること及びその遺伝子の解析が特定の個人を識別するものではないこと。
  8　ヒトES細胞からヒト受精胚の提供者が特定されないため、研究成果その他の当該ヒトES細胞に関する情報がヒト受精胚の提供者に開示できないこと。
  9　ヒトES細胞の樹立の過程及びヒトES細胞を使用する研究から得られた研究成果が学会等で公開される可能性のあること。
  10　ヒトES細胞が第一種樹立機関において長期間維持管理されるとともに、使用機関に無償で分配をされること。
  11　ヒトES細胞（分化細胞を含む。）から有用な成果が得られた場合には、その成果から特許権、著作権その他の無体財産権又は経済的利益が生ずる可能性があること及びこれらがヒト受精胚の提供者に帰属しないこと。
  12　提供又は不提供の意思表示がヒト受精胚の提供者に対して何らの利益又は不利益をもたらすものではないこと。
  13　同意を得た後少なくとも30日間はヒト受精胚が第一種提供医療機関において保存されること及びその方法、並びに当該ヒト受精胚が保存されている間は、同意の撤回が可能であること及びその方法
  14　その他必要な事項
④第一種樹立機関は、第①項の説明を実施するときは、ヒト受精胚の提供者の個人情報を保護するため適切な措置を講ずるとともに、前項の説明書及び当該説明を実施したことを示す文書（次条第①項において「説明実施書」という。）をヒト受精胚の提供者に、その写しを第一種提供医療機関にそれぞれ交付するものとする。
⑤第一種樹立機関は、最新の科学的知見を踏まえ、正確に第①項の説明を行うものとする。
第25条［インフォームド・コンセントの確認］　①第一種提供医療機関の長は、樹立計画に基づくインフォームド・コンセントの受取の適切な実施に関して、第23条第②項の書面、前条第③項の説明書及び説明実施書を確認するとともに、当該第一種提供医療機関の倫理審査委員会の意見を聴くものとする。

②第一種提供医療機関の長は、ヒト受精胚を第一種樹立機関に移送するときには、前項の確認を行ったことを文書で第一種樹立機関に通知するものとする。

③前項の通知を受けた場合には、第一種樹立機関の長は、当該通知の写しを文部科学大臣に提出するものとする。

第26条（ヒト受精胚の提供者の個人情報の保護）　①第一種樹立に携わる者は、ヒト受精胚の提供者の個人情報の保護に最大限努めるものとする。

②前項の趣旨にかんがみ、第一種提供医療機関は、ヒト受精胚を第一種樹立機関に移送するときには、当該ヒト受精胚とその提供者に関する個人情報が照合できないよう必要な措置を講ずるものとする。

第2節　第二種樹立に必要な未受精卵等の提供

第27条［第二種提供医療機関の基準］　①第二種提供医療機関は、次に掲げる要件を満たすものとする。

1　未受精卵等の取扱いに関して十分な実績及び能力を有すること。
2　倫理審査委員会が設置されていること。
3　未受精卵等を提供する者の個人情報の保護のための十分な措置が講じられていること。
4　未受精卵等を提供することについての意思の確認の方法その他ヒト受精胚の取扱いに関する手続が明確に定められていること。

②未受精卵等の提供者が第二種提供医療機関において医療を受けている場合には、第二種提供医療機関は、説明担当医師（未受精卵等の提供者に対し、当該提供の方法及び提供後の取扱いに関する説明を行う医師であって、産科及び婦人科の診療に優れた識見を有する医師をいう。）及びコーディネータ（未受精卵等の提供者に対し、当該提供に関する情報提供、相談及び関係者間の調整を行う者であって、提供者と利害関係がなく、第二種樹立並びに産科及び婦人科の診療に優れた識見を有する者をいう。）を配置するものとする。

第28条［第二種提供医療機関の倫理審査委員会］　①第二種提供医療機関の倫理審査委員会は、この指針に即して、樹立計画又はその変更の科学的妥当性及び倫理的妥当性について総合的に審査を行い、その適否、留意事項、改善事項等に関して第二種提供医療機関の長に対し意見を提出する業務を行うものとする。

②第二種提供医療機関の倫理審査委員会は、前項の審査の過程の記録を作成し、これを保管するものとする。

③第二種提供医療機関の倫理審査委員会は、次に掲げる要件を満たすものとする。

1　樹立計画の科学的妥当性及び倫理的妥当性を総合的に審査できるよう、生物学、医学及び法律に関する専門家、生命倫理に関する意見を述べるにふさわしい識見を有する者並びに一般の立場に立って意見を述べられる者から構成されていること。
2　当該第二種提供医療機関が属する法人に所属する者以外の者が2名以上含まれていること。
3　男性及び女性がそれぞれ2名以上含まれていること。
4　当該樹立計画を実施する研究者、樹立責任者との間に利害関係を有する者及び

樹立責任者の三親等以内の親族が審査に参画しないこと。
5　倫理審査委員会の活動の自由及び独立が保障されるよう適切な運営手続が定められていること。
6　倫理審査委員会の構成、組織及び運営並びにその議事の内容の公開その他樹立計画の審査に必要な手続に関する規則が定められ、かつ、当該規則が公開されていること。
7　第1号の医学に関する専門家に、再生医療に関して識見を有する者及び未受精卵等の提供者の受ける医療に関して優れた識見を有する医師が含まれていること。
8　委員の過半数が第二種樹立機関に所属していない者であること。

④倫理審査委員会の運営に当たっては、前項第6号に規定する規則により非公開とすることが定められている事項を除き、議事の内容について公開するものとする。

第29条［インフォームド・コンセントの手続］　①第二種提供医療機関は、未受精卵等を第二種樹立に用いることについて、当該第二種樹立に必要な未受精卵等の提供者その他提供の意思を確認すべき者（以下この節において「提供者等」という。）のインフォームド・コンセントを受けるものとする。

②前項のインフォームド・コンセントは書面により表示されるものとする。

③第二種提供医療機関は、第①項のインフォームド・コンセントを受けるに当たり、提供者等の心情に十分配慮するとともに、次に掲げる要件を満たすものとする。
1　提供者等が置かれている立場を不当に利用しないこと。
2　同意の能力を欠く者及び第二種樹立を実施する者その他の関係者に未受精卵等の提供を依頼しないこと。
3　提供者等による未受精卵等を廃棄することについての意思が事前に確認されていること。
4　提供者等が提供するかどうか判断するために必要な時間的余裕を有すること。
5　インフォームド・コンセントの受取後少なくとも30日間は、当該未受精卵等を第二種樹立機関に移送しないこと。
6　特定胚指針第9条第⑤項第2号又は第3号に掲げる未受精卵等（凍結されたものを除く。）の提供を受ける場合には、未受精卵等の提供者が過去に生殖補助医療を受けた経験のある者であること及び未受精卵等の提供者から事前に提供の申し出があったことを確認すること。
7　倫理審査委員会の委員又は倫理審査委員会が指定する者（当該第二種樹立に関与する者でなく、かつ、未受精卵等の提供者と利害関係を有しない者に限る。）が、未受精卵等の提供者に面接してその提供の同意に係る手続の適切性を確認していること（凍結された未受精卵の提供を受ける場合及び未受精卵等の提供者の生殖補助医療が終了した後にヒト受精胚の提供を受ける場合を除く。）。

第30条［インフォームド・コンセントの説明］　①前条第①項のインフォームド・コンセントに係る説明は、特定胚指針第10条第②項の規定に基づき行うものとする。

②第二種樹立機関は、当該第二種樹立機関に所属する者（樹立責任者を除く。）のうちから、当該第二種樹立機関の長が指名する者に前項の説明を実施させるものとする。

③前項の規定により第二種樹立機関の長の指名を受けた者は、第①項の説明を実施するに当たり、提供者等に対し、特定胚指針第10条第②項各号に掲げる事項を記載した説明書を提示し、分かりやすく、これを行うものとする。
④第二種樹立機関は、第①項の説明を実施するときは、未受精卵等の提供者の個人情報を保護するため適切な措置を講ずるとともに、前項の説明書及び当該説明を実施したことを示す文書（次条第①項において「説明実施書」という。）を提供者等に、その写しを第二種提供医療機関にそれぞれ交付するものとする。
⑤第二種樹立機関は、最新の科学的知見を踏まえ、正確に第①項の説明を行うものとする。

第31条［インフォームド・コンセントの確認］　①第二種提供医療機関の長は、樹立計画に基づくインフォームド・コンセントの受取の適切な実施に関して、第29条第②項の書面、前条第③項の説明書及び説明実施書を確認するとともに、当該第二種提供医療機関の倫理審査委員会の意見を聴くものとする。
②第二種提供医療機関の長は、未受精卵等を第二種樹立機関に移送するときには、前項の確認を行ったことを文書で第二種樹立機関に通知するものとする。
③前項の通知を受けた場合には、第二種樹立機関の長は、当該通知の写しを文部科学大臣に提出するものとする。

第32条［未受精卵等の提供者の個人情報の保護］　①第二種樹立に携わる者は、未受精卵等の提供者の個人情報の保護に最大限努めるものとする。
②前項の趣旨にかんがみ、第二種提供医療機関は、未受精卵等を第二種樹立機関に移送するときには、当該未受精卵等とその提供者に関する個人情報が照合できないよう必要な措置を講ずるものとする。

第3節　第二種樹立に必要なヒトの体細胞の提供

第33条［体細胞提供機関の基準］　体細胞提供機関は、次に掲げる要件を満たすものとする。
　1　倫理審査委員会が設置されていること。
　2　体細胞を提供する者の個人情報の保護のための十分な措置が講じられていること。
　3　特定胚指針第9条第⑥項第1号又は第3号に掲げる体細胞の提供を受ける場合には、医療機関であること。
　4　特定胚指針第9条第⑥項第3号に掲げる体細胞の提供を受ける場合には、体細胞の採取に相当の経験を有し、かつ、提供者と利害関係を有しない医師を有すること。

第34条［体細胞提供機関の倫理審査委員会］　①体細胞提供機関の倫理審査委員会は、この指針に即して、樹立計画又はその変更の科学的妥当性及び倫理的妥当性について総合的に審査を行い、その適否、留意事項、改善事項等に関して体細胞提供機関の長に対し意見を提出する業務を行うものとする。
②体細胞提供機関の倫理審査委員会は、前項の審査の過程の記録を作成し、これを保管するものとする。
③体細胞提供機関の倫理審査委員会は、次に掲げる要件を満たすものとする。

1 樹立計画の科学的妥当性及び倫理的妥当性を総合的に審査できるよう、医学及び法律に関する専門家、生命倫理に関する意見を述べるにふさわしい識見を有する者並びに一般の立場に立って意見を述べられる者から構成されていること。
2 男性及び女性がそれぞれ1名以上含まれていること。
3 当該樹立計画を実施する研究者が審査に参画しないこと。
4 倫理審査委員会の活動の自由及び独立が保障されるよう適切な運営手続が定められていること。
5 倫理審査委員会の構成、組織及び運営並びにその議事の内容の公開その他樹立計画の審査に必要な手続に関する規則が定められ、かつ、当該規則が公開されていること。

④倫理審査委員会の運営に当たっては、前項第5号に規定する規則により非公開とすることが定められている事項を除き、議事の内容について公開するものとする。

第35条［インフォームド・コンセントの手続］　①体細胞提供機関は、体細胞を第二種樹立に用いることについて、当該第二種樹立に必要な体細胞の提供者その他当該体細胞の提供の意思を確認すべき者（以下この節において「提供者等」という。）のインフォームド・コンセントを受けるものとする。ただし、特定胚指針第9条第⑥項第2号に掲げる体細胞であって、当該体細胞の提供者に係る情報がないものの提供を受ける場合には、この限りでない。

②前項のインフォームド・コンセントは、書面により表示されるものとする。

③体細胞提供機関は、第①項のインフォームド・コンセントを受けるに当たり、提供者等の心情に十分配慮するとともに、次に掲げる要件を満たすものとする。
1 同意の能力を欠く者及び第二種樹立を実施する者その他の関係者に提供を依頼しないこと。
2 提供者等が提供するかどうか判断するために必要な時間的余裕を有すること。
3 インフォームド・コンセントの受取後少なくとも30日間は、当該体細胞を第二種樹立機関に移送しないこと。
4 特定胚指針第9条第⑥項第3号に掲げる体細胞の提供を受ける場合には、次に掲げる要件のすべてを満たしていることを確認すること。
　イ 体細胞の提供者から事前に提供の申し出があること。
　ロ 体細胞提供機関の倫理審査委員会の委員又は当該倫理審査委員会が指定する者（当該第二種樹立に関与する者でなく、かつ、体細胞の提供者と利害関係を有しない者に限る。）が、体細胞の提供者に面接してその提供の同意に係る手続の適切性を確認していること。

第36条［インフォームド・コンセントの説明］　①前条第①項のインフォームド・コンセントに係る説明は、特定胚指針第11条第①項の規定により読み替えて準用する特定胚指針第10条第②項並びに特定胚指針第11条第②項及び第③項の規定に基づき行うものとする。

②第二種樹立機関が前項の説明を行う場合には、当該第二種樹立機関に所属する者（樹立責任者を除く。）のうちから、当該第二種樹立機関の長が指名する者に前項の説明を実施させるものとする。

参考資料

③体細胞提供機関の説明者及び前項の規定により第二種樹立機関の長の指名を受けた者は、第①項の説明を実施するに当たり、提供者等に対し、特定胚指針第11条第①項の規定により読み替えて準用する特定胚指針第10条第②項各号及び第11条第②項各号に掲げる事項を記載した説明書を提示し、分かりやすく、これを行うものとする。

④第二種樹立機関は、第①項の説明を実施するときは、体細胞の提供者の個人情報を保護するため適切な措置を講ずるとともに、前項の説明書及び当該説明を実施したことを示す文書（次条第①項において「説明実施書」という。）を提供者等に、その写しを体細胞提供機関にそれぞれ交付するものとする。

⑤体細胞提供機関及び第二種樹立機関は、最新の科学的知見を踏まえ、正確に第①項の説明を行うものとする。

第37条［インフォームド・コンセントの確認］　①体細胞提供機関の長は、樹立計画に基づくインフォームド・コンセントの受取の適切な実施に関して、第35条第②項の書面、前条第③項の説明書及び説明実施書を確認するとともに、当該体細胞提供機関の倫理審査委員会の意見を聴くものとする。

②体細胞提供機関の長は、体細胞を第二種樹立機関に移送するときには、前項の確認を行ったことを文書で第二種樹立機関に通知するものとする。

③前項の通知を受けた場合には、第二種樹立機関の長は、当該通知の写しを文部科学大臣に提出するものとする。

第38条［体細胞の提供者の個人情報の保護］　①第二種樹立に携わる者は、体細胞の提供者の個人情報の保護に最大限努めるものとする。

②前項の趣旨にかんがみ、体細胞提供機関は、体細胞を第二種樹立機関に移送するときには、当該体細胞とその提供者に関する個人情報が照合できないよう必要な措置を講ずるものとする。ただし、第二種樹立機関が体細胞の提供者の疾患に係る情報を必要とする場合であって、体細胞提供機関が、提供者等の同意及び体細胞提供機関の倫理審査委員会の承認を受けたときは、この限りでない。

第4章　ヒトES細胞の分配

第1節　分配の要件

第39条［分配に供されるヒトES細胞の要件］　分配に供されるヒトES細胞は、次に掲げる要件を満たすものに限るものとする。

1　この指針に基づき樹立されたヒトES細胞又はヒトES細胞の使用に関する指針に基づき海外から分配を受けたヒトES細胞であること。

2　必要な経費を除き、無償で寄託又は譲渡されたものであること。

第40条［使用機関に対する分配の要件］　①使用機関に対するヒトES細胞の分配は、次に掲げる要件を満たす場合に限り、行うことができるものとする。

1　ヒトES細胞の使用に関する指針に基づき使用計画を実施する使用機関に対してのみ分配をすること。

2　必要な経費を除き、無償で分配をすること。

②樹立機関又は分配機関は、ヒトES細胞の使用に関する指針に基づく使用計画を実施する使用機関がヒトES細胞の分配を要求した場合には、やむを得ない場合を除

き、分配をするものとする。

第41条［海外使用機関に対する分配の要件］　海外使用機関に対するヒトES細胞の分配は、次に掲げる要件を満たす場合に限り、行うことができるものとする。
1　第53条第⑦項に規定する文部科学大臣の確認を受けた海外分配計画に基づき契約を締結した海外使用機関に対してのみ分配をすること。
2　必要な経費を除き、無償で分配をすること。

第2節　分配機関

第42条［分配機関の基準］　分配機関は、次に掲げる要件を満たすものとする。
1　ヒトES細胞の分配等（分配をすること、寄託を受けること及び維持管理をすることをいう。以下同じ。）をするに足りる十分な施設、人員、技術的及び管理的能力並びに財政的基礎を有すること。
2　ヒトES細胞の分配等について遵守すべき技術的及び倫理的な事項並びにヒトES細胞の管理に関する事項に関する規則が定められていること。
3　倫理審査委員会が設置されていること。
4　動物又はヒトの細胞の分配の実績を有すること。
5　ヒトES細胞の分配等に関する教育研修計画が定められていること。

第43条［分配機関の業務等］　①分配機関は、ヒトES細胞の分配等をすることのほか、次に掲げる業務を行うものとする。
1　一度分配をされたヒトES細胞のうち使用機関において加工されたものを譲り受け、その分配をし、及び維持管理をすること（ヒトES細胞を使用する研究の進展のために合理的である場合に限る。）。
2　ヒトES細胞の使用に関する指針に基づき使用計画（当該分配機関が分配したヒトES細胞を用いるものに限る。）を実施する者にヒトES細胞の取扱いに関する技術的研修を行うこと。

②分配機関は、ヒトES細胞の分配等及び返還に関する記録を作成し、これを保存するものとする。
③分配機関は、ヒトES細胞の分配等及び返還に関する資料の提出、調査の受入れその他文部科学大臣が必要と認める措置に協力するものとする。

第44条［分配機関の長］　①分配機関の長は、次に掲げる業務を行うものとする。
1　海外分配計画の妥当性を確認し、第53条の規定に基づき、その実施を了承すること。
2　ヒトES細胞の分配等及び返還の状況を把握し、必要に応じ分配責任者に対しその留意事項、改善事項等に関して指示を与えること。
3　ヒトES細胞の分配等を監督すること。
4　分配機関においてこの指針を周知徹底し、これを遵守させること。
5　分配等及び返還の状況を把握すること。
6　樹立機関から寄託を受けたヒトES細胞の分配の実績について、当該樹立機関の長に定期的に報告を行うこと。
7　ヒトES細胞の分配等に関する教育研修計画を策定し、これに基づき教育研修を実施すること。

8　前条第①項第2号に規定する技術的研修について、その実施体制を整備すること。
②分配機関の長は、分配責任者を兼ねることができない。
第45条［分配責任者］　①分配責任者は、次に掲げる業務を行うものとする。
　1　ヒトES細胞の分配等を総括し、及び研究者に対し必要な指示をすること。
　2　ヒトES細胞の分配等が適切に実施されていることを随時確認すること。
　3　ヒトES細胞の分配等及び返還の状況に関し、分配機関の長及び分配機関の倫理審査委員会に対し必要な報告をすること。
　4　当該分配機関の設置に関する計画（以下「設置計画」という。）又は海外分配計画を実施する研究者に対し、ヒトES細胞の分配等に関する教育研修計画に基づく教育研修に参加するよう命ずるとともに、必要に応じ、ヒトES細胞の分配等に関する技術的能力及び倫理的な認識を向上させるためのその他の教育研修を実施すること。
　5　第43条第①項第2号に規定する技術的研修を実施すること。
　6　海外分配計画書を作成すること。
　7　前各号に定めるもののほか、ヒトES細胞の分配等を総括するに当たって必要となる措置を講ずること。
②分配責任者は、分配機関ごとに1名とし、ヒトES細胞に関する倫理的な認識並びに十分な専門的知識及び技術的能力を有するとともに前項各号に掲げる業務を的確に実施できる者とする。
第46条［設置審査委員会］　①分配機関の設置に関する倫理審査委員会（以下「設置審査委員会」という。）は、この指針に即して、設置計画の妥当性について総合的に審査を行い、その適否、留意事項、改善事項等に関して分配機関を設置しようとする機関の長に対し意見を提出する業務を行うものとする。
②設置審査委員会は、前項の審査の過程の記録を作成し、これを保管するものとする。
③設置審査委員会は、次に掲げる要件を満たすものとする。
　1　設置計画の妥当性を総合的に審査できるよう、生物学、医学及び法律に関する専門家、生命倫理に関する意見を述べるにふさわしい識見を有する者並びに一般の立場に立って意見を述べられる者から構成されていること。
　2　分配機関になろうとする機関が属する法人に所属する者以外の者が2名以上含まれていること。
　3　男性及び女性がそれぞれ2名以上含まれていること。
　4　当該設置計画を実施する研究者、分配責任者との間に利害関係を有する者及び分配責任者の三親等以内の親族が審査に参画しないこと。
　5　設置審査委員会の活動の自由及び独立が保障されるよう適切な運営手続が定められていること。
　6　設置審査委員会の構成、組織及び運営並びにその議事の内容の公開その他設置計画の審査に必要な手続に関する規則が定められ、かつ、当該規則が公開されていること。
④設置審査委員会の運営に当たっては、前項第6号に規定する規則により非公開とす

ることが定められている事項を除き、議事の内容について公開するものとする。

第47条［分配機関の設置に関する手続］　①分配機関になろうとする機関の長は、設置計画を記載した書類（第③項及び第④項第1号において「設置計画書」という。）を作成し、設置計画のこの指針に対する適合性について、文部科学大臣の確認を受けるものとする。

②前項の確認を受けようとする機関の長は、あらかじめ、設置審査委員会を設け、設置計画の妥当性について意見を求めるものとする。

③設置計画書には、次に掲げる事項を記載するものとする。
1　機関の名称及び所在地並びに機関の長の氏名
2　ヒトES細胞の分配等を行う組織及び人員の体制
3　分配責任者の氏名、略歴、ヒトES細胞に関する取扱い実績又は研究業績、教育研修の受講歴及び分配機関において果たす役割
4　研究者の氏名、略歴、ヒトES細胞に関する取扱い実績又は研究業績、教育研修の受講歴及び分配機関において果たす役割
5　ヒトES細胞の分配等を取り扱う施設及び設備並びに管理体制（ヒトES細胞の分配等を取り扱う施設の平面図及び設備の配置図並びに管理システムの配置図を含む。）
6　寄託又は譲渡を受けるヒトES細胞に関する説明
7　ヒトES細胞の分配等について遵守すべき技術的及び倫理的な事項並びにヒトES細胞の管理に関する事項を定めた規則に関する説明
8　倫理審査委員会の体制
9　ヒトES細胞の分配等に関する教育研修計画の内容
10　その他必要な事項

④第①項の確認を受けようとする機関の長は、次に掲げる書類を文部科学大臣に提出するものとする。
1　設置計画書
2　設置審査委員会における審査の過程及び結果を示す書類
3　設置審査委員会に関する事項を記載した書類及び前条第③項第6号に規定する規則の写し
4　分配機関の倫理審査委員会に関する事項を記載した書類及び第49条第②項の規定により読み替えて準用する前条第③項第6号に規定する規則の写し
5　ヒトES細胞の分配等について遵守すべき技術的及び倫理的な事項並びにヒトES細胞の管理に関する事項を定めた規則の写し
6　ヒトES細胞の分配等を継続的に行い得る財政的基礎を示す書類
7　動物又はヒトの細胞の分配の実績を示す書類

⑤文部科学大臣は、第①項の確認を求められたときは、設置計画のこの指針に対する適合性について、科学技術・学術審議会生命倫理・安全部会の意見を求めるとともに、当該意見に基づき確認を行うものとする。

⑥文部科学大臣は、前項の確認を行ったときは、その旨を公表するものとする。

第48条［設置計画の変更］　①分配機関の長は、前条第③項第2号、第3号、第5号

又は第6号に掲げる事項を変更しようとするときは、あらかじめ、当該変更の妥当性について分配機関の倫理審査委員会の意見を聴いた上で、当該変更のこの指針に対する適合性について、文部科学大臣の確認を受けるものとする。この場合において、分配機関の長は、当該変更の内容及び理由について記載した書類並びに当該変更に係る倫理審査委員会における審査の過程及び結果を示す書類を文部科学大臣に提出するものとする。
②文部科学大臣は、前項の確認を求められたときは、当該変更のこの指針に対する適合性について科学技術・学術審議会生命倫理・安全部会の意見を求めるとともに、当該意見に基づき確認を行うものとする。
③分配機関の長は、前条第③項第1号、第4号又は第7号から第10号までに掲げる事項を変更したときは、その旨を文部科学大臣に届け出るものとする。この場合において、当該変更が同項第4号又は第7号から第9号までに掲げる事項の変更に係るものであるときは、分配機関の長は、あらかじめ、当該変更の妥当性について分配機関の倫理審査委員会の意見を聴くものとする。
④文部科学大臣は、前項の届出(前条第③項第1号に掲げる事項の変更に係るものを除く。)があったときは、当該届出に係る事項を科学技術・学術審議会生命倫理・安全部会に報告するものとする。

第49条［分配機関の倫理審査委員会］ ①分配機関の倫理審査委員会は、次に掲げる業務を行うものとする。
　1　この指針に即して、設置計画の変更の妥当性について総合的に審査を行い、その適否、留意事項、改善事項等に関して分配機関の長に対し意見を提出すること。
　2　この指針に即して、海外分配計画の妥当性について総合的に審査を行い、その適否、留意事項、改善事項等に関して分配機関の長に対し意見を提出すること。
　3　ヒトES細胞の分配等及び返還の状況について報告を受け、必要に応じて調査を行い、その留意事項、改善事項等に関して分配機関の長に対し意見を提出すること。
②第46条第②項から第④項までの規定は、分配機関の倫理審査委員会の要件及び運営について準用する。この場合において、これらの規定中「設置審査委員会」とあるのは「分配機関の倫理審査委員会」と、「設置計画の妥当性」とあるのは「設置計画の変更及び海外分配計画の妥当性」と、「分配機関になろうとする機関」とあるのは「分配機関」と、「当該設置計画を実施する研究者」とあるのは「当該設置計画及び海外分配計画を実施する研究者」と、「設置計画の審査」とあるのは「設置計画及び海外分配計画の審査」と、それぞれ読み替えるものとする。

第50条［分配の進行状況等の報告］ ①分配責任者は、ヒトES細胞の分配等及び返還の状況を分配機関の長及び分配機関の倫理審査委員会に随時報告するものとする。
②分配機関の長は、少なくとも毎年1回、文部科学大臣にヒトES細胞の分配等及び返還の状況を報告するものとする。

第51条［分配機関の業務の終了等］ ①分配機関の長は、分配機関の業務を終了し、又は中止しようとするときは、終了後又は中止後のヒトES細胞の取扱いについて、分配機関の倫理審査委員会の意見を求めるとともに、文部科学大臣の確認を受ける

ものとする。
②文部科学大臣は、前項の確認を求められたときは、分配機関の業務の終了後又は中止後のヒトES細胞の取扱いの妥当性について、科学技術・学術審議会生命倫理・安全部会の意見を求めるとともに、当該意見に基づき確認を行うものとする。
③文部科学大臣は、第①項の確認を行ったときは、当該業務が終了し、又は中止された旨を公表するものとする。

第3節　海外使用機関に対する分配

第52条［海外使用機関の基準］　①海外分配計画については、当分の間、次に掲げる要件を満たす海外使用機関に対する分配について策定するものとする。
　1　ヒトES細胞及び分化細胞の取扱いについて、当該国の法令又はこれに類するガイドラインを遵守すること。
　2　分配を受けたヒトES細胞を、他の機関に対して分配又は譲渡をしないこと。
　3　ヒトES細胞の使用を終了したときは、残余のヒトES細胞を、当該ヒトES細胞の分配をした樹立機関若しくは分配機関との合意に基づきそれを廃棄し、又は当該ヒトES細胞の分配をした樹立機関若しくは分配機関に返還若しくは譲渡すること。
　4　ヒトES細胞を使用して作成した胚の人又は動物の胎内への移植その他の方法による個体の生成、ヒト胚及びヒトの胎児へのヒトES細胞の導入並びにヒトES細胞からの生殖細胞の作成を行わないこと。
　5　商業目的の利用を行わないこと。
　6　人体に適用する臨床研究その他医療及びその関連分野における使用を行わないこと。
　7　個人情報の保護のための十分な措置が講じられていること。
　8　その他ヒトES細胞の適切な取扱いに必要な措置を講ずること。
　9　この条に定める海外分配計画の基準に反することとなった場合においては、ヒトES細胞の分配をした樹立機関又は分配機関にヒトES細胞を返還すること。

第53条［海外使用機関に対する分配の手続］　①樹立責任者又は分配責任者は、海外使用機関にヒトES細胞の分配をするに当たっては、あらかじめ、海外分配計画書を作成し、海外分配計画の実施について当該機関の長の了承を求めるものとする。
②前項の海外分配計画書には、次に掲げる事項を記載するものとする。
　1　海外分配計画の名称
　2　樹立機関又は分配機関の名称及び所在地並びに樹立機関の長又は分配機関の長の氏名
　3　樹立責任者又は分配責任者の氏名
　4　分配をする海外使用機関の名称及びその所在地並びに国名
　5　分配の方法
　6　分配をする海外使用機関の使用の期間
　7　分配に供されるヒトES細胞の入手先及びヒトES細胞株の名称
　8　海外使用機関の基準に関する説明
　9　その他必要な事項

③樹立責任者又は分配責任者は、分配をする海外使用機関のヒトES細胞の使用が当該国の法令又はこれに類するガイドラインに基づき承認されたものであることを示す書類の写し、及びその日本語による翻訳文を、海外分配計画書に添付するものとする。
④樹立機関の長又は分配機関の長は、第①項の了承を求められたときは、その妥当性について当該機関の倫理審査委員会の意見を求めるとともに、当該意見に基づき海外分配計画のこの指針に対する適合性を確認するものとする。
⑤分配機関の長は、海外分配計画の実施を了承するに当たっては、当該海外分配計画による分配について、当該ヒトES細胞の樹立をした樹立機関の長の同意を求めるものとする。
⑥樹立機関の長は、やむを得ない場合を除き、前項の同意をするものとする。
⑦樹立機関の長又は分配機関の長は、海外分配計画の実施を了承するに当たっては、第④項及び第⑤項の手続の終了後、当該海外分配計画のこの指針に対する適合性について、文部科学大臣の確認を受けるものとする。
⑧前項の場合には、樹立機関の長又は分配機関の長は、次に掲げる書類を文部科学大臣に提出するものとする。
　1　海外分配計画書
　2　樹立機関又は分配機関の倫理審査委員会における審査の過程及び結果を示す書類
⑨文部科学大臣は、海外分配計画のこの指針に対する適合性について、科学技術・学術審議会生命倫理・安全部会の意見を求めるとともに、当該意見に基づき確認を行うものとする。

第5章　雑則

第54条［関係行政機関との連携］　文部科学大臣は、ヒトES細胞の樹立及び分配が、医療及びその関連分野と密接な関係を持つことにかんがみ、情報の提供を行う等厚生労働大臣及び経済産業大臣と密接な連携を図るものとする。

第55条［指針不適合の公表］　文部科学大臣は、ヒトES細胞の樹立及び分配がこの指針に定める基準に適合していないと認める者があったときは、その旨を公表するものとする。

附則

第1条［施行期日］　この指針は、公布の日から実施する。

第2条［ヒトES細胞の樹立及び使用に関する指針の廃止］　ヒトES細胞の樹立及び使用に関する指針（平成21年文部科学省告示第84号。次条において「旧指針」という。）は廃止する。

第3条［経過措置］　この指針の実施の際現に旧指針の規定により文部科学大臣の確認を受けた樹立計画、設置計画又は海外分配計画については、それぞれ第15条第①項、第47条第①項又は第53条第⑦項の確認を受けたものとみなす。

第4条［指針の見直し］　①文部科学大臣は、ライフサイエンスにおける研究の進展、社会の動向等を勘案し、必要に応じてこの指針の規定について見直しを行うものとする。

②前項の見直しは、総合科学技術会議の意見に基づき行うものとする。

40　ヒトES細胞の使用に関する指針

施行　平成21年8月21日文部科学省告示第157号
附則
第1章　総則
第1条［目的］　この指針は、ヒトES細胞の樹立及び使用が、医学及び生物学の発展に大きく貢献する可能性がある一方で、人の生命の萌芽であるヒト胚を使用すること、ヒトES細胞が、ヒト胚を滅失して樹立されたものであり、また、すべての細胞に分化する可能性があること等の生命倫理上の問題を有することにかんがみ、ヒトES細胞の使用に当たり生命倫理上の観点から遵守すべき基本的な事項を定め、もってその適正な実施の確保に資することを目的とする。
第2条［定義］　この指針において、次の各号に掲げる用語の意義は、それぞれ当該各号に定めるところによる。
1　胚ヒトに関するクローン技術等の規制に関する法律（平成12年法律第146号。以下「法」という。）第2条第①項第1号に規定する胚をいう。
2　ヒト胚ヒトの胚（ヒトとしての遺伝情報を有する胚を含む。）をいう。
3　ヒト受精胚法第2条第①項第6号に規定するヒト受精胚をいう。
4　人クローン胚法第2条第①項第10号に規定する人クローン胚をいう。
5　ヒトES細胞ヒト胚から採取された細胞又は当該細胞の分裂により生ずる細胞であって、胚でないもののうち、多能性（内胚葉、中胚葉及び外胚葉の細胞に分化する性質をいう。）を有し、かつ、自己複製能力を維持しているもの又はそれに類する能力を有することが推定されるものをいう。
6　分化細胞ヒトES細胞が分化することにより、その性質を有しなくなった細胞をいう。
7　樹立特定の性質を有する細胞を作成することをいう。
8　第一種樹立ヒト受精胚を用いてヒトES細胞を樹立すること（次号に掲げるものを除く。）をいう。
9　第二種樹立人クローン胚を作成し、作成した人クローン胚を用いてヒトES細胞を樹立することをいう。
10　樹立機関ヒトES細胞を樹立する機関をいう。
11　分配機関第三者に分配することを目的として樹立機関から寄託されたヒトES細胞の分配をし、及び維持管理をする機関をいう。
12　使用機関ヒトES細胞を使用する機関をいう。
13　使用計画使用機関が行うヒトES細胞の使用に関する計画をいう。
14　使用責任者使用機関において、ヒトES細胞の使用を総括する立場にある者をいう。
第3条［適用の範囲］　ヒトES細胞の使用（基礎的研究に係るものに限る。）は、この指針に定めるところにより適切に実施されるものとする。

第4条［ヒトES細胞に対する配慮］　ヒトES細胞を取り扱う者は、ヒトES細胞が、人の生命の萌芽であるヒト胚を滅失させて樹立されたものであること及びすべての細胞に分化する可能性があることに配慮し、誠実かつ慎重にヒトES細胞の取扱いを行うものとする。

第2章　使用の要件等

第5条［使用の要件］　①第一種樹立により得られたヒトES細胞の使用は、次に掲げる要件を満たす場合に限り、行うことができるものとする。
　1　次のいずれかに資する基礎的研究を目的としていること。
　　イ　ヒトの発生、分化及び再生機能の解明
　　ロ　新しい診断法、予防法若しくは治療法の開発又は医薬品等の開発
　2　ヒトES細胞を使用することが前号に定める研究において科学的合理性及び必要性を有すること。

②第二種樹立により得られたヒトES細胞の使用は、次に掲げる要件を満たす場合に限り、行うことができるものとする。
　1　特定胚の取扱いに関する指針（平成21年文部科学省告示第83号）第9条第②項に規定する基礎的研究を目的としていること。
　2　ヒトES細胞を使用することが前号に定める研究において科学的合理性及び必要性を有すること。

③使用に供されるヒトES細胞は、ヒトES細胞の樹立及び分配に関する指針（平成21年文部科学省告示第156号）に基づき樹立されたものに限るものとする。

④前項の規定にかかわらず、文部科学大臣がヒトES細胞の樹立及び分配に関する指針と同等の基準に基づき樹立されたものであると認める場合には、使用機関は、海外から分配を受けたヒトES細胞を使用することができるものとする。

第6条［行ってはならない行為］　ヒトES細胞を取り扱う者は、次に掲げる行為を行ってはならない。
　1　ヒトES細胞を使用して作成した胚の人又は動物の胎内への移植その他の方法によりヒトES細胞から個体を生成すること。
　2　ヒト胚へヒトES細胞を導入すること。
　3　ヒトの胎児へヒトES細胞を導入すること。
　4　ヒトES細胞から生殖細胞を作成すること。

第7条［ヒトES細胞の分配等］　使用機関は、ヒトES細胞の分配又は譲渡をしてはならない。ただし、使用機関において遺伝子の導入、その他の方法により加工されたヒトES細胞を、当該使用機関が分配又は譲渡する場合については、この限りでない。

第8条［分化細胞の取扱い］　使用機関は、作成した分化細胞を譲渡する場合には、当該分化細胞がヒトES細胞に由来するものであることを譲渡先に通知するものとする。

第3章　使用の体制

第9条［使用機関の基準等］　①使用機関は、次に掲げる要件を満たすものとする。
　1　ヒトES細胞を使用するに足りる十分な施設、人員及び技術的能力を有するこ

と。
    2　ヒトES細胞の使用について遵守すべき技術的及び倫理的な事項に関する規則が定められていること。
    3　ヒトES細胞の使用に関する技術的能力及び倫理的な認識を向上させるための教育及び研修（以下「教育研修」という。）を実施するための計画（以下「教育研修計画」という。）が定められていること。
②使用機関は、ヒトES細胞の使用に関する記録を作成し、これを保存するものとする。
③使用機関は、ヒトES細胞の使用に関する資料の提出、調査の受入れその他文部科学大臣が必要と認める措置に協力するものとする。

第10条［使用機関の長］　①使用機関の長は、次に掲げる業務を行うものとする。
    1　使用計画及びその変更の妥当性を確認し、第13条から第16条までの規定に基づき、その実施を了承すること。
    2　ヒトES細胞の使用の進行状況及び結果を把握し、必要に応じ、使用責任者に対しその留意事項、改善事項等に関して指示を与えること。
    3　ヒトES細胞の使用を監督すること。
    4　使用機関においてこの指針を周知徹底し、これを遵守させること。
    5　ヒトES細胞の使用に関する教育研修計画を策定し、これに基づく教育研修を実施すること。
②使用機関の長は、使用責任者を兼ねることができない。ただし、前条第①項第2号に規定する規則により前項の業務を代行する者が選任されている場合は、この限りでない。
③前項ただし書の場合において、第①項、第12条第①項及び第②項、第13条第①項、第14条、第15条第①項及び第②項、第16条、第17条並びに第18条第①項、第②項及び第④項中「使用機関の長」とあるのは「使用機関の長の業務を代行する者」と読み替えるものとする。

第11条［使用責任者］　①使用責任者は、次に掲げる業務を行うものとする。
    1　ヒトES細胞の使用に関して、内外の入手し得る資料及び情報に基づき、使用計画又はその変更の科学的妥当性及び倫理的妥当性について検討すること。
    2　前号の検討の結果に基づき、使用計画を記載した書類（以下「使用計画書」という。）又は使用計画の変更の内容及び理由を記載した書類（第16条第①項、第②項及び第④項において「使用計画変更書」という。）を作成すること。
    3　ヒトES細胞の使用を総括し、及び使用計画を実施する研究者に対し必要な指示をすること。
    4　ヒトES細胞の使用が使用計画書に従い適切に実施されていることを随時確認すること。
    5　第17条及び第18条第①項に規定する手続を行うこと。
    6　使用計画を実施する研究者に対し、ヒトES細胞の使用に関する教育研修計画に基づく教育研修に参加するよう命ずるとともに、必要に応じ、その他のヒトES細胞の使用に関する教育研修を実施すること。

7　前各号に定めるもののほか、使用計画を総括するに当たって必要となる措置を講ずること。

②使用責任者は、一の使用計画ごとに1名とし、ヒトES細胞に関する倫理的な認識並びに十分な専門的知識及び技術的能力を有するとともに前項各号に掲げる業務を的確に実施できる者とする。

第12条［倫理審査委員会］　①使用機関に、次に掲げる業務を行うため、倫理審査委員会を設置するものとする。

　1　この指針に即して、使用計画又はその変更の科学的妥当性及び倫理的妥当性について総合的に審査を行い、その適否、留意事項、改善事項等に関して使用機関の長に対し意見を提出すること。

　2　使用の進行状況及び結果について報告を受け、必要に応じて調査を行い、その留意事項、改善事項等に関して使用機関の長に対し意見を提出すること。

②前項の規定にかかわらず、使用機関の長は、他の使用機関によって設置された倫理審査委員会をもって、前項の倫理審査委員会に代えることができる。

③倫理審査委員会（前項に規定する他の使用機関によって設置された倫理審査委員会を含む。以下同じ。）は、第①項第1号の審査の記録を作成し、これを保管するものとする。

④倫理審査委員会は、次に掲げる要件を満たすものとする。

　1　使用計画の科学的妥当性及び倫理的妥当性を総合的に審査できるよう、生物学、医学及び法律に関する専門家、生命倫理に関する意見を述べるにふさわしい識見を有する者並びに一般の立場に立って意見を述べられる者から構成されていること。

　2　当該使用計画を実施する使用機関が属する法人に所属する者以外の者が2名以上含まれていること。

　3　男性及び女性がそれぞれ2名以上含まれていること。

　4　当該使用計画を実施する研究者、使用責任者との間に利害関係を有する者及び使用責任者の三親等以内の親族が審査に参画しないこと。

　5　倫理審査委員会の活動の自由及び独立が保障されるよう適切な運営手続が定められていること。

　6　倫理審査委員会の構成、組織及び運営並びにその議事の内容の公開その他使用計画の審査に必要な手続に関する規則が定められ、かつ、当該規則が公開されていること。

⑤倫理審査委員会の運営に当たっては、前項第6号に規定する規則により非公開とすることが定められている事項を除き、議事の内容について公開するものとする。

第4章　使用の手続

第13条［使用機関の長の了承］　①使用責任者は、ヒトES細胞の使用に当たっては、あらかじめ、使用計画書を作成し、使用計画の実施について使用機関の長の了承を求めるものとする。

②前項の使用計画書には、次に掲げる事項を記載するものとする。

　1　使用計画の名称

2　使用機関の名称及びその所在地並びに使用機関の長の氏名
　3　使用責任者の氏名、略歴、研究業績、教育研修の受講歴及び使用計画において果たす役割
　4　研究者（使用責任者を除く。）の氏名、略歴、研究業績、教育研修の受講歴及び使用計画において果たす役割
　5　使用の目的及びその必要性
　6　使用の方法及び期間
　7　使用に供されるヒトES細胞の入手先及びヒトES細胞株の名称
　8　使用計画終了後のヒトES細胞の取扱い
　9　使用機関の基準に関する説明
　10　使用に供されるヒトES細胞が海外から提供される場合における当該ヒトES細胞の樹立及び譲受けの条件に関する説明
　11　その他必要な事項

第14条［倫理審査委員会の意見聴取］　使用機関の長は、前条第①項の規定に基づき、使用責任者から使用計画の実施の了承を求められたときは、その妥当性について倫理審査委員会の意見を求めるとともに、当該意見に基づき使用計画のこの指針に対する適合性を確認するものとする。

第15条［文部科学大臣への届出］　①使用機関の長は、使用計画の実施を了承するに当たっては、前条の手続の終了後、あらかじめ、当該使用計画の実施について文部科学大臣に届け出るものとする。
②前項の場合には、使用機関の長は、次に掲げる書類を文部科学大臣に提出するものとする。
　1　使用計画書
　2　倫理審査委員会における審査の過程及び結果を示す書類
　3　倫理審査委員会に関する事項を記載した書類及び第12条第④項第6号に規定する規則の写し
　4　ヒトES細胞の使用について遵守すべき技術的及び倫理的な事項に関する規則の写し
③文部科学大臣は、第①項の規定による届出があったときは、当該届出に係る事項を科学技術・学術審議会生命倫理・安全部会に報告するものとする。

第16条（使用計画の変更）　①使用責任者は、第13条第②項第1号、第3号及び第5号から第10号までに掲げる事項を変更しようとするときは、あらかじめ、使用計画変更書を作成して、使用機関の長の了承を求めるものとする。この場合において、了承を求められた使用機関の長は、当該変更の妥当性について倫理審査委員会の意見を求めるとともに、当該意見に基づき当該変更のこの指針に対する適合性を確認するものとする。
②使用機関の長は、前項の了承をしたときは、速やかに、使用計画変更書並びに当該変更に係る倫理審査委員会における審査の過程及び結果を示す書類を添付して、その旨を文部科学大臣に届け出るものとする。
③使用機関の長は、第13条第②項第2号に掲げる事項を変更したときは、速やかに、

その旨を文部科学大臣に届け出るものとする。
④使用責任者は、第13条第②項第4号又は第11号に掲げる事項を変更しようとするときは、あらかじめ、使用計画変更書を作成して、使用機関の長の了承を求めるものとする。
⑤使用機関の長は、前項の了承をしたときは、速やかに、使用計画書を添付して、その旨を倫理審査委員会に報告するとともに、文部科学大臣に届け出るものとする。

第17条［進行状況の報告］　使用責任者は、ヒトES細胞の使用の進行状況を使用機関の長及び倫理審査委員会に随時報告するものとする。

第18条［使用計画の終了］　①使用責任者は、使用計画を終了したときは、速やかに、残余のヒトES細胞を、当該ヒトES細胞の分配をした樹立機関若しくは分配機関との合意に基づき廃棄し、又はこれらの機関に返還し若しくは譲り渡すとともに、使用の結果を記載した書類を作成し、使用機関の長に提出するものとする。
②使用機関の長は、前項の書類の提出を受けたときは、速やかに、その写しを当該ヒトES細胞の分配をした樹立機関又は分配機関、倫理審査委員会及び文部科学大臣に提出するものとする。

第19条［研究成果の公開］　①ヒトES細胞の使用により得られた研究成果は、原則として公開するものとする。
②使用機関は、ヒトES細胞の使用により得られた研究成果を公開する場合には、当該ヒトES細胞の使用がこの指針に適合して行われたことを明示するものとする。

第5章　雑則

第20条［関係行政機関との連携］　文部科学大臣は、ヒトES細胞の使用が、医療及びその関連分野と密接な関係を持つことにかんがみ、情報の提供を行う等厚生労働大臣及び経済産業大臣と密接な連携を図るものとする。

第21条［指針不適合の公表］　文部科学大臣は、ヒトES細胞の使用がこの指針に定める基準に適合していないと認める者があったときは、その旨を公表するものとする。

附則

第1条［施行期日］　この指針は、公布の日から実施する。
第2条［経過措置］　この指針の実施の際現にヒトES細胞の樹立及び分配に関する指針附則第2条の規定による廃止前のヒトES細胞の樹立及び使用に関する指針（平成21年文部科学省告示第84号）第64条の規定により文部科学大臣の確認を受けた使用計画は、第15条第①項の届出が行われたものとみなす。
第3条［指針の見直し］　①文部科学大臣は、ライフサイエンスにおける研究の進展、社会の動向等を勘案し、必要に応じてこの指針の規定について見直しを行うものとする。
②前項の見直しは、総合科学技術会議の意見に基づき行うものとする。

41　特定胚の取扱いに関する指針

施行　平成21年5月20日文部科学省告示第83号

第1章　総則

第1条［定義］　ヒトに関するクローン技術等の規制に関する法律（以下「法」という。）に定めるもののほか、この指針において、次の各号に掲げる用語の意義は、それぞれ当該各号に定めるところによる。

1　ES細胞――胚から採取された細胞又は当該細胞の分裂により生ずる細胞であって、胚でないもののうち、多能性（内胚葉、中胚葉及び外胚葉の細胞に分化する性質をいう。）を有し、かつ、自己複製能力を維持しているもの又はそれに類する能力を有することが推定されるものをいう。

2　動物クローン胚――動物の体細胞であって核を有するものが動物除核卵と融合することにより生ずる胚（当該胚が1回以上分割されることにより順次生ずるそれぞれの胚を含む。）をいう。

3　提供者――特定胚の作成に必要な細胞の提供者をいう。

4　提供医療機関――特定胚の作成に用いるヒトの未受精卵又はヒト受精胚（以下「未受精卵等」という。）の提供を受け、特定胚を作成しようとする者に当該未受精卵等を移送する医療機関をいう。

5　体細胞提供機関――特定胚の作成に用いるヒトの体細胞（以下単に「体細胞」という。）の提供を受け、特定胚を作成しようとする者に当該体細胞を移送する機関をいう。

第2条［作成できる胚の種類の限定］　特定胚のうち作成することができる胚の種類は、当分の間、人クローン胚及び動物性集合胚に限るものとする。

第3条［ヒトの細胞の無償提供］　特定胚の作成に用いられるヒトの細胞の提供は、輸送費その他必要な経費を除き、無償で行われるものとする。

第4条［特定胚の輸入］　特定胚の輸入は、当分の間、行わないものとする。

第5条［特定胚の取扱期間］　①特定胚の作成又は譲受後の取扱いは、当該特定胚の作成から原始線条（胚の発生の過程で胚の中央部に現れる線状のくぼみであって、内胚葉及び中胚葉が発生する部分となるものをいう。以下この項において同じ。）が現れるまでの期間に限り、行うことができるものとする。ただし、特定胚を作成した日から起算して14日を経過する日（以下この項において「経過日」という。）までの期間（次項において「経過期間」という。）内に原始線条が現れない特定胚については、経過日以後は、その取扱いを行ってはならないものとする。

②前項ただし書に規定する特定胚に凍結保存されている期間がある場合には、その凍結保存期間は、経過期間に算入しない。

第6条［特定胚の輸出］　特定胚の輸出は、当分の間、行わないものとする。

第7条［特定胚の胎内移植の禁止］　法第3条に規定する胚以外の特定胚は、当分の間、人又は動物の胎内に移植してはならないものとする。

第8条［情報の公開］　特定胚を作成し、又は譲り受け、及びこれらの行為後に特定胚を取り扱おうとする者は、その特定胚の取扱いの内容及び成果の公開に努めるも

のとする。

第2章　人クローン胚の取扱い
第1節　人クローン胚の作成の要件に関する事項

第9条［人クローン胚の作成に関する要件］　①人クローン胚の作成は、動物の胚又は細胞のみを用いた研究その他の人クローン胚を用いない研究によっては得ることができない科学的知見が得られる場合に限り、行うことができるものとする。

②人クローン胚の作成の目的は、次の各号のいずれかに該当する疾患（第⑥項第3号に掲げる体細胞を用いる場合には、遺伝性疾患（遺伝によって発現し、又はその可能性がある疾患をいう。）に限る。）の患者に対する再生医療に関する基礎的研究のうち、ヒトのES細胞を作成して行う研究であって、新たに人クローン胚を作成することの科学的合理性及び必要性を有するものに限るものとする。

　1　人の生命に危険を及ぼすおそれのある疾患であって、その治療方法が確立しておらず、又は治療の実施が困難な疾患

　2　不可逆的かつ著しい身体機能の障害をもたらす疾患であって、その治療方法が確立しておらず、又は治療の実施が困難な慢性の疾患

③人クローン胚を作成しようとする者（以下「人クローン胚作成者」という。）は、次に掲げる要件のすべてを満たすものとする。

　1　霊長目に属する動物の動物クローン胚を作成した実績を有するとともに、当該動物クローン胚を用いたES細胞の作成に係る研究に関与した経験を有する者が参画すること。

　2　動物クローン胚を作成し、当該動物クローン胚を用いてES細胞を作成した実績を有すること。

　3　人クローン胚を取り扱う研究を行うに足りる管理的能力を有すること。

　4　人クローン胚を遅滞なくヒトのES細胞の作成に用いる体制が整備されていること。

　5　第⑥項第3号に掲げる体細胞を用いて人クローン胚を作成しようとする場合には、同項第1号又は第2号に掲げる体細胞を用いて人クローン胚を作成し、当該人クローン胚からヒトのES細胞を作成した実績を有すること。

④人クローン胚は、人又は動物の胎内に移植することのできる設備を有する建物内において作成してはならないものとする。

⑤人クローン胚の作成に用いることのできる未受精卵等は、当分の間、次の各号のいずれかに掲げるものであって、提供する者による当該未受精卵等を廃棄することについての意思が確認されているものに限るものとする。

　1　疾患の治療のため摘出された卵巣（その切片を含む。）から採取された未受精卵（提供者の生殖補助医療（生殖を補助することを目的とした医療をいう。以下この項において同じ。）に用いる予定がないものに限る。）

　2　生殖補助医療に用いる目的で採取された未受精卵であって、生殖補助医療に用いる予定がないもの又は生殖補助医療に用いたもののうち受精しなかったもの

　3　生殖補助医療に用いる目的で作成された1の細胞であるヒト受精胚であって、生殖補助医療に用いる予定がないもののうち、前核（受精の直後のヒト受精胚に

存在する精子又は未受精卵に由来する核であって、これらが融合する前のものをいう。）を3個以上有する、又は有していたもの
⑥ 人クローン胚の作成に用いることのできる体細胞は、当分の間、次の各号のいずれかに掲げるものに限るものとする。
  1　手術又は生検（生体から組織を採取し、疾患の診断を行うことをいう。）により摘出又は採取されたもの
  2　研究に利用することを目的として採取され、保存されているもの（次号に掲げるものを除く。）
  3　人クローン胚の作成に用いるために新たに採取したもの（提供者の身体への影響を最小限にとどめて採取したものに限る。）

第10条［未受精卵等の提供者等の同意］　①人クローン胚作成者は、人クローン胚の作成に未受精卵等を用いることについて、提供者その他提供の意思を確認すべき者（以下「提供者等」という。）から提供医療機関が書面により同意を得ることを確認するものとする。
② 人クローン胚作成者は、提供医療機関が前項の同意を得る場合には、あらかじめ、提供者等に対し、次に掲げる事項を記載した書面を交付し、説明を行うものとする。
  1　人クローン胚の作成の目的及び方法
  2　提供を受ける未受精卵等の取扱い
  3　予想される研究の成果
  4　人クローン胚の作成の届出をし、当該届出の内容がこの指針に適合していることが文部科学大臣に認められていること。
  5　提供者の個人情報が人クローン胚作成者に移送されないことその他個人情報の保護の方法
  6　提供者等が将来にわたり報酬を受けることのないこと。
  7　未受精卵等、当該未受精卵等から作成される人クローン胚及び当該人クローン胚から作成されるES細胞について遺伝子の解析が行われる可能性があること並びにその遺伝子の解析が特定の個人を識別するものではないこと。
  8　研究成果その他の人クローン胚及びES細胞に関する情報が提供者に示されないこと。
  9　研究の成果を公開する可能性があること。
  10　ES細胞が長期間維持管理されるとともに、当該ES細胞を使用する機関に無償で交付されること。
  11　研究の成果から特許権、著作権その他の無体財産権又は経済的利益が生ずる可能性があること及びこれらが提供者に帰属しないこと。
  12　未受精卵等の提供又は不提供の意思表示が、提供者に対して、何らの利益又は不利益をもたらすものではないこと。
  13　同意を得た後少なくとも30日間は未受精卵等を人クローン胚作成者に移送しないこと並びに同意の撤回が可能であること及びその方法
③ 提供者等は、未受精卵等が保存されている間は、第①項の同意を撤回することができるものとする。

第11条［体細胞の提供者等の同意］　①前条の規定は、体細胞の提供者等の同意について準用する。この場合において、前条中「未受精卵等」とあるのは「体細胞」と、「提供医療機関」とあるのは「体細胞提供機関」と、「確認するものとする。」とあるのは「確認するものとする。ただし、第9条第⑥項第2号に掲げる体細胞であって、当該体細胞の提供者に係る情報がないものの提供を受ける場合には、この限りでない。」と、「提供者等に対し」とあるのは「当該体細胞提供機関が提供者等に対し」と、「説明を行うものとする」とあるのは「説明を行うことを確認するものとする」と読み替えるものとする。

②前項の規定により読み替えて準用する前条第②項各号に掲げるもののほか、人クローン胚作成者は、体細胞提供機関が体細胞の提供者等の同意を得る場合には、あらかじめ、当該体細胞提供機関が提供者等に対し、次に掲げる事項について書面を交付し、説明を行うことを確認するものとする。

1　ES細胞が提供者と同一の遺伝情報を有するとともに、内胚葉、中胚葉及び外胚葉の細胞に分化する性質並びに当該細胞を複製する能力を有すること。
2　第9条第⑥項第3号に掲げる体細胞の提供を受ける場合には、体細胞の採取の方法、並びに採取に伴い提供者が受ける可能性がある身体的影響及び当該身体的影響が生じた場合の補償

③体細胞の提供者等が、当該体細胞を用いた研究の内容について詳細な説明を求める場合には、人クローン胚作成者が、その説明を行うものとする。

第2節　人クローン胚の譲受その他の取扱いの要件に関する事項

第12条［人クローン胚の譲受の要件］　人クローン胚の譲受は、次に掲げる要件のすべてを満たす場合に限り、行うことができるものとする。

1　譲り受けようとする人クローン胚がこの指針の規定に適合して作成されたものであること。
2　人クローン胚の譲受後の取扱いが第9条第①項に規定する要件を満たし、かつ、同条第②項に規定する研究を目的とすること。
3　霊長目に属する動物の動物クローン胚を用いたES細胞の作成に係る研究に関与した経験を有する者が参画すること。
4　人クローン胚を譲り受けようとする者（以下「人クローン胚譲受者」という。）が、動物クローン胚を用いてES細胞を作成した実績を有すること。
5　人クローン胚譲受者が、人クローン胚を取り扱う研究を行うに足りる管理的能力を有すること。
6　人クローン胚を遅滞なくヒトのES細胞の作成に用いる体制が整備されていること。
7　第9条第⑥項第3号に掲げる体細胞を用いて作成した人クローン胚を譲り受けようとする場合には、同条同項第1号又は第2号に掲げる体細胞を用いて作成した人クローン胚からヒトのES細胞を作成した実績を有すること。
8　人クローン胚の譲受が無償で行われること。
9　人クローン胚の譲受が当該人クローン胚を作成した建物内で行われること。

第13条［人クローン胚の作成後又は譲受後の取扱いに関する要件］　①人クローン胚

は、当該胚を作成し、又は譲り受けた建物内において取り扱うものとする。
②作成し、又は譲り受けた人クローン胚は、遅滞なくヒトES細胞の作成に用いるものとする。
③人クローン胚は貸与してはならないものとする。

第3節　人クローン胚の取扱いに関して配慮すべき手続に関する事項
第14条［倫理審査委員会への意見の聴取］　人クローン胚を作成し、又は譲り受け、及びこれらの行為後に人クローン胚を取り扱おうとする者（以下「人クローン胚取扱者」という。）は、当該人クローン胚の取扱いについて、法第6条に規定する文部科学大臣への届出を行う前に、機関内倫理審査委員会（倫理審査委員会（特定胚の取扱いが、この指針の規定に適合しているかどうかについて、倫理的観点及び科学的観点から調査審議を行うとともに、当該特定胚の取扱いの進捗状況及び結果について、当該特定胚の取扱いを行う者から報告を受け、当該特定胚の取扱いを行う者に意見を述べる組織をいう。第18条において同じ。）であって、人クローン胚取扱者の所属する機関（人クローン胚取扱者が法人である場合には、当該法人）によって設置されるものをいう。）の意見を聴くものとする。

第3章　動物性集合胚の取扱い
第1節　動物性集合胚の作成の要件に関する事項
第15条［動物性集合胚の作成の要件］　①動物性集合胚の作成は、次に掲げる要件を満たす場合に限り、行うことができるものとする。
　1　動物の胚又は細胞のみを用いた研究その他の動物性集合胚を用いない研究によっては得ることができない科学的知見が得られること。
　2　動物性集合胚を作成しようとする者（以下この条及び次条において「動物性集合胚作成者」という。）が動物性集合胚を取り扱う研究を行うに足りる技術的能力を有すること。
②動物性集合胚の作成の目的は、ヒトに移植することが可能なヒトの細胞からなる臓器の作成に関する基礎的研究に限るものとする。
③動物性集合胚作成者は、動物性集合胚の作成に未受精卵等を用いてはならないものとする。

第16条［動物性集合胚の作成に必要な細胞の提供者の同意］　①動物性集合胚作成者は、動物性集合胚の作成にヒトの細胞を用いることについて、その提供者から書面により同意を得るものとする。
②動物性集合胚作成者は、第①項の同意を得るに当たり、次に掲げる事項に配慮するものとする。
　1　提供者が同意をしないことを理由として、不利益な取扱いをしないこと。
　2　提供者の意向を尊重するとともに、提供者の立場に立って公正かつ適切に次項の説明を行うこと。
　3　提供者が同意をするかどうかを判断するために必要な時間的余裕を有すること。
③動物性集合胚作成者は、第①項の同意を得ようとするときは、あらかじめ、提供者に対し、次に掲げる事項を記載した書面を交付し、その内容について説明を行うものとする。

1　動物性集合胚の作成の目的及び方法
   2　提供を受ける細胞の取扱い
   3　動物性集合胚の作成後の取扱い
   4　提供者の個人情報の保護の方法
   5　提供者が将来にわたり報酬を受けることのないこと。
   6　提供者が同意をしないことによって不利益な取扱いを受けないこと。
   7　提供者が同意を撤回することができること。
④提供者は、第①項の同意を撤回することができるものとする。

第2節　動物性集合胚の譲受の要件に関する事項

第17条［動物性集合胚の譲受の要件］　動物性集合胚の譲受は、次に掲げる要件のすべてを満たす場合に限り、行うことができるものとする。
   1　譲り受けようとする動物性集合胚がこの指針の規定に適合して作成されたものであること。
   2　動物性集合胚の譲受後の取扱いが第15条第①項第1号に規定する要件を満たし、かつ、同条第②項に規定する研究を目的とすること。
   3　動物性集合胚を譲り受けようとする者が動物性集合胚を取り扱う研究を行うに足りる技術的能力を有すること。
   4　動物性集合胚の譲受が輸送費その他必要な経費を除き、無償で行われること。

第3節　動物性集合胚の取扱いに関して配慮すべき手続に関する事項

第18条［倫理審査委員会への意見の聴取］　①動物性集合胚を作成し、又は譲り受け、及びこれらの行為後に特定胚を取り扱おうとする者（以下この条において「動物性集合胚取扱者」という。）は、当該動物性集合胚の取扱いについて、法第6条に規定する文部科学大臣への届出を行う前に、機関内倫理審査委員会（倫理審査委員会であって、動物性集合胚取扱者の所属する機関（動物性集合胚取扱者が法人である場合には、当該法人。以下この条において同じ。）によって設置されるものをいう。以下この条において同じ。）の意見を聴くものとする。

②前項の場合において、動物性集合胚取扱者が機関に所属しないとき又はその所属する機関に機関内倫理審査委員会が設置されていないときは、当該動物性集合胚取扱者は、次のいずれかの機関によって設置された倫理審査委員会の意見を聴くことをもって、同項の規定による意見の聴取に代えることができるものとする。
   1　国又は地方公共団体の試験研究機関
   2　大学（学校教育法（昭和22年法律第26号）第1条に規定する大学をいう。）又は大学共同利用機関（国立大学法人法（平成15年法律第112号）第2条第4号に規定する大学共同利用機関をいう。）
   3　独立行政法人（独立行政法人通則法（平成11年法律第103号）第2条第①項に規定する独立行政法人をいう。）
   4　特殊法人（法律により直接に設立された法人又は特別の法律により特別の設立行為をもって設立された法人であって、総務省設置法（平成11年法律第91号）第4条第15号の規定の適用を受けるものをいう。）
   5　認可法人（特別の法律により設立され、かつ、その設立に関し行政官庁の認可

を要する法人をいう。）
6　一般社団法人又は一般財団法人
附則　この指針は、公布の日から実施する。

42　「体外受精・胚移植」に関する見解

平成18年5月19日改定　日本産科婦人科学会見解

　体外受精・胚移植（以下、本法と称する）は、不妊の治療、およびその他の生殖医療の手段として行われる医療行為であり、その実施に際しては、わが国における倫理的・法的・社会的基盤に十分配慮し、本法の有効性と安全性を評価した上で、これを施行する。

1．本法はこれ以外の治療によっては妊娠の可能性がないか極めて低いと判断されるもの、および本法を施行することが、被実施者またはその出生児に有益であると判断されるものを対象とする。
2．実施責任者は日本産科婦人科学会認定産婦人科専門医であり、専門医取得後、不妊症診療に2年以上従事し、日本産科婦人科学会の体外受精・胚移植の臨床実施に関する登録施設（注）において1年以上勤務、または1年以上研修を受けたものでなければならない。また、実施医師、実施協力者は、本法の技術に十分習熟したものとする。
3．本法実施前に、被実施者に対して本法の内容、問題点、予想される成績について、事前に文書を用いて説明し、了解を得た上で同意を取得し、同意文書を保管する。
4．被実施者は婚姻しており、挙児を強く希望する夫婦で、心身ともに妊娠・分娩・育児に耐え得る状態にあるものとする。
5．受精卵は、生命倫理の基本にもとづき、慎重に取り扱う。
6．本法の実施に際しては、遺伝子操作を行わない。
7．本学会会員が本法を行うに当たっては、所定の書式に従って本学会に登録、報告しなければならない。

（注）今回の改定以前からの登録施設に関しては、「体外受精・胚移植、およびGIFTに関する登録施設」と読み替えるものとする。

43　「ヒトの体外受精・胚移植の臨床応用の範囲」についての見解

平成11年7月5日改定　日本産科婦人科学会見解

　ヒトの体外受精・胚移植を不妊治療以外に臨床応用することを認める。ただし、その適用範囲については、日本産科婦人科学会に申請のあった臨床応用について個別に審議し決定する。申請の書式などの手続きについては別に定める。

「ヒトの体外受精・胚移植の臨床応用の範囲」についての見解に対する解説

　ヒトの体外受精・胚移植（以下本法）は日本産科婦人科学会（以下本会）会告（昭和58年10月）に基づき、不妊治療に適用され実施されてきた。しかし、本法の根幹をなす生殖生理学の知識は往時より飛躍的に増加し、その結果ヒトの未受精卵、受精卵

の取扱い技術は著しく進歩した。このような生殖医療技術の進歩を背景にして、従来不妊の治療法としてのみ位置付けられていた本法に、新たな臨床応用の可能性が生じており、今後もその範囲は拡大するものと思われる。

このような現状に鑑み、本会は本法の不妊治療以外への臨床応用について、国内外の基礎ならびに臨床研究成績をもとに慎重に検討した結果、本法の適用範囲を拡大する必要性が存在し、かつわが国の技術水準で十分可能であるとの結論に達した。

しかし、適用範囲の歯止めのない拡大に繋げないため、その実施は生殖医療について十分な技術的背景と経験を持った施設で、適正な適用範囲のもとに行われるべきであり、そのため実施機関と適用範囲については本会において個別に審議し決定することとする。

44 「着床前診断」に関する見解

平成11年7月5日改定　日本産科婦人科学会見解

ヒトの体外受精・胚移植を不妊治療以外に臨床応用することを認める。ただし、その適用範囲については、日本産科婦人科学会に申請のあった臨床応用について個別に審議し決定する。申請の書式などの手続きについては別に定める。

「着床前診断」に関する見解
1．受精卵（胚）の着床前診断（以下本法）に対し、ヒトの体外受精・胚移植技術の適用を認め、遵守すべき条件を2．に定める。
2．本法を実施する場合は、以下に示す条件を遵守する。
（1）本法は極めて高度な技術を要する医療行為であり、臨床研究として行われる。
（2）本法の実施者は、生殖医学に関する高度の知識・技術を習得した医師であり、かつ遺伝性疾患に対して深い知識と出生前診断の豊かな経験を有していることを必要とする。
（3）本法を実施する医療機関は、すでに体外受精・胚移植による分娩例を有し、かつ出生前診断に関して実績を有することを必要とする。また、遺伝子診断の技術に関する業績を有することを要する。
（4）本法は重篤な遺伝性疾患に限り適用される。適応となる疾患は日本産科婦人科学会（以下本会）において申請された疾患ごとに審査される。なお、重篤な遺伝性疾患を診断する以外の目的に本法を使用してはならない。
（5）本法の実施にあたっては、所定の様式に従って本会に申請し、認可を得なければならない。また実施状況とその結果について毎年定期的に報告する義務を負う。なお、申請にあたっては、会員が所属する医療機関の倫理委員会にて許可されていることを前提とする。
（6）本法の実施は、強い希望がありかつ夫婦間で合意が得られた場合に限り認めるものとする。本法の実施にあたっては、実施者は実施前に当該夫婦に対して、本法の概略、予想される成績、安全性、従来の出生前診断との異同などを文書にて説明の上、患者の自己決定権を尊重し、文書にて同意（インフォームドコンセント）を得、これを保管する。また被実施者夫婦およびその出生児のプライバシーを厳重に

平成18年2月［追加］　習慣流産に対する着床前診断についての考え方（解説）　省略

45　ヒト精子・卵子・受精卵を取り扱う研究に関する見解

平成14年1月改訂　日本産科婦人科学会見解

1．研究の許容範囲
　精子・卵子・受精卵は生殖医学発展のための基礎的研究ならびに不妊症の診断治療の進歩に貢献する目的のための研究に限って取り扱うことができる。
　なお、受精卵はヒト胚性幹細胞（ES細胞）の樹立のためにも使用できる。

2．精子・卵子・受精卵の取り扱いに関する条件
　精子・卵子及び受精卵は、提供者の承諾を得たうえ、また、提供者のプライバシーを守って研究に使用することができる。
　1）非配偶者間における受精現象に関する研究は、その目的を説明し、充分な理解を得た上で、これを行う。
　2）受精卵は2週間以内に限って、これを研究に用いることができる。
　3）上記期間内の発生段階にある受精卵は凍結保存することができる。

3．研究後の処理
　研究に用いた受精卵は、研究後、研究者の責任において、これを法に準じて処理する。

4．精子・卵子・受精卵の取り扱い者
　ヒト精子・卵子・受精卵を取り扱う責任者は、原則として医師とし、研究協力者は、その研究の重要性を充分認識したものがこれにあたる。

5．研究の登録報告等
　ヒト精子・卵子・受精卵を取り扱う研究を本学会員が行うに当っては、学会指定の書式に準じてこれを報告する。

46　終末期医療の決定プロセスに関するガイドライン

平成19年5月　厚生労働省

1　終末期医療及びケアの在り方
①医師等の医療従事者から適切な情報の提供と説明がなされ、それに基づいて患者が医療従事者と話し合いを行い、患者本人による決定を基本としたうえで、終末期医療を進めることが最も重要な原則である。
②終末期医療における医療行為の開始・不開始、医療内容の変更、医療行為の中止等は、多専門職種の医療従事者から構成される医療・ケアチームによって、医学的妥当性と適切性を基に慎重に判断すべきである。
③医療・ケアチームにより可能な限り疼痛やその他の不快な症状を十分に緩和し、患者・家族の精神的・社会的な援助も含めた総合的な医療及びケアを行うことが必要

である。
④生命を短縮させる意図をもつ積極的安楽死は、本ガイドラインでは対象としない。

2　終末期医療及びケアの方針の決定手続

終末期医療及びケアの方針決定は次によるものとする。

（1）患者の意思の確認ができる場合
①専門的な医学的検討を踏まえたうえでインフォームド・コンセントに基づく患者の意思決定を基本とし、多専門職種の医療従事者から構成される医療・ケアチームとして行う。
②治療方針の決定に際し、患者と医療従事者とが十分な話し合いを行い、患者が意思決定を行い、その合意内容を文書にまとめておくものとする。
　上記の場合は、時間の経過、病状の変化、医学的評価の変更に応じて、また患者の意思が変化するものであることに留意して、その都度説明し患者の意思の再確認を行うことが必要である。
③このプロセスにおいて、患者が拒まない限り、決定内容を家族にも知らせることが望ましい。

（2）患者の意思の確認ができない場合
患者の意思確認ができない場合には、次のような手順により、医療・ケアチームの中で慎重な判断を行う必要がある。
①家族が患者の意思を推定できる場合には、その推定意思を尊重し、患者にとっての最善の治療方針をとることを基本とする。
②家族が患者の意思を推定できない場合には、患者にとって何が最善であるかについて家族と十分に話し合い、患者にとっての最善の治療方針をとることを基本とする。
③家族がいない場合及び家族が判断を医療・ケアチームに委ねる場合には、患者にとっての最善の治療方針をとることを基本とする。

（3）複数の専門家からなる委員会の設置
上記（1）及び（2）の場合において、治療方針の決定に際し、
・医療・ケアチームの中で病態等により医療内容の決定が困難な場合
・患者と医療従事者との話し合いの中で、妥当で適切な医療内容についての合意が得られない場合
・家族の中で意見がまとまらない場合や、医療従事者との話し合いの中で、妥当で適切な医療内容についての合意が得られない場合
等については、複数の専門家からなる委員会を別途設置し、治療方針等についての検討及び助言を行うことが必要である。

47　動物愛護及び管理に関する法律（抜粋）

最終改正　平成18年6月2日法律第50号

第1章　総則

（目的）
第1条　この法律は、動物の虐待の防止、動物の適正な取扱いその他動物の愛護に関

する事項を定めて国民の間に動物を愛護する気風を招来し、生命尊重、友愛及び平和の情操の涵養に資するとともに、動物の管理に関する事項を定めて動物による人の生命、身体及び財産に対する侵害を防止することを目的とする。（基本原則）
第2条　動物が命あるものであることにかんがみ、何人も、動物をみだりに殺し、傷つけ、又は苦しめることのないようにするのみでなく、人と動物の共生に配慮しつつ、その習性を考慮して適正に取り扱うようにしなければならない。（普及啓発）
第3条　国及び地方公共団体は、動物の愛護と適正な飼養に関し、前条の趣旨にのっとり、相互に連携を図りつつ、学校、地域、家庭等における教育活動、広報活動等を通じて普及啓発を図るように努めなければならない。（動物愛護週間）
第4条　1．ひろく国民の間に命あるものである動物の愛護と適正な飼養についての関心と理解を深めるようにするため、動物愛護週間を設ける。
　　　2．動物愛護週間は、9月20日から同月26日までとする。
　　　3．国及び地方公共団体は、動物愛護週間には、その趣旨にふさわしい行事が実施されるように努めなければならない。

第2章　基本指針等
（基本指針）
第5条　1．環境大臣は、動物の愛護及び管理に関する施策を総合的に推進するための基本的な指針（以下「基本指針」という。）を定めなければならない。
　　　2．基本指針には、次の事項を定めるものとする。
　　　　①動物の愛護及び管理に関する施策の推進に関する基本的な方向
　　　　②次条第1項に規定する動物愛護管理推進計画の策定に関する基本的な事項
　　　　③その他動物の愛護及び管理に関する施策の推進に関する重要事項
　　　3．環境大臣は、基本指針を定め、又はこれを変更しようとするときは、あらかじめ、関係行政機関の長に協議しなければならない。
　　　4．環境大臣は、基本指針を定め、又はこれを変更したときは、遅滞なく、これを公表しなければならない。
（略）

第5章　雑則
（動物を殺す場合の方法）
第40条　1．動物を殺さなければならない場合には、できる限りその動物に苦痛を与えない方法によってしなければならない。
　　　2．環境大臣は、関係行政機関の長と協議して、前項の方法に関し必要な事項を定めることができる。
（動物を科学上の利用に供する場合の方法、事後措置等）
第41条　1．動物を教育、試験研究又は生物学的製剤の製造の用その他の科学上の利用に供する場合には、科学上の利用の目的を達することができる範囲において、できる限り動物を供する方法に代わり得るものを利用すること、できる限りその利用に供される動物の数を少なくすること等により動物を適切に利用することに配慮するものとする。
　　　2．動物を科学上の利用に供する場合には、その利用に必要な限度において、でき

る限りその動物に苦痛を与えない方法によってしなければならない。
3．動物が科学上の利用に供された後において回復の見込みのない状態に陥っている場合には、その科学上の利用に供した者は、直ちに、できる限り苦痛を与えない方法によってその動物を処分しなければならない。
4．環境大臣は、関係行政機関の長と協議して、第2項の方法及び前項の措置に関しよるべき基準を定めることができる。

48　実験動物の飼養及び保管並びに苦痛の軽減に関する基準（抜粋）

平成18年4月28日　環境省告示第88号

第1　一般原則

1．**基本的な考え方**　動物を科学上の利用に供することは、生命科学の進展、医療技術等の開発等のために必要不可欠なものであるが、その科学上の利用に当たっては、動物が命あるものであることにかんがみ、科学上の利用の目的を達することができる範囲において、できる限り動物を供する方法に代わり得るものを利用すること、できる限り利用に供される動物の数を少なくすること等により動物の適切な利用に配慮すること、並びに利用に必要な限度において、できる限り動物に苦痛を与えない方法によって行うことを徹底するために、動物の生理、生態、習性等に配慮し、動物に対する感謝の念及び責任をもって適正な飼養及び保管並びに科学上の利用に努めること。また、実験動物の適正な飼養及び保管により人の生命、身体又は財産に対する侵害の防止及び周辺の生活環境の保全に努めること。
2．**動物の選定**　管理者は、施設の立地及び整備の状況、飼養者の飼養能力等の条件を考慮して飼養又は保管をする実験動物の種類等が計画的に選定されるように努めること。
3．**周知**　実験動物の飼養及び保管並びに科学上の利用が、客観性及び必要に応じた透明性を確保しつつ、動物の愛護及び管理の観点から適切な方法で行われるように、管理者は、本基準の遵守に関する指導を行う委員会の設置又はそれと同等の機能の確保、本基準に即した指針の策定等の措置を講じる等により、施設内における本基準の適正な周知に努めること。

　また、管理者は、関係団体、他の機関等と相互に連携を図る等により当該周知が効果的かつ効率的に行われる体制の整備に努めること。

第2　定義

この基準において、次の各号に掲げる用語の意義は、当該各号に定めるところによる。
（3）**実験動物**　実験等の利用に供するため、施設で飼養又は保管をしている哺（ほ）乳類、鳥類又は爬（は）虫類に属する動物（施設に導入するために輸送中のものを含む。）をいう。

第3　共通基準

1．動物の健康及び安全の保持
2．**生活環境の保全**　管理者等は、実験動物の汚物等の適切な処理を行うとともに、

施設を常に清潔にして、微生物等による環境の汚染及び悪臭、害虫等の発生の防止を図ることによって、また、施設又は設備の整備等により騒音の防止を図ることによって、施設及び施設周辺の生活環境の保全に努めること。

第4　個別基準
1．実験等を行う施設
（1）実験等の実施上の配慮　実験実施者は、実験等の目的の達成に必要な範囲で実験動物を適切に利用するよう努めること。また、実験等の目的の達成に支障を及ぼさない範囲で、麻酔薬、鎮痛薬等を投与すること、実験等に供する期間をできるだけ短くする等実験終了の時期に配慮すること等により、できる限り実験動物に苦痛を与えないようにするとともに、保温等適切な処置を採ること。
（2）事後措置　実験動物管理者、実験実施者及び飼養者は、実験等を終了し、若しくは中断した実験動物又は疾病等により回復の見込みのない障害を受けた実験動物を殺処分する場合にあっては、速やかに致死量以上の麻酔薬の投与、頸（けい）椎（つい）脱臼（きゅう）等の化学的又は物理的方法による等指針に基づき行うこと。また、実験動物の死体については、適切な処理を行い、人の健康及び生活環境を損なうことのないようにすること。
2．実験動物を生産する施設
　幼齢又は高齢の動物を繁殖の用に供さないこと。また、みだりに繁殖の用に供することによる動物への過度の負担を避けるため、繁殖の回数を適切なものとすること。ただし、系統の維持の目的で繁殖の用に供する等特別な事情がある場合については、この限りでない。また、実験動物の譲渡しに当たっては、その生理、生態、習性等、適正な飼養及び保管の方法、感染性の疾病等に関する情報を提供し、譲り受ける者に対する説明責任を果たすこと。

49　医薬品の臨床試験の実施の基準に関する省令（抜粋）

最終改正　平成20年2月29日　厚生労働省令第24号

第27条［治験審査委員会の設置］　①実施医療機関の長は、治験を行うことの適否その他の治験に関する調査審議を次に掲げる治験審査委員会に行わせなければならない。
1　実施医療機関の長が設置した治験審査委員会
2　民法（明治29年法律第89号）第34条の規定により設立された法人が設置した治験審査委員会
3　特定非営利活動促進法（平成10年法律第7号）第2条第②項に規定する特定非営利活動法人が設置した治験審査委員会
4　医療関係者により構成された学術団体が設置した治験審査委員会
5　私立学校法（昭和24年法律第270号）第3条に規定する学校法人（医療機関を有するものに限る。）が設置した治験審査委員会
6　独立行政法人通則法（平成11年法律第103号）第2条第①項に規定する独立行政法人（医療の提供等を主な業務とするものに限る。）が設置した治験審査委員会

7　国立大学法人法（平成15年法律第112号）第2条第①項に規定する国立大学法人（医療機関を有するものに限る。）が設置した治験審査委員会
8　地方独立行政法人法（平成15年法律第118号）第2条第①項に規定する地方独立行政法人（医療機関を有するものに限る。）が設置した治験審査委員会

②前項第2号から第4号までに掲げる治験審査委員会は、その設置をする者（以下「治験審査委員会の設置者」という。）が次に掲げる要件を満たすものでなければならない。

1　定款、寄付行為その他これらに準ずるものにおいて、治験審査委員会を設置する旨の定めがあること。
2　その役員（いかなる名称によるかを問わず、これと同等以上の職権又は支配力を有する者を含む。次号において同じ。）のうちに医師、歯科医師、薬剤師、看護師その他の医療関係者が含まれていること。
3　その役員に占める次に掲げる者の割合が、それぞれ3分の1以下であること。
　イ　特定の医療機関の職員その他の当該医療機関と密接な関係を有する者
　ロ　特定の法人の役員又は職員その他の当該法人と密接な関係を有する者
4　治験審査委員会の設置及び運営に関する業務を適確に遂行するに足りる財産的基礎を有していること。
5　財産目録、貸借対照表、損益計算書、事業報告書その他の財務に関する書類をその事務所に備えて置き、一般の閲覧に供していること。
6　その他治験審査委員会の業務の公正かつ適正な遂行を損なうおそれがないこと。

第28条［治験審査委員会の構成等］　①治験審査委員会は、次に掲げる要件を満たしていなければならない。

1　治験について倫理的及び科学的観点から十分に審議を行うことができること。
2　5名以上の委員からなること。
3　委員のうち、医学、歯学、薬学その他の医療又は臨床試験に関する専門的知識を有する者以外の者（次号及び第5号の規定により委員に加えられている者を除く。）が加えられていること。
4　委員のうち、実施医療機関と利害関係を有しない者が加えられていること。
5　委員のうち、治験審査委員会の設置者と利害関係を有しない者が加えられていること。

②治験審査委員会の設置者は、次に掲げる事項について記載した手順書、委員名簿並びに会議の記録及びその概要を作成し、当該手順書に従って業務を行わせなければならない。

1　委員長の選任方法
2　会議の成立要件
3　会議の運営に関する事項
4　第31条第①項の適否の審査の実施時期に関する事項
5　会議の記録に関する事項
6　記録の保存に関する事項
7　その他必要な事項

③治験審査委員会の設置者は、治験審査委員会の事務を行う者を選任しなければならない。

第35条［実施医療機関の要件］　実施医療機関は、次に掲げる要件を満たしていなければならない。
1　十分な臨床観察及び試験検査を行う設備及び人員を有していること。
2　緊急時に被験者に対して必要な措置を講ずることができること。
3　治験責任医師等、薬剤師、看護師その他治験を適正かつ円滑に行うために必要な職員が十分に確保されていること。

第42条［治験責任医師の要件］　治験責任医師は、次に掲げる要件を満たしていなければならない。
1　治験を適正に行うことができる十分な教育及び訓練を受け、かつ、十分な臨床経験を有すること。
2　治験実施計画書、治験薬概要書及び第16条第⑦項又は第26条の2第⑦項に規定する文書に記載されている治験薬の適切な使用方法に精通していること。
3　治験を行うのに必要な時間的余裕を有すること。

第43条［治験分担医師等］　①治験責任医師は、当該治験に係る治験分担医師又は治験協力者が存する場合には、分担する業務の一覧表を作成しなければならない。
②治験責任医師は、治験分担医師及び治験協力者に治験の内容について十分に説明するとともに、第20条第②項の規定により通知された事項、第26条の6第②項の規定により通知した事項その他分担させる業務を適正かつ円滑に行うために必要な情報を提供しなければならない。

第44条［被験者となるべき者の選定］　治験責任医師等は、次に掲げるところにより、被験者となるべき者を選定しなければならない。
1　倫理的及び科学的観点から、治験の目的に応じ、健康状態、症状、年齢、同意の能力等を十分に考慮すること。
2　同意の能力を欠く者にあっては、被験者とすることがやむを得ない場合を除き、選定しないこと。
3　治験に参加しないことにより不当な不利益を受けるおそれがある者を選定する場合にあっては、当該者の同意が自発的に行われるよう十分な配慮を行うこと。

第45条［被験者に対する責務］　①治験責任医師等は、治験薬の適正な使用方法を被験者に説明し、かつ、必要に応じ、被験者が治験薬を適正に使用しているかどうかを確認しなければならない。
②治験責任医師等は、被験者が他の医師により治療を受けている場合には、被験者の同意の下に、被験者が治験に参加する旨を当該他の医師に通知しなければならない。
③実施医療機関の長及び治験責任医師等は、被験者に生じた有害事象に対して適切な医療が提供されるよう、事前に、必要な措置を講じておかなければならない。
④治験責任医師等は、被験者に有害事象が生じ、治療が必要であると認めるときは、その旨を被験者に通知しなければならない。

第46条［治験実施計画書からの逸脱］　①治験責任医師は、被験者の緊急の危険を回避するためその他医療上やむを得ない理由により治験実施計画書に従わなかった場

合には、すべてこれを記録し、その旨及びその理由を記載した文書を直ちに治験依頼者が治験を依頼する場合にあっては治験依頼者及び実施医療機関の長に、自ら治験を実施する者が治験を実施する場合にあっては実施医療機関の長に提出しなければならない。

②治験依頼者が治験を依頼する場合における前項に規定する文書の提出については、第10条第②項から第⑥項までの規定を準用する。この場合において、これらの規定中「治験の依頼をしようとする者」とあるのは「治験責任医師」と、「実施医療機関の長」とあるのは「治験依頼者」と読み替えるものとする。

第47条〔症例報告書等〕　①治験責任医師等は、治験実施計画書に従って正確に症例報告書を作成し、これに記名なつ印し、又は署名しなければならない。

②治験責任医師等は、症例報告書の記載を変更し、又は修正するときは、その日付を記載して、これになつ印し、又は署名しなければならない。

③治験責任医師は、治験分担医師が作成した症例報告書を点検し、内容を確認した上で、これに記名なつ印し、又は署名しなければならない。

第48条〔治験中の副作用等報告〕　①治験責任医師は、治験の実施状況の概要を適宜実施医療機関の長に文書により報告しなければならない。

②治験依頼者が治験を依頼する場合にあっては、治験責任医師は、治験薬の副作用によると疑われる死亡その他の重篤な有害事象の発生を認めたときは、直ちに実施医療機関の長に報告するとともに、治験依頼者に通知しなければならない。この場合において、治験依頼者、実施医療機関の長又は治験審査委員会等から更に必要な情報の提供を求められたときは、当該治験依頼者が治験を依頼する場合にあっては、治験責任医師はこれに応じなければならない。

③自ら治験を実施する者が治験を実施する場合にあっては、治験責任医師は、治験薬の副作用によると疑われる死亡その他の重篤な有害事象の発生を認めたときは、直ちに実施医療機関の長（一つの実施計画書に基づき共同で複数の実施医療機関において治験を実施する場合には他の実施医療機関の治験責任医師を含む。）に報告するとともに、治験薬提供者に通知しなければならない。この場合において、治験薬提供者、実施医療機関の長又は治験審査委員会等から更に必要な情報の提供を求められたときは、当該治験責任医師はこれに応じなければならない。

第49条〔治験の中止等〕　①治験責任医師は、第40条第②項の通知により治験が中断され、又は中止されたときは、被験者に速やかにその旨を通知するとともに、適切な医療の提供その他必要な措置を講じなければならない。

②治験責任医師は、自ら治験を中断し、又は中止したときは、実施医療機関の長に速やかにその旨及びその理由を文書により報告しなければならない。

③治験責任医師は、治験を終了したときは、実施医療機関の長にその旨及びその結果の概要を文書により報告しなければならない。

第50条〔文書による説明と同意の取得〕　①治験責任医師等は、被験者となるべき者を治験に参加させるときは、あらかじめ治験の内容その他の治験に関する事項について当該者の理解を得るよう、文書により適切な説明を行い、文書により同意を得なければならない。

②被験者となるべき者が同意の能力を欠くこと等により同意を得ることが困難であるときは、前項の規定にかかわらず、代諾者となるべき者の同意を得ることにより、当該被験者となるべき者を治験に参加させることができる。

③治験責任医師等は、前項の規定により代諾者となるべき者の同意を得た場合には、代諾者の同意に関する記録及び代諾者と被験者との関係についての記録を作成しなければならない。

④治験責任医師等は、当該被験者に対して治験薬の効果を有しないと予測される治験においては、第②項の規定にかかわらず、同意を得ることが困難な被験者となるべき者を治験に参加させてはならない。ただし、第7条第②項又は第15条の4第②項に規定する場合は、この限りではない。

⑤治験責任医師等は、説明文書の内容その他治験に関する事項について、被験者となるべき者（代諾者となるべき者の同意を得る場合にあっては、当該者。次条から第53条までにおいて同じ。）に質問をする機会を与え、かつ、当該質問に十分に答えなければならない。

第51条［説明文書］ ①治験責任医師等は、前条第①項の説明を行うときは、次に掲げる事項を記載した説明文書を交付しなければならない。
1 当該治験が試験を目的とするものである旨
2 治験の目的
3 治験責任医師の氏名、職名及び連絡先
4 治験の方法
5 予測される治験薬による被験者の心身の健康に対する利益（当該利益が見込まれない場合はその旨）及び予測される被験者に対する不利益
6 他の治療方法に関する事項
7 治験に参加する期間
8 治験の参加を何時でも取りやめることができる旨
9 治験に参加しないこと、又は参加を取りやめることにより被験者が不利益な取扱いを受けない旨
10 被験者の秘密が保全されることを条件に、モニター、監査担当者及び治験審査委員会等が原資料を閲覧できる旨
11 被験者に係る秘密が保全される旨
12 健康被害が発生した場合における実施医療機関の連絡先
13 健康被害が発生した場合に必要な治療が行われる旨
14 健康被害の補償に関する事項
15 当該治験の適否等について調査審議を行う治験審査委員会の種類、各治験審査委員会において調査審議を行う事項その他当該治験に係る治験審査委員会に関する事項
16 当該治験に係る必要な事項

②説明文書には、被験者となるべき者に権利を放棄させる旨又はそれを疑わせる記載並びに治験依頼者、自ら治験を実施する者、実施医療機関、治験責任医師等の責任を免除し若しくは軽減させる旨又はそれを疑わせる記載をしてはならない。

③説明文書には、できる限り平易な表現を用いなければならない。

第52条［同意文書等への署名等］　①第50条第①項又は第②項に規定する同意は、被験者となるべき者が説明文書の内容を十分に理解した上で、当該内容の治験に参加することに同意する旨を記載した文書（以下「同意文書」という。）に、説明を行った治験責任医師等及び被験者となるべき者（第③項に規定する立会人が立ち会う場合にあっては、被験者となるべき者及び立会人。次条において同じ。）が日付を記載して、これに記名なつ印し、又は署名しなければ、効力を生じない。

②第50条第①項又は第②項に規定する同意は、治験責任医師等に強制され、又はその判断に不当な影響を及ぼされたものであってはならない。

③説明文書を読むことができない被験者となるべき者（第50条第②項に規定する被験者となるべき者を除く。）に対する同条第①項に規定する説明及び同意は、立会人を立ち会わせた上で、しなければならない。

④前項の立会人は、治験責任医師等及び治験協力者であってはならない。

第53条［同意文書の交付］　治験責任医師等は、治験責任医師等及び被験者となるべき者が記名なつ印し、又は署名した同意文書の写しを被験者（代諾者の同意を得た場合にあっては、当該者。次条において同じ。）に交付しなければならない。

第54条［被験者の意思に影響を与える情報が得られた場合］　①治験責任医師等は、治験に継続して参加するかどうかについて被験者の意思に影響を与えるものと認める情報を入手した場合には、直ちに当該情報を被験者に提供し、これを文書により記録するとともに、被験者が治験に継続して参加するかどうかを確認しなければならない。この場合においては、第50条第⑤項及び第52条第②項の規定を準用する。

②治験責任医師は、前項の場合において、説明文書を改訂する必要があると認めたときは、速やかに説明文書を改訂しなければならない。

③治験責任医師は、前項の規定により説明文書を改訂したときは、その旨を実施医療機関の長に報告するとともに、治験の参加の継続について改めて被験者の同意を得なければならない。この場合においては、第51条から前条までの規定を準用する。

第55条［緊急状況下における救命的治験］　①治験責任医師等は、第7条第③項又は第15条の4第③項に規定する治験においては、次の各号のすべてに該当する場合に限り、被験者となるべき者及び代諾者となるべき者の同意を得ずに当該被験者となるべき者を治験に参加させることができる。

1　被験者となるべき者に緊急かつ明白な生命の危険が生じていること。
2　現在における治療方法では十分な効果が期待できないこと。
3　被験薬の使用により被験者となるべき者の生命の危険が回避できる可能性が十分にあると認められること。
4　予測される被験者に対する不利益が必要な最小限度のものであること。
5　代諾者となるべき者と直ちに連絡を取ることができないこと。

②治験責任医師等は、前項に規定する場合には、速やかに被験者又は代諾者となるべき者に対して当該治験に関する事項について適切な説明を行い、当該治験への参加について文書により同意を得なければならない。

50　京都議定書の概要

Kyoto Protocol to the United Nations Framework Convention on Climate Change
気候変動に関する国際連合枠組条約の京都議定書
第3回気候変動枠組条約締結国会議（地球温暖化防止京都会議、COP3）で決議
1997年12月11日　京都

（ポイント）
○先進国の温室効果ガス排出量について、法的拘束力のある数値目標を各国毎に設定。
○国際的に協調して、目標を達成するための仕組みを導入（排出量取引、クリーン開発メカニズム、共同実施など）
○途上国に対しては、数値目標などの新たな義務は導入せず。
○数値目標
　対象ガス：二酸化炭素、メタン、一酸化二窒素、HFC、PFC、SF6
　吸　収　源：森林等の吸収源による温室効果ガス吸収量を算入
　基　準　年：1990年（HFC、PFC、SF6は、1995年としてもよい）
　目標期間：2008年から2012年
　目　　　標：各国毎の目標→日本△6％、米国△7％、EU△8％等。
　　　　　　　先進国全体で少なくとも5％削減を目指す。

1．数値目標（第3条）
○吸収源の算入
［1］1990年以降の新規の植林、再植林及び森林減少に限って、温室効果ガスの純吸収量を算入できる。（第3条3項）
［2］農業土壌、土地利用変化及び林業分野におけるその他の活動については、第2約束期間以降から適用することを基本とするが、各国の判断により第1約束期間からも適用可能。対象となる活動に具体的範囲等は更に検討した上で決定。（第3条4項）
［3］1990年に土地利用変化及び林業分野が純排出源となっていた国については、約束期間の割当量算定に当たって、基準年の排出量から、土地利用変化による吸収量を差し引く。（第3条7項）

2．政策・措置（第2条）
○数値目標を達成するため附属書Ⅰ国（先進国）が講ずるエネルギー効率の向上、吸収源の保護・育成、技術の研究開発・利用の促進、市場的手法の適用等の措置を例示。

3．排出・吸収量の把握（第5条）、報告（第7条）及びレビュー（第8条）
○先進各国の数値目標等の議定書上の義務の遵守状況を評価するため、以下を規定。
・各国が排出量・吸収量推計のための国内制度を2006年末までに整備すること（第5条1項）
・各国が条約に基づき行っている毎年の排出吸収目録の報告や、国別報告に、必要な追加的情報を含めること（第7条1、2項）
・各国により報告された情報は、専門家による審査チームの技術審査を受けること

（第8条）

4．「京都メカニズム」
（1）共同実施（第6条）
○先進国（市場経済移行国を含む）間で、温室効果ガスの排出削減又は吸収増進の事業を実施し、その結果生じた排出削減単位（ERU）を関係国間で移転（又は獲得）することを認める制度。
○議定書の締約国会合（第1回又はそれ以降）が、共同実施事業の検証や報告のための指針を作成することができる。（COP6でルールの合意予定）

（2）クリーン開発メカニズム（CDM）（第12条）
○途上国（非附属書Ⅰ国）が持続可能な開発を実現し、条約の究極目的に貢献することを助けるとともに、先進国が温室効果ガスの排出削減事業から生じたものとして認証された排出削減量（CER）を獲得することを認める制度。2000年以降の認証排出削減量の利用を認めている。
○先進国にとって、獲得した削減分を自国の目標達成に利用できると同時に、途上国にとっても投資と技術移転の機会が得られるというメリットがある。
○議定書の第1回締約国会合が、クリーン開発メカニズム（CDM）事業の透明性、効率性及び説明責任を、事業活動の監査や検証を独立して行うことを通じて確保するために、方法や手続きを決定。（COP6でルールの合意を予定）

（3）排出量取引（第17条）
○排出枠（割当量）が設定されている附属書Ⅰ国（先進国）の間で、排出枠の一部の移転（又は獲得）を認める制度。
○条約の締約国会議が、排出量取引に関連する原則やルール、ガイドライン等を決定。（COP6で決定予定）

5．共同達成（バブル）（第4条）
○数値目標を共同して達成することに議定書締結時に合意した附属書Ⅰ国は、これら諸国の総排出量が各締約国の割当量の合計量を上回らない限り、各国の目標達成の有無によらず、目標が達成されたと見なされる制度（EUが導入する予定。）

6．不遵守（第18条）
○本議定書の第1回締約国会合で、議定書の不遵守に対する適正かつ効果的な手続及び仕組みについて決定。
○「法的拘束力を有する措置」を含む本条の手続及び仕組みは、議定書の改正により採択。

7．発効要件（第25条）
○以下の両方の条件を満たした後、90日後に発効。
［1］55ヶ国以上の国が締結
［2］締結した附属書Ⅰ国の合計の二酸化炭素の1990年の排出量が、全附属書Ⅰ国の合計の排出量の55％以上

8．各国の署名・締結の状況
署名：84カ国、締結：29カ国（2000年9月7日現在）

51　生物多様性に関する条約（抜粋）

Convention on Biological Diversity
平成5年12月21日　条約第9号〈国際条約〉（環境省）

前文

　締約国は、生物の多様性が有する内在的な価値並びに生物の多様性及びその構成要素が有する生態学上、遺伝上、社会上、経済上、科学上、教育上、文化上、レクリエーション上及び芸術上の価値を意識し、生物の多様性が進化及び生物圏における生命保持の機構の維持のため重要であることを意識し、生物の多様性の保全が人類の共通の関心事であることを確認し、諸国が自国の生物資源について主権的権利を有することを再確認し、諸国が、自国の生物の多様性の保全及び自国の生物資源の持続可能な利用について責任を有することを再確認し、生物の多様性がある種の人間活動によって著しく減少していることを懸念し、生物の多様性に関する情報及び知見が一般的に不足していること並びに適当な措置を計画し及び実施するための基本的な知識を与える科学的、技術的及び制度的能力を緊急に開発する必要があることを認識し、生物の多様性の著しい減少又は喪失の根本原因を予想し、防止し及び取り除くことが不可欠であることに留意し、生物の多様性の著しい減少又は喪失のおそれがある場合には、科学的な確実性が十分にないことをもって、そのようなおそれを回避又は最小にするための措置をとることを延期する理由とすべきではないことに留意し、更に、生物の多様性の保全のための基本的な要件は、生態系及び自然の生息地の生息域内保全並びに存続可能な種の個体群の自然の生息環境における維持及び回復であることに留意し、更に、生息域外における措置も重要な役割を果たすこと及びこの措置は原産国においてとることが望ましいことに留意し、伝統的な生活様式を有する多くの原住民の社会及び地域社会が生物資源に緊密にかつ伝統的に依存していること並びに生物の多様性の保全及びその構成要素の持続可能な利用に関して伝統的な知識、工夫及び慣行の利用がもたらす利益を衡平に配分することが望ましいことを認識し、生物の多様性の保全及び持続可能な利用において女子が不可欠の役割を果たすことを認識し、また、生物の多様性の保全のための政策の決定及び実施のすべての段階における女子の完全な参加が必要であることを確認し、生物の多様性の保全及びその構成要素の持続可能な利用のため、国家、政府間機関及び民間部門の間の国際的、地域的及び世界的な協力が重要であること並びにそのような協力の促進が必要であることを強調し、新規のかつ追加的な資金の供与及び関連のある技術の取得の適当な機会の提供が生物の多様性の喪失に取り組むための世界の能力を実質的に高めることが期待できることを確認し、更に、開発途上国のニーズに対応するため、新規のかつ追加的な資金の供与及び関連のある技術の取得の適当な機会の提供を含む特別な措置が必要であることを確認し、この点に関して後発開発途上国及び島嶼（しょ）国の特別な事情に留意し、生物の多様性を保全するため多額の投資が必要であること並びに当該投資から広範な環境上、経済上及び社会上の利益が期待されることを確認し、経済及び社会の開発並びに貧困の撲滅が開発途上国にとって最優先の事項であることを認識し、生物の多様性の保全及び持続可能な利用が食糧、保健その他増加する世界の人口の必要を満たすため

に決定的に重要であること、並びにこの目的のために遺伝資源及び技術の取得の機会の提供及びそれらの配分が不可欠であることを認識し、生物の多様性の保全及び持続可能な利用が、究極的に、諸国間の友好関係を強化し、人類の平和に貢献することに留意し、生物の多様性の保全及びその構成要素の持続可能な利用のための既存の国際的な制度を強化し及び補完することを希望し、現在及び将来の世代のため生物の多様性を保全し及び持続可能であるように利用することを決意して、次のとおり協定した。

「生物の多様性に関する条約」要旨（外務省作成）

　本条約は、前文、本文42か条、末文及び2つの附属書から成っており、その主たる規定は、次のとおり。

（1）第1条　目的

　　　この条約は、生物の多様性の保全、その構成要素の持続可能な利用及び遺伝資源の利用から生ずる利益の公正かつ衡平な配分をこの条約の関係規定に従って実現することを目的とする。この目的は、特に、遺伝資源の取得の適当な機会の提供及び関連のある技術の適当な移転（これらの提供及び移転は、当該遺伝資源及び当該関連のある技術についてのすべての権利を考慮して行う。）並びに適当な資金供与の方法により達成する。

（2）第6条　保全及び持続可能な利用のための一般的な措置

　　　締約国は、「生物の多様性の保全及び持続可能な利用を目的とする国家的な戦略若しくは計画を作成し、又は当該目的のため、既存の戦略若しくは計画を調整し、特にこの条約に規定する措置で当該締約国に関連するものを考慮したものとなるようにすること」を行う。

（3）第7条　特定及び監視

　　　締約国は、「生物の多様性の構成要素であって、生物の多様性の保全及び持続可能な利用のために重要なものを特定」し、また、そのように「特定される生物の多様性の構成要素を監視する」。

（4）第8条　生息域内保全

　　　締約国は、「（b）必要な場合には、保護地域又は生物の多様性を保全するために特別の措置をとる必要がある地域の選定、設定及び管理のための指針を作成すること」を行う。

　　　締約国は、「（g）バイオテクノロジーにより改変された生物であって環境上の悪影響（生物の多様性の保全及び持続可能な利用に対して及び得るもの）を与えるおそれのあるものの利用及び放出に係る危険について、人の健康に対する危険も考慮して、これを規制し、管理し又は制御するための手段を設定し又は維持すること」を行う。

　　　締約国は、「（j）自国の国内法令に従い、生物の多様性の保全及び持続可能な利用に関連する伝統的な生活様式を有する原住民の社会及び地域社会の知識、工夫及び慣行を尊重し、保存し及び維持すること、そのような知識、工夫及び慣行を有する者の承認及び参加を得てそれらの一層広い適用を促進すること並びにそれらの利用がもたらす利益の衡平な配分を奨励すること」を行う。

　　　締約国は、「（k）脅威にさらされている種及び個体群を保護するために必要な法

令その他の規制措置を定め又は維持すること」を行う。
（5）第9条　生息域外保全
　締約国は、「（a）生物の多様性の構成要素の生息域外保全のための措置をとること」を行う。
（6）第14条　影響の評価及び悪影響の最小化
　締約国は、「生物の多様性への著しい悪影響を回避し又は最小にするため、そのような影響を及ぼすおそれのある当該締約国の事業計画案に対する環境影響評価を定める適当な手続きを導入」する。
　「締約国会議は、今後実施される研究を基礎として、生物の多様性の損害に対する責任及び救済（原状回復及び補償を含む。）についての問題を検討する」。
（7）第15条　遺伝資源の取得の機会
　「各国は、自国の天然資源に対して主権的権利を有するものと認められ、遺伝資源の取得の機会につき定める権限は、当該遺伝資源が存する国の政府に属し、その国の国内法令に従う」。
　「締約国は、他の締約国が遺伝資源を環境上適正に利用するために取得することを容易にするような条件を整えるよう努力し、また、この条約の目的に反するような制限を課さないよう努力する」。
　「遺伝資源の取得の機会が与えられるためには、当該遺伝資源の提供国である締約国が別段の決定を行う場合を除くほか、事前の情報に基づく当該締約国の同意を必要とする」。
　「締約国は、遺伝資源の研究及び開発の成果並びに商業的利用その他の利用から生ずる利益を当該遺伝資源の提供国である締約国と公正かつ衡平に配分するため」、「適宜、立法上、行政上又は政策上の措置をとる」。
（8）第16条　技術の取得の機会及び移転
　締約国は、開発途上国に対し、「生物の多様性の保全及び持続可能な利用に関連のある技術又は環境に著しい損害を与えることなく遺伝資源を利用する技術」の取得の機会の提供及び移転について、公正で最も有利な条件で行い、又はより円滑なものにする。
　「特許権その他の知的所有権によって保護される技術の取得の機会の提供及び移転については、当該知的所有権の十分かつ有効な保護を承認し及びそのような保護と両立する条件で行う」。
（9）第18条　技術上及び科学上の協力
　「締約国は、必要な場合には適当な国際機関及び国内の機関を通じ、生物の多様性の保全及び持続可能な利用の分野における国際的な技術上及び科学上の協力を促進する」。
　また、「締約国会議は、第一回会合において、技術上及び科学上の協力を促進し及び円滑にするために情報交換の仕組み（a clearing-house mechanism）を確立する方法について決定する」。
（10）第19条　バイオテクノロジーの取扱い及び利益の配分
　「締約国は、バイオテクノロジーにより改変された生物であって、生物の多様性

の保全及び持続可能な利用に悪影響を及ぼす可能性のあるものについて、その安全な移送、取扱い及び利用の分野における適当な手続（特に事前の情報に基づく合意についての規定を含むもの）を定める議定書の必要性及び態様について検討する」。

(11) 第20条　資金

「先進締約国は、開発途上締約国が、この条約に基づく義務を履行するための措置の実施に要するすべての合意された増加費用を負担すること及びこの条約の適用から利益を得ることを可能にするため、新規のかつ追加的な資金を供与する」。

(12) 第21条　資金供与の制度

「この条約の目的のため、贈与又は緩和された条件により開発途上締約国に資金を供与するための制度を設けるもの」とする（There shall be a mechanism for ～）。

(13) 第22条　他の国際条約との関係

「この条約の規定は、現行の国際協定に基づく締約国の権利及び義務に影響を及ぼすものではない。ただし、当該締約国の権利の行使及び義務の履行が生物の多様性に重大な損害又は脅威を与える場合は、この限りでない」。

(14) 第39条　資金供与に関する暫定措置

国際連合開発計画（UNDP）、国際連合環境計画（UNEP）及び国際復興開発銀行（IBRD＝世界銀行（World Bank））の地球環境基金（GEF）は、締約国会議が第21条の規定によりいずれの制度的な組織を指定するかを決定するまでの間暫定的に、同条に規定する制度的組織となる。

［編集＝酒井明夫・盛永審一郎］

| 52 | 妊娠中絶と生殖補助技術に関する各国の法的対応 |

| 53 | 終末期医療（安楽死・尊厳死・治療の停止） |

以上、2項については次頁以降に表として記した。

参考資料

52 妊娠中絶と生殖補助技術に関する各国の法的対応

R＝規制あり　V＝禁止

国	中絶の法的規制モデルと法	精子提供（卵子獲得なしに）	体外受精・胚移植	卵子提供	代理母
ベルギー	討議モデル（12週以内） 1990年4月3日の法	—	—	—	—
デンマーク	期限モデル（12週） 1973 妊娠法 No.350 1996 No.499	R／○	R／○	R／○	V
ドイツ	討議モデル（12週） 刑法218（1992修正） 1995 家族法	(○)	R／○ 移植は3個まで	V	V
フランス	討議モデル（12週） 1994年6月29日 94-654	R／○	R（精子卵子どちらか一方のみ）	R／○	V
イギリス	適応モデル（24週） 1967 中絶法 1990 HFEA	R／○	R／○	R／○	R／○ 商業的なものは禁止
イタリア	討議モデル（12週） 1978	V	V	V	V
オランダ	討議モデル 1981 妊娠中絶法	—	—	—	(V)
ノルウェー	討議モデル（18週） 1975 妊娠中絶法； 1989 修正	R／○	R／○	V	V
オーストリア	期限モデル（12週） 刑法 1975 修正	R／○	R／○	V	V
スペイン	適応モデル（22週） 1985 憲法 1995 刑法	R／○	R／○	R／○	V
スウェーデン	期限モデル（18週） 1995 中絶法	R／○	R／○	R／○	V
スイス	適応モデル 1975 スイス刑法 1990 修正	R／○	R／○	V	V
アメリカ	期限モデル 個々の州法 最高裁判所判例	○	○	○ 制定法で規定（4州）	○ 無効(11州)
日本	適応モデル（22週） 刑法（堕胎罪） 1996 母体保護法 2008 学術会議素案	(○) 現在法整備中但し、第三者から	○ 産科婦人科学会会告(1983)	(○) 現在法整備中但し、第三者から	原則禁止・営利目的処罰・厳重な管理下で例外的に許容

国際レベル：国連総会「クローン人間禁止宣言」採択（2005）；欧州評議会「人権と生物医学に関する条ノム宣言」（1997）；WHO「クローン技術に関する決議」（1997）

参考資料

○＝許容　　―＝規定なし

胚への研究	PID(着床前診断)	ES細胞獲得/研究	治療上のクローニング	生殖上のクローニング	生殖補助医療に関する特別な法
○(14日まで)	○	○	○	―(事実上V)	特別な法なし
R/○(14日まで)	R/○	○	V	V	1996 No.499(生命研究) 1997 No.460(補助生殖) 1997 No.503
V	(V) PKD(極体診断)許容	研究○ 獲得V	V 5年の自由刑もしくは罰金刑	V 5年の自由刑もしくは罰金刑	1990 胚保護法 2002 幹細胞法 2006 生殖補助医療実施のための指針(ドイツ医師会)
原則禁止 R(7日まで)	R/○	すでに樹立したものは○ 作成V	V 7年の禁錮及び10万Euroの罰金	V 7年の禁錮及び10万Euroの罰金	1994 生命倫理法；1997 補足 2001 ヒトクローン産生を禁止する新条項を追加；2004 議決
R/○(14日まで) 胚作成も可	R/○	作成・研究ともに許容	○(2008)キメラ胚作成研究容認	V	1990 Human Fertilisation and Embryology Act 2001 HFEA(研究目的)；ヒトの生殖クローニング禁止法
V	V	V	V	V(10~20年の自由刑600~1000E)	1997 保健衛生省令；2004 生殖補助医療に関する法律。それ以前は許容
提言で○(14日まで)	○	○	将来禁止	将来禁止	法がないので許容
	R/○	研究○ 獲得V	V	V	1994 医学におけるバイオテクノロジーの適用に関する法
V	万能細胞(8分割以上)○	研究許容 V	V	V	1992 No.275 生殖医学法
R/○(14日まで)	R/○	すでにあるものは○ V	V 処罰のもとで明白に	V 処罰のもとで明白に	1988 Law35 人工生殖技術法；Law42 配偶子・胚・胎児の利用に関する法
○(14日まで)	R/○	すでにあるもの研究許容・作成V	V 処罰のもとで明白に	V 処罰のもとで明白に	1984 No.1140 人工受精法 1988 No.711 IVF法 1991 No.115 ヒト受精卵研究 2006 遺伝子インテグリティ法
最初の24時間保護、その後余剰胚のみ許容	V	V	V 刑罰あり	V 刑罰あり	1999 憲法119条クローニング全面禁止 2001 生殖補助医療法 2003 以降胚研究法を議論
○	○ 州のレベルで禁止あり	○(2009)オバマ大統領が国家の資金でも許容	○(2009)オバマ大統領が国家の資金でも許容	(V)	2000 NIHガイドライン 2001 クローン人間産生禁止(下院) 2003 クローニング禁止(下院)
○(14日まで) 産科婦人科学会告(1985) 特定胚指針	○産科婦人科学会告(1998) 習慣流産にも(2003)	○法的に禁止されていない・指針で管理下で許容	○特定胚指針で規制のもと許容(2009)	R/V 懲役10年、1000万円	2001 クローン技術規制法 ヒトES指針/特定胚指針 2009 ES指針、特定胚指針改定/ES指針策定

約」(1997);「生物医学条約クローン人間追加議定書」(1998);ユネスコ「生命倫理宣言」(2005);「ヒトゲ

53 終末期医療（安楽死・尊厳死・治療の停止）

	オランダ	ベルギー	ドイツ
法律等	Toetsing van levensbeëindiging op verzoek en hulp bij zelfdoding en wijziging van het Wetboek van Strafrecht en van die Wet op de lijkbezorging（要請に基づいた生命終結と自殺援助に関する審査、並びに、刑法と遺体処理法の改正）2002年4月1日施行	Belgium Euthanasia Law（2002年5月28日公布。9月22日施行）患者の権利法（2002年8月22日・治療の拒否、同意撤回の権利）	積極的安楽死（Sterbehilfe）は法律的に禁止されている。「望みに応じて殺すこと」は刑法216条により6カ月から5年の間の懲役。ドイツ医師会：医師の死の看取り（Sterbebegleitung）のための原則（2004年5月7日）
許容される安楽死	積極的安楽死（自殺幇助を含む）を許容。緊急避難を適用。治療不可能な病気の赤ちゃんにも適応（2005年12月）	積極的安楽死（＋心理的苦痛）を許容。自殺幇助には適応されない。	連邦通常裁判所が直接的な生命終結の援助は意図的殺害とし、間接的な場合（緩和医療死）を許容（1996年判決）
内容	12歳以上で、16歳未満は親権者の同意。注意深さの要件（第2条①）刑法第293条第2項にいう注意深さの要件とは、次の各号に掲げる医師の所為をいう。 a 患者の自発的かつ熟慮ある要請を確信していること。 b 患者の回復の見込みのない、かつ耐え難い苦しみの存在を確信していること。 c 患者の現状と予後について患者に情報を提供していること。 d 患者の現状では、他の合理的な解決策がないことを患者とともに確信していること。 e 少なくとも、もう一人の独立した医師と相談したものであること。後者は、患者と会って、前記aからdにいう注意深さの要件について文書による判断を交付すること。 f 生命終結又は自殺援助を医療的に注意深く実施したものであること。 以上の注意深さの要件を遵守して、医師によって行われたものであり、また、この医師が遺体処理法の規定に従って、その行為を届け出たものであるときには、もはや処罰されるべきではない。	医師だけがすることができる。患者が十分に法的能力があり、自覚的であるとき。要請が随意的であり、よく考慮されていて、繰り返されたとき。耐え難い、絶えず肉体的あるいは心理的苦痛、あるいは病気や事故の結果として受け取る苦痛。専門医、あるいは精神科の医師に相談しなければならない。文書での要請と、安楽死の処置の間に、1カ月は期間をおく。報告の義務。刑法では自殺は犯罪ではない。また自殺を幇助し、また教唆することも犯罪ではない。しかし医師の倫理綱領は自殺援助を禁止。刑法の変更なしに、特別法で制定。	消極的安楽死：死なせることにおいて患者の意志が医師に対する指針（たとえば患者のリビングウィル）と見なされている。これはまたたとえばレスピレーターの除去にとっても有効。間接的安楽死（緩和死）：苦痛緩和剤の投与が、不可避的に生命短縮に導くとしても、それは死を意図したものではないと理解されている。伝統的な考え方では、かかる医師の措置は、刑法212条にいう殺害—故殺—であるが、刑法34条の規定（緊急避難）に従って正当化されると考えられる。自殺援助：ドイツは自殺援助は不可罰であるが、自殺援助は医師職には禁止されている。従って、ドイツの医師たちは間接的な死の援助だけが、つまり、瀕死の患者または死の過程にある患者の生命短縮もやむを得ない事態での苦痛緩和だけが、医師には許されている。ドイツにも安楽死事件はある。
背景	・ホームドクター制。信頼関係あり。しかも患者は医師によく相談する。 ・1993年遺体処理法の改正（訴追しない）など、30年にわたる議論。 ・12歳以上は自己決定権（患者の権利法：12歳から17歳も負担の重い医療の拒否権） ・2002年安楽死1882件、自殺幇助184件。2005年2325件ある。しかしまだ50％が無届け。死の総数の3.4％。 ・患者の意思不明が2001年で900件、約1/4。 ・法制定後、セデーションが増加。	・ホームドクター制はあるが、ゆるい。医師を選ぶことができる。 ・立法の際に、医師の参加なしに、政治家が政治的決断で法律を作ったという批判がある。 ・医師がより多くの決断。 ・死の総数の1.8％。	・ナチズム、T4計画においてeuthanasieの名の下に、障害者を安楽死させた過去への反省。 ・ホームドクターを持っているが、自分で選べる。簡単な問題はここで解決。義務の保険の証明書は家庭医が書く。 ・2008年度の調査では58％が積極的安楽死に、72％が消極的安楽死に賛成。 ・ラインラント・プァルツ州生命倫理委員会などで、安楽死許容への動き（2004年）。

山下邦也訳、オランダ新安楽死法（正文）「同志社法学」（2002）、織田有基子、オレゴン州安楽死法の効力

参考資料

日　本	アメリカ・オレゴン州	世　界
名古屋高裁判決（1962）／六要件 東海大学付属病院裁判（1992-5年）横浜地裁／四要件	オレゴン州尊厳死法（1997年11月） Oregon Death with Dignity Act	1973年患者の権利章典（アメリカ病院協会）「法律が許す範囲で治療を拒否する権利がある」。 リスボン宣言（1981年）「患者は尊厳のうちに死ぬ権利を持つ」。 マドリード宣言（1987年）「安楽死は倫理に反する。しかし末期症状にのみプロセスを受け入れたいという患者の望みを医師が尊重することをさまたげるものではない」。
積極的安楽死を許容（？－判例が確立したわけではない）。	医師・薬剤師の自殺帮助（致死薬の処方）を許容。	1992年医師会声明「治療を辞退する権利は患者の基本的権利」 ヘムロック協会（1980年）死の権利協会世界連合（1982年）
横浜地裁四要件 ①死期が切迫している、不可避である。 ②耐え難い激しい肉体的苦痛がある。 ③苦痛を除くための方法を尽くし、他に代替手段がない。 ④患者の現実の同意。 「死と医療特別委員会報告」（日本学術会議）1994年「栄養補給も中止してよい場合がある」。 日本は自殺幇助は刑法第202条で禁止。 日本尊厳死協会（1983年）Living Willの法制化を求める。 厚生労働省：「終末期医療の決定プロセスに関するガイドライン」（2007年） 日本救急医学会：延命治療中止の基準を明記した指針（2007年）	慈悲深く（humane）、かつ尊厳ある（dignified）方法で、その人生の最後を迎えるための薬物療法を、書面により要求できるようにするための手続きを詳細に規定するもの。18歳以上のオレゴン州市民で、回復の見込みのない、もはや6カ月以上生きる見込みのない、2回の口頭の要請（15日以上の間隔）と、2名の証人の前での文書に署名。48時間の待機期間をおいて薬物の処方箋。 医師・薬剤師の民事・刑事裁判を免除。 2004年までに208名。 2001年アシュクロフト・ディレクティヴ（停止命令）。 2002年同指令差し止め命令。 2006年1月17日致死薬の処方を認める（連邦最高裁）。	イギリス 法の上では可罰的、現実には曖昧な処理。医師が延命治療を中止するか、手控える「消極的安楽死は」2つの極端なケースで受け入れられている。「患者が望むとき」と「絶望的な植物状態」にあるとき。後者の場合は栄養補給の中止は合法的。 2002年ダイアン・プリティ事件。ヨーロッパ人権裁判所：許容せず。 スイス 非医師による自殺援助は、利己的動機でなければ、違法ではない（Art.115 StGB）。そこで医師は致死薬を処方するが臨席しない。医師の自殺幇助の合法化を目指す。1年に現在約200人（0.3％）。 NGO：EXIT（1982年）、Dignitas（1998年）などの団体がある。ドイツなど国外からも。 フランス 「病者の権利および生命の末期に関する2005年4月22日の法律」 オーストラリア 北部準州「末期患者の権利法」（1996年施行／1997年無効）
関西電力病院事件（1995年；2003年発覚）不起訴 京北病院事件（1996年）不起訴 川崎協同病院事件（1998年）2審有罪判決（2007年）上告 最高裁、上告棄却。有罪確定（2009年12月）。 羽幌病院事件（2004年）不起訴（2006年） 射水市民病院事件（2006年）書類送検（2008年5月）不起訴（2009年12月） 和歌山県立医大付属病院（2007年）不起訴	＜アメリカ全体で＞ 1975年カレン・アン・クインラン裁判。 1988年ナンシー・クルーザン裁判。 1990年患者の自己決定法。 1993年「医師による自殺幇助」裁判。 2005年テリーシャイボ判決。覚醒コーマ患者から栄養チューブを外すことを認める。	EU（Europarat ヨーロッパ評議会） 1999年6月「死病や死に臨む人の権利と尊厳の保護」という提言。積極的死の援助を明確に禁止。 2003年10月ベルギー・オランダ・スイスがヨーロッパ評議会で積極的死の援助をヨーロッパ世界で立法化することを要請。 2008年12月ルクセンブルクで2月に可決された安楽死法を大公が拒否。2009年3月17日公布。

と連邦制度のあり方、「ジュリスト」（2002）などをもとに盛永審一郎が作成

関連年表

凡例

　20世紀までに関しては原則として、本書『新版増補生命倫理事典』および本書の前身『生命倫理事典』（2002年太陽出版刊）の本文に記載されている事項のうち、生命倫理の観点から重要と思われるものを選んで収録した。各年次内の事項は、必ずしも生起した順に配列されてはいない。おおむね、まず日本国内の事項を①医療関連、②保健関連、③福祉関連、④教育関連、⑤環境関連、⑥法令関係、⑦その他の順に配列し、そののち、外国の事項（末尾に当事国または地域を略称で表記）および国際的な事項を、国内のそれと同様な順で配列した。

　2001（平成13）年以降に関しては、上述の原則にはとらわれず、各種新聞縮刷版などを参考に、月別に同様な順でなるべく詳細に示した。

紀元前5～4世紀?	仏教の開祖ゴータマ・シッダルタが苦からの解脱を説く（インド） 「ヒポクラテスの誓い」成立（ギリシャ） 鍼灸医学の古典『黄帝内経』成立（中国）
77頃	プリニウスが自然万般の知識を集大成した『自然誌』を編纂（ローマ帝国）
701	「大宝律令」施行、「医疾令」に基づき官営医療が確立され始める
827	物部廣泉が養生書『摂養要訣』20巻を執筆、日本初の養生論
927	『延喜式』成立、個々の穢れについての忌みの期間を詳細に規定
984	日本最古の医術百科全書『医心方』が医の倫理として「大慈悲と惻隠の情」を謳う
1240	フリードリッヒ2世が「医師が薬室を持つことを禁じた5か条の法令」を制定、医薬分業の起源（独）
13世紀	大学やギルドによる医師のライセンス化が進行（欧）
16世紀	アグリコラが塵肺や金属中毒などの職業病について記載（独） 聖職者と医師の分離（医療の世俗化）や医師の分業化が進行（欧）
1531	世界初の「救貧法」制定（英）
1553	周防山口の大道寺でキリシタンが窮貧民に米を配給、日本初のキリシタン社会救済事業
1555	ポルトガル人アルメイダが豊後府内に育児院を開設、のち病院を開設
1557	アルメイダらが豊後府内にキリシタン信徒互助組織ミゼリコルヂアを結成、のち京都や長崎に波及

関連年表

1577	キリシタンが京都に南蛮寺を建立、大規模ならい病者救済事業を展開
1601	「エリザベス救貧法」制定(英)
1602	フランシスコ会が江戸の浅草にらい施療院を開設
1637	デカルトが『方法序説』を刊行、心身二元論の古典(仏)
1692	杉山和一が鍼治講習所設立、世界初の障害者職業教育
1700	ラマチーニが『働く人々の病気』を出版、職業病に関する当時の知識を集大成(伊)
1713	貝原益軒『養生訓』刊行、医の倫理として「仁術」を謳う
1722	徳川吉宗が小石川に養生所を開設
1748	ラ・メトリーが『人間機械論』を刊行(仏)
1761	アウエンブルッガーが打診法を開発(墺)
1762	エクイタブル社が世界初の生命保険事業を開始(英)
1775	ポットが煙突掃除人の陰嚢がんを職業がんとして記載(英)
1776	「アメリカ独立宣言」
1777	カレンが神経疾患全般を包括する概念として「ニューローシス」の語を使用(英)
18世紀後半	病院医療の進行(欧) スパランツァーニがカエルおよびイヌの人工授精に成功(伊)
1789	「フランス人権宣言」
1790	「連邦特許法」制定(米)
1797	ジェンナーが牛痘接種に成功、予防接種の端緒(英)
1798	マルサスが『人口論』で人口増加は食糧増加を上回るとする過剰人口論を展開(英)
1799	ハンターがいわゆる海綿法によりヒトの配偶者間人工授精(AIH)に初めて成功(英)
1809	議会の任命によるオンブズマン制度を創設(スウェーデン)
1810	医師ハーネマンが『治療術の原則』を著わしホメオパシーを提唱(独)
1819	レナックが聴診法を開発(仏)

関連年表

1830	嬰児を殺した母親は死刑に処するとの法律が成立（英）
1836	牧師フリードナーがキリスト教奉仕女会を設立（独）
1842	チャドウィックが『大英国労働人口の衛生状態に関する報告』を発表（英）
1845	ド・トゥールがマリファナを用いて精神疾患を治療（仏） グリージンガーが精神病の脳病説を発表（独）
1846	モートンがエーテル麻酔に成功、近代麻酔の端緒（米）
1847	アメリカ医師会設立、倫理綱領を制定（米） ベジタリアン協会設立（英） 聖徒イエス・キリスト教会（モルモン教）の教祖スミスがユタ州に宗教的集団居住地（コロニー）を建設（米）
1848	「公衆衛生法」制定、法規に基づく公衆衛生活動の原点（英）
1849	オランダ商館医モーニケが長崎出島で牛痘接種を実施、日本で最初の予防接種
1852	ソローが植物にまで拡大した「共同体意識」を提唱（米）
1854	コレラが世界的に流行し、ロンドンでの流行は共同ポンプの水が原因とスノウが調査研究（英） ナイチンゲールがクリミア戦争中の戦地で看護活動を開始（英）
1857	モレルらが精神病の変質学説を発表（仏）
1858	ダーウィンらが生物進化の要因として自然淘汰説を提唱（英）
1859	J.S.ミルが『自由論』を刊行、自由主義的功利主義の古典、反パターナリズムの嚆矢
1861	長崎養生所開設、日本における近代的病院の端緒 ブローカが初めて失語症を本格的に臨床記載（仏）
1863	デュナンの提唱とスイス政府の後援により赤十字発足、ジュネーブで国際会議
1864	赤十字の「戦地軍隊傷病者の保護に関するジュネーブ条約」に12か国が調印 エルンスト・ヘッケルが生物学の一分科としてエコロジー（生態学）を提唱（独）
1865	ベルナールが『実験医学序説』刊行、人体実験と動物実験の倫理的問題に言及（仏）
1868（慶応4/明治元）	医師ベンケルトが「ホモセクシャル」の語を創案（ハンガリー）
1869（明治2）	大学東校（現東大医学部）で娼婦ミキを解剖、日本初の献体解剖 ゴルトンが天才に関して遺伝的根拠を示唆し、優生学を創始（英）
1871（明治4）	中村正直『西国立志編』刊行、「福祉」の語の現代的使用の端緒

	レベルディが自家皮膚移植法を確立（伊）
1872（明治5）	懲治監設置 「戸籍法」（旧法）公布、徴兵・税制・衛生諸行政などにおいて国民把握の基盤として機能 「駆黴規則」公布、娼妓に対し検梅・隔離を強制 ラッセルがピッツバーグで「ものみの塔聖書冊子刊行協会」を設立、キリスト教カルト「エホバの証人」の母体（米） 化学者スミスがマンチェスターの腐食性のある降雨を「酸性雨」と表現（英）
1873（明治6）	ハンセンがハンセン病の病原体を発見、遺伝病でなく伝染病であることが明らかに（ノルウェー）
1874（明治7）	医療制度の根幹を示す「医制」公布 ウェルニッケが失語の病型を臨床解剖学的に分類（独）
1875（明治8）	陸軍の傷痍軍人およびその遺族を扶助する陸軍恩給制度が発足、日本における恩給制度の端緒
1876（明治9）	京都癲狂院設立、日本初の精神（科）病院 「動物虐待禁止法」制定（英） ジャクソンがてんかん発作を初めて脳生理学的な突発的放電と捉える（英）
1877（明治10）	博愛社（のちの日本赤十字社）創立、西南戦争中の救護に活躍 古河財閥が栃木の足尾銅山を買収し採掘を開始、「足尾鉱毒事件」の端緒
1878（明治11）	「医師試験規則」公布 精神障害者の私宅監置を制度化
1880（明治13）	「刑法」公布
1882（明治15）	「医師免許規則」公布
1883（明治16）	精神障害を発症した旧相馬藩主の自宅監禁および入退院の是非をめぐり、一連のお家騒動（いわゆる相馬事件）始まる
1884（明治17）	非配偶者間人工授精（AID）に初めて成功（米）
1885（明治18）	「獣医師免許規則」公布
1886（明治19）	博愛社が万国赤十字条約に加盟、翌年に日本赤十字社と改称 「日本薬局方」公布
1889（明治22）	「大日本帝国憲法」公布 ビスマルクが社会保障制度確立、年金制度の端緒（独）
1890（明治23）	「教育勅語」公布 ワレンとブランダイスが論文で「プライバシーの権利」につき初めて定義（米） この頃、フロイトが精神分析療法を創始（墺）

1892（明治25）	京都看病婦学校第5回卒業式で日本初の誓詞斉唱 ソルトが『動物の権利』を発表（米） メビウスが精神病の基盤に遺伝因の関与する脳障害を措定する内因論を発表（独） グレッターが「ナイチンゲール誓詞」を起草（米） エレン・スワローが環境保全をめざした社会運動としてエコロジーを提唱（米）
1893（明治26）	帝国大学医科大学（現東大医学部）で講座制を採用
1894（明治27）	エヴァンスが論文「人間と獣類との倫理的関係」で人間中心主義を批判（米） 帝国大審院が骨がんにつき、同意のない手術を違法で傷害罪に当たると判決（独）
1895（明治28）	レントゲンがX線を発見（独）
1896（明治29）	「河川法」（旧法）公布、「公害」の語が登場 クレペリンが二大内因性精神病概念を確立（独）
1897（明治30）	「伝染病予防法」公布 エリスが性の百科事典ともいうべき『性の心理学的研究』の刊行を開始、性科学の創始（英）
1898（明治31）	「民法」公布 アメリカ病院協会設立（米） 精神科医エービィングが「マゾヒズム」「サディズム」を造語（独）
1899（明治32）	この年から人口動態統計を開始 「産婆規則」公布、産婆が国家資格となる アメリカ看護婦協会設立（米） ネッケが自己愛を初めて「ナルシシズム」と命名（独） 国際看護婦協会設立、本部はジュネーブ
1900（明治33）	「感化法」「精神病者監護法」公布 メンデルの「遺伝の法則」再発見（英）
1901（明治34）	ランドシュタイナーがABO式血液型を発見、のち親子鑑定に応用（墺）
1902（明治35）	呉秀三が精神病者慈善救済会を設立、日本におけるメンタルヘルス活動の原点 幼年監設置 アルカプトン尿症（常染色体劣性遺伝）の発見（米）
1903（明治36）	日本歯科医師会創立 短指症（常染色体優性遺伝）の発見（米）
1905（明治38）	ビネーが知的障害児の識別を目的として、初めて知能検査尺度を作成（仏） 患者の同意なき手術は脅迫暴行であり民事上の不法行為責任を発生させるとの判決（米）
1906（明治39）	旧「医師法」「歯科医師法」公布 ムーアが『宇宙的な親族関係』において自然環境をも含む「倫理的共同体」を

	提唱（米）
1907（明治40）	法律第11号「癩予防ニ関スル件」公布、ハンセン病患者の隔離始まる アルツハイマーがいわゆるアルツハイマー型認知症を初めて記載（独）
1908（明治41）	「監獄法」公布 人骨と類人猿の骨を試料として「ピルトダウン人発見」を捏造、データ捏造事件の典型（英） ビアーズが精神衛生委員会（全国精神健康協会の前身）を設立（米）、アメリカにおけるメンタルヘルス活動の端緒
1909（明治42）	「種痘法」公布 自然保護の国際会議としてワシントン会議開催
1910（明治43）	フロイトが「エディプス・コンプレックス」の概念を提唱（墺） ブロイラーが精神分裂病（統合失調症）概念を確立、また、初めて自閉症を定義し分裂病の基本症状とみる（独）
1911（明治44）	恩賜財団済生会設立、5年後に病院設立 「工場法」公布、労働者保護を目的とした日本初の法律 この頃から各地に実費診療所出現、大正期にかけて実費診療運動が盛んに
1912（明治45/大正元）	国際薬剤師・薬学連合創設、本部はオランダのハーグ
1913（大正2）	バーゼルで国際自然会議開催
1914（大正3）	患者の同意のない手術を暴行としたシュレンドルフ判決、自らの身体に何がなされるべきかを決定する権利が明文化（米）
1916（大正5）	実験的に作られた接木体植物がギリシャ神話にちなんでキメラと呼ばれ、のち生物学用語となる（米） アメリカ・カナダ間で全世界的な「渡り鳥条約」締結、水鳥保全のため最初の条約
1919（大正8）	「結核予防法」（旧法）「精神病院法」公布 「ワイマール憲法」制定、世界で初めて各種社会権を保障（独）
1920（大正9）	この頃、森田正馬がいわゆる森田療法を創始 フロイトがエロス（生の本能）とタナトス（死の本能）という拮抗する2つの欲動概念を導入（墺） ピグーが著書『厚生経済学』の中で自然環境や人間の健康の経済化について論じ、そのための賦課を提唱、環境経済学の端緒（英）
1922（大正11）	アメリカの産児制限運動家サンガー来日、各地で講演 「少年法」「矯正院法」「健康保険法」公布 妊娠・出産が母親の精神状態に及ぼす影響を考慮し、「嬰児殺法」で嬰児殺と一般の殺人を初めて区別（英）
1923（大正12）	日本医師会発足、初代会長は北里柴三郎

1924（大正13）	この頃から各地に医療利用組合、都市に無産者診療所が出現 ベルガーが初めてヒトで脳波を観察（独）
1926（大正15/昭和元）	日本精神衛生協会発足
1927（昭和2）	エルトンが「食物連鎖」を造語（米）
1928（昭和3）	フレミングが抗生物質ペニシリンを発見（英） 技師ミッジリーが安全な電気冷蔵庫用冷媒ガスを開発、フロンの登場（米）
1929（昭和4）	「赤十字条約」（ジュネーブ条約）改正され捕虜虐待は国際的に禁止
1930（昭和5）	初の国立ハンセン病療養所として長島愛生園を岡山に開設 マルクス主義者が無産者診療所を開設、以後各地に開設 生理学者永井潜らが日本民族衛生学会を設立、この頃から主要国で集団遺伝学成立 朝日新聞社が健康優良児表彰事業を開始 PCB製造開始（米）
1931（昭和6）	「癩予防法」公布、以後、ハンセン病患者の絶対隔離が進行
1932（昭和7）	ハーストが医源病の概念を提起（米） ハックスリーが逆ユートピア小説『すばらしい新世界』発表（英）
1933（昭和8）	「少年救護法」公布 レオポルドが「自然の状態で存続するものの権利」を提唱、のち「土地倫理」の提唱へ発展（米） ロンドンで「生物相条約」調印、英・米・カナダなど16カ国に波及
1935（昭和10）	この年から16年間、結核が日本人の病死原因の第1位 イギリス安楽死協会設立（英） 精神医学者モニスがロボトミー（前頭葉切截術）を創始（ポルトガル） 植物生態学者タンスレーがエコシステム（生態系）の語を初めて使用して環境問題を論じる（英）
1936（昭和11）	中国のピンファンに関東軍防疫給水部第七三一部隊創設、以後、1945年まで生物兵器を研究・開発 世界初の同種腎移植（米）
1938（昭和13）	厚生省が内務省から独立 「国民健康保険法」「国民医療法」公布 精神科における身体的治療法として電気けいれん療法開発（伊） アメリカ安楽死協会設立（米） ナチスが「ニュールンベルク人種法」制定、非人道的な人体実験の正当化へ（独） FDA（食品・医薬品管理局）設置（米）
1939（昭和14）	「船員保険法」「職員健康保険法」公布 「安楽死」の名の下の社会的弱者抹殺計画（T4計画）がナチスの主導で始まる（独）

1940（昭和15）	「国民優生法」公布 ハワードが農薬・化学肥料投入の生態系切断型の慣行農法に反対し、いわゆる有機農法を提唱（米） この頃、ロジャースがカウンセリング療法を確立（米）
1941（昭和16）	「国民学校令」公布、養護訓導（養護教諭の前身）を規定 「労働者年金保険法」公布、3年後に「厚生年金保険法」と改称 グレッグが先天性風疹症候群を初めて報告（米） ハンセン病の特効薬プロミン開発（米）
1942（昭和17）	「国民医療法」公布、医療従事者に関する法制の一本化 「マンハッタン計画」の名で原子爆弾開発を極秘裏に開始（米） 「生物相条約」改正、自然保護および野生生物保存のための条約に
1943（昭和18）	カナーが小児自閉症の症例を本格的に報告（独）
1944（昭和19）	ダイオキシン製造開始（米）
1945（昭和20）	広島と長崎に原子爆弾投下、後遺障害（いわゆる原爆症）者多数発生 この頃、主要国の学界に現代進化論の基本的学説「進化の総合説」成立
1946（昭和21）	日本産婆会、帝国看護婦協会、保健婦協会が合同して日本産婆看護婦保健婦協会創立（翌年に日本助産婦看護婦保健婦協会と改称） 「生活保護法」（旧法）公布 ユニセフ（国際連合国際児童緊急基金、のち国際連合児童基金と改称）設立、本部はニューヨーク ユネスコ（国際連合教育科学文化機関）設立、本部はジュネーブ ニューヨークで国際保健会議が開催され、「世界保健機関憲章」採択
1947（昭和22）	この頃から第一次ベビーブーム 日本医師会と日本歯科医師会が公益社団法人として再発足 「児童福祉法」「労働基準法」「あん摩、はり、きゅう、柔道整復師等営業法」「災害救助法」「学校教育法」「教育基本法」「地方自治法」「食品衛生法」公布 ストレプトマイシン療法の有用性試験を契機にRCT（ランダム化比較試験）が科学的方法として確立（英） ニュールンベルク軍事法廷が被験者の権利を守るためのガイドライン「ニュールンベルク綱領」作成 パリに27か国の医師の代表が集まって世界医師会発足 国際自然保護連盟（IUPM）発足
1948（昭和23）	日本脳・神経外科研究会創立（52年に日本脳・神経外科学会、65年に日本脳神経外科学会と改称） 「国民優生法」を廃止し「優生保護法」施行、人工妊娠中絶を合法化 「国民健康保険法」改正、組合方式・任意加入制から市町村公営・強制加入制へ 盲・聾学校の義務制実施 「地方自治法」改正、住民訴訟制度を導入 「医師法」「歯科医師法」「医療法」「少年院法」「大麻取締法」「保健婦助産婦看護婦法」「墓地埋葬法」「予防接種法」「大麻取締法」公布

	「風俗営業等の規則及び業務の適正化等に関する法律」(いわゆる風営法)施行 所得再分配によって国民の生存権を保障するため、全額税負担による無料の国民保健サービス（NHS）が発足（英） ノイズがオーナイダに宗教的集団居住地オーナイダコロニーを建設（米） 第2回世界医師会総会で「ジュネーブ宣言」採択 国連総会で「人権に関する世界宣言」（世界人権宣言）採択
1949（昭和24）	慶應義塾大学で日本初の非配偶者間人工授精児が誕生 この頃から覚せい剤の闇ルートでの密造・密売が活発化、第一次覚せい剤乱用期 「身体障害者福祉法」「死体解剖保存法」「獣医師法」「弁護士法」公布 「優生保護法」改正、中絶の要件に「経済的理由」を追加 日本助産婦保健婦看護婦協会が国際看護婦協会に正式復帰 日本婦人科学会と産科婦人科医学会（近畿婦人科学会）が合同して日本産科婦人科学会創立 鎌形赤血球貧血における異常ヘモグロビンが証明され、遺伝病解明の分子生物学的基盤が確立（米） 第3回世界医師会総会で「医の倫理に関する国際規定」採択 世界保健機関（WHO）とユネスコがCIOMS（国際医科学機構協議会）設立
1950（昭和25）	医療費控除制度開始 家事審判所と少年審判所を合併した家庭裁判所設置 「生活保護法」「精神保健法」「毒物及び劇物取締法」「覚せい剤取締法」公布 基準看護制度により看護婦の勤務形態は「労働基準法」に準拠して「なるべく三交替制」に 「精神病者監護法」「精神病院法」を廃止し「精神衛生法」公布、私宅監置を廃止し措置入院・同意入院の制度などを導入 社会保障制度審議会が社会保障制度の充実を社会保険、公的扶助、公衆衛生、医療・社会福祉の4部門に分けて勧告 アメリカ看護婦協会が「倫理綱領」を制定（米） シカゴ医療研究所が末期がん患者に関する調査結果を刊行、「ターミナルケア」の語の使用の最初（米） この頃から黒人による人種差別撤廃の公民権運動が活発に（米） 国連総会で「人権と基本的自由の保護条約」採択
1951（昭和26）	「結核予防法」（新法）「覚せい剤取締法」「検疫法」「社会福祉事業法」公布 児童福祉に対する責任を宣言する「児童憲章」制定 ストックホルムで第6回世界医師会総会開催、日本医師会初参加 日本助産婦看護婦保健婦協会が日本看護協会と改称 「保健婦助産婦看護婦法」改正、看護婦不足解消のため准看護婦制度を設ける 最高裁判決で「猥褻」が定義され、以後、日本における「猥褻」の法的な基準となる（69年に一部修正） ベビスが胎児診断を目的とする羊水穿刺について初めて報告（米）
1952（昭和27）	この頃から「成人病」の概念が普及 文部省学術研究会議の脳波班が発展的に解消して日本脳波学会発足 「戦傷病者戦没者遺族等援護法」公布 オタマジャクシの体細胞からクローン作成に成功（米） ドレーらがクロルプロマジンの抗精神病作用を報告（仏）、数年のち世界各地で応用

	マザー・テレサがカルカッタのスラム街に「死を待つ人々の家」を開設（インド） NGOの国際家族計画連盟設立
1953（昭和28）	日本精神衛生連盟設立 厚生省が人工妊娠中絶可能期間を「妊娠第8月未満」と通達 「癩予防法」改正され「らい予防法」、しかし患者隔離は継続 「麻薬取締法」「未帰還者留守家族等援護法」公布 ワトソンとクリックがDNAの二重らせん構造モデルを提唱（米） ハンターが朝鮮戦争のアメリカ兵捕虜に対する共産勢力の「洗脳」について記載（米） リンズレイらが精神分裂病（統合失調症）患者のオペラント条件づけに関連して初めて「行動療法」の語を使用（米） 国際看護婦協会が看護倫理の国際的綱領を採択
1954（昭和29）	国立第一病院で日本初の人間ドック実施 覚せい剤乱用青年による女子小学生暴行殺人事件（京子ちゃん事件） 「身体障害者福祉法」に基づき更生医療の支給開始 「科学技術会議設置法」に基づき総理大臣の諮問機関として科学技術会議設置 「あへん法」（新法）公布 小児麻痺ワクチンIPV開発（米）
1955（昭和30）	富山県神通川流域で多発する原因不明の奇病（のちにイタイイタイ病と命名）につき、学会で初めて報告 乳児用粉ミルクにヒ素が混入し被害乳児1万人以上の森永ヒ素ミルク事件 この頃から原因不明の神経病スモンの散発が社会問題化
1956（昭和31）	熊本県水俣保健所に脳症状を主とする原因不明の患者が入院したとの報告（水俣病の公式発見） 日本不妊学会創立 小林八郎が「生活療法」を提唱 公娼制の廃止をめざし「売春防止法」公布（保護更生規定は57年、刑事処分規定は58年施行） 「医薬分業法」「採血及び供血あっせん業取締法」公布 ヒト染色体数が確定（米） エリクソンが「自我同一性（エゴアイデンティティ）」を定義し、精神分析的自我心理学の基本概念に据える（米） フックスらが羊水細胞を用いた胎児性別判定に成功（米） この頃からアメリカ、カナダ、スウェーデン、フィンランド、ノルウェー等で酸性雨による森林枯死が問題化
1957（昭和32）	生活保護基準をめぐり朝日茂が訴訟を提起、いわゆる朝日訴訟 「原子爆弾被爆者の医療等に関する法律」施行 医師に説明を義務づけたサルゴ判決（米）
1958（昭和33）	慶應義塾大学で日本初の凍結融解精子を用いた非配偶者間人工授精に成功 「衛生検査技師法」「学校保健法」公布 免疫学者ドーセらが白血球抗原（HLA）系を発見（仏） この頃からサイケデリック芸術運動・ヒッピー運動関係者を中心に幻覚剤LSDの乱用が広まる（米）

関連年表

1959(昭和34)	「国民健康保険法」改正、市町村および特別区に国民健康保険を義務づけ 「未帰還者に対する特別措置法」公布 ネブラスカ精神医学研究所・ノーフォーク州立病院間の双方向送受信により精神医療相談を開始、遠隔医療の端緒（米） 社会学の専門領域に医療社会学部会設立、医療社会学の組織的・制度的な誕生（米） 「知的障害者福祉法」公布、ノーマライゼーション思想の端緒（デンマーク） 銀行家フランクスが講演で初めて「南北問題」の語を使用（英）
1960(昭和35)	女性の平均寿命が70歳を超える この頃から不登校及び家庭内暴力が顕在化の兆し 「精神薄弱者福祉法」「薬事法」「薬剤師法」公布 この頃から主要先進国を中心に分子生物学が確立 この頃からソンダースらが末期がん患者の疼痛に対し鎮痛薬を計画的に用いた緩和医療を開始（米） 卵巣ホルモンを成分とする経口避妊薬（ピル）が世界初の認可（米） この頃から女性解放運動や消費者運動が活発化（米） ベトナム戦争開始（75年まで）、のちアメリカ軍がいわゆる枯葉剤作戦でダイオキシン類をジャングルに大量散布、多数の中毒患者発生
1961(昭和36)	国民皆保険実現 この頃からヘロイン乱用が流行 三重県四日市で喘息患者が多数発生、のち、いわゆる4大公害病のひとつに 最初の遺伝病診断、対象はフェニルケトン尿症（米） 小児科医ケンプが児童虐待問題を被虐待児症候群として初めて報告（米） レンツ博士がサリドマイドの催奇形性を警告（独）、各国でサリドマイド製剤の販売停止 障害者配慮設計を世界で初めて基準化、いわゆるバリアフリー思想の端緒（米） ボニカが世界初のペインクリニックを開業（米）
1962(昭和37)	山内事件の名古屋高裁判決で安楽死の6要件を判示 日本麻酔医学会が指導医認定制度を開始、日本における認定医制度の端緒 東京大学医学部麻酔科に日本初のペインクリニック開設 政府が「全国総合開発計画」策定、いわゆる「公害列島」化の端緒 カーソンが『沈黙の春』で化学物質による生態系破壊を警告（米）
1963(昭和38)	救急隊員による医療機関への傷病者搬送を義務化 国民皆年金実現 日本精神衛生連絡協議会設立 「老人福祉法」公布、老人家庭奉仕員（ホームヘルパー）事業発足 「戦傷病者特別援護法」公布 免疫抑制剤アザチオプリンが初めて臨床応用（米） 世界初の肝移植（米） 世界初の胎児輸血（米） 国際連合で「核兵器の不拡散に関する条約」（核拡散防止条約、NPT）採択
1964(昭和39)	アメリカ駐日大使ライシャワーが日本人青年により刺傷（ライシャワー事件）、のち輸血療法により血清肝炎を発症 ライシャワー事件を契機に「献血の推進について」を閣議決定し「献血推進対策大綱」を策定

関連年表

	血友病の治療に血液凝固因子製剤が実用化 厚生省が「救急病院等を定める省令」を発し、全国的な救急医療体制の整備を開始 「母子及び寡婦福祉法」公布 モリスが「自然の法的権利」を提唱（米） 「原生自然法」制定（米） 第18回世界医師会総会で人体実験の原理原則「ヘルシンキ宣言」採択、以後たびたび修正
1965（昭和40）	日本移植学会創立 国立国府台病院に初の院内学級設置 新潟県阿賀野川流域において水俣病と同一の病気を確認（新潟水俣病の公式発見） 「精神衛生法」を改正し、緊急措置入院の創設、精神衛生センターの設置などを盛り込む 「母子保健法」を「児童福祉法」から分離した単独法として公布 「理学療法士及び作業療法士法」公布 プライバシー権の確立にとって画期的なグリスウォルド判決（米） この頃からクーパーらが伝統的精神医学の改革運動を展開、非管理的・非生物的な臨床実践を推進（米） この頃から人種差別反対運動・女性解放運動・ベトナム反戦運動・環境保護運動が倫理学者をも巻き込み活発化（米）
1966（昭和41）	世界初の膵臓移植（米） スティールらが羊水細胞の培養による染色体分析を開始、染色体異常や先天性代謝異常疾患の出生前診断の先駆け（米） 哲学者ジャンケレヴィッチが著書『死』の中で死を「人称」により区別して思索（仏） ボールディングが「宇宙船地球号」という表現に託して地球の有限性を力説（米） 国連総会で「世界人権宣言」を具体化した「国際人権A規約」を採択、「到達可能な最高水準の身体及び精神の健康を享受する権利」を明記 国際自然保護連合が絶滅の危険のある動物を収載したレッドデータブックを初めて作成 国連総会で「市民権と政治的権利に関する国際条約」「経済的、社会的、文化的権利に関する国際条約」採択
1967（昭和42）	医薬品副作用モニタリング制度発足 身体障害者家庭奉仕員（ホームヘルパー）派遣事業発足 「公害対策基本法」公布 バーナードが世界初の心臓移植（南ア共和国） 「不本意な出産」をめぐるコスグローブ判決、原告女性側敗訴、被告医師側勝訴（米） ソンダースが聖クリストファーホスピスを開設、現代のホスピス運動の端緒（英） アメリカ安楽死教育財団がリビングウィルという造語を提唱（米） トーリー・キャニオン号の座礁・原油流出事故（英）
1968（昭和43）	札幌医科大学で日本初の心臓移植、のち刑事告発に発展、不起訴処分 PCBを原因物質とするカネミ油症事件発生

関連年表

	厚生省がイタイイタイ病の原因物質カドミウムは三井金属鉱業神岡鉱業所の排水以外になしとする見解を発表
	日本薬剤師会が「薬剤師倫理規定」を制定（5年後に「薬剤師綱領」3項目を追加）
	「医師法」改正、インターン制度を廃止
	木村資生が「進化の中立説」を提唱
	「原子爆弾被爆者に対する特別措置に関する法律」施行
	「ばい煙規制法」に代わり「大気汚染防止法」公布
	ハーバード大学が脳死の概念を初めて提案（米）
	オーデンがスカンジナビア半島の森林枯死の原因はイギリス及び中部ヨーロッパのSOxやNOxであると特定（スウェーデン）
	エリクソンが「同一性拡散」を青年心理に共通する特性を意味する社会心理学的概念として使用（米）
	第22回世界医師会総会で死亡時刻判定問題の研究推進などを謳う「シドニー宣言」採択
	「ジュネーブ宣言」シドニー修正
1969（昭和44）	3人の男性に精巣切除術を実施した産婦人科医に対し「優生保護法」第28条違反による有罪判決（いわゆるブルーボーイ事件）
	「公害に係る健康被害の救済に関する特別措置法」公布
	ルイス・カットナーが生前の信託（living trust）と遺言（will）の語を組み合わせてリビングウィルの概念を提唱（米）
	テイザックス病と鎌形赤血球症の診断法発見（米）
	哲学者キャラハンらが「社会、倫理、生命科学のための研究所」設立、のちのヘイスティングセンター（米）
	精神科医キューブラー・ロスが著書『死ぬ瞬間』を刊行、死にゆく人々の心理の5段階を提示（米）
	ウィードが新しい医療システムとしてPOS（問題志向型システム）を提唱（米）
	国際協調による海洋汚染の防止を謳った「ボン合意」署名
	OECD（経済協力開発機構）がスカンジナビア半島の森林枯死の原因物質SOxおよびNOxの発生源をイギリスとヨーロッパ中部の煙突にあることを問題提起
1970（昭和45）	「公害メーデー」など全国規模の公害反対運動活発化、国会でも公害論議が活発に展開（いわゆる公害国会）
	この頃から瀬戸内海のほぼ全域で赤潮発生
	この頃から夏に東京など大都市で光化学スモッグ発生、被害者多数
	内閣に「公害対策本部」設置
	この頃から第二次覚せい剤乱用期
	この頃から第二次ベビーブーム
	65歳以上高齢者の割合が全人口の7％を超える、国連の定義する高齢化社会へ突入
	心身障害児家庭奉仕員（ホームヘルパー）派遣事業発足
	この年から「一県一大学構想」のもとに大学医学部・医科大学の新設が相次ぐ
	「心身障害者対策基本法」「臨床検査技師、衛生検査技師等に関する法律」「柔道整復師法」「廃棄物処理法」「水質汚濁防止法」公布
	この頃、患者の権利運動高まる（米）
	制限酵素・逆転写酵素を発見（米）
	EPA（環境保護庁）設立（米）
	環境神学者サントマイアが地球上の生命体の人間からの解放を「社会的正義」

	と命名(米) この頃から幻覚剤PCP(エンジェルダスト)の乱用(米) カンザス州で心臓死と脳死をヒトの死とする法律を制定(米)
1971(昭和46)	和歌山県で心電図送信実験、日本における遠隔医療の端緒 日本脳波学会が日本筋電図学会と合併して日本脳波・筋電図学会となる 聖路加国際病院が日本で初めてPOS(問題志向型システム)を導入 危機介入の電話相談活動「いのちの電話」発足 中央社会福祉審議会の提言「コミュニティ形成と社会福祉」を契機として、政策が施設福祉から在宅福祉へ転換し始める 男性の平均寿命が70歳を超える 環境庁設置、産業型公害や都市・生活型公害や地球環境問題などへの対処が目的 殺虫剤DDTの使用を全面禁止 日本有機農業研究会設立 「視能訓練士法」「悪臭防止法」公布 ポッターが人類生き残りのための科学の提案に「バイオエシックス」の語を著書で用い、以後、急速に普及(米) ジョージタウン大学内に「人間の生殖とバイオエシックスの研究のためのジョセファンドローズケネディ研究所」開設、のちにケネディ倫理研究所と改称(米) ステラ・メイリス号による北海への塩素系廃棄物の投棄発覚、国際世論が反発(蘭) 国連総会で「生物兵器禁止条約」採択(発効は75年) 「湿地及び水鳥の保全のための国際会議」で「特に水鳥の生息地として国際的に重要な湿地に関する条約」(ラムサール条約)採択
1972(昭和47)	日本脳神経外科学会が「植物状態」に関する定義的見解を発表 厚生省が「難病対策要綱」を策定 政府が閣議了解「各種公共事業に係る環境保全対策について」に基づき環境アセスメントを施策として初めて実施 四日市ぜんそく損害賠償請求訴訟につき津地方裁判所が原告勝訴判決 「自然環境保全法」「労働安全衛生法」公布 「連邦鎌形赤血球症管理法」成立し、遺伝病スクリーニングが本格化(米) タスキギー事件(黒人梅毒患者に対する差別的人体実験)が報道され医療不信が増幅(米) 精神遅滞者の権利をめぐるウャット対スティックニー事件(米) アメリカ安楽死教育協議会(安楽死教育財団から改称)が、「尊厳をもって死ぬ権利」の確立を主張開始(米) アメリカ議会にOTA(技術評価局)設置、各国の科学技術評価システムに影響(米) ストーンが論文「樹木の当事者適格」を発表、いわゆる「自然の権利」「無生物の権利」が倫理的問題から法的問題に発展する端緒(米) 船舶及び航空機による汚染物質の海洋投棄を規制する「オスロ条約」採択 OECD(経済協力開発機構)環境委員会が汚染者負担の原則を提唱し、「大気汚染物質長距離移動計測共同技術計画」発足 ストックホルムで国連人間環境会議開催、「人間環境宣言」「環境国際行動計画」採択 「廃棄物その他の物の投棄による海洋汚染の防止に関する条約」(ロンドン条約)採択

	国連人間環境会議の勧告に従ってUNEP（国連環境計画）設立 ローマクラブが『成長の限界』を出版、環境汚染の拡大、食糧不足、埋蔵資源の枯渇などを警告
1973（昭和48）	日本救急医学会創立 70歳以上高齢者の医療費が無料化 石油危機を契機に枯渇性資源の節約・リサイクルへの関心が高まる 最高裁は尊属殺の法定刑が死刑と無期懲役に限られているのは不合理な差別的取扱いであって違憲と判断 医事法学者の唄孝一が「健康権」に関する日本における先駆的業績を発表 静岡県で日本初の酸性雨確認 「化学物質の審査及び製造等の規制に関する法律」公布 「動物の愛護と管理に関する法律」（動物愛護法）公布 アメリカ病院協会が「患者の権利章典」を採択（米） ロウ対ウェイド事件の判決で妊娠期間最後の3か月は中絶を禁止（米） 大腸菌の特定遺伝子を増やすDNA組み換え実験に成功（米） DNAクローニング法の確立（米） シンガーが動物の権利保護運動を提唱（豪） 哲学者アルネ・ネスが深く長期的な幅を持ったエコロジー運動（ディープ・エコロジー）を提唱（ノルウェー） バーバーが詩集を編集、「環境倫理」を表題にした最初の本（米） 「絶滅の危機にある種の法」制定、市民が誰でも訴訟できる条項を規定（米） 国際看護師協会が「看護倫理綱領」を改定、看護倫理の主軸は「医師への従順さ」から「患者への責任」へ 「絶滅のおそれのある野生動植物の種の国際取引に関する条約」（ワシントン条約）採択
1974（昭和49）	この頃から埼玉県所沢市の富士見産婦人科病院で同意なく多数の女性の子宮を摘出、のちにいわゆる富士見産婦人科事件に発展 日本脳波・筋電図学会が日本初の「脳死判定基準」を公表 売買血を廃し日本赤十字血液センターによる献血一本化に成功 「公害健康被害補償法」施行 「失業保険法」に代わり「雇用保険法」を公布 国連専門家会議を契機に「バリアフリー」の語が普及し始める 分子遺伝学者バーグが遺伝子組み換え実験のモラトリアム宣言を発表（米） アメリカ連邦議会が胎児実験の一時停止などを定めた「国家研究規制法」制定、「施設内審査委員会」（IRB）の設置を義務づける（米） 「プライバシー法」公布、自己情報をコントロールする権利の明文化（米） 精神分析医ブルーデンバーガーが対人専門職に特有の現象として「バーンアウトシンドローム」（燃え尽き症候群）を提唱（米） ローランドらがフロンによるオゾン層破壊を警告する論文を発表（米） 世界保健機関（WHO）がユニセフと共同で予防接種拡大計画を開始 陸上起源の汚染物質による海洋汚染を防止するための「パリ条約」採択
1975（昭和50）	鹿児島地裁で「安楽死」適用を認めず同意殺人罪を適用し実刑とする判決 神戸地裁で「安楽死」適用を認めず殺人罪を適用し実刑とする判決 「労働安全衛生法」「特定化学物質障害予防規則」施行、アスベストの吹きつけ禁止 カレン事件発生（米） マネーらが『性の署名』を刊行、性差を社会的・後天的に構築されたものとみ

	る社会構築主義の立場の代表的文献（米） 昆虫学者ウィルソンが『社会生物学』を刊行、のちにこの分野の典型的著作となる（米） 国連総会で「障害者の権利宣言」を採択 「ヘルシンキ宣言」東京修正、宣言文中にインフォームドコンセントの語が登場 DNA実験の安全性をめぐり国際会議「アシロマ会議」開催 UNEP（国連環境計画）がユネスコの協力を得てベオグラードで国際環境教育会議を開催し「ベオグラード憲章」採択 WHO（世界保健機関）が受動喫煙の害からの非喫煙者（とくに子供と妊婦）の保護を勧告 UNEP（国連環境計画）本部（ナイロビ）にGEMS（地球環境監視制度）を設置
1976（昭和51）	厚生省通達で人工妊娠中絶可能期間を「7月未満」に短縮 太田典礼らが安楽協会設立（半年後に日本安楽死協会と改称）、安楽死法制化運動などを開始 東京のデザイン会社の女性社員が考案した「嫌煙権」の語が普及し始める 「戸籍法」改正、閲覧制度を廃止 「核兵器の不拡散に関する条約」批准 カレン事件に対しニュージャージー州最高裁が、意思決定能力を欠く者に対する生命維持治療拒否の代理行使を認める判決（米） カリフォルニア州で「自然死法」制定（米） 「連邦遺伝病法」施行（米） NIH（アメリカ国立衛生研究所）が「組み換えDNA実験に関するガイドライン」公表（米） マサチューセッツ州最高裁が、意思決定能力を欠く患者に対する生命維持治療拒否の代理行使を肯定する判決（いわゆる「サイケヴィッチ事件」）（米） 爆発事故によりダイオキシン汚染土壌発生、1982年までのいわゆる「セベソ事件」の発端（伊） 世界保健機関（WHO）で初めて伝統医学の実態の調査・研究に関する決議を採択、以後、伝統医学のプライマリーヘルスケアへの統合を推進
1977（昭和52）	日本初の遺伝病スクリーニング（フェニルケトン尿症、ヒスチジン血症、ホモシスチン血症などを対象） 救急情報システムを含む救急医療体制を都道府県単位で整備 「死の臨床研究会」発足 重度身体障害者の自立支援を目的にデイサービス事業を開始 特別養子縁組制度を新設 国際看護婦協会第16回大会、東京で開催
1978（昭和53）	「安楽死法制化を阻止する会」発足 厚生省の推進による第一次国民健康づくり運動始まる 上智大学大学院で日本初の生命倫理（バイオエシックス）カリキュラム開講 自動車排気ガスに関し世界一厳しい「昭和53年規制」（いわゆる日本版マスキー法）施行（のち規制緩和） 改正「学校保健法」公布、目的として「学校における保健管理」に「安全管理」を追加 DNA組み換え技術を用いヒトのインシュリンの合成に成功（米） エドワーズらが世界で初めて体外受精・胚移植による妊娠・出産の成功例を報

	告(英) エアゾール用フロンの製造禁止(米) ケネディ倫理研究所のスタッフが中心となって『バイオエシックス百科事典』刊行(米) 世界保健機関(WHO)がプライマリーヘルスケアを戦略とする「アルマアタ宣言」を採択
1979(昭和54)	文部省が「大学等の研究機関等における組み換えDNA実験指針」を告示 寝たきり等の高齢者を対象にデイサービス事業を開始 「新経済社会7か年計画」の中で「日本型社会福祉」政策を打ち出し、個人の自助、家族・近隣・地域社会の互助、家族・女性による在宅介護を強調 養護学校が義務教育化 「医学及び生命科学・行動科学研究における倫理問題検討のための大統領委員会」を設置(米) 「一人っ子政策」による大胆な人口抑制策を強行(中国) ジュネーブ会議で「長距離越境大気汚染条約」議決 国際連合で「女子差別撤廃条約」採択 国際連合が定めた国際児童年
1980(昭和55)	大学基準協会が薬学教育基準の中に「医療薬学」を導入 覚せい剤乱用者による東京深川通り魔殺人籠城事件 日本弁護士連合会が「『健康権』の確立に関する宣言」を採択 「犯罪被害者給付金支給法」公布 最初の形質転換マウスであるスーパーマウスが誕生(米) 遺伝子操作されたバクテリアに特許権付与、遺伝子特許の端緒(米) 「不都合な出生」を理由とする子供の請求を認容したカーレンダー判決(米) この頃からアメリカの大学生を中心に幻覚剤MDMA(エクスタシー)乱用 カーター政権が「西暦2000年の地球」を公表、環境汚染の拡大、食糧不足、埋蔵資源の枯渇などを警告(米) ハンフリーがヘムロック協会設立(英) 連邦最高裁が生物特許を認める画期的な判断を示し(チャクラバティ判決)、これ以後、特許競争が激烈化(米) ベトナム戦争帰還兵を対象とする研究が端緒となってPTSD(心的外傷後ストレス障害)を疾患単位として初めて認知(米) クラインがベータ＝サラセミアの女性患者に対して政府規制に違反して遺伝子治療を実施、失敗(マーチン＝クライン事件)(米) 「包括的環境対策・補償・責任法」(通称スーパーファンド法)公布(米) 世界保健機関(WHO)が痘瘡(天然痘)は世界中から根絶されたと宣言
1981(昭和56)	漢方エキス剤が薬価基準に収載され一般の医療機関で使用へ 大統領委員会が脳死を個体死と認める(米) CDC(アメリカ疾病防疫センター)発行の週報にエイズ症例に関する初の報告(米) 抗黄体ホルモン剤が「飲む中絶薬」として開発される(仏) フライがDDTによるカモメの性発達障害を実証(米) 第34回世界医師会総会で「リスボン宣言」を採択 「完全参加と平等」の実現を謳う国際障害者年 国連総会で「個人データの自動情報処理に関する個人の保護のための条約」採択

1982（昭和57）	上智大学教授イエズス会司祭デーケンらにより「生と死を考える会」発足 日本医学哲学・倫理学会設立 法務省がいわゆる拘禁二法案（「刑事施設法案」「留置施設法案」）を国会に提出するが、日本弁護士連合会などの強い反対で不成立 ベビー・ドゥ事件（米） マンデルらがいわゆる「ラザロ徴候」の症例を初めて報告、のち脳死論議に波紋（米） 政府により体外受精技術の影響等を検討する「ヒトの受精及び発生学に関する調査委員会」（ワーノック委員会）発足、のち1990年に報告書の勧告に従った法律公布（英） 心理学者ギリガンが『もうひとつの声』出版、ケアが倫理学的に論じられる契機となる（米） ファーマンらが南極上空でオゾンホールを確認（英） ダスグプタが更新性資源とその枯渇の危険性につき警告（米） 公民権運動に取り組む牧師ベンジャミン・チェイビスが「環境人種差別」の語を造語（米） 世界保健機関（WHO）の専門家グループが「作業関連疾患」という新たな疾患群概念を提唱 国連総会で自然保護のための国際的枠組みを確認した「世界自然憲章」を採択 20カ国33の尊厳死・安楽死団体が「死の権利協会世界連合」結成
1983（昭和58）	長野県の病院で4胎から双胎への減数手術に成功 東北大学で日本初の配偶者間体外受精児誕生 日本産科婦人科学会が「顕微授精法の臨床実施に関する見解」「ヒト胚および卵の凍結保存と移植に関する見解」を会告 日本安楽死協会が日本尊厳死協会と名称を変更 日本ソーシャルワーカー協会設立 「老人保健法」施行に伴い、70歳以上高齢者の医療費が無料から有料へ 「医学及び歯学の教育のための献体に関する法律」（献体法）施行 「医薬品の安全に関する非臨床試験の実施の基準（GLP）」施行 ナンシー・クルーザン植物状態に（米） アメリカ大統領委員会報告書「医療における意思決定」公表、各病院にHEC（病院内倫理委員会）の設置を提言（米） アメリカ国立衛生研究所（NIH）の組み換えDNA諮問委員会内に遺伝子治療作業委員会設置（米） ローマカトリックが「教会法」大改正、しかし堕胎禁止は維持（バチカン） 免疫抑制剤シクロスポリンが一般市場に開放、以降、主要国で臓器移植の適応拡大、症例数増加、生着率向上が進む 「ヘルシンキ宣言」ベネチア修正 世界保健機関（WHO）が「病原体実験施設安全対策必携」を発表 国際連合の定めた「障害者の10年」始まる
1984（昭和59）	宇都宮病院事件（精神科入院患者に対する頻回の暴行・虐待） 筑波大学で膵腎同時移植、のち刑事告発に発展、不起訴処分 筑波山麓の土壌から分離された放線菌の代謝産物から免疫抑制剤タクロリムス（FK506）を開発 患者の権利宣言全国起草委員会が「患者の権利宣言案」を発表 厚生省が健康食品対策室を設置、「健康食品」の概念を規定 「環境影響評価実施要綱」を閣議決定 厚生省が「病院看護管理指針」を作成

	「身体障害者福祉法」改正、障害者の自立機会の保障へ 非配偶者間の人工授精および体外受精にかんする指針として「ウォーノック報告」を発表（英） エホバの証人（ものみの塔聖書冊子協会）創設（米） 環境神学者ヨラソンが人間中心主義からの解放を「生態学的正義」と命名（米） ボパールのアメリカユニオンカーバイト社の農薬工場でガス漏れ事故、死者数千人（インド） 「人工授精法」公布、ドナーを特定し得る情報を世界で初めて開示（4年後の「体外受精法」も同様）（スウェーデン） アムステルダムでの第4回「女性と健康国際会議」を契機に、女性のリプロダクティブヘルス／ライツを求める運動が普及
1985(昭和60)	日本産科婦人科学会が「ヒト精子・卵子・受精卵を取り扱う研究に関する見解」を会告 この頃から血友病患者に血液製剤による後天性免疫不全症候群（エイズ）多発 厚生省科学研究費による「脳死に関する研究班」が脳死判定基準を報告（厚生省基準、いわゆる竹内基準） 聖マリアンナ医大事件（「エホバの証人」信者である両親が息子の輸血を拒否し息子が出血性ショック死） 「エホバの証人」信者の骨肉腫切断手術拒否を認めた病院に対し、大分地裁が違法性なしと判断 年金制度改革により全国民共通に支給される基礎年金の制度を導入 「医療法」第一次改正 「風俗営業適正化法」（いわゆる新風営法）施行 「女子差別撤廃条約」批准 ファーマンらがオゾンホールの存在を「ネイチャー」誌に発表（英） カレン・クインラン死去（米） フェフリーズが個人識別のための遺伝子指紋法を開発（英） 国立衛生研究所（NIH）が遺伝子治療申請の審査を開始、生物災害（バイオハザード）予防のために生殖細胞でなく体細胞のみを用いる、というのがガイドライン（米） この頃から応用倫理学（生命倫理学・環境倫理学・経済倫理学・情報倫理学）が確立（米） クリニカルパスが初めて病院の疾患別治療過程管理に応用される（米） UNEP（国連環境計画）の主導で「オゾン層の保護のためのウィーン条約」採択 「ヘルシンキ議定書」でSOx削減議決
1986(昭和61)	都立広尾病院で腎臓摘出、のち刑事告発に発展、不起訴処分 日本産科婦人科学会が「体外受精・胚移植の臨床実施」の「登録報告例」について会告 長野県の医師が4胎妊娠を2胎にし無事出産させたことに対し、日本母性保護産婦人科医会が、胎児の「附属物」を母体外に排出しない減数手術は「優生保護法」違反との見解 日本産科婦人科学会が「パーコールを用いてのＸＹ精子選別法の臨床応用に対する見解」を会告（否定的見解） 日本医師会生命倫理懇談会が会長の諮問機関として発足 浄土真宗本願寺派がビハーラ実践研究会を組織 「老人保健法」改正により老人福祉施設の下位概念として老人保健施設を位置づけ

	老人デイサービス事業が市町村の事業として開始 「男女雇用機会均等法」施行 人工授精型代理母が絡む「ベビーM事件」発生（米） チェルノブイリで発電所の原子炉が爆発し放射性物質が広範囲に飛散（旧ソ連） 世界保健機関（WHO）がヘルスプロモーションを戦略とする「オタワ憲章」を採択 世界保健機関（WHO）ががん性疼痛の治療法を策定し、各国に普及
1987（昭和62）	日本初のエイズ女性患者に関する報告、のちにマスコミ報道によりいわゆる神戸エイズパニックに発展 日本産科婦人科学会が「死亡した胎児・新生児の臓器等を研究に用いることの是非や許容範囲についての見解」を会告 日本産科婦人科学会が非配偶者間人工授精の提供精子保存期間を2年以内とする見解を会告 新潟県長岡市の浄土真宗僧侶らを中心に「仏教者ビハーラの会」発足、のち各地の仏教界に影響 厚生省がいわゆる過労死に関し過重負荷の概念を導入した「脳血管疾患及び虚血性心疾患等の認定基準について」を通達 日本看護協会が「病院看護機能評価マニュアル」を作成 「社会福祉士及び介護福祉士法」公布、福祉分野では日本初の国家資格 「精神保健法」公布、自由入院を任意入院と改称 「特別養子法」公布 ハッケタール事件につきミュンヘン上級地裁で患者の自殺に関与した医師に無罪判決（独） 国家的プロジェクトとして「ヒトゲノム計画」発足（米） マリスが個人識別のためのポリメラーゼ連鎖反応（PCR）法を発明（米） 世界医師会で「安楽死についての宣言」採択 「オゾン層を破壊する物質に関するモントリオール議定書」採択、フロンの生産・使用を99年までに半減させる措置を規定 環境と開発に関する世界委員会（ブルントラント委員会）が報告書の中で「持続可能な開発」を中心概念として提唱 「ソフィア議定書」でNOx削減議決
1988（昭和63）	日本産科婦人科学会が「先天異常の胎児診断、とくに妊娠初期絨毛検査に関する見解」を会告 日本産科婦人科学会が「ヒト胚および卵の凍結保存と移植に関する見解」を会告 新潟県の信楽園病院で腎臓摘出、のち刑事告発に発展、不起訴処分 十数年間にわたって200人以上の乳児を斡旋していた宮城県石巻市の産婦人科医に対し最高裁により業務停止および罰金の有罪が確定 事故傷病者対象の救急病院を内科・小児科等の急病にも対応できるものへ体制を改善 日本看護協会が倫理綱領を制定 日本生命倫理学会創立 医薬分業基盤整備事業スタート 厚生省の推進する第二次国民健康づくり運動始まり、「アクティブ80ヘルスプラン」推進 最高裁が、堕胎によって出生させた未熟児を放置した医師に対し業務上堕胎罪と保護者遺棄致死罪を適用 星野一正らにより「大学医学部医科大学倫理委員会連絡懇談会」発足

関連年表

	日本臨床心理士資格認定協会設立、臨床心理士の認定を開始 「精神衛生法」改正され、「精神保健法」施行、精神障害者の人権保護・社会復帰を謳う 「特定物質の規制等によるオゾン層の保護に関する法律」（オゾン層保護法）公布 「公害健康被害の補償等に関する法律」施行 ニュージャージー州最高裁が「ベビーM事件」につき代理母契約を無効であるとする判決（米） アメリカ看護婦協会が「看護倫理：所信表明とガイドライン」を採択（米） 受精卵にヒトのがん遺伝子を組み込んだマウスに特許（米） ヒトゲノム計画研究者の国際的・自主的組織としてHUGO（ヒトゲノム組織）発足 NASA（アメリカ航空宇宙局）を中心とするチームがオゾンホールの原因物質はフロンであると報告 国連環境計画（UNEP）と世界気象機関（WMO）主催の第1回 IPCC（気象変動に関する政府間パネル）をジュネーブで開催 世界自然保護連合（IUCN）第17回総会、スローガンは「生物の多様性」
1989（昭和64/平成元）	新潟県の水原郷病院で腎臓摘出、のち刑事告発に発展、不起訴処分 東京歯科大学市川病院で凍結受精卵による妊娠・出産に成功 総理府に「臨時脳死及び臓器移植調査会」設置（1991年に中間答申、92年に最終答申） 国立病院37カ所で院外処方箋発行 厚生省が「医薬品の臨床試験の実施に関する基準」（GCP）告示（1990年施行、法的強制力なし） 厚生省の福祉関係三審議会合同企画委員会が、社会福祉の分権化・地域化・計画化を意見具申 大蔵省・厚生省・自治省が共同で「高齢者保健福祉推進十ヵ年戦略」（通称ゴールドプラン）を策定 「後天性免疫不全症候群の予防に関する法律」（エイズ予防法）公布 スターズルらが世界初のクラスター手術（肝臓・膵臓・胃・十二指腸・小腸を同時移植）を報告（米） 遺伝子操作による健康食品トリプトファンにより30人以上が死亡（米） ミズーリ州の「妊娠中絶規制法」を合憲とするウェブスター判決（米） 安楽死問題をめぐるシンガーの言論活動に対する阻止行動が活発化（ピーター・シンガー事件）（独） ドイツ哲学会がシンガー事件に関連して言論封殺批判の「マインツ宣言」を発表（独） エクソン・バルディーズ号事件発生、原油流出により生態系に深刻な影響（米） 「環境に責任を持つための連合（CERES）」により企業に環境倫理を求める「バルディーズ原則」（現セリーズ原則）公表（米） OECD（経済協力開発機構）とUNEP（国連環境計画）が検討した「有害廃棄物の国境を越える移動およびその処分の規制に関するバーゼル条約」採択 アルシュサミット開催、南北対話・環境外交などを展開 「ヘルシンキ宣言」九龍修正 国連総会で「子どもの権利条約」採択（日本の批准は94年） 国連総会で「死刑廃止条約」採択 世界自然保護連合（IUCN）第18回総会、スローガンは「生態系の持続性」
1990（平成2）	大阪大学で腎臓移植、のち刑事告発に発展、不起訴処分

1243

	岡山協立病院で腎臓摘出、のち刑事告発に発展、不起訴処分 日本医師会生命倫理懇談会が「『説明と同意』についての報告」を発表 この頃からいわゆる過労死の労災認定への社会的関心が高まる 血漿分画製剤製造のための血液売買を全廃することを閣議決定 都道府県製剤師会認定基準薬局が発足 ゴールドプランの線にそって社会福祉関係8法を改正 この頃から一部の大学医学部・医科大学で医療面接技法の教育カリキュラム実施、さらに客観的臨床能力評価試験（OSCE）導入 「麻薬取締法」を抜本改正した「麻薬及び向精神薬取締法」公布 医師キヴォーキアンが自殺装置を用い、初めて患者の自殺を幇助（米） 「ヒトの受精と胚の研究等に関する法律」制定、研究は事前許可制とし内容・期間等も限定（英） 「胚保護法」制定、実験目的の胚使用を全面禁止（独） ブリーズらが根治的な遺伝子治療の臨床応用に初めて成功（患者はADA欠損症の5歳女児）（米） 連邦政府が「患者の自己決定権法（PSDA）」制定（米） 「障害をもつアメリカ人法」制定（米） ミズーリ州最高裁が植物状態のナンシー・クルーザンのチューブを外すことを認める（米） 世界医師会が「薬物療法を遂行する際の医師と薬剤師の職分に関する声明」を発表 第16回国際海事機関の総会で「原油による汚染に関わる準備、対応及び協力に関する国際条約」採択（発効は95年）
1991（平成3）	東海大学附属病院で、いわゆる「安楽死事件」発生 大阪府立千里救命救急センターで肝臓摘出準備、のち刑事告発に発展、不起訴処分 日本人夫婦が渡米し米国人女性に子宮を借り代理母出産 市民団体「患者の権利法をつくる会」が要綱案を発表、その後、数度改定 文部省が中高生向けに「環境学習指導資料」を配布 「救急救命士法」施行 「ビジネス・エシックス東京国際会議」開催（モラロジー研究所主催、外務省・通産省後援） 「再生資源の利用の促進に関する法律」公布 NIH（国立衛生研究所）職員ベンダーがヒトDNA断片の塩基配列について特許権を申請、特許商標庁により却下（米） カナダのガイアットの論文タイトルに由来する「EBM」（根拠に基づく医療）の語が普及し始める（米） アメリカ看護婦協会が臨床看護実践の基準と実践指針を作成（米） 全米有色人種環境運動指導者サミット開催、「環境正義の原則」17項目を採択（米） 世界初の環境税導入（スウェーデン） コルボーンらが「ウイングスプレッド宣言」を発表し、外因性内分泌攪乱化学物質の作用を警告（米） ポーターが著書『入門地球環境政治』の中で地球環境問題を国家間の利害調節・共同行政を課題とする国際政治学に立脚させて論及、環境政治学の確立（米） CIOMS（国際医科学機構協議会）が「疫学研究の倫理審査のための国際的指針」発表 世界保健機関（WHO）が臓器売買禁止を中心とした臓器移植に関する9原則

	を発表 世界銀行、国連開発計画、国連環境計画がGEF（地球環境ファシリティ）を創設、基金を開発途上国に供与 モントリオール議定書（1987年採択）に基づき発展途上国への資金供与のための「オゾン層保護基金」発足
1992（平成4）	日本不妊学会理事会が代理母問題について否定的見解を発表 日本産科婦人科学会が「顕微授精法の臨床実施に関する見解」を会告 宮城県岩沼市で顕微授精児誕生 北九州市で副睾丸精子による顕微授精児誕生 群馬大学で摂氏4度に保存した精子による体外受精児誕生 栃木県普門院診療所で腎臓摘出、のち刑事告発へ発展、不起訴処分 医療法人崇徳会長岡西病院にいわゆるビハーラ病棟を新設 老人訪問看護ステーション発足 厚生省が「看護婦等の確保を促進するための措置に関する基本的な方針」を示し、看護婦の三交替制以外の勤務形態が可能に 日本弁護士連合会が「患者の権利の確立に関する宣言」を発表 「医療法」第二次改正、「医療提供の理念」を明記 脳死状態の妊婦をめぐるエアランゲン事件（独） 人工妊娠中絶をめぐるロウ対ウェイド判決の枠組みを否定したケイシー判決（米） シュペーマンらがピーター・シンガーの主張に対する一連の抗議行動を擁護する「キンザウアー宣言」を発表（独） 日本企業出資の現地法人ARE社が敷地内に放射性廃棄物を放置し住民が白血病などの健康被害を受けたとして高裁により操業停止判決（マレーシア） 鳥を共同原告に立てて危惧種の指定等を求めた「マーブレッド・マーレット対マニュエル・ルジャン事件」で原告が勝訴（米） 世界医師会が「ヒトゲノム計画についての世界医師会宣言」を採択 「環境と開発に関する国連会議」（地球サミット）で「環境と開発に関するリオデジャネイロ宣言」「アジェンダ21」「森林原則声明」「気候変動に関する国際連合枠組み条約」「生物多様性条約」採択 「北東大西洋の海洋環境保護のためのオスロ・パリ条約」パリで採択 ローマクラブが『限界を超えて』出版、成長抑制や科学技術による地球環境保全への可能性を力説
1993（平成5）	日本人夫婦がアメリカ人女性から卵子提供を受け、妊娠・出産 大阪府立千里救命救急センターで肝臓摘出、のち刑事告発に発展、不起訴処分 日本の「アジェンダ21」策定 ソリブジン薬害事件が社会問題化 日本看護協会が「新・病院看護機能評価表」を作成 厚生省がすべての医療用医薬品に対し「医薬品の市販後調査の基準に関する省令」（GPMSP）を施行 いわゆる薬害エイズの教訓を契機とする血液凝固因子製剤の国内自給を達成 農林水産省が「有機農業・転換中・特別栽培農業に関するガイドライン」を作成 「環境基本法」公布、公害の概念規定のほかに「環境への負荷」概念を盛り込む 「特定有害廃棄物等の輸出入等の規制に関する法律」「廃棄物の処理及び清掃に関する法律の一部を改正する法律」公布 第三者の女性からの提供卵子を夫の精子と体外受精、その受精卵を閉経後の女

関連年表

	性が自分の子宮に戻して出産（伊） 代理母が子供の親権を求めたカルバート対ジョンソン事件に対しカリフォルニア州最高裁が原告敗訴の判決（米） 「遺体処理法」改正法案が議会上院で可決、一定の条件下で安楽死を免訴（蘭） CIOMS（国際医科学機構協議会）が「被験者に対する生物医学研究についての国際的倫理指針」発表 国際薬剤師・薬学連合(FIP)がGPP（地域薬局および病院薬局における薬局業務規範）を採択 国連軍縮会議で「化学兵器禁止条約」採択（発効は97年） 国連総会で「女性に対する暴力撤廃宣言」採択
1994（平成6）	日本産科婦人科学会が「XY精子選別におけるパーコール使用の安全性に対する見解」を会告、使用中止の見解 厚生省が「遺伝子治療臨床研究に関する指針」、文部省が「大学等における遺伝子治療臨床研究に関するガイドライン」を告示、以後たびたび改正 訪問看護ステーション発足 日本学術会議「死と医療特別委員会」が、栄養補給を中止してもよい場合があると報告 厚生省などが「ゴールドプラン」を修正した「新ゴールドプラン」を策定 循環・共生・参加・国際的取組みを長期目標に謳う初の環境基本計画を閣議決定 松本サリン事件 「原子爆弾被爆者の援護に関する法律」（被爆者援護法）施行 「予防接種法」改正、義務接種から勧奨接種へ 「地域保健法」「絶滅のおそれのある野生動植物の種の保存に関する法律」（種の保存法）公布 「高齢者・身体障害者等が円滑に利用できる特定建築物の建築の促進に関する法律」（ハートビル法）施行 末期がん患者ら20人に自殺幇助をしたとして起訴されていたキヴォーキアン医師に対し無罪判決（米） シャボット事件でオランダ最高裁が自殺関与の医師に刑免除の判決（蘭） 遺伝子組み換え技術による日持ちトマトの商品化（米） 先端医療および医学研究における人権保護の確立を目的に「生命倫理法」制定（仏） クリントン大統領がマイノリティによる活動への支援を主要内容とする「環境正義に関する大統領命令」発表（米） 「リプロダクティブヘルス／ライツ」をキーワードに国際人口・開発会議がカイロで開催 WTO（世界貿易機関）設立、食品衛生の基準に関する国際的整合性の実現へ ユネスコが「特別なニーズ教育に関する世界会議」の「サマランカ声明」でインクルージョン教育の意義を強調 日中韓ロ4国が「北西太平洋地域海洋行動計画」を採択、海洋汚染に対する地域協力を推進
1995（平成7）	阪神淡路大震災・地下鉄サリン事件を契機にPTSD（心的外傷後ストレス障害）の概念が注目され始める 厚生省通達により死亡診断書の死因記載から「心不全」という曖昧な表現を排除 東海大学附属病院でのいわゆる安楽死事件の横浜地裁判決で、殺人罪を適用し執行猶予付き判決、「安楽死の4要件」を判示

関連年表

	日本初の遺伝子治療（患者はADA欠損症）
日本不妊学会の倫理委員会が未成熟精子による人工授精のヒトへの臨床応用は時期尚早と報告
厚生省「インフォームド・コンセントの在り方に関する検討会」の報告書でインフォームドコンセント法制化に否定的な見解
日本人類遺伝学会が「遺伝カウンセリング・出生前診断に関するガイドライン」を発表
この頃から第三次覚せい剤乱用期
日野原重明らが日本臨床死生学会設立
日本看護協会がすべての看護職に共通する「看護業務基準」を作成
アマミノクロウサギを原告に「奄美自然の権利訴訟」提訴、その後、茨城県のオオヒシクイ、諫早湾のムツゴロウなど動物を原告とした訴訟が相次ぐ
「サリン等による人身被害の防止に関する法律」「製造物責任法」（ＰＬ法）「化学兵器禁止法」施行
「精神保健法」が改正され、「精神保健及び精神障害者福祉に関する法律」（精神保健福祉法）と名称変更
「科学技術基本法」施行、科学技術基本計画の策定にあたって科学技術会議の役割が高まる
「刑法」改正、第200条（尊属殺人）を削除
「終末期患者の権利法」が成立し、世界で初めて安楽死が法制化（96年施行、しかし97年失効）（豪北部準州）
オレゴン尊厳死法案に対し州地方裁判所が憲法違反と判決（米）
ケネディ倫理研究所のスタッフが中心となって『バイオエシックス百科事典』第2版刊行（米）
この頃から科学技術・理論の商品化について一部の科学者たちが「サイエンスゲーム」「サイエンスウォーズ」などの語で批判的に言及（米）
世界医師会が「減数手術の倫理的側面に関する声明」を発表
「気候変動に関する国際連合枠組み条約」第1回締約国会議がベルリンで開催、二酸化炭素削減達成目標等を指示した「ベルリンマンデート」を発表
第4回世界女性会議が北京で開催、「リプロダクティブヘルス／ライツ」を女性の基本的人権の一つと確認
1996（平成8）	日本医師会生命倫理懇談会が「医師に求められる社会的責任」についての報告の中で患者との信頼関係を重視しつつインフォームドコンセントを会員に向け詳解・推奨
日本産科婦人科学会が「多胎妊娠に関する見解」を会告（体外受精・胚移植で移植する卵は3個以内が原則、排卵誘発剤はできるだけ控える）
神戸にWHO健康開発総合研究センター設立
新しい出題基準による薬剤師国家試験で「医療薬学」を重視
京北町立病院事件
埼玉医科大学倫理委員会が性同一性障害治療のための性別再指定手術（SRS）を承認
精子仲介業者が現われ全国的に精子募集を開始したが、医師側の対応で頓挫
信州大学病院で院内処置により遺伝子診療部がスタート（2000年に日本初の正式な症例部門に）
この頃から「成人病」に代わる呼称として「生活習慣病」が普及
日本緩和医療学会設立
エホバの証人信者に対する格闘技拒否による高専退学処分につき、最高裁が違法と判決
「らい予防法の廃止に関する法律」公布

	「優生保護法」から優生思想に関わる条項を削除した「母体保護法」公布 日本高齢者虐待防止センター設立 「第1回経済倫理世界会議」開催（経済ビジネス倫理国際学会主催、外務省・文部省・通産省・経団連・日経連後援） キヴォーキアン医師に対しミシガン州郡裁判所の陪審が無罪評決（米） ウィルムットらがクローン羊ドリーの作成に成功（記者会見発表は97年2月）（英） コルボーンが『奪われし未来』で外因性内分泌攪乱化学物質による疑似ホルモン作用・生殖機能障害・脳発育障害などを報告（米） 「ヘルシンキ宣言」サマーセットウエスト修正 世界精神医学会（WPA）が精神科医の治療・研究のための倫理的基準「マドリード宣言」を採択 国連食糧農業機関（FAO）本部（ローマ）で185カ国の代表からなる世界食糧サミットを開催、「世界食糧安全保障に関するローマ宣言」を発表
1997（平成9）	日本産科婦人科学会が「非配偶者間人工授精と精子提供に関する見解」を会告 日本精神神経学会が性同一性障害治療のための性別再指定手術（SRS）を承認 社団法人日本臓器移植ネットワーク成立 厚生省が遠隔医療に関し、「医師法」第20条には必ずしも抵触しないとの見解を発表 厚生省が「難病患者等居宅生活支援事業」を開始 日本薬剤師会が新たな「薬剤師倫理規定」を制定 日本医師会が国民の健康権を守ることを目的に掲げた「医療構造改革構想」を発表 神戸で小学生連続殺傷事件、犯人の中学生は医療少年院入院 外因性内分泌攪乱化学物質をさす「環境ホルモン」の語がマスコミに登場 生活協同組合などが脱環境ホルモンに向け、脱塩化ビニール・脱ノニルフェノールなどの運動を開始 「気候変動に関する国際連合枠組み条約」の第3回締約国会議が京都で開催（地球温暖化防止京都会議）、温室効果ガス削減の具体的数値目標を提示 厚生大臣の諮問機関として厚生科学審議会が発足 「医療法」第三次改正、適切な説明と理解、患者の意向の尊重を規定 「角膜及び腎臓の移植に関する法律」廃止 「臓器の移植に関する法律」（臓器移植法）施行 「保健所法」を改正した「地域保健法」施行 「児童福祉法」改正により教護院が児童自立支援施設に改組・名称変更 「薬事法」により「医薬品の市販後調査の実施に関する基準」（GPMSP）を策定 ダイオキシン問題顕在化に伴い「大気汚染防止法」一部改正 「環境影響評価法」公布（全面施行は99年6月） 厚生省が法的強制力のある省令として新GCP（医薬品の臨床試験の実施に関する基準）を施行 インターセクシュアルに関し女性化推進派と反対派の論争起こる オンコメルド社が乳がん・卵巣がんに関係する遺伝子BRCA1の塩基配列に関する特許を取得（米） ヒトの胚性幹細胞（ES細胞）が初めて樹立（米） 「オレゴン州尊厳死法」施行（のちに無効化が進む）（米） 連邦議会で「安楽死法」成立、95年の世界初の安楽死法が無効に（豪） 欧州評議会（CE）が「生物学と医学の応用に関して人権と人間の尊厳を擁護するための条約」（人権と生物医学条約）を採択

	世界保健機関（WHO）が「保健関係実験施設の安全性」を発表 WHOがヒトの肥満度の目安として体格指標BMIを発表 国際薬剤師・薬学連合（FIP）が「薬剤師倫理規定」を採択 ユネスコが「ヒトゲノムと人間の権利についての宣言」を採択、186加盟国が同意
1998（平成10）	エホバの証人信者に事前の説明なく手術中に輸血した医師らに対し、東京高裁が損害賠償を命ずる判決 沖縄県立那覇病院で腎臓摘出、のち刑事告発に発展 長野県で妻以外の卵子を用いて体外受精、双子の男児出産 体細胞クローン牛の作成に成功 夫の知らぬ間に非配偶者間人工授精（AID）によって生まれた子を、大阪地裁は嫡出子と認めず 日本産科婦人科学会が「ヒトの体外受精・胚移植の臨床応用の範囲」についての見解および「（受精卵の）着床前診断」に関する見解を公告 埼玉医科大学で性同一性障害の患者に対し国内初の性別再指定手術（女性から男性へ）を実施 日本臨床救急医学会、日本救急看護学会設立 日本看護協会が訪問看護業務基準、精神科看護領域の看護業務基準を作成 この年から幻覚剤MDMA（別名エクスタシー）等の錠剤型麻薬の乱用が社会問題化 「感染症の予防及び感染症の患者に対する医療に関する法律」（感染症新法）公布、「伝染病予防法」「性病予防法」「エイズ予防法」廃止 「精神保健福祉士法」「言語聴覚士法」施行、これらの専門職が国家資格に オレゴン州で医師による自殺幇助を患者の権利として法制化（米） ヒトの「遺伝子断片（EST）」に関する特許をインサイトファーマシューティカル社が取得（米） ヒトの体細胞を未受精卵に移植し初期胚にまで分裂させるのに成功、と発表（韓国） 事故で片手を失った人に世界で初めて脳死者の手を移植（仏） 世界保健機関（WHO）が出生前診断のガイドラインを公表、未来の両親の自己決定を重視 オスロ・パリ委員会の閣僚級会合で「生態系及び生物多様性の保護及び保全」を含む新文書を採択 欧州評議会が「人権及び医学に関する条約追加議定書」を採択し、遺伝学的に同一のヒトを作り出す目的のあらゆるクローン技術の使用を禁止 欧州連合（EU）の生物医学第二プロジェクトが生命倫理・法の諸原則に関する「バルセロナ宣言」を採択、患者の権利として自由権的自己決定権と社会権的健康権とのバランスを配慮
1999（平成11）	鹿児島大学医学部倫理委員会がデュシェンヌ型筋ジストロフィーに関する受精卵診断の実施を承認すると結論（しかし翌年日本産科婦人科学会がその実施を否定する見解） 日米欧三極特許庁が、DNA断片は独自の有用性をもつ場合にのみ特許性があると確認 日本産科婦人科学会が母子生命に危険がある場合に限り減数手術を容認すると公告 横浜市大病院患者取り違え事件 福岡に「患者の権利オンブズマン」が誕生 日本看護協会が小児看護領域の看護業務基準を作成

	厚生省科学審議会先端医療技術評価部会が母体血清マーカー検査に関して否定的見解を発表
	厚生省が「遺伝子相談モデル事業」を開始
	厚生省厚生科学研究費特別研究事業「脳死判定手順に関する研究班」が「法的脳死判定マニュアル」を作成
	厚生省が低用量ピル（経口避妊薬）を認可
	茨城県つくば市のウラン燃料加工施設JCOで臨界事故
	埼玉県桶川市で女子大生殺害事件発生、警察が被害者の訴えを軽視し捜査を怠っていたことが後に表面化
	政府・関係省庁などによる「ホームレス問題連絡会議」発足
	「精神薄弱者福祉法」から改称・改正された「知的障害者福祉法」施行
	「子ども買春・子どもポルノ禁止法」公布
	「動物の愛護及び管理に関する法律」（動物愛護法）改正、罰則を強化
	国際連合が定めた「国際高齢者年」
2000（平成12）	「エホバの証人」信仰患者への無断輸血に対し、最高裁が人格権の侵害を認め国と東大医科学研究所に損害賠償を命令
	科学技術庁が「ヒトゲノム研究に関する基本原則について」を発表
	日本医師会が「医の倫理綱領」を制定
	厚生省の推進する第三次国民健康づくり運動が始まり、「健康日本21」の諸施策を推進
	各裁判所は損害賠償の認定にあたりライプニッツ方式で算定することに統一
	厚生科学審議会の専門委員会が、体外受精時に移植する受精卵は原則2個、体外受精における夫以外の精子の容認、母子生命に危険がある場合の減数手術の容認などを内容とする「精子・卵子・胚の提供等による生殖補助医療のあり方についての報告書」を発表
	日本産科婦人科学会が夫婦間以外の体外受精を容認
	日本母性保護産婦人科医会が「女性の権利を配慮した母性保護法改正の問題点」を発表、胎児減数手術の合法化を提言
	最高裁が生命維持に不可欠の治療を拒否する権利を認める
	遠隔医療による迅速病理診断の診療報酬請求が可能に
	愛知県で夫婦殺傷事件、犯人の少年は医療少年院入院
	西鉄バスジャック事件、犯人の少年は医療少年院入院
	日本看護協会が母性看護領域の看護業務基準を作成
	活力ある高齢者像の構築などを目標に掲げ「ゴールドプラン21」策定
	成年後見制度および任意後見制度施行
	環境庁内に「東アジア酸性雨モニタリングネットワーク」事務局設置、酸性雨被害の未然防止のための情報交換が目的
	第二次環境基本計画を閣議決定
	「介護保険法」「児童虐待防止法」「犯罪被害者保護法」「ストーカー規制法」施行
	「社会福祉事業法」が改正され「社会福祉法」に
	「少年法」改正、刑事処罰適用年齢を16歳以上から14歳以上へ引き下げ
	「ヒトに関するクローン技術等の規制に関する法律」公布
	「高齢者、身体障害者等の公共交通機関を利用した移動の円滑化の促進に関する法律」（交通バリアフリー法）施行
	「循環型社会形成推進基本法」公布
	「特定製品に係るフロン類の回収及び破壊の実施の確保等に関する法律」公布
	セレラジェノミックス社が「ヒトゲノム計画」の解読作業は完了と宣言（米）
	破毀院（最高裁に相当）が、妊婦ペリューシュに誤った検査結果を伝えたため

		重度の知的障害を持って生まれた子につき、医師・検査機関の損害賠償責任を認める判決（ペリューシュ判決）（仏）
		ジュネーブの新興宗教団体とその関連企業が死んだ乳児のクローン作成を開始したと発表
		「ヘルシンキ宣言」エディンバラ修正、人権への配慮をいっそう明確化
		国際移植学世界会議でローマ法王ヨハネ・パウロ２世が脳死を人の死と認める演説
		WHOが「世界保健白書」の中で「健康寿命」を新たな指標として提唱
		国際看護師協会（ICN）が「ICN看護師の倫理綱領」採択
		生物多様性条約特別締約国会合で「バイオセーフティに関するカルタヘナ議定書」採択
		国連で「国際的な犯罪組織の防止に関する国際連合条約を補足する人（特に女性及び児童）の取引を防止し、抑止し及び処罰するための議定書」（いわゆる「人身取引対策行動計画」）採択
		国際海事機関の総会で「危険物質及び有害物質による汚染事件に対する準備、対応及び協力に関する議定書」採択
2001（平成13）	1月	宇都宮社会保険病院で、患者から採取した検体に他の末期がん患者の検体が混じり、がんと診断された当該患者の左肺半分に不必要な手術（03年10月に公表）
		厚生省と労働省が合併して厚生労働省誕生
		文部省と科学技術庁が合併して文部科学省誕生
		環境庁が環境省に昇格
		科学技術会議に代わり総理大臣および内閣を補佐する総合科学技術会議発足
		公益法人日本衛生検査所協会が、遺伝子診断のための検査を受注する際の倫理指針をまとめる
		ガラパゴス諸島沿岸で座礁したタンカーから燃料油が大量流出、生態系に大きな影響（エクアドル）
	2月	日本産科婦人科学会倫理審議会が、近親者からの卵子提供による体外受精は認めないと答申、厚生科学審議会とは異なる見解
		日本産科婦人科学会理事会が、サロゲートマザー（代理母）の出現を防げないとの理由で事実婚の人工授精を認めないことに決定
		国際研究チームとアメリカの遺伝情報解析会社セレラ・ジェノミックスが、それぞれヒトゲノムの解析結果を公表
	3月	厚生労働省・文部科学省・経済産業省が共通に「ヒトゲノム・遺伝子解析研究に関する倫理指針」を告示
		人類遺伝学会などが遺伝子検査の指針案を発表
		薬害エイズ裁判で東京地裁は元厚生省エイズ研究班長・帝京大副学長の被告に無罪判決
		第四次改正「医療法」施行、医療法人の業務の範囲拡大
		食品医薬品局（FDA）がクローン人間づくりを禁止する方針を明言（米）
	4月	宮城県の医院で30代女性が夫の精子と数時間凍結保存した本人の卵子との体外受精により妊娠・出産
		中央社会保険医療協議会（中医協）が脳死心臓移植の医療費について、医療保険から一部給付する「高度先進医療」制度の適用を承認
		救急病院で診療を拒否した交通事故患者がその後死亡した事件について札幌地裁は、病院には診療・経過観察義務はないと判決

	保健機能食品制度施行 改正「少年法」施行、16歳以上の少年は原則として検察官送致 「情報公開法」施行 「配偶者からの暴力の防止及び被害者の保護に関する法律」（DV防止法）公布 カリフォルニア大などのグループがヒトの脂肪組織から幹細胞を分離することに成功（米） 国としては世界初の「安楽死法」成立（オランダ）
5月	ハンセン病元患者らによる損害賠償請求訴訟に対し熊本地裁が隔離政策は違憲であったと判決、政府は控訴せず、のち各地の訴訟は和解により解決 厚生労働省の全面禁止方針に反するホストマザーによる代理出産が国内で初めて確認される 和歌山県で介護支援専門員による殺人事件発生、担当の一人暮らし高齢者を殺害し預貯金を奪う 聖バーナバス医療センターで、両親の遺伝子のほかに卵子の細胞質を提供した第三者女性の遺伝子も受け継ぐ子が誕生、世界初のヒト生殖細胞遺伝子改変（米） オハイオ州の研究施設からアルツハイマー病研究の遺伝子など「商業上の機密」を持ち出したとして、司法当局が日本人研究者を「経済スパイ法」違反で連邦地裁に起訴（米） 62歳の女性が、弟の精子と第三者提供の卵子との体外受精で男児を出産（仏） WHO総会で「国際障害分類」を改訂した「国際生活機能分類」（ICF）を採択、障害の概念の大きな転換 「残留性有機汚染物質に関するストックホルム条約」採択（発効は04年5月）
6月	大阪大学病院で慢性疾患患者に対する国内初の遺伝子治療 「ハンセン病補償法」公布 フロンの回収と破壊を義務づける「フロン法」公布 「ヒトに関するクローン技術等の規制に関する法律」施行、特定胚の作製に限定をもうける
7月	聖路加国際病院で脳死と判定された男性の腎臓を生前意思により二人の親族に移植、日本臓器移植ネットワークは移植の公平・公正に問題なしとの見解、のちに複数の関連市民団体が批判 都立松沢病院で暴れる患者に対する電気けいれん療法が常態化していたことが判明 日本法医学会理事会が、大学病院で医療ミスの疑いで患者が死亡した場合の司法解剖は別の大学に要請することを申し合わせ 末期患者が苦痛緩和の目的で大麻（マリファナ）を栽培・使用することを政府が世界で初めて認可（カナダ）
8月	新潟大医学部産婦人科などの研究チームが、エイズウイルスに感染した夫の精子からウイルスを除去して妻の卵子と体外受精させることにより、2組の夫婦の妊娠に成功 ノニルフェノールが魚類のメス化に強い影響を与えていることを環境省が世界で初めて確認
9月	薬害エイズ裁判で東京地裁は元厚生省生物製剤課長に執行猶予つき有罪判決 文部科学省が「ヒトES細胞の樹立及び使用に関する指針」を告示 大阪教育大付属池田小学校における児童・教諭23人殺傷（うち死亡8人）事件

関連年表

	（6月発生）の容疑者に対し、鑑定医らが人格障害と診断し刑事責任能力を認定 ウィスコンシン大学のグループがヒトの胚性幹(ES)細胞から血液細胞をつくることに成功（米）
10月	厚生労働省が生物兵器テロ対策として天然痘ワクチン数百万人分を備蓄する方針 日本ヒト細胞学会理事長が所有していたヒト細胞株を債権者が1億6千万円で落札 中央情報局（CIA）などで炭疽菌に感染する事件が相次ぎ、政府は「生物テロ」と認識（米）
11月	京都大学再生医科学研究所の倫理委員会がヒト胚性幹(ES)細胞を受精卵からつくる国内初の計画を了承 アドバンスト・セル・テクノロジー（ACT）社が世界初のヒトクローン胚作製に成功したと発表（米） 高等法院がクローン技術の法規制を勧告（英） 「気候変動に関する国際連合枠組み条約」の第7回締約国会議がモロッコで開催、各国の二酸化炭素排出権取引を無制限で認める
12月	文部科学省が「特定胚の取扱いに関する指針」を告示 日本産科婦人科学会倫理審議会が代理出産禁止を答申 改正「刑法」施行、危険運転致死傷罪を新設 世界初の完全埋め込み型人工心臓の手術（施行は7月）を受けた患者が151日目に死亡（米） テキサスＡ＆Ｍ大学の研究グループによりクローン猫誕生、ペット動物では世界初（米） ベルギーの欧州連合（EU）本部で「アフガニスタン女性サミット」開催、アフガニスタンでの女性の地位向上や権利拡大策について協議
2002（平成14） 1月	内閣府の情報公開審査会が国立病院の医療事故について情報公開の具体的な基準を答申 国立感染症研究所の研究者を中心に日本バイオセーフティ学会設立 ブタ胎児細胞の遺伝子操作により拒絶反応を抑制したクローンブタ誕生、移植用臓器の開発加速へ（英および米韓） 科学アカデミーが「クローン人間禁止法」を提言、ただし研究のためのクローン胚作成は肯定（米） ACT社がクローン牛胎児の細胞を培養し腎臓に似た組織に成長させることに成功（米）
2月	東京都新宿区の医院が、核を除いた20代女性の卵子で40代女性の卵子を若返らせて受精させる実験に成功 東京地裁が、企業における男女のコース別人事処遇は改正「男女雇用機会均等法」に違反するとの初判断 最高裁第一小法廷は、24時間勤務での仮眠時間も労働時間として賃金を支払うよう求めた裁判の上告審判決で、労働時間にあたるとの初判断 ACT社などがサルの未受精卵を使って幹細胞をつくることに成功（米） 議会が難病治療に利用する目的に限ってクローン胚をつくる研究を容認（英） ブッシュ大統領がアメリカ独自の地球温暖化対策を発表、温室効果ガス排出の総量規制ではなく国内総生産を考慮した規制（米）

3月	乾燥硬膜の移植による薬害ヤコブ病の訴訟で原告の患者・家族と被告の国・企業が和解のための確認書に調印 厚生労働大臣がカネミ油症の原因物質につき、PCB（ポリ塩化ビフェニール）よりもダイオキシン類の一種であるPCDF（ポリ塩化ジベンゾフラン）の可能性が強いと国会答弁 文部科学省の専門委員会が、ヒトの受精卵から胚性幹(ES)細胞をつくる京都大学再生医科学研究所の計画を条件つきで承認 政府の地球温暖化対策推進本部が「京都議定書」に基づく温室効果ガス削減実行計画「改訂地球温暖化対策推進大綱」を決定 ホワイトヘッドバイオメディカル研究所などのグループが、遺伝病マウスから体細胞クローン技術により胚性幹(ES)細胞をつくり、遺伝子治療を加えマウスに戻して病気を治すことに成功（米） 全身麻痺の女性患者が尊厳死の権利を求めた訴訟において、イギリス高等法院が患者の主張を認める判決（英） 「出生の事実のみを理由として損害を主張することはできない」と規定した通称「反ペリュージュ法」成立（仏） 国立農業研究所のグループがクローンウサギをつくることに世界で初めて成功（仏） 欧州連合(EU)環境相理事会が地球温暖化防止のための「京都議定書」の批准決議を採択
4月	神奈川県川崎協同病院のぜんそく入院患者が安楽死の要件を満たさないまま筋弛緩剤などを投与され死亡した事件（発生は98年）発覚 文部科学省の専門委員会が、ヒト胚性幹(ES)細胞を使って血管をつくる京都大学内科の計画を承認、人体組織をES細胞からつくる国内初の計画 三菱化学生命科学研究所で、マウスの胚性幹(ES)細胞から精子をつくって卵子と受精させる実験に成功 医療機関の広告規制緩和、専門医資格に関する広告が可能に 改正「保健婦助産婦看護婦法」施行、保健師・助産師・看護師に名称変更 安楽死を国として完全合法化する世界初の法律を施行（蘭） クローン人間計画推進者の医師アンティノリが、クローン胚を女性の子宮に移し妊娠に成功したと発表（虚言の可能性あり）（伊）
5月	岡山大学医学部倫理委員会は、勃起障害(ED)の患者自身が血管拡張剤を陰茎に注射する治療法の臨床研究について、国内で初めて承認 日本神経学会が、痴呆・頭痛・パーキンソン病・てんかん・筋萎縮性側索硬化症(ALS)の診療指針を作成 厚生労働省の委員会が学校・地域の集団ツベルクリン反応検査を原則として全廃するとの報告書をまとめる 国連子ども特別総会（子どもサミット）において成果文書「子どもにふさわしい世界」を採択、貧困撲滅など10の原則と目的を宣言
6月	ADA欠損症の子どもに対する北大、X連鎖重症複合免疫不全症の子どもに対する東北大の遺伝子治療計画につき、厚生労働省が承認 東京地裁が、性同一性障害の男性の女装出勤を理由とする懲戒解雇に対し、不当とする仮処分を決定 厚労省と文科省が「疫学研究に関する倫理指針」を告示（施行は7月） 地球温暖化防止のための「京都議定書」を批准 ハーバード大などのチームが、ウシの体細胞からクローン技術によって作った心臓などをそのウシに移植し、拒絶反応のないことを確認（米）

	連邦最高裁が、知的障害を持つ犯罪者に対する死刑は残酷な刑にあたり違憲と判断（米）
	連邦捜査局（FBI）が、ハーバード大学医学部研究室から免疫抑制剤開発のための遺伝子情報を窃取したとして日本人元研究員らを逮捕、情報は日本の製薬企業から同大へ返還（米）
7月	中国製のいわゆる「やせ薬」による健康被害が続出、厚生労働省が「薬事法」による規制を開始
	文部科学省が生命科学研究のレベルアップをめざしマウス・メダカ・イネなど生物遺伝資源の試料バンクを開設
	厚生労働省の研究班が、男性側に原因のある不妊治療に関し、人工授精7回、体外受精4回、顕微授精5回以内とする指針をまとめる
	日本政府がカザフスタン政府との間に、同国内の火力発電所を改修する見返りに二酸化炭素排出権を取得する契約を締結
	サラリーマンの医療費3割負担などを盛り込んだ改正「健康保険法」公布（施行は03年4月）
	受動喫煙の防止策などを盛り込んだ「健康増進法」公布（施行は03年4月）
	百貨店・ホテルなどにバリアフリーを義務づけた改正「ハートビル法」公布
	ニューヨーク州立大のグループがゲノム解析で判明した遺伝情報をもとにポリオウイルスの人工合成に成功、「人造生命」への第一歩（米）
	ハーバード大などのグループが特定遺伝子をふやすことにより巨大脳のマウス胎児の作成に成功（米）
8月	大阪大学病院が遺伝子治療の臨床研究について外部のNPO法人「日本臨床研究支援ユニット」にカルテ点検など自主的監査を依頼
	日本精神神経学会総会で「精神分裂病」の呼称を「統合失調症」と変更
	日本組織移植学会が「ヒト組織を利用する医療行為の倫理的問題に関するガイドライン」を策定
	旧日本軍七三一部隊による細菌戦の存在を東京地裁が日本の裁判史上初めて認定
	ホームレスの自立支援を目的とする初の法律「ホームレス支援特別措置法」公布
	住民基本台帳ネットワークシステム（いわゆる住基ネット）稼動、プライバシー保護に問題があるとして離脱・不参加を表明する自治体が相次ぐ
	イエーテボリ大のグループが、マウスの腹部に別のマウスの子宮を移植し体外受精による受精卵を入れて妊娠させることに成功（スウェーデン）
	全米科学アカデミーの専門委員会が、体細胞クローンを含む遺伝子操作動物の安全性について報告書をまとめ、クローン動物やその子孫の肉や乳などを食用可能と結論（米）
	地球の環境保全と貧困解消の対策を話し合う「持続可能な開発に関する世界首脳会議」（環境開発サミット）がヨハネスブルクで開催
9月	12歳女児の心臓手術ミス（発生は01年3月）の隠蔽に関連して、厚生労働省が東京女子医科大学病院に対し特定機能病院の承認を取り消す処分
	日本医師会が診療記録（カルテ）開示を患者本人から遺族にも広げることを盛り込んだ指針を発表
	骨髄バンクへのドナー登録のために刑の一時執行停止を求めていた無期懲役刑囚に対し法務・検察当局は要求を認めず
	全国の自治体病院精神科で電気けいれん療法を受けた患者のうち、約1割は麻酔なしに電気ショックをかけられていたことが判明

	厚生労働省が「精神保健福祉法」に基づく精神病院立ち入り検査の結果を原則として公開する方針を決定、病院情報公開の一環 東京都小金井市議会が、性同一性障害者について戸籍の性別変更を認めるよう求める意見書案を全会一致で可決 富国生命保険が臓器移植手術の際に最高1千万円までを支払う国内初の特約医療保険を発売 作家柳美里の小説のモデルにされた女性によるプライバシー侵害を理由とする訴訟に対し、最高裁が、人格権に基づく出版差し止めを認める初の判決 マフィア犯罪による40歳の男性受刑者が37歳のパートナーとの人工授精に成功（伊） 連邦科学産業研究機構（CSIRO）が南極上空のオゾンホールは50年後に消滅と予測（豪）
10月	世界で最初に日本で承認された肺がん用の新型抗がん剤ゲフィチニブの輸入販売元が、医療機関から同剤の副作用の連絡があった患者125人、うち死者39人と発表 先天性の病気を持つ子どもが簡易保険などへの加入を拒否された問題を受け日本人類遺伝子学会など4学会が、遺伝子情報の保護・利用に関する検討会議の設置を国に求める提言を発表 東京女子医大などのグループが、ヒトへの臓器移植に伴う拒絶反応を抑え移植を可能にすると期待されるクローン牛を作り出すことに成功（先例は豚） 東京大学大学院生らが遺伝子操作により学習能力や記憶力の高いハツカネズミを誕生させることに成功 濃縮血液製剤フィブリノゲンなどによりC型肝炎に感染した患者ら16人が国と製薬3社に損害賠償を求めて東京・大阪両地裁に提訴、以後、翌年にかけ各地で同種の提訴 京都大学原子炉実験所で28年間にわたって医療施設として届けないまま中性子を使ったがん治療が実施されていたことが判明 3歳女児を餓死させた両親に対し名古屋地裁は、保護責任者遺棄致死罪ではなく殺人罪を認定 東京都千代田区が、区内8地域の路上での喫煙を罰則付きで禁止する条例を施行 「東京大気汚染公害訴訟」（第一次）につき東京地裁は、病気と車排ガスとの因果関係を認め、幹線道路から50メートル以内に居住・勤務していた原告7人について、国と首都道路公団、都に総額7920万円の賠償を命ずる判決 東京都品川区が、敷地面積1000平方メートル以上の新規の建物に屋上や壁面の緑化を義務づけ 日本弁護士連合会の第45回人権擁護大会で、住民基本台帳ネットワークの稼動停止などを求める「自己情報コントロール権を情報主権として確立するための宣言」を採択 猫を虐待するシーンをインターネットで公開し「動物愛護法」違反の罪に問われた被告に対し福岡地裁が有罪判決 盲導犬・介助犬・聴導犬の公共施設や交通機関への同伴を保障する「身体障害者補助犬法」施行（完全施行は03年10月） X連鎖重症複合免疫不全症の男児が遺伝子治療により白血病になった疑い、食品医療衛生局は治療を禁止する命令（仏）、これを受けてアメリカ食品医薬品局（FDA）も同国内の治療を一時中止、東北大医学部付属病院も事前の情報を得て同様な治療計画を延期 「ヘルシンキ宣言」ワシントン修正（注釈の追加） モスクワでチェチェン共和国の独立を求めるイスラム武装勢力が劇場を占拠、

		3日後、ロシア軍特殊部隊が特殊ガスなどにより制圧するが一般市民120人以上が死亡、ロシア保健相は特殊ガスの成分は致死性のないフェンタニルであって「化学兵器禁止条約」に違反しないと発表（発表に疑義も）（ロシア）
	11月	NPO（非営利組織）のアイ・ビー・リーグ・クラブが、潰瘍性大腸炎とクローン病の患者・家族を対象に死亡時に最高3000万円の補償金を支払う共済制度を創設

厚生労働省の専門委員会が、幹細胞研究に死亡胎児の幹細胞を利用することを限定的に容認する方針を決定

日本内科学会の認定内科医試験を受験し合格内定した青森県の内科医5名が、受験資格につき虚偽の申請をしていた疑いが浮上、同学会は内定を取り消し

病理診断を終えた後の患者の検体につき、約7割の病院が当該患者の同意を得ないまま診断以外の目的に使っていたことが、日本病理学会の調査で判明

東京都が、都立病院や都立老人医療センターで作ったカルテについて、当該患者が死亡した場合に遺族に開示する方針を決定

厚生労働省の研究班が、医薬品の名称約7000種類や注射薬の外形約300種類を検索できるシステムを開発、類似名称の薬を間違える医療ミスの防止に貢献を期待

筋萎縮性側索硬化症（ALS）の患者らが、自筆以外の郵便投票の有効性を認めないのは憲法第14条（法の下の平等）違反として国に賠償と違憲確認を求めた訴訟に対し、東京地裁は、制度不備は違憲状態と認めつつも賠償請求は棄却

筑波大学遺伝子実験センターの圃場で遺伝子組み換えトウモロコシの一種（イベント176）を国の許可を受けずに栽培していたことが判明

西日本の大学病院で夫の精液からHIV（エイズウイルス）を除去する技術を使って人工授精した妻がHIVに二次感染していたことが判明、大学の倫理委員会のチェックなしの不妊治療

川崎製鉄が労災死亡事故の続発を理由に千葉製鉄所（2002年1月から10月までの間に5人死亡）の所長を更迭、本社内に安全衛生部を新設へ

外国人・帰化人の入場を拒否した北海道小樽市内の温泉施設に対して「人種差別撤廃条約」や「日本国憲法」に反するとして損害賠償を請求したアメリカ人・ドイツ人らに対し、札幌地裁が原告勝訴の判決

発明やアイデアなどの知的財産を国家戦略として保護・強化するための「知的財産基本法」成立

日本弁護士連合会理事会が「死刑制度問題に関する提言」を採択、時限的な「死刑執行停止法」の制定や国会または内閣に臨時調査会を設けることなどが内容

受刑者が腹部内出血のけがをした事件で名古屋地検特捜部が名古屋刑務所刑務官5人を特別公務員暴行陵虐致傷の疑いで逮捕、これをきっかけに、各刑務所・拘置所における革手錠使用の実態などが人権問題として大きくクローズアップ

日本人男性とフィリピン人女性との間の婚外子として生まれ、その後に認知を受けた10歳女児が日本国籍の確認などを求めた訴訟に対し、最高裁は原告の上告棄却の判決

国連気候変動枠組み条約第8回締結国会議（COP8）がインドのニューデリーで開催、途上国も含め全締約国が温室効果ガス削減に取り組む必要を確認した「デリー宣言」を採択

「生物兵器禁止条約」の第5回運用検討会議がジュネーブで開催、条約強化実施計画を採択

首都アビジャで「ミス・ワールド世界大会」に反対するイスラム教徒らが大規

	模な暴動、200人以上死亡、大会開催地はイギリスのロンドンに変更（ナイジェリア） 北西部ガルシア州沖でバハマ船籍大型タンカーが難破し重油が多量に流出、沿岸総延長550キロメートルにわたって汚染（スペイン）
12月	政府の総合科学技術会議知的財産戦略専門調査会が、再生医療や遺伝子治療など先端医療技術にも特許を認める方針を打ち出す 国連総会で、日本が提案した「持続可能な開発のための教育の10年」に関する決議案が採択 国際研究チームがマウスのゲノムの95パーセント以上の解読結果を「ネイチャー」誌に発表、遺伝子の8割はヒトと共通（英・米） ブッシュ大統領が、生物兵器によるテロ攻撃に備えた一般市民対象の天然痘ワクチン接種計画を示唆（米） スイスに本拠を置く新興宗教団体ラエリアン・ムーブメント所属のフランス人科学者が世界初のクローン人間（女児）誕生と発表、その後も証拠は示されず（スイス） 世界初のクローン人間誕生の報に対しブッシュ大統領が政府による法規制の支持を表明（米） クローン人間誕生の報に対し法王庁が人間の奴隷化につながる重大な犯罪と強く非難（バチカン） クローン人間誕生の報に対しユネスコ事務局長が人間の尊厳に対する許し難い侵害と非難 欧州連合(EU)環境相理事会が、京都議定書の温室効果ガス排出量取引の枠組みに、多国間で初めて合意
2003(平成15) 1月	厚生労働省の生殖補助医療部会が「出自を知る権利」を15歳から認めることで意見まとまる 慶応大などのグループが、遠隔地からの映像を専門医が高速・大容量ネット経由で見ながら手術支援するシステムを開発 厚生労働省の中央社会保険医療協議会が生体部分肺移植にかかる医療費に保険適用を初めて承認 京大病院で生体肝移植のドナーとなって肝機能が悪化した40代女性に生体肝移植 文部科学省が超低周波の電磁波と健康との関係を調べる全国疫学調査の最終分析の一部を公表、急性リンパ性白血病への影響を示唆 厚生労働省が障害者の「支援費制度」につきホームヘルプサービスの利用時間に上限を設けると表明 農水省が牛肉のトレーサビリティー整備のためウシの個体識別管理義務付けの方針を表明 日米の3チームが、染色体上を移動し突然変異などを起こす遺伝子をイネから発見したと「ネイチャー」誌に発表 宗教団体ラエリアン・ムーブメントのフランス人科学者が、クローン二人目が近日中にヨーロッパで誕生と発表、その後も証拠は示されず（スイス） ブッシュ大統領が、保険料の高騰などを理由に医療過誤訴訟の損害賠償額に上限を設けることを提案（米）
2月	末梢血幹細胞移植のドナーが前年11月に自らも急性骨髄性白血病を発病して死亡していたことが日本造血細胞移植学会の調査で判明、同学会はドナーの慎重な選定へ注意喚起 札幌市の斗南病院で体外受精の受精卵を6年2カ月凍結保存した後に母胎に戻

	して妊娠・出産させることに成功（判明したのは03年9月）、おそらく国内最長記録
	不妊患者に卵子を販売する韓国の卵子バンク「DNAバンク」が日本上陸
	「土壌汚染対策法」施行、市街地の土壌汚染に初めて法律の規制
	日本が提唱した国際的組織「人間の安全保障委員会」が紛争と開発の一体処理などを謳った報告書を採択、国連に提出へ
	世界初のクローン羊ドリーが肺疾患進行のため安楽死により6歳で死亡（英）
	血液型の異なる心肺を移植され重体となり奇跡的に再手術を受けた17歳少女が、脳内出血のため死去（米）
	産業界の自主的努力で地球温暖化を防ぐ政府の「気候変動VISION計画」が本格始動（米）
3月	福島市の大原総合病院が性同一性障害（GID）者への対応を日本初のマニュアル化
	厚労省が遠隔医療について「情報通信機器を用いた診療」の解釈を一部改正した通知、在宅遠隔医療について具体的に例示
	「遺伝子組み換え生物使用規制生物多様性確保法案」を閣議決定、組み換え生物の輸出入の手続きを定める「生物多様性条約カルタヘナ議定書」批准へ
	遺伝子組み換え食品の国際基準を作るWHOなどの合同食品規格委員会をNGO「日本子孫基金」がインターネットで生中継
	文部科学省の会議が、盲・ろう・養護学校を軸に展開されてきた「特殊教育」からLDやADHDや高機能自閉症なども含めた「特別支援教育」への転換を最終報告
	WHOの策定会議が「たばこ規制枠組み条約」を承認、広告の原則禁止を謳う
	WHOがアジアから世界に拡散している原因不明の急性肺炎SARS（重症急性呼吸器症候群）につき緊急警報
	コペンハーゲンで反ドーピング世界会議開幕、世界的な統一コードについて審議（デンマーク）
	マンチェスター大グループが、異種の酵母間で一方を遺伝子操作することにより繁殖に成功したと発表（英）
4月	厚生労働省審議会の生殖補助医療部会が不妊治療の法制化に向け最終報告、不妊夫婦に兄弟姉妹を除く他人からの精子・卵子・受精卵の提供を認め、精子提供などで生まれた子には出自を知る権利を認める、などの内容
	日本産科婦人科学会が、妻以外の女性に妊娠してもらう代理出産に会員医師が関与することを正式に禁止
	東海大学医学部が医局講座制度を全面廃止し、医師派遣などの人事権は学内の地域医療人材交流委員会に
	日本臓器移植ネットワークが心肺同時移植を希望する患者の登録を開始
	日本肝臓移植研究会ドナー安全対策検討委員会が、生体肝移植では提供者の肝臓を30パーセント以上残すなどの提言を発表
	文科省主導の「オーダーメイド医療実現化プロジェクト」、いわゆる「30万人遺伝子バンク計画」が始動
	厚労省が小中学生に対するツベルクリン反応検査とBCG接種を廃止
	北大・札幌医大・旭川医大などで、民間病院からアルバイト報酬を得ながら勤務実態はない、医師の「名義貸し」が相次いで発覚、のちに筑波大・東北大などでも発覚
	遺伝病の子を産んだのは医師の不確かな説明のためだとして夫婦が起こした訴訟に対し、東京地裁は医師に、慰謝料など1760万円の支払いを命令
	医療保険制度間で異なっていた給付率を7割（被保険者は3割負担）に統一化

	理化学研究所のグループがカニクイザルの胚性幹(ES)細胞から知覚神経や自律神経などの末梢神経細胞をつくることに成功 日米英など6カ国首脳がヒトゲノム解読完了を宣言、遺伝子は約3万2千個と判明 65歳以上の介護保険料を改定、平均13パーセントの負担増 「健康増進法」施行、受動喫煙の防止が法的義務に 高知県で森林環境税を導入 ハーバード・スミソニアン宇宙物理学センターが過去千年余の気候を調べ、20世紀はさほど温暖ではなかったと結論（米）
5月	京大病院で娘への移植のために生体肝を提供した母親が術後に機能回復せず死亡、国内2000例で初 新型肺炎SARS（重症急性呼吸器症候群）が中国を中心に世界の広範囲で流行 京大再生医科学研究所がヒト胚性幹(ES)細胞の作製に国内で初めて成功 厚労省があいまいだった「医療ごみ」の基準を明確化、ガーゼや包帯などは一律に「感染性廃棄物」 「食品安全基本法」成立、食品安全委員会を内閣府に設置して食品行政を進めることが柱 政府が03年版「環境白書」「循環型社会白書」を閣議決定、「地産地消」「フードマイレージ」「スローライフ」「地球環境力」などがキーワード 改正「化学物質審査規制法」成立、人だけでなく生態系も保護へ 改正「食品衛生法」成立、残留農薬などの規制や罰則を強化 「個人情報保護法」成立、日本経団連会長は歓迎の声明、日本弁護士連合会会長や日本民間放送連盟会長は批判的声明 日本とノルウェーの男女平等政策の現状と課題を話し合うシンポジウム「男女共同参画社会の未来戦略」が東京で開催 インターネットで心中相手を募集し集団自殺するケースが若年層の間で相次ぎ、社会問題化 WHO総会本会議が「たばこ規制枠組み条約」を全会一致で採択、保健分野で初の多国間条約 胚性幹(ES)細胞から卵子をつくるマウス実験にペンシルバニア大などの研究チームが成功（米・仏） スパランツァーニ研究所のチームが雌馬に自分のクローンを産ませることに成功、初のクローン馬誕生（伊） 麻薬撲滅作戦で3カ月間の逮捕者4万3千人、「口封じ」などで殺害された密売人などは約1600人（タイ）
6月	厚労省が医師・看護師らの医療機関への派遣を条件付きで解禁する方針、規制緩和の一環 東京都世田谷区の旧国立小児病院跡地で大量の医療廃棄物と水銀による土壌汚染が発覚、注射針など50リットル缶2万個 01年度の厚生年金が今制度史上初の赤字を計上したと厚労省が公表 「臓器移植法」で認めていない15歳未満の子どもからの脳死臓器移植について、日本小児科学会が子どもの人権保護を前提に容認すると発表 性同一性障害で女性から男性への性転換手術を受けた本人が戸籍の性訂正を求めた家事審判で最高裁は、当事者側の特別抗告を棄却 アメリカでの代理出産をめざすタレント向井亜紀が代理母の妊娠に成功したことをホームページで公表、代理母は30代アメリカ人で、その後12月に出産 心神喪失などで刑事責任の問えない精神障害者に裁判所が治療を命令できる「心神喪失者処遇法」公布

	超党派の国会議員でつくる死刑廃止議員連盟が、死刑に代わる「重無期刑」（終身刑）の創設などを柱とする法案を国会へ提出 「遺伝子組み換え生物の使用等の規制による生物多様性の確保に関する法律」（カルタヘナ法）公布 「自動車NOx・PM法」公布 「出会い系サイト規制法」公布 IWC（国際捕鯨委員会）年次総会で鯨類保護強化を目的とする保存委員会の設置に向けた決議案が可決、日本は設置資金拠出見合わせを表明
7月	介助犬や聴導犬の認定機関である横浜リハビリテーション事業団が、全国で初めて「身体障害者補助犬法」に基づく障害者と介助犬のペア2組を認定、公共施設への犬同伴の立ち入りが法的に可能に 長崎で幼稚園児誘拐殺害事件発生、犯人は中1男子12歳、教育界・法曹界・精神医学界などに波紋 性同一性障害者が戸籍上の性別を心の性に合わせて変更できる「性同一性障害特例法」が成立 「環境保全のための意欲の増進及び環境教育の推進に関する法律」（環境教育法）公布 改正「公職選挙法」成立、投票用紙に自分で記入できない身体障害者などは代筆による郵便投票が可能に 食品医薬品局（FDA）が身長の異常に低い子を対象に成長ホルモン剤の投与認めると発表（米）
8月	愛知県の小牧市民病院で配偶者間人工授精（AIH）の際に誤って夫以外の精子を女性に注入していたことが発覚、妊娠は回避 初の国産ヒト胚性幹（ES）細胞を使って血管をつくる研究計画を、京大医学部倫理委員会が承認 幼児に対する心臓手術を両親が拒否したため児童相談所が親権喪失宣言を申し立て、家裁の決定を経て代行者（親族）の同意によって手術を実施 遺伝医学関連10学会が「遺伝学的検査に関するガイドライン」を発表 厚労省が視覚障害のある男性に初の医師免許交付、法改正を受け初実施された特例試験の唯一の合格者 日本看護協会が「看護師の倫理規定」を改定した「看護者の倫理綱領」を発表 市場調査会社オリコンが約6万人の満足度を集計して医療機関ランキングをホームページで公表 日本高齢者虐待防止学会が発足 気象や環境の全地球的な観測システムづくりを話し合う初の「地球観測サミット」開催、日米英露中など30カ国以上の閣僚が出席（米）
9月	慈恵医大付属青戸病院で02年11月に未熟な医師が難度の高い腹腔鏡手術をして前立腺がん患者を死亡させたとして、当該医師3人を逮捕 京大病院が重症の小腸多孔閉鎖症の1歳女児に対し、家族2人からそれぞれ肝臓と小腸の提供を受ける生体移植を実施 名古屋市立大の産婦人科教授が受精卵診断の実施を日本産科婦人科学会に申請、筋緊張性ジストロフィーを発症している夫とその妻が対象 従来よりも簡便な凍結法で長期保存した卵子に体外受精し出産させることに長野県下諏訪のクリニックが日本で初めて成功 旧日本軍の遺棄毒ガスにより死傷した中国人とその遺族による損害賠償請求訴訟に対し東京地裁は、1億9千万円の賠償を政府に命令 大阪教育大付属池田小学校における児童・教諭23人殺傷（うち死亡8人）事件

関連年表

	（01年6月）の被告が控訴を取り下げ死刑が確定 WHOが電磁波の発がんリスク評価の専門家会議を茨城県つくば市の国際会議場で開催 治療目的で薬局が大麻を販売することを政府が認可、がん・エイズ・多発性硬化症の患者などは医師の処方箋があれば購入可能（蘭） サンフランシスコ連邦高等裁判所は、死刑判決は陪審が決めるべきとする02年の連邦最高裁判断に基づき、裁判官が決めた約100件の死刑判決を無効とし終身刑に変更（米）
10月	生体腎移植を希望する2組の夫婦に対する交換生体腎移植（移植を受ける側との血液型を合わせるため腎臓の提供者を交換）を、九州大学付属病院が実施 鹿児島大学付属病院で、肺がん患者が1字違いの別の抗がん剤を誤って投与されて死亡、研修医がパソコンに誤入力 肝臓・腎臓などの生体移植の提供者を親族以外に広げる倫理指針改正案を日本移植学会が発表 日本人夫妻が代理出産を依頼し02年秋にアメリカで生まれた子どもについて、法務省が夫妻の実子としての出生届を不受理、子どもはアメリカ人として外国人登録 有害で依存性のあるたばこの製造・販売を続けたとしてJT（日本たばこ産業）や国などに損害賠償請求した肺がん患者らに対し、東京地裁は請求を棄却 障害者や障害を文化・社会の視点で問い直す障害学会が発足 「国立病院機構法」施行、154の国立病院・療養所が1つの法人に 広州の中山大のチームが受精卵の核を別女性の卵子に移す核移植の技術を使って不妊女性を妊娠させることに初めて成功（中国） 13年間意識の戻らない女性患者に栄養・水分の補給停止など「死への措置」を取っていたフロリダの病院に対し、知事が停止命令、夫は不当な介入と反論（米） 食品医薬品局（FDA）が体細胞クローン動物の肉や乳は安全とする報告書を公表（米） ユネスコ総会で「ヒト遺伝情報に関する国際宣言」採択
11月	京大再生医科学研究所の倫理委員会が、同研究所が国内で初めて作ったヒト胚性幹(ES)細胞を大学や研究機関に分配する際の規則を承認し全文を公開 B・C型肝炎治療用のインターフェロン製剤をはじめ6種類の製剤に脳梗塞の副作用を起こす可能性があるとして、厚労省が注意喚起 新型肺炎SARSの流行防止を視野に入れた改正「感染症法」と改正「検疫法」施行、感染症対策における国の権限が強化 世界54カ国で教育の男女平等が実現していないとの調査結果を国連教育科学文化機関（ユネスコ）が発表 150人以上の女性と27人の子どもを誘拐し売り飛ばしていたとして雲南省で人身売買グループ37人の身柄を拘束（中国） 17年間で米史上最多の48人を殺害したとして起訴された被告の公判で被告が殺害を認めるが、検察との司法取引で死刑は求刑されず終身刑になる見込み（米） ドーピング検査をした選手の5〜7パーセントが陽性反応を示したと大リーグ機構が発表（米）
12月	厚労省の有識者会議が、テレビ電話を使った医薬品の販売を、薬剤師が相談を受けることなどを条件に容認 生まれつき酵素アデノシンデアミナーゼが作れないため重症の免疫不全症にな

		っている4歳女児に北大医学部が、造血幹細胞に正常な遺伝子を導入する国内初の遺伝子治療
		体外受精をした受精卵の遺伝子を調べ、生まれてくる子どもがデュシェンヌ型筋ジストロフィーになる可能性を判断する受精卵診断を、慶応大医学部の倫理委員会が承認
		総合科学技術会議の生命倫理専門調査会がヒトクローン胚作製について、賛否両論を併記した報告書をまとめる
		日本格付研究所（JCR）が医療法人の信用格付けを国内で初めて公表
		公立病院が医師確保のため医学部に多額の金銭、北大と東北大で実態が明らかに
		熊本県のホテルがハンセン病元患者の宿泊を拒否、当初は「当然の判断」としていたホテル側は後に全国の療養所を訪問し全面謝罪
		政府が「人身取引対策行動計画」を策定
		天然痘テロに備え東京都が大規模な災害対処訓練を実施
		ジェンダー法学会が発足、あらゆる法律分野をジェンダーの視点から問い返し研究を深め教育方法を開発するのが目的
		国立ヒトゲノム研究所がチンパンジーのゲノムをまとめたゲノム地図の概要版をインターネット上で公表（米）
		食品医薬品局（FDA）が、新薬の承認審査の際に効能や副作用にかかわる患者のDNAデータの提出を製薬会社に求めることを方針として決定（米）
		食品医薬品局がダイエット用栄養補助食品エフェドラの販売禁止を発表、心臓病・脳卒中などで既に155人が死亡
		女性教徒の患者が男性医師の診察を拒んだり女性教徒の実習生がスカーフ姿で診察したりするなど、イスラム教徒にからむトラブルが病院内で続出、政府は病院での政教分離を明文化する新法の制定へ（仏）
		陸上競技連盟が1度目のドーピング違反で永久資格停止処分を科す方針を決定、2年の資格停止をうたった国際陸連の規定より厳しい罰則（米）
2004（平成16） 1月		生体膵腎同時移植を国立佐倉病院が国内で初めて実施
		山口県の採卵養鶏場の鶏から鳥インフルエンザ発生と農水省などが発表、高病原性のものの発生は国内では79年ぶり（アジアの各地でも発生、のち国内各地にも波及）
		原子力発電所内被曝で多発性骨髄腫になったと訴えていた元作業員に対し福島県の労働基準監督署が労災と認定、白血病以外では初の認定
		デュシェンヌ型筋ジストロフィーになる可能性を判断する受精卵診断計画を、慶応大産婦人科チームが日本産科婦人科学会に申請
		コンピュータの患者検索ソフトのミスで腎臓移植希望患者6人が移植の機会を逃したと日本臓器移植ネットワークが発表
		文科省が「軽度発達障害」の子どもたちの教育について初のガイドラインを作成
		国連子どもの権利委員会が日本に対し、男女平等の観点から女子の結婚最低年齢（16歳）を男子と同じ18歳に引き上げることを勧告
		元ケンタッキー大教授が、35歳の女性に対し夫の皮膚の細胞を使った体細胞クローン胚を移植したとロンドンで発表（米）
		高齢女性患者ら15人をモルヒネ注射で殺害し終身刑を言い渡された元開業医が刑務所内で自殺（英）
2月		横浜市の病院で、入院患者に輸血するはずの血液を誤って同室の同姓患者に輸血、同姓の患者を同じ病室に集め看護師の意識を高める病院の方針が裏目に
		無申請で男女産み分けのための受精卵診断をした神戸市の産婦人科院長に対し、

	日本産科婦人科学会が除名処分を決定 病院の建て替え費用などに充てる全国初の「病院債」を東京都葛飾区の医療法人が発行 ソウル大の黄教授らが、ヒトの体細胞の核を卵子に移植してつくったクローン胚から胚性幹(ES)細胞をつくることに成功したと発表、世界初の業績(しかし05年12月に捏造と判明)(韓国) サンフランシスコ市が同性どうしの結婚を認め市庁舎で数十組の結婚式を実施、大統領は同性婚禁止へ向け連邦憲法修正審議を議会に要請(米) 環境保護団体EIAが日本の大手スーパー西友の鯨肉販売を中止するよう主要株主ウォルマートに働きかける運動を開始
3月	京大教授らがヒト胚性幹(ES)細胞から血管をつくることに成功 医師によるカルテ改ざんが判明した場合は保険医の取り消しや戒告などの行政処分をすると厚労省が方針 十分な支払い能力のある国民年金保険料滞納者に対し社会保険庁が強制徴収を開始 年金任意加入の学生時代に重い障害を負った元大学生4人の訴えに対し東京地裁は、障害基礎年金の不支給放置は違憲とする判決 情報入力ミスによりB型肝炎ウイルス混入の献血血液が患者に輸血された問題で厚労省が、神奈川県赤十字血液センターを業務停止処分 放火の罪に問われた知的障害被告の自筆「自白メモ」の証拠能力をめぐり最高裁は、自白の任意性を認め上告を棄却 自殺時の生命保険金支払いをめぐる裁判で最高裁が、自殺の目的が保険金取得にある場合でも免責期間を過ぎた契約分は保険金を払う義務があるとする初の判断 人権侵犯事件に関する調査・処理規定を法務省が20年ぶりに改正、差別・虐待・セクハラ・いじめなどへの適切対応のため 非嫡出子(婚外子)に関し法務省が戸籍の続柄欄の記載方法を改める方針、「男」「女」でなく嫡出子と同じ「長男」「二女」などへ 胎児への加害を犯罪として裁く初の連邦法案を上院が可決、受精卵が着床した段階から犯罪被害者とみなす(米) サルの卵巣を同じ個体の腕や腹に移植して育てた卵子を、体外受精によって別のサルに出産させることに、オレゴン健康科学大のチームが成功、女性がん患者の不妊治療応用に向けた一歩(米) 筋肉増強効果があるとされる栄養補助食品アンドロステンジオンにつき食品医薬品局(FDA)が販売禁止を発表、心臓疾患などの副作用(米) 医学教育用の献体が陸軍で地雷爆発に伴う人体損傷を調べる実験に使われていたことが判明(米) UCLAで医学部に献体された遺体や臓器が不正に売却されていた疑惑が発覚、売却遺体は800超(米) 遺伝子組み換えによる除草剤耐性トウモロコシの栽培を条件付き認可、環境団体は反発(英)
4月	東北地方の病院で胚盤胞移植を受けた女性が結合双胎を妊娠、本人の同意を得て中絶していたことが判明 京大病院で膵島移植手術を国内初実施、ドナーは心停止後の人 福岡県筑豊の炭鉱で塵肺にかかった元炭鉱労働者らによる国と企業への損害賠償請求訴訟に対し最高裁は、対策を怠った国の責任を最高裁として初めて認定 医学部新卒者の卒後臨床研修が必修化され、以後、そのあおりで医師不足が各

	地で深刻化 日本医師会が「医師の職業倫理指針」を発刊 独立行政法人医薬品医療機器総合機構設立、国からの委託によるGLP調査などを実施 家庭用冷蔵庫の断熱材フロンにつき経産省と環境省がメーカーに回収・処理を義務付け イラクでイスラム過激派が3邦人を人質にし自衛隊の撤退を要求、首相は撤退しない方針を表明、以後、人命尊重を訴える世論と人質の「自己責任」論の世論が拮抗 体内での働きを確認済のヒト遺伝子のデータベースが12カ国の協力で完成し、生物情報解析センターが世界に無償公開 大統領生命倫理評議会が、クローン人間づくりやヒトと動物の融合胚づくりや胚性幹(ES)細胞の一部を使った妊娠などを法規制すべきとの報告書を大統領に提出（米） 麻薬常用で静脈硬化の死刑囚が、死刑執行（薬物注射）準備のため腕を切開されるのは残虐な刑罰を禁じた憲法に違反すると死刑執行中止を訴え、連邦最高裁がこれを受理（米）
5月	人工気管を移植しその内側に正常な気管と同様の粘膜組織を再生させることに京大・福島県立医大のグループが成功 遠隔操作で内視鏡を動かして治療することに初めて成功したと、慶応大医学部と東京医療センターが発表 ヒト胚性幹(ES)細胞から心臓の心筋細胞をつくることに信州大医学部のグループが国内で初めて成功 北海道立羽幌病院で、厳密な脳死判断をしないまま人工呼吸器を取り外し90歳患者を死なせたことが発覚、のち不起訴 少女を売春目的で売買したとして容疑者2人を逮捕、「児童買春・児童ポルノ禁止法」の人身売買禁止規定を初適用 犬の治療ミスをめぐり東京地裁は、飼い主にはかけがえのない存在であったとして動物病院長と担当獣医師に高額慰謝料を含め80万円の支払いを命令 改正「刑事訴訟法」公布、被疑者段階で国選弁護人が可能に 子どもの食生活の乱れに学校現場で対応する「栄養教諭」を創設する、改正「学校教育法」公布 21年間凍結保存した精子を使った体外受精での妊娠・出産に、マンチェスターの病院が02年に成功していたことが判明（英） 不妊治療医アンティノリが体細胞の核を移植したクローン胚技術で3人の「クローン」赤ちゃん誕生と発表、性別・国籍などは公表せず（伊） 終身刑で服役中に「一生刑務所にいる人生には耐えられない」との理由から所内で殺人を犯し死刑判決を受けた男に、死刑執行（米）
6月	総合科学技術会議生命倫理専門調査会がクローン胚作りを基礎的な研究に限り容認する方針を決定、全会一致方式でなく異例の多数決 長崎県佐世保市で小6女児が同級の女児に切られて死亡する事件が発生、教育界などに衝撃 絶滅の恐れのある哺乳類・鳥類・魚類の細胞や遺伝子を50年以上保存する施設がつくば市の国立環境研究所に完成 改正「障害者基本法」公布、障害を理由とした差別や権利侵害の禁止を明記、地方自治体には就労などの支援計画の策定を義務づけ 改正「DV防止法」公布、加害者に対し自宅からの退去や被害者への接近禁止を地裁が命じる保護命令が拡充

	「高齢者雇用安定法」公布、65歳までの雇用を企業に義務づけ
ミス・コンテストで整形を理由に決勝進出資格を取り消された女性が主催企業を差別だと提訴、区人民法院（地裁）が受理（中国）
「緑の党」所属市長が国内初の同性愛カップル結婚式を強行、政府は「違法」と中止要請（仏）
妊娠8カ月の女性が連れ去られ腹部が切開されて胎児だけが「誘拐」される事件が発生、翌日子どもは発見、母子ともに生命に別条なし（コロンビア）
7月	慶応大学医学部が申請したデュシェンヌ型筋ジストロフィーが日本産科婦人科学会で重篤な遺伝病と認定、日本最初の承認
患者自身の骨髄から心筋や血管のもとになる幹細胞を取り出し移植する新治療法で重度心臓病の改善に成功したと国立循環器病センターが発表
脊髄損傷患者9人が中国で中絶胎児の細胞移植治療を受けていたことが患者団体の調査で判明、効果は未確認
弘前病院で1990～99年に起きた放射線過剰照射事故（被害患者278名）の生存患者78人中30人に、肋骨骨折などの副作用を確認
横浜市の産婦人科クリニックで妊娠12週以上の中絶胎児を2年前まで一般ごみとして捨てていたことが判明、「墓地埋葬法」違反
京大倫理委員会がヒト胚性幹（ES）細胞を使って造血幹細胞や神経幹細胞などを作製する研究を承認
重大医療事故を起こした病院の事故後対策が不十分な場合は「適マーク」認定を取り消す処置を、日本医療機能評価機構が導入
産地を偽装した野菜・果物が大量に出回り社会問題化
参議院議員選挙実施、重度身体障害者らに代筆による郵送投票を認めた改正「公職選挙法」施行後初の国政選挙
条件を満たし家裁が認めれば戸籍の性別変更を認める「性同一性障害者特例法」施行
国立ヒトゲノム研究所がイヌゲノム配列を解読し概要をインターネットで公開（米）
クローン人間作りを「人類に対する罪」として禁止する新「生命倫理法」を議会が採択、ヒトクローン胚作りも明確に禁止、ただしクローン胚の有用性の検討は継続（仏）
臓器移植で狂犬病に感染し死亡した事例が国内で初めて確認されたと疾病対策センターが発表（米）
革命記念日前恒例の大統領恩赦において、今回から人種差別犯罪と性犯罪を対象から除外（仏）
アルメニア人虐殺事件（1915年）の被害者子孫による大手生命保険会社への保険金支払い請求訴訟において、会社側が支払い対象者約2400人に総額2千万ドルを支払うことで和解（米）
8月	厚労省が、不審な医療関連死の原因究明のための調査・分析を公費で行う第三者機関の設置を2005年度モデル事業とする方針
代理出産によりアメリカで生まれた子の出生届不受理処分の取り消しを求めた夫婦に対し、神戸家裁は申立てを却下
政府の諮問機関HFEA（ヒトの受精及び胚研究認可局）がヒトのクローン胚作製の申請を初めて認可（英）
妊婦をブルガリアから連れてきて生まれた子を第三者に売る事件が相次いで摘発、新手口の人身売買（仏・伊・ポルトガル）
サンフランシスコ市が同性カップル約4千組に結婚証明書を発行したことに対し、州最高裁はすべての婚姻を無効と判決（米）

		アテネオリンピック開催、選手の薬物違反が相次ぐ
9月		脳死での臓器提供ができる年齢を「臓器移植法」の15歳以上から中学生程度以上に引き下げる提言を日本小児科学会が公表
		大阪教育大付属池田小で児童8人を刺殺するなどした死刑囚に死刑執行、確定から1年での異例に早い執行に人権団体などが抗議
		がん治療で不妊になった女性が凍結保存していた自分の卵巣組織を体内に戻して妊娠・出産に成功（ベルギー）
		性犯罪・DVなどの常習犯をGPS（全地球測位システム）で監視する実験を開始すると政府が発表、ヨーロッパ初の導入へ（英）
10月		関西の水俣病未認定患者45人に対し最高裁は、うち37人に国と熊本県の責任を認定、総額7150万円の賠償を命令
		東大医学系研究科が「生命・医療倫理人材養成ユニット」を設置、半年単位で講義や演習
		放射線治療関連5学会が過剰照射事故の多発を受け「放射線治療品質管理士」認定を決定
		改正「虐待防止法」施行
		「ヘルシンキ宣言」東京修正、注釈を追加
		ヒトの遺伝子総数はハエ並みの約2万2千個であると日米英仏独中6カ国の共同研究で判明
		インターネットの仲介による国内初の生体腎移植手術、専門家から公平な臓器配分に懸念（米）
		欧州委員会ががんの肺など警告写真42種類をたばこの包装紙に掲載するよう加盟国に要求（EU）
		動物擁護団体が調査捕鯨の中止を求め参加日本企業を提訴（豪）
		バグダッドを中心に自爆テロが頻発（イラク）
11月		筑波大病院が白血病に対する国内初の遺伝子治療を実施、骨髄移植後再発時の重い合併症を防ぐ狙い
		主要病院医師の手術経験と術後経過を情報公開の対象にすると社会保険庁が決定
		国連総会委員会が「クローン禁止条約」づくりを断念し、より拘束力の弱い「宣言」採択にシフト
		ペンシルベニア大獣医学部のチームが精子のもとの細胞を体外増殖させる実験にマウスで成功、男性不妊治療などへの応用に期待（米）
12月		「万能細胞」が精巣中にあることを京都大学の研究チームが発見、「多能性生殖幹細胞」と命名
		理化学研究所の2人が米医学誌に発表した論文でデータ改ざんが発覚、2人は辞職
		放送倫理・番組向上機構（BPO）委員会が血液型と性格に関する番組に配慮を求める要望を各放送局に向け発表
		「個人情報保護法」施行
		改正「DV防止法」施行
		厚労省・文科省が「疫学研究に関する倫理指針」に個人情報に関する措置を追加
		厚労省・文科省・経産省が「ヒトゲノム・遺伝子解析研究に関する倫理指針」を改正告示
		厚労省が「医療・介護関係事業者における個人情報の適切な取扱いのためのガ

	イドライン」を告示 「特定障害者に対する特別障害者給付金の支給に関する法律」（いわゆる無年金障害者に対する救済法）公布 経産省が「経済産業分野のうち個人遺伝情報を用いた事業分野における個人情報保護ガイドライン」を告示 個人に合わせた医療の土台となるDNAハプロタイプ地図を日米英中の共同研究チームが完成 野球のバリー・ボンズや女子短距離のマリオン・ジョーンズなど一流スポーツ選手に相次いでドーピング疑惑（米） 約1万4千誌約40年分の科学雑誌をネット検索できる世界最大規模の科学データベース「スコーパス」をエルゼビア社が完成（蘭） スマトラ沖で大地震発生、10万を超す死者・不明者（インドネシア）
2005（平成17） 1月	ハンセン病療養所での医療過誤を問う損害賠償請求訴訟で東京地裁は、国に5千万円の賠償を命じ、背景にハンセン病医学の構造的問題があったと指摘 世界に先駆け02年に承認された抗がん剤イレッサにつき厚労省検討会が、副作用による死者を前年12月28日までに588人と報告 京大病院が世界初の生体膵島移植を実施、50代の母親から重い糖尿病の20代長女へ 日本造血細胞移植学会が血縁者間の骨髄移植につき、ドナー保護の観点から病院裁量をやめ登録制を導入することに決定、実施は2006年4月 改正「刑法」「刑事訴訟法」施行、殺人や強姦など身体に対する犯罪の厳罰化 司教協議会事務局長がコンドーム使用を容認するかのような見解を示すが、ローマ法王からの注意により1日で撤回（スペイン） 人工授精で妊娠した67歳女性が出産、世界最高齢出産（ルーマニア）
2月	熱処理して細かく切ったヒトの胎盤を医薬品として未承認のまま製造・販売した製薬会社を厚労省が業務停止処分 運転中に3人にけがをさせ業務上過失傷害罪に問われた男性会社員に対して大阪地裁が、睡眠時無呼吸症候群（SAS）の影響で運転中に睡眠状態に陥った可能性があるとして無罪判決 筋委縮性側索硬化症で自宅療養中の40歳の長男の人工呼吸器を止めて死なせたとして殺人罪に問われた母親に対し、横浜地裁が嘱託殺人罪を適用し猶予付き判決 勤務医の自殺は過重な勤務と心労が原因だったとして、水戸地裁が裁判史上初めて医師の自殺を労災と認定 科学技術振興調整機構などが「脳神経科学と倫理ワークショップ」を初開催 遺伝子組み換え作物を無許可のまま商業栽培した場合などに罰則を科す条例案を北海道が作成、「北海道ブランド」を守るのが狙い 温室効果ガスの削減に向け「京都議定書」が発効 凶悪事件の再犯防止対策を協議する関係省庁会合において、性犯罪をはじめ再犯の恐れのある前歴者の出所後の居住地などにつき情報共有を進めていくことを確認 男性同性愛者からエイズ治療薬への耐性をもった極めて速い進行性のHIVを検出したとニューヨーク市保健精神衛生局が発表（米） 喫煙による健康被害の防止を目指す「たばこ規制条約」がWHO主導で発効、日本は04年6月に批准
3月	日本骨髄移植推進財団が骨髄バンクに提供者登録できる年齢を20歳から18歳に引き下げ

		大阪府の国立循環器病センターで4年前に心臓移植を受けた50代男性が敗血症で死亡、「臓器移植法」施行後初の死者
		不必要な子宮摘出など25年前に乱診乱療で問題となった富士見産婦人科病院の元院長に対し厚労省が医師免許取り消し、診療行為での取り消しは初
		父親がハンセン病患者だった女性が父の死の6年後に父子関係の認知を国に求めた訴訟で、東京家裁は請求を却下
		戸籍の非嫡出子区別記載を違法だとして親子が国などに記載差し止めなどを求めた訴訟の控訴審判決で東京高裁が、一審判断を覆しプライバシー侵害にはあたらないと判断
		参院予算委員会で例示された小学校性教育教材につき、安倍首相は「問題だ」とし、官房長官はジェンダーフリーの語につき「使わないことが望ましい」と答弁
		長崎県諫早湾干拓事業工事差し止めをめぐりムツゴロウなど野生生物と住民が国を相手取った通称「ムツゴロウ訴訟」の判決で長崎地裁は、自然の権利には根拠がなく自然物には当事者能力を認められないとして、生物の訴えを却下、住民の請求を棄却
		戸主制は「男社会」の象徴として廃止、子どもの姓は選択制、女性の再婚制限は撤廃、などを柱とする改正「民法」が可決成立、実施は2008年から（韓国）
		上下両院合同会議で「憲法」改正案を可決、健全な環境で生きる権利（環境権）と環境保全の義務を前文に明記（仏）
		国連総会でヒトクローン胚作製禁止を含むクローン人間禁止の宣言を採択
4月		薬害エイズ事件のいわゆる「厚生省ルート」につき検察が上告を断念、85年に帝京大病院で非加熱製剤を投与された血友病患者の死に関して、元厚生省生物製剤課長の無罪が事実上確定
		内縁関係にあるフィリピン人女性と日本人男性との間の7歳男児につき、東京地裁が国籍法の規定を違憲とし日本国籍を認定
		流行中の鳥インフルエンザH5N1型のウイルスにつきWHOが、より人に感染しやすく変異している可能性を示唆
		中高生の障害者を放課後・休日に預かる「障害児タイムケア事業」を厚労省が創設
		改正「結核予防法」施行、ツベルクリン反応検査はせず生後6か月以内にBCG接種へ
		改正「薬事法」施行、医薬品の「市販後調査」が「製造販売後調査」に
		改正「児童福祉法」施行、児童虐待の対策強化が柱
		「医薬品及び医薬部外品の製造管理および品質管理の基準に関する省令」施行
		「医療機器及び体外診断用医薬品の製造管理および品質管理の基準に関する省令」施行
		「発達障害者支援法」施行
		東京都が「脱法ドラッグ」を規制するため全国に先駆け「東京都薬物濫用の防止に関する条例」を施行
		「個人情報保護法」施行、カルテ開示の事実上の法制化
		全米科学アカデミーが、人間の胚性幹(ES)細胞などを使う研究につき国内各研究機関に厳しい倫理指針をつくるよう勧告（米）
		15年にわたって植物状態にあった41歳女性が「尊厳死」を希望する夫の意向により栄養・水分を絶たれ衰弱死、生命の尊厳をめぐり論争が活発化（米）
		末期患者が延命治療を拒否できる「死ぬ権利」新法が成立（仏）
5月		医療費給付の伸び率を管理する新指標を設け社会保障費総額を1割圧縮すると厚労省が方針

	妊娠12週未満の中絶胎児などを一般ごみとして廃棄した横浜市の産婦人科元院長に対し横浜地裁が「廃棄物処理法」違反の有罪判決
	アメリカで代理出産により生まれた子の出生届不受理を不服とした夫婦の家事審判抗告審で、大阪高裁は母子関係を認めず抗告を棄却
	実親捜しの46歳男性が都立病院で他の新生児と取り違えられたとの疑惑から都を提訴した裁判で、東京地裁は取り違えを認定、賠償請求は棄却
	重い副作用の可能性があるとして厚労省が公費負担での日本脳炎予防接種の中止を市町村に緊急勧告
	受精卵診断により「正常」と判定した卵だけを子宮に戻した夫婦27組中11組が妊娠したと神戸市の産婦人科院長が公表
	非配偶者間人工授精で生まれた31歳男性が、日本遺伝カウンセリング学会で実名を公表したうえで告知の必要性を訴え
	東京医大病院で心臓外科医の手術患者4人が相次いで死亡したことから、同大は特定機能病院の承認指定の返上を厚労省に申し出
	諫早湾干拓事業工事差し止めを不服とした農水省の保全抗告申し立てに対し、福岡高裁は漁民側の被害立証が不十分として差し止め取り消しを決定
	難病の兄姉に適合する骨髄などを提供するため、2人の母親が、受精卵診断で選別された受精卵で弟妹を出産（ベルギー）
	同性愛カップルに婚姻と養子縁組を認める法案の成立にカトリック教会が猛反発（スペイン）
	性犯罪の前歴者の最新情報を検索できる公的サイトをインターネット上に開設すると司法省長官が発表（米）
6月	茨城県水海道市の採卵養鶏場から鳥インフルエンザウイルスを検出、半径5キロ圏内の鶏や鶏卵の出荷を禁止
	体細胞クローンと遺伝子組み換えの技術を組み合わせてヤギとブタをつくることに成功したと農業生物資源研究所が発表
	死亡したおじと事実上の夫婦関係にあった女性の遺族年金請求訴訟に対し、東京高裁は「民法」の規定を尊重して請求を棄却
	長年の喫煙で肺がんなどになったとしてJT（日本たばこ産業）・国を訴えた控訴審に対し、東京高裁は控訴を棄却
	薬害エイズ事件のいわゆる「旧ミドリ十字ルート」で、最高裁は業務上過失致死罪に問われた元社長2人の上告を棄却、実刑が確定
	政府が2005年度南極調査捕鯨の大幅拡大方針を決め国際捕鯨委員会（IWC）年次総会に計画を提出
	動物実験の国際3原則（実験動物の苦痛軽減、代替法の活用、使用数の削減）を盛り込んだ改正「動物愛護管理法」公布
	「刑法」に人身売買罪を新設
	カトリック色の強い「不妊治療法」（第三者による精子・卵子の提供禁止、一度に受精できる卵子は3つまでで受精卵は全部母体に戻す、など）の改正の是非を問う国民投票施行、過半数に届かず改正見送り（伊）
	国民投票で同性カップルに社会保障・税制・年金制度などに一定の権利を認める法案を可決（スイス）
7月	第7回アジア・太平洋地域エイズ国際会議が神戸市で開催、45カ国から約3千人参加
	旧日本軍731部隊細菌戦の被害者・遺族による損害賠償請求訴訟の控訴審判決において東京高裁が、細菌戦の存在を認定、しかし「国家無答責の原則」の適用などで控訴は棄却
	患者の覚せい剤反応を医師が警察に通報することは医師の守秘義務違反には当

	たらないと最高裁が初判断
	「児童ポルノ禁止法」に抵触する可能性のある本について、国立国会図書館が閲覧制限を開始
	政府の男女共同参画会議が自民党などからの「行きすぎた性教育」批判を踏まえ、「発達段階に応じた適切な性教育」の事例集を作成・配布することを首相に答申
	建材メーカーのニチアスなど、アスベスト被害による死亡が各地で明らかに（89社で死亡した従業員等が計374人）
	経済産業省が、温室効果ガス排出抑制のためバイオエタノールを混ぜたガソリンを自動車燃料として流通させる方針を固める
	ユネスコ世界遺産委員会が北海道知床につき、豊かな生態系を高く評価し世界遺産に決定
	「心神喪失等の状態で重大な犯罪行為を行った者の医療及び観察等に関する法律」（心神喪失者医療観察法）施行、しかし病棟開設は地元住民の反対などで1カ所のみ
	改正「刑法」施行、刑罰が重罰化、集団強姦罪などが新設
	オランダ、ベルギーなどに次ぎ、同性間の結婚と養子受け入れを認める法律が成立（スペイン）
8月	密輸された希少種のワニを自ら繁殖させたものと偽り不正登録した草津熱帯園長らを、「種の保存法」違反容疑で逮捕
	国内未承認の成分を含み各地で健康被害が報告されているダイエット用健康食品「天天素」をネット販売したとして、業者を「薬事法」違反容疑で逮捕
	インターネット上の「自殺サイト」で知り合った女性を殺して埋めたとして容疑者を逮捕、その後、他に2人の殺害を自供
	脳卒中で倒れ脳死状態3カ月の女性が帝王切開で女児を出産（女児は9月に死亡）（米）
	胚性幹（ES）細胞と皮膚細胞を融合させる方法でES細胞と同能力を持つ新しい細胞をつくることに、ハーバード大のチームが成功（米）
	全国人民代表大会常務委員会が、喫煙による健康被害の防止を目指す「たばこ規制枠組み条約」批准を決定、たばこ大国にも禁煙の波（中国）
	ニューオーリンズの自然研究所が体細胞クローン技術で生まれたアフリカヤマネコを父母とする子ネコを誕生させることに成功したと発表、種の保存を目指す研究の一環（米）
9月	夫の死後に凍結精子を使って体外受精で妊娠し女児を出産した女性が女児を夫の子と認知するよう求めた訴訟に対し、東京地裁が請求棄却の判決
	逆子のため帝王切開を望んだのに拒まれ難産となって子が死亡したとして医師らに損害賠償を求めた訴訟の上告審において最高裁は、医師の説明義務違反を指摘して東京高裁に審理差し戻し
	政府の研究監視機関がニューカッスル大に対し、遺伝性のミトコンドリア病の予防などを目的に受精卵の核を別の女性の卵子に移植して胚をつくることを認可（英）
	イラクのアブグレイブ刑務所内で収容者の首に繋がれた紐を手にしたり収容者の性器を指さしたりして虐待した女性上等兵に対し、テキサス州軍事基地での軍法会議が禁固3年の判決（米）
10月	日本医科大付属第二病院で無呼吸テストなどの脳死判定について厚労省指針に基づかずに行われたことが、厚労省の検討会議で判明
	日本の旧植民地でハンセン病療養所に入所させられた人たちが「ハンセン病補

		償法」に基づく補償を求めた訴訟の判決において、東京地裁民事38部は台湾原告への補償を認め同3部は韓国原告の請求を棄却、韓国原告は控訴
		「介護保険法」一部改正施行
		ネット競売サイトに赤ちゃん出品、取引は不成立、地元警察が人身売買容疑で捜査（中国）
		ユネスコ総会で「生命倫理と人権に関する世界宣言」採択、欧米以外の文化の尊重、環境倫理も視野
	11月	インフルエンザ治療薬タミフルを服用した中高生患者2人が異常行動後に死亡したとNPO法人が日本小児感染症学会で報告、専門家は否定的
		アメリカで代理出産によって生まれた子の出生届不受理を不服とする夫婦による家事審判の抗告審で最高裁は、夫婦の抗告を棄却
		重傷の被害妊婦から生まれた女児が11時間後に死亡した交通事故の被告に対し札幌地裁は、当時胎児だった女児の命の重さを考慮した判決
		死刑判決を言い渡された、事件当時は少年だった被告の実名と顔写真を、「週刊新潮」が掲載、日本弁護士連合会は実名報道を禁ずる「少年法」の規定を守れと声明
		不妊に悩む日本人女性に韓国人女性の卵子を不法に斡旋したとして、「生命倫理および安全に関する法律」違反などの疑いでブローカーら11人逮捕、邦人249人に提供か（韓国）
		大統領が中道派の連邦最高裁判事の後任に保守派を指名したため中絶論争が再燃、女性の権利を擁護する市民団体は一斉に反発（米）
	12月	血液のがん多発性骨髄腫の未承認薬ベルケード使用者52人中4人が重い肺障害により相次いで死亡したことが日本血液学会などの調査で判明
		犯罪被害者支援などのための犯罪被害者等基本計画案を閣議決定、被害者発表の実名・匿名は警察が個別に判断
		世界で初めてヒトクローン胚からES細胞を作ったとされるソウル大の黄禹錫教授の研究結果について、同大が再検証を開始、後に論文はすべて捏造と判明、韓国社会に衝撃（韓国）
		結婚パーティーを開いたとしてゲイ男性ら26人を逮捕、イスラム教では同性愛は罪（アラブ首長国）
		事実上の同性婚を認める「同性市民パートナー法」施行（英）
		犬にかまれ鼻と口を失った女性に脳死者から当該部位を移植（仏）
	2006（平成18）1月	特定危険部位の背骨が混入していたとして政府がアメリカ産牛肉を再び禁輸（8月に輸入再開）
		第18回介護福祉士国家試験実施、今回から介護福祉士養成施設における講習の修了者には実技試験を免除
		ビジネスホテル大手の各地の東横インで障害者用の客室や駐車場をなくすなど違法改造が相次いで発覚
		ジュネーブのワシントン条約事務局がチョウザメ類保護のためキャビア取引を当面凍結すると発表
		ソウル大の調査委員会は黄教授のES細胞関係の論文すべてが捏造と結論（韓国）
		「20年間で女児1000万人が堕胎された」と大学教授らが論文で発表（インド）
	2月	不足がちの抗インフルエンザ薬タミフルにつき中外製薬が、国内で生産する方針
		38万床ある療養病床を2012年度までに15万床に削減すると厚労省が方針、のち

	批判が相次ぐ 国民年金未加入による障害年金不支給は違憲とする訴訟につき広島高裁は、立法不作為を認めず原告側逆転敗訴 アスベストによる健康被害者を救済するための新法と「大気汚染防止法」など改正関連4法が成立、2006年度中に全面禁止に 鳥インフルエンザがヨーロッパに拡大 トリノ冬季オリンピック開幕、選手の薬物汚染疑惑が相次いで浮上（伊）
3月	富山の射水市民病院で男性医師が人工呼吸器を外し患者7人が死亡していたことが判明、県警は殺人容疑も視野に入れ捜査 「ヒトと動物の感染症に関する国際会議」がアトランタで開催、ヒトからペットへの感染症の広がりも論議 OECD（経済開発機構）が「遺伝子特許活用に関する国際指針」を採択、特許濫用に歯止め 大リーグ機構が選手の薬物調査を実施、バリー・ボンズらに疑惑（米）
4月	日本産科婦人科学会が指針を改定し婚姻届を出さない事実婚カップルへの体外受精を容認 日本産科婦人科学会がパーコール法使用中止を撤回 大学薬学部の教育年限が4年から6年に 「臨床検査技師、衛生検査技師等に関する法律」を改正し改称した「臨床検査技師等に関する法律」施行、新規の衛生検査技師免許は廃止 「障害者自立支援法」施行 精神障害者の雇用対策強化を柱にした改正「障害者雇用促進法」施行 「高齢者虐待防止法」施行
5月	アメリカで肝臓や腸など5臓器の同時移植を受けた茨城県の1歳女児が敗血症のため死亡 「食品衛生法」に基づく残留農薬ポジティブリスト制施行 「刑事収容施設及び被収容者等の処遇に関する法律」（刑事収容施設法）施行、これに伴い「監獄法」は廃止へ（施行は07年6月）
6月	交通事故に遭い帝王切開後30時間を経て死亡した妊娠37週目の兒について静岡地裁浜松支部は、胎児でなくヒトとみなし過失致死罪を適用し有罪判決 医療制度改革関連法が成立、10月から実施、高齢者の負担増へ 「自殺対策基本法」成立、自殺対策を国や自治体の責務に アフリカの女性器切除慣習に対しWHOが、出産時母子に危険だとして中止勧告の調査報告 環境白書にあたる「中国の環境保護」を10年ぶりに発表、官民両面から保護を進めてきたと実績を強調（中国） 大統領が強く支持する同性婚禁止の憲法修正案を上院が廃案に（米）
7月	各地の国立ハンセン病療養所に強制的な堕胎などによる胎児・新生児のホルマリン漬け標本が保管されていた問題で、厚生労働大臣が入所者に謝罪 ローマ法王がスペインを訪問、1年前に成立した同国の同性婚合法化に苦言 大統領がヒトES細胞研究への連邦助成を拡大する規制緩和法案に拒否権、宗教右派に配慮（米）
8月	国内有数の出産数を誇る横浜の病院で無資格の助産行為が発覚 東京の特養ホームで女性認知症入居者に男性職員2人が性的暴言を繰り返して

		いたことが判明、のち施設長解任
		旧日本軍が中国に遺棄した化学砲弾約700発を内閣府担当官が確認したと発表
		国際オリンピック委員会（IOC）が相次ぐ薬物疑惑に関し声明、ドーピングの危険性を強調
	9月	タレント向井亜紀夫妻とアメリカで代理出産によって生まれた双子との間に東京高裁は、親子関係を認め、出生届を受理するよう命令
		福岡で飲酒運転事故により3児が死亡、以降、飲酒運転の刑罰をめぐり論議が活発に
		秋篠宮家に男児誕生、女性・女系天皇を容認する方向での「皇室典範」改正は見送りへ
		本人の意思があれば家族が拒否しても臓器提供できる改正「人体組織法」施行（英）
	10月	医師免許がないのにピアス用の穴をあけたアクセサリー販売業者を警視庁が逮捕
		都立産院で1958年に発生した新生児取り違えにつき東京高裁は、都に対し、48歳男性と育ての親への2000万円賠償を命令
		閉経後の50代後半女性が娘夫婦の受精卵により2005年春に代理出産したと長野の産科院長が記者会見
		宇和島徳洲会病院で2005年9月実施の生体腎移植手術に臓器売買の疑い、「臓器移植法」違反容疑で県警が強制捜査
		小児の抗インフルエンザ薬タミフル服用と異常言動との関連性は認められないと厚労省研究班が研究結果を発表
		吸痰が必要な女児の保育園受け入れを拒否した東京東大和市に対し東京地裁は、市の処分を違法とし正式入園を命じる判決
		飲食店を2007年9月1日までに例外なく全面禁煙化（仏）
	11月	病気で摘出した腎臓を宇和島徳洲会病院の万波医師が相次いで移植していたことが判明、以後、さまざまな倫理問題に発展
		いじめによる自殺を予告する手紙が住所氏名不詳の男子から届いたと文部科学省が発表、大臣がいじめストップを呼び掛けるアピール
		アフリカで初めて同性婚を合法化（南ア共和国）
	12月	改正「教育基本法」公布、個の尊重から公共の精神の重視へ
		臓器売買の横行に対し保健省が「腎臓を売らないで」とメッセージ発表（フィリピン）
		ニュージャージー州知事が同性どうしに「夫婦の権利」を与える「シビル・ユニオン」を認める州法に署名（米）
2007（平成19） 1月		厚生労働大臣が少子化に絡み「女性は子どもを産む機械」と発言し批判相次ぐ
		HIV感染の2組の夫婦に対し東京荻窪の病院の倫理委員会が、精液からHIVを除去し体外受精を実施することを承認
		鳥インフルエンザを宮崎・岡山で確認
		神戸の産婦人科医院で胎児を誤って一般ごみとして廃棄
		関西テレビの番組「発掘あるある大事典」で納豆の効能に関する捏造が発覚、のち番組打切り
		旧日本軍の遺棄毒ガスにより死亡・負傷した中国人被害者・遺族44人が損害賠償を求め日本政府を提訴
		原子力発電環境整備機構が公募した高レベル放射性廃棄物最終処分場に高知県

関連年表

	東洋町が応募、町議会の反発などで4月になり断念 世界氷河モニタリングサービス（本部チューリヒ）が25年間に氷河が10メートル余り減少したと報告 55歳と偽りアメリカで体外受精した66歳女性が出産したことが判明、世界最高齢出産（スペイン）
2月	抗インフルエンザ薬タミフルを服用した10代に転落死が多発、のち異常行動が問題化するが厚労省は因果関係に否定的 「赤ちゃんポスト」の設置を市に申請している熊本の慈恵病院に対し厚労省が認める見解、4月になり設置へ ニューヨーク市がHIV対策として公認コンドームを無料配布（米） 肺がんで死亡した男性の妻によるたばこ製造会社に対する損害賠償請求訴訟につき連邦高裁は、約95億円の懲罰的賠償を命じたオレゴン州最高裁判決を破棄（米）
3月	タミフル輸入販売元の中外製薬を通し厚労省が、10代のタミフル使用に注意喚起を指示 タレントの向井亜紀夫妻がアメリカの女性に代理出産を依頼して生まれた双子の男児について最高裁は、民法にてらし夫妻との親子関係を認めない決定 薬害C型肝炎訴訟の東京地裁判決において国・企業に賠償命令、ただし国の責任は87年4月～88年6月に限定 安倍首相が第二次大戦中のいわゆる「従軍慰安婦」につき「強制性証拠ない」と発言、問題化 G8環境相会合、温室ガス削減の具体論をめぐり対立したまま閉幕（独） 安楽死に関与したと証言する2000余人の医師・看護師らが署名した安楽死合法化を求める声明が左派週刊誌に掲載（仏）
4月	日本産科婦人科学会が死亡した夫の凍結保存精子を使って体外受精させる「死後生殖」の禁止を会告に盛り込むことを決定 熊本の慈恵病院の「赤ちゃんポスト」運用開始、初日に3歳男児 服役中に慢性腎不全になったのは刑務所が減塩食を出さなかったためとして、仙台地裁が慰謝料を国に命ずる判決 幼稚園と保育所が一元化された「認定こども園」始動 イタチ科の動物フェレットを虐待しその映像をネット公開していた男を神奈川県警が「動物愛護法」違反容疑で逮捕 治療水準向上や患者への情報提供を謳う「がん対策基本法」施行、国や県に計画策定義務 第五次改正「医療法」施行、医療計画制度の拡充・強化や医療法人制度の見直しなど 改正「学校教育法」施行、盲・ろう・養護学校を特別支援学校に一本化、学習障害児らに指導教室 派遣や請負など非正社員による労働組合が続々誕生、春闘で時給アップや雇用安定などを要求 ヒトES細胞研究への連邦助成の規制緩和法案が上院で再可決（大統領は6月になって拒否権発動）（米） 妊娠中後期に施す特定の中絶法を禁じた「中絶一部禁止法」を連邦最高裁が合憲とする判決、容認派は強く反発（米） バージニア工科大で32人死亡の銃乱射事件発生、銃の法規制をめぐる論議が活発化（米） メラミンが検出されたペットフードの大規模リコール、獣医師団体が数百匹の

	犬猫が死亡した可能性を示唆（米） 京都議定書の目標達成を批准主要国で初めて断念（カナダ） 連邦最高裁が政府に温室効果ガスの排出規制の強化を命令（米）
5月	日本産科婦人科学会による受精卵診断の自主規制を違法とする神戸市の産婦人科医らに対し、東京地裁は無効確認の訴えを却下 自治医科大病院でパーキンソン病患者に国内初の遺伝子治療を実施 若者にはしか猛威で大学休講相次ぐ 勤務医の自殺をめぐり大阪地裁が過労死を認定、過労自殺で病院側に損害賠償を命じた日本初の判決 薬・食品など中国製品の安全性をめぐり相次いでトラブル、以後拡大し8月には外交問題に発展 社会保険庁管理の年金保険料支払い記録に誰のものか不明のものが約5千万件あることが判明、のち同庁のずさん管理に国民の批判・不安高まる 離婚後300日以内に生まれた子は前夫の子と推定する「民法」772条規定の不合理が問題化し、法務省が改善策通達 改正「虐待防止法」成立、虐待された子の保護を強化、2008年春施行 改正「少年法」成立、12歳でも少年院収容が可能に WHOが屋内施設の全面禁煙を勧告 広西チワン族自治区南部で「一人っ子政策」違反者に対する重い罰金などに反発した住民数千人が暴動（中国） ブラジルを訪問したローマ法王が人工妊娠中絶を批判（バチカン） 子を餓死させた菜食主義の男女に対しアトランタ高裁が、殺人・児童虐待罪で終身刑の判決（米） 虐待死児童の割合が異様に高いとのユニセフの指摘を踏まえ、親の体罰を禁止する法案を可決（ニュージーランド）
6月	京大再生医科学研究所で胚性幹（ES）細胞と同程度の万能性を持つ幹細胞を作り出すことにマウスで成功 訪問介護事業最大手のコムスンが介護報酬を大規模に不正請求していたことが判明、のち事業から撤退 北海道苫小牧市の食肉販売業者ミートホープ株式会社による牛肉への豚肉混入などの偽装販売が発覚、以後、食品偽装が各地で問題化 東京地裁が「婚外子」記載拒否でも住民票作成を区に命令 「更生保護法」成立、仮釈放者などの保護観察を強化し再犯を防ぐのが狙い 「自殺総合対策大綱」を閣議決定、2016年までに自殺率の05年比20パーセント以上削減が目標 主要国首脳会議（G8サミット）が「2050年までに温室効果ガスの少なくとも半減」を検討することで合意 拉致された子たちに対する強制労働が山西・河南省で発覚、知的障害者を含む約600人を保護（中国）
7月	神戸の市立病院で同意書を得ずに少なくとも48人の乳がん患者に抗がん剤投与の臨床試験をしていたことが判明 宗教的理由による輸血拒否への医療機関の対応について日本輸血・細胞治療学会などの合同委員会が新指針案を公表、15歳未満の場合には拒否を認めず 厚労省・文科省が「疫学研究に関する倫理指針」改正告示（施行は11月） 中越沖地震発生、新潟県柏崎刈羽原子力発電所が大きな被害
8月	安倍首相が度重なる原爆症不認定敗訴を受けて原爆症基準見直しを明言

関連年表

	遠隔地の受け入れ先病院に搬送中に救急車が交通事故、妊婦が流産（のちに、かかりつけ医を持たない妊婦だったことが判明し、同様な妊婦の存在が社会問題化） 北海道札幌市の石屋製菓「白い恋人」の賞味期限改ざんが発覚、以後、食品の賞味期限・消費期限改ざんが各地で問題化 東京大気汚染公害訴訟で和解が成立 日本プロ野球組織が選手へのドーピング検査で禁止薬物を検出したと発表、日本プロ野球界初の処分へ 世界初のヒト単為生殖胚からES細胞ができていたことをソウル大元教授の捏造論文から確認（米）
9月	大相撲時津風部屋で力士が師匠や兄弟子から暴行を受け急死していたことが発覚、以後、相撲部屋の暴力体質が問題化 温室効果ガスの排出削減のための主要排出国会議がアメリカ政府の主催で開催、長期目標を議論
10月	薬害C型肝炎集団訴訟に関し和解による早急な解決を福田首相が厚労相に指示 薬物依存が問題になっている向精神薬リタリンについて厚労省が、うつ病に対する効能を削除する決定 インターネットの自殺サイトを利用した自殺や嘱託殺人が相次ぎ、社会問題化 上司の暴言が自殺の引き金かをめぐる訴訟で東京地裁が、因果関係を認め労災と認める初の司法判断 経産省所管の特許生物寄託センターによる、ブルセラ菌など危険病原体約300株のずさんな管理が発覚 温暖化対策のための世界銀行「森林炭素パートナーシップ基金」に政府が最大1千万ドルの拠出を表明 ES細胞を使い病気の原因の解明に貢献した英米の3学者にノーベル医学生理学賞 ゴア前米副大統領に温暖化問題啓発の功績でノーベル平和賞
11月	京都大学再生医科学研究所の山中伸弥教授らが人の皮膚から各種組織のもとになる万能のiPS細胞（人工多能性幹細胞）を作製することに成功 前妻に引き取りを断られたことから大阪府堺市の病院職員が全盲患者を公園に放置 徳島刑務所の受刑者10人以上が暴れ刑務官が負傷、背景に医務課長の不当な医行為か 保険診療・自由診療併用の混合診療の禁止は合法かをめぐる訴訟で東京地裁が、禁止には法的根拠なしとする判決 政府がハンガリー政府から温室ガス排出枠購入を決定、日本初の政府間購入 婚外子の記載拒否に基づく住民票不作成は合法と、東京地裁が原告逆転敗訴判決 テロ防止を目的として入国外国人から指紋採取・顔写真撮影する制度が空港・海港で一斉開始、導入はアメリカに次ぎ世界2例目 改正「最低賃金法」成立、ワーキングプア解消が狙い 死刑の執行停止を求める決議案を国連総会第3委員会が初採択、日米中などは反対 セックスのない結婚は「呪い」としてHIV感染の妻との離婚を認める判決（インド）
12月	病院による救急搬送受け入れ拒否が患者死亡につながるケースが相次ぎ、社会

関連年表

		問題化
		薬害C型肝炎集団訴訟で原告側が被害者全員一律救済案を受け入れ全面解決へ
		法務省が死刑執行の発表にあたり、初めて当該死刑囚の氏名・犯罪事実・執行場所を公表、廃止論者からは懸念の声
		国連気候変動枠組み条約締約国会議（COP13）がバリ島で開催、180カ国以上参加
		タンカー衝突、原油流出1万トン（韓国）
		老親の面倒を見ない子に懲役を科す「親と高齢者の扶養と福祉法案」可決（インド）
2008（平成20） 1月		中国の天洋食品が製造したギョーザによる中毒患者が千葉・兵庫で発生、以後、中国産輸入食品の安全性をめぐり国民の不安が増大
		環境保護団体グリーンピースが南極海で日本の調査捕鯨船の給油作業を妨害
		薬害C型肝炎被害者の救済のための特別措置法が成立
2月		アメリカで第三者受精卵の提供を受け妊娠した60歳女性が出産したと長野県の病院長が記者会見
		病気腎移植を実施した市立宇和島病院と宇和島徳洲会病院に対し厚労省が、保険医療機関指定を取り消す方針
		体外受精で子宮に戻す受精卵は原則1つとする指針を日本産科婦人科学会が発表
		旭川医大病院臨床検査・輸血部が患者に無断で梅毒の抗体約1800検体を個人情報とともに医薬品会社に提供していたことが判明
		北海道滝川市の生活保護世帯の夫婦が2億円超の介護タクシー代を不正受給していたことが発覚
		男性器の写真を含むアメリカの写真家の作品集につき最高裁が、そのわいせつ性を否定する判決
		マニラの女性ら20人が人工的な避妊を排除する行政令の差し止めを求めて提訴（フィリピン）
		政府が先住民アボリジニーへの差別政策に対し初の謝罪（オーストラリア）
3月		薬害エイズ厚生省ルートで最高裁は元同省課長の上告を棄却、業務上過失致死の有罪が確定
		薬害B型肝炎の集団訴訟が全国的な展開を開始、原告は500人超
		札幌の耳鼻科医による聴覚障害偽装認定により数百人規模の道民が障害者手帳や障害年金を不正取得していたことが発覚
4月		バイエル薬品の研究チームが2007年春にヒト細胞でiPS細胞作製に成功していたことが判明、京大チームとの間で特許の行方が焦点に
		75歳以上の全員が加入する後期高齢者医療制度が発足、各地で説明不足による混乱
		メタボリック症候群対策に焦点をあてた特定健診・特定保健指導開始
		硫化水素ガスを利用した自殺とその巻き添えによる被害が相次ぎ、社会問題化
		保健相が売買への歯止めのために外国人への生体臓器移植を原則禁止する方針を発表（フィリピン）
		薬物注射法による死刑執行に関し連邦最高裁が、残虐な刑罰にあたらず合憲とする判断（米）
		貧困女性の人身売買の防止のため政府が国際結婚申請の取り扱いを停止（カンボジア）

5月	ヒトクローン胚つくりを難病研究の目的に限って認めるための指針改正案が文部科学省科学技術・学術審議会の専門委員会で了承
	強毒性の鳥インフルエンザウイルス（H5N1型）を北海道と秋田で検出
	改正「介護保険法」成立、国や自治体による事業者への調査権限を強化
	クラスター（集束）爆弾の禁止条約作りを目指す有志国の「オスロ・プロセス」が条約案を全会一致で採択、日本も同意（アイルランド）
	「遺伝情報差別禁止法」成立、遺伝情報を根拠とする保険加入や保険料額の差別、採用・昇進での差別などを禁止（米）
	四川省でマグニチュード8.0の大地震発生、M8.0、死者5万超、建物倒壊が相次ぎ、住民からは人災であるとの強い非難（中国）
	サイクロンが急襲し死者・不明者10万超（ミャンマー）
6月	石原産業四日市工場が化学兵器に転用可能なホスゲンを無届で農薬原料として製造していたことが発覚、国際条約に抵触の恐れ
	フィリピン人女性の子10人に最高裁が日本国籍を認める判決、「国籍法」の結婚要件は憲法違反との判断
	アイヌ民族を先住民族と認め関連政策の推進を政府に求める国会決議が、全会一致で採択
	ウナギや飛騨牛など食品の産地偽装が相次ぎ、社会問題化
	東京秋葉原で25歳派遣社員による無差別17人殺傷事件発生、ネットに犯行予告
	連続幼女誘拐殺人の宮崎勤死刑囚に刑執行
	国立ハンセン病療養所を地域に開放する「ハンセン病問題基本法」成立
	アスベスト健康被害者の救済対象者を拡大する改正「石綿健康被害救済法」成立
	海外に住んでいる被爆者が来日しなくても被爆者健康手帳を申請できる改正「被爆者援護法」成立
	オウム事件被害者に国が見舞金を支給する「オウム真理教犯罪被害者救済法」成立
	少年犯罪被害者らに審判傍聴を認める改正「少年法」成立
	有害なペットフードの製造や販売を禁止する「愛玩動物用飼料安全性確保法」成立
	有害サイト規制に閲覧制限機能を向上させる「青少年有害サイト規制法」成立
	売春組織が多数の10代貧困少女に成熟ホルモン剤を強制投与している実態が判明（インド）
	カリフォルニア州で同性婚の証明書の発行を開始、同性愛者殺到、保守派の反対運動も過熱（米）
7月	富山の射水市民病院での人工呼吸器外しによる患者7人死亡に関し県警が、厳罰を求めずとして殺人容疑で書類送検
	未成年者の購入を抑止するためたばこ自販機に成人識別カード（タスポ）を全面導入
	G8洞爺湖サミット開幕、温室効果ガスの2050年半減を世界目標に
	アンワル元副首相が同性愛容疑で逮捕（マレーシア）
8月	少子化対策として厚労省が、妊婦検診に補助を拡大し14回分を無料とする方針を発表
	帝王切開で妊婦死亡の県立大野病院産科医に対し福島地裁は、過失に当たらずとして無罪判決
	厚労省薬事・食品衛生審議会が多発性骨髄腫治療用にサリドマイドを承認すると結論

	経済連携協定（EPA）に基づきインドネシアから看護師・介護士候補が来日 大相撲幕内力士若ノ鵬、大麻所持で逮捕、のち他の2力士からも大麻反応、日本相撲協会解雇に発展 大規模飲食店優遇の2州の禁煙法に対し連邦憲法裁判所が違憲判決（独） 北京オリンピック開幕、相次いで大気汚染や薬物違反の問題が露呈
9月	京大山中教授らの万能細胞（iPS細胞）作製法について特許が国内で成立 薬害C型肝炎訴訟、原告と製薬会社との間で和解に合意 後期高齢者医療制度見直しの議論が各界各層から噴出 大阪の三笠フーズが有害米を食用と偽って菓子・焼酎メーカーなどに大量に転売していたことが発覚
10月	2011年度から原則義務化される診療報酬明細書（レセプト）オンライン化につき日本医師会・日本歯科医師会・日本薬剤師会が、設備投資負担増の観点から撤廃を求める共同宣言 「ヘルシンキ宣言」ソウル修正
11月	日本産科婦人科学会の受精卵診断自主規制を違法とする長野下諏訪の医師らの訴えに対し最高裁が、上告を棄却 救急搬送の妊婦の受け入れ拒否が各地の病院で相次ぎ、産科医・救急医不足の実態が社会問題化 同志社・慶応・早稲田など有名私立大学生の間に大麻が横行、社会問題化 70歳女性が体外受精で妊娠、女児を出産、世界最高齢出産記録を更新（インド） 州憲法を改正し同性婚を禁止する案がアリゾナ・フロリダなどの州で可決（米） 商都ムンバイで同時多発テロ、死者100人超（インド）
12月	日本生殖医学会倫理委員会が夫婦間以外の体外受精の精子・卵子につき、匿名第三者だけでなく親族などの提供も容認する方針を決定 障害者団体向け低料第三種郵便物制度を悪用しダイレクトメールを格安で大量に郵送する業者の存在が問題化 世界同時不況のあおりで人員削減の企業が続出 改正「国籍法」成立、日本人父親の認知があれば両親が結婚していなくても子には日本国籍 改正「労働基準法」成立、時間外労働割増賃金を引き上げ NGO・有志による「クラスター爆弾禁止条約」に日本を含め約90カ国が署名、米露中など不参加 脳の一部を切除する実験的治療を受け脳機能研究に協力した82歳男性が死亡（米） 乳幼児約29万人にメラミン混入の粉乳による結石などの異常が判明（中国）
2009（平成21） 1月	自治医科大で生後17日女児への生体肝移植に成功、国内最年少記録 大阪大学病院で国内初の心肺同時移植に成功、患者は30代男性 C型・B型肝炎の原告・患者団体などが患者支援の法制定を求めて団結式 オバマ新大統領が妊娠中絶を支援する団体への連邦予算の拠出制限を解除する大統領令に署名、国連人口基金への拠出も再開の意向（米） ロサンゼルスで既に6人の子を持つ33歳の女性が不妊治療により八つ子を出産、14人全員が体外受精児であることから倫理的に問題視する動き（米）
2月	不妊治療の専門クリニックでつくる日本生殖補助医療標準化機関が、友人・姉から卵子提供を受けた体外受精が加盟2施設で2件実施されたと発表、厚生

	労働省審議会の見解に反する実施 札幌市の産婦人科医院が、夫の精子と自分の卵子で49歳女性が体外受精、2008年11月に出産したと発表、国内最高齢の可能性 別患者の体外受精卵を移植された妊娠9週目の女性に対しミスに気づいた香川県立中央病院が2008年11月に人工妊娠中絶したと、香川県が発表 107歳女性から86歳女性に角膜移植、国内ドナーの最高齢記録を更新 特許出願中のヒトiPS細胞（人工多能性幹細胞）に関する権利を製薬会社バイエルがアメリカのベンチャー企業アイズミ・バイオに譲渡すると発表（独） 山東省幹細胞工学技術研究センターなどのチームがパーキンソン病患者の血液を使ってヒトクローン胚作製に成功したと発表（中国） 最高裁判決に基づき17年間意識のない女性の延命措置停止を予定している病院に対し、ローマ法王庁が殺人行為と反発（伊） ナチス・ドイツによるガス室でのユダヤ人虐殺を否定した神父の破門をローマ法王が解除したことに対し、国内に批判高まる（独） ソーシャル・ネットワーキング・サービスの大手マイスペースは、子どもが性犯罪に巻き込まれることを防ぐとの捜査当局の要請により、国内約9万人の性犯罪歴を持つ会員を退会処分（米）
3月	国家試験合格直後の看護師に臨床研修を必修化する制度の導入を厚労省の専門家会議が提言 公共的施設における受動喫煙を防止する全国初の条例が神奈川県で成立、施行は2010年4月以降 非正社員への雇用保険適用拡充を狙う改正「雇用保険法」成立・施行 大統領がヒト胚性幹（ES）細胞研究に対する連邦政府予算の支出制限を解禁する署名（米） iPS細胞をがん化の恐れのあるウイルスを使わずに胎児の細胞から作ることに、イギリス・カナダのグループが成功 アフリカ訪問中に「コンドームの配布ではエイズは克服できない」と発言したローマ法王に対しヨーロッパ各国政府が反発 サハラ砂漠と南太平洋で実施した核実験による被曝者に対し被害否定政策を転換して大規模な補償を実施する方針を政府が発表（仏）
4月	総合科学技術会議がヒトクローン胚作りを研究目的に限り解禁するとの指針改正案を答申 刑法の秘密漏示罪に問われた精神科医に対し奈良地裁が有罪判決、当該罪の判決は記録上初 NPO法人のアンケートに答えた患者の診察料を無料としている札幌市の歯科医院に対し、北海道厚生局が監査 50代の母が子宮のない娘に代わって体外受精により妊娠・出産し、その子と娘夫婦との間の特別養子縁組が家裁で認められていたことが判明、これを受け、アメリカ人女性の代理出産で双子をもうけたタレントの向井亜紀夫妻も特別養子縁組の事実を公表 介護保険サービス利用に必要な要介護認定のしくみが見直され、以後、「非該当」とされた者の割合が急増 21年前から保存されていた凍結精子を使った体外受精による出産にノースカロライナ州の不妊治療施設で成功、世界最長の凍結期間（米） 遺伝子を使わずにマウスの新しい万能細胞（iPS細胞）をつくることに米独のチームが成功、がん化のリスク減
5月	厚生労働省の専門委員会がiPS細胞やES細胞などの万能細胞を使った臨床研

	究の指針作りを開始 新型の豚インフルエンザ（インフルエンザA（N1H1））の感染が世界各地で拡大し日本国内でも感染を初確認、各地で対応に混乱 商品と交換できる「エコポイント」が省エネ家電購入時に得られるエコポイント制度が発足 6人の市民が3人の裁判官とともに刑事裁判で判決を出す裁判員制度が発足 遺伝子を使わずにヒトの新しい万能細胞（iPS細胞）をつくることに米韓のチームが成功 植物状態の患者の人工呼吸器取り外しを求めた家族に対し最高裁がこれを認める判決、「尊厳死」合法化に道（韓国） 朝鮮戦争などによる南北朝鮮離散家族のために大韓赤十字社が遺伝子銀行設立の検討を開始（韓国） ラクダ繁殖センターで世界初のクローンラクダ誕生（アラブ首長国連邦）
6月	耳の聞こえている人に重い聴覚障害を認定し障害年金を騙し取らせたとして北海道警が札幌市の耳鼻科開業医を逮捕 勤務医を中心につくる全国医師連盟が労働組合「全国医師ユニオン」の結成を公表、医師だけが参加する初の労組 隔離政策で被害を受けたハンセン病元患者らの名誉回復を図る、国による初の追悼式典開催 改正「薬事法」施行、一般用医薬品（大衆薬）の販売がコンビニ等で容易になった半面、通信販売は規制（離島住民などは2年猶予） 内閣府の食品安全委員会が体細胞クローンの牛と豚を食用とすることについて、生後半年まで順調に育ったものなら安全性に問題はないと答申 1990年の女児殺害事件（足利事件）の犯人とされ無期懲役で服役しながら再審請求していた男性に対するDNA再鑑定の結果を受け、検察側が同男性の刑の執行を停止、再審開始へ カンザス州で、後期の妊娠中絶を行う数少ない施設の医師を反対派が射殺（米） 世界保健機関（WHO）がインフルエンザA（N1H1）の「世界的大流行（パンデミック）」を宣言
7月	脳死を「人の死」とする改正「臓器移植法」成立 認定されていない被害者らを救済する「水俣病救済法」成立、一時金などの支給対象者は2万人以上、原因企業チッソの補償会社・事業会社への分社化も容認 重い肝機能障害の患者を身体障害者と認定し障害者手帳交付の対象とすることを厚生労働省が決定、対象患者は3～5万人 生命保険大手のアリコジャパンが顧客個人情報の大量流出を発表、クレジットカード不正利用被害が相次ぐ 国立保健研究所がヒト胚性幹細胞（ES細胞）研究への連邦政府予算支出の指針を決定、体外受精で余った受精卵から作るものに限定、ヒトクローンES細胞は不可（米） 科学院と上海交通大のチームがiPS細胞由来のマウスの誕生に成功（中国） 主要経済国フォーラム(MEF)は「温室効果ガス2050年までに半減」の数値目標を新興国の反発で共同宣言に盛り込まず
8月	日本プライマリ・ケア学会、日本家庭医療学会、日本総合診療医学会が、2010年4月に合併し初期治療を担う能力を認定する制度を創設すると決定 東大病院が、がん細胞を破壊するよう遺伝子を組み換えたウイルスを使って悪性脳腫瘍を治療する臨床試験を開始

	原爆症認定集団訴訟をめぐり麻生首相が、日本原水爆被害者団体協議会（被団協）代表委員らとともに、原爆症未認定の原告110人全員の救済及び訴訟終結を盛り込んだ確認書に署名
	農林水産省が体細胞クローン牛・豚について、クローン肉と明示したうえでの試食会の開催を認めると関係機関に通知
	女優・歌手の酒井法子を覚せい剤所持容疑、俳優の押尾学を合成麻薬使用容疑で警視庁がそれぞれ逮捕、以後、違法薬物関連の話題をマスコミが連日報道
	刑事裁判に一般市民が参加する裁判員制度が発足
	広島・長崎がそれぞれ「平和宣言」で、核兵器廃絶を掲げる米オバマ大統領の演説を支持
	流通紙幣の9割にコカインが付着していることがマサチューセッツ大の調査により判明、背景に深刻な薬物汚染（米）
	日本における「女性差別撤廃条約」の実施状況に対し、国連の同撤廃委員会が不十分と「遺憾」の意を表明
9月	日本医師会が開業医の3年更新の認定制度を2010年4月に導入することを決定、診療能力の質の保証がねらい
	産科医療補償制度発足（2009年1月）後初の審査委員会、重い脳性まひの申請5件すべてを認定
	勤務医の9％は心身が深刻に疲れ、5％は週に何度も死を考えている、などとする調査結果を日本医師会が公表
	京大再生医科学研究所のグループがイヌのiPS細胞の作製に世界で初めて成功、長期にわたる安全性や効果の確認に期待
	がん化の危険を抑え効率的にiPS細胞を作製する技術を開発したと茨城県つくば市のベンチャー企業が発表
	「臓器移植法」改正後初の厚生科学審議会臓器移植委員会が、脳死になった場合に臓器を優先的に提供する相手として指定できる親族を配偶者と親子に限ることで合意
	新型流行に備え厚労省研究班がインフルエンザ脳症の新ガイドラインを策定、家族へのグリーフ・ケア等も重要課題に位置付け
	東京医大茨城センターの診療報酬不正請求を内部告発した職員2名に対し同大が、告発とはみなさず停職の処分
	業界大手の住友生命が骨髄移植ドナーの手術を給付対象に加える医療保険を発売、移植推進の関係団体が歓迎
	厚生労働大臣が、障害者に応能負担ではなく応益負担を求めている「障害者自立支援法」の廃止を明言
	厚生労働大臣が、全国53カ所の社会保険病院と10カ所の厚生年金病院の売却方針を転換し公営を維持する方向での検討を指示
	芸能人による違法薬物事件が相次いだことを受け、日本音楽事業者協会が違法薬物問題対策本部の設置を発表
	日本農林規格（JAS）法など表示・取引・安全にかかわる約30の法律を所管し消費者行政を一元的に担う消費者庁が発足
	特定保健用食品（トクホ）の食用油「エコナ」に体内で発がん性物質になる成分が含まれていることが判明したとして、花王が関連商品の出荷を停止（10月にトクホを返上）
	「エコナ」問題を受け消費者相が、消費者庁に特定保健用食品を対象とする「食品SOSプロジェクト」を立ち上げると発表
	心臓病で倒れたのは過労による労災と認めた行政訴訟の判決で大阪地裁が、勤務の合間の喫煙タイムは休憩時間でなく労働時間にあたると判断
	国連気候変動サミット開会式演説で鳩山首相が、米中などの削減努力を前提に

	「1990年比で25%」という2020年までの日本の温室効果ガスの削減目標を国際的に公約 オバマ大統領が無保険者の救済と医療費抑制を目指す医療保険改革の必要性を訴え異例の議会演説、しかし与野党に反対意見多数（米） ミシガン州で、妊娠中絶反対の活動をしていた63歳男性が射殺（米） オゾン層破壊の最大要因はフロン類よりむしろ肥料から発生する亜酸化窒素ガスであると海洋気象局が警告（米） 国連安全保障理事会の首脳会合で、米国が提起した「核兵器のない世界」を目指す歴史的な決議が全会一致で採択 国際人権団体アムネスティ・インターナショナルが日本の死刑執行数増加を非難
10月	民間医師らが行った不知火海沿岸住民の健康調査につき、受診者の93%904人が水俣病またはその疑いと結果発表、潜在被害者の多さ浮き彫りに 厚生労働大臣が後期高齢者医療制度を2012年度末に廃止するとの方針を確認 日本弁護士連合会が、性同一性障害の男性受刑者からの申し立てに基づき栃木県の黒羽刑務所に対し、医師によるカウンセリング、女性用衣服の着用、長髪を認めるよう人権救済を勧告 1990年発生の「足利事件」の再審で宇都宮地裁が、被疑者を有罪とする決め手となった警察庁科学警察研究所のDNA型鑑定が誤りだったかどうかを検証するため専門家の証人尋問を行うと決定 ES細胞論文の捏造にからみ業務上横領や生命倫理法違反の容疑に問われた元ソウル大教授に対し、ソウル中央地裁が懲役2年執行猶予3年の有罪判決（韓国） ノーベル賞委員会がオバマ米大統領にノーベル平和賞を授与すると発表、「核なき世界」を主導し未来への希望を与えたと称賛（ノルウェー）

［作成＝藤尾　均］

文献一覧

選択と編集の方針
1．日本社会における生命倫理の動向に焦点を合わせるという編集方針に則り、主として邦語文献に重点を置いた。また、外国の文献で重要な著作を取り上げる場合には邦訳文献を抽出した。
2．取り上げる文献としては、生命倫理全般に関連する基本的著作（理論や方法論に関わる著作）を中心とし、そのほか時代を象徴する特徴があったり、話題を集めたりした著作に限定した。
3．文献を時系列で並べることによって、生命倫理をめぐる日本社会の移り変わりを概観できるようにした。そのために、邦訳文献については、二種類（A. 邦訳原著の現地での刊行年順、B. 日本での邦訳刊行年順）を作成し、「A. 邦訳原著の現地での刊行年順」は文献Ⅰに組み入れ、「B. 日本での邦訳刊行年順」は文献Ⅱとして独立させた。
4．文献Ⅰには、邦語文献と邦訳文献がそれぞれ、日本と現地における原著刊行年順に掲載されている。
5．文献Ⅱには、邦訳文献が日本における刊行年順に掲載されている。

文献Ⅰ

1000年以前

ヒポクラテス『古来の医術について』紀元前400年頃（大槻真一郎他編訳『ヒポクラテス全集』1、エンタープライズ社、1985）。

アリストテレス『魂について』紀元前300年頃（中畑正志訳、京都大学学術出版会、2001）。

『黄帝内経素問』・『黄帝内経霊枢』紀元前200年代後半頃（『黄帝内経版本叢刊』1-8、篠原孝市監修、オリエント出版社、1993）。

プリニウス『博物誌』77年頃（『プリニウスの博物誌』1-3、中野定雄他訳、雄山閣出版、1986）。

ガレノス『自然の機能について』170年頃（内山勝利編・種山恭子訳、京都大学学術出版会、1998）。

張仲景『傷寒論』200年頃（丸山清康訳註、明徳出版社、1965）。

『日本書紀』720。

景戒『日本霊異記』822（『完訳日本の古典』第8巻、中田祝夫校注訳、小学館、1986）。

物部廣泉『摂養要訣』827。

丹波康頼『医心方』984。

慶滋保胤『日本往生極楽記』1000年頃（『往生伝・法華験記』井上光貞・大曽根章介校注、岩波書店、1995）。

1001年〜1800年

A.ヴェサリウス『人体構造論』1543（『人体構造論抄－ヴェサリウスのthe Epitome－』中原泉訳、南江堂、1994）。

L.フロイス『日本史』1583-1586（『完訳フロイス日本史』1-12、松田毅一・川崎桃太訳、中央公論新社、2000）。

F.ベーコン『ノヴム・オルガヌム（新機関）』1620（桂寿一訳、岩波書店、1978）。

B.ラマッツィーニ『働く人々の病気－労働医学の夜明け－』1700（松藤元訳、北海道大学図書刊行会、1980）。

楢林鎮山『紅夷外科宗伝』1706（『整骨・整形外科典籍体系6』オリエント出版会、1983）。

貝原益軒『養生訓』1713（『養生訓・和俗童子訓』石川謙校訂、岩波書店、1961）。

J.O.d.ラ＝メトリ『人間機械論』1748（杉捷夫訳、岩波書店、1957）。

山脇東洋『蔵志』1759（松本一男編『松本書屋貴書叢刊』第10巻、谷口書店、1993）

J.J.ルソー『エミール』1762（上・中・下、今野一雄訳、岩波書店、1962-1964）。

杉田玄白『解体新書』1774（新装版、酒井シヅ訳、講談社、1998）。

T.R.マルサス『人口の原理に関する一論』1798（『初版人口の原理』改訳版、高野岩三郎・大内兵衛訳、岩波書店、1962）。

E.ジェンナー『牛痘についてのその後の観察』1799（添川正夫訳、近代出版、1981）。

1801年～1900年

杉田玄白『形影夜話』1810（緒方富雄訳注、医歯薬出版、1974）。

S.ハーネマン『治療術の原則』1810。

杉田立卿『眼科新書』1815。

本間玄調『瘍科秘録』1837（大塚敬節・矢数道明責任編集『近世漢方医学書集成』114-116、名著出版、1983-1984）。

E.チャドウィック『大英帝国における労働人口集団の衛生状態に関する報告書』1842（橋本正己訳、日本公衆衛生協会、1990）。

H.D.ソロー『ウォールデン－森の生活－』1854（今泉吉晴訳、小学館、2004）。

緒方洪庵『扶氏経験遺訓』1857-1861。

緒方洪庵『虎狼痢治準』1858（国公立所蔵史料刊行会編『日本医学の夜明け』日本世論調査研究所、1978）。

Ch.ダーウィン『種の起源』1859（上・下、八杉竜一訳、岩波書店、1990）。

F.ナイチンゲール『看護覚え書－看護であるもの・看護でないもの－』1859（小玉香津子訳、現代社、1968）。

H.デュナン『赤十字の誕生－ソルフェリーノの思い出－』1862（木内利三郎訳、白水社、1959）。

G.P.マーシュ『人間と自然』1864。

C.ベルナール『実験医学序説』1865（三浦岱栄訳、岩波書店、1970）。

福沢諭吉『西洋事情』1866（慶応義塾編『福沢諭吉全集』第1巻、岩波書店、1958）。

E.H.Ph.A.ヘッケル『有機体の一般形態学』1866。

S.スマイルズ『西国立志編』1871（中村正直訳、講談社、1981）。

R.A.スミス『大気と雨－化学的気象学の始まり－』1872。

A.ベーベル『婦人論』1879（上・下、草間平作訳、岩波書店、1971・1981）。

C.T.ラッセル編『シオンのものみの塔およびキリストの臨在の告知者』シオンのものみの塔冊子協会、1879-。

H.S.ソルト『動物の権利』1892。

泉鏡花『外科室』1895（『外科室・海城発電』岩波書店、1991）。

樋口一葉『うつせみ』1895（『にごりえ・たけくらべ』新潮社、1978）。

E.デュルケーム『自殺論』1897（宮島喬訳、中央公論社、1985）。

J.J.バッハオーフェン『母権論』1897（1-3、岡道男・河上倫逸監訳、みすず書房、1991-1995）。

田中正造編『足尾銅山鉱毒事変請願書並始末略書草稿』足尾銅山鉱毒事変処分請願事務所他、1898。

E.ケイ『児童の世紀』1900（小野寺信・小野寺百合子訳、富山房、1979）。

1901年～1945年

正岡子規『仰臥漫録』『墨汁一滴』1901、『病床六尺』1902（『子規三大随筆』講談社、1986）。

M.ヴェーバー『プロテスタンティズムの倫理と資本主義の精神』1904-1905（大塚久雄訳、岩波書店、1988）。

丘浅次郎『進化論講話』1904（上・下、講談社、1976）。

国木田独歩『春の鳥』1904（『牛肉と馬鈴薯・酒中日記』新潮社、1970）。

博愛社編『日本赤十字社沿革史』博愛社、1905。

E.P.エヴァンズ『殺人罪で死刑になった豚』1906（抄訳、遠藤徹訳、青弓社、1995）。

J.H.ムーア『宇宙的な親族関係』1906。

田山花袋『一兵卒』1907（『蒲団・一兵卒』岩波書店、1972）。

石川啄木『赤痢』1909（上田博編『啄木文学選－小説篇－』和泉書院、1989）。

伊藤左千夫『奈々子』1909（『野菊の墓・隣の嫁』角川書店、1968）。

高浜虚子『続　俳諧師』1909（『俳諧師・続俳諧師』岩波書店、1952）。

夏目漱石『思い出す事など』1910（『思い出す事など、他七篇』岩波書店、1986）。

柳田国男『遠野物語』1910（『遠野物語・山の人生』岩波書店、1976）。

南方熊楠『南方二書』1911（南方熊楠顕彰会学術部編、南方熊楠顕彰会、2006）。

森鴎外『カズイスチカ』1911（『山椒大夫・高瀬舟』新潮社、1985）。

斎藤茂三郎『優生学』不老閣書房、1916。

J.ミューア『1000マイルウォーク緑へ』1916（熊谷鉱司訳、立風書房、1994）。

有島武郎『実験室』1917（『カインの末裔』角川書店、1969）。

谷崎潤一郎『異端者の悲しみ』1917（『刺青・秘密』新潮社、1969）。

志賀直哉『流行感冒』1919（『小僧の神様、他十篇』岩波書店、1967）。

S.フロイト『自我とエス』1923（『フロイト著作集Ⅵ－自我論・不安本能論－』、井村恒郎他訳、人文書院、1970）。

山本有三『波』1923（岩波書店、1943）。

E.デュルケム『道徳教育論』1925（第1・第2、麻生誠・山村健訳、明治図書出版、1964）。

P.D.クライフ『微生物の狩人』1926（上・下、秋元寿恵夫訳、岩波書店、1980）。

葉山嘉樹『海に生くる人々』1926（岩波書店、1971）。

Ch.エルトン『動物の生態学』1927（渋谷寿夫訳、科学新興社、1955）。

平林たい子『施療室にて』1927（『こういう女・施療室にて』講談社、1996）。

横山利一『花園の思想』1927（『日輪・春は馬車に乗って、他八篇』岩波書店、1981）。

佐藤春夫『陳述』1929（『美しき町・西班牙犬の家、他六編』岩波書店、1992）。

梶井基次郎『のんきな患者』1932（『檸檬・冬の日、他九篇』岩波書店、1986）。

G.H.ミード『精神・自我・社会』1934（稲葉三千男他訳、青木書店、1973）。

中央社会事業協会社会事業研究所編『堕胎間引の研究』中央社会事業協会社会事業研究所、1936。

北条民雄『いのちの初夜』1936（角川書店、1993）。

戸田貞三『家族構成』弘文堂、1937。

C.W.フーフェラント『自伝－医の倫理－』1937（杉田絹枝・杉田勇訳、北樹出版、1995）。

壷井栄作『大根の葉』1938（角川書店、1960）。

太宰治『皮膚と心』1939（『きりぎりす』新潮社、1988）。

H.S.サリヴァン『現代精神医学の概念』1940（中井久夫・山口隆訳、みすず書房、1976）。

A.ハワード『農業聖典』1940（保田茂監訳、日本有機農業研究会・コモンズ、2003）。

文献一覧

岡田道一『国民学校養護訓導必携』教育実際社、1941。

G.ジルボーグ『医学的心理学史』1941（神谷美恵子訳、みすず書房、1958）。

V.v.ヴァイツゼッカー『生命と主体－ゲシュタルトと時間・アノニューマ－』1942、〈第二版、1946〉（木村敏訳・註解、人文書院、1995）。

H.E.シゲリスト『文明と病気』1943（上・下、松藤元訳、岩波書店、1973）。

海老沢有道『切支丹の社会活動及南蛮医学』富山房、1944。

1946年〜1960年

原民喜『夏の花』1947（原題『原子爆弾』、『小説集夏の花』岩波書店、1988）。

V.E.フランクル『夜と霧－ドイツ強制収容所の体験記録－』1947（霜山徳爾訳、みすず書房、1985）。

青木延春『応用優生学としての断種』竜吟社、1948。

中山義秀『テニアンの末日』1948（『碑・テニアンの末日』新潮社、1969）。

W.ボークト『生き残りへの道』1948。

井伏鱒二『本日休診』1949（『遥拝隊長・本日休診』新潮社、1970）。

上林暁『聖ヨハネ病院にて』新潮社、1949。

平凡社編『新教育事典』平凡社、1949。

S.d.ボーヴォワール『第二の性』Ⅰ・Ⅱ、1949（井上たか子他監訳、新潮社、1997）。

M.ミード『男性と女性－移りゆく世界における両性の研究－』1949（上・下、田中寿美子・加藤秀俊訳、東京創元社、1961）。

A.レオポルド『野生のうたが聞こえる』1949（新島義昭訳、講談社、1997）。

山名正太郎『安楽死』弘文堂、1951。

川端康成『川のある下町の話』1953（新潮社、1970）。

平凡社編『教育学事典』1－6、平凡社、1954－1956。

V.I.カザンスキー『ガン－悪性腫瘍の理論－』1955（村山繁訳、みすず書房、1956）。

日本人文科学会編『近代鉱工業と地域社会の展開』東京大学出版会、1955。

牛島義友他編『教育心理学事典』金子書房、1956。

小泉英一『堕胎罪の研究』雄渾社、1956。

T.パーソンズ・R.F.ベールズ『核家族と子どもの社会化』1956（上・下、橋爪貞雄他訳、黎明書房、1970－1971）。

M.エリアーデ『聖と俗－宗教的なるものの本質について－』1957（風間敏夫訳、法政大学出版局、1969）。

大江健三郎『他人の足』1957（『死者の奢り・飼育』新潮社、1959）。

深沢七郎『楢山節考』中央公論社、1957。

最新薬学大事典編集委員会編『最新薬学大事典』1－3、誠文堂新光社、1958－1959。

古野清人『隠れキリシタン』至文堂、1959。

日本人文科学会編『ダム建設の社会的影響』東京大学出版会、1959。

明治文化研究会編『明治文化全集16　婦人問題篇』、日本評論社、1959。

渡辺照宏『死後の世界』岩波書店、1959。

1960年代

Ph.アリエス『〈子供〉の誕生－アンシャン・レジーム期の子供と家族生活－』1960（杉山光信・杉山恵美子訳、みすず書房、1980）。

澤潟久敬『医学概論』1－3、誠信書房、1960。

G.ミュルダール『福祉国家を越えて－福祉国家での経済計画とその国際的意味関連－』1960（北川一雄監訳、ダイヤモンド社、1970）。

原弘毅他編『看護・医学事典』医学書院、1961。

W.J.ビショップ『外科の歴史』1961（川満富裕訳、時空出版、2005）。

吉益脩夫他『優生学』南江堂、1961。

大淵重敬他編『スタンダード看護事典』金原

出版、1962。

R.カーソン『沈黙の春』1962（青樹簗一訳、新潮社、1974）。

Ch.J.シンガー・E.A.アンダーウッド『医学の歴史』第二版、1962（1-4、酒井シヅ・深瀬泰旦訳、朝倉書店、1985-1986）。

I.バレール・E.ラルウ『ドキュメント安楽死』1962（森岡恭彦訳、講談社、1989）。

L.キング『医学思想の源流』1963（舘野之男監訳、西村書店、1989）。

小川鼎三『医学の歴史』中央公論社、1964。

小田部胤明『ダミアン神父－救ライの使徒－』中央出版社、1964。

岸本英夫『死を見つめる心』講談社、1964。

竹田旦『民俗慣行としての隠居の研究』未来社、1964。

仲村優一『ケースワーク』誠信書房、1964。

日本経済新聞社編『南北問題入門－低開発国と日本－』日本経済新聞社、1964。

H.L.ウィレンスキー・Ch.N.ルボー『産業社会と社会福祉』1965（上・下、四方寿雄他監訳、岩崎学術出版社、1971）。

大江健三郎『ヒロシマ・ノート』岩波書店、1965。

川上武『医療の論理－医者と患者の間－』勁草書房、1965。

G.ゴーラー『死と悲しみの社会学』1965（宇都宮輝夫訳、ヨルダン社、1986）。

平沢正夫『あざらしっ子－薬禍はこうしてあなたを襲う－』三一書房、1965。

前嶋信次『アラビアの医術』中央公論社、1965。

G.カンギレム『正常と病理』1966（滝沢武久訳、法政大学出版局、1987）。

V.ジャンケレヴィッチ『死』1966（仲沢紀雄訳、みすず書房、1978）。

深谷昌志『良妻賢母主義の教育』黎明書房、1966。

太田典礼『堕胎禁止と優生保護法』経営者科学協会、1967。

近藤秋太郎『青空をかえせ－公害四日市の記録－』風媒社、1967。

坂本二郎『日本型福祉国家の構想－選択の方向とその課題－』ぺりかん社、1967。

D.サドナウ『病院でつくられる死－「死」と「死につつあること」の社会学－』1967（岩田啓靖他訳、せりか書房、1992）。

井上清恒『医学史概説』内田老鶴圃新社、1968。

E.H.エリクソン『アイデンティティ－青年と危機－』1968（岩瀬庸理訳、金沢文庫、1973）。

P.R.エーリック『人口爆弾』1968（宮川毅訳、河出書房新社、1974）。

荻野昇『イタイイタイ病との闘い』朝日新聞社、1968。

川上武『医学と社会－科学的精神とヒューマニズム－』勁草書房、1968。

日本行政学会編『公害行政』勁草書房、1968。

L.T.ホワイト『機械と神－生態学的危機の歴史的根源－』1968（青木靖三訳、みすず書房、1972）。

E.キューブラー＝ロス『死ぬ瞬間－死にゆく人々との対話－』1969（川口正吉訳、読売新聞社、1971）。

中野好夫『人間の死にかた』新潮社、1969。

R.B.ノラー『宇宙船「地球」号－フラー人類の行方を語る－』1969（東野芳明訳、ダイヤモンド社、1972）。

1970年代前半

渥美和彦『人工臓器』東京大学出版会、1970。

滝沢行雄『しのびよる公害－新潟水俣病－』野島出版、1970。

中川米造『医学をみる眼』日本放送出版協会、1970。

S.d.ボーヴォワール『老い』1970（上・下、朝吹三吉訳、人文書院、1972）。

V.R.ポッター『バイオエシックス－生存の科学－』1970（今堀和友他訳、ダイヤモンド

社、1974)。

E.モラン『人間と死』第二版、1970（吉田幸男訳、法政大学出版局、1973)。

N.ロバーツ『老人問題』1970（三浦文夫監訳、東京大学出版会、1972)。

宇井純『公害原論』1‐3、補巻1‐3、亜紀書房、1971‐1974。

講談社編『現代家庭医学大事典』講談社、1971。

高橋晄正『くすり公害』東京大学出版会、1971。

立川昭二『病気の社会史‐文明に探る病因‐』日本放送出版協会、1971。

土居健郎『「甘え」の構造』弘文堂、1971〈第二版、1981、第三版、1991、新装版、2001〉。

日本近代教育史事典編集委員会編『日本近代教育史事典』平凡社、1971。

H.マスペロ『道教の養性術』1971（持田季未子訳、せりか書房、1983)。

増山元三郎編『サリドマイド‐科学者の証言‐』東京大学出版会、1971。

M.メイヤロフ『ケアの本質‐生きることの意味‐』1971（田村真・向野宣之訳、ゆみる出版、1987)。

宮本忍『医学思想史』1‐3、勁草書房、1971‐1975。

朝日新聞社編『高齢社会がやってくる』朝日新聞社、1972。

有吉佐和子『恍惚の人』新潮社、1972。

石牟礼道子『苦海浄土‐わが水俣病‐』講談社、1972。

W.ヴォルフェンスベルガー『ノーマリゼーション』1972（中園康夫・清水貞夫編訳、学苑社、1982)。

D.クーパー『家族の死』1972（塚本嘉寿・笠原嘉訳、みすず書房、1978)。

田中美津『いのちの女たちへ‐とり乱しウーマン・リブ論‐』田畑書店、1972。

G.ドゥルーズ・F.ガタリ『アンチ・オイディプス‐資本主義と分裂症‐』1972（市倉宏祐訳、河出書房新社、1986)。

M.D.ハンコック・G.ショバーリ編著『ポスト福祉国家の政治‐新個人主義への対応‐』1972（萩野浩基監訳、早稲田大学出版部、1987)。

松尾浩也他編著『少年法その現状と課題』大成出版社、1972。

M.マンダニ『反「人口抑制の論理」』1972（自主講座人口論グループ訳、風濤社、1976)。

D.H.メドウズ他『成長の限界‐ローマ・クラブ「人類の危機」レポート‐』1972（大来佐武郎監訳、ダイヤモンド社、1972)。

Cy.A.アドラー『エコロジーの幻想‐アメリカの公害論争とその反論‐』1973（奥谷喬司訳、佑学社、1974)。

太田典礼『安楽死のすすめ』三一書房、1973。

小口偉一・堀一郎監修『宗教学辞典』東京大学出版会、1973。

高橋晄正他『食品・薬品公害‐消費者主権確立への闘いのすすめ‐』有斐閣、1973。

永井博『生命論の哲学的基礎』岩波書店、1973。

若月俊一『環境汚染と健康障害』講談社、1973。

おおえまさのり編訳『チベットの死者の書』講談社、1974。

河野博臣『死の臨床‐死にゆく人々への援助‐』医学書院、1974。〈新版、1989〉

E.R.コッホ・W.ケスラー『生命は操れるか‐生物医学の悪夢‐』1974（宇野昌人・堀映訳、朝日新聞社、1977)。

J.パスモア『自然に対する人間の責任』1974（間瀬啓允訳、岩波書店、1979)。

L.R.ブラウン『失なわれゆく食糧‐食糧危機への提言‐』1974（唯是康彦訳、佑学社、1975)。

P.ベルナルディ『医学と倫理』第二版、篠田紀訳、医学書院、1974。

保健同人社編『国民医学大事典‐家庭の医

学－』保健同人社、1974。
M.メサロビッチ・E.ペステル『転機に立つ人間社会－ローマ・クラブ第2レポート－』1974（大来佐武郎訳、茅陽一監訳、ダイヤモンド社、1975）。

1970年代後半

Ph.アリエス『死と歴史－西欧中世から現代へ－』1975（伊藤晃・成瀬駒男訳、みすず書房、1983）。
E.O.ウィルソン『社会生物学』1975（1－5、坂上昭一他訳、思索社、1983－1985）。
K.W.カップ『環境破壊と社会的費用』1975（柴田徳衛・鈴木正俊訳、岩波書店、1975）。
加藤正明他編『精神医学事典』弘文堂、1975。
川崎健編『海洋の油汚染』時事通信社、1975。
黒沢一清編著『経済成長と環境汚染についてのシステム分析』科学技術庁資源調査所、1975。
A.ゴルツ『エコロジスト宣言』1975（高橋武智訳、技術と人間、1980）。
F.サルダ『生きる権利と死ぬ権利』1975（森岡恭彦訳、みすず書房、1988）。
P.シンガー『動物の解放』1975（戸田清訳、技術と人間、1988）。
中川米造『医学的認識の探究』医療図書出版、1975。
J.マネー・P.タッカー『性の署名』1975（朝山新一他訳、人文書院、1979）。
三浦豊彦『大気汚染からみた環境破壊の歴史』労働科学研究所、1975。
I.イリッチ『脱病院化社会－医療の限界－』1976（金子嗣郎訳、晶文社、1979）。
厚生省医務局編『医制百年史』ぎょうせい、1976。
B.D.コーレン『カレン生と死』1976（吉野博高訳、二見書房、1976）。
鯖田豊之『生きる権利・死ぬ権利』新潮社、1976。
R.ドーキンス『生物＝生存機械論－利己主義と利他主義の生物学－』1976（日高敏隆他訳、紀伊國屋書店、1980）。
宮野彬『安楽死－人間に"死ぬ権利"はあるか－』日本経済新聞社、1976。
阿南成一『安楽死』弘文堂、1977。
右田紀久恵他編『社会福祉の歴史－政策と運動の展開－』ドメス出版、1977。
加藤周一・M.ライシュ・R.J.リフトン『日本人の死生観』上・下、矢島翠訳、岩波書店、1977。
川喜田愛郎『近代医学の史的基盤』上、岩波書店、1977。
川島みどり『看護の自立－現代医療と看護婦－』勁草書房、1977。
S.ジョージ『なぜ世界の半分が飢えるのか－食糧危機の構造－』1977（小南祐一郎・谷口真里子訳、朝日新聞社、1984）。
高野清純・稲村博編・内山喜久雄監修『情緒障害事典』岩崎学術出版社、1977。
中川米造『医の倫理』玉川大学出版部、1977。
日本安楽死協会編『安楽死とは何か－安楽死国際会議の記録－』三一書房、1977。
藤原邦達『PCB汚染の軌跡』医歯薬出版、1977。
柏木哲夫『死にゆく人々のケア－末期患者へのチームアプローチ－』医学書院、1978。
小池文英・林邦雄編『身体障害事典』岩崎学術出版社、1978。
斉藤義夫・小林重雄編・内山喜久雄監修『知能障害事典』岩崎学術出版社、1978。
S.ソンタグ『隠喩としての病い－エイズとその隠喩－』1978（富山太佳夫訳、みすず書房、1982）。
玉野井芳郎『エコノミーとエコロジー』みすず書房、1978。
N.チョドロウ『母親業の再生産－性差別の心理・社会的基盤－』1978（大塚光子・大内菅子訳、新曜社、1981）。
細谷俊夫他編『教育学大事典』1－7、第一法規出版、1978。

文献一覧

伊藤安二編著『家族崩壊の社会心理学』敬文堂、1979。

伊部英男『新救貧法成立史論－19世紀イギリスにおける福祉国家の転換－』至誠堂、1979。

木村資生『分子進化の中立説』1979（向井輝美・日下部真一訳、紀伊國屋書店、1986）。

厚生省社会局更生課他監修『心身障害者福祉・教育・雇用事典』第一法規出版、1979。

清水昭美『生体実験』増補版、三一書房、1979。

P.シンガー『実践の倫理』1979、〈第二版、1993〉（山内友三郎・塚崎智監訳、昭和堂、1991、新版1999）。

布施昌一『医師の歴史－その日本的特長－』中央公論社、1979。

宮川俊行『安楽死の論理と倫理』東京大学出版会、1979。

村上國男『医の倫理』農山漁村文化協会、1979。

H.ヨナス『責任という原理』1979（加藤尚武監訳、東信堂、2000）。

J.E.ラヴロック『地球生命圏－ガイアの科学－』1979（S.P.プラブッダ訳、工作舎、1985）。

1980年代前半

アメリカ合衆国政府編『西暦2000年の地球－アメリカ合衆国政府特別調査報告－』1980（1－2、逸見謙三・立花一雄監訳、家の光協会、1980－1981）。

講談社出版研究所編『環境科学大事典』講談社、1980。

R.ハワード・M.パーレイ『酸性雨』1980（田村明監訳、新曜社、1986）。

八木英二『国際障害者年－生きがいある社会を築くために－』青木書店、1980。

横田弘『障害者殺しの思想』JCA出版、1980。

生駒孝彰『アメリカ生まれのキリスト教』旺史社、1981。

I.イリイチ『シャドウ・ワーク－生活のあり方を問う－』1981（玉野井芳郎・栗原彬訳、岩波書店、1982）。

S.ソンダース他編著『ホスピスケアハンドブック』1981（岡村昭彦監訳、家の光協会、1984）。

武智秀夫『手足の不自由な人はどう歩んできたか－人権思想の変遷と義肢・装具の進歩－』医歯薬出版、1981。

H.ブロディ『医の倫理－医師・看護婦・患者のためのケース・スタディ－』第二版、1981（館野之男・榎本勝之訳、東京大学出版会、1985）。

村松剛『死の日本文学史』角川書店、1981。

赤木満州男他監修『薬学大事典』日本工業技術連盟、1982。

N.エリアス『死にゆく者の孤独』1982（中居実訳、法政大学出版局、1990）。

太田典礼『安楽死』三一書房、1982。

Ch.M.カルバー・B.ガート『医学における哲学の効用－医学と精神医学の哲学・倫理問題－』1982（岡田雅勝監訳、北樹出版、1984）。

川喜田愛郎『医学概論』東興交易医書出版部、1982。

C.ギリガン『もうひとつの声－男女の道徳観のちがいと女性のアイデンティティ－』1982（岩男寿美子監訳、川島書店、1986）。

栗原彬『歴史とアイデンティティ－近代日本の心理＝歴史研究－』新曜社、1982。

小泉晨一『空きかん回収革命－街づくり運動とリサイクル－』リサイクル文化社・星雲社、1982。

先天性四肢障害児父母の会編『シンポジウム先天異常－人類への警告－』1－2、批評社、1982。

玉野井芳郎『生命系のエコノミー－経済学・物理学・哲学への問いかけ－』新評論、1982。

陳存仁『図説漢方医薬大事典－中国薬学大

典－』1－4、講談社、1982。

常石敬一・朝野富三『細菌戦部隊と自決した二人の医学者』新潮社、1982。

鶴見良行『バナナと日本人－フィリピン農園と食卓のあいだ－』岩波書店、1982。

徳永進『隔離－らいを病んだ故郷の人たち－』ゆみる出版、1982。

仲村優一他編『現代社会福祉事典』全国社会福祉協議会、1982。

秋元寿恵夫『医の倫理を問う－第731部隊での体験から－』勁草書房、1983。

アメリカ大統領委員会『アメリカ大統領委員会生命倫理総括レポート』1983（厚生省医務局医事課監訳、篠原出版、1984）。

柏木哲夫『生と死を支える－ホスピス・ケアの実践－』朝日新聞社、1983。

K.M.カーヒル編『エイズ－世界最初のAIDSシンポジウムの克明報告－』1983（恩地光夫訳、ダイナミックセラーズ、1984）。

河宮信郎『エントロピーと工業社会の選択』海鳴社、1983。

E.クレー『第三帝国と安楽死－生きるに値しない生命の抹殺－』1983（松下正明監訳、批評社、1999）。

鈴木雅洲『体外受精』共立出版、1983。

WHO責任編集『世界伝統医学大全』1983（津谷喜一郎訳、平凡社、1995）。

日本家族計画連盟編『世界の人工妊娠中絶に関する法律－連続シンポジウム女の人権と性　優生保護法と堕胎罪を考える－』日本家族計画連盟、1983。

日本カトリック司教協議会教会行政法制委員会訳『カトリック新教会法典　羅和対訳』1983（有斐閣、1992）。

福岡正信『自然農法－わら一本の革命－』春秋社、1983。

宮川俊行『安楽死について－「バチカン声明」はこう考える－』中央出版社、1983。

池身酉次郎・永田勝太郎編『日本のターミナル・ケア』誠信書房、1984。

加藤一郎・森島昭夫編『医療と人権－医者と患者のよりよい関係を求めて－』有斐閣、1984。

北里大学病院医の哲学と倫理を考える部会編『医の心－医の哲学と倫理を考える－』1－7、丸善、1984－1990。

東海林吉郎・菅井益郎『通史・足尾鉱毒事件1877－1984』新曜社、1984。

P.シンガー・D.ウェールズ『生殖革命－子供の新しい作り方－』1984（加茂直樹訳、晃洋書房、1988）。

西山明『ドキュメント生体実験－患者の人権と医の倫理－』批評社、1984。

M.パンゲ『自死の日本史』1984（竹内信夫訳、筑摩書房、1986）。

M.フーコー『性の歴史2－快楽の活用－』1984（田村俶訳、新潮社、1986）。

I.プリゴジン・I.スタンジェール『混沌からの秩序』1984（伏見康治他訳、みすず書房、1987）。

E.ベック＝ゲルンスハイム『出生率はなぜ下ったか－ドイツの場合－』1984（香川壇訳、勁草書房、1992）。

J.マシア『バイオエシックスの話－体外受精から脳死まで－』南窓社、1984。

宮野彬『安楽死から尊厳死へ』弘文堂、1984。

R.F.ワイヤー『障害新生児の生命倫理　選択的治療停止をめぐって－』1984（高木俊一郎・高木俊治監訳、学苑社、1991）。

綿貫礼子・河村宏編『ダイオキシン汚染のすべて』技術と人間、1984。

1985年

阿南成一『医の倫理』六法出版社、1985。

稲葉峯雄『石のぬくもり－人間学校・老人ホームから－』筒井書房、1985。

NHK取材班『高齢化社会2－どう生きる長い老後－』日本の条件17、日本放送出版協会、1985。

大貫恵美子『日本人の病気観－象徴人類学的

考察－』岩波書店、1985。

D.オースター『ネイチャーズ・エコノミー－エコロジー思想史－』第二版、1985（中山茂他訳、リブロポート、1989）。

熊本一規『過剰社会を超えて－環境・開発と住民の論理－』八月書館、1985。

河野友信・河野博臣編『生と死の医療』朝倉書店、1985。

佐藤一郎『地球砂漠化の現状－乾燥地農業と緑化対策を中心として－』清文社、1985。

H.シッパーゲス『中世の医学－治療と養生の文化史－』1985（大橋博司他訳、人文書院、1988）。

社会福祉調査研究会編『戦前期社会事業史料集成』復刻複製版、1－20、日本図書センター、1985。

P.シンガー編『動物の権利』1985（戸田清訳、技術と人間、1986）。

鈴木雅洲編『体外受精・胚移植』金原出版、1985。

手塚直樹・加藤博臣編『障害者福祉基礎資料集成』講座障害者の福祉 6、光生館、1985。

寺本松野『看護のなかの死』日本看護協会出版会、1985。

中島みち『見えない死－脳死と臓器移植－』文芸春秋、1985。

日本自然保護協会三十年史編集委員会『自然保護のあゆみ－尾瀬から天神崎まで、日本自然保護協会三十年史－』日本自然保護協会、1985。

唄孝一編『医療と人権』明日の医療 9、中央法規出版、1985。

樋口和彦・平山正実編『生と死の教育－デス・エデュケーションのすすめ－』創元社、1985。

福武直他編『21世紀高齢社会への対応』1－3、東京大学出版会、1985。

L.ブラウン編著『地球白書－持続可能な社会をめざして－』1985（本田幸雄監訳、福武書店、1986）。

山本哲士監修『欲望のアナトミア』天・地・人、ポーラ文化研究所、1985。

吉川孝三郎『患者のための医療裁判－被害に泣き寝入りしない処方箋－』日本評論社、1985。

米本昌平『バイオエシックス』講談社、1985。

読売新聞社解説部編『脳死と臓器移植』読売新聞社、1985。

M.ロックウッド編著『現代医療の道徳的ディレンマ』1985（加茂直樹監訳、晃洋書房、1990）。

M.ワーノック『生命操作はどこまで許されるか』1985（上見幸司訳、協同出版、1992）。

1986年

飯尾正宏・河野博臣『ホリスティック・メディスン－癌と生きる人々とともに－』有斐閣、1986。

池辺義教『医の哲学』行路社、1986。

英紙「オブザーバー」編『史上最悪の核汚染－世界を震撼させたチェルノブイリ原発惨事－』1986（川中子真他訳、サンケイ出版、1986）。

H.T.エンゲルハート『バイオエシックスの基礎づけ』1986（加藤尚武・飯田亘之監訳、朝日出版社、1989）。

加藤尚武『バイオエシックスとは何か』未来社、1986。

川喜田愛郎『近代医学の史的基盤』下、岩波書店、1986。

A.S.ガン・P.A.ヴェジリンド『環境倫理－価値のはざまの技術者たち－』1986（古谷圭一編訳、内田老鶴圃、1993）。

B.D.コウレン『生と死の演出－先端医療の衝撃－』1986（長尾史郎・長尾玲子訳、文真堂、1987）。

社会福祉調査研究会編『戦前日本社会事業調査資料集成』1－10、勁草書房、1986－1995。

立花隆『脳死』中央公論社、1986。

M.A.ダドレール・M.トゥラード『生殖革命』1986（林瑞枝・磯本輝子訳、中央公論社、1987）。

出口ひろ子『わがいのちの出会い－がんを明るく楽しく－』ミネルヴァ書房、1986。

A.デーケン・メヂカルフレンド社編集部編『〈叢書〉死への準備教育』1－3、メヂカルフレンド社、1986。

仲井斌『緑の党－その実験と展望－』岩波書店、1986。

長嶋紀一・竹中星郎編『老人医療・心理事典』中央法規出版、1986。

R.R.フェイドン・T.L.ビーチャム『インフォームド・コンセント－患者の選択－』1986（酒井忠昭・秦洋一訳、みすず書房、1994）。

宝月誠編『薬害の社会学』世界思想社、1986。

本多淳裕『バイオマスエネルギー－生物系資源・廃棄物の有効利用－』省エネルギーセンター、1986。

K.M.マイヤー＝アービッヒ『自然との和解への道』1986（上・下、山内廣隆訳、みすず書房、2005－2006）。

森田洋司・清永賢二『いじめ』金子書房、1986。

山田風太郎『人間臨終図巻』上・下、徳間書店、1986－1987。

山本武利『公害報道の原点－田中正造と世論形成－』御茶の水書房、1986。

吉利和編『医師の生命観』日本評論社、1986。

F.M.ラッペ・J.コリンズ『世界飢餓の構造－いま世界に食糧が不足しているか－』1986（鶴見宗之介訳、三一書房、1988）。

G.ラーナン『哲学的医の倫理』1986（三吉敏博訳、木鐸社、1992）。

N.ルーマン『エコロジーの社会理論－現代社会はエコロジーの危機に対応できるか？－』1986（土方昭訳、新泉社、1987）。

J.レイチェルズ『生命の終わり－安楽死と道徳－』1986（加茂直樹監訳、晃洋書房、1991）。

1987年

石田秀実『気・流れる身体』平河出版社、1987。

今川勲『現代棄民考－「山谷」はいかにして形成されたか－』田畑書店、1987。

医療過誤弁護士グループ・石川寛俊編著『医療過誤－Q＆A事例相談－』三一書房、1987。

岡本春一著・大羽蓁他編『フランシス・ゴールトンの研究』ナカニシヤ出版、1987。

金子善彦『老人虐待』星和書店、1987。

加納喜光『中国医学の誕生』東京大学出版会、1987。

神岡浪子『日本の公害史』世界書院、1987。

木村利人『いのちを考える－バイオエシックスのすすめ－』日本評論社、1987。

D.キャラハン『老いの医療－延命主義医療に代わるもの－』1987（山崎淳訳、早川書房、1990）。

H.クーゼ『生命の神聖性説批判』1987（飯田亘之他訳、東信堂、2006）。

N.ジョンソン『福祉国家のゆくえ－福祉多元主義の諸問題－』1987（青木郁夫・山本隆訳、法律文化社、1993）。

大気汚染測定運動東京連絡会編『汚れた空気－大気汚染測定運動10年の歩み－』新草出版、1987。

高久史麿編『バイオテクノロジーと医療』東京大学出版会、1987。

高橋浩一郎・岡本和人編著『21世紀の地球環境－気候と生物圏の未来－』日本放送出版協会、1987。

長尾龍一・米本昌平編『メタ・バイオエシックス－生命科学と法哲学の対話－』日本評論社、1987。

中川米造『サービスとしての医療－医療のパラダイム転換－』農山漁村文化協会、1987。

中原英臣・佐川峻『遺伝子汚染　環境汚染の次に来るものは何か－』徳間書店、1987。

日本臨床心理学会編『「早期発見・治療」は

なぜ問題か』現代書館、1987。

唄孝一『医の倫理』講座21世紀へ向けての医学と医療1、日本評論社、1987。

M.フーコー『性の歴史3－自己への配慮－』1984（田村俶訳、新潮社、1987）。

松本信愛『生と死－どこまで人間は自由か－』中央出版社、1987。

J.マルチネス＝アリエ『エコロジー経済学－もうひとつの経済学の歴史－』増補改訂新版、1987（工藤秀明訳、新評論、1999）。

G.ミノワ『老いの歴史－古代からルネサンスまで－』1987（大野朗子・菅原恵美子訳、筑摩書房、1996）。

目黒依子『個人化する家族』勁草書房、1987。

山田卓生『私事と自己決定』日本評論社、1987。

1988年

C.アンブロセリ『医の倫理』1988（中川米造訳、白水社、1993）。

飯田亘之『あなたの臓器は誰のもの』東信堂、1988。

石弘之『地球環境報告』岩波書店、1988。

石川憲彦『治療という幻想－障害の医療からみえること－』現代書館、1988。

石田純郎『江戸のオランダ医』三省堂、1988。

泉邦彦『恐るべきフロンガス汚染－ふりそそぐ紫外線の脅威－』合同出版、1988。

V.v.ヴァイツゼッカー『病いと人』全集版、1988（木村敏訳、新曜社、2000）。

H.T.エンゲルハート・H.ヨナス他『バイオエシックスの基礎－欧米の「生命倫理」論－』加藤尚武・飯田亘之編訳、東海大学出版会、（1988）。

大泉実成『説得－エホバの証人と輸血拒否事件－』現代書館、1988。

大熊一夫『ルポ老人病棟』朝日新聞社、1988。

大羽綾子『男女雇用機会均等法前史－戦後婦人労働史ノート－』未来社、1988。

科学技術庁資源調査会編『21世紀文明と資源問題－高度知的生産社会へ向けての新しい資源観－』大蔵省印刷局、1988。

川喜田愛郎他『生命倫理』日本看護協会出版会、1988。

J.グリビン『オゾン層が消えた』1988（加藤珪訳、地人書館、1989）。

斎藤修編著『家族と人口の歴史社会学－ケンブリッジ・グループの成果－』リブロポート、1988。

砂原茂一『臨床医学研究序説－方法論と倫理－』医学書院、1988。

F.ダゴニェ『バイオエシックス－生体の統御をめぐる考察－』1988（金森修・松浦俊輔訳、法政大学出版局、1992）。

P.チェスラー『代理母－ベビーM事件の教訓－』1988（佐藤雅彦訳、平凡社、1993）。

東大PRC（患者の権利検討会）企画委員会編『エイズと人権』技術と人間、1988。

波平恵美子『脳死・臓器移植・がん告知－死と医療の人類学－』福武書店、1988。

日本尊厳死協会編『リビング・ウィル　誰もが知っておきたい－尊厳死の宣言書－』安楽死論集11、人間の科学社、1988。

藤井正雄他『いのちの選択－死生観と臓器移植－』同朋舎出版、1988。

ホスピスケア研究会編『ホスピスケアの夜明け』ユリシス出版部、1988。

見田宗介他編『社会学事典』弘文堂、1988。

森岡正博『生命学への招待－バイオエシックスを超えて－』勁草書房、1988。

矢野道雄編訳『インド医学概論』科学の名著第2期1、朝日出版社、1988。

米本昌平『先端医療革命』中央公論社、1988。

J.ラヴロック『ガイアの時代－地球生命圏の進化－』1988（S.P.プラブッダ訳、工作舎、1990）。

1989年

J.ウェストビー『森と人間の歴史』1989（熊崎実訳、築地書館、1990）。

太田和夫『臓器移植はなぜ必要か。』講談社、1989。

落合恵美子『近代家族とフェミニズム』勁草書房、1989。

環境庁「オゾン層保護検討会」編『オゾン層を守る』日本放送出版協会、1989。

厚生省大臣官房老人保健福祉部老人保健課監修『寝たきりゼロをめざして－寝たきり老人の現状分析並びに諸外国との比較に関する研究－』中央法規出版、1989。

恒友出版編『元死刑囚たちの証言』そして死刑は執行された3、恒友出版、1989。

小林勇『恐るべき水汚染－合成化学物質で破壊される水環境－』合同出版、1989。

佐羽城治他編『尊厳死へのパスポート』人間の科学社、1989。

事典刊行委員会編『社会保障・社会福祉事典』労働旬報社、1989。

S.H.シュナイダー『地球温暖化の時代－気候変化の予測と対策－』1989（内藤正明・福岡克也監訳、ダイヤモンド社、1990）。

谷山鉄郎『恐るべき酸性雨－水と緑を破壊する複合汚染－』合同出版、1989。

塚崎智・加茂直樹編『生命倫理の現在』世界思想社、1989。

D.ドリージャー『国際的障害者運動の誕生－障害者インターナショナル・DPI－』1989（長瀬修編訳、エンパワメント研究所・筒井書房、2000）。

R.F.ナッシュ『自然の権利－環境倫理の文明史－』1989（岡崎洋監修・松野弘訳、TBSブリタニカ、1993）。

日本倫理学会編『生命と倫理』日本倫理学会論集24、慶応通信、1989。

A.ネス『ディープ・エコロジーとは何か－エコロジー・共同体・ライフスタイル－』1989（斎藤直輔・開竜美訳、文化書房博文社、1997）。

T.L.ビーチャム・J.F.チルドレス『生命医学倫理』第三版、1989、〈第一版1979〉（永安幸正・立木教夫監訳、成文堂、1997）。

ビハーラの会本部編『いのちの完成－美しく生き愛ある死を－』考古堂書店、1989。

M.ブクチン『エコロジーと社会』1989（藤堂麻里子他訳、白水社、1996）。

F.-J.ブリュックゲマイアー・T.ロンメルスパッハー編『ドイツ環境史－19世紀と20世紀における自然と人間の共生の歴史－』第二版、1989（平井旭訳、リーベル出版、2007）。

C.プロス・G.アリ編『人間の価値－1918年から1945年までのドイツの医学－』1989（林功三訳、風行社・開文社出版、1993）。

穂積陳重『隠居論』「家族・婚姻」研究文献選集2、クレス出版、1989。

宮本憲一『環境経済学』岩波書店、1989。

森岡正博『脳死の人－生命学の視点から－』東京書籍、1989。

吉田久一『日本福祉思想史』吉田久一著作集1、川島書店、1989。

吉田文和『ハイテク汚染』岩波書店、1989。

米本昌平『遺伝管理社会－ナチスと近未来－』弘文堂、1989。

1990年

井上順孝他編『新宗教事典』弘文堂、1990。

今道友信『エコエティカ』講談社、1990。

H.R.ウルフ他『人間と医学』第二版、1990、〈第一版、1986〉（梶田昭訳、博品社、1996）。

大槻浩子『「体外受精」日記－不妊治療八年目の赤ちゃん－』主婦と生活社、1990。

小栗史朗編『環境問題と保健活動』医学書院、1990。

尾山力『痛みとのたたかい－現代医学の到達点－』岩波書店、1990。

加賀乙彦『ある死刑囚との対話』弘文堂、1990。

公害資源研究所地球環境特別研究室編『地球温暖化の対策技術』オーム社、1990。

第一東京弁護士会少年法部会編『子どもの権利と少年法－少年法改正問題を考える－』

ぎょうせい、1990。

高久史麿他監修『臨床看護事典－疾患・症状別ケアのすべて－』メヂカルフレンド社、1990。

高島進『超高齢社会の福祉』大月書店、1990。

竹内昭夫編『わが国の製造物責任法－現状と立法論－』有斐閣、1990。

富永健他『フロン－地球を蝕む物質－』東京大学出版会、1990。

外山義『クリッパンの老人たち－スウェーデンの高齢者ケア－』ドメス出版、1990。

日本尊厳死協会編『尊厳死－充実した生を生きるために－』講談社、1990。

唄孝一『生命維持治療の法理と倫理』有斐閣、1990。

橋本道夫他編『講座「地球環境」』1－5、中央法規出版、1990。

三重野卓『「生活の質」の意味－成熟社会、その表層と深層へ－』白桃書房、1990。

水野肇『インフォームド・コンセント』中央公論社、1990。

村上國男『病名告知とQOL－患者家族と医療職のためのガイドブック－』メヂカルフレンド社、1990。

山折哲雄『死の民俗学』岩波書店、1990。

山崎章郎『病院で死ぬということ』主婦の友社、1990。

1991年

青木信雄・橋本美知子編『「寝たきり」老人はつくられる－寝たきり大国からの"脱"処方箋－』中央法規出版、1991。

浅野一郎他『情報化社会と法』啓文社、1991。

岡本悦司『医療費の秘密－患者のための本－』三一書房、1991。

加賀乙彦『脳死・尊厳死・人権』潮出版社、1991。

加藤尚武『環境倫理学のすすめ』丸善、1991。

加茂直樹『生命倫理と現代社会』世界思想社、1991。

J.キヴォーキアン『死を処方する』1991（松田和也訳、青土社、1999）。

厚生省大臣官房政策課監修『21世紀への架け橋－高齢者保健福祉推進十か年戦略（ゴールドプラン）－』ぎょうせい、1991。

厚生省大臣官房老人保健福祉部監修『老人保健福祉事典』中央法規出版、1991。

小藤康夫『生命保険の発展と金融』白桃書房、1991。

社会保障研究所編『外国人労働者と社会保障』東京大学出版会、1991。

K.シュレーダー＝フレチェット編『環境の倫理』第二版、1991（上・下、京都生命倫理研究会訳、晃洋書房、1993）。

新村拓『老いと看取りの社会史』法政大学出版局、1991。

団藤重光『死刑廃止論』有斐閣、初版1991、〈第4版1995〉。

A.デーケン・飯塚真之編『日本のホスピスと終末期医療』春秋社、1991。

戸田修一『武器としての食糧戦略』黎明書房、1991。

中下裕子他『セクシュアル・ハラスメント－「性」はどう裁かれているか－』有斐閣、1991。

名古屋大学水圏科学研究所編『大気水圏の科学－黄砂－』古今書院、1991。

日本生命倫理学会編『生命倫理を問う』成文堂、1991。

櫛島次郎『脳死・臓器移植と日本社会－死と死後を決める作法－』弘文堂、1991。

林宗義他編『精神病院を拠点としたコミュニティケア』啓明出版、1991。

平山正実『死生学とはなにか』日本評論社、1991。

藤原保信『自然観の構造と環境倫理学』御茶の水書房、1991。

星野一正『医療の倫理』岩波書店、1991。

本多淳裕『産業廃棄物のリサイクル－企業における排出抑制と再資源化の提言－』省エ

ネルギーセンター、1991。
C.ポンティング『緑の世界史』1991（上・下、石弘之・京都大学環境史研究会訳、朝日新聞社、1994）。
間瀬啓允『エコフィロソフィ提唱－人間が生き延びるための哲学－』法蔵館、1991。
D.B.モリス『痛みの文化史』1991（渡邉勉・鈴木牧彦訳、紀伊國屋書店、1998）。
森田洋司『「不登校」現象の社会学』学文社、1991。
A.モンク・C.コックス『在宅ケアの国際比較－欧米7か国にみる高齢者保健福祉の新機軸－』1991（村川浩一他訳、中央法規出版、1992）。
D.ロスマン『医療倫理の夜明け－臓器移植・延命治療・死ぬ権利をめぐって－』1991（酒井忠昭監訳、晶文社、2000）。

1992年

朝比奈正二郎他監修『レッドデータアニマルズ－日本絶滅危機動物図鑑－』JICC出版局、1992。
梅原猛編『「脳死」と臓器移植』朝日新聞社、1992。
梅原猛編『脳死は、死でない。』思文閣出版、1992。
岡本和人『地球環境診断－CO[2]抑制4枚のカルテ－』ERC出版、1992。
N.J.オズグッド『老人と自殺－老いを排除する社会－』1992（野坂秀雄訳、春秋社、1994）。
環境庁企画調整局地球環境部編『地球温暖化防止対策ハンドブック－地球温暖化対策技術評価検討会報告書－』1～5、第一法規出版、1992。
京極高宣『日本の福祉士制度－日本ソーシャルワーク史序説－』中央法規出版、1992。
国連事務局監修『アジェンダ21－持続可能な開発のための人類の行動計画 '92地球サミット採択文書－』1992（環境庁・外務省監訳、海外環境協力センター、1993）。
齊藤誠二『刑法における生命の保護－脳死・尊厳死・臓器移植・胎児の傷害－』第三訂版、多賀出版、1992。
佐藤久夫『障害構造論入門－ハンディキャップ克服のために－』青木書店、1992。
A.ジョンセン他『臨床倫理学－臨床医学における倫理学決定のための実践的なアプローチ－』第三版、1992（赤林朗・大井玄監訳、新興医学出版社、1997）。
S.スピッカー・H.T.エンゲルハート編『新しい医療観を求めて』石橋隆司他編訳、時空出版、(1992)。
生と死を考える会編『生と死を考える十年の歩み』A.デーケン監修、世界聖典刊行協会、1992。
中川米造他編『哲学と医療』講座人間と医療を考える1、弘文堂、1992。
中野孝次『清貧の思想』草思社、1992。
中村雄二郎『臨床の知とは何か』岩波書店、1992。
野々山久也編著『家族福祉の視点－多様化するライフスタイルを生きる－』ミネルヴァ書房、1992。
野村みどり編『バリア・フリーの生活環境論』医歯薬出版、1992。
R.フォックス・J.スウェイジー『臓器交換社会－アメリカの現実・日本の近未来－』1992（森下直貴・倉持武・窪田倭・大木俊夫訳、青木書店、1999）。
藤原邦達『地球環境危機－地球環境サミットの成果と課題ハンドブック－』日本評論社、1992。
M.ベンジャミン・J.カーティス『臨床看護のディレンマ』第三版、1992（1－2、矢次正利・宮越一徳・枡形公也・松島哲久・谷本光男訳、時空出版、1995）。
宮島洋『高齢化時代の社会経済学－家族・企業・政府－』岩波書店、1992。
UNEP『地球の化学汚染－その過程と現象・

UNEP（国連環境計画）レポート－』1992（大竹千代子他訳、開成出版、1993）。
W.R.ラフルーア『水子－〈中絶〉をめぐる日本文化の底流－』1992（森下直貴他訳、青木書店、2006）。

1993年
井手久登・亀山章編『緑地生態学－ランドスケープ・エコロジー－』朝倉書店、1993。
OECD編著『OECDレポート－日本の環境政策・成果と課題－』1993（環境庁地球環境部企画課・外務省経済局国際機関第二課監訳、中央法規出版、1994）。
小原信・森下直貴編『日本社会と生命倫理』以文社、1993。
加藤尚武『21世紀のエチカ－応用倫理学のすすめ－』未来社、1993。
季羽倭文子『がん告知以後』岩波書店、1993。
A.キンブレル『ヒューマンボディショップ－臓器売買と生命操作の裏側－』1993（福岡伸一訳、化学同人、1995）。
A.グールド『福祉国家はどこへいくのか－日本・イギリス・スウェーデン－』1993（高島進他訳、ミネルヴァ書房、1997）。
自然環境復元研究会編『ビオトープ－復元と創造－』自然復元特集2、信山社出版・大学図書、1993。
新川敏光『日本型福祉の政治経済学』三一書房、1993。
竹内章郎『「弱者」の哲学』大月書店、1993。
東野利夫『南蛮医アルメイダ－戦国日本を生きぬいたポルトガル人』柏書房、1993。
東方敬信編『キリスト教と生命倫理』日本基督教団出版局、1993。
日本学術会議泌尿生殖医学研究連絡委員会編『生殖医療技術の進歩と生命倫理』メジカルビュー社・グロビュー社、1993。
藤崎成昭編『地球環境問題と発展途上国』アジア経済研究所、1993。
町野朔編『脳死と臓器移植』資料・生命倫理と法1、信山社出版・大学図書、1993。
森岡清美他編『新社会学辞典』有斐閣、1993。
山本俊一『日本らい史』東京大学出版会、1993。
善積京子『婚外子の社会学』世界思想社、1993。
W.V.リード・K.R.ミラー『生物の保護はなぜ必要か－バイオダイバシティ〈生物の多様性〉という考え方－』第二版、1993（藤倉良編訳、ダイヤモンド社、1994）。

1994年
飯田亘之『生命技術と倫理』市井社、1994。
石川英輔『大江戸リサイクル事情』講談社、1994。
伊藤周平『社会保障史・恩恵から権利へ－イギリスと日本の比較研究－』青木書店、1994。
荻野美穂『生殖の政治学－フェミニズムとバース・コントロール－』山川出版社、1994。
小原信『ビューティフル・デス－有終の倫理学－』中央公論社、1994。
加茂直樹・谷本光男編著『環境思想を学ぶ人のために』世界思想社、1994。
熊倉伸宏『臨床人間学 インフォームド・コンセントと精神障害』新興医学出版社、1994。
黒田輝政編『日本のホスピスこれでいいか－在宅ホスピスへの視点－』ミネルヴァ書房、1994。
小島紀徳『二酸化炭素問題ウソとホント－地球環境・温暖化・エネルギー利用を考える－』アグネ承風社、1994。
櫻井よしこ『エイズ犯罪 血友病患者の悲劇』中央公論社、1994。
浄土真宗本願寺派ビハーラ実践活動研究会編『ビハーラ活動－仏教と医療と福祉のチームワーク－』第二版、本願寺出版社、1994。
P.シンガー『生と死の倫理－伝統的倫理の崩壊－』1994（樫則章訳、昭和堂、1998）。

杉田勇・平山正実編著『インフォームド・コンセント－共感から合意へ－』北樹出版、1994。

多谷千香子『ODAと環境・人権』有斐閣、1994。

戸田清『環境的公正を求めて－環境破壊の構造とエリート主義－』新曜社、1994。

中島みち『「脳死時代」の生き方と死に方』時事通信社、1994。

日本海洋学会編『海洋環境を考える－海洋環境問題の変遷と課題－』恒星社厚生閣、1994。

R.B.ノーガード『裏切られた発展－進歩の終わりと未来への共進化ビジョン－』1994（竹内憲司訳、勁草書房、2003）。

針生誠吉・小林良二編『高齢社会と在宅福祉』日本評論社、1994。

U.ベンツェンヘーファー編『医療倫理の挑戦』1994（谷田信一・河村克俊・後藤弘志訳、富士書店、2005）。

星野一正編著『生命倫理と医療』丸善、1994。

山本俊一『梅毒からエイズへ－売春と性病の日本近代史－』朝倉書店、1994。

1995年

浅井美智子・柘植あづみ編『つくられる生殖神話－生殖技術・家庭・生命－』制作同人社・サイエンスハウス、1995。

朝日新聞社編『何がオウムを生み出したのか－17の論考－』朝日新聞社、1995。

石井誠士『癒しの原理－ホモ・クーランスの哲学－』人文書院、1995。

伊藤幸治編著『環境問題としてのアレルギー』日本放送出版協会、1995。

今井道夫・香川知晶編『バイオエシックス入門』第二版、東信堂、1995。

江川紹子『「オウム真理教」追跡2200日』文芸春秋、1995。

江原由美子編『性の商品化』フェミニズムの主張2、勁草書房、1995。

大石敏寛『せかんど・かみんぐあうと－同性愛者として、エイズとともに生きる』朝日出版社、1995。

大谷実『医療行為と法』新装補正版、弘文堂、1995。

小原秀雄監修『環境思想の系譜』1－3、東海大学出版会、1995。

河宮信郎『必然の選択－地球環境と工業社会－』海鳴社、1995。

桑山紀彦『国際結婚とストレス－アジアからの花嫁と変容するニッポンの家族－』明石書店、1995。

重松一義『死刑制度必要論－その哲学的・理論的・現実的論拠－』信山社出版・大学図書、1995。

清水みゆき『近代日本の反公害運動史論』日本経済評論社、1995。

杉山章子『占領期の医療改革』勁草書房、1995。

S.スピッカー『医学哲学への招待』（石橋隆司・酒井明夫・藤原博訳、時空出版、1995）。

生と死を考える会編『「生と死」を学ぶ』春秋社、1995。

全国社会福祉協議会編『高齢者ケアの政策理念と計画－平成5年度老人介護政策国際比較シンポジウム－』中央法規出版、1995。

常石敬一『七三一部隊－生物兵器犯罪の真実－』講談社、1995。

A.ドレングソン・井上有一編『ディープ・エコロジー－生き方から考える環境の思想－』1995（井上有一監訳、昭和堂、2001）。

永井明『病者は語れず－東海大「安楽死」殺人事件－』文藝春秋、1995。

中西準子『環境リスク論－技術論からみた政策提言－』岩波書店、1995。

永見勇『生きがい喪失とケアの哲学－死の意味づけを巡って－』ハーベスト社、1995。

日本死の臨床研究会編『死の臨床』1 G、人間と歴史社、1995。

野村みどり『バリアフリー』慶応通信、1995。

L.ノルデンフェルト『健康の本質』1995（石渡隆司・森下直貴監訳、時空出版、2003）。
福祉文化学会編『高齢者生活年表－1925～1993－』日本エディタースクール出版部、1995。
毛利子来他編著『障害をもつ子のいる暮らし』筑摩書房、1995。
柳田邦男『犠牲－わが息子・脳死の11日－』文藝春秋、1995。
山下政三『脚気の歴史－ビタミンの発見－』思文閣出版、1995。

1996年

IPCC第3作業部会編『地球温暖化の経済・政策学－IPCC「気候変動に関する政府間パネル」第3作業部会報告－』1996（天野明弘・西岡秀三監訳、中央法規出版、1997）。
D.アーノルド『環境と人間の歴史－自然、文化、ヨーロッパの世界的拡張－』1996（飯島昇藏・川島耕司訳、新評論、1999）。
江原由美子編『生殖技術とジェンダー』フェミニズムの主張3、勁草書房、1996。
大谷藤郎『らい予防法廃止の歴史』勁草書房、1996。
太田富雄編著『現代医療の光と影』晃洋書房、1996。
太田保之編著『災害ストレスと心のケア－雲仙・普賢岳噴火災害を起点に－』医歯薬出版、1996。
尾関周二編『環境哲学の探求』大月書店、1996。
乙竹直『脱フロン時代へのアプローチ－地球環境を守る－』工業調査会、1996。
川田洋一『脳死問題と仏教思想』第三文明社、1996。
鬼頭秀一『自然保護を問いなおす』筑摩書房、1996。
小松美彦『死は共鳴する－脳死・臓器移植の深みへ－』勁草書房、1996。
近藤誠『患者よ、がんと闘うな』文藝春秋、1996。

斎藤学『アダルト・チルドレンと家族－心のなかの子どもを癒す－』学陽書房、1996。
里見賢治他『公的介護保険に異議あり－もう一つの提案－』ミネルヴァ書房、1996。
杉村晴子・境朗子『自宅で死ぬために－40歳からの準備－』データハウス、1996。
杉本泰治・湖上国雄『製造物責任法－法律家と技術者とをつなぐ－』勁草書房、1996。
F.ダゴニェ『病気の哲学のために』1996（金森修訳、産業図書、1998）。
D.F.チャンブリス『ケアの向こう側－看護職が直面する道徳的・倫理的矛盾－』1996（浅野祐子訳、日本看護協会出版会、2002）。
土山秀夫・井上義彦・平田俊博編著『カントと生命倫理』晃洋書房、1996。
A.デーケン『死とどう向き合うか』日本放送出版協会、1996。
中川米造『医学の不確実性』日本評論社、1996。
唄孝一他編『医療過誤判例百選』第2版、有斐閣、1996。
長谷川公一『脱原子力社会の選択－新エネルギー革命の時代－』新曜社、1996。
広井良典『遺伝子の技術、遺伝子の思想－医療の変容と高齢化社会－』中央公論社、1996。
福祉政策研究会編著『こうなる新福祉政策－「新ゴールドプラン」「エンゼルプラン」の要点解説－』大成出版社、1996。
藤田真一編著『証言・日本人の過ち－ハンセン病を生きて 森元美代治・美代子は語る－』人間と歴史社、1996。
星野一正『わたしの生命はだれのもの－尊厳死と安楽死と慈悲殺と－』大蔵省印刷局、1996。
松永勝彦他『海と海洋汚染』三共出版、1996。
三矢陽子『生活保護ケースワーカー奮闘記－豊かな日本の見えない貧困－』ミネルヴァ書房、1996。

和田努『カルテは誰のものか－患者の権利と生命の尊厳－』丸善、1996。

1997年
石井享子『ルポ看護と介護－連携と協働への示唆－』「看護」を考える選集3、日本看護協会出版会、1997。
片平洌彦『ノーモア薬害－薬害の歴史に学び、その根絶を－』増補改訂版、桐書房、1997。
門脇聖子『ディアコニア・その思想と実践－愛の働きの源流－』キリスト新聞社出版事業部、1997。
栢森良二『サリドマイド物語』医歯薬出版、1997。
看護史研究会編『看護学生のための世界看護史』医学書院、1997。
T.コルボーン他『奪われし未来』1997（増補改訂版、長尾力・堀千恵子訳、翔泳社、2001）。
佐和隆光『地球温暖化を防ぐ－20世紀型経済システムの転換－』岩波書店、1997。
澤登俊雄編著『現代社会とパターナリズム』ゆみる出版、1997。
清水哲郎『医療現場に臨む哲学』勁草書房、1997。
S.シュナイダー『地球温暖化で何が起こるか』1997（田中正之訳、草思社、1998）。
L.M.シルヴァー『複製されるヒト』1997（東江一紀・真喜志順子・渡会圭子訳、翔泳社、1998）。
竹田純郎・森秀樹編『〈死生学〉入門』ナカニシヤ出版、1997。
立岩信也『私的所有論－所有・他者・生命－』勁草書房、1997。
通商産業省環境立地局環境政策課編『地球環境ビジョン－地球温暖化防止京都会議（COP3）への指針・産業構造審議会地球環境部会報告書－』通商産業調査会出版部、1997。
西村周三『医療と福祉の経済システム』筑摩書房、1997。
久武綾子他『家族データブック－年表と図表で読む戦後家族　1945－96－』有斐閣、1997。
広井良典『ケアを問いなおす－〈深層の時間〉と高齢化社会－』筑摩書房、1997。
保坂渉『厚生省AIDSファイル』岩波書店、1997。
星野一正『インフォームド・コンセント－日本に馴染む六つの提言－』丸善、1997。
松田道雄『安楽に死にたい』岩波書店、1997。
宮野彬『オランダの安楽死政策－カナダとの比較－』成文堂、1997。
森省二『死による別れの癒し方－患者と家族の心のケア－』丸善、1997。
J.ヨンパルト『教会法とは何だろうか』成文堂、1997。
渡辺文子・山本隆編『高齢者ケアの設計－地域ケアシステムの構築に向けて－』中央法規出版、1997。

1998年
足立正樹編著『各国の介護保障』法律文化社、1998。
井口泰泉『生殖異変－環境ホルモンの反逆－』かもがわ出版、1998。
伊藤政雄『歴史の中のろうあ者』近代出版、1998。
伊東政彦『「殺人」と「尊厳死」の間で－脳外科医の告白－』主婦の友社、1998。
医療倫理Q&A刊行委員会編『医療倫理Q&A』太陽出版、1998。
小澤勲『痴呆老人からみた世界－老年期痴呆の精神病理－』岩崎学術出版社、1998。
小沢正昭『汚染物質予備軍』研成社、1998。
乙武洋匡『五体不満足』講談社、1998。
加藤尚武・加茂直樹編『生命倫理学を学ぶ人のために』世界思想社、1998。
加藤尚武編『環境と倫理－自然と人間の共生を求めて－』有斐閣、1998。

環境庁地球環境部編『地球温暖化と日本の課題－私たちが京都会議で得たもの－』東京新聞出版局、1998。

齋藤孝『「ムカツク」構造－変容する現代日本のティーンエイジャー－』世織書房、1998。

柴原貞夫『少年A、なぜ精神（こころ）は壊れたのか－「神戸事件」犯人にみる心の軌跡と真の犯行動機－』日本文芸社、1998。

新村拓『医療化社会の文化誌－生き切ること・死に切ること－』法政大学出版局、1998。

高崎絹子他編著『"老人虐待"の予防と支援－高齢者・家族・支え手をむすぶ－』日本看護協会出版会、1998。

高橋裕他編『岩波講座地球環境学』1－10、岩波書店、1998－1999。

滝上宗次郎『「終のすみか」は有料老人ホーム』講談社、1998。

谷合侑『盲人福祉事業の歴史』明石書店、1998。

中山研一・福間誠之編『臓器移植法ハンドブック』日本評論社、1998。

M.C.ナスバウム・C.R.サンスタイン編『クローン、是か非か』1998（中村桂子・渡会圭子訳、産業図書、1999）。

名取春彦『インフォームド・コンセントは患者を救わない』洋泉社、1998。

林郁夫『オウムと私』文藝春秋、1998。

山口研一郎編『操られる生と死－生命の誕生から終焉まで－』小学館、1998。

横山一『ダイオキシン汚染地帯－所沢からの報告－』緑風出版、1998。

吉田邦夫監修『環境大事典』工業調査会、1998。

L.リア編・R.カーソン『失われた森－レイチェル・カーソン遺稿集－』1998（古草秀子訳、集英社、2000）。

1999年

粟屋剛『人体部品ビジネス－「臓器」商品化時代の現実－』講談社、1999。

L.B.アンドルーズ『ヒト・クローン無法地帯－生殖医療がビジネスになった日－』1999（望月弘子訳、紀伊國屋書店、2000）。

石弘光『環境税とは何か』岩波書店、1999。

石井一郎・石田哲朗『環境汚染－ダイオキシン、環境ホルモン、土壌汚染の恐怖－』セメントジャーナル社、1999。

稲子俊男『産む、死ぬは自分で決める－反骨の医師太田典禮－』同時代社、1999。

井上薫編著『裁判資料　死刑の理由』作品社、1999。

今井道夫『生命倫理学入門』産業図書、1999。

岩本久人『介護を生きる－高齢者福祉20年の現場から－』工作舎、1999。

梅崎義人『動物保護運動の虚像－その源流と真の狙い－』成山堂書店、1999。

大谷強『自治と当事者主体の社会サービス－「福祉」の時代の終わり、マイノリティの権利の時代の始まり－』増補改訂版、現代書館、1999。

大林雅之『バイオエシックス教育のために』メディカ出版、1999。

塩野谷祐一他編『先進諸国の社会保障』1－7、東京大学出版会、1999－2000。

庄司洋子他編『福祉社会事典』弘文堂、1999。

住明正『地球温暖化の真実－先端の気候科学でどこまで解明されているか－』ウェッジ、1999。

関根清三編『死生観と生命倫理』東京大学出版会、1999。

曽我英彦・棚橋實・長島隆編『生命倫理のキーワード』理想社、1999。

園田寿『児童買春・児童ポルノ処罰法－解説－』日本評論社、1999。

田代俊孝『仏教とビハーラ運動－死生学入門－』法藏館、1999。

鳥井弘之『原子力の未来－持続可能な発展へ

の構想-』日本経済新聞社、1999。
中谷瑾子『21世紀につなぐ生命と法と倫理-生命の始期をめぐる諸問題-』有斐閣、1999。
J.バーリー編『遺伝子革命と人権-クローン技術とどうつきあっていくか-』1999（石井陽一訳、DHC、2001）。
P.G.ピーターソン『老いてゆく未来-少子高齢化は世界をこう変える-』1999（山口峻宏訳、ダイヤモンド社、2001）。
藤村正之『福祉国家の再編成-「分権化」と「民営化」をめぐる日本的動態-』東京大学出版会、1999。
古川清行編著『環境問題資料事典』1-3、東洋館出版社、1999。
S.ポステル『水不足が世界を脅かす』1999（環境文化創造研究所訳、家の光協会、2000）。
森下直貴『死の選択-いのちの現場から考える-』窓社、1999。
八代尚宏『少子・高齢化の経済学-市場重視の構造改革-』東洋経済新報社、1999。
山内俊雄『性転換手術は許されるのか-性同一性障害と性のあり方-』明石書店、1999。
吉松和哉『医者と患者』岩波書店、1999。

2000年

秋山直『製造物責任論』東銀座出版社、2000。
石渡隆司『医学哲学はなぜ必要なのか』時空出版、2000。
井上栄『感染症の時代』講談社、2000。
江川紹子『魂の虜囚-オウム事件はなぜ起きたか-』中央公論新社、2000。
大井賢一・木阪昌知『歯科医療倫理Q&A』太陽出版、2000。
大田伊久雄『アメリカ国有林管理の史的展開-人と森林の共生は可能か？-』京都大学学術出版会、2000。
大朏博善『ES細胞-万能細胞への夢と禁忌-』文藝春秋、2000。
小原秀雄他編著『レッド・データ・アニマルズ-動物世界遺産-』1-8・別巻、講談社、2000-2001。
D.カラハン『自分らしく死ぬ-延命治療がゆがめるもの-』2000（岡村二郎訳、ぎょうせい、2006）。
環境法令研究会編『最新環境キーワード』第三版、経済調査会、2000。
厚生省健康政策局総務課監修『21世紀の末期医療』中央法規出版、2000。
厚生法規研究会監修『こうなる新福祉政策-続・「ゴールドプラン21」「少子化対策推進基本方針」「新エンゼルプラン」の要点解説-』大成出版社、2000。
河野勝彦『環境と生命の倫理』文理閣、2000。
M.サンデロウスキー『策略と願望-テクノロジーと看護のアイデンティティ-』2000（和泉成子監訳・中岡彩訳、日本看護協会出版会、2004）。
V.シヴァ『食糧テロリズム-多国籍企業はいかにして第三世界を飢えさせているか-』2000（浦本昌紀監訳・竹内誠也・金井塚務訳、明石書店、2006）。
鈴木りえこ『超小子化-危機に立つ日本社会-』集英社、2000。
中里巧『福祉人間学序説』未知谷、2000。
中野次郎『誤診列島』ホーム社・集英社、2000。
二木立『介護保険と医療保険改革』勁草書房、2000。
西村周三『保険と年金の経済学』名古屋大学出版会、2000。
日本社会臨床学会編『カウンセリング・幻想と現実』上・下、現代書館、2000。
萩原清子『在宅介護と高齢者福祉のゆくえ』白桃書房、2000。
R.バダンテール『そして、死刑は廃止された』2000（藤田真利子訳、作品社、2002）。
原ひろ子・根村直美編著『健康とジェンダー』明石書店、2000。

文献一覧

藤野豊『強制された健康－日本ファシズム下の生命と身体－』吉川弘文館、2000。

G.E.ペンス『医療倫理－よりよい決定のための事例分析－』初版、1990、〈第二版、1995、第三版、2000〉（1-2、宮坂道夫・長岡成夫訳、みすず書房、2000-2001）。

本田雅和他『環境レイシズム－アメリカ「がん回廊」を行く－』解放出版社、2000。

前橋喜平『老老介護1000日－共倒れの危機を越えて－』STEP、2000。

松井茂記『少年事件の実名報道は許されないのか－少年法と表現の自由－』日本評論社、2000。

御園生誠監修『環境触媒とグリーンケミストリー』シーエムシー、2000。

柳原和子『がん患者学』晶文社、2000。

山口光恒『地球環境問題と企業』岩波書店、2000。

山崎喜比古・瀬戸信一郎編『HIV感染被害者の生存・生活・人生－当事者参加型リサーチから－』有信堂高文社、2000。

山崎泰彦編『介護保険制度・ゴールドプラン21』介護保険の政策・現場実践シリーズ1、東京法令出版、2000。

油井香代子『医療事故－医者の奢り患者の怒り－』双葉社、2000。

米本昌平・松原洋子・橳島次郎・市野川容孝『優生学と人間社会－生命科学の世紀はどこへ向かうのか－』講談社、2000。

リプロダクティヴ法と政策センター編『リプロダクティヴ・ライツ－世界の法と政策－』2000（房野桂訳、明石書店、2001）。

B.ロウ『医療の倫理ジレンマ　解決への手引き－患者の心を理解するために－』第二版、2000（北野喜良他監訳、西村書店、2003）。

2001年

川内美彦『ユニバーサル・デザイン－バリアフリーへの問いかけ－』学芸出版社、2001。

川口啓明・菊地昌子『遺伝子組換え食品』文藝春秋、2001。

吉良竜夫『森林の環境・森林と環境－地球環境問題へのアプローチ－』新思索社、2001。

黒田輝政『在宅ホスピス入門　家で死にたい・死なせたい－介護福祉からのアプローチ－』ミネルヴァ書房、2001。

小泉カツミ『産めない母と産みの母－代理母出産という選択－』竹内書店新社、2001。

P.ダスグプタ『サステイナビリティの経済学－人間の福祉と自然環境－』2001（植田和弘監訳、岩波書店、2007）。

多田羅浩三編『健康日本21推進ガイドライン－厚生科学特別研究事業健康日本21推進の方策に関する研究－』ぎょうせい、2001。

田沼靖一『死の起源－遺伝子からの問いかけ－』朝日新聞社、2001。

出口顯『臓器は「商品」か－移植される心－』講談社、2001。

長島隆・盛永審一郎編『生殖医学と生命倫理』生命倫理コロッキウム1、太陽出版、2001。

中村正『ドメスティック・バイオレンスと家族の病理』作品社、2001。

日本弁護士連合会人権擁護委員会『医療事故被害者の人権と救済』明石書店、2001。

原剛『農から環境を考える－21世紀の地球のために－』集英社、2001。

J.A.パルマー編『環境の思想家たち』2001（上・下、須藤自由児訳、みすず書房、2004）。

K.ビンディング・A.ホッヘ著・森下直貴・佐野誠訳著『「生きるに値しない命」とは誰のことか－ナチス安楽死思想の原典を読む－』窓社、2001（第一部1920）。

本山直樹編『農薬学事典』朝倉書店、2001。

森岡正博『生命学に何ができるか－脳死・フェミニズム・優生思想－』勁草書房、2001。

山口三十四『人口成長と経済発展－少子高齢化と人口爆発の共存－』有斐閣、2001。

山口幸夫『エントロピーと地球環境』七つ森書館、2001。

若林一美編『亡き子へ－死別の悲しみを超えて綴るいのちへの証言－』岩波書店、2001。

2002年
浅井篤他『医療倫理』勁草書房、2002。
医療倫理Q＆A刊行委員会編『医療倫理Q＆A』改訂版、太陽出版、2002。
上田健二『生命の刑法学－中絶・安楽死・自死の権利と法理論－』ミネルヴァ書房、2002。
笠原幸子・樫則章・保坂誠『歯科医療倫理』医歯薬出版、2002。
川渕孝一『医療改革－痛みを感じない制度設計を－』東洋経済新報社、2002。
菊田幸一『日本の刑務所』岩波書店、2002。
北岡敏信『ユニバーサルデザイン解体新書』明石書店、2002。
近藤均他編『生命倫理事典』太陽出版、2002。
サイエンティフィック・アメリカン編『クローン技術の可能性』科学の最前線2、2002（水谷淳訳、日本経済新聞社、2005）。
齋藤有紀子編著『母体保護法とわたしたち－中絶・多胎減数・不妊手術をめぐる制度と社会－』明石書店、2002。
社会福祉辞典編集委員会編『社会福祉辞典』大月書店、2002。
資料集生命倫理と法編集委員会編『資料集生命倫理と法』テキスト版、太陽出版、2002。
新村拓『痴呆老人の歴史－揺れる老いのかたち－』法政大学出版局、2002。
生と死を考える会編『生と死の意味を求めて』一橋出版、2002。
生命環境倫理ドイツ情報センター編『エンハンスメント－バイオテクノロジーによる人間改造と倫理－』2002（松田純・小椋宗一郎訳、知泉書館、2007）。
芹川博通『環境・福祉・経済倫理と仏教－現代を生きるための叡知－』ミネルヴァ書房、2002。
総合研究開発機構・藤川忠宏『生殖革命と法』日本経済評論社、2002。
臺宏士『危ない住基ネット』緑風出版、2002。
立山龍彦『自己決定権と死ぬ権利』新版、東海大学出版会、2002。
寺尾五郎『「自然」概念の形成史－中国・日本・ヨーロッパ－』農山漁村文化協会、2002。
ドイツ連邦議会「現代医療の法と倫理」審議会『人間の尊厳と遺伝子情報－ドイツ連邦議会審議会答申－』2002（上、中野真紀・小椋宗一郎訳、知泉書館、2004）。
ドイツ連邦議会「現代医療の法と倫理」審議会『受精卵診断と生命政策の合意形成－ドイツ連邦議会審議会答申－』2002（下、松田純監訳、多田茂他訳、知泉書館、2006）。
東京HIV訴訟弁護団編『薬害エイズ裁判史』1－5、日本評論社、2002。
J.トリッティン『グローバルな正義を求めて』2002（今本秀爾監訳・エコロジャパン翻訳チーム訳、緑風出版、2006）。
長島隆他『理想668号－特集生命倫理と人間の尊厳－』理想社、2002。
中原英臣・佐川峻『生物テロどうすれば生き残れるのか－目に見えない脅威－』ベストセラーズ、2002。
額田勲『いのち織りなす家族－がん死と高齢死の現場から－』岩波書店、2002。
信田さよ子『DVと虐待－「家族の暴力」に援助者ができること－』医学書院、2002。
橋本政良編著『環境歴史学の視座』岩田書院、2002。
平子義雄『環境先進的社会とは何か－ドイツの環境思想と環境政策を事例に－』世界思想社、2002。
福本英子『人・資源化への危険な坂道－ヒトゲノム解析・クローン・ES細胞・遺伝子治療－』現代書館、2002。
福本博文『リビング・ウィルと尊厳死』集英社、2002。
古屋英毅・束理十三雄・佐藤田鶴子編著『医

療倫理－歯科医学Ｅ＆Ｂ〈essential and basic〉』永末書店、2002。
G.E.ペンス『遺伝子組換え食品－その不安と誤解－』2002（山口彦之訳、青土社、2003）。
宮永國子編著『グローバル化とアイデンティティ・クライシス』明石書店、2002。
八木剛平・田辺英『日本精神病治療史』金原出版、2002。
薬師院仁志『地球温暖化論への挑戦』八千代出版、2002。
和田攻他編『看護大事典』医学書院、2002。
医療と倫理［ビデオ］丸善、2002。医療人・医療施設の倫理［ビデオ］。丸善、2002。
医療倫理：いのちは誰のものか：ダックス・コワートの場合／赤林朗日本語版監修、第1巻：前編、第2巻：後編、第3巻：ダイジェスト編［ビデオ］。丸善、2002。

2003年
青木正和『結核の歴史－日本社会との関わりその過去、現在、未来－』講談社、2003。
V.アンベール『僕に死ぬ権利をください－命の尊厳をもとめて－』2003（山本知子訳、日本放送出版協会、2004）。
石原明『法と生命倫理20講』第三版、日本評論社、2003。
井上治代『墓と家族の変容』岩波書店、2003。
岩田正美他編『貧困問題とソーシャルワーク』社会福祉基礎シリーズ10・公的扶助論、有斐閣、2003。
大塚直他『「土壌汚染対策法」のすべて』化学工業日報社、2003。
上村芳郎『クローン人間の倫理』みすず書房、2003。
功刀由紀子他編著『生命のフィロソフィー』世界思想社、2003。
倉持武・長島隆編『臓器移植と生命倫理』生命倫理コロッキウム2、太陽出版、2003。
A.W.クロスビー『史上最悪のインフルエンザ－忘れられたパンデミック－』第二版、2003（西村秀一訳、みすず書房、2004）。
小阪国継『環境倫理学ノート－比較思想的考察－』ミネルヴァ書房、2003。
小松奈美子『統合医療の扉－生命倫理の視角から－』北樹出版、2003。
白石孝他編『世界のプライバシー権運動と監視社会－住基ネット、IDカード、監視カメラ、指紋押捺に対抗するために－』明石書店、2003。
資料集生命倫理と法編集委員会編『生命倫理と法』資料集、太陽出版、2003。
杉山博昭『キリスト教福祉実践の史的展開』大学教育出版、2003。
高橋祥友『中高年自殺－その実態と予防のために－』筑摩書房、2003。
竹村和子編『"ポスト"フェミニズム』知の攻略思想読本10、作品社、2003。
谷本光男『環境倫理のラディカリズム』世界思想社、2003。
徳永哲也『はじめて学ぶ生命・環境倫理－「生命圏の倫理学」を求めて－』ナカニシヤ出版、2003。
中井清美『介護保険－地域格差を考える－』岩波書店、2003。
日本医学ジャーナリスト協会編『患者の権利宣言と医療職の倫理綱領集－日英文対照－』興仁舎、2003。
日本自然保護協会編『生態学からみた野生生物の保護と法律』講談社、2003。
日本死の臨床研究会編『全人的がん医療』死の臨床1、新装・新訂版、人間と歴史社、2003。
久間圭子『医療の比較文化論－その原理と倫理を求めて－』世界思想社、2003。
福田平他『21世紀における刑事規制のゆくえ－中谷瑾子先生傘寿祝賀－』現代法律出版・立花書房、2003。
保木本一郎『ヒトゲノム解析計画と法－優生学からの訣別－』日本評論社、2003。

J.マクヘイル・A.ギャラガー『看護と人権－職業倫理の再考－』2003（井部俊子監修・竹花富子訳、エルゼビア・ジャパン、2006）。

正木慶文『長崎隠れキリシタン記』田中幹子・新潮社、2003。

水谷雅彦『情報の倫理学』現代社会の倫理を考える15、丸善、2003。

見藤隆子他編『看護学事典』日本看護協会出版会、2003。

三村泰臣『新たな世界観の探求－哲学・環境・倫理－』溪水社、2003。

向井承子『患者追放－行き場を失う老人たち－』筑摩書房、2003。

森岡恭彦・村上陽一郎・養老孟司編著『新医学概論』産業図書、2003。

森下直貴『健康への欲望と〈安らぎ〉－ウェルビカミングの哲学－』青木書店、2003。

吉村進編著『環境大事典』日刊工業新聞社、2003。

読売新聞科学部『地球と生きる「緑の化学」』中央公論新社、2003。

劣化ウラン研究会『放射能兵器劣化ウラン－核の戦場ウラン汚染地帯－』技術と人間、2003。

渡辺公三『司法的同一性の誕生－市民社会における個体識別と登録－』言叢社、2003。

2004年

青木純一『結核の社会史－国民病対策の組織化と結核患者の実像を追って－』御茶の水書房、2004。

石原明『法と生命倫理20講』第四版、日本評論社、2004。

伊藤道哉編著『医療の倫理資料集』丸善、2004。

植竹日奈他編著『人工呼吸器をつけますか？－ALS・告知・選択－』メディカ出版、2004。

OECD編著『世界の医療制度改革－質の良い効率的な医療システムに向けて－』2004（阿萬哲也訳、明石書店、2005）。

越智貢他編『応用倫理学講義』1－7、岩波書店、2004－2005。

甲斐克則『尊厳死と刑法』医事刑法研究2、成文堂、2004。

B.ガーランド編『脳科学と倫理と法－神経倫理学入門－』2004（古谷和仁・久村典子訳、みすず書房、2007）。

葛生栄二郎・河見誠『いのちの法と倫理』第三版、法律文化社、2004。

権丈善一『年金改革と積極的社会保障政策』再分配政策の政治経済学2、慶應義塾大学出版会、2004。

小松秀樹『慈恵医大青戸病院事件－医療の構造と実践的倫理－』日本経済評論社、2004。

近藤克則『「医療費抑制の時代」を超えて－イギリスの医療・福祉改革－』医学書院、2004。

斎藤義彦『アメリカ　おきざりにされる高齢者福祉－貧困・虐待・安楽死－』ミネルヴァ書房、2004。

坂井律子・春日真人『つくられる命－AID・卵子提供・クローン技術－』日本放送出版協会、2004。

資料集生命倫理と法編集委員会編『資料集生命倫理と法』ダイジェスト版、太陽出版、2004。

津田敏秀『医学者は公害事件で何をしてきたのか』岩波書店、2004。

日本医師会編『最新医療秘書講座6　人間関係論・医療倫理』、第二版、メヂカルフレンド社、2004。

日本弁護士連合会『化学汚染と次世代へのリスク』七つ森書館、2004。

野村武夫『ノーマライゼーションが生まれた国・デンマーク』ミネルヴァ書房、2004。

広田伊蘇夫『立法百年史－精神保健・医療・福祉関運法規の立法史』批評社、2004。

伏木信次・樫則章・霜田求編『生命倫理と医療倫理』金芳堂、2004。

S.G.ポスト・生命倫理百科事典翻訳刊行委員会編『生命倫理百科事典』第三版、2004（丸善、2007）。

T.ホープ『医療倫理』2004（児玉聡・赤林朗訳、岩波書店、2007）。

増田雅暢『介護保険見直しへの提言－５年目の課題と展望－』法研、2004。

湯川英則監修『CO_2固定化・削減・有効利用の最新技術－地球温暖化対策関連技術－』シーエムシー出版、2004。

湯沢雍彦・宇津木伸編集代表『人の法と医の倫理－唄孝一先生に賀寿と感謝の気持ちを込めて－』信山社、2004。

吉川勝秀『人・川・大地と環境－自然共生型流域圏・都市に向けて－』技報堂出版、2004。

2005年

赤木祥彦『沙漠化とその対策－乾燥地帯の環境問題－』東京大学出版会、2005。

赤林朗編・稲葉一人他『入門・医療倫理』1、勁草書房、2005。

阿部剛久編・松下潤他『これからのエネルギーと環境－水・風・熱の有効利用－』共立出版、2005。

安藤優一郎『江戸の養生所』PHP研究所、2005。

石原明・甲斐克則『法と生命倫理』メンタルケア協会、2005。

江澤誠『「京都議定書」再考！－温暖化問題を上場させた"市場主義"条約－』増補新版、新評論、2005。

大田仁史・三好春樹監修『実用介護事典』講談社、2005。

大谷藤郎『医の倫理と人権－共に生きる社会へ－』医療文化社、2005。

小澤勲『認知症とは何か』岩波書店、2005。

越智貢・板井孝壱郎編『医療情報と生命倫理』生命倫理コロッキウム3、太陽出版、2005。

大星光史『古代日本の生命倫理と疾病観』思文閣出版、2005。

加藤尚武編『環境と倫理－自然と人間の共生を求めて－』新版、有斐閣、2005。

金森修『遺伝子改造』勁草書房、2005。

金子光男・尾崎和彦編著『環境の思想と倫理－環境の哲学、思想、歴史、運動、政策－』人間の科学新社、2005。

亀山純生『環境倫理と風土－日本的自然観の現代化の視座－』大月書店、2005。

川本隆史編『ケアの社会倫理学－医療・看護・介護・教育をつなぐ－』有斐閣、2005。

木村眞人・波多野隆介編『土壌圏と地球温暖化』名古屋大学出版会、2005。

京都大学医学部付属病院企画室研究推進掛『京都大学21世紀COE公開シンポジウム再生医療と生命倫理』2005。

熊澤義宣『キリスト教死生学論集』教文館、2005。

くらしのリサーチセンター編『地球は泣いている　地球温暖化対策に取り組む－温暖化ガス削減目標をどのようにして達成するか』くらしのリサーチセンター、2005。

小松奈美子『医療倫理の扉－生と死をめぐって－』北樹出版、2005。

小松美彦・土井健司編『宗教と生命倫理』叢書倫理学のフロンティア16、ナカニシヤ出版、2005。

近藤均編著『医療人間学のトリニティ－哲学・史学・文学－』太陽出版、2005。

作田明『新しい犯罪心理学』世論時報社、2005。

総合研究開発機構・川井健編『生命倫理法案－生殖医療・親子関係・クローンをめぐって－』商事法務、2005。

武田龍精『宗教と科学　仏教と環境＝生命倫理－仏教とキリスト教との対話－』龍谷大学仏教文化研究所、2005。

田近栄治・佐藤主光編『医療と介護の世代間格差－現状と改革－』東洋経済新報社、2005。

田村正徳・玉井真理子編著『新生児医療現場の生命倫理－「話し合いのガイドライン」をめぐって－』メディカ出版、2005。

ドイツ連邦議会「現代医療の倫理と法」審議会『人間らしい死と自己決定　終末期における事前指示－ドイツ連邦議会審議会中間答申－』2005（山本達監訳、松田純・宮島光志・馬渕浩二訳、知泉書館、2006）。

唄孝一編『医療と法と倫理　資料文献目録』第三期版、唄孝一、2005。

濱谷正晴『原爆体験－六七四四人・死と生の証言－』岩波書店、2005。

樋口範雄・土屋裕子編『生命倫理と法－東京大学学術創成プロジェクト「生命工学・生命倫理と法政策」－』弘文堂、2005。

W.ムーア『解剖医ジョン・ハンターの数奇な生涯』2005（矢野真千子訳、河出書房新社、2007）。

森田明『少年法の歴史的展開－〈鬼面仏心〉の法構造』信山社出版、2005。

森山眞弓・野田聖子編著『よくわかる改正児童買春・児童ポルノ禁止法』ぎょうせい、2005。

生命・医療倫理学入門／東京大学大学院医学系研究科生命・倫理人材養成ユニット［講義］；丸善製作・著作［ビデオ］。丸善、2005。

2006年

秋元健治『核燃料サイクルの闇－イギリス・セラフィールドからの報告－』現代書館、2006。

池口惠觀『「医のこころ」と仏教－医学生と医療従事者のための生命・医療倫理－』同文舘出版、2006。

伊勢田哲治・樫則章編『生命倫理学と功利主義』叢書倫理学のフロンティア17、ナカニシヤ出版、2006。

礒野弥生・除本理史編著『地域と環境政策－環境再生と「持続可能な社会」をめざして－』勁草書房、2006。

岡崎伸郎・岩尾俊一郎編『「障害者自立支援法」時代を生き抜くために』批評社、2006。

香川知晶『死ぬ権利－カレン・クインラン事件と生命倫理の転回－』勁草書房、2006。

亀山章監修・小林達明・倉本宣編『生物多様性緑化ハンドブック－豊かな環境と生態系を保全・創出するための計画と技術－』地人書館、2006。

清郷伸人『違憲の医療制度　混合診療を解禁せよ－混合診療で健康保険停止そして医療難民へ－』ごま書房、2006。

小阪泰治『応用倫理学の考え方－生命・環境・経営倫理と社会問題－』ナカニシヤ出版、2006。

坂本勇二郎『寝たきりにさせない慢性期医療』出版文化社、2006。

島薗進『いのちの始まりの生命倫理－受精卵・クローン胚の作成・利用は認められるか－』春秋社、2006。

竹本善次『超高齢社会と重い荷物－竹本善次政策評論集－』三省堂出版システム、2006。

田島泰彦・斎藤貴男編『超監視社会と自由－共謀罪・顔認証システム・住基ネットを問う－』花伝社・共栄書房、2006。

槌田敦『CO_2温暖化説は間違っている』誰も言わない環境論１、ほたる出版・星雲社、2006。

東京医科歯科大学生命倫理研究センター『ポストゲノム時代の医療倫理』医学出版、2006。

中根成寿『知的障害者家族の臨床社会学－社会と家族でケアを分有するために－』明石書店、2006。

日本地域福祉学会編『地域福祉事典』新版、中央法規出版、2006。

萩原久美子『迷走する両立支援－いま、子どもをもって働くということ－』太郎次郎社エディタス、2006。

宮本憲一『維持可能な社会に向かって－公害は終わっていない－』岩波書店、2006。

養父志乃夫『ビオトープ再生技術入門－ビオトープ管理士へのいざない－』農山漁村文化協会、2006。

山崎克明他『ホームレス自立支援－NPO・市民・行政協働による「ホームの回復」－』明石書店、2006。

山本邦也『オランダの安楽死』成文堂、2006。

山本譲司『累犯障害者－獄の中の不条理－』新潮社、2006。

米沢慧『病院化社会をいきる－医療の位相学－』雲母書房、2006。

和田伸一郎『メディアと倫理－画面は慈悲なき世界を救済できるか－』叢書コムニス1、NTT出版、2006。

医療倫理ケーススタディ［ビデオ］。群馬大学医学部、2006。

2007年

赤林朗編・稲葉一人他著『入門・医療倫理』2、勁草書房、2007。

五十子敬子編『医をめぐる自己決定－倫理・看護・医療・法の視座－』イウス出版・成文堂、2007。

石井トク・野口恭子編著『看護の倫理資料集－看護関連倫理規定・綱領・宣言の解説－』第二版、丸善、2007。

石綿対策全国連絡会議編『アスベスト問題の過去と現在－石綿対策全国連絡会議の20年－』アットワークス、2007。

医療人権を考える会『ベッドサイドの看護倫理事例30－『看護者の倫理綱領』で読み解く－』日本看護協会出版会、2007。

甲斐憲次『黄砂の科学』気象ブックス18、成山堂書店、2007。

北澤毅編著『非行・少年犯罪』リーディングス日本の教育と社会9、日本図書センター、2007。

清野一治・新保一成編『地球環境保護への制度設計』東京大学出版会、2007。

重松一義『日本刑罰史年表』増補改訂版、柏書房、2007。

鈴木敦秋『明香ちゃんの心臓－〈検証〉東京女子医大病院事件－』講談社、2007。

砂屋敷忠他編著・清水M.アイズマン他『医療・保健専門職の倫理テキスト－悩める医療スタッフと学生のための事例集－』改訂増補版、医療科学社、2007。

関根透『医療倫理の系譜－患者を思いやる先人の知恵－』北樹出版、2007。

高橋隆雄・浅井篤編『日本の生命倫理－回顧と展望－』熊本大学生命倫理論集1、九州大学出版会、2007。

竹本善次『重なり合う福祉社会へ』竹本善次政策評論集3、富士社会教育センター、2007。

谷口真由美『リプロダクティブ・ライツとリプロダクティブ・ヘルス』信山社出版、2007。

田宮仁『「ビハーラ」の提唱と展開』学文社、2007。

中島みち『「尊厳死」に尊厳はあるか－ある呼吸器外し事件から－』岩波書店、2007。

中村茂『草津「喜びの谷」の物語－コンウォール・リーとハンセン病－』教文館、2007。

日外アソシエーツ編集部編『環境史事典－トピックス1927－2006－』日外アソシエーツ・紀伊國屋書店、2007。

野村豊弘他『コンピュータ社会における人・生命・倫理と法』レクシスネクシス・ジャパン・雄松堂出版、2007。

橋本淳司『水問題の重要性に気づいていない日本人－「おいしい水の話」から「酸性雨の話」まで－』PHP研究所、2007。

樋口範雄・岩田太編『生命倫理と法』2、弘文堂、2007。

福嶋義光監修・玉井真理子編『遺伝医療と倫理・法・社会』メディカルドゥ、2007。

松波淳一『私説カドミウム中毒の過去・現在・未来－イタイイタイ病を中心として－』桂書房、2007。

柳田邦男・静慈圓編『「生と死」の21世紀宣言－日本の知性15人による徹底討論－』青海社、2007。

山内廣隆他『環境倫理の新展開』シリーズ「人間論の21世紀的課題」4、ナカニシヤ出版、2007。

横田一『介護が裁かれるとき』岩波書店、2007。

吉武久美子『医療倫理と合意形成－治療・ケアの現場での意思決定－』東信堂、2007。

［作成＝森下直貴・中里巧・中根弘之］

文献Ⅱ

1950年代

Ch.エルトン『動物の生態学』渋谷寿夫訳、科学新興社、1955（1927）。

V.I.カザンスキー『ガン－悪性腫瘍の理論－』村山繁 訳、みすず書房、1956（1955）。

J.O.d.ラ＝メトリ『人間機械論』杉捷夫訳、岩波書店、1957（1748）。

G.ジルボーグ『医学的心理学史』神谷美恵子訳、みすず書房、1958（1941）。

H.デュナン『赤十字の誕生－ソルフェリーノの思い出－』木内利三郎訳、白水社、1959（1862）。

1960年代

M.ミード『男性と女性－移りゆく世界における両性の研究－』上・下、田中寿美子・加藤秀俊訳、東京創元社、1961（1949）。

T.R.マルサス『人口の原理に関する一論』（『初版人口の原理』改訳版）、高野岩三郎・大内兵衛訳、岩波書店、1962（1798）。

J.J.ルソー『エミール』上・中・下、今野一雄訳、岩波書店、1962－1964（1762）。

E.デュルケム『道徳教育論』第1・第2、麻生誠・山村健訳、明治図書出版、1964（1925）。

張仲景『傷寒論』丸山清康訳註、明徳出版社、1965（200年頃）。

F.ナイチンゲール『看護覚え書－看護であるもの・看護でないもの－』小玉香津子訳、現代社、1968（1859）。

M.エリアーデ『聖と俗－宗教的なるものの本質について－』風間敏夫訳、法政大学出版局、1969（1957）。

1970年代前半

T.パーソンズ・R.F.ベールズ『核家族と子どもの社会化』上・下、橋爪貞雄他訳、黎明書房、1970－1971（1956）。

S.フロイト『自我とエス』(『フロイト著作集Ⅵ－自我論・不安本能論－』)、井村恒郎他訳、人文書院、1970（1923）。

C.ベルナール『実験医学序説』三浦岱栄訳、岩波書店、1970（1865）。

G.ミュルダール『福祉国家を越えて－福祉国家での経済計画とその国際的意味関連－』北川一雄監訳、ダイヤモンド社、1970（1960）。

H.L.ウィレンスキー・Ch.N.ルボー『産業社会と社会福祉』上・下、四方寿雄他監訳、岩崎学術出版社、1971（1965）。

E.キューブラー＝ロス『死ぬ瞬間－死にゆく人々との対話－』川口正吉訳、読売新聞社、1971（1969）。

A.ベーベル『婦人論』上・下、草間平作訳、岩波書店、1971・1981（1879）。

R.B.フラー『宇宙船「地球」号－フラー人類の行方を語る－』東野芳明訳、ダイヤモンド社、1972（1969）。

S.d.ボーヴォワール『老い』上・下、朝吹三吉訳、人文書院、1972（1970）。

L.T.ホワイト『機械と神－生態学的危機の歴史的根源－』青木靖三訳、みすず書房、1972（1968）。

D.H.メドウズ他『成長の限界－ローマ・クラブ「人類の危機」レポート－』大来佐武郎監訳、ダイヤモンド社、1972（1972）。

N.ロバーツ『老人問題』三浦文夫監訳、東京大学出版会、1972（1970）。

E.H.エリクソン『アイデンティティ－青年と危機－』岩瀬庸理訳、金沢文庫、1973（1968）。

H.E.シゲリスト『文明と病気』上・下、松藤元訳、岩波書店、1973（1943）。

G.H.ミード『精神・自我・社会』稲葉三千男他訳、青木書店、1973（1934）。

E.モラン『人間と死』吉田幸男訳、法政大学出版局、1973（第二版、1970）。

Cy.A.アドラー『エコロジーの幻想－アメリカの公害論争とその反論－』奥谷喬司訳、佑学社、1974（1973）。

P.R.エーリック『人口爆弾』宮川毅訳、河出書房新社、1974（1968）。

R.カーソン『沈黙の春』青樹簗一訳、新潮社、1974（1962）。

P.ベルナルディ『医学と倫理』第二版、篠田紀訳、医学書院、1974。

V.R.ポッター『バイオエシックス－生存の科学－』今堀和友他訳、ダイヤモンド社、1974（1970）。

1970年代後半

K.W.カップ『環境破壊と社会的費用』柴田徳衛・鈴木正俊訳、岩波書店、1975（1975）。

L.R.ブラウン『失なわれゆく食糧－食糧危機への提言－』唯是康彦訳、佑学社、1975（1974）。

M.メサロビッチ・E.ペステル『転機に立つ人間社会－ローマ・クラブ第2レポート－』大来佐武郎訳、茅陽一監訳、ダイヤモンド社、1975（1974）。

B.D.コーレン『カレン生と死』吉野博高訳、二見書房、1976（1976）。

H.S.サリヴァン『現代精神医学の概念』中井久夫・山口隆訳、みすず書房、1976（1940）。

M.マンダニ『反「人口抑制の論理」』自主講座人口論グループ訳、風濤社、1976（1972）。

加藤周一・M.ライシュ・R.J.リフトン『日本人の死生観』上・下、矢島翠訳、岩波書店、1977。

E.R.コッホ・W.ケスラー『生命は操れるか－生物医学の悪夢－』宇野昌人・堀映訳、朝日新聞社、1977（1974）。

D.クーパー『家族の死』塚本嘉寿・笠原嘉訳、みすず書房、1978（1972）。

V.ジャンケレヴィッチ『死』仲沢紀雄訳、みすず書房、1978（1966）。

F.ベーコン『ノヴム・オルガヌム（新機関）』桂寿一訳、岩波書店、1978（1620）。

I.イリッチ『脱病院化社会－医療の限界－』金子嗣郎訳、晶文社、1979（1976）。

E.ケイ『児童の世紀』小野寺信・小野寺百合子訳、富山房、1979（1900）。

J.パスモア『自然に対する人間の責任』間瀬啓允訳、岩波書店、1979（1974）。

J.マネー・P.タッカー『性の署名』朝山新一他訳、人文書院、1979（1975）。

1980年代前半

アメリカ合衆国政府編『西暦2000年の地球－アメリカ合衆国政府特別調査報告－』1－2、逸見謙三・立花一雄監訳、家の光協会、1980－1981（1980）。

Ph.アリエス『〈子供〉の誕生－アンシャン・レジーム期の子供と家族生活－』杉山光信・杉山恵美子訳、みすず書房、1980（1960）。

P.D.クライフ『微生物の狩人』上・下、秋元寿恵夫訳、岩波書店、1980（1926）。

A.ゴルツ『エコロジスト宣言』高橋武智訳、技術と人間、1980（1975）。

R.ドーキンス『生物＝生存機械論－利己主義と利他主義の生物学－』日高敏隆他訳、紀伊國屋書店、1980（1976）。

B.ラマッツィーニ『働く人々の病気－労働医学の夜明け－』松藤元訳、北海道大学図書刊行会、1980（1700）。

E.ジェンナー『牛痘についてのその後の観察』添川正夫訳、近代出版、1981（1799）。

S.スマイルズ『西国立志編』中村正直訳、講談社、1981（1871）。

N.チョドロウ『母親業の再生産－性差別の心理・社会的基盤－』大塚光子・大内菅子訳、新曜社、1981（1978）。

I.イリイチ『シャドウ・ワーク－生活のあり方を問う－』玉野井芳郎・栗原彬訳、岩波書店、1982（1981）。

W.ヴォルフェンスベルガー『ノーマリゼーション』中園康夫・清水貞夫編訳、学苑社、1982（1972）。

S.ソンタグ『隠喩としての病い－エイズとその隠喩－』富山太佳夫訳、みすず書房、1982（1978）。

Ph.アリエス『死と歴史－西欧中世から現代へ－』伊藤晃・成瀬駒男訳、みすず書房、1983（1975）。

E.O.ウィルソン『社会生物学』1－5、坂上昭一他訳、思索社、1983－1985（1975）。

H.マスペロ『道教の養性術』持田季未子訳、せりか書房、1983（1971）。

アメリカ大統領委員会『アメリカ大統領委員会生命倫理総括レポート』厚生省医務局医事課監訳、篠原出版、1984（1983）。

K.M.カーヒル編『エイズ－世界最初のAIDSシンポジウムの克明報告－』恩地光夫訳、ダイナミックセラーズ、1984（1983）。

Ch.M.カルバー・B.ガート『医学における哲学の効用－医学と精神医学の哲学・倫理問題－』岡田雅勝監訳、北樹出版、1984（1982）。

S.ジョージ『なぜ世界の半分が飢えるのか－食糧危機の構造－』小南祐一郎・谷口真里子訳、朝日新聞社、1984（1977）。

S.ソンダース他編著『ホスピスケアハンドブック』岡村昭彦監訳、家の光協会、1984（1981）。

1985年

Ch.J.シンガー・E.A.アンダーウッド『医学の歴史』1－4、酒井シズ・深瀬泰旦訳、朝倉書店、1985－1986（第二版、1962）。

E.デュルケーム『自殺論』宮島喬訳、中央公論社、1985（1897）。

ヒポクラテス『古来の医術について』（『ヒポクラテス全集』1）、大槻真一郎他編訳、エンタープライズ、1985（紀元前400年頃）。

V.E.フランクル『夜と霧－ドイツ強制収容所の体験記録－』霜山徳爾訳、みすず書房、

1985（1947）。

H.ブロディ『医の倫理－医師・看護婦・患者のためのケース・スタディー』館野之男・榎本勝之訳、東京大学出版会、1985（第二版、1981）。

J.E.ラヴロック『地球生命圏－ガイアの科学－』S.P.プラブッダ訳、工作舎、1985（1979）。

1986年

英紙「オブザーバー」編『史上最悪の核汚染－世界を震撼させたチェルノブイリ原発惨事－』川中子真他訳、サンケイ出版、1986（1986）。

木村資生『分子進化の中立説』向井輝美・日下部真一訳、紀伊國屋書店、1986（1979）。

C.ギリガン『もうひとつの声－男女の道徳観のちがいと女性のアイデンティティー』岩男寿美子監訳、川島書店、1986（1982）。

G.ゴーラー『死と悲しみの社会学』宇都宮輝夫訳、ヨルダン社、1986（1965）。

P.シンガー編『動物の権利』戸田清訳、技術と人間、1986（1985）。

G.ドゥルーズ・F.ガタリ『アンチ・オイディプス－資本主義と分裂症－』市倉宏祐訳、河出書房新社、1986（1972）。

R.ハワード・M.パーレイ『酸性雨』田村明監訳、新曜社、1986（1980）。

M.パンゲ『自死の日本史』竹内信夫訳、筑摩書房、1986（1984）。

M.フーコー『性の歴史2－快楽の活用－』田村俶訳、新潮社、1986（1984）。

L.ブラウン編著『地球白書－持続可能な社会をめざして－』本田幸雄監訳、福武書店、1986（1985）。

プリニウス『博物誌』(『プリニウスの博物誌』)1－3、中野定雄他訳、雄山閣出版、1986（77年頃）。

1987年

G.カンギレム『正常と病理』滝沢武久訳、法政大学出版局、1987（1966）。

B.D.コウレン『生と死の演出－先端医療の衝撃－』長尾史郎・長尾玲子訳、文真堂、1987（1986）。

M.-A.ダドレール・M.トゥラード『生殖革命』林瑞枝・磯本輝子訳、中央公論社、1987（1986）。

M.D.ハンコック・G.ショバーリ編著『ポスト福祉国家の政治－新個人主義への対応－』萩野浩基監訳、早稲田大学出版部、1987（1972）。

M.フーコー『性の歴史3－自己への配慮－』田村俶訳、新潮社、1987（1984）。

I.プリゴジン・I.スタンジェール『混沌からの秩序』伏見康治他訳、みすず書房、1987（1984）。

M.メイヤロフ『ケアの本質－生きることの意味－』田村真・向野宣之訳、ゆみる出版、1987（1971）。

N.ルーマン『エコロジーの社会理論－現代社会はエコロジーの危機に対応できるか？－』土方昭訳、新泉社、1987（1986）。

1988年

M.ヴェーバー『プロテスタンティズムの倫理と資本主義の精神』大塚久雄訳、岩波書店、1988（1904－1905）。

H.T.エンゲルハート・H.ヨナス他『バイオエシックスの基礎－欧米の「生命倫理」論－』加藤尚武・飯田亘之編訳、東海大学出版会、1988。

F.サルダ『生きる権利と死ぬ権利』森岡恭彦訳、みすず書房、1988（1975）。

H.シッパーゲス『中世の医学－治療と養生の文化史－』大橋博司他訳、人文書院、1988（1985）。

P.シンガー『動物の解放』戸田清訳、技術と人間、1988（1975）。

P.シンガー・D.ウェールズ『生殖革命－子供の新しい作り方－』加茂直樹訳、晃洋書房、1988（1984）。
F.M.ラッペ・J.コリンズ『世界飢餓の構造－いま世界に食糧が不足しているか－』鶴見宗之介訳、三一書房、1988（1986）。

1989年
H.T.エンゲルハート『バイオエシックスの基礎づけ』加藤尚武・飯田亘之監訳、朝日出版社、1989（1986）。
D.オースター『ネイチャーズ・エコノミー－エコロジー思想史－』中山茂他訳、リブロポート、1989（第二版、1985）。
L.キング『医学思想の源流』舘野之男監訳、西村書店、1989（1963）。
J.グリビン『オゾン層が消えた』加藤珪訳、地人書館、1989（1988）。
I.バレール・E.ラルウ『ドキュメント安楽死』森岡恭彦訳、講談社、1989（1962）。

1990年
J.ウェストビー『森と人間の歴史』熊崎実訳、築地書館、1990（1989）。
N.エリアス『死にゆく者の孤独』中居実訳、法政大学出版局、1990（1982）。
D.キャラハン『老いの医療－延命主義医療に代わるもの－』山崎淳訳、早川書房、1990（1987）。
S.H.シュナイダー『地球温暖化の時代－気候変化の予測と対策－』内藤正明・福岡克也監訳、ダイヤモンド社、1990（1989）。
Ch.ダーウィン『種の起源』上・下、八杉竜一訳、岩波書店、1990（1859）。
E.チャドウィック『大英帝国における労働人口集団の衛生状態に関する報告書』橋本正己訳、日本公衆衛生協会、1990（1842）。
J.ラヴロック『ガイアの時代－地球生命圏の進化－』S.P.プラブッダ訳、工作舎、1990（1988）。

M.ロックウッド編著『現代医療の道徳的ディレンマ』加茂直樹監訳、晃洋書房、1990（1985）。

1991年
P.シンガー『実践の倫理』山内友三郎・塚崎智監訳、昭和堂、1991、新版1999（1979〈第二版1993〉）。
J.J.バッハオーフェン『母権論』1－3、岡道男・河上倫逸監訳、みすず書房、1991－1995（1897）。
J.レイチェルズ『生命の終わり－安楽死と道徳－』加茂直樹監訳、晃洋書房、1991（1986）。
R.F.ワイヤー『障害新生児の生命倫理－選択的治療停止をめぐって－』高木俊一郎・高木俊治監訳、学苑社、1991（1984）。

1992年
D.サドナウ『病院でつくられる死－「死」と「死につつあること」の社会学－』岩田啓靖他訳、せりか書房、1992（1967）。
S.スピッカー・H.T.エンゲルハート編『新しい医療観を求めて』石橋隆司他編訳、時空出版、1992。
F.ダゴニェ『バイオエシックス－生体の統御をめぐる考察－』金森修・松浦俊輔訳、法政大学出版局、1992（1988）。
日本カトリック司教協議会教会行政法制委員会訳『カトリック新教会法典　羅和対訳』有斐閣、1992（1983）。
E.ベック＝ゲルンスハイム『出生率はなぜ下ったか－ドイツの場合－』香川壇訳、勁草書房、1992（1984）。
A.モンク・C.コックス『在宅ケアの国際比較－欧米7か国にみる高齢者保健福祉の新機軸－』村川浩一他訳、中央法規出版、1992（1991）。
G.ラーナン『哲学的医の倫理』三吉敏則訳、木鐸社、1992（1986）。

M.ワーノック『生命操作はどこまで許されるか』上見幸司訳、協同出版、1992（1985）。

1993年

C.アンブロセリ『医の倫理』中川米造訳、白水社、1993（1988）。

A.S.ガン・P.A.ヴェジリンド『環境倫理－価値のはざまの技術者たち－』古谷圭一編訳、内田老鶴圃、1993（1986）。

国連事務局監修『アジェンダ21－持続可能な開発のための人類の行動計画 '92地球サミット採択文書－』環境庁・外務省監訳、海外環境協力センター、1993（1992）。

K.シュレーダー＝フレチェット編『環境の倫理』上・下、京都生命倫理研究会訳、晃洋書房、1993（第二版、1991）。

N.ジョンソン『福祉国家のゆくえ－福祉多元主義の諸問題－』青木郁夫・山本隆訳、法律文化社、1993（1987）。

P.チェスラー『代理母－ベビーM事件の教訓－』佐藤雅彦訳、平凡社、1993（1988）。

R.F.ナッシュ『自然の権利－環境倫理の文明史－』岡崎洋監修・松野弘訳、TBSブリタニカ、1993（1989）。

C.プロス・G.アリ編『人間の価値－1918年から1945年までのドイツの医学－』林功三訳、風行社・開文社出版、1993（1989）。

UNEP『地球の化学汚染－その過程と現象・UNEP（国連環境計画）レポート－』大竹千代子他訳、開成出版、1993（1992）。

1994年

A.ヴェサリウス『人体構造論』（『人体構造論抄－ヴェサリウスのthe Epitome－』）中原泉訳、南江堂、1994（1543）。

OECD編著『OECDレポート－日本の環境政策・成果と課題－』環境庁地球環境部企画課・外務省経済局国際機関第二課監訳、中央法規出版、1994（1993）。

N.J.オズグッド『老人と自殺－老いを排除する社会－』野坂秀雄訳、春秋社、1994（1992）。

R.R.フエイドン・T.L.ビーチャム『インフォームド・コンセント－患者の選択－』酒井忠昭・秦洋一訳、みすず書房、1994（1986）。

C.ポンティング『緑の世界史』上・下、石弘之・京都大学環境史研究会訳、朝日新聞社、1994（1991）。

J.ミューア『1000マイルウォーク緑へ』熊谷鉱司訳、立風書房、1994（1916）。

W.V.リード・K.R.ミラー『生物の保護はなぜ必要か－バイオダイバシティ〈生物の多様性〉という考え方－』藤倉良編訳、ダイヤモンド社、1994（第二版、1993）。

1995年

V.v.ヴァイツゼッカー『生命と主体－ゲシュタルトと時間・アノニューマー』木村敏訳・註解、人文書院、1995（1942〈第二版1946〉）。

E.P.エヴァンズ『殺人罪で死刑になった豚』抄訳、遠藤徹訳、青弓社、1995（1906）。

A.キンブレル『ヒューマンボディショップ－臓器売買と生命操作の裏側－』福岡伸一訳、化学同人、1995（1993）。

S.スピッカー『医学哲学への招待』石橋隆司・酒井明夫・藤原博訳、時空出版、1995。

WHO責任編集『世界伝統医学大全』津谷喜一郎訳、平凡社、1995（1983）。

C.W.フーフェラント『自伝－医の倫理－』杉田絹枝・杉田勇訳、北樹出版、1995（1937）。

M.ベンジャミン・J.カーティス『臨床看護のディレンマ』1－2、矢次正利・宮越一徳・枡形公也・松島哲久・谷本光男訳、時空出版、1995（第三版、1992）。

1996年

H.R.ウルフ他『人間と医学』梶田昭訳、博品社、1996（第二版1990、〈第一版1986〉）。

M.ブクチン『エコロジーと社会』藤堂麻里子他訳、白水社、1996（1989）。
G.ミノワ『老いの歴史－古代からルネサンスまで－』大野朗子・菅原恵美子訳、筑摩書房、1996（1987）。

1997年
IPCC第3作業部会編『地球温暖化の経済・政策学－IPCC「気候変動に関する政府間パネル」第3作業部会報告－』天野明弘・西岡秀三監訳、中央法規出版、1997（1996）。
A.グールド『福祉国家はどこへいくのか－日本・イギリス・スウェーデン－』髙島進他訳、ミネルヴァ書房、1997（1993）。
A.ジョンセン他『臨床倫理学－臨床医学における倫理学決定のための実践的なアプローチ－』赤林朗・大井玄監訳、新興医学出版社、1997（第三版、1992）。
A.ネス『ディープ・エコロジーとは何か－エコロジー・共同体・ライフスタイル－』斎藤直輔・開竜美訳、文化書房博文社、1997（1989）。
T.L.ビーチャム・J.F.チルドレス『生命医学倫理』永安幸正・立木教夫監訳、成文堂、1997（第三版1989、〈第一版1979〉）。
S.d.ボーヴォワール『第二の性』Ⅰ・Ⅱ、井上たか子他監訳、新潮社、1997（1949）。
A.レオポルド『野生のうたが聞こえる』新島義昭訳、講談社、1997（1949）。

1998年
ガレノス『自然の機能について』内山勝利編・種山恭子訳、京都大学学術出版会、1998（170年頃）。
S.シュナイダー『地球温暖化で何が起こるか』田中正之訳、草思社、1998（1997）。
L.M.シルヴァー『複製されるヒト』東江一紀・真喜志順子・渡会圭子訳、翔泳社、1998（1997）。
P.シンガー『生と死の倫理－伝統的倫理の崩壊－』樫則章訳、昭和堂、1998（1994）。
F.ダゴニェ『病気の哲学のために』金森修訳、産業図書、1998（1996）。
D.B.モリス『痛みの文化史』渡邉勉・鈴木牧彦訳、紀伊國屋書店、1998（1991）。

1999年
D.アーノルド『環境と人間の歴史－自然、文化、ヨーロッパの世界的拡張－』飯島昇藏・川島耕司訳、新評社、1999（1996）。
J.キヴォーキアン『死を処方する』松田和也訳、青土社、1999（1991）。
E.クレー『第三帝国と安楽死－生きるに値しない生命の抹殺－』松下正明監訳、批評社、1999（1983）。
M.C.ナスバウム・C.R.サンスタイン編『クローン、是か非か』中村桂子・渡会圭子訳、産業図書、1999（1998）。
R.フォックス・J.スウェイジー『臓器交換社会－アメリカの現実・日本の近未来－』森下直貴・倉持武・窪田倭・大木俊夫訳、青木書店、1999（1992）。
J.マルチネス＝アリエ『エコロジー経済学－もうひとつの経済学の歴史－』増補改訂新版、工藤秀明訳、新評論、1999（1987）。

2000年
L.B.アンドルーズ『ヒト・クローン無法地帯－生殖医療がビジネスになった日－』望月弘子訳、紀伊國屋書店、2000（1999）。
V.v.ヴァイツゼッカー『病いと人』木村敏訳、新曜社、2000（全集版、1988）。
D.ドリージャー『国際的障害者運動の誕生－障害者インターナショナル・DPI－』長瀬修編訳、エンパワメント研究所・筒井書房、2000（1989）。
L.フロイス『日本史』（『完訳フロイス日本史』1－12）、松田毅一・川崎桃太訳、中央公論新社、2000（1583－1586）。
G.E.ペンス『医療倫理－よりよい決定のため

の事例分析－』1-2、宮坂道夫・長岡成夫訳、みすず書房、2000（初版、1990〈第二版1995、第三版2000〉）。
S.ポステル『水不足が世界を脅かす』環境文化創造研究所訳、家の光協会、2000（1999）。
H.ヨナス『責任という原理』加藤尚武監訳、東信堂、2000（1979）。
L.リア編・R.カーソン『失われた森－レイチェル・カーソン遺稿集－』古草秀子訳、集英社、2000（1998）。
D.ロスマン『医療倫理の夜明け－臓器移植・延命治療・死ぬ権利をめぐって－』酒井忠昭監訳、晶文社、2000（1991）。

2001年

アリストテレス『魂について』中畑正志訳、京都大学学術出版会、2001（紀元前300年頃）。
T.コルボーン他『奪われし未来』増補改訂版、長尾力・堀千恵子訳、翔泳社、2001（1997）。
A.ドレングソン・井上有一編『ディープ・エコロジー－生き方から考える環境の思想－』井上有一監訳、昭和堂、2001（1995）。
J.バーリー編『遺伝子革命と人権－クローン技術とどうつきあっていくか－』石井陽一訳、DHC、2001（1999）。
P.G.ピーターソン『老いてゆく未来－少子高齢化は世界をこう変える－』山口峻宏訳、ダイヤモンド社、2001（1999）。
リプロダクティヴ法と政策センター編『リプロダクティヴ・ライツ－世界の法と政策－』房野桂訳、明石書店、2001（2000）。

2002年

D.F.チャンブリス『ケアの向こう側－看護職が直面する道徳的・倫理的矛盾－』浅野祐子訳、日本看護協会出版会、2002（1996）。
R.バダンテール『そして、死刑は廃止された』藤田真利子訳、作品社、2002（2000）。

2003年

R.B.ノーガード『裏切られた発展－進歩の終わりと未来への共進化ビジョン－』竹内憲司訳、勁草書房、2003（1994）。
L.ノルデンフェルト『健康の本質』石渡隆司・森下直貴監訳、時空出版、2003（1995）。
A.ハワード『農業聖典』保田茂訳、日本有機農業研究会・コモンズ、2003（1940）。
G.E.ペンス『遺伝子組換え食品－その不安と誤解－』山口彦之訳、青土社、2003（2002）。
B.ロウ『医療の倫理ジレンマ　解決への手引き－患者の心を理解するために－』北野喜良他監訳、西村書店、2003（第二版、2000）。

2004年

V.アンベール『僕に死ぬ権利をください－命の尊厳をもとめて－』山本知子訳、日本放送出版協会、2004（2003）。
A.W.クロスビー『史上最悪のインフルエンザ－忘れられたパンデミック－』西村秀一訳、みすず書房、2004（第二版、2003）。
M.サンデロウスキー『策略と願望－テクノロジーと看護のアイデンティティ－』和泉成子監訳・中岡彩訳、日本看護協会出版会、2004（2000）。
H.D.ソロー『ウォールデン－森の生活－』今泉吉晴訳、小学館、2004（1854）。
ドイツ連邦議会「現代医療の法と倫理」審議会『人間の尊厳と遺伝子情報－ドイツ連邦議会審議会答申－』上、中野真紀・小椋宗一郎訳、知泉書館、2004（2002）。
J.A.パルマー『環境の思想家たち』上・下、須藤自由児訳、みすず書房、2004（2001）。

2005年

OECD編著『世界の医療制度改革－質の良い効率的な医療システムに向けて－』阿萬哲也訳、明石書店、2005（2004）。
サイエンティフィック・アメリカン編『クローン技術の可能性』科学の最前線2、水谷

淳訳、日本経済新聞社、2005（2002）。
W.J.ビショップ『外科の歴史』川満富裕訳、時空出版、2005（1961）。
U.ベンツェンヘーファー編『医療倫理の挑戦』谷田信一・河村克俊・後藤弘志訳、富士書店、2005（1994）。
K.M.マイヤー＝アービッヒ『自然との和解への道』上・下、山内廣隆訳、みすず書房、2005－2006（1986）。

2006年

D.カラハン『自分らしく死ぬ－延命治療がゆがめるもの－』岡村二郎訳、ぎょうせい、2006（2000）。
H.クーゼ『生命の神聖性説批判』飯田亘之他訳、東信堂、2006（1987）。
V.シヴァ『食糧テロリズム－多国籍企業はいかにして第三世界を飢えさせているか－』浦本昌紀監訳・竹内誠也・金井塚務訳、明石書店、2006（2000）。
ドイツ連邦議会「現代医療の法と倫理」審議会『受精卵診断と生命政策の合意形成－ドイツ連邦議会審議会答申－』下、松田純監訳、多田茂他訳、知泉書館、2006（2002）。
ドイツ連邦議会「現代医療の法と倫理」審議会『人間らしい死と自己決定　終末期における事前指示－ドイツ連邦議会審議会中間答申－』松田純・宮島光志・馬渕浩二訳、知泉書館、2006（2005）。
J.トリッティン『グローバルな正義を求めて』今本秀爾監訳・エコロジャパン翻訳チーム訳、緑風出版、2006（2002）。
J.マクヘイル・A.ギャラガー『看護と人権－職業倫理の再考－』井部俊子監修・竹花富子訳、エルゼビア・ジャパン、2006（2003）。
W.R.ラフルーア『水子－〈中絶〉をめぐる日本文化の底流－』森下直貴他訳、青木書店、2006（1992）。

2007年

B.ガーランド編『脳科学と倫理と法－神経倫理学入門－』古谷和仁・久村典子訳、みすず書房、2007（2004）。
生命環境倫理ドイツ情報センター編『エンハンスメント－バイオテクノロジーによる人間改造と倫理－』松田純・小椋宗一郎訳、知泉書館、2007（2002）。
P.ダスグプタ『サステイナビリティの経済学－人間の福祉と自然環境－』植田和弘監訳、岩波書店、2007（2001）。
F.-J.ブリュックゲマイアー・T.ロンメルスバッハー編『ドイツ環境史－19世紀と20世紀における自然と人間の共生の歴史－』平井旭訳、リーベル出版、2007（第二版、1989）。
S.G.ポスト・生命倫理百科事典翻訳刊行委員会編『生命倫理百科事典』丸善、2007（第三版、2004）。
T.ホープ『医療倫理』児玉聡・赤林朗訳、岩波書店、2007（2004）。
W.ムーア『解剖医ジョン・ハンターの数奇な生涯』矢野真千子訳、河出書房新社、2007（2005）。

［作成＝森下直貴・中里巧・中根弘之］

事項索引

[凡例] 邦語と欧語は分けて配置した。邦語配列は50音順、欧文略語はアルファベット順である。算用数字で始まる専門用語は1から順番に配列した。
邦語のうち主要な概念・組織名称・薬剤・病名等には、対応する英語を付した。

[あ]

愛（love） ……… **1**,75,129-30,170,382,584,777,827
愛護動物 …………………………………228,678
愛情 …………………………109,151,256,356
愛人 ……………………………………………669
アイスランド ………………………………974
愛他主義 ……………………………………919
愛智 ……………………………………………361
愛知きわみ看護短期大学 ………………225
愛知県 ………………………………………95,885
愛着 ……………………………………………312
愛着形成障害 ………………………………312
相手の同意の廃止 …………………………632
アイデンティティ ………111,239,337,354-5,
　401,412,419,437,448,514,524,526-7,556,726,821,
　910,935,940
アイデンティティクライシス …………821
「愛と健康の贈りもの」 ……………………73
アイヌ …………………………………………843
アイヌ文化 …………………………………374
愛の共同体 …………………………………468
愛の思想 ……………………………………431
愛の秩序 ……………………………………170
愛の施し ……………………………………388
アイバンクセンター …………………………73
愛別離苦 ……………………………………315,455
愛欲 ………………………………………………1
アイルランドカトリック …………………521
アウシュヴィッツ …………………………695
亜鉛 ……………………………………………69
亜鉛鉱毒 ……………………………………51
青い芝 ………………………………………451
青色1号 ……………………………………185
アオカビ ……………………………………309
青潮 ……………………………………………156
青森県恐山 …………………………………374
アカウンタビリティ（accountability）
　……………………………………**2**,88,224,581
アカゲザル …………………………………883
赤潮 ……………………………………156,257,296
阿賀野川 ……………………………………854

アガペー ……………………1,131,381,827
赤本 ……………………………………………856
明るく活力ある超高齢社会 ………………320
赤ん坊 ………………………………………122,596
秋田市 …………………………………………704
亜急性 …………………………………………216
亜急性脊髄視神経症（SMON） ………513,876
悪 ………………………………………915,918,934
悪意の差別 …………………………………355
悪質遺伝的素因の排除 ……………………358
悪質なる遺伝性疾患の資質を有する者 …328
アクシデントレポート ……………………917
悪臭 ………………………………………3,287,295
悪臭苦情 ………………………………………3
悪臭防止法（Offensive Odor Control Law）…**3**
悪循環 …………………………………………90
悪性 ……………………………………………616
悪性関節リウマチ …………………………698
悪性腫瘍（malignant tumor）……46,69,162,184,
　312,335,493,537,665
悪性症候群 …………………………………780
悪性新生物（malignant neoplasm）
　………………………112,184,411,483,515,706,770,849
悪性中皮腫 …………………………………297
悪性の退行 …………………………………616
悪性リンパ腫 ………………………………184,334
アクセス権 …………………………………616
アクティブ80ヘルスプラン ………………327
悪徳 …………………………………………848-9
悪徳商法 ……………………………………686
『悪徳の栄え』 ………………………………962
悪徳弁護士 ……………………………………91
悪魔 …………………………………143,177,509
悪魔払い ………………………………………33
悪夢 ……………………………………………994
アクリルニトリル …………………………682
顎 ………………………………………………365
アザチオプリン（AZ）……………………42,868
朝日新聞社 …………………………………280
朝日訴訟 ……………………………………547
麻布 ……………………………………………767
アザラシ肢症（フォコメリア）…………223,355

事項索引

アザラシ保護運動	679
亜酸化窒素	988
足	20,912
アジア	16,154,198,590,777-8,785,813,901,990
アジア人女性	490
アジア太平洋地域事務所	1001
アジアバイオエシックス	273
アジアバイオエシックスプログラム	730
アジェンダ21（Agenda21）	**4**,199,359,914
足尾銅山	296
アシロマ決議（Asilomar Decision）	**4**,63,253-4
飛鳥時代	767
アスピリン	653-4
アースファースト運動	638-9
アスベスト（石綿）	185,287,297,615,886
アスペルガー障害 →アスペルガー症候群	**5**
アスペルガー症候群（Aspergar syndrome, Aspergar's syndrome）	**5**,745-6
アセスメント	139,243
アセチルコリン	17
アセトアミノフェン（非ピリン系鎮痛薬）	653
アセトアルデヒド	854
遊び	352,616
アダムとエバの堕罪	315
新しい主義・思想	596
新しい精神病理	455
『新しい倫理学』	206
アダルトショップ	778
アダルトチルドレン（adult children）	**6**
アダルトビデオ	633,962
アーチファクト	987
アッセンティブ＝フェローシップ	143
安土桃山時代	901
アッラー	381
圧力団体	198
『アディクションアプローチ』	840
アディクションアプローチ	388
アテトーゼ	117
アデニン	972
アデノウイルス	116
アデノウイルスベクター	69
アデノシン	966
アデノシンデアミナーゼ（ADA）	966
アート（医術）	498
アートセラピー →芸術療法	**6**
アドバンスディレクティブ（advance directives）	**6**,215,389,796
アトピー	888

アドボカシー（advocacy）	**7**
アートマン	786
アドレナリン	510
アナキズム	129
アナフィラキシーショック	309
アナムネ（Anamnese）	106
アナムネ →アナムネーゼ	**8**
アナムネーゼ（anamnesis, past history）	**8**
アナルトリー	399-400
アナログ構造	61
アニオン	358
アニマティズム	430
アニマルライツ	679
アニミズム（animism）	**9**,177,205,394,430,569,638,940
アニメ	556
アノマロスコープ	367
あの世	374
亜硝酸	299
アフターケア	10,546,634
アフタ性潰瘍	800
油	156
アフリカ	24,154,174,194,271,579,588,741,813,837,839
アヘン	10,134,653,844,847,881
アヘンアルカロイド	10
アヘンアルカロイド系麻薬	10,847
アヘン系麻薬（opiates）	**10**,881
アヘン系麻薬乱用	848
アヘン剤	10
阿片戦争	10
あへん法（Opium Law）	10,**11**,689,882
アヘン類	10,882
アホウドリ	442
アボガドロ数	838
アポトーシス	407,869
アポトーシス →死の定義	**11**
アポリア	935
アポロ計画	758
甘え（amae）	**11**,373
甘える	12
アマゾン川	855
アマチュア	597
奄美自然の権利訴訟	201,393
雨水	157
アマミノクロウサギ	393
アミノグリコシド系	309
アミノ酸	61-2,65,724,972

1324

事項索引

アミノ酸配列 …………………………………………61
アムステルダム …………………………………………922
アメニティ ……………………………………157,197
アメニティ権 ……………………………………193
アメーバ …………………………………………864
アメリカ …4,6-7,13-4,21-2,24,31,40,49,53,63,66-7,
　69-70,72,77,87,91,94-5,99-100,102,106,109,113-4,
　118-9,121,123,127-8,132,136,138,140-3,147,149,
　159,165,169,174,177-9,182-3,187,194,196,198,215,
　222,254-5,263,265,271,273,277,283,320,341,358-9,
　362,366,368,372,379,388-9,393-4,398,408,432,473,
　481,487,494-5,500,533,537,542,545-7,553,560,563,
　568,576,579-80,583-4,588,590-1,593,597,599,602,
　610,620-1,624-5,632,636-7,648,654,673-4,685,689,
　692,710-1,719,721,726,729-31,734,745,747-9,751,
　753,758,761-2,774,776,779,781,787,790,794,796,
　801-2,805-6,810,819-20,823,831,837,839,853,862,
　869-71,879,888,890,898,906,908,912,916,921,923,
　930-1,933,937,941,955,963,971,975,977-8,980,
　982-3,990-3,997-8
アメリカ安楽死教育協議会 ……………………………608
アメリカ安楽死教育財団 ………………………………608
アメリカ医師会（American Medical Association） ……………………………………**12**,75,802
アメリカ医師会の倫理委員会 …………………………438
アメリカエクソン社 ……………………………………127
アメリカ型民主主義 ……………………………………169
アメリカ合衆国 ……………………………………………12
アメリカ合衆国憲法 ……………………………………372
アメリカ合衆国ワシントン州 …………………………796
アメリカ看護師協会（American Nurses Association） ……………………………………7,**12**,209,703
アメリカ関税特許控訴裁判所 …………………………645
アメリカ議会 ……………………………………………797
アメリカ軍 …………………………………………559,611
アメリカ航空宇宙局（NASA） ………………………132
アメリカ公衆衛生局 ……………………………………212
アメリカ厚生省 ……………………………………13,626
アメリカ国立医学図書館 ………………………………273
アメリカ国立衛生研究所（National Institutes of Health） ………………………**13**,69,254,642,739,846
アメリカ国立衛生研究所（NIH）科学倫理委員会 …………………………………………………………661
アメリカザリガニ ………………………………………883
アメリカ疾病防疫センター ……………………………123
アメリカ市民自由連合（ACLU） ……………………793
アメリカ小児医学会 ……………………………………802
アメリカ食品医薬品局（FDA） …………………791,980
アメリカ食品医薬品局　→FDA …………………**14**
アメリカスーパーファンド法 …………………………202
アメリカ精神医学会 ………………470,586,689,746,754
アメリカ精神分析学会 …………………………………540
アメリカ大統領委員会（President's Commission for the Study of Ethical Problems in Medicine and Biomedical and Behavioral Research） ……………………………………**14**,408
アメリカ大統領倫理問題検討委員会 ……………………43
アメリカ独立宣言 …………………………………316,473
アメリカ特許商標局（PTO） …………………71,642,645
アメリカの公民権運動や自立生活運動 …………………446
アメリカの死刑制度 ……………………………………583
アメリカの独立革命 ……………………………………412
アメリカの四原則 ………………………………………213
アメリカ病院協会（American Hospital Association） ……………………………**14**,94-5,180,215,373,917
アメリカ兵の思想改造 …………………………………596
アメリカヘルシーピープル計画 ………………………283
アメリカ薬剤師会（APhA） …………………………879
アメリカユニオンカーバイド社 ………………………300
アメリカ連邦規則第45項パート46・被験者保護・サブパートB ……………………………617
アメリカ連邦最高裁 ……………………………………645
アメリカ連邦法 …………………………………………998
アモパン …………………………………………………509
アーユルヴェーダ ……………………………………25,667
あらかじめの配慮の原理　→世代間倫理 ……**15**
アラキドン酸類 …………………………………………653
アラジール症候群 ………………………………………549
アラスカ州上級裁判所 …………………………………128
アラスカ州バルディーズ港 ……………………………127
アラスカ湾 ………………………………………………748
新たなセーフティーネット検討会 ……………………517
新たな性の様式の発明 …………………………………691
アラバマ州裁判所 ………………………………………121
アラバマ州立精神病院 …………………………………121
アラビア …………………………………………………477
アラビア医学 ………………………………………………23
アラビア圏 ………………………………………………679
アラビア半島 ………………………………………………49
アラブ民族 ………………………………………………859
アーリア人種優越主義 …………………………………694
アリストテレス的目的論 ………………………………592
亜硫酸ガス ……………………………………………296,559
アルカプトン尿症 …………………………………………72
アルカリ角膜腐食 ………………………………………166
歩きタバコ禁止条例 ……………………………………225

1325

アルギニン血症 …………………………………69
アルキル化剤 …………………………………162
アルコール …11,120,155,174,217,286,688,792,844,
  852,881-2,994
アルコール依存 …………………………………6
アルコール依存症　→アルコール症　**15**
アルコール依存症治療センター ………………898
アルコール飲用 …………………………………15
アルコール飲料 …………………………………9
アルコール関連障害 ……………………………15
アルコール症（alcoholism）………**15**,532,586
アルコール対策 …………………………………327
アルコール中毒 ……………………………15,527
アルコール発酵 …………………………………666
アルコールハラスメント（alcohol harass-
  ment）……………………………………**16**
アルコール乱用 …………………………………15
アルシュサミット（Arche Summit）………**16**
アルシュビル ……………………………………16
アルスフェナミン ……………………………162
アルツハイマー型痴呆 …………**16**,715,717,720
アルツハイマー型認知症 ……………………740
アルツハイマー型認知症　→アルツハイマー病
  …………………………………………………**16**
アルツハイマー病（Alzheimer's disease）
  ………………………………………**16**,17,903
アルハラ（alcohol harassment）………15-6
アルハラ　→アルコールハラスメント ………**18**
アルマ・アタ宣言 ……………………213,579,790
アレクサンダーテクニック ……………………288
アーレフ …………………………………………815
アレルギー（allergy）…9,**18**,732,783,873,888,970
アレルギー疾患 …………………………………18
アレルギー症 ……………………………………889
アレルギー症状 …………………………………3
アレルギー体質 …………………………………18
アレルギー反応 ……………………………309,780
アロパシー（allopathy）………………………**18**
アロマ ……………………………………………18
アロマオイル ……………………………………18
アロマセラピー（aromatherapy）…**18**,282,288
アロマセラピスト ………………………………19
アロマトリートメント …………………………19
アロママッサージ ………………………………19
憐れみ ……………………………………………75
哀れみ ……………………………………………388
暗示 ………………………………………………596
安心感 ………………………………………19,151

安静 ………………………………………………78
安静の保持 ……………………………………587
安静療法 ……………………………………930,996
安全 ……………………………5,19,78,160,731,748
安全衛生管理体制 …………………………457,956
安全科学プロジェクト …………………………19
安全学 ……………………………………………**19**
安全管理 ………………………………………173
安全工学 …………………………………………19
安全性 …27,41,63,77,162,224,274,285,703,707,733,
  755,764,783,792,873,876-7,880-1,883
安全性確保対策 ………………………………546
安全対策 ………………………………………731
安全な飲料水の不足 …………………………579
安全な食品 ……………………………………459
安全保障 ……………………………………990-1
アンチセンス ……………………………………69
アンチチョイス ………………………………794
安定と統合の倫理 ……………………………686
アンドロゲン …………………………………204
アントロポロギー（人間学）…………………661
アンフェタミン ………………………………164
あん摩 ……………………………………………288
按摩科 …………………………………………433
あん摩師 …………………………………………93
あん摩術 …………………………………………20
あん摩マッサージ指圧師 ……………………**20**
「あん摩マッサージ指圧師、はり師、きゅう師
  等に関する法律」……………………20,233,748
安眠 ………………………………………………1
安眠妨害 …………………………………………3
暗黙的態度 ………………………………………12
アンモニア ……………………………………142
安楽 ……………………………………………315
安楽死（euthanasia）……**20**,21-3,27,31,34-5,75-6,
  113,171,208,267,346-7,377,410,428,459,461,468-
  70,473,491,571-2,587,608-9,619,648,670,706,732,
  743,756-7,766,787,834,847,885,928,999-1000
安楽死協会 ……………………………………706
安楽死国際会議 ……………………………406-7
安楽死作戦 ……………………………………695
安楽死実験 ……………………………………710
安楽死装置 ………………………………………22
「安楽死に関する5月28日の法律」…………22
安楽死についての宣言 ………………………577
安楽死の違法性阻却6要件 …………………670
安楽死の合法化 ………………………………377
安楽死の条件 …………………………………670

事項索引

安楽死反対論 …………………………885
安楽死法（euthanasia act）………**22**,23,38,347
安楽死法制定運動 ………………………609
「安楽死法律法」……………………………22
安楽死問題 ………………………406,675
安楽死論 ………………………………756

[い]

胃 ……………………………627,680,932
遺 ………………………………………50
医院 …………………………………80
医院 →診療所 ………………………**23**
医員 …………………………………614
委員会コンサルテーション …………937
家 ……………………168-9,174,333,340,524,658
家兎 …………………………………678
家鴨 …………………………………678
イエス ………………………………246
イエズス会 …………………………246
家制度 ………………………………333
家鳩 …………………………………678
硫黄酸化物 …………………299,907,988
医科 …………………………………29
異化 …………………………………587
遺骸 …………………………………50
医科学 ……………………………704,970
医科学技術 ………………………729-30
医科学研究 ………………………755,928
医学（medicine, medical sciences, medical theory）……13-4,**23**,26,28-9,33,41,64,93,125,166,208,313,333,359,363,365,373,377,380,385,396,415,474,490,495,566,568-70,579,619,660,676,679,697,701-2,710-2,716-7,720,722,729-30,739,745,753,770,773,794,802,804,806,810-2,832-3,839,845,856,867,878,887-8,892,894-6,904-6,908,919-20,928,931,943,965,974-5,983-4,986,997
医学一般 …………………………542
「医学および歯学の教育のための献体に関する法律」（献体法）……………………292
医学界 …………………………………626
医学界の権威失墜 ……………………696
『医学概論』……………………………26
医学技術 ………………………………922
医学教育 ……………96,106,486,498,820,856,928
医学研究 （medical research）……**24**,96,108,370,584,614,640,668,721,728,730,761,804,867,935-6,974,983-4,992,997
医学研究規制 ………………………495
医学研究者 …………………………615
医学研究の発展 ……………………332
医学研究用 …………………………600
医学検査技術 ………………………930
医学史 ………………………………570
医学実験 …………………………495,906
医学水準 ………………………………87
医学生 ……………………502,614-5,721,993
医学専門学校 ……………………28,613
医学的緊急度 ………………………615
医学的処置 …………………103,619,676
医学的診断基準 ……………………746
医学的妥当性 …………………………99
医学的知見 …………………………494
医学的適応性 …………………………76
医学的不妊 …………………………789
医学的方法論 ………………………495
医学哲学（philosophy of medicine）
　　…………………………**25**,26,101,902
『医学哲学・医学倫理』………………701
『医学典範』……………………………49
医学に関する国際的倫理綱領（international ethics code in medicine）……………**26**
医学部（school of medicine, medical college, faculty of medicine）…**28**,50,155,292,597,877,931,984
医学部教授 …………………………614
医学療法 ……………………………774
医学倫理 →医療倫理 ………………**29**
イカサマ ……………………………662
医科大学 ………………………………29
医科大学付属病院 …………………614
胃がん ………………………………185
易感染者（compromised host）……112,774
易感染症 ……………………………482
遺棄 ………………………………248,396
生きがい ……………………………320
生きた人格 …………………………956
生きている生命現象 ………………567
異議方式 ……………………………340
医業 ………………………………503,864
医業停止処分…………………………90
医局（doctor's office）……………**29**,613-4
医局員 …………………………………29
医局講座制 ………………………29,**30**,613-4

1327

事項索引

イギリス …5,9-10,40,67,69,99,122,143,158,165,169, 220,231,259,294,303,317,341,359,362,437,456, 472,477,479,500,530,574,597,612,624,676-7,719, 733,739,747,749,758,762-3,777,781,789,792,798, 810,812,836,848-9,889,891,904,915,930,937,962, 965,969-70,974,998
イギリス医学研究評議会 …996
イギリス嬰児殺法 …122
イギリス型の個人主義 …331
イギリス救貧法 …718
イギリス経験論 …160,465
イギリス国教会 …471
イギリス植民地 …990
イギリス内閣府社会的排除防止局の報告 …701
イギリス南極調査所チーム …141
イギリスのHFEA …478
イギリスのNHS …805
イギリスのヒト受精・胚研究法 …727
イギリス連邦外相会議 …990
生霊 …9
生きる …569,610
生きる義務（duty to live）…**31**
生きる権利 …405,648,818
生きることの尊重 …405
生きる生命 …570
生きる力 …234
生きるに値しない生命 …695
育児 …9,168
育児休暇 …565
育児休暇制度 …451
育児休業 …785
育児休業給付 …398
育児休業法 …414
育児手当 …484
育児ノイローゼ …168
育種学 …687
育成医療 …**32**
育成医療等福祉 …314
畏敬 …391-2
異型接合体 …801
池田小学校児童殺傷事件 …242
医原症（iatrogenic disorders）…**32**
『医原症』…32
違憲審査制 …293
医原性合併症 …612
医原性疾患（iatrogenic disease）…**32**,92
医原性神経症（iatrogenic neurosis）…33
医原性の症状 …509
医原的合併症 …1002
医原的多胎妊娠 …613
医原病 …**32**,287,942,969
意見表明権 …335
易興奮性 …117
遺骨 …396-7,605
遺骨遺棄罪 …834
いごん …41
遺言能力 …534
遺産型資源 …305
遺産相続 …859
遺産分割 …175
意志 …12,387,918
意思 …6,20,656,720,813,824,861,885,983
医師（doctor）…6-7,12,14,21,26,29,**33**-4, 36-7,39,73,75,78-81,83,85-6,91,93,100,104- 5,108,124-5,132,145,153,208,229,242,267,288,323, 332-3,338,346-7,350-2,357-8,360,362-3,365,371, 376,378,380,385,388-90,397,403,405,408,410, 433-4,438,441,443-4,463-4,485-6,497-9,501-5,521, 554,558,575,580,588,593,597,602,615,625-6,628, 643,646,651-2,659,669-70,681,695,700,702,706, 710,712,714,716-7,720,722-3,729,744-5,748,751, 765-7,769,777,780,782-4,786,791,794,797-8,803-4, 810,818,820,822,826,828,834,838,842,846-8,857, 859-61,863-5,872,878,883-5,894-5,897,899,902, 904,914,917,921,924-5,927,929-30,932,943,945, 954,956,959-60,962,975,978,981,986,993,996-8, 1000
遺児 …50
維持 …135
石井部隊 …695
医師会 …12,22,37,75,457,577,769,818
医師間遠隔医療 …132
医師－患者間 …653,669,709,846
医師－患者関係（doctor-patient relationship, physician-patient relationship）……**34**,86,180, 385,486,505,771,805,850,865,873,928
医師－患者間の相互的契約 …543
意識 …35,366,371,587,713,723,860,983
意識改革 …191
意識完全消失 …396
意識狭窄 …35
意識混濁 …35
意識混濁　→意識障害 …**35**
意識喪失 …814
意識障害（disturbance of consciousness）…15, **35**,312,340,489,500,558,870,889,919

事項索引

意識消失 …………………………395,587,844
意識上の障壁 ……………………………747
意識清明………………………………………36
意識喪失者 ………………………………720
意識喪失者 …………………………………8
意識体験 …………………………………53
意識の混濁状態 …………………………752
意識の崩壊 ………………………………716
意識不明 …………………………………351
意識不明者 ………………………………419
意識変容 …………………………………35
意識変容 →意識障害 ………………………36
医治救護 …………………………………602
医事行政 …………………………………125
意識レベル（assessment of coma and impaired consciousness）…………36,586-7,752
易刺激性 …………………………………117
意思決定 ……34,94,108,115,346,752-3,796,843,857,860,906,913,918,929,983
意思決定能力 …159,258,345-6,465,621,623,652-3,668,752,922
意思決定能力 →判断能力 …………………36
意思決定モデル …………………………347
意思決定論 ………………………………264
医師国家試験 ……………………………33,36
医師国家試験ボイコット運動 ………………30
医事裁判 →医療訴訟 ………………………36
医師試験規則 ……………………………33
意思自由論 ………………………………264
医事審判制度 ……………………………862
医事訴訟 →医療訴訟 ………………………36
意思疎通 …………………………………707
意思疎通不可能 …………………………588
医疾令 ……………………………………433
「医師に求められる社会的責任」…………213
意思能力 …………………………………428-9
医師の過失 ………………………………332-3
意志の規定根拠 …………………………465
医師の義務 ………………………………441
医師の行為準則 …………………………608
医師の国際的な連合体 …………………577
医師の裁量権 …………………………350-1,373,558
意志の自由 ………………………………465
医師の職業倫理指針 ……………………702
医師の職責 ………………………………353
医師の診断名 ……………………………552
医師の説明 ………………………………668
医師の説明義務 ………………………337,454

医師の専管事項 …………………………652
医師の注意義務の基準（規範）…………646
医師の徳 …………………………………906
医師のトレーニング ……………………501
意思の母 …………………………………181
医師の役目 ………………………………652
医師の倫理 ……………………………441,670
医師派遣 …………………………………29
石原式色覚検査表 ………………………367
意志表示 …………………………………233
意思表示 ………………………21-2,43,606,623,720,975
意思表示カード …………………………606
意思表明 …………………………………831
医師不足 ………………………………30,90,925
医事紛争 ………………………………857,862
医師への事前の指示文書 →アドバンスディレクティブ ………………………………………36
医師法（Medical Practitioners' Law）…36,38-9,73,78,93,132,179,365,463,702,768,784,864
医事法 …………………………………38,621,706
医事法学（medical law studies）…………37-8
医事法制（healthcare legislation）…………38
医師法施行規則第23条 …………………505
医師法第3条および第4条 ………………555
医師法第19条2項 ………………………499
医師法第19条「診療に応ずる義務」……485
医師法第21条 ……………………………397
医師法第24条 ……………………………505
医師法第24条2項 ………………………350
意思無能力者 ……………………………429
いじめ（bullying）…5,39,173,376,452,754,869,994
維持免疫療法 ……………………………45
医師免許 …………………………………864
医師免許規則 ……………………………33
医師免許証 ………………………………33
医師免許取り消し ………………………499
医者 ………………………………………888
医歯薬系大学 ……………………………701
医者の乱筆 ………………………………180
慰謝料（consolation money）…40,74,86,793,803
慰藉料 →慰謝料 ……………………………40
慰謝料請求権 ……………………………40
異種移植（xenotransplantation）…40,42-3,245,492,598,783,868-9
異種移植技術 ……………………………602
異種移植倫理諮問委員会 …………………40
異臭 ………………………………………750
萎縮 ……………………………………90,181

1329

事項索引

医術 …………………………………… 33,108,390
異種療法 ……………………………………… 18
遺書（will）………………………………… **41**-2
医書 ………………………………………… 665
異状 ……………………………………… 42,528
異常 ……………… 42,55,280,528-9,532,595
異常気象 …………………………………… 636
異常形質 …………………………………… 57
異状死 ……………………………………… 410
異常児 ……………………………………… 617
異状死体（unexpected death, unnatural death）……… 33,37,**42**,156,211,240,397,410
異常所見 ………………………………… 330,714
異常新生児 ………………………………… 431
異常心理学　→精神病理学 ……………… **42**
異常性愛 …………………………………… 364
異常増殖 …………………………………… 185
異常な代償行動（嘔吐誘発や下剤乱用など）
　………………………………………………… 586
異常ヘモグロビン症（hemoglobinopathy）
　………………………………………… 72,177
異常放電 …………………………………… 663
衣食 ………………………………………… 171
移植 ……… 73,348,438,548,599,612,625,681,703,720-1,
　740,761,786,827,851,867,903,913,940,942,979,
　1002
『移植』 …………………………………… 703
移植医学 …………………………………… 599
移植医療（transplantation medicine）…… **42**,44,
　335-6,569,599,601,616,656,685,687,851,867-8,942
移植医療現場 ……………………………… 419
移植医療テクノロジー …………………… 601
移植患者 ………………………………… 45,335
移植関連告訴事件 ………………………… **43**
移植技術 …………………………………… 625
移植希望者 ………………………………… 601
移植外科 …………………………………… 48
移植コーディネーター（transplant coordinator）
　………………………………………… **44**,93
移植細胞 ………………………………… 348,783
移植施設 …………………………………… 942
衣食住 …………………………………… 170,414,416
移植手術 ………………………… 335,405,435,964
移植手術成績 ……………………………… 336
移植術 ……………………………………… 599
移植術後管理（postoperative management after organ/tissue transplantation）…… **45**
移植腎 ……………………………………… 493

移植・生殖法 ……………………………… 739
移植成績 ……………………………… 45,598,601
移植成績評価（clinical/social evaluations after organ/tissue transplantation）……… **46**
移植先進国 ………………………………… 688
移植臓器 ………………………… 335-6,419,599
移植治療 …………………………………… 627
移植適応症（indication for organ/tissue transplantation）……………………………… **46**
移植適性検査 ……………………………… 48
移植登録 …………………………………… 616
移植ネットワーク（transplant network）… **47**
移植胚 …………………………………… 436,617
移植費用（cost of transplantation）…… **47**,942
移植片 ……………………………………… 783
移植片対宿主病（GVHD）……………… 334,348
移植法 ……………………………………… 613
移植免疫（transplantation immunity）…… **48**
移植免疫学 ………………………………… 49
移植用臓器 …………………………… 601,727
移植用臓器の再生 ………………………… 739
移植用臓器の提供 ………………………… 554
移植用ヒト豚 ……………………………… 41
移植卵数 …………………………………… 728
移植を受ける患者 ………………………… 45
医師臨床研修制度 ………………………… 84
『医心方』 ………………………………… 75,901
イスタンブール …………………………… 800
イスラエル ……………………………… 166,841
イスラム教（Islam）…… **49**,52,174,194,247,250,381,
　430,859
イスラム脅威論 …………………………… 49
イスラム諸国 ……………………………… 923
医制 ………………………… 37,39,78,125,304,328,365
異性 …………………………………… 1,551,735,894
異性愛 …………………………………… 779-800
異性愛　→ヘテロセクシャル …………… **50**
異性愛的性行為 …………………………… 552
異性カップル ……………………………… 673
医政局 ……………………………………… 311
異性指向 …………………………………… 551
異性装　→トランスヴェスタイト ……… **50**
異性装（者）……………………………… 690
異性との性交渉 …………………………… 444
異性の服装 ………………………………… 690
伊勢湾 ……………………………………… 507
遺贈 ………………………………………… 41
イソギンチャク …………………………… 238

事項索引

遺族（survivor）…40-1,43,45,**50**,156,241,292,341, 369,396,410,600,630,718,722,773,921,927,945
遺族一時金……………………………905
遺族年金………………………50,905
遺族の意思…………………656,687
遺族の承諾……………………………43
遺族の同意……………………………687
遺族の悲嘆……………………………219
遺族補償一時金……………………297
遺族補償費……………………………297
依存……………………………12,881-2
依存形成作用……………164,321,689
依存症……………15,174,532,847-8,881
依存症候群……………………………882
依存性……………………………………508
依存性薬物……………………321,792
遺体（corpse）………50,155,292,735,810-1
イタイイタイ病（Itai-itai-disease）
……………**51**,203,287,296-9,460,907
遺体解剖……………………………865
遺体処理法…………………………148
遺体損壊　→死体遺棄………**51**
遺体埋葬法…………………………834
委託………………………………………85
いたずら…………………………………39
傷み………………………………………8
痛み………………51-2,347,619,653,673,796
痛みと苦しみ（pain）………**51**
痛みの10年（the Decade of Pain Control and Research）……………797
イタリア…67,69,341,472,477,611,664,767,810,958
イタリア政府………………………587
イタリア統一戦争……………………580
異端視……………………………………143
一塩基多形………………………………223
一応の（prima facie）義務………227,906
1型（インシュリン依存性）糖尿病………675
「1972年の廃棄物その他の物の投棄による海洋汚染の防止に関する条約」………………960
位置（空間様式）……………………336
一元的内在制約説……………………302
一元論……………………………………227
一期生死……………………………………381
一次医療……………………………………790
一次産品生産……………………………154
一次消費者………………………………461
一次生産者………………………………461
一次不妊……………………………………787

著しい減食……………………………402
著しい暴言……………………………402
一人称の言語…………………………492
一人称の死……………………………**52**-3
1年生存率…………………………335,627
1年草木…………………………………622
一病息災…………………………850,865
一病息災　→無病息災………**53**
一夫婦に子どもは一人……………479
医長………………………………………614
胃腸管透視……………………………932
胃腸薬……………………………………876
一卵性双生児（Monozygotic[enzygotic/identical/monochorial/monovular/uniovular]twins）………………………42,**53**-4,65,598
一卵性多胎児……………………………223
一覧表……………………………………615
一律基準…………………………………507
一類感染症………………………241,275
一過性脳虚血発作………………………720
一気飲み…………………………………15
1級障害……………………………………447
一級症状…………………………………671
一県一医大構想…………………………613
一妻多夫…………………………………339
一酸化炭素中毒…………………………740
一酸化窒素………………………637,988
一酸化二窒素……………………149,988
逸失利益……………………74,834-5,910-1
一生にわたる懲役・禁錮……………432
一神………………………………………177
一神教……………………………9,126,130
逸脱の医療化……………………………82
逸脱の許容………………………………241
イットリウム……………………………300
一般医……………………………………791
一般医薬品………………………………880
一般因子説………………………………643
一般健康診断……………………………284
一般原則……………………………578,710
一般市民…………………………………808
一般職……………………………………524
一般人……………………………………669
一般診療医療費…………………………515
一般適応症候群…………………………510
一般的自由説……………………………372
一般廃棄物………………………………356
一般病院……………………83,919,935-6

1331

一般病床 …………………………83,543,709,925
一般病棟 ………………………………………797,983
一般名処方 …………………………………………363
一般用医薬品（OTC薬）…………………251,881
一夫一婦制 …………………………………143,339
一夫多妻 ……………………………………………339
一本鎖RNA …………………………………………943
イデア ………………………………………………131
イデオロギー ……………………172,804,941,962
医的侵襲 ……………………………………………351
医的侵襲行為 ………………………………………557
遺伝（heredity）……**54**-5,60,223,259,273,286,390-1, 675,760,796,829-30,974
遺伝医学 ……………………………………………56
遺伝医学関連学会 …………………………………595
遺伝因 ………………………………………………538
遺伝疫学 …………………………………………126
遺伝カウンセラー …………………………………707
遺伝カウンセリング（genetic counseling）
　…**55**,67,72,107,142,249,346,434,440,474,595,617, 657,753,800,832,890-1,893,974
遺伝学（genetics）…**56**,313,440,559,707,711,728, 802,832,891-2,895
遺伝学教育 ……………………………………………62
遺伝学上の両親（genetic parentage）……**57**
遺伝学的検査（genetic testing）……………**58**
「遺伝学的検査に関するガイドライン」……66,595
遺伝学的検査に関する規制 ………………………576
遺伝学的情報（genetic data）……………………**59**
遺伝型　→遺伝…………………………………**59**
遺伝型（genotype）………………………………711
遺伝形式 ……………………………………………778
遺伝形質 …………………………………………764,973
遺伝外科 ……………………………………………711
遺伝決定論（genetic determinism）………**59**
遺伝現象 ……………………………………………566
遺伝子（gene）…42,53,56,**61**-3,65,68,117,221,416, 439-40,481,520,528-9,569,578,594,598,642,687, 713,727,757-60,763,773,794,799,801,809,840,842, 865,890-2,894-5,898,972-4
遺伝子医学 ………………………………………545,908
遺伝子異常 ………………………………274,593,724,739
遺伝子医療 …………………………………………76,108
遺伝子解析 …………………………………………47,126
遺伝子解析機器 ……………………………………984
遺伝子解析研究 ……………………………………642
遺伝子解析スクリーニング ………………………464
遺伝子改変 …………………………………………727

遺伝子改変食品　→遺伝子組み換え食品……**61**
遺伝子改変生物（transgenic organism）……**61**,434
遺伝子改良 …………………………………………891
遺伝子型（genotype）……………………**62**,711,865
遺伝子還元主義　→遺伝決定論……………**62**
遺伝子技術 ………………………………………26,732
遺伝子技術　→遺伝子工学……………**62**
遺伝子銀行 …………………………………………679
遺伝子組み換え ………**5**,63,72,581-2,687,706,887
遺伝子組み換え　→遺伝子工学……**62**
遺伝子組み換え解析 ………………………………343
遺伝子組み換え技術 ………………62,645,737,794
遺伝子組み換え作物 ………………………………462
遺伝子組み換え食品（genetically modified foods）………………………………**62**-3,569,737
遺伝子組み換え製剤 ………………………………273
「遺伝子組換え生物等の使用等の規制による生物の多様性の確保に関する法律」……63
遺伝子組換え体 ……………………………………731
遺伝子組換えについての実験指針 ………………254
遺伝子クローニング ………………………………757
遺伝子形質 …………………………………………440
遺伝子決定論 ……………………………………523,760
遺伝子研究 ………………………………278,416,758-9,991
遺伝子検査 ………………………………436,474,644,891,930
遺伝子検査（テスト）→遺伝子診断………**63**
遺伝子工学（genetic engineering）…**63**,110,235, 582,729,737,759,979
遺伝子工学実験 ……………………………………254
遺伝子コード（genetic code）………………**65**
遺伝子至上主義 ……………………………………62
遺伝子疾患 …………………………………………70,764,974
遺伝子指紋（genetic fingerprint）……………**65**
遺伝子指紋法 ………………………………………65
遺伝子情報 ………………………274,437,730,892,908-9,939
遺伝子進化論的生物学 ……………………………520
遺伝子診断（genetic diagnosis）……27,**66**,82,92, 294,373,434,439-40,498,530,569,594,596,706,730, 759,814,891,924,930,939,992
遺伝子診断技術 ……………………………………593
遺伝子診療 …………………………………………56
遺伝子スクリーニング ……………………………890
遺伝子生物学 ………………………………………520
遺伝子操作 …50,63-4,70,134,474,478,480,566,569, 659,759,764,794,814,863
遺伝子操作　→遺伝子工学……………**67**
遺伝子操作技術 ……………………………64,224,661
遺伝子相談モデル事業 ……………………………895

事項索引

遺伝子損傷 ……………………………………185
遺伝子多型 ………………………………………68
遺伝子地図（genetic maps）……………**67**-8,757
遺伝子チップ（DNA Chip）……………………**68**
遺伝子治療（gene therapy）…38,64,**69**,71,82,92,
　208,307,440,478,594,599,713,725,730,758-9,846,
　890,895,931,943,966,991
「遺伝子治療臨床研究に関する倫理指針」………
　24,63,154
遺伝疾患 ………………………………………833
遺伝子DNA ……………………………………973
遺伝子的多様性 ………………………………441
遺伝子導入治療 ………………………………966
遺伝子導入療法 …………………………………49
遺伝子特許（gene patent）……………**70**,642
遺伝子特許獲得競争 …………………………440
「遺伝了特許活用に関する国際指針」…………71
遺伝子突然変異 ………………………………223
遺伝子の組み換え ……………………………435
遺伝子の交流 …………………………………426
遺伝子の断片 ……………………………………70
遺伝子配列　→遺伝子コード…………………**71**
遺伝子破壊動物 …………………………………62
遺伝子バンク …………………………………974
遺伝子病 ……………………………223,801,840
遺伝子プール（gene pool）……70,**71**,593,892-3
遺伝子変異 ……………………66,69,613,760,778,799
遺伝障害 ………………………………………596
遺伝上の母 …………………………181,356,624,827
遺伝上の両親 …………………………………827
遺伝情報 …54,58,96,316,329,334,492,520,560,569-
　70,590,757,759,764,794,974
遺伝情報の保護 …………………………………66
遺伝的スクリーニング ………………………892
遺伝性 …………………………………………753
遺伝生化学的検査 ………………………………66
遺伝性筋疾患 …………………………………249
遺伝性疾患 …9,66,71,436,477,492,577,724,787,809,
　833,894-6,939
「遺伝性疾患の遺伝子診断に関するガイドライ
　ン」……………………………………………492
遺伝性神経疾患 …………………………………66
遺伝性身体疾患者 ……………………………893
遺伝性精神病質 ………………………………893
遺伝相談　→遺伝カウンセリング……………**71**
遺伝相談所 ……………………………………895
遺伝的 …………………………………………596
遺伝的意味 ……………………………………648

遺伝的親 ………………………………………478
遺伝的事実 ……………………………………592
遺伝的疾患 ……………………………………348
遺伝的体質 ……………………………………312
遺伝的特徴 ……………………………………474
遺伝的変異 ……………………………………391
遺伝的劣等者 …………………………………890
遺伝の法則 ……………………………………890
遺伝の法則　→遺伝……………………………**71**
遺伝病（genetic disease）……69,**71**,244,436,439,
　464,474,498,590,617,750-1,753,787,966,974
遺伝病患者 …………………………………436,891,902
遺伝病スクリーニング …………………………66
遺伝病スクリーニング　→遺伝子診断………**73**
遺伝物質（DNA）………………………………525
医道 ………………………………………………36
移動 ……………………………………………781
胃透視 …………………………………………928
医道審議会 ………………………36,**73**,350,784
医道審議会死体解剖資格審査部会 …………930
移動性野生生物種 ……………………………578
従弟時代 …………………………………………31
イニシエーター ………………………………185
委任 ……………………………………………624
委任契約 …………………………………………85
委任契約　→医療契約…………………………**73**
イヌ ……………………………………676,678
イヌイット ……………………………………679
イヌワシ …………………………………442,883
イノシシ …………………………………386,884,966
いのち …138,169,360,365,569-70,802,853,859,895,
　900
命の贈りもの（gift of life）……………………**73**-4
『命の贈りもの　あなたの意思で助かる命』…73
いのちの尊厳 ……………………………766,898
命の大切さ ……………………………………316
いのちの電話 …………………………………221
いのちの値段 …………………………………**74**
祈り ……………………………………………93,430
医の倫理（medical ethics）…**75**-6,108,441,577,913
医の倫理基準 …………………………………495
医の倫理綱領 …………………………………702
「医の倫理に関する国際規定」………………27,441
医の倫理の国際綱領 …………………………577
医は仁術なり ……………………………………76
遺髪 …………………………………………396-7
茨城県の保健福祉予防課 ……………………575
違反企業名公表の制裁 ………………………632

1333

異物反応 …………………………………481
イブプロフェン ……………………………653
イベントモデル ……………………………114
違法 …………………………………76,154
違法行為 ……………………133,201,809,844
違法性 ……………………………248,264,554
違法性阻却 ………………………………113
違法性阻却事由 ……………………**76**,248,266
違法賭博 …………………………………304
違法ドラッグ ……………………………689
射水市民病院延命措置中止問題 ……………21
意味理解 …………………………………399
移民 …………………………317,412-3,855,859
移民制限 …………………………………893
イメージ療法 ……………………………537
イモ ………………………………………865
医薬情報担当者 →MR …………………**76**
医薬食品局 ………………………………311
医薬品（medicines, medicinal supplies）…11,**77**,91,103,162,251,324,350,353-4,362,463-4,502,780,876-8,880-1,883-4,905,930-1,973,977-9,984,986
医薬品、医薬部外品、化粧品及び医療機器の製造販売後安全管理の基準に関する省令（GVP）…………………………………986
「医薬品及び医薬部外品の製造管理及び品質管理の基準に関する省令」 ……………77,252
医薬品開発 ……………………………71,883
医薬品機構 ………………………………980
医薬品健康被害救済基金 …………………905
医薬品情報 …………………………252,883
医薬品情報管理室 ………………………681
医薬品情報の公開 ………………………883
医薬品製造 …………………………721,761
医薬品適応外使用 ………………………668
医薬品等の製造管理及び品質管理規則（GMP）（Good Manufacturing Practice） ………**77**
「医薬品等の製造販売後安全管理の基準に関する省令（GVP）」…………………………78
「医薬品等の品質管理の基準に関する省令（GQP）」…………………………………78
医薬品の安全性試験実施に関する基準 ……252
医薬品の安全に関する非臨床試験の実施の基準（GLP）……………………………………881
「医薬品の市販後調査の基準に関する省令」…………………………………………252
医薬品の製造管理及び品質管理規則（GMP）…………………………………………252,881
医薬品の製造販売後安全管理の基準 ……252
医薬品の製造販売後の調査及び試験の実施の基準に関する省令（GPSP） …………252,986
医薬品の適正使用 ………………………981
医薬品の品質管理 ………………………324
医薬品の臨床試験の実施に関する基準 ……252
医薬品の臨床試験の実施の基準 →GCP…**78**
医薬品販売業 ……………………………884
医薬品販売業者 ……………………242,628,669
医薬品部外品 ……………………………77
医薬品副作用被害救済・研究振興調査機構…………………………………………980
医薬品副作用被害救済制度 …………780,905
医薬部外品 ………………………………880
医薬分業 …………………**78**-80,464,879,885,981
医薬分業基盤整備事業 ……………………79
医薬分業推進支援センター ………………79
癒し（healing） ……………………**80**,853,898
癒しグッズ ………………………………81
異様 ………………………………………529
依頼人 ……………………………………254
イラク ……………………………………194
イラク戦争 ………………………………166
苛立ち ……………………………………3
イラン …………………………………368,913
イラン－イラク戦争 ……………………559
イリオモテヤマネコ ……………………442,679
医療（medicine） …5,14-5,19,23,29,32,36,75,**81**,93,95,97-8,104,108,134,272,286,301,304,320,325,333,338,344,350-1,353,358,361,364-5,370,377,380,385,390,409,414,416,449,503-5,529,532,535,554-5,558,560,570,579,581-3,591,594,597,619-20,629,643,668,702,704-6,708,711,716-7,723,728-30,744,748,759,764-6,768-9,778,783-4,790,794-7,805,808-11,813,817,819,821-24,848,854,860-3,867,872,875-80,882,890-1,896,903,906,914,917-8,922-3,925,928,931-3,935,944,946-7,950,952-3,967,974-6,981,984,991,993,995,999
医療アクセス権 …………………………211
医療安全 …………………………………928-9
医療安全支援センター ……………………83
医療安全推進室 ……………………………83
医療医学 …………………………………107
医療援護 …………………………………306
医療化（medicalization） ……………**82**,463
医療改革 …………………………………702
「医療・介護関係事業者における個人情報の適切な取扱いのためのガイドライン」………59
医療・介護難民 ……………………………84

事項索引

医療界におけるリスクマネージメント（health care risk management）……917
医療過誤（medical malpractice）……33,40,**83**,100, 113,287,330,454,495,589,607-8,646,857
医療過誤裁判……88
医療化社会……804
医療過疎……327
医療過疎地……797
医療型療養施設……684,948
医療型療養病床……84,925
医療活動……630
医療側の義務論的規制……496
医療関係者……861,920
医療慣行……646
医療監査……773
医療観察法……486,534,815
医療監視員　→オンブズマン制度……**83**
医療機関（medical institution）…6,**83**,90,99-100, 112,288,301,326,631,656,681,717,728,763,768, 776,790,797,817-8,824,856,861,876,952
医療機関信用調査共同委員会……14
医療機器……461,567,833,943,977-8,983-4
「医療機器及び体外診断用医薬品の製造管理及び品質管理の基準に関する省令」……77
医療器具……112
医療技術……76,82,108-9,151,179,315-6,347-8,360, 371,461,505,570,595,598,609,624-5,649,706,720, 732-3,738,833,845,921,947,973
医療給付……292,899
医療教育……17,933
医療供給体制……38,981
医療供給不足……106
医療供給分析……84
医療記録……454
医療ケア……91
医療計画……104
医療計画　→医療政策……**84**
医療経済……92-3,456,850
医療経済学（health economics, economics of medical care）……**84**,929
医療刑務所（medical prison）……**85**
医療契約（medical contract）……38,**85**,503
医療契約モデル（medical cotract model）…**86**
医療券……103
医療言語聴覚士……289
医療現場……92,106,331,354,380,572,702,745,776
医療行為……6,34,97,100,132,288,338,350-1,371,454, 477,487,501,503-4,558,606,608,623,665,703,705, 720,771,776,817,867
医療行為の代償／利益比……341
医療国営のイギリス……504
医療コミュニケーション……106
医療裁判（medical trial）……**87**,473
医療裁判の商業主義化傾向……87
医療サービス（medical service）……**88**,108,615, 776,872,933
医療資源……89,108,619,634,693,730,738,790,797, 896,905,928,975
医療資源獲得……659
医療資源の配分（allocation of health care resources）……**89**,706,987
医療事故（medical practice failure, malpractice）……30,37,73,83,87,**90**,100,107,281,374,502, 862,917,928-9,984
医療事故判例……646
医療システム……108
医療施設…85,327,503,635,767,769-70,797,812,880, 925,939,984
医療実践……757
医療者…154,326,330,337,360,665,674,898,928,939, 975,999
医療社会学（medical sociology）…**91**-2,488,558, 697
医療・社会福祉……424
医療者と患者……533
医療者の経験不足・知識不足……330
医療者の倫理的正義……675
医療従事者（medical staff, hospital employee, health professional, comedical/paramedical staff）……20,26,34,37,55,**93**,96,106,108,114-5,135, 180,324,340,357,443,453-4,540,575,623,652,659, 668,745,748,751,769,777,857,859,877,879,883, 909,927,933,976,986,993
医療従事者間……581
医療従事者－患者……486
医療従事者－患者関係（professional-patient relationship）……**94**-5,145,486,728
医療需要分析……84
医療少年院（medical reformatory）……**95**
医療消費者運動……**95**
医療情報（medical information）……**96**,329-30, 443,665,744,902,984
医療情報アクセス権……211
医療情報開示……453
医療情報担当者……986
医療情報統合システム……665

1335

事項索引

医療情報の電子化 …………………984
医療職 ……………………………672
医療職専門家 ……………………643
医療職能集団 ……………………614
医療処置 ……………………………7
医療人 ……………………………634
医療審議会（Council on Medical Service Facilities）………………………**96**
医療心理士 …………………………506
医療人類学（medical anthropology）……**97**,280, 288,488,558,697,871
医療水準（medical standards）……87,**97**,350-1, 503,608,646
医療スタッフ ……………………2,180,340,502
医療政策（health care policy）………**98**,100,558
医療制度 …………………38,82,100,300,302,504,534
医療制度改革 ……………………770
医療専門職 ………………………613,615
医療専門職者 ……………………597
医療ソーシャルワーカー（medical social worker：MSW）……………………**99**
医療ソーシャルワーカー業務基準 …………100
医療ソーシャルワーカー業務指針 …………100
医療訴訟（medical lawsuit）…38,90,97,**100**,107, 668,710-1,857,917
医療対策 …………………………544
医療担当者 ………………………90
医療チーム ………………………340,374,587
医療手当 …………………………905
医療提供施設 ……………………885
医療的介入 ………………………403
医療的実践 ………………………101
医療哲学（philosophy of medicine）………**100**
医療統計 …………………………323
医療統計学 ………………………930
医療等国家補償 …………………314
『医療と倫理』……………………701
医療における意思決定 …………113
医療における社会学 ……………92
医療に関する同意権限付与 ……557
医療ニーズ ………………………106
医療人 ……………………………777
医療の科学技術化 ………………390
医療の効率化 ……………………132
医療の社会化 ……………………768
医療の終了 ………………………521
医療の世俗化 ……………………75
医療の南北問題 …………………666

医療の担い手 ……………………338
医療の敗北 ………………………361
医療廃棄物（medical waste）……………**101**,886
医療費（medical expenses）……89,100,**102**,104, 106,232,278,306,314,326,363,461,478,503-4,515, 574,619,635,669,674,728,738,780,850-1,872,905, 909,925,945-7,952
医療費控除（deduction for medical expense）
　……………………………………**102**-3
医療費高騰 ………………………90
医療費削減 ………………………710,851
医療秘書 …………………………502
医療費の削減 ……………………877
医療費の抑制 ……………………132
医療被曝 …………………………812
医療費負担 ………………………327,768,850
医療費負担増 ……………………311
医療費分析 ………………………84
医療費補助制度 …………………945,952
医療費抑制 ………………………544,797,806
医療費抑制策 ……………………98
医療費抑制政策 …………………289
医療品開発 ………………………640
医療部会 …………………………96
医療福祉 …………………………698
医療・福祉サービスの機会の不均等 ………321
医療・福祉社会 …………………446
医療扶助（Medicaid）……………**98**,**103**,314,516
医療分科会 ………………………96
医療分業 …………………………326
医療紛争 …………………………100,917
医療法（Medical Service Law）…38,85,96,**104**, 113,338,365,503,733,767,769,828,877,885,925
医療奉仕活動 ……………………630
医療放射線 ………………………812
医療法人 …………………………104
医療法第4条2項 …………………681
医療法第19条1項 …………………502
医療保険（health insurance）…81,**104**,142,187, 281,310,314-5,326,422-5,819-20,830,872,909,925, 953
医療保健行政 ……………………310
医療保険事務 ……………………29
医療保険制度 ……………………38,327,357
医療保険制度改革 ………………321
医療保健福祉行政 ………………311
医療保護入院 ……………………**105**,241,543,824
医療保障（healthcare）……………**105**,314,424

医療保障制度 …………………………105
医療補助者 →医療従事者 …………**106**
医療ボランティア ……………………208
医療ミス →医療過誤 ………………**106**
医療面接（medical interview）………**106**
医療面接実習 …………………………35
医療面接法 ……………………………106
医療モデル ………………342,456,592
医療薬学（medical pharmacy）………**107**
医療用機器会社 ………………………91
医療用具 ………………………………880
医療用特殊機器 ………………………502
医療利用組合 …………………………769
医療倫理（medical ethics）…37,76,**108**,371,373,
　441,453,558,608,695,706,730,784,806,862-3,906,
　908,984
医療類似行為者 ……………100,432
医療を対象とする社会学 ……………92
医倫理 ……………………………332
イルカ …………………………………743
異例（anomaly）………………………528
慰霊信仰 ………………………………785
イレウス ………………………………173
入れ子説 ………………………………592
刺青 ……………………………………771
色 ………………………………………80
陰 ………………………………………680
院外処方せん …………………464,884
因果関係 ………………………………127
陰核 ……………………………………174
因果法則 ………………………………221
隠居 ……………………………………136
インクルージョン教育（inclusive education）
　……………………………………**109**-10
インサイトファーマシューティカルズ社 ……70
インシデントレポート ………………88,917
因子分析法 ……………………………643
飲酒 ……………16,176,182,287,744,808,854,872
飲酒強要 →アルコールハラスメント ……**110**
飲酒行動 ………………………………15
飲酒習慣 ………………………………575
飲酒癖 …………………………………82
インシュリン（insulin）………63,**110**,481,675
インシュリン機能 ……………………480
インシュリン自己注射 ………………676
インシュリンショック療法 …………111
インシュリン療法 ……………………336
飲食 ……………………………………459

インスタント食品 ……………………516
インスリン →インシュリン ………**111**
姻族 ……………………………………609
インターセクシャル（intersexual）…**111**,552,554
インターセックス ……………………551
インターネット …273,454,754,789,798,866-7,979,
　984
インターネット社会 …………………364
インターフェロン ……………63,116,897
インターロイキン−2（IL-2）………368,868
インターン ……………………………28
インターン制度 …………………30-1,37
インターン制度反対闘争 ……………614
インディアナ州ブルーミントン ……802
インディオ ……………………………321
インド …10-1,25,42,149,271,303,361,475,488,601-2,
　636,638,679,785,837,926,978
インド医学 ……………………………591
インド思想 ……………………………786
インド伝承医学 ………………………667
インドネシア …………………………359,917
インドメタシン ………………………653
イントロン ……………………………65
院内学級（medical care class, bed-side lesson
　class）………………………………**112**
院内感染（nosocomial infection）…**112**,310,620,
　774,880
院内感染防止委員会 …………………112
院内処方せん …………………………464
因縁 ……………………………………455
陰嚢がん ………………………………456
インピーダンス法 ……………………618
インファンティサイド（infanticide）………**112**
インフォームドコンセント（informed
　consent）…21,25,27,33,35,37,41,66,70,76,79,85-7,
　90,92,94-6,99,104,107,**113**,115,126-7,145,154,180,
　186,211-2,230,251-2,269,275,316,325,329,337,340,
　342,350-1,365,373,428-9,434-5,443,452-3,466,473-
　4,492,495,498,503,505,521,536-7,541,547,554,575,
　580,582,608,623,626,640,645,652-3,664,671,693,
　695,706,709-11,723,729,741,750,752-3,761,766,
　769,772,780,784,804,832,845,865,871,873,878,
　893,897,903-4,911,915,919,928,931,974-5
インフォームドコンセント原則 ……………806
「インフォームド・コンセントの法理」……345
インフォームドチョイス（informed choice）
　………………………………90,92,**115**
インフォームドディシジョン ………115

インフォームドディシジョン　→インフォームドコンセント **115**
インフォームドリフューザル ……………115
インフルエンザ ………216,654,666,920,906
インフルエンザウイルスワクチン ………963
インフルエンザ予防接種 …………………905
インペアメント ……………………………448
隠蔽 …………………………………………252
隠滅行為 ……………………………………454
陰陽説 ………………………………………680
飲料水の供給 ………………………………344

[う]

ヴァーモント州 ……………………………143
ウイルス（virus）…**116**,185,216,223,253,434,666, 731,783,943,963,974
ウイルスアルギナーゼ ……………………69
ウイルス感染 …………………………480,634
ウイルス感染症 ……………………………431
ウイルス研究 ………………………………666
ウイルス抗体 ………………………………269
ウイルス性肝硬変 …………………………688
ウイルス性肝臓疾患 ………………………942
ウイルスベクター …………………………69
ウィルソン病（Wilson's disease）………**117**
ヴィルトゥース（徳）……………………767
ウィーン ……………………………………117
ウィングスプレッド宣言 …………………204
ウィーン条約（Vienna Convention for the Protection of the Ozone Layer）…**117**-8,142, 874,960,1001
植え込み型人工心臓装着患者 ……………492
ヴェスタイト ………………………………692
ウェブスター判決（Webster v. Reproductive Health Services）………………**119**,955
ウォルト＝ディズニー社 ……………200,393
受け皿構成要件 ……………………………454
ウサギ …………………………………611,676
兎パピローマウイルス ……………………69
ウシ ……………………………………678,865
氏 ……………………………………………333
氏か育ちか …………………………………312
牛型結核菌 …………………………………968
氏を同じくする子 …………………………333
嘘発見器 ……………………………………719
『宴のあと』………………………………789
ウタリ ………………………………………843
内弁慶 ………………………………………176
宇宙 ……………………………………177,918
宇宙開発技術 ………………………………344
宇宙航空 ……………………………………343
宇宙航空学 …………………………………979
宇宙戦争 ……………………………………344
宇宙船地球号 ……………………187,329,638
『宇宙船「地球号」操縦マニュアル』…639
宇宙的雌雄性 ………………………………633
『宇宙的な親族関係』……………………206
『宇宙における人間の地位』……………661
宇宙の永遠の法 ……………………………387
宇宙飛行士 …………………………………132
宇宙飛行士体調管理システム ……………132
うつ　→うつ病 …………………………**119**
宇都宮病院 …………………………………543
宇都宮病院事件 …………………………**119**
うつ病（depression）…12,117,**120**,173-4,457,470, 488-9,225,308,346-7,539,652,631,647,653,664,689, 754,869,871
『宇津保物語』……………………………865
うとうと感 …………………………………587
ウニの卵 ……………………………………520
姥捨て ………………………………………248
姥捨て伝説　→棄老 ……………………**121**
姥捨て山 ……………………………………301
『ウパニシャッド』………………………786
『奪われし未来』……………204,296,563,972
馬 ……………………………………………678
産まない権利 ………………………………119
生まれ …………………………………59,570
生まれか育ちか（nature vs nurture）……892
生まれた子 …………………………………440
生まれた子の父と母 ………………………440
生まれつき、本質 …………………………514
生まれる前 …………………………………596
海 ……………………………………………157
海鳥 …………………………………………127
生みの親 ……………………………………802
産みの母親 …………………………………830
海辺景観の悪化 ……………………………156
産み分け法 …………………………………631
産む/産まない ……………………………922
産む産まないの決定権 ……………………833
産む権利 ……………………………………119
産む権利　→リプロダクティブヘルス／ライツ **121**
産む性 ………………………………………779
埋め込み型人工心臓 ………………………721

事項索引

埋立	188
生めよ増やせよ（産めよ殖やせよ）	328,358
ウャット対スティックニー事件（Wyatt v. Stickney）	**121**
右翼政治集団	694
うら	12
ウラシル	972
ウラニウム諮問委員会	165
恨み	12
ウラン	165,194
ウラン燃料加工施設JCO	812
ウレタンフォーム	142
上乗せ基準	507
運営	98
運動	327,515,872
運動型健康増進施設（アスレヘルスタイプ）	285
運動減少	740
運動障害	295,509,969
運動神経系疾患	220
運動神経損傷	295
運動性	547
運動の異常	650
運動能力	853
運動反応	36
運動療法	282
運搬	102
運搬RNA	972
運命神	177
運輸	19
運用利益	575

[え]

エアコン	118,142
エアゾール製品	142
エアゾール用フロン	118
エアランゲン事件	**122**
エアランゲン大学付属病院	122
エアロゾル	359
永遠	246
永遠の眠り	660
永遠の美	131
永遠不滅の魂	678
映画	132
営業・職業の自由	304
嬰児	397,853
嬰児殺し（infanticide, infant-killing, baby-killing）	**122**,146,353

永住外国人	325
栄養摂取	666
栄辱	171
エイズ（AIDS：acquired immune deficiency syndrome）	63,69-70,112,**123**-4,216,271,329,464,519,522,629,666-7,762,805,819,876,923
エイズウイルス	661,943
エイズカウンセリング	107
エイズ患者	774,828
エイズ感染者	502
エイズ研究班	87,876
エイズ事件	514
エイズ対策	522
エイズ予防法	**124**,217,821
衛生（hygiene）	29,**124**-5,280,303-4,820,822,877
衛生害虫	971
衛生学（Hygiene）	25,819-20
衛生環境	748
衛生環境整備	98
衛生行政	124,303
衛生局	125
衛生検査技師（medical laboratory technologist, Public Health laboratory technologist）	**125**,769,820,822
衛生検査技師法	125
衛生検査技師免許	125
衛生思想	580
衛生省	310
衛生統計	124,303
『衛生秘要鈔』	901
衛生法規	38
衛生薬学	107
永続性	171
永続的植物状態（PVS）	796
叡智	312
HIV感染	881
英雄医学	838
栄養	327,579
栄養・運動・休養についての指針づくり	327
栄養改善	153
栄養機能食品	353
栄養剤	8
栄養士	285,681,822
栄養指導	34
栄養士法	93
栄養成分機能表示	353
栄養転換効率	799
栄養不足人口	462

栄養補給 …………………………352,728
栄養補給器 ………………………………568
栄養補助食品 ……………………………880
栄養補助食品 →サプリメント **125**
栄養療法 …………………………………778
営利事業 …………………………………262
鋭利なもの ………………………………101
営利偏重 …………………………………16
営利目的 …………………………………282
営利目的の禁止 …………………………104
営利目的の譲渡 …………………………526
疫学（epidemiology） **125**,127,303-4,812,903-4,976
疫学研究 ………………82,120,307,823,915,931
疫学研究指針（Guidelines for Epidemiological Studies） ……………………………………**126**
「疫学研究に関する倫理指針」………24,126,154
「疫学研究の倫理審査のための国際的指針」
　……………………………………126,970
『疫学週報（MMWR）』……………………123
疫学調査（epidemiological study）……**127**,811
疫学的因果関係　→疫学調査 **127**
液化精液 …………………………………477
エキスパートナース ……………………672
液性免疫 …………………………………963
液体 ………………………………………888
液体大麻 …………………………………622
液体窒素 ……………348,436,526,852
疫病 …………………………………380,762
疫病　→伝染病 **127**
疫病の流行 ………………………………263
易罹患性検査 ……………………………58
『易林』……………………………………781
エクイタブル社 …………………………574
エクジット（Exit）協会 ………………407
エクスタシー ……………………………277
エクソン ………………………………65,753
エクソン社 ………………………………748
エクソン＝バルディーズ号事件（Exxon Valdez Oil Spill） **127**
エゴイズム ………………………………915
エコエネルギー …………………………257
エコシステム ……………………………686
エコシステム　→エコロジー **128**
エコ商品 …………………………………636
エコソフィ（生態学的英知） ……………639
エゴティズム ……………………………915
エコファシズム …………………………198

エコフェミニズム ………………………129
エコロジー（ecology）…………………**128**
エコロジー運動 …………………………203
エコロジスト ……………………………839
エコロジズム ……………………………128
壊死 …………………………………223,407
壊死性腸炎 ………………………………627
エジプト ……………………166,174,475,771
エスコートレディ ………………………736
エステティック …………………………20
エストロゲン ……………………204,244,774
エスニシティ ……………………………451
『エスプリ』………………………………469
似非医師 …………………………………75
エタンブトール …………………………271
エチオピア ………………………………487
エチカ ……………………………………934
越境汚染 …………………………………979
越境汚染現象 ……………………………650
越境海洋汚染 ……………………………651
越境化学物質汚染 ………………………651
越権行為 …………………………………378
エッセン大学 ……………………………984
エディプスコンプレックス（Oedipus complex）…………………………………**129**,342
エディンバラ ……………………………27,804
エーテル麻酔 ……………………………845
江戸 …50,76,122,218,246,627,736,748,750,767,853,900-1
エートス（ethos）概念 …………………934
エトドラク ………………………………654
江戸幕府 ………………………………767,880
エネルギー ……155,165,290,461,569,748,807,990-1
エネルギー革命 …………………………322
エネルギー資源 …………………………322
エピクロス学派 …………………………158
エホバ ……………………………………130
エホバの証人（Jehovah's Witnesses）…**130**,371
エボラウイルス …………………………116
エボラ出血熱 ……………………………241,276
エランヴィタル …………………………520
エリザベス救貧法 ……………………777,836
エリスロポエチン ………………………897
エリート …………………………………187
エロス（eros）………………………1,**130**-1,566
エロティシズム（eroticism）…………**131**-2
エロティック ……………………………131
演繹的手続き ……………………………495

事項索引

演繹的方法論 ……………………495,710
猿害 ………………………………679
塩化カリウム ……………………376
塩化カリウム製剤 ………………670
遠隔 ………………………………829
遠隔医療（telemedicine）………**132**,798,984
遠隔地 ……………………132,650
遠隔の他者 ………………………737
遠隔放射線診断 …………………132
塩基 ………………………………992
演技 ………………………………343
『延喜式』…………………………267
塩基性色素 ………………………591
塩基対数 …………………………757
塩基配列 ……………55,61,65,642,758,972-4
援護 ………………………………496
援護事業 ………………………589-90
冤罪（false charge）………**133**,209,535
塩酸アヘンアルカロイド ………11
塩酸コカイン ……………………321
塩酸ドネペジル …………………17
塩酸モルヒネ ……………………11
『エンジェル・スノー』…………438
エンジェルダスト ………………277
円熟 ………………………………527
円熟期（老年期）…………………528
『延寿撮要』………………………901
『延壽類要』………………………901
援助 ………………………………207
炎症 ………………………………773
援助交際 ……………………**133**
援助的カウンセリング …………56
延髄 ………………………461,719
エンゼルケア ……………………50
塩素 ………………………………142
塩素系殺虫剤 …………………971-2
塩素挫瘡 …………………………611
延長 ………………………………221
エンテレキー ………………520,569
エンテレケイア …………………520
エンドクリン ……………………203
煙突掃除人 ………………………456
エンパワメント（empowerment）……606,819,840
『エンパワメントと人権』………416
エンハンスメント（Enhancement）……64,**134**-5,214,647,725
閻魔信仰 …………………………374

延命 ………41,207,352,405,568,619,863,996
延命医学 ………………………568,588
延命医療 ………………………258,389,921
延命効果 …………………………598
延命至上主義 ……………………999
延命主義 …………………………380
延命手段 …………………………352
延命処置 ………………76,230,389,621
延命処置の中止 …………………582
延命措置 ………………135,182,609,706,729
延命措置停止 ……………………796
延命治療（life-sustaining treatment）……6,113,**135**,316,388,406,432,568,588,608,757,903,921,928,999
延命治療拒否 ……………………346
延命治療拒否権 …………………345
延命治療拒否の代理決定 ………346
延命治療の停止 ………………572,809
厭離穢土 …………………………455
塩類 ………………………………164

［お］

甥 …………………………………609
老い（old age）……………134,**136**,570,775
お家騒動 …………………………605
オイディプス神話 ………………129
老いぼれ …………………………137
オイルショック ………………322,398
応益負担 …………………………449
嘔気 ………………………………850
応急処置 …………………………231
応急処置設備 ……………………285
応急入院 …………………………241
応急入院　→精神保健福祉法 ……**137**
押収 ………………………………277
欧州 ……………………………28,122
欧州の四原則 ……………………213
欧州評議会 ………………………759
往生安楽国 ………………………381
応召義務 ………………33,37,**137**,358
往生思想　→死後の世界 ……**138**
往診 ………………………………348
黄体ホルモン ……………………998
黄疸 ……………………45,162,634,899
黄疸疾患 …………………………634
横断性四肢奇形 …………………434
嘔吐 ……………………………3,8
応答可能性（responsibility）………2

1341

事項索引

黄熱ウイルス …………………………116
黄熱ワクチン …………………………963
応能負担 ………………………………449
欧米 ……………10,21,28,40,150,169,176
欧米先進国 ……………………………494
オウム事件 ……………………………559
オウム真理教 ……………144,559,815
応用共通 ………………………………107
応用経済学 ……………………………84
応用行動分析理論 ……………………314
応用薬学 ………………………………107
応用倫理学（applied ethics）…**138**,454,576,677,936
大分市 …………………………………767
大型哺乳類 ……………………………549
大蔵省 …………………………………338
大阪 ………………………………39,964
大阪大学 ………………………………873
大阪大学腎臓移植事件 ………………44
大阪地裁 ………………………………130
大阪府 …………………………………943
大阪府立成人病センター ……………681
大阪府立千里救命救急センター肝臓摘出事件 …………………………44
大阪府立千里救命救急センター肝臓摘出準備事件 …………………………44
大阪弁護士会人権擁護委員会 ………44
大塚 ……………………………………767
大童子 …………………………………268
オオヒシクイ訴訟 ………………393,433-4
オオマツヨイグサ ……………………687
公の秩序 ………………………………304
オーガズム ……………………………845
岡田式静坐法 …………………………288
岡山 ……………………………………751
岡山県岡山協立病院腎臓摘出事件 …44
沖合 ……………………………………139
オキシコドン …………………………237
沖縄県オリーブ山病院緩和ケア病棟 …828
沖縄県立那覇病院腎臓摘出事件 ……44
オギノ式 ………………………………762
桶川女子大生殺害事件 ………………510
オス化・メス化現象 …………………678
オステオパシー ………………………288
オーストラリア …22,148,174,341,368,405,437,637,742,756
オーストラリア安楽死法　→安楽死法 ……**139**
オーストラリア原住民 ………………655

オーストリア ……………………5,341,937
オスロ条約 ……………………………139
オスロ・パリ条約（OSPAR Convention for the Protection of the Marine Environment of the North-East Atlantic）……**139**,157,960
オセアニア ……………………………888
汚染 …102,156,196,290,299,357,394-5,650,678,812,971
汚染　→環境汚染 ……………………**140**
汚染回避地 ……………………………299
汚染環境 ………………………………907
汚染企業 ………………………………748
汚染源 …………………………………749
汚染事故 ………………………………78
汚染者 …………………………………140
汚染者負担の原則（polluter-pays principle）………139,**140**,275,444,887,907
汚染土壌 ………………………………587
汚染賦課 ………………………………192
汚染物質 ……………………128,139,189,650
汚染防止 ………………………………140
汚染問題 ………………………………305
オゾン ……………………………141,149,988
オゾン層 ………………4,117-8,142,190,874
オゾン層の破壊　→オゾンホール ……**141**
オゾン層の保護に関するウィーン条約 ……873
オゾン層破壊 ……………………563,615
オゾン層破壊原因物質 ………………189
オゾン層破壊物質 ……………………142
オゾン層保護 ……………117,960,978,1001
オゾン層保護基金 ……………………118
オゾン層保護のためのウィーン条約 ……562
「オゾン層保護法」 ………………874,1001
「オゾン層を破壊する物質に関するモントリオール議定書」 ……………………118,873
オゾンホール（ozone hall）………**141**,874
オタク ……………………………556,755
汚濁発生源 ……………………………507
おたふく風邪 …………………………864
オーダーメイド医療（order-made medicine, tailor-made medicine）………72,**142**,274,741
オーダーメイド医療実現化プロジェクト …974
オタワ憲章 …………………………579,805
落ち度 …………………………………90
夫 ………………………175,270,733,763,941
夫の精子 ………………………………624
オーデュボン協会 ……………………393
音 ………………………………………80

事項索引

男 …………………………………363,735
男／女 …………………………………111
男／女の二項対立 ……………………690
男は仕事／女は家庭 …………………523
男は仕事／女は家庭と仕事 …………523
男は主／女は従 ………………………565
男は主体／女は客体 …………………565
男は外（仕事）／女は内（家庭）……565
男は能動／女は受動 …………………565
脅し ……………………………………241
劣った種 ………………………………890
大人 ………………6,40,334,379,528,550,792
オートノミー ………………364,779,928
オナイダ ………………………………143
オナイダコミュニティ（Oneida Community）
　………………………………………**143**
オナイダコロニー ……………………143
オナニー ………………………………845
鬼婆 ……………………………………137
オネエ …………………………………526
オネエ化 ………………………………690
己の死 …………………………………406
叔母 ……………………………………609
オピオイド ……………………………674
オピオイド受容体 …………………237,653
オフィス …………………………………29
オプトアウト（opt out）……………340
オプトアウト →コントラクトイン　**144**
オプトイン（opt in）…………………341
オプトイン →コントラクトアウト　**144**
オープンクエスチョン（OQ＝開かれた質問）
　………………………………………**144**
オープンクエスチョンとクローズドクエスチョン（open question and closed question）
　………………………………………**144**
オープントライアル →臨床試験 …**145**
オペ →手術 …………………………**145**
オペラント条件付け …………………314
オペレーションレスキュー（OR）…794
オボ＝ベジタリアン（ovo-vegetarian）……798
お盆 ……………………………………431
おまかせ ………………………………145
おまかせ医療 ………………………**145**,454
オマハ …………………………………132
思いやり ………………………………151
おもて ……………………………………12
親 ……6,8,11,129,175,270,302,334-5,352,728,756-7,759,823,847,853-4,863,865,891,894,959,971

親子 ……………………………145,167,788-9
親子一体感 ……………………………146
親子関係（parentage）…**145**-6,175,312,477,512,576,829
親子関係不存在確認 …………………146
親子鑑定（scientific test of parent-child relation）………57,65,**145**,268,270,334,811,973,992
親子間の血縁関係の有無 ……………478
親子心中（parent-child double suicide）…**146**
親子の絆 ………………………………515
親子分離 ………………………………146
親の介護 ………………………………825
親の親権 ………………………………334
親の生殖の権利 ………………………725
親の代理同意 …………………………66
オランダ …21,38,69,139,148,324,341,368,377,432,636,673,709,768,807,814,834,904,937
オランダ遺体埋葬法 →安楽死法 …**147**
オランダ最高裁判所 …………………377
オランダ商館 …………………………33
オリヴェッティ（Olivetti）社 ………958
オリゴヌクレオチドDNA ………………68
オレゴン州 ……………………21,147,159
オレゴン州安楽死法 →安楽死法；オレゴン州尊厳死法 ……………………………**147**
オレゴン州議会 ………………………147
オレゴン州尊厳死法（The Oregon Death with Dignity Act）……………………22,**147**
音楽 …………………………………265,659
音楽鑑賞 ………………………………148
音楽療法（music therapy）………80,**148**
恩給 ………………………………………50
恩恵 ………………………………………12
オンコウイルス ………………………943
オンコルメド社 …………………………70
恩師 ………………………………………75
温室ガス排出量 ………………………636
温室効果 ………………………………636
温室効果ガス（greenhouse gases（GHGs））
　………………………**148**-9,189,637,988
温室効果ガス削減 ……………………149
温室効果ガス総排出量 ………………638
温情 ……………………………………212
温情的干渉主義 ………………………743
音声ガイダンス ………………………448
音声機能 ………………………………289
音声・言語機能障害 ……………………32
音声・言語・咀嚼機能障害 …………32,496

1343

事項索引

温泉温熱療法 …………………………185
温泉利用型健康増進施設（クアハウスタイプ）
　……………………………………285
温泉療法 ………………………………282
温泉療養 ………………………………925
怨憎会苦 …………………………315,455
温帯 ……………………………………141
温暖化 …………………………305,442,549
温暖化防止 ……………………………636
温暖化防止対策 ……………………636-7
温度 ……………………………………549
温熱 ……………………………………914
穏婆（産婆）…………………………243
オンブズマン制度 ……………………**150**
陰陽五行説 ……………………………218

[か]
快 ………………………………………272
害 …………………………………40,75
外陰 ……………………………………788
外因死 …………………………………42
外因性内分泌攪乱化学物質（EDC）……203,563
外陰部潰瘍 ……………………………800
絵画 ………………………………265,659
海外経済協力基金 ……………………990
海外での手術 …………………………553
海外渡航 ………………………………600
海外渡航者 ……………………………276
海外渡航歴 ……………………………9
外界の条件（Umgebung）……………202
改革運動 ………………………………749
快活 ……………………………………315
絵画の細密描写 ………………………409
絵画療法　→芸術療法 ………………**151**
開眼 ……………………………………36
快感原則 ………………………………158
『快感原則の彼岸』……………………566
廃棄物 …………………………………748
階級 ………………………………363,779,923
開業医 ……………………………163,615
開業免許制 …………………………33,37
快苦 ……………………………………315
会計 ……………………………………579
解決策 …………………………………597
解雇 ………………………………123,694
介護（care）…**151**,320-1,349-50,507,634,683,698,
　720,797,816-7,835,896,925,946-9,951-4,967,989
介護型療養病床 …………………83,925

介護休業法 ……………………………414
介護給付 …………………………152,449
戒告 ……………………………………37
外国人労働者 …………311,317,325,412-3,816,855
外国籍 …………………………………325
外国籍者 …………………………317,325
外国籍の感染者 ………………………123
介護サービス（care service）……**151**-3,339,467,
　684,950-1
介護サービス対象者 …………………657
介護支援専門員 ………………………261
介護資源 ………………………………819
介護施設 ………………………………84
介護者 ……………………152,175,349-50,781
介護疲れ ………………………………350
介護難民 ………………………………770
介護認定 ………………………………948
介護の社会化 …………………………816
介護費用 ………………………………674
介護福祉 ………………………………835
介護福祉士（certified care worker）……**152**,420,
　782,816-7,836
介護福祉士法 ……………………152,419,443
介護福祉士養成学校 …………………152
介護扶助（care aid, care support）……**153**,516
介護負担 ………………………………350
介護放棄 ………………………………947
介護保険 …349,422,424,635,657-8,781,805,820,925
介護保険給付額 ………………………467
介護保険制度 …152,261,283,423,425,635,657,684,
　830,945-6,948-51,967
介護保険制度改革 ……………………817
介護保険制度導入 ……………………339
介護保険法（Care Insurance Act）……152,**153**,
　261-2,320,349,423,683,816,836,925,949-50,952-3
介護問題 ………………………………168
介護療養型医療施設 ……………684,948
介護老人健康施設 ……………………952
介護老人保健施設 ………104,152,770,953
介護ロボット …………………………28
開墾 ……………………………………149
介在配列 ………………………………65
カイザースヴェルト …………………247
カイザーフライシャー角膜輪 ………117
改竄 ………………………………160,279,660
開示 ………………………………96,100,114
開示請求権 ……………………………181
会社経営者 ……………………………581

1344

事項索引

会社法 …………………………………………378
回収業者 ………………………………………275
回収措置 ………………………………………355
買春 …………………………………736,778,793
買春者 …………………………………………734
買春容認社会 …………………………………134
介助 ………………………………………349,932
外傷 …………36,230,273,487,312,347,365,627,987
外傷性精神障害 …………………………489,689,995
外傷体験 …………………………………689,911
外傷的事件 ……………………………………689
海上保安庁 …………………………………156,957
海上保安留置施設 ……………………………209
海上保険 ………………………………………820
海上労働者 ……………………………………326
回心 ……………………………………………143
海水 ……………………………………………156
海水温の上昇現象 ……………………………156
外性器 ……………………………………111,552
改正臓器移植法 …………………………452,621
改鼠（かいそ） …………………………………2
回想 ……………………………………………911
改葬 ……………………………………………833
階層 ……………………………………………836
階層因子説 ……………………………………643
階層間格差 ……………………………………263
懐胎 ……………………………………………786
海中植物 ………………………………………461
害虫抵抗性品種 ………………………………62
害虫防除 ………………………………………563
回腸 ……………………………………………969
外腸骨静脈 ……………………………………493
外腸骨動脈 ……………………………………493
海底 ……………………………………………156
快適価値 ………………………………………171
外的自由 ………………………………………427
開頭手術 ………………………………………783
開頭術 …………………………………………700
害毒 ……………………………………………611
ガイドライン（guidelines）…13,21,59,66,70,90,
　154,189,253,594,614,626,703,740,809,832,866
飼い慣らされた死 ……………………………361
介入行為 ………………………………………234
介入調査 ………………………………………127
概念 …………………………………………24-5
皆年金 …………………………………………311
海馬 ……………………………………………17
外胚葉 …………………………………………727

開発 ……………………………………77,201,305
「開発援助プロジェクト等における環境　アセスメントの実施に関する理事会勧告」……300
開発計画 ………………………………………188
開発事業 ………………………………………188
開発途上国（developing country）…4,**154**,156,
　199,393,560,637,698-9,741,813,819,874,886,922,
　958,964,978,989
外表奇形 ………………………………………650
海浜の埋め立て・干拓 ………………………549
回復 ………………………………………151,207
開腹 ……………………………………………548
回復期 …………………………………………121
開腹術 ……………………………………845,979,1002
回復不能 ……………………………………388-9
外部的環境 ……………………………………441
外分泌腺ト皮 …………………………………724
解放 ……………………………………………20
解剖（autopsy）……**155**,409,626,676,721,810-1
解剖学 ……………………………25,28,226,241,559,928
解剖者 …………………………………………396
解放闘争 ………………………………………663
開放病棟 ………………………………………433
解剖、病理、法医の教授または准教授 ……396
解剖・保存・死因調査 ………………………396
皆保険・皆年金 ………………………………425
皆保険制度 ……………………………………89
介護老人保健施設 ……………………………948
海面 ………………………………………148,636
海面上昇 ………………………………………636
外面的治療構造 ………………………………541
海綿法 …………………………………………477
海洋 ………………………………………156,748
潰瘍 ……………………………………………800
海洋汚染（marine pollution）…139,**156**,960-1,979
海洋環境 ………………………………………960
海洋環境保護 ……………………………960-1,1001
潰瘍性格 ………………………………………511
海洋生態系 ………………………………128,549
海洋投棄 …………………………………139,960-1
海洋投棄規制条約 ……………………………960
海洋投棄廃棄物 ………………………………960
海洋動物 ………………………………………127
外用薬貼付 ……………………………………932
外来（outpatient clinic）…**157**,709,776,790,797,932
外来遺伝子 ………………………………69,434
外来化学療法 …………………………………162

1345

事項索引

外来患者　→外来 ……………………… **158**
外来種 ……………………………… 562,883
外来種の侵入 ……………………………… 442
外来診察室 ……………………………… 157
外来診療 ………………………… 330,348,939
外来診療　→外来 …………………… **158**
「外来生物法」 ……………………………… 562
外来治療 ……………………………… 455
快楽 ……………… 158,319,394,672,919,934,962
快楽主義（hedonism） ………………… **158**,915
快楽主義的原理 ……………………………… 318
快楽主義のパラドクス ……………………… 158
解離性健忘 ……………………………… 367
解離性障害 ………………… 229,539,689,994
解離性同一性障害 ……………………… 455
戒律 ……………………………… 430
カイロ ……………………………… 475,922
カイロ行動計画 ……………………………… 923
カイロプラクティック …………………… 20,288
会話 ……………………………… 36
「害をなさず」原則 ……………………… 454
カウンセラー ………………… 208,554,893,909
カウンセリング（counseling） …… 14,56,144,**158**-9,336,440,488,501,523,537,545,554,593,626,670,778,802,844
カウンセリング体制 ……………………… 594
カウンターカルチャー …………………… 556,750
カーエアコン ……………………………… 118
替え玉 ……………………………… 574
蛙 ……………………………… 477
顔写真付き公的証明書 …………………… 548,550
香り ……………………………… 80
加害 ……………………………… 39
加害者 ………………………… 16,40,229,550,861
化学 ………………… 23,749,812,878,908,974
科学 ……… 2,23,26,160,353,363,382,706,729,755,773,791,794,796,805,810,856,879-80,889-91,898,909,913,915,931,936,938,958,972-3,976,984-5,996-7,1000
科学アカデミー医学協議会 ……………… 40
科学革命 ……………………………… 384
化学企業 ……………………………… 204
科学技術 … 160,224,239,306,315,383,392,581,706,891,972,991
科学技術会議 ……………………………… 603
科学技術会議生命倫理委員会 …………… 761
科学技術会議設置法 ……………………… 603
科学技術・学術審議会 …………………… 874-5

科学技術・学術政策局 …………………… 874
科学技術基本計画 ……………………… 603
科学技術基本法 ……………………… 603
科学技術振興調整機構 …………………… 719
科学技術政策 ……………………………… 603
科学技術庁 ……………………………… 874-5
科学技術・理論 ……………………… 343
科 学 技 術 倫 理（science and technology ethics） ……………………… **160**,985
科学教育 ……………………………… 343
科学研究 ……………………… 763,796
化学工業 ……………………………… 888-9
化学合成物質 ……………………… 251
化学構造 ……………………………… 308
化学産業 ……………………………… 908
科学史 ……………………… 570,576
科学至上主義 ……………………… 390
科学者 ……………………… 385,983,985
科学者の責任 ……………………… 582
科学主義（scientism） ……………… **160**
科学商品 ……………………………… 343
科学審査委員会 ……………………… 997
科学政策 ……………………………… 343
過覚醒症状 ……………………………… 994
化学製品・医薬品研究開発 …………… 343
科学専門家 ……………………… 581
科学叩き ……………………………… 343
科学的アプローチ ……………………… 19
科学的医学 ……………………… 24,161
科学的検査 ……………………………… 873
科学的言説 ……………………………… 539
化学の拘束 ……………………………… 536
科学的根拠（エビデンス） ……………… 353
科学的思考法 ……………………… 161
化学的資材開発 ……………………… 594
科学的事実認識 ……………………… 581
科学的心理学 ……………………… 491
科学的生命像 ……………………… 567
科学的捜査 ……………………………… 133
化学物質 …… 77,129,162,168,185,204,223,296,460,563,650,749,780,877,880,888-9,971,979,988
化学物質（環境化学物質） ……………… 312
化 学 物 質 過 敏 症（multiple chemical sensitivity） ……………………… **161**,888
化学物質審査規制法 ……………………… 980
「化学物質の審査及び製造等の規制に関する法律」 ……………………………… 296
化学兵器 ……………………… 356,558-9

1346

化学薬品 …………………………………205
化学療法（chemotherapy）……**162**,185,220,282,
　334,345,902
化学療法剤 ………………………………864
科学倫理　→研究倫理 ……………**163**
『科学倫理年鑑』 ………………………985
科学論文 …………………………………660
かかりつけ医（family doctor）……158,**163**,358,681
かかりつけ医推進試行的の事業 ……163
かかりつけカード ………………………163
かかりつけ薬局 …………………………79,884
過換気症候群 ……………………………489
加虐性愛 …………………………………845
学級崩壊 …………………………………746
核 ……………………………54,290,812,865,913
核DNA ……………………………………973
学位（医学博士号） …………………614
核移植　→クローン技術 …………**163**
核移植 ……………………………259,590,868
画一化 …………………………………178,230
画一主義 …………………………………279
画一的 ……………………………………137
学位論文 …………………………………29
核黄疸 ……………………………………596
核家族 ……………………………167,691,869
核家族化 …………169,329,380,404,770,834,949
学業 ………………………………………870
格差 ………………………………………819
学際 ………………………………………202
学際研究 …………………………………19
学際的学問 ………………………………661
学際的性格 ………………………………537
核酸 ……………………………………117,590
核酸検査 …………………………………58
核酸合成阻害薬 …………………………309
学識経験者 ………………………………410
学習 ………………………………………747
学習環境 …………………………………808
学習指導要領 ……………………………173
学習障害（learning disabilities, learning disor-
　ders） ……………………**163**-4,683,745-6
学習障害児に対する指導について（報告）…163
学習する能力 ……………………………642
学習理論 …………………………………313
各種カテーテル …………………………487
学術研究 …………………………………19,875
学術団体 …………………………………701
学術論文 …………………………………279

革新 ………………………………………172
核心的アイデンティティ ………………401
学制 …………………………………28,172
学生 ………………………………173,755,911,931
学生運動 …………………………………556
学生教育 …………………………………166,931
覚せい剤（amphetamines）……11,**164**,321-2,682,
　792,808,880,882,919
覚せい剤禍撲滅運動 ……………………164
覚せい剤取締法 ……………………164,689,882
覚醒作用 …………………………………164
学生相談 …………………………………159
隔絶 ………………………………………167
核戦争 ……………………………………344
拡大生産者責任 …………………………275
拡大生産者責任費用 ……………………192
拡大被害 …………………………………546
拡張型心筋症 ……………………………745
拡張型心筋症　→バチスタ手術 …**165**
拡張された責任 …………………………374
確定診断 …………………………………902
学童期 ……………………………………909
獲得免疫 …………………………………867
学年 ………………………………………171
学閥 ………………………………………29
学閥主義 …………………………………766
核反応 ……………………………………165
核分裂 ……………………………………165
核兵器（nuclear weapon）……**165**,224,558-9,812
核兵器の不拡散に関する条約：核拡散防止条約
　（NPT） ……………………………165
核兵器爆発 ………………………………811
角膜 ……………………………166,395,548,605-6,703,721
角膜移植（corneal transplantation）……**166**,969
角膜移植手術 ……………………………166
角膜混濁例 ………………………………166
角膜上皮再生技術 ………………………166
角膜提供 …………………………………166
角膜内皮 …………………………………166
角膜変性症 ………………………………166
革命政権 …………………………………662
革命テロ …………………………………663
革命に対する犯罪 ………………………201
学問 ………………………………………170
学問の自由 …………………………154,294
核融合　→原子力 …………………**166**
学用患者（patient for medical research,
　patient for medical education）……**166**,768

事項索引

学用品 …… 344
隔離（seclusion） …**167**,276,533,726,751,789,808, 849,919
隔離患者室 …… 768
隔離期間 …… 275
隔離室 …… 167
隔離主義 …… 751
隔離政策 …… 311,893
確率 …… 19
確率統計学 …… 976
確率論的病因論 …… 24
学力格差 …… 897
学齢子女使用者の避止義務 …… 430
家系 …… 55
家系図 …… 55
かけがえのない地球（Only One Earth）
…… 197,329
仮言命法 …… 670
加工食品 …… 64
加工製品 …… 305
化合物 …… 611
鹿児島県 …… 297
鹿児島大学医学部倫理委員会 …… 436
鹿児島地方裁判所 …… 393
過誤の回避 …… 665
禍根 …… 186
火災保険 …… 820
家産 …… 684
家事援助 …… 816,835
家事審判官 …… 175
家事審判規則第74条 …… 473
家事審判所 …… 175
家事審判法 …… 175
家事調停 …… 175
過失 …… 38,83,97,100,167,264,588,645,861-2
過失傷害　→医療過誤 …… **167**
過失責任 …… 645-6,854,861,989
過失責任主義 …… 862
過失相殺 …… **167**
過失相殺額 …… 74
過失致死 …… 353
過失致死　→医療過誤 …… **167**
過失犯 …… 645,650
過失犯罪 …… 646
貸し腹 …… 788
我執 …… 52
過重負荷 …… 184
過重労働 …… 511

過剰人口問題 …… 479
過剰人口論 …… 479
過剰排卵誘発 …… 612-3,852
過剰病床 …… 104
寡処教育　→デスエデュケーション …… **167**
過食 …… 586
過食症 …… 586
過食症　→摂食障害 …… **167**
柏崎原子力発電所 …… 290
ガス …… 359
ガス拡散法 …… 618
ガストラック …… 841
カスピ海 …… 913
風 …… 305
風邪 …… 282
ガーゼ …… 102
課税 …… 195,662,738
課税制度 …… 662
化石（石油・石炭等） …… 358
化石燃料 …… 196,257,305,322,359,585,636,988-9
風邪薬 …… 880
仮説－演繹法 …… 498
仮設住宅 …… 344
河川 …… 139,157
寡占巨大多国籍企業 …… 344
河川生態系 …… 549
「河川法」 …… 295
火葬 …… 604,833,927
画像 …… 502
画像技術 …… 719
火葬許可証 …… 410
画像処理技術 …… 593
画像診断 …… 439,504,617,650,664,720,774
画像診断機器の開発 …… 440
画像診断法 …… 970
火葬率 …… 834
過疎化 …… 120,888
家族（family） …1,8,17,45,53,81,151,**167**,169,172, 219,233,267,307,329,340,346-7,358,377,380,389, 416,477,513,533,573-4,600,606,623,657,668- 70,703-5,708,710,717,720,722,727,750,753,756, 759,762-3,774,778,780,788-90,796,803,816-7,821, 824,828-9,849,855,865,873,919,921-3,927,932-3, 939,942,946-9,953,974-5
家族（遺族） …… 601
家族－医師 …… 921
家族員 …… 167
加速型生物機能構築技術（evolutionary molec-

事項索引

ular engineering) … **168**	価値判断 … 23,86,389
家族関係 … 512	価値や善の葛藤 … 338
家族機能 … 825	価値論 … 170
家族機能の不全 … 586	渇愛 … 1
家族給付 … 326	学界 … 97
家族ケア … 521	学会発表 … 660
家族計画（family planning, planned parent-hood）… **168**,358,475,762,774,831,893,924	学級崩壊 … 173
	脚気 … 768
家族計画相談所 … 477	学校（school）… 161,**171**,185,364,367,380,565,583,647,754,786,792,869-70,882,991
家族計画プログラム … 475	
家族研究 … 749	学校環境衛生 … 173
家族性アミロイド多発ニューロパシー … 688	学校給食 … 18
家族生活 … 332,414	学校教育 … 172,235,280,335,519,792
家族制度（family institution）… **169**,340,515,816,859	学校教育政策 … 897
	学校教育制度 … 163
家族団欒 … 330	学校教育法大改正 … 236
家族中心主義 … 673	学校教育法（School Education Law）… 110,112,**172**-3,429,878,900
家族手当 … 424	
家族道徳 … 304	学校教育法第71条 … 683
家族の苦悩 … 595	学校恐怖症（school phobia）… 786
家族の同意 … 335,599	学校スリム化 … 236
家族病理 … 749	学校設置義務 … 430
家族療法（family therapy）… **169**-70,488,586,933	学校選択の自由化 … 173
	学校への教育委託 … 472
家族歴 … 9,180,220,351,665	学校保健 … 281,284,511
ガソリン … 988	学校保健安全計画 … 173
肩 … 161	学校保健法（School Health Law）… 109,**173**,281,603
課題解決型医療　→POS … **170**	
肩凝り … 457	各国赤十字・赤新月社 … 580
カーター政権 … 305	合衆国憲法 … 255,258,954
語り手（書き手）… 697	合衆国最高裁 … 265
カタルシス … 545	活性酸素種 … 944
価値 … 170,571,608,713	葛藤 … 342,658,694
価値概念 … 532	カップルの性行為 … 529
価値観（sense of value）… 114,**170**,371,512-3,660-1	合併症（complication）… 33,**173**-4,334,482,548-9,612,675,724,783,845,850,852,868,903-5,993,998
価値感情 … 170	
価値観の多様性 … 730	活法 … 433
価値基盤モデル … 7	活力 … 520,569
価値客観主義 … 170	活力ある高齢者像 … 339
家畜 … 245,305,428,587,732,883,887,892	「活力ある高齢者像と世代間の新たな関係の構築」 … 320
価値自由 … 198	
価値情緒主義 … 170	活力論 … 712
価値序列 … 170	割礼（circumcision）… **174**,435
価値人格主義 … 171	家庭 … 6,163,167,320,364,367,519,565,817,835,856,869,884,947,984
価値多元論 … 872	
価値転換 … 655	家庭医 … 791
価値の多様化 … 367	家庭環境 … 403-4
カチノン … 847	家庭系ゴミ … 444

1349

家庭経済学	129
家庭血液透析	482
家庭ゴミ	102
家庭裁判所（family court）	17,95,**174**-5,249, 303,452-3,472-3,557,684-5,716,824,854,916
家庭裁判所調査官	175
家庭裁判所の審判	552
家庭団欒	785
仮定的同意	744
家庭内虐待 →虐待	**175**
家庭内不和	869
家庭内別居	916
家庭内暴力（family violence, domestic violence）	**175**-6
家庭内離婚	916
『家庭に於ける実際的看護の秘訣－実地方面の養生手当と民間療法・女の衛生と子供の育て方』	856
家庭崩壊	176
家庭奉仕員	835
家庭奉仕員講習会促進事業	835
家庭奉仕員派遣事業	950
家庭養護婦派遣事業	835
家庭用品	880
カテコールアミン遮断説	308
カテーテル	112,482,521,774,979,1002
家電	142
家伝灸	233
家電リサイクル法	275
過渡	655
過渡的発達段階	556
過渡の境界線	655
過度のストレス回避	494
カドミウム	51,296,299,907
カドミウム汚染	907
カドミウム化合物	886
カトリック	375,512,648,729,793,810
カトリック系宗教団体	756
カトリック宗派	895
カトリック道徳神学	729
カトリックの教会法	484
カトリックの人格主義	469-70
カトリックの生命倫理学	469
悲しみや苦しみ	672
カナー症候群	408
カナダ	110,118,143,165,341,359,362,673,747,805, 933,937
カナダ看護師協会	12
カナダのマクマスター大学	976
必ず治癒する	503
加入希望者	575
加入時	574
加入者	574
加熱処理	876
加熱製剤	273,877
カネミ倉庫	176
カネミ油症事件（Kanemi oil poisoning case）	**176**,296,460
『遐年要鈔』	901
可罰性阻却事由	832
可罰阻却事由（違法性阻却事由）	628
可罰的違法性	458
加罰的行為	628
カビ	65,309
過敏症	18,780,889
過敏症状	161
過敏性腸症候群	489
カフェイン	882
歌舞伎の女形	690
株式会社	143
家父長	27
家父長制	779
家父長制度	824
株主総会決議	304
寡婦の福祉	824
貨幣	263
壁としての死	361
過放牧	305
カポジ肉腫	123
釜ヶ崎	837
鎌状赤血球	441
鎌状赤血球症	66,840
鎌状赤血球症／鎌型血球病（sickle cell disease）	**177**,436,440,492
鎌状赤血球貧血	72
釜ゆで	370
神（god）	31,49,52,130,143,**177**,187,267,315,361, 369,373,381-2,387-9,425,430-1,472,581,678,714, 742,759,821,841,872,919,935,999
カミ	430
神岡鉱山	51
神からの承諾	388
神に献げられた印の分身	509
神の意志	381
『神の国』	31
髪の毛	57

事項索引

神の研究 …………………………………767
神の正義 …………………………………387
神の似姿 ……………………………572,714
神の人間化と人間の神化 ………………661
神の本性 …………………………………467
紙類 ………………………………………102
神を演じる …………………………………64
カミングアウト（coming out）………**178**
家名 ………………………………………684
加盟国 ……………………………………579
仮面 ………………………………………742
仮面様 ……………………………………740
カモシカ …………………………………386
痒み …………………………………………51
からかい ……………………………………39
ガラクトース血症 ………………………492
からだ …………………………………312,618
カラードプラ法 …………………………650
カリウム …………………………………682
カリキュラム ……………………………171
仮釈放 ……………………………………432
仮出獄 ……………………………………432
仮出獄条件 ………………………………432
借り腹 …………………57,373,514,624,727,827,859
借り腹　→代理母 ………………………**178**
仮払金 ……………………………………176
カリフォルニア ……………725,846,874,898
カリフォルニア最高裁 …………………181
カリフォルニア州 ………………4,183,389
「カリフォルニア州自然死法」…………921
カリフォルニア州法 ……………………608
カリフォルニア大学 ………………117,141
火力発電所 ………………………………299
借り卵（borrowed egg）……**179**,788,859
カルカッタ ……………………………380,630
カルシニュリン …………………………977
カルシニュリン阻害剤 …………………368
カルタヘナ議定書 ………………………5,63
カルタヘナ法 ………………………………5
カルテ（chart）………8,96,100,**179**,643,665,964,993
カルテ開示（access to health record）…37,**180**
カルテ記載 ………………………………644
カルテ記載法 ……………………………180
カルテと診療情報公開に関する報告　→カルテ開示 ………………………………**181**
カルテの開示 ………………………………83
カルト …………………………367,431,843-4
カルト宗教 ………………………………596

カルト信者 ………………………………373
カルバート対ジョンソン事件（Calvert v. Johnson）………………………………**181**
カリフォルニア州 ………………………739
カルメット・ゲラン桿菌　→BCG ……**182**
カルメットゲラン菌 ……………………968
加齢（aging）………………82,153,**182**,708
枯葉剤作戦 ………………………………611
枯葉剤散布 ………………………………559
カレン事件（the matter of Karen Ann Quinlan）……**182**,258,346,461,588,608,729,982
カーレンダー判決（Curlender v. Bioscience Laboratories）………………………**183**
過労 ………………………………………183
過労死（death from overwork）………**183**,287,373,821,869,945
カロリ病 …………………………………549
川崎筋弛緩剤事件 …………………………21
川崎市 …………………………………130,837
肝 …………………………………………627,724
がん（cancer, malignant tumor, malignant neoplasm）…11,55,58,63,66,68-70,107,159,162,173,**184**,194,207,270,286,325,346,388,464,494,619,629,704,706,720,760,783,790,812,898,902,931,953,969,975
眼圧 ………………………………………406
眼位 ………………………………………406
簡易鑑定 ……………………………535,539
簡易宿泊所 ………………………………837
肝移植 ………………………45,47,548,634,977
簡易生命表 ………………………………507
がん遺伝子 ………………………………984
がん医療 …………………………………346
姦淫 ………………………………………483
肝炎 ………………………………271,273,896,908
肝炎ウイルス …………………………45,518
感音系難聴 …………………………………32
閑暇 ………………………………………172
眼科 ……………………………………32,365
寛解 ………………………………………120
眼科医院 …………………………………406
肝外胆管の完全閉塞 ……………………634
灌漑用水 …………………………………462
眼科学 ……………………………………928
がん化学療法 ……………………………162
眼科画像 …………………………………132
感覚 ……………………39,51,80,673,723,918
感覚器官 …………………………………461

1351

事項索引

感覚公害 …………………………………3
感覚障害 ………………………………509
感覚神経 ………………………………653
感覚性失語 ……………………………400
感化法 …………………………………240
肝がん …………………………………185
宦官 ……………………………………244
肝管空腸吻合術 ………………………634
肝幹細胞 ………………………………620
がん患者 ………………325,537,674,797,898
『がん患者に対する緩和ケア』………629
肝管閉塞型（II型）……………………634
換気停止（無呼吸）……………………508
肝機能 ……………………………142,618
肝機能障害 ………………………176,654
眼球 ………………………………35,721,771
眼球運動 …………………………406,461
眼球（角膜）……………………………606
環境（environment）……4-5,19,128,168,185,**187**,
 204,223,286,312,383,390,433,529,545,560,563,
 570,611,725,728,731,748,760,766,781-2,795-6,799,
 812,822,831,870,873,884,894,900,914,987,991,
 996,1001
環境NGO ……………………………199
環境NPO ……………………………199
環境ODA ……………………………198
環境アセスメント（environmental impact assessment）…………………………**188**,549
環境悪化 …………………………188,639
環境意識 …………………………………3
環境因子 …………………………226,312,445
環境影響評価 …………………………188
環境影響評価実施要綱 ………………188
環境影響評価準備書 …………………188
環境影響評価法 ………………………188
環境衛生 ……………………125,579,849,877,885
環境衛生検査 ……………………281,992
環境疫学 ………………………………126
環境汚染（environmental pollution）……126-7,
 156,**189**,257,296,305,495,563-4,591,678-9,729,741,
 886,916-7,972
環境汚染物質 …………………………637
環境汚染防止 ……………………441,636
環境外交 …………………………………16
環境科学 …………………………187,582
環境化学 ………………………………187
環境化学物質 …………………………877
環境学習 ………………………………190

環境管理 ………………………………281
環境管理局 ……………………………194
環境関連法 ……………………………578
環境技術援助 …………………………359
環境基準 ………………………………507
環境規制 ………………………………140
環境基本計画 ……………………189-90,914
環境基本法（Basic Environment Law）
 ………3,188,**189**-90,193,195,287,295,988
環境教育（environmental education）……**190**
環境教育法 ……………………………191
環境経営学 ……………………………197
環境経済学（environmental economics）
 ……………………………187,**192**,197
環境警察 ………………………………202
環境権（environmental right）…193,294,386,547
環境国際行動計画 …………………197,1001
環境国連軍 ……………………………202
環境三権分立体制 ……………………202
環境資源 …………………………140,305
環境市民運動 …………………………197
環境社会学 ……………………………187,197
環境省（Ministry of the Environment）
 ……………………**194**-5,322,359,677
環境省令 ………………………………507
環境・食品汚染 ………………………460
環境神学 ………………………………206
環境人種差別（environmental racism, ecological racism）………………………**194**,196
環境税（environmental tax, green tax）
 …………………………………**195**,322
環境正義（environmental justice, ecojustice）
 …………………………………**196**,978
環境正義運動 …………………………196
環境正義の原則 ………………………195
環境政策（environmental policy）
 ……………………………192,195,**196**-7
環境政治学（environmental politics）
 ……………………………187,**197**,202
環境政治経済学 ………………………198
環境整備 ………………………………285
環境責任 ………………………………748
環境に責任を持つ経済のための連合 ……748
環境組織（environmental organization）…**198**
環境中濃度 ……………………………563
環境庁 ……………………203,311,194,679,907
環境適応 …………………………717,872
環境テロ ………………………………663

1352

環境と開発に関する国連会議（United Nations Conference on Environment and Development） ………4,190,**199**,914,1001
環境と開発に関する世界委員会（WCED） ………203,914,959
「環境と開発に関するリオデジャネイロ宣言」 ………4,914
環境に責任を持つ経済のための連合（CERES） ………128
環境に対する犯罪 ………201
環境の権利（right of environment） ………**200**
環境の保護・保全 ………562
環境破壊 ……41,128,155,196,290,295,299-300,329,393,444,529,699,748,799,819,958,991
環境破壊・公害問題 ………615
環境犯罪（environmental crime and sin） ………**201**-2,275
環境犯罪企業 ………201
環境評価 ………156
環境ファシズム ………639,686
環境ファシズム →環境倫理 ………**202**
環境負荷 ………193
環境への負荷 ………295
環境法 ………201
環境保護（environmental protection） ………**202**,393,395
環境保護運動 ………118,138
環境保護条約 ………578
環境保護団体 ………191,395,679,748
環境保護庁 ………203
環境保全 ………190,959,1001
環境保全維持活動 ………199
環境保全型農業 ………887
環境保全活動 ………191,898
環境保全技術 ………206,305
環境保全義務 ………193
環境ホルモン（Endocrine Disrupting Chemicals（environmental hormone）） ………193,**203**-5,296,305,460,525,529,563,611,651,678,864,972
環境ホルモン汚染 ………651
環境ホルモン作用 ………587
環境問題 ………26,64,191,391,569,636,661,730,799,815,914,1001
環境問題対策 ………571,585
環境利用 ………196
環境倫理（environmental ethics） ………26,63,128,**205**,427,441,454,558,571,581,706,940
環境倫理学 ………138,187,200,383,392-3,713,863

環境倫理思想 ………201
環境倫理の父 ………638,677
監禁 ………736
関係職員の協力義務 ………642
関係生理学 ………128
観血的行為 ………502
がん研究振興財団 ………186
眼瞼欠損 ………32
還元主義 ………567
還元主義的科学観 ………591
がん検診 ………284,290
監護 ………175,813
看護（nursing） ………34,100,103,**207**,237,579,629,693,703-4,708,765,770,818,821,829,898,933
慣行農法 ………887
肝硬変 ………217,549,634
看護学 ………107,704,820
『看護学大辞典』 ………210
看護技術 ………247
看護基準（standard of nursing practice） ………**208**
看護教育 ………13
監護教育 ………303
看護協会 ………818
看護業務基準 ………209
看護業務検討会報告書 ………357
看護記録 ………180,505
韓国 ……166,176,260,278,359,368,482,682,734,762,800,809
監獄（prison） ………**209**,650,957
がん告知 ………325,337,350,373,464,473,790
がん告知マニュアル ………325
監獄法 ………209
喚語困難 ………399
看護サービス ………13,208-9
看護師（nurse） ………7,27,56,91,93,100,182,208,**210**,267,323,338,357,360,365,444,502,542,545,558,643,659,669,681,693,703-4,769,777,797,818,821-2,828,865,878,914,981,993
看護士 ………119
看護師協会 ………13,322
看護師国家試験 ………822
看護実践 ………13
「看護師等の確保を促進するための措置に関する基本的な指針」 ………357
「看護師と看護専門職」 ………323
「看護師と共同者」 ………323
「看護師と実践」 ………323
「看護師と人々」 ………323

「看護師の規律－看護に適用される倫理的概念」……………………………13,210
看護師免許 …………………………………900
看護者 ………………………………………456
看護社会福祉 ………………………………765
『看護者の倫理綱領』……………………818
看護従事者 …………………………………693
監護・収容 …………………………………535
看護職 ……………………………………7,672
看護職員 ……………………………………925
監護処分 ……………………………………808
看護師倫理の国際的綱領 ………………323
看護スタッフ …………………………………32
看護専門職の心得 ………………………693
看護人 ………………………………………580
『看護の基本となるもの』………………207
看護婦 ………………………………818,878
「看護婦の規律」……………………………27
看護補助 ………………………………………93
看護倫理 ………………………7,208,693,818
看護倫理綱領 ………………………………208
関西 …………………………………………150
関西医科大学カテーテル挿入損害賠償事件…44
関西医大事件 …………………………………44
監査委員 ……………………………………433
幹細胞 …………………………594,620,735,942
がん細胞 ……………………………………185
肝細胞がん ……………………………217,549
監査システム ………………………………790
監査・巡察制度 ……………………………209
カンザス州 …………………………………599
観察 ……………………………………336,384
監察医（inspector, medical examiner）
………………………………211,241,396-7
監察医制度 …………………………………241
観察医務院 …………………………………156
観察期間6時間 ……………………………607
観察者 ………………………………………313
観察所見 ……………………………………647
観察的疫学調査 ……………………………127
患児 …………………………………………618
がん死 ………………………………………829
ガンジーイズム ……………………………207
肝疾患患者 …………………………………688
感謝 …………………………………41,91,227
患者（patient）…7,12,21,27-8,34,41,55,75-6,80,83,85-6,89-90,93-4,98,104,108,114-5,142,157,162,179-80,208-9,**211**,220,237,254,312,325-6,330,337,340-1,346-7,351-2,357-8,363-5,370-1,373,376,380,383,385,389-90,397,443,453-4,464,485-6,496-9,501-5,521,552,558,580,582,586,588,623,634,640,651-3,668,674,681,700,702,704-5,708,717,719-20,724-5,729,733,742-5,749-51,765,767,769-70,772-4,776-7,780,783-4,790-2,795-7,800-1,806,828,834,838,845-6,849-52,860-3,865,868,870-3,876-7,879,883,885,898,903-4,906,909,915,917-8,920-2,925-6,928,930-1,933,939,942,946,952,958,964,968,970,975-6,981,983,987,993-7,999
患者－医師関係 ……………………………779
患者－医療従事者 …………………………581
患者－医療従事者間の信頼関係 ………342
患者過剰 ………………………………………91
患者教育 ……………………………………342
患者ケア ……………………………………982
患者サービス ………………………………132
患者参加型の医療 …………………………676
患者自己負担 ………………………………281
患者自助団体 ………………………………586
患者自身の同意 ……………………………535
患者情報 ………………………132,644,883
患者情報の共有化 …………………………643
患者像 …………………………………………8
患者団体 ……………………………………698
患者取り違え ………………………………607
患者認定適正化 ……………………………698
患者の意思 …………………………………706
患者の意思決定 ……………………………351
患者の痛み …………………………………629
患者の運命 …………………………………497
患者の延命 …………………………………631
患者の家族 …………………………………376
患者の家族や友人 …………………………630
患者の救命 …………………………………598
患者の教育 …………………………………777
患者の恐怖心 ………………………………664
患者の健全な判断力 ………………………181
患者の権利（patients' rights）……7,12,**211**,324,347,373,503,582,597,710,748,803,879,917,922,924,975
患者の権利運動 …………………………87,94
「患者の権利及び保健衛生制度の質に関する2002年3月4日の法律2002－303号」……803
患者の権利オンブズマン ………………150
患者の権利章典（Patient's Bill of Rights）
………………14,94-5,113,180,213,**215**,918
患者の権利章典に関する宣言 …………466

患者の権利に関するリスボン宣言 …… 555,854	肝障害 …………………………………… 117,908
「患者の権利の確立に関する宣言」………… 213	感情規則 …………………………………… 215
「患者の権利の章典」 ……………………… 373	感情障害 …………………………… 120,147
患者の個人情報 ……………………… 748,883	感情・情緒 ………………………………… 336
患者の死 …………………………………… 352	感情・情緒のコミュニケーション …… 336
患者の自己決定 ………… 7,591,750,846,866	感情生活 …………………………………… 187
患者の自己決定権 …309,350-2,371,407,466,710-1, 744,863,873,903,921,924,996	勧奨接種 …………………………………… 304
	感情的類縁関係 …………………………… 672
患者の自己決定権・自律 ………………… 505	感情労働（emotional labor）…………… **215**
患者の自己決定権と自己責任 …………… 558	緩徐凍結法 ………………………………… 436
患者の自己決定権法（Patient Self-Determination Act）………………… 6,213,**215**,259	感染 ……………………………………… 751
	肝生検 ………………………………… 58,521
患者の自己決定に関わるすべての法理 ……6	慣性原理 …………………………………… 872
患者の死ぬ権利 ……………………………… 6	感染症 ……………………………………… 787
患者の自由 ………………………………… 541	がん性疼痛 ………………………………… 654
患者の収容数 ……………………………… 503	がん性疼痛の治療法 ……………………… 675
患者の主訴 ………………………………… 665	眼精疲労 …………………………………… 457
患者の自律性 ………………………… 534,928	関節 ………………………………………… 435
患者の自律的意思決定 …………………… 536	関節炎 ……………………………………… 800
患者の「知る権利」 ……………………… 464	間接差別 …………………………………… 632
患者の人権 ……………… 37,365,466,473,532	間接的安楽死 ………………………………… 20
患者の人権保障 …………………………… 37-8	間接濃縮 …………………………………… 563
患者の真実を知る権利 …………………… 337	間接反証責任論　→環境倫理 ………… **216**
患者の身体的・精神的条件 ……………… 608	間接民主主義 ……………………………… 858
患者の性的な問題 ………………………… 533	間接民主制 ………………………………… 417
患者の生命保護 …………………………… 312	汗腺 ………………………………………… 724
患者の代表委員 ……………………………… 96	感染（infection）…… 216,487,517-8,731-2,750,774, 783,969,998
患者の治療選択権 ………………………… 750	
患者の治療を拒否する権利 ………………… 6	完全型（全置換型）人工心臓 ………… 480
患者の同意 …………………………… 351,791	完全看護制度 ……………………………… 357
患者の非人間性 …………………………… 608	感染経路 …………………………………… 666
患者のプライバシー …………… 47,499,873,928	感染源 ………………………………… 312,666,876
患者のプライバシー保護 …………… 857,883	感染細胞 …………………………………… 943
患者の利益 ……………… 693,710,744,765-6,776	感染細胞ゲノム …………………………… 943
患者負担 …………………………………… 106	完全失業率 ………………………………… 398
患者・保菌者の隔離 ……………………… 666	感染者 ………………………………… 518,821
患者本位 …………………………………… 150	感染者のパートナー ……………………… 123
患者擁護 …………………………………… 208	完全主義 …………………………………… 755
慣習 ………………… 79,122,145,169,171,224	感染症（infectious diseases）…45-6,123,162,**216**, 275,304,309-10,329,348,358,411,477,493,517,708, 768,821,849,864,962,966,980
慣習化 ……………………………………… 81	
感受性遺伝子 ……………………………… 759	
感受性宿主 ………………………………… 666	感染症患者 ………………………………… 316
感受性宿主対策 …………………………… 666	感染症検査 ………………………………… 595
観照 ………………………………………… 177	感染症サーベイランス ………………… 904,963
干渉 ………………………………………… 744	感染症の予防及び感染症の患者に対する医療に関する法律 ………………… 124,**217**,275,709
感情 …… 1,120,129,131,221,356,364,366,388,391-2, 721,844,860,918	
	感染性産業廃棄物 ………………………… 356
感情移入 …………………………………… 237	感染症法 …………………………… 38,272,821

感染症法　→結核予防法 …………**217**
感染症予防法 ………………………241
感染性疾患 ……………………750-1,894
感染性廃棄物 ………………………101
感染被害 ……………………………732
感染病床 ……………………………709
感染防止 ……………………………728
がん専門医研修 ……………………347
感染リスク …………………………969
肝臓…40,217,336,348,480,497,521,548,598,615,680,
　　　688,778,882,942,970
肝臓移植（liver transplantation）
　………………………42,46,**217**,245,548
観相学 ………………………………485
肝臓がん ………………………185,688
肝臓障害 ……………………………611
乾燥濾紙血 …………………………778
簡素化 …………………………………91
歓待 …………………………………554
がん対策 ……………………………327
がん対策基本法 ……………………631
『歓待のユートピア』 ……………839
干拓 …………………………………188
完治 ……………………………85,849
監置 …………………………………605
浣腸 …………………………………932
がん治療 …………………………347,487
がん治療　→化学療法 ……………**217**
姦通（adultery, illicit intercourse）…122,**217**,793
姦通罪 ………………………………658
鑑定 …………………………………535
鑑定証人 ……………………………857
鑑定嘱託書 …………………………156
鑑定書処分許可状 …………………409
鑑定処分許可状 …………………156,652
鑑定人 ………………………………489
鑑定人－被鑑定人－司法機関 ……535
観点 …………………………………528
関東軍防疫給水部 ………………559,695
関東大震災 …………………………769
がん疼痛 …………………………11,848
冠動脈疾患 …………………………492
監督官庁 ……………………………693
肝毒性 …………………………………45
監督人 ………………………………557
カント倫理学 ………………………935
カンナビス …………………………308
観念 …………………………………844

観念運動失行 ………………………399
観念失行 ……………………………399
観念的な欲望 ………………………566
観念複合体 ………………………342,844
観念複合体　→コンプレックス …**218**
間脳 ………………………………719,788
がんの罹患 …………………………346
観音、阿弥陀 ………………………374
干ばつ ………………………………149
肝部分切除手術 ……………………548-9
鑑別 …………………………………856
鑑別診断 ……………………………485
漢方 …………………………81,768,856
漢方医 ……………………………33,75
漢方医学（Chinese traditional medicine）
　………………………23,25,33,**218**,667,679
漢方エキス剤 ………………………218
漢方薬 ………………………………880
漢方療法 ……………………………788
顔貌を見る …………………………485
がん末期患者 ………………………360
顔面 …………………………………750
顔面痙攣 ……………………………797
顔面神経麻痺 ………………………797
肝門部空腸吻合術（葛西法） ……634
肝門部閉塞型（Ⅲ型） ……………634
丸薬 …………………………………774
含有成分 ……………………………560
間葉系幹細胞 ………………………620
がん抑制遺伝子 ………………………54
管理 ……………………………………77
管理栄養士 ………………………93,822
管理責任 ………………………102,275
管理体制 ……………………………215
管理薬剤師 …………………………884
灌流液 ………………………………482
寒冷化 ………………………………442
肝レンズ核変性症　→ウィルソン病 …**219**
関連痛 ………………………………673
緩和 …………80,91,704,706,778,848,921,925,930
緩和医療 ………21,267,586-7,619,674-5,704,708
緩和ケア（palliative care）…135,**219**,258,346-7,
　　　521,629-30,674,708,796,828-9,928
緩和ケア医療 ………………………643
緩和ケアチーム ……………………631
緩和ケア病床数 ……………………829
緩和ケア病棟（palliative care unit）
　…………………………325,674,705-6,827-9

緩和ケア病棟入院料 …………………630
がんをふせぐための12ヵ条 ……………186

[き]

気 ………………………………680,770,900
起炎菌 ……………………………………112
既往妊娠歴 ………………………………788
既往歴（anamnesis, past history）
　…………………8,180,**220**,665,787,873
記憶 ……………………………134,621,716
記憶機能 …………………………………715
記憶障害 ………………………16-7,401,911,953
記憶増強剤 ………………………………134
記憶喪失 …………………………………509
記憶力 ……………………………………134
気温 ………………………………………636
祇園祭 ……………………………………268
気温と海面の上昇 ………………………636
帰化 ………………………………………324
飢餓 ………………………579,799,812-3,898
器械 ………………………………………223
機械 …………………………………382-3,385
危害 ………………………………………814
機械化 ……………………………………955
機会均等 …………………………………235
議会政治 …………………………………317
機械的改善法 ……………………………240
機械的記憶力 ……………………………409
『機会と神』 ………………………………713
機械文明 …………………………………512
機械弁 ……………………………………481
機械論（mechanism）……25,101,**220**,520,569,712
機械論的生命観 ……………………57,566,569
機械論的生命像 …………………………567
機械論的唯物論 …………………………221
規格試験 …………………………………77
飢餓殺 ……………………………………1000
飢渇 ………………………………………80
飢餓問題 …………………………………737
気管 ………………………………………605
器官 ……………………………………734,739
機関 ………………………………………171
器官原器 …………………………………616
気管支炎 …………………………………988
気管支喘息 ……………………………298-9,489
気管支造影 ………………………………932
気管食道瘻手術 …………………………802
気管挿管 …………………………………932

気管内吸引 ………………………………817
機関内社会的問題 ………………………417
気管内挿管 ……………………………487,704,774
機関に対する責務 ………………………542
基幹病院 …………………………………457
偽記憶症候群 ……………………………994
危機介入（crisis intervention）………**221**,231
危機管理 ………………………………230,917
危機状態 …………………………………221
記紀神話 …………………………………374
危機的心理 ………………………………342
聴き手（読み手） …………………………697
企業 …2,19,57,64,68,71,73,138,187,197,263,287,343,
　457,749,855,858,862,869-70
企業活動 …………………………………748
企業経営者 ………………………………457
企業進出 …………………………………299
企業統治 …………………………………264
企業倫理（corporate ethics）…16,192,**222**,300,907
企業倫理体制 ……………………………694
起居動作 ………………………………349,496
飢饉 ……………………………………762,847
器具 ………………………………………29
器具機械 …………………………………251
奇形（malformation, congenital malformation
　（syndrome）） ……………**222**,365,529,833
奇形児 ……………………………………355
帰結主義 …………………………………585
危険 ………………………………………291
危険運転致死傷罪 ………………………266
危険なサプリメント ……………………354
「危険物質及び有害物質による汚染事件に対す
　る準備、対応及び協力に関する議定書
　（HNS）」 …………………………………128
気功 ……………………………185,287-8,940
気候 ……………………………………16,979
機構 ………………………………………294
気候温暖化 ………………………………190
気候変動 ……………………………4,442,1001
気候変動に関する政府間パネル（IPCC）の第
　2報告 ……………………………………637
気候変動枠組条約（UNFCCC）
　………………4,149,199,322,562,637,807,914
気候変動枠組条約　→地球温暖化 …………**223**
気候変動枠組条約第6回締結国会議（COP6）
　…………………………………………636
既婚 ………………………………………8
既婚女性 …………………………………658

事項索引

義肢	830
義歯	366
疑似科学	940
儀式的な手術	435
義肢装具士（prosthetist and orthotist）	93,**223**
器質死（organic death）	**223**,226,607
器質性	36
器質性痴呆	715
器質性不妊（organic sterility）	788
器質的疾患	399,501
器質的脳障害	307
器質的病変	532
器質論	750
器質論・内因論	538
希死念慮	120
義手	719
技術	19,23,160
技術移転	199
記述疫学	127
技術開発	546
技術革新	729,991
技術協力	16,991
技術系専門家	579
技術者モデル	86,94
記述的精神病理学	539
技術哲学	661
「技術について」	390
技術評価委員会	991
技術評価局	991
技術倫理（ethics of technology）	**224**
記述倫理学	936
規準	528-9
基準及び程度の原則	516
基準看護　→看護基準	**225**
基準看護制度	357
基準範囲	290
基準薬局	884
基準薬局制度	79
希少資源	140
希少疾病用医薬品	77
希少種	564
稀少生物種	678
希少生物種保護策	564
気象庁	141
希少野生動植物種	442
キス	522
傷	80,445
傷つきやすさ	213,237
寄生　→共生	**225**
犠牲	847,881
寄生関係	239
規制緩和	104,880
犠牲者	1000
規制政策	197
寄生生物	434
寄生虫	216,666,888
寄生虫学	125,930
起訴	133
基礎医学	25,28,928
基礎医学研究	594
基礎医学研究者	56
帰巣	842
偽装心中	376
偽装表示問題	460
基礎科学	820,903
気息	9
規則	227
貴族	372
帰属意識	355
規則義務論	227
規則結果主義	272
規則功利主義	272,318
起訴前鑑定	534
基礎代謝	617
基礎年金	447,450
基礎薬学	107
期待	12
近代資本主義社会	379
北イタリア	580
北朝鮮	368
北半分と南半分	698
北フランス	587
喫煙	182,225,287,515,575,616,744,806,852,854,872
喫煙権（right of smoke）	**225**
喫煙習慣	575
喫煙対策	327
喫煙率	806
気遣い	109
気づき	237
『喫茶養生記』	901
キツネ	386
基底核	740
祈祷	33
気道確保	232,494
気道内吸引	932

事項索引

希土類元素	300
危難の回避	248
気にかかること	261
機能	197,578,621
技能	171
機能回復訓練	656
機能学	773
機能訓練	121,683
機能訓練施設	925
機能死（functional death）	223,**226**
機能障害（impairment, functional disorder）	117,**226**,295,445-6,448,745,830
形態的基本単位	547
機能上の生命単位	547
機能性疾患	501
機能性不妊（functional sterility）	788
機能的自立度評価法	967
帰納的方法論	495,710
きのくに子どもの村小学校	793
キノホルム	876
キノホルム製剤	513
揮発性有機化合物	161
揮発性有機化合物VOCの排出	615
揮発性溶剤	882
規範	577
規範の責任論	646
規範の理念	518
規範倫理学	138,318,936
木・火・土・金・水が行（めぐ）る	680
奇病	513
擬父	145
岐阜県	51
ギブス巻	932
器物	627
気分	120
気分障害	120
気分障害 →うつ病	**227**
気分変調性障害	120
希望	2,34,41
希望した性別	631
基本事業	657
基本的権利	819
基本的人権	27,41,109,209,302,332,354,403-4,412,414-5,450,471-2,527,571,751,782,810,837,955,957
基本的人権 →人権	**227**
基本的人権の享有	365
基本的倫理原則	730
基本法	293

義務	75,94,137,180,193,391,571,581,742-3,749,859,879,938
義務違反者	499
義務感	670
義務教育	110,172-3,235,429-30,897
義務教育諸学校	429
義務行為	670
義務接種	304
義務的経費の明確化	537
義務の動機	670
義務倫理	934
義務倫理学	935
義務論（deontology）	**227**,272,318,372,585,730,906
義務を超えた善行（works of supererogation）	370
キメラ（chimera）	**227**
キメラ個体	737
キメラ動物	228,727
キメラ胚	228
キメラマウス	228
偽薬	25,547,791
偽薬 →プラセボ	**228**
虐殺	841
逆制止療法	314
逆説療法	170
虐待（abuse）	5-6,119,168,**228**,335,350,376,403,600,720,799,846,854,856,947,962
虐待行為	82
虐待・搾取	641
虐待問題	416
逆転移	545
逆転写酵素	943
逆転写酵素阻害剤	943
脚ブロック	494
逆ユートピア小説	511
客観主義	414
客観的注意義務論	646
客観的臨床能力試験（OSCE）	106
逆行性射精	733
キャリア	54,434
キャリア →保因者	**229**
キャリパー法	618
ギャンブル	418,662
キュア（cure）	80,**229**,670,775,902
灸	233,680
旧医師法	37
吸引器	567

「嗅覚測定法による臭気指数の規制基準」……3
嗅覚器官 ……………………………………3
旧監獄法 …………………………………209
『救急』……………………………………704
救急医学（emergency medicine）…**230**,704,928
救急医療（emergency medical service）
　………………………………**231**,704,861,970-1,975,986
救急医療システム ………………………231
救急医療制度 ……………………………704
救急医療等確保事業 ……………………104
「救急医療における終末期医療のあり方に関する提言」…………………………………231
救急科 ……………………………………30
救急外来 ………………………157,330,693,770
救急患者 …………………………………502,983
救急救命　→救急医療 …………………**232**
救急救命士（emergency medical technician）
　………………………………………93,**232**,704
救急救命士法 ……………………………39,93
救急告示病院 ……………………………233
救急指定病院 ……………………………233
救急指定病院　→救急病院 ……………**233**
救急指定病院の要件 ……………………233
救急情報システム ………………………231
救急隊 ……………………………………231
救急隊員 ………………………231,500,692,704
救急体制 …………………………………231
救急搬送システム ………………………230
救急病院（emergency hospital）………**233**
「救急病院等を定める省令」……………233
旧教育基本法 ……………………………172
旧軍人・軍属 ……………………………589
旧刑法 ……………………………………217,453
救護 ………………………………………580
旧厚生省 …………………………………307,310
救護活動 …………………………………580
救護救援体制 ……………………………693
救護事業 …………………………………768
救護法 ……………………………………516,858
救護法　→生活保護法 …………………**233**
救済事業 …………………………………781
救済的補償 ………………………………40
急死 ………………………………………42
きゅう師（acupuncturist）……………93,**233**
休日 ………………………………………80,84
休日外来 …………………………………157
休日加算 …………………………………463
吸収 ………………………………………563,877

九州大学 …………………………………47,126
救出 ………………………………………344
救助 ………………………………………344,580
球状 ………………………………………61
旧少年法 …………………………………453
吸食 ………………………………………10
給食サービス ……………………………349
求職者給付 ………………………………399
求心性視野狭さく ………………………298
旧水質2法 ………………………………507
旧姓 ………………………………………339
急性 ………………………………………216
急性アルコール中毒 ……………………16
急性アルコール中毒　→アルコール症 …**234**
旧生活保護法 ……………………314,422,516
急性感染症 ………………………………126
急性期医療 ………………………………536
急性期患者 ………………………………709
急性期の死亡率 …………………………575
急性期の生命予後 ………………………575
急性拒絶反応 ……………………………45,493
急性骨髄芽球性単球性白血病 …………345
急性散在性脳脊髄炎 ……………………906
急性疾患 ………………………94,211,230,342,851
旧精神衛生法 ……………………………541
急性膵炎 …………………………………487
急性相反応タンパクの産生 ……………487
旧制中等学校 ……………………………28
急性中毒 …………………………………230,535
急性痛 ……………………………………673
急性伝染病 ………………………………98,751,820
急性疼痛（acute pain）…………………851
急性毒性 …………………………………611
急性脳症 …………………………………654
急性発症 …………………………………177
急性病 ……………………………………358
急性・慢性腎不全 ………………………482
急性薬物中毒 ……………………………307
旧相馬藩主 ………………………………605
休息 ………………………………………186,352
球体 ………………………………………131
救治院 ……………………………………837
旧帝国大学 ………………………………28
牛痘（vaccinia）…………………………904,962
旧西ドイツ ………………………………807
吸入麻酔 …………………………………844
救貧院 ……………………………………767
救貧者 ……………………………………827

1360

事項索引

旧ヒンズー教カーリー寺院	630
「救貧法」（Poor Law Act）	836
給付	32
義勇兵	840
窮乏	315
救命	41,335,996,999
救命救急	130,987
救命救急医学　→救急医学	**234**
救命救急治療	687
救命処置	607
救命治療	74,942
救命率	983
旧約聖書	31,178,388,678
旧約聖書の十戒	572
旧優性保護法	547
休養	327
旧らい予防法	316,547
給料表の作成	662
旧老人保健法	328
旧労働省	310
キュニク派	250
キューピット	1
キュレネ学派	158,915
橋	461,719
凶悪化	175
凶悪事件	80,164,369
凶悪犯罪	266,369,452,882
凶悪犯罪者	380
教育（education）	2,5,18-9,81,106,155,171,**234**, 312,364,372,414,448,659-60,704,709,732,748,763, 768,773-4,784,787,793,807,813,817,821,823,825, 838,871,874,877,898,900,920,923,928,979
教育委員会	109
教育学	697
教育カリキュラム	106
教育環境	403
教育機会の均等	172
教育機関	443,631,875-6
教育基本法（Basic Act on Education）	109,172,**235**,429
教育行政	235
教育訓練給付高齢者給付	399
教育形態	109
教育研究機関	343
教育システム	556
教育施設	793
教育者	660
教育制度	28

教育入院	676
教育の機会均等	662
教育病理	39
教育扶助	516
教育を受ける権利	414
教員	112,817
強オピオイド鎮痛剤（strong opioid analgesic）	**236**,674
教化	172,234
教会	841
境界性人格障害	470,689,994
境界例（境界性人格障害）	538
教科教育	95
強化治療室	983
恐喝	882
共感（compassion）	**237**,257,933
共感的関係	101
共感疲労（compassion fatigue）	216,840
狂気	749
教義	430
競技	343
競技者	688
競技能力	688
供給者	96
狂牛病	666
共苦	237,933
供血（blood donation）	**238**
狂犬病ワクチン	676
教護院	403-4
凝固因子製剤	273
胸腔鏡	521
京子ちゃん殺し	164
共済組合	326,423-4
共済五百名社	574
共済年金	450,718
共産主義	143
教師	40
強者	581
享受	225
狭縮	35
狭心症	489,494,618
共生（symbiosis, conviviality）	116,187,190,192,200,**238**,549,564,884,888
共棲	238
強制	244,755
矯正（correction）	95,134,229,240,267,882
行政	19,78,197,343,634,711,725-6,781,834,837, 858,876,904,923,935,989

1361

事項索引

偽陽性（false positive）	915
強制安楽死	20
行政委員会	815
行政委嘱型ボランティア	821
矯正院法	240,453
行政解剖（autopsy due to administrative law）	156,**240**,397,810-1,927
強制隔離	316
強制加入	104-5,326,422-3
強制加入方式	327
行政官	704
共生関係	2
行政機関	822,858,874
行政機関の保有する個人情報の保護に関する法律	496
強制教育	95
矯正教育	240
矯正局	815
強制検査	123
矯正施設	85,823
強制実験	212
矯正処分	808
行政処分	73,784,809
強制接種	963
強制退院（compulsory discharge）	**241**
強制断種	535,890-3
行政担当者	229
強制的介入	536
強制入院（compulsory admission）	**241**,533,536
強制検梅	518
強制売春	736
強制分業法	78
行政法	38
強制労働の禁止	311
強制わいせつ	941
教祖	430
競争	160
競争原理	2
競争的資金	279
兄弟	50,609
兄弟姉妹	40
教団	430-1
協調性	75
共通利益の合理的追求	319
京都	39,246,267
協同	604
共同意思決定	180
共同井戸	127
共同決定モデル	114
共同後見人	258
共同事業	417-8
共同自殺	146
共同生活	167
共同体	144,337-8,372,413,686,727,814,923
共同体意識	205
共同体主義（communitarianism）	337,730,814
共同体像	337
共同体の権力	338
共同体の善	338
共同ポンプ	303-4
京都会議	637
京都看病婦学校	693
京都議定書；Kyoto Protocol	149,195,322,562,637,807,989
京都大学	48,614
京都府立	28
京都メカニズム	637
脅迫	483
強迫神経症	719,753,958
強迫性障害　→精神病・神経症	**242**
強迫的な書面同意	668
京橋	769
共犯	376
業病	750
恐怖	129,342,361,662,689
胸部外科	964
恐怖支配	662
恐怖体制	662
恐怖のカタログ	454
義（養）父母	175
胸部レントゲン写真	939
胸膜生検	521
業務	36,242,607
業務上過失致死	**242**
業務上過失致死罪	964-5
業務上過失致死傷罪	100,266,445
業務上疾病　→職業病	**242**
業務上堕胎（abortion by medical professionals）	**242**
業務上堕胎罪	243,484,669
業務上堕胎・同致死罪	628
業務停止	36,73
業務停止処分	574
業務独占	37
救命措置	744
教諭	900

1362

事項索引

共有	196
共有・均等・安定の社会	512
共有地の悲劇（tragedy of the commons）	**243**, 305
共有牧草地	305
享楽主義 →快楽主義	**244**
協力	166
魚介類	157, 296, 563
許可要件	78
虚偽性障害 →ミュンヒハウゼン症候群	**244**
虚偽の自白	133
漁業資源	748
極小未熟児	852
局所麻酔	366, 521, 844
局所麻酔剤	688
局所麻酔薬	653
極成層圏雲	142
極体診断（polar body diagnosis）	**244**
虚血	36, 724, 844
虚血性	745
虚血性心疾患	184, 351, 489, 494, 511, 515, 575
虚言	318, 352
虚言癖 →ミュンヒハウゼン症候群	**244**
挙児	477
拠出年金	450
拒食症	586
拒食症 →摂食障害	**244**
居所指定権	472
去勢（castration）	**244**, 435, 864
拒絶反応（rejection reaction）	45, 48, **245**, 336, 348, 368, 480, 521, 598, 627, 774, 867-8, 942, 964
巨大科学事故	224
巨大膀胱小結腸症候群	627
居宅	103
居宅介護サービス	152
居宅介護支援事業所	770
居宅介護事業所	858
居宅介護住宅改修費	152
居宅介護福祉用具購入費	152
居宅サービス	262, 684, 948-9, 951
居宅生活支援	544
極刑	368
拒否	113
拒否する権利	466
拒否の意思表示	687
浄め	354
拒薬 →コンプライアンス	**245**
キリシタン医療	**245**
キリシタン時代	828
ギリシャ	166, 341, 477, 728, 765, 767, 798
ギリシャ医学	219
ギリシャ神話	1, 130, 227, 697, 820
ギリシャ自然学	384
キリスト教（Christianity）	1, 31, 49, 52, 130-1, 171, 174, 177, 187, 205, 208, 245, **246**, 250, 315, 331, 361, 374, 380-1, 387-8, 426, 430-431, 458, 472, 484, 592, 645, 678, 714, 729, 740, 767, 777, 781, 827-8, 841, 845, 919, 925, 927
キリスト教右派	924
キリスト教カトリック	927
キリスト教神学	467
キリスト教的死生観	512, 555
キリスト教的人格主義	469
キリスト教的要素	512
キリスト教道徳	75
キリスト教プロテスタント	927
キリスト教奉仕女	247
キリスト教奉仕女会	**247**
キリスト教民主党	732
ギルド	75, 604
儀礼	604, 655
キレート剤	117
棄老（abandoning of the aged）	**248**
記録	502
記録文書	505
菌	64, 774
筋萎縮	249
筋萎縮性側索硬化症（ALS）	153, 183, 719, 817
禁閲覧制度	333
禁煙	494
金額	104
菌株の開発・改良	687
禁忌・規制	49, 604
近畿婦人科学会	705
緊急事務管理	351
緊急手術	435
緊急措置入院	543
緊急度	692
緊急反応	510
緊急避難（emergency evacuation）	76, **248**, 266, 351, 443, 784, 859
緊急避難・緊急事務管理	557
緊急避難行為	233
緊急治療（搬送）群は赤色	693
キングズリーホール	749
禁錮（imprisonment）	242, **249**, 266, 376, 650, 808

1363

均衡	14	近代社会	89,331,962,989
均衡型相互転座	436,645	近代社会福祉制度	781
筋硬直	117	近代初期資本主義社会	836
禁錮刑	823	近代心理学	501
筋固縮	740	近代西欧医療	97
キンザウアー宣言	756	近代精神医学	532
禁止	75	近代生命保険	574
筋弛緩	844	近代ホスピス運動	521
筋弛緩剤	267,599,844,912	近代民主主義理論	518
禁止規定	584	近代ヨーロッパ	858
禁止行為	622	近代倫理学	585
筋ジストロフィー（muscular dystrophy）	249	近代倫理学批判	585
禁止命令	510	禁断症状	10,848,881,919
菌糸類	305	禁断症状　→離脱症状	**249**
近親姦	551	禁治産	17,557
近親交配	883	禁治産（後見）者	433
近親婚の禁止	609	禁治産者	249,333,556
近親者	167,172,341,861	禁治産・準禁治産	716
近親生殖	441	禁治産・準禁治産者（incompetence, diminished competence）	**249**
近親相姦	129		
近世	75	禁治産宣告	333
筋生検	58	緊張状態	658
『キンゼイレポート』	584	緊張病性昏迷	167
近赤外線分光法	618	均等待遇	311
禁絶処分	808	均等割（応益負担）	301
近接性	634	均等割三交替制	357
禁絶的（negative）優生学	891-2	筋肉	51,161
金銭	40-1	筋肉弛緩	396
金銭給付	516	筋肉増強作用	688
金銭授受	624	筋肉注射	932,966
金銭授受の禁止	647	均分的正義	738
金銭的対価	600	近未来社会	511
金銭欲	133	近未来の暴力の予測	242
金属工	456	金融緩和	186
金属中毒	287,456-7	金融機関	790
近代医学	24-6,49,81,390,557-8,856,900	金融論	84
近代医療	24,27	禁欲主義（asceticism）	**250**
近代欧米資本主義	379	禁欲的プロテスタンティズム	250
近代科学	24,393,872	筋力	688
近代合理主義	205	筋力低下	249
近代個人主義	331	勤労意欲	701
近代国家	98	勤労者	871
近代国家体制	317	勤労精神	411
近代産業社会	640	勤労の権利	414
近代自然権思想	474	勤労婦人福祉法	632
近代市民革命	955		
近代市民社会	855,955	[く]	
近代市民法	957	苦	52,315

事項索引

グアニン …………………………………972
クィア（queer）……………………515,526
クインラン裁判　→カレン事件 ………**251**
クウェート ………………………………166
空間移動 …………………………………655
空気 ………………………………195,685
空港 ………………………………………188
空襲 ………………………………………231
空想 ………………………………………689
空想主義的社会主義 ……………………143
空調設備 …………………………………158
苦役 ………………………………………650
『苦海浄土－わが水俣病』………………855
供犠 ………………………………………818
愚行権 ………………………………372,465
草 …………………………………………461
楔（くさび）理論 ………………………513
くじ引き臨床試験 ………………………997
『倶舎論』……………………………374,786
苦情 ………………………………………83
クジラ ……………………………………743
薬（medicine, medicament）…127,**251**,341,352, 355,397,640,719,741,755,763,774,783,791,805, 869,877,879,998
薬食い ……………………………………284
くすり相談 ………………………………885
薬代 ………………………………………102
薬づけ医療（polypharmacy）…………**253**
薬の効果 …………………………………700
薬の承認審査 ……………………………364
薬の中身 …………………………………700
具体的患者基準 …………………………114
具体的・個別的意志 ……………………668
口 …………………………………365,941
口による性交（オーラル・セックス）…521
口の乾き …………………………………161
苦痛…20,39,51,80,157-8,196,315,370,376-7,586,609, 619,670,677,706,708,710,770,818,834,845,851,885
苦痛からの解放 …………………………521
苦痛緩和 ………………………………20,352
苦痛の軽減 ………………………………677
屈辱感 ……………………………………583
クッション ………………………………142
屈折 ………………………………………406
国 ……5,105,189,344,479,514,632,698,825,874,876, 881,905,907,923,946,949,951-2
苦悩 …………………………………………1
虞犯少年 …………………………………453

首 …………………………………161,370
求不得苦 ……………………………315,455
区別 ………………………………………18
クマ ………………………………………883
クマノミ …………………………………238
熊本県 ………………………………296-7,751,907
熊本県水俣市 ……………………………854
熊本県水俣湾 ……………………………298
熊本大学医学部水俣病研究班 …………854
熊本地方裁判所 …………………………751
組合管掌健康保険 ……………………326,424
組合方式 …………………………………327
組み換えDNA ……………………………846
組み換えDNA技術 …………………758,794
組み換えDNA実験（recombinant DNA experiment）……………………………**253**,757,795
組換えDNA実験指針（guidelines for recombinant DNA experiments）………………5,**254**
「組み換えDNA実験に関するガイドライン」…5
組み換えDNA諮問委員会（RAC）………846
組み換え体 ………………………………253
クモ膜下出血 ……………184,399,575,720,724
悔やみ ……………………………………12
供養 ………………………………………853
クライアント（client）…55,**254**,314,343,501,541, 545,606,868,909,933
クライン学派 ……………………………540
クラインフェルター症候群 ……………591
暮らし ……………………………………569
クラス ……………………………………171
クラスター移植　→多臓器移植 ………**255**
クラスター手術 …………………………627
クラックコカイン ………………………321
グラフト ……………………………45,48,869
クラミジア ……………………………216,517
クリオ製剤 ………………………………877
グリコーゲン ……………………………111
グリスウォルド判決（Griswold v. Connec-ticut）
　………………………………………**255**
クリトリス ………………………………111
クリーナーデザイン ……………………887
クリニカルパス（パス）（Clinical Path（CP））
　…………………………………………**255**,976
クリニカルファーマシー（Clinical Pharmacy（CP））…………………………………776
クリニック ……………………………503,927
クリニック　→診療所 …………………**256**
クリニックデフェンス …………………793

1365

グリーフ ………………………………50
グリーフエデュケーション　→グリーフケア
　………………………………………**256**
グリーフケア（grief care）………**256**
グリーフワーク ……………………256
クリミア・コンゴ出血熱 …………276
クリミア戦争 ………………………210
九龍 ……………………………27,804
グリュネンタール化学会社 ………251
クリーンエネルギー（clean energy）……**257**
グルカゴン …………………………111
クルーザン裁判（law suite for Cruzan）
　……………………………215,**258**,346
苦しみ ………………………………52
グルタミン酸 ………………………177
グループコンサルテーション ……937
グループホーム ……………153,349,896
車椅子 ………………………………830
クレアチニン ………………………482
クレゾール …………………………682
クロイツフェルトヤコブ病（vCJD）…238
クロイツフェルトヤコブ病事件 …252
クロザピン …………………………308
クロスオーバー比較試験 …………700
クローズドクエスチョン（CQ）…144
クロスドレッサー …………………690
クローニング ………569,711,732,757,806,913
クローニング　→クローン技術 ……**259**
グローバリゼーション ……………855
グローバル化 ………………196,819,859,935
グローバル時代 ……………………855
グローバル社会 ……………………412
グロビン鎖 …………………………799
クロマチン …………………………972
クロミフェン療法 …………………740
クロラムフェニコール系 …………309
クロルジアゼポキシド ……………308
クロルプロマジン …………………308
クロロアクネ ………………………611
クローン ………………53-4,531,711,762,865
クローン　→クローン技術 ………**259**
クローン化 …………………………760
クローン技術（cloning technology）
　…38,50,**259**,294,443,470,530-1,706,739,760-2,890
クローン技術規制法 …………332,681
クローン規制法 ……………603,738,895
クローン牛 …………………………259
クローン研究 ………………………730

クローン個体 ………………………590,737
クローン作製 ………………………761-2
クローン児出産 ……………………373
クローン実験 ………………………895
クローン周辺技術容認法 …………762
クローン生物 ………………………590
クローン動物 ………………………560,597
クローン人間禁止 …………………682
クローン胚 …………260,577,481,739,761,868
クローン羊ドリー …………………259,761
クローン病 …………………………627
軍医 …………………………………28
軍医学 ………………………………20
軍国主義 ……………………………196
軍事関連技術 ………………………344
軍事的実験 …………………………495
軍縮会議 ……………………………559
軍需産業 ……………………………769
軍事力 ………………………………154
軍人恩給 ……………………………50
軍人恩給制度 ………………………590
軍備拡張 ……………………………958
軍部 ……………………………98,343
訓練 …………………………………19
訓練等給付 …………………………449

[け]

ケア（care）…17,67,80,101,107-8,151,208,220,256,**261**,320,370,380,512,582,607,670,672,704,708,716,728,750,775-6,790,817,827-8,835,900,902,922,933,951,959
ケアシステム ………………………670
ケア思想 ……………………………416
ケアチーム …………………………255
ケア提供者 …………………………790
ケアの体制 …………………………349
『ケアの本質』 ………………………261
ケアの倫理 …………………………261
ケアプラン …………………………262
ケアマネジメント …………………262
ケアマネージャー（care manager, case manager）………………………**261**,858,878,950
ケアリング …………………………902
ケア倫理 ……………………………109,836
ケア倫理学 …………………………906
刑 ……………………………………582
ゲイ ……123,178,526-7,583,690,735,838-9,942-3
ゲイ　→ホモセクシャル …………**263**

ゲイアクティヴィスト	551	経済秩序	304,699
経営	14,19	経済調和条項	615
経営悪化	694	経済的格差	819
経営学	581	経済的虐待	947
経営効率	457	経済的協力	339
経営難	105	経済的効率性	686
慶応義塾大学産婦人科	477	経済的困窮者	781
慶応大学	437,758	経済的、社会的、文化的権利に関する国際条約	474
慶応大学医学部	436	経済的弱者	546
経過観察	330	経済的自由権	414
計画出産	480	経済的損失	574,689
計画書	677	経済的破綻	176
計画生育政策	475	経済的理由	243
頸管	788	経済のグローバル化	411
頸管性不妊	787	経済発展	155,169
刑期	650	経済評価	84
継起性	655	経済不況	379
経穴	680	経済倫理（business ethics）	**263**
経験	745	経済倫理学	63,138
頸肩腕障害	287	経済倫理世界会議	264
経口血糖降下剤	110	警察	42,453,510,605,734
経口中絶薬	833	警察医	211,397
経口生ポリオワクチン	963	警察官	241,352
経口避妊薬	774	警察官立ち合い	42
経口避妊薬 →ピル	**263**	警察署	209,784
警告・忠告を受ける行為（sin）	201	警察職員	957
警告反応期	510	警察嘱託医	397
警告表示	546	警察庁	120,377
経済	2,709,732,755,913,991	計算能力障害	953
経済開発	393	計算力	409
経済開発協力機構OECD	947	刑事	861,2
経済学	41,84,108,170,313,479,812,958	形式的自由	429
経済格差（economic disparity）	63,**263**,586,698,989	刑事局	815
経済活動	411	刑事告発	43
経済環境	106	刑事裁判	100,815,823,857,873
経済協力基本五原則	990	刑事事件	83,87-8,453,534,844
経済行為	263	刑事施設	85,209
経済効率至上主義	263	刑事施設視察委員会	209
経済産業省	55,59,759,782	刑事司法	882
「経済産業分野のうち個人遺伝情報を用いた事業分野における個人情報保護ガイドライン」	59	刑事収容施設	209
経済社会	785,888	「刑事収容施設及び被収容者等の処遇に関する法律」	85,209
経済社会理事会	987	刑事収容施設法	209
経済性	41,77	形而上学	161,224,381,384,767,919
経済成長	637,914	刑事上の責任無能力	489
経済宣言	16	刑事処分優先主義	453
		刑事制裁	810

事項索引

刑事精神鑑定 …………………………534
刑事責任（criminal res-ponsibility）…16,38,100, **264**,445,453,646,670,784,895,919,965
刑事責任裁定書原案 …………………965
刑事訴訟法（law of criminal procedure）
　………………**156,265**,369,396,409-10,813,815,857
刑事訴訟法第475条 …………………368
刑事訴訟法典 …………………………265
刑事訴追 …………………………………84
刑事調査官 ……………………………410
形質 ……………………………97,561
形質　→遺伝 …………………………**265**
形質改変生物　→遺伝子改変生物 …**265**
形質人類学 ………………………97,717
形質転換 …………………………………62
形質転換生物 ……………………………62
形質保存 ………………………………293
刑事罰 ……………………………809,957
ケイシー判決（Planned Parenthood v. Casey）
　………………………………………**265**
　刑事法 …………………………351,740
　刑事法医学 …………………………810
　刑事補償 ……………………………133
　刑事補償法 …………………………265
　芸術 ……………………………161,170
　芸術作品 ……………………………689
　芸術療法（art therapy）…**265**,501,933
　継承 …………………………………141
　軽症の外来患者 ……………………503
　形成外科 …………………………771-2
　形成外科医 …………………………553
　形成外科学 …………………………928
　継続性 ………………………………634
　形態学 ………………………568,773,987
　形態種 ………………………………426
　形態的・機能的異常 ………………595
　形態的・機能的損傷部 ……………347
　携帯電話 ……………………………164
　経膣採卵法 …………………………179
　経膣超音波下 ………………………612
　頚椎 …………………………………987
　系統解剖 ……………………………155
　系統学 ………………………………568
　系統図 …………………………………55
　系統的脱感作 ………………………314
　系統的方法の徳 ………………………93
　軽度発達障害 ……………………745-6
　芸能人 …………………………………74

ゲイの病 ………………………………839
競馬 ……………………………………418
刑罰 ……240,266,368-9,376-7,581,650,761,808,833, 856,862
啓発活動 …………………………15,121
刑罰権 …………………………………265
刑罰法規（刑法第212条～第216条）…627
刑罰法令 ………………………………453
経鼻的持続陽圧呼吸療法 ……………508
経皮的心肺補助装置 …………………492
軽費老人ホーム ……………………950-1
頚部皮膚 ………………………………521
ゲイプライド …………………………527
刑法（criminal law）………76,242,248-9, 265,**266**,328,353,368,372,490,536,610,645,650, 754,810,815,823,832,838,847,859,895,923,941, 954
刑法第35条 ……………………445,459,554
刑法第39条 ……………………………489
刑法第184条 …………………………339
刑法第190条 ………………………396-7
刑法第199条 ………………………458-9
刑法第202条 ………………………376,457-9
刑法第204条 ……………………445,554
刑法第211条 …………………………445
刑法第212条～第216条 ……………353
刑法第213条 …………………………669
刑法堕胎罪 ………………………895,924
刑法の責任 ……………………………581
刑法犯 ……………………………………73
ゲイボーイ ……………………………838
京北病院安楽死事件 ……………………21
京北病院事件 …………………………**267**
経脈 ……………………………………680
経脈説 …………………………………680
傾眠 ………………………………………35
刑務作業 …………………………249,650
刑務所 …………………85,165,209,240,882
ゲイブーム ……………………………673
啓蒙主義 …………………………331,394,633
『啓蒙とは何か』 ……………………694
契約（cotract）………85-6,413,452,466,497
契約関係 …………………………40,607
契約書（免責同意書）………………668
契約説 …………………………………935
契約不履行 ……………………………607
契約モデル ………………………………94
契約利用制度 …………………………684

事項索引

経絡	680
計量化技法	192
けいれん	8,663,732,778
けいれん発作	322,664
けいれん発作誘発	664
怪我	51,104,945
外科	28,90,340,873,932
外科医	75,390
外科学	928
外科看護	13
外科周術期管理	45
外科手術	33,111,223,282,487,523,552,554,845,969
外科的処置	502
外科的切開	521
外科的操作	435
外科的治療	162.552
外科的方法	618
外科的麻酔期	845
外科療法	487,902
穢（けが）れ（pollution）	**267**,354,750
毛皮の採集反対	679
劇症肝炎	217,487,549
劇団「態変」	496
劇物	682
劇薬	845
ケシ	10-1
ゲシュタルト心理学	501
ゲシュタルト理論	221
化粧品	880,977
下水道整備	507
ケースカンファレンス	340
ケースワーカー	419,516
ケースワーカー →ソーシャルワーカー	**268**
解脱	381,786
ケタミン	277
血圧	722,845
血圧上昇	277
血圧測定	932
血圧測定不能	395
血圧値	575
血圧低下	722,845,929
血穢	267
血液	58,101-2,130,146,176,238,268-9,348,482,491,548,687,721,850,876-7,928
血液学	125,930
血液型	268,270,334,615,942
血液型不適合妊娠	902

血液がん	184
血液鑑定（diagnosis based on blood types）	**268**
血液凝固因子製剤	269
血液凝固機能異常症	273
血液検査（blood examination, blood test）	45,180,185,**269**,439,665
血液細胞	896
血液疾患	9
血液循環	408
血液循環機構	676
血液浄化療法	850-1
血液生化学検査	269
血液製剤（blood derivatives）	238,**269**,780,897
血液製剤問題小委員会	876
血液成分	130
血液成分製剤	269
血液中の老廃物	482
血液透析	482,850-1
血液ドーピング	688
血液濃縮	613
血液の分析	650
血液判定過誤	608
血縁	168,270,416,388,624,685
血縁共同体	955
血縁者	58,169,268,548
血縁主義（principle of blood relation）	**270**
血縁選択	471
結果	272
結核（tuberculosis）	8,216,**271**,310,328,411,483,579,666,708,751,821,849,915,930,968
結核菌	271,666,968,992
結核検診	290
欠格事由	36,73,555
結核症	968
結核審査協議会	272
結核性髄膜炎	968
結核病床	709
結核予防法（Tuberculosis Prevention Act）	241,**271**,285,314,751,821,904-5,968
結核療養所	100
結果原理	318
結果主義（consequentialism）	**272**,318,670
結果責任	937
結果責任主義	861
結果的加重罪	669
結果的加重犯	628
血管	185,605-6,774,896,970

1369

欠陥遺伝子	439-40
血管拡張剤	800
血管型ベーチェット	800
血管系の異常	650
血管造影	939
血管の新生	487
欠陥胚	436,645
血管吻合技術	598
血管閉塞	800
血球	913
月給型のエネルギー	305
決疑論	933
決議論	906
月経	8,354,522
月経困難症	774
月経痛	775
月経前症候群	775
赤血球血液型	896
結婚	333,339,451,479-80,513,515,519,584,725, 751,787,809,849,916,939
結婚制限	891,893
結婚相談	159
結婚適齢期	340
結紮	864,892
結社の自由	471
血漿	896
血漿交換	45
結晶性知能	643
血小板	269
血漿分画製剤	238,269,897
血漿分画製剤　→血液製剤	**273**
血清HDLコレステロール値	575
血清疫学	126
血清学	49,125,929
血清肝炎	908,964
血清クレアチニン値	550
血清セルロプラスミン低値	117
血清総コレステロール値	575
血清トランスアミナーザ	117
血清療法	676
結石患者	765
結節	750
結節性紅斑様皮疹	800
血栓	811
血栓症	775
血族	609
血中	778
血中インシュリン	675
血中コレステロール	618
血中脂質の抑制	284
血中濃度	362,778,977
血中薬物濃度	977
結腸がん	185
決定権	249
決定論	59,428
血糖コントロール	45
血統主義　→血縁主義	**273**
血糖値	110,575
血尿	45
潔癖症	755
血友病（hemophilia）	**273**,756,876-7
血友病患者	123,269
血友病患者団体	124
血友病専門医	646
血流	45,493,724,898
血流測定	986-7
ゲートウェイドラッグ	682
解毒作用	480
ケニア	979
解熱・鎮痛剤	880
解熱性鎮痛薬	653
ケネディ財団	273
ケネディ倫理研究所（Kennedy Institute of Ethics）	**273**
ゲノム（genome）	161,259,**274**,569,757,759
ゲノムRNA	943
ゲノム解析	108,464,742,984
ゲノム解析技術	758
ゲノム解析研究	992
ゲノム還元主義	569
ゲノム研究	595,759
ゲノム構造	764
ゲノム産業	956
ゲノム市場	71
ゲノム情報	142,758
ゲノム創薬（Genomic Drug Discovery）	71,77,252,**274**,582,594
ゲノム多様性	759
ゲノム地図	758
ゲノム突然変異	223
ゲノムの解読	863
ゲノム複製	368
ゲーム	343,556,754
ゲーム理論	313
下痢	8,162,309,368
ゲルストマン症状群	399

ゲルマン法	781
ケロイド	772
検案	211
検案書	37
権威	749
権威ある典拠	626
権威主義	744,937
原因	24
原因遺伝子	159
原因究明	619
原因者倫理（causer ethic）	**275**
原因責任	937
原因治療	619
原因不明	563,698
検疫（quarantine）	**275**,518
検疫官	276
検疫所	311
検疫所長	276
検疫停泊期間	275
「検疫法」	275,396
嫌煙権（non-smokers' right）	225,**276**
嫌悪療法	314
『限界を超えて』	639
幻覚	15,35,322,499,533,671,682,792,847,882,889,958
減額	167
幻覚剤（hallucinogens）	**276**,792,882
幻覚作用	276,622
幻覚妄想	622
幻覚妄想状態	533,652-3
嫌疑	133
元気	665
研究	14,59,155,236,755,773,846
減給	694
研究活動の不正行為に関する特別委員会	279
研究機関	101
研究計画書	755
研究材料	735
研究参加者（participant）	755
研究者	64,154,278,700
研究所	344
研究使用胚	903
研究振興局	875
研究審査委員会	998
研究の自由	997
研究費	30
研究利用	735
研究倫理（research ethics）	14,24-5,**277**
研究倫理委員会	937
研究室	681
原郷	374-5
謙虚さ	168
献血	50,238,269,908,969
献血　→供血	**279**
献血者	687,908
献血推進対策要綱	908
権限	624
言語	5,16,401,336,414
健康（health）	20,29,33,36,63,77,81,89,98,102,104,108,124,127,134-5,151,173,207,**279**,281,283,289,315,356,365,390,474,529,701,708,719,727,731-2,737,748,762-3,769-70,772,775,781-2,786,790,795,799,802,804-5,812,818-20,822,825,831,833,852,869,872,876-8,880,885-8,896,901-2,907,909,922-4,928-9,944-6,950,952-6,977,979
現行医師法	37
健康異常	126
健康運動指導士	285
健康管理（health management）	**281**,683,821,865,870,902,904,956
健康管理システム	457
健康関連従事者	820
健康危機	329
健康危機管理	823
健康教育	211,327,805,900,902,918
健康教育運動	280
健康局	311
健康経済学	84
健康権（right to health）	**281**
健康現象	126
「『健康権』の確立に関する宣言」	281
健康／権利	922
健康公共政策	805
健康行動	313
健康雑誌（health magazine）	**282**
健康至上主義	282,803
健康至上主義　→ヘルシズム	**283**
健康指導	501
健康主義	804
健康寿命（health life）	**283**,301,909
健康障害	126,821,923
健康状態	320,680
健康食品（diet food, healthy food）	282,**283**,287,353,838
健康食品対策室	284

健康審査 …………………………………826
健康診査 …………………………327,950,284
健康診断（health examination, health check-up）………126,173,272,281,**284**-5,291-2,529,900
健康水準 ………………………………410,709
健康政策 …………………………………13
健康増進 ……34,38,103,126,283,285-6,303,680,791,805-6,821,981
健康増進事業 ……………………………285
健康増進施設 ……………………………**285**
健康増進施設認定規程 …………………285
健康増進認定施設の設置 ………………327
健康増進法（Health Promotion Law/Act）
……………………225,282,**285**,635,952,945
健康相談 …………………………………173,281
健康体 …………………………………809
健康調整寿命 ……………………………283
健康ツアー ………………………………282
健康づくり ………………………………327,805
健康づくりの運動 ………………………946,952
『健康という幻想』………………………279,804
健康な状態で寿命を保つ ………………651
健康なナルシシズム ……………………697
健康日本21（Healthy Japan 21）
…………………281,283,285,**286**,327,806,954
健康年齢 …………………………301,945-6
健康の権利 ………………………………922
健康の搾取 ………………………………463
健康被害（health damage, harm to health）
…77,127,157,189,**286**,297,354,563,575,780,876-7,905,987,989
健康被害の損害賠償 ……………………507
健康被害の損害賠償責任 ………………615
健康福祉事務所長 ………………………103
健康福祉センター ………………………822
健康法（health care practice）……282,**287**,390
健康保険 ……68,102,134,166,282,288,548,618,771,805,827-9,942
健康保険組合 ……………………………422
健康保険証 ………………………………328
健康保険制度 ……………………………812
健康保険適用基準 ………………………630
健康保険被保険者証 ……………………358
健康保険法（Health Insurance Act）
………………38,104,280,**288**,326-7,358,422,769,818,829
健康保険法規 ……………………………38-9
特定保健用食品 …………………………284
健康保険料 ………………………………358

健康補助食品　→サプリメント ………**289**
健康優良児 ………………………………280
言語学 ……………………………336,400-1,697
言語記述 ………………………………696
言語機能 ………………………………289
言語機能障害 …………………………289
原告患者側勝訴 ………………………333
原告適格 ………………………………201
言語指示 ………………………………461
言語障害 …………………………332,400,720
言語聴覚士（speech therapist）……93,**289**,769
言語聴覚士法 …………………………39
言語治療 ………………………………400
言語的交流 ……………………………545
言語的コミュニケーション …………336
言語の使用 ……………………………506
言語発達 ………………………………409
言語反応 ………………………………36
言語リハビリテーション ……………400
言語療法士 ……………………………289
検査 ……77,100,113,330,348,350,521,586,865,928
原罪 ………………………………1,250,372
現在世代 ………………………………585-6
顕在認知 ………………………………402
検査技師 ………………………………643
検査強制 ………………………………124
検査記録 ………………………………505
検査結果 ………………………………180,665
検査後カウンセリング ………………55
検査代 …………………………………326
検察 ……………………………………453,815
検察官 ……175,241,352,397,409-10,453,534-5,810,815,824
検察官先議 ……………………………453
検察官送致 ……………………………453
検察権 …………………………………815
検察事務官 ……………………………410
検察庁 …………………………………815
検察庁法 ………………………………815
検査データ ……………………………498
検査法 …………………………………498
検査前カウンセリング ………………55
検屍 ……………………………………410
検視 ……………………………………397
原子 ……………………………………290
原始宗教 ………………………………430
原始線条（primitive streak）………727,965-6
原疾患 …………………………………615

事項索引

現実検討力 …………………………… 517	減数分裂 …………………………… 54,590
現実的規則功利主義 ……………… 318-9	現世 ………………………………… 597
現実についての知識 ……………… 415	原生自然環境保全地域 ………… 385-6
原子爆弾 ………………… 165,290,292	原生林 …………………………… 385,394
原子爆弾被爆者 …………………… 314	現世代人類 ……………………………… 578
「原子爆弾被爆者に対する特別措置に関する法律」…………………………………… 292	健全育成 ………………………………… 403
	健全なる素質を有する者 ………… 328
「原子爆弾被爆者の医療等に関する法律」…………………………………… 292,315	原則主義（principlism）……………… 933
	謙遜 …………………………………… 75
「原子爆弾被爆者の援護に関する法律」… 292	現存在学派 ………………………… 540
原始民族 …………………………………… 9	謙遜の徳 …………………………… 93
研修 ……………………………… 215,502	検体 ………………………………… 125
研修医 ……………………………… 614-5,721	献体（cadaver donation）…… 155,**292**
研修医制度 ………………………… 28	現代医学 ………… 18,667,679-80,748,996
現住建造物等放火 ………………… 368	現代医療 ………………… 341,380,560
現住所 ………………………………… 8	現代ウイルス学 ……………………… 116
健常 ………………………………… 529	現代資本主義 ……………………… 411
原状回復 …………………………… 212	減胎手術 …………………… 291,727,788
現状回復責任 ……………………… 275	減胎手術　→減数手術 ……………… **292**
現象学 ………………… 170,491,749	現代人類学 ………………………… 655
現象学的社会学 …………………… 415	現代精神医学 ……………………… 120
現象学的身体論 …………………… 491	現代青年心理 ……………………… 366
健常児 …………………… 109-10,617,647	現代中医学 ………………………… 679
健常者 …………………… 447,451,496-7	現代病理学 ………………………… 773
健常者（児）(normal person, normal child)	『現代倫理学入門』 …………………… 924
……18,223,**289**,508,548,550,725-6,774,782,809	建築基準法に基づく施行条例 ……… 747
健常者の能力 ……………………… 429	原虫 …………………………… 45,216,434
健常心臓 …………………………… 492	幻聴 ………………………………… 277
健常人の骨髄細胞採取 …………… 334	幻聴幻覚 …………………………… 953
現症把握 …………………………… 485	原腸胚（gastrula）………………… 727
原子力（nuclear）……………… **290**,1001	限定責任能力 ……………………… 16,536
原子力エネルギー ………………… 257,344	検認裁判所（Probate Court）……… 345
原子力産業 ………………………… 19	現場 ………………………………… 101
原子力発電 ………………………… 811	原爆 ………………………………… 812
原子力発電所 ……………………… 290	原爆症（atomic bomb disease）…… **292**
原子炉等規制法 …………………… 300	原爆症認定者 ……………………… 292
原子論的個人主義 ………………… 337	原爆訴訟 …………………………… 292
検診（screening）………… 284,**290**,826	原爆被災 …………………………… 811
健診 ……………………… 284,806,904	厳罰化 ……………………………… 175,240
健診　→巡回診療 ………………… **291**	原発腫瘍 …………………………… 902
献腎移植 …………………………… 336	原発性不妊症（primary sterility）…… 788
健診受診率 ………………………… 806	顕微鏡 ……………………………… 592
減数（胎）手術 …………………… 629	顕微授精 ………………… 244,530,707,895
減数手術（fetal reduction, multifetal pregnancy reduction）…… **291**,440,478,612,740,896	顕微授精技術 ……………………… 531
	顕微授精法（techniques of micromanipulation）…………………………………… **293**
減数手術の倫理的側面に関する声明 …… 577	
「減数（胎）手術に関する見解」……… 291	「顕微授精法の臨床実施に関する見解」…… 293
減数中絶 …………………………… 243	現病歴 ……………………… 180,220,665,873

現物給付 ……………………104,288,504,516
健兵健民政策 ……………98,310,326,328,423
健兵健民政策　→厚生労働省 ……………**293**
健忘 …………………………………………953
憲法（constitution）…38,**293**,414,555,632,794,837,
　859-60,864,956-7
憲法学 ………………………………………584
健忘症状 ………………………………………16
「憲法上のプライバシーの不文の法理」……345
憲法第13条 ………………………………652-3
憲法第15条 3 項 ……………………………555
憲法第24条 …………………………………332
憲法第25条 …………………………………547
憲法第26条 …………………………………429
原油 …………………………………………127
「原油による汚染に関わる準備、対応及び協力
　に関する国際条約（OPRC）」……………128
原油流出事故 ………………………128,139,157
謙抑主義 ……………………………………267
権利…6,22,25,27,90,160,282,617,677,706,713,737-8,
　743,747,754,760,772-3,779,782,799,802,831,843,
　846,853,863,906,916,918
原理 ……………………………………25,227
権利意識 ……………………………3,7,35,100,222
権利運動 ……………………………………212
権利主体 ……………………………………412
権利上の権限（de jure authority）…………378
権利上の承認（de jure recognition）………378
権利上の法人（de jure corporation）………378
権利付与 ……………………………………412
権利保護 ……………………………………154
権利保障 ……………………………………855
権利擁護 …………………………………262,951
原料資源 ……………………………………444
権力 ……………………92,197,732,736,805,809,857
権力奪取 ……………………………………663
言論の自由 …………………………………756
言論封殺 ……………………………………756
言論や結社の自由 …………………………413

[こ]

子 …50,175,270,335,609,786,813,840,847,853-4,860,
　894
コアカリキュラム …………………………106
故意 ………………………………264,645,861
小石川 ………………………………………767
小石川養生所 ………………………………768
小泉純一郎内閣 …………………………301-2,424
小泉純一郎内閣の「骨太の方針」…………425
小泉政権 ……………………………………186
故意責任 ……………………………………645
恋人 ……………………………………………53
古医方 ………………………………………901
コインロッカーベビー事件 ………………122
講 ……………………………………………604
業（karma）…………………………………52
抗ABO血液型抗体 …………………………48
抗HLA抗体 …………………………………48
高圧酸素室 …………………………………965
降圧療法 ………………………………………45
公安委員会 …………………………………510
公安審査委員会 ……………………………815
公安審査委員会設置法 ……………………815
公安調査庁 …………………………………815
抗アンドロゲン療法 ………………………244
行為 ……………16,154,272,318,342,364,366,370,554
広域抗菌スペクトル ………………………620
行為規則 ……………………………………318
行為義務論 …………………………………227
合意形成 ……………………………………175
行為結果主義 ………………………………272
行為功利主義 ……………………………272,318
行為者 ……………………………319,554,645,671,700
後遺症（sequela,secondary disease）……6,**295**,
　559,589,698,715,720,724,728,740,751,754,772,
　856,873,903-5,968
行為障害 ……………………………………455
後遺症状 ……………………………………622
行為能力 ……………………………………556
行為能力者 …………………………………623
行為の結果 …………………………………582
行為の道徳性 ………………………………671
行為の道徳的価値 …………………………670
工具 …………………………………………164
抗インフルエンザウイルス薬 ……………116
抗うつ作用 …………………………………308
抗うつ薬 ………………………………134,308-9,674
公益 ………………………………………96,286
公益代表 ………………………………………96
公益通報者保護法 …………………………694
抗黄体ホルモン剤 …………………………998
構音障害 ………………………………………32
工科 ……………………………………………29
公害（public nuisance）……187,189,194,196,275,
　294,**295**,300,650,748,907,989
「公害健康被害の補償等に関する法律」…297-9

事項索引

公害健康被害補償法（Law concerning Compensation and Prevention of Pollution-related Health Damage）…140,287,**297**-8,907
公害国会 …296,615
公開性 …661
公害訴訟 …749
公害対策 …3
公害対策会議 …189
公害対策基本法 …3,189-90,194,295,907
公害対策本部 …194
「公害に係る健康被害の救済に関する特別措置法」…298
公開の原則 …223
『公害の政治学』 …198
公害の発生 …264
公害発生型企業 …299
公害被害 …386
公害病（pollution-related illness）
　…51,287,**298**,311,749
公害防止 …188
公害防止対策 …3
公害メーデー …296
公害問題 …198,202,311,386,855
公害問題　→公害 …**299**
公害輸出（pollution export）…**299**-300,886
公害輸出企業 …300
口蓋裂 …32
公害列島 …296
光化学オキシダント（OX） …988
光化学スモッグ …296,988
光覚 …406
降格 …694
工学 …359,812,908
高額医療費制度 …326,953
高額介護サービス …152
光学式顕微鏡 …666
工学部 …28
高額療養費制度 …48
効果的介入法 …346
高カリウム血症 …977
睾丸 …854,864
強姦 …133,510,861,941,962
強姦　→レイプ …**300**
強姦外傷症候群 …994
抗がん剤 …162,487,622,704,774,931
強姦罪 …658,941
抗がん剤投与 …46,334
抗がん作用 …355

交感神経系 …510,587,674
睾丸性女性化症候群 …788
行気 …218
抗議 …256
後期高齢患者 …301
後期高齢者（75歳以上） …300-2,320,946
後期高齢者医療制度（medical insurance for the elderly aged over 75/medical insurance for the second-half elderly people）
　…**300**-2,806,945-6,952
後期高齢者医療保険 …288
後期高齢者医療保険広域連合 …301
後期高齢者医療保険制度 …328
後期高齢者終末期相談支援加算（看護師）…301
後期高齢者終末期相談支援料 …302
後期高齢者終末期相談支援料（医師と歯科医師） …301
後期高齢者終末期相談支援療養費（看護師） …301
後期高齢者診察料 …301
後期死産 …377,476
合議体制 …21
高機能広汎性発達障害 …5
高機能自閉症 …683,746
工業 …19,811
鉱業 …154
公教育 …431,519
公教育機関 …792
公教育の制度 …662
公共衛生局 …711
工業化 …196,615,849,955
工業化社会 …411
公共経済学 …197
抗凝固剤 …800
公共財 …187
公共事業 …619
工業使用権 …642
公共職業安定所（ハローワーク） …398
工業所有権（特許権等） …642
公共性 …39
公共政策 …710,747,929
公共的サービス …597
公共の安全の確保 …355
公共の被害 …694
公共の福祉（public welfare）
　…271,**302**,332,365,384,833-4,843,848,864,879
公共の利益 …222
鉱業法 …422,862

1375

公共保健サービス……424
公共用水域……507
後期流産……924
抗菌剤……112
拘禁反応……983
後区域または単区域グラフト……548
口腔……365-6
航空機……275
口腔清掃……366
口腔粘膜……57,268,800
工芸……80
合計特殊出生率……452,483
抗けいれん薬……308,674
攻撃……39
攻撃衝動……379
攻撃性……12,176,511
高潔……26
高血圧……295,368,489,493-4,515,721,813,849-50,969,977
高血圧症……351,457
高血圧性障害……476
高血圧性脳症……720
抗結核（菌）剤……271
高血糖……368,675
後見……17,557,716
康建……280
抗幻覚妄想作用……308
後見監督人……824
抗原型……963
後見登記……333
後見人（guardian）……**302**-3,333,345,409,429,433,533,557,716,813,823-4
後見人制度……17
高校間格差……897
高校生……164,817
光合成……461
好々爺……136
考古学……155
公告……188
広告規制……104
抗コリン作動性アルカロイド……308
高コレステロール血症……69
講座　→医局講座制……**303**
虹彩毛様体炎……800
耕作地の放棄……386
講座主任教授……613-4
講座制……29
交雑……737

交雑個体……562
鉱山……51
講師……614
高脂血症……493,515,969
高脂血症治療……45
高次消費者……549
高次脳機能障害……295,401
高次の迷信……343
絞首……368
公衆衛生（public health）……33,36,38,75,91,96,124,285,**303**-4,306,310,350,396,411,424,459,511,579,711,728,731,821,833-4,878,902,905
公衆衛生学……579,819-20
公衆衛生活動……303
公衆衛生指標……410
公衆衛生対策……98
公衆衛生法（Public Health Act）……271,303
後縦靱帯骨化症……153
絞首刑……370
抗腫瘍剤……162
工場……3,507
向上心……697
公娼制……733,736
恒常性……390
甲状腺……521
甲状腺機能亢進症……969
工場廃液……749
工場廃水……156,563,854
工場法……422,956
公職選挙法……555
公職選挙法第9条……555
公職選挙法第10条……555
公職選挙法第11条、第11条2項、第252条……555
公序良俗（public and standards of decendy）……**304**-5,350,372-3
更新性資源（renewable resources, non-exhaustible resources）……**305**,322
更新性資源利用……322
洪水……149
公正……47,90,227,418,661
公正　→社会的公正……**306**
厚生……781
更生医療……314
更生医療の給付……590
抗生物質……61
合成エストロゲン……204
更生援護……448
厚生科学審議会……**306**,307,311,629,830,832,875

事項索引

厚生科学審議会運営規定 ……………306
厚生科学審議会科学技術部会 …………735
厚生科学審議会生殖補助医療部会 ……438
厚生科学審議会令 ……………………306
合成化学物質 …………………………563
合成化学薬品工業 ……………………563
厚生行政施策 …………………………410
厚生経済学 ………………………………84
公正原則 ………………………………558
抗生剤 …………………………………434
抗生剤 →抗生物質 ………………**307**
構成失行 ………………………………399
厚生事務次官 …………………………727
構成主義 ………………………………697
厚生省 …51,77,98,106,124,132,179,184,208,310-1,
　327,329,338,344,347,355,357,397,702,704,707,
　828,832,873,876-7,880,895,978,981
厚生省科学審議会先端医療技術評価部会 …593
厚生省基準 ……………………**307**,722
厚生省健康政策局長私的懇談会 ………357
厚生省（現厚生労働省）人口動態統計 …377
厚生省厚生科学研究費特別研究事業 ………709
厚生省循環器病委託研究班 ……………720
公正証書遺言書 …………………………41
厚生省生活衛生局食品保健課 …………284
厚生省ルート ……………………………87
厚生省令第42号 ………………………378
抗精神病作用 ……………………308,533
抗精神病薬 ……………………308-9,533-4,792
向精神病薬 ……………………………740
『厚生新編』 …………………………280
向精神薬（psychotropic drug, psychotropics）
　………………………**308**-9,535,848
向精神薬条約 …………………………848
公正性 ……………………………45,154
公正・正義 ……………………………197
後成説 …………………………………592
後成説 →前成説 …………………**309**
合成洗剤 ………………………………161
更生相談 ………………………………306
厚生大臣 ……………………………827-8
後成的疾患 ………………………………72
厚生統計 ………………………………323
公正な自由競争 ………………………140
厚生年金 …………………………450,718
厚生年金保険法 ……………………50,423
高性能透析膜 …………………………482
抗生物質（antibiotics）…**309**-10,517,620,687,930

更生保護 →保護観察 ……………**310**
合成麻薬 ………………………………847
合成麻薬剤 ……………………………653
構成要件該当性 ………………………248
厚生連病院 ……………………………769
厚生労働省（Ministry of Health, Labor and
　Welfare）…55,59,70,79,83,96,102-3,105,113,126,
　152,176,283,**310**-1,350,362,448,483,495-6,503,507,
　534,603,656,684,704,706,715,735,759,770,782,
　784,797,827-9,832,836-7,848,861,875,896,925,930,
　945-6,948,952,968,998
厚生労働省健康政策局臨床実習検討委員会
　…………………………………932
厚生労働省生殖補助医療部会 …………477
厚生労働省設置法第8条 ………………306
厚生労働省・先端医療技術評価部会生殖補助医
　療技術に関する専門員会 ……………764
厚生労働省の指針 ……………………687
厚生労働省薬事・食品衛生審議会 ……880
厚生労働省令 …………………………421,475
厚生労働大臣 …32,36,73,96,289,306,350-1,353,365,
　396,406,421,460,541,590,681,717,821,858,878,
　884,914,929-30,942
厚生労働大臣の免許 ………………366,504
『厚生労働白書』 ……………………320
功績 ……………………………………518
控訴 ……………………………………751
酵素 ……………………………………757
構造 ……………………………………197
構造体 …………………………………590
酵素活性 …………………………………16
拘束（constraint, restraint）………**312**,533
拘束患者 ………………………………308
梗塞病巣 ………………………………400
控訴裁判所（Appeals Court）………345
抗体 ………………………………721,867,968
交替勤務 →三交替制 ……………**312**
抗体の産生 ……………………………487
高知 ……………………………………861
構築主義 ………………………………414
高知県 …………………………………195
拘置所 ………………………………85,209
高知赤十字病院ドナー …………………44
高知弁護士会人権擁護委員会 …………44
紅茶キノコ ……………………………284
口中科 …………………………………365
硬直 ……………………………………975
交通機関 ………………………………862

事項索引

交通事故 …………15,40,74,122,130,646,721,915
交通バリアフリー法 ………………………747
公定価格 ………………………………………253
工程管理強化 …………………………………546
『黄帝内径』 ……………………………667,680
公的意思決定 ……………………………………14
公的移植用臓器マーケットシステム ……602
公的医療機関 ………………………………104
公的医療保険 …………………………………89
公的医療保険制度（メディケアとメディケイド）
　　……………………………………………215
公的介護福祉施設 …………………………683
公的介護保険制度 …………………………467
公的機関 ……………………………631,789,828
公的支援 ………………………………………782
公的支援体制 …………………………………344
公的地域医療 …………………………………544
公的年金 ………………………………………450
公的病院 …………………………………………98
公的扶助 ………………………………………424
公的扶助論 …………………………………542
公的保育サービス …………………………451
公的老人ホーム ……………………………896
後天異常 ………………………………………290
後天性疾患 …………………………………211
後天性心機能障害 ……………………………32
後天性心弁膜疾患 …………………………494
後天性免疫 …………………………………867
後天性免疫不全症候群 ……124,185,238,876
後天性免疫不全症候群　→エイズ ……**312**
「後天性免疫不全症候群に関する特定感染症予
　防指針」 …………………………………124
後天性免疫不全症候群の予防に関する法律
　　……………………………………………124
後天性免疫不全症候群の予防に関する法律　→
　エイズ予防法 ……………………………**312**
後天的（aquired, a posteriori） ……54,**312**
後天的遺伝子異常 …………………………185
後天的損傷 ………………………………399,401
高度医療 ……………………………83,151,163
高度医療技術 ………………………………702
高度医療施設 …………………………………634
高度医療社会 ………………………………878
高度医療集団 …………………………………512
行動 …286,313-4,319,336,346,561,745,844,860,879
　行動異常 ……………………………………586
　行動遺伝学 …………………………………53
　行動科学（behavioral science）……14,**313**,488

行動科学研究 …………………………………728
行動学 ……………………………………346,983
高等学校 ……………………………28,112,897
高等教育局 …………………………………875
行動計画 …………………………………199,922
口頭言語 ………………………………………401
行動主義 …………………………………313,501
広東省 ……………………………………………51
行動障害 ……………………………………538,856
行動障害　→注意欠陥多動性障害 ………**313**
合同食品規格委員会 ………………………460
高等植物 ………………………………………865
行動心理学 ……………………………………511
行動制限 ……………………………167,312,433,920
行動生態学 ……………………………………416
強盗致死傷 …………………………………368
行動哲学 ………………………………………776
高等動物 ………………………………………799
行動の強迫性・嗜癖性 ……………………586
行動の自由 ……………………………………465
行動パターン ……………………………6,511
行動部隊（アインザッツグルッペン）……841
行動変容 ………………………………………234
後頭葉 ……………………………………………17
後頭葉－側頭葉系（腹側系）の障害 ……402
後頭葉－頭頂葉系（背側系）の障害 ……402
行動抑制力 ……………………………………646
行動療法（behavior therapy）……**313**-4,501,933
『行動療法と神経症』 ………………………314
行動理論 ………………………………………313
抗毒素 …………………………………………666
鉱毒被害 ………………………………………296
高度経済成長 ………………105,770,837,895,988
高度経済成長期 ………………………98,354-5,386,907
高度経済成長政策 …………………………194
高度情報化社会 ………………381,411,702,955
高度先駆的医療 ……………………………615
高度先進医療 …………………………99,618,681
抗ドナー抗体 ……………………………48,245
高度の医療技術の開発・評価・教育・研修
　　……………………………………………680-1
口内炎 …………………………………………162
口内細菌 ………………………………………216
坑内水 …………………………………………299
購入価格 ………………………………………253
河野胃腸外科病院 …………………………828
高濃度汚染メカニズム ……………………563
交配 ……………………………………71,442,561

後発医薬品 ……………………………362	コウボ菌 ………………………………865
好発年齢 ………………………………671	硬膜外麻酔 …………………………653,844
公判 ……………………………………133	硬膜下電極の一過性留置 ………………664
広範囲熱傷患者 ………………………347	公民（citizen）………………………**316**-7
公判鑑定 ………………………………534	公民権（civil rights）………………**317**,957
広汎性発達障害 ……………5,409,449,745-6	公民権運動 …………95,194,212,317-8,729
公判前整理手続き ……………………265	公民権の保障 …………………………311
公費医療 ………………………………314	公民権法 ………………………………317
公費医療制度 …………………………314	公務員の選挙 …………………………555
公費医療費 ……………………………981	公務員の特別制度 ……………………424
降鼻術 …………………………………771	合目的性 ………………………………221
抗ヒスタミン系 ………………………508	肛門 …………………………………517,941
公費負担 …………………………272,899	拷問 …………………………………671,847
公費負担医療（public expenditure burden of medicine）………………………**314**-5	肛門性交（アナル・セックス）………521
	肛門閉鎖 ………………………………32
公費負担医療制度 ……………………315	効用 ……………………………………160
公費負担制度 …………………………833	効用原理 ………………………………318
高病原性鳥インフルエンザ …………905	小売業者 ………………………………140
抗不安薬 ……………………………308-9	功利原理 ……………………………318,370,387
交付義務 ……………………………33,37	合理主義 ………………………………331
幸福（well-being）………14,158,**315**-6,272,318-9,370,383,394,719,919	功利主義（行為－、規則－、選好－）（utilitarianism（act-, rule-, preference-））…90,158,205, 221,**318**-9,372,395,578,585,730,743,756-7,772,777, 814,906,919,929,935
幸福追求 …………………………332,785	
幸福追求権（right to pursuit of happiness）………………38,193,225,281,**316**,372,420,916	功利主義的配慮 ………………………496
	功利主義の倫理 ………………………700
抗不整脈薬 ……………………………674	『功利主義論』…………………………671
鉱物 ……………………………………559	効率 ……………………………………89
後部皮質変性症 ………………………16	公立学校の保健室 ……………………898
興奮 ………………35,167,499,682,958,962	公立京都癲狂院 ………………………534
興奮剤 …………………………………688	公立病院の見直し ……………………635
興奮作用 …………………164,276-7,321,847	効率優先の市場経済 …………………639
高分子量病因物質 ……………………482	公立療養所 ……………………………751
神戸 ………………………………10,95,579	合理的医師基準 ………………………114
公平 …14,25,47,90,108,262,575,656,687,797,807	合理的患者基準 ………………………114
公平性の原理 …………………………137	合理的思考 ……………………………161
公平な裁判 ……………………………662	合理人 …………………………………346
神戸エイズパニック …………………124	拘留 …………………………165,249,266,650
抗ヘルペスウイルス薬アシクロビル ………116	香料 …………………………………18,185
抗弁 ……………………………………582	抗リンパ球グロブリン（ALG）………868
公法 ……………………………………38	抗リンパ球グロブリン投与 ……………45
合法 ……………………………………22	高齢 ……………………………88,136,555
業報 ……………………………………381	高齢化（aging）…168,292,**319**-20,348-9,366,386, 507,609,720,797,822,835,850,888,904,910,920, 944,950 1
後方型痴呆 ……………………………17	
合胞体栄養細胞 ………………………116	
合法的自殺 ……………………………407	高齢化社会 ………17,35,104,311,321,425,621,635,814,824,850
合法的人工妊娠中絶 …………………243	
公法的性格 ……………………………503	
後方皮質萎縮 …………………………402	高齢化率 …………………………319-21,507

1379

高齢化率＝高齢者数÷総人口×100 ……… 319
高齢患者 …………………………… 99,112,943
高齢期 ………………………………………… 909
高齢期の社会参加 ……………………………… 321
高齢期の長期化 ……………………………… 319
高齢者（the aged）…… 91,196,217,**320**-1,328,334,
　344,348-9,358,412-3,419-20,467,493,507-9,620,
　665,686,720,726,737,747,755,774,781,805,816-9,
　829-30,835,849-50,896,910-2,915,917,922,925,
　927,945-53
高齢者生きがい対策 ……………………………… 338
高齢者医療 ……………………………… 424,945-6
高齢者医療法 …………………………… 952,945-6
高齢社会（aged society）
　……………… 92,218,**320**-1,406,467,910,946-7
高齢者介護 ………………………………… 176,684
高齢社会対策 ……………………………………… 301
高齢社会対策基本法 …………………………… 321
高齢者虐待 ………………………………… 175,951
高齢者虐待防止・介護者支援法 …………… 720
高齢者虐待防止法 ……………………………… 947
高齢者雇用継続給付 …………………………… 398
高齢者市場 …………………………………… 467
高齢者社会福祉総合基盤整備施策 ………… 338
高齢者人口 ……………………… 319-20,507,925
高齢者、身体障害者等が円滑に利用できる特定
　建築物の建築促進に関する法律 ………… 747
高齢者、身体障害者等の公共交通機関を利用し
　た移動の円滑化の促進に関する法律 …… 747
高齢者専用住宅 ………………………………… 896
高齢者同士の結婚 ……………………………… 686
高齢者の医療確保に関する法律 … 301,945-6,952
高齢者の再雇用 ………………………………… 321
高齢者の人権 …………………………………… 320
高齢者の増加 …………………………………… 148
高齢者の尊厳の確保と自立支援 …………… 339
高齢者の無理心中 ……………………………… 631
高齢者福祉 ……………………… 320,422,684,947,950
高齢者福祉事業 ………………………………… 948
高齢者福祉制度 ………………………………… 770
高齢者保健福祉推進十か年計画 …………… 950
高齢者保健福祉推進十か年戦略
　……………………………… 338,349,949,951
高齢者向け総合福祉施設 ……………………… 338
降霊術信仰 ……………………………………… 143
高齢女性の経済的逼迫 ………………………… 631
高齢層 …………………………………………… 909
高齢ドナー ……………………………………… 493

高齢妊娠 ………………………………………… 439
五蘊 ……………………………………………… 315
五蘊仮和合（ごうんけわごう）の我 ……… 786
五運六気説 ……………………………………… 680
声変わり ………………………………………… 379
五陰盛苦 ………………………………………… 455
コカアルカロイド系麻薬 ……………………… 847
五戒 ……………………………………………… 935
コカイン（cocaine）……………… **321**,847,882
コカイン精神病 ………………………………… 277
コカインベビー ………………………………… 321
コーカサス ……………………………………… 487
コーカソイド（類白色人種群）……………… 487
枯渇性 …………………………………………… 257
枯渇性エネルギー資源 ………………………… 444
枯渇性資源（exhaustible resources, non-
　renewable resources）……………… 305,**322**,585
コカの葉 …………………………………… 321,847
コカペースト …………………………………… 321
五感 ……………………………………………… 51
後漢 ……………………………………………… 845
語喚起障害 ……………………………………… 400
語感による連想 ………………………………… 409
顧客 ……………………………………………… 254
呼吸 ……………… 161,405,500,563,617,845,943
呼吸器 ……………………………………… 161,725,928
呼吸器感染症 …………………………………… 725
呼吸機能 ………………………………………… 408
呼吸・血圧維持 ………………………………… 621
呼吸困難 …………………………………………… 3,912
呼吸障害 ………………………………………… 161
呼吸中枢 …………………………………………… 10,508
呼吸停止 ……………………… 360,396,408,500,508,720
呼吸停止・心停止・瞳孔散大の三徴候 …… 408
呼吸不全 ………………………………………… 410
呼吸抑制 ………………………………………… 845
五行説 ……………………………………… 651,680
故郷喪失 ………………………………………… 836
五行相生説 ……………………………………… 680
五行配当説 ……………………………………… 680
国外移送目的人身売買罪 ……………………… 490
国債 ……………………………………………… 105
国際アルマ・アタ会議 ………………………… 819
国際医科学機構協議会 　→CIOMS ………… **322**
国際医科学評議会 ………………………… 24,126,970
国際医学団体協議会 …………………………… 970
国際育成会連盟世界会議 ……………………… 641
国際移植学世界会議 ……………………………… 43

事項索引

国際衛生統計 ……………………………449
国際オリンピック委員会 ………………688
国際会議 ………………………………4,580
国際海事機関 ……………………………128
国際科学 …………………………………796
国際家族 …………………………………325
国際家族計画連盟 ………………………169
国際環境教育会議 ………………………190
国際環境法 ………………………………329
国際環境法廷 ……………………………202
国際看護協会（International Council of Nurses）……………………7,208,210,322-3
国際規約 …………………………………332
国際競争力 ………………………………140
国際協力 …………………………………760
国際協力事業団（JICA）………………990
国際金融為替市場変動 …………………263
国際軍事裁判 ……………………………710
国際原子力機関（IAEA）……………1001
国際公衆衛生運動 ………………………97
国際高等研究所 …………………………19
「国際高齢者年」…………………………320
国際穀物メジャー ………………………462
国際自然保護連合（IUCN）…203,561,963
『国際疾病分類第10改訂版 ICD-10精神および行動の障害―臨床記述と診断ガイドライン―』
………………………………………881
国際疾病分類（ICD）……………323,377
国際疾病分類第10改訂版 ………………924
国際疾病分類第10版（the tenth revision of the international classification of diseases：ICD-10）……………………………323,538,709
国際児童年 ………………………………109
国際司法裁判所 …………………………198
国際社会 …………………580,723,859,988,991
国際障害者年 ………………………448,747
国際障害分類 ……………………………446
国際条約 …………………………201,564,587
国際食品企画委員会 ……………………63
国際人権規約A規約 ……………………414
国際人権規約B規約第6条 ………………570
国際人口開発会議 ……………………522,922
国際シンポジウム ………………………614
国際水域汚染防止 ………………………978
国際生活機能分類（ICF）……………445,671
国際政治 …………………………………594
国際政治学 ………………………………198
国際精神分析学会 ………………………540

国際生命倫理学会 ………………………756
国際赤十字 ………………………………580
国際組織 …………………………………580
国際的協定 ………………………………580
国際的条約 ………………………………442
国際的取組 ………………………………190
国際的な共通言語 ………………………535
国際的枠組み ……………………………578
国際統括官 ………………………………874
国際疼痛学会 …………………………674,797
国際標準化機構（ISO）………………855,907
国際分業体制 ……………………………155
国際紛争 …………………………………322
国際法 ………………………………324,378
国際法律家協会 …………………………543
国際薬剤師・薬学連合（FIP）（International Pharmaceutical Federation）……**324**,879,981
国際有機農業運動連合（IFOAM）……888
国際らい会議 ……………………………750
国際連合 …4,109-10,311,320-1,393-4,437,450,475,480-1,490,564,579,637,682,699,819,843,898,922,959,987,1001
国際連合教育科学文化機関 ……………898
国際連合憲章 ……………………………987
国際連合国際児童緊急基金（United Nations International Children's Emergency Fund：UNICEF）……………………………897
国際連合児童基金 ………………………897
国際労働機関（ILO）……………………424
国策 ………………………………………763
黒質 ………………………………………740
黒人 ………………………………………95
黒人解放運動 ……………………………729
国政 ………………………………………316
国籍（nationality）………………8,**324**-5,923
国選弁護人制度 …………………………133
告訴 ………………………………………662
黒胆汁症 …………………………………120
告知（telling the truth）………107,**325**,708,827
国内稀少種 ………………………………678
黒内障性白痴 ……………………………183
国内法 ……………………………………741
告白（profess）…………………………597
告発 ………………………………………44
極貧者 …………………………………891-2
国文学 ……………………………………374
国民 …3,36,39,47,102,104,110,171,195,302,316-7,324,326,344,355,718,723,729,782,797,815-6,820,

1381

事項索引

833-4,876,878,885
国民医療 ……………………………………768
国民医療総合対策本部 ……………………79
国民医療費 ………………………102,362,850
国民医療法 …………………37,39,98,104,365
国民皆年金制度 ……………………………423
国民皆保険（universal coverage of health insurance）……39,98,104-5,213-4,288,310-1,**326**, 423,504,769,797
国民皆保険制度 …………………327-8,357,640
国民学校 ……………………………………900
国民経済学 …………………………………170
国民健康づくり運動 …………………286,**327**,885
国民健康づくり対策 ……………………283,327
国民健康保険 ……98,105,288,300,310,326-8,423-4
国民健康保険法（National Health Insurance Act）………………………326,**327**,423,769
国民国家 ……………………………………172,354
国民主義 ……………………………………235
国民主権 ……………………………………109,466
国民所得 ……………………………………102
国民性 ………………………………………19
国民生活基礎調査 …………………………686
国民生活センター …………………………546
国民政治協会 ………………………………705
国民的アレルギー …………………………504
国民年金 ……………………………424,447,450,718
国民年金法 …………………………………50,423
国民の育成 …………………………………235
国民の基本的人権 …………………………365
国民の健康と福祉の向上 …………………703
「国民の健康の増進の総合的な推進を図るための基本的な方針」………………………635
国民の健康の保護 …………………………459
国民の権利 ……………………………302,365
国民の知る権利 ……………………………27
国民の責務 ……………………………3,286
国民病 ………………………………………271
国民保健 ……………………………………953
国民保健医療 ………………………………103
国民保健サービス（NHS）………………213
国民保険制度 ………………………………946
国民優生法 …………………310,**328**,708,832,892,894
穀物飼料飼育 ………………………………799
極楽浄土 ……………………………………374,785
国立医学図書館 ……………………………13
国立医薬品食品衛生研究所医薬品医療機器審査センター ………………………………980

国立医療施設 ………………………………311
国立衛生研究所（NIH）……………5,711,731
国立柏病院 …………………………………828
国立がん研究所 ……………………………13
国立感染症研究所 ……………………329,731
国立感染症研究所 →国立予防衛生研究所
………………………………………………**328**
国立感染症研究所病原体等安全管理規定 …731
国立がんセンター …………………………83
国立がんセンター東病院 …………………828
国立がんセンター病院 ……………………325
国立研究試料センター ……………………13
国立公園 ……………………………………194
国立国府台病院 ……………………………112
国立循環器病センター …………………83,126
国立第一病院 ………………………………714
国立大学 ……………………………………875
国立大学医学部 ……………………………613
国立博物館 …………………………………875
国立ハンセン病療養所 ……………589,735,751
国立病院 ……………………………………79
国立保養所への収容 ………………………590
国立予防衛生研究所 ………………………**328**-9
国立療養所松戸病院 ………………………828
国立療養所松戸病院緩和ケア病棟 ………828
国連開発計画（UNDP）…………………978
国連開発の10年 ……………………………699
国連海洋法条約 ………………………139,156-7
国連環境開発会議 …………………………329
国連環境計画 ………………197,329,978,1001
国連環境計画 →UNEP …………………**329**
国連機関 ……………………………………924
国連決議「障害者の権利宣言」……………447
国連広報局 …………………………………987
国連国際人口開発会議（ICPD）…………475
国連社会経済理事会の常設機関 …………897
国連食糧農業機関（FAO）………………462
国連人口基金（UNFPA）……………639,923
国連世界保健機関（WHO）………………301
国連専門家会議 ……………………………747
国連総会 ……………………369,414,478,570,578,762
国連人間環境会議（United Nations Conference on the Human Environment, Stockholm Conference on the Human Environment）……………190,193,197,202-3,**329**,960,963,979, 1001
国連の条約 …………………………………335
国連の「人権宣言」…………………………474

事項索引

子消し………………………………628	個人的コミュニケーション ……………336
こけし文化………………………628	個人的自由主義原理 ……………………332
コケ類……………………………865	個人的な問題 ……………………………584
こころ……………………………312	個人データの自動情報処理に関する個人の保護
心…………………………346,491,510	のための条約 ……………………474
子殺し…………………………122,146	個人の意思決定 …………………………342
こころづけ →医療従事者−患者関係……329	個人の遺伝子・タンパク質情報に応じた医療の
こころのケア……………………693	実現化プロジェクト ……………974
こころの健康づくり ……………327	個人の基本的権利 ………………………388
心のバリア……………………747	個人の基本的人権 ………………………923
故殺………………………………353	個人の権利 ………………319,338,370,779
五酸化二窒素……………………988	個人の自己決定権 …………………730,752
枯死………………………………62	個人の社会化 ……………………………367
孤児………………………………404	個人の自由 ……………………756,808,923
孤児院……………………………767	個人の自律性 ……………………………730
ゴーシェ病………………………69	個人の資料 ………………………………334
腰刀………………………………655	個人の生存 ………………………………811
『古事記』…………………………853	個人の選好 ………………………………319
個室環境…………………………167	個人の尊厳（dignity of individual）
戸主………………………………333	………………104,**332**,339,388-9,760,879
故障………………………………20	個人の尊厳の保持 ………………………338
孤食（eating alone）……………**329**-30	個人の尊厳の擁護 ………………………542
個食………………………………329	個人の尊重 ………………332,365,843,859
故人………………………………50	個人の人間としての尊厳 ………………332
個人………14,25,55,172,262,294,331,337-8,366,372,732,	個人の欲望 ………………………………343
740,743,754,759,772,781,793,807,814,819,821,	個人レベルの優生学（内なる優生学、ネオ優生
860,871,893,902,915,923,934-5,973,995	学）→優生学 ……………………**332**
誤診（misdiagnosis）………………**330**,486,543,646	コスグローブ判決（Gleitman v. Cosgrove）
個人遺伝情報 ……………………58	……………………………………**332**-3
個人医療情報の保護 ……………984	子捨て ……………………………………122
個人衛生思想 ……………………666	コスト ……………………………………906
個人検診…………………………186	コスト競争 ………………………………886
個人行動…………………………313	コスト増 …………………………………299
個人コンサルテーション ………937	コスト負担 ………………………………140
個人識別……………………65,268,334,810	個性 ………………………………………793
個人識別情報 ……………………334	悟性 …………………………………842,918
個人主義（individualism）	語性 ………………………………………712
……………………**330**-1,469,710,730,915,919	古生物学 ……………………………391,559
個人主義的原則主義 ……………730	戸籍（family register）……111,146,**333**,339-40,552,
個人情報…9,67-8,72,126,180,291,334,437,454,496,	556,685,816,829-30
742,789,877,904,939,974	戸籍制度 …………………………………333
個人情報 →プライバシー……**332**	戸籍の性別変更を認める特例法 ………553
個人情報の開示 …………………928	戸籍の変更 ………………………………554
個人情報の保護に関する法律 …496	戸籍筆頭者 ………………………………333
個人情報保護……25,324,574,685,777,873,879	戸籍変更 …………………………………692
個人情報保護法……59,83,96,181,443,505,742,790	戸籍法 ……………………………333,339,410,483
個人心理学 ………………………540	戸籍法第49条 ………………………438,440
個人的コード ……………………608	戸籍法第51条 ……………………………440

1383

事項索引

戸籍法第53条 …………………………………440
五臓五腑 …………………………………………680
子育て ……………………………106,452,785
コソボ紛争 ……………………………………166
個体 ……………………………333-4,560-1,569,944
古代エジプト …………………………………271
古代オリエント ………………………………479
古代ギリシャ ……1,21,26,75,116,120,127,129,158,
　　172,315,361,382,387,479,663,858,915,935-6,942
古代ギリシャ医学 …………………………667
古代ギリシャ神話 …………………………131
個体群 …………………………………………426
古代ゲルマン …………………………………177
誇大広告 …………………………………………284
個体（個人）識別 …………………………**333-4**
個体差 ……………………………………………842
個体死 ………………………………………43,418
個体主義 ………………………………………395
古代ストア派 …………………………………714
古代中国 ………………………………………125
古代・中世哲学 ……………………………491
個体的人間 ……………………………………467
古代哲学 ………………………………………518
個体の遺伝子異常・発生異常 ……………595
個体の乱獲・採取 ……………………………549
個体発生 ………………………………………596
五体満足 …………………………………450,757
五体満足　→健康 ……………………………**334**
古代ローマ ………………………303,479,827
古代ローマストアの法思想体系 …………387
国家 ……13,81,133,169,293,373,387,412-4,417,480,
　　546,732,743,754,762,772,803,820,823,841,855,
　　857-8,888,890,892-3,922,935,947,956,974,987
『国家』 ……………………………………890-1
国家安全保障 …………………………………855
国会 ………………………………266,732,809
告解 ……………………………………………512
国家委員会 ……………………………………906
国会法 …………………………………………294
国家間格差 ……………………………………263
国家機関 …………………………………793,809
国家行政組織法 ………………………96,306,815
骨格筋幹細胞 …………………………………620
国家刑罰権 ……………………………………264
国家研究規制法（National Reseach Act）
　　………………………………212,626,806,931,983
国家研究規制法　→タスキギー梅毒事件；IRB
　　………………………………………………**334**
国家権力 ………………………………………332
国家公務員 …………………………………325,584
国家公務員共済組合 …………………………288
国家公務員法 …………………………………957
国家財政 ………………………………………105
国家財政の危機 ………………………………321
国家資格 ……………………93,100,152,400,419,542
国家資格認定 …………………………………554
国家試験 …………………………………36,542
国家社会主義ドイツ労働者党（NSDAP）…694
国家主義 ………………………………………957
国家主義的思想 ………………………………458
国家責任の原理 ………………………………516
国家的な圧力 …………………………………626
国家独占資本主義 ……………………………411
国家の安全保障 ………………………………412
国家の基本的制度 ……………………………518
国家賠償 ………………………………………751
国家賠償責任 …………………………………821
国家賠償法 ……………………………………350
国家プロジェクト ……………………………344
国家補償 ………………………………………589
国家補償制度 …………………………………133
国家目的実現 …………………………………236
国家予算 ………………………………………102
国家倫理 ………………………………………192
極寒 ……………………………………………142
国境を越える移動 ……………………………741
国憲 ……………………………………………294
国庫依存 ………………………………………106
国公私立大学医学部・医科大学倫理委員会
　　………………………………………………614
国庫負担 ………………………………………102
国庫負担制度 …………………………………314
国庫補助制度 …………………………………327,397
骨障害 ……………………………………………46
骨髄 ………………………………334,348,521,721,846
骨髄移植（bone marrow transplantation）
　　…………………………53,**334**,348,852,868,897,966
骨髄細胞 ……………………………………487,548,846
骨髄細胞液 ……………………………………334
骨髄穿刺 ………………………………………932
骨髄抑制 …………………………………45,162
骨折 …………………………………51,432-3,845
骨粗鬆症 ……………………………………153,915
骨軟化症 …………………………………………51
骨盤 ……………………………………………435
骨膜 ………………………………………………51

事項索引

子連れ再婚 …………………………………168
固定的役割観 ………………………………524
コーディネーター ………45,93,180,685,909
コーディネート ……………………………261
コデイン ……………………………10,237,847
コーデックス委員会 ………………………460
古典疫学 ……………………………………126
古典的資本主義 ……………………………411
古典派経済学者 ……………………………848
古典文化 ……………………………………331
古典力学 ……………………………………382
行動様式 ………………………………………5
孤独 ………………………………52,330,360,362
孤独死 ……………………………………631,686,770
言葉 …………………………………………583
子ども（child）……105,112,129,168,171,196,276,
　334-5,352,356,371,379,412,452,550,556,565,602-3,
　621,683,725,733,738,743,746,752-3,755,758-9,
　763-4,784,792-3,801,809,825-7,829-31,833,841,
　844,852,895,897,916,922-3,959-60,962,968-9
「子ども買春・子どもポルノ禁止法」………335
子どもの遺伝子診断………………………66
子どもの権利 ………………………………725
子どもの権利条約（Convention on the Rights
　of the Child）……110,334,**335**,373,437,472,474,
　478,843
子どもの権利宣言 …………………………403
子どもの自己決定権 ………………………335
「子供の自閉性精神病質」……………………5
子どもの人権侵害 …………………………335
「子どもの尊厳と一致する方法での学校懲戒」
　…………………………………………335
子どもへの虐待 ……………………………168
子どもへの差別禁止 ………………………335
コドン ………………………………………65
粉ミルク ……………………………………872
5年以上の医療経験 ………………………541
5年間の有期保護制度 ……………………517
5年生存率（5-year survival）……217,**335**-6,493
5年生着率（5-year graft survival）………**336**
子の取り違え ………………………………145
子の福祉 ……………………………………624
子の利益 ……………………………………478
誤判 …………………………………………369,535
コピーミス …………………………………529
コーピング …………………………………511
コプラナーPCB ……………………………611
古墳 …………………………………………408

個別化医療 ……………………………741,976
個別的状況 …………………………………227
個別法規 ……………………………………555
個別訪問指導 ………………………………821
コペンハーゲン会合 ………………………118
コマーシャル ………………………………843
ゴミ …………………………………………305
コミュニケーション（communication）
　……5,21,106,**336**-7,347,621,781,873,899,943,993
コミュニケーション技術訓練 ……………347
コミュニケーション教育 …………………777
コミュニケーション手段 …………………371
コミュニケーション能力 ………………35,365
コミュニタス論 ……………………………655
コミュニタリアニズム（communitarianism）
　………………………………………**337**-8
コミュニティ ………………………………995
コミュニティケア …………………………349
コミュニティ形成と社会福祉 ……………349
コミュニティビジネス ……………………989
護民官 ………………………………………150
コメディカル ……………………32,87,93-4,558
コメディカルスタッフ（comedical staff）
　………………………………29,**338**,501,643
米ぬか油 ……………………………………176
顧問医 ………………………………………147
固有性 ………………………………………333
雇用 ……………………………………72,414,448
雇用機会均等法 ……………………………524
雇用均等・児童家庭局 ……………………311
雇用者 ………………………………………957
御用大学 ……………………………………29
雇用の不安定化 ……………………………631
「雇用の分野における男女均等な機会及び待遇
　の確保等女子労働者の福祉の増進に関する法
　律」………………………………………632
雇用分野 ……………………………………632
雇用保険 ……………………………399,422,424,820
雇用保険制度 ………………………………398
雇用保険法 …………………………………398,423
雇用保険法第1条 …………………………398
暦 ……………………………………………430
娯楽 …………………………………………597
コラボレーション …………………………542
コーラン ……………………………………49,174
こり …………………………………………161
孤立 …………………………………………319,330
誤療 …………………………………………646

1385

五倫五常 …………………………………935
コルヒチン …………………………………800
ゴールドプラン（Gold Plan；Ten-Year Strategy to Promote Health Care and Welfare for the Elderly） ………**338**-9,949-51
ゴールドプラン21 …………320,339,836,950,954
ゴルフクラブ会員 ……………………………304
コレラ ……………126,241,303,310,666,904
コレラ患者 …………………………………768
コレラ菌 ……………………………………303-4
コロンボ計画 ………………………………990
婚姻（marriage） …333,**339**,477,483,555,854,860,916
婚姻関係 ……………339,444,644,658,673,916,941
婚姻条件 ……………………………………524
婚姻適齢 ………………………………339,524
婚姻届 ………………………………………339
婚姻費用 ……………………………………175
婚姻前の性交渉 ……………………………444
婚姻率 ………………………………………483
婚外 ……………………………………530,793
婚外交渉 ………………………………217,658
婚外子 ………………………………………825
困窮 …………………………………………153
困窮者 ………………………………………98
根拠に基づく医療 ……………………539,976
根拠に基づく医療 →EBM …………**340**
欣求浄土 ……………………………………455
混血 …………………………………………883
混合医療 ……………………………………89
混合診療 ……………………………………99
「今後の社会福祉のあり方について」………422
「今後の難病対策の具体的方向について」…698
コンサルテーション・リエゾンサービス …174
コンサルテーションリエゾン精神医学（consultation-liaison psychiatry） ………**340**,488
昏睡 ……………………35,111,376,388-9,752
コンセンサス …………367,719-20,722,785,812
コンセンサス型民主主義 ……………………843
婚前性交渉 ……………………………584,658
混濁 …………………………………………35
昆虫 …………………………………………888
コンテスト …………………………………853
コンドーム …………………………518,522,762
コントラクトアウト（contract out, contracting out） ……………………………**340**,687
コントラクトアウトシステム ………………602
コントラクトイン（contract in, contracting in） ……………………………**341**,687
コントロール ………………………………224
混沌と聖俗の価値逆転 ………………………655
困難な生活問題 ……………………………606
コンパニオン ………………………………736
コンピタンス ………………………………535-6
コンビナート ………………………………299
コンビナート公害 …………………………188
コンビニエンスストア ……………………754,880
コンピューター …138,221,294,454-5,498,789,984
コンピューターエシックス …………………454
コンピューター化 …………………………955
コンピューター断層撮影 →CT ………**341**
コンピューター断層法（computed tomography） ……………………………………970
コンピューターメーカー ……………………984
コンプライアンス（compliance） …………**341**
コンプライアンス行動 ……………………342
コンプレックス（complex） ………129,**342**,844
昏蒙 …………………………………………35

［さ］

差異 ………………………………56,742,779
財 ……………………………………………98
再移植 ………………………………………336
サイエンス …………………………………976
サイエンスウォーズ …………………………343
サイエンスゲーム（game of science） ……343
災禍 …………………………………………315
災害 ……………………………344,692,847,994
災害医学 ……………………………………230
災害救急医療活動 …………………………692
災害救助法 …………………………………**344**
「災害救助法による救助の実施について」…344
災害死者 ……………………………………241
災害出動 ……………………………………344
在外被爆者 …………………………………292
災害補償 ……………………………………925
再学習 ………………………………………163
差異化作用 …………………………………804
財貨の交換 …………………………………170
催奇性 ………………………………………596
再帰性発話 …………………………………400
再教育研修 …………………………………37
最強の猛毒 …………………………………297
細菌 …45,116,168,185,216,305,309,620,666,731,963,992
細菌学 ……………………………25,498,666,702,750

事項索引

細菌感染病 …………………………589
細菌の発見・培養 ……………………695
細菌濾過器 ……………………………116
サイクロスポリン ……………………368
サイクロスポリン　→シクロスポリン …**345**
罪刑 ……………………………………627
罪刑法定主義 …………………………141
サイケヴィッチ裁判　→サイケヴィッチ事件
　………………………………………**345**
サイケヴィッチ事件（Saikewicz Case）…**345**
在家信者 ………………………………785
採血 ……………125,270,928,930,932,939,974
採血および供血あっせん業取締法 ……269
サイケデリック ………………………277
債権 ……………………………………859
財源 ……………………………………199
債権者 …………………………………167
再興感染症 …………………………217,310
最高刑 …………………………………368
最高裁大法廷昭和48年4月4日判決 ……610
最高裁判所 ………………………370,646,815
最高裁判例 …………………………547,646
最高裁平成12年2月29日判決 …………473
最高善 …………………………………315
最高法規 ………………………………293
サイコオンコロジー（phycho-oncology）…**346**
『西国立志篇』 ………………………781
最後の審判 ……………………………361
サイコロジー　→心理学 ……………**347**
再婚 ……………………………………339
再婚禁止 ………………………………339
再婚禁止規定 …………………………524
財産 …………………………………413,546
財産管理権 ……………………………472
財産権 ………………………………414,546
財産権保護 ……………………………304
財産分与 ………………………………339
最終受益者 ……………………………275
最終処分 ………………………………102
採取労働 ………………………………955
最小限の害 ……………………………607
最少有効量の法則 ……………………838
菜食主義者 ……………………………798
再診外来 ………………………………157
再審制度 ………………………………133
差異性 …………………………………354
再生 …………………………………192,347,560
再生医学（regenerative medicine）
　………………………134,**347**,530-1,620
再生医療 …27-8,47,166,208,569,661,727,867-8,942
財政学 …………………………………84
再生可能 ………………………………305
再生可能資源 …………………………560
財政基盤 ………………………………103
再生現象 ………………………………592
再生産可能 ……………………………305
再生産システム ………………………523
再生資源 …………………………305,444,979
「再生資源の利用の促進に関する法律」…917
再生臓器作製技術 ……………………602
再生不能 ………………………………369
再生不良性貧血 ……………………348,698
再生補充 ………………………………305
罪責感 …………………………………596
最善 ……………………………………75
最先端医療 ……………………………713
最善の利益 ……………………………623
臍帯 …………………………………268,348
在胎16週 ………………………………595
臍帯血 …………………………………348
臍帯血移植（cord-blood stem cell transplantation）
　………………………………………**348**
臍帯血バンク …………………………348
再体験症状 ……………………………994
最大多数の最大幸福 ………………158,387
最大多数の最大幸福　→功利主義（行為－、規則－、選好－） ………………………**348**
財田川事件 ……………………………369
在宅 ……………………348-9,656,776,829,835
在宅医療（medical treatment at home）
　………………102,132,**348**-9,878,946,984
在宅医療支援 …………………………698
在宅介護（care at home）
　………………………84,153,**349**-50,726,829,949
在宅介護サービス ……………………350
在宅介護支援 …………………………349
在宅看護 ………………………………380
在宅患者訪問指導 ……………………80
在宅ケア ……………………………349,706
在宅酸素療法 …………………………508
在宅死 ………………………………729,770
在宅死　→病院死 ……………………**350**
在宅精神障害者への援助施策 ………544
在宅ターミナル ………………………818
在宅福祉 ……………………………306,349
在宅福祉サービス …………………656,816,836

1387

在宅福祉推進十か年事業 ……………338
在宅ホスピス協会 ……………………630
埼玉医科大学倫理委員会 ……………553
埼玉県所沢市 …………………………783
財団法人医薬情報担当者教育センター ……986
財団法人医療機器センター ……………980
財団法人エイズ予防財団 ……………630
財団法人恩賜財団済生会 ……………768
財団法人日本医療機能評価機構 ……829
財団法人日本臓器移植ネットワーク ……942
最低限度の生活 …………………103,153
最低限度の生活を営む権利 …………782
最低生活保障の原理 …………………516
最低年齢 ………………………………130
最適投薬量 ……………………………142
サイトメガロ ……………………………45
サイトメガロウイルス …………………868
在日外国人 …………………………447,843
罪人 ……………………………………733
差異のフェミニズム …………………261
栽培 ……………………………………234
再配分 …………………………………772
再発 ……………………………………186
再発防止 …………………………………19
サイバネティクス ……………………313
裁判 ………6,113,489,535,582,662,801-2,862
裁判員 …………………………………265
裁判員法 ………………………………265
再犯加重 ………………………………266
裁判官 ……40,181,346,409,413,534,536,809-10,857
裁判官先議 ……………………………453
裁判所（court）……74,156,167,265,294,332,350-1, 369,386,410,536,618,784,802,808,810,815-6,857, 911,941,959-60
裁判制度 ………………………………862
裁判認知 ………………………………270
再犯率 ……………………………165,882
再プログラム化（初期化）……………481
細胞 …53,347-8,547-8,594,600,705,711,723,727,734, 739,773,864,868,902,913,944,972-3,988
細胞移植 ………………………43,735,896
細胞核 ……………………………758,972
細胞学 …………………………………559
細胞株 ……………………………734,974
細胞期 …………………………………596
裁縫師 …………………………………456
細胞質 ……………………………525,913
細胞質膜破壊薬 ………………………309

細胞障害 ………………………………117
細胞診 …………………………………185
細胞生物学 ……………………………108
細胞性免疫 ……………………………867
細胞内寄生体 …………………………117
『細胞の共生進化（Symbiosis in cell evolution）』……………………………178
細胞の死 ………………………………407
細胞の性質や能力 ……………………596
細胞の増殖 ……………………………487
細胞バンク ……………………………761
細胞分化 ………………………………596
細胞分裂 ……………529,590-1,596,727,944
細胞壁合成阻害薬 ……………………309
細胞免疫 ………………………………963
サイボーグ …………………………134,771
催眠 ……………………………………488
催眠作用 …………………………………11
催眠状態 …………………………………35
催眠鎮静剤 ……………………………508
催眠法 …………………………………596
債務不履行 ……40,100,167,351,588,607,784,859
債務不履行責任 …………………………86
サイモントンがんセンター（Simonton Cancer Center）………………………537
サイモントン療法 ……………………537
採用における差別 ……………………264
採卵周期 ………………………………612
採卵操作 ……………………………612,852
在留外国人 ……………………………857
在留資格の見直し ……………………490
裁量 ………………………………………40
裁量権（discretion）……………34,**350**,921
裁量労働制 ……………………………957
再臨 ……………………………………130
サイロシビン …………………………847
サウジアラビア ……………………166,368
魚 ………………………………………563
詐欺 ……………………………………686
作業 ……………………………………517
作業環境管理 …………………………281
作業管理 ………………………………281
作業関連疾患（work related diseases）……**351**
作業賞与金 ……………………………650
作業療法 ………………………95,107,351-2
作業療法士（occupational therapist）……………………93,208,338,**351**-2,769,782
作業療法士法 …………………………443

事項索引

作為	272
作為義務（obligation/duty of commission）	**352**
削減目標	636
錯語	399-400
酢酸エチル	499,682
搾取	736,755,799
搾取関係	239
作物	461
支え合い	2
左室縮小形成術	745
左室部分切除術	745
詐術	426
座礁	127
座礁タンカー	157
左心機能不全	499
左心室	745
サスティナビリティ	224
挫折	129
挫折体験	176
座瘡様皮疹	800
殺害	818,820
サッカリン	185
殺児	435
雑誌	866
雑種	737
殺傷能力	356
殺人	21,44,74,122,146,353,368-9,377,457,484,510, 572,610,648,709,737,847,943
殺人罪（murder）	266,**353**,376,457-8,598,617, 670,735,964-5
殺人者	352,457
殺人事件	794
殺精子剤	762
殺鼠剤	627
殺虫剤	129,161,563,971
雑排水	3,189
札幌医科大学心臓移植事件	43
札幌地裁	241
サディズム（sadism）	551,845-6
サディズム →マゾヒズム	**353**
里親	756
里親への養育委託	472
里子制度	736
サド・マゾヒスティックな共和国家観	544
サドマゾヒズム（sadomasochism）	846
悟り	1,52,455
サナトロジー →死生学	**353**

砂漠化	549,637
砂漠化対策	1001
砂漠化防止	4
サービカルキャップ	762
サービス	95,98,152,215,263,415-6
サービスマーケティング	343
サービス利用者	606
サービス利用率低下	154
詐病	856
サブカルチャー	171
サプリ →サプリメント	**353**
サブリミナル効果	843
サプリメント（supplement）	**353**,900
サーベイランス	34
差別（discrimination）	18,68,123-4,138,177,280, **354**-5,525,583,750-1,759,780,799-800,807,809, 825-6,839,859,863,891,944,962
差別意識	268,355
差別禁止	110
差別禁止法	525
差別者	355
差別的取り扱い	27
差別撤廃条約	808
差別のしるし	509
サヘル地域砂漠化防止計画	16
サボテン	276
サポート	17,219
サマーセットウエスト	27,804
サマーヒル学園	792
サーマルNOx	988
作用機序	308
作用時間	508
さらし首	370
サラセミア	799-800
サラセミアトレイト	799
サラリーマン	105
サリドマイド	287,311,355
サリドマイド剤	876
サリドマイド事件（thalidomide case）	251,**355**,596,930
サリドマイドの催奇形性	251
サリドマイド被害者団体	355
サリドマイド薬害	876
サリドマイド薬害事件	495
サリン	355-6,611
サリン等による人身被害の防止に関する法律	**355**
サル	40,611,676,884

1389

事項索引

サルゴ事件	212
サルゴ判決	373
サルジニア	800
サルファ剤プロミン	751
サロゲートマザー（surrogate mother）	**356**,827,830
産穢	267
参加	190
産科	84,365,802
産科医	788
参加意欲	115
産科学	705
参加型民主主義	843
参加基準	755
参画論	187
3カ月以上継続	588
参加者モデリング	314
産科婦人科医学会	705
産科婦人科学	28
産科婦人科学会	244
参加民主主義	857
3科目主事	421
山間僻地	797
参議院議員	555
残虐性	663
残虐な刑罰	370
産業	59,193
産業医	457,821,956
産業医学	457,511,956
産業医学専門家	457
産業革命	91,189,271,303,317,322,394,412,456,820,890,955,988
産業組合	769
産業公害型	189
産業財	305
産業組織論	84
産業中毒学	457
産業動物臨床獣医師	428
産業の空洞化	398
産業廃棄物（industrial wastes）	139,**356**,444,886,960,1001
産業廃棄物処理業者	886
産業廃棄物保管票	887
「廃棄物の処理及び清掃に関する法律」	886
産業メンタルヘルス	871
『三元参賛延壽書』	665
三元德論	935
三項関係	355

三交替制（three shift system）	**357**
残酷	228,677
三国時代	901
散骨	396,605,834
散骨 →葬制	**357**
3歳の紐通し	655
三酸化二窒素	988
財産分与	41
三時間待ちの三分間診療（three minutes consultation after waiting for three hours）	**357**-8
産児制限（birth control）	168-9,328,**358**,479,519,762-3,893
産児調節	169,358,763
3次病院	432
斬首	368
三種混合ワクチン	963
30万人遺伝子バンク計画	974
三焦	680
山上他界	374
3親等内の姻族	609
酸性イオン	358
酸性雨（acid rain）	305,**358**-9,615,650,988
酸性雨原因物質	650
酸性雨被害	359-60
参政権	317,412,633,738
酸性度	359
酸素	494,988
酸素吸入器	567
酸素消費量	674
酸素消費量の低下	587
酸素投与	932
酸素補給	728
残存能力の活用	556
残存フロン	118
3大死因	483
三大伝統医学	667
三徴候	405,721
三徴候死（triple signs of death）	**360**,396,407,599,721
算定額	40
サンド社	277
三人称の言語	492
三人称の死	52
三人称の死　→一人称の死	**360**
3年以上の精神医療経験	541
産婆	463
産婆　→助産師	**360**

産廃事業者	357
産婆教育	328
産婦人科	30,90
産婦人科医	706
産婦人科学	928
産婦人科クリニック	735
産婦人科専門医	789
産婦人科臨床	650
三分間診療	114
三法時代	422
三位一体	246,467
三位一体改革	684
山谷	837
三陽物産事件	632
参与観察法	92
残留性有機汚染物質（POPs）	564
「残留性有機汚染物質に関するストックホルム条約」	564
残留農薬	287

[し]

死（death）	1,20,31,50,92,177,182,219,223,267,354,**360**,376-7,380-1,388,395,405-6,418,521,555,568,570,587,600,604,608,659-60,687,703,705,708,719-20,723,728-9,770,775,780,786,795,803,841,846,850,853-4,856,885,898,912,921,926,940,943-4,964,975,999
試合	343
慈愛	75
指圧	288
指圧術	20
シアン化ナトリウム	682
自慰	845
自慰 →マスターベーション	**362**
飼育条件	677
飼育動物	878
飼育動物診療施設	884
思惟能力	752
死因	42,155-6,409-10
死因別死亡率	410-1
寺院墓地	834
死穢	267
自衛官	957
自営業者	327-8
自営業者保健	105
自衛隊出動	344
自衛隊法施行令	344
自衛反応	52

シェーカーズ	143
ジェネリック医薬品（generic drug）	**362**-3
ジェネリック薬品	464
シエラクラブ	200,393,395
シエラクラブ対モートン事件（Sierra Club v. Morton）	200,393
シェルショック	994
支援	261
支援カウンセリング体制	764
支援システム	5
ジェンダー（gender）	**363**-4,415,451,522-3,525,583,633,692,728,779,819
ジェンダーアイデンティティ	111,522,526,552
ジェンダー関与的領域	350
ジェンダーディスフォリア	552
ジェンダーバッシング	524
ジェンダーハラスメント	584
ジェンダー（文化的・社会的な性差）	565,691
ジェントルマン	75
支援費制度	449,497
潮	305
シカ	884
詩歌	265
歯牙	365-6,771
自我（ego）	2,**364**,366,371,427,491,545,785,826,844,911,919
歯科医過剰時代	365
歯科医業	365,503
歯科医師（dentist, dental surgeon）	37,39,73,83,93,100,104,338,**365**-6,443,463,501-5,705,717,751,769,797,822,857,861,878
自我意識	366
歯科医師法	39,73,78,93,365,463
歯科医師法施行規則	365
歯科医師免許	365
自家移植	42,334
紫外線	141-2,168,988
歯科医療	366,705
歯科衛生士（dental hygienist）	93,**365**-6,822
歯科衛生士法	366
歯科技工	366
歯科技工士（dental technician）	93,365,**366**
自我機能	364,501
視覚	401
資格	81,288,324,338
歯学	125,701
資格試験	502,542
視覚失認	401-2

1391

視覚障害	32,496,589,683,751,876
視覚障害者	748
自覚症状	714,771
資格証明書交付者	328
視覚・聴覚障害	803
視覚・聴覚障害児	109
視覚による認識不可能	588
歯学部	50,155,292
自我形成	658,785
シカゴ	12
シカゴ医療研究所	629
シカゴ大学ビリングズ病院	630
自家細胞	481
歯科疾患	366
歯科巡回診療車	444
自我心理学	364
自我像	337
歯科装具による治療	508
歯科治療	366
自我同一性（ego identity）	366
自我同一性障害	**366**-7
自我の形成	129
自我の統一	312
自我の統合	528
自我の統制	342
自家皮膚移植法	42
歯牙変工	771
歯科保健	327
屍姦	551
時間	158,547
時間外	84
時間外加算	463
時間外労働	351
時間的・形相的同一性	566
時間の流れ	697
時間割編成	281
死期	21,135,609,670
『史記』	375
磁気・遠赤外線	680
色覚	406
色覚異常	367
色覚異常　→色盲	**367**
色覚障害　→色盲	**367**
色覚正常者	367
磁気共鳴映像法　→MRI	**367**
磁気共鳴画像診断装置（MRI）撮影	504
磁気共鳴診断装置	986
色彩幻覚	277
色弱　→色盲	**367**
色素沈着	162
敷地内禁煙化	225
視機能検査	406
色盲（color blindness）	**367**
自虐	947
子宮	53,111,116,179,436,497,616,624,644,687,727,761,783-4,788,827,831,902
子宮がんの妊婦	699
子宮鏡	477
子宮筋腫	435,783,788
子宮腔内	435,477,612,733
子宮口	762
子宮収縮剤	998
子宮性不妊	787
子宮摘出	624,699
子宮内避妊具（IUD）	762
子宮内膜症	788
子宮の貸借（代理母）	613
事業活動	3
事業主	584,632
自彊術	288
事業場	507
死期を引き延ばす	135
資金	2,160,197
資金援助	16
資金供与	4,118
資金提供	89
四苦	455
視空間性障害	399
視空間認知	17
視空間認知障害	402
仕草	336
市区町村	105,635
市区町村保健センター	635
四苦八苦	455
シクロオキシゲナーゼ（COX）	653
シクロオキシゲナーゼ1（COX-1）	654
シクロスポリン（Ciclosporine, Cyclosporine A）	43,**368**,493,598,774,800,868,977
ジクロフェナクナトリウム	653
ジクロロジフェニルトリクロロエタン	971
死刑	122,209,266,368-70,432,610,650
慈恵	108,468,699
慈恵会	28
慈恵義務	371
慈恵原則	371,481
死刑執行	583,846

死刑囚 ………………………………369,583
死刑制度（death penalty）……………**368**,571
死刑制度の存廃 …………………………370
慈恵（善行・仁恵）……………………730,906
慈恵（善行・仁恵）原則（principle of beneficence）………………………**370**,558,863
死刑存置論 …………………………………266
死刑存置論者 ………………………………432
死刑の執行 …………………………………554
死刑廃止条約 ………………………………369
死刑廃止法 …………………………………369
死刑廃止論 ……………………………266,369
死刑廃止論者 ………………………………432
刺激 …………………………36,313,501,547
刺激症状 ……………………………………35
刺激鎮痛法 …………………………………796
刺激伝導障害 ………………………………494
刺激と反応の連鎖 …………………………501
刺激反応性消失 ……………………………395
刺激要素 ……………………………………501
止血 …………………………………………932
止血帯 ………………………………………844
試験 …………………………………………104
資源 ……………155,441,560,686,741,914,917,990
資源エネルギー問題 ………………………411
資源回復 ……………………………………560
資源獲得競争 ………………………………322
試験管 ………………………………………102
試験管ベビー ………………………………612,788
試験管ベビー →体外受精・胚移植（IVF-ET）…………………………………**371**
資源管理体制 ………………………………305
資源供給 ……………………………………322
試験群 ………………………………………495
試験・検査用具 ……………………………101
資源枯渇 ………………………………395,485
資源消費量 …………………………………322
始原生殖細胞（primodial germ cell）……734-5
試験の臨床応用 ……………………………594
資源の分配 …………………………………989
資源のリサイクル …………………………444
資源配分 ……………………………………140
資源バンク …………………………………974
資源問題 ……………………………………475
試験養育期間 ………………………………685
資源利用効率 ………………………………305
資源浪費 ……………………………………916
死後 …………………………………41,626,656

事故 ……19,102,748,770,732,812,820,834,861,872,909-11,915,917,970
自己（self）…1,**371**-3,375,383,466,588,714,831,902,918
自己愛 →…………………………………1,391,697
自己愛 →ナルシシズム ……………………**372**
自己愛性人格障害 ……………………470,697
自己暗示 ……………………………………32
自己意識 …………………………187,573,608,743
自己意識的主体 ……………………………742
自己意識的人格 ……………………………468
自己意識の存在 ……………………………742
自己意識要件（self-consciousness requirement）………………………………648,742-3
自己移動不可能 ……………………………588
思考 …………………………336,364,366,400
志向 …………………………………………551
指向 …………………………………………551
嗜好 ……………………………………551,976
時効 …………………………………………44,86
耳硬化症 ……………………………………32
自業自得 ……………………………………15
思考障害 ……………………………………958
思考する自我 ………………………………468
死硬直出現 …………………………………396
思考能力 ……………………………………608
嗜好品 ………………………………………9,225
自己改善 ……………………………………227
自己概念 ……………………………………742
自己改良 ……………………………………135
自己価値観 …………………………………641
自己肝温存部分肝移植 ……………………548
自己管理 ……………………………………818
自己管理能力 …………………………82,207,285
自己犠牲 ……………………………………777,831
自己規制基準 ………………………………597
地獄 ……………………………………374-5,660,940
死後経過時間 …………………………156,409
自己決定 ……14,56,215,249,364,376,414,449,465-6,576,581-2,594,721,793,814,844,918,921
自己決定医療 ………………………………145
自己決定権（self-determination, right of autonomy）……7,21-2,34,38,41,50,72,76,92,108,111,119-20,211,282,294,316,331,337,347,**372**-3,376,406-7,414,429,452-3,458-9,473,495,551,571,582,593,602,609,621,623,640,652,790,834,849,871,922
自己決定権の尊重 …………………………626

事項索引

自己決定能力 ……………17,373,468,582,716-7
自己決定の権利 ………………………752,832,924
自己決定の尊重 …………………………542,556
自己決定モデル …………………………………114
自己決定論 ……………………………………688
自己再生 ………………………………………347
事故死 …………………………………………927
自己実現………261,320,465,501,606,910,918,955-6
自己修復力 ……………………………………549
自己情報コントロール ……212,316,453-4,789-90
自己所有概念 …………………………………372
自己責任（self-responsibility）
　……………………………6,178,286,**373**,464,583,653
自己責任論 ………………………………………15
自己選択 ………………………………………449
自己増殖 …………………………………………63
自己鍛錬 ………………………………………134
自己中心性 ……………………………………371
仕事 …………………………………………870
自己同一性 ………………………372,379,561
自己洞察 ………………………………………342
死後に臓器を提供する意思 …………………473
自己認識 …………………………………………26
自己の権利 ……………………………………920
死後の自己決定権 ……………………………605
死後の身体 ……………………………………341
死後の世界（afterworld）
　………………………361,**374**,455,630,660,926,940
自己の同一性 ………………………………867-8
自己の欲求 ………………………………658-9
自己破壊 ………………………………………277
自己負担 ……………………89,152,282,653,831,872
自己負担金 ……………………………………98,946
自己負担増 ……………………………………850
自己負担比率 …………………………………326
自己負担率 ………………………………………98
自己への配慮 ………………………………583,902
死後変化 ………………………………………408
自己防衛 ………………………………………413
自己放任 ………………………………………947
自己保存 ……………………………31,131,413,872
自己抑制 ………………………………………392
自己利益 …………………………………243,788
自己立法 ………………………………………315
司祭 ……………………………………………927
死罪 ……………………………………………368
死差益 …………………………………………575
自殺（suicide）…21,31,40,49,120,137,146,358,372,
　375,376,405,457-9,539,572,574,631,708,753,814,
　821,869,933,994
自殺関与 …………………………………………21
自殺関与罪 ………………………………376-7,458
自殺企図 ……………………………………231,340
自殺教唆（instigation of suicide）…21,**375**-7,457
自殺教唆罪 ……………………………………458
自殺原因 ………………………………………377
自殺者 ……………………120,156,176,241,380,458,511
自殺増加 ………………………………………871
自殺装置（suicide machine）………………**376**
自殺不可罰 ……………………………………458
自殺幇助（assisted suicide）
　…………………21,34,147,159,346-7,**376**-7,457,619
自殺幇助罪 ……………………………22,372,458
自殺様行為（parasuicide）…………………375
自殺予防 ………………………………………121
自殺予防運動 …………………………………221
自殺率（suicide rates）……………………320,**377**
『自殺論』 ………………………………………375
死産（stillbirth）…377-8,475-6,483,595,617,787,853
資産家 ……………………………………………42
資産格差 ………………………………………263
四酸化二窒素 …………………………………988
死産児 ………………………………………378,853
死産証書（fetal mortality certificate）……**378**
死産統計 ………………………………………476
死産届 …………………………………377,476,924
死産の届出に関する規程第2条に規定する妊娠
　満12週（第4月）以後の死児の出産 ……475
死産率 ………………………………………476,483
四肢 ……………………………………435,750,876,912
死児 ……………………………………………617
指示書　→処方せん ……………………………**378**
脂質 ………………………………………………69
事実婚 ………………………………………340,786
事実上の権限（de facto authority）…………378
事実上の承認（de facto recognition）………378
事実上の法人（de facto corporation）………378
事実認定 ………………………………………175
事実問題と権利問題（de facto and de jure）
　………………………………………………**378**
支持的精神療法 ………………………………545
死者 ……50,126,257,341,469,572,604-5,785,872,881
死者儀礼 ………………………………………408
磁石 ……………………………………………986
死者の埋葬 ……………………………………387
死者霊 …………………………………………375

事項索引

自主規制	38
自主禁漁	560
思春期（adolescence, puberty）	117,129,**379**,556,671,826,845
思春期危機	366,379
思春期やせ症	556
自助（self-help）	**379**
視床	653
支障	641
市場	68,90,95
自傷	709
視床下部	597,653,788
視床下部－下垂体－副腎皮質系（HPA系）	511
市場競争	989
市場経済	192,411
市場経済原理	504
市場原理	205
市場原理　→資本主義	**380**
市場原理主義	2
自傷行為	994
市場社会	331
自傷他害	536
市場の失敗	195
『自叙伝』	379
自助努力	726,817,950
『自助論』	379
指針	154
視診	497,993
私人	38
地震	692
静岡	988
静岡県	828
システム	2,19,29,98
システム関連企業	984
システム設計	20
システムダウン	665
システム論的・生態論的自然観	591
ジストニー	117
死生学（thanatology, bio-thanatology）	**380**,555,708,765
私生活の自由	212
私生活をみだりに公開されないという法的保障ないし権利	789
死生観（view of life and death）	**381**,383,406,512,602,605,659,786
私生児　→嫡出子	**381**
死精子症（necrozoospermia）	527
雌性配偶子	435,801,839,913

自生妄想	870
歯石除去	365
施設	726
施設介護サービス	152
施設サービス	683
施設職員	229
施設待機者	349
施設対策推進十か年事業	338
施設内虐待	229,402
施設内研究審査委員会　→IRB	**381**
施設内審査委員会	755,983
施設の呪縛	725
施設福祉	306
視線	583
慈善	388-9
自然遺産	578
慈善医療	768
自然エネルギー	257,637
自然界	149,218,382,441,686,713,865,971,988
自然回帰	591
自然界の気候変動	636
自然界の利用・開発	394
自然科学（natural science, science）	14,160,343,**384**-5,566,568,940
自然科学的実証主義	75
自然科学的生物学	570
自然科学的方法	23
自然学	383-4,872
慈善活動	777
自然（観）（nature）	54,80,137,187,189,192,196,381-9,391-2,394,491,561,578,581,713-4,733,815,863,872,883,900,918,924,955,979,988
自然環境	64,189-190,192,194,200,205,305,385-6,389,392,394,443,547,549,564,582,760,836,883,913,935
自然環境局	194
自然環境保全基礎調査（緑の基礎調査）	386
自然環境保全地域	385-6
自然環境保全法（Nature Conservation Law）	189,**385**-6
自然感染	968
自然享有権（right for nature enjoyment）	**386**
自然経過	402
自然・経済・社会環境	479
自然・経済・社会資源	479
自然血族	609
自然権（nature rights）	294,**386**-8,413
自然権思想	473

1395

事項索引

自然現象	9,645
自然災害	80,768
自然死（natural death）	258,383,**388**,410,706
自然史	695
自然誌	695
慈善事業（charitable work, charities）	207,**388**,767-8,777
自然資源	578
自然死産	378,475-6
自然死産率	476,483
事前指示（advance directives）	6-7,214,619
事前指示権	211
事前指示書（advance directives）	850,903
自然自体の価値	578
自然死の権利	405
自然死法（Natural Death Act）	183,259,388,**389**,621,921
自然主義的虚偽	389
自然主義的誤謬（naturalistic fallacy）	**389**
自然浄化能力（復元力）	305
自然状態　→自然権	**389**
「自然死をのぞむ権利（Natural Death Act）」	608
自然人	392
事前審査	764
自然人類学	97
自然性	714
自然選択	390,678,891
自然選択　→進化論	**389**
自然選択（自然淘汰）説	471
自然葬	396
自然葬　→葬制	**389**
自然退縮事例調査	537
自然治癒	791
自然中心主義	205
自然治癒力（spontaneous healing power）	20,219,**390**,700
慈善の精神	415
自然的存在者	713
自然哲学	570,695
自然淘汰（natural selection）	**390**-1,427
自然陶冶説	890
自然と生命に対する畏敬	**391**
自然突然変異	687
自然との和合	938
自然と文化（nature/culture）	361
自然妊娠	629
自然の権利（right of nature）	200,388,**392**-4,578,713
『自然の権利』	205,638
自然の権利訴訟	201,394
事前の指示	623
自然の秩序	387
自然の統一的なシステム	549
自然の内在的価値（intrinsic value in nature）	**394**
自然の光としての理性	572
自然の復元力	305
自然の法則	384,645
自然の法的権利	393
自然破壊	178,192,206,257,305,386,678,916-7
自然万有	382
慈善病院	30
自然物	393,695,713
自然分娩	54,669
自然法	413,472,814
自然法　→自然権	**394**
自然法学	387
自然放射線	811
自然法則	387
自然保護（nature conservation）	385-6,389,**394**-5,578,713,972,940
自然保護関連法	386
自然保護主義思想	686
自然保護条約	385,578
自然保護政策	197
自然保護地区	395
「自然保護のための権利の確立に関する宣言」	386
自然流産	924
自然良能	390
思想	694,706
思想家	712
思想改造	596
思想改造計画	596
思想史学	331
思想書	665
思想信条	212
思想の自由	471
思想・良心の自由	335
シソ科	18
氏族	604
持続栄養点滴装置	567
持続可能	190-1,748,799
持続可能な開発	4,199,203,959
持続可能な開発　→ローマクラブ	**395**

事項索引

持続可能な開発に関する世界サミット ……329
持続性妄想性障害 ………………………543
持続的委任権法 ……………………………6
持続的植物状態 …………………258,345,921
持続的存在者 ……………………………742
持続的発展 ………………………………189
子孫 ……………………………………609,687
自尊感情 …………………………………746
自尊心 ……………………………………697
死体（cadaver）…42-3,50,102,268,341,**395**-7,405,
　409-10,599,604,606,721,810
死胎 ………………………………………396
四諦 ………………………………………785
自体愛 ………………………………551,697
死体遺棄(the abandonment of a corpse) …396
死体解剖資格取得者 ……………………396
死体解剖資格審査会 ……………………241
死体解剖保存法 …………155,241,**396**,735,773
死体検案 …………………………………810
死体検案書（certificate of death, postmortem
　examination）………………34,**397**,410,964
死胎検案書 ………………………………378
死胎児 ……………………………………377
死体腎移植　→腎臓移植 …………………**397**
死体腎移植（献腎移植）……………493,550
死体臓器移植　→臓器移植 ………………**397**
死体損壊（the damage to a corpse）……**397**
死体損壊罪 …………………………155,353,811
死体の鑑定嘱託書 ………………………409
死体売買 …………………………………600
肢体不自由 …………………32,449,496,589,683
肢体不自由児 …………………………109-10
肢体不自由児の治療と教育 ……………602
自宅 ………………………………………349
私宅監禁 …………………………………605
私宅監置 ………………………534,543,849
私宅監置手続き …………………………534
シータス（Cetus）社 ……………………992
シダ類 ……………………………………865
自治会 ……………………………………821
自治省 ……………………………………338
自治体 …………………153,433,698,782,816
『七仏通戒偈』……………………………785
市町村 ………………………………188,327
市町村公営 ………………………………327
市町村長 …………………………………483
市町村保健センター（municipal health center）
　…………………………………**397**,822

歯痛 ………………………………………653
実親子 ……………………………………145
実親による養育 …………………………685
十戒 …………………………………………31
失外套症状群 ………………………………16
疾患 ……175,274,290,492,498,535,575,595,619,666,
　698,701,709-10,715-6,720,722,740,742,749,753,
　760,770,778,797,849-51,877,883,902-3,915,939,
　966,974,993-4
疾患　→病気 ……………………………**398**
疾患概念 …………………………………532
疾患教育 …………………………………586
疾患群 ……………………………………671
失感情症 …………………………………489
疾患の原因、経過、転帰、治療 ………495
実技 ………………………………………152
実技試験 …………………………………152
失業（unemployment）……………176,**398**-9,909
失業給付（unemployment benefit）……**398**
失業者 ………………………………398,565,837
失業保険の給付 …………………………662
失業保険法 ………………………………423
失業率 ………………………………398,855
シックハウス症候群 …………………287,889
シックビルディング症候群 ……………889
しつけ ……………………………82,364,402-3
実刑 …………………………………………73,165
湿原 ………………………………………442
実験 …………………………………384,706
『実験医学序説』………………………25,161
実験科学 …………………………………908
実験科学のパラダイム …………………186
実験後の安楽死 …………………………677
実験材料 …………………………………695
実験指針 ………………………………5,253
実験室内感染 ……………………………731
実験心理学 ………………………………500
実験設備 ……………………………………4
実験的医療 ………………………………212
実験的治療 …………………………………26
実験的治療研究 …………………………615
実験的治療法 ……………………………627
実験動物 ………………102,252,594,676-7,811
「実験動物の飼養及び保管並びに苦痛の軽減に
　関する基準」…………………………677
実験動物反対運動 ………………………679
失語 …………………………………399-401
失行（apraxia）………………………**399**,401

1397

事項索引

執行権	413
失行症	16
執行猶予	164,610
執行猶予処分	885
失語症（aphasia）	16,**399**,401
失語性失読	401
失語性障害	399
失算	399
実子	684
実子　→特別養子縁組制度	**401**
実施	578
実施基準	733
実質的契約内容	503
実施報告書	484
失書	399,401
実証科学	417
実証主義	469
実証主義的世界観	415
湿疹	161
実親子関係	644
実践	76,237
実践的環境倫理	638
実践理性	918
実践倫理	108
実践倫理学	138
実存主義	187,227
実存主義哲学	749
実存的	101
実存哲学	899
湿地	913,964
湿地及び水鳥の保全のための国際会議	912
失調	399
失聴者	481
実定法	38,386-7,473
嫉妬	129
失読（alexia）	**401**
失認（agnosia）	**401**
失認症	16
実の親	402
失敗	20,90
実費診療所	769
疾病保険制度	213
疾病（disease）	77,85,91,94,101,104,108,153,211, 237,279,333,347,358,390,509,515,714,720,748, 764,773-4,818,821,865,876,878,882,885,898-9, 903-5,909,922,953,973
疾病及び関連保健問題の国際統計分類（ICD）	323
疾病観念	97
疾病管理センター（CDC）	731
疾病構造	6
疾病・傷害	589
疾病、障害及び死因分類	323
疾病動向	323
疾病の有無	409
疾病の発生	579
疾病保険	820
疾病保険法	289
疾病モデル	538,750
疾病予防	108,281,303,306,579,806,904
疾病率	969
実務経験	152
失明	800
実名報道	866
質問票	276
実用化	2
実用主義	777
質料	520
質料形相論	871
質料的同一性	566
質を調整した生存年（QALY）	929
指定医	433
指定医師	484
指定医の判断	119
指定医薬品	884
指定医療機関	103
指定医療施設	484
指定介護老人福祉施設	152,683
指定入院治療機関	456
指定有害廃棄物	886
私的意思決定	14
私的限界費用	195
私的交際	27
私的自治	429
史的唯物論	872
四天王寺	828
児童	18,27,39,112,169,173,402-4,490,600,746,786, 817,858,897,899-900
児童委員	420,858
児童育成	404
児童観	403
児童期	129,175,745,785,826
児童虐待（child abuse）	175,228,303,335,**402**-3,416,443,452,854,994
児童虐待処理件数	402
「児童虐待の防止等に関する法律」	854

児童虐待防止 ……………………………635
児童虐待防止法 ………………228,402-3,802
児童憲章（Declaration of the Rights on the Child）………………………………109,**403**
自動車 ……………………………………298
自動車NOx・PM法 …………………989
自動車エンジン …………………………988
自動車損害賠償保障法 ………………862
自動車燃料規制 ………………………615
自動車排出ガス ……………………296,615
指導者不足 ……………………………191
自動車保険 ……………………………820
児童自立支援施策 ……………………404
児童自立支援施設（Child independence-supporting facility）……………………**403**-4
自動診断 ………………………………498
児童精神医学 ……………………539,746
児童相談 ……………………………159,404
児童相談所（Child guidance center）
 ………………………………402,**404**,854
児童相談所員 …………………………403
児童相談所長 ………………………472-3
自動体外式除細動器（AED）………500
児童手当 ………………………………451
自動的情報処理装置 …………………712
自動能 …………………………………494
児童の権利に関する条約 →子どもの権利条約
 …………………………………………**404**
児童買春・ポルノ禁止法 ……………490
児童福祉 ……………………………403-4
児童福祉機関送致 ……………………453
児童福祉行政 …………………………404
児童福祉施設 …………………………817
児童福祉制度 …………………………303
児童福祉法（Child Welfare Law）…32,240,314-5, 403,**404**,420-2,497,641,657,781,826,830,854,858
児童福祉法第19条 ……………………602
児童福祉法第25条の通告義務 ………443
児童福祉法第33条6項 ………………472
児童扶養手当 …………………………420
児童補償手当 …………………………297
児童養護施設 …………………………402
『死と悲しみの社会学』………………361
『死と死にゆくことについて』………630
ントン …………………………………972
シドニー ………………………………405
シドニー宣言（Declaration of Sydney）……**405**
シドニー宣言ベニス修正 ……………405

死とは何か ……………………………407
シートベルト …………………………744
『死と歴史』……………………………361
死なせること …………………………405
死に追いやられる危険 ………………346
死に関する声明 ………………………405
歯肉増生 ………………………………368
死に損ない ……………………………137
死についての宣言 ……………………577
死についての瞑想 ……………………390
死にゆく者 ………………………708,728,775
『死にゆく者に対するケアのよりよき方法』
 …………………………………………629
自認 ……………………………………527
死ぬ権利（right to die）……31,214,259,346,373, 387,**405**-7,568,608-9,796,922
『死ぬ瞬間』……………………360,380,630
『死のアウェアネス』…………………361
死のあり方を選ぶ権利 ………………706
視能矯正訓練 …………………………406
視能訓練士（orthoptist）………93,**406**,769
死の管理 ………………………………406
死の基準 ………………………………598
死の教育 ………………………………660
死の恐怖 ……………………………360-1
死の権利 ………………………………407
死の権利協会世界連合（World Federation of Right to Die Societies）………**406**,608
死の孤独や恐怖・不安 ………………521
死の三徴候 ……………………………703
死の社会的側面 ………………………418
死の受容 ……………………………360 1
死の準備教育 ………………380,555,660
死の準備教育 →デスエデュケーション …**407**
死の診断基準 …………………………360
死の絶望 ………………………………528
死のタブー化 …………………………380
死の定義（definition of death）
 ………………………14,43,380,**407**-8,599-600,729
死の統一法 ……………………………408
死の床 ………………………………926-7
死の判断基準 …………………………396
死の判定 …………………………483,659
忍び寄る公害 …………………………296
死の不確徴 ……………………………395
死の幇助法案 …………………………417
死のポルノグラフィー化 ……………361
死の本能 …………………………158,566

1399

死のリアリティ	659	自閉症（autism）	**408**-9,745-6
『死の臨床：JARD』	705	自閉症研究	5
死の練習	361	自閉症児（者）	409
支配関係	388-9,855	自閉症スペクトラム	5
支配権	335	自閉性障害	408,539
支配集団	663	嗜癖	881
支配する社会	633	死別	8,256
自発呼吸	921	死別者の増大	319
自発呼吸消失	307,607	死別体験者	555
自発呼吸喪失	965	死別悲嘆	50
自発呼吸停止	395	死への準備教育（death education）	53
自発性	312,843,987	死への存在	381
自発的安楽死	373,814	思弁	25
自発的意志	710	私法	38
自発的意思	56	司法	31,535,711,716-7,749,796,807,811,843
自発的意思決定	56	死亡	15-6,42,119,333,378,396-7,408,410,475, 482-3,574,586,607,627,693,706,709,720-1,732,735, 737,770,773,791,795,810,834,869,873,876,908, 910,923,945,966
自発的検診	185		
自発的呼吸	461		
自発的承諾	784		
自発的申告	279	脂肪	618,968
自発的同意	466,710	司法解剖（medicolegal autopsy, forensic post-mortem examination）	156,396-7,**409**-10, 810-1,927
支払意思法	929		
縛られたプロメテウス	224		
縛られたプロメテウス →技術倫理	**408**	司法鑑定	792
市販	77	司法機関の委嘱・命令	486
死斑	396,975	司法警察員	397
市販後調査（PMS）	881	司法警察員検視	410
地盤沈下	3,287,295	司法警察官	156,409
市販薬	8	司法警察職員	410
慈悲	108,212,785-6	司法権	293
慈悲院	781	死亡原因	494
耳鼻咽喉	161	司法検視	410
耳鼻咽喉科	289	死亡減少策	479
耳鼻咽喉科学	928	司法試験管理委員会	815
耳鼻咽喉科的外科的治療	508	死亡時刻	405,965
耳鼻科	32	死亡時点	405
慈悲殺	377	死亡者の戸籍	410
慈悲殺 →安楽死	**408**	司法省	815
慈悲心	22,77	脂肪除去術	771-2
自費診療	501	死亡診断	410
「自筆証書遺言書」	41	死亡診断書（death certificate）	34,211,378,397,408,**410**,927
ジヒドロコデイン	847		
慈悲の組	246	司法精神医療専門施設	456
慈悲の所作	246	司法精神鑑定	652
ジフテリア	216,579,666,676,904,963	死亡宣告	722
自分探し	701	脂肪組織	766
自分自身に対する完全義務	31	死亡胎児	734-5
自閉	408-9,451	死亡届（a notice of death）	**410**

事項索引

死亡の徴候 …………………………408
死亡判定 ……………………405,723,965
司法モデル …………………………456
死亡率（mortality rate, death rate） …319,336,
　410-1,452,483,485,515,575,766,819-20,826,899,
　969
私保険 ………………………………422
士幌高原道路 ………………………434
資本 …………………………………411
資本家 …………………………412,955-6
資本主義（capitalism）
　………………178,379,**411**,469,604,777,781,935
資本主義経済 ………………………412
資本主義社会 …………………170,411-2,819,957
資本主義的労働 ……………………955
『資本論』 …………………………956
島根県津和野町笹ヶ谷鉱山 ………299
島根県津和野町笹ヶ谷地区 ………298
シマフクロウ ………………………393
嗜眠 …………………………………35
市民（citizen）……64,187,197,**412**-3,729,957,974
市民運動 ………………15,76,150,388,412,729
市民革命 …………294,317,387,412,473,858
市民活動団体 ………………………989
市民権（citizenship）…………412,**413**,388
市民権と政治的権利に関する国際条約 …474
市民社会 ………………………412,819
市民生活 ……………………………318
市民団体 ……………………………564
市民の及び政治の権利に関する国際規約 …843
市民の及び政治の権利に関する国際規約第9条
　4項 ………………………………536
市民道徳 ……………………………672
市民ボランティア団体 ……………987
市民倫理 ……………………………192
事務系労働者 ………………………326
事務職員 ……………………………93
氏名 ……………………………179,615
指紋 ………………………………65,334
諮問委員会 ………………………14
視野 …………………………………406
シャイ＝ドレーガー症候群 …………153
シャイボ事件 ………………………568
社員 …………………………………869
社会 ……135,279,355,364,371,373,377,417,560,716,
　724-6,734,736,738,749-50,754-5,762,771,779,788,
　796,805,808,810,812,814,817,819,823,829,843-4,
　847,849,856,867,869,879,883,893,909-
　10,915,919,934-5,938,945,947,955,962,974,989,
　991,995
社会医学 ………………………764,903,983
社会運動 ………………………318,414
社会・援護局 ………………………311
社会化 ………………………………366
社会改革思想 ………………………848
社会科学 ………………………331,729,870
社会学 …14,91,208,313,336-7,346,414,523,542,553,
　697,704,708,839,882,919,926
社会学習理論 ………………………314
「社会学理論」 ………………………415
社会環境 …187,403,411,711,747,806,877,882,891,
　904
社会技術研究システム ……………719
社会規範 …………………108,809,811
社会救済 ……………………………785
社会救済事業 ………………………245
社会協約 ……………………………403
社会経済活動 ………………………497
社会・経済政策 ……………………479
社会・経済法 ………………………38
社会契約 ……………………………413
社会契約説（social contract theory）
　………………………316,387,**413**-4,818
社会権（social rights）………211,**414**,473,546
社会構成員 …………………………417
社会構成主義 ……………………414-5
社会構築主義（social constructionism）
　………………………**414**-5,522,697,804
社会構造 ……………………………807
社会行動 …………………………313,717
社会（コミュニティ）の秩序 …………730
社会サービス ………………………425
社会参加 …………320,641,747,782,882,950-1
社会事業（social work）……14,**415**-6,604,767-8
社会資源 ………………………262,606
社会システム ………………………585
社会集団 ………………………821,858,910
社会主義 ……………………………330
社会浄化 ……………………………751
社会条件 ……………………………411
社会人 ………………………………403
社会進化 ……………………………604
社会進化論 …………………………604
社会心理学 ………………92,366,843,871
社会性 …………………………608,634
社会生活 …………371,414-5,691,725,746,860,882

1401

社会生活能力	517
社会正義	810
社会性欠如	718
社会政策	708,781,891-2,905
社会制度の正・不正	318
社会生物学（sociobiology）	60,391,**416**-7,471,523,842
社会ダーウィニズム（social Dawinism）	391,416-7,471,890,1000
社会治安	689
社会秩序	810-1,934-5
社会調査	313
社会治療	824
社会通念	76
社会的遺棄	418
社会的逸脱行為	754
社会的価値	343
社会的ケア	521
社会的・経済的不平等	518
社会的限界費用	195
社会的合意（consensus）	**417**,789,946
社会的公正（social fairness）	**417**
社会的構築主義	414
社会的行動	416
社会的コスト	141
社会的コミュニケーション	336
社会的孤立感の解消	656-7
社会的差別	142,939
社会的死（social death）	**418**
社会的支援	803
社会的自己（役割）	366
社会的実践	313
社会的弱者（the handicapped, minority）	196,262,412-3,**418**-9,473,606,728,755-64,1000
社会的集団のコード	608
社会的自律性	716
社会的人格	468,716
社会的ステイタス	738
社会的正義	688,861
社会的正当性	554,710
社会的性役割	691
社会的責任	138,222,373,702,849,855,907,937
社会的責務	879
社会的相互関係	743
社会的相当性	76
社会的ダーウィニズム	891
社会的ダーウィン主義	75
社会的知性	417
社会的努力	781
社会的な死	716
社会的な性行動	514
社会的入院	456,710,925
社会的背景	142,628
社会的引きこもり	409,754
社会的費用	192
社会的平等	848
社会的復権	496
社会的物質代謝	192
社会的不利	226,445-6
社会的偏見	542
社会的モラトリアム（猶予期間）	366
社会的役割	371,565
社会的要因	586
社会的擁護モデル	7
社会的要請	98
社会的抑圧	690
社会的倫理	304
社会統制	82
社会道徳	304,411
社会に対する責務	542
社会福祉（social welfare）	304,310,412,422,424,446,594,604,606,705,781,858,920
社会福祉・医療事業団法	422
社会福祉援助活動	604
社会福祉概念	136
社会福祉関係八法	349
社会福祉行政機関	420
社会福祉協議会	816
社会福祉原論	542
社会福祉サービス	422
社会福祉士（certified social worker）	152,**419**-20,782
社会福祉士及び介護福祉士法	420-1,816
社会福祉事業	151,246
社会福祉事業従事者試験	421
社会福祉事業法	420-2
社会福祉施設	289,311,858
社会福祉思想	777
『社会福祉事典』	349
社会福祉事務所（social welfare office）	**420**
社会福祉主事（supervisor of social welfare）	420,**421**
社会福祉主事に関する身分法	421
社会福祉諸政策	379
社会福祉政策	836
社会福祉制度	830,836

| 「社会福祉専門職員の充実強化方策としての社会福祉士法制定案」……419
| 社会福祉専門職制度……420
| 社会福祉の価値の7原則……606
| 社会福祉八法改正……422
| 社会福祉法……420-1
| 社会福祉法制……422
| 社会福祉六法……**421**-2
| 社会福祉論……379
| 社会復帰…46,95,119,351,400,432,534,751,791,816,823,869
| 社会復帰施設……536,542
| 社会復帰施設対策……544
| 社会復帰政策……754
| 社会復帰促進……543
| 社会復帰法……802
| 社会復帰療法……750
| 社会文化的制約……566
| 社会変動……263
| 社会防衛……98,517-8,820-1
| 社会保険（social insurance）……67,104-5,326,398,**422**,424,704,820,829
| 社会保険制度……423
| 社会保険庁……311,424
| 社会保障財政……319
| 社会保障審議会……311
| 社会保障（制度）（social security）……105,294,304,310,314,333,365,379,398,**424**-5,547,604,718,781,803,830,957
| 社会保障制度審議会……424
| 「社会保障制度に関する勧告」……424
| 社会保障の在り方に関する懇談会……425
| 社会保障論……542
| 社会民主党……732
| 社会問題……3,601
| 社会や家族秩序……304
| 社会、倫理、生命科学のための研究所……729
| シャーキヤ族……785
| 写経生……456
| 弱視……406
| 弱者……39,581,749,819,831,843
| 弱者に対する公的な扶助……662
| 嫡出親子……146
| 尺度……643
| 弱肉強食……471,561
| 弱肉強食化……186
| 若年者……850
| 若年人口の減少……319

若年層……909
若年層の求人数の低下……398
若年層犯罪……631
若年発症……675
若年無業者……701
酌量……376
瀉血療法……838
ジャコバン派……662
謝罪……88
斜視……406
写真……132,502
射精……379,522
射精しない性交……143
社団法人日本精神神経学会……816
社団法人日本臓器移植ネットワーク……47
借金返済……574
ジャーナリスト……164
ジャーナリズム……714,838
シャニダール遺跡……361
娑婆世界……455
シャーマニズム（shamanism）……177,**425**-6
シャーマニズム的世界観……426
シャーマン……425-6,940
シャーマン儀礼行為……425
ジャーミナル＝チョイス社……725
シャーレ……102
シャロウ（浅い）エコロジー……129,395
シャント術……618
上海……271
種（species）…56,391,394,416,**426**-7,440,442,471,527,529,560-1,564-5,590,604,842,865,963
呪医　→シャーマニズム……**427**
主意主義……935
手淫……845
雌雄……894
自由（freedom, liberty）……193,294,316,332,373,375,412,**427**-8,465,471,743-4,760,777,807,918
獣医学……125,428,530-1
周囲環境……167
獣医師（veterinarian）……**428**,463,485,822
自由意思（free will）……7,59-60,73,372,**428**-9,616,729,755,820
自由意志……428,582,652,710,736,957
自由意志　→自由意思……**429**
獣医師の業務範囲……428
獣医師法……428,485
獣医師免許規則……428
自由意思論……428-9

事項索引

『自由意志論』	372
周囲の環境と調和	658
収益	87
自由開業医制	89
重化学工業	189
就学	701
就学援助義務	430
就学義務（obligation to attend school）	**429**-30,793
就学義務の猶予・免除の制度	430
就学義務不履行の保護者	430
就学困難	109
就学時健康診断	603
就学指導	603
集学的診断治療	508
集学的治療	162,797,902
就学年齢	403
就学免除　→就学義務	**430**
就学猶予　→就学義務	**430**
就学猶予・免除	817
就学率	109-10
臭化スコポラミン	654
習慣	221,575
獣姦	551
習慣形成理論	313
習慣性	674,881
習慣性流産	436,645
習慣流産	244
衆議院委員会	763
衆議院議員	555
住居	161,167,414,725
宗教（religion）	52,75,134,143,161,170,208,354, 361,374,**430**-1,455,471,502,532,566,572,600, 659-60,723,763,777,787,798,847,860,874,879, 922-3,934-5,999
従業員支援プログラム（EAP）	870
宗教家	704
自由教会運動	143
宗教改革	331
宗教学	431,576,701,706,729,926
宗教観	50
宗教教育	235,431
宗教結社の自由	472
宗教原理主義	431
宗教行為の自由	472
宗教者	927,933
宗教集団	519
宗教心情	431

宗教、心理面接、民間療法等の接触	486
宗教性	608
宗教戦争	794
自由競争	662,989
自由競争市場	195
就業促進手当	399
宗教団体	169,998
宗教的価値観や死生観	512
宗教的儀式	408
宗教的儀礼	174
宗教的ケア	521,940
宗教的見地	628
宗教的支援	212,918
宗教的世界観	872
宗教的責任	373
宗教的治療	81
宗教的伝統	572
宗教的要素	512
宗教テロ	663
就業率	825
住居侵入	510
重金属	357
重金属中毒	527
衆愚政治	857
従軍慰安婦	734
従軍看護活動	210
集計	126
自由刑	650
自由権	211,414,518,772,916
自由権　→自己決定権	**429**
重験術	771
重工業資本主義	422
集合の差別意識	355
重国籍	325
15歳以上	599,687
15歳の元服と烏帽子	655
15歳未満	335,600
15歳未満の脳死者	492
重婚罪	339
重罪	369
自由財	195
私有財産制度	427
重債務貧困国	699
銃殺	368
自由参加	662
周産期	431
周産期医学（perinatal medicine）	**431**
周産期看護	209

事項索引

周産期（産科） …………………… 312
周産期死亡 ………………………… 476
周産期死亡率 ……………………… 431
周産期センター …………………… 431
十字架 ……………………… 1,131,246
自由市場 …………………………… 872
自由至上主義 ……………………… 923
自由主義 ………… 171,267,331,469,814,923,935
自由主義　→リベラリズム ……… **429**
自由主義経済 ……………………… 263
自由主義者 ………………………… 427
周術期管理 ………………………… 45
住所 ………………………………… 179
重症型βサラセミア ……………… 799
重症患者 ………………… 8,503,567,620
重症感染 …………………………… 613
重症筋無力症 ……………………… 698
重症欠損新生児 …………………… 863
重症再生不良性貧血 ……………… 334
重症四肢奇形児 …………………… 251
「重症心身障害児通園モデル事業の実施について」………………………………… 602
重症度 ………………………… 47,692
重症脳損傷 ………………………… 724
重症複合免疫不全症（SCID） … 69,966
就職 ……………………………… 68,701
就職浪人 …………………………… 372
自由・自律 ………………………… 607
囚人 ………………………………… 755
終身刑（life imprisonment） … 369,**432**
自由神経終末 ……………………… 673
終身雇用制 ………………………… 701
終身タリフ制度 …………………… 432
終身保険 …………………………… 820
自由診療 ……………… 89,99,424,771
自由診療制 ………………………… 504
重水素 ……………………………… 165
週数 ………………………………… 650
周生期（周産期）障害 …………… 596
周生期障害 ………………………… 596
周生期（小児科） ………………… 312
修正主義 …………………………… 936
修正術式 …………………………… 664
愁訴 ………………………………… 295
習俗 …………………………… 605,659
重大事故 …………………………… 80
重大触法患者 ……………………… 455
10代の妊娠・中絶 ………………… 628

重大犯罪 …………………………… 455
住宅 ………………………………… 344
住宅改造 …………………………… 321
住宅対策 …………………………… 484
住宅扶助 …………………………… 516
収奪 ………………………………… 154
集団 ……… 333,355,547,755,781,855,857-9,883
集団遺伝学 ………………………… 391
集団応用化学 ……………………… 820
集団関係改善法 …………………… 240
集団検診 …………… 185-6,291,310,619
集団行動 …………………………… 313
集団主義 ………………………… 330-1
集団性 ……………………………… 331
集団生活 ……………………… 364,371
集団責任 …………………………… 224
集団訴訟 …………………………… 87
集団中毒事件 ……………………… 873
集団的責任 ………………………… 374
集団賠償請求訴訟 ………………… 626
集団（分類群） …………………… 561
集団療法 …………………………… 586
羞恥心 ……………………………… 342
集中治療 ………………………… 586-7
集中治療医学 ……………………… 230
集中治療室 ……………… 681,729,983
集中治療室　→ICU ……………… **432**
集中治療ユニット ………………… 567
集中力低下 ………………………… 508
充てん料 …………………………… 682
重度意識障害 ……………………… 461
自由党 ……………………………… 732
修道院 ……………………………… 837
柔道整復師（judo therapist） … 100,**432**-3
柔道整復術 ……………………… 432-3
重篤疾患 …………………………… 983
習得的行動 ………………………… 842
重篤な各種疾患患者 ……………… 567
重度障害 …………………………… 756
重度障害新生児 ……………… 113,468
重度障害胎児 ………………… 171,572
重度身体障害者 …………………… 657
重度精神障害者 …………………… 346
重度精神障害（精神遅滞） ……… 345
十二縁起 …………………………… 785
十二経脈 …………………………… 680
十二指腸 …………………………… 627
自由入院（voluntary admission） … **433**

1405

事項索引

10年生存率 …………………………………… 335
自由のヴァルドルフ学校 …………………… 792
雌雄の区別 …………………………………… 514
雌雄の配偶子 ………………………………… 529
自由の病 ……………………………………… 167
自由売春 ……………………………………… 736
18歳以下の身体障害者（児）………………… 497
18歳以上の知的障害者 ……………………… 641
18歳未満 ……………………………………… 334
18歳未満の子どもの人権 …………………… 335
修復 …………………………………………… 192
重複奇形 ……………………………………… 223
重複障害 ……………………………………… 497
修復責任 ……………………………………… 275
修復力 ………………………………………… 390
州法 ……………………………………………… 22
終末医療 ……………………………………… 258
終末期 …………… 7,22,76,219,410,572,619,770,850,999
終末期医療 …… 76,85,108,135,301,348,406-7,704,710,
  775,810,813,921,928,975
終末期医療　→ターミナルケア ………… **433**
終末期エイズ患者 ………………………… 828-9
終末期がん患者 …………………………… 629,827-9
終末期患者 … 135,347,512,537,629-30,827,829,982
終末期患者の権利法 ……………………… 22,148
終末期患者の権利法（オーストラリア北准州の）
  →安楽死 ………………………………… **433**
終末期ケア …………………………………… 796
終末期の延命療法 …………………………… 921
終末論 ………………………………………… 872
住民 …… 3,22,163,188,198,433,634-5,732,904-5,907
住民運動 ……………………………………… 412
住民監査 ……………………………………… 433
住民監査請求 ………………………………… 434
住民基本台帳法 ……………………………… 333
自由民権運動 ………………………………… 294
自由民主党 …………………………………… 705
住民税非課税者 ……………………………… 154
住民訴訟（resident action）……… 386,**433**-4,731
住民投票 ……………………………………… 147
住民票 ………………………………………… 333
羞明 …………………………………………… 800
絨毛 …………………………………………… 434
絨毛検査 ……………………………………… 617
絨毛採取 ……………………………………… 595
絨毛採取法 …………………………………… 439
絨毛診断（chorionic villus sampling）… **434**,727
終夜検査（ポリソムノグラフィ）………… 508

終油の秘蹟 …………………………………… 927
収容 …………………………………………… 751
修養 …………………………………………… 236
収容施設（避難所、応急仮設住宅等）… 344,349
収容所 ………………………………………… 725
14世紀フランスの民法典 …………………… 581
従来型（定型）抗精神病薬 ………………… 308
従来型医療 …………………………………… 741
集落の人口減少 ……………………………… 386
縦覧 …………………………………………… 188
自由料金 ……………………………………… 89
自由恋愛 ……………………………………… 512
就労 ……………………………………… 747,782
就労移行支援事業 …………………………… 449
就労可能年数 ………………………………… 74
就労困難 ……………………………………… 674
就労差別 ……………………………………… 855
就労支援 ……………………………………… 449
就労女性 ……………………………………… 524
『自由論』…………………………… 372,743,814,924
受益者負担 …………………………………… 544
受益者負担の原則 …………………………… 140
儒学書 ………………………………………… 33
主観 …………………………………… 51,468,700
主観的健康感 ………………………………… 850
主観的幸福感 ………………………………… 844
種間の多様性 ………………………………… 562
主客合一 ……………………………………… 12
主客転倒 ……………………………………… 157
主客分離 ……………………………………… 12
儒教 …………………………………………… 76
儒教倫理 ……………………………………… 934
受苦者 ………………………………………… 672
宿主（host）………… 48,63,116,216,245,253-4,**434**
宿主細胞 ………………………………… 434,943
受苦的存在 …………………………………… 101
熟年離婚 ……………………………………… 168
縮毛矯正 ……………………………………… 771
宿老 …………………………………………… 136
主刑 …………………………………………… 650
受刑者 …………………………… 85,209,432,550,650
受刑者からの移植 …………………………… 548
受血者 ………………………………………… 897
受験 …………………………………………… 499
受験競争 ……………………………………… 452
『種・言語・進化』……………………………… 197
受験生 ………………………………………… 164
種差 …………………………………………… 42

事項索引

種差別	573,676
主作用（therapeutic effect）	780,883
授産施設	544,782
種子	887
主治医	147,545,616,865,903
主治医以外の医師の意見	579
朱子学	76
種社会	561
主従関係	855
手術（surgery, operation）	45,103,185,273,350,373,**434**-5,487,575,586,607,668,692,772,783,786,788,797,802,844,864-5,892-4,928,930
呪術	33
手術関連死亡例	548
手術支援ロボット	594
手術室	768,925
手術死亡率	745
手術手技	500
手術成績	335
手術代	326
手術治療	664
手術用手袋	102
手術歴　→既往歴	**435**
主情主義	935
主人	819
受診	157,354
受診後5年間の追跡調査	575
受診率	812
受精	57,435,477,525,530-1,573,612,631,707,727-8,757,788,827,894,903,913,979,998
授精	891
受精後2週間	616
受精時	470
受精障害	979
受精前の卵子（極体）	644
受精能力	525
授精能力	527
受精の瞬間	648
受精・胚研究機構	739
主成分	77,362
受精卵（fertilized egg）	53-5,57,70,179,181,259,348,**435**-6,439,474,481,530-1,573,596,612,616,620,628-9,632,705,727,730,737-9,757,788,852,998
受精卵クローン技術	259
受精卵診断（preImplantation embryo diagnosis, fertilized egg diagnosis）	**436**,659
受精卵凍結保存（cryopreservation of embryos）	**436**
受精卵の検査	644
受精卵の凍結保存	530
受精卵廃棄　→余剰胚	**437**
衆善奉行	785
主訴	873
種族維持	529
主体	202,234
受胎	520,831
主体性	583
受胎調節	328,484,762
受胎調整　→避妊	**437**
主体的・自律的人間像	343
主体的治療参加	453
手段	85
主知主義	935
首長	533
出芽	865
出荷前検査	546
恤救規則	516
恤救規則　→生活保護法	**437**
出血	8,162,273,487,500,998
出血性	123
出血性疾患	987
出血性ショック死	130
出産	46,54,82,333,354,356,451,465,480,492,624,725,743,762,764,775,779,801-3,826-7,831,833,847,853,922
出産後	632
出産・子育て	565
出産奨励策	479
出産制限	996
出産制限策	480
出産手当	484
出産の母	181,356
出産扶助	516
出自	9,122
出生	591
出生期	572
出生後の治療方針	650
出生コホート	547
出生時	595-6
出生時奇形	595
出生児の権利	526
出生前診断	571,577,590-1,595,617,625,641,644,650
出生前診断に関するガイドライン	595
出生前の診断内容	594
出生頻度	625

1407

出生率 ……………………………………507
出生率低下 ………………………………565
出自を知る権利（Rights to know one's genetic parents）……………………**437**,477-8,685
出自を知る道 ……………………………438
出生 ……62,324,333,378,431,438,440,475,482-3,859
出生子 ……………………………………847
出生児 ………………437,709,727,788,852
出生児臓器の利用（use of（anencephalic）neonate as organ donor）………………**438**
出生児の素質 ……………………………328
出生児（無脳症）の臓器 ………………438
出生証明書（birth certificate）…34,378,**438**,440
出生証明書の様式等を定める省令 ……438
出生数 ………………………………452,709
出生前検査…………………………………58
出生前診断（prenatal/antenatal diagnosis）
…249,434,436,**439**-40,657,727,729,739,801,809,831-3,840,891-2,939
出生増加策 ………………………………479
出生調整 …………………………………475
出生届（registration of birth）……270,**440**,860
出生届書 …………………………………440
出生前診断 …………………56-7,66,72,373
出生前診断技術 …………………………333
出生抑制 …………………………………762
出生率 ………………319,451-2,475,479-80,485,774
出生力 ……………………………………480
出席停止 …………………………………173
術中診断 …………………………………773
出入国管理の強化 ………………………490
種痘 ………………………………………904
種痘館 ……………………………………904
受動喫煙 ……………………………276,806
受動喫煙防止 ……………………………285
主導権争奪ゲーム ………………………343
受動性 ……………………………………101
「種痘施心得書」…………………………904
受動的音楽療法 …………………………148
種痘法 ……………………………………905
取得 ………………………………………263
種内（遺伝子）の多様性（diversity of genes）
……………………………………**440**-1
種内の多様性 ……………………………562
受肉せる主観 ……………………………491
授乳 ……………………………………1,9,762
主任家庭奉仕員制度 ……………………835
主任教授 ………………………………613-4

ジュネーブ ……………322,579-80,807,898,970
ジュネーブ会議 ………………………359,651
ジュネーブ議定書 ………………………559
ジュネーブ条約 …………………………228
ジュネーブ宣言（Declaration of Geneva）
…………27,**441**,443,484,495,577,597,766,917
種の維持 …………………………………560
種の壁 ………………………………………64
『種の起原』…………………………390,471,890
種の絶滅 ………………………442,561,564,678
種の存続 …………………………………566
種の多様性（species diversity）………**441**,564
種の多様性の保存 …………………………63
種の保存（species conservation）……**442**-3,569
種の保存法 ……………………442,561,678
守秘 …………………………………262,265
守秘義務（confidentiality）……8,27,33,56,96,123,
142,181,215,230,238,272,**443**,505,533,540-1,545,
597,821,873,883,920,928,933
『シュピーゲル』…………………………756
主婦 ……………………………………835,910-1
主婦／主夫 ………………………………691
種保全 ……………………………………443
趣味サークル ……………………………686
寿命 ……………572,575,651,714,725,764,795,900-1
寿命 →平均寿命 ………………………**443**
寿命延長 …………………………………303
樹木 ………………………………………461
樹木葬 ……………………………………605
樹木の原告適格 →自然の権利 ………**443**
「樹木の当事者適格（Should Tree Have Standing?）－自然物の法的地位について」
………………………………………200,393
腫瘍 …………………………………58,487
受容 …………………………………51,159
需要 ………………………………………195
腫瘍ウイルス（reverse transcriptase containing oncogenic virus）……………943
腫瘍化 ……………………………………620
腫瘍学（oncology）………………………346
主要教科 …………………………………112
腫瘍細胞 …………………………………334
受容細胞 …………………………………434
主要症状 …………………………………179
腫瘍マーカー検査 ………………………269
『周礼』……………………………………748
狩猟 ………………………………………884
狩猟労働 …………………………………955

シュレンドルフ事件	212	小陰唇	174
シュレンドルフ判決	373	小宇宙	218,714
手話	747	省エネ	444
準委任契約	85,503,589	省エネ技術	149
巡回医療	797	省エネルギー	637

巡回診療（traveling medical examination）
　　　　　　　　　　　　　　443-4,861
巡回診療車	444	消炎鎮痛薬	674
巡回診療所	444	生涯	234
巡回診療船	444	傷害（injury, bodily harm）	33,104,241,295,**445**

巡回診療用雪上車	444
潤滑剤	20
循環	190,199

障害（disorder, handicap, disablement）…5,14, 32,95,122,135,152-3,289,306,312,332-3,351,364, 366,399-400,**445**-8,450,535,552,602-3,646,649, 683,710,715,718,720,726-7,731,740,745-7,778,782, 791,797,803,808,811-2,817-8,824,826,844,847,850, 854,864,868,870,876,882,899,903,905-6,914,920, 922-3,941,946,948,959-60,966,982,999

循環型社会（society with circulative system）
　　　　　　　　206,305,**444**,888,907,916

「循環型社会形成推進基本法」	917	障害学（disability studies）	**446**-7
循環器	161,928	障害学研究	446
循環機能喪失	965	生涯学習	191,467,874
循環器病	286	障害学会（Japan Society for Disability Studies）	446,448
循環器病対策	327		
循環血漿量減少	613	紹介患者加算	463
准看護師	93,703,769,822		
准看護師制度	822	障害基礎年金（Basic Pension for Person with Disabilities）	**447**,450
准看護師（婦、士）→看護師	**444**		
循環動態の抑制	587	生涯教育	235,702,790
殉教	49	障害共済年金	447,450
准教授	614	障害厚生年金	450,447
準禁治産	17,557	障害構造モデル	445
準禁治産者	249,556	傷害罪	16,76,100,228,445,994
準禁治産者→禁治産・準禁治産	**444**	障害児	109,182,306,449-50,835,876,891
準軍人	590	障害児学級	603
純潔（chastity）	**444**-5	障害児教育	109-10,683
純潔教育	519	障害児童	656

障害者…27,75,91,151,223,348-9,412-3,419-20,436, 446-9,451,470,496-7,656-7,756-7,781-2,787,803, 805,808,819,824,830,836,843,890,902,920,922, 1000

純血種	883		
純潔要求	444		
殉死者	50		
遵守	212	障害者医療助成制度	314
遵守性	341	障害者解放運動	496
純粋失読	401	障害者基本計画	497
『遵生八箋（牋）』	901	障害者基本法（Basic Law for Person with Disabilities）	**448**-9,497,698,726
順天堂	28		
遵法主義	790	障害者基本法第2条	535
準夜勤	357	「障害者基本法の一部を改正する法律」	448
ショアー	841	障害者差別	450,593
諸悪莫作	785	障害者サポート	747
使用	77		
小アジア	10	障害者（児）（the handicapped, person with	
昇圧剤	719,722		

1409

事項索引

disability)……447,450,835	Culture)……451
障害者職業教育……748	傷害保険……574
障害者自立支援法…32,306,448,**449**,537,543-4,657,830	障害補償費……297
障害者施策……537	障害モデル……538
障害者対策……448	障害を受けた患者の補償……626
障害者対策基本法……726	「障害をもつアメリカ人法」……747
障害者団体……747,803,892	消化管……724
障害者手帳……850	消化管機能の低下……587
障害者手帳1・2級所持者……344	消化管障害……654
障害者等級表……450	消化器……725,928
障害者認定……300	小学生連続殺傷事件……95
障害者の機会均等化に関する基準規則……843	消化性潰瘍……489
障害者の「基本的人権・自由権・平等権」……450	松果腺……491
「障害者の権利宣言」……27,450	小家族……167
障害者の固有文化……451	小学校……112,429,786,874,897
障害者の自立と社会参加の支援……497	浄化能力……156,189
障害者の申請通報制度……543	償還制……504
障害者の「保護」……497	娼妓……518,768
障害者の利益……539	使用機器……664
障害者排除……56	小奇形……223
障害者福祉……449,497	焼却……139
障害者福祉制度……409,448	焼却灰……205
障害者プラン……747,836	商業主義……81,759,764
障害者プロレス集団「ドッグレッグス」……496	状況証拠……749
障害者抹殺作戦……695	商業的利用……562
障害者問題……280	状況の中に位置づけられた自我……337
紹介状……8,463,665	消極的安楽死……20,352,757
障害児養育年金……905	消極的自由……427,465,923
障害新生児（handicapped newborn child）……**449**,802	消極的情報収集権……466
	使用禁止薬物……688
障害新生児殺し……573-4	小群因子……643
傷害致死……353	衝撃的な治療法……535
障害致死罪……16,44	上下水道の完備……666
障害手当金……450	証言拒絶権……857
障害程度区分……449	証言拒否権……609
障害当事者運動……446	条件反射……313
障害認定基準……450	条件反射教育……512
障害年金（Pension for Person with Disabilities)……447,**450**-1,539,905	証拠……662
	証拠隠滅罪……454
障害の三段階分類……445	症候群……497,538
「『障害の文化』と『共生』の課題」……451	症候論……538
障害福祉計画……537	上告審査……345
障害福祉サービス……449	証拠能力……668
障害福祉年金……450	錠剤型麻薬……882
障害文化（disability culture）……448,**451**,496	常在菌……620
障害文化運動……451	硝酸……988
障害文化研究所（Institute on Disability	硝酸雲……988
	少産少死（both low birth rates and low death

1410

rates)	**451**,485	小腸移植	335,627
少子化（declining birthrate, decline in the member of birth）	168,319,321,404,**452**,565, 691,849,909-10	情緒主義	170
		情緒主義的価値人格主義	170
		情緒障害	449
少子化社会	763	情緒障害児	409
少子化対策	451,479	情緒的均衡	222
少子化防止	764	情緒的接触の自閉性障害	409
生死観	381	情緒的つながり	167
少子高齢化	151,238,475,628,686,816,834,945	焦点切除術	664
少子高齢化社会	850	焦点部位	663
少子高齢社会	98,350,785	浄土	455,940
生死即涅槃	381	衝動	501,881
照射	504	情動	51,342
使用者責任	100	情動喚起	697
上寿	665	情動機能	664
少女	133	衝動行為	409
小乗	785	情動興奮	510
症状	619	衝動性	646-7
小乗仏教	1	情動体験	689
上水道	303	情動反応	256,342
少数者性	663	情動不穏	919
使用制限薬物	688	小動物	216
常染色体	54,590-1,801,840,972	小動物臨床獣医師	428
常染色体異常症	625	浄土教	381
常染色体性劣性遺伝性疾患	724	消毒	112,276
常染色体優性遺伝	72	消毒技術	434
常染色体優性形式	753	正徳利用厚生	310
常染色体劣性	657,778,966	浄土信仰	750
常染色体劣性遺伝	72	浄土真宗	765,828
常染色体劣性遺伝子	809	浄土真宗東京ビハーラ	765
常染色体劣性遺伝性疾患	117	小児	8,32,43,46,438,600,654,790,932,971,987
常染色体劣性遺伝病	809	小児移植	307,723
焦燥	80	小児科	30,84,90,117,664
勝訴率	100	小児科医	5
状態像	538	小児科学	28,928
承諾	44,621,885	小児からの臓器提供	687
承諾意思表示方式（同意方式）	341	小児がん	698
承諾解剖	156,773,810-1	小児肝・腎移植	46
承諾形式	503	小児期	746
承諾殺人	21,457	小児性愛	551
承諾殺人罪	452	小児待機患者	46
承諾者（consenter）	**452**	小児の臓器移植	656
承諾主体	452	小児の脳死判定基準	723
承諾書　→同意書	**452**	小児麻痺	666
承諾能力（同意能力）	452,621	小児慢性腎炎	698
小・中学生	817	承認	389
小腸機能障害	306	証人尋問	265
小腸	548,627,680	証人保護	265

少年	95,379,453
少年院	85,95,240,823
少年院収容	175
少年院送致	453
少年院法	240
少年鑑別所	85,240
少年救護法	240
少年／刑事事件	746
少年刑務所	85,209,240
少年事件	95,453,823
少年審判所	175
少年の保護	175
少年犯罪	168
少年犯罪者	453
少年法（law of juvenile court）	175,240,265,267,**452**-3,823,895
小脳	597,719
消費	192,585,888
消費格差	263
上皮系幹細胞	620
消費行動	910
消費者	64,76,140,192,212,353,546,549,886
消費者意識	91
消費者運動	27,95,118,215,729
消費者契約法	668
消費者保護	460
消費税	338
消費生活	157,563
消費制限	305
傷病	102,383,709
傷病者	349,500,580
傷病保険	423
商品	77
商品化	63,853
商品価値	215
商品経済	372
成仏	785,853
小分子物質除去	482
商法	38
情報	62,336,743,747,846,876,883,911-2,918,973,978-9,986
情報開示（information disclosure）	337,346-7,438,443,**453**-4,626,710,717
情報科学	313,336,758
情報学	697
情報格差	198,699
情報管理	55
情報技術	343,455
情報技術（IT）革命	789
情報共有	199
情報公開	33,344,454,731,748
情報公開制度	466
情報公開法	443
情報交換	380,614
消防士	352
情報資本主義	412
情報弱者	473
情報収集	873
情報収集活動	466,815
情報収集権	466
情報受領権	466
消防職員	957
情報処理	626
情報通信技術（IT）	861,866,984
情報通信手段	344
情報提供	106,198,707,805
情報テクノロジー（information technology）	984
情報の送り手と受け手	336
情報の量や質	669
情報不足	330
情報モラル	867
情報理論	313
情報倫理（information ethics）	**454**-5
情報倫理学	138,454
静脈	376,896,932,970
静脈内注射	164
静脈内投与	162,334,348
静脈内麻酔	844
静脈路の確保	233
生薬	218,251
条約	199,332
条約参加国	562
賞与	288
乗用車	189
常用量	883
将来世代	141,578,582,914,917
将来世代の権利	892-3
条例	809
症例コンサルテーション	982
生老病死	315,**455**
昭和53年度規制	296
昭和電工株式会社	298
初期医療	819
初期診療	790
初期診療 →プライマリーケア	**455**

事項索引

初期認知症	948-9
初期胚	436,868
除去	21,80
『書経』	310
助教	614
諸行無常	381
除去作業	128
ジョギング	287
食	873
職域健康管理	351
職域保健	105
職員	173
職員健康保険	423
職員健康保険法	326,423
処遇困難	958
処遇困難例（difficult case）	**455**,836
食塩水	617
職業	8,920
職業安定局	311
職業安定法	311,490
職業がん	456
職業許可権	472
職業訓練	650,701,898
職業生活	456,632
職業性疾病 →職業病	**456**
職業的不適応	871
職業能力	306
職業能力開発	311
職業能力開発局	311
職業病（occupational disease）	287,**456**-7
職業倫理	26,607,696,703,766,917
職業倫理綱領	502
食行動	586
食後随時血糖値	675
殖産興業政策	172,328
食事	152-3,610,781
食事制限	778
食事の自己摂取不可能	588
食餌の注意	494
職種	597
植食動物	461
食事療法	185,282,631,778
触診	497,932
食生活	327,459,515
嘱託	885
嘱託殺人	21,377,457
嘱託殺人罪	22,458
嘱託殺人・同意殺人（homioide with request, homioide with consent）	**457**
食中毒	127,396,459-60
食中毒死者	156
食中毒者	241
食堂	925
食道	932
食道静脈瘤破裂	908
食道閉鎖	32
職能団体の組織	597
職場	161,185,583,869
触媒	142
触媒酵素	966
職場不適応	869
食品	283,353,459-60,873,880,908,977
食品安全委員会	460
食品安全管理	992
食品安全基本法	460
食品衛生	125,460,885
食品衛生法（Food Sanitation Act）	282,396,**459**-60
食品関連産業	64
食品公害	460
食品事件	460
食品製造者	460
食品添加剤	299
食品添加物（food additives）	186,287,**460**-1,873
食品添加物1日摂取量調査	460
食品等事業者	460
食品の安全性	459
食品の加工もしくは保存の目的	460
食品の製造過程	460
食品のリスク評価	460
食品・薬品管理局	977
食品・薬品・化粧品法	977
食品輸入業者	460
褥婦	821
植物	41,305,392,461,549,560,564,571-2,685,732,872
植物アルカロイド	162
植物園	679
植物学	245,530-1,559,568,794
植物状態（a vegetative state）	6,138,182,388-9,405,419,**461**,494,513,568,588,608,621,706-8,722,743,863,975
植物状態化	609
植物状態患者	491,568
植物性プランクトン	461
植物的機能	621
植物人間	468,470

植物人間 →植物状態	**461**	助産所	104
植物の品種改良	687	助産婦	463
食文化の見直し	462	助産婦 →助産師	**463**
触法患者	456	書字	401
触法行為	241	女子差別撤廃条約	311
触法少年	453	女子差別撤廃条約 →性差別	**463**
触法精神障害者	486,710	ジョージタウン大学	273
植民	859	ジョージタウン大学ケネディ倫理研究所	729
植民地時代	155	女子中高生	133
植民地支配	154,391,699	女子の褶（しびら、腰布）	655
職務権限	378	女児の出生	587
植毛	771	女子の嘱託	669
食物	61,162,461	女児の間引き	485
食物摂取	161	処女性	444
食物連鎖（food chain）	157,296,**461**-2,549,563, 888,971	初診外来	157
		初診時	42
食養生	610	初診料	326,463
食養法	288	初診料加算制度	**463**
食欲減退	622	女性	4,6,17,54,120,174,217,242,261,268,358,363-4, 412,490,519,523,575,583,586,618,633,691,733-7, 755,762-3,766,769,771,774-5,778-80,783,786-7, 800,802,825,829-31,839,853,857,859,861,863-4, 873,891,894,909,914,922-4,941-2,954-5,959,962, 998
食欲増進作用	622		
食欲不振	162,674		
食料	155		
食糧	305,848,979		
食糧援助	813,991		
食糧確保	149	女性化	111
食糧供給	462	女性解放	779
食糧経済	462	女性解放運動	27,95,138,363,519
食糧自給率	462	女性学	363,565
食糧生産	63,196	女性化推進派	111
食糧増加	479	女性から男性（FtM）	692
食糧増産	462	女性観	584
食糧の安全性	462	女性患者	861
食糧配分	462	女性虐待	416
食料品の供与	344	助成金制度	612
食糧不足	305,462,812	女性差別	523-4,779,923,925
食糧不足問題	462,637	女性差別禁止	632
食糧分配	813	女性差別撤廃条約	843
食糧問題（food insecurity）	64,**462**,475,569,799	女性思想家	633
女権拡張運動	729	女性支配	524,633
『女工哀史』	955	女性性	137
初交相手	522	女性性器	477
初交年齢	522	女性セクシャリティ	736
除災信仰	865	女性同性愛者	942
除細動	500	女性同性婚出産	214
助産	344,463	女性特有の徳	109
助産師（maternity nurse, midwife）	93,100, 242,378,438,**463**,502,628,669,703,769,822,857,899	女性と健康運動	922
		女性と健康国際会議	922
助産師国家試験	822	女性に対する暴力撤廃宣言	228

1414

女性の産む・産まない権利	924	書面	668
女性のオーガズム	584	書面同意	703
女性の権利	648	所有権	474,642,662,974
女性の権利意識	485	所有物	217
女性の自己決定	484	処理	741
女性の自己決定権	896	処理業者	102
女性の承諾	669	処理場	102
女性の性器切除	923	初老期	16
女性の選択権論	649	知らされない権利	212
女性の平均賃金	524	知らないでいる権利(the right not to know)	56,66,329,**464**-5,790
女性不妊症(female sterility)	787-8	不知火海	298
女性ホルモン	203	シラミ駆除	296
女性労働者	632	知られない権利	789
女装	526,690	シーラント	366
除草剤	563,611	自力移動	461
除草剤耐性品種	62	自力摂食	461
所属階級	512	自立	320
処置	350,485,582-3,586	自律(autonomy)	25,108,213,391,**465**-6,780,918
処置室	925	自立援助	262,817
初潮	379	私立学校教職員組合	288
触覚	401	自立機会	497
触覚失認	401	自律訓練法	488,901
初等少年院	95	自律原則(principle of autonomy)	558,752,872
初等・中等教育	110,173	自律原則 →自律;四原則	**466**
初等中等教育関係者	555	自立支援	155,657-8,948
初等中等教育局	874	自立支援医療	32,306
所得	105,414,662,718	自立支援事業	837
所得格差	263,311,411	自立支援センター	837
所得減を保障する制度	451	自立支援法	805
所得控除	102	自立した生活	151
所得税	74	自律神経	511,844,851
所得税法	102	自律神経症状	509
所得割(応能負担)	301	自律神経反射	721
所得保障	424,448	自律神経用剤	844
ショートステイ	104,153,349-50,683,949,951	自律性(autonomy)	81,154,227,533,536,583,717,843,863
処罰	82		
処罰権	413	自律性 →自律	**466**
処分形態	102	自律生活運動	747
処方(prescription)	**463**-4,865,880,998	自律性尊重	730
処方医	464	自律性の回復	83
処方せん(prescription, recipe)	33,37,78-80,362-3,463,**464**,665,878,981	自律性の原則	582
		自律尊重	597,906
処方せんの記載事項	464	自律尊重原則	370,623,744
処方せんの交付義務	464	自律尊重原理	496,897
処方せんの有効期限	464	私立大学医学部	613
処方せん料	79	自律的意思決定	159,536,625-6,641
諸法無我	381	自律的主体	581
処方薬	363,783,977		

事項索引

自律としての自由	465
自律能力	372
私立病院	544
自律倫理　→自律	**466**
自律論	935
思慮	934
飼料	176
死霊	9
資料サンプル	560
施療施設	768
試料バンク	974
視力	406
視力回復	166
シリンジ	348
シルヴィウス溝	400
知る権利（the right to know）	63,114,211,294,329,346,465,**466**,505,790
シルバー産業(elderly-oriented industry)	**467**
歯列矯正術	771
ジレンマ	861
白い巨塔	29
素人	34,94,114
素人療法	856
死ワクチン	963
死を選ぶ権利	258,346
死を待つ人の家	380,630
清	10,771
腎	476
『新・ハイトリポート』	584
新ODA大綱	991
仁愛	76
新医師確保総合対策	635
腎移植	45,368,598,850-1,977
新医師臨床研修制度	30,33,635,791
人為選択	891
人為的遺伝子操作	71
人為的介入	572
人為的精子選択	293
人為的徳目	672
人為的な要因	636
新医薬品特別部会	774
人員	132
心因性	32,538
心因性障害	409
心因性疼痛	673
心因性と無意識の心理機制	538
心因説	488
人員要件	681
「新エネルギー利用等の促進に関する特別措置法」	322
進化	97,168,197,471,561,564,569,872
侵害	754
侵害行為	583-4
侵害性疼痛	673
深海底	156
心外膜炎	494
進化学	559
進化学的種概念	561
神学	14,919,965
人格（personality, person）	53,94,129,236,342,371,400,**467**-70,491,573,715-6,742,753,777,844,851,856,983
人格形成	994
人格形成不全	882
人格権	130,316
真核細胞	65,591
人格主義（personalism）	468,**469**-70
人格障害（personality disorder）	12,129,379,455,**470**-1,486,532
人格障害者	753
人格性	26,467,469
人格性（personhood）の条件	648
真核生物	590
人格尊重モデル	7
人格的存在	491
人格的同一性	491
人格的統合性（personal integrity）	744
人格的な生	587
人格的利益説	372
人格のうちなる人間性	31
人格の完成	235
人格の尊厳	304,999
人格の尊重	25,806
人格の定義	729
人格の崩壊	716
神学部	28,597
人格論	469
新過失論	646
進化生物学	390,794,842
進化的種概念	426
心カテーテル	435
進化の総合説	391
進化の中立説	391
進化論（evolution theory）	60,128,143,416,**471**,495,520,604,890-2
『進化論的倫理学と動物心理学』	206

事項索引

神観	178
新感染症	241
新カント派	25
新規（非定型）抗精神病薬	308
審議会等の整理合理化	96
心奇形	778
心気的傾向	32
腎機能	142,550
腎機能障害	161
鍼灸	103,185,218,288,667,674,856
鍼灸医療	107
鍼灸師	100,748,856
信教の自由（freedom of religion）	**471**-2
真菌	45,65,216
親近感	151
心筋梗塞	184,494,511,618,813
心筋疾患	494
心筋症	492
心筋障害	162
心筋生検	521
シンク（浄化能力）	322
シングル	923
神経	488,491,494,673,719,928,986
神経学	958
神経管欠損（NTD）	831,902
神経幹細胞	620
神経機能	537
神経系	882
神経原性肺水腫	500
神経原線維	17
仁恵原則	370
仁恵原則　→慈恵（善行・仁恵）原則	**472**
神経行動学	17
「新経済社会7か年計画」	349,949
新形質	62
神経疾患	112,719,745,753
神経症	12,147,225,314,379,470,488-9,532,539,860,869
神経障害	675,977
神経障害性疼痛	673-4
神経症概念	538
神経症性障害	538
神経症的症状	689
神経心理学	17,401,664
神経心理学的理解	401
神経性食思不振症（拒食症）	611
神経性大食症	586
神経性大食症　→摂食障害	**472**
神経生物学	440
神経性無食欲症	586
神経生理学	26
神経線維	673
神経痛	653
神経伝達物質	783
神経内科	117,664
神経難病	220,348,481
神経病変	800
神経病理学	17
神経ブロック	796,844
神経ブロック療法	797
神経ベーチェット	800
神経連絡	599
心血管合併症	482
親権（parental authority）	181,302-3,335,429,**472**,825,854,916
人権（human rights）	7,105,124,132,166,171,193,211,266-7,272,278,302,317,331-2,373,**473**-4,533,535,541,546,570,577,585,695,706,714,725,729,760,787,800,808,816,818,839,843,849,893,898,908-9,933,987
人権委員会	121
人権意識	27,38,87,91,416
人権運動	215
人権概念	228
人権革命	472
人権救済申立	44
人権教育	941
親権者	230,303,433,472-3,813,823
親権者の承諾	621
人権主体	473
人権条約	547
人権侵害	2,212,264,312,469,473-4,490,533,584,736,751,760,951
腎原性副甲状腺機能亢進症	482
親権喪失	303
親権喪失宣言	473
人権尊重	804
人権尊重原理	302
人権と基本的自由の保護条約	474
人権と生物医学条約（Convention on Human Rights and Biomedicine）	**474**
人権の擁護	855
人権保護	66,325,412,640
人権保障	38,294,473,547
人権問題	412,543,583
人権問題委員会	119

事項索引

人権擁護 …………92,403,534,688,691,784,820-1
人権擁護局 ………………………………815
人権擁護問題 ……………………………91
人権抑圧 …………………………………119
信仰 …………9,130,372,374,381,388,430,843,865
人口（population）……149,451-2,**475**,479,482,485,762,797,812,861,971
人口圧力 …………………………………479
人口移動 …………………………………475
人工栄養 ………………………………6,582,588
人工延命措置 …………………………813-4
人工延命治療 ……………………………138
腎硬化症 …………………………………850
進行がん …………………………………282
新興感染症 ………………………………217
人工肝臓 …………………………………480
人工血管 …………………………………481
人口現象 …………………………………475
人口減少 ………………………451,762,895
新興工業経済地域（NIES）……………699
人工呼吸 ……………………………494,932
人工呼吸器 …6,182,224,352,360,389,408,461,493,567-8,719-20,722,729,912,921,943
人工呼吸器 →レスピレーター ………**475**
人工骨頭 …………………………………481
人口再生産率 ……………………………479
人工細胞外マトリックス ………………347
人工材料 …………………………………481
人工死産（artificial fetal death）……378,**475**-7
人工死産率 ………………………………483
人口集団 …………………………………821
人工授精（artificial insemination）……39,179,270,356,437,**477**,612,644,705,707,725,733,763,787-8,801,895,965
人工授精型代理母 …………………356,624,801
人工心臓 …………46,336,408,480,493,721,867
人工腎臓 ……………………335,480,482,850
人工心臓置換 ……………………………480
人工心肺 ………………………………964-5
人工心肺操作ミス ………………………454
人工膵臓 ……………………………480,676
人工膵島 …………………………………481
進行性 ……………………………………753
進行性肝内胆汁うっ滞症 ………………549
進行性筋ジストロフィー ………………698
人口政策（population policy）……**479**-80,628,763,853,922
人口政策確立要綱 ………………………479

進行性失語症 ……………………………17
人工生殖 ……………………………512,576
人工生殖医療 ……………………………830
人工生殖技術 …………………………37,830
人口静態 …………………………………475
人口増加 …………155,328,358,462,479-80,485,639,729,762,813,848-9,958
人口増加政策 …………………………328,479
人口増加抑制 …………………………475,864
人口増加率 ………………………………485
人工臓器（artificial organ）………**480**,728
人工早産 ………………………………483,616
人工組織（artificial tissue）……………**481**
信仰対象 …………………………………430
人工多能性幹細胞（iPS細胞）（Induced Pluripotent Stem Cells）……………**481**
人口置換水準 ……………………………452
人工知能技術 ……………………………661
人工中絶 …………………………………595
人口調節 ……………………………113,122
信仰の確信 ………………………………430
人口転換理論 …………………………451,485
新行動SR仲介理論 ………………………314
人口統計学 ………………………………755
人口動向 …………………………………479
新行動主義 ………………………………313
人工透析（artificial dialysis）……32,340,**482**,488,598,729
人工透析療法 ……………………………306
人口動態（movement of population）……451-2,475,**482**-3
人口動態五事象 …………………………483
人口動態事象 ……………………………410
人口動態調査 ……………………………706
『人口動態調査統計』……………………770
人口動態調査票 …………………………483
人口動態統計 …………………482-3,709,916
人工内耳 ………………………………481,719
人工妊娠中絶（artificial termination of pregnancy, induced abortion）……119,242,291,316,328,332,373,414,435-6,439-40,468,470,473,476,**483**-4,491,573,593,616-7,625,627,633,645,647-8,650,669,729,742-3,763,774-5,826,831-2,863,894-6,923-4,996,998
人工妊娠中絶要件 ………………………478
信仰の自由 …………………………130,472
人口爆発（population explosion）……206,**485**
人工皮膚 …………………………………481

人工孵化器 …………………………512
人工弁 ………………………………481
人工膀胱 ……………………………481
人工放射線 …………………………811
人口問題 ………………………198,411
人口抑制 ……………………462,762-3,849
人口抑制政策 ………………479,485,922
人工流産 ……………………483,783,924
人口理論 ……………………………479
人口倫理 ………………………728,762
『人口論』……………………………848
心・呼吸停止 ………………………396
親告罪 ………………………………941
新個体 ………………………………529
新古典派経済学 ………………………84
新ゴールドプラン …………339,349,836
新ゴールドプラン　→ゴールドプラン …**485**
深昏睡 ………………………36,307,360,607
人災 ……………………………754,876
審査委員会（IRB）…………………626
診察（medical examination）…100,103,340,357,**485**-6,499,505,651,767,873,919,953
診察エックス線技師　→診療放射線技師 …**486**
診察時間 ……………………………157
診察治療 ……………………………137
診察料 …………………………78,301,768,983
診察料算定 …………………………302
人事権 …………………………………29
鍼治講習所 …………………………748
人事訴訟法 …………………………175
心疾患 …………………207,411,483,494,500,720
心疾患　→心臓病 …………………**486**
腎疾患 ………………………………850
心室細動 ………………………500,964
心室中隔欠損 ………………………494
神社 …………………………………267
人種（race）…55,76,192,317,**487**,742,759,777,808,923
侵襲（aggression, aggressive insult, invasion, stress）…348,434-5,**487**,548-9,586,612,618,653,784,818,928,932
心中 …………………………………376
心中　→親子心中 …………………**499**
新自由主義 …………………………805
心収縮不全 …………………………845
侵襲性 …………………351,554,728,831
信州大学 ………………………………48
信州大学病院 …………………………56

侵襲的検査 ……………………………58
侵襲的な医療行為 …………………445
侵襲的要素 …………………………487
人種間の優劣 ………………………391
人種差別 ………………………626,759
人種差別撤廃 ………………………27,95
人種差別反対運動 …………………138
人種差別法 …………………………738
人種差別問題 ………………………317
人種主義 ……………………………695
人種政策 ………………………479,841
仁術 …………………………………212
人種問題 ……………………………318
浸潤 …………………………………185
浸潤麻酔 ………………………653,844
腎症 …………………………………675
腎障害 ……………………………51,977
新障害者基本計画 …………………782
身上監護権 …………………………472
新少年法 ……………………………453
身上配慮義務 ………………………557
腎静脈 ………………………………493
心身 …………………………566,745
人身 …………………………………490
人身（幼児を含む）売買 …………600
心身医学（psychosomatic medicine）…**488**,511,537,558,870
心身医学会 …………………………488
心身一如 ……………………………777
心身関係のパラドックス …………492
心身機能の維持向上 ……………656-7
心神耗弱 ……………………534,908,919
心神耗弱者 …………………………536
壬申戸籍 ……………………………333
心身症（psychosomatic disease）…457,488,**489**,511,869
心身障害 ……………………………826
心身障害児 …………………………899
心身障害児家庭奉仕員派遣事業 …835
心身障害者 …………………………517
心身障害者対策基本法 ……………448
心身症的疾患 ………………………308
心身相関 ……………………………488
心身相関論 ……………………………24
心神喪失（irresponsibility）……15-6,**489**,534,919
心神喪失者 ……………………266,536,815
「心神喪失者等医療観察法」……242,266,544,709,809,815

事項索引

「心神喪失等の状態で重大な犯罪行為を行った者の医療及び観察等に関する法律」……536
心神喪失の常況にある者 ……………………249
心身統合的人間観 ………………………………101
人身取引 ………………………………………490
人身取引議定書 ………………………………490
人身取引対策行動計画 ………………………490
心身二元論 ……………………25,101,488-9,491
「心身二元論」…………………………………361
人身の自由 ……………………………………304
心身の障害 ……………………………………538
心身のバランス ………………………………651
人身売買（human trafficking）……263,**490**,599,601,736,778,923
人身売買罪 ……………………………266,490
心身耗弱 …………………………………………16
心神耗弱者 ……………………………………266
心神耗弱者および浪費者 ……………………249
心身問題（mind-body problem）……………**490**
人生 ……………………………………………569
人生（生きること）の質 ……………………995
人生観 …………………………………114,170,406
新生気論 ………………………………………520
腎性骨異栄養症 ………………………………482
新生児 …10,73,112-3,136,348,431,449,468,476,492,573,634,645,657,735,743,756,803,821,826,847,852-3,899,915,968,982,999
新生児安楽死 ……………………………………21
新生児異常 ……………………………………763
新生児医療審査委員会（Infant Care Review Committee）…………………………………982
新生児期 ………………………………………312
新生児殺し ………………………………113,122
新生児殺し →インファンティサイド ……**492**
新生児死亡 ……………………………………709
新生児スクリーニング（newborn/neonatal screening）………………58,66,**492**,778,796
新生児特定集中治療室（NICU）……………431
新生児の呼吸循環異常 ………………………431
新生児の先天異常 ……………………………333
新生児マススクリーニング …………………778
人生設計 …………………………………507,775
人生の質（QOL）………………………920,996
人生の節目 ………………………………222,655
申請保護の原則 ………………………………516
真性（真正）妄想 ……………………………870
神聖ローマ帝国 …………………………………78
新世代ペア ……………………………………884

振戦 ………………………………………117,740
真善美 …………………………………………936
振戦麻痺（paralysis agitans）………………740
心臓 ……40,74,336,348,376,405,435,480,492-4,499-500,521,598,615,618,680,688,719,721,727,867,942,964
腎臓 …40,117,226,336,480,493,521,548-9,598,615,680,703,721
心臓移植（heart transplantation）…46-7,335-6,360,405,480,**492**-3,500,598-9,721,745,867-8,942
腎臓移植（kidney transplantation）…42,46,48,245,306,335-6,**493**,687
腎臓移植患者 …………………………………482
心臓移植手術 …………………………………964
心臓移植適応患者 ……………………………745
腎臓がん …………………………………………69
腎臓、肝臓、心臓移植 ………………………335
新臓器移植法 ………………………………722-3
心臓奇形 ………………………………………595
心臓機能 ………………………………………461
心臓機能障害 ……………………………………32
心臓血管 ………………………………………928
心臓死（cardiac death）……226,408,**493**,597,607
心臓死と脳死を人の死とする法律 …………599
心臓手術 …………………………………306,454
心臓神経症 ……………………………………494
心臓・腎臓呼吸器障害 ………………………496
心臓中隔欠損症 ………………………………223
心臓摘出 ………………………………………405
腎臓摘出手術 …………………………………550
心臓の拍動 ……………………………………621
心臓のポンプ機能 ……………………………493
心臓のポンプ作用 ……………………………480
心臓病（heart diseases, cardiac diseases）……………………………**494**,515,803,942
腎臓病 …………………………………………306
人造物質 ………………………………………874
心臓弁 ……………………………………605-6,688
心臓弁膜疾患患者 ……………………………688
心臓弁膜症 ……………………………………964
心臓発作 ………………………………………568
心臓または呼吸器の障害 ……………………306
心臓マッサージ ………………………………493
親族 ……42,102,410,548,550,609,656,686-7,859,927
親族共同生活 …………………………………174
親族制度 →家族制度 ………………………**494**
迅速病理診断 …………………………………133
親族養子 ………………………………………685

事項索引

身体 ……26,32,80,279,375,379,445,490-1,583-4,597, 712,722,732,777,831,846,901,914,924,944,956
人体 …64,125-6,357,548,558,711,721,771,818,886, 900,913,986
身体医学…………………………………………32
身体医学モデル………………………………749
身体依存………………………………………881
身体依存性……………………………………276
身体イメージに対する認知障害……………586
人体汚染………………………………………359
身体化…………………………………………491
身体介護…………………………………816,835
身体改造………………………………………771
人体改造………………………………………134
人体解剖…………………………………155,773
人体解剖学実習…………………………155,292
身体活動………………………………………327
身体観…………………………………………602
身体感覚………………………………………316
身体管理………………………………………511
身体奇形………………………………………509
身体機能…………………………………306,320
身体機能障害…………………………………915
身体拘束…………………………………536,919
人体資源化・商品化…………………………601
身体疾患……………………………15,33,489,586
人体実験（human experimentation, human research）…24,27,37,41,75,92,113,127,373,**494**-5, 590,597,626,640,676,695-6,710-1,728-9,768,804, 806,931,997
人体実験法……………………………………804
身体－主観……………………………………491
「身体－主観」説……………………………490
身体障害……………………………………409,448-9,537
身体障害者家庭奉仕員事業…………………835
身体障害者（児）（physically handicapped person, disabled person, disabled people, the handicapped）…306,351,447,**496**-7,657,698,737, 782,830
身体障害者手帳……………………………32,496-7
身体障害者の更生……………………………496
身体障害者福祉………………………………422
身体障害者福祉士……………………………420
身体障害者福祉法（Law for the Welfare of Physically Disabled Person）……306,314-5, 420-2,448-9,**496**-7,657,781-2,830
身体障害者福祉法第4条……………………496
身体障害者福祉モデル年事業………………747

身体障害者療護施設…………………………153
身体所見…………………………………180,665
身体処分………………………………………652
身体処分の自己決定権………………………653
身体診察………………………………………652
身体侵襲………………………………………454
身体・精神の自立の喪失……………………319
身体生命………………………………………372
身体接触………………………………………583
身体像…………………………………………148
身体損傷………………………………………975
身体損傷の予防………………………………312
身体的外傷……………………………………689
身体的虐待………………………………228,402,947
身体的次元……………………………………566
身体的障害……………………………………882
身体的侵襲……………………………………33
身体的接触……………………………………265
身体的存在概念………………………………532
身体的治療法…………………………………664
身体的疼痛……………………………………629
身体的疼痛以外の苦悩………………………631
身体的な痛み…………………………………674
身体的な変化…………………………………511
身体的疲労……………………………………792
身体と精神　→心身問題 ……………………**497**
身体の安全……………………………………627
身体の拘束……………………………………345
人体の尊厳……………………………………577
人体の保護……………………………………576
身体表現性障害……………………………489,689
人体病理学……………………………………773
身体変工……………………………………771-2
身体や行動、財産所有等の自由……………413
身体論…………………………………………688
身体を触る……………………………………485
死んだ状態……………………………………655
診断（diagnosis）…77,85,97,108,155,166,230,323, 330,350,365,485,**497**-8,579,591,651,704,720-3,705, 746,753,758,760,764,773,778,780,783,788,791-2, 804,812,820,846-8,854,873,902,913,928,930,932, 976,986-7,993-4
診断技術………………………………………346
診断基準……………………………………586,722,849
診断群分類点数表……………………………289
診断行為………………………………………535
診断支援………………………………………132
診断書（medical certificate）……37,**499**-10,716

1421

事項索引

診断治療	908
診断・治療機器開発	594
診断的知能検査	642
診断法	652
診断方法	671
診断薬	642
診断用補助検査	330
人畜共通感染症	969
身長	766
新陳代謝	204,566
心痛	52
陣痛	484,833
神通川	51
心停止	360,405,500,720,912
心停止下腎移植	493
心停止後	606
心停止後移植	598-9
心停止前	599
心的外傷	6,689
心的外傷後ストレス障害（PTSD）	538,689,941,993
心的外傷後ストレス障害　→PTSD	**499**
『心的外傷と開腹』	861
人的貢献	579
人的資源の不足	231
心摘出	405
心的障害　→トラウマ	**499**
心電計	233
心電図	930,932,964
心電図伝送実験	132
神道	76,354,555,927
振動	3,287,295
「人道、公平、中立、独立、奉仕、単一、世界性」	580
人道主義	240
振動障害	287
人頭税	738
腎動脈	493
浸透率	753
心毒性	162
腎毒性	45
ジーンドラッグ	758
シンナー	499,682,882,889,988
シンナー遊び（glue-sniffing, solvent abuse）	**499**,889
心内膜炎	494
神農	218
『神皇正統記』	375
『神農本草経』	218
心配	261
じん肺	287,456
心・肺移植（heart-lung transplantation）	**499**-500
心・肺死	407
じん肺訴訟　→職業病	**500**
心肺蘇生（cardiopulmonary resuscitation）	233,**500**,975
心肺停止	232,360,493,721,724,975
じん肺（肺繊維症）	297
じん肺法	457
心拍停止	395-6
審判	453
腎バンク	47
ジーンバンク	974
審判離婚	916
神秘	288
神秘主義	390,394
「新・病院看護機能評価表」	209
神父	512
新風営法	778
心不全	410,745
腎不全	32,340,698
腎不全　→慢性腎不全	**500**
神仏	512,788
人物誤認	953
新フロイト派	749
新聞	336,848,866
人文科学	14,729
人文・社会科学	363,689
人文主義	384
心包	680
「人法知、地法天、天法道、道法自然」	382
心房中隔欠損	494
シンポジウム	614
新保守主義	805
シンボル	430
心マッサージ	932
ジーンマップ　→遺伝子地図	**500**
新マルサス主義運動	762
新マルサス主義者	479
親密圏	178
親密性	312
人民	417
人命	695,1000
人命救助	352,692
人命軽視	311

1422

事項索引

人命尊重	847
人命の尊厳	568
深夜加算	463
真薬	547
新薬	252,362,721,876-7,880,883,930,977,980
新薬開発	77,569
新約聖書	130,388,827,912
新薬治験	278
新薬の開発	688
新薬の特許権	362
新薬開発	324
親友	53
新優生学（neo-eugenics）	890,892
腎予備能	550
信頼	1,109,213,312
信頼過剰	252
信頼関係	160
信頼性	65
信頼の原則	87
真理	160,177,384
心理	500-1,584,708,788,931
心理カウンセラー →心理療法士	**500**
心理カウンセリング	933
心理学（psychology）	208,257,313,336-7,342,346,415,431,490,**500**-1,542,554,704,839,860-1,870,882,994
心理学的解明法	540
心理学的教育法	158
心理学的衝撃	346
心理学的・精神病理学的理論	540
心理学的適応	346
心理機制	658
心理検査	313
心理現象	500
心理士	545,789
心理社会	749-50,860
心理社会的因子	489
心理社会的問題	342
心理社会的療法	672
心理主義	9,170
心理操作	511
心理的外傷	402
心理的快楽	158
心理的葛藤	488
心理的虐待	229,402,947
心理的苦しみ	629
心理的ケア	512,521
心理的・経済的強制力	668
心理的障害	663
心理的侵襲	535
心理的ストレス	131,792
心理的・精神的性	583
心理的責任論	646
心理的相互作用	159
心理的側面	583
心理的道義の責任	275
心理的不適応	112
心理的問題	505
心理的要因	537,586
心理テスト	647,932
心理分析	795
診療（medical practice, clinical practice）	59,102,108,179,350,363,365,397,443-4,**501**-3,505,588,646,745,765,768,796,806,937
診療科	30,681
診療科長	614
診療義務	37
診療拒否（refusal of medical examination and treatment）	123,**502**
診療記録	100,179-80,748,857
診療契約（contract of medical examination and treatment）	85,211,340,**503**,589,607
診療行為	502,589
診療所（clinic）	8,79,83,93,98,101,103-4,157,357-8,463,501-4,681,706,767-9,845,861,884,886,905,925,948,971,984
診療情報	96,180,453
診療情報開示	505
診療情報開示請求権	211
診療選択／拒否権	211
心療内科	488,511
心療内科医	789
診療の説明を受ける権利	211
診療費	102,618
診療費計算	665
診療放射線	504
診療放射線技師（radiological technician）	93,338,502,**504**,769,812,822
診療放射線技師法	93
診療報酬（medical fee）	89,99,106,289,**504**,702,704,818,872,946
診療報酬加算	362
診療報酬請求明細書（レセプト）	323
診療報酬制度	326
診療報酬ベース	501
診療保険点数	326

1423

診療録（medical record, written record）…33, 37,179,323,433,454,**505**,764
診療録閲覧請求権　→カルテ開示…………**505**
診療録の開示請求……………………………505
心理療法………………265,501,505,532,545,796
心理療法　→精神療法………………………**505**
心理療法士………………………………93,**505**-6
森林環境税……………………………………195
森林管理学……………………………………394
森林吸収量……………………………………636
「森林原則声明」………………………4,199,914
森林生態系……………………………………549
森林地域………………………………………441
『人倫の形而上学』……………………………31
森林の保全……………………………………394
森林伐採…………………………………564,636
森林保護………………………………………637
森林問題……………………………………1001
人類（humanity）……116,169,192,196,361,393,442, 487,**506**,560,584,639,678,721,729-30,738-9,758- 60,762,773,777,841,872,890,892,919,955
人類学…………155,313,415,523,661,697,839,994
人類学者………………………………………487
人類教…………………………………………919
人類行動学……………………………………417
人類社会………………………………………719
人類中心主義　→人間中心主義……………**506**
人類の存続……………………………………571
人類の必要と欲求……………………………578
人類の利益……………………………………578
人類破局………………………………………639
神話……………………………………………941
神話的思考……………………………………111

[す]

膵…………………………………………627,724
随意筋…………………………………………377
膵移植…………………………………………676
水泳……………………………………………287
膵幹細胞………………………………………620
水銀……………………………………………886
水銀中毒…………………………………456,563
遂行機能障害…………………………………401
水産業……………………………………………64
水質……………………………………………298
水質悪化………………………………………507
水質汚染………………………………………444
水質汚濁………………………3,194,287,295,297,549

水質汚濁防止法（Water Pollution Prevention Law）………………………………………**507**
水質資源………………………………………637
水質の汚濁防止………………………………507
水質保全……………………………………1001
水蒸気…………………………………………149
スイス…69,120,341,368,407,437,671,709,741,898, 937,974
スイス政府………………………………580,588
水生昆虫………………………………………561
水素……………………………………………986
水素イオン濃度………………………………359
水葬……………………………………………604
膵臓……………………………110,336,480,548,615,675
膵臓移植…………………………………42,46,606
水素爆弾………………………………………165
衰退……………………………………………182
錐体……………………………………………367
錐体外路症状…………………………………117
水中体重法……………………………………618
水治療法………………………………………288
推定精神年齢…………………………………345
推定余命（life expectancy）………………**507**
水痘……………………………………………654
膵島……………………………………………605
膵島移植………………………………………606
水頭症…………………………………………902
水道水フッ素…………………………………904
水道栓…………………………………………127
水爆実験………………………………………812
随伴現象説……………………………………490
水分……………………………………………850
水分補給………………………………………582
睡眠…………………………………186,515,587,616
睡眠剤……………………………………………881-2
睡眠時間………………………………………287
睡眠時教育……………………………………512
睡眠時無呼吸症候群（sleep apnea syndrome：SAS）…………………………………………**508**
睡眠障害………………………………………674
睡眠専門外来…………………………………508
睡眠相…………………………………………508
睡眠導入剤……………………………………508
睡眠薬（hypnotic）………308,355,**508**-9,872,876
睡眠薬自殺……………………………………508
睡眠薬と酒類の併用…………………………509
水力……………………………………………322
水路……………………………………………139

事項索引

推論的思考様式 ……………………………696
スウェーデン ……88,118,150,165,193,290,359,368, 437,650,709,725,734,787,862,882
『スウェーデンの認知病高齢者と介護』……151
数学 ……………………………………23,384
数学的科学 ……………………………………384
崇高性 …………………………………………178
数値目標達成 …………………………………637
頭蓋骨 ………………………………435,771,971,986
頭蓋内出血 ……………………………………720
頭蓋内脳波記録 ………………………………664
スカンジナビア半島 …………………………359
スキゾフレニア ………………………………671
スキャンダリズム ……………………………866
スキャンダル …………………………………260
スクリーニング …14,73,123,274,492,602,832,893, 915
スクリーニングプログラム …………………832
スクールカウンセラー ………………………869
スケジュール表 ………………………………256
スケーリング …………………………………366
スコットランド ………………………………788
スコットランド学派 …………………………672
スコーピング …………………………………188
筋 ………………………………………………708
鈴木内科医院 …………………………………828
スタッフ ………………………………………346
スタンフォード改訂版 ………………………643
頭痛 …………………………………3,161,653,720,732,889
ストックホルム国連人間環境会議 …………359
スティグマ(stigma, stigmata) …174,280,**509**-10, 671-2,746
ステラ＝メイリス号 …………………………139
ステルス特許 ……………………………………70
ステレオタイプ ………………………800,807,853
ステロイド …………………………………45,868
ステロイドパルス療法 ……………………45,245
ステロイド薬 ………………………………774,800
ストア派 ……………………………………250,712
ストーカー(stalker) ………………………**510**
「ストーカー規制法」 ………………………510
スト権 …………………………………………957
ストックホルム ……190,193,197,703,960,963,979
ストックホルム会議 …………………………329
ストックホルム国連人間環境会議 …………650
ストックホルム声明の第21原則 ……………329
ストックホルム宣言 ………………………193,499
ストマの心理社会学的影響 …………………346

ストライキ ……………………………………957
ストリップ ……………………………………778
ストリートチルドレン ………………………837
ストレス (stress) ……19,46,176,178,183,186,215, 286,351,357,**510**-1,515,754,802,820,852,869,947
ストレスコーピング …………………………511
ストレス社会 …………………………………511
ストレス脆弱モデル …………………………750
ストレスマネージメント ……………………488
ストレッサー …………………………………510
ストレッサー →ストレス ………………**511**
ストレプトマイシン ………………………309,930
ストレプトマイシン(SM)療法 ………930,996
すね ……………………………………………12
スパイ …………………………………………696
スパゲッティ症候群 ……………………135,921
スーパータンカーVALDEZ(バルディーズ) 号 ……………………………………………127
スーパービジョン ……………………………501
スーパーファンド法 ………………………140-1
スーパーマウス →遺伝子工学 …………**511**
『すばらしい新世界』("Brave New World") …………………………………………**511**
スピリチャリティ ……………………………512
スピリチュアリズム ……………………426,512,940
『スピリチュアルケア』 ……………………775
スピリチュアルケア (spiritual care) …208,**512**, 940
スピロヘータ …………………………………216
スプーマウイルス ……………………………943
スペイン ………………………154,225,341,472,673
スペシャル＝フヴ ……………………………143
「すべての人々に健康を」 …………………579
滑り坂理論 (slippery slope argument) ……**513**
滑り坂論法 ………………………………513,756
スポーツ ……………………………………80,418
スポンサー ……………………………………853
住家 ……………………………………………344
スミソニアン協会 ……………………………806
棲み分け ………………………………………561
棲み分け理論 …………………………………561
相撲協会 ………………………………………268
スモン(亜急性脊髄視神経症 subacute myelo-optico-neuropathy：SMON) …311,**513**-4,698, 876
スモン被害 ……………………………………780
スモン被害者 …………………………………513
スラム街 ………………………………………380

1425

スリランカ ……………………………………368
スルピリン（ピリン系鎮痛薬）……………653
スンツバル ……………………………………807

[せ]

性（sex）………20,138,363,474,**514**-5,519-20,522-3,
　583-4,727,779-80,922-3,925
生 ……………177,406,513,569-70,604,708,729,732
生　→生命 ………………………………………**514**
性愛 ……………………………………………1,131,846
性愛　→エロス …………………………………**515**
性愛観 ………………………………………………584-5
性愛技法 ……………………………………………584
性愛の対象 …………………………………………551
成育 …………………………………………………728
生育環境の保護 ……………………………………560
精神医療審査会 ……………………………………536
精液 ……………………………525,631,733,763,864
西欧近代 …………………………………………18,81
青黄色盲 ……………………………………………367
西欧諸国 ……………………………………………544
成果 …………………………………………………160
性解放 ………………………………………………585
生化学 ……………25,28,58,125,440,559,883,930
性科学 ………………………………………………519,584
性科学　→セクソロジー ………………………**515**
性格 ……………………………467,470,511,871,936
性格傾向 ……………………………………………470-1
静学的効率性 ………………………………………197
性格の危険性 ………………………………………264
性格変化 ……………………………………………117
成果主義 ……………………………………………279
生活 ………………………………109,569,595,610,728
生活衛生対策 ………………………………………635
生活介護 ……………………………………………153
生活環境 …3,8,102,171,189,611,747,754,815-6,820,
　871,886,995
生活環境の整備 ……………………………………321
生活環境の保全 ……………………………………507,615
生活管理 ……………………………………………281
生活機能 ……………………………………………723
生活機能低下 ………………………………………508
生活訓練施設 ………………………………………544
生活権 ………………………………………365,642,836
生活ごみ …………………………………………3,189
生活困窮者 ……………………………………74,424,951
生活雑排水 …………………………………………507
生活指導 ……………95,282,352,403,517,610,656

生活指導員 …………………………………………419
生活習慣 ………………………515,575,719,806,872-3
生活習慣改善 ………………………………………744
生活習慣の歪み ……………………………………488
生活習慣病（life habit disease）……34,114,207,
　282,286,342,351,358,373,411,483,**515**-6,766,849,
　865,904,953-4,969
生活習慣病予防 ……………………………………327
生活習慣の改善指導 ………………………………508
生活障害 …………………………………………151,539
生活資料 ……………………………………………411
生活水準 …………………………………………414,709
生活スタイル …………………………………………329,585
生活世界 ……………………………………………226
生活哲学 ……………………………………………719
生活能力 …………………………………………306,535
生活の質（QOL；Quality of Life）……41,46,409,
　416,488,591,607,652,684,698,775-6,818,821,851,
　880,910,967,995-6
生活の質　→QOL ………………………………**516**
生活の助長 …………………………………………656
生活廃棄物 …………………………………………611
生活排水対策 ………………………………………507
生活費控除率 ………………………………………74
生活必需品 ………………………………………170,344
生活費率 …………………………………………834-5,910
生活扶助 ……………………………………………516
生活物質 ……………………………………………205
生活保護 ………………………103,516-7,835,858,909
生活保護受給者のケア ……………………………516
生活保護の適用 ……………………………………243
生活保護法（Daily Life Security Law）……103,
　153,314,420-1,**516**-7,858,950
生活保障 …………………………………………403,662
生活リズム …………………………………………516
生活療法 ……………………………………………610
精管 …………………………………………………864
性関係 ……………………………………………445,583
正看護師　→看護師 ……………………………**517**
制がん剤 …………………………………………527,864
精管切除結紮〈けっさつ〉法 ……………786,832,894
性感染症（sexually transmitted disease）
　………………………………………………**517**-8,763,923
性感染症予防 ………………………………………519
精管離断変位法 ……………………………786,832,894
性器 ………………………………………174,527,553,691
精気 ………………………………………………218,651
正義（justice）……25,108,177,315,387,389,**518**-9,

事項索引

597,661-2,672,730,738,772,779,806,863,906
正義感 772
正義原則 370
正義原則 →正義；四原則 **519**
正義原理 518
正規雇用 311,565
性規範 519-20
性器ヘルペス 517
請求権 212
性教育（sex education） 515,**519**-20,565,584-5
性教育バッシング 134,633
性教育プログラム 763
清教徒 471
生業扶助 516
政教分離 472
制御能力 489
生気論（vitalism） 24,221,**520**,567,569,712
正義論 519
生気論者 569
税金 89
聖クリストファー病院（St. Christopher Hospital） **521**,629
聖クリストファーホスピス 380,512,521,827
生計 102,167
生計維持 321
整形外科 32,90,797
整形外科学 928
整形外科的疾患 987
整形手術 435
生検（biopsy） **521**,645,773
政憲 294
精原幹細胞 620
生検鉗子 521
制限酵素 63,253
精原説 592
生検組織診断 773
制限能力者制度 556
生検法 774
性交 550,736,762,941
性行為 517-8,733,736,762-3,846,922,941
性行為感染症 666
性交渉 146,270,518,624,793,802
性交障害 733
整合性 154
性行動（sexual behavior） 515,519-20,**521**-2,529,842
性行動調査 522
性交方法 631

性交要求権 941
性差（sexual difference, gender difference） 363,**522**-3,565
製剤 502,877,880
性差医学 523
性愛の規範（基準） 552
精細胞 525,596
性差医療 523
政策 732
製作 234
政策委員会 603
政策的人体実験 696
政策統括官 311
性差別（sexism, sexual discrimination） 76,515,**523**-4,465,633,779,853,859
生産 192
性産業 519,734,736,778
生産工学 256
聖餐式 927
生産者 140-1,549
生産手段 411
生産率 612
生産労働 955
静止 872
生死 732
精子（sperm, spermatozoon） 54,57,293,356,435,437,439,477-8,**525**-7,530-1,592,612-3,631,659,687,705,707,725,757,764,787-8,801,827,864,891,894,913,965,979
政治 2,317,732,749,796,807,809,843,849,857,938,991
生児 787
精子異常 733
政治運動 749
政治家 706,841
精子核 525,913
政治学 313
生児獲得率 612
精子過少症 **525**,733,763
政治課題 662
政治教育 235
政治行政 594
精子銀行 891-2
政治権力 413
性嗜好障害 552
政治行動 313
精子採取 913
政治参加の権利 413

1427

精子死滅症（necrospermia）……………527
精子診断 ……………………………644
精子数 ………………………296,525
政治宣言 ……………………………762
性質 ……………………………134
誠実 …………………………227,661
誠実さと開示 …………………………607
誠実性（faithfulness）…………………86
精子提供 ……………………438,733
精子提供者 ……………………478,525,763
政治的経済的諸問題 ……………………698
政治哲学 ……………………………417
精子凍結保存（cryopreservation of semen）
………………………………**526**
性自認（gender or sexual identity）……**526**,552, 583,692,735,801
精子の運動能力 ……………………527
精子の核 ……………………………435
精子の胚発生 ……………………525
精子バンク（sperm banking）……**527**,725,913
精子無力症 …………………525,**527**,733
脆弱性X症候群…………………………55
生者の治療利益 ……………………341
成熟（maturation）…2,182,**527**-8,717,726,745,753, 854
『成熟』……………………………528
成熟拒否 ……………………………586
成熟所見 ……………………………852
成熟徴候 ……………………………852-3
成熟卵 ……………………………852,913
聖書 ………………………777,841,927
正常 ……………………280,528-9,532,551
正常遺伝子 ………………………440,809
成傷器の種類と用法 ……………………409
正常形質 ………………………………57
正常細胞 ……………………………620
正常者 ………………………………893
正常心理 ……………………………539
正常染色体 …………………………274
正常と異常（normal and abnormal）……**528**
性衝動 ……………………131,379,566
性衝動　→性本能 ……………………**529**
青少年 …………240,271,519,622,717,845,889
青少年保護条例 ………………………134
正常のグレーゾーン ……………………455
正常範囲 ……………………………290
生殖（reproduction）……55,108,372,520,523, **529**-30,565,570,728,737,762,764,786,793,832,890, 892-4,922-3
生殖医学（reproductive medicine）…**529**-31,903
生殖医学者 …………………………530
生殖遺伝カウンセラー …………………789
生殖医療 ……27,39,294,435,529,545,571,617,628-9,702,706,730,739,788,809,829-30
生殖医療　→生殖医学 ……………**530**
生殖医療技術 ……………………591,787-8
生殖医療コーディネーター ………………789
生殖医療心理カウンセラー ………………789
生殖医療専門医 ………………………789
生殖医療専門看護師 ……………………789
生殖革命（revolution in human reproduction）…………………………**530**
生殖活動 ……………………………131
生殖技術（(assisted) reproductive technology）…26,82,92,513-5,523,526,**531**,632,780,789, 859,890
生殖機能 …………………523,553,717
生殖機能障害 ……………………204,564
生殖クローニング ……………………577
生殖クローン ………………………259
生殖系異常 …………………………204
生殖現象 ……………………………531
生殖行為 ……………………………132
生殖工学 ……………………………928
生殖工学　→生殖技術 ………………**531**
生殖細胞 ……54,58,66,70,590,592,687,730,737,846, 891-2
生殖細胞遺伝子治療 …………………373
生殖細胞遺伝子治療　→遺伝子治療 ……**531**
生殖システム ………………………922
生殖質説 ……………………………891
聖職者 ……………………26,75,372,430,597
聖職者モデル ………………………86,94
生殖障害 ……………………………611
生殖性 ………………………………312
生殖生理学 …………………………762
生殖腺 ………………………832,852,892,894
生殖腺除去 …………………………244
生殖体 ………………………………865
生殖毒性 ……………………………564
生殖能力 …………………176,527,529,922
生殖の自由 …………………………890
生殖補助医療 …………76,108,213,307,477,764
生殖補助医療技術……………………57,531,576,628
生殖補助医療実施のためのガイドライン …244
生殖補助医療操作 ……………………612

生殖補助医療部会 …………………………830
生殖補助医療法 ………………………979,1002
生殖補助技術 …………………………57,644,802
生殖補助技術　→生殖技術 …………**532**
生殖補助手段 ………………………………478
聖ジョセフホスピス ………………………521
「精子・卵子・胚の提供等による生殖補助医療のあり方についての報告書」……179,291,629
精子・卵子売買 …………………………600
政治理論 ……………………………………337
精神 …39,161,170,279,379,384,488,490-1,712,777,
　808,824,828,831,882,900
聖人 ………………………………………430
成人 …453,473,481,516,556,620-1,717,744,753,813,
　829,844-5,921,935,968,994,998
成人　→成年 ……………………………**532**
精神安定剤 ………………………………508
精神医学 …32,82,336-7,340,347,501,511,532,535,
　539-40,542,558,658,691,704,708,715,749,800,826,
　844,870-1,928,942,958
精神医学的診断 …………………………749
精神医学的治療 …………………………652
『精神医学的面接』………………………873
精神医学的問題 …………………………550
精神医学の診察法 ………………………485
精神異常 ………………………………528,**532**
精神異常惹起薬 …………………………308
精神依存 …………………………………881
精神依存性 ………………………………276
精神医療（psychiatric medicine）……119,167,
　308-9,312,433,455,473,**532**,534-5,539,543-4,643,
　664,750,809,829
精神医療施設 ……………………………542
精神医療審査会 ……………………105,120,543
精神医療相談 ……………………………132
精神医療福祉 ……………………………544
精神衛生 …………………………………281
精神衛生委員会 …………………………869
精神衛生鑑定医 …………………………543
精神衛生センター ………………………543
精神衛生相談所 …………………………543
精神衛生法 ………………119,534,543,824,869
精神科 ……117,174,308,501,511,533,545,791,845-6,
　920
精神科医 ……5,340,347,380,427,505,532,536,541-2,
　704,789,809
精神科医療 ……………………………340,672
精神科外来 ………………………………309

精神科学 …………………………………385
精神科看護 ………………………………517
精神科強制入院治療 ……………………181
精神科指定病院 …………………………534
精神科受診 ………………………………488
精神科診断 ………………………………470
精神科ソーシャルワーク ………………542
精神価値 …………………………………171
精神科治療 ………………………………455
精神活動 …………………………548,616,715
精神科的治療 ……………………………919
精神科入院患者 …………………………119
精神科病院（psychiatric hospital）……**534**,682
精神科病床数 ……………………………536
精神科リハビリテーション学 …………542
精神科臨床 ………………………………860
精神看護 ……………………………………13
精神鑑定（expertise）……………………**534**-5
精神鑑定医 ………………………………541
成人期 ………………………………379,556,920
精神機能 …………………………………308
精神外科手術 ……………………………958
精神作用物質 ……………………535,689,792,882
精神史 ……………………………………177
精神刺激剤 ………………………………882
精神刺激薬 ………………………………308
精神疾患 …15,126-7,173-4,308,532-6,555,586,663-4,
　690,715,746,824,838,849
精神疾患　→精神異常 …………………**535**
精神疾患診断マニュアル（DSM-IV）………994
精神疾患の国際的分類 …………………535
『精神疾患の診断・統計マニュアル』（DSM）
　………………………………538,553,689
『精神疾患の診断と統計マニュアル第3版』
　（DSM-Ⅲ）………………………………746
精神疾患有病率調査 ……………………346
精神腫瘍学　→サイコオンコロジー ………**535**
精神障害者 ……351,419,433,445,447,455,489,497,
　517,534,542-4,605,623,709,757,780,787,808-9,816,
　823-4,908,948,1000
精神障害（者）（mental disorder（mentally
　disordered）, mental disability（mentally
　disabled））…103,147,167,409,448-9,456,486,489,
　509,532,**535**-9,543,556,566,605,621,709,744,752,
　754,846,869 70,890,920,958
精神障害者対策 …………………………635
精神障害者・知的障害者迫害の悲劇 ………540
精神障害者の入院時 ……………………668

精神障害者福祉 ……………………………105
精神障害の入院治療経験と研修 …………541
精神障害発症 ………………………………845
精神症候 ……………………………………367
精神症状 ………………340,455,532,538
精神状態 ……………………………534,652-3
成人女子 ……………………………………618
精神神経科 …………………………………797
精神神経学会 ………………………………119
精神神経疾患者 ……………………………708
精神神経免疫学（psychoneuroimmunology）
　………………………………………**537**
精神神経免疫内分泌免疫学 ………………511
精神身体症状 ………………………………919
精神世界 ……………………………………500
成人男性 ……………………………………618
精神遅延者 …………………………………121
精神遅滞 ………………………489,641,745-6
精神遅滞　→知的障害 ………………**538**
精神遅滞者 …………………………………753
精神通院医療 ………………………………306
精神的圧迫 …………………………………596
精神的援助 …………………………………555
精神的苦悩 ……………………20,40,375,512
精神的ケア ………334,380,492,510,550,559,983
精神的障害 …………………………………882
精神的責任 …………………………………581
精神的損害 ………………………………40,803
精神的・肉体的ストレスフリー …………587
精神毒性 ………………………………276,322
精神年齢 ……………………………………643
精神能力 ……………………………………956
精神薄弱 ………………………………448,641
精神薄弱児・者基礎調査 …………………641
「精神薄弱者福祉法」……………422,497,641
精神薄弱者福祉法　→知的障害者福祉法 …**538**
精神発達 …………………………………46,616
精神発達遅滞 …………………117,431,778
成人犯罪者 …………………………………453
精神病 ……15,33,379,409,489,532,534,538-41,715,
　749,787,845,916,958
成人病 …………………………282,358,515,813,904
成人病　→生活習慣病 ………………**532**
精神病院 ……………………95,105,532,605,768,869
精神病院　→精神科病院 ……………**538**
精神病院法 ……………………………534,543
精神病院患者 …………………………111,583,891-2
精神病質 ………………………………535,893

精神病質　→人格障害 ………………**538**
精神病者 …………………………………75,532
「精神病者監護法」……………534,543,605,849
精神病者慈善救済会 ………………………869
精神病惹起作用 ……………………………164
精神病床 ………………………………543,709
精神病床数 …………………………………534
精神病症状 …………………………………792
精神病様症状 ………………………………994
精神病・神経症（psychosis, neurosis）……**538**
精神病性痴呆 ………………………………715
精神病治療 ………………………………508,583
精神病棟 ……………………………………456
精神病理 ……………………………11,456,586
精神病理学（psychopathology）…**539**-40,749,870
精神病理学者 ………………………………540
精神病罹患者 ………………………………541
精神病理現象 …………………………176,616
精神病論 ……………………………………538
精神風土 ……………………………………146
精神物理学 …………………………………500
精神分析（psychoanalysis）…1,129,158,342,366,
　488,501,533,**540**-1,689,697,839,871,933,994
精神分析学 ………………………26,364,501,511,532,539
精神分析的自我心理学 ……………………366
精神分析療法 …………………501,540,545,860
精神分析理論 …………………………342,691
精神分裂病 ……………………………510,671
精神分裂病　→精神病・神経症；統合失調症
　………………………………………**541**
精神保健 ……………13,105,159,222,728,815,869
成人保健 ………………………………125,281
精神保健及び精神障害者福祉に関する法律
　……………………………………534,542,869
精神保健学 …………………………………542
精神保健観察 ………………………………816
精神保健サービス …………………………809
精神保健指定医 ……105,167,445,533,**541**,543,847,
　919
精神保健指定医の専決事項 ………………312
精神保健福祉援助技術 ……………………542
精神保健福祉士（psychiatric social worker：
　PSW）…………………………………39,**542**
精神保健福祉士法 …………………………39,542
精神保健福祉センター ………………544,656
精神保健福祉法（Mental Health and Welfare
　Act, Mental Health and Welfare Law）…38,
　167,241-2,312,314,443,445,448,497,533-4,536,

事項索引

542-4,709,823-4,869
精神保健福祉法第5条 ……………………535
精神保健福祉法第12条 …………………536
精神保健福祉法第18条 …………………541
精神保健福祉論 ……………………………542
精神保健法 ………119,315,433,533,542-3,869
精神保護観察 ………………………………456
精神力動 ……………………………………532
精神療法（psychotherapy）……120,169,346,505,
　540,**545**,553,704,932
精神療法家 ……………………………443,545
税制 …………………………………………244
性生活 ……………………………616,787,922
生成酵素 ……………………………………992
性腺 ………………………………526,724,852
聖戦 …………………………………………663
性染色体 …………54,552,590-1,631,801,840,972
性選択　→トランスセクシャル ……**546**
性選択出産 …………………………………213
生前の意思 …………………………………341
生前の意思表示 ………………………………41
生前発効の遺書 …………………………388-9
生前発効の遺言書 …………………………921
精巣 ……………………………………111,894
清掃 …………………………………………281
製造 ……………………………………………77
製造業者 …………………………………546,682
成層圏 …………………………………4,141-2,988
精巣（睾丸）………………………………244
製造工程 ………………………………………77
清掃作業員 ……………………………………93
製造所 …………………………………………78
精巣切除術 …………………………………553
製造設備 ………………………………………78
製造物業者 …………………………………546
製造物責任法（Product Liability Act）…**546**,862
製造物の欠陥 ………………………………546
生息域 …………………………………561,883
生息域外保存 ………………………………679
生息域内保存 ………………………………679
生息地 …………………………………578,678
生息地の破壊 ………………………………442
生存 ………………………………728,756,803
生存関数 ……………………………………547
生存期間 ……………………………………704
生存期間の延長 ……………………………346
生存競争 ……………………………………883
生存権（right to life）…193,239,281,387,393,395,

404,414-5,420,**546**-7,570-1,742-3,841,956-7
生存権の擁護 ………………………………542
生存権保障 ………………………………546-7
生存権保障制度 ……………………………957
生存者の割合 ………………………………547
生存退院率 …………………………………500
生存闘争 ……………………………………390
生存の権利 …………………………………678
生存・繁栄する平等権 ……………………639
生存率（survival rate）……46,335-6,500,**547**,598,
　745,850,868,977
生態 ……………………………………………97
整体 ……………………………………………20
成体 …………………………………………717
政体 …………………………………………294
生体（living body）……42,223,487,521,**547**-8,587,
　674,721,811,877,881,883,962
生体移植（living related transplantation,
　transplantation with living donor）…43,**548**,
　598-9
生体移植手術 …………………………………50
生体移植ドナー ………………………………46
生態学 …………………128,238,333,389,559,708
生態学的種概念 ……………………………561
生態学的調査 ………………………………564
生態学的要因 ………………………………442
生体肝移植（living related liver transplanta-
　tion）………………………………217,**548**-9,634
生体間臓器移植 ……………………………814
生体肝ドナー ……………………………548-9
生態系（ecosystem）…63-4,129,149,192,196,296,
　305,394-5,427,434,112,444,461 2,**549**,560-1,563,
　571,636,679,729,732,737,812,855,883,886-8,907
「生態系及び生物多様性の保護及び保全」…140
生態系準拠型経済社会 ……………………305
生態系全体 …………………………………638
生態系中心主義　→生態系 ……………**549**
生態系の機能面 ……………………………442
生態系の持続性 ……………………………203
生態系の多様性 …………………………441,562
生態系の多様性　→生態系 ……………**549**
生態系の劣悪化　→生態系 ……………**549**
生態系破局回避 ……………………………639
「生態系、人の生命若しくは身体又は農林水産
　業に係る被害」……………………………562
生態系ピラミッド …………………………549
生体検査 …………………………………969,987
生体材料（細胞）……………………………481

1431

生体酸素化 396
生体実験 710
性対象倒錯 551
生体情報 132,269
生体腎移植（living related kindey transplantation） 493,336,548,**549**-50,598
生体臓器機能 480
生体組織 347
生態的・活動拡大発展・都市的・活動劣化・生活快適機能 305
生体内平衡濃度 563
成体の形態 592
生体の体表面 563
生体の内部環境 487
生体物質 645
生体部分肝移植 548
生体への負担 487
生体弁 481
生体防衛機能 773
生体防御反応 487,510
聖地 430
正嫡の子ども 633
生着率 45-7,335-6,550,598,868,977
生着率 →5年生着率 **550**
成長 182
整腸剤 513
整腸作用 284
『成長の限界（The Limits to Growth）』 187,196,305,639,958
成長ホルモン 63
制定法 38
性的嫌がらせ・脅かし 583
性的関係 545
性的虐待（sexual abuse） 6,228,402,**550**,860-1,947
性的禁欲 519
性的結合 339
性的行為 550
性的興奮 690,845-6
性的搾取 778
性的サービス 737
性的指向（sexual orientation） **551**,735,800
性的自己決定 658
静的自然観 592
性的支配 519
性的少数者 843
性的侵害 584,941,962
性的侵害行為 550

性的成熟への恐怖 586
性的倒錯（sexual perversion） **551**-2
性的な本能 566
性的二重基準 633
性的値踏み 583
性的発達 845
性的マイノリティ 551
性的満足 551,845-6
性的役割分業 524
性的欲望 133,583
製鉄工場 299
性転換（者） 554,691
性転換手術 552-3,691,772
性転換症 552-3
生徒 18,39,112,173,746,786,817
制度 199
政党 732
性同一性 129
性同一性障害（gender identity disorder） 523,551,**552**-3,691-2,772
「性同一性障害者特例法」 552
正当業務行為 76,243,445
正当行為 248,266,**554**
性倒錯 551,566,697
性倒錯患者 697
正当事由 486,499
正当性 2,76,554,844
正統的な近代医学 620
性道徳 584
正当な理由 502
正当防衛 76,248,266,554,859
制度化 81
制度化された近代医療 81
生得的（遺伝的）行動の機制 565
生と死の教育 660
『生と死の教育』 660
生と死を考える会 **555**,630
生と死を考える会全国協議会 555
性と生殖に関する健康／権利 →リプロダクティブヘルス／ライツ **555**
生と生殖の権利 522
制度知識 38
制度の医療 81
制度の契約 466
西南戦争 580,768
青年 379,718,754-5,908,914,931
成年（adult） 317,**555**-6,854
青年医師連合 614

生年月日 …………………………………615
青年期（adolescence, youth）……175,366-7,379, **556**,746,755,826,909
成年擬制 …………………………………555
成年後見（adult guardianship）……17,250,333, 373,534,555,**556**-7,621,623,641,716
成年後見人 ………………………303,557,623,814
成年後見人制度　→禁治産・準禁治産 …**557**
成年者 ……………………………………555
成年被後見人 …………………………36,303,557
青年文化 …………………………………556
成年養子 …………………………………685
生の意義 …………………………………659
性の産み分け ……………………………847
性の解放 …………………………………485,515
性の管理 …………………………………143
性の再判定手術（SRS）…………………691
性の自己決定 ……………………………523
性の自己決定権 …………………………527
性の自由化 ………………………………515
性の商品化 ………………………………514
『性の署名』 ………………………………522
生の神聖性 ………………………………419
『性の心理学的研究』 ……………………584
性の選別 …………………………………764
生の尊厳（SOL）…………………………571
性の違い …………………………………364
性の二重基準 ……………………………444
性の発達と方向づけに関連した心理および行動の障害 …………………………………552
性の百科事典 ……………………………584
性の不一致 ………………………………553
生の本能 …………………………………566
「生の理論に関する三つの論文」 ………131
性売買防止法 ……………………………734
「性はつまらない」 ………………………527
性パートナー ……………………………484
性犯罪 ……………………………………566
性犯罪者 …………………………………866
性被害 ……………………………………994
整備推進政策 ……………………………338
性病 ………………………………329,517,519,768
性病　→性感染症 ………………………**557**
性病予防法 ………………………………217
政府…2,13 4,40,188,343,374,398,413,750-1,768,814, 829,837,850,855,881,892-3,923,946,957,963,987, 989,990,992
性風俗 ……………………………………584
政府開発援助 ……………………………990
政府開発援助　→ODA …………………**557**
政府管掌健康保険 ………………288,326,424
整復術 ……………………………………433
生物…56,64,99,128,168,182,200,370,381,390-1,442, 471,520,547,559,561-2,564,566,569,687,708,712, 717,731,739,757,863,883,908,983
生物医学（biomedicine）…14,**557**-9,680,730,806
「生物医学・行動研究における被験者保護のための国家委員会報告書」 …………………24
生物医学的アプローチ …………………24,558
生物医学倫理（biomedical ethics）………**558**
生物遺伝子の生息地 ……………………562
生物界 ……………………………………794
生物科学 …………………………729,831,908
生物化学兵器（biological-chemical weapon）………………………………………**558**-9
生物学（biology）…107,120,128,145,193,313,336, 359,361,363,391,407,474,490-1,495,520,**559**-60, 566-9,695,711,717,727,729-30,737,742,745,750, 794,812,829-30,839,882,892,908,928,974,991, 994-5
生物学研究 ………………………………4
生物学上の親子関係（血縁）……………644
生物医学的アプローチ …………………557
生物学的医学 ……………………………704
生物学的区分 ……………………………487
生物学的決定論 …………………………363
生物学的現象 ……………………………567
生物学的社会学 …………………………416
生物学的種概念 …………………………561
生物学的人類学 …………………………661
生物学的精神医学 ………………………308,540
生物学的体系 ……………………………441
生物学的治療法 …………………………456
生物学的な性 ……………………………583
生物学的ヒト ……………………………468
生物学的封じ込め ………………………5,254
生物学的マーカー ………………………647
生物学的要因 ……………………………586
生物学的理論 ……………………………557
生物学と医学の応用に関して人権と人間の尊厳を擁護するための条約 …………………474
生物環境 …………………………………356
生物共同体 ………………………………560,686
生物群 ……………………………………560
生物群集 …………………………………549
生物圏 ……………………………128,560,748

事項索引

生物現象 ……………………………………566
生物圏全体の民主主義 ………………………639
生物個体 ……………………227,416,441,529
生物災害 …………………………………731,846
生物災害　→バイオハザード ………………**560**
生物（細菌）兵器 ……………………………695
生物資源（biological resources, living resources）……………………………………**560**
生物資源原産国 ………………………………560
生物社会（society of organism）…………**560**
生物社会学 ……………………………………561
生物社会論 ……………………………………561
生物種（life species）……274,442,506,529,**561**-2, 564,592
生物種の減少　→生物種 …………………**562**
生物種保護 ………………………………391,978
生物進化 ………………………………………390
生物・心理社会的展開モデル ………………538
生物心理社会モデル …………………………488
生物製剤 …………………………………732,962
生物全体社会 …………………………………561
生物体 ……………………………………739,794,944
生物多様性 ………………………441,561-2,578
生物多様性国家戦略 …………………………562
生物多様性条約（Convention on Biological Diversity）…4,63,199,393-4,440-2,**562**,564,578, 678-9,964,1001
生物多様性条約（第2条）…………………560
生物多様性の保全 …………………………1001
生物蓄積性 ……………………………………564
生物地理学 ……………………………………559
生物的環境 ……………………………………549
生物的環境内部 ………………………………549
生物的・心理的・社会的疾病 ………………690
生物的側面 ……………………………………591
生物と医学の使用に関する人間の権利と人間の
　　尊厳の保護条約 …………………………759
生物特許 ………………………………………645
生物濃縮（bioaccumulation）…204,**563**,854-5,907
生物濃縮係数 …………………………………563
生物の改善・改変 ……………………………569
生物の個体発生 ………………………………592
生物の種 …………………………………390,461
生物の設計図 …………………………………67
生物の専制 ……………………………………759
生物の多様性 ……………………………203,441-2
生物の多様性に関する条約 …………………914
生物複合環境 …………………………………129

生物分類 ……………………………………426,561
生物分類法 ……………………………………426
生物兵器 ……………………………………558-9,696
生物兵器戦争 …………………………………732
生物保護（biological conservation）……**564**,964
生物命名法 ……………………………………426
生物由来製品 …………………………………897
生物由来のもの ………………………………560
政府の委員会 …………………………………576
政府の許認可 …………………………………662
性文化 …………………………………………519
成文法 ……………………………………294,413
性別 …56,142,179,439,552,615,650,691,738,742,910
性別違和 …………………………………551,691
性別再指定手術（SRS）……………………553
性別適合手術 …………………………………772
性別認定 ………………………………………554
性別役割（sex roles, gender roles）……**565**,785
性別役割分業 ……………………………633,779
性別役割分担 …………………………………523
生への畏敬 ……………………………………938
聖ベルナール修道僧 …………………………827
性暴力 …444,524,633,658,736,853,923,941,962,994
性暴力被害 ……………………………………658
性ホルモン …………………………………379,691
性本能（sexual drive）………………**565**-6,842
精密検査 …………………………272,714,915
精密電子機器 …………………………………142
精密分子機械 …………………………………567
生命（life）…26,31,40,77,89,137,147,219,332,383, 391-2,407,442,458-9,461,480,483,520,**566**,568-73, 593,595,608,720,728-9,731,739,752,760,763,768, 770,786,788-9,794,812,820,831-3,845-7,852,859, 862-4,876,880,890,894,896,900,902,908-9,911,921, 923-4,929-30,940,954-5,958-60,968,995,999
生命ある個体 …………………………………571
生命医学機関 …………………………………577
生命医学研究 …………………………………728
生命医学倫理 ………………………………626,985
『生命医学倫理』 …………………………108,806
『生命医学倫理の諸原則』 …………………906
生命医学倫理四原則（自律尊重、無危害、善行
　　仁恵、公正）……………………………212
生命維持 ……………………………………35,719
生命維持管理装置 ……………………………930
生命維持処置 …………………………………14
生命維持装置（life-sustaining device）…6,383, 388,**567**-8,608-9,707,921,982

1434

事項索引

生命維持治療拒否 …………………258,316
生命（延命）至上主義 …………………995
生命科学（life science, life sciences）……13,41,
　313,559,566,**568**-70,582,758,908,944,973,997
生命科学研究 ………………………………758
「生命科学－倫理から法へ」……………341
生命価値 ……………………………………171
生命活動 …………………………135,547-8,627
生命観（idea of life）………520,**569**-70,688,770
生命感情の一体感 …………………………672
生命刑 ………………………………………368
生命形態 ……………………………………578
生命形態の個体数 …………………………578
声明・決議 …………………………………577
生命圏 ………………………………………395
生命権（life right）………………**570**-1,890
生命現象 ……………24,559,566 7,569 70,572,712
生命現象　→生命 ……………………**571**
生命圏中心主義 ……………………………572
生命圏平等主義 ………………………572,713
生命工学 ………………………………706,865
生命功利主義 ………………………………721
生命至上主義 ……………………………135,373
生命諸科学 …………………………………728
生命・身体 …………………………………546
生命身体不可侵権 …………………………484
生命政策 ……………………………………732
生命政治 ……………………………………732
生命像 ………………………………………567
生命操作 …………………………294,478,582,895
生命操作技術 ……………………………572,859-60
生命尊重 ……………………………………853
生命尊重の原理 ……………………………486
生命体……392,395,568,571-2,678,712,831,872,940,
　995-6
生命短縮 ……………………………………459
生命中心主義（biocentrism）………395,**571**-2
生命的原動力 ………………………………566
生命と倫理に関する懇談会 ………………576
生命についての侵害排除権 ………………571
生命についての保護請求権 ………………571
生命の畏敬 …………………………………767
生命の泉政策 ………………………………732
生命の重さ …………………………………380
生命の可能性 ………………………………955
生命の機械化 ………………………………360
生命の危険 …………………………………624
生命の起源 …………………………………559

生命の始期 …………………………………484
生命の質（QOL）…380,419,521,571,619,631,862,
　891-2,995-6
生命の質　→QOL ………………………**572**
生命の質で調整した生存期待年 …………619
生命の主体 …………………………………678
生命の処分の自由 …………………………376
生命の神聖さ（SOL）……………………862
生命の選択 …………………………………439
生命の選別 …………………………………863
生命の操作・管理 …………………………581
生命の尊厳（sanctity of life）……31,452,**572**,898,
　960
生命の尊重 …………………104,338,853,879,933
生命の誕生 …………………………………678
生命の始まり（the beginning of life）……**573**-4
『生命のはじまりに関する教書』……………727
生命の不可侵性 ……………………………757
生命の保護 …………………………………607
「生命は尊貴である。一人の生命は、全地球よ
　りも重い」………………………………74
生命表 …………………………………547,574
生命への畏敬 ………………………………392
生命保険（life insurance）……72,142,**574**-5,820
生命保険会社 ……………………………73,574-5,790
生命保険金支給 ……………………………499
生命保険システム …………………………574
生命予後（life prognosis）………46,342,**575**,619
生命力 ………………………383,567,578,651,655,770
生命倫理（bioethics）…14,26,37,38,95,331-2,352,
　364,370,392,414-5,417,428-9,441,453,465,473-4,
　483,545,547,558,569,571,573-4,**576**,590,621,639,
　695,697,699,702,707,714,723,739,743,752,757,
　775,777,779,796,805-6,809,835,842,850,860,867,
　875,898,902,908,924-5,930,937,974-5,984,999,
　1000
生命倫理・安全部会 ………………………875
生命倫理学 …26,138,171,331,337,513,648,677,706,
　719,799,863,892,918,940
生命倫理研究会 ……………………………576
生命倫理原則 ………………………………807
生命倫理三法 ………………………………576
生命倫理専門調査会 ………………………875
生命倫理調査会 ……………………………603
「生命倫理と人権に関する世界宣言」…213,474,
　762
生命倫理の四原則 …………………………806
『生命倫理百科事典』………………………273,729

1435

事項索引

生命倫理法 ………………38,**576**,739,789,810
生命倫理法試案 ……………………………576
生命を維持する権利 …………………………570
性目標 …………………………………………551
性目標倒錯 ……………………………………551
製薬会社 ……………91,279,513,755,881
製薬学 …………………………………………107
製薬企業 ………………………324,514,876-7
製薬産業 ………………………………………642
誓約書 →同意書 ……………………………**577**
製薬メーカー ……………………………………30
石油化学工業 …………………………………889
西洋医学 ………33,245,489,591-2,610,667,765,768,902
西洋医術 ………………………………………767
西洋近代医学 ………………………390,488,591
西洋近代医療 …………………………………902
整容外科 ……………………………………771-2
性欲 ………………………131,514,737,845,962
性欲　→性本能 ………………………………**577**
性欲過剰 ………………………………………566
性欲減退 ………………………………………566
性欲動 …………………………………………566
性欲動　→性本能 ……………………………**577**
性欲の質的異常 ………………………………551
性欲の低下 ……………………………………161
生理 ……………………………………………111
生理学 …25,28,208,500,559,674,676,707-8,749,788,851,869-70,883,912,928,930
生理学的差異 …………………………………523
生理機能 …………………………………676,944
生理食塩水 ……………………………………896
生理的機能 ……………………………………537
生理的食塩水 …………………………………376
生理溶液 ………………………………………896
性倫理 …………………………………………520
政令 ………………………………………809,847
聖霊 ……………………………………………246
聖隷三方原病院ホスピス病棟 ………………630
『西暦2000年の地球』 ………………………305
精錬工場 …………………………………………51
精路 ……………………………………………864
聖路加国際病院 ………………………………993
精路形成術 ……………………………………864
生を選ぶ権利 ……………………………258,346
「世界遺産条約」 ……………………………578
世界医師会（World Medical Association）…27,278,373,405,441,495,**577**-8,647,702,710,766,791,804,917,931,997
世界医師会総会 …………………………405,640
世界外自己投出 ………………………………375
世界観 …………………………………………170
世界銀行（WB） ………………………………978
世界経済システム ……………………………475
世界サミット2005 ……………………………923
世界自然憲章（World Charter of Nature）………………………………393-4,**578**
世界宗教 ………………………………………430
世界食糧安全保障に関するローマ宣言 ……462
世界食糧サミット ……………………………462
世界女性会議 …………………………………922
世界人権宣言 ………225,281,332,387,473,760,843
世界人権宣言第3条 …………………………570
世界人口 …………………………475,485,639
世界人口会議 …………………………………922
世界人口増加抑制策 …………………………475
『世界人口白書』 ……………………………639
世界精神医学会（WPA） …………………671,846
世界的均衡 ……………………………………197
世界的経済危機 ………………………………379
世界的問題群（world problematique）……959
世界の人口 ……………………………………462
世界の文化遺産及び自然遺産の保護に関する条約 ……………………………………………203
「世界の霊魂」 ………………………………638
世界保健機関（WHO）（World Health Organization）…11,55,126,150,213,323-4,351,439,538,**579**,671,675,805,819,848,970
「世界保健機関憲章」 …………………279,323,579
世界保健機関（WHO）薬物依存に関する専門委員会 ……………………………………………881
「世界保健白書」 ……………………………283
世界保全戦略 …………………………………203
セカンドオピニオン（second opinion）…92,114,163,214,**579**-80
セカンドオピニオンを得る権利 ……………212
セカンドオピニオンをとりますか ……………580
咳 …………………………………………………8
赤外線 ……………………………………………148-9
赤十字（Red Cross） …………………………**580**
赤十字基本原則 ………………………………580
赤十字規約 ……………………………………580
赤十字国際委員会 ……………………………580
赤十字国際会議 ………………………………580
赤十字・赤新月社連盟 ………………………580
脊髄 …………………………………653,708,969

事項索引

脊髄小脳変性症 …………………153
脊髄反射 ……………………721,912
脊髄麻酔 ………………………653
石炭 ……………………………322
脊柱 …………………………727,969
脊柱管狭窄症 …………………153
脊椎 …………………………435,986
脊椎損傷 ………………………260
脊椎動物 …………799,865,894,913
責任（responsibility）……2,75,373-4,391-2,**580**-2, 607,634,662,738,748-9,859,861,895,938
責任医師 ………………………978
責任意識 ………………………581
責任遺伝子 ……………724,753,778
責任回避 ……………………90,114
責任がなければ刑罰なし …………264
責任原理 ………………………862
責任主義 …………………242,264,862
責任主体 ……………………467-8
責任という原理 …………………585
『責任という原理』 ……………585
責任能力（competence）…264,367,372,489,534, 539,**582**-3
責任の審判 ……………………373
責任無能力 ……………16,536,539
責任倫理学 ……………………938
責務 ……………………………154
責務不履行 ……………………957
石油 ……………………305,322,344
石油コンビナート ………………296
石油ショック …………………699
石油文明 ………………………359
セキュリティ …………………665
赤痢 …………………216,310,666
赤緑色盲 ………………………367
セクシズム ……………………942
セクシャリティ（sexuality）…363-4,514,524,527, 553-4,**583**,633,691-2,728,734-7,800-1,839
セクシャル ……………………736
セクシャルアイデンティティ ……526
セクシャルハラスメント（sexual harassment） ………524,**583**-4,736-7,816
セクシャルハラスメント防止 ……632
セクシャルマイノリティ ……800,838
セクシャルワーカー ……………522
セクソロジー（sexology）…515,523,**584**-5
セクソロジスト …………………515
セクハラ ……………………15,584

セクハラ →セクシャルハラスメント ……**585**
施術券 …………………………103
施術（治療） ………………103,432
生殖医学 …………………705,788
世俗化 …………………………178
世俗社会 ………………………171
世代 ……………………………585
世代間伝達 ……………………6,229
世代間の公平 …………………578
世代間の資源配分 →世代間倫理 ……**585**
世代間の理解 …………………237
世代間利益全体功利主義 ………938
世代間倫理（intergenerational ethics）……224, 582,**585**,940
世帯単位の原則 ………………516
世代別人口比率 ………………718
切開 ……………………………174
切開手術 ………………………765
切開排膿 ………………………845
積極的安楽死 …352,377,407,459,573,756,834,863
積極的安楽死 →安楽死 ………**586**
積極的差別是正策（affirmative action）…525
積極的慈恵原則 ………………370
積極的自由 ……………………427
積極的情報収集権 ………………466
積極的臓器提供論 ………………786
積極的治療 ……………………626
積極的な自由 …………………924
積極的抑制 ……………………849
セックス ……………363,522,583,691
『セックス&ブレイン』 …………523
セックス脅迫 …………………445
セックスワーカー ……………373,839
赤血球 …………………………269
赤血球ABO型 …………………47
接合体 ……………………801,840
窃視症 …………………………551
節酒 ……………………………494
接種 ……………………………75
切除 ……………………………174
摂食 …………………………312,842
接触 …………………………80,336
摂食障害（eating disorders）……82,455,489,**586**, 689,994
接続可能性 ……………………732
絶対悪 …………………………40
絶対帰依 ………………………49
絶対主義国家 …………………172

1437

事項索引

絶対神	177
絶対的応報刑罰	264
絶対的価値を有するもの	469
絶対的終身刑	432
絶対的不妊症（absolute sterility）	788
絶対平和主義	130
切断	845
接着剤	161,499,682
窃盗	882
刹那滅	381
設備	19,27
切腹	458
絶望	80,256
絶望的無力感	689
説明義務	38,85,114,453,664
説明義務違反	40,86,100,608
説明する義務	325
説明責任	88,581
説明と同意	113,325,702,711,723
「説明と同意についての報告」	213
絶滅	138,841
絶滅危惧種	549,564,578,679,713
絶滅危惧種　→種の保存	**586**
絶滅危惧種保護策	564
絶滅種	549
絶滅収容所	695,841
絶滅と進化の歴史	678
絶滅の恐れのある動物の種名リスト（レッドリスト）	561
「絶滅のおそれのある野生動植物の種の国際取引に関する条約」	561,963
「絶滅のおそれのある野生動植物の種の保存に関する法律」	201
「絶滅の危機にある種の法」（Endangered Species Act）	200
『摂養要訣』	901
セティゲルム種	10
セデーション（sedation）	**586**,675
瀬戸内海	296,507
セーファーセックス	763
セフェム系	309
セーフティ（safety）	731
セベソ	611
セベソ事件（Seveso Affair）	**587**
セミ＝ベジタリアン（semi-vegetarian）	798
セム的一神教	49
施薬院	828
セリーズ原則	128,748
施療事業	768
施療病室	768
施療病棟	768
セルフエスティーム	690
セルフケア（self care）	610,856
セルフネグレクト	947
セルロプラスミン	117
セレラジェノミックス社	440
セレラ社	984
セレン	682
セロトニン	308
世話	151,261
善	108,138,158,318,370,383,389,735,772,814,863,915,918,934,936
善悪	177
善悪二元論	143
繊維	622
善意	730
船員保険	288,310,326,423-4
船員保険法	326,423
遷延性意識障害（prolonged disturbance of consciousness）	35,**588**
遷延性植物状態	182,582
全額自己負担	99
全額負担	128
全患協	589
全患協支部長会議	589
善管注意義務（diligence of a good manager）	85,**588**-9
善管注意義務違反	588
前期高齢者（65〜74歳）	320
前期中等教育	173
前期胚（pre-embryo）	727
前期破水	476
専業主婦	74,402
選挙権	317,325,555,854
選挙資格	317
選挙人名簿	333
『千金要方』	748
前屈姿勢	740
尖形コンジローム	517
全血製剤	269
宣言	577
宣言決議	578
善行	25,74,227,597,806,862
善行原則　→慈恵（善行・慈恵）原則	**589**
選好功利主義	319,773
善行の原則	370,623,893

1438

全国一律の排出基準	507	染色液	590
全国オーガニックプログラム	888	生殖腺	786
全国研究大会・総会	701	染色体（chromosome）	53-5,58,62,274,528,530,
全国原告団協議会	589	**590**-1,739,758,801,840,913	
全国サリドマイド訴訟統一原告団	355	染色体DNA	944,973
全国市長会	517	染色体異常(chromosomal aberration)	67,244,
全国精神衛生連絡協議会	869	274,277,436,439,590,**591**,593,707,831-2,902	
全国精神健康協会	869	染色体異常症	72
全国総合開発計画	296	染色体検査	66,439
全国知事会	517	染色体構造異常	596
全国ハンセン病療養所入所者協議会（全療協）		染色体数異常	596
	589	染色体地図	67
全国被害者支援ネットワーク	754	染色体突然変異	223
全国保健・医療・福祉心理職能協会（全心協）		染色体分析	434,439,902
	506	前処置療法	334
全国油症治療研究班	176	全人	93,101,163,185
全国療養所患者協議会	**589**	戦陣医学	692
全国連携組織	614	全人医療	219
戦後公教育	173	全人格	178
戦後資本主義	411,781	全身管理	983
戦後処理的治安対策	403	全身倦怠感	45
戦後民主主義	781	先進工業国	698,713
前婚	339	先進国	123,393,562,741,799,806,813,819,886,989
戦災孤児	403	先進国首脳会議	16
潜在的生命	255	先進国中心主義	713
潜在的保因者　→保因者	**589**	先進国の浪費	329
潜在認知	402	先進諸国	149
穿刺	521	全人的医療（holistic medicine）	365,591,634,
戦時	580	667,790	
『戦史（巻二）』	559	全人的医療看護	631
全色盲	367	全人的医療看護実践	629
煎じ薬	218	全人的医療理念	591
戦時体制	39	全人的活動	630
戦時病院	580	全人的苦悩	704
先住民	194,843,914,991	全人的ケア	512
専従有給職員	421	全人的立場	705
線状	61	全人的なアプローチ	643
戦場	580	全人的奉仕活動	630
戦勝国	694	全身放射線照射療法	526,852
洗浄精液	477	全身麻酔	47,334,521,844,932
戦傷病者援護事業	589	全身療法	162
戦傷病者および戦没者遺族に対する年金等の給付		前世	52
	589	前成説（preformation）	**592**
戦傷病者戦没者遺族等援護法	590	宣誓文	693
戦傷病者相談員	590	全生命体平等主義	395
戦傷病者手帳	590	センセーショナリズム	866
戦傷病者特別援護法	314,**589**-90	前世の業（カルマ）	361
戦傷病者特別援護法第9条	590	前線兵士	695

1439

先祖 ……………………………………609
戦争 ………50,75,138,178,589,762,819,859,881,994
全層角膜移植 …………………………166
戦争犠牲者給付 ………………………424
漸増試験 ………………………………700
戦争神経症 ……………………………994
戦争神経症者 …………………………221
戦争内乱 ………………………………80
戦争犯罪 ………………………37,696,814
喘息 ……………………………161,287,988
喘息患者 ………………………………988
喘息発作 ………………………………3
先祖供養 ………………………………785
全体主義 ………………………294,469,694
全体主義社会 …………………………511-2
全体性 …………………………………567
全体性の回復 …………………………80
全体的布置（ゲシュタルト）…………501
全体としての自然 ……………………638
仙台弁護士会人権擁護委員会 …………44
全体論（holism）………………24,221,591
全体論者 ………………………………638
全体論的環境倫理学 …………………638
全体論の思想家 ………………………638
全体論的倫理 …………………………686
選択 ……………113,744,752-3,779,793,807
選択基準 ………………………………755
選択権 …………………………81,763,793
選択する権利 …………………………63
選択中絶 ………………………………434
選択的人工妊娠中絶 ……………316,572,890
選択的中絶（selective abortion）……56,439,484,
　593-4,617,649-50,727,740,891-2,902,924,959-60
選択的妊娠中絶 …………………571,595,893
選択的胚移植 …………………………892
選択能力 ………………………………753
選択の自由 ……………………………465,918
先端医療（state-of-the-art medicine）…34,91-2,
　340,491,**594**,615,702,937
先端医療技術 ……………………135,624,829,996
先端科学技術 …………………………594,805,812
先端技術 ………………………………82,135
先端的実験治療 ………………………614
「戦地軍隊傷病者の保護に関するジュネーブ条
　約」……………………………………580
センチネルリンパ節生検 ……………521
先天異常（congenital abnormality）……55,290,
　431-2,528,593,**595**-6,763

先天異常児 ……………………………291
先天異常選別 …………………………595
先天奇形 ………………………194,432,595
先天奇形症候群 ………………………449
先天性異常 ……………………………788
先天性奇形児 …………………………611
先天性筋緊張性ジストロフィー ………55
先天性甲状腺機能低下症 ……………492
先天性高度難聴小児 …………………481
先天性股関節脱臼 ……………………32
先天性脂質代謝異常症 ………………657
先天性疾患 ………………………211,625,739,756
先天性障害児 …………………………876
先天性障害児治療 ……………………85
先天性小腸閉鎖 ………………………627
先天性心疾患 …………………32,492,499
先天性臓器障害 ………………………32
先天性代謝異常 ………………………284
先天性代謝異常疾患 ……………348,439
先天性代謝異常症 ………………72-3,217,595
先天性代謝疾患 ………………………549
先天性胆道閉鎖症 ……………………548
先天的聴覚障害 ………………………289
先天性風疹症候群（congenital rubella syn-
　drome）………………………………**595**
先天性風疹症候群児出生損害賠償事件 …959
先天性免疫 ……………………………867
先天性免疫不全 ………………………185
先天性免疫不全症 ……………………348,966
先天性溶血性貧血 ……………………177
先天説 …………………………………372
先天代謝異常症 ………………………778
先天的（congenital, a priori）…………**596**
先天的遺伝子異常 ……………………185
先天の気 ………………………………651
先天梅毒 ………………………………223
戦闘 ……………………………………692
前頭側頭葉型痴呆 ………………715,717
前頭葉 …………………………………17
前頭葉切截術 …………………………958
前頭葉白質 ……………………………958
全日本手をつなぐ育成会 ……………641
先入観 …………………………………354
全人間的復権 …………………………920
千年王国 ………………………………130
洗脳（brain washing）…………**596**,660
全脳 ……………………………307,720,722-3
全能細胞（totipotent cell）………**596**-7,739

事項索引

全脳死（whole brain death）…307,**597**,621,719
全能性（totipotency）……………………727
全能性幹細胞……………………………348
全脳の機能の不可逆的喪失……………224
船舶………………………………156,275
先発医薬品………………………………362
全般発作…………………………………663
善美…………………………………………1
潜伏期間……………………………129,517
全米女性機構（NOW）…………………793
全米胎児の生命を守る委員会（NRLC）……794
全米中絶生殖権行動連盟（NARAL）………793
選別出産…………………………………832
前方型痴呆…………………………………17
全面禁煙化………………………………225
専門医制度…………………………704,717
せん妄…………………………………35,919
専門医……………………………22,634-5,704,717
専門家……………………………114,160,534
専門外の疾患……………………………330
専門外来…………………………………157
専門家諮問部会…………………………579
専門学校……………………………152,693
専門機関…………………………………579
専門技術性………………………………589
専門職………………………………597,606
専門職向上の責務………………………542
専門職自立の責務………………………542
専門職養成研修事業……………………835
専門職倫理（professional ethics）……**597**
専門性…………………………………13-4,39
専門病院…………………………………504
占有………………………………………263
千里救命救急センタードナー…………44
前立腺がん………………………………865
前立腺肥大………………………………865
戦略兵器削減条約（START）…………165
占領軍……………………………………98
占領政策…………………………………100
善良なる管理者の注意義務……………588
善良の風俗………………………………304
洗礼………………………………………655

[そ]

粗悪品……………………………………78
躁うつ病……………………………120,536
躁うつ病 →精神病・神経症……………**598**
造影CT……………………………………971

造影剤……………………………………970
憎悪………………………………………129
騒音…………………………………3,287,295
騒音性難聴………………………………287
総括安全衛生管理者……………………956
早期………………………………………117
葬儀…………………………………380,408,605
臓器…41-2,73,102,226,268,348,405,438,480-1,491,
　493,521,548,574,594,596,598-9,602,620,656,659,
　687,721-2,727,777,786,868,903,912,928,940,942,
　944
臓器移植（organ transplantation）…27,48,50,53,
　73,76,82,92,108,113,138,166,208,268,294,335,340,
　368,380,405,473-4,488,491,545,571,576,**598**-9,615,
　625,651,660,688,702-3,706,712,721,723,729-30,
　774,777,847,867-8,940,943
臓器移植手術…………………………353,405
臓器移植待機者…………………………438
臓器移植ネットワーク…………………43
臓器移植法（Organ Transplantation/Transplant Act）…38,43,122,224,226,248,307,335,408,
　438,598,**599**-600,707,720-1,723,809
臓器移植法第1条…………………………656
臓器移植法の運用に関する指針………685
臓器移植を進めるに当たっての基本原則…723
早期介入……………………………………15
臓器機能評価……………………………45
争議権……………………………………294
臓器再生…………………………………705
臓器詐欺…………………………………601
早期支援…………………………………746
臓器資源　→臓器不足…………………**600**
早期死産…………………………………377
臓器市場　→臓器売買…………………**600**
早期死亡…………………………………500
臓器障害……………………………334,487
早期新生児死亡…………………………709
臓器生着率………………………………43
臓器窃盗…………………………………601
臓器贈与…………………………………601
臓器組織…………………………………773
臓器・組織移植…………………………728
早期治療……………………………45,494,515,589,714,903
臓器提供……………………43-4,74,307,340-1,373,429,
　474,492,598,600,615,621,656,687-8,699,723,777,
　969
臓器提供意思…………………………473,722
臓器提供意思表示カード………………45,656

1441

臓器提供システム……………………602
臓器提供者……………………44,405,438,548,942
臓器提供年齢……………………621,687
臓器提供年齢制限……………………452
臓器摘出……48,248,307,341,599-600,602,668,720,722,912,942
「臓器の移植に関する法律」…44,599,601,615,656,687,703,707,722
臓器の移植の運用に関する指針……………………722
葬儀の拒否……………………123
臓器の部品（パーツ）化……………………360
臓器の分化……………………436
臓器売買（organ trade）…548,599,**600**-2,699,723
臓器売買禁止……………………601
臓器売買賛成論……………………601
早期発見…45,121,163,185-6,494,515,589,720,746,869,903
臓器バンク……………………47
臓器搬送……………………45
葬儀費用……………………74
臓器不全……………………598
臓器不足（organ shortage）…40,598,**601**-2,688
臓器分化……………………616
臓器分配システム……………………43
臓器保護技術……………………48
臓器保存液……………………599
臓器や精子売買……………………316
早期幼児期……………………129
早期幼児自閉症……………………5,408-9
早期流産……………………924
早期療育（early intervention）……………………**602**-3
臓器を売る権利（ないし買う権利）……………………601
装具……………………830
造血幹細胞……………………46,620,966
造血幹細胞移植……………………334,703,348
造血器……………………117
造血前駆細胞……………………348
総合医……………………634,635,798
総合外来……………………157,932
総合科学技術会議（Council for Science and Technology Policy, Cabinet Office）…**603**,875
総合科学技術会議の生命倫理調査会…682,732
総合環境政策局……………………194
総合周産期センター……………………431-2
総合職……………………524
総合診断……………………485
総合性……………………603
総合大学……………………28

「総合的な介護予防システム」……………………320
総合人間学……………………385
総合病院……………………932
総合病院聖隷三方原病院ホスピス病棟……828
相克説……………………680
相互作用……………………354,783,881
相互作用説……………………490
相互承認……………………187
相互性……………………261
相互性のモラル……………………793
相互的意思決定……………………337
相互的強制……………………244
相互に約束し保障する……………………581
相互評価……………………817
相互扶助（mutual aid）……379,398,574,**604**,781,909-10
相殺……………………167
葬祭費の支給……………………590
葬祭扶助……………………516
葬祭料……………………297,905
操作的診断基準……………………120,539
操作的診断基準 →国際疾病分類第10版…**604**
操作的定義……………………643
早産……………………431,740,852
早産児……………………728
『荘子』……………………125,304,901
喪失……………………256
喪失感……………………686
桑実期……………………734
喪失経験……………………660
喪失体験……………………256
桑実胚……………………616
総死亡率……………………410
宗主国……………………154
創傷処置……………………932
創傷の有無……………………409
草食……………………461
増殖能……………………620
痩身……………………284
痩身術……………………610,772
増進的（positive）優生学……………………891-2
葬制（death custom）……………………**604**-5,659
増税化……………………186
『創世記』……………………362,678
造精機能……………………526
造精機能障害……………………707
躁性興奮……………………167
双生児……………………53

造精子剤	525	ソウル大学	260,278
葬送	361,605,785,834	早老症	153
想像妊娠	627	疎外	342,749
葬送の自由	605,834	ソーカル事件	344
相続	40-1,859	『続「あの世」からの帰還－新たなる真実・47名の臨死体験』	926
相続権	609		
相続人	42	惻隠	76
宋代	901	息穏（米非司西同片）	998
双胎間輸血症候群	618	息災	865
双胎児	650	息災延命	865
相対神	177	息災法	865
相対性理論	382	促進	135
相対的終身刑	432	促進型急性拒絶反応	45
相対的貧困率	263	即身成仏	381
相談	83	塞栓	811
相談（consultation）機能	340	測定値	700
相談相手	686	測定論的な知能観	643
相談援助	420	側頭葉	17,399
相談援助サービス	420	続発性不妊症（secondary sterility）	787-8
総胆管閉塞型（I型）	634	粟粒結核	968
装置	19	鼠径部皮膚	521
早朝空腹時血糖	675	鼠径ヘルニア	864
相同遺伝子座	801,840	組織	19,347-8,521,594,605-6,656,659,687,734-5,944
相同染色体	54		
相同的組み換え	274	組織移植（tissue transplantation）	43,**605**-6,783
僧尼	785	組織移植ネットワーク	606
壮年期	909,953	組織工学	347,481
掻爬（そうは）	833,998	組織工学　→再生医学	**606**
掻爬（そうは）術	484,894	組織細胞	620
早発性痴呆	671,715	組織修復システム	620
総病床数	503	組織提供	606
葬法	604	組織適合性検査	48
双方向送受信	132	組織内相談窓口設置	694
相貌失認	402	組織の鮮度	647
総報酬制度	288	組織の損傷	673
僧帽弁膜症	494	組織の摘出	576
相補・代替医学	620	組織の内部	693
相馬事件	**605**	組織暴力団	164
総務省	398	咀嚼機能の回復	366
贈与	840	ソーシャルインクルージョン	606
総予算制	504	ソーシャルエコロジー	129
双利共生関係	238	『ソーシャル・テキスト』	343
総理府	603,723,875	ソーシャルワーカー（social worker）	100,229,403,419,**606**-7
ゾウリムシ	864		
僧侶	785	ソーシャルワーク	240,542,606
総量規制方式	507,615	訴訟	38,608,677,783,803,862,917
造林地への加害	679	訴訟依頼人	254
ソウル	27,804	訴訟能力	534

事項索引

訴訟費用 …………………………………141
ソース（供給能力）……………………322
蘇生 ………………………………………405
蘇生可能 …………………………………607
蘇生技術 …………………………………405
蘇生限界点（the point of no return）…**607**,724
蘇生術 ………………………………964,975
蘇生術回避の取り決め（DNR）………352
蘇生措置 …………………………………975
祖先神 ……………………………………374
祖先崇拝 …………………………………940
育ち ………………………………………59
育ての親（里親）………………………402
育てる漁業 ………………………………560
措置 ………………………………………497
措置入院 ……………10,119,241,312,314,445,455,543,847
措置入院 →精神保健福祉法 …………**607**
疎通 ………………………………………35
卒業式 ……………………………………693
そっとしておいてもらう権利（the right to be let alone）……………………………789
ソドミー法 ………………………………838
ソフィア議定書 …………………………359
ソフトウェア ……………………………411,984
ソフトウェアメーカー …………………984
ソフトドラッグ …………………………373
祖父母 ………………………40,50,175-6,333,609
ソープランド ……………………………778
ソーマ ……………………………………512
ソムニフェルム種 ………………………10
ソリブジン ………………………………978
ソリブジン事件 ……………………252,881
ソリブジン薬害事件 ……………………79
『ソルフェリーノの思い出』…………580
ソルフェリーノの激戦 …………………580
ソ連 ………………………………………165
ソ連型社会主義 …………………………855
ソ連人 ……………………………………696
ゾロ品・ゾロ薬 …………………………362
損害 ……………………38,133,574,581,607,694,861,917
損害賠償（compensation for damages）…40,74,167,212,332,546,581,**607**-8,626,677,834,859,862,910-1,957
損害賠償額 ………………………………183
損害賠償義務 ……………………………445
損害賠償請求 ……………………38,90,668
損害賠償請求事件 ………………………857

損害賠償請求訴訟 ………………………751
損害賠償責任 …40,128,275,445,546,588-9,607,748
損害賠償命令 ……………………………44
損害賠償を求める訴訟 …………………513
損害保険 …………………………………820
尊敬 ………………………………………391
尊敬語 ……………………………………50
尊厳 ……177,193,213,237,258,262,294,320,467,606,608,703,714,734,767,775,811,817,831,918,983
尊厳ある命 ………………………………416
尊厳死（death with dignity）…35,53,76,171,207,258,294,316,388,417,459,461,473,571,**608**-9,706,720,757,814,850,903,921,928,975
尊厳死の宣言書 …………………609,706-7,921
尊厳死の宣言書 →日本尊厳死協会 …**609**
尊厳死法 ……………………………389,921
尊厳死法 →安楽死法 …………………**609**
尊厳死論争 ………………………………406
尊厳性 ………………………………212,734
尊厳に満ちた生 …………………………568
存在 ………………………………………608
存在責任 …………………………………937
存在の維持への義務 ……………………938
存在論 ……………………………………936
損失 ………………………………………872
尊属 ………………………………………610
尊属殺人 …………………………………885
尊属殺人罪 ………………………………266
尊属殺人重罰規定 ………………………610
尊属・卑属（ascendant/descendant）…**609**
尊重 ……………………14,138,294,738,772-3
村落共同体 …………………………604,955

[た]

タイ …………………………………166,359
体育 ………………………………………172
第1号被保険者 …………………………450
第一次改正医療法 …………………878,884
第1次国民健康づくり対策 ……………806
第一次世界大戦 ……………422,559,694,779
第1回連絡懇談会 ………………………614
第1相試験 ………………………………640
退院患者継続看護指導料 ………………818
退院困難 …………………………………455
太陰・小陰・厥陰 ………………………680
大陰唇 ………………………………174,854
退院制限 …………………………………433
退院率 ……………………………………750

事項索引

大宇宙 …………………………………218
『大英帝国労働人口集団の衛生状態に関する報告』………………………………303
体液 ……………………………101,850
体液性免疫 ……………………………867
ダイエット（diet）………282,**610**-1,766,772,813
ダイエット甘味料 ……………………610
ダイエット食品 ………………………610
ダイエット本 …………………………610
ダイエット用サプリメント …………354
対応 ………………………………………36
対応能力 ………………………………582
ダイオキシン（dioxin）……157,176,185,204,296,460,**611**
ダイオキシン汚染土壌 ………………587
ダイオキシン対策官 …………………194
ダイオキシン類 ……………………189,611
体温降下 ………………………………396
対価 ………………………………478,490
胎芽（embryo）…………………439,727
胎芽　→胎児 …………………………**612**
体外（in vitro）………………………612
体外受精 ……39,138,179,244,270,316,435,439,512,529-31,569,573-4,576,624,628-9,644,705-6,725,727-8,737-9,764,787-8,830,833,852,895,959,965
体外受精　→体外受精・胚移植（IVF-ET）…**612**
体外受精型代理母 …………………181,624,827
体外受精技術 ………………525,631,707,965
体外受精児 …………………………530,728,965
体外受精胚 ……………………………577
体外受精・胚移植（IVF-ET）(in vitro fertilization and embryo transfer) ……436,477,**612**,727,852,979,1002
体外受精・胚移植に関する見解 ……789
体外受精法 ……………………………437
胎外生殖 ………………………………512
体外離脱 ……………………………630,925-6
代替 ……………………………………347
代替医療 ………………………………390
代替治療 ………………………………336
代替療法 ……………………………335-6
胎芽期 …………………………………596
退学 ……………………………………123
怠学 ……………………………………786
入学 …28,64,152,235,344,584,597,693,756,846,875,984
大学医学教育 …………………………613
大学医学部 ……………………………614

大学医学部・医科大学 …………**613**,935-6
大学医学部医科大学倫理委員会連絡懇談会
　………………………………**614**,936
大学院 …………………………………107
大学院生 ………………………………614
大学基準協会 …………………………107
大学東校 ………………………………292
「大学等の研究機関等における組換えDNA実験指針」………………………………254
大学病院（university hospital）…29,83,98,613,**614**-5,681
大家族 …………………………………167
胎芽病（奇形）………………………596
体幹 ……………………………………20
大気 ………………141,149,156,194,298-9,549,988
大気汚染 …3,162,189,194,287,295,297,444,587,907,988-9
大気汚染系疾病 ………………………299
大気汚染物質 ………………………650,988
「大気汚染物質長距離移動計測共同技術計画」
　………………………………359,650
大気汚染防止対策 ……………………615
大気汚染防止法（Air Pollution Control Law）
　………………………………266,297,**615**
大気環境 ………………………………988
待機患者 …………………………335,660
大企業支配 ……………………………263
大奇形 …………………………………223
待機高齢者 ……………………………817
待機者リスト（waiting list）…………**615**-6
大気中の温室効果ガス ………………636
大規模水力 ……………………………257
大規模土地造成・開発 ………………549
大規模病院 ……………………………29
大虐殺 …………………………………695
退去 ……………………………………123
怠業 ……………………………………164
大恐慌 …………………………………694
太極拳 …………………………………287
ダイク ………………………………943
待遇の確保 ……………………………632
大群因子 ………………………………643
体系化された専門知識 ………………597
大血管 …………………………………435
大血管転位 ……………………………494
体験 …………………………………53,288
退行 …………………………………616,755
退行現象（regression）………………**616**,718

1445

大講座制	30
代行者　→代理人	**616**
退行性	944
代行判断（substituted judgment）	623,849,903
対抗文化	750,755
第五福竜丸	812
体細胞	70,481,758,846,867-8,891,913
体細胞遺伝子治療　→遺伝子治療	**616**
体細胞核移植クローン技術	259
体細胞クローン羊	530
第3回気候変動枠組条約締約国会議（COP3）	637
第三次改正医療法	884
第3次国民健康づくり対策	327
第三者	625
第三者の子宮	624
第三者の人体	624
第三世界	601,736,855,859
第3相試験	640
第3の多様性	441
胎児（fetus）	10,55,57-8,112,122,255,265,291, 332,353,355,373,377,392,397,431-2,434-6,439, 468-9,473,475-6,480,483-4,491,573-4,591,595, **616**-7,625,627-8,645,647-9,659,669,700,727-8,735, 740,742-3,755,778,783,789,794,802,832-3,847, 852-4,859,863,892-4,902,904,924,939,954-5,959
胎児DNA診断技術	593
胎児期	596,727
胎児胸腔羊水腔シャントチューブ留置術	618
胎児血検査	617
胎児採血法	439
胎児実験（fetal experimentation）	**617**
胎児死亡（fetal death）	377
胎児手術	378
胎児障害	287,596
胎児条項	593,896
胎児診断（fetal diagnosis）	439,593,**617**,706, 833,896,902
胎児診断技術	593
胎児性別診断	902
胎児性別判定	439
胎児性水俣病患者	298
胎児組織	647
胎児組織検査	617
胎児治療（fetal therapy）	432,573,617,**618**,650, 727
体質	9,18,312,742,871,883
胎児軟部組織	650
胎児の権利	649,954
胎児の死	699
胎児の姿勢	650
胎児の障害	593,625
胎児の人権	595
胎児の生存権	484,547
胎児の性別	464
胎児の生命	648,924
胎児の生命権	571
胎児の先天性欠損（小眼球症、白内障、難聴、精神遅滞や心奇形）	595
胎児の選別	632
胎児の地位	648
胎児の病歴や家族歴	647
胎児発育不全	431
胎児は人である	649
大慈悲	76
胎児皮膚生検法	439
胎児病	596
体脂肪	618
体脂肪計	618
体脂肪率（body fat percentage）	**618**,968
体脂肪量	618,766
代謝	723,778
代謝拮抗剤	162
代謝産物	58,368,731
代謝障害	67
代謝性	36
代謝阻害薬	868
代謝内科	928
代謝・内分泌障害	307
大衆	173
体重	142,610,618,766
体重管理	611
体重計	618
体重減量	610-1
大衆薬	783
体重抑制	586
体重抑制の嗜癖性	586
大正	28
対象愛	697
代償型	583
対象関係学派	540
大正期	768
対照群	495
大正時代	781
対象認知	399
大乗仏教	1,381,431,785

事項索引

帯状疱疹	45
対照薬	700
代償／利益比（cost-benefit ratio）	162,**619**,710,928
対症療法（symptomatic therapy）	**619**,725
退職年齢	507
胎児利用	647
大審院判例	489
対人援助技術	262
対人関係	6,12,129,371,697,844,846,871,994
対人関係能力の障害	586
大臣官房	311
対人恐怖	556
対人サービス	125
対人理解	237
大豆	63-4
胎牛	435
耐性	654
耐性遺伝子	620
胎生学	440
体性幹細胞（AS細胞）（somatic stem cell, adult stem cell）	347-8,**620**,868
胎生期	222
耐性菌（resistant bacteria）	112,310,**620**,774
体性痛	673
体制変革	639
大雪山国立公園	434
大絶滅	442,678
代替医療	186,282,537,599,902
代替医療・代替医学（alternative medicine）	**620**
代替技術運動	620
代替実験	677
代替手段	22
代替措置	621
代替治療	46
代替治療法	113
代替不可能	53
代替フロン	149
代替フロン等人工化学物質3種	637
代替補完医療	288,591,856
代替療法	185
代諾	621,752
代諾者（proxy consenter）	351,452,**621**
体調	742
大腸	680
大腸がん	185
大腸菌	62-3,846

多遺伝子（多因子）遺伝病	72
態度	19,336
体動	599
胎動	650,955
大動脈狭窄	494
大動脈中隔欠損	494
大動脈弁膜症	494
大統領	14
大統領委員会	729,982
胎内	681
胎内実験　→胎児実験	**621**
胎内治療　→胎児治療	**621**
第2号被保険者	450
第二次医療法	776
第二次医療法改正	680,925
第二次改正医療法	884
第2次国民健康づくり対策	327,806
第二次婚姻ブーム	483
第二次女性解放運動	523,565
第二次性徴	379,556
第二次世界大戦	78,91,144,155,164-5,194,278,328,403,414,422,441,479,485,495,559,563,596-7,613,640,702-3,710,728,781,786,804,820,841,859,869,881,891,895,897,931,971,997
第二次ベビーブーム	483
第26回国連総会	559
第29回人権擁護大会	386
第2相試験	640
大日本製薬	355
大日本帝国憲法（明治憲法）	317
第二の意見	579
『第二の性』	565
第二波フェミニズム	514
第二薬局	79
第二燐酸ソーダ	872
大脳	16-7,461,597,621,783
大脳黒質線条体ドーパミン神経系	783
大脳死（cerebral death）	597,**621**,719
大脳疾患	663
大脳生理学	717-8
大脳前頭葉	717
大脳半球	719
大脳皮質の知覚中枢	653
体罰	335
胎盤	116,348,377,434,595,727,852,902
対比関係	230
大ヒステリー	167
大病院	463,504

1447

事項索引

大病院志向	163	代理出産の禁止	576
代表制民主主義	858	代理承諾	533
タイプA（競争的でせっかちで仕事熱心）	489	対立遺伝子	801,840
対物サービス	125	代理同意	670
太平洋諸島国	198	代理人（agent）	150,212,555,621,**623**-4,854,856,922
太平洋戦争	292		
代弁者	210,392	代理人指示	623
代弁者 →代理人	**621**	代理妊娠	788
逮捕	133,165	代理人選任権	212
戴帽式	693	代理人の権限	623
大宝律令	433	代理母（surrogate mother, host mother）	57, 213,271,373,417,437,514,530,**624**-5,644,788,801-2, 827,830,965-6
大麻（cannabis）	11,134,**622**,682,792,844		
大麻研究者	622		
大麻栽培者	622	代理母出産	50
大麻樹脂（ハシシュ）	622	代理母制度	801
大麻精神病	622	代理母と子	515
大麻草（カンナビス・サティバ・エル）及びその製品	622	代理判断	582,863
		大量虐殺	662
大麻取締法（Cannabis Control Law）	**622**,689,882	大量出血	613,908
		大量消費	190,988
大麻取締法第1条	622	大量消費型	195
大麻乱用者	622	大量生産	78,190,585,955,988
大麻類	882	大量生産紙巻タバコ	225
体密度法	618	大量廃棄	190,988
タイムマシンバイオ	168	大量破壊兵器	165,559
タイムマシンバイオ →加速型生物機能構築技術	**622**	大量伐採	149
		体力	126
対面倫理	737	体力増強	284
退薬	881	体力測定機器	285
退薬症状	919	対話	88
太陽	141,148	台湾	166,883
太陽エネルギー	257	多因子遺伝病	596
代用監獄	209	多因子説	643
代用血液	130	ダーウィニズム	495
太陽光	305,322,988	ダーウィニズム →進化論	**625**
太陽・小陽・陽明	680	ダーウィン生物学	495
太陽熱	305	ダーウィンの進化論	56
代用報酬の使用	314	ダウン症	756,802,831
代理	623	ダウン症 →ダウン症候群	**625**
代理意思決定	752	ダウン症候群（Down's syndrome）	72,439,591,**625**-6
代理懐胎	764		
代理懐妊	624	唾液	268
大陸合理論	160	他界	9,374,605
代理決定（surrogate decision making）	7,346,**623**,757	他界観	605
		他覚の症状	771
代理権	557,624,813,824	瀧川事件	218
代理出産	39,316,473,478,624,809	多機能性幹細胞	481
代理出産 →代理母	**623**	ダーク油事件	176

1448

ダクリツマブ	868
タクロリムス	43,868,977
タケ	865
多型（polymorphism）	67,973
多型マーカー	67
竹内基準	307,607,722-3
竹内基準　→厚生省基準	**626**
多血症	269
多元的社会	822
多元論	227
多幸感	10,277
多国間ODA	990
多国籍アグリビジネス	63
多国籍企業	16,155,462
「多国籍企業の行動指針」	300
多国籍農薬企業ICMESA	587
タコマ総合病院（Tacomo General Hospital）	796
多剤併用療法	309
多細胞生物	727
多産少死	451,485
多産多死	451,485
多産多死　→人口爆発	**626**
ダイオキシン	357
多施設臨床試験	998
他者	12,468,554,570,581,718,742-3,777,818,826, 844,863,919
他者意識	355
他者危害原則	814,872
他者性	551
他者認知ネオテニー	718
他者の命	663
他者の救命	554
他者への歓待（hospitality）	800
他者理解	152
多重人格	367
多重人格　→自我同一性障害	**626**
多重防護システム	20
太政官布告	428
多職種医療	672
多神	177
打診	993
多神教	9,430
多神崇拝	426
打診法	498
多数決	800
多数決の原理	732,843
多数者の専制	843,858

多数の物語	697
タスキギー	626
タスキギー事件	24
タスキギー梅毒研究	728,806
タスキギー梅毒研究特別委員会	626
タスキギー梅毒事件（Tuskegee Syphilis Experiment）	212,495,**626**,931
助け合い	574
多臓器	627,724
多臓器移植（multivisceral transplantation）	43,**627**
多胎	628
堕胎	50,75,242,465,483-4,627-8,669,765-6,847, 853,895
堕胎　→人工妊娠中絶	**627**
堕胎禁止	328
堕胎罪	328,353,484,617,**627**-8,669,735,832,895, 923,955
多胎児	833,847
堕胎児	853
多胎児減数手術	833
多胎妊娠（multiple pregnancy）	291,436,440, 478,612,617-8,**628**-9,727,740,852,896
「『多胎妊娠』に関する見解」	629
堕胎符	853
堕胎薬	627
ただ乗り（free-riding）	418,441
脱アミノ化	966
脱医療化	83
脱塩化ビニール	204
脱学校論	172
脱慣行農産物	888
脱臼	432-3
脱工業化社会	457,956
脱施設化	349,745
脱施設化　→ノーマライゼーション	**629**
脱水	487
脱ノニルフェノール	204
脱ビスフェノール	204
脱法ドラッグ	689
脱毛	162,771
脱抑制状態	16
脱落細胞	773
脱硫・脱窒装置	359
脱硫・脱窒対策	359
多動	409
多動性	646-7
妥当性	2,25,170

ターナー症候群	591
タナトス	566
他人	624,627
タヌキ	386
種子島	33
他の夫婦	624
タバコ	9,11,185,225,286,622,806,882
タバコ規制枠組条約	225
タバコモザイクウイルス	116
タバコモザイク病	116
多発性骨髄腫	334
多発嚢胞肝	549
多発性のう胞腎	850
多発排卵	740
旅	80
度重なる（無言）電話	510
タービン判決	183
多文化社会	855
多分岐法	498
打撲	432
たまご	913
魂	361,374-5,382-3,490-1,798,853,926,935,940
魂の三部分説	372
魂の三分法	918
魂の輪廻転生	490
ターミナルケア（terminal care）	185,219,340, 380,488,512,521,**629**,659,704,706,710,765,770,898
ターミナルケア医療看護	630
ターミナルケア支援	555
多民族国家	859
ダム	188,257
ダム決壊議論	513
多目的ペインクリニック（multidisciplinary pain clinic）	796
多様性	440
たらい回し	232
たらい回し →救急医療	**631**
タラソフ判例	443
他律	465
胆	680
単一遺伝子	65,177
単一遺伝子病	72
単一因子遺伝子病	55
単一種	65
単一障害者	449
単一治療薬の法則	838
単科医科大学	28
段階的尺度モデル	752

団塊の世代	364,467
炭化水素（HC）	988
胆管	634
単眼症	223
短期入所生活介護	683,949
男権制	633
炭酸過剰症	912
男子	844
男児	5
短時間作用型	509
短指症	72
男子常勤正規労働者	106
断種	641,751,786,849,890,891-3
断種 →不妊手術	**631**
胆汁排出	634
胆汁排泄	634
断酒会	15
断種法	787,890
単純X線検査	932
単純部分発作	663
男女	565,860
誕生	92,573
男女産み分け（sex selection）	474,**631**-2,702, 733,788,895
男女産み分けニーズ	632
男女共同参画基本計画	565
男女共同参画社会基本法	311
男女雇用機会均等	779
男女雇用機会均等法（Act for Employment Equal Treatment for Men and Women）	311,584,**632**,808
男女差	5,632
男女差別	311
男女差別 →性差別	**633**
男女同一賃金	311
男女共の参政権	779
男女の階層構造	962
男女の均等な機会	632
男女の区別	616
男女の混合名簿	565
男女の差異	522
男女の出生比率	632
男女の性差 →性差	**633**
男女の生殖	890
男女の平等権	734,737,778
男女平等	218,317,444,519,633,779,853,859
男女平等の原則	339
単身高齢者	120

単身世帯 ……………………………………… 168
檀信徒 ………………………………………… 785
ダンス ………………………………………… 265
ダンスパーティ ……………………………… 277
男性 …17,120,133,174,217,261,363-4,519,575,583,
633,691,707,734,736-7,762-3,778-80,784-7,800,
825,894,909,941-2
男性から女性（MtF）………………………… 692
男性健常者 …………………………………… 315
男性性 ………………………………………… 137
男性中心主義 ………………………………… 364
『男性と女性の同性愛』 ……………………… 838
男性バイアス ………………………………… 633
男性不妊症（male sterility）…………… 707,787-8
男性優位社会（male supremacy society）…**633**
胆石症 ………………………………………… 435
男装 …………………………………………… 690
炭疽菌 ………………………………………… 558
炭素税 ………………………………… 195,444
短大 …………………………………………… 152
団体 …………………………………………… 14
団体交渉権 …………………………………… 294
タンタン ……………………………………… 400
短腸症候群 …………………………………… 627
胆道疾患 ……………………………………… 217
胆道閉鎖症（biliary atresia）……………… **634**
単独世帯 ……………………………………… 686
断熱材 ………………………………………… 142
タンパク合成阻害薬 ………………………… 309
タンパク質 …54,58,61,65,110,117,168,482,590,731,
758,831,969,972-3
蛋白成分 ……………………………………… 116
蛋白同化ステロイド ………………………… 688
蛋白尿 ………………………………… 295,493
ダンボール …………………………………… 101
断眠状態 ……………………………………… 508
単盲検法 ……………………………………… 700
談話室 ………………………………………… 925

[ち]

血 ……………………………………… 130,770
知 ……………………………………………… 187
治安維持 ……………………………………… 98
地域 …………… 83,163,287,380,634,770,781,836
地域医師会 …………………………………… 398
地域医療（community medicine）…91,443,**634**-5,
822,879,884-5,929,981
地域医療支援病院 …………………………… 83
地域医療体制 ………………………………… 456
地域海計画 …………………………………… 139
地域介護 ……………………………………… 684
地域海行動計画 ………………………… 139,157
地域開発 ……………………………………… 791
地域格差 ……………… 105,132,192,263,797,805,819
地域環境 ……………………………………… 243
地域看護論 …………………………………… 821
地域がん登録事業 …………………………… 286
地域共同社会 ………………………………… 303
地域共同体 ……………………………… 519,604
地域研究 ……………………………………… 127
地域支援対策 ………………………………… 698
地域事務局所在地 …………………………… 579
地域社会 ………… 169,320,339,367,709,815-6,858,882
地域周産期センター ………………………… 431
地域住民 …………………………… 286,823,884-5
地域生活支援事業 …………………………… 449
地域生活支援センター ……………………… 544
地域精神医療 …………………………… 456,534,672
地域精神保健 ………………………………… 221
地域精神保健活動 ……………………… 309,750
地域対策 ……………………………………… 544
地域病院 ……………………………………… 770
地域福祉 ……………………………………… 836
地域福祉論 …………………………………… 542
地域包括ケア ………………………………… 262
地域包括支援センター ……………………… 420
地域保険 ………………………………… 105,327
地域保健 ……………………………… 13,635,821
「地域保健対策強化のための関係法律の整備に
関する法律」………………………………… 635
地域保健対策検討会中間報告 ……………… 635
地域保健法（Local Public Health Act）……397,
635,822
地域保健法の保健所事業 …………………… 698
地域密着型介護サービス …………………… 152
地位の利用の禁止 …………………………… 542
地位利用型 …………………………………… 583
チェック機構 ………………………………… 330
チェノジアゼピン系 ………………………… 508
知恵の場 ……………………………………… 603
チェルノブイリ原子力発電所 ……………… 812
チェルノブイリ原発事故 …………………… 290
チオペンタール ……………………………… 376
誓い …………………………………………… 75
知覚 …………………………………… 16,364,366
知覚機能 ……………………………………… 715

知覚障害	720,876	治験（clinical trial）	364,495,582,**640**,700,706, 727,880,930,935,977-8,980,998
知覚神経末端	653	治験コーディネーター	640
知覚変容感	277	治験実施基準（厚生省令第28号）	495,880
地下資源	305	治験審査委員会	77,252,495,640,935,998
地下水	157	治験審査委員会　→IRB	**640**
地下水脈	305	知事	124,555
地下鉄サリン事件	355,559,994	知識	2,19,171,384,714,719
地下への浸透	507	知識体系	23
力の因果性	392	致死性	753
置換医療　→移植医療	**636**	致死的な病	651
地球	116,149,585,636,639	致死薬剤	147
地球温暖化（global warming）	149,322,442, 444,585,615,**636**-7,695,974,1001	致死率	904
地球温暖化対策	195	知人	669
「地球温暖化対策の推進に関する法律」	637	地図	126
地球温暖化防止	978	知性	382,842,918
地球温暖化防止京都会議	636,**637**	知性体	742
地球環境	187,329,462,485,639-40,979,989	地層処分	290
地球環境監視制度	979	父親	54,57,176,371,525,618,743,785,826,860,885, 941,973
地球環境局	194		
地球環境政策	16	父親なき社会	785
地球環境の危機	582	膣	517,788
地球環境破壊	275	膣外射精	762
地球環境ファシリティ	978	チック障害	745
地球環境ファシリティ　→GEF	**638**	膣坐薬	833,894
地球環境保全	978	秩序性	567
地球環境問題	187,198,411,585,636,650,699,713, 887,959	秩序の安定化	354
		秩序の維持	855
地球憲章	199	膣性交	521
地球サミット（UNCED）	4,16,190,198-9,202-3, 206,329,359,440,442,562,914	窒素	988
		窒素化合物	142
地球サミット　→環境と開発に関する国連会議	**638**	チッソ株式会社	298,749,854
		窒素酸化物	296,299,615,988
地球志向の実践倫理	638	膣内細菌	216
地球生態系	582	知的活動の座	621
地球全体主義（the earth holism/wholism, totalitarianism）	**638**	知的機能	715
		知的機能の障害	641
地球全体論	638	知的財産	343,642
地球中心主義	638	知的財産権	642
地球の健康度	679	知的障害（intellectual disability）	62,345,401, 409,449,535,537,625,**641**,683,745,752,755,803
地球の有限性（limited capacity of the earth）	**639**		
		知的障害児	95,109-10,643,725
地球有機体	638	知的障害児童父母組織	725
稚魚の放流	560	知的障害者	419,451,497,641-2,725,743,782,787, 1000
筑後川水系小石川原ダム	189		
畜産学	687	知的障害者福祉士	420
蓄積	296	知的障害者福祉法	420-2,448,**641**,657,725,782
地形	16	知的情報の氾濫	381

事項索引

知的所有権（intellectual property）……**642**
知的精神の判断能力……921
知的能力……134
知的発達……163
知的発達障害……715
地熱発電……257
知能（intelligence）……621,**642**-3
知能因子説……643
知能検査……643
知能指数……643
知能指数　→知能……**643**
知能の構成因子……643
血の掟……130
千葉県柏市……828
地表……148
地表面の温度……636
乳房発達……379
チフス……904,971
チベット医学……667
痴呆……7,17,715,720,953
地方衛生研究所……635
地方検察庁……784
地方公共団体…5,188-9,344,433,632,754,809,950-1
地方厚生局……998
地方更正保護委員会……784
地方公務員……325
地方公務員共済組合……288
地方公務員法……957
地方参政権……325
地方自治体……102,150,507,946,952
地方自治法……378,433-4,834
痴呆症状……740
地方税……74
地方精神衛生審議会……543
地方税法……102
痴呆性老人……249
地方団体……105
痴呆（認知）症状……953
地方分権一括法……195
チミジン-5'-リン酸……972
チミン……972
チーム……93,256,643
チーム医療（team medical management）…87,94,96,256,365,454,**643**-4,797,932,981,993
チームケア……365
チーム支援体制……403
着衣失行……399
嫡出……859

嫡出子（legitimate child）……145,270,339,440,472,**644**
嫡出推定規定……644
嫡出性……644
嫡出でない子……440,644
嫡出否認……146,270
嫡出否認の訴え……644
嫡出父子関係……644
着床……530-1,727
着床可能胚……612
着床現象……531
着床前遺伝子診断……436
着床前・出生前診断……890,893
着床前診断（preimplantation diagnosis）…57,439,530,594-5,613,617,632,**644**,727,732,739,788,892,959-60
「『着床前診断』に関する見解」……613
着床前性別診断……632
着床前胚スクリーニング……788
着床率……613
チャクラバティ判決（Diamond v. Chakrabarty）……**645**
チャリティー　→慈善事業……**645**
治癒……34,370,619,706,806,851
注意……261
中医学……218
注意義務（duty to be careful）……242,503,589,608,625,**645**-6,854
注意義務違反……86-7,607,645-6
注意欠陥多動性障害（attention deficit hyperactivity disorder：ADHD）……539,**646**,683,745
注意障害……401
注意すべき義務……645
中央環境審議会……189
中央環状品川線……189
中央教育審議会……874
中央公害対策審議会……298
中央社会福祉審議会……349,419
中央社会保険医療協議会……98,289
中央省庁等改革基本法……194
中央薬事審議会……880
中央労働委員会……311
中大型哺乳類……386
中学生……164
中学校……112,130,786,897
中間財……343
中間処理……102
仲間の生き物……677

1453

中間の性 …………………………………111
中間利息控除係数 ………………………74
中高一貫教育 ……………………………173
中高年者の自殺 …………………………168
中高年層 …………………………………515
中高年層のリストラ ……………………398
中国 …10,20,25,51,69,149,165,176,233,322,359-60, 368,475,479,485,488,590,632,636-8,695,748,771, 800,838,845,888,900-1,907,940,991,998
中国医学 ……………………75,591,679,770,856
中国共産党 ………………………………596
中国人 ……………………………………696
中国伝統医学 ……………………………667
中国等からの帰国者への援護事業 ……589
中国仏教 …………………………………430
中国養生論 ………………………………901
中時間作用型 ……………………………509
中止決定 …………………………………14
忠実 ………………………………………27
注射 ……………………………922,928,970
注射液 ……………………………………164
注射器 ……………………………………102
注射投与 …………………………………110
中條丸 ……………………………………627
中小企業 …………………………………457
抽象的思考力 ……………………………642
中小病院 …………………………………504
中条流 ……………………………………627
中心静脈栄養 ……………………………306
虫垂炎 ……………………………………435
中枢 ………………………………………673
中枢型 ……………………………………508
中枢機能停止 ……………………………396
中枢5-HT2受容体 ………………………308
中枢神経 …117,163-4,236,308,321,499,657,719,745, 881
中枢神経機能停止 ………………………395
中枢神経系疾患 ………………296,854,969
中枢神経系の機能の進化と解体 ………616
中枢神経系の発作 ………………………664
中枢神経刺激剤 …………………………646
中枢性聴力障害 …………………………298
中世 ………………………………………75
中性 ………………………………………527
中世キリスト教 …………………………382
中性子爆弾 ………………………………165
中性脂肪 …………………………………110
中世日本 …………………………………655
中世の神秘思想 …………………………331
中世封建社会 …………………………836-7
中世ヨーロッパ …………………………380
中絶…27,112,122,171,214,249,255,265,469,480,483, 519,547,571-2,574,625,628,647-9,659,735,740,742, 787,794,801,805,840,847,853,893-4,896,922-3, 954-5,998
中絶　→人工妊娠中絶 ………………**647**
中絶規制緩和 ……………………………485
中絶禁止 …………………………………793
中絶禁止運動 ……………………………924
中絶クリニック ………………………265,794
中絶権擁護派 ……………………………793
中絶・産児制限 …………………………479
中絶賛成派 ………………………………649
中絶時期 …………………………………647
中絶手技 …………………………………647
中絶手術 ………………………………485,895
中絶胎児 …………………………………735
中絶胎児の選択 …………………………740
中絶胎児の利用（use of aborted fetuses）…**647**
中絶天国 …………………………………895
中絶の選択 ………………………………333
中絶反対派 ……………………………648-9,794
中絶薬 ……………………………………895
中絶要求 …………………………………485
中絶擁護派 ………………………………648
中絶論争（abortion debate）…………**648**
中東 ………………………………………194
中等教育学校 ……………………………430
中等少年院 ………………………………95
中毒 ………………237,487,732,872,883,889,915
中毒患者 …………………………………611
中毒作用 …………………………………889
中毒者 ……………………………………36
中毒症 ……………………………………708
中毒性神経病 ……………………………322
中毒性中枢神経系疾患 …………………298
中年期 ……………………………………909
中脳 ……………………………………461,719
中胚葉 ……………………………………727
中皮腫 ……………………………………287
中片部 ……………………………………525
中庸（メソテース）………………………934
中立性 ……………………………………82
治癒軽減 …………………………………287
チューブ …………………………………135
治癒不能患者 ……………………………567

事項索引

治癒率	537,704
チューリッヒ研究センター（FZJ）	984
懲役	242,249,266,376,396-7,650,669,761,784
懲役刑	**650**,823,888
超越主義	394
超越神	177
超越的な存在	430
腸炎	161
超音波	406,650,854,902
超音波画像データ	665
超音波検査	504,595,649,783,932
超音波検査法	439,618
超音波診断（ultrasonic diagnostics,（ultra）sonography/echography）	185,**650**
超音波診断装置	986
超音波断層法	439,593
超音波ドップラー検査	45
超音波パルスドプラ法	650
懲戒解雇	670
懲戒権	472,705,854
聴覚	401
聴覚機能	289
聴覚言語障害者更生施設	289
聴覚言語発達	481
聴覚言語療法士	400
聴覚失認	401
聴覚障害	496,683
聴覚神経	719
聴覚・平衡感覚障害	32,496
聴覚誘発電位	926
腸管型ベーチェット	800
腸管不全患者	627
腸間膜血栓症	627
長期生存	574
長期内服継続	46
長期入院	455-6
長期の在院	534
長期培養技術	613
長期フォロー	45
腸球菌	620
超急性拒絶反応	40,45
超急速凍結法	436
調教	234
長期予後	46
長距離移動性	564
長距離越境汚染（long-range transboundary pollution）	359,**650**
長距離越境大気汚染条約	359,651

長期療養型病床群	104
超高齢化	339
超高齢社会	186,283,320-1,425,718,726,817,922,927,950,989
腸骨窩	493
調査	188,575
調剤	34,878-80,884-5
調剤権	78
調剤券	103
調剤所	925
調剤費	102
調査研究協力者会議	163
超自我	364
懲治監	240
長時間作用型	509
長時間の物理的暴力	596
長時間の放置	402
超自然的な力	430
聴取	8
長寿（longevity）	126,279,287,**651**
長寿医療保険制度	300,302
鳥獣保護区	434
長寿科学研究推進十か年事業	338
長寿国	283,507
長寿社会 →高齢社会	**651**
長寿社会福祉基金	338
聴診	497,993
聴診法	498
徴税	333
調整的正義	518
聴性脳幹反応	224
『長生療養方』	901
調節	406
朝鮮	10,901
朝鮮人	696
朝鮮戦争	596
超然の術	93
鳥葬	604
超早期リハビリテーション	223
貯蔵・廃棄	682
超短時間作用型	509
腸チフス	216,241
調停委員	175
調停前置主義	175
調停離婚	916
腸内細菌	216
超皮質性感覚失語	400
徴兵	333

1455

事項索引

徴兵検査 …………………………………98
超法規的責任阻却事由 ………………459
超未熟児 …………………………112,852
調律異常 ………………………………162
聴力検査 ………………………………932
長老 ……………………………………136
調和道丹田呼吸法 ……………………288
直接濃縮 ………………………………563
直接被爆者（一世）……………………292
直接民主主義 ………………………857-8
直腸診 …………………………………932
直立歩行 ………………………………506
著作権 ……………………………454,642
直覚主義 ………………………………227
直観的認識過程 ………………………498
直系家族 ……………………………167-8
直系血族 ………………………………609
治療（therapy）………17,19-20,34,77,81,85,95, 100-3,108,135,155,166-7,230,273,278,281,312,325, 330,350,352,365,373,380,390,401,428,455,497, 501,532,558,582,618-9,640,**651**-2,692,704-7, 709-11,716,719-20,727,732-3,740-1,745,748-9,751, 758,760,762-5,767,770,773-4,778,780,786-8,790-1, 796,800,802-4,808,811-2,818,824,827,846,850,862, 864-5,869,871,876-7,883,885,888,898-9,902,913, 915,927-8,930-2,943,953,969,976,981,983,993, 996
治療医学 ………………306,342,850,892
治療技術 ………………………………932
治療技法 ………………………………517
治療拒否 …………………………113,652,802
治療拒否権（right of refusal of treatment）
　………………………………………**652**
治療群 …………………………………495
治療契約 ……………………………541,545
治療行為 …………………………80,621
治療効果 …………………308,521,547
治療構造 ………………………………541
治療困難 ………………………………698
治療材料 ………………………………103
治療材料券 ……………………………103
治療試験 ………………………………640
治療実験 ………………………………640
治療実践 ………………………………23
治療者 ………314,505,517,533,541,545,750,860
治療周期総数 …………………………437
『治療術の原則』………………………838
治療処分 ………………………………808

治療成績の向上 ………………………346
治療選択 …………………………346,653
治療選択権（right of choice of treatment）…**652**
治療体操 ………………………………914
治療抵抗性精神病患者 ………………455
治療停止 ……………………………743,982
治療的アプローチ ……………………545
治療的中絶 ……………………………650
治療同盟 ………………………………668
治療に関する研究 ……………………306
治療に役立てる赤ん坊 ………………577
治療の経済性 …………………………324
治療の請求 ……………………………502
治療費 ………………………102,499,575,769
治療費免除 ……………………………166
治療法 ………34,57,68,97,115,627,652,680,724,733, 741-2,746,753
治療方向の原則 ………………………838
治療方針 …………………………579,652
治療法選択の自由 ……………………879
治療法の選択権 ………………………621
治療方法 ………………………………179
治療法未確立 …………………………698
治療薬 ……………………………24,774
治療用クローン ……………………259-60
知力 ……………………………………853
チロシン ………………………………778
『賃金センサス』………………………74
賃金の格差 ……………………………855
鎮痙薬 …………………………………653
陳情 ……………………………………698
鎮静 ………………………………587,619
鎮静　→セデーション ………………**653**
鎮静剤 ………………………308,844,882,943
鎮静処置 ……………………………845,919,987
鎮痛 ………………………11,844,847,851
鎮痛剤　→鎮痛薬 ……………………**653**
鎮痛作用 ………………………………653
鎮痛法 …………………………………673
鎮痛補助薬 ……………………………674
鎮痛薬（analgesics）…52,**653**,674-5,791,844,881
チンパンジー ……………………40,492,743
沈黙 ………………………………237,580
沈黙の同意 ……………………………340
『沈黙の春（Silent Spring）』……129,204,563,971

[つ]

終のすみか ……………………………684

事項索引

追放	818
通院	824,850
通院医療	314
通院回数	103
通院公費負担	543
通院公費負担制度	543
通院コンプライアンス	341
通院治療	456,816
通院・入院患者	354
通過儀礼（a rite of passage）	174,431,**655**
痛覚	653
通学関係	281
痛覚神経	653
痛覚線維	851
痛覚伝導	236
通勤災害	423
通常出産（出生＋死産）千対の率	476
通常診察	652
通常分娩児	531
通所介護	949
通所サービス	350,656-7
通所事業	657
通信	19
通信機器	132
通信事業者	984
通信費	132
通信連絡体制	344
通仙散	845
通俗性欲学	584
通知方式	341
通電療法　→電気けいれん療法	**655**
通報義務	124
杖	830
ツキノワグマ	386,679,883
筑波大学膵臓同時移植事件	43
つけ回し	510
伝わるこころ　つなげる命	73
ツベルクリン反応検査	968
ツボ	680
妻	168,175,270,733
妻の卵子	624
罪	52,572,710,823
爪	57,268
詰め込み教育	897
ツング　スエベンキ族シャーマン	425

[て]

手	20,434
手足	36,616,845
手当支給	292
低学歴	701
ディアイタ（diaita）	610
定位脳手術法	783
帝王切開	618
定額制	326,504
定期往診	349
定期健康診断	284
提供	96,703
提供意思	687
提供意思表示	687
提供意思表示カード（donor card）	**656**
提供者	42,217,601,687,734
提供者（遺伝学的な親）を知る権利	437
提供者の自己決定権	602
提供者の承諾	740
提供者のプライバシー	526
提供精子	644
提供臓器	942
提供臓器の不足	368
帝京大ルート	87
提供の見返り（対価）	685
定期予防接種	905-6
デイケア	656-7,948,953
デイケアセンター（day care center）	656,948
低血糖状態	111
定言命法	227,670,935
抵抗期	510
抵抗権・革命権	414
抵抗力	64
帝国看護婦協会	703
帝国憲法	173
帝国大学	29
テイザックス病（Tay-Sachs disease）	66,183,**657**,801,840
デイサービス（day service, adult daycare）	153,349,656,**657**,835
デイサービスセンター	657,949-51
低酸素	724
低酸素症	912
低酸素性脳症	856
低酸素脳症	431,724
低色素	778
低出生体重児	431,728,852,899
低出生・低死亡	451
定職	701
低所得世帯	835

1457

低所得層 …………………………………194
ディスクール分析 ………………………553
ディスレクシア →失読 …………………**658**
貞操（virtue, honor）…………………**658**,916
貞操教育 …………………………………519
低体温 ………………………………307,926
低体重児 …………………………………826
停電時 ……………………………………665
低鼻術 ……………………………………771
ディープ（深い）エコロジー（deep ecology）
  …………………………129,395,639,713
締約国会議（COP）………………………637
定量化 ………………………………………19
デオキシアデノシン ……………………966
デオキシアデノシン-5'-リン酸 ………972
デオキシイノシン ………………………966
デオキシグアノシン-5'-リン酸 ………972
デオキシシチジン-5'-リン酸 …………972
デオキシスパーガリン投与………………45
デオキシリボ核酸 ……………………972-3
デオキシリボース ………………………972
デカルト的機械論 ………………………592
敵意性 ……………………………………511
適応（adjustment）…………97,391,**658**-9
適応行動 …………………………………658
適応疾患 …………………………………627
適応障害 …………………………379,545,658
適応能力 ……………………………642,686
適宜的共感 ………………………………672
出来事 ……………………………………511
テキサス州ダラス ………………………954
適者生存 →進化論 ……………………**659**
適正医療 …………………………………314
適正体重 …………………………………611
適正手続の保障 …………………………267
適正な価格 ………………………………140
適正配置 …………………………………351
敵対的環境型 ……………………………583
出来高式診察料 …………………………301
出来高支給 ………………………………106
出来高払い ………………………99,253,326,504
できちゃった婚 …………………………402
適度の運動 ………………………………494
テクネー（技術＝アート）……………101
テクノクラート …………………………918
テクノストレス …………………………287
テクノ博物学 ……………………………695
テクノロジー …………………………28,935

テクノロジーの開発 ……………………557
デザイナーチャイルド……………………28
デザイナードラッグ ……………………277
デザイナーベビー（designer baby, designer
  fetus, designer child）………57,214,**659**
手作業 ……………………………………128
デジタル災害情報通信システム ………344
デジタル情報 ………………………………61
デジタル通信技術 ………………………798
デジタルデバイド ………………………699
出島 …………………………………………33,904
デスエデュケーション（death education）
  …………………………………………**659**-60
デススタディー →デスエデュケーション
  ………………………………………………**660**
テストステロン …………………………244
デスモイド腫瘍 …………………………627
手すり取り付け …………………………153
データ ……………………………………660
データ改ざん →データ操作 …………**660**
データ操作（data manipulation）……**660**
データ中心主義 …………………………180
データ捏造 →データ操作 ………………**661**
データベース ……………………………665
哲学 ……1,25,31,59-60,138,336,353,361,363,380,
  383,395,417,490-1,500,572,659-60,697,701,706,
  708,712,719,729,752,779,795,798,839,926,929,
  936,965
哲学史 ……………………………………742
哲学者 ……………………………………933
哲学的人間学 ……………………………**661**
哲学の課題 ………………………………661
手続き ……………………………………662
手続き的正義（procedural justice）……**661**-2
徹底的検討法 ……………………………498
鉄道 ………………………………………188
鉄道および連絡船の無料扱い …………590
テトラクロロジベンゾパラジオキシン ……587
テトラサイクリン系 ……………………309
テニス ……………………………………287
テバイン ……………………………………10
デパス ……………………………………509
デモクラシー ……………………………857
デュシャヌ型筋ジストロフィー ……249,436,645
デュナミス ………………………………520
デュポン社 ………………………………142
テーラーメイド医療………………68,274,741,939
テーラーメイド医療 →オーダーメイド医療；

事項索引

パーソナルメディシン	**662**
テーラーメイド医療技術	71
テリーシャイボ事件（Terri Shaivo Case）	588,796
テレビ	132,336,866
テレビゲーム	754
テレビコマーシャル	15
テレビ電話	132
テロ	662
テロ行為	559
テロの脅威	412,855
テロメア	590,944
テロリスト	559,663
テロリスト集団	843
テロリズム（terrorism）	**662**-3
手を使う操作	434
転移	185,545
転位効果（displacement effect）	359
転医転院の自由	212
転院	709
電解質	482
添加物	460
てんかん（epilepsy）	431,**663**,745
てんかん外科	663
てんかん性異常放電	663
てんかん発作	663
電気けいれん療法（electroconvulsive therapy）	**664**
電気刺激	914
電気ショック療法 →電気けいれん療法	**665**
電気生理学	406
電気的刺激	664
電気的除細動	500,932
電気冷蔵庫用冷媒ガス	142
デング熱	971
天刑	750
典型7公害	3
電撃療法 →電気けいれん療法	**665**
天元の壽	665
天国	375,940
天災	754
転座型	625
点字	448,747
電子化加算	463
電子カルテ（electrical chart）	96,**665**,984
電子機器	984
電子顕微鏡	666
電子情報	665
電磁波	986
電磁波障害	287
転写反応	65
天寿	**665**
伝授	171
天寿がん	665
『天壽要談』	665
天寿を全うする	665
天上他界	374
転職の増加	398
伝染	272,905
伝染病（communicable disease）	75,396,464,**666**-7,881,904,971
伝染病隔離対策	310
伝染病患者	348
伝染病死者	156,241
伝染病対策	98
伝染病予防法	217,666,751
伝染病予防法 →感染症の予防及び感染症の患者に対する医療に関する法律	**667**
伝染防止	272
伝送	132
纏足	771
伝達	336
伝達性海綿状脳症	969
伝達麻酔	653,844
天地創造	592
転地療養	925
伝統医学（traditional medicine）	81,97,218-9,288,426,488,**667**,679,748,856,900,940
電動車椅子	830
伝導失語	400
伝統社会	280
伝統宗教	431
伝統習俗	512
伝統的キリスト教	452
伝統的コミュニティ	411
伝統的精神医学	749
伝統的二分法	539
伝統文化	426
テント難民	837
天年	665
天然ウラン	290
天然ガス	257
天然資源	128,729,718
天然資源管理	394
天然痘	667,962
天然痘ウイルス	558

事項索引

天然痘根絶宣言 ……………………………116
天然痘ワクチン ………………………75,962
天然放射性トリウム …………………………300
天皇 ………………………………267,317,768
天皇制 …………………………………633,956
天皇の神聖視 ……………………………354
電波 ………………………………………986
天引き …………………………………288
天賦人権 ………………………………387
点分業 ……………………………………79
天変地異 ………………………………267
デンマーク ……………………193,341,709,725
デンマーク厚生省 ………………………725
天命を全うする …………………………651
電離放射線障害 …………………………456
電話相談 …………………………………221

[と]

ドイツ ……75,78,120,122,128,143,165,179,193,244,
  247,289,332,341,362,368,372,472,479-80,513,655,
  671,677,694,710,714,728-9,732,738-9,756-7,764,
  781,787,789,792,814,820,838,845,856,865,891,
  937,971,1000-1
ドイツ医学 ………………………………8
ドイツ医学会 …………………………1000
ドイツ医師団 ……………………………75
ドイツ型の個人主義 ……………………331
ドイツ基本法 ……………………………714
ドイツ航空・宇宙飛行センター（DLR）……984
ドイツ帝国大審院 ………………………212
ドイツ哲学会 ……………………………756
ドイツの憲法 ……………………………484
ドイツの胚保護法 ………………………727
ドイツ民族至上主義 ……………………694
ドイツ連邦医師会 ………………………244
ドイツ連邦憲法裁判所判決 ……………432
ドイツ労働者党 …………………………694
唐 …………………………………………748
銅 …………………………………………117
当為 ……………………………………918
同意 ……27,33,113-5,119,278,350,433,668,703,710,
  735,744,752,784,786,804,824,854,865,871,893-4,
  903,911,913,915,919,958,978,997
同意 →インフォームドコンセント ………668
同意権 ……………………………………623
同意殺人 ………………………21,457,459,885
同意殺人罪 ……………………353,452,458
同意（承諾）殺人 ………………………377

同意者 ……………………………………452
同位社会 …………………………………561
同意書（consent form）…………433,484,**668**-9
同意推定 …………………………………340
同意堕胎 ……………………………627,**669**
統一死体提供法 …………………………599
同一性（identity）………312,366-7,371-2,727
同一性拡散（identity diffusion）……366-7,372
同一性危機（identity crisis）……………366
統一チャート ……………………………93
統一法 ……………………………………599
同意入院 …………………………………543
同意能力 …340,351,474,539,555,582-3,671,752,755,
  998
同意能力 →判断能力 ……………………**669**
導引 ………………………………218,288,900
湯液 ………………………………………218
湯液療法 …………………………………768
東欧 ………………………………………377
東海大学附属病院安楽死事件 ……21-2,**670**,809
同型接合体 ………………………………840
投企 ………………………………………187
投棄 ………………………………………156
登記 ………………………………………816
動機 …………………………………670-1
動機主義（motivism）……………272,**670**
投機的行動 ………………………………264
動機の性格 ………………………………670
東京 ………………27,39,150,768-9,804,904,981
道教 …………………………………374,901
東京医科大学 ……………………………708
東京司薬場 ………………………………881
東京女子医大日本心臓血圧研究所 ………454
東京宣言 …………………………………495
東京大学 ………………………………613-4
東京大学医学部麻酔科 …………………796
東京地裁 ……………………………514,783
東京地裁判決 ……………………………593
東京帝国大学 ……………………………28
東京都 ………………………………555,822,828
東京都社会福祉協議会 …………………419
東京都人権施策推進指針 ……………551,691
「東京都における社会福祉専門職制度のあり方
  に関する中間報告」………………………419
東京都立松沢病院 ………………………534
東京深川通り魔殺人籠城事件 …………164
東京婦人補導院 …………………………784
東京府癲狂院 ……………………………534

1460

東京湾	507	当事者適格	677
同居者	410	当事者の権利	760
道具	20	同志社病院婦長	693
道具主義的共同体観	337	当事者不在	226
道具操作	399	同志（トンチー）	838
道具の使用	506	同種異系移植	42
統計学	313,579	同種・異種細胞	347
統計技術者	822	同種移植	598
凍結精子	526,530,788	同種骨髄移植	334
凍結操作	436	同種同系移植	42
凍結胚	437	同種療法	838
凍結保護剤	436,526	凍傷	695-6
凍結保存	348,527,530-1,606,725,727,737,763-4, 852,903,913	同情（sympathy）	206,237,**672**
		登場人物	697
凍結保存 →精子凍結保存；未受精卵凍結保存；受精卵凍結保存	**671**	『同情の本質と諸形式』	672
		同情理論	672
凍結保存期間	526	動植物	158,305,392,558-9,748,888
凍結保存期間の問題	437	動植物検査	992
凍結保存骨髄	334	動植物種の絶滅	442
統合	655	動植物畜糞尿	305
瞳孔	405-6	動植物の保全	913
統合医療	591	東晋代	901
統合機能	723	陶酔感	10,277
統合教育	110,747	統制	244
登校拒否（症）	786	同性	551,838
瞳孔散大	277,307,360,607	同性愛	519,551,584,673,735,839
瞳孔散大反射	395	同性愛 →ホモセクシャル	**673**
統合失調質人格障害	470	同性愛嫌悪	673
統合失調症（schizophrenia）	277,308,510,517, 532,535-6,539,605,**671**-2,715,749,870,958	同性愛者	123,551,625,838
		同棲関係	339
統合失調症概念	538	同性間の性交	521
統合失調症患者	314	同性婚（same sex marriage）	554,**673**,839
統合失調症治療ガイドライン	308	同性指向	551
統合失調症パラダイム	750	同性同士のカップル	673
統合失調症論	408,538	同性同士の婚姻	339
統合幕僚会議議長	344	透析	850
瞳孔拡散	307	透析患者	482
瞳孔反射消失	395	透析治療	342,482
瞳孔不整	800	透析療法	336,482
瞳孔閉鎖症	32	痘瘡	276,304,904
東西冷戦構造	699	『道蔵』	901
動作緩慢	117	痘瘡根絶の成功	579
倒錯	845	闘争－逃走反応	510
倒錯 →性的倒錯	**672**	闘争本能	842
同時移植	499,627,688	盗賊行為	560
当事者運動	496	淘汰	678
当事者主権	843	唐代	901
当事者責任	496	統治	294

事項索引

『統治二論』 … 372
頭頂葉 … 17,399
『統治論』 … 406
疼痛（pain） … 487,**673**-4,719,827,851
疼痛学 … 797
疼痛管理 … 488
疼痛緩和（pain control, pain management） … 52,185,**674**-5,797
疼痛緩和治療 … 148,629,829
疼痛疾患 … 796
動的自然観 … 592
同等の権利 … 677
道徳 … 60,158,169,227,250,272,275,315,814,934
道徳　→倫理 … **675**
道徳観 … 727
道徳規則 … 699
道徳コスト … 41
道徳神学 … 729
道徳性 … 263
道徳的意味 … 648
道徳的価値 … 171,670,678
道徳的共同体 … 686
道徳的行為者 … 571
道徳的人格 … 772
道徳的な善 … 315
道徳的ハザード … 872
道徳的予防の抑制 … 849
道徳哲学 … 468
道徳と義務 … 387
道徳破壊 … 41
道徳判断 … 86,608
道徳法則 … 318,391,428-9,465,670,918
道徳理論 … 337
東南アジア … 271
糖尿 … 368
導尿 … 487,932
糖尿病（diabetes） … 46,110-1,286,351,406,457,493,515,618,**675**-6,813,849,928,969,977
糖尿病教室 … 676
糖尿病性神経障害 … 153
糖尿病性腎症 … 153,850-1
糖尿病性網膜症 … 153
糖尿病対策 … 327
トウヒ … 359
逃避行動 … 755
頭部 … 525,617
頭部外傷 … 399,588,715,724,971
頭部損傷 … 975

動物 … 41,77,80,361,392,395,416,428,485-6,492,501,549,560-1,564-5,569,581,598,676-9,685,711,714,731-2,737,739,743,761,767,815,842,865,867-8,887,894,903,913,918,930,969,980
動物愛護運動 … 676
「動物愛護管理法」 … 228
動物ウイルス … 41
動物園 … 679
動物解剖 … 676
動物解放運動 … 679
動物解放論 … 571
動物学 … 391,559,568
動物機械論 … 221,564
動物虐待 … 2,228
動物虐待禁止法 … 676
動物供養 … 677
動物権利論 … 41
動物行動学 … 333,416-7
動物実験（animal experimentation） … 77,470,558,617,**676**-7,707,739,799,980
動物実験委員会 … 677
動物実験批判 … 677
動物種（豚） … 480
動物精気 … 491
動物性集合胚 … 681,727
動物性食品 … 798
動物性融合胚 … 681
動物臓器 … 869
動物的自然性 … 250
『動物と所有と法』 … 678
動物との共存 … 679
「動物の愛護及び管理に関する法律」 … 677,679
『動物の解放』 … 677
動物の権利（animal rights） … 388,**677**-8,799
『動物の権利』 … 206
『動物の権利擁護論』 … 678
動物の臓器 … 40
動物の福祉 … 728
「動物の保護及び管理に関する法律」 … 678
動物福祉 … 677
動物福祉論 … 41
動物保護（protection of animals） … **678**-9
動物保護運動 … 679
動物保護法 … 679
動物療法 … 80,282
動物倫理 … 14,677,715
動物霊 … 9,426
盗癖 … 82

同胞	206
逃亡者	509
同胞種	426
洞房ブロック	494
東北大学	126
東北大学医学部	974
動脈管開存	494
動脈系	494
動脈血採取	932
動脈硬化	494,515,618,721
動脈硬化性疾患	69
動脈注射	932
透明性	154
トウモロコシ	63
投薬	147,663,741,928,953
投薬過剰	252
投薬履歴	665
盗用	2,160
東洋	679
東洋医学（oriental medicine）	26,488,651,**679**-80,667,771
東洋医学的視点	485
東洋漢法医学研究	964
東洋思想	750
投薬指導	234
東洋的思想	777
同様の価値	677
投与期間	162
投与方法(WHO方式がん疼痛治療法など)	654
投与薬剤	742
投与量	162
道路	188
登録看護師	12
登録実施施設	437
登録商標	68
登録制度	613
登録料	616
道路交通法	266
討論	161
通り魔殺人事件	882
トキ	679
徳	75,109
徳育	172
特異的反応	18
特異な環境下	596
篤志行為	292
読字障害	746
特殊因子	643

特殊学級	603
特殊学校	109
特殊教育	110,449,641
特殊教育諸学校	603
特殊健康診断	285,889
特殊相	354
特殊法人等整理合理化計画	980
独身	8,340,835,910
独身貴族	340
徳性	658
毒性	64,101,162,564,611
毒性化学物質	558
ドクターハラスメント	873
特定化学物質障害予防規則	297
特定危険部位（SRM）	969
特定機能病院（hospital for specific functions）	83,104,289,323,463,**680**-1,769
特定健診	806
特定疾患	800
特定疾患対策室	698
特定疾病	153
「特定障害者に対する特別障害者給付金の支給に関する法律」	447
「特定製品に係るフロン類の回収及び破壊の実施の確保等に関する法律」	118
特定生物種	564
特定毒物	682
特定の恋愛	143
特定胚(specified embryos)	228,**681**,739-40,761
特定胚指針	681,761
特定胚の取扱いに関する指針	154,228,681,734,761
特定非営利活動促進法	989
特定非営利活動法人	989
特定病因論	24
「特定物質の規制等によるオゾン層の保護に関する法律」	118,874,1001
特定粉じん	615
特定保健指導	806
特定保健用食品	353
特定有害産業廃棄物	356
「特定有機廃棄物等の輸出入等の規制に関する法律（バーゼル法）」	356,741
特定療養費	89,681
「特に水鳥の生息地として国際的に重要な湿地に関する条約」	912
特発性	745
毒物	682

毒物及び劇物取締法（Poisonous and Deleterious Substance Control Law）…499,**682**,689,882
毒物劇物取扱責任者………………………682
毒物・劇物の取り締まり…………………880
毒物投入疑惑………………………………559
特別管理一般廃棄物…………………102,886
特別管理産業廃棄物………………102,356,886
特別刑法……………………………………266
特別栽培農産物……………………………888
特別支援学級………………………………112
特別支援学校（school for children with special needs）……………………110,**683**,817
特別支援学校の小学部……………………429
特別支援学校の中学部……………………430
特別支援教育………………95,110,641,683,746
特別障害給付金……………………………447
特別少年院…………………………………95
特別天然記念物……………………………679
特別メニュー………………………………18
特別養親子…………………………………685
特別養護老人ホーム（special nursing home for the elderly）……………152,339,**683**-4,949-51
特別養護老人ホーム受入数………………338-9
特別養子縁組制度（special adoption system）………………………………**684**-5
匿名化………………………………………685
匿名制………………………………………438
匿名性…………………………………478,764
匿名の方針（policy of anonymity）………**685**
特養…………………………………………683
独立行政法人医薬品医療機器総合機構……………………………………880,980
独立行政法人化……………………………681
「独立行政法人等の保有する個人情報の保護に関する法律」……………………………496
徳倫理………………………………………934
徳倫理学……………………………………935
特例居宅介護サービス……………………152
特例施設介護サービス……………………152
特例地域密着型介護サービス……………152
特例特定入所者介護サービス……………152
特例入所者介護サービス…………………152
床ずれ………………………………………781
都市化…………………………………615,834
「都市化と健康」…………………………579
都市生活型…………………………………191
都市生活公害型……………………………189

図書…………………………………………336
土壌……………………………………298,549
土壌汚染………………3,194,287,295,444,549,587
土壌菌………………………………………368
途上国…………149,154,189,299-300,322,562,636,638,805
途上国援助…………………………………118
土壌細菌……………………………………62
土壌劣化防止………………………………1001
土壌論………………………………………887
図書館………………………………………681
兎唇…………………………………………435
土石採取……………………………………385
土葬…………………………………………604
土俗信仰……………………………………785
土地・家屋の中立…………………………580
土地（環境）………………………………685-6
栃木県普門院診療所腎臓摘出事件………44
土地区画整理事業…………………………188
『どちりいなきりしたん』………………828
『どちりいな・きりしたん』……………246
土地倫理（land ethic）…200,206,392-3,395,677,**685**-6,940
特許……………………………………642,645
特許競争……………………………………645
特許権………………………………………974
特許思想……………………………………645
特許政策……………………………………645
特許問題……………………………………68
特許乱用……………………………………71
独居老人（elderly person of living alone）………………………………186,**686**,770,927
特効薬………………………………………751
突然死…………………………………500,770
突然変異（mutation）…168,185,223,591,**687**,811,865
突然変異形質………………………………529
突然変異説…………………………………687
突発事故……………………………………90
突発的発射放電……………………………663
都道府県看護協会…………………………703
都道府県自然環境保全地域………………385-6
都道府県知事…306,344,356,386,443,445,484,497,503,709,786,833,858,861,884
都道府県の精神病院設置…………………543
都道府県薬剤師会認定基準薬局…………884
都道府県優生保護審査会…………………484
届出期間……………………………………438
届出義務………………………37,87,410,543

届出義務者 ……………………………440
届出事項 ………………………………438
届出伝染病 ……………………………666
届出人 …………………………………440
ドナー（donor）……45,48,53,113,334,348,437,480,
　492-3,500,548-50,598,606,625,685,**687**,703,721-3,
　814,867,964-5
ドナー家族………………………………44
ドナーカード………………43,307,656,942
ドナーカード　→提供意思表示カード…**688**
ドナー情報 ……………………………348
ドナー心臓 ……………………………480
ドナー臓器不足 ………………………**688**
ドナー適応基準 ………………………368
ドナーの人権や健康 …………………601
ドナーバンク …………………………548
ドナー不足 …………43,46,336,341,627,851
ドナー・レシピエント ………………548,550
ドーパミン ………………………740,783
ドーパミン拮抗説 ……………………308
ドーパミン亢進説 ……………………308
ドーピング（doping）…………………**688**
トマト……………………………………63
富…………………………………………315
ドミノ移植（domino-donor operation）……**688**
ドメスティックバイオレンス　→家庭内暴力
　　…………………………………………**689**
ドメスティックバイオレンス（DV）……168-9,
　175,228,444,860,923,994
ドメスティックパートナーシップ ………673
友達 ……………………………………312
富山県 ………………………………51,880
富山県神通川流域 ……………296,298-9,907
トラウマ（trauma）………6,229,403,489,**689**,994
トラック ………………………………189
ドラッグ（drugs）………………………**689**
ドラッグクイーン …………………526,690
ドラッグコート ……………………165,690
トラブル…………………………………90
ドラム缶 ……………………………587-8
トランスヴェスタイト（transvestite）…**690**-1
トランスジェニック豚……………………40
トランスジェニックマウス………………63
トランスジェンダー（transgender）…523,526,
　690,**691**
トランスセクシャル（transsexual）……526,553,
　691-2,839
鳥 ………………………………………563

ドリー　→クローン技術 ………………**692**
トリアージ（triage）……………232,**692**
トリアージ基準 ………………………693
トリアージ研修 ………………………693
トリアージタッグ ……………………692
トリアージ担当者 ……………………693
取扱説明書 ……………………………546
鳥インフルエンザ …………………116,271
トーリー＝キャニオン号 ………………139
トリクロロホネートナトリウム ………587
取り調べ ………………………………844
都立広尾病院事件 ………………………87
都立広尾病院腎臓摘出事件 ……………43
トリハロメタン ………………………185
トリプルマーカースクリーニング　→母体血清
　トリプルマーカースクリーニング ……**693**
トリプルマーカーテスト ……………831
トリプレットリピート病…………………55
塗料 ………………………………499,682
努力 ……………………………………134
努力義務 ……………………………85,104
努力不足 ………………………………164
トルエン …………………………499,682,889
トルコ ……………………………166,247,368
トルブタミド …………………………110
奴隷 ……………………………624,819,857
奴隷運動 ………………………………427
奴隷制度 ……………………………228,317
トレーニングジム ……………………285
トレングスモデル ……………………671
ドレーンチューブ ……………………487
貪食細胞の機能亢進 …………………487
遁走 ……………………………………367

［な］

内因論 …………………………………538
内縁の妻（夫）…………………………40
内科 ………………………13,28,90,340,708,932
内科医 …………………………………434
内科医療 ……………………………487,928
内閣総理大臣 …………………………603
内閣府 …………………………………875
内閣府国民生活局消費者企画課 ………546
内閣法 …………………………………294
内科診察 ………………………………157
内科的治療 …………………………46,745
内科的方法 ……………………………618
内観療法 ……………………………501,901

事項索引

内在的価値 …………………………………578
内視鏡 ………………………………………665
内視鏡検査 ……………………185,435,932
内視鏡手術 …………………………132,435
内診 …………………………………………932
内戦 …………………………………………155
内臓 …………………………………461,876
内臓逆位 ……………………………………223
内臓障害 ………………………………………32
内臓痛 ……………………………653-4,673
内丹法 ………………………………………901
内腸骨動脈 …………………………………493
ナイチンゲール誓詞（Nightingale Pledge）
　………………………………7,27,597,**693**
ナイチンゲール精神 ………………………210
内的意識 ……………………………………607
内的葛藤 ……………………………………176
内的自由 ……………………………………427
内的衝動 ……………………………………842
内的本性 ……………………………………712
内的欲動 ……………………………………689
ナイトケア …………………………………953
内服 …………………………………………162
内部告発（whistle blowing）……19,**693**-4
内部告発者 …………………………………694
内部細胞塊 …………………………………734
内部障害 ……………………………………496
内部的環境 …………………………………441
内部被曝 ……………………………………290
内分泌学的検査 ……………………………269
内分泌攪乱化学物質 ………………………888
内分泌攪乱作用 ……………………………972
内分泌攪乱物質 ……………………157,176
内分泌機能 …………………………………480
内分泌系 ……………………………488,511
内務省 ………………………………310,763,904
内面的世界 …………………………………320
内面的治療構造 ……………………………541
内乱 …………………………………………368
ナイロビ …………………………………1001
治る見込みのない時の死のあり方を選ぶ権利
　………………………………………………921
長岡西病院緩和ケア病棟 …………………765
長崎 ……………………33,165,246,292,811-2,904
長崎養生所 …………………………………768
長島愛生園 …………………………………751
長野県 ………………………………………835
長野県下伊那郡高森町 ……………………945

仲間 …………………………………………388
仲間モデル ……………………………………94
ナキウサギ …………………………………434
名古屋家裁平成18年7月25日審判 ……473
名古屋高裁 …………………………………670
名古屋女子大学 ……………………………225
ナショナリズムテロ ………………………663
ナショナルセンター ………………………681
ナーシングアドボカシー ……………………7
ナーシングホーム …………………………982
ナースセンター ……………………………704
ナチス……24,27,37,75,92,113,212,278,387,479,540,
　694-5,710,725,728,732,756-7,841,997,1000
ナチスドイツ ………………495,513,540,787,804,891
ナチスドイツの優生政策 …………310,328
ナチズム（Nazism）…639,**694**-5,718,841,890,1000
ナチズムの人体実験や断種政策 …………441
ナチュラルキラー細胞 ……………………898
ナチュラルヒストリー（natural history）…**695**
7歳で褌、腰巻の初め …………………655
七三一部隊（731 unit）………24,576,590,**695**-6
生首売買 ……………………………………600
生ワクチン …………………………116,962,968
波 ……………………………………………305
涙 ……………………………………………161
奈良 ……………………………………………75
奈良時代 ……………………………750,767
ナラティブ（narrative）…………**696**-7,920
ナラティブアプローチ ……………101,488
ナラティブエシックス ……………………906
ナラティブセラピー ………………415,899
ナラティブ＝ベイスト＝メディスン（NBM）
　………………………………………………697
ナラティブ倫理 ……………………………415
生業 …………………………………………344
ナルキッソス ………………………………697
ナルシシズム（narcissism）………388,**697**
南極 ………………………………………141-2
軟骨 …………………………………605,721,771
軟骨や血管等の組織再生とその臨床応用 …594
ナンシー＝クルーザンの裁判 ……………588
難治性うつ病 ………………………………719
難治性うつ病患者 …………………………347
難治性血液疾患 ……………………………46,348
難治性血液疾患患者 ………………………334
難治性疾患 …………………………………284
難治性致死的患者 …………………………708
難治疼痛 ……………………………………796

1466

事項索引

難治・不治の疾患や障害 …………592
軟体動物 …………………………676
難聴学級 …………………………289
難聴幼児通園施設 ………………289
何でも倫理症候群 ………………576
南天の小枝 ………………………627
南東アジア地域 …………………579
南南問題 …………………………699
難病（incurable diseases）……34,282,**698**,723, 739-40,800,895
難病患者 ……………………698,843
難病患者等居宅生活支援事業 …698
難病患者等ホームヘルプサービス事業 …698
難病相談・支援センター ………698
難病対策 …………………………314
難病対策専門委員会 ……………698
難病対策要綱 ……………………698
難病治療 …………………………739
難病特別推進事業 ………………698
難病の治療法 ……………………482
軟部組織損傷 ……………………432
難分解性 ……………………296,564
南米 …………………………154,321
南米出血熱 ………………………276
南北 …………………………192,199
南北格差 ……………………196,917
南北間対立 ………………………205
南北間の経済的格差 ……………411
南北戦争 …………………………317
南北問題（the North-South problem）……155, 198,263,586,**698**,730
難民 ……………………317,412-3,816
難民申請者 …………………412,855
難民問題 …………………………155

[に]

新潟 ………………………………854
新潟県阿賀野川流域 ………296-8,907
新潟県信楽園病院腎臓摘出事件 …43
新潟県水原郷病院腎臓摘出事件 …43
新潟県中越地震 …………………290
新潟県長岡市 ………………765,828
新潟県長岡西病院緩和ケア病棟 …828
新潟水俣病 …………………748,854-5,907
2因子説 …………………………643
臭い ………………………………336
2型糖尿病 ………………………675
2型（非インシュリン依存性）糖尿病 ……675

2級障害 …………………………447
二極化 ……………………………263
肉骨粉 ……………………………969
憎しみ ……………………………129
肉腫 ………………………………184
肉食 ………………………………354
肉食動物 …………………………461
肉体 …………………………374,490,900
肉体的苦痛 ……………………20,459
肉体的性別 …………………552,691
肉体的能力 ………………………134
肉体と霊魂　→心身問題 ………**699**
肉体能力 …………………………956
肉体は（魂を閉じこめている）墓 …361
二元的内在制約説 ………………302
二元論 ……………………………712
二交替制　→三交替制 …………**699**
二項的な差異 ……………………354
2国間ODA ………………………990
二酸化炭素 ……………149,636-7,988
二酸化炭素税 ……………………637
二酸化炭素税　→地球温暖化 …**699**
二酸化窒素 ………………………988
二次医療圏 ………………………444
西側諸国 …………………………699
西式医学 …………………………288
二次消費者 ………………………461
二次性合併症 ……………………46
二次葬 ……………………………604
西太平洋地域 ……………………579
『二次的外傷性ストレス』 ………841
二次的障害 ………………………602
西鉄バスジャック事件 ……………95
西ドイツ ……………………251,355
西日本 ……………………………176
2次病院 …………………………432
二次不妊 …………………………787
21世紀における国民健康づくり運動 …286
21番染色体のトリソミー ………625
二重結果理論（theory of double effect） ………………………………**699**-700
二重見当識 ……………………652-3
二重鎖DNA ……………………972
二重の基準論 ……………………302
二重の結果（良い結果と悪い結果）……699
二重目隠し ………………………791
二重盲検法（double blind test） ………547,**700**
二重盲検無作為化プラセボ対照並行群間比較試

1467

験法 …………………………………700
二重らせん構造………………………758,972-3
二重らせん構造モデル…………………………60
二次予防（早期発見、早期治療）……………281
西ヨーロッパ……………………………………271
西ヨーロッパ文化圏……………………………137
偽医者……………………………………………81
二大内因性精神病概念…………………………538
日常………………………………………163,221
日常感覚…………………………………………726
日常業務…………………………………………184
日常性……………………………………………725
日常生活…18,641,725,747,781,785,816-8,835,860, 896,909,920,948,953
日常生活援助……………………………………656
日常生活動作（ADL）……………283,517,920
日常生活動作　→ADL………………………**701**
日常生活の世話…………………………………683
日常的感情………………………………………743
日常的基本動作…………………………………967
日常的な覗き……………………………………510
日常動作訓練……………………………………656
日米欧三極特許庁………………………………642
日米バイオエシックス・シンポジウム………576
日弁連……………………………………………124
日露戦争……………………………………422,768
日勤………………………………………………357
日産婦学会………………………………………613
日射エネルギー…………………………………149
日清戦争…………………………………………10
日清・日露戦争…………………………………768
日中傾眠…………………………………………508
日中戦争…………………………………………28
日本国憲法…………………………………819,916
日本人………………………………………11,16,146
ニート（NEET）……263,364,372,556,565,**701**,837
ニトラゼパム……………………………………509
二人称の死……………………………………52-3
二人称の死　→一人称の死…………………**701**
二倍体染色体……………………………………54
二分脊椎…………………………………………831
日本　…4,7-8,10,13,20-22,28,30-1,33,38,47,50,75,83, 85,87,95,98-9,102,104,106,110,122-4,127,130,140, 148,150-1,165-6,172,176,186,188,193,195-6,198, 208,218-9,225,228,233-4,244-5,254,259,263,266-7, 271,281,283-4,291,296,328,354-5,357,359-60,366, 368-9,373,377,379,388,398,400,405,480-1,483,562, 576,579,583-4,593,597-600,604,679,702,705-6,

709,711,718-9,722,724,726,728,731-3,735-6, 738-41,744-5,748-51,754,758-9,761,765,772,776-8, 781,785-7,789,795-7,800,802,805-6,809-10,812-4, 816,820,823-9,834-5,837-8,844-5,851,853,865, 867-70,874,876,883,887-9,892,894-5,897-8,900-1, 907-8,910,914,916-7,921-4,926,931-2,934-7,940-4, 946-7,950-1,955,959,963-4,969,971,974,977-8, 988-9,993,998
日本POS医療学会………………………………993
日本安楽死協会………………………406,609,921
日本医学…………………………………………76
日本医学哲学・倫理学会（Japanese Association for Philosophical and Ethical Researches in Medicine）………………………576,**701**
日本医学会…………………………………703-4
日本医師会（Japanese Medical Association）
　…………………113,181,358,505,577-8,**702**,711,925
日本医師会生命倫理懇談会……………113,**702**
日本移植学会（The Japan Society for Transplantation）…………………………548,550,**703**
日本移植学会組織移植委員会…………………703
日本医師連盟……………………………………702
日本医療団………………………………………98
日本エイズ学会…………………………………630
日本疫学会………………………………………126
日本海……………………………………………960
日本学術会議……………………………………701
日本型福祉社会…………………………………349
ニホンカモシカ…………………………………679
ニホンカワウソ…………………………………679
日本肝移植研究会……………………………548-9
日本がん看護学会………………………………630
日本看護協会（Japanese Nursing Association）………………………7,13,208,323,**703**-4,817-8
日本看護協会助産婦部会………………………703
日本看護協会保健師職能部会…………………821
日本緩和医療学会（Japan Society for Palliative Medicine）………………………630,**704**
『日本救急医学会誌』…………………………704
日本救急医学会（Japanese Association for Acute Medicine）………………………231,**704**
日本救急看護会…………………………………705
日本筋電図学会…………………………………708
日本高齢者虐待防止センター…………………720
日本国憲法　……109,169,174,193,209,225,235,280, 293-4,302,316-7,332,372,403-4,414,423,547,751, 957
日本国憲法　→憲法…………………………**705**

事項索引

日本国憲法第13条 ……………………570
日本国憲法第20条1項 ………………471-2
日本国憲法第20条2項 …………………472
日本国憲法第24条 ……………………339
日本国憲法第25条 ………………304,424,516
日本国憲法第36条 ……………………370
『日本国語大辞典』 ……………………940
日本国籍 ………………………………516
日本国籍者 ……………………………333
日本細菌学会 …………………………731
日本サイコオンコロジー学会 …………630
ニホンザリガニ ………………………883
ニホンザル ………………………386,679,883
日本産科婦人科学会（Japanese Obstetrical and Gynecological Society）……179,243,293, 436-8,477-8,594,612,628,631,645,**705**,707,733,735, 740,764,789,852,903
日本産科婦人科学会会告 ……………526,727
日本産科婦人科学会生殖・内分泌委員会 …531
日本産科婦人科学会倫理委員会 ……………531
日本産婆会 ……………………………703
日本産婆看護婦保健婦協会 ……………703
ニホンジカ ……………………………386
日本歯科医師会（Japanese Dental Association） ………………………………**705**
日本歯科医師連盟 ……………………705
日本死の臨床研究会（The Japanese Association for Clinical Research on Death and Dying：JARD） ………………630,**705**
日本社会 ………………………………169
日本社会福祉士会 ……………………606
日本受精着床学会 ……………………291,764
日本受精着床学会倫理委員会 …………478
日本小児科学会 ………………………968
『日本書紀』 ……………………………750
日本助産婦会 …………………………703
日本助産婦看護婦保健婦協会 …………703
日本人 …………………………………909
日本心身医学会 ………………………489
日本腎臓移植ネットワーク ……………47-8
日本心理臨床学会 ……………………933
日本人類遺伝学会 ……………………595
日本人類遺伝学会会告 ………………492
日本性教育学会 ………………………522
日本生殖医学会（Japanese Society for Reproductive Medicine） ………………707
日本精神医学ソーシャルワーカー教会（現日本精神保健福祉士協会）…………………542
日本精神衛生協会 ……………………869
日本精神衛生連盟 ……………………869
日本精神神経学会 …………………510,808
日本精神神経学会特別委員会 …………553
日本精神分析学会 ……………………540
日本精神分析学会の倫理規定（案）……541
日本政府 ………………………………481
日本生命倫理学会（Japan Association for Bioethics） ……………………576,**706**
日本赤十字血液センター ……………238
日本赤十字社 ………………269,344,580,768
日本赤十字社　→赤十字 ………………**706**
日本臓器移植ネットワーク ……45,73,615,656
日本組織移植学会ガイドライン作成委員会 ……………………………………………703
日本組織移植学会（JSTT） ……………606
日本組織移植学会倫理委員会 …………703
日本ソーシャルワーカー協会 …………419,606
日本尊厳死協会（Japan Society for Dying with Dignity）…388,406-7,461,568,609,**706**,921
日本大学医学部板橋病院救急救命センター ……………………………………………724
日本ダウン症協会 ……………………625
日本糖尿病学会 ………………………675
日本脳炎 ………………………………904
日本脳炎ワクチン ……………………906
日本脳神経外科学会（Japan Neurosurgical Society） ………………………………35,**707**
日本脳・神経外科学会 ………………707
日本脳・神経外科研究会 ……………707
日本脳波学会 …………………………708,722
日本脳波学会　→日本臨床神経生理学会 …707
日本脳波・筋電図学会 ………………708-9
日本の総人口 …………………………319
日本バイオセーフティ学会 …………731
日本半陰陽者協会 ……………………111
日本版マスキー法 ……………………296
日本病理剖検輯報 ……………………773
日本婦人科学会 ………………………705
日本仏教 ………………………………785
日本不妊学会（Japanese Society of Fertility and Sterility）……………………179,**707**
日本プライマリーケア学会 …………790
日本ペインクリニック学会 …………796
日本弁護士連合会 ………255,266,281-2,386,808
日本法医学会 …………………………810
日本ホスピス緩和ケア協会 …………630
日本ホスピス・在宅ケア研究会 ………630

1469

事項索引

日本母性保護産婦人科医会 ……291,478
日本民族衛生学会（Japanese Society of Race Hygiene）…………………………**707**
日本民族優生保護法案 ………………708
日本薬学会 ……………………………324
日本薬剤学会 …………………………324
日本薬剤師会 …………79,324,878-9,884
日本薬局方 …………………77,251,881
日本有機農業研究会 …………………887
日本臨床救急医学会 …………………704
日本臨床死生学会（Japanese Society for Clinical Thanatology）………630,**708**
日本臨床神経生理学会（Japanese Society of Clinical Neurophysiology）………**708**
日本臨床心理士資格認定協会 ……506,933
入院医療 ………………………………534
入院患者 ……………………308,312,767
入院契約 ………………………………557
入院時食事療養費 ……………………102
入院施設確保 …………………………698
入院指導 ………………………………256
入院処遇 ………………………………120
入院措置 ………………………………848
入院中心医療 …………………………544
入院中心の精神医療 …………………544
入院治療 ……………103,330,456,533,824
入院手続き ……………………………534
入院同意書 ……………………………433
入院費 ………………………102,445,630
入院養育 ………………………………826
入院歴 →既往歴 ……………………**709**
入学 ……………………………………499
乳がん …………………………………185
乳がん手術 ……………………………845
入国管理局 …………………………815-6
乳児 …………………………1,449,579,709
乳児期 ………………………312,909,968
乳児死亡数 ……………………………709
乳児死亡率（infant mortality rate）……483,**709**
乳質安定剤 ……………………………872
入社 ……………………………………499
入所待機者 ……………………………684
入所命令 ………………………………272
乳腺症 …………………………………435
入退院（入院：退院）（admission, hospitalization：discharge（from hospital））…186,312, 348,433,**709**-10,770,776,783,790,816-7,824,856, 925,945-6

乳房 ……………………………………552
乳房縮小術 ……………………………771
乳房切除 ………………………………346
『入門地球環境政治』…………………198
乳幼児 …………169,402-3,500,623,687,872,968
乳幼児加算 ……………………………463
乳幼児期 ……………………364,826,966
乳幼児健康診査 ………………………284
乳幼児死亡率 …………………………853
乳幼児買売 ……………………………801
入浴 …………………………………152-3,781
ニューヨーク不妊センター …………801
ニュージャージー州 ……6,182,332,368
ニュージャージー州最高裁判所 …183,921,982
ニュージャージー上級裁判所 ………182
ニュージーランド …………………88,862
ニューハーフ …………………………838
ニューモシスチスカリニ ……………123
ニューヨーク …………………………898
ニューヨーク国際保健会議 …………579
入浴サービス …………………………349
ニューヨーク州 ………………………143
ニュルンベルグ ………………………710
ニュルンベルグ綱領（Nuremberg Code）
　…24,27,37,113,212,252,373,495,590,597,640,**710**, 728,804,997
ニュルンベルグ綱領　→ニュルンベルグ綱領
　……………………………………**711**
ニュルンベルグ国際法廷 ……………804
ニュルンベルグ裁判 …75,92,387,495,**710**,814, 997
ニュルンベルグ裁判　→ニュルンベルグ綱領
　……………………………………**711**
ニュルンベルグ人種法 ………………495
ニューロン ……………………………958
尿管膀胱 ………………………………493
尿検査 ………………………………45,882
尿素 …………………………………482,520
尿中薬物 ………………………………792
尿道 ……………………………………174
尿道下裂症 ……………………………477
尿毒 ……………………………………850
尿毒症 ………………………………162,482
尿毒物質 ………………………………850
尿便失禁 ………………………………588
尿路 ……………………………………774
尿路感染症 ……………………………620
尿路疾患 ………………………………476

事項索引

尿路閉塞疾患 …………………………618
二卵性双生児……………………………53
二類感染症 ……………………………241
二類疾病 ………………………………906
鶏 ………………………………176,678
ニワトリ肉腫ウイルス …………………116
ニワトリ白血病ウイルス ………………116
任意 ……………………………………703
任意安楽死………………………………20
任意加入 ……………………14,327,422
任意後見制度 ……………303,429,556-7
任意後見人 ……………………………303
任意代理人 ……………………………623
任意入院 ……………105,119,433,543,824
任意入院　→精神保健福祉法 …………**711**
任意認知 ………………………………270
任意分業…………………………………79
人間 ……………19,26,40-1,107,129,131,135,147,
　151,161,177,202,313,369,381,383,385-7,392,394-5,
　473,494,501,506,549,560,564,566,569,571-3,577-8,
　581,598,677-8,706,708,711,713-4,719,727,732,
　736-7,742,761,764,772,775,799,814-5,834,836,842,
　846,848,855,862,884,892,902,910,913,915,918,
　922,930-1,934,938,940-1,955-7,962,993,995,997,
　999
人間改造（euphenics）………………**711**
人間学 …………………………………661
人間学　→哲学的人間学 ………………**711**
人間学の心理学 ………………………488
人間学的精神医学 …………………539-40
人間が持続可能な開発 …………………914
人間活動 …………………………578,678
人間観 ……………………………101,337,727
人間環境 ………………………………129
人間環境宣言 ………………193,197,1001
人間関係 …………………336,694,844,871
人間関係成立 …………………………330
『人間機械論』 …………………………712
人間機械論（mechanical theory of human
　being）………………………………24,**712**
人間共同体 ……………………………392
人間工学 ………………………………457
人間行動 ………………………………788
人間集団 ………………………………127
人間身体 ………………………………717
人間性（human nature, humanity）……232,501,
　506,634,**712**-4,716,745,767,814
人間性心理学 …………………………501

人間創造神話 …………………………678
人間疎外 ………………………………469
人間存在 ………………………………407
人間中心主義（anthropocentrism）……129,200,
　205,392-3,395,468-70,571,578,**713**
人間中心の倫理 ………………………138
人間的人格 ……………………………491
人間同士 ………………………………672
人間としての尊厳 ……………………608
人間と生物圏計画 ……………………203
人間ドック（health screening）…58,103,**714**,771
人間との共存 …………………………678
人間とは何か …………………………661
人間の基本的自由 ……………………474
人間の行動 ……………………………313
人間の心（精神、霊魂）………………490
人間の死 ………………………………418
人間の質 ………………………………469
人間の疾病 ……………………………591
人間の自由 ……………………………470
人間の受精と発生学に関する法律（Human
　Fertilisation and Embryology Act）……733,
　763,789
人間の身体 ……………………………474
人間の生殖およびバイオエシックスの研究のた
　めの研究所 …………………………729
人間の精神の創作活動 ………………642
人間の生命 …………………………573-4,648,863
人間の生命の終わり …………………574
人間の生命の始まり …………………573
人間の生命の本来的価値 ……………649
人間の臓器 ……………………………600
人間の尊厳（human dignity）…41,148,259,316,
　332,345,464,469,484,547,572,601,621,696,713,
　714-5,727,734,759-61,764,767,841,943
人間の特有の行動様式 ………………506
人間の能力 ……………………………469
『人間の理念』 …………………………661
人間非中心主義 ……………………571-2
人間本性中心主義 ……………………766
人間利益中心の環境倫理観 …………578
人間理性 ………………………………848
妊産婦 ……………………………328,858
妊産婦健康診査 ………………………284
妊産婦死亡 …………………………922-3
認識能力 …………………………582,918
妊娠 …9,82,356,358,377,396-7,431-2,434,477,483-4,
　573,618,624-5,628,647,669,709,727-8,733-5,739,

1471

762-3,775,778,786-8,793,801-3,826-7,831,833,860,894-6,902,922,924,939,954,959,979,998,1002
妊娠・出産 ……………………………530,593,612
妊娠・出産に関する保護 ………………………632
妊娠合併症 …………………………………………476
妊娠可能 ……………………………………………293
妊娠期間 ………………………………………265,483
妊娠機能 ……………………………………………358
妊娠検査薬 …………………………………………895
妊娠後期 ……………………………………………853
妊娠高血圧症候群 …………………………………431
妊娠した女性 ………………………………………649
妊娠出産歴 …………………………………………873
妊娠初期 ……………………………………………595
妊娠中 ……………………………………………595,632
妊娠中期 ……………………………………………831
妊娠中絶 ………119,265,452,571,626,708,775,833
妊娠中絶規制法 ……………………………………265
妊娠中毒症後遺症 …………………………………295
妊娠糖尿病 …………………………………………431
妊娠7週 ……………………………………………616
妊娠22週未満 ……………………………………483,616
妊娠の12週 …………………………………………484
妊娠率 ………………………………………612-3,1002
認知 ……………………………………………5,41,145-6
認知機能 ………………………………………501,664,715
認知行動療法 ………………………………314,488,586
認知行動療法 →行動療法 ……………………**715**
認知症（dementia）……153,262,286,399-400,424,489,**715**-6,743,753,814,849,947,996
認知障害 ……………………………………………262,953
認知症患者 ………………………………220,468,824,939
認知症高齢者 ……………………………656,896,911,950,953
認知心理学 …………………………………………501,807
認知リハビリテーション …………………………401
認知療法 ……………………………………………501
認知力 ………………………………………………134
認定医制度 …………………………………………**717**
認定被害者 …………………………………………355
妊婦 …122,255,265,276,333,355,434,439,573-4,593,616-7,627-8,700,755,821,831-2,892
妊婦健康診査 ………………………………………595
妊婦の感染症 ………………………………………595
妊婦の生命 …………………………………………627
妊婦の同意 …………………………………………669
妊孕力 ………………………………………………618

[ぬ]
ヌクレオソーム ……………………………………972
ヌクレオチド …………………………………758,972
盗み …………………………………………………241
ヌード写真 …………………………………………583
ぬれぎぬ ……………………………………………133

[ね]
ネアンデルタール人 ………………………………361
『ネイチャー』 ………………………………118,141
ネオテニー（neoteny）……………………………**717**
ネオフロイト学派 …………………………………540
ネグレクト（怠慢）……………………229,402,947
ネグロイド（類黒色人種群）……………………487
ネコ …………………………………………………676,678
猫鳴き症候群 ………………………………………591
ネズミ ………………………………………………676
寝たきり……283,286,424,656,720,795,885,920,953
寝たきり老人 ……………………………262,349,869
寝たきり老人ゼロ作戦 …………………………338
熱傷 ……………………………………………230,487
捏造 ………………………………2,160,260,279,660
捏造事件 ……………………………………………252
熱帯 …………………………………………………141
熱帯雨林の伐採 ……………………………………549
熱帯性感染症発生 …………………………………637
熱帯多雨林 ……………………………305,441-2,561,678
熱帯林 ………………………………………………149
熱中症 ………………………………………………287
ネットワーク組織FLO ……………………………155
涅槃 ……………………………………………315,381,786
涅槃寂静 ……………………………………………52
ネブラスカ精神医学研究所 ………………………132
ネフローゼ小児喘息 ………………………………698
眠気 …………………………………………………889
年間医療費 …………………………………………482
年金（public pension）…50,301,424,447,**718**,834,909-10
年金局 ………………………………………………311
年金制度 ……………………………425,516,718,781,830
年金保険 ……………………………………310,422-4,820
年金問題 ……………………………………………321
捻挫 …………………………………………………432
年収 …………………………………………………74
年中行事 ……………………………………………431
年長者 ………………………………………………609
粘膜 ……………………………………………771,988

事項索引

燃料（fuel） ……………………………………988
年齢 ……56,142,179,363-4,547,738,742,779,910,923
年齢階級別死亡率 ………………………………410
年齢制限　→成年 …………………………**718**
年齢別死亡率 ……………………………507,574

[の]

脳（brain）…36,108,161,226,295,399-401,435,461, 493,532,597,708,712,715-7,**719**,723-4,783,839,912, 926,969
脳移植 ……………………………………………28
脳溢血 …………………………………………885
脳炎 ………………………………………399,715,740
脳炎後遺症 …………………………………399,401
脳科学 …………………………………718,724,994
農学 ……………566,568,687,737,794,812,908,974
農学部 …………………………………………28
脳下垂体 ………………………………………721
脳幹 ……307,405,408,461,597,599,621,653,719-20, 722-3
脳幹機能 ………………………………………360
脳還元主義 ……………………………………599
脳幹構造 ………………………………………599
脳幹死（brain stem death）…307,597,621,**719**-20
脳幹反射 ………………………………307,461,607,912
脳機能計測技術 ………………………………746
脳機能マッピング ……………………………664
農業 ……………64,154,327-8,769,811,813,908
農業害虫 ………………………………………971
農業技術 ………………………………………888
農業生産性の向上 ……………………………563
農業生産低下 …………………………………637
農漁業 ……………………………………………19
農漁村問題 ……………………………………198
脳外科 …………………………………………664
脳外科的治療 …………………………………740
脳血管 …………………………………………720
脳血管疾患 ……………………153,184,351,411,483
「脳血管疾患及び虚血性心疾患等の認定基準について」……………………………………184
脳血管障害（cerebrovascular disease）……207, 399-401,493,588,**720**-1,724,740
脳血管性痴呆 …………………………………715
脳血栓症 ………………………………………720
脳血流 …………………………………………224
農耕 ……………………………………………331
脳梗塞 …………184,295,399,401,575,720,813,987
農工文化 ………………………………………604

脳細胞 …………………………………………724
ノウサギ ………………………………………884
農作物 …………………………………62-3,296,884
農作物遺伝子操作 ……………………………373
脳挫傷 …………………………………………122
農山漁村民 ……………………………………326
脳死（brain death）…35-6,43,45,50,76,92,108,122, 171,248,294,307,353,360,405,407-8,417,461,469, 491,493-4,513,597,599-600,607,621,651,659-60, 687,702-3,706,708-9,719,**720**-3,859,867,912,926, 943,975
脳死移植 ……………………………………44,599,687
脳死下腎移植 …………………………………493
脳死肝移植 …………………………………217,688
脳死患者 ………………………………615,660,721-2
農事試験 ………………………………………996
脳死者 ……………419,438,492,548,598-9,723,912,942
脳死状態 ……………………………………405,473
脳死身体 ………………………………………721
脳死身体の各種利用（use of brain death body）………………………………………**721**
脳死診断 ………………………………………724
脳死臓器移植 ………………………………473,598
脳死臓器移植検討会 …………………………707
『脳死・臓器移植の論議の展開』 ……………341
脳死体（brain dead body）…………122,491,**722**
脳死と脳波に関する委員会 …………………709
脳死に関する研究班 …………………………307
脳死の子ども …………………………………335
脳死の診断基準 ………………………………724
脳死の定義 ……………………………………722
脳死の判定 ……………………………………668
脳死判定 …48,74,307,405,410,438,491,599-600,607, 687,707,720-3,859,867,912
脳死判定基準（diagnostic criteria of brain death）…307,360,438,492,598,707,709,**722**-3,912
「脳死判定手順に関する研究班」平成11年度報告書 …………………………………………709
脳死判定の実施マニュアル …………………707
脳死問題 …………………………………380,417,724
濃縮 ………………………………………477,972
濃縮製剤 ………………………………………876
脳出血 …………………………………183,399,401,720
脳腫瘍 …………………………………399,401,987
脳症 ……………………………………………123
脳障害 …………………………………568,724,778
脳死臨調 ……………………………………599,**723**
脳神経 …………………………………………719

1473

脳神経科学と倫理ワークショップ ……………719
脳神経学………………………82,719,724,926
脳神経系…………………………………971
脳神経外科…………………………………928
脳神経外科学………………………………707
脳神経細胞…………………………………599
脳神経倫理学………………………………719
脳深部刺激療法……………………………740
脳髄………………………………………491
農水省……………………………………887
農水省ガイドライン………………………888
納税者…………………………………102-3
脳性小児麻痺………………………………32
脳性麻痺……………295,431,447,449,596,745,920
脳性麻痺者…………………………………451
脳生理学………………………………522-3
脳組織…………………………………659,969
脳卒中……289,295,494,497,515,575,720,915,920,
  948-9
脳卒中後遺症………………………………348
農村検診センター…………………………397
脳損傷………………………………………707
脳脱…………………………………………975
農地……………………………………887-8
農畜産物事業場……………………………3
農畜水林産物………………………………305
農畜林産物…………………………………887
脳低体温療法（hypothermia therapy）……**724**
能動的音楽療法……………………………148
能動的支援者………………………………210
濃度規制……………………………………507
農奴制度……………………………………955
脳内嘘発見器………………………………719
脳内出血……………………………………399
脳内神経伝達物質……………………………17
脳の言語・認知機能…………………………409
脳の発達……………………………………506
脳の発達具合………………………………650
脳の発達障害……………………………204,564
脳波…………………………621,663,719,926,930,932
脳波異常……………………………………663
脳波学………………………………………709
脳白質………………………………………958
『脳波と筋電図』……………………………708
脳病説………………………………………538
脳閉塞栓症…………………………………720
脳変性疾患………………………………399,401
嚢胞性線維症（cystic fibrosis）…………69,**724**

農民…………………………………………855
脳メカニズム………………………………719
農薬……129,205,299,460,563,678,864,885,887,971,
  980
農薬汚染……………………………………194
農薬メーカーICMESA……………………587
膿瘍…………………………………………845
能力……………………………………345,582
能力至上主義………………………………419
能力障害……………………………445-6,535,745
能力低下……………………………………226
農林水産業…………………………………974
野口式整体…………………………………288
野宿者…………………………………419,836
乗せ換え……………………………………820
ノックアウトマウス…………………………62
ノックス……………………………………988
のど…………………………………………889
喉の痛み……………………………………161
ノーフォーク州立病院………………………132
ノーフォールトシステム…………………88,862
ノーベル医学生理学賞………………………992
ノーベルバンク……………………………725
ノーベル平和賞……………………………898
ノーベルベビー（Nobel baby）…………**725**
のぼせ………………………………………161
ノーマライゼーション（normalization）…226,
  349,448,497,517,556,642,**725**-6,745,747,781,850
飲み水………………………………………303
飲む中絶薬…………………………………998
ノルアドレナリン…………………………308
ノルウェー……………………118,359,368,724,787
ノルマン系の海洋民族……………………331
ノンオペTS…………………………………692
ノンコンプライアンス（non-compliance）
  …………………………………………341-2
NON DONOR カード………………………656
ノンレム睡眠期……………………………508

[は]

歯……………………………………286,365-6,771
肺……………………271,435,493,499,548,598,688,724,988
胚（embryo）…108,244,348,435-7,477-8,573-4,577,
  594,612-3,616,624,629,645,681,**727**,734,737-9,
  761-2,789,852,892-3,903,913,959,965
バイアス……………………………………700
バイアビリティ（viability）………………**728**,954
廃アルカリ…………………………………356

事項索引

肺移植 …………………………………47,499-500
胚移植 …………439,530-1,613,727-8,830,852,903
胚移植技術 ……………………………………531
肺炎 ……………………………………183,345,939
ばい煙 ……………………………………………615
「ばい煙規制法」 ………………………………615
煤煙発生施設 ……………………………………298
バイオ（bio） …………………………………731
バイオインフォマティックス …………………984
バイオエシックス（bioethics）……26,76,108,273,
　331,474,567,576,581-3,**728**-30,732,756,766,814,
　862-3,933,970
バイオ研究 ………………………………………13
バイオセーフティ（biosafety）………………**731**
バイオセーフティレベル（BSL）………………731
バイオゾーム ……………………………………129
バイオテクノロジー　→生命科学 ……………**731**
バイオテクノロジー応用食品特別部会
　（CTFBT）……………………………………63
バイオテロ ………………………………………732
バイオハザード（biohazard）……254,**731**-2,846
バイオパワー ……………………………………732
バイオバンク（UK Biobank）…………………974
バイオプシー ……………………………………435
『バイオポリティクス』 ………………………197
バイオポリティクス（biopolitics）…………**732**
バイオメディカルエシックス …………………985
バイオメディシン ………………………………680
バイオ薬 …………………………………………77
徘徊 ………………………………………………953
徘徊　→認知症 ………………………………**733**
排外思想 …………………………………………496
媒介動物の駆除 …………………………………666
肺がん ……………………………69,185,287,297,575
廃棄 ……………………………………192,585,913
排気ガス …………………………………………988
廃棄経路 …………………………………………886
廃棄物 …………101,156,194,356,741,886,917,960-1
廃棄物焼却施設 …………………………………297
廃棄物処理 ……………………………128,444,637
「廃棄物処理法」 ……………………………356,886
廃棄物対策 ………………………………………194
「廃棄物の国境を超える移動及びその処理に関
　するバーゼル条約（バーゼル条約）」……356
廃棄物の最終処分場 ……………………………322
「廃棄物の処理及び清掃に関する法律」……356
「廃棄物の処理及び清掃に関する法律の一部を
　改正する法律」 ……………………………741

廃棄物評価フレームワーク ……………………961
拝金主義 …………………………………………178
配偶子 ……………………613,763-4,788-9,864,894,979
配偶子細胞 ………………………………………764
配偶子売買 ………………………………………213
配偶者 …8,40,50,102,169,249,304,333,371,609,786,
　793,823-5,893-4,916
「配偶者からの暴力の防止及び被害者の保護に
　関する法律」 ………………………………228
配偶者間人工授精（artificial insemination by
　husband）……………………………477,**733**
配偶者間生殖補助医療 …………………………478
配偶者虐待 ………………………………………228
配偶子卵管内移植法 ……………………………979
胚形成 ……………………………………………520
売血 ………………………………123,238,269,908
肺結核 ………………………………………497,996
胚研究 ………………………………732,739,965-6
肺高血圧症 ………………………………………499
胚作製 ……………………………………………966
廃酸 ………………………………………………356
胚子 ………………………………………………727
肺疾患末期 ………………………………………943
排出基準 …………………………………………507
排出権取引 …………………………………636,807
排出権取引　→地球温暖化 …………………**733**
排出削減責務 ……………………………………807
排出事業者 …………………………………357,887
排出者責任 ………………………………………637
排出者責任の原則　→地球温暖化 …………**733**
売春 …………………………………520,601,733-4,736,784
買春；売春　→買売春 ………………………**733**
売春業者 ……………………………………736,778
売春婦 ………………………………………10,522,891
売春防止法（Anti-Prostitution Law）…**733**,778,
　784
排除 ………………………………………………355,749
賠償 ………………………………………………88
賠償義務 …………………………………………86,581
賠償金 ………74,87,90,128,167,608,694,834-5,910-1
賠償請求 …………………………………………960
賠償訴訟 …………………………………………803
排除行為 …………………………………………39
肺水腫 ………………………………500,850,964,988
胚性幹細胞（ES細胞）（embryonic stem cell）
　………347,530-1,574,596,620,**734**-5,739,761,
　867-8
肺生検 ……………………………………………521

胚性細胞 …………………………577,734
胚性生殖細胞（EG細胞）（embryonic germ cell）……………………………**734**
バイセクシャル（bisexual）…………178,**735**,839
排泄 ……………………152,480,781,877
排泄物の分解 ……………………442
胚選択 ………………………890,893
肺臓 ……………………480,615,680
廃掃法 ……………………………356
排他性 ……………………………178
配置転換 …………………………694
パイデイア ………………………767
胚提供 ……………………………965
肺動脈狭窄 ………………………494
梅毒 ……………24,162,216,517-8,626,896
梅毒研究 …………………………626
梅毒検査規則 ……………………518
梅毒反応 …………………………270
梅毒病院 …………………………768
『パイドン』…………………………361,383
胚の処置 …………………………737
胚の親権 …………………………737
胚の選別 …………………………577
胚の凍結保存 ……………………436
胚の保護 …………………………576
胚の保存期限 ……………………737
売買 ……………………………600-1
売買血 →供血……………………**736**
買売春（prostitution）…133,522,633,733-4,**736**-7,778
売買春の権利 ……………………373
胚培養技術者 ……………………789
胚培養士 …………………………789
胚培養法 …………………………613
胚バンク（embryo banking）………**737**
胚盤胞 ……………………531,727,734
パイプカット ……………………762,832
パイプライン ……………………139
ハイブリッド（hybrid）……………737
ハイブリッド型人工膵島 ………481
ハイブリッド型人工臓器・人工組織…347,480-1
ハイブリッドクローン …………711
ハイブリッド種 …………………737
配分（allocation）…………………89
配分的正義（distributive justice）…370,418,518,**738**
売防法 ……………………………733-4
胚保護法 ………………244,**738**-9,789

廃油 ………………………………356
培養環境 …………………………612
廃用症候群 ………………………920
培養皮膚治療 ……………………347
排卵 ……………………………740,774
排卵過度 …………………………644
排卵日 ……………………………477
排卵誘発剤（induction drug of ovulation）……………179,525,612,628-9,**740**,833,895-6,913
排卵誘発操作 ……………………852
配慮 ………………………261,757,772-3
配慮責任 …………………………937
配列 ………………………………65
墓 …………………………………605
破壊 ……………………………142,192
破壊活動防止法 …………………815
破瓜型分裂病 ……………………556
墓参り ……………………………431
破毀院 ……………………………803
吐き気 ……………………………162,720
パキスタン ………………………166
パーキンソン病（Parkinson's disease）……153,173,260,481,719,**740**,783
ハーグ ……………………………636
博愛 ………………………371,766,777
博愛社 ……………………………580,768
白衣の天使 ………………………210
白衣の天使　→看護師 …………**741**
迫害 ………………………………841
博士号 ……………………………29
白人 ……………………………194,487
バクテリア ………………………70,645
バクテリオファージ ……………116
ハクトウワシ ……………………442
白内障 ……………………………141
爆発事故 …………………………587
爆発性 ……………………………102
爆発物取締法 ……………………266
博物学 ……………………………559,695
剥離細胞 …………………………902
派遣労働 …………………………565,955
箱庭療法 …………………………501,933
パーコール ………………………733
パーコール法 ……………………631
ハザード …………………………872
はさみ ……………………………434
麻疹 ………………………8,216,579,904
麻疹ウイルス ……………………116

事項索引

麻疹ワクチン ……………………………963
破傷風 ………………216,579,666,676,904
破傷風混合ワクチン ……………………963
バシリキシマブ …………………43,493,868
橋渡し治療 ………………………………480
パス ………………………………………692
バスキュラーアクセス（内シャント、外シャント、カテーテル、直接穿刺）…………482
バーゼル ………………………………741
バーゼル指数（Barthel Index）…………967
バーゼル条約（Basel Convention on the Control of Transboundary Movements of Hazardous Wastes and their Disposal）
 ………………………356,588,**741**,886,1001
パソコン …………………………………984
パーソナリティ ……………11,168,235,467
パーソナリティ障害 →人格障害 ……**741**
パーソナルメディシン（個別化医療）（personal medicine）…………………………**741**
パーソン …………436,439,468,648,742-3,862,954
パーソン →人格 ………………………**742**
パーソン論（person theory）…470,648-9,**742**-3, 756-7
裸 ………………………………………158
パターナリスティック ……………626,653,928
パターナリズム（paternalism）……27,34,72,99, 108,145,180,212,215,334,346,350,371-3,428,466, 536,582,641,693,**743**-5,766,769,779-80,843,865, 873,924
ハタハタ ………………………………560
働き蟻 …………………………………416
働き中毒（ワーカホリック）………………183
『働く人々の病気』………………………456
パターン認識 ……………………………498
バチカン ………………………………923-4
バチスタ手術（Batista operation）………**745**
8分割細胞胚 …………………………645
バチルスチューリンゲンシス ……………62
罰 ………………………………………52
発育不完全 ……………………………109
発がん …………………159,204,611,732,943
発がん性 ……………………………64,204
発がんリスク …………………………812
発がん率 ………………………………812
罰金 ………36,73,124,266,740,761,784,833,888
八苦 ……………………………………455
白血球 ……………………………269,939
白血球HLA型 ……………………………47

白血病 ………69,184,194,269,300,334,348,852
発見 ……………………………………642
発語 ……………………………………35
発酵有機質肥料 ………………………887
発語不可能 ……………………………588
伐採 ……………………………………385
抜糸 ……………………………………932
抜歯 ……………………………………273
発症 ……………………………………112
発症可能性 ……………………………66
発症前遺伝子診断 ………………159,753
発症前検査 ……………………………58
発症前診断 ……………57,66,68,72,159,498
発症前診断 →遺伝子診断 …………**745**
八正道 …………………………………785
発症年齢 …………………………515,753
バッシング ……………………………556
発生 …………………………………185,592
発声 ……………………………………461
発生異常 ……………………………222
発生学 ……………221,520,559,592,979,1002
発生原因 ………………………………127
発生状況 ………………………………126
発生情報 ………………………………344
発生生物学 …………………………560,794
発生動向調査 …………………………904
発生頻度 ………………………………625
発生予防 ………………………………66
発生率 ………………………………869,915
発赤 ……………………………………800
罰則 …………………………36,272,584,679
発達 ………………………………221,312,528
発達期 ………………………………641,746
発達障害（developmental disabilities/disorders）………………………………5,449,**745**-6
「発達障害者支援法」…………………5,745-6
発達心理学 ……………………………717
発達性トラウマ障害 …………………994
発達遅滞 ………………………………602
発達論的立場 …………………………501
『パッチ＝アダムス』 …………………898
発痛物質 ………………………………653
発電所 …………………………………188
発展途上国 …123,475,480,483,485,636,837,897,904
発展途上国 →開発途上国 ……………**747**
発展途上国の貧困 ……………………329
バッドキアリー症候群 …………………549
発熱 …………………………………8,45,732

事項索引

発疹 ………………………………………732
発病者 ……………………………………753
発表論文 …………………………………660
発泡ウレタンフォーム …………………142
発明 ………………………………………642
初詣 ………………………………………431
バテレン …………………………………828
パートタイマー …………………524,632
パートナーシップ制度 …………554,673
ハートビル法 ……………………………747
鼻 …………………………………772,889
鼻水 ………………………………………161
歯並び ……………………………………771
鼻輪 ………………………………………771
パニック障害 …………………………173-4
母親 ……1,11,53-4,57,122,176,550,618,625,631,727,
  785,802,825-6,830-1,844,856,876,955,968,973
母親からの分離不安 ……………………586
母親の同意 ………………………………618
ハーバード大学 …………………………43
ハーバード大学基準 …………………598,722
『ハーバードローレヴュー』……………789
母の家 ……………………………………247
パパベリン ………………………………10
バブル期 …………………………………820
バブル経済 ……………249,285,328,398
ハプロタイプ ……………………………142
歯磨き ……………………………………365
破約 ………………………………………318
バライム川 ………………………………393
バライム川対ポートチェスター村事件 …393
パラサイトシングル …………………556,701
ハラスメント ……………………………584
パラダイム ………………………………933
パラダイム理論 …………………………582
腹八分目 …………………………………186
パラメディカル …………………………93
パラメディカルスタッフ（paramedical staff）
  ……………………………………………338
パラメディカルスタッフ →医療従事者；コメ
  ディカルスタッフ ………………………747
ハランの茎 ………………………………627
鍼 ……………………………………680,748
パリ ……………………16,139,577,898
バリアフリー（barrier free）…448,**747**,850,967
バリアフリー社会 ………………………747
バリアフリーデザイン …………………747
バリアフリーのまちづくり活動事業 …747

バリア法 …………………………………762
鍼医 ………………………………………748
はり師（acupuncturist）……………93,**748**
パリ条約 …………………………………139
針生検 ……………………………………521
針立て ……………………………………748
はりつけ …………………………………370
パリーラ …………………………………200
バリン ……………………………………177
ハルシオン ………………………………509
バルディーズ原則（Valdez Principle）……128,
  444,**748**
バルディーズ港 …………………………748
バルディーズ号 …………………………748
バルネラビリティ（vulnerability）……840
バルビツール酸系 ………………………508
ハルビン …………………………………695
バーレーン ………………………………166
破廉恥罪 ………………………………502,650
ハロキサゾラム …………………………509
ハロペリドール …………………………308
パロール …………………………………823
ハロン ……………………………………874
ハワイ ……………………………………200
バーンアウトシンドローム →燃え尽き症候群
  ……………………………………………**748**
半陰陽 ……………………………111,363,522-3
半陰陽 →インターセクシャル …………**748**
反革命テロ ………………………………663
反学校文化 ………………………………755
ハンガリー ………………………………838
バンク ……………………………………606
判決 ………………………………………662
反抗期 ……………………………………312
バンコク …………………………………1001
バンコマイシン ………………………309-10,620
バンコマイシン耐性腸球菌（VRE）……620
犯罪 …5,15,240,266,368-9,376-7,396-7,409-10,489,
  535,554,574,582,689,754,808,814-5,820,838,841-2,
  882,895,919,994
犯罪事実 …………………………………133
犯罪者 ………………………369,509,708,808,823
犯罪者DNAデータベース ………………65
犯罪者予防更正法 ………………………823
犯罪少年 …………………………………453
犯罪性 ……………………………………240
犯罪捜査 …………………………65,334,973
犯罪素質者 ………………………………808

1478

犯罪被害者 …………………………266,754,815,866
犯罪被害者救済制度 ………………………453
犯罪被害者等基本法 …………………267,754
犯罪被害者等給付金支給法 ……………74,754
犯罪被害者保護二法 ………………………754
犯罪被害者保護法 …………………………267
犯罪被害者補償制度 …………………369,754
犯罪防止 ……………………………………264
犯罪流産 ……………………………………483
反自然的延命 ………………………………608
反疾病論 ……………………………………749
反資本主義 …………………………………694
反社会性人格障害 …………………………470
反射消失 ……………………………………396
反自由主義 …………………………………694
反収容主義 …………………………………749
半熟練・非熟練労働市場 …………………701
反証責任（burden of rebuttal）…………**748**-9
阪神・淡路大震災 ……………344,692,989,994
半身不随 ……………………………………915
反スティグマ運動 …………………………671
伴性遺伝性疾患 ……………………………733
汎生気論 ……………………………………520
反精神医学（antipsychiatry）………**749**-50
伴性劣性遺伝疾患 ………………………631-2,764
バンゼー会議 ………………………………841
反戦運動 ……………………………………138
ハンセン病（Hansen's disease）……216,708,**750**, 787,849
ハンセン病隔離政策 ………………………751
ハンセン病患者 ………………………311,418,751
ハンセン病国家賠償訴訟 …………………87,589
搬送 …………………………………………692
搬送距離 ……………………………………47
搬送・治療の優先順位 ……………………692
反対意思表示方式 …………………………340
反対集団 ……………………………………663
反体制運動家（政治犯）…………………532
判断 ……………………………………154,621
判断能力（competence）……6,114,302,340,346, 532-4,556-7,744,**752**-3,810,814,849,863,903,924
判断能力査定 ………………………………752
判断力 …………………………………400,716
『判断力批判』………………………………752
反治療的・非人道的の行為 ………………664
反治療論 ……………………………………749
ハンチントン舞踏病（Huntington's chorea）……………………………67,436,464,**753**,801,893

ハンディキャップ …………………………409
ハンディキャップへの対応 ………………403
判定（スクリーニング）…………………188
判定方法 ……………………………………45
半透膜 ………………………………………482
パントマイム障害 …………………………399
パンドラの箱 ………………………………482
犯人 ……………………………………133,610,844
万人は万人のため …………………………512
反応 ……………………………………313,501
反応系 ………………………………………511
反応性抑うつ ………………………………851
万能/多能性の細胞 …………348,645,734,739,868
反応能力 ……………………………………18
販売業者 ……………………………………682
万物流転 ……………………………………361
反ペリューシュ法 …………………………803
反マルクス主義 ……………………………694
反民主主義 …………………………………694
万民法 ………………………………………387
反ユダヤ主義 ……………………………694,841
判例 ……………………………………74,270,304,568
販路 …………………………………………299

[ひ]

美 ……………………………………………853
悲哀の仕事 …………………………………256
火あぶり …………………………………368,370
被暗示性 ……………………………………32,596
非医療 ………………………………………81
非医療従事者 ………………………………500
非飲酒者 ……………………………………15
非ウイルスベクター ………………………69
非営利 …………………………………199,987
ピエティスト ………………………………143
ヒエラルキー ………………………………75,962
ヒエラルキー構造 …………………………613
鼻炎 …………………………………………3
被援助者 ……………………………………389
美化 …………………………………………281
被害 …………………………………………732
被害格差 ……………………………………198
被介護者 ………………………………151,175
非開示 ………………………………………83
被害者（victim）……40,74,81,167,229,490,546,583, 589,**754**,819,861-2,885
被害者感情 …………………………………266
被害者救済 ………………………………608,861-2

被害者の同意	76
被害者保護	507,615,749
日帰り介護	657,949
日帰り（通所）リハビリテーション	948
非可逆性混濁	166
皮革	354
比較衡量論	302
非核三原則	165
比較試験	700
比較法学	839
東アジア	777
東アジア酸性雨モニタリングネットワーク	359
東アジア文化圏	137
東地中海地域	579
東ドイツ	9
皮下脂肪	854
皮下脂肪厚法	618
非加熱血液凝固因子製剤	123
非加熱血液製剤	881
非加熱濃縮血液製剤	876
ひがみ	12
光	549
ひかり協会	873
ビーガン（vegan）	798
被観察者	313
非感染性慢性疾患	126
被鑑定人	535,652
引き揚げ児	403
引きこもり（social withdrawal）	176,330,364, 372,556,701,**754**-5
被疑者	209,410,534-5,844
非喫煙者	276,575
ビキニ環礁	812
被疑薬	700
被虐趣味（マゾヒズム）	52
被虐性愛	845
被虐待児	403
被虐待児症候群	228
『備急千金要方』	901
非強制	433
ヒグマ	386,679
非軍事化	98
非欠失変異	799
非言語的コミュニケーション	336
被験材料	676
被験者（subject）	14,27,41,278,370,495-6,640, 668,700,710,729,**755**,804,814,997
「被験者に対する生物医学研究についての国際的倫理指針」	970
被験者の権利	696,983
被験者の賠償法案	626
被験者保護	332,755
被験者保護全米委員会	626
被検薬	700
非行	82,176,452
非公開	175
被後見人	557,813
非行事実	175
非行少年	164,452-3
非更新性資源	305
非更新性資源　→更新性資源	**755**
非行性	240
非合法滞在者	855
非合法堕胎	358
非合法中絶	628,923
被告	209,534,662,885
被告医師側勝訴	333
膝	987
非採算部門	232
被災労働者	957
費差益	575
被殺者	457,459
被差別者	355
被差別部落民	843
非識字率	898
非自己	245
非指示性	159
非指示的精神療法	158
非指示的相談	56
非指示的治療	312
皮質下性痴呆	715
皮質下性認知症	740
皮質・基底核変性症	16,402
被実施夫婦	437
皮質性障害	740
皮質盲	402
皮質聾	402
ビジネス	179
ビジネスエシックス	454
ビジネスエシックス東京国際会議	264
被支配集団	663
非常（extraordinary）	528
非紹介患者初診加算料	463
非障害者	446
微小血管障害	46

非常勤ホームヘルパー	835
微小知覚	860
非自立期間	283
非人道的の人体実験	710
非人道的な解雇	264
非人道的の犯罪者	75
ヒスチジン血症	66
ヒステリー	35,489,509,861
ヒステリー　→精神病・神経症	**755**
ヒステリー心の外傷起源説	861
非ステロイド性抗炎症薬（NSAIDs）	653
ヒストン	972
ヒスパニック	194
非正規雇用	311
非正社員	263
非精神病床	543
非正統的の医学	667
被成年後見人	813
非政府機関	987
非政府組織（NGO）	199,324,989
非政府組織　→NGO	**756**
微生物	112,216,549,560,731,774,963,988
微生物学	125,559,929
非西洋医学	591-2
被選挙権	317,325,555,854
非選択性除草剤	62
被洗脳者	596
砒素	299,682,872-3
脾臓	497,680
脾臓細胞	659
被相続人	41-2
被造物	678
卑属	609
ヒ素中毒	873
被代諾者	621
ピタゴラス派食事法	798
肥田式強健術	288
ピーター＝シンガー事件	**756**
ビタミン	353
左上側頭葉病変	400
左後頭葉	401
左側頭葉	401
左頭頂葉	401
左半球前頭葉下後方領域	400
悲嘆	50-1,256
悲嘆教育	704
悲嘆教育　→グリーフケア	**757**
非致死性	70

非嫡出子	145,270,339-40,472,859
非嫡出子　→嫡出子	**757**
ビーチャー賞	796
非治療群	495
非治療的人体実験	119
棺	396-7
ピック型痴呆	717
ヒツジ	865
ピッツバーグ大学	47
ヒッピームーブメント	277,750
必要	518
必要即応の原則	516
否定的感情	170,807
ビデオリンク方式	265
美的観念	771
悲田院	828
ヒト	18,42,50,57-8,63,70-1,182,269,312,470,487, 506,529-31,560,590-1,596,611,616,686,705,707, 727,734,737,739,742,757-60,788,795,801,840,865, 867,869,880,887,894,903,908,913,939,969,974,983
人（パーソン）	77,80,138,332,467,570,648,728, 730-1,734,739,755,762,777,806-7,811,845,872, 877-8,882,887,900,936,954-5,967,969,972-3,992, 997-8
ヒトiPS細胞	481
ヒトES細胞	727,739,868
ヒトES細胞の樹立及び使用に関する指針	154, 734,761
ヒト遺伝子	67,99,759
「ヒト遺伝情報に関する国際宣言」	59
ヒト遺伝病	177
非疼痛性疾患	797
人柄	467
ヒト幹細胞	735
ヒト幹細胞臨床研究	307
人乾燥硬膜	287
秘匿	75,96
秘匿の原則	223
ヒトクローニング	470
ヒトクローン	810,865
「ヒトクローン規制法」	38,373,727,734,809
ヒトクローン禁止法案	762
ヒトクローン個体	762
ヒトクローン胚	681-2,739,761,868
ヒトクローン胚作製禁止	682
ヒトクローン胚作り	603
ヒトクローン胚の捏造事件	482
人血液由来遺伝子組み換え製剤	897

人血液由来製剤 …………………………896
ヒトゲノム（human genome）…55,58,66,68,701, **757**-60
ヒトゲノム・遺伝子解析研究 ………126,307,334
「ヒトゲノム・遺伝子解析研究に関する倫理指針」 ………………24,55,59,154,758-9
ヒトゲノム解析 …………………………645,730,759
ヒトゲノム解析計画 ……………………………498
ヒトゲノム解析研究 …………………………891,984
ヒトゲノム解読 …………………………440,582,842
ヒトゲノム計画（Human Genome Project）
 …………………67,71,440,**758**,760,908,991
ヒトゲノム計画についての世界医師会宣言 577
ヒトゲノム研究 …………………82,92,440,760,804
ヒトゲノム研究に関する基本原則 ………759,761
ヒトゲノム情報 …………………………………757
ヒトゲノム操作 ………………………………474
ヒトゲノム多様性計画（Human Genome Diversity Project）………………………**759**
ヒトゲノムと人権宣言 ………………………898
ヒトゲノムと人権に関する世界宣言（Universal Declaration on the Human Genome and Human Rights）………………474,758-9,**760**
ヒトゲノムプロジェクト ……………………72,99
ヒト個体 …………………………………………761
ヒト集合胚 ………………………………………681
ヒト受精および胚研究法 …………………437
ヒト受精卵の提供 ………………………555
ヒト主要組織適合遺伝子複合体 ………………49
ヒト性集合胚 …………………………………681,739
ヒト生殖 ………………………………………529
ヒト生殖医学 ……………………………………531
ヒト精子・卵子・受精卵を取り扱う研究に関する見解 …………………………………740,789
人生存血液 …………………………………896
ヒト成長ホルモン剤 ……………………………134
ヒト性融合胚 …………………………………681,739
ヒト組織 ……………………600,606,703,761,974
ヒト組織研究利用 ………………………………307
ヒト組織・細胞・DNAの売買 ………………600
ヒト組織等無断摘出事件 ……………………761
ヒト組織バンク（human tissue banking）…**761**
ヒト胎児腹側中脳（黒質）移植 ………………783
人づくり ………………………………………191
ヒトDNA断片 …………………………………642
ヒト動物交雑胚 …………………………681,739,761
ヒト内在性レトロウイルス ……………………116
ヒトに関するクローン技術等の規制に関する法律（the Law Concerning Regulation Relating to Human Cloning Techniques and Other Similar Techniques）……228,259,681, 738-9,**761**,895
人の家族法上の身分関係 ……………………333
人の健康の保護 ……………………………507,615
ヒトの個体発育開始時期 ……………………436
人の再生産システム ……………………………515
人の死 ………………………43,122,407,722-3
人の死期 ………………………………………353
人の始期 ………………………………………353
人の終期 ………………………………………353
ヒトの受精及び発生学に関する調査委員会
 …………………………………………………965
「ヒトの受精及び発生学に関する法律」（Human Fertilisation and Embryology Act）……………………………………966
ヒトの受精と胚の研究等に関する法律 ……739
人の身体を傷害する行為 ……………………554
人の生命の始まり ……………………………577
ヒトの生命の萌芽 ……………………………727
ヒトの組織 ……………………………………681
人の尊厳 ………………………………………332
ヒトの不妊症 …………………………………525
ヒト胚 …………………39,469-70,620,727,739-40,903
「ヒト胚および卵の凍結保存と移植に関する見解」………………………………………437
ヒト胚核移植胚 ………………………………681
ヒト胚研究 ……………………………………727
ヒト胚性幹細胞（ES細胞）……………………436
ヒト胚性幹細胞研究 …………………………739
ヒト胚分割胚 …………………………………681
ヒト白血球型抗原（HLA）型 ………………615
ヒト白血球型抗原（HLA）不一致移植 ……348
ヒト補体制御蛋白遺伝子 ………………………40
ヒト免疫不全ウイルス（HIV）……123,306,876
ヒドラジッド ……………………………………271
一人親家庭 ……………………………………825
一人暮らし ……………………………………686
一人っ子政策 …………………………475,485,632
一人の人間としての運命 ……………………405
泌尿器科学 ……………………………………928
泌尿器科専門医 ………………………………789
避妊（contraception）……168-9,358,519,**762**,774, 787,847,922-3,925
非任意 …………………………………………121
非任意安楽死 ……………………………………20
避妊器具 ………………………………………763

避妊技術	519
避妊教育	414,485
避妊具	255
非人間性	663
非人間的	101
非人の平民化	354
避妊法	358,485,739,762,787
避妊方法	775
避妊薬	169,255,922
避妊用ピル	729
ビネー式知能検査	643
ひのえうま	476,483
非配偶者	705
非配偶者間人工授精 (artificial inscmination by donor)	179,437,477,526,733,**763**-4,788
非配偶者間生殖補助医療	478,764
非配偶者の精子	525
被爆	166
被曝	297,811-2,987
被爆国	504
被爆者	292
被爆者援護法	292
被爆者援護法 →原爆症	**765**
被爆二世・三世	292
非パーソン	743
ビハーラ	**765**
ビハーラ運動	786,828
非破廉恥罪	650
批判的医療人類学	97
批判に関する責務	542
ヒヒ	40,492
非肥満者	611
避病院	768
皮膚	359,481,521,548,605-6,721,771,778,800,902
尾部	525
皮膚移植	42,48
皮膚科学	928
皮膚科画像	132
皮膚がん	18,141
被覆	42
皮膚湿疹	161
皮膚症状	176
皮膚・臓器の切開・切除	487
皮膚蒼白	396
皮膚病	611
被扶養人口	319
非分割性	171
疲弊	176

疲弊期	510
非抱合型エストリオール（uE3）	831
備忘録	180
ヒポクラテス医学	497
ヒポクラテス学派	390
『ヒポクラテス集典』	25,75,765
ヒポクラテスの誓い（The Hippocratic Oath）	26,33,75,373,441,540,597,693,**765**,862,917
被保険者	104,327,423,450
被保険者資格	423
被保険者資格証明書	328
被保佐人	36,557
被補助人	557
暇	172
非麻薬性鎮痛薬	653
肥満（obesity）	286,610,675,**766**,813,968-9
肥満恐怖	586
肥満者	611
肥満症	969
肥満の防止	494
秘密	443
秘密主義	723,766
「秘密証書遺言書」	41
秘密の漏洩	443
秘密保持	212,542
秘密漏示罪	443
秘密漏泄罪	535
非身分犯	669
百日咳	8,216,579,904,963
非薬物療法	674
百里飛行場民間共用化事業	189
日雇労働者健康保険	288
日雇い労務者	837
ヒヤリ・ハット事例	83
ピュタゴラス学派	250
ヒューマニズム（humanism）	187,369,469,486,**766**-7
ヒューマンサイエンス研究資源バンク	761
ヒューマンライフ	909
ピューリタン	143
ピューリタン革命	412
費用	77,88,102,166,619
美容	284,771
憑依	9,367,940
病院（hospital）	8,14,79-80,83,93,100-1,103-4, 112,132,155,157,166,324,348,352,357-8,360-1,380, 463,501-3,534,580,747,**767**-9,773,794,797,802,845, 856,877,884,886,898-9,905,925,927,948,971,982,

1483

984,991
病院医療 …………………………75,769,856
病院看護管理指針 ………………………208
病院看護機能評価マニュアル ……………208
病院管理者 ………………………………272
病院経営 …………………………………580
病院死（death in hospital）…360,729,**770**,829,927
病院死亡率 ………………………………380
病院信用調査共同委員会 …………………14
病院設備 …………………………………330
病院総数 …………………………………503
病院団体 ……………………………………14
『病院で死ぬということ』………………360
病院内飲酒 ………………………………241
病院内倫理委員会 ………………………982
病院の機能区分 …………………………680
病院美化 …………………………………352
病院前（プレホスピタル）………………230
病院前救護 →救急救命士；救急医療 **770**
病院前救護活動 …………………………500
病院倫理委員会 →HEC **770**
評価 ………………………128,154,188,279,700
美容化学 ……………………………………18
『病学通論』 ……………………………280
病気（disease）……23-4,51,80,88,104,116,134,151,
　211,290,295,350,358,517,570,574,651,700,711,
　718-9,742,758-9,**770**-1,774,786,791,807,812,826,
　834,840,850,865,882,888,893,908,910,925,945,
　996,999
病気休業 …………………………………499
病気の概念・原因・メカニズム ………557
病気の診断 ………………………………521
病気平癒 …………………………………680
病気予防 …………………………………103
病気を診て病人を診ない ………………667
病苦 ………………………………………122
病型 ………………………………………575
美容外科 ………………………………771-2
美容外科 →美容整形 **771**
美容外科手術 ……………………………772
表現型 ………………………………62,711,759,894
表現型 →遺伝 **771**
表現型改良学 ……………………………711
病原細菌 …………………………………731
病原性 ……………………………………116
病原性大腸菌O-157 ……………………732
病原性微生物 ………………58,101,116,558,666,731
病原体 ……………216,275,517,731-2,750,783,904,963

表現の自由 ……………………………302,962
費用効果分析 ……………………………619
兵庫県 ……………………………………828
病死 ………………………………………829
病識の欠如 ………………………………652
表示義務 ……………………………………63
病死者 …………………………………156,241
病室 ………………………………………503
被用者 ……………………………………327
病者 …………………………419,749-50,827
病弱 …………………………………109,683
被用者年金 ………………………………450
被用者保険 ……………98,105,288,300,326-8
被用者保険制度 …………………………327
『病者を扶くる心得』 ……………246,828
標準少年裁判所法 ………………………453
標準的治療薬 ……………………………700
病床 ………………………83,104,709,925,927,948
病状 ………………………………………113
病床数 ……………………………………503
病状フォローアップ ……………………349
病腎移植 …………………………………550
美容整形（plastic surgery） **771**
美容整形手術 ………………………103,435
病訴 ………………………………………509
病巣 ………………………………………970
表層角膜移植 ……………………………166
病態生理学的アプローチ ………………498
病的遺伝子 ………………………………809
病的徴候 …………………………………330
病的酩酊 ……………………………………15
病棟 ………………………………………932
平等 ……193,196,319,354,387,393,412,518,606-7,632,
　737-8,772-3,777,779,797,799,807,855,989
平等権（right of equality） …212,281,**772**-3,962
平等社会 …………………………………135
平等な配分 ………………………………196
病人 …………………………………75,485
病人 →患者 **773**
費用負担 ……………………………186,297
費用／便益比 ……………………………619
費用便益分析 ……………………………619
病変組織 …………………………………851
標本 ………………………………………735
病名 ……………………………113,179,325
病名決定主義 ……………………………539
病名告知 ……………………………325,334,670
病名告知率 ………………………………671

事項索引

病名集	323
病名診断	501
表面的同情	355
表面麻酔	653,844
病理	170,871
病理医	155,773-4
病理解剖（pathological autopsy）	155,400,768, 773-4,811,930
病理学（pathology）	28,42,125,241,498,**773**,838, 930
病理細胞学	773
病理診断	774
病理廃棄物	101
氷粒	142
病歴	8,220,883
病歴告知	820
病歴聴取	485
病歴聴取　→アナムネーゼ	**774**
被抑圧者	419
日和見感染（opportunistic infection）	43,123, **774**,869
ヒョレア	117
ピラミッドヒーリング	288
ビリーフシステム	843-4
微粒子	680
ビリルビン検査	902
非臨床研究	278
非臨床試験	930
非臨床的医生物学的研究	804
ピル（pill, oral contraceptives）	519,762,**774**-5, 895
ヒルシュスプルング病	627
ビールス　→ウイルス	**775**
ピルトダウン人の発見	660
疲労	183,357,871
非労働力人口	701
広島	165,292,811-2,861
広島県大久野島	559
広島高裁	146
ヒロポン	164
品位	36
敏感な順応の責任	374
貧窮者	836-7,857
貧血	269-70,846,850
貧困（poverty）	75,91,105,149,155,303,415,579, 762-3,**775**-6,805,825,847-9,914,917,991
貧困家庭の児童	404
貧困者	419
貧困問題	475
瀕死	925
品質	78,880-1
品質証明	77
品質保証	881
貧者	75
貧者の核	559
品種開発	813
品種改良	737,892
ヒンズー教	52,926
「ぴんぴんころり」	945
貧富	192,738
ピンファン	695
貧富の格差	631
貧富の差	263
貧民救済	781,849
貧民法の改正	303

[ふ]

ファシズム	294,694
ファッション感覚	164
ファーマシューティカルケア（pharmaceutical care）	**776**,885,981
ファルス中心主義対フェミニズム	583
ファロー（Fallow）の四徴候	494
不安	32,35,80,186,261,357,360-1,508,596,652-3, 674,851
不安障害	470,994
不育症（infertility）	787
フィクション的性格	468
フィットネス	282
フィードバック	19
フィランソロピー（博愛主義）（philanthropy）	**777**
フィランソロピスト（philanthropist）	777
フィリピン	195,357,359,368,601-2
フィンランド	359
風営法（風俗営業適性化法）	734
風紀的ハザード	872
風疹	332,904
風疹ウイルス	595
風疹感染	803
風疹後症候群	595
風疹症候群	896
風疹の予防接種	595
風疹ワクチン	963
風俗営業	164,778
風俗営業適正化法	**778**

1485

風俗営業等の規制及び業務の適正化等に関する法律 …778
風俗産業 …518
風土 …19,145
風土病 …51
夫婦 …167-9,175,179,181,255,333,339,513,705,733,738,758,787,825,827,916,923
夫婦関係 …175,916
夫婦殺傷事件 …95
夫婦同姓 …339
夫婦別姓 …860
風力 …322
フェアトレード（公正貿易）…155
不衛生 …303
不衛生食品 …459
富栄養化 …189
フェイルセーフ …20
フェティシズム …551
フェニルアミノプロパン …164
フェニルアラニン（Phe）水酸化酵素 …62,778
フェニルケトン尿症（PKU：classic phenylketonuria）…62,66,436,492,**778**
フェニルメチルアミノプロパン …164
フェノチアジン …308
フェミニスト …522,648-9,955
フェミニスト倫理 …779
フェミニズム（feminism）…101,109,210,212,363,515,519,523,691,**779**,800,853,922,994
フェラン看護学校 …693
フェンタニル …237,653,847
不快 …3,51,583,673
不可逆性 …136
不可逆性昏睡 …43,598,722,803
不可逆性昏睡 →遷延性意識障害 …**780**
不可逆の機能停止 …723
不可逆の喪失 …722
不確実性 …14
不可侵 …294
不可侵性の喪失 …759
不活化ワクチン …962-3
負荷なき自我 …337
不規則律動 …663
不起訴処分 …44
吹き出物 …176
不義の子 …122
不義密通 …217
普及啓発 …45
不均衡症候群 …482

復員軍医 …31
福岡 …150
福岡県徳州会病院ドナー …44
福岡県弁護士会人権擁護委員会 …44
腹腔鏡 …913
腹腔鏡視下 …612
複合家族 …167
副睾丸炎 …800
副交感神経 …653
複合婚 …143
複合臭 …3
腹腔内臓器移植 …688
複雑 …91
複雑性PTSD …994
複雑部分発作 …663
副作用（adverse reaction, side effect）…45-6,77,113,127,162,304,345,352,354-5,362,368,464,509,513,664,674,700,704,740-2,755,774-5,777,**780**,783,821,868,876,881,883-4,904-5,963,977,980,986,998
副作用情報 …986
副作用被害者救済制度成立 …513
副作用モニタリング制度 …780
福祉（welfare）…5,19,104,193,281,318,403,409,449-450,634,641-2,677,697,703-5,708,711,716-7,738,764,**781**,790,797,805,809-10,819,821,823,835,850,877,891,910,950,952,981,983
福祉・介護分野 …467
福祉環境整備要綱 …747
福祉関係三審議会合同企画委員会 …422
福祉関係の公的費用負担 …593
福祉関係八法改正 …835
複式学級 …603
福祉機器（assistive device）…349,747,**781**-2
福祉器具 …153
福祉教育 …419,747
福祉空間整備 …684
福祉現場 …416
福祉工場 …544,782
福祉国家 …236,379
福祉国家的政策 …425
福祉国家的リベラリズム …923
福祉サービス …163,415-6,420,497,544
福祉三法 …422
福祉事業 …292
福祉施設 …767,919
福祉事務所 …421,516,822
福祉事務所長 …103

事項索引

福祉社会 …………………………………949
福祉就労（welfare oriented employment）…**782**
福祉受給者 ………………………………254
福祉政策 ……………………………746,909
福祉制度 …………………………………306
福祉専門職 ………………………………419
福祉団体 …………………………………580
福祉人間学 ………………………………431
『福祉人間学序説』 ……………………775,840
福祉の権利 ………………………………547
福祉の動向 ………………………………607
福祉のまちづくり条例 …………………747
福祉の有料化 ……………………………349
福祉法規 …………………………………38
福祉保健所 ………………………………822
福祉ホーム ………………………………544
復唱障害 …………………………………400
福祉六法 …………………………………421
副腎髄質 …………………………………510
副腎髄質クロム親和性細胞 ……………**783**
副腎髄質組織移植（adrenal medullary tissue transplantation）………………………**783**
副腎皮質ホルモン ………………………688
腹水貯留 …………………………………612
副性器 ……………………………………527
服装 ………………………………………524
服装倒錯 →トランスヴェスタイト ……**783**
服装倒錯（者） ………………………551,690
副葬品 ……………………………………397
復代理人 …………………………………624
福田内閣 …………………………………302
腹部 ………………………………………435
腹膜 ………………………………………482
腹膜透析 ………………………………482,850
服薬コンプライアンス …………………341
服薬指導 ………………………………**783**,884-5
服薬治療歴 ………………………………873
服用 ………………………………………49
賦形剤 ……………………………………877
父系制社会 ………………………………633
父権 ………………………………………785
父権主義 ………………………………652-3,743
父権主義的医療 …………………………453
父権的慈愛主義 …………………………372
不公正 ……………………………………155
不公平な配分 ……………………………319
富国強兵 …………………………328,781,822,895
不在の他者 ………………………………355

不作為 ……………………………32,272,298
不作為義務 ……………………………352-3
不作為義務 →作為義務 ………………**783**
不死 ………………………………………901
父子家庭 …………………………………825
父子関係 ……………………………339,644
父子鑑定 …………………………………145
不支給 ……………………………………154
不死の世界 ………………………………381
不治の病 ………………………142,751,885,968
富士見産婦人科病院 ……………………**783**
富士見病院事件 …………………………**783**
浮腫 …………………………………45,850
不純物 ……………………………………872
不浄 ………………………………………267
負傷者 ………………………………580,692-3
負傷者選別 ………………………………692
扶助事業 …………………………………516
プシロシビン ……………………………276
婦人科学 …………………………………705
婦人参政権 ………………………………779
婦人補導員 ………………………………85
婦人補導院（women's guidance home）…240,**784**,823
不随意運動 …………………………117,719
ブースター現象 …………………………792
布施 ……………………………………785-6
父性（fatherhood, paternity）………339,**784**,826,830
不正 ………………………………………693
不正行為 ……………………………2,27,816
不正受給事件 ……………………………516
不正操作 …………………………………688
不整脈 ……………………………………494
部族 ………………………………………604
附属病院 ………………………………29-30
部族民族神 ………………………………177
豚 ……………………………………40,678
双子 ………………………………………573
ブタ胎仔移植 ……………………………783
二つの死 …………………………………408
ふたなり …………………………………111
負担 ………………………………………132
ブタンガス ……………………………682,889
父（男）権制社会 ………………………633
負担の軽減 ………………………………656
不治 ……………………………………609,670
不治の患者 ………………………………572

1487

事項索引

付着物 ……………………………………101
不注意 …………………………………646-7,872
不調 ……………………………………529
普通学校 ………………………………109
普通教育 ………………………………109,173,352
普通殺 …………………………………458-9
普通殺人 ………………………………459
普通選挙 ………………………………555
普通選挙権 ……………………………412
普通の生活 ……………………………725
復活 ……………………………………1
フッ化物塗布 …………………………365
二日酔い ………………………………51
仏教（Buddhism）…1,52,76,250,315,354,374,381, 430,455,555,777,**785**-6,853,865,927
仏教医学 ………………………………219,667
仏教寺院 ………………………………765,785
仏教思想 ………………………………750
仏教者ビハーラの会 …………………765
仏教的死生観 …………………………765
仏教の不殺生 …………………………572
仏教倫理 ………………………………934
腹腔鏡 …………………………………521
腹腔鏡下手術 …………………………979,1002
物件（Sache）…………………………468
物権 ……………………………………859
不都合な出生（ロングフルライフ）…183
不都合な出生（ロングフルバース）…332
物質 ……………………………………161,566
物質循環 ………………………………549
物質代謝 ………………………………547,570
仏壇 ……………………………………257
物的人体論 ……………………………721
物理化学 ………………………………107
物理学 ……23,160,359,382,510,567-8,812,908,974
物理世界 ………………………………500
物理地図 ………………………………67
物理的威圧 ……………………………668
物理的拘束 ……………………………536
物理的ハザード ………………………872
物理的封じ込め ………………………4,254
不貞 ……………………………………793,916
武道 ……………………………………433
不同意堕胎 ……………………………628,669
不同意堕胎　→同意堕胎 ……………**786**
不同意堕胎致死罪 ……………………628
ブドウ球菌 ……………………………309
不登校(school refusal)…173,176,754,**786**,793,869

ブドウ糖 ………………………………110
ぶどう膜炎 ……………………………800
フードファディズム …………………282
フトモモ科 ……………………………18
ブナ林 …………………………………883
船酔い …………………………………51
不妊 ……………181,356,437,525,529,625,707,733,864
不任意安楽死 …………………………20
不妊手術（sterilization）…169,435,473,708,762, **786**-7,826,831-3,890,892-6,922
不妊症（sterility, infertility）…179,436,705,763, **787**-9,913
不妊女性 ………………………………740
不妊治療（sterilization treatment）……243,555, 733,739,**787**-8,913,928,965
不妊治療医学 …………………………529-30
不妊治療技術 …………………………965
不妊治療法 ……………………………612
不妊法 …………………………………762,832
不平等 …………………………154-5,196,280,518
ブプレノルフィン ……………………237
部分的退行 ……………………………616
不文法 …………………………………294
普遍主義的原理 ………………………318
普遍的無意識 …………………………342
父母 ……………………………………40,50,609
不法監禁 ………………………………605
不法行為 ………40,100,167,588,607,784,817
不法行為責任（民法第709条）………137,351,502
「不法行為法」 ………………………546
不法就労の防止 ………………………490
不法所持規制 …………………………682
不法滞在外国人 ………………………164,325
不法投棄 ………………………………357,886
不法投棄等未遂罪、目的罪 …………887
不法な出生 ……………………………332
フマニタス（humanitas）……………767
不満足感 ………………………………80
不眠 ……………………………………509,994
不眠症治療薬 …………………………508
浮遊アスベスト ………………………297
浮遊粒子状物質 ………………………615
フューエルNOx ………………………988
扶養家族 ………………………………288
扶養義務 ………………………………516,609,825
プライオリティー　→研究倫理 ……**789**
プライド ………………………………915
プライバシー（privacy）…27,124,157-8,166,215,

事項索引

265,272,333,350,435,450,474,492,502,505,518, 535,541,723,754,**789**-90,810,866,870,883,930
プライバシー権…68,212,223,255,286,294,316,372, 789,814,954-5
プライバシーと秘密保持 ……………………607
プライバシーの遵守 ……………………903
プライバシーの擁護 ……………………542
プライバシー法（Privacy Act）……………790
プライバシー保護 …66,180,335,454,477,665,723, 740,904
プライマー ……………………………992
プライマリー医療 ……………………681
プライマリーケア（primary care）…157-8,488, 634,**790**-1,798,976
プライマリーケア医師 ……………………791
プライマリーヘルスケア ……………579,667,790
プライマリーヘルスケア宣言 ………………790
部落差別問題 ……………………………268
ブラジキニン ……………………………653
プラシーボ………………………………27
プラシーボ →プラセボ ……………**791**
ブラジル ……………4,63,190,199,562,745
ブラジル化 ……………………………196
プラスチック ……………………………102,205
プラスミド ……………………………253
プラセボ（placebo）……25,278,700,**791**-2,838,997
プラセボ効果 ……………………………791
プラセボ効果 →プラセボ ……………**792**
プラセボ対照試験 ……………………791,804
ブラック＝グレーリスト方式 ………………961
フラッシュバック現象（flashback phenomenon）……………………**792**,994
フラッディング法 ………………………314
ブラットバラ ……………………………143
プランクトンの減少 ……………………141
フランクフルト学派 ……………………918
フランシスコ会 ……………………………246
フランス…16,18,38,67,69,165,290,368,394,479,532, 576,661,673,715,739,749,789,792,803,809,824, 838,870,919,937,998
フランス革命 ………331,412,414,544,662,777,848
フランス人権宣言 ……………………473
フランス政府 ……………………………587
フランスの生命倫理法 ……………………340,727
プリオン ……………………………969
プリオン感染（ヤコブ病）……………………287
フリースクール（free school）……………**792**-3
フリーセックス ……………………………512

フリーター ………………263,372,424,556,565,701
不良少年 ……………………………403
不慮の死 ……………………………708
不倫（adultery, immorality）………………**793**
不倫相手 ……………………………304
プリンサルベージ回路 ……………………966
プリンシパル−エージェント関係 ……………84
プリンス＝ウィリアム湾 ……………………127
プリンストン大学 ……………………756
プリン代謝 ……………………………966
「古い医術について」……………………25
古河財閥 ……………………………296
古川市立病院ドナー ……………………44
ブルジョアジー ……………………………412
プルトニウム ……………………………165
フルニトラゼパム ……………………509
フールプルーフ……………………………20
ブルーボーイ事件 ……………………553
フルボキサミン ……………………308
フルラゼパム ……………………………509
プルーンベリー症候群 ……………………618
プレアボイド ……………………………776
プレウィドフッドエデュケーション →デスエデュケーション……………………**793**
プレオペTS ……………………………692
フレオン ……………………………142
フレネ学校 ……………………………792
ブレバン報告 ……………………………341
プレホスピタルケア →救急救命士 …**793**
触れる−触れられるもの ……………………491
『ブレンダと呼ばれた少年』………………111
フロイト以後 ……………………………540
フロイト学派 ……………………………540
フロイト時代 ……………………………540
不老 ……………………………218
浮浪児 ……………………………403-4
浮浪者 ……………………………836
不老不死 ……………………………315,651
プロカイン ……………………………653
ブローカ失語 ……………………………400
プログノーゼ →予後 ……………**793**
プログラム前成説 ……………………592
プログラム前成説 →前成説 ……**793**
プロゲストーゲン ……………………774
プロシューマー ……………………206
プロスタグランジン ……………………653
プロスタグランジン製剤 ……………………484
プロスタグランディン ……………………833,998

1489

プロスポーツ選手……………………74
プロセスモデル ………………………114
プロソディー ……………………400
プロチョイス（pro-choice）………119,206,**793**
プロチョイス派 ……………………793-4
プロテスタント ……………206,512,521,729
フロネーシス ………………………934
プロパー　→MR　　　　　　　　　　　　**794**
プロフェッショナルフリーダム …………34
プロフェッション ……………………499
プロベーション ………………………823
プロポキシフェン ……………………847
プロメテウス …………………482,759
プロモーター ………………………185
プロライフ（pro-life）………119,206,**794**,955
フロリダ ………………………776
フロン ………………118,141-2,149,874,988
フロンガス ……………………193,563
フロンガス　→オゾンホール ……………**794**
雰囲気 ……………………………16
文化 …19,97,109,600,723,771,788,826,836,847,898, 913,941,979
文科 ……………………………29
文化遺産 ……………………578
分解者 ………………………549
文化科学 ……………………385
文学 ……………161,363,566,660,689,697
文化活動 ……………………910
文化結合的な症候群 ……………586
分化細胞 ……………………348
文化財保護委員会 ……………875
文化産業 ……………………556
文化審議会 …………………874
文化人類学 …………9,92,336,361,661,633
文化庁 ……………………874-5
分割前期胚（zygote）………………1002
分割前期胚卵管内移植法 ……………1002
文化的差異 …………………198
文化的相対主義 ……………………387
文化的抑圧 …………………131
分化能 ……………………620
文化の多様性（マルチカルチュラリズム）…331
文化部宗務課 ………………875
文化文政期 …………………901
文芸作品 ……………………659
分子 ……………………60,794
分子遺伝学………………57,391,559,973
分子遺伝子 …………………794

分子疫学 ……………………126
分子機械 ……………………567
分子進化 ……………………168
分子生物学（molecular biology）……72,159,163, 391,520,557,559,566-9,594,645,730,760,**794**,908, 973
分子病 ……………………595,742
文書 ………………………41,499,505
粉塵 ………………………299,615
分析疫学 ……………………127
分析的心理学 ………………371,540
紛争 ……………87,90,155,834,859,917
分担金 ……………………579
糞尿 ………………………3
糞尿汚染 ……………………799
糞・尿失禁 …………………35
分配（distribution）…………89,263
分配的正義　→配分的正義 ……………**795**
分配の公正 …………………196
分布 ………………………127
分娩 ………9,52,476,483,707,786,831,854,932
分娩期 ……………………627
文明 ………………………196,578
文明史 ……………………19
分離 ………………………655
分離教育 ……………………110
分離－個体化（separation-individuation）…826
分離膵ラ島 …………………481
分類学 ……………………559,568
分類体系 ……………………561
分裂増殖 ……………………547,596

[ヘ]

ヘアーインディアン ……………331
ヘアスプレー ………………142
平安 ………………………75
平安時代 ……………………354,750
平安中期 ……………………865
平均概念 ……………………532
平均健康寿命 ………………283
平均在院日数 ………………536
平均寿命（life expectancy at birth）…283,311, 319,507,625,666,736,**795**,909
平均生着年数 ………………493
平均病床数 …………………503
平均余命 ……………74,507,547,795,920
平均余命　→平均寿命 ……………**795**
並行群間比較試験 ……………700

事項索引

併合罪 …………………………………266
並行説 …………………………………490
米国精神医学会 ………………………993
米国生命倫理人文学会 ………………937
閉鎖病棟 ………………………………517
兵士 ……………………………………860
平時災害 ………………………………580
ヘイスティングスセンター（Hastings Center）
　………………………………273,729,**795**
平成 ……………………………………820
平成17年版労働経済白書 ……………701
平静の心 ………………………………93
閉塞型 …………………………………508
閉塞性動脈硬化症 …………………70,153
平坦脳波 ……………………307,405,597,607
併発症 …………………………………173
併発症　→合併症 ……………………**796**
平和 ………………138,151,174,317,814,819,991
平和維持 ………………………………413
平和的生存権 …………………………571
ペイン …………………………………673
ペインクリニック（pain clinic）……**796**
ペインコントロール　→疼痛緩和 …**797**
ベヴァリッジ報告 ……………………213
ベオグラード …………………………190
ベオグラード憲章 ……………………191
僻地 ……………………………………861
僻地医療（medical services in remote rural areas）………………………………**797**
僻地診療所 ………………………397,797
僻地中核病院 ……………………443-4,797
僻地保健医療情報システム …………861
僻地保健指導所 ………………………797
北京 ……………………………………922
ベクター …………………………63,69,253-4
ベクター　→組み換えDNA実験；遺伝子工学
　…………………………………………**798**
ベジタリアニズム …………………798-9
ベジタリアン（vegetarian）…………**798**
ベジタリアン協会 ……………………798
ペスコ＝ベジタリアン（pesco-vegetarian）…798
ペスト ……………………………241,276,310
ペースメーカー …………………481,986-7
ベセスタ ………………………………13
βグロビン遺伝子 ……………………69
βグロビン鎖 …………………………799
βサラセミア ……………………799,846
ベータゼロサラセミア（β0 thalassemia）…799

β-ヘキソサミニダーゼA ……………657
β-ラクタム環系 ………………………309
β-ラクタム剤 …………………………309
ベーチェット病（Behçet's disease）……698,**800**
ペチジン ………………………………847
ペッサリー …………………………762,765
別姓 ……………………………………524
ペット ………………………………3,883
ヘテロ ……………………………527,551,735,839
ヘテロセクシズム …………………800,942
ヘテロセクシャル（heterosexual）……515,673,690,**800**-1
ヘテロ接合体（heterozygote）………54,**801**
ヘテロ対ホモ …………………………583
ベドウィン ……………………………331
ベトナム ………………………………359
ベトナム戦争 ……………76,138,559,611,994
ベトナム反戦運動 …………………729,749
ヘドニック法 …………………………192
ペドフィリア（幼児性愛）……………551
ペニシリン ……………………24,61,309,626
ベニス ……………………………27,405,804
ペニス ……………………………111,517,762
ベネフィット …………………………755
ベビーM事件（Baby M Case）………**801**
ベビードゥ規則 ……………………136,802
ベビードゥ事件（Baby Doe Case）……729,**802**
ベビードゥの事例 ……………………982
ベビーブーム …………………………895
ペプチド結合 …………………………65
ヘムロック協会（The Hemlock Society）…407
ヘモグロビン …………………………130
ヘリカルCT ……………………………970
ヘリコバクターピロリ菌感染 ………888
ヘリコバクターピロリ細菌 …………185
ヘリコプター救急体制 ………………704
ペリューシュ事件 ……………………**803**
ペリューシュ判決 ……………………803
ヘリンの法則 …………………………629
ペルー …………………………………771
ベルギー ……………………21,341,673,762,814
ヘルシズム（healthism）……………282,**803**-4
ヘルシーピープル2000 ………………327
ヘルシンキ …………………………27,804
ヘルシンキ議定書 ……………………359
ヘルシンキ宣言（Declaration of Helsinki）…16,24,27,113,213,252,278,346,373,443,466,495,555,577,583,590,597,640,710,791,**804**,854,931,983,997

1491

ヘルスケア（health care）……370,728,795-6,**805**
ヘルスケアサービス………………………13
ヘルスプロモーション（Health promotion）
　………………………………………579,**805**
ヘルスプロモーションに関するオタワ宣言
　………………………………………………805
ペルソナ（persona）………………………742
ヘルニア………………………………………435
ヘルパー…………………………………93,349
「ヘルメス文書」……………………………384
ヘルメット……………………………………744
ベルモントカンファレンスセンター…806
ベルモント原則………………………………807
ベルモントレポート（Belmont Report）…212,
　806,863,906
ベルリン……………………………732,807,1000
ベルリンマンデート（Berlin Mandate）…**807**
ヘロイン……………………………10,622,847,881
ヘロイン　→アヘン系麻薬………………**807**
ヘロイン乱用………………………………848
ペロポンネソス戦争………………………559
変異………………………55,68,177,390,471,687
変異型クロイツフェルト＝ヤコブ病（vCJD）
　………………………………………………969
変異種細胞…………………………………434
変異種生物……………………………………62
便益……………………………………………619
偏倚……………………………………………552
変形性関節症…………………………………153
変形労働時間制………………………………357
偏見（prejudice, bias, stereotype, stigma）
　………123-4,354,509,750,**807**-8,825-6,839,843,861
弁護士………………22,87-8,453,789,801,810,921
弁護士職務倫理規程………………………255
弁護士選任権…………………………………265
弁護士費用……………………………………74
弁護士法………………………………………255
弁護人……………………………………150,662,844
弁識能力………………………………………489
変死体……………………………………42,397
変死体　→異状死体………………………**808**
変質学説………………………………………538
娩出……………………………………………627
弁証法……………………………………415,491
弁証法的唯物論………………………………221
ペンシルベニア州……………………………265
変身術…………………………………………771
片腎摘出………………………………………550

ベンズイソオキサゾール誘導体…………308
変性疾患……………………………………402,691
変性（症）　→トランスセクシャル……**808**
変性痴呆…………………………………16-7,715
ベンゼン中毒…………………………………889
ベンゼン誘導体………………………………185
変則三交替制（労災方式）…………………357
ベンゾジアゼピン………………………308,508
ベンダ委員会…………………………………764
変動為替相場…………………………………411
扁桃腺…………………………………………969
扁桃腺炎………………………………………435
便秘……………………………………………162
弁膜症…………………………………………745
鞭毛……………………………………………525
変容……………………………………………35

[ほ]
保安施設………………………………………808
保安処分…………………………………**808**-9
保育………………………………………………5
保育施設………………………………………484
保育制度の見直し……………………………404
ポイ捨て………………………………………225
ホイッスルブロウ……………………………19
ボイラー………………………………………988
保因者（carrier）……………801,**809**,840,893,939
保因者検査……………………………………58
保因者診断……………………………………72
保因者のスクリーニング…………………657
ポイントオブノーリターン　→蘇生限界点
　………………………………………………**809**
法医解剖………………………………155,**810**-1
法医学（legal medicine）…42,241,370,**810**-1,992
法医学関連……………………………………334
法医学教室……………………………………156
防衛……………………………………………344
防衛機制…………………………………616,658
防衛大臣………………………………………344
防衛反応………………………………………868
法益……………………………………………754
貿易………………………………………………4
防疫期間………………………………………275
法益侵害行為（crime）……………………201
貿易不均衡……………………………………411
法科……………………………………………29
崩壊………………………………………………6
法学………14,380,542,554,706,708,729,839,965

法学部	28,597	放射線防護	504
包括	108	放射線・薬剤	616
包括的医療	634,798	放射線療法	33,185,334,902
包括的教育	109	放射能	502
包括的支給	106	放射能汚染	1001
包括的単位	591	報酬	81,840,671,864,871
包括的法定代理権	557	胞状奇胎（ぶどう鬼胎）	627
包括払い制度	323	飽食（satiation）	**812**
包含教育	109	法人	392
法規制	38,739	乏精子症	477,525,707,733
豊胸術	771	乏精子症　→精子過少症	**813**
防御的医療	108	法制上の権利	652
包茎	111	法制審議会	815
傍系血族	609	法制審議会生殖補助医療関連親子法部会	644
剖検（autopsy）	211,773-4,**811**	放線菌	977
封建貴族	855	法曹	26
封建社会	855	法操作主義	201
剖検診断書	773	包装紙	101
封建制度	412,750	法曹人	597
封建的生産労働	955	放送と人権等権利に関する委員会機構	867
剖検率	774	法曹倫理	255
縫合	487,932	放送倫理	866
膀胱	481,680	放送倫理・番組向上機構	867
暴行	119,241,351,402,483,894,896	包帯	102
暴行罪	228	法体系	600
縫合材料	434	法治国家	823
芳香治療	18	防虫剤	161
芳香物質	18	法廷	392
膀胱または直腸の機能障害	306	法定刑	458
芳香療法	18	法定血族	609
謀殺	353	法定後見制度	429
胞子	865	法定後見人	303
奉仕	227	法定雇用率の算定基礎	641
防止義務	3	法定代理人（legal agent）	351,429,621,623,**813**,854
房室ブロック	494		
放射性廃棄物	290,300,812,960	法定伝染病	666
放射性物質	290	法的親子関係	478
放射線	185,223,487,504,525,811-2	法的義務	645
放射線医学	928	法的権利	7,725,789
放射線エネルギー	812	法的資格	338
放射線業務	34	法的責任	85,100,445,581-2,810,861-2
放射線障害（radiation hazard, radiation injury）	287,**811**-2	法的代理人の同意	583
		法的地位	577
放射線照射	46,270,334,852,864,887	法的手続き	534,662
放射線治療	162,220,984	法的脳死診断	722
放射線同位元素	504	法的脳死判定	722
放射線被害	290	法的脳死判定マニュアル	707,709
放射線被曝	812,986-7	法哲学	794

報道の自由 …………………………… 866
報道倫理 ……………………………… 866
報徳会宇都宮病院 …………………… 119
法と倫理（law and ethics）………… **814**
乏尿 ……………………………………… 45
放念 ……………………………………… 2
法の支配 ……………………………… 368
法の下の平等 …………………… 542,860
胞胚 …………………………………… 616
防犯・防災対策 ……………………… 747
包皮 …………………………………… 174
報復 …………………………………… 694
法（法律）（law）… 145,169,331,350,368,378,385,
　387-9,396,579,594,660,708,710,723,733-4,738-40,
　744,751,753-4,761-4,778,782,790,794,801-2,807,
　809-11,813-5,823-6,829-30,832-4,847-8,854,857,
　860,869,878,880-1,894,904-5,908,916,920-4,930-1,
　938,941,951-4,956-7,959,974,977,994
方法論 ………………………………… 2,24
『抱朴子』…………………………… 901
法務局 ………………………………… 333
法務省（The Ministry of Justice）…… 784,**815**-6
法務省矯正局 ………………………… 85
法務省刑事局 ………………………… 808
法務省設置法 ………………………… 815
法務省民事局 ………………………… 816
法務大臣 ………………………… 368,815
法務庁 ………………………………… 815
法務庁設置法 ………………………… 815
法務府 ………………………………… 815
放免 …………………………………… 268
方面委員 ……………………………… 858
訪問 …………………………………… 153
訪問医療 ……………………………… 797
訪問介護（home care service）… 153,683,**816**,949
訪問介護員 ………………………… 816-7
訪問介護員養成研修制度 …………… 816
訪問介護業務 ………………………… 153
訪問学級（itinerant education, hospital or
　homebound education（class））……… **817**
訪問看護（visiting nursing）… 153,349,704,**817**-8
訪問看護業務基準 …………………… 209
訪問看護検討委員会 ………………… 818
訪問看護従事者 ……………………… 818
訪問看護ステーション …………… 339,858
訪問看護療養費 ……………………… 102
訪問サービス ………………………… 349
訪問事業 ……………………………… 657

訪問指導 …………………………… 817-8,899
訪問入浴 ……………………………… 153
訪問リハビリテーション …………… 349
法律家 …………………………… 706,933,983
法律行為 ……………………… 555,582,589
法律主義 ……………………………… 86
法律上の親 …………………………… 684
法律上の親子関係 …………………… 684
法律上の母親 ………………………… 624
法律上の父子関係 …………………… 644
法律問題 ……………………………… 601
暴力（violence）…… 175,228,266,662,736,778,**818**,
　846,941,962
暴力行為 ……………………………… 277
暴力行使 ……………………………… 662
暴力の連鎖 ……………………… 329,917
ホルモン療法 ………………………… 185
法令 ……………………………… 78,879
法令行為 ……………………………… 443
法令遵守 ……………………………… 222
ほおずきの根 ………………………… 627
保温 …………………………………… 728
補完的医学 …………………………… 667
北欧諸国 ……………………………… 195
牧師 ……………………………… 22,512,927
牧草地 ………………………………… 243
北大電気メス事件 …………………… 87
牧畜 …………………………………… 331
北東大西洋 …………………………… 960
「北東大西洋の海洋環境保護のためのオスロ・
　パリ条約」………………………… 139
北米シマフクロウ対ルジャン事件 …… 393
ポグロム ……………………………… 841
捕鯨規制協定 ………………………… 578
捕鯨禁止 ……………………………… 679
母系制社会 …………………………… 633
ボケ老人　→認知症 ………………… **819**
保健（health, sanitation）…… 5,91-2,108,124,173,
　403,704,776,805,813,**819**-20,822-3,856,861,950,
　981,987
保険（insurance）…………… 422,776,**819**,891,909
保健医療 ………………………… 817,871
保険医療機関 ………………………… 769
保健医療技術 ………………………… 709
保健医療サービス …………… 579,817,953
保健医療施設 ………………………… 397
保健医療従事者 ……………………… 341
保健医療福祉 ………………………… 805

事項索引

「保健医療倫理コンサルテーションにとっての核となる能力」……………………………937
保健衛生（hygiene/public health）…579,**820**-1,848,877,880
保健衛生学………………………………820
保険外診療………………………………681
保険掛金の滞納者………………………328
保険加入……………………………8,159,575
保険加入者………………………………575
保健管理………………………………173,281
保健管理学…………………………………14
保健管理法………………………………173
保健機能食品……………………………353
保健機能食品制度……………………284,353
保健給付……………………………326,422-3
保健教育…………………………………173
保険局……………………………………311
保険金…………………………574,820,856
保険金詐欺………………………………820
保険金支払い……………………………574-5
保険金不払い……………………………574-5
保健ケア…………………………………819
保険契約当事者…………………………618
保険財政…………………………………327
保健サービス……………………………822
保健師（public health nurse）…93,229,285,403,542,669,703,769,797,817,**821**-2,899
保健師国家試験…………………………822
保健師助産師看護師法……39,93,463,784,821,**822**
保健指導………………………15,33,36,350,826
保険者……………………………327,422,806
保健社会省………………………………310
『保健従事者のためのデスエデュケーション』………………………………………659
保険主体…………………………………327
保健所（public health center）…100-1,289,398,635,656,818,**822**-3,899
保険証……………………………………301
保健所設置市長…………………………356
保健所長…………………………………271
「保健所法」…………………………635,822
保健信念…………………………………342
保険診療………………56,89,288,352,424,575
保険診療制度………………………612,979,1002
保健推進員………………………………821
保険請求事務…………………………323,502
保健政策…………………………………796
保険制度………………………………92,769

保健体育審議会…………………………900
保険調剤薬局……………………………877
保険適応…………………………………166
保険適応症………………………………647
保険適用………………………………135,628
保険適用外………………………………186
保険点数……………………………………79
保険破綻…………………………………105
保険病名…………………………………323
保健婦協会………………………………703
保健婦（現保健師）……………………818
保健福祉サービス……………………261,542
保健福祉事務所…………………………822
保健福祉制度……………………………153
保健福祉センター………………………822
保健福祉相談員…………………………906
保健婦助産婦看護婦法……………39,365,784
保健婦助産婦看護婦令…………………703
保険負担割合……………………………327-8
保険分野の情報処理……………………576
保険方式…………………………………504
保険薬局………………………………79,884
保険料………87,301-2,328,422-3,447,574-5,820
保険料滞納者…………………………326,424
保険料負担………………………………326
保険料率………………………………98,399
保険論………………………………………84
保護…14,25,109,261,678,754-5,763,789,794,823-4,826,854,858,884
歩行運動…………………………………912
歩行器……………………………………830
歩行困難…………………………………751
歩行障害………………………………16,876
保護観察（probation）…………175,432,784,**823**
保護観察官………………………………823
保護観察所……………………………241,823
保護基準…………………………………516
保護義務者………………………………824
保護局……………………………………815
保護司……………………………………823
保護事件…………………………………453
保護室……………………………………167
保護者（parent）…105,119,314,351,429,603,**823**,873
保護者遺棄致死罪………………………484
保護者責任………………………………937
保護者の同意……………………………533
保護処分…………………………95,175,452,823

1495

事項索引

保護処分優先主義 …………………… 453	ポスト工業化社会 …………………… 411
保護責任者遺棄致死 ………………… 243	ポストハーベスト農薬 ……………… 887
保護の補捉性の原理 ………………… 516	ホストマザー（host mother）…356,624,**827**,830
保護法益 ………………………… 628,941	ポストモダン ……………………… 697,822
保護命令 ……………………………… 228	ポストモダン科学評論家 …………… 343
誇り …………………………………… 312	ポストモダン思想 …………………… 415
保護利益 ……………………………… 578	ポストモダン社会 …………………… 367
保佐 …………………………… 17,557,716	ボスニア＝ヘルツェゴビナ紛争 …… 166
菩薩行 ………………………………… 786	ホスピス（hospice）…53,219-20,325,360,380,512,
保佐人（curator）……………303,557,823,**824**	521,629-30,674,704,765,770,**827**-9,898,982
母子 ………………………………… 1,844	ホスピス運動 …………135,360,362,521,630,828
母子及び寡婦福祉法（widowed mother and child welfare law）……………420,422,**824**-5	ホスピスケア ……………555,629-30,705,829
	ホスピスケア研究会 ………………… 630
母子家庭（family of mother and child/children）…………………… 344,824,**825**-6	『ホスピスケアハンドブック』……… 220
	ホスピティウム ……………………… 827
母子家庭支援対策 …………………… 405	ホスホジエステル結合 ……………… 972
母子関係 ………………………… 644,826,844	母性（motherhood, maternity）……210,632,801, **829**-30
母子感染 ……………………………… 517	
母子感染率 …………………………… 123	母性喪失 ……………………………… 122
母子共生（mother-infant symbiosis）……… 826	母性保護 ……………………………… 779
母子健康手帳 ……………………… 9,826	『保生要録』…………………………… 901
母子健康法 ………………………… 833,899	保全活動 ……………………………… 192
母子心中 ……………………………… 146	保全原則 ……………………………… 578
ポジティブアクションの導入 ……… 632	保全政策 ……………………………… 197
ポジティブヘルス …………………… 15	補装具（prosthesis）……………… 306,**830**
母子福祉施設 ………………………… 825	補装具交付 …………………………… 32
母子福祉法 …………………………… 825	補装具の支給および修理 …………… 590
母子分離 ……………………………… 12	保存 …………………………………… 395
母子分離不安 ………………………… 312	保存義務 ……………………………… 33
母子保健 …………… 13,125,281,284,463,709	保存血 ………………………………… 908
母子保健サービス …………………… 635	保存行為 ……………………………… 624
母子保健事業 ………………………… 169	保存処置 ……………………………… 155
母子保健センター …………………… 397	保存論/保全論 ………………………… 395
母子保健法（mother and child health act）…………………………… 635,**826**	母体（mother's body, mother）………291,377-8, 431-2,435,483,595,616-7,709,728,740,778,786,802, **831**-3,852-3,859,894-6,903,924
補充療法 ……………………………… 966	
保守管理 ……………………………… 19	母胎 ……………………………… 735,831
母子癒着（mother-child enmeshment）…… **826**	母体移植 ……………………………… 739
補助 ………………………………… 17,716	母体外生存 …………………………… 727
保障 ………………………… 710,751,802,891,956	母体外での生存可能性 ……………… 954-5
補償 ……………………………… 14,83,227	母体血 ………………………………… 831
補償給付 ……………………………… 298	母体血生化学検査 …………………… 617
補償金 ………………………………… 862	母体血清トリプルマーカースクリーニング（maternal serum triple marker screening）……………………………… 439,**831**
補助人工心臓 ………………………… 480	
補助人 …………………………… 303,557	
ポストオペTS ……………………… 692	母体血清トリプルマーカーテスト ……727,902
ポストゲノムサイエンス …………… 61	母体血清マーカー …………………… 625
ポストゲノムシークエンシング …… 759	母体血清マーカー検査 ……………… 593

事項索引

「母体血清マーカー検査に関する見解」……832
母体血清マーカー試験………………………625
母体集中管理室（MFICU）………………431
母体侵襲………………………612,979,1002
母体生殖年齢………………………………437
母体保護指定医……………………………483
母体保護法（maternal protection act）……242, 291,328,353,378,440,476,483-4,593,625,628,648, 669,786,826,831,**832**-3,893-6,924
母体保護法指定医…………………………484,669
母体保護法第3条…………………………473
母体保護法第14条…………………………484
母体保護法第14条1項1号………………625
墓地…………………………………………833-4
墓地行政……………………………………834
墓地埋葬……………………………………926-7
「墓地、埋葬等に関する法律」…………735,833
「墓地、埋葬等に関する法律施行規則」……833
墓地埋葬法（Burial Act）………………410,**833**-4
牧会…………………………………………512
北海道………………………………………861
北海道立札幌医科大学……………………964
発作焦点部位の同定………………………664
北方シャーマニズム………………………425-6
北方ユーラシア少数民族…………………425
哺乳類………………………616,678,762,865,913
哺乳類綱霊長目ヒト科に属する動物………506
哺乳類初のクローンマウス作製に成功した
　………………………………………………660
骨………………51,117,268,605-6,721,771,986-7
ボパール……………………………………300
ボパール事件………………………………300
ホフマン式係数……………………………74
ホフマン方式………………………………**834**-5,910
ホームヘルパー（home helper）…152,338-9,349, 816,**835**-6,909
ホームヘルパー派遣事業…………………835-6
ホームヘルプ………………………………656,683,949
ホームヘルプサービス……………………349,816
ホームレス（the homeless, homelessness）
　………………………………………………**836**-7,843
「ホームレスの自立の支援等に関する特別措置
　法」………………………………………837
ホームレス問題連絡会議…………………837
ホメオスタシス……………………………390
ホメオパシー（homeopathy）……18,288,667,**838**
ホモサピエンス……………………487,506,573,742
ホモシスチン血症…………………………66

ホモセクシャル（homosexual）……111,178,515, 522,673,692,735,**838**-9,923,942
ホモ接合体（homozygote）………………**839**-40
ホモーバルバルス（野蛮人）………………767
ホモフォビア………………………………673
ホモ／ヘテロ………………………………691
ボランタリズム……………………………987
『ボランティア』…………………………840
ボランティア（volunteer）……222,292,379,827, 837,**840**,858
ボランティア団体…………………………989
ポーランド…………………………………341
ポリ塩化ジベンゾパラダイオキシン………611
ポリ塩化ジベンゾフラン…………………611
ポリオ………………………………304,579,904
ポリオウイルス……………………………116
ポリグラフ…………………………………719
ポリクリ……………………………………932
ポリクリ　→臨床実習……………………**841**
ホリスティック医学　→全人的医療………**841**
ホリスティックな一大体系………………549
ホリスティックヘルスムーブメント………591
ホリデイサービス…………………………657
ポリヌクレオチド…………………………973
ポリペプタイドホルモン…………………110
ポリペプチド………………………………65
ポリペプタイド系…………………………309
ポリマー……………………………………177
ポリミキシン………………………………309
ポリメラーゼ連鎖反応……………………72,992
捕虜…………………………………………696
捕虜虐待……………………………………228
ポルトガル…………………154,225,341,917,958,969
ポルトガル人………………………………33
ポルノ………………………………454,524,633,737
ポルノグラフィー　→猥褻（わいせつ）……**841**
ホルマリン…………………………………155
ホルムアルデヒド…………………………161,889
ホルモン……………111,523,597,688,721,802,831
ホルモン異常………………………………185
ホルモン含有量……………………………775
ホルモン分泌………………………………587
ホルモン療法………………………………111,525,552
ホロコースト（Holocaust）………………694-5,**841**-2
ボン…………………………………………990
ボン合意……………………………………139
香港…………………………………………271,838
本質…………………………………………566

本質主義	414,522	魔女	509
「ボン条約」	578	魔女狩り	509
本籍	333	マジョリティ	497
本籍地	8,339	交わり	239,470
本草	218	「交わり・連帯・共同」的存在	469
本草学	695	麻酔（anesthesia）	434-5,487,499,599,682,**844**-5,912
ボン大学	984	麻酔医	797,845
本人	340-1,600,606,623	麻酔科	30
本人同意	583,599,687,716	麻酔学	928
本人の意思	258,346,568,716,723,770	麻酔ガス	721
本人の意思表示	599	麻酔剤	586,808,844-5
本人の自由意思	656	麻酔深度	845
本人の承諾	443	麻酔の影響	647
本人の署名	656	マスコミュニケーション	15,91,124,336-7,722-3,732,752,754,756,831,846,866,898
本能（instinct）	604,**842**		
煩悩	1	マススクリーニング	177,800
本能的行動	842	マスタードガス	558-9
翻訳	65	マスターベーション（masturbation）	522,584,**845**
		マスメディア	132,294,519,710,802,866

[ま]

マイクロエマルジョン化	368	マゾヒズム（masochism）	551,**845**-6
マイクロサージャリー	435	待合室	157
マイクロスキル	144	待ち時間	80
マイケル＝ジャクソン裁判	551	マーチン＝クライン事件（Martin Clain Case）	**846**
埋葬	344,396,408,604-5,833	松	359
埋葬許可証	410,924	末期医療	215,521,670,702,720
埋蔵資源	305,639	末期がん	52,258,670,770
マイナー抗原系	49	末期がん患者	112,426,674-5,706
マイノリティ（minority）	195-6,198,364,419,496-7,583,691,755,**843**	末期患者	345,380,406,660
		末期患者の人権	521
マイノリティ社会	347	末期疾患	147
マインツ宣言	756	末期状態	921
マインドコントロール（mind control）	596,**843**-4	末期心疾患患者	688
		末期腎不全（ESRD）	850
マウス	70,611,676,865	末期心不全患者	480,492
マウス脳	906	末期腎不全患者	493,851,549
マクロ的配分	90	末期肺疾患患者	688
マクロライド系	309	松食い虫	359
マーケットバスケット方式	460	真向法	288
孫	40,50,333,609	末期の水	927
マザーコンプレックス(mother complex)	**844**	マッサージ	674,914
マサチューセッツ工科大学（MIT）	958	マッサージ師	669
マサチューセッツ州最高裁1977年11月28日判決	345	末梢血Tリンパ球	966
マサチューセッツ州最高裁判所	345	末梢血幹細胞移植	897
マジックマッシュルーム	276	抹消循環不全	674
マージナルドナー	368,493,869	末梢神経	653,708
魔術	75		

事項索引

抹消性障害 …… 402
マツノザイセンチュウ …… 359
末法思想 …… 455
松本サリン事件 …… 355,559
マドリード宣言（Madrid Declaration on Ethical Standards for Psychiatric Practice） …… **846**
マドレーネル法 …… 832
マニュアル …… 154
マネージドコンペティション …… 84
マネージメント …… 19
マネジメント能力 …… 365
麻痺 …… 256,295,399,732
間引き …… 122,609,628,**847**,853
瞼 …… 772
麻沸散 …… 845
マーブレッド－マーレット対マニュエルールジャン事件 …… 393
マーブレッド＝マーレット鳥 …… 393
麻薬（narcotics） …… 36,237,276,321,609,**847**-8,880
麻薬依存 …… 848
麻薬及び向精神薬取締法（Narcotics and Psychotropics Control Law） …… 10,689,847,**848**,882
麻薬性鎮痛剤 …… 653-4
麻薬中毒 …… 10
麻薬中毒者 …… 847-8
麻薬中毒者相談員制度 …… 848
麻薬取締法 …… 848
麻薬乱用 …… 847
マラリヤ …… 441,971
マラリヤ感染 …… 177
マリファナ …… 308,622
マリファナ →大麻 …… **848**
丸椅子 …… 157
マルクス＝ウェーバーパラダイム …… 331
マルクス経済学 …… 170
マルクス主義 …… 129,187,769,935
マルクス主義者 …… 427,518
マルクス主義的フェミニズム …… 779
丸子警報器事件 …… 632
マルサスの人口論（principle of population by Malthus） …… **848**
マルタ（丸太） …… 695
マルチスライスCT …… 970
マールブルク …… 756
マールブルグ病 …… 276
マレーシア …… 299,359,487
満州事変 …… 310

慢性 …… 216,698
慢性関節リウマチ …… 153
慢性気管支炎 …… 849
慢性期患者 …… 709
慢性拒絶反応 …… 45
慢性再発性全身性の炎症性疾患 …… 800
慢性糸球体腎炎 …… 850
慢性疾患（chronic disease） …… 7,34,94,104,114,120,123,211,282,342,358,454,488,643,**849**-50
慢性疾患高齢者 …… 925
慢性進行性変性疾患 …… 783
慢性腎不全（chronic renal failure） …… 226,849,**850**
慢性中毒 …… 847-8
慢性痛 …… 673-4
慢性的臓器不足 …… 601
慢性疼痛（chronic pain） …… **851**
慢性脳死者 …… 598
慢性脳循環不全症 …… 720
慢性砒素中毒症 …… 298-9
慢性病 …… 797,925
慢性病患者 …… 362
慢性疲労症候群 …… 849
慢性閉鎖性動脈疾患 …… 46
慢性閉塞性肺疾患 …… 153
満足感 …… 19
満足度 …… 171
マンツーマン …… 112
マンツーマン薬局 …… 79
満20歳 …… 555
マンハッタン計画 …… 165

[み]

三重県四日市市 …… 907
見えざる手 …… 244
未開社会 …… 280
味覚の鈍麻 …… 161
身代わり犠牲 …… 818
未帰還者および留守家族への介護 …… 589
未帰還者に関する特別措置法 …… 590
未帰還者留守家族等援護法 …… 590
右大腿部 …… 908
ミクロ的配分 …… 90
ミクロピロロン系 …… 508
未決拘禁者 …… 209
巫女 …… 940
ミコフェノール酸モフェチル …… 43,493,868
未婚 …… 333,825

1499

事項索引

未婚者 ……………………………………853
未婚女性 ……………………………658,852
ミサイル ……………………………………165
ミシガン州 …………………………………693
未就労者 …………………………………911
未熟 …………………………………176,882
未熟幹細胞 ………………………………348
未熟児（immature infant, immature newborn）……………182,431,484,728,826,**852**,899
未熟児保育方法 …………………………484
未熟児網膜症 ………………………………87
未熟卵 ……………………………………531
未受精卵 …………………………………531
未受精卵凍結保存（cryopreservation of egg）……………………………………**852**
未使用凍結精子 …………………………526
未使用凍結胚 ……………………………436
未承認治療 …………………………………99
水 ………………………………195,305,549,685
水子 ………………………………………853
水子　→水子供養 ………………………**852**
水子供養 ………………………………785,853
水子地蔵 ……………………………628,853
水子塚 ……………………………………853
ミスコンテスト（Beauty contest）……524,853
水・大気環境局 …………………………194
水鳥 ………………………………………913
水の排出 …………………………………507
ミズーリ州 ………………………………119,955
ミズーリ州最高裁判所 …………………258
ミズーリ州巡回裁判所 …………………258
未成熟 ……………………………717,854,856
未成熟精子 ………………………………707
未成熟胎児（immature fetus）…………**853**
未成熟卵 …………………………………852
未成年（minority）……………302-3,555-6,806,**854**
未成年後見 ………………………………854
未成年後見制度 …………………………303
未成年後見人 ……………………………303
未成年者 …36,334,433,452,472-3,556,583,621,684,823,998
未成年者扱い ……………………………524
未成年の子 ………………………………472
未成年被後見人 …………………………303
未成年養子縁組 …………………………684
未然防止責任 ……………………………275
ミゾリビン ………………………………868
見出し主義 ………………………………866

未知遺伝子 ………………………………758
身近 ………………………………………163
道連れ ……………………………………146
未知の危険性 ……………………………640
未治療対照群 ……………………………626
三井金属鉱業 …………………………51,299
密教 ……………………………381,785,865
密造 ………………………………………164
3つのT ……………………………………692
密売 ……………………………………164,277
三菱重工爆破事件 ………………………754
密輸入 …………………………………164,277
ミトコンドリア …………54-5,274,525,972-3
ミトコンドリアDNA ……………………973
ミトコンドリア遺伝子 ……………………53
ミトコンドリア遺伝病 ……………………72
看取り ……………………………………786
ミドリ十字ルート …………………………87
緑の革命 …………………………………813
緑の党 …………………………………732,756
みなし労働者 ……………………………782
水俣病（Minamata Disease）…176,196,203,287,296-8,311,460,563,748-9,**854**-5,907
水俣病関西訴訟 …………………………298
水俣病被害者救済法 ……………………855
水俣湾 ……………………………297,563,854,907
南アフリカ共和国 ………………………599,722
南アメリカ ………………………………837
南側諸国 …………………………………699
ミニ移植 …………………………………334
ミネラル …………………………………353
ミネラルキング渓谷 ……………………393
未病を癒す ………………………………771
ミフェジーニ ……………………………833
ミフェジン（Mifegyne）…………………998
ミフェプリストン（Mifepristone）………998
ミフェプレックス（Mifeprex）…………998
身分 ……………………………………317,324
未分化細胞 ………………………………348
身分関係 …………………………………333
身分行為の代理権 ………………………472
身分差別（discrimination based on social classes）……………………………837,**855**
身分支配 …………………………………372
身分制議会 ………………………………317
身分制社会 ………………………………855
身分制度 …………………………………354
身分的自由 ………………………………473

1500

事項索引

身分犯	628,669
身分法	410
身分保障	836
身分免許制	33
看護（みまも）り	93
耳鳴り	161
宮城県川崎町支倉地区	861
宮崎県高千穂町土呂久地区	298-9
ミュンヒハウゼン症候群（Munchausen syndrome）	486,**856**
ミュンヘンサミット	4
ミュンヘン大学哲学科	756
未来世代	585-6,888
未来世代に対する義務　→世代間倫理	**856**
未来世代に対する責任　→世代間倫理	**856**
未来世代に対する倫理	585
未来世代の権利	388
ミリアド社	70
見る生命	570
見る－見られるもの	491
民間	793
民間委託	684
民間医療家	463
民間企業	192
民間急性期病院	289
民間商業血液銀行	269
民間信仰	430
民間施療事業	768
民間団体	781,987
民間の救護団体	580
民間ボランティア	443
民間薬	880
民間療法（popular medicine）	18,81,97,218,282,390,788,**856**
民事	212,862
民事局	815
民事裁判	83,87,100,857
民事事件	88,534
民事精神鑑定	534-5
民事責任	100,445,748,783-4
民事訴訟	38,84,857
民事訴訟規則	857
民事訴訟法（Law of Civil Procedure）	810,813,815,**857**
民事賠償責任	810
民事法	85,351,556,588
民事法医学	810
民主医療機関連合会（民医連）	769
民衆	857
民主化	98
民主主義（democracy）	317,469,843,**857**-8
民主主義社会	466
民生委員（local welfare commissioner）	420-1,821,**858**
民生委員法	858
民族（nation, ethnic group）	9,192,287,317,363-4,506,708,759,779,841,856,**858**-9,923,935
民俗	354
民族医学	97,288
民族衛生学	891
民俗学	374
民族間の理解	237
民族差別	760
民族自決	373
民族浄化	751
民族対立	155
民族紛争	807,855
明代	901
民法（Civil Code）	38,76,85-6,145-6,167,174,248-9,270,334,556,609,617,645-6,793,813,824,835,854,**859**-60,910-11,957
民法上の責任	581
民法第12条	557
民法第90条	304
民法第99条1項	623
民法第100条	624
民法第102条	623
民法第103条	624
民法第104条	624
民法第113条1項	624
民法第644条	588
民法第710条	445
民法第725条	609
民法第750条	339
民法第753条	555
民法第793条（尊属養子の禁止）	610
民法第818条	472
民法第833条、第840条	623
民法第834条	472
民法的責任	581
民法典	859

［む］

無意識（unconscious）	131,342-3,366,371,532,844,**860**-1,996
無意識概念	501

無意識的意味 …………………………540
無意識的本能 …………………………501
無意識の発見 …………………………131
無医地区（a doctorless district）…443-4,797,**861**
無縁墳墓 ………………………………834
無我 ……………………………………786
無化学肥料 …………………………887-8
無過失責任 ……………………………581
無過失責任制度（no-fault system）…608,**861**-2
無過失損害賠償責任 …………………615
無関心 …………………………………872
無期 ……………………………………650
無危害 ……………27,108,597,699,730,906
無危害原則（principle of nonmaleficence）
　………………………108,370,558,**862**-3
無危害原理 …………………………806,893
無期刑 …………………………………432
無傷 ……………………………………647
無期懲役 ………………………………610
無機的環境 ……………………………549
無機物 …………………………………549
無給 ……………………………………31
無拠出年金 ……………………………450
無菌室 ………………………………334,681
無呼吸 ………………………………307,508
無呼吸エピソード ……………………508
無呼吸指数 ……………………………508
無呼吸症候群　→睡眠時無呼吸症候群 …**864**
無呼吸テスト ………………………722,912
無国籍児 ………………………………325
無戸籍 …………………………………860
無罪 …………………………………376,536
無作為抽出試験 ………………………626
無作為抽出試験　→RCT；臨床試験 ……**864**
無差別大量殺人行為 …………………815
無差別平等の原理 ……………………516
無産階級（労働者階級）………………411
無産者診療所（無診）…………………769
無酸素症 ………………………………36
無視 …………………………………6,39
無資格診療（medical practice by unlicensed doctor）…………………………**864**
無資格診療者 …………………………784
無実の罪 ………………………………133
虫歯 ……………………………………751
無宗教 ………………………………178,431
無常 ……………………………………52
無症候性梗塞 …………………………720

無症候性症例 …………………………915
無症候性脳梗塞 ………………………720
無床診療所 ……………………………503
無償の行為 ……………………………1
無職者 …………………………………164
無診察治療 ……………………………33
無診察治療等の禁止 …………………486
無診療治療 ……………………………37
無神論 …………………………………177
結びつき ……………………………331,727
無性 ……………………………………527
無精子症 …………………525,707,763,**864**
無性生殖（asexual reproduction）…529,**864**-5, 894
無生物 …………………………………712
夢想体験 ………………………………889
無体財産権 ……………………………642
無断検査 ………………………………123
無治療 …………………………………700
無動機症候群 …………………………622
無尿 ……………………………………45
無認可添加物使用事件 ………………460
胸 ………………………………………111
胸焼け …………………………………161
無年金障害者 …………………………447
無脳児 ………………………136,223,419,999
無脳児　→脳死身体の各種利用 ………**865**
無脳症 …………………………………902
無脳症児 ……………………………113,438
無脳症新生児 …………………………438
無農薬 ………………………………887-8
無能力者 ……………………………345-6
無能力者制度 ………………………303,556
無排卵 …………………………………740
無病 …………………………………865,901
無病息災 ……………………………850,**865**
無病長寿 ………………………………901
無輸血治療 ……………………………502
無癩県運動 ……………………………751
無理心中 ……………………………146,301
無理な取り調べ ………………………133
無料診療 ………………………………768
無料診療所 ……………………………837
室町期 …………………………………736
室町時代 ………………………………750
ムンテラ ……………………………106,**865**

[め]

目	889
眼	117,359,800,969
姪	609
名家灸	233
明確化	159
明治	20,28,30,33,38-9,76,89,98,122,166,168,172,218,736,781,820,849,902,955-6
明治維新	768,895
明識困難	35
明治新政府	310
明治生命	574
名称独占	37
瞑想法	901
酩酊	15-6
酩酊者	753
酩酊状態	889
命名規約	427
盟約（covenant）	86
名誉	315
名誉革命	294
名誉職	858
メイル＝コンティネンス	143
命令入所	314
迷惑行為	16
妾	624
メカニズム	24
メサドン	847
『目覚めよ！』	130
メシア	246
メス	102,434
牝犬	477
メス化　→環境ホルモン	**866**
メスカリン	276
メタ科学	19
メタ知識論	19
メタノール	499,682
メタボリック症候群	286,806
メタ倫理学	138,936
メタン	149,636-7,799,988
メタンフェタミン	164
メチシリン耐性黄色ブドウ球菌（MRSA）	620
メチル水銀	298,854,907
メチル水銀汚染	907
メチル水銀化合物	298
メチルフェニデート	646-7
メチルホスホノフルオリド酸イソプロピル	355
メチレンブルー	308
メッセージ	663
メッセンジャーRNA（mRNA）	68,972
メディア	33,134,584,693,763,866-7
メディアエシックス(media ethics)	454,**866-7**
メディア環境	755
メディカリゼーション　→医療化	**867**
メディカルコンフリクトマネージメント	107
メディカルソーシャルワーカー	93
メディカルファッション（medical fashion）	**867**
メディシンマン	33
メトロイリンテル	484
目の痒み	161
メフェナム酸	653
めまい	161,720,889
メメントモリ	380
メメントモリ　→デスエデュケーション	**867**
メランコリー	120
メリーランド州	13
メリーランド大学医学部	898
メール	754
メロキシカム	654
免疫（immunity）	18,216,273,312,488,773,**867-8**
免疫異常	968
免疫学的検査	269
免疫隔離膜	481
免疫寛容	48
免疫記憶	962
免疫機能	123
免疫機能低下	482
免疫グロブリン	898
免疫系	511
免疫系抑制	774
免疫研究	760
免疫細胞	54
免疫作用	868
免疫システム	537
免疫障害	306
免疫体	904
免疫適合性	577
免疫能力	112
免疫反応	48-9,481,598,868
免疫反応　→移植免疫	**868**
免疫不全	45,185,245,888
免疫抑制	42,162,487
免疫抑制技術	598

事項索引

免疫抑制剤（immunosuppressive drug）…42, 45-6,48-9,185,336,493,548,550,627,730,**868**-9,977
免疫抑制作用 …368
免疫抑制法 …493
免疫力 …141,390,774,962
免許 …104
免許制度 …597
免許取消 …36-7,73
免除 …109
面接 …336,505
免田事件 …369
メンタルケア …340
メンタルサポート体制 …556
メンタル疾患 …501
メンタルヘルス（mental health）…340,457,821,**869**-70
メンタルヘルスケア …956
メンタルヘルス専門支援チーム …870
メンデル遺伝 …223,596
メンデル集団 …71
メンデルの法則 …54-6,67,391
メンデルの法則 →遺伝 **870**
面分業 …79
綿棒 …57
綿羊 …678

[も]

盲 …402
盲学校 …109,683
盲学校 →特別支援学校 **870**
盲検化 …791
『孟子』 …901
猛暑 …149
盲人 …451
妄想（delusion）…322,533,671,682,715,792,**870**-1,882,958
妄想型人格障害 …532
妄想観念 …870
妄想気分 …871
妄想対象者 …443
妄想知覚 …871
妄想着想 …871
妄想念慮 …870
妄想様観念 …870
妄想様反応 …870
毛髪 …268,778
『もうひとつの声』 …261
蒙昧主義 …872

網膜 …367,969
網膜芽細胞種 …492
網膜症 …675
網膜ぶどう膜炎 …800
網膜絡膜炎 …800
もうろう …919
燃え尽き症候群（burnout syndrome）…216,237,347,840,**871**
殯（もがり）…604
模擬診察実習 …486
模擬的ADL検査 …967
もぐさ …233
木材 …305
木炭 …305
目的 …23,158,567
目的論（teleology）…221,372,520,**871**-2,919
目的論的生物学 …128
目的論的説明 …567
黙秘権 …265
モザイク型 …625
モザイク胚 …727
文字配列 …758
モータリゼーション化 …988
元患者 …843
モナシュ大学 …756
モニタリング …368,777,885,978
モニタリング委員会 …931
モノアミン代謝仮説 …308
物語的思考様式 …696
物語的統合 …213
物語と対話に基づく医療（NBM）…107
物語、物語り、語り …696
物語倫理（narrative ethics）…697,906
『ものみの塔』 …130
ものみの塔聖書冊子刊行協会 …130
喪服の儀礼 …361
揉み療治 …20
モラトリアム …367,556
モラトリアム決議 …4
モラトリアム人間 …372
モラル …3,191,702,820
モラルエコノミー …264
モラルハザード（moral hazard）…84,264,**872**
モラロジー研究所 …264
森田療法 …501,545
森永乳業徳島工場 …872
森永ヒ素ミルク事件（case of arsenic-tainted milk produced by Morinaga Company）

············460,**872**

モルヒネ　…10-1,52,237,347,629,653,674,847-8,881
モルヒネ　→強オピオイド鎮静剤　…………**873**
モルヒネ依存症 ·······································10
モルモット ··611
モロッコ ···636
モンゴル ·······································359,487
モンゴル人 ···696
モンゴロイド（類黄色人種群）··················487
問診（inquiry） ····················220,498,**873**,928
門前薬局 ···79
問題志向型看護記録（PONR）··················993
問題志向型診療記録（POMR）··················993
モントリオール ·····································63
モントリオール会議（COP11）···············636
モントリオール議定書（Montreal Protocol on Substances that Deplete the Ozone Layer）
···························4,118,142,562,**873**-4,1001
文部科学省（Ministry of Education, Culture, Sports, Science and Technology）…55,59,70, 110,126,163-4,279,603,734,740,759,786,**874**-5
文部科学省科学技術・学術審議会 ············482
文部科学省設置法 ································874
文部科学省組織令 ································875
文部科学大臣 ······································734
文部省 ··110,874
文部省文化局 ······································875

[や]

やいと ···233
野外研究 ··127
野外生物学 ···128
夜間 ···80
夜間外来 ··157
夜間加算 ··463
夜間睡眠中 ···508
山羊 ··678
焼印 ··509
夜勤 ···351,357
薬 ···880-1
薬園 ··767
薬および薬剤師の倫理 ···························877
薬害（pharmaceutical disease）······77,287,355, 495,514,748-9,780,**876**,978
薬害エイズ ······························269,287,311,**876**,978
薬害エイズ事件 ································87,881
薬害エイズ事件帝京大学ルートの第一審 ···646
薬害根絶 ··514

薬害Ｃ型肝炎 ······································311
薬学（pharmacy, pharmaceutics）…64,107,125, 208,245,579,701,776,812,**877**-8,904,908,986
薬学委員会 ···324
薬学研究 ··984
薬学研究者団体 ···································324
薬学部 ···107,877
薬学理論 ··885
薬剤（pharmacy）　…29,103,308,352,362,390,587, 742,758,780,833,844,868-9,871-3,**877**,970
薬剤疫学 ··126
薬剤義務 ···34
薬剤業務委員会 ···································324
薬剤師（pharmacist, pharmaceutist）…75,78-9, 93,100,153,242,288,324,338,363,365,463-4,628, 643,681,669,769,776-7,822,829,857,877,**878**-80, 883-4,981,885,925,986
薬剤師教育 ···324
薬剤師綱領 ····································878,884
薬剤師国家試験 ···································878
薬剤師団体 ···324
薬剤師法 ·······················78-9,93,464,877,**878**-9
薬剤師免許証 ······································878
薬剤情報提供員 ·····································30
薬剤師倫理 ····································324,885
薬剤師倫理規定（code of ethics for pharmacists）·························252,324,878,**879**,884
薬剤師倫理規範 ···································878
薬剤耐性　→耐性菌 ·····························**879**
薬剤治療 ··776
薬剤の種類の取り違え ···························607
薬剤の調製と用法 ································463
薬剤の副作用 ······································587
薬剤の量の取り違え ······························607
薬剤費 ···362
薬剤費削減 ···981
薬殺 ··1000
薬師 ···33,374
薬事衛生 ··878
薬事審議会 ···**880**
薬事制度 ···39
薬室 ··78
薬事法（Drug, Cosmetics and Medical Instruments Act）···77,282,513,640,689,879,**880**-1,884, 978,980,986,998
薬事法規 ···38
薬食 ···284
薬店 ···164

厄年	655
薬（やく）の倫理（Pharmacoethics）	878,**880**-1
薬品	695,888
薬品試験所	881
薬品の有効性	676
薬物	22,36,66,182,308,482,533,627,663,670,674,688-9,750,791-2,847-8,877,881-3,919-20,926,930-1
薬物依存（drug dependence）	164,654,689-90,**881**-2,889,994
薬物依存者	690
薬物教育	164
薬物刑務所	165,882
薬物血中濃度	368
薬物効果	777
薬物試験	600,721,761
薬物事犯者	690
薬物使用	792
薬物使用コントロールの喪失	164
薬物精神病	792
薬物相互作用	883
薬物耐性	309
薬物探索行動	322,881
薬物中毒	482,744,889
薬物中毒　→薬物依存	**883**
薬物治療	17,324,646,700,777,883,958
薬物ドーピング	688
薬物の投与	536
薬物乱用	11,176,622,690,792
薬物濫用	499
薬物濫用　→薬物依存	**883**
薬物療法（pharmacotherapy）	33,79,120,162,309,324,346,464,487,501,525,586,664,672,740,750,776,783,860,880,**883**
薬物療法を遂行する際の医師と薬剤師の職分に関する声明	578
薬名	464
薬用植物	667
薬歴	883
薬理遺伝学的検査	58
薬理学	674
薬理学的拘束衣	312
薬理活性	877
薬理作用（medicinal action）	164,309,877,**883**
薬律	78
薬歴カード	783
薬歴管理	885
薬歴簿	783

役割	371,565
火傷	774
野菜ジュース	287
やさしい社会	701
優しさ	75
野生化した安楽死	1000
野生型（正常）	69
野生植物	305
野生生物	194,196,564,972
野生生物種	561
野生生物の生殖異常	296
野生動植物	442,963-4
野生動植物の特定の種の取引に関する国際条約採択のための全権会議	963
野生動物（wild animals）	128,678-9,**883**-4
『野生のうたが聞こえる（A Sand County Almanac）』	177,200,677,685
薬価基準	326
薬価差	253
薬価差益	34
薬科大学	107
約款	575
薬局（pharmacy）	78,80,288,324,878,**884**-5,905,981
薬局業務運営ガイドライン	79,981
薬局業務規範（Good Pharmacy Practice：GPP）	885,981
薬局方	880
病（sickness）	81,211,218,485,748,775,839,849,898,928
山内事件	21,627,**885**
ヤマゴボウの根	627
大和朝廷	781
山の神信仰	374
山伏	246
山姥	137
病み	570
ヤミ中絶	924
病む人	570

[ゆ]

結	604
唯一神教	178
遺言	303,473
遺言　→遺書	**886**
遺言効力	859
遺言執行者	42
遺言書（リビングウィル）	41,608

事項索引

遺言能力 …………………………………859
有益性 ………………………………………27
有害 …………………………………………83
有害液体物質 ……………………………156
有害汚染物質 ……………………………157
有害化学物質 ……………………3,161,563,587
有害作用 …………………………………883,930
有害大気汚染物質 ………………………615
有害堆積物 ………………………………156
有害廃棄物（hazardous wastes）…194,300,651,741,**886**
有害廃棄物の越境移動管理 ……………587-8
「有害廃棄物の国境を越える移動及びその処分の規制に関するバーゼル条約」…300,**886**,741
有害廃棄物問題 …………………………1001
有害排出物資 ……………………………988
有害物質 ……………………156,194,357,886,889
遊廓 ………………………………………736
有期 ………………………………………650
唯物論 ……………………50,187,381,469,592
遊離塩基（フリーベース）……………321
有機化学 …………………………………107
有機水銀 ……………………296,563,749,854
有機スズ化合物 …………………………189
有機体論者 ………………………………569
有機体論哲学 ……………………………638
有機認証表示シール ……………………888
勇気農業 …………………………………888
有機農畜産物 ……………………………887
『有機農法』………………………………887
有機農法（organic farming system）……**887**
有機物 ……………………………………549
優境学（euthenics）……………………711
有機溶剤（organic solvent）……11,161,499,792,882,**888**-9,920
有機溶剤精神病 …………………………682
有機溶剤中毒 ……………………………287,456-7
有機溶剤中毒予防規則 …………………889
有機溶剤乱用 ……………………………164
遊戯療法 …………………………………933
有機リン系農薬 …………………………161
有限 ………………………………………177,196
有限（無限）責任会社 …………………581
融合核 ……………………………………435
有効性 ……………………………877,880-1,**883**
有罪 ………………………………………377
有罪判決 …………………………………133
有産階級（資本家階級）………………411

有酸素運動 ………………………………285
有識者 ……………………………………603
有床診療所 ………………………………503
有職主婦 …………………………………74
有色人種 …………………………………194
優性 ………………………………………801,840
優性遺伝 →遺伝 ……………………**889**
優性遺伝病 ………………………………893
優生学（eugenics）…60,71,391,495,540,707-8,711,758,833,**889**-90,892-3,895,913
優生学的医療（eugenic medicine）…641,**890**-1
優生学的行動 ……………………………892-3
優生学的生殖実験 ………………………143
優生学的マススクリーニング …………625
優生計画 →優生政策 ………………**891**
優生思想（eugenic thought）…328,419,436,439,480,484,503,594,659,708,756-7,764,787,814,833,890,**891**-2
優生主義 …………………………………64,757
優生手術（eugenic operation）……328,484,751,786,832,**892**-5
優生政策（eugenic policies）…358,479,593,787,892,**893**
有性生殖（sexual reproduction）…435,514,525,529-30,865,**894**,913
雄性配偶子 ………………………435,525,801,839
優生保護審査会 …………………………832,893
優生保護相談所 …………………………484,832,894
優生保護法（Eugenic Protection Act）……291,328,440,484,751,786-7,832,853,892-3,**894**-5
優生保護法第28条違反 ……………………553
優性優生学 →優生学 ………………**896**
有責性 ……………………………………248,266
優先度第2位の準緊急治療（搬送）群は黄色
 ……………………………………………693
優先度第3位の軽症（保留）群は緑色 ……693
優先度第4位の死亡群は黒色 ……………693
有能性 →判断能力 ……………………**896**
誘発突然変異 ……………………………687
有病率 ……………………………………515,720
有用変異タンパク質 ……………………61
遊離塩素 …………………………………142
遊離性ヒト絨毛由来性腺刺激ホルモン（free-hCG）…………………………………831
優良試験所 ………………………………979
優良農地 …………………………………462
有料ホーム ………………………………153
有料老人ホーム（pay home for the aged）

1507

事項索引

………………………104,**896**,925,951
輸液 ………………………233,434
ユーカリ ………………………18
輸血（blood transfusion）…50,130,230,233,434, 459,502,744,**896**-7,908,932,969
輸血拒否 ………………130,137,473,621,744
輸血拒否　→エホバの証人 …………**897**
輸血拒否手術 ………………………373
輸血後感染症 ………………………896
輸血治療拒否権 ……………………897
輸血治療選択権 ……………………897
輸血療法 ……………………………908
輸出 ……………………………299
輸精管 ……………………………892
豊かさ ……………………………640
豊かな社会 ………………………411
ユダヤ教 ………………………49,52,174
ユダヤーキリスト教 ………………713
ユダヤ・キリスト教倫理 …………934
ユダヤ人 ……………………37,657,695,841-2
ユダヤ人犠牲者 ……………………495
ユダヤ人絶滅政策 …………………841,1000
ユダヤ人問題の最終解決 …………841
ユダヤの同胞 ………………………388
ユダヤ民族 …………………………694
癒着 …………………………………174
ユートピア ………………………143-4
ユートピア主義 ……………………143
ゆとり教育（education with latitude）……**897**
ユナニ医学 …………………………667
ユニセフ（United Nations Children's Fund：UNICEF）……………………579,**897**
ユニバーサリゼーション …………967
ユニバーサルデザイン ……………747
ユニバーサルデザイン商品 ………467
輸入感染症 …………………………666
輸入業者 ……………………………682
輸入非加熱血液製剤 ………………876
輸入有機農畜産物 …………………888
ユネスコ（United Nations Educational, Scientific and Cultural Organization：UNESCO）……………190,758-60,762,**898**,970, 979
ユネスコ憲章 ………………………898
ユネスコ国際生命倫理委員会（IBC）………760
ユネスコ総会 ………………………474
夢 ……………………………………616
夢の医療 ……………………………599

ユーモア ……………………………898
ユーモアセラピー（humor therapy）………**898**
輸卵管 ………………………………892
ユング心理学 ………………………630

[よ]

陽 ……………………………………680
養育 …………………………756,825,890
養育医療 ……………………………826,**899**
養育医療機関 ………………………899
養育義務 ……………………………303,631
養育権 ………………………………801
養育者 ………………………………856
養育怠慢・放棄 ……………………404
養育費 ………………………………175,181
要因試験 ……………………………700
要援護高齢者 ………………………657
要援護者 ……………………………656
養親子 ………………………………145
要介護 ……………………152,262,683,948-9,967
要介護高齢者 ………………………350,657,950
要介護者 ………………151,153,262,782,805,816-7
要介護状態 …………………………153,283
要介護度 ……………………………683
要介護認定 …………………………683,949
要介護老人 …………………………319
容疑者 ………………………………352
養形 …………………………………900
溶血性貧血 …………………………799
養護 ………………………………899-900
養護学校 ……………………………95,110,683
養護学校義務制 ……………………817
養護教諭（yogo teacher, school nurse teacher）……………………………**899**-900
養護訓導 ……………………………900
養護施設 ……………………………756
擁護者 ………………………………7
養護老人ホーム ……………………950
養子 ……………………333,472,673,684-5
養子　→特別養子縁組制度 ………**900**
容姿 …………………………………659
幼児 ……………8,173,409,473,743,771,853,860
要支援 ………………………………467,948
養子縁組 ………145,324,473,478,609,788,830
要支援高齢者 ………………………152
要支援者 ……………………………153,816
幼児期 ………………111,371,724,745-6,771,844,909
幼児期心性 …………………………697

1508

事項索引

『幼児期と社会』……………………528
幼児期の対人関係 ………………342
幼児虐待　→児童虐待 …………**900**
幼児性愛者 ………………………551
養子制度 …………………………684
養生（care of health）…125,280,390,610-1,820,**900**
養性 ………………………………218
幼少期 ……………………………6,785
幼少期の被虐待経験 ……………586
『養生訓』……………76,125,456,665,900-1
『養生主論』……………………665,901
養生書 ……………………………665
『養生鈔』…………………………901
洋上焼却 …………………………960
幼少児期 …………………………725
養生法（diet, regimen）……282,651,**901**
『養生要集』……………………… 901
『養生論』…………………………901
養生論 ……………………………901
養神 ………………………………900
養親 …………………………472,685
養親子 ……………………………609
養親子関係 ………………………644
羊水 ………………………………902
羊水検査 ……………593,617,625,832
羊水細胞 …………………………439
羊水診断 ………………………434,902
羊水穿刺（amniocentesis）……434,595,891,**902**
羊水穿刺法 ………………………439
羊水染色体検査 ………………831-2
幼生 ………………………………520
養成 ………………………………236
『養性延命録』……………………901
陽性時の診療拒否 ………………123
「要請に基づく生命の終焉ならびに自殺幇助法」
　…………………………………22
要素還元主義 ……………………24
要素論 ……………………………25
要素論的・機械論的方法 ………160
幼体成熟 …………………………717
『幼体成熟』………………………717
容体阻害薬 ………………………868
幼稚園 ……………………………364
幼稚園教育要領 …………………173
腰椎 ………………………………987
腰痛 …………………………287,457
幼年監 ……………………………240
容貌 ………………………………772

羊膜腔内 …………………………902
養命 …………………………218,900
要約 ………………………………9
用量反応性試験 …………………700
養老院 ……………………………683
養老保険 …………………………820
ヨガ ………………………………287-8
抑圧 ……………………………131-2,364,779
抑うつ ……………………… 674,851,911
抑うつ気分 ………………………32
抑うつ症状 ………………………994
抑止 ………………………………198
浴室 ………………………………925
抑制 ……………………… 195,798,881
欲動 …………………………364,566
欲望 ……………………1,372,712,736,839,918
予後（prognosis）……180,400,587,595,**902**
予後改善 …………………………232
予後学 ……………………………497
横浜 …………………………10,735,848
横浜市大病院の患者取り違え事件 ………87
横浜地検 …………………………670
横浜地裁 …………………………267
横浜地裁昭和50年4月11日判決 …669
横浜地裁1995（平成7）年3月28日判決による判例 ………………459
横浜地方裁判所 ……………21,670
予後不良 ………………………698,827
予後不良告知 ……………………185
予後不良な疾患 …………………547
予算配分権 ………………………29
余剰精液の凍結保存期間 ………525
余剰胚（unused embryo）…179,260,577,613,727,734,738-9,**903**
ヨセミテ渓谷地域 ………………395
ヨセミテ国立公園 ………………395
予測 ………………………………188
四日市 ……………………………988
四日市喘息 ………………203,287,907
四日市喘息障害賠償事件 ………188
欲求 …………………………11,819,934
欲求充足 …………………………658
欲求不満 ………………………658,871
　4つのレベル …………………692
淀川キリスト教病院ホスピス病棟 ………828
「ヨハネの手紙」…………………777
余病 ………………………………173
余病　→合併症 ………………**903**

1509

事項索引

呼び寄せ同居 ……………………………686
ヨブ ……………………………………………52
『ヨブ記』………………………………………52
予防 …55,77,91,108,125-6,198,230,275,281,365,501, 516,748,790-2,797,804,813,869,877,930
予防医学（preventive medicine）…55,329,366, 342,511,730,892,**903**-4
予防介入 ………………………………142
予防着 …………………………………112
予防給付 ………………………………152
予防原則 ……………………………139-40
予防歯科 ………………………………366
予防処分 ………………………………808
予防接種（vaccination）…8,272,304,821,**904**-6, 962-3
予防接種拡大計画 ……………………579
予防接種健康被害救済制度 ……304,**905**
予防接種法 …………………304,904,**905**
予防接種率 ……………………………304
予防対策 ………………………………516
予防法 ………………………………57,68
予防薬 …………………………………868
読み ……………………………………401
読売新聞社 ……………………………630
黄泉の国 ………………………………374
読み枠 ……………………………………65
余命 ……………………325,756,795,885
余命告知 ………………………………325
余命生存年数 …………………………301
予約診療 ………………………………358
より深い自律 …………………………744
夜型生活 ………………………………754
ヨルダン ………………………………166
喜び ………………………………315,672
ヨーロッパ ……25,49,91,154,277,398,546,633,650, 741,767,794,807,841,855,880,978,998
ヨーロッパアルプス地方 ……………827
ヨーロッパ共同体（EU）………………325
ヨーロッパ国籍条項 …………………325
ヨーロッパ地域 ………………………579
ヨーロッパ中世 ………………………361
ヨーロッパ的宗教イメージ …………425
「ヨーロッパにおける患者の権利の促進に関する宣言」………………………………150
ヨーロッパバイオエシックスプログラム …729
ヨーロッパ評議会（Council of Europe：CE）
　……………………………………………474
ヨーロッパユダヤ人大虐殺 …………841

『ヨーロッパユダヤ人の絶滅』………841
世論 …………………………………376,991
世論調査 ………………………………417
4～8細胞胚 ……………………………439
四原則（four principles）………558,752,**906**
四元徳説 ………………………………935
4指標 ……………………………………831
四大公害 ……………………………3,189,299
四大公害訴訟 …………………………748
四大公害病（four major pollution related diseases）………………………………51,**907**

[ら]

らい →ハンセン病 ……………………**908**
ライアビリティ＝（法的）責任 ………581
来院時死亡 ……………………………493
『礼記』……………………………………50
らい菌 ………………………………750,589
らい菌の毒性・感染力・病原性 ……589
らい菌陽性者 …………………………751
来迎図 …………………………………455
らい疾患 ………………………………832
ライシャワー事件（Reischauer's Case）…**908**
癩腫型 …………………………………750
ライ症候群 ……………………………654
来世 …………………………361,375,381,597
来世回向 ………………………………785
来世信仰 →死後の世界 ………………**908**
来談者 ………………………………55,159
来談者中心療法 ………………………933
らい病 ………………………………589,708,833
らい病者救済事業 ……………………246
らい病予防法 …………………………833
ライフ ……………………………………569
ライフイベント ………………………511
ライフサイエンス（life science）……568-9,875, **908**-9
ライフサイエンス課 …………………875
ライフサイクル（life cycle）…136,222,528,784, 829,**909**
ライフサイクル概念 …………………367
ライフサイクルコスティング ………192
ライフスタイル（life-style）……149,191,372,411, 575,691,904,**910**
ライフステージ →ライフサイクル ……**910**
ライプニッツ式係数 ……………………74
ライプニッツ方式 ………………834-5,**910**-1
ライフレビュー ………………………911-2

事項索引

ライフレビューセラピー（life review therapy）…**911**-2
ライ麦 …………………………………276
癩予防ニ関スル件 …………………751
「らい予防法」………88,589,667,751,821,832,849
らい予防法 →ハンセン病 ……………**912**
「らい予防法の廃止に関する法律」……589
癩（らい）、癩病……………………750
来歴否認 ……………………………367
ライン－ヴェストファーレン州キリスト教奉仕女会 ……………………………247
ラカン学派 …………………………540
ラクト＝オボ＝ベジタリアン（lacto-ovo-vegetarian）…………………………798
ラクト＝ベジタリアン（lacto-vegetarian）…798
絡脈 …………………………………680
ラザロ徴候（Lazarus' Sign）………599,**912**
ラジオ ………………………………866
らせん構造 …………………………972
ラッサ熱 ……………………………276
ラット ………………………………676
ラディカルフェミニズム ……………779
ラディカル民主主義 …………………843
ラテン・フランス型の個人主義 ……331
ラベリング理論 ………………………415
ラベンダー ……………………………18
ラポール ………………………148,159
ラミナリア …………………………484
ラムサール条約（Ramsar Convention）…562-4,**912**,964
卵 …435,437,525-6,530-1,592,612-3,827,852,864-5,894,913,979
卵黄 …………………………………913
卵核 …………………………………913
乱獲 ……………………………442,678
卵割 ……………………………53,727
卵管 ……………………111,788,864,1002
卵管圧挫結紮法 ……………786,832,894
卵管角部楔〈けい〉状切除法 ……786,832,894
卵管腔 ………………………436,979,1002
卵管采 ………………………………979,1002
卵管焼灼法 …………………………786,832
卵管性不妊 ……………………………787
卵管切除法 …………………………786,832
卵管切断法 …………………………786,832
卵管内人工授精（HIT）………………477
卵管閉塞 ……………………………788
卵管閉塞法 …………………………786,832

卵管変位法 …………………………786,832
ランゲルハンス島 ……………………110
卵原説 ………………………………592
卵細胞 …………………54,596,913,973
卵子（egg）…54,57,179,437,439,477-8,481-2,830,**913**,965
卵子提供 ……………………179,644,965
卵子凍結保存 …………………………788
卵子バンク（egg banking）…………**913**
卵性診断 ……………………………268
卵巣 ……………111,179,612,740,788,894
卵巣過剰刺激症候群（OHSS）…179,436,613,740
卵巣腫大 ……………………………612
卵巣腫瘍 ……………………………435
卵巣除去 ……………………………244
卵巣性不妊 ……………………………787
卵巣摘除術 …………………………244
卵巣囊腫 ……………………………783
卵巣ホルモン …………………………774
ランダム化比較試験（RCT）……620,791,930-1
ランダム化比較試験 →RCT …………**913**
ランダム化臨床試験 …………………996
ランダム割りつけ ……………………997
卵の核 ………………………………435
卵の売買 ……………………………514
卵の発育 ……………………………530
卵の賦活 ……………………………525
卵胞 …………………………………740
蘭方医 …………………………………33
濫用 ……………………………847,854
乱用 ……………………10,82,174,848,882
乱用薬物 ……………………………792

[り]

リアリティ ……………………………551
リアルタイム超音波画像診断 ………650
リウマチ性心内膜炎 …………………494
利益 ………………………25,418,743,754,919
利益相反 ………………………………25
利益誘導力格差 ………………………198
リエゾン精神医学 ……………………903
離縁 …………………………………685
リオデジャネイロ ………4,190,198-9,562,914
リオデジャネイロ会議 ………………329
リオデジャネイロ宣言（Río de Janeiro Declaration）……………………199,578,**914**
利害 …………………………………197
利害関係 ………………………………14

1511

利害関心 ……………………………………585	……………………………………79,88,**917**
理解障害 ………………………………399-400	リスク要因（risk factor）………………903
利害調整 ……………………………………198	リストラ ……………………………………837
利害の衝突 …………………………………278	リスペリドン ………………………………308
理化学研究所 ………………………………758	リスボン宣言（Declaration of Lisbon）…27,213,
理学部 ………………………………………28	373,443,466,572,577,597,**917**
理学療法 …………………………107,796,914	リスミー ……………………………………509
理学療法士（physical therapist）…93,208,338,	リズム ………………………………………218
769,782,797,**914**	理性（reason）……383,387,391,428,573,678,742-3,
罹患率 …………………………………797,**915**	842,**918**
力動精神医学 ………………………………540	理性主義 ……………………………………918
力動的精神病理学 …………………………539	理性的自己 …………………………………466
力動論 ……………………………501,538,750	理性的精神 …………………………………678
陸 ……………………………………………156	理性的存在者 ………………………………468
陸軍恩給制度 ………………………………151	理性的本性 …………………………………712
陸軍省 ………………………………………310	理性の公共的使用と私的使用 ……………694
陸上起源廃棄物 ……………………………960	理想主義 ……………………………………279
六道輪廻 ……………………………………785	理想的規則功利主義 ………………………318
リケッチア ………………………………216,963	利他主義（altruism）………………158,916,**919**
利己 ………………………………………6,263	利他（愛他）主義 …………………………915
利己主義（egoism）………158,178,331,**915**-6,919	利他説的なモラルセンス概念 ……………672
利己主義者 …………………………………417	離脱 ……………………………………256,785,919
利己主義的社会 ……………………………915	離脱症状（withdrawal symptoms）…309,881,
利己心 …………………………………670,915	**919**-20
利己的な遺伝子 ……………………………416	利他の思想 …………………………………431
利己的な遺伝子　→社会生物学 ………**916**	立証責任 …………………………………83,86
離婚（divorce）………168,304,483,793,825,860,	立身出世 ………………………………172,379
916	立法 …………………………………………843
離婚届 ………………………………………916	立法機関 ……………………………………809
離婚率 ………………………………………483	立法府 ………………………………………991
離婚理由 ……………………………………658	離島 …………………………………………797
リサイクル（recycle）……………………**916**	リドカイン …………………………………653
リサイクル業者 ……………………………357	リネゾリド …………………………………310
リサイクル市場 ……………………………444	理念論 ………………………………………171
リサイクル社会 ……………………………916	リバース＝リスト方式 ……………………961
リサイクル品 ………………………………741	リバタリアニズム ………………………372,923
リサイクル部 ………………………………194	リバタリアン ………………………………872
リサイクル法 ………………………………444	リハビリ ……………………………720,835,920
利差益 ………………………………………575	リハビリ施設 ………………………………967
利潤 …………………………………………78	リハビリテーション（rehabilitation）…34,121,
利潤原理 ……………………………………619	153,226,281,295,399-402,406,446,643,656,790,
利潤追求 ……………………………………82	882,903,**920**,948,953,967
離職 …………………………………………398	リハビリテーション医学 ………306,850,948,967
リスク ……19,25,56,64,66,90,370,373,749,755,766,	リハビリテーション科 ……………………289
792,831-2,872,883,905-6,909	リハビリ用運動室 …………………………768
リスク評価 …………………………………224	リビィングウィル …………………214,975,983
リスクベネフィット評価 …………………806	リビドー ……………………………256,566,616,697
リスクマネージメント（risk management）	罹病率 ………………………………………515

罹病率　→罹患率 …………………… **921**
リビングウィル（living will）… 6,136,183,388-9, 407,461,568,608-9,621,706-7,**921**-2
リファンピシン ……………………………309
リブ運動 ……………………………………838
リフレクソロジー ……………………………20
リフレーミング ……………………………170
リプロダクティブヘルス／ライツ（reproductive health/rights）… 169,452,475,522,625,763, 803,893,**922**-4
リプロダクティブライツのための女性のグローバルネットワーク ………………………922
離別 ……………………………………………8
リベラリズム（liberalism）………814,**923**-4
リベラルな優生学 ……………………………61
リボ核酸 ……………………………………972
リボザイム ……………………………………69
リボース ……………………………………972
リポソーム ……………………………………69
リボソームRNA ……………………………972
リボヌクレオシド ……………………………966
略式命令 ………………………………………87
琉球人 ………………………………………843
流行 …………………………………………126
流行型ワクチン ……………………………963
流行語 ………………………………………701
流行性感冒 ……………………………………18
流行性耳下腺炎 ……………………………864
硫酸 …………………………………………988
流産（abortion miscarriage）…595,617,727,739, 787,**924**,998
硫酸キニーネ ………………………………308
流産防止 ……………………………………296
流産率 ………………………………………434
留置場 ………………………………………209
流通 …………………………………………192
流通加工 ……………………………………887
流通業者 ……………………………………140
流通システム …………………………………63
流動食補給装置 ……………………………567
流動性知能 …………………………………643
療育 …………………………………………602
療育相談事業 …………………………………32
了解性 ………………………………………871
両価性 ……………………………………652-3
両側卵管閉塞例 …………………………979,1002
両側卵巣摘出術 ……………………………788
両眼視機能 …………………………………406

両義的 ………………………………………136
利用権 ………………………………………562
流行性耳下腺炎ワクチン ……………………963
療治 …………………………………………651
利用者 …………………………………………96
療術師 …………………………………………75
量子力学 ………………………………382,567
両親 ……………………………………809,892
良心 ……………………………………243,250
良心の呵責 ……………………………………51
利用するための自然保護 ……………………394
両性 …………………………………………551
良性 …………………………………………616
両性愛　→バイセクシャル ……………**925**
両性愛者 …………………………………551,735
両性具有 …………………………………111,143
両性具有　→インターセクシャル ……**925**
両性指向 ……………………………………551
良性腫瘍 ……………………………………435
良性の退行 …………………………………616
両性の平等 ……………………………332,339
両性の本質的平等 …………………………339
利用生物 ……………………………………560
梁代 …………………………………………901
量的差異 ……………………………………221
量的人口政策 ………………………………479
寮母 …………………………………………152
療養（medical treatment）…………84,**925**
療養型病床 ……………………………83,104,925
療養型病床群　→療養 …………………**925**
療養指導 ……………………………………234
療養上の世話 ………………………………683
療養生活 ……………………………………818
療養担当規則 ………………………………358
療養手当 ……………………………………297
療養手当の支給 ……………………………590
療養の給付 ………………………………314,590
療養費 ………………………………………297
療養病床 ……………………………………709
療養病床の廃止 ……………………………819
療養補償 ……………………………………925
料理室 ………………………………………768
旅行関係文書のセキュリティ確保 ………490
『呂氏春秋』 …………………………………901
リラクセーション ……………………………488
理論疫学 ……………………………………126
理論科学 ……………………………………566
臨界事故 ……………………………………812

林業 …………………………………………154
臨済宗 ………………………………………901
リン酸コデイン ……………………………11
リン酸ジヒドロコデイン …………………11
臨時往診 ……………………………………349
臨時休業 ……………………………………173
臨時行政調査会 ……………………………603
臨死体験（near-death experience）…**925**-6,940
臨時脳死及び臓器移植調査会設置法 ……723
臨時雇い ……………………………………632
臨終（death, dying, deathbed）……408,770,785,**926**-7
臨床（clinic, clinical practice）……5,28,33,704-5,708,710,720,752,844,851,902,906,920,**927**-8
臨床医 ……………………………97,405,773-4
臨床医学（clinical medicine）…107,360,395,722,773-4,**928**-9
臨床遺伝専門医 ……………………………789
臨床疫学 ………………………………126,976
臨床疫学的アプローチ ……………………498
臨床疫学的データ …………………………498
臨床エンブリオロジスト …………………789
臨床応用 ………………………………707,733
臨床開発 ……………………………………877
臨床解剖学（臨床・解剖学）……………400
臨床ケアサービス …………………………933
臨床経験 ……………………………………33
臨床経済学（economic evaluation of health care）…………………………………**929**
臨床研究 …278,307,640,696,710-1,735,804,854,915,931,996-7
「臨床研究に関する倫理指針」………24,154,496
臨床言語士 …………………………………289
臨床検査 …………………………………34,913
臨床検査医学 ………………………………928
臨床検査技師（medical technician）…56,93,125,208,338,769,822,**929**-30
「臨床検査技師、衛生検査技師等に関する法律」…………………………………………125
臨床検査の施行 ……………………………485
臨床検査法 …………………………………774
臨床研修 ……………………………………36-7
臨床研修医制度 ……………………………37
臨床行為 ……………………………………928
臨床工学技士　→臨床工学技士 …………**930**
臨床工学技士（clinical engineer, medical engineer）………………………………93,**930**
臨床工学技士法 ……………………………930

臨床試験（clinical trial）……77,127,362,495,594,621,626,640,696,730,755,768,804,814,877,880-1,**930**-1,978,986,997-8
臨床試験コーディネーター ………………93
臨床試験の実施 ……………………………668
『臨床死生学』………………………………708
臨床実習（clinical training）……615,**931**-3
臨床実践 ……………………………………749
臨床社会学 …………………………………92
臨床手技 ……………………………………932
臨床情報工学 ………………………………594
『臨床神経生理学』…………………………708
臨床診断 …………………………………717,774
臨床心理 ……………………………………541
臨床心理学 ……………………………501,933
臨床心理士（clinical psychologist）…56,229,338,403,506,542,**933**
臨床人類学 …………………………………97
臨床精神病理学 ……………………………366
臨床治験 ……………………………………495
臨床的医学 …………………………………537
臨床的改善法 ………………………………240
臨床的死の判断基準 ………………………395
臨床的脳死 …………………………………722
臨床的脳死診断 ……………………………722
臨床データ …………………………………498
臨床人間学 …………………………………570
臨床能力 ……………………………………106
臨床の原理 …………………………………928
臨床比較試験 ………………………………547
臨床病名 ……………………………………323
臨床病理学 …………………………………773
臨床病理検討会（CPC：clinical pathological canference）……………………………773-4
臨床薬学 ……………………………………107
臨床倫理（clinical ethics）……14,109,558,906,**933**,937,975
隣人 …………………………………………388
隣人愛 …………………………………212,246,388
輪廻 ……………………………………381,630,785-6
輪廻転生　→死後の世界 ………………**934**
輪廻転生（説）………………361,381,678,785,798
リンパ ………………………………………627
リンパ管 ……………………………………185
リンパ球 ……………………123,867,869,896,966,977
リンパ節 ……………………………………521
淋病 ……………………………………517,864
リンホカイン ………………………………977

1514

倫理（ethics）…26,108,364,371,458,582,585,685-6, 704,706,708,719,722,728-30,737,748,758,769,776, 805,814,829,841,862-3,866,869,880,892,894,915, 933,**934**,936,969,974,994
倫理委員会（ethics committee）……25,495,554, 594,614,810,933,**935**-7,997
倫理学（ethics）…14,346,373,375,383-5,392,417, 554,585,594,697,701,704,706,711,729,737,744, 756-7,796,814,906,916,919,**936**,983
『倫理学』……………………………………936
『倫理学原理』……………………………389
倫理観 ………………………………77,628
倫理規定 …………………………652-3,704
倫理規範 ……………………578,765-6,804,931
倫理教育 ……………………………………222
倫理原則 …………………………799,806,906
倫理原則における優先順位 ……………607
倫理原理 ……………………………………772
倫理綱領 ……………………12,75,606-7,728,804
倫理綱領宣言 ………………………………420
倫理コンサルタント ……………………933,937
倫理コンサルテーション（ethics consultation）
………………………………………**937**,982
倫理指針 ……………………………………823
倫理上の問題（モラルリスク）…………574
倫理審査委員会（IRB）…126,154,554,804,931,978
倫理審査委員会の承認 ……………………555
倫理性 …………………………………41,77,597
倫理的快楽 …………………………………158
倫理的価値 ……………………………389,677
倫理的価値判断 ……………………………581
倫理的観点 …………………………………626
倫理的の規定 ………………………………13
倫理的義務 …………………………………710
倫理的共同体 ………………………………206
倫理的原則 …………………………………14
倫理的行為 …………………………………323
倫理的責任（responsibility）……581,879,**937**
倫理的配慮の対象 …………………………685
倫理的問題 …………………………………569
倫理的役割 …………………………………558
倫理的臨床実践 ……………………………822
倫理の生物学 ………………………………60
倫理判断 ……………………………………933
倫理問題 …………………………41,601,603,606

[る]

涙液 …………………………………………406

類型 …………………………………………561
類結核型 ……………………………………750
類似の法則 …………………………………838
類似療法 ……………………………………838
累積対外債務 ………………………………155
羸痩（るいそう）……………………………586
涙道 …………………………………………406
ルクセンブルグ ……………………………341
ルーチン検査（routine examination）…269,**939**
ルートプレーニング ………………………366
ルネサンス ………………331,382-4,712,714,766
ルール ………………………………………154

[れ]

レアメタル …………………………………322
霊（spirit）……………………………143,**940**-1
レイオフ ……………………………………837
礼儀正しさ …………………………………75
霊魂 ……………………………9,50,381,491,570
霊魂不滅 ……………………………………381,940
霊魂不滅 →死後の世界 ……………………**941**
零細事業所労働者 …………………………326
令状主義 ……………………………………265
霊性 …………………………………………419
冷蔵・冷凍機器 ……………………………118
冷暖房 ………………………………………157
霊的—気功的—疑似科学的治療 …………426
霊的ケア ……………………………………512
霊の搾取（spiritual abuse）………………775
霊の実在 ……………………………………9
霊的（スピリチュアル）な癒し …………488
霊の体験 ……………………………………532
霊の要因 ……………………………………512
「霊肉二元論」………………………………361,381
礼拝 …………………………………………430
冷媒ガス ……………………………………142
レイプ（rape）………134,566,633,658,833,**941**
レイプ神話 …………………………………584
レヴィー小体病 ……………………………16
レーガン政権 ………………………………136
歴史学 ………………………361,363,382,387,415
「歴代誌上」…………………………………362
レクリエーション療法 …………………352,517
レーザー治療 ………………………………618
レジスタードパートナーシップ …………673
レシピエント（recipient）………45-6,49,245,348, 492-3,685,**942**,964
レシピエント間の不公平 …………………601

レズ →レズビアン ……………………**942**
レズビアン（lesbian）……………………735,**942**-3
レズビアンカップル ……………………923
レズビアンフェミニズム ……………………942
レスピレーター（respirator）……………567,**943**
レズボス島 ……………………942
レセルピン ……………………308
劣化ウラン弾 ……………………166,194
『列子』……………………901
劣性 ……………………801,840
劣性遺伝 →遺伝 ……………………**943**
劣性遺伝病 ……………………893
劣性優生学 →優生学 ……………………**943**
レッテル ……………………870
劣等感 ……………………312,342
「レッドデータブック」……………………564,679
レットミーディサイド →自己決定権 ……**943**
レディメイド医療 ……………………741
レトロウイルス（retrovirus）……………123,**943**
レトロウイルスベクター ……………………69,966
レハンシピン ……………………271
レフェコキシブ ……………………654
レプラ ……………………750
レム睡眠 ……………………508
恋愛 ……………………1
錬金術 ……………………384
連携（liaison）機能 ……………………340
連合国軍最高司令官総司令部 ……………………39
連合国復興救済基金 ……………………897
煉獄 ……………………375
連鎖地図 ……………………67
連続性 ……………………132
連続発情現象 ……………………204
レンタルショップ ……………………754
レンチウイルス ……………………943
レントゲン ……………………291
レントゲン検査 ……………………180
レントゲン撮影 ……………………366
レントゲン照射 ……………………864
レントゲンの過剰照射 ……………………627
レンドルミン ……………………509
連邦鎌状赤血球症管理法 ……………………66
連邦最高裁判所 ……………………6,119,258,802,954
連邦裁判所 ……………………22
連邦政府公衆衛生局 ……………………626
連邦特許法 ……………………645
連邦モデル法 ……………………599

[ろ]

聾 ……………………402,595
聾唖者 ……………………451
漏洩事件 ……………………291
漏洩の防止 ……………………505
労役場留置者 ……………………209
老化（senescence, aging senility）…20,136,151, 182,312,406,708,**944**-5
老化現象 ……………………944
聾学校 →特別支援学校 ……………………**945**
老境 ……………………136
老犬 ……………………136
老健局 ……………………311
労災認定 ……………………184,**945**
労災保険 ……………………424,**957**-8
労災補償 ……………………184
労作処分 ……………………808
『老子』……………………382,901
老師 ……………………136
労使関係 ……………………222
労使折半 ……………………326
労使対等 ……………………311
老松 ……………………136
老親 ……………………684
老人 ……………………105,248,655,790,835,950-1,953
老人 →老い ……………………**945**
老人憩いの家 ……………………951
老人医療（medical care for the aged/medical care for the elderly）……………643,**945**,953
老人医療費（medical care expenditure for the aged）……………………102,315,328,**946**,952-4
老人医療費給付制度 ……………………946
老人介護支援センター ……………………950
老人家庭奉仕員 ……………………951
老人家庭奉仕員事業 ……………………835
老人家庭奉仕員派遣事業 ……………………816
老人看護 ……………………13
老人虐待（elder abuse）……………………169,**947**
老人休養ホーム ……………………951
老人居宅介護事業 ……………………104
老人クラブ ……………………950-1
老人デイケア ……………………950
老人性うつ病 ……………………137
老人性痴呆 →認知症 ……………………**948**
老人性痴呆（認知障害）……………………953
老人性認知（痴呆）症 ……………………582
老人短期入所施設 ……………………950-1

老人デイケア（day care for aged）……**948**
老人デイサービス（day service for aged）
　……………………………………683,**949**
老人デイサービス事業 ……………………657
老人班 ………………………………………17
老人日帰り介護施設 ………………**950**-1
老人福祉(welfare for the aged)…153,**950**-1,953
老人福祉計画 ………………………………422
老人福祉施設（welfare institution for the aged）………………………896,**950**-1,953
老人福祉センター ………………949-50,**951**
老人福祉法（Welfare Act for the Elderly）
　……315,420-1,657,683,816,835,896,946,949-50,**951**-2
老人訪問看護ステーション …………………818
老人保健（health and medical service for the aged）…………………153,281,424,**952**
老人保健健康増進事業 ……………………575
老人保健サービス …………………………635
老人保健施設（health service facility for the elderly）………………84,104,770,925,**953**
老人保健制度 ………………106,300,946,952
老人保健法（Act on Health for the Elderly）
　……284,301,315,327,424,657,818,829,945-6,948,951-2,**953**
老人ホーム ……………………………817,898
老人ホーム　→老人福祉施設 ……………**954**
老衰死 ………………………………………7
老衰者 ……………………………………743
老荘思想 …………………………………777
ロウ対ウェイド事件（Roe v. Wade）…547,**954**
ロウ対ウェイド事件判決 ………………119,265
労働（labor）……………84,172,413-4,650,**955**-7
労働安全衛生規則 ………………………**956**
労働安全衛生法（Industrial Safety and Health Act）………………281,297,457,889,**956**,980
労働衛生 ………………………………281,284
労働衛生管理 …………………………281,351
労働衛生行政 ………………………………457
労働衛生工学 ………………………………457
労働価値説 ………………………………411
労働観 ……………………………………650
労働環境 ………………………………704,836
労働関係調整法 ……………………………957
労働基準監督署 ………………………424,945
労働基準局 …………………………………311
労働基準法（Labor Standards Act）…311,357,**956**-8

労働基本権 ………………414,423,956,**957**
労働組合 ………………………………858,957
労働組合法 ………………………………957
労働経済学 …………………………………84
労働権 ……………………………………836
労働災害（労災）……………………………326
労働三権 …………………………………957
労働三法 ………………………………311,423
労働時間 …………………………………287
労働市場 ………………………………556,701
労働者……184,215,351,398,412,768,945,955-7
労働者災害補償法 …………………………457
労働者災害補償保険 …………………422,820
労働者災害補償保険法（Workmen's Accident Compensation Insurance Act）………423,945,957
労働者年金保険 ……………………………310
労働者年金保険法 …………………………423
労働者の団結権 ……………………………473
労働者の福祉と職業の確保 ………………310
労働者保護法 ………………………………957
労働省 …………………………………310-1
労働条件の改善 ……………………………330
労働人口 …………………………………398
労働福祉 …………………………………457
労働蔑視 …………………………………650
労働法 ……………………………………854
労働保険 ………………………………422,424,820
労働力 …………………………………411,956
労働力調査 …………………………………398
労働力不足 …………………………………319
老年 ………………………………………136
老年医学 …………………………………708
老年学 ……………………………………136
老年期 …………………………………16,528
老年期アルツハイマー型痴呆 ………………16
ロウ判決 ………………………………255,954-5
労務管理 …………………………………457
労務政策 …………………………………524
老齢 ………………………………………718
老齢年金 …………………………………450
聾（聾唖）学校 …………………………109,683
濾過性病原体 ……………………………116
ローカルアジェンダ21 ……………………914
6歳未満の小児 ……………………………307
六・三・三制 ………………………………172
六・三・三・四制 …………………………173
65歳以上 ……………………………319-20,683

1517

事項索引

6親等内の血族 …………………………609
六臓六腑 ………………………………680
六道絵 …………………………………455
六道輪廻 ………………………………361
ロシア ………………149,359,368,377,762,916,960
ロシア正教改革 ………………………425
ロシア博物学会 ………………………604
ロジャースの治療技法 ………………159
露出症 …………………………………551
路上生活者 ……………………………836-7
六価クロム化合物 ……………………886
ロックコンサート ……………………277
六法時代 ………………………………422
ロベクトミー　→ロボトミー ………**958**
ロボトミー（lobotomy）……………**958**
ロボトミー手術 …………………………52
ローマ …………………………………767
ローマカトリック ……………………174
ローマ共和制 …………………………767
ローマクラブ（Club of Rome）……187,196,305, 639,**958**-9
ローマ教皇庁 …………………………727
ローマ帝国 ……………………………387
ロマリンダ大学 ………………………898
ロマン主義 ……………………331,394-5
ロングフルバース訴訟（wrongful birth action）
　……………………333,593,803,**959**-60
ロングフルライフ訴訟（wrongful life action）
　………………………………333,593,**959**
『論衡』…………………………………383
ロンドン ………………………126-7,629,827
ロンドン会合 …………………………118
「ロンドン海洋投棄条約」……………960
ロンドン条約（London Convention, Convention on the Prevention of Marine Pollution by Wastes and Other Matter）………139,157, **960**-1
「ロンドンダンピング条約」…………960
論理主義 ………………………………170
論理の伝達 ……………………………336

[わ]

矮小化 ……………………………………81
猥褻（わいせつ）（obscene）………**962**
猥褻行為 ………………………………241,402
ワイマール憲法 ………………………414,546
和解率 …………………………………100
若返り …………………………………134

『わが生涯』……………………………425
若手医師 …………………………………90
わがまま ………………………………452
若者 ……………………………372,701,718,882
若者市場 ………………………………467
和歌山県 ………………………………132
ワーキングプア ………………263,311,837
ワークスタイル ………………………411
ワクチン（vaccine）…………123,304,495,595,666,695, 904-5,943,**962**
ワクチン禍 ……………………………732
ワクチン接種 …………………………904,963
ワクチン接種率 ………………………596
ワシントン ……………………27,187,804,963
ワシントン条約（Convention on International Trade in Endangered Species of Wild Fauna and Flora）…202,442,561,564,578,678, **963**-4
ワシントン大学 ………………………47,796
ワゼクトミー …………………………751
和田移植を告発する会 ………………964
私の死 …………………………………405
和田心臓移植事件 ……………………**964**
ワトソンとクリックのDNA二重らせんモデル
　…………………………………………57
ワーノック委員会（Warnock Committee）
　……………………………733,763,**965**
笑い ……………………………………898-9
藁の上からの貰い子 …………………685
悪い知らせ ……………………………337
『我ら共有の未来（Our Common Future）』
　…………………………………914,959
湾岸戦争 ………………………………166

[A]

『A Mind That Found Itself』………869
ABO血液型 ……………………………62,268
ABO不適合移植 ………………………43,493,548
ABO不適合腎移植 ……………………550
AC　→アダルトチルドレン …………**966**
ACCE ……………………………………58
AD ………………………………………6-7
ADA遺伝子 ……………………………966
ADA欠損症（adenosine deaminase deficiency）
　……………………………………63,69,**966**
ADHD …………………………………647,746
ADHD　→注意欠陥多動性障害 ……**966**
ADL（activities of daily living）…781,**967**

1518

事項索引

advance directives ……………………975
Affymetrix社 ………………………………68
agape …………………………………388
AHA →アメリカ病院協会 ……………**967**
AID（非配偶者間人工授精）…271,438,478,644, 733,764
AID →非配偶者間人工授精 …………**967**
AIDS ……………………………………312
AIDS →エイズ ………………………**967**
AIH →配偶者間人工授精 ……………**967**
「Air and rain」…………………………359
ALG ……………………………………45
ALS（筋萎縮性側索硬化症）……220,849,903
AMA（アメリカ医師会）………………705
AMA →アメリカ医師会 ………………**967**
「An Agricultural Testment」…………887
ANA ……………………………………13
ARE事件 ………………………………300
ARE社 …………………………………300
ART児 …………………………………531
ASBH …………………………………937
assisted reproductive technology ……531
AUC0-4h ………………………………368
AZT ……………………………………943
Aδ線維 …………………………………673
A型行動パターン ………………………511
aフェトプロテイン（AFP）………831,902

[B]

BCG ……………………………821,963,**968**
BHC ……………………………157,203,**971**
BK ………………………………………45
blastocyst ………………………………613
BMA（イギリス医師会）………………705
BMI（Body Mass Index）………766,**968**-9
BRCA1 …………………………………70
BRICs …………………………………398
「Brigding the Gap」……………………701
BSE（Bovine Spongiform Encephalopathy）
 ……………………………………460,**969**
B型肝炎ウイルス ………………………116
B型肝炎ウイルスワクチン ……………963
B型肝炎抗原検査 ………………………908

[C]

CAGリピート …………………………753
CASSOH法 ……………………………66
cDNA …………………………………61

CFCs（クロロフルオロカーボン類）……118
CFTR遺伝子 …………………………724
CGG ……………………………………55
CIOMS（Council for International Organizations of Medical Sciences）……………24,**970**
「Classic Texts in Health Care」………805
CLP →コンサルテーションリエゾン精神医学
 …………………………………………**970**
CO2 ……………………………………193,322
CO2固定 →地球温暖化 ………………**970**
CO2濃度 …………………………………637,807
CO2のシンク ……………………………322
conviviality ……………………………239
COP7 …………………………………636
COREC（Central Office for Research Ethics Committee）…………………………998
coronary personality …………………511
COX-2 …………………………………654
CPR →心肺蘇生 ………………………**970**
CRP ……………………………………939
CT（computed tomography）……774,783,812, **970**-1,986-7
CTG ……………………………………55
CT画像 …………………………………665
CTスキャン検査 ………………………185
C型肝炎ウイルス ………………………116,368
C型肝炎ウイルスの抗体検査 …………908
C型肝炎治療 ……………………………368
C線維 …………………………………673
C2モニタリング ………………………368

[D]

DA D2受容体 …………………………308
Datura stramonium ……………………308
DDT（Dichloro-Diphenyl-Trichloroethane）
 ……………………157,185,203,296,563,651,**971**
Dietary Supplement Health and Education Act：DSHEA ……………………………353
DMT ……………………………………276
DNA（deoxyribonucleic acid）…4,54-5,58,60-1, 63-5,67,162,274,334,564,569,590-1,757-8,811,943, **972**-4,992
DNA解析 ………………………………439,992
DNA型 …………………………………268,270
DNA鑑定 ………………………146,759,992
DNA銀行 →DNAバンク ……………**973**
DNAクローニング法 …………………72
DNA検査 ………………………………66,117

1519

DNA合成 ……………………………… 162
DNA試料 ……………………………… 992
DNA診断 ……………………………… 753
DNA断片 ……………………………… 642
DNAチップ …………………………… 939
DNA抽出 ……………………………… 434
DNAデータバンク …………………… 974
DNAの二重らせん構造（the structure of double helix in DNA）………… 567,794,**973**
DNA配列 ……………………………… 759
DNAバンク（DNA-bank）………… 761,**974**
DNAプラスミド ……………………… 645
DNA分析 ……………………………… 645
DNAポリメラーゼ …………………… 992
DNAマイクロアレイ ……………… 68,72
DNAマーカー ………………………… 57
DNR（Do Not Resuscitate）………… **975**
DNR指示 ……………………………… 975
DOS →POS ………………………… **975**
drug …………………………………… 251
DSM ……………………………… 540,671
DSM-・-R ……………………………… 746
DSM-IV ………………………… 470,535,641
『DSM-・』 ……………………………… 754
DSM-IV-TR ……………………… 532,746
DUドブソンユニット ……………… 141
DV ……………………………………… 169
DV →家庭内暴力 …………………… **975**
DV防止法 …………………………… 176,228
D-ペニシラミン ……………………… 117

[E]

EB ……………………………………… 45
EBM(Evidence-Based Medicine) … 653,850,**976**
EBウイルス …………………………… 116
ECT →電気けいれん療法 ………… **976**
EC加盟国 ……………………………… 562
EGO →自我 ………………………… **976**
EG細胞（胚性生殖細胞）…………… 734
EMEP（欧州モニタリング評価プログラム）………………………………… 650
EPA（環境保護庁）…………………… 187
EPR（拡大生産者責任）……………… 141
EPS（Ethical Principles Screen）…… 607
ERS（Ethical Rules Screen）………… 607
ES細胞 …… 28,259-60,278,348,481-2,577,599,620,867-8
ES細胞研究 ………………………… 730,739

ES細胞指針 ……………………… 436,603
ES細胞樹立 …………………………… 555
ES指針 ………………………………… 681
EU ………… 117,139,198,247,562,969,998
EU5カ国 ……………………………… 637
EU指令 ………………………………… 546
EU臨床試験指令 …………………… 998

[F]

FAO（国連食糧農業機関）………… 460,979
FDA（Food and Drug Administration）… 251,**977**
FIM（functional independence measure）… 967
FIP ………………………………… 324,981
FK506（Tacrolimus）………………… **977**
FtM（女性から男性への転換）……… 553

[G]

GCP（Good Clinical Practice）… 640,931,935,**978**
GCS ……………………………………… 36
GEF（Global Environmental Facility）…… **978**
GEMS（Global Environmental Monitoring System）……………………………… **979**
gender ………………………………… 514
geriatric ……………………………… 320
GHQ（連合国軍最高司令官総司令部）…… 39,78,323,357,423,614,702-3
GIFT（gamete intrafallopian tube transfer）…… 530-1,**979**
GLP（good laboratory practice）…… **979**
GLP規則 ……………………………… 980
GM2ガングリオシド ………………… 657
GMP ……………………………………… 78
GMP →医薬品等の製造管理及び品質管理原則 …………………………………… **980**
GPMSP（Good Post-marketing Surveillance Practice）……………………………… **980**
GPP（Good Pharmacy Practice）…… **981**
GPSP（医薬品の製造販売後の調査及び試験の実施に関する基準）……………… 980
GVH反応 ……………………………… 868
GVP（医薬品等の製造販売後安全管理基準）…………………………………… 980

[H]

HALE …………………………………… 283
「Hastings Center Report」………… 796
HbS変異 ……………………………… 177

HBV	908
HCV核酸増幅検査	908
HCV抗体検査	908
HEC（Hospital Ethics Committee）	936,**982**
HELCOM	139
HIV	116,269,273,278,518,780,876,943
HIV →エイズ	**982**
HIV／エイズ	517
HIV患者	25
HIV感染	123,876-7,939
HIV感染症	839
HIV消耗性症候群	123
HLA	49,493,659
HLA組織タイプ →拒絶反応	**982**
HLA適合者	334,966
hMG-hCG療法	740
HUGO	984
HUGO-ELSI	759

[I]

IADL	967
IC	113,755
ICD	323,540,671
ICD-10	323,476,535,552,641,924
ICD-10 →国際疾病分類第10版	**983**
ICF	446
ICMESA	588
ICM（国際助産婦連盟）	703
ICN（国際看護婦協会）	27,703
「ICN看護師の倫理綱領」	323
ICSI	293
ICU（intensive care unit）	567,**983**
ICU症候群	983
ICカード →電子カルテ	**983**
idiot savant（天才白痴）	409
IL-2	977
ILO（国際労働機関）	398
INFOTERRA（国際環境情報源照会制度）	979
inosine monophosphate（IMP）	868
Institutional Ethics Committees（IECs）	982
IPCC（気候変動に関する政府間パネル）	807
iPS細胞	481-2
IQ	625,641,659
IRB（Institutional Review Board）	796,931,**983**,998
IRPTC（国際有害化学物質登録制度）	979
ISO14001	855,907
ISO・IECガイド	19

IT	747,984
IT革命	294
IT産業（information technology industry）	956,**984**
IVF-ET	436,852,903,979,1002
IVF-ET →体外受精・胚移植（IVF-ET）	**984**
IWE	**984**

[J]

JAS法	888
JCS	36

[K]

「Kehauver-Harris修正法」	930

[L]

『L' homme-machine』	712
『Light and Death』	926
LREC（地域倫理審査委員会）	998
LSD	276,792,847
LSD →幻覚剤	**985**

[M]

MDA	847
MDM（Medical Decision Making）	976
MDMA	847,882
ME（医用工学）機器	930
medicine	251
MEG	664
ME機器	557
ME（マイクロエレクトロニクス）革命	955
MHC	49
MIC（イソシアン酸メチル）	300
MR（medical representatives）	30,**986**
MREC（多施設臨床試験審査委員会）	998
MRI（magnetic resonance imaging）	664,774,783,932,971,**986**-7
MRI検査	185
mRNA	54,61,65,972-3
MRSA（メチシリン耐性黄色ブドウ球菌）	112,310
MRSA →院内感染	**987**
MR認定制度	986
MSW（メディカルソーシャルワーカー）	338
MSW →ソーシャルワーカー	**987**
mutualism	238

1521

事項索引

[N]

- NASA（アメリカ航空宇宙局）……118,141
- NBC兵器……558
- NBM（Narrative Based Medicine）……850
- neurosis……538
- NGO（Non-Governmental Organization）……169, 195,197,564,978-9,**987**-9
- NIES……398
- NIH　→アメリカ国立衛生研究所……**988**
- NISE（新興工業地域）……155
- NOx（Nitrogen Oxide）……358-9,**988**
- NPO（Non-Profit Organization）……191,198,412, 564,793,843,987,**989**
- NPO（特定非営利活動）法人……555
- NPO活動……467
- NPO団体……837
- NPO法人……989
- NSAIDs……654

[O]

- ODA（Official Development Assistance）……16, 155,300,**990**-1
- ODA五年倍増計画……990
- ODA大綱……991
- OECD（経済協力開発機構）……71,102,140,188, 359,587-8,650,741,886,980
- OKT-3……868
- OKT-3投与……45
- older age……320
- ORT　→視能訓練士……**991**
- OT　→作業療法士……**991**
- OTA（Office of Technology Assessment）……**991**-2
- OTA管理部……991
- OTC薬……881

[P]

- P3／P4実験施設　→組み換えDNA実験……**992**
- PACS（同居カップル〈性別は不問〉の法的・経済的保護を図る法案）……673
- PAME……139
- PCB（ポリ塩化ビフェニール）……157,176,204, 205,296,651
- PCDF（ポリ塩化ジベンゾフラン）……176
- PCP……847
- PCR法（Polymerase Chain Reaction）……65,973, **992**-3
- PC（ファーマシューティカルケア）……777
- PEG-ADA……966
- person……467
- persona……467-8
- PET（ポジトロンCT）……664,984
- PH……482
- PHC（プライマリーヘルスケア）……819
- PL法（製造物責任法）……252,546,581
- PL法　→製造物責任法……**993**
- PO　→義肢装具士……**993**
- POMR方式（問題志向型診療記録）……505
- POPs（残留性有機汚染物質）……651
- POS（problem oriented system）……**993**
- PPP……140
- PPP　→汚染者負担の原則……**993**
- 「Principle of Health Care Ethics」……805
- PR活動……199
- PSDA……6
- PSW……39
- PSW　→ソーシャルワーカー；精神保健福祉士……**993**
- PT　→理学療法士……**993**
- PTSD（post traumatic stress disorder）……6, 229,403,501,532,**993**
- PTSD診断基準……689

[Q]

- QALYs値……619
- QOL（quality of life）……7,11,21,46,66,126,135,162, 171,207,295,303,316,346-7,349,406,481,598,620, 623,629,631,654,674,686,704,706,741,776,781, 797,850,868,873,903,967,**995**-6,999
- QOL／ADL……482

[R]

- RCT（randomized clinical trials）……930,**996**-7
- REB（Research Ethics Board）……**997**
- REC（Research Ethics Committee）……936, 982-4,**997**-8
- remedy……251
- 「Report of the Committee of Enquiry into Human Fertilisation and Embryology」……965
- RNA……58,758,972
- RNA　→DNA……**998**
- RNA鎖……992
- rRNA……972-3
- RU486……833,**998**

[S]

SAS診断 ……………………………508
「Science Wars」 ……………………343
SELF →自己 ………………………**999**
sex …………………………………514
silk road disease ……………………800
SNP …………………………………142
SNPs …………………………………223
SNP解析 ……………………………72
SNP分析 ……………………………742
SOAP ………………………………643
SOL（sanctity of life）……31,572,863,**999**
SOX …………………………………358-9
SPECT ………………………………664
ST →言語聴覚士 …………………**999**
substituted judgementの法理 ………345
surgeon（外科医）…………………434

[T]

T4計画（T4Plan）……………695,787,**1000**
TB →結核 …………………………**1000**
THC …………………………………622,847
tRNA …………………………………972-3
trough値 ……………………………977
TS ……………………………………553
T細胞 ………………………………868,898
Tリンパ球 …………………………48,966

[U]

UCLA ………………………………642
UNCED（国際環境開発会議）……562
UNEP（United Nations Environment Programme）…117,139,142,157,187,190,562,588,741,807,874,886,979,**1001**
UNEPの役割と権限に関するナイロビ宣言 ……………………………………1001
UNESCO ……………………………59
UNICEF（国連児童基金）…………819

[V]

VDT作業 ……………………………287,457
vita …………………………………520
VOC（揮発性有機化合物；volatile organic chemicals）…………………………889
VRE（バンコマイシン耐性腸球菌）…112,310
VRSA（バンコマイシン耐性黄色ブドウ球菌）……………………………………310

VXガス ………………………………558

[W]

WHO（世界保健機関）……11,77,126,150-1,225-6,276,279,283,445-6,460,552,630,674,775-6,790,805,819,881,889,909,939,924,968-9,981
WHO →世界保健機関（WHO）……**1002**
WHO健康開発総合研究センター……579
WHO国際障害分類（ICIDH）……445
WHO指定研究協力センター………579
WHO総会 ……………………………667
「WHOの健康の定義」………………579
WHOの国際疾病分類 ………………586
WHO方式 ……………………………675
WMA …………………………………27
WMO（世界気象機関）……………807,979
WTO（世界貿易機関）……………398,874

[X]

XY精子選別法 ……………………525,631,733
X精子 …………………………………733
X線 …………………………168,498,970,986-7
X線CT ………………………………971
X線管球 ……………………………970
X線源 ………………………………970
X染色体 ……………………………54,590,631
X線診断 ……………………………812
X線装置 ……………………………233
X線被曝 ……………………………971
X連鎖病 ……………………………436
X連鎖優性遺伝 ……………………72
X連鎖劣性遺伝 ……………………72

[Y]

yonger aged …………………………320
Y精子 …………………………………733
Y染色体 ……………………………54,631,973
Y連鎖遺伝 …………………………72

[Z]

ZIFT（zygote intrafallopian tube transfer）………………………………530-1,**1002**

[数字]

1.57ショック ………………………483
2C-B …………………………………277
2,3,7,8-TCDD ………………………611,587
2,4,5-T ………………………………611

14f13作戦 …………………………………… 1000
15q23-q24 …………………………………… 657

［作成＝中里　巧］

人名索引

[凡例] 人名は英語の発音を基準として（例外的に原語発音に準じた場合もある）、主として姓を中心に50音順に配列したが、トマス＝アクィナスのように、名姓の順が慣用化している場合は、そのようにした。同一姓の人名は、ファーストネームのみを併記して50音順に配列した。項目中1組で呼称されている夫妻等は、1組の人名として配列し、聖書や神話上の神などの名前や人名も一般の人名として配列した。英語のSir、独語のFreiherr、仏語のChevalier等の敬称は、これをすべて省略した。欧米圏の人名については、可能な限りアルファベット表記を併記し、判明している生没年も可能な限り付した。一般に知られている人名の他に本名がある場合、〈 〉の中に本名を併記した。項目と関連した公職名が人名に必要な場合、または一般に知られている他の通り名、通称がある場合、（ ）の中に公職名、通り名・通称を併記した。

[あ]

アイゼンク（Hans Jürgen Eysenck 1916-97）……………314
アイビイ（Allen Eugene Ivey 1933-）………144
アヴィセンナ〈イブン＝スィーナ〉（Avicenna〈Ibn Sina〉980-1037）………49
アウエンブルッガー（Josef Leopold Auenbrugger 1722-1809）………497
アウグスティヌス（Aurelius Augustinus 354-430）………31,170,372,387,458,465
青木清（1938-）………576
アグリコラ（Georgius Agricola 1494-1555）………456
アジタ（Ajita Kesakambalin）………381
アシュクロフト（John David Ashcroft 1942-）………147
アスクレピアデス（Asclepiades B.C.129/124-40）………390
アスクレピオス（Asclepius）………765
アスペルガー（Hans Asperger 1906-80）………5,746
安達宏………964
アダム（Adam）………315
アッシャー（Richard Alan John Asher 1912-69）………856
アドラー（Alfred Adler 1870-1937）………540
アナクサゴラス（Anaxagoras B.C.500?-428?）………383
アナス（George J. Annas）………7
アブラハム（Abraham）………174
アブラハムソン（Britt-Louise Abrahamsson 1955-）………151
アポロン（Apollo）………765
アームソン（James Opie Urmson 1915-）………318
アリエス（Philippe Ariès 1914-84）………361,406
アリスティッポス（Aristippos B.C.435?-355?）………158
アリストテレス（Aristotle B.C.384-22）………264,315,383-4,387,456,518,520,569,738,871-2,934
アリストファネス（Aristophanes B.C.445?-385?）………131
アルツハイマー（Aloysius Alzheimer 1864-1915）………17
アルメイダ（Luis de Almeida 1523-83）………246,767
アンダーソン（Barbara Gallatin Anderson 1926-）………97
安藤画一（1885-1968）………477

[い]

イエス＝キリスト（Jesus Christ B.C.4?-A.D.28?）……1,130-1,143,174,246-7,315,388,777,827,912,926
井口泰泉（1951-）………204
イザナギ………853
イザナミ………853
石井四郎（1892-1959）………695
石川准（1956-）………446,448
石塚左玄（1851-1909）………288
石原英樹………821
石牟礼道子（1927-）………855
一楽照雄（1906-94）………887
井上千津子（1939-）………151
今西錦司（1902-92）………202,417,560-1
イリイチ（Ivan Illich 1926-2002）………172,239,463,633,804
岩倉具視（1825-1883）………125,340
イワノフ（E.I.Ivanov）………477
イワノフスキー（Dmitri Iosifovich Ivanovsky 1864-1920）………116

[う]

ヴァイスマン（Friedrich Leopold August Weismann 1834-1914）……891
ヴァイツゼッカー（Viktor von Weizsäcker 1886-1957）……25-6,101
ヴァンサン（Humbert Vincent 1981-2003）…406
宇井純（1932-2006）……198
ヴィーチ（Robert M. Veatch）……35,95
ウィリアムズ,ジェームズ（James W. Williams）……627
ウィリアムズ,バーナード（Bernard Arthur Owen Williams 1929-2003）……513
ウィリアムソン（Edmund Griffith Williamson 1900-79）……159
ウィルソン（Edward Osborne Wilson 1929-）……60,416,471
ウィルヒョー（Rudolf Ludwig Karl Virchow 1821-1902）……773
ウィルムット（Ian Wilmut 1944-）……259
ウィング（Lorna Wing 1928-）……5
ウィンズロー（Charles-Edward Amory Winslow 1877-1957）……303
ヴィンデルバント（Wilhelm Windelband 1848-1915）……170
ウェイド（Henry Menasco Wade 1914-2001）……954
ヴェサリウス（Andreas Vesalius 1514-64）…773
ウェックスラー（David Wechsler 1896-1981）……642
ヴェーバー,エルンスト（Ernst Heinrich Weber 1795-1878）……500
ヴェーバー,マックス（Maximilian Carl Emil Weber 1864-1920）……250
ヴェーラー（Friedrich Wöhler 1800-82）…520
ウェルニッケ（Carl Wernicke 1848-1905）…400
ウォルツァー（Michael Walzer 1935-）……337
ウォルピ（Joseph Wolpe 1915-97）……314
ヴォルフェンスベルガー（Wolf Wolfensberger 1934-）……726
ウォレス（Alfred Russel Wallace 1823-1913）……390
ウォレン（Mary Anne Warren）……648
ウャット（Ricky Wyatt）……121
ウルストンクラフト（Mary Wollstonecraft 1759-97）……633
ヴント（Wilhelm Maximilian Wundt 1832-1920）……500

[え]

エヴァンス（Edward Payson Evans 1831-1917）……206
エスキロール（Jean-Étienne Dominique Esquirol 1772-1840）……538,715
エドワーズ（Robert Geoffrey Edwards 1925-）……530,612,788
エバ（Eva）……315
江原由美子（1952-）……363
エービング（Richard von Krafft-Ebing 1840-1902）……845
エピクロス（Epikuros B.C.341-270）…361,381,915
エーブリー（Oswald Theodore Avery 1877-1955）……973
エホバ（Jehovah）……130
エマソン（Ralph Waldo Emerson 1803-82）……394
エマニュエル（Ezekiel J. Emanuel 1957-）…35
エリアーデ（Mircea Eliade 1907-86）……655
エリクソン（Erik Homburger Erikson 1902-94）……312,366-7,371,528
エリス（Henry Havelock Ellis 1859-1939）……584,697
エールリッヒ（Paul Ehrlich 1854-1915）…162
エーレンフェルス（Christian von Ehrenfels 1859-1932）……170
エーレンフェルト（David W. Ehrenfeld 1941-）……442
エンゲルハート（Hugo Tristram Engelhardt, Jr.）……171,468,743,863
遠藤實（1933-）……614

[お]

オーウェル〈エリック・アーサー＝ブレア〉（George Orwell〈Eric Arthur Blair〉1903-50）……9
王充（27?-96?）……383
大江兵馬……965
太田典礼（1900-85）……406,609,706,921
大野裕（1950-）……671
大林太良（1929-2001）……374
大道久（1944-）……163
緒方洪庵（1810-63）……280
岡田虎二郎（1872-1920）……288
オグバーン（William Fielding Ogburn 1886-1959）……168

小此木啓吾（1930-2003）……………256,541
オコンナー（James R. O'Connor 1930-）……129
オスラー（William Osler 1849-1919） …93,498, 591
オーデン（Svante N. F. Odén 1924-86）…359,650
尾身茂（1949-）……………………………579
澤瀉久敬（1904-95）………………………25-6
折口信夫（1887-1953）……………………374

[か]

ガイアット（Gordon Henry Guyatt 1953-）…976
貝原益軒（1630-1714）……76,125,456,665,900-1
ガーゲン（Kenneth J. Gergen 1934-）………415
ガザニガ（Michael S. Gazzaniga 1939-）…719
カーソン（Rachel Louise Carson 1907-64）
　………………………129,203-4,563,729,888,971
華陀（〈生年不詳〉-208）………………845
葛洪（283-343）……………………………901
カットナー（Luis Kutner 1908-93）………921
カップ（Karl William Kapp 1910-76）………192
ガテフォセ（René-Maurice Gattefossé 1881-1950）………………………………………18
加藤茂（1942-）……………………………375
加藤シヅエ〈加藤静枝〉（1897-2001）……762
加藤尚武（1937-）………………138,576,924
加藤正明（1913-2003）……………………708
カナー（Leo Kanner 1894-1981）……5,409,746
辛島恵美子（1949-）………………………19
カプラン（George A. Kaplan）……………850
ガーリ（Boutros Boutros-Ghali 1922-）……199
ガリレイ（Galileo Galilei 1564-1642）……60,160
カルバート夫妻（Mark and Crispina Calvert）………………………………181
ガルブレイス（John Kenneth Galbraith 1908-2006）……………………………………305
カルメット（Léon Charles Albert Calmette 1863-1933）……………………………968
ガレノス（Claudius Galenos 129?-200?/217?）
　………………………………………25,667
カレン（William Cullen 1710-90）…………538
川口正吉（1912-82）………………………630
カンギレム（Georges Canguilhem 1904-95）
　………………………………………25-6
カント（Immanuel Kant 1724-1804）……31,170, 227,315,331,381,384,391-2,427-8,465,468-9,571-2, 661,670,694,712,714,729,752,918,938

[き]

キヴォーキアン（Jack Kevorkian 1928-）…376
キケロ（Marcus Tullius Cicero B.C.106-43）
　………………………………………387,767
北里柴三郎（1853-1931）……………666,702
北畠親房（1293-1354）……………………375
北畠佳房（1944-）…………………………305
木原雅子（1954-）…………………………522
木原正博（1953-）…………………………522
木村資生（1924-94）………………………391
木村利人（1934-）……………………273-4,576
キャッテル（Raymond Bernard Cattell 1905-98）……………………………………643
キャノン（Walter Bradford Cannon 1871-1945）……………………………………510
キャプラン（Gerald Lewis Caplan 1938-）…221
キャラハン（Daniel Callahan 1930-）………795
キャリコット（John Baird Callicott 1941-）
　………………………………395,572,638
ギャロ（Robert Charles Gallo 1937-）………660
ギャロット（Archibald Edward Garrod 1857-1936）……………………………………72
キューブラー＝ロス（Elisabeth Kübler-Ross 1926-2004）……………………360,380,630
キューピット（Cupid）……………………1
ギリガン（Carol Gilligan 1936-）……………261
キルケゴール（Søren Aabye Kierkegaard 1813-55）……………………………………381
キンゼイ（Alfred Charles Kinsey 1894-1956）
　………………………………………584

[く]

クインラン,カレン＝アン（Karen Ann Quinlan 1954-85）………6,182,389,461,568,588,921
クインラン,ジョセフ（Joseph Quinlan 1925-96）……………………………………182
久野昭（1930-）……………………………605
クーパー（David Graham Cooper 1931-86）
　………………………………………749
グライトマン（Sandra Gleitman）…………332
クライン（Martin J. Cline 1934-）……69,846
クラーク（Stephen R. L. Clark 1945-）……638
倉本智明（1963-）…………………………446
クーリー（Charles Horton Cooley 1864-1929）
　………………………………………336
グリージンガー（Wilhelm Griesinger 1817-68）……………………………………538

クリック（Francis Harry Compton Crick 1916-2004）……………57,60,758,972-3
グリーン（R.Green）………………204
クリントン（大統領）（William Jefferson Clinton 1946-）………………196
クルーザン（Nancy Beth Cruzan 1957-90）……………6,258,568,588
クレイニッグ（John Kleinig 1942-）………744
グレーザー（Barney G. Glaser 1930-）……360
呉秀三（1865-1932）……………120,534,869
グレッグ（Norman McAlister Gregg 1892-1966）………………595
グレッター（Lystra E. Gretter 1858-1951）……………27,693
クレペリン（Emil Kraepelin 1856-1926）……………120,532,538,671,715
クレメンツ（Frederic Edward Clements 1874-1945）………………129
グロティウス（Hugo Grotius 1583-1645）…387
クロポトキン（Pjotr Aljeksjejevich Kropotkin 1842-1921）………………604

[け]

嵆康（213-262/263）………………901
ゲイリン（Willard Gaylin）……………795
ケストラー（Arthur Koestler 1905-83）……591
ケスラー（Karl Fiódorovich Kessler 1815-81）………………604
ゲゼル（Arnold Lucius Gesell 1880-1961）…528
ゲーテ（Johann Wolfgang von Goethe 1749-1832）………………767
ケネディ（大統領）（John Fitzgerald Kennedy 1917-63）………………203,888
ゲラン（Jean-Marie Camille Guérin 1872-1961）………………968
ケルシー（Frances Kathleen Oldham Kelsey 1914-）………………251
ゲーレン（Arnold Gehlen 1904-76）………661
玄田有史（1964-）………………701
ケンプ（Charles Henry Kempe 1922-84）…228

[こ]

小池晃（1960-）………………301
河野稔（1919-2007）………………51
光明皇后（701-60）………………767
高濂（1573-1620）………………901
コーエン（Stanley Norman Cohen 1935-）…62
小島操子（1936-）………………256
コスグローブ（Robert Cosgrove）………332
ゴータマブッダ〈仏陀〉（Gautama Buddha B.C.463-383/B.C.563-483）………………785
コッホ（Heinrich Hermann Robert Koch 1843-1910）………………116,666
ゴドウイン（William Godwin 1756-1836）…848
小林純（1909-2001）………………51
小林八郎（1912-）………………517
ゴフマン（Erving Goffman 1922-82）………509
ゴーラー（Geoffrey Gorer 1905-1985）……361
コラピント（John Colapinto 1958-）………111
ゴルトン（Francis Galton 1822-1911）…889,891
コルボーン（Theo Colborn 1927-）……204,296,563,972
コロンボ（J.P.Colombo）………………69
コーンケ（M.E.Kohnke）………………7
コント（Isidore Marie Auguste François Xavier Comte 1798-1857）………………919

[さ]

サイケヴィッチ（Joseph Saikewicz）……345-6
齊藤誠二（1932-）………………341
斎藤隆雄（1930-）………………614
斎藤環（1961-）………………754
サイモントン（Oscar Carl Simonton 1942-）………………537
坂本百大（1928-）………………712
サケット（David Lawrence Sackett 1934-）………………976
佐々木猛綱………………665
サス（Thomas Stephen Szasz 1920-）……749
ザース（Hans-Martin Sass 1935-）………727
サーストン（Louis Leon Thurstone 1887-1955）………………643
サッチャー（首相）（Margaret Hilda Thatcher 1925-）………………805
サッフォー（Sappho B.C.630/612?-570?）…942
サド（マルキ・ド・サド）（Donatien Alphonse François de Sade 1740-1814）…962
サマーズ（Lawrence Henry Summers 1954-）………………194
サリヴァン（Harry Stack Sullivan 1892-1949）………………749,873
サルトル（Jean-Paul Charles Aymard Sartre 1905-80）………………187,381,767
澤田順次郎（1863-〈没年不詳〉）………584
サンガー（Margaret Higgins Sanger 1879-1966）………………358,519,762-3

人名索引

ザンダー（Karen S. Zander 1948-）……255
サンデル（Michael J. Sandel 1953-）……337

[し]

椎尾弁匡（1876-1971）……239
ジェフリーズ（Alec John Jeffreys 1950-）……65
シェーラー（Max Scheler 1874-1928）…170-1, 468-9,661,672
シェリング（Friedrich Wilhelm Joseph von Schelling 1775-1854）……520
シェレール（René Schérer 1922-）……839
ジェンナー（Edward Jenner 1749-1823）…904, 962
シオンピ（Luc Ciompi）……538,750
シジウィック（Henry Sidgwick 1838-1900）……318
シデリム（Thomas Sydenham 1624-89）…497
司馬遷（B.C.145?-86?）……375
柴田敬（1902-86）……305
柴原浦子（1887-1955）……762
シプコヴェンスキー（Nikola Schipkowensky）……32
清水哲郎（1947-）……995
シモーヌ（Diane de Simone）……523
シャイボ（Terri Schiavo 1963-2005）…568,588
シャーウィン（Susan Sherwin 1947-）…648-9, 779-80
ジャクソン（John Hughlings Jackson 1835-1911）……616,663
釈蓮基……901
ジャネ（Pierre Marie Félix Janet 1859-1947）……538,994
シャフツベリー〈アントニー・アシュレイ＝クーパー〉（Anthony Ashley Cooper, 3rd Earl of Shaftesbury 1671-1713）……672
シャボット（医師）（Boudewijn Chabot）…377
シャルコー（Jean-Martin Charcot 1825-93）……538
シャルパンティエ（Paul Charpentier）……308
ジャンケレヴィッチ（Vladimir Jankélévitch 1903-85）……52
シュヴァイツァー（Albert Schweitzer 1875-1965）……391-2,630,638,777,938
シュタイナー,アヒム（Achim Steiner 1961-）……1001
シュタイナー,ルドルフ（Rudolf Joseph Lorenz Steiner 1861-1925）……792
シュッツ（Alfred Schutz 1899-1959）……836
シュテルン（William Lewis Stern 1871-1938）……643
シュナイダー（Kurt Schneider 1887-1967）……366,671,870
シュナイドマン（Edwin S. Shneidman 1918-2009）……375
シュペーマン（Robert Spaemann 1927-）…756
シュライエルマッヒャー（Friedrich Daniel Ernst Schleiermacher 1768-1834）……469
聖徳太子（574-622）……767,828
ショーペンハウエル（Arthur Schopenhauer 1788-1860）……672
ジョンストン（判事）（Karl S. Johnstone）…128
ジョンソン（Anna Johnson）……181
シラー（Johann Christoph Friedrich von Schiller 1759-1805）……767
シラク（人続領）（Jacques René Chirac 1932-）……406
シンガー,ピーター（Peter Albert David Singer 1946-）……138,319,371,571,639,677,743, 756-7,772,799
シンガー,マルクス（Marcus George Singer 1926-）……371

[す]

スカチェフ（Vladimir Nikolaevich Sukachev 1880-1967）……129
杉捷夫（1904-90）……712
スキナー（Burrhus Frederic Skinner 1904-90）……314
杉野昭博（1956-）……451
杉山和一（1610-94）……748
スタージョン（Theodore Hamilton Sturgeon 1918-85）……528
スターズル（Thomas Earl Starzl 1926-）…42, 627
スターン夫妻（William and Elizabeth Stern）……801-2
スティックニー（Stonewall Stickney）……121
スティル（George Frederic Still 1868-1941）……746
スティール（Mark W. Steele）……439
ステップトゥ（Patrick Christopher Steptoe 1913-88）……530,612,788
ステルンバッハ（Leo Henryk Sternbach 1908-2005）……308
ストッダード（Sandol Stoddard）……629
ストープス（Marie Stopes 1880-1958）……762

1529

人名索引

ストラウス（Anselm Leonard Strauss 1916-96）……………………………………360
ストーン（Christopher D. Stone）……200,393
スノー（John Snow 1813-58）…………126-7,303
スパランツァーニ（Lazzaro Spallanzani 1729-99）……………………………………477
スピアマン（Charles Edward Spearman 1863-1945）…………………………………643
スピノザ（Baruch de Spinoza 1632-77）………638,936
ズビン（Joseph Zubin）……………538,750
スマイルズ（Samuel Smiles 1812-1904）…379
スミス,アダム（Adam Smith 1723-90）…672
スミス,ロバート（Robert Angus Smith 1817-84）………………………………………359
スワロー（Ellen Swallow Richards 1842-1911）…………………………………129
スワンメルダム（Jan Swammerdam 1637-80）………………………………………592

[せ]

セイボム（Michael B. Sabom）……………926
セリエ（Hans Hugo Bruno Selye 1907-82）…510

[そ]

相馬誠胤（1852-92）………………………605
ソーカル（Alan David Sokal 1955-）……343-4
ソクラテス（Socrates B.C.469?-399）…158,170,235,361,381,383,490
ソーソン（Thomas Landon Thorson）……197
ゾラ（Irving Kenneth Zola 1935-94）………804
ソルト（Henry Stephens Salt 1851-1939）……………………………………205-6
ソロー（Henry David Thoreau 1817-62）…205,394,638
孫思邈（581/601?-682?）………………748,901
ソンタグ（Susan Sontag 1933-2004）………409
ソンダース（Cicely Mary Strode Saunders 1918-2005）……220,360,380,512,521,629,674,827

[た]

タイラー（Edward Burnett Tylor 1832-1917）…………………………………………9
ダーウィン（Charles Robert Darwin 1809-82）………………60,206,390-1,471,520,604,890-1
高木憲次（1888-1963）……………………602
高島達夫………………………………………477
高杉晋（1927-）……………………………204

滝浦静雄（1927-）…………………………492
瀧川幸辰（1891-1962）……………………218
ダグラス（判事）（William Orville Douglas 1898-1980）………………200,255,393
竹内一夫（1923-）…………………………307
竹田昭慶（1420-1508）……………………901
武見太郎（1904-83）………………………702
竹脇潔（1905-88）…………………………204
ダスグプタ（Partha Sarathi Dasgupta 1942-）………………………………………305
多田富雄（1934-）…………………………491
立花隆（1940-）……………………223-224,226
タッカー（Patricia Tucker）………………522
ダーデン＝スミス（Jo Durden-Smith 1941-2007）……………………………………523
ターナー（Victor Witter Turner 1920-83）…655
田中二郎（1906-82）………………………236
ダベンポート（Charles Benedict Davenport 1866-1944）………………………………889
ダマノスキー（Dianne Dumanoski）………204
ターマン（Lewis Madison Terman 1877-1956）…………………………………643
田宮仁（1947-）………………………765,828
ダン（T.Dunn）……………………………204
タンズリー（Arthur George Tansley 1871-1955）……………………………129,549
ダンバー（H.F.Dunbar）…………………511
丹波嗣長……………………………………901
丹波康頼（912-995）………………………901
丹波行長……………………………………901

[ち]

チェイビス（Benjamin Chavis Muhammad 1948-）………………………………195
チャクラバティ（Ananda Mohan Chakrabarty 1938-）………………………………645
チャドウィック（Edwin Chadwick 1800-90）……………………………………303-4
チャールトン（Walter Charleton 1619-1707）……………………………………375
張湛…………………………………………901
チルドレス（James Franklin Childress 1940-）………………108,370,558,730,752,806,863,906

[つ]

築田多吉（1872-1958）……………………856
ツキディデス（Thucydides B.C.460頃-395）……………………………………559

人名索引

土屋繁裕（1956-）……873
都留重人（1912-2006）……275

[て]

ディーヴァー（George Gilbert Deaver 1890-）……967
ディケンズ（Bernard Dickens）……659
テイラー,チャールズ（Charles Margrave Taylor 1931-）……337
テイラー,ポール（Paul Warren Taylor 1923-）……395,571-2
デカルト（René Descartes 1596-1650）……25,221,229,467,488,490-1,520,673,678,712
デーケン（Alfons Deeken 1932-）……555,660
デジェリンヌ（Joseph Jules Dejerine 1849-1917）……400
テプファー（Klaus Töpfer 1938）……1001
デュナン（Jean-Henri Dunant 1828-1910）……580
デュボス（René Jules Dubos 1901-82）……279,804
デュルケーム（David Émile Durkheim 1858-1917）……375,377
デリダ（Jacques Derrida 1930-2004）……554

[と]

土居健郎（1920-2009）……11-2
ドゥオーキン,ジェラルド（Gerald Dworkin 1937-）……744
ドゥオーキン,ロナルド（Ronald Dworkin 1931-）……649,772,794,
陶弘景（456-536）……901
多武峰パウロ……246
トゥーリー（Michael Tooley 1941-）……468,648,742-3
ドーキンス（Clinton Richard Dawkins 1941-）……416
トクヴィル（Alexis-Charles-Henri Maurice Clérel de Tocqueville 1805-59）……843
ドーセ（Jean Dausset 1916-2009）……49
ド＝トゥール（Jacques-Joseph Moreau de Tours 1804-84）……308
ドニケル（Pierre Deniker 1917-98）……308
ド＝フリース（Hugo Marie de Vries 1848-1935）……687
トマス＝アクィナス（Thomas Aquinas 1225-74）……387
豊田哲也（1958-）……116
ドリーシュ（Hans Adolf Eduard Driesch 1867-1941）……520

ドリゼック（John S. Dryzek 1953-）……359
トルマン（Edward Chace Tolman 1886-1959）……313
ドレー（Jean Delay 1907-87）……308
ドレイン（James F. Drane）……752-3
トレヴィラヌス（Gottfried Reinhold Treviranus 1776-1837）……559

[な]

ナイチンゲール（Florence Nightingale 1820-1910）……207,210,591,693,777,821-2
永井潜（1876-1957）……707
中井房五郎（1878-1931）……288
長井津（1889-1963）……288
仲上健一（1948-）……305
中島宏（1928-）……579
中村正直（1832-91）……781
長与専斎（1838-1902）……125,304
ナッシュ（Roderick Frazier Nash 1939-）……200,205,638
ナポレオン（Napoléon Bonaparte 1769-1821）……692,732
ナルキッソス（Narcissus）……697

[に]

ニイル（Alexander Sutherland Neill 1883-1973）……792-3
ニクソン（大統領）（Richard Milhous Nixon 1913-94）……954
西勝造（1884-1959）……288
錦織剛清……605
ニーチェ（Friedrich Wilhelm Nietzsche 1844-1900）……250
ニュートン（Isaac Newton 1642-1727）……60,160,382
ニルジェ（Bengt Nirje 1924-2006）……725

[ね]

ネス（Arne Dekke Eide Næss 1912-2009）……129,395,572,639
ネッケ（Paul Näcke 1851-1913）……697
根津八紘（1942-）……291

[の]

ノイズ,ンオドーア（Theodore Noyse）……143
ノイズ,ジョン（John Humphrey Noyes 1811-86）……143
野口晴哉（1911-76）……288

1531

人名索引

ノージック（Robert Nozick 1938-2002）…337, 372,414,772
野中猛（1951-）…262
信田さよ子（1946-）…388
野村実（1901-96）…964

[は]

唄孝一（1942-）…281
ハイデガー（Martin Heidegger 1889-1976）…261,381,767,836
ハイト（Shere Hite 1942-）…584
ハーヴィー（William Harvey 1578-1657）…676
パウロ（Paulus ?-65?）…174
バーガー（Peter Ludwig Berger 1929-）…415, 836
萩野昇（1915-90）…51
パーキンソン（James Parkinson 1755-1824）…740
バーク（W.Roy Berg Jr.）…439
バーグ（Paul Naim Berg 1926-）…253
パーシヴァル（Thomas Percival 1740-1804）…75
橋本秀雄（1961-）…111
パスカル（Blaise Pascal 1623-62）…170
ハースト（Arthur Hurst 1879-1944）…32
パストゥール（Louis Pasteur 1822-95）…116, 520,666
パスモア（John Arthur Passmore 1914-2004）…395
パーソンズ（Talcott Edgar Frederick Parsons 1902-79）…168,489
バタイユ（Georges Albert Maurice Victor Bataille 1897-1962）…131
羽太鋭治（1878-1929）…584
バチスタ（Randas Jose Vilela Batista）…745
ハチスン（Francis Hutcheson 1694-1746）…672
ハックスリー（Aldous Leonard Huxley 1894-1963）…511
ハーディン（Garrett James Hardin 1915-2003）…243
バトラー（Judith P. Butler 1956-）…515
華岡青洲（1760-1835）…845
バーナード（Christiaan Neethling Barnard 1922-2001）…42,360,405,598-9
ハーネマン（Christian Friedrich Samuel Hahnemann 1755-1843）…838
バーノン（Philip Ewart Vernon 1905-87）…643
バーバー（Ian Graeme Barbour 1923-）…206
パブロフ（Ivan Petrovich Pavlov 1849-1936）…313
ハーマン（Judith Lewis Herman 1942-）…861
林成之（1939-）…724
ハラー（Albrecht von Haller 1708-77）…592
バーリン（Isaiah Berlin 1909-97）…465,923
ハル（Clark Leonard Hull 1884-1952）…313
パレ（Ambroise Paré 1510-90）…390
パワーズ（Madison Powers）…273
ハワード（Albert Howard 1873-1947）…887
ハーン（Otto Hahn 1879-1968）…165
バーン（H.Bern）…204
バンク・ミッケルセン（Niels Erick Bank-Mikkelsen 1915-90）…725
ハンセン（Gerhard Henrick Armauer Hansen 1841-1912）…750
ハンター，エドワード（Edward Hunter 1902-78）…596
ハンター，ジョン（John Hunter 1728-93）…477
バンデュラ（Albert Bandura 1925-）…314
バンティング（Frederick Grant Banting 1891-1941）…110
ハント夫妻（George L. Hunt jr. and Molly Waner Hunt）…204

[ひ]

ビアーズ（Clifford Whittingham Beers 1876-1943）…869
ピグー（Arthur Cecil Pigou 1877-1959）…192, 195
ビスマルク（Otto Eduard Leopold von Bismarck-Schönhausen 1815-98）…718,781
ピタゴラス（Pythagoras B.C.570頃-490頃）…798
肥田春充（1883-1956）…288
ビーチャー（Henry Knowles Beecher 1904-76）…728,791
ビーチャム（Tom L.Beauchamp 1939-）…108, 370,495-6,558,730,752,806,863,906
ヒッケイ（Robert C. Hickey）…629
ヒトラー（Adolf Hitler 1889-1945）…694,841, 1000
ビネー（Alfred Binet 1857-1911）…643
ピネル（Philippe Pinel 1745-1826）…167,309, 532,538,715
日野原重明（1911-）…708
日比野真（1967-）…735
ヒポクラテス（Hippocrates B.C.460?-375?）…25,33,75,101,116,120,219,390,453,456,495,

497-8,591,610,667,765-6,806
ヒュギエイア (Hygeia) ……………820
ビュフォン (Georges-Louis Leclerc de Buffon 1707-78) ……………………695
ヒューム (David Hume 1711-76) ………428,672
ヒル (Austin Bradford Hill 1897-1991) ……930
ピルケー (Clemens Peter von Pirquet 1874-1929) ………………………18
ヒルシュフェルト (Magnus Hirschfeld 1868-1935) ………………………838
ヒルバーグ (Raul Hilberg 1926-2007) ……841
ビルンバッハー (Dieter Birnbacher 1946-) ……………………………938
ピンチョー (Gifford Pinchot 1865-1946) …394

[ふ]

ファイファー (C.A.Pfeiffer) ……………204
ファインバーグ (Joel Feinberg 1926-2004) ……………………………744
ファーマン (Joseph Charles Farman 1930-) ……………………………118,141
黄禹錫 (ファン＝ウソク) (1952-) …260,278,482
フィッシャー (Ronald Aylmer Fisher 1890-1962) ………………………996
フェヒナー (Gustav Theodor Fechner 1801-87) …………………………500
フォイエルバッハ (Ludwig Andreas Feuerbach 1804-72) ……………661
フォスター (George McClelland Foster 1913-) ……………………………97
フォックス (G.Fox) ……………………204
フォックス,ルネ (Renée Claire Fox 1928-) ……………………………576,730
深根輔仁 ………………………………901
福沢諭吉 (1835-1901) ………………574
ブクチン (Murray Bookchin 1921-2006) …129
フーコー (Michel Foucault 1926-84) …514,527,583,691,732,902
藤田霊斎 (1868-1957) ………………288
フック (Fritz Fuchs) …………………439
ブーバー (Martin Buber 1878-1965) ………101
フラー (Richard Buckminster Fuller 1895-1983) ……………………187,639
フライ,D. (D.M.Fry) …………………204
フライ,サラ (Sara T.Fry) ……………210
ブラウン,ステーブン (Steven E. Brown) …451
ブラウン,メアリー (Mary Eleanor Brown) ……………………………967
ブラウン,ルイーズ (Louise Joy Brown 1978-) ……………………………788
ブラック (Viktor Brack 1904-48) …………1000
ブラックマン（判事）(Harold Andrew Blackmun 1908-99) ……………954
プラトン (Plato B.C.427?-347?) …1,131,170,361,372,381,383-4,387,427,456,490,498,858,890-1,918
フランクス (Oliver Shewell Franks 1905-92) ……………………………698
フランクリン (Benjamin Franklin 1706-90) ……………………………379
フランケナ (William Klaas Frankena 1908-94) ………………………863
フランシオン (Gary Lawrence Francione 1954-) ……………………………678
ブランダイス (Louis Dembitz Brandeis 1856-1941) ………………………789
ブラント,カール (Karl Brandt 1904-48) …1000
ブラント,リチャード (Richard B. Brandt 1910-97) ………………………318
ブリーズ (R.Michael Blaese 1939-) ……69,966
フリードナー (Georg Heinrich Theodor Fliedner 1800-64) ……………247
フリードリッヒⅡ世 (Friedrich Ⅱ 1194-1250) ……………………………78
プリニウス (Gaius Plinius Secundus 23-79) ……………………………695
フリーマン (R.Freeman) ………………7
フルーデンバーガー (Herbert J. Freudenberger 1927-99) ……………871
ブルーナー (Jerome Seymour Bruner 1915-) ……………………………696
古畑種基 (1891-1975) ………………370
フレーザー (H.E.Fraser) ……………693
プレスナー (Helmuth Plessner 1892-1985) ……………………………661
フレネ (Celestin Freinet 1896-1966) ………792
フレミング (Alexander Fleming 1881-1955) ……………………………309
ブレーメンバッハ (Johann Friedrich Blumenbach 1752-1840) …………487
ブレンターノ (Franz Clemens Honoratus Hermann Brentano 1838-1917) ……170
フレンチ (Peter A.French) ……………374
ブロイアー (Josef Breuer 1842-1925) ……342
フロイト (Sigmund Freud 1856-1939) …1,26,129,131,158,256,342-3,364,427,501,532,538-40,

545,566,583,616,697,860-1,994
ブロイラー（Paul Eugen Bleuler 1857-1939）
　………………………120,408,538,671,715
ブローカ（Pierre Paul Broca 1824-80）……400
プロタゴラス（Protagoras B.C.494/488-424/418）………………………………661
フロム（Erich Seligmann Fromm 1900-80）
　………………………………………………131
フンボルト（Friedrich Heinrich Alexander von Humboldt 1769-1859）………………695
フンメル（Konrad Hummel 1923-）………145

[へ]

ヘア（Richard Mervyn Hare 1919-2002）…319
ヘイゼルウッド（Joseph Jeffrey Hazelwood 1946-）…………………………………128
ベイトソン（Gregory Bateson 1904-80）…749
ヘーゲル（Georg Wilhelm Friedrich Hegel 1770-1831）…………………427,819,918
ベーコン（Francis Bacon 1561-1626）………171
ベスト（Charles Herbert Best 1899-1978）…110
ベーチェット（Hulusi Behçet 1889-1948）…800
ベッカリーア（Cesare Bonesana Beccaria 1738-94）…………………………………369
ヘッケル（Ernst Heinrich Philipp August Haeckel 1834-1919）……………………128
ペッチェイ（Aurelio Peccei 1908-84）……958
ヘッフェ（Otfried Höffe 1943-）………………318
ペトロヴィッチ（Avvakum Petrovich 1621/1622-82）………………………425
ベナー（Patricia E. Benner）……………672
ヘネップ（Arnold van Gennep 1873-1957）…655
ベビス（Douglas Charles Aitchison Bevis 1919-94）…………………………………439
ヘプラー（Charles D. Hepler）……………776
ヘラー（Jean Heller）………………………626
ヘラクレイトス（Heraclitus B.C.535-475?）…361
ペリューシュ,ニコラ（Nicolas Perruche 1983-）
　………………………………………………803
ペリューシュ夫人〈ジョゼット＝ペリューシュ〉（Josette Perruche）…………………803
ベーリング（Emil Adolf von Behring 1854-1917）…………………………………666
ベルガー（Hans Berger 1873-1941）………663
ベルクソン（Henri-Louis Bergson 1859-1941）
　………………………………………101,520
ベルナール（Claude Bernard 1813-78）……25, 161,495,520

ヘレガース（André Hellegers 1926-1979）…273
ペレグリーノ（Edmund D. Pellegrino 1920-）
　………………………………………………932
ベーレンバウム（Michael Berenbaum 1945-）
　………………………………………………841
ヘロドトス（Herodotus B.C.485?-420?）……477
ベンケルト（Karl-Maria Kertbeny（born Karl-Maria Benkert）1824-82）………838
ベンサム（Jeremy Bentham 1748-1832）…158, 315,318,387
ベンター（J. Craig Venter 1946-）…………642
ヘンダーソン（Virginia Avenel Henderson 1897-1996）……………………………207

[ほ]

ボーア（Niels Henrik David Bohr 1885-1962）
　………………………………………………567
ボイヤー（Herbert Wayne Boyer 1936-）…62
ボーヴォワール（Simone Lucie-Ernestine-Marie-Bertrand de Beauvoir 1908-86）…565
ボウラー（Philipp Bouhler 1899-1945）……1000
ボウルビイ（John Bowlby 1907-90）………256
星野一正（1927-）……………………………614
蒲処貫………………………………………901
ポーター（Gareth Porter 1942-）……………198
ホックシールド（Arlie Russell Hochschild 1940-）…………………………………215
ポッター（Van Rensselaer Potter II 1911-2001）…………………………………729
ポット（Percivall Pott 1714-88）……………456
ホッブズ（Thomas Hobbes 1588-1679）…158, 387,413,468,915
ボネ（Charles Bonnet 1720-93）……………592
ホームズ（Thomas Holmes）………………511
掘真一郎（1943-）……………………………793
ポーリング（Linus Carl Pauling 1901-94）…72
ボールディング（Kenneth Ewart Boulding 1910-93）…………………………………187
ボロノイ（Yu.Yu.Voronoy 1896-1961）………42
ホワイト（Lynn Townsend White, Jr. 1907-87）………………………………206,713
ホワイトヘッド（Mary Beth Whitehead）…801
ボワソナード（Gustave Emile Boissonade de Fontarabie 1825-1910）………………458
ポンペ（Johannes Lijdius Catharinus Pompe van Meerdervoort 1829-1908）………768

[ま]

マイア（Ernst Walter Mayr 1904-2005）…426, 561
マイノング（Alexius Meinong 1858-1920）…170
マイヤー＝アービッヒ（Klaus Michael Meyer-Abich 1936-）…938
マイヤーズ（John Peterson Myers）………204
前田正一（1972-）………83
マーギュリス（Lynn Margulis 1938-）…178,638
マザー＝テレサ〈アグネス・ゴンジャ・ボヤジュ〉（Mother Teresa〈Agnesë Gonxhe Bojaxhiu〉1910-97）………380,630,775,777
マシア（Juan Masiá 1941-）………999
マーシュ（George Perkins Marsh 1801-82）………394
増田公孝………964
マスターズ（R.Masters）………197
マゾッホ（Leopold Ritter von Sacher Masoch 1836-95）………845
マッキノン（Catharine Alice MacKinnon 1946-）………955
マッキンタイア（Alasdair Chalmers MacIntyre 1929-）………337
松田毅………887
松本遊斎………665
曲直瀬玄朔（1549-1631）………901
マニャン（J.-J. Valentin Magnan 1835-1916）………538,715
マネー（John William Money 1921-2006）…363, 522
マノーニ（Maud Mannoni 1923-98）………749
マーフィ（C.P.Murphy）………7
マーラー（Halfdan T. Mahler 1923-）………790
マリー（Pierre Marie 1853-1940）………400
マリス（Kary Banks Mullis 1944-）………992
マルクス（Karl Heinrich Marx 1818-83）…767, 819,956
マルクーゼ（Herbert Marcuse 1898-1979）…131
マルサス（Thomas Robert Malthus 1766-1834）………479,762,812-3,848-9
マルピーギ（Marcello Malpighi 1628-94）…592
丸山博（1909-96）………873
マーレー（J.E.Murray）………42
マンデル（S.Mandel）………912

[み]

ミキ（美幾女）（1836-69）………292
三島由紀夫〈平岡公威〉（1925-70）………789
ミシャン（Edward Joshua Mishan 1917-）…192
ミッジリー（Thomas Midgley, jr. 1889-1944）………142
光田健輔（1876-1964）………751
ミッチャーリヒ（Alexander Mitscherlich 1908-82）………785
宮崎信夫………964
ミューア（John Muir 1838-1914）……395, 638
ミュラー（Paul Hermann Müller 1899-1965）………971
ミュンヒハウゼン（ほら吹き男爵）（Karl Friedrich Hieronymus von Münchhausen 1720-97）………856
ミラー,アリス（Alice Miller 1923-）………131
ミラー,ジェームズ（James Grier Miller 1916-2002）………313
ミランドラ（Giovanni Pico della Mirandola 1463-94）………572,714
ミル,ジェームズ（James Mill 1733-1832）…158
ミル,ジョン＝スチュアート（John Stuart Mill 1806-73）…158,318,372,427,671,743,814,924,938
ミルズ（Edwin Smith Mills 1928-）………192
ミンコフスキー（Eugène Minkowski 1885-1972）………101,409
明庵栄西（1141-1215）………901

[む]

ムーア,J.（J.H.Moore）………206
ムーア,ジョージ（George Edward Moore 1873-1958）………318,389
ムーア,ジョン（John Moore）………642
牟田隆郎（1946-）………717
ムーニエ（Emmanuel Mounier 1905-50）…469
ムハンマド（Muhammad 570?-632?）………49
村上陽一郎（1936-）………19
村瀬幸浩（1941-）………585
村田久行（1945-）………229

[め]

メイヤロフ（Milton Mayeroff 1925-）………261
メスメル（Franz Anton Mesmer 1734-1815）………538
メダワー（Peter Brain Medawar 1915-87）…48
メドウズ（Dennis L. Meadows 1942-）……958
メビウス（Paul Julius Möbius 1853-1907）…538
メルロ＝ポンティ（Maurice Merleau-Ponty 1908-61）………491

メンデル（Gregor Johann Mendel 1822-84）
……………………………54-5,60,471,890,892

[も]

モア,トマス（Thomas More 1478-1535）……21
モア,ヘンリー（Henry More 1614-87）……638
モクスレイ（David P. Moxley）……………262
モーツァルト（Wolfgang Amadeus Mozart 1756-1791）………………………………148
モートン,ウィリアム（William Thomas Green Morton 1819-68）………………………845
モートン,ロジャー（内務長官）（Rogers Clark Ballard Morton 1914-79）………………200
モーニケ（Otto Gottlieb Johann Mohnike 1814-1887）………………………………904
モニズ（António Caetano de Abreu Freire Egas Moniz 1874-1955）………………958
物部廣泉（785-860）………………………901
森有礼（1847-89）…………………………874
森鷗外〈森林太郎〉（1862-1922）………21
森田正馬（1874-1938）……………………545
森田ゆり（1950-）…………………………416
モリーナ（José Mario Molina-Pasquel Henríquez 1943-）………………117-8,141,874
モレル（Bénédict Augustin Morel 1809-73）
………………………………………………538
モンターギュ（Montague Francis Ashley Montagu 1905-99）………………………717
モンタニエ（Luc Antoine Montagnier 1932-）
………………………………………………661

[や]

ヤスパース（Karl Theodor Jaspers 1883-1969）……………………………35,366,870
柳田国男（1875-1962）…………………374,605
山内敏弘（1940-）…………………………571
山口哲………………………………………477
山口義政…………………………………964-5
山崎章郎（1947-）…………………………360
ヤール………………………………………729
ヤンセン（Paul Janssen 1926-2003）………308

[ゆ]

湯浅修一（1929-）…………………………517
ユング（Carl Gustav Jung 1875-1961）……342, 371,540,860

[よ]

吉岡金市（1902-86）………………………51
吉倉廣（1938-）……………………………116
ヨナス（Hans Jonas 1903-93）……391-2,585,732, 796,938
ヨハネ＝パウロ2世〈カロル・ユゼフ・ヴォイティワ〉（Ioannes Paulus Ⅱ〈Karol Józef Wojtyła〉1920-2005）…………………43
ヨブ（Job）…………………………………52

[ら]

ライク（Warren T. Reich）………237,273,728
ライシャワー（駐日大使）（Edwin Oldfather Reischauer 1910-90）…………………543,908
ライプニッツ（Gottfried Wilhelm Leibniz 1646-1716）…………………………520,860
ラウ（大統領）（Johannes Rau 1936-2006）…732
ラカン（Jacques-Marie Émile Lacan 1901-81）
………………………………………………131
ラザラス（Arnold Allan Lazarus 1932-）…314, 511
ラザロ（Lazarus）…………………………912
ラゼーク（Ernest-Charles Lasègue 1816-83）
………………………………………………715
ラッセル（Charles Taze Russell 1852-1916）
………………………………………………130
ラブロック（James Ephraim Lovelock 1919-）
………………………………………………638
ラマチーニ（Bernardino Ramazzini 1633-1714）………………………………………456
ラマルク（Jean-Baptiste Pierre Antoine de Monet de Lamarck 1744-1829）………559
ラ＝メトリー（Julien Offray de La Mettrie 1709-51）…………………………491,712
ランドシュタイナー（Karl Landsteiner 1868-1943）……………………………………48,258
ラントマン（Michael Landmann 1913-84）…661

[り]

リーガン（Tom Regan 1938-）…395,639,678,799
リース（Paul Riis）………………………439
リッケルト（Heinrich John Rickert 1863-1936）………………………………………170
リップス（Theodor Lipps 1851-1914）…672,919
リヒトハイム（Ludwig Lichtheim 1845-1928）
………………………………………………400
李鵬飛………………………………………665

リレハイ（Clarence Walton Lillehei 1918-99）
 ……………………………………………42
リンズレイ（Ogden Richardson Lindsley 1922-2004）………………………………314
リンデマン（Eduard Christian Lindemann 1885-1953）………………………………221
リンネ（Carl von Linné 1707-78）…426,561,695

[る]

ル＝ゴフ（Jacques Le Goff 1924-）…………375
ルーズヴェルト（大統領）（Franklin Delano Roosevelt 1882-1945）…………………165
ルソー（Jean-Jacques Rousseau 1712-78）…413
ルックマン（Thomas Luckmann 1927-）…415
ルヌーヴィエ（Charles Bernard Renouvier 1815-1903）……………………………469
ルノワール（Noëlle Lenoir 1948-）…………760

[れ]

レイ,ジョン（John Ray 1627-1705）…………638
レイ,リチャード（Richard H. Rahe）………511
レイン（Ronald David Laing 1927-89）……749
レヴィナス（Emmanuel Lévinas 1905-95）…554
レーウェンフック（Antoni van Leeuwenhoek 1632-1723）……………………………592
レオポルド（Aldo Leopold 1887-1948）……177,200,206,392-3,395,572,638,677,685-6
レーガン（大統領）（Ronald Wilson Reagan 1911-2004）………………………………805
レダーバーグ（Joshua Lederberg 1925-2008）
 ……………………………………………711
レナック（René-Théophile-Hyacinthe Laennec 1781-1826）……………………………498
レベルディ（Jacques-Louis Reverdin 1842-1929）………………………………………42
レンク（Hans Lenk 1935-）…………………938
レンツ（Widukind Lenz 1919-95）…………251
レントゲン（Wilhelm Conrad Roentogen 1845-1923）………………………………………498

[ろ]

ロウ〈ノーマ＝マコービー〉（Jane Roe〈Norma Leah McCorvey〉1947-）………954
ロジャース（Carl Ransom Rogers 1902-87）
 ……………………………………159,501,545
ロス（William David Ross 1877-1971）…227,906
ロータッカー（Erich Rothacker 1888-1965）
 ……………………………………………661
ロック（John Locke 1632-1704）…372,387,406,413,465,468,742
ロックウッド（Michael Lockwood）………727
ロッツェ（Rudolf Hermann Lotze 1817-81）
 ……………………………………………170
ロッパー（Allan H. Ropper）………………912
ロデール（Jerome Irving Rodale 1898-1971）
 ……………………………………………887
ローランド（Frank Sherwood Rowland 1927-）
 ……………………………………117,141,874
ロールズ（John Bordley Rawls 1921-2002）
 ………………………318,337-8,414,518-9,772

[わ]

和田寿郎（1922-）……………………………964-5
渡辺恒夫（1946-）……………………………691
ワトソン,ジェームズ（James Dewey Watson 1928-）………………………57,60,758,972-3
ワトソン,ジョン（John Broadus Watson 1878-1958）…………………………………313,501
ワーノック（Helen Mary Warnock 1924-）
 ……………………………………………727,965
ワルターズ（LeRoy Walters）………………273
ワレン（Samuel Dennis Warren 1852-1910）
 ……………………………………………789

［作成＝中里　巧］

編集委員略歴

酒井　明夫（さかい・あきお）
1950年生まれ。1980年、岩手医科大学大学院修了、医学博士。1988年、コネチカット大学医学部総合医学部門Visiting professor。1990年、岩手医科大学神経精神科学講座助教授。現在、岩手医科大学神経精神科学講座教授。
著書に『逸脱の精神史』（日本評論社、2007年）、『西欧古典に描かれた狂気』（時空出版、2007年）、『魔術と狂気』（勉誠出版、2005年）などがある。

中里　巧（なかざと・さとし）
1954年生まれ。1978年、成蹊大学卒業。1983年、東洋大学大学院文学研究科哲学専攻博士後期課程満期退学。1983～85年、コペンハーゲン大学神学部キルケゴールインスティテュートに留学。1992年、東洋大学より博士（文学）学位〈乙〉を取得。1994年、日本宗教学会賞受賞。現在、東洋大学文学部哲学科教授。
主な単著に『キルケゴールとその思想風土』（創文社、1994年）、『福祉人間学序説』（未知谷、2000年）、また主な共著に『東洋大学哲学講座』第1～4巻（知泉書館、2002～2006年）、"Kierkegaard's International Reception"（Tome Ⅲ, Ashgate, 2009）がある。

藤尾　均（ふじお・ひとし、旧姓　近藤）
1954年生まれ。1993年、東京大学大学院理学系研究科博士課程満期退学、医学医療史専攻。博士（医学・順天堂大学）。順天堂大学医学部非常勤講師（医史学研究室）などを経て、現在、旭川医科大学医学部教授（歴史・哲学）、同図書館長。
単著に『医療人間学のトリニティー　－哲学・史学・文学－』（太陽出版、2005年）、共著に『東と西の医療文化』（思文閣出版、2001年）、『医療倫理Q＆A』（太陽出版、1998年）、『世界の伝統医学』（医歯薬出版、1997年）など、共訳書に『新訂ヒポクラテス全集』全3巻（エンタプライズ、1997年）がある。

森下　直貴（もりした・なおき）
1953年生まれ。1976年、東京大学文学部卒、1983年、同大学院人文科学研究科博士課程単位取得退学。文学修士。現在、浜松医科大学医学部総合人間科学講座教授（倫理学）。
著書に、『臓器交換社会』（共訳、青木書店、1999年）、『死の選択』（窓社、1999年）、『「生きるに値しない命」とは誰のことか』（共著・共訳、窓社、2001年）、『ケースブック医療倫理』（共著、医学書院、2002年）、『健康への欲望と〈安らぎ〉』（青木書店、2003年）、『健康の本質』（監訳、時空出版、2003年）、『水子』（共訳、青木書店、2006年）、『〈昭和思想〉新論』（共著、文理閣、2009年）、などがある。

盛永審一郎（もりなが・しんいちろう）
1948年生まれ。1975年、東北大学大学院文学研究科博士課程中退、実践哲学専攻、文学修士。現在、富山大学大学院医学薬学研究部教授。
共訳書にK.ヤスパース『真理について4』（理想社、1997年）、H.ヨナス『責任という原理』（東信堂、2000年）、共編著に『生殖医学と生命倫理』（太陽出版、2001年）、主な論文に 'The Current Debate on Human Embryo Research and Human Dignity,'（"Journal of Philosophy and Ethics in Health Care and Medicine 3", 2008）がある。

【新版増補】
生命倫理事典

2010年3月25日　第1刷

編集委員
酒井明夫
中里　巧
藤尾　均
森下直貴
盛永審一郎

発行者
籠宮良治

発行所
太陽出版

〒113-0033 東京都文京区本郷4-1-14
TEL 03-3814-0471　FAX 03-3814-2366
http://www.taiyoshuppan.net/

装幀＝中村　浩
[印刷]壮光舎印刷[製本]井上製本
ISBN978-4-88469-667-2

【新版増補】
生命倫理事典

2010年3月25日　第1刷

編集委員

酒井明夫

中里　巧

藤尾　均

森下直貴

盛永審一郎

発行者

籠宮良治

発行所

太陽出版

〒113-0033 東京都文京区本郷4-1-14
TEL 03-3814-0471　FAX 03-3814-2366
http://www.taiyoshuppan.net/

装幀＝中村　浩
［印刷］壮光舎印刷［製本］井上製本

ISBN978-4-88469-667-2

生命倫理コロッキウム

生命倫理学上の諸問題を倫理的・法的・社会的側面から
徹底究明する画期的シリーズ

① 生殖医学と生命倫理

生殖補助医療技術について／生殖医療と女性の権利／着床前診断に対する倫理的視座／人工生殖技術としてのクローン技術／「ヒト胚」の法的地位と尊厳／胚研究における人間概念／生殖補助医療において子どもの権利を考える／生殖医療における自己決定とは／「生殖補助医療技術」に関する報告の問題点／［付］資料
盛永審一郎・長島隆＝編　定価3,045円（本体2,900円＋税5％）

② 臓器移植と生命倫理

臓器移植法における同意要件／日本と韓国の臓器移植法に関する比較法的考察／臓器移植法施行後4年を過ぎて／医療システムの観点から見る脳死移植／「臓器の移植に関する法律」見直し案／「脳死見直し」案の検討／子どもの脳死をめぐって／異種移植／ヒト組織利用問題の倫理的検討／［付］資料
倉持武・長島隆＝編　定価3,780円（本体3,600円＋税5％）

③ 医療情報と生命倫理

IT技術を活用した地域医療ネットワーク／医療情報の活用と倫理／疫学と医療情報／疫学研究とバイオエシックス／オーダーメイド医療の実現と集団データベース計画／地域保健情報の活用と倫理／開業医から見た医療情報倫理／日本的インフォームド・コンセント／臨床決断と医療情報／医療情報と物語／看護情報学における情報倫理／看護と情報に関する倫理／［付］資料
板井孝壱郎・越智貢＝編　定価4,095円（本体3,900円＋税5％）

④ 終末期医療と生命倫理

終末期医療における病者の自己決定の定義と法的限界／積極的安楽死違法論再構築の試み／わが国の医療現場における「尊厳死」の現状／終末期医療のガイドライン／「安楽死の意図は患者の死亡、鎮静の意図は苦痛緩和」という二極分化的思考の問題点／フランス国家倫理諮問委員会：「生命の終わり、生命を終わらせること、安楽死」に関する見解／［資料］終末期医療に関する判例他、ヨーロッパ各国における終末期医療に関する諸資料。
飯田亘之・甲斐克則＝編　定価3,360円（本体3,200円＋税5％）